D1750675

LEHRBUCH DER ALLGEMEINEN PATHOLOGIE

LEHRBUCH DER ALLGEMEINEN PATHOLOGIE
UND DER
PATHOLOGISCHEN ANATOMIE

VON

HERWIG HAMPERL
O. PROFESSOR
DIREKTOR DES PATHOLOGISCHEN INSTITUTES
DER UNIVERSITÄT BONN

28. AUFLAGE

MIT 665 ABBILDUNGEN

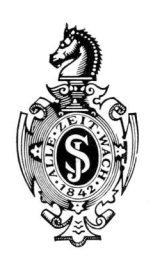

SPRINGER-VERLAG
BERLIN · HEIDELBERG · NEW YORK 1968

Die erste Auflage des Ribbertschen Lehrbuches der allgemeinen Pathologie und pathologischen Anatomie erschien 1901 im Verlag F. C. W. Vogel. RIBBERT besorgte auch die folgenden Auflagen bis zur achten Auflage (1921). Die neunte Auflage (1923) bearbeitete J. G. MÖNCKEBERG, die zehnte (1928) und elfte Auflage (1933) C. STERNBERG. Von der zwölften Auflage (1939) ab, die im Springer-Verlag erschien, hat H. HAMPERL das Lehrbuch fortgeführt.

ISBN 3-540-04143-5 Springer-Verlag Berlin Heidelberg New York
ISBN 0-387-04143-5 Springer-Verlag New York Heidelberg Berlin

Alle Rechte, insbesondere das der Übersetzung in fremde Sprachen, vorbehalten. Ohne ausdrückliche Genehmigung des Verlages ist es auch nicht gestattet, dieses Buch oder Teile daraus auf photomechanischem Wege (Photokopie, Mikrokopie) zu vervielfältigen. Die Wiedergabe von Gebrauchsnamen, Handelsnamen, Warenbezeichnungen usw. in diesem Werk berechtigt auch ohne besondere Kennzeichnung nicht zu der Annahme, daß solche Namen im Sinn der Warenzeichen- und Markenschutz-Gesetzgebung als frei zu betrachten wären und daher von jedermann benutzt werden dürften.

© by Springer-Verlag OHG/Berlin · Göttingen · Heidelberg 1957 and 1960.
© by Springer-Verlag Berlin · Heidelberg 1966
Printed in Germany. Library of Congress Catalog Card Number 66-24205.

Druck der Universitätsdruckerei H. Stürtz AG, Würzburg

Vorwort zur 27. Auflage

Man bedenke: Ein noch unvollständiges Handbuch der Allgemeinen Pathologie nimmt bereits 0,50 m, ein Handbuch der Speziellen Pathologie 1,80 m auf den Bücherborden unserer Bibliotheken ein. Ein Lehrbuch von 4 cm Dicke, wie das vorliegende, steht daneben recht kümmerlich da. Wieviel hat es von dem in den großen Werken gespeicherten Wissensschatz weglassen müssen! Und trotzdem hat ein solches Buch seine Berechtigung, wendet es sich doch in erster Linie an den Studierenden, der einmal Arzt werden will; auf den eben erst erworbenen Grundlagen der Anatomie, Physiologie und Biochemie möchte es ihn in die Welt des Krankhaften einführen. Es will und kann ihn in Wort und Bild nur mit denjenigen Tatsachen bekannt machen, die seit eh und je die Grundlagen der Allgemeinen und Speziellen Pathologie gebildet haben, besonders mit den Veränderungen der groben und feineren Gestalt. Demgegenüber treten die nur allzu oft wechselnden Deutungen und Meinungen etwas zurück. Hier sollte das lebendige Wort des akademischen Lehrers einsetzen, welches auch durch das beste und umfangreichste Lehrbuch nie ganz wird ersetzt werden können. Der Vortragende mag dann ,,auf dem Hintergrund der vorgegebenen Tatsachen seine eigenen Auffassungen über eine Lebens- und Krankheitslehre entwickeln", wie das seinerzeit H. SIEGMUND in einer Besprechung dieses Lehrbuches empfohlen hat. Die Studierenden werden ihm um so bereitwilliger und verständnisvoller folgen, je besser sie die Grundlagen kennen, auf denen sich jede derartige Lehre aufbauen muß. Ohne Einmaleins läßt sich keine höhere Mathematik treiben; auch wer sich als forschender Arzt allzu einseitig den faszinierenden neuen Untersuchungsmethoden verschreibt, würde bald erfahren, daß er auf Sand gebaut hat, wenn ihm der Grund fehlt, auf dem er fest stehen kann.

Diejenigen, die sich über das eine oder andere im Buch notgedrungen nur kurz behandelte Gebiet eingehender informieren wollen, seien auf das Literaturverzeichnis des Anhangs verwiesen. Da dieses für die Deutsch lesenden und verstehenden Studierenden bestimmt ist, wurde in erster Linie das für sie leichter erreichbare deutsche Schrifttum und womöglich die letzte zusammenfassende Arbeit berücksichtigt. Schließlich gibt das Literaturverzeichnis auch Gelegenheit, auf diejenigen Veröffentlichungen hinzuweisen, aus denen Bilder, Kurven und Tabellen entlehnt wurden.

Sehr dankbar bin ich meinen Bonner Kollegen, den Professoren G. PIEKARSKI und G. KERSTING, die mich tatkräftig in der Gestaltung der Abschnitte über Parasiten und Nervensystem beraten haben. Dozentin Dr. KÜHL hat mich in allen Stadien der Drucklegung unermüdlich unterstützt, wofür ihr mein besonderer Dank gebührt.

Bonn, im Mai 1966

H. HAMPERL

Inhaltsverzeichnis

Seite

Einleitung 1

Erster Teil
Allgemeine Ätiologie

A. Unbelebte äußere Krankheitsursachen 4
    I. Mangelhafte oder fehlerhafte Ernährung 4
        Sauerstoff 4. — Wasser 6. — Salze 7. — Vitamine 8. — Eiweiß, Kohlenhydrate, Fett (Hunger) 11.
    II. Mechanische Einwirkungen 13
    III. Strahlen 13
    IV. Elektrizität 16
    V. Luftdruck und Schall 17
    VI. Temperatur 18
        Hohe Temperaturen 18. — Niedere Temperaturen 19.
    VII. Geographische Pathologie und Meteorobiologie 20
    VIII. Chemische Schädlichkeiten (Gifte) 23

B. Belebte äußere Krankheitsursachen 24
    I. Tierische Parasiten 26
        Gliederfüßler, Arthropoden 26. — Würmer, Vermes 26. — Protozoen 33.
    II. Pflanzliche Parasiten 37
    III. Rickettsien und Virusarten 40

C. Innere Krankheitsbedingungen (bzw. Ursachen) 40
    I. Beziehungen zwischen inneren und äußeren Krankheitsursachen 40
    II. Erworbene Immunität und Disposition 42
        Erworbene Immunität 42. — Allergie 46. — Erworbene Disposition 48.
    III. Angeborene Disposition und Immunität (bzw. Resistenz) 49
    IV. Erbkrankheiten 51
    V. Konstitution 55

Zweiter Teil
Allgemeine pathologische Anatomie

A. Störungen der Entwicklung (Mißbildungen) 58
    I. Formale Genese 58
    II. Kausale Genese 61
    III. Doppelmißbildungen 63
        Parasitäre Doppelmißbildungen 64. — Symmetrische Doppelmißbildungen 67.
    IV. Einzelmißbildungen 68
    V. Zwitter (Hermaphroditen) 69
        Allgemeines 69. — Einteilung der Zwitter 71.

B. Örtliche Störungen des Kreislaufs 71
    I. Schock und Kollaps 71
    II. Blutströmung 72
    III. Stase 75

		Seite
IV.	Thrombose	76

Abgrenzung der Thrombose 76. — Entstehung und Arten der Thromben 79. — Wachstum und Abbau der Thromben 83. — Bedeutung der Thrombose 85.

V.	Beimengung von körperlichen Gebilden zum strömenden Blut. Embolie. Metastase	88

Verschiedenes Verhalten der Beimengungen (Embolie, Metastase) 88. — In die Gefäße hineingelangte Beimengungen 89. — Thromben 92. — Wege der Embolie 93.

VI.	Hämorrhagie	95

Zerreißungsblutung (Haemorrhagia per rhexin, Rhexisblutung) 95. — Durchtrittsblutung (Haemorrhagia per diapedesin, Diapedesisblutung) 95. — Umfang, Sitz und Folgen der Blutungen 96. — Lymphorrhagie 97.

VII.	Hyperämie	97

Aktive Hyperämie 97. — Passive Hyperämie und Bildung venöser Kollateralen 98. — Senkungshyperämie (Hypostase) 102.

VIII.	Örtliche Anämie	103

Ursachen der Anämie 103. — Folgen der Anämie 104. — Arterieller Kollateralkreislauf 104. — Infarkte 107.

IX.	Wassersucht (Ödem)	108

Entstehung und Arten der Ödeme 108. — Beschaffenheit der Ödemflüssigkeit 114. — Folgen der Ödeme 114.

C. Krankhafte Veränderungen der Zellen und Gewebe 114

    I. Störungen der Zellvermehrung 115

   II. Störungen des Zellstoffwechsels („Degeneration") 118

Eiweißstoffwechsel 120. — Fettstoffwechsel 126. — Kohlenhydratstoffwechsel (Glykogen) 134. — Wasserhaushalt 135. — Harnsäureablagerung 135. — Kalkablagerung 136. — Pigmentstoffwechsel 138. — Schleimbildung 145. — Störungen der Zellverbindung 146. — Störungen des Fasergewebes 146.

 III. Atrophie 147

 IV. Alter und Tod 151

Alter 151. — Tod 152. — Die Nekrose und ihre Ursachen 153. — Weiteres Schicksal der abgestorbenen Teile 155.

D. Die Wiederherstellung der geschädigten Gewebe. Die Heilung der Krankheiten . . . 158

    I. Regeneration 158

   II. Hypertrophie 164

 III. Transplantation 167

 IV. Funktionelle Anpassung 171

  V. Metaplasie 173

E. Die Entzündung 175

    I. Abgrenzung und Einteilung 175

   II. Akute Entzündung 176

Die akute Entzündung des gefäßhaltigen Bindegewebes 176. — Die akute Entzündung gefäßloser Gewebe 181. — Formen der akuten Entzündung je nach dem Verhalten des Exsudates 183.

 III. Die chronische Entzündung 188

 IV. Entzündungen durch Fremdkörper und abgestorbene Teile 193

  V. Definition der Entzündung 200

 VI. Entzündung und Gesamtorganismus 201

Ausbreitung und Wirkung der entzündlichen Vorgänge 201. — Fieber (Störung der Wärmeregulation) 202. — Bedeutung der Entzündung 203.

F. Infektionserreger, Infektionskrankheiten, Granulome 204

    I. Pilze 206

   II. Spaltpilze (Schizomyceten) 207

Kokken 207. — Enterobakterien 211. — Parvobakterien 215. — Bacillen 217. — Mykobakterien 219. — Corynebakterien 228. — Actinomyceten 230. — Spirillen 231. — Spirochäten 231.

 III. Rickettsien 235

IV. Viren 237
    Kleinste Viren 239. — Kleine Viren 240. — Mittelgroße Viren 240. — Große Viren 242. — Vermutete Viren 243.

V. Granulome 243
    Rheumatismus 243. — Lupus erythematodes 245. — Mycosis fungoides 245. — Lymphogranulom 246.

VI. Allgemeines über Reiz und Reizbeantwortung 247

G. Geschwülste (Allgemeines) 248
    I. Begriffsbestimmung und Abgrenzung der Geschwülste 248
    II. Geschwulst und Mutterboden 249
    III. Ausbreitung und Wachstum der Geschwülste 251
    IV. Transplantation und Immunreaktionen 256
    V. Ursachen und Entstehung der Geschwülste 257
        Äußere Einflüsse 257. — Innere Einflüsse 262. — Entstehung der Geschwülste 265.
    VI. Einteilung und Bedeutung der Geschwülste 267

H. Arten der Geschwülste 270
    I. Gutartige Geschwülste der Binde- und Stützgewebe 270
        Fibrom 270. — Lipom 270. — Myxom 272. — Hämangiom 272. — Lymphangiom 274. — Myom 275. — Gutartige Riesenzellengeschwülste 276.
    II. Bösartige Geschwülste der Binde- und Stützgewebe (Sarkome) 277
    III. Gutartige (fibro-) epitheliale Geschwülste 279
        Fibroepitheliale Tumoren der Oberflächen 280. — Fibroepitheliale Tumoren der Drüsen 281. — Carcinoide 283.
    IV. Bösartige epitheliale Geschwülste (Krebse) 283
        Feinbau und Einteilung 284. — Makroskopisches Verhalten der Krebse 288. — Wachstum und Ausbreitung der Krebse 290.
    V. Mischgeschwülste 292

Dritter Teil

Spezielle pathologische Anatomie

A. Kreislauforgane 294
    I. Mißbildungen 294
        Mißbildungen des Herzens 294. — Mißbildungen der großen Gefäße 296.
    II. Endokard 297
        Regressive Veränderungen 297. — Blutungen 298. — Endokarditis 298.
    III. Myokard 306
        Allgemeines, Reizleitungssystem 306. — Regressive Veränderungen der Herzmuskulatur 306. — Fettdurchwachsung 309. — Coronarinsuffizienz 309. — Entzündungen (Myokarditis) 314. — Hypertrophie und Dilatation des Herzens 315. — Sekundenherztod 318.
    IV. Herzbeutel 318
        Entzündungen 319. — Sehnenflecke 321.
    V. Arterien 321
        Regressive Veränderungen 321. — Arteriosklerose 322. — Entzündung 328. — Aneurysma 332.
    VI. Venen 336
        Entzündung (Phlebitis) 336. — Erweiterung der Venen 337.
    VII. Lymphgefäße 339
        Entzündung (Lymphangitis) 339. — Erweiterung der Lymphgefäße 340.

B. Blut und blutbildende Gewebe 340
    I. Blut 340
        Blutmenge 340. — Rote Blutkörperchen 341. — Thrombocyten 347. — Weiße Blutkörperchen 348. — Blutplasma 357. — Blutgruppen und Blutfaktoren 358.

Inhaltsverzeichnis IX

Seite

II. Milz 361
    Mißbildungen und Lageabweichungen 361. — Regressive Veränderungen 361. — Kreislaufstörungen 361. — Die Einlagerung („Speicherung") körperlicher und gelöster Stoffe aus dem Blute in die Milz 361. — Entzündungen der Milz 363. — Geschwülste, Cysten 364. — Veränderungen der Milzkapsel 364.

III. Lymphdrüsen 365
    Lymphdrüsen und Bluteiweißkörper 365. — Ablagerung von körperlichen und gelösten Stoffen 366. — Regressive Veränderungen 367. — Entzündung (Lymphadenitis 367. — Hyperplasie, Geschwülste 369.

C. Drüsen mit innerer Sekretion 369

I. Hypophyse 370
    Regressive Veränderungen 370. — Geschwülste 370. — Endokrine Störungen 371.

II. Schilddrüse 375
    Atrophie 375. — Entzündung 375. — Struma 375. — Geschwülste 380. — Endokrine Störungen 380.

III. Epithelkörperchen 384
    Anatomische Veränderungen 384. — Endokrine Störungen 384.

IV. Nebenniere 387

V. Inselorgan 394

VI. Thymus 399
    Anatomische Veränderungen 399. — Endokrine Störungen 400.

VII. Zirbeldrüse 400

D. Nervensystem 401

I. Mißbildungen des Zentralnervensystems 401

II. Dura mater 404
    Blutungen, Kreislaufstörungen 404. — Entzündungen 406. — Geschwülste 408.

III. Weiche Hirnhäute 409
    Kreislaufstörungen 409. — Entzündung (Lepto-)Meningitis 409. — Geschwülste, Parasiten 412.

IV. Gehirn und Rückenmark 413
    Allgemeines über die pathologischen Veränderungen des Zentralnervensystems 413. — Atrophie, Degeneration 415. — Kreislaufstörungen 417. — Fetale und frühkindliche Zerstörungsprozesse 424. — Entzündungen 425. — Stoffwechselstörungen und toxische Schädigungen des Nervensystems 436. — Traumatische Veränderungen des Zentralnervensystems 436. — Erhöhung des intrakraniellen Druckes 440. — Hydrocephalus internus 441. — Geschwülste 442. — Dysgenetische Prozesse mit blastomatösem Einschlag 446.

V. Nerven 447

E. Verdauungsorgane 450

I. Mundhöhle 450
    Mißbildungen 450. — Pigmentierungen 450. — Entzündungen 450. — Neubildungen 453.

II. Zähne 454
    Entwicklungsstörungen 454. — Zahncaries 454. — Erkrankungen der Zahnpulpa 455. — Paradentitis 456. — Tumoren 457.

III. Mundspeicheldrüsen 459

IV. Gaumen, Tonsillen, Rachen 462
    Entzündungen 462. – Hyperplasien, Geschwülste 462.

V. Speiseröhre 463
    Mißbildungen 463. — Veränderungen der Lichtung 465. — Varicen, Cysten 467. — Entzündung 467. — Hyperplasien, Geschwülste 467.

VI. Magen 469
    Postmortale Veränderungen 469. — Kreislaufstörungen 469. — Entzündung (Gastritis) 471. — Verätzungen 470. — Rundes Magengeschwür (Ulcus rotundum 471. — Geschwülste 477. — Veränderungen der Lichtung. Lageveränderungen 480.

	Seite
VII. Darm	480

Mißbildungen 480. — Divertikel 483. — Kreislaufstörungen 484. — Kotstauung, Ileus 484. — Invagination 485. — Achsendrehung und Umschnürung 486. — Hernien, Brüche 486. — Pigmentierungen 489. — Entzündungen 490. — Geschwülste 502.

VIII. Mastdarm und After 506
IX. Leber 507

Störungen der Gallensekretion (Ikterus) 507. — Erworbene Formveränderungen 509. — Regressive Veränderungen 510. — Kreislaufstörungen 512. — Nekrose der Leber 514. — Cirrhose 517. — Entzündungen der Leber 523. — Cysten 525. — Geschwülste 525. — Parasiten 528.

X. Gallenblase und Gallenwege 528

Mißbildungen 528. — Entzündungen (Cholecystitis und Cholangitis) 528. — Gallensteine (Cholelithiasis) 530. — Änderung der Lichtung 533. — Geschwülste 534.

XI. Pankreas 534

Mißbildungen 534. — Regressive Veränderungen, Entzündungen 534. — Cysten und Geschwülste 537.

XII. Bauchfell 537

Veränderungen des Inhaltes der Bauchhöhle 537. — Entzündung 538. — Geschwülste 540.

F. Atmungsorgane 541

I. Nase und Nebenhöhlen 541

Kreislaufstörungen 541. — Entzündungen 542. — Geschwülste 543.

II. Kehlkopf und Luftröhre 543

Kreislaufstörungen 543. — Entzündungen 543. — Fremdkörper, Änderungen der Lichtung 545. — Polypen, Geschwülste 546.

III. Bronchien 548

Kreislaufstörungen 548. — Entzündungen 548. — Verengerung der Lichtung 550. — Erweiterung der Lichtung (Bronchiektasie) 550. — Fremdkörper 552.

IV. Lunge 552

Postmortale Veränderungen 552. — Mißbildungen 552. — Kreislaufstörungen 552. — Emphysem 555. — Atelektase 560. — Lungenentzündung (Pneumonie) 562. — Lungenabsceß und Gangrän 570. — Lungentuberkulose 570. — Staubkrankheiten 580. — Geschwülste 582.

V. Pleura 586

Kreislaufstörungen 586. — Pneumothorax 586. — Entzündung (Pleuritis) 587. — Geschwülste 588.

G. Harnorgane 589

I. Niere 589

Störung der Nierenfunktion 589. — Mißbildungen 589. — Kreislaufstörungen 590. — Atrophie 592. — Allgemeines über Nephrose, Nephritis und Nephrosklerose 592. — Nephrosklerose (Arteriosklerose, Arteriolosklerose, Hypertonie) 593. — Nephrose (Ablagerungen, nephrotisches Syndrom) 598. — Abakterielle Nephritis 606. — Bakterielle Nephritis 613. — Cysten 618. — Geschwülste 619.

II. Nierenbecken und Ureter 622

Mißbildungen 622. — Hydronephrose 622. — Entzündung (Pyelitis, Ureteritis) 625. — Geschwülste 625.

III. Harnblase 626

Mißbildungen 626. — Hypertrophie, Dilatation, Divertikel 626. — Kreislaufstörungen 627. — Entzündung (Cystitis) 628. — Konkremente 629. — Geschwülste 631.

IV. Harnröhre 632

H. Männliche Geschlechtsorgane 633

I. Hoden und Nebenhoden 633

Entwicklungsstörungen 633. — Atrophie 634. — Kreislaufstörungen 634. — Entzündung 634. — Cysten am Hoden 636. — Geschwülste 636. — Endokrine Störungen 636. — Hüllen des Hodens 639.

Inhaltsverzeichnis

	Seite
II. Samenblasen	640
III. Prostata	640

Regressive Veränderungen 640. — Entzündung 640. — Hypertrophie, Geschwülste 642.

IV. Penis und Scrotum ... 644
Mißbildungen 644. — Kreislaufstörungen 644. — Verletzungen 644. — Konkremente 645. — Entzündung 645. — Geschwülste 645.

J. Weibliche Geschlechtsorgane ... 646

I. Ovarium ... 646
Atrophie 646. — Entzündungen 646. — Cysten und Geschwülste 646. — Endokrine Störungen 651.

II. Tube ... 653
Entzündung (Salpingitis) 653. — Cysten und Geschwülste 656.

III. Uterus ... 656
Mißbildungen 656. — Lageveränderungen 656. — Änderungen der Lichtung 657. — Atrophie 658. — Kreislaufstörungen und Blutungen des Uterus und seiner Umgebung 658. — Entzündungen (außerhalb der Schwangerschaft und des Puerperium) 658. — Erosion der Portio 659. — Hyperplasie 661. — Geschwülste 663.

IV. Vagina und Vulva ... 668

V. Pathologie der Schwangerschaft ... 669
Schwangerschaftstoxikose; Eklampsie 669. — Extrauteringravidität 670. — Fehlgeburt (Abortus), intrauteriner Fruchttod 671. — Placenta 672. — Traumatische Verletzungen der Genitalorgane bei der Geburt 676. — Wochenbettfieber (Puerperalfieber) 676.

K. Bewegungsorgane ... 677

I. Knochen ... 677
Entstehung und Abbau von Knochensubstanz 677. — Störungen der Knochenentwicklung 678. — Zwerge (Nani) 685. — Riesen 685. — Atrophie (Osteoporose) 686. — Hypertrophie (Hyperostose) 689. — Krankhafter Umbau des erwachsenen Knochens 692. — Blutungen 697. — Nekrose 697. — Entzündungen 698. — Cysten und Tumoren 704. — Knochenbrüche (Frakturen) 711. — Verkrümmungen und abnorme Stellungen des Skelets 716.

II. Gelenke ... 718
Degeneration (Arthropathien) 719. — Entzündung 722. — Distorsion und Luxation 725. — Ankylose 727. — Freie Körper und Tumoren 728. — Menisci 729. — Zwischenwirbelscheiben 730.

III. Schleimbeutel ... 731

IV. Muskel ... 732
Regressive Veränderungen 732. — Entzündung 733.

V. Sehnen und Sehnenscheiden ... 734

L. Haut und Hautdrüsen ... 735

I. Haut ... 735
Krankhafte Veränderungen der Epidermis 735. — Abnorme Pigmentierung 738. — Atrophie 738. — Kreislaufstörungen 739. — Entzündungen 739. — Pilzerkrankungen 746. — Hypertrophie 747. — Tumoren 748. — Parasiten 755.

II. Hautdrüsen ... 755
Veränderungen der Talgdrüsen. Atherome 755. — Veränderungen der Schweißdrüsen 759.

III. Mamma ... 759
Mamma und innere Sekretion 759. — Mißbildungen 759. — Entzündungen (Mastitis) 760. — Geschwülste 761.

Literaturverzeichnis ... 765

Sachverzeichnis ... 779

Einleitung

Pathologie heißt wörtlich übersetzt die Lehre von den Leiden, Nosologie die Lehre von den Krankheiten[1]. Im gewöhnlichen Sprachgebrauch wird zwischen Leiden und Krankheit nicht immer streng unterschieden, in Wirklichkeit handelt es sich aber bei der Krankheit um einen Vorgang, beim Leiden um einen Zustand, der nach einer Krankheit zurückbleibt. Was ist nun Krankheit? Seit Menschen auf dieser Erde leben und sterben, begleiten sie auf ihrem Weg Krankheit und Leiden, und es ist nur zu natürlich, daß sich die besten Köpfe aller Zeiten Gedanken über ihre Entstehung gemacht haben, schon allein deswegen, um sie zu verhüten oder bekämpfen zu können.

In den ersten Vorstellungen der Menschheit ist die Krankheit ein Geist, ein böser Dämon, der von dem Körper Besitz ergreift und aus ihm ausgetrieben werden muß. Es ist verwunderlich, wie sehr diese Vorstellung nicht bloß in Krankheitsbezeichnungen, sondern auch im Volksglauben sich bis heute erhalten hat. In unseren Alpentälern spielt noch der „Krank" eine Rolle; er fährt im Körper herum, bis er schließlich an irgendeiner Stelle herauskommt und ihn verläßt. Aber die Götter- und Dämonendämmerung, die schon zur Zeit der Griechen begann, erzwang neue Vorstellungen über die Krankheiten. Eine Veränderung des Körpers selbst sollte die Ursache der Krankheit sein; die einen legten mehr Wert auf die Beschaffenheit der Körperflüssigkeiten und ließen alle Krankheiten aus ihrer falschen Mischung („Dyskrasie"[2]) entstehen [Humoralpathologie[3] des HIPPOKRATES (460—377) und GALEN (etwa 131—200)]; für andere standen die soliden Teile des Körpers im Vordergrund (Solidarpathologie).

Erst der große PARACELSUS (1493—1541) brach mit diesen Vorstellungen, indem er die Krankheiten als natürliche Lebensäußerungen des Körpers auffaßte[4]. Seit dieser Zeit ist die Erforschung der Krankheiten untrennbar mit der Erforschung der Lebensäußerungen überhaupt, der Biologie, verbunden, die selbst wieder ein Teil der Naturwissenschaften ist. Von den Naturwissenschaften hat sie die strengen „objektiven" Methoden übernommen, und mit ihnen hat sie im letzten Jahrhundert einen ungeahnten Aufschwung erfahren. Dagegen hat jede Abweichung von diesem Wege über kurz oder lang zu Irrtümern und schweren Enttäuschungen geführt.

Die Lehre von Krankheit und Leiden konnte aber nie in den Gefilden reiner beziehungsloser Naturwissenschaft bleiben, ist doch ihr Objekt der Mensch selbst, der von Leiden bewahrt und vor Krankheiten geschützt sein will, der nicht nach einem Naturwissenschaftler, sondern einem Arzt verlangt, wenn er in seiner Not unser Mitgefühl aufruft. Dieser mächtige Auftraggeber in und um uns kann uns manchmal verleiten, bei der Erforschung von Krankheiten aus der Objektivität des Naturforschers herauszutreten und Erscheinungen wertend als gut oder böse

---

[1] Pathos (griech.) Leiden; nosos (griech.) Krankheit; logos (griech.) Wort, Lehre.   [2] Dys- (griech.) Vorsilbe, die etwas Mißliches bedeutet; krasis (griech.) Mischung.   [3] Humor (lat.) Flüssigkeit.   [4] „Denn aus der Natur kommt die Krankheit, aus der Natur kommt die Arznei und nicht aus dem Arzt. Dieweil nun die Krankheit aus der Natur, nicht vom Arzt und die Arznei aus der Natur, auch nicht vom Arzt kommt, so muß der Arzt der sein, der aus beiden lernen muß, und was sie ihn lehren, das muß er tun."

1 Hamperl, Lehrbuch der Pathologie, 29. Aufl.

anzusehen, Begriffe, die es in der reinen Naturwissenschaft nicht gibt, denn Naturerscheinungen liegen jenseits von Gut und Böse. So tritt an den Erforscher der Krankheiten der doppelte Auftrag heran, als Naturwissenschaftler zu forschen und als Arzt seine Erkenntnisse in nützlicher Tätigkeit für seine Mitmenschen einzusetzen.

Wenn nun auch feststeht, daß Krankheit eine besondere Lebenserscheinung ist, so ist damit doch nur wenig über ihr Wesen ausgesagt. Wann haben wir eine Lebenserscheinung als Krankheit zu bezeichnen?

Das menschliche Leben spielt sich in ständiger Gefährdung ab; täglich und stündlich wirken auf unseren Organismus die verschiedensten Einflüsse der Umwelt ein. Uns unbewußt wird der Körper mit ihnen fertig und wehrt alle Schädlichkeiten ab. Er ist seiner Umgebung so angepaßt, daß die Menschheit fortdauernd zu leben und sich zu vermehren vermag. Würde sich der menschliche Organismus nicht durch seine verschiedenen Regulationen auf die stets wechselnden Verhältnisse von Temperatur, Feuchtigkeit, die Einwirkung anderer mit ihm die Erdoberfläche bevölkernden Lebewesen usw. einzustellen wissen, so hätte der Mensch als Tiergattung schon längst das Schicksal der ausgestorbenen vorweltlichen Ungeheuer geteilt. Seine innere Organisation und seine Regulationen sind also für das Leben unter den einmal gegebenen Umständen äußerst zweckmäßig, weil arterhaltend. Wir sind aber nicht allen Einflüssen gegenüber angepaßt. Einige nach Art, Stärke und Ort besondere Einwirkungen überschreiten die uns zuträglichen Grenzen und führen dann zu den Lebenserscheinungen, die als Krankheiten objektiv in Erscheinung treten. Krankheiten sind also Lebensvorgänge an der Grenze der unserem Organismus möglichen Anpassungen.

Alle Lebensvorgänge sind nun — nicht bloß beim Menschen — von zwei Dingen abhängig: Vom Erbgut, das in der lebendigen Masse steckt, und der Umwelt, in die sie hineingestellt ist. Diese sind auch die zwei Hebel, an denen krankmachende Ursachen ansetzen. In der Lehre von den Krankheitsursachen, der allgemeinen Ätiologie[1], der der 1. Teil dieses Buches gewidmet ist, werden wir also äußere und innere Krankheitsursachen zu unterscheiden haben.

Die Lebensvorgänge, die wir als Krankheiten bezeichnen, wirken sich nun in besonderen Leistungen (Funktionen) des Gesamtorganismus oder einzelner Organe aus. Es ist das Verdienst MORGAGNIs (1681—1771), darauf hingewiesen zu haben, daß sie vielfach einhergehen mit gestaltlich faßbaren Veränderungen der Organe oder, wie VIRCHOW (1821—1902) später betonte, mit Veränderung ihrer kleinsten Bausteine, der Zellen und Zwischensubstanzen. Die genaue Erforschung dieser Veränderungen, die den Inhalt der pathologischen Anatomie und Histologie bildet, erlaubt uns, Rückschlüsse auf Sitz und Ursache der Krankheiten zu ziehen. Diese Forschungsrichtung, die mit dem grundlegenden Werk MORGAGNIs „de sedibus et causis morborum"[2] anhebt (1761), ist auch heute noch nicht ganz zum Abschluß gekommen, sie wird aber mehr und mehr abgelöst von der Suche nach chemischen Veränderungen.

Die mit dem Auge erfaßbaren gestaltlichen Veränderungen gehören heute zu dem sichersten Erfahrungsgut, das wir über die Krankheiten besitzen. Wir dürfen aber seine Bedeutung auch nicht überschätzen. Nicht jede krankhafte Lebenstätigkeit muß mit gestaltlichen Veränderungen einhergehen — jedenfalls nicht mit solchen, die wir mit unseren heutigen Mitteln zu erfassen imstande wären —: dann spricht man von funktionellen Störungen schlechtweg oder von funktioneller Pathologie. Für viele Geisteskrankheiten, Krampfzustände usw. fehlt uns z.B. auch heute noch jede gestaltliche Unterlage. Aber auch wenn wir gestaltliche

---

[1] Aitia (griech.) Ursache.   [2] (Lat.) über Sitz und Ursache der Krankheiten.

Veränderungen bei einer Krankheit nachweisen können, so haben wir damit doch niemals ,,die Krankheit" erfaßt, sondern nur eben ein unseren Sinnen leicht zugängliches Zeichen veränderter Lebenstätigkeit, dessen Wichtigkeit im ganzen Geschehen damit noch lange nicht erwiesen ist.

Wenn wir nun diese gestaltlichen Organveränderungen in großen Zügen betrachten, dann ergibt sich, daß sie in den einzelnen Organen nicht völlig voneinander verschieden sind, sondern sich in den Grundzügen immer wiederholen. Das erklärt sich daraus, daß die Organe aus Zellen bestehen und daß diese sich, welcher Art sie auch sein mögen, den krankmachenden Einwirkungen gegenüber in der Hauptsache gleich oder doch ähnlich verhalten. Das gilt nicht nur für die funktionierenden Zellen der Organe, das gilt auch für die Stützsubstanzen und ebenso für die allen Organen zukommenden Gewebe, die Gefäße und Nerven. Wir besprechen diese Veränderungen daher zusammenfassend im Rahmen des 2. Teils der allgemeinen pathologischen Anatomie, während der 3. Teil, die spezielle pathologische Anatomie, sich mit den einzelnen Organen beschäftigt und die Veränderungen schildert, welche jene allgemeinen Vorgänge in ihnen erzeugen: ,,das Besondere ist das Allgemeine, unter verschiedenen Bedingungen erscheinend" (Goethe).

Erster Teil

Allgemeine Ätiologie
A. Unbelebte äußere Krankheitsursachen
I. Mangelhafte oder fehlerhafte Ernährung

Nicht alle den Körper treffenden äußeren Einwirkungen sind schädlich. Viele von ihnen sind im Gegenteil zum Wachstum und zur Erhaltung des Organismus notwendig und werden erst zur Krankheitsursache, wenn sie qualitativ oder quantitativ verändert einwirken. Dies tritt am deutlichsten in Erscheinung bei denjenigen Stoffen unserer Außenwelt, die der Körper dauernd aus ihr aufzunehmen gezwungen ist, bei der Ernährung im weitesten Sinne des Wortes. Nun besitzt jeder Organismus ein gewisses Maß von Anpassungsfähigkeit, das es ihm gestattet, Abweichungen der Ernährung in verhältnismäßig weiten Grenzen auszugleichen, sich gewissermaßen in einer Art Gleichgewichtszustand (Homöostase[1]) zu halten. Dieses Gleichgewicht wird wie an vielen anderen Stellen und Gelegenheiten von zwei Seiten her reguliert: einerseits von Zufuhr bzw. Zufluß, andererseits von Verbrauch bzw. Bedarf oder Abfluß. So kann also ein Mangelzustand entstehen, wenn entweder die Zufuhr vermindert oder der Bedarf erhöht ist, ein Überschuß dagegen, wenn die Zufuhr erhöht oder der Bedarf vermindert ist oder schließlich beide Umstände zusammenwirken. Im allgemeinen ist bei den Stoffen der *Ernährung* der Überfluß viel seltener schädlich als der Mangel.

Dieser kann sich entweder auf einzelne lebensnotwendige Stoffe der Außenwelt, also auf die Zusammensetzung der zugeführten Nahrung beziehen, oder er betrifft mehrere Stoffe zur gleichen Zeit. Wir beginnen sinngemäß mit der Besprechung der übermäßigen oder mangelnden Zufuhr von einzelnen Stoffen aus der Außenwelt und setzen dabei voraus, daß alle übrigen in richtigem Maße vorhanden sind; dann sollen die verwickelten Fälle erörtert werden, bei denen mehrere oder viele Stoffe zugleich im Spiele sind.

Während ein Mangel der meisten Stoffe, auf deren Zufuhr wir angewiesen sind, längere Zeit vertragen werden kann und sich erst ziemlich spät in krankhaften Erscheinungen bemerkbar macht, ist völliger Entzug von Sauerstoff (a) und Wasser (b) schon nach Minuten oder Tagen tödlich. Es gibt zwar Hungerkünstler, aber keine Atem- oder Durstkünstler.

a) Sauerstoff

Der Sauerstoff ist so recht das lebenspendende Element, dessen der Mensch in jeder Minute seines Erdendaseins bedarf. Dauernde Unterbrechung der Sauerstoffzufuhr führt unweigerlich zum Tod durch Erstickung (Asphyxie[2], Suffokation[3]). Diese Unterbrechung der Zufuhr kann an verschiedenen Stellen des Weges von der Atmosphäre bis zum lebenden Cytoplasma stattfinden:

---

[1] Homoios (griech.) gleich; Stasis (griech.) Stand.   [2] Heißt eigentlich Pulslosigkeit; a- verneinende Vorsilbe; sphyxis (griech.) Puls.   [3] Suffoco (lat.) die Kehle zuschnüren.

1. Mit einem gegenüber der Norm *verminderten Sauerstoffgehalt der Luft*, d. h. vermindertem Partialdruck des Sauerstoffs in der Atmosphäre kommt der Mensch hauptsächlich dann in Berührung, wenn er größere Höhen, sei es als Bergsteiger oder Flieger, erreicht. Um das Verhalten des Organismus bei verschiedenen Graden erniedrigter Sauerstoffspannung zu studieren, bedient man sich pneumatischer Kammern, in denen gleichzeitig mit der Herabsetzung des Druckes auch die Sauerstoffspannung vermindert wird. Dabei hat sich folgendes herausgestellt (s. Abb. 1): Bis zu einer Grenze, die mit individuellen Schwankungen bei etwa 2500 m liegt, bleibt das Verhalten des Organismus, geprüft an seinen Reflexen und willkürlichen Bewegungen, normal. Zwischen etwa 2500 und 5000 m macht sich der Sauerstoffmangel bereits durch eine Herabsetzung der Reflexe, Müdigkeit und Trägheit bemerkbar, andererseits können auch eine gewisse Euphorie und Streitsucht sowie Kopfschmerzen, Schlaflosigkeit und Erbrechen auftreten (sog. Bergkrankheit). Bleibt der Mensch aber längere Zeit auf dieser Höhe, so stellen sich kompensatorische Vorgänge ein, teils in Form einer Vermehrung der Capillaren,

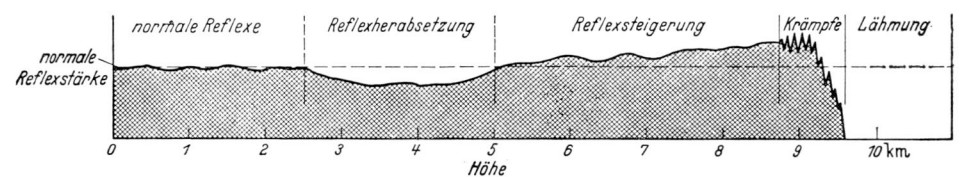

Abb. 1. Verhalten des Organismus in verschiedenen Höhen. (Nach STRUGHOLD)

besonders in Muskeln und Lungen, hauptsächlich aber durch Vermehrung der roten Blutkörperchen. Sie kompensieren durch ihre größere Zahl die Verringerung des zur Verfügung stehenden Sauerstoffes und machen sogar einen dauernden Aufenthalt in diesen Höhen möglich, wie z. B. die Indianersiedlungen in den Anden (Zone der möglichen Kompensation); Erythrocytenwerte von 5,5—7,2 Millionen und Hämoglobinwerte bis 130% sind dort die Norm. Allerdings kann eine derartige Polyglobulie infolge der Viscositätserhöhung des Blutes auch Beschwerden machen; sie bildet sich bei Aufenthalt in Zonen mit höherem Partialdruck wieder zurück. Bei 5000 m bzw. einer Erniedrigung des Luftdruckes auf $1/2$ Atmosphäre treten wir in die Zone der ausgesprochenen Störungen: Reflexe sind gesteigert, willkürliche Bewegungen werden ausfahrend. In einem Bereich von 5000—8500 m ist deshalb künstliche Sauerstoffzufuhr nötig, um eine regelrechte Handlungsfähigkeit zu gewährleisten. Allerdings gelangten im langsamen Anstieg bei der erfolgreichen Mount-Everest-Expedition 1953 fünf Teilnehmer ohne Sauerstoffatmungsgeräte bis in eine Höhe von 8000 m! Geht man über die Grenze von etwa 8500 m hinaus, dann treten Krämpfe und schließlich tödliche Lähmungen ein. Die angegebenen Höhenzahlen unterliegen aber großen individuellen Schwankungen, so daß man bei manchen Menschen geradezu von „Höhentauglichkeit" oder „Höhenuntauglichkeit" gesprochen hat.

2. Eine *vollkommene Absperrung von der Sauerstoffzufuhr* vermag der menschliche Organismus nur ganz kurze Zeit, d.h. Bruchteile von Minuten zu vertragen. Durch besonderes Training ist sie auf höchstens 4 min zu steigern, wie z. B. bei manchen eingeborenen Perlentauchern in der Südsee. Das die Zufuhr verhindernde Moment mag wie in diesem Beispiel in der Außenwelt liegen oder in einer Verstopfung der Luftwege bestehen.

3. Aber auch wenn Sauerstoff aus der Außenwelt durch die Luftwege in genügender Menge in die Lunge gelangt ist, muß er erst auf dem Blutweg an die Zellen herangebracht werden. Eine Verringerung oder gar ein Fehlen der zum

Sauerstofftransport befähigten roten Blutkörperchen (Hypoxämie oder Anoxämie) kann ebenso wie die Sauerstoffabsperrung zur Erstickung führen.

4. *Übertragung und Verarbeitung* des Sauerstoffs in der Zelle bedarf des Zusammenwirkens verschiedener Enzyme; wenn sie fehlen oder blockiert sind, entsteht in den Geweben ein Sauerstoffmangel. Hier wie auch bei den unter 3. angegebenen Verhältnissen spricht man dann von innerer Erstickung.

Die bei Sauerstoffmangel in den Geweben auftretenden Veränderungen faßt man unter der Bezeichnung *Hypoxydosen*[1] bzw. *Anoxydosen*[1] zusammen (BÜCHNER). Die einzelnen Gewebe sind gegenüber dem Sauerstoffmangel verschieden empfindlich. So ist z.B. das Gehirn sehr empfindlich gegen Sauerstoff- und Glucosemangel und strahlenunempfindlich — ganz im Gegensatz zu primitiven Zellen, die gegenüber Sauerstoffmangel widerstandsfähiger, aber gegen Strahlen besonders empfindlich sind. Schon eine 6 min lange vollkommene Absperrung der Blutzufuhr führt zu irreversiblen Schäden am Gehirn, eine Tatsache, die Wiederbelebungsversuchen bestimmte Grenzen setzt. Die Zellen reagieren auf den Sauerstoffmangel mit tröpfchenförmiger Ansammlung von Fett (hypoxämische Verfettung) oder Wasser (Vacuolisierung) oder bei dauernder Absperrung von der Sauerstoffzufuhr (Anoxämie) mit Zelltod. Der Leichenöffnungsbefund der akuten Erstickung ist durch Auftreten kleinster Blutungen, besonders unter den serösen Häuten und der Intima des Herzens (Erstickungsblutungen, Abb. 61), und Flüssigbleiben des Blutes auch nach dem Tode gekennzeichnet.

Übermäßige Zufuhr von Sauerstoff kann direkt oder indirekt schädigen. Als Zeichen einer direkten Schädigung stellen sich nach 24 Std reiner Sauerstoffatmung Vergiftungserscheinungen und eine eigentümliche Lungenentzündung ein; in den Zellen kommt es zu einer irreversiblen Blockierung der Enzymsysteme. In indirekter Weise schädigt ein Übermaß von Sauerstoff dadurch, daß der Transport des Kohlendioxyds aus den Geweben nicht mehr gewährleistet ist, weil die Zellen ihren Sauerstoffbedarf aus dem im Plasma gelösten Sauerstoff decken können; das Hämoglobin geht dann unreduziert in die Venen über und kommt für den Abtransport von Kohlendioxyd nicht in Frage. Kohlendioxyd „staut" sich in den Geweben. Auch das Atemzentrum wird gegenüber Kohlendioxyd unempfindlich, so daß die Atmung versagt.

Zu ähnlichen Zuständen führt merkwürdigerweise auch die *Überladung* der Atemluft mit *Kohlendioxyd:* es kommt zu rauschartigen Zuständen und Tod. Der sog. Tiefenrausch der Taucher wird heute weniger auf eine Überladung mit Stickstoff, als auf eine Erhöhung des Kohlendioxydgehaltes in den Geweben zurückgeführt.

Sehr eigentümliche Veränderungen ruft die in den besten therapeutischen Absichten vorgenommene Sauerstoffzufuhr bei Frühgeburten am Auge hervor. Die Capillaren der noch nicht ganz ausdifferenzierten Netzhaut kontrahieren sich zunächst, dann wuchern sie auch in den Glaskörper hinein, der dabei fibrös umgewandelt wird *(retrolentale Fibroplasie*[2]*).*

b) Wasser

Von größter Bedeutung für das Leben des Organismus ist das Wasser, besteht doch der Körper zu etwa zwei Dritteln aus ihm. Dieses Wasser verteilt sich auf das in den Zellen befindliche, das Wasser im Zwischengewebe und dasjenige in der Blutflüssigkeit. Hydrostatische und osmotische Kräfte halten zwischen diesen „Räumen", die durch semipermeable Membranen voneinander geschieden werden, ein Gleichgewicht aufrecht, wobei die Elektrolyte eine wichtige Rolle spielen. Eine Änderung des Wassergehaltes in einem „Raum" muß daher auch den der anderen in Mitleidenschaft ziehen.

---

[1] Hypo- (griech.) unter; a - verneinendes „a"; oxys (griech.) scharf, sauer; in übertragener, chemischer Bedeutung: auf Sauerstoff bezüglich. [2] Retro (lat.) hinter; lens (griech.) Linse, Genitiv: lentis.

Verminderung der Wasserzufuhr oder gar völlige Entziehung des Wassers führt zu einer Austrocknung der Gewebe, weil eine gewisse, wenn auch eingeschränkte Wassermenge (etwa 1200 cm³ in 24 Std) trotzdem weiter abgegeben wird. Da sich aber die Stoffwechselvorgänge nur in einem flüssigen Medium abspielen können, werden alle Lebenserscheinungen in kurzer Zeit aufhören, der Tod tritt ein. Dieselbe Wirkung wie verminderte Wasserzufuhr hat auch eine *übermäßige Wasserabgabe*; schon eine Verminderung des Wassergehaltes des Körpers um 15—20% führt zum Verdursten. So ist auch das quälende Durstgefühl gewisser Kranker verständlich, die, wie z.B. bei Cholera und Ruhr, mit dem diarrhoischen Stuhl dauernd große Wassermengen nach außen abgeben. Die Austrocknung des Organismus macht sich in einer erhöhten Viscosität (Eindickung) des Blutes, Trockenheit der Gewebe, besonders der Muskulatur bemerkbar. Bei der Wichtigkeit, die das Wasser für den ganzen Stoffwechsel hat, ist es begreiflich, daß der Körper mit ihm sparsam umgeht und an vielen Stellen für eine Rückresorption des vielleicht im Überschuß ausgeschiedenen Wassers gesorgt ist.

Bei *übermäßiger Zufuhr von Wasser* wird dieses sehr schnell wiederum durch die Nieren ausgeschieden, doch müssen dabei größere Mengen von Elektrolyten abgegeben werden, da ja der Harn nicht bloß aus Wasser besteht. So kann es zu Salzverarmung kommen.

c) Salze

1. *Natrium bzw. Kochsalz.* Auf dem richtigen Gehalt an Natrium bzw. Kochsalz beruht in erster Linie die Isotonie des inneren Flüssigkeitsmilieus des Körpers. Um sie aufrechtzuerhalten, genügt schon die Zufuhr von etwa 3—5 g Kochsalz täglich, während wir gewöhnlich 15—20 g zu uns nehmen. Die Abgabe erfolgt durch Niere, Schweiß und Darm in wäßriger Lösung.

Eine *Verminderung* des Salzgehaltes der Gewebe tritt auf bei länger dauernder Vermehrung der Salzabgabe oder Verminderung der Salzzufuhr, z.B. bei salzloser Kost. Dabei muß der Körper, um seine Isotonie zu bewahren, Wasser abgeben, woraus sich der anfängliche Gewichtssturz bei dieser Kostform erklärt. Dieselbe Wirkung hat eine dauernde Abgabe von Natrium bzw. Kochsalz in Sekreten, wie z.B. im Schweiß, im Stuhl oder im erbrochenen Magensaft. Sie tritt auch dann ein, wenn große Flüssigkeitsmengen getrunken und wieder ausgeschieden werden. Dabei wird nämlich der Salzgehalt der Gewebe gewissermaßen ausgeschwemmt. So erklärt sich das Paradoxon, daß trotz vermehrter Wasseraufnahme (s. oben) unter Umständen eine Entwässerung der Gewebe eintritt und sozusagen beim Trinken der Durst wächst.

Eine *erhöhte Zufuhr* von Natrium bzw. Kochsalz führt zu einem erhöhten Wasserbedarf, um die Isotonie in den Geweben aufrechtzuerhalten: Er gibt sich als Durst zu erkennen. Die Verabreichung stark salzhaltiger Speisen, wie sie in manchen Gaststätten kostenlos geschieht, hat also einen sehr realen Hintergrund. Im Experiment kann man durch längerdauernde reichliche Kochsalzzufuhr eine Erhöhung des Blutdrucks erzeugen.

2. *Kalium.* Die Hauptmenge des Kaliums liegt in den Zellen, besonders in der Muskulatur, so daß diese bei allen Störungen des Kaliumhaushaltes in erster Linie betroffen wird. Bei *Kaliummangel* tritt eine allgemeine Muskelschwäche bis zu Lähmungen ein sowie Steigerung der Pulsfrequenz und Blutdrucksenkung; bei *Kaliumüberflutung* der Gewebe (z.B. bei Muskelzertrümmerung) findet sich ebenfalls eine Muskellähmung, die Pulsfrequenz ist aber erniedrigt, der Blutdruck erhöht.

3. *Eisen.* Da die gewöhnliche Nahrung genügend Eisen enthält, entstehen *Eisen-Mangelzustände* hauptsächlich dann, wenn die Aufnahme des Eisens im

Magen-Darm-Trakt gestört ist — es kommt dann zu einer Schädigung der Erythropoese, zur sog. Eisenmangelanämie. Außerdem zeigen sich Schäden an den schnell sich erneuernden Geweben, wie Haaren, Nägeln und manchen Schleimhautepithelien. Ein Mangelzustand kann aber auch dadurch entstehen, daß der Organismus das in genügender Menge vorhandene Eisen nicht in den Blutfarbstoff einzubauen vermag; die Folge ist eine sideroachrestische[1] Anämie (s. Abschnitt Blut).

Ein *Eisenüberschuß* wird gewöhnlich durch besondere Mechanismen verhindert, die die Aufnahme drosseln bzw. die Abgabe fördern. Versagt dieser Mechanismus, so kommt es zu übermäßigen Eisenablagerungen in den Organen (Eisengicht, Hämosiderose bzw. Hämochromatose).

4. *Jod* wird in erster Linie zur Bildung des Thyroxins benötigt. Ein erhöhter Bedarf besteht während der Pubertät und bei Kälte. Mangelzustände können durch einen zu geringen Jodgehalt der Nahrung oder durch Störungen des Einbaus von Jod in das Thyroxin bedingt sein. Die Schilddrüse reagiert dann mit einer Wucherung (Kropf), so als ob sie das wenige, zur Verfügung stehende Jod besonders festhalten wollte. Übermäßige Zufuhr von Jod kann übermäßige Thyroxinbildung (Hyperthyreose) zur Folge haben.

5. Bei mangelnder Zufuhr an *Calcium* ist der Körper genötigt, dieses aus seinem größten Depot, dem Knochensystem zu mobilisieren, um den Calciumspiegel im Blut aufrechtzuerhalten. Es kommt zum Abbau der Knochensubstanz unter verschiedenen Formen. Ähnlich wie der Calciummangel wirkt auch der Mangel an *Magnesium*.

6. Im Übermaß aufgenommenes *Fluor* wird anstelle von H^+ in den Apatitkrystall des Knochens eingebaut, so daß es zu Störungen der Struktur der Knochen (periostale Neubildung und endostale Osteolyse) und der Zähne kommt; andererseits führt Fluormangel zu einer erhöhten Anfälligkeit des Zahnschmelzes für Caries, was man durch Fluorzusatz zum Trinkwasser zu vermeiden sucht.

7. *Kupfer* bildet einen Bestandteil des Coeruloplasmins. Sobald diese Trägersubstanz im Blut fehlt, kann Kupfer nicht verwendet werden und lagert sich dann in den Geweben ab (s. Wilsonsche Krankheit).

In Versuchen an Schweinen und Hühnern hat man fast festgestellt, daß ein *Kupfermangel* in der Nahrung zu schweren Schäden am Herzmuskel und an den großen Gefäßen führt.

d) Vitamine

Übermäßige Zufuhr von reinem Vitamin (Hypervitaminose) wirkt nur selten schädlich; krankheitserzeugend ist vor allem das vollkommene Fehlen (Avitaminose) oder zu geringe Vorhandensein (Hypovitaminose) der Vitamine im Stoffwechsel. Solche Zustände ergeben sich nicht bloß, wie man anfänglich glaubte, bei zu geringer Zufuhr (Exokarenz), sondern auch dann, wenn die in genügender Menge zugeführten Vitamine nicht richtig aufgesaugt (Enterokarenz) oder verarbeitet werden (Endokarenz): so kann z. B. der spezifische Eiweißkörper, mit dem sich das Vitamin verbinden muß, um wirksam zu werden, durch einen dem Vitamin chemisch ähnlichen, aber unwirksamen Stoff besetzt sein, welcher sich aus seiner festen Bindung nicht verdrängen läßt (sog. ,,Konkurrenz der Substrate''). Auf diese Weise macht z. B. das Dicumarol das Vitamin K unwirksam. Derartige Stoffe, die die Wirkung des Vitamins unmöglich machen, bezeichnet man nicht ganz richtig als Antivitamine. Schließlich kann auch ein nicht ganz befriedigter erhöhter Bedarf zu Mangelzuständen führen.

1. Das fettlösliche **Vitamin A** spielt bei der Zellneubildung, besonders der Epithelien, eine wichtige Rolle, so daß man es geradezu als Epithelschutzvitamin

---

[1] a verneinendes a; sideron (griech.) Eisen; chresthai (griech.) verwerten.

bezeichnet hat. Bei *A-Avitaminose* kommt es zu Atrophie des Epithels mit nachfolgender krankhafter Verhornung, die sich besonders im Bereich der Schleimhäute bemerkbar macht. Zuerst wird das Epithel der Trachea und Bronchien, dann das des Nierenbeckens ergriffen. Auch die Schweißdrüsen werden durch verhornendes Epithel ersetzt und sind daher unfähig zu sezernieren. Die Talgdrüsen der Haarfollikel verhornen und können als Knötchen über die Haut vorspringen („Krötenhaut"). Durch die Schädigung des epithelialen Schmelzorgans ist die Schmelzbildung herabgesetzt, so daß typische Zahnveränderungen entstehen. Am eindrucksvollsten sind aber die Veränderungen am Auge: die Hornhaut wird vascularisiert und von unbenetzbarem Pflasterepithel überzogen, sie erscheint trocken (Xerophthalmie[1]). Im Hinblick auf diese wichtige Veränderung hat man das Vitamin A auch antixerophthalmisches Vitamin genannt. Da die verhornten oberflächlichen Zellen meist nicht richtig abtransportiert werden, bleiben sie liegen und bilden einen guten Nährboden für die Ansiedlung von Keimen. So kommt es zu Infektionen und Entzündungen, die z. B. im Bereich der Hornhaut durch Geschwürsbildung zur Keratomalacie[2] führen. Ob das Vitamin darüber hinaus einen Schutz gegen Infektionen überhaupt gewährt, ist zweifelhaft.

Vitamin A spielt auch bei der Bildung des Sehpurpurs eine Rolle. Bei Belichtung wird er zerstört und muß unter Verbrauch entsprechender Vitaminmengen wieder regeneriert werden. Ist dieser Ersatz des Sehpurpurs durch Vitaminmangel gestört, so kommt es zur *Nachtblindheit (Hemeralopie[3])*. Diese ist manchmal ein frühes Symptom einer Leberschädigung, z. B. bei Cirrhose der Leber, die ja aus dem Carotin das Vitamin A zu bilden hat.

Eine *A-Hypervitaminose* kommt beim Menschen nach reichlichen Gaben A-Vitaminen oder Verzehr von Vitamin A-reichen Lebern polarer Tiere, wie z. B. des Eisbären, vor. Die Symptome sind recht uncharakteristisch und bestehen in Appetitlosigkeit, Kopfschmerzen, Hautausschlägen und Durchfällen.

2. Das wasserlösliche **Vitamin B** hat sich als ein Komplex verschiedener chemischer Stoffe erwiesen, die nunmehr als Vitamin B_1 bis B_{12} bezeichnet werden. Wir besprechen nur die für den Menschen wichtigen B-Vitamine.

Der Mangel an *B_1-Vitamin* (Thiamin) macht sich besonders bei kohlenhydratreicher Nahrung geltend und führt zu schweren Veränderungen am Zentralnervensystem und am Herzen. Im Zentralnervensystem bleibt der Zuckerabbau auf dem Stadium der Brenztraubensäure, im Herzen bei der Milchsäure stehen, die die Organe schädigen. So entsteht die Beriberi genannte Krankheit, die die erste genauer erforschte Avitaminose war. Sie tritt bei der Bevölkerung Ostasiens dann auf, wenn der Reis, der hier die Hauptnahrung bildet, seiner Vitamin B_1-haltigen Schale beraubt (geschält, poliert) wurde. Die Beriberi-Krankheit ist gekennzeichnet durch Degeneration der Nervenfasern mit Muskelschwund sowie Empfindungslähmung und das Auftreten von Ödemen. Wegen dieser seiner Beziehung zum Nervensystem nennt man das Vitamin B_1 auch antineuritisches Vitamin oder kurz Aneurin. In unseren Breiten macht sich ein Vitamin B_1-Mangel vor allem am Nervensystem bemerkbar. Er tritt vorzugsweise bei Alkoholikern infolge einer Resorptionsstörung auf, und zwar in Form einer weit verbreiteten Degeneration der Nervenfasern *(Polyneuritis)* oder einzelner Nerven, besonders des Peroneus. Im Gehirn kommt es zu Gefäßproliferation in den Corpora mamillaria, einer Veränderung, die man zuerst fälschlich als Entzündung angesehen und deshalb als *Encephalitis haemorrhagica superior* (WERNICKE[4]) bezeichnet hat.

---

[1] Xeros (griech.) trocken; ophthalmos (griech.) Auge. [2] Keras (griech.) Horn, Genitiv: keratos; malakos (griech.) weich. [3] Hemera (griech.) Tag; ops (griech.) das Sehen, also eigentlich „Tagessichtigkeit" statt „Nachtblindheit". [4] K. WERNICKE (1848—1905), Psychiater, Halle.

Vitamin B_2 stellt selbst wieder einen Komplex mehrerer Stoffe dar, von denen einige näher bekannt sind.

Beim Menschen kommt es kaum je zu einem reinen *Riboflavinmangel*, da dann gewöhnlich auch die anderen B-Vitamine fehlen. Man hat aber guten Grund anzunehmen, daß ein Wundwerden an den Mundwinkeln und das Auftreten von Borken daselbst, eventuell auch eine Schwellung der Lippen („Cheilosis"[1]), auf den Mangel an Vitamin B_2 zurückgeht.

Das *Nicotinsäureamid (Niacin)* hat sich bei Behandlung einer Pellagra[2] genannten Krankheit bewährt, welche besonders die den Sonnenstrahlen ausgesetzten Hautstellen, seltener auch die inneren Schleimhäute, betrifft. Diese Krankheit tritt vor allem bei reiner oder überwiegender Ernährung mit Mais auf und ist dementsprechend bei der armen Bevölkerung südlicher Länder, aber auch in manchen Tälern Tirols häufig. Niacin vermag jedoch nicht alle Symptome der Krankheit zu heilen; daraus darf man schließen, daß beim Zustandekommen der Krankheit das Fehlen anderer Stoffe, besonders von weiteren B-Vitaminen, eine Rolle spielt.

Das kobalthaltige *Vitamin B_{12}* (Cyancobolamin) wird beim Menschen einerseits von außen mit der Fleischkost zugeführt. Den größten Teil des benötigten Vitamins synthetisieren aber die Bakterien im Enddarm. Vegetarier und pflanzenfressende Tiere sind sogar ausschließlich auf diese Vitaminquelle angewiesen. Zu einem Mangel an Vitamin B_{12} kommt es hauptsächlich bei einer Störung seiner Resorption, für die die Anwesenheit eines bestimmten Faktors (innerer Faktor) im Magen-Darmtrakt nötig ist. Als Folge der Avitaminose tritt eine Reifungsstörung der roten Blutkörperchen auf, die perniziöse Anämie. Ähnlich wie das Vitamin B_{12} wirkt auch die *Folsäure* auf die Blutbildung ein.

3. Das wasserlösliche **Vitamin C** besitzt Säurecharakter. Da durch Vitamin C-Mangel die Krankheit Skorbut entsteht, wurde das Vitamin Ascorbinsäure[3] genannt. Der *Skorbut*[4] gehört zu den am längsten bekannten Mangelkrankheiten überhaupt. Er tritt dann auf, wenn in der Nahrung frische Gemüse und Früchte fehlen, die das Vitamin reichlich enthalten. Die Erkrankung ist bei Erwachsenen vor allem durch das Auftreten von Blutungen gekennzeichnet. Sie finden sich besonders am Zahnfleisch, das geschwürig zerfällt; die Zähne werden locker und fallen aus. Blutungen in der Umgebung der Gelenke führen zu Anschwellungen und starken Schmerzen, so daß Verwechslung mit Rheumatismus möglich ist. Von einer genügenden Vitaminzufuhr ist nämlich vor allem die richtige Bildung, Ernährung und Erhaltung der Zwischensubstanzen mesenchymaler Gewebe abhängig. Mangel an Vitamin C führt zu einer Hemmung der bei der Bildung der Zwischensubstanzen beteiligten Enzyme und zum Abbau der fertigen Zwischensubstanzen durch Depolymerisierung der Kohlenhydrate. So wird die für den Skorbut so kennzeichnende Blutungsbereitschaft auf eine Schädigung der die Capillarendothelien verbindenden Kittsubstanz zurückgeführt.

Besonders unheilvoll macht sich natürlich das Fehlen des Vitamin C am wachsenden Organismus, der erst seine Zwischensubstanzen bilden muß, bemerkbar, und zwar in erster Linie am Knochensystem — es kommt zum infantilen Skorbut, der *Möller-Barlowschen Krankheit*[5].

Sehr häufig sind *Mischformen* der C-Avitaminose mit anderen Avitaminosen. Der Skorbut ist dann von Nachtblindheit (A-Avitaminose) oder Polyneuritis (B_1-Avitaminose) begleitet.

---

[1] Cheilos (griech.) Lippe.   [2] Pelle (ital.) Haut; agro (ital.) scharf, rauh.   [3] A (verneinende Vorsilbe) — Skorb (Abkürzung für Skorbut) — säure.   [4] Entstanden aus Scharbock, wahrscheinlich ursprünglich aus scheur (niederl.) Riß und bek (keltisch) Schnabel, Mund; also rissiger Mund.   [5] MÖLLER, Prof. in Königsberg (1819—1887); BARLOW, Internist in London (1845—1945).

Zu geringe Zufuhr von Vitamin C soll die Anfälligkeit für *Infektionskrankheiten* erhöhen und die Ursache der sog. *Frühjahrsmüdigkeit* sein, welche nach der Vitamin C-armen Winterkost auftritt.

4. Das fettlösliche **Vitamin D** kann in der Haut unter dem Einfluß der Sonnenbestrahlung gebildet werden. Es regelt vor allem den Calcium- und Phosphorstoffwechsel.

Mangel an D-Vitamin führt dazu, daß die im wachsenden Organismus zunächst unverkalkt angelegte Knochengrundsubstanz Calciumsalze (Carbonate und Phosphate) nicht in richtiger Weise aufnimmt und unverkalkt bleibt (sog. Osteoid). So entsteht das Bild der *Rachitis* (s. Abschnitt Knochen). Da auch im erwachsenen Knochen immer noch — wenn auch in geringerem Maße — Knochenneubildungsvorgänge ablaufen, kann auch hier eine Störung der Kalkablagerung auftreten, die dann in Form der *Osteomalacie*[1] sichtbar wird.

Übermäßige Zufuhr von reinem Vitamin D_2 führt erst in sehr großen Mengen (1000fache Dosis) zu Schädigungen. Der Blutkalkspiegel kann ansteigen (Hypercalcämie) entweder durch vermehrte Aufnahme von Calcium aus der Nahrung oder auf Kosten eines Abbaues der Knochensubstanz. In verschiedenen Organen fällt dann der Kalk aus, und zwar besonders in Gefäßwänden, Magenschleimhaut, Lunge und Niere (s. auch unter Kalkmetastase). Außerdem bestehen Zeichen einer Vergiftung mit Gewichtsabnahme, Gastroenteritis usw.

5. Ein Mangel des fettlöslichen **Vitamin E** (Tokopherol[2]) führt bei weiblichen Ratten zu vorübergehender, bei männlichen Ratten zu dauernder Sterilität (Antisterilitäts- oder Fruchtbarkeitsvitamin). Ob es beim Menschen dieselbe Bedeutung hat, ist noch nicht sicher.

6. Das fettlösliche **Vitamin K** ist für die Bildung des Prothrombins durch die Leber wichtig. Fehlt es, so kann dieser für die Blutgerinnung wichtige Stoff nicht oder nicht in genügender Menge entstehen, so daß Blutungen aus Gefäßlücken nur sehr schwer oder überhaupt nicht spontan zum Stehen kommen. Da also die Anwesenheit oder das Fehlen des Vitamin K sich am Ablauf der Blutgerinnung kundgibt, wird es auch Koagulationsvitamin genannt.

Normalerweise ist Vitamin K reichlich im Darm vorhanden, da es von den Darmbakterien (Bacterium coli) gebildet wird. Bei neugeborenen Kindern kann es zu einem *Vitamin K-Mangel* kommen, wenn die bakterielle Besiedelung des Darmes nach der Geburt mangelhaft oder verzögert erfolgt. Dann treten manchmal sogar tödliche Blutungen aus eingerissenen Gefäßen auf. Zur Resorption des normalerweise in der Darmlichtung vorhandenen Vitamins ist aber wie für alle Fettstoffe die Anwesenheit von Gallensäuren nötig. Fehlen diese z. B. infolge eines vollständigen Verschlusses der abführenden Gallenwege, wobei die Galle in das Blut gelangt (Ikterus[3], Cholämie[4]), so kann das Vitamin nicht resorbiert werden und nicht in die Leber gelangen. Das Auftreten von Blutungen ist die Folge (cholämische Blutungen). Dieselbe Wirkung, die ein Mangel an Vitamin K hat, wird natürlich auch bei Leberschädigungen auftreten können, die die richtige Bildung von Prothrombin trotz Anwesenheit von Vitamin K unmöglich machen.

e) Eiweiß, Kohlenhydrate, Fett (Hunger)

Die drei Hauptnährstoffe, Eiweiß, Kohlenhydrate und Fett, können bis zu einem gewissen Grade füreinander eintreten; immerhin ist eine gewisse mindeste Eiweißmenge nötig, die durch die anderen Nahrungsbestandteile nicht ersetzt werden kann.

---

[1] Osteon (griech.) Knochen; malakos (griech.) weich.   [2] Tokos (griech.) das Gebären; pherein (griech.) tragen, bringen.   [3] Ikteros (griech.) Goldamsel und in übertragener Bedeutung Gelbsucht.   [4] Chole (griech.) Galle; haima (griech.) Blut.

Übermäßige Zufuhr von Fett, Kohlenhydraten und Eiweiß, die sog. Überernährung (Luxuskonsumption), führt zu vermehrtem Fettansatz (Obesitas, Adipositas, Lipomatosis[1]), wobei die Fettdepots des Körpers zunehmen; auch in parenchymatösen Organen kann reichlich Fett eingelagert werden, was wiederum ihre Tätigkeit behindert.

Die Wirkung einer fehlenden oder unzureichenden Zufuhr der drei Hauptnahrungsstoffe sieht man dann, wenn jegliche Nahrungsaufnahme unterbunden oder eingeschränkt ist. Wir haben dann das Bild des vollkommenen *Hungerzustandes bzw. der Unterernährung* vor uns, das je nach Dauer und Ausmaß der Ernährungseinschränkung verschieden sein kann. Leichte Hungerzustände können geradezu heilend wirken (Fastenzeit, Fastenkuren). HIPPOKRATES schrieb dementsprechend dem Hunger zu: ,,potentia sanandi, debilitandi et occidendi"[2].

Dem Organismus werden dabei natürlich auch zu wenig Salze und Vitamine zugeführt; da aber die Folgen des allgemeinen Nahrungsentzuges sehr bald eintreten und schwer sind, der Körper andererseits immer über gewisse Vitaminreserven verfügt, kommt es beim vollkommenen Hungerzustand nicht zur Avitaminose; nur bei länger dauernder Unterernährung können sich einzelne Krankheitszeichen der Avitaminose einstellen.

Vollkommener Nahrungsmangel kann vom Menschen nur unter besonderen Umständen länger als 20 Tage ertragen werden (sog. Hungerkünstler), allerdings nur bei Zufuhr von Wasser und Sauerstoff. Im Körper werden dann zunächst das leicht verbrennbare Fett und Glykogen verbraucht, der Hungernde magert ab. Die Fettverbrennung schützt so gewissermaßen das Eiweiß vor Zersetzung, weshalb gut genährte Menschen vollkommenen Hunger länger aushalten als schlecht genährte. Dann wird aber auch das Eiweiß unter dem Einfluß der Nebennierenhormone zu Kohlenhydraten umgewandelt und verbrannt. Schließlich führt der Hungerzustand zum Tode unter dem Bilde der Auszehrung (Inanition[3]).

Ganz ähnliche, allerdings auf eine viel längere Zeit ausgedehnte Folgen hat die *Unterernährung.* Sie tritt auf infolge quantitativ und qualitativ unzureichender Nahrungszufuhr oder Behinderung der Nahrungsaufnahme durch mechanische Hindernisse oder infolge mangelhafter Aufsaugung der Nährstoffe bei Erkrankungen des Magendarmtraktes. Die Inanition entwickelt sich dann langsamer als bei plötzlichem vollständigem Entzug der Nahrung, da eine gewisse Anpassung an die verringerte Calorienzufuhr erfolgt. Alle Stoffwechselvorgänge sind herabgesetzt, bei jugendlichen Individuen hört z. B. das Wachstum auf. Um diesen Preis bleibt das Leben länger erhalten, wobei aber die Veränderungen an den Organen einen viel höheren Grad erreichen als beim vollkommenen Hunger. Der Abbau der Organe erfolgt nicht entsprechend ihrer Entbehrlichkeit für den Organismus, sondern betrifft vor allem die tätigen, mit einem regen Stoffwechsel ausgestatteten Organe. So ergibt sich bei hochgradiger Inanition etwa folgende Reihenfolge hinsichtlich des Gewichtsverlustes: Leber 30%; Herz 25%; Niere, Gehirn 10%. Außerdem kommt es infolge des Eiweißmangels bzw. der Zufuhr nicht vollwertigen Eiweißes zu Flüssigkeitsansammlungen in den Geweben (Hungerödemen). Kleinkinder leiden dann unter einer eigentümlichen, mit Verfettung einhergehenden Leberschädigung, die in Afrika als Kwashiorkor[4] häufiger vorkommt, aber auch in unseren Gegenden in ähnlicher Form als Mehlnährschaden bekannt ist. Bei dem Auftreten von Knochenveränderungen, wie Osteoporose oder Osteomalacie (,,Hungerosteomalacie"), dürfte die Wirkung der ungenügenden Zufuhr von Vitamin D und Kalksalzen eine Rolle spielen. Erwachsene sterben, wenn sie etwa 40%, Kinder bereits, wenn sie 20% ihres Körpergewichtes verloren haben.

---

[1] Obedo (lat.) fressen; adeps (lat.), lipos (griech.) Fett.   [2] (lat.) ,,Fähigkeit zu heilen, zu schädigen und zu töten".   [3] Inanis (lat.) leer.   [4] Kwashi (Eingeborenensprache) Knabe; orkor (dto) rot, da Depigmentierung und Rotfärbung der Haare auftritt.

II. Mechanische Einwirkungen

Mechanische Kräfte können von außen her in Form von Zug und Druck auf den Körper einwirken. Wir sprechen von Traumen[1].

Stärkste Traumen führen zu Zermalmung, Zerquetschung oder Zerreißung aller Gewebe. Bei Wirkung schwächerer Kräfte wird ein unterschiedliches Verhalten der Gewebe je nach ihrer physikalischen Beschaffenheit offenbar. An den *Oberflächen* entstehen die verschiedenartigen Wunden: Die Quetschwunde (Kontusion[2]) und Schnittwunde (Incision) durch Druck; die Rißwunde (Laceration[3]) durch Zug. Der sehr stabile und kaum biegsame *Knochen* bricht bei Gewalteinwirkung, während z. B. Bindegewebe und Muskulatur dem Druck oder Zug noch nachzugeben vermögen. Dabei werden die Bruchlinien immer diejenigen Stellen des Knochens bevorzugen, die infolge ihrer Bauart weniger fest sind. Besonders deutlich tritt das bei Brüchen der Schädelbasis hervor, die den dünnen Knochen, z. B. der mittleren Schädelgrube häufig, die kompakteren Pyramiden seltener betreffen. Am widerstandsfähigsten gegen Druck oder Zug ist *Bindegewebe*, wo es locker angeordnet ist. Straffe, nicht nachgiebige Züge, wie z. B. die der Gelenkkapsel, können bei Zug leicht einreißen, wie das bei der Luxation der Fall ist. *Nervengewebe* ist gegen Druck sehr empfindlich: Wenige Sekunden genügen, um die Leitung zu unterbrechen. Dagegen halten Nerven einen Zug bzw. eine Dehnung ohne Funktionsstörung aus, wie sich aus den Beobachtungen an Nerven, die gespannt über Geschwülste hinwegziehen, ergibt. Nicht zusammendrückbar sind bekanntlich Flüssigkeiten, wie z. B. das *Blut*. Infolgedessen besteht bei plötzlichem Druck auf das gefüllte Herz die Gefahr, daß dieses zerreißt. Aus der gleichen Ursache entstehen bei Stößen auch Zerreißungen der *Milz* und des *Darmes*. Die quergestreifte *Muskulatur* wird, solange sie sich in erschlafftem Zustand befindet, durch Traumen weniger verändert. Trifft dagegen ein Stoß fest zusammengezogene Muskulatur, so können Einrisse erfolgen. *Parenchyme* sind im allgemeinen sehr empfindlich gegen plötzlichen Zug oder Druck und antworten mit Einrissen.

Schwächere Traumen wirken vor allem auf die Gefäßnerven im Sinne einer Lähmung bzw. Gefäßerweiterung, wovon man sich leicht, z. B. bei Bestreichen der Haut, überzeugen kann (sog. Dermographismus[4]). Wir müssen annehmen, daß Erschütterungen in inneren Organen ähnliche Folgen nach sich ziehen, z.B. im Gehirn (Gehirnerschütterungen) oder in der Lunge.

Auch kleinste, **schwächste Traumen** können, wenn sie sich ständig wiederholen, zu Veränderungen führen, wie z.B. ständiger Druck eine Epithelverdickung (Hühnerauge) auslöst. Andererseits sind aber die alltäglichen, den Körper treffenden kleinsten Traumen für gewisse Gewebe geradezu notwendig, um sie funktionstüchtig zu erhalten: Wird der Knochen gegen jeden äußeren Einfluß, jede Belastung geschützt, dann schwindet er.

III. Strahlen

Wir unterscheiden je nach der Wellenlänge verschiedene Strahlenarten (s. Abb. 2).

1. Über krankmachende Wirkung *langwelliger Strahlen* (Radiowellen) ist nichts Sicheres bekannt.

2. Die Strahlen des sichtbaren Lichtes und der anschließenden Wellengebiete des Ultrarots und Ultravioletts sind biologisch wirksam, besonders die *ultravioletten Strahlen*. Sie dringen durch die äußere Oberfläche des Körpers und auch

---

[1] Trauma (griech.) Wunde, Gewalteinwirkung. [2] von: contundo (lat.) zerstoßen. [3] Lacerus (lat.) zerrissen. [4] Derma (griech.) Haut; graphein (griech.) schreiben.

der Schleimhäute etwas in die Gewebe ein. Ihre Wirkung ist verschieden, je nachdem, ob es sich um kurzwellige, also dem Wellenbereich der Röntgenstrahlen, oder langwellige, d.h. dem sichtbaren Licht näher liegende UV-Strahlen handelt. Wird die Haut zu reichlich *kurzwelliger* UV-Strahlung (unter 3200 Å) ausgesetzt, dann gehen die oberflächlichen Epidermisschichten zugrunde. Sie schuppen ab und werden von unten her regeneriert, wobei auch im Überschuß Pigment neu gebildet wird. Gleichzeitig werden aus der Epidermis Substanzen freigesetzt, die gefäßerweiternd wirken. Allerdings dauert es 2—6 Std, bis diese Stoffe ihre Wirkung entfaltet haben und die für den ,,Sonnenbrand" kennzeichnende Rötung mit

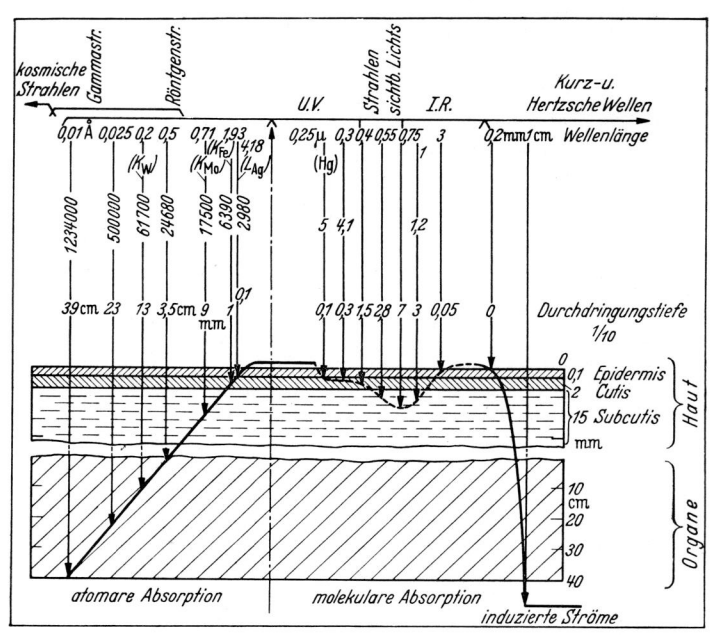

Abb. 2. Wellenlänge von Strahlen, ihre Energie (Volt), die Tiefe, in der noch ein Zehntel der Strahlen wirksam ist (Durchdringungstiefe), und Lokalisation von Linien des Emissionsspektrums einiger Schwermetalle. (Nach LACASSAGNE)

Schwellung der Haut (Erythem[1]) entsteht. Bei länger dauernder Einwirkung entstehen im Tierversuch auch Carcinome. Das *langwellige* UV (über 3200 Å), an dem die Sonnenstrahlen in großer Höhe besonders reich sind, macht kein Erythem, sondern führt unmittelbar zu stärkerer Bräunung infolge einer sofortigen Dunkelung des Melaninpigmentes der Haut.

Empfindlicher als die Haut ist das Auge gegenüber UV-Strahlen. Es kommt zu einer Trübung der Cornea durch einwandernde Leukocyten und schließlich nach Abstoßung von Cornea und Linsenepithel zur *Erblindung*. Bei der Schneeblindheit werden die Strahlen durch Wirkung der Linse auf die Macula konzentriert und schädigen sie wahrscheinlich infolge lokaler Wärmeentwicklung.

Eine gewisse Einwirkung der Lichtstrahlen ist jetzt als notwendig erkannt, befähigen sie doch erst den Körper, aus bestimmten Vorstufen das Vitamin D herzustellen. Auch als *Heilmittel* wird Licht, besonders Ultraviolettlicht, wegen der von ihm ausgelösten stärkeren Durchströmung der Gewebe mit Blut und Gewebssäften benützt (Finsenbehandlung der Hauttuberkulose usw.).

---

[1] Erythema (griech.) Rötung.

Verschiedene chemische Stoffe, wie gewisse Teerprodukte und Sulfonamide, sind imstande, die Haut gegenüber dem Sonnenlicht empfindlich zu machen, zu *fotosensibilisieren*. Ebenso wirkt Porphyrin, das bei einer Störung im Hämoglobinaufbau im Körper auftreten kann. Es kommt in den dem Sonnenlicht ausgesetzten Hautstellen zu Erythem, in schwereren Fällen zur Blasenbildung und entstellenden Verstümmelungen.

Bei einer bestimmten Erbanlage entsteht unter Einfluß des Sonnenlichtes das *Xeroderma*[1] *pigmentosum:* An den unbekleideten, den Sonnenstrahlen ausgesetzten Körperstellen treten zunächst rote Flecke auf, die unter Zurücklassung einer braunen Pigmentierung wieder schwinden. Diese Hautstellen verfallen später der Atrophie, werden trocken. In weiterer Folge kommt es zu Warzenbildung und schließlich zur Entstehung von Carcinomen.

Gewöhnliche Lichteinwirkung kann auch zu Krankheitserscheinungen führen, wenn gleichzeitig einseitige Ernährung vorliegt. Hierher gehört das Auftreten von *Pellagra* bei Menschen, die sich hauptsächlich von Mais ernähren (s. auch Avitaminosen, S. 10), eine ähnliche Krankheit tritt als *Buchweizenkrankheit* (Fagopyrismus[2]) bei Rindern, Schweinen und Schafen auf, die Buchweizen fressen.

3. Zu den *ionisierenden Strahlen* gehören die Röntgenstrahlen, die α-Strahlen (positiv geladene Heliumkerne) und β-Strahlen (negativ geladene Elektronen), γ-Strahlen, Neutronen und Protonen. Abgesehen von einer verschiedenen Eindringtiefe in die Gewebe ist die Wirkungsweise aller dieser Strahlen grundsätzlich dieselbe. Sie führen dort, wo sie ein Atom in einer Zelle treffen, zu einem blitzartig vorübergehenden Verlust eines Elektrons, das sich mit einem Ion paart. Durch einen solchen Treffer wird am Ort der Einwirkung Energie frei, welche die Zelle schädigt.

Nicht alle Gewebe des Körpers sind in gleicher Weise gegenüber den ionisierenden Strahlen empfindlich. Lymphocyten können schon bei Anwendung von 100 r zugrunde gehen, während Nervengewebe 5000 r überlebt. Aber auch Zellen derselben Art sind nicht immer ganz gleich empfindlich, so daß man also nur eine ganz grobe Rangordnung der Organe hinsichtlich ihrer Strahlensensibilität aufstellen kann. Als *strahlenempfindlich* bezeichnen wir Gewebe, die durch Dosen bis 2500 r geschädigt oder abgetötet werden. Außer den Lymphocyten gehören in diese Gruppe vor allem die an Zellteilungen reichen Wechselgewebe, wie das blutbildende Knochenmark, die Keimzellen und das Epithel des Magen-Darmtraktes. Als *strahlenempfänglich* kann man Gewebe ansehen, die erst bei Bestrahlungsdosen zwischen 2500 und 5000 r eine Reaktion zeigen, wie z. B. die Haut, Blutgefäße, Speicheldrüsen und das Bindegewebe. *Strahlenresistente* Gewebe werden erst durch Dosen über 5000 r angegriffen. Hierher gehören Niere, Leber, Muskel, Knochen, Knorpel, endokrine Drüsen und das Nervengewebe. Eine Bestrahlung des ganzen Körpers mit 400—500 r dürfte tödlich sein.

Die ionisierenden Strahlen setzen Veränderungen direkt im Zellkern oder im Cytoplasma, die dann auf den Zellkern zurückwirken. Sichtbar wird die Schädigung sogleich an den in Gang befindlichen Mitosen, die nicht richtig zu Ende geführt werden und verklumpen (Primäreffekt) (s. auch S. 115). Deshalb ist auch die Wirkung der Röntgenstrahlen auf schnell wachsende, mitosenreiche Gewebe, also vor allem junge Gewebe, besonders augenfällig. Außer der Mitosenschädigung und dem eventuell nachfolgenden Zelltod kann es zu übermäßiger Wasseraufnahme (vacuoläre Degeneration) oder abnormer Ausreifung von Geschwulstzellen kommen. Ionisierende Strahlen sind auch imstande, über Zerstörung an den Purinen und Pyrimidinbasen auf die Erbträger zu wirken und Mutationen hervorzurufen.

Nicht immer sind aber die Wirkungen einer Bestrahlung gleich abzulesen. Zellen können so geschädigt sein, daß sich erst bei *späteren* Teilungen Abnormitäten ergeben (Sekundäreffekt). Im Bereich der Gonade lösen die Strahlen

---

[1] Xeros (griech.) trocken; derma (griech.) Haut.   [2] Fagopyrum (lat.) Buchweizen.

Mutationen aus, die sogar erst in den nächsten Generationen, eventuell als Mißbildungen sichtbar werden. Mesenchymzellen können so geschädigt sein, daß ihre Wucherungsfähigkeit beeinträchtigt ist, auf der die chronisch-entzündlichen Reaktionen, wie z. B. die Granulationsgewebsbildung, beruhen. So kommt es zu den schlecht heilenden Geschwüren nach „Röntgenverbrennung". Außerdem wird die Fähigkeit der Mesenchymzellen zur Antikörperbildung gestört (s. Abb. 19); man kann daher die Resistenz von Tieren durch entsprechende Bestrahlung willkürlich herabsetzen. Praktisch wichtig ist die Tatsache geworden, daß auch kleinste, an sich unschädliche Strahlenmengen sich in ihrer Wirkung *kumulieren*. Wenn die Haut wiederholt auf diese Weise getroffen wird, schrumpft sie, es entstehen Risse und Ekzeme; schließlich kann sich auf diesem Boden auch ein Krebs entwickeln, dem viele Pioniere der Strahlenheilkunde zum Opfer gefallen sind. Auch ganz geringe, in therapeutischer Absicht verabreichte Dosen vermögen noch nach Jahren zu bösartigen Wucherungen zu führen, wie man z. B. am späteren Auftreten von Leukämien nach Bestrahlungen des Mediastinums in der Jugend beobachten konnte.

Bei der Explosion der *Atombombe* waren drei Wirkungen auseinander zu halten: die Wirkung des Luftdruckes, die Wirkung eines ganzen Spektrums, das besonders reich war an γ-Strahlen, sichtbaren Licht- und Wärmestrahlen — letztere führten zu großen augenblicklichen Verbrennungen — und schließlich die Wirkungen von α- und β-Strahlen, die zwar im Augenblick wenig schadeten, aber im Laufe von Wochen durch Störung und Zerstörung des blutbildenden Knochenmarks töteten. Als Spätfolge haben sich noch Geschwülste des Knochenmarks und Blutes, Leukämien eingestellt.

IV. Elektrizität

Gerät der menschliche Körper in einen *hochgespannten elektrischen Stromkreis*, oder wird er vom Blitz getroffen, so kann durch Lähmung des Zentralnervensystems, besonders des Atemzentrums, sofortiger Tod eintreten. Wenn aber das Herz noch weiter schlägt, haben lange genug fortgesetzte Wiederbelebungsversuche, d. h. künstliche Aufrechterhaltung der Atmung, bis die Lähmung des Zentralnervensystems vorübergegangen ist, oft überraschend gute Erfolge bei bereits Totgeglaubten. An der Eintrittsstelle des Stromes findet man eine schwere Verbrennung oder bloß die sog. Strommarke in der Haut: Eine kleine, in der Mitte eingesunkene, derbe Hautstelle oder, bei vom Blitz Getroffenen, geradezu ein Loch und Zerreißung der Haut. Auch schwere, schlecht heilende Verbrennungen und Verkohlungen können auftreten. Hochgespannte, aber nicht sofort tödliche Ströme wirken weniger auf das Zentralnervensystem, da der Schädel ein schlechter Leiter ist. Es kommt höchstens zu Bewußtseinsverlust (Betäubung der Schlachttiere!). Der Strom wirkt in erster Linie auf die Muskulatur und erzeugt hier krampfartige Zusammenziehung sowie durch Vagusreizung Herzflimmern oder Herzstillstand.

Bei *schwächerem Gleichstrom* und *schwachem niederfrequentem* Wechselstrom tritt an den Polen Elektrolyse auf: an der Anode kommt es durch Säuerung zu Koagulation, an der Kathode durch alkalische Reaktion zu Verflüssigung des Gewebes.

Hochfrequentem Wechselstrom fehlen diese elektrolytischen Wirkungen. Es kommt im durchströmten Gewebe bloß zur Wärmeentwicklung, die nach Jouleschem Gesetz proportional der Zeit, dem Widerstand und dem Quadrat der Stromstärke ist. Den geringsten Widerstand leisten Flüssigkeiten, den stärksten Knochengewebe, so daß der Strom in erster Linie durch die flüssigen Media des Körpers läuft. Die Wärmeentwicklung in den Geweben wurde auch therapeutischen Zwecken nutzbar gemacht. Während man zunächst nur hochgespannten, hochfrequenten Wechselstrom benutzte (D'Arsonval), ging man später zu *nieder-*

gespanntem, hochfrequentem Wechselstrom über, den man heute allgemein bei der sog. Diathermie verwendet. Dabei hat man es in der Hand, den elektrischen Strom von großflächigen Elektroden durch jeden beliebigen Körperteil zu schicken oder die Wärmeentwicklung auf einen Punkt zu konzentrieren, indem man den elektrischen Strom durch schmale, verschieden gestaltete Elektroden zusammenfaßt. So gelingt es, mit einer als Elektrode verwendeten und selbst nicht warm werdenden Drahtschlinge das anliegende Gewebe so stark zu erhitzen, daß es koaguliert bzw. verbrennt. Dieses Verfahren der ,,Kaltkaustik" oder ,,Elektrokoagulation" hat in der Chirurgie weite Verbreitung gefunden, da mit der Koagulation der Gewebe gleichzeitig die sonst bei Gewebsdurchtrennung auftretenden Blutungen vermieden werden.

V. Luftdruck und Schall

Das Leben des menschlichen Organismus ist auf einen gleichbleibenden Luftdruck von etwa einer Atmosphäre eingestellt. Geringe Schwankungen werden durch Regulationen des Körpers wettgemacht, ja es ist sogar dank solcher Regulationen eine Art von Gewöhnung an dauernd erniedrigten oder erhöhten Luftdruck möglich.

Mit einem gegenüber der Norm *erniedrigten Luftdruck* kommt der Mensch hauptsächlich dann in Berührung, wenn er größere Höhen erreicht. Dabei wird weniger die Erniedrigung des Luftdruckes als vielmehr die verminderte Sauerstoffspannung wirksam (s. S. 5).

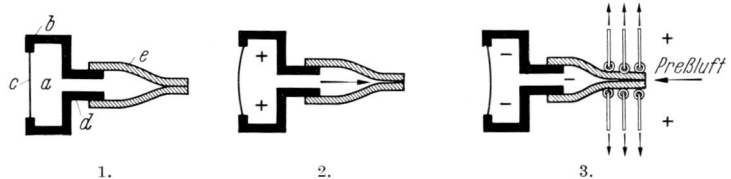

Abb. 3. Druckverteilung in Mittelohr und Tube unter verschiedenen Verhältnissen: 1. Im Mittelohr (*a*) und in der Tube (*e*) herrscht derselbe Druck wie in der Außenwelt — das Trommelfell (*c*) verläuft gerade. 2. Bei Druckerniedrigung in der Außenwelt entsteht ein Überdruck im Mittelohr (+), der durch die Tube einen Ausgleich sucht (Pfeil). 3. Bei Druckerhöhung in der Außenwelt entsteht ein Unterdruck in Mittelohr und Tube (—), der vom Pharynx her über die durch Muskelzug (Schlucken!) geöffnete Tube einen Ausgleich findet.
(Nach RUFF und STRUGHOLD)

Der menschliche Organismus kann eine langsame *Steigerung des Luftdruckes* bis auf 3—5 Atm. aushalten, ja sogar unter diesen Bedingungen für kurze Zeit Arbeit verrichten, wie z. B. Caissonarbeiter. Der erhöhte Druck macht freilich das Atmen schwierig. Plötzliche, kurzdauernde Steigerungen des Luftdruckes (Luftstoß), wie sie bei Explosionen vorkommen, führen zu Zerreißungen der Gewebe, besonders in der Lunge, wenn der Thorax von dem ,,Luftstoß" getroffen wird. Ein feiner subjektiver Indicator für Änderungen des Luftdruckes ist das Trommelfell, auf dessen Außenseite der erhöhte oder erniedrigte Luftdruck unmittelbar einwirkt, während an der Innenseite der alte Luftdruck so lange aufrechterhalten bleibt, bis er auf dem Umweg von Nase, Tube und Mittelohr ausgeglichen wird (s. Abb. 3). Dieser Ausgleich gegenüber dem Druckwechsel in der Außenluft geschieht durch Öffnung des pharyngealen Tubenendes durch Muskelzug. Unter Umständen kann der äußere Überdruck aber so stark sein, daß die Muskeln zunächst nicht imstande sind, gegen ihn anzukommen. Dann treten schmerzhafte Spannungen am Trommelfell auf, die, wenn sie sich wiederholen, zu Verdickungen des Trommelfells und Schwerhörigkeit führen können.

Gefährlich kann auch der plötzliche *Übergang von hohem zu niedrigerem (normalem) Luftdruck* sein: Unter hohem Luftdruck vermag das Blut viel mehr Gase zu lösen als unter normalen Verhältnissen. Wird der Druck nun plötzlich gesenkt, so werden diese Gase ($^4/_5$ Stickstoff, $^1/_5$ Kohlensäure) allerorts im Gefäßsystem frei und führen zu schlagartiger Verstopfung der Gefäße, was besonders im Zentralnervensystem und in der Lunge verhängnisvoll werden und zu plötzlichem Tod führen kann. In leichteren Fällen treten Gelenkschmerzen auf. Man bringt daher Arbeiter, die unter hohem Luftdruck tätig sein müssen (Taucher, Caissonarbeiter), nur langsam durch Schleusenanlagen in den normalen Luftdruck zurück, um diese „Taucher- oder Caissonkrankheit" zu vermeiden. Dieselben Verhältnisse, nämlich schneller Übergang von höherem zu niedrigerem Luftdruck, liegen bei schnellem Aufstieg in große Höhen vor; sie führen zur sog. Druckfallkrankheit („Höhentaucherkrankheit") der Flieger.

Übermäßige *Schalleinwirkung* kann infolge Überbeanspruchung des Ohres Taubheit hervorrufen. *Ultraschall* führt zu einer Störung des Gelzustandes in den Geweben mit nachfolgender Blasenbildung (Pseudokavitation) und Wärmeentwicklung an Grenzflächen, wie z. B. Zellmembranen. Sie kann schon nach 30 sec 9^0 (Leber) bis 25^0 (Fettgewebe) betragen.

VI. Temperatur

Der menschliche Organismus ist auf die Dauer nur in einem sehr beschränkten Temperaturbereich lebensfähig, wenn er allein auf die ihm eigenen Regulationsmechanismen angewiesen bleibt. Allerdings ist es gelungen, durch den Fortschritt der Technik und der Bekleidung diese Grenze immer weiter hinauszuschieben. Die Gewebe sind im allgemeinen gegen Kälte weniger empfindlich als gegen Wärme. So wissen wir, daß wasserarmes Cytoplasma ohne Schädigung seiner Lebensfunktionen sogar gefroren werden kann (eingefrorene Frösche). Wasserreiches Cytoplasma wird allerdings durch die mit der Eiskristallbildung einhergehende Zerreißung seiner Strukturen meist schwer geschädigt. Auf der anderen Seite gerinnt Cytoplasma bereits bei einer Temperatur von über 56^0 und stirbt ab.

a) Hohe Temperaturen

Die *örtliche Einwirkung* hoher Temperaturen auf den menschlichen Körper führt zu Veränderungen, die als Verbrennung (Combustio) bzw. Verbrühung (Einwirkung heißer Flüssigkeiten oder Dämpfe) bezeichnet werden. Der Verbrennungseffekt ist dabei abhängig von der einwirkenden Temperatur und der Dauer ihrer Einwirkung. Hohe Temperaturen werden sofort oder schon nach kurzer Zeit zur Verbrennung führen. Man kann aber auch durch lange Einwirkung von niedrigeren Temperaturen Verbrennungen erzielen, wie folgende Zahlenreihe zeigt, welche für jede Temperatur die für die Entstehung einer Verbrennung nötige Mindestzeit angibt: $65^0 = 2$ sec, $60^0 = 5$ sec, $58^0 = 10$ sec, $50^0 = 5$ min, $47^0 = 2$ Std. Je nach der Schwere der Veränderungen unterscheidet man vier Grade der Verbrennung: Die Verbrennung 1. Grades ist durch Rötung infolge Blutüberfüllung der gelähmten Gefäße, die Verbrennung 2. Grades durch Bildung von Brandblasen infolge Austritts von Serum, die Verbrennung 3. Grades durch Gewebstod infolge Verschorfung und endlich die Verbrennung 4. Grades durch Verkohlung gekennzeichnet.

Bei ausgebreiteten Verbrennungen treten, abgesehen von den örtlichen Veränderungen, auch schwere Allgemeinerscheinungen in Form eines Schocks auf. Maßgebend ist in erster Linie der Blut- und Wasserverlust, der zu einem Mißverhältnis von Weite und Füllung der Gefäße führt. Eine Giftwirkung von Zerfallsprodukten aus den geschädigten Geweben kommt wohl erst nach 24 oder 48 Std in Frage. Für das Schicksal des einzelnen Falles ist neben dem Grad der Verbrennung vor allem auch der Umfang der verbrannten Körperoberfläche ausschlaggebend. Ärztliche Erfahrung spricht dafür, daß Verbrennungen, die mehr als ein Drittel der Körperoberfläche betreffen, tödlich enden, doch kommt diesem Satz keine allgemeine Gültigkeit zu.

Die Einwirkung erhöhter Temperatur auf den *Gesamtkörper* kann innerhalb gewisser Grenzen dadurch ertragen werden, daß durch Vermehrung der Schweißsekretion und Verdunstung des Schweißes gesteigerte Wärmeabgabe bzw. Abkühlung erfolgt. Übermäßige Schweißabgabe, wie sie in heißer, mit Feuchtigkeit gesättigter Luft, z.B. bei Heizern und Gießern auftritt, führt zu einer stärkeren Verarmung an Kochsalz und schmerzhaften Muskelkrämpfen *(Hitzekrämpfe)* sowie Kopfschmerzen, Erbrechen und Schwächezuständen *(Hitzeerschöpfung)*. Zufuhr von Elektrolyten, besonders Kochsalz, behebt die Symptome. Bei Versagen der Schweißsekretion kommt es zu einer Wärmestauung *(Hyperthermie)*, wobei die Körpertemperatur über 41° liegt. Unter Bewußtseinsverlust kann dann der Tod eintreten. Man spricht von *Hitzschlag*. Als Behandlung kommt Abkühlung infrage. Wird der Kopf stärkerer Sonnenbestrahlung ausgesetzt, so können meningeale Reizerscheinungen auftreten, die mit einer Erhöhung des Liquordruckes einhergehen *(Sonnenstich)*. Hier wäre die Lumbalpunktion am Platze. Allerdings wird von manchen das Vorkommen eines Sonnenstiches geleugnet.

b) Niedere Temperaturen

Zur *örtlichen* Erfrierung kommt es infolge eines örtlichen Überwiegens der Wärmeabgabe an eine kältere äußere Umgebung, deren Temperatur daher nicht unbedingt unter dem Gefrierpunkt liegen muß. Zunächst reagieren die betroffenen Stellen mit einer Zusammenziehung der Blutgefäße, die man schon an der Blässe der Haut erkennen kann. Die Gewebe erhalten dabei zu wenig Sauerstoff, so daß ihr ohnehin schon durch die Kälte herabgesetzter Stoffwechsel dem einer lokalen Erstickung entspricht (Erstickungsstoffwechsel). Dabei bleiben Abbauprodukte wie Milchsäure und Histamin im Gewebe liegen und können dauernde Schäden setzen. Dies wird allerdings erst dann offenbar, wenn bei Wiedererwärmung Blut in die Gewebe einströmt. Der Umfang der Schädigung hängt dabei weniger von den einwirkenden Kältegraden bzw. dem Ausmaß der Wärmeabgabe ab, als vielmehr von der Zeitdauer, während der die Gefäße enger gestellt und die Gewebe blutleer waren. Am meisten gefährdet sind bei solchen Frostschäden die sog. Akren[1], wie Nasenspitze, Ohr, Finger und Zehen.

In den leichtesten Fällen (Erfrierung 1. Grades) bleiben nach Wiedererwärmung die Gefäße weit, so daß die erfrorenen Stellen längere Zeit hindurch blutüberfüllt und blaurot aussehen. In schweren Fällen (Erfrierung 2. Grades) erweisen sich die Gefäßwände bei Wiedereinsetzen der Blutströmung durchlässig für Plasma, so daß eine starke Flüssigkeitsdurchtränkung der Gewebe und eventuell Blasenbildung in der Haut die Folge ist. Bei der Erfrierung 3. Grades kommt es zu einer dauernden Gefäßlähmung, die Blutsäule steht still (Stase), wird verfestigt, thrombosiert und zerfällt schließlich; Eiweiß und Plasma treten in die Gewebe aus, so daß es zum Gewebstod kommt — es entwickelt sich das Bild der sog. Frostgangrän. Nur sehr selten tritt infolge langer Einwirkung sehr niedriger Temperaturen eine Gefrierung (Erfrierung 4. Grades) der Gewebe bzw. der Gewebsflüssigkeit ein; die betroffenen Stellen sterben ab.

Ist der *Gesamtkörper* durch längere Zeit stärkerer Kälte ausgesetzt und nicht durch entsprechende Kleidung geschützt, so kann die Erniedrigung der Körpertemperatur (Hypothermie) einen solchen Grad erreichen, daß Tod durch Auskühlung eintritt. In einer ersten Phase des Geschehens sucht sich der Organismus an die starke Wärmeabgabe anzupassen: Durch eine Verengerung der Hautgefäße

---

[1] Akros (griech.) spitz, am äußersten Ende befindlich.

wird das Blut ins Innere des Körpers verlagert, die Wärmeproduktion wird durch Muskelkontraktion (Zittern, Schüttelfrost) gesteigert, die Körpertemperatur sinkt trotzdem bis auf etwa 34° ab. Psychische Erregung und gesteigerte Reflexe charakterisieren diese Phase als Alarmreaktion. Bei weiterem Temperaturabfall (bis 27°) nimmt das Muskelzittern ab, die Reflexe sind geschwächt, das Bewußtsein getrübt, die anfänglich noch vorhandenen Schmerzempfindungen schwinden. In der sich nunmehr anschließenden Lähmungsphase sind die Reflexe erloschen, der Puls minimal, der Tod erfolgt durch Einstellung der Erregungsbildung in den Zentren. Eine Wiederbelebung durch schnelle Aufwärmung soll allerdings noch nach Absinken der Körpertemperatur bis auf 18° möglich sein.

Eine allgemeine und örtliche vorübergehende Herabsetzung der Körpertemperatur wird heute vielfach zu therapeutischen Zwecken angewendet. Eine allgemeine Unterkühlung, wobei die Körpertemperatur mehrere Stunden bis auf 25° herabgesetzt wird, hat den Vorteil, daß während dieser Zeit der Sauerstoffverbrauch der Gewebe herabgesetzt ist, so daß sie eine mangelhafte oder fehlende Durchblutung länger ertragen können, ein Umstand, der bei gewissen Operationen von ausschlaggebender Bedeutung ist. Bei örtlicher Unterkühlung durch Eisbeutel kann man die Temperatur der Haut auf 4°, die der tieferen Gewebe auf 6—16° herunterdrücken und dadurch Herabsetzung des Stoffwechsels und Schmerzlosigkeit erzielen. Einzelzellen können sogar jahrelang lebensfähig bleiben, wenn sie schnell in eine tiefe Temperatur (—19°) gebracht und in ihr gehalten werden. Man hat diese Tatsache benützt, um gewisse Stämme von Tumorzellen in „Gewebsbanken" zu halten.

Sehr bedeutungsvoll, aber in ihrem eigentlichen Wesen und ihrer Wirkungsweise noch nicht vollständig klargestellt, ist die Rolle der sog. *Erkältung* für die Entstehung einer Reihe von Krankheiten, vom einfachen Schnupfen bis zur schwersten Lungenentzündung. Bei der Erkältung ist nicht die reine Abkühlung durch die erniedrigte Außentemperatur wesentlich — richtige Erkältungskrankheiten sind bei den in den kälteren Zonen lebenden Menschen geradezu eine Seltenheit —, sondern nur der plötzliche Wechsel der Außentemperatur, der meist begleitet ist von Änderungen der Luftfeuchtigkeit und Luftzug (Wind). Wir müssen annehmen, daß es unter diesen Umständen zu Veränderungen an der capillaren Strombahn innerer Organe kommt, die sich in Hyperämie, Anämie, Flüssigkeitsdurchtritt oder auch in verstärkter Drüsensekretion auswirken und so den Boden für das Wirksamwerden anderer krankmachender Ursachen, wie z. B. Viren, bereiten. Übrigens spielen beim Ausbruch solcher Erkältungskrankheiten sicherlich auch innere Krankheitsbedingungen eine Rolle, da von vielen Menschen, die der gleichen Erkältung ausgesetzt waren, immer nur eine gewisse Minderzahl erkrankt.

Die *Frostbeulen* (Perniones, lat.) beruhen offenbar auf einer konstitutionell bedingten Regulationsschwäche der Kälte gegenüber. Sie treten denn auch weniger bei starker Kälte auf als zu Zeiten häufigen Temperatur- und Wetterwechsels, also im Herbst und im Frühjahr.

Sicher ist die Mitwirkung einer inneren Krankheitsbereitschaft bei der sog. *paroxysmalen*[1] *Hämoglobinurie*. Das Blutserum solcher Menschen enthält einen Antikörper, der sich erst in der Kälte mit den roten Blutkörperchen verbindet und sie zum Zerfall bringt: Der freigewordene Blutfarbstoff erscheint dann im Harn.

VII. Geographische Pathologie und Meteorobiologie

Alle diese Gegebenheiten der menschlichen Umwelt, wie Luftdruck, Temperatur, Feuchtigkeit, elektrische Ladung, Strahlung usw., machen in ihrem regelmäßigen Wechsel das Klima aus. Dieses bestimmt nicht nur uns selbst in unseren

---

[1] Paroxysmos (griech.) anfallsweite Steigerung bzw. Auftreten.

Lebensäußerungen und Gewohnheiten, sondern auch Flora und Fauna um uns und damit das Auftreten und Fehlen von belebten und unbelebten Krankheitsursachen. Die größten Unterschiede bestehen natürlich hinsichtlich der Krankheiten in tropischen Gegenden und unseren gemäßigten Zonen, was ja zum Aufkommen einer eigenen Tropenmedizin geführt hat. Aber auch innerhalb Europas, ja innerhalb einzelner Länder können Unterschiede im Auftreten oder Fehlen von Krankheiten bestehen. Diese Unterschiede zu erfassen und den dabei wirksamen Faktor aus der Umwelt aufzuspüren, ist die Aufgabe der *geographischen Pathologie* und im weiteren Sinne der *Geomedizin*.

Dagegen sucht die *Meteorobiologie* Ablauf und Auftreten von Krankheiten mit den klimatischen Veränderungen am selben Ort in Zusammenhang zu bringen. Ein solcher Einfluß ist (s. DE RUDDER) festzustellen bei den sog. meteorotropen Krankheiten und den Saisonkrankheiten.

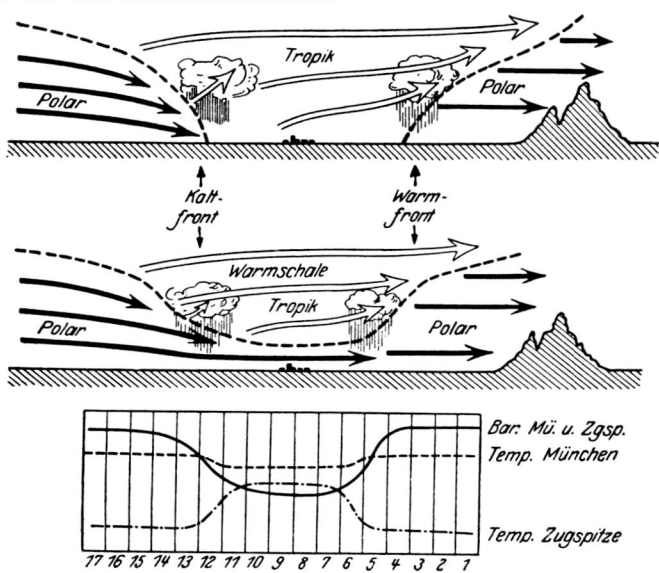

Abb. 4. Frontendurchgang: Die Warmluft wird durch vordringende Kaltluft vom Erdboden abgehoben („Okklusion einer Zyklone" — mittleres Bild). Darunter das entsprechende Verhalten von Luftdruck und Temperatur im Tal (München) und auf dem Berg (Zugspitze). (Nach DE RUDDER)

Meteorotrope Krankheiten. Über unsere Breiten ziehen abwechselnd warme und kalte Luftmassen hinweg, wobei es (an den Fronten) zu den in der Abb. 4 erkennbaren Wetterstörungen, wie Niederschlägen, Ansteigen oder Absinken von Temperatur und Luftdruck, kommt. Wetterempfindliche Menschen sind imstande, das Eintreffen einer solchen Front Stunden vorher zu fühlen, z.B. an Schmerzen in Narben oder rheumatisch veränderten Gelenken. Mit dem Frontendurchgang fällt auch eine statistisch gesicherte Häufung gewisser Anfallskrankheiten, wie Eklampsie, Kehlkopfkrupp, Apoplexie, Herzinfarkt, Spasmophilie usw., zusammen; Todesfälle häufen sich, wenn eine Schönwetterlage durch Eindringen fremder Luftmassen beendet wird. Welches ist nun der „biotrope" Faktor bei einer solchen Wetterveränderung ? Die Temperatur- und Luftdruckveränderung oder die Änderung der Feuchtigkeit ? Aus verschiedenen Gründen müssen wir annehmen, daß hauptsächlich die luftelektrischen Veränderungen, d. h. Änderungen des ätherischen Ionenmilieus maßgebend sind. Der gesunde Körper ist elastisch genug, um alle diese Wechsel seiner Umwelt zwar mehr oder minder stark zu fühlen, sie aber doch auszubalancieren. Beim kranken Körper gehen aber diese Umweltveränderungen über seine Anpassungsfähigkeit hinaus.

Saisonkrankheiten. Gewisse Krankheiten, meist Infektionskrankheiten, treten regelmäßig jedes Jahr zur selben Jahreszeit auf oder zeigen zumindest einen regelmäßigen Anstieg (s. Abb. 5). Es ist auch hier unsere Aufgabe, die Kette der Zusammenhänge zu finden. Die klimatischen Einflüsse können dabei unmittelbar auf den Menschen wirken oder auf die Krankheitserreger oder schließlich auf die Krankheitsüberträger. Man könnte mit einem Vergleich aus der ebenfalls saisongebundenen Landwirtschaft sagen, die Saisonschwankungen beeinflussen die Saat (die Erreger), den Sämann (die Krankheitsüberträger) und den Boden (den Menschen).

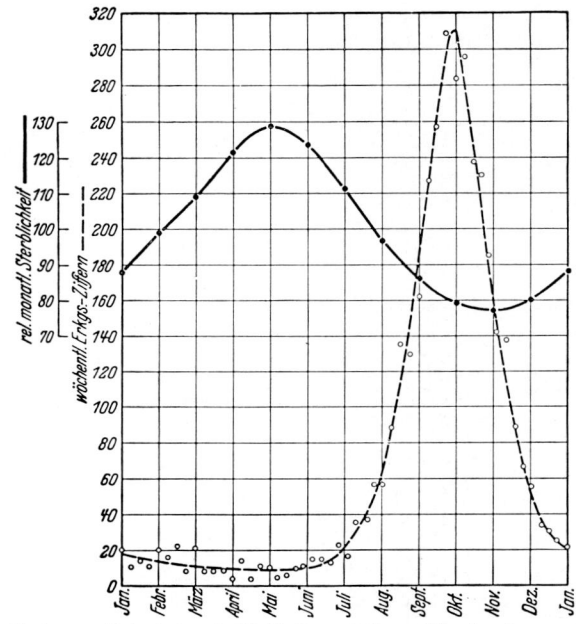

Abb. 5. Saisonkrankheiten: —— Tuberkulosesterblichkeit; --- Poliomyelitiserkrankungen. (Nach DE RUDDER)

Eine *unmittelbare* Einwirkung des Klimas auf den Menschen ist die Ursache, wenn gewisse Krankheiten einen Sommer-, andere einen Winter-Frühjahrsgipfel aufweisen: Mit der in unseren Breiten höheren Sommertemperatur hängen Krankheiten wie z. B. Hitzschlag zusammen; für das Auftreten eines Winter-Frühjahrgipfels ist die Tatsache bedeutungsvoll, daß unser Organismus aus einer sogar am Wachstum des Knochensystems abzulesenden Winterruhe („Malling-Hansenscher[1] Wachstumsrhythmus") mit Einsetzen des Frühlings in eine Zeit erhöhter Stoffwechselaktivität eintritt, die auch Vitamine und Hormone betrifft. Es ist die Zeit der Verliebten, aber auch der Selbstmörder und Sexualdelikte. Mit der längeren Sonnenbestrahlung verschwinden auch die Zeichen der D-Avitaminose, der Rachitis, einer Krankheit des sonnenarmen nordischen Winters, die in den diesbezüglich glücklicheren Tropen fehlt.

Mittelbare Einflüsse des Klimas betreffen z. B. die leichtere Übertragung von Infektionskrankheiten (Masern, Keuchhusten, Schafblattern) durch das erzwungene engere Zusammenleben der Menschen in den kälteren Wintertagen. Mit den

---

[1] Taubstummenlehrer in Kopenhagen.

saisonbedingten Änderungen der Ernährung hängt das Auftreten des Typhus (Übertragung durch Früchte) und Hemeralopie (ungenügende Carotinzufuhr) zusammen. Indirekt wirken auch saisonbedingte Veränderungen in der Beschäftigung (Erntearbeiten) oder das Blühen gewisser Gräser (Heufieber, Heuschnupfen) auf Krankheitsausbrüche ein.

VIII. Chemische Schädlichkeiten (Gifte)

Chemische Stoffe können nur wirken, wenn sie in *gelöster Form* vorhanden sind (Corpora non agunt nisi soluta)[1]. Unlösliche Gebilde werden als Fremdkörper in den Zellen aufgenommen, wie z. B. Kohlenstaub, und wirken erst dann giftig, wenn sie in die umgebende Flüssigkeit Stoffe abgeben, wie z. B. die Quarzkristalle: Dadurch, daß sich aus ihnen dauernd Kieselsäure löst, führen sie zum Krankheitsbild der Silikose (s. Abschnitt Lunge).

Die einzelnen Stoffe (Gifte) beeinflussen die Tätigkeit des Organismus und der Zellen in ganz verschiedener Weise, wie das des näheren in der Toxikologie gelehrt wird. Hier sei nur darauf hingewiesen, daß die verschiedenen Gifte *nicht alle Zellen in gleicher Weise* treffen; manche wirken ausschließlich auf bestimmte Zellen oder Zellbestandteile und Funktionen ein, was erst ihre therapeutische Anwendung ermöglicht hat. Nur bei den schwersten Giften und in stärksten Konzentrationen ist die Wirkung auf alle Gewebe gleich oder ähnlich: Sie wirken als Ätzgifte und töten das lebende Eiweiß, denaturieren es. Nach der Art, wie dies geschieht, unterscheiden wir fällende, auch coagulierende Ätzgifte (Mineralsäuren und Metallsalze) und verflüssigende, d.h. kolliqueszierende Ätzgifte (Laugen). Für die Wirkung der Gifte ist ihre *Konzentration* und die *Dauer ihrer Einwirkung* bedeutungsvoll, was durch das sog. c (concentratio) . t (tempus)-Produkt ausgedrückt wird. Schließlich spielen bei der Giftwirkung auch im Körper selbst gelegene, *innere Voraussetzungen*, wie Art- und Individualdisposition, eine Rolle (s. Abschnitt „Angeborene Disposition und Immunität").

Nach der *Herkunft der Gifte* unterscheidet man solche, die von außen her *(exogen)* an die Oberfläche des Körpers oder die Schleimhäute, unter bestimmten Umständen auch in die Gewebe, Blut und Lymphbahnen gelangen. Dazu gehören Mineralien, pflanzliche (bakterielle) und tierische Stoffe. Man stellt ihnen gegenüber diejenigen Gifte, die im Körper selbst *(endogen)* als krankhafte Stoffwechselprodukte entstehen und eine *Autointoxikation* zur Folge haben. So können z. B. im Darm durch Fäulnis und Gärung aus Eiweiß und Kohlenhydraten Giftstoffe entstehen, die in das Blut gelangen und auch in den Harn übergehen, wie Phenol und Indol. Wir sprechen dann von intestinaler Autointoxikation.

Das *Schicksal der in den Körper eingedrungenen Gifte*, sofern sie nicht gleich zum Tode führen, ist verschieden. Sie können sich anhäufen (kumulieren) und zu immer größerer Wirksamkeit gelangen, oder sie werden mit den verschiedenen Sekreten in der Niere, im Darm usw. ausgeschieden und verlassen den Körper. Bleiben sie im Körper, so können sie auch Umwandlungen und Veränderungen mitmachen, die einerseits ihre Wirkung steigern, ja sogar zunächst harmlose Stoffe zu Giften werden lassen, sog. Umwandlungsgifte, andererseits die Giftwirkung abschwächen oder völlig aufheben.

Auch diese Gegenwirkungen suchen wir uns auf Grund ähnlicher physikalisch-chemischer Vorstellungen klarzumachen, wie die Wirkung der Gifte überhaupt. Durch Fällung entstehen feste und daher nicht mehr wirksame Stoffe, so wird z. B. Silbernitrat zu unlöslichen kleinen Körnchen (Argyrose), Blei zu Schwefelblei usw.; durch Oxydation wird Alkohol verbrannt; durch Reduktion werden Nitrate zu Nitriten; durch Spaltung entsteht aus Salol Phenol und Salicylsäure. In diesem Sinne wirken besonders die Fermente des Magen-Darm-

---

[1] (Lat.) Stoffe wirken nicht, sie seien denn gelöst.

traktes, so daß z. B. Schlangengift, wenn es durch den Mund in den Magen gelangt, unschädlich ist. Eine besondere Art der Gegenwirkung des Organismus gegen manche Gifte besteht in einer Veränderung des Organismus selbst, durch die die Wirkung der Gifte aufgehoben werden kann. Über die dabei gebildeten Antitoxine[1] soll später noch ausführlicher gesprochen werden.

B. Belebte äußere Krankheitsursachen

Die Oberfläche unseres Planeten ist bevölkert mit einer ungeheuren Zahl von lebenden, d.h. sich dauernd vermehrenden und wieder absterbenden Wesen, angefangen von den höchstorganisierten Tieren über Insekten, Pflanzen hinunter bis zu den kleinsten Lebewesen (Mikroorganismen) und zu kleinsten Gebilden, die schon an der Grenze zwischen belebter und unbelebter Materie stehen. Auch der Mensch ist nur ein Glied dieser Vielfalt. Nun leben alle diese Geschöpfe aber nicht jedes für sich und abgesondert voneinander, sondern sind in ihrem ganzen Dasein eng miteinander verflochten, ja vielfach geradezu aufeinander angewiesen. So ist also auch das menschliche Leben in diese großen natürlichen Zusammenhänge hineingestellt und ohne sie nicht denkbar. Wir brauchen uns nur an die Herkunft der allermeisten unserer Nahrungsmittel zu erinnern.

Die Abhängigkeit geht aber über ein bloßes gegenseitiges Geben und Nehmen hinaus, wenn andere Lebewesen im menschlichen Körper dauernd ihren Wohnsitz aufschlagen. Allerdings läßt der menschliche Organismus nur an seiner Oberfläche die Ansiedlung fremder Lebewesen ohne weiteres zu. Zu diesen Oberflächen zählen nicht nur die Haut (äußere Oberfläche), sondern auch die Schleimhäute der sich nach außen öffnenden großen Hohlräume und Kanalsysteme, welche den Körper durchziehen (innere Oberflächen). Auf den meisten dieser Oberflächen oder besser: in dem toten, sie bedeckenden Material gewähren wir vom Augenblick der Geburt bis zum Tode, ohne Schaden zu leiden, einer großen Zahl von Mikro-, manchmal sogar Makroorganismen Unterkunft. Wir können sie also als harmlos ansehen und bezeichnen sie als *Saprophyten*[2]. Das wahre Innere des menschlichen Organismus beginnt erst unter jenen Oberflächen und wird eben durch Haut und Schleimhäute gegen die Außenwelt abgeschirmt. Diese eigenste private Sphäre, in der sich auch alle wichtigen Lebensvorgänge abspielen, ist anderen Lebewesen verschlossen.

Manchmal dringen aber belebte Organismen oder zumindest ihre Absonderungen doch aus irgendwelchen Umständen in sie vor und greifen in den Ablauf der Lebensvorgänge ein, ändern sie ab; so erzeugen sie Krankheiten, und wir bezeichnen sie dann als pathogen[3], als *Parasiten*[4] oder Krankheitserreger.

Das Eindringen von Parasiten, insbesondere Mikroorganismen, gefolgt von ihrer Vermehrung im Organismus, wird ganz allgemein *Infektion*[5] genannt, die dadurch hervorgerufene Krankheit eine Infektionskrankheit; beim Eindringen von Makroorganismen, wie Würmern, die sich im Organismus nicht vermehren, spricht man von *Infestation* oder *Invasion*.

Vielfach werden diese Begriffe nicht streng getrennt gehalten: Man spricht von Infektion und meint damit Infektionskrankheit, setzt also die Ursache für die Folge. Es ist freilich richtig, daß auf die Infektion zumeist auch die Infektionskrankheit folgt, doch gibt es genug Fälle, wo dies nicht immer und nicht immer gleich der Fall ist. Die „stummen" Infektionen, welchen also kein Ausbruch der Krankheit folgt, sind bei manchen Erregern mindestens

---

[1] Antitoxin bedeutet wörtlich Gegengift. Wir verstehen aber im gewöhnlichen Sprachgebrauch unter Gegengift ein zweites Gift, das infolge seiner besonderen Wirkung die vom ersten Gift ausgelösten Veränderungen wieder wettmacht; so verhalten sich z. B. das gefäßverengende Adrenalin und das gefäßerweiternde Amylnitrit. [2] Sapros (griech.) faulig; phyton (griech.) Pflanze, d.h. pflanzliche Gebilde bzw. Pilze, die auf fauligem toten Material wachsen. [3] Pathos (griech.) Leiden; gen- (griech. Wortstamm): erzeugend. [4] Parasitos (griech.) bei einem anderen essend — sitos (griech.) Speise. [5] Inficio (lat.) etwas hineintun.

ebenso häufig wie die wirksamen Infektionen. Eine reinliche Scheidung der Begriffe wäre also durchaus angezeigt.

Den Krankheitserregern stehen viele *Wege* offen, auf denen sie von außen her die Gewebe unseres Körpers erreichen können. In erster Linie sind alle natürlichen Öffnungen zu erwähnen. Mit Speise und Trank aufgenommene Parasiten verursachen die sog. Nahrungsmittelinfektionen. In den Respirationstrakt gelangen sie entweder in Form der Stäubcheninfektion, wobei freilich Voraussetzung ist, daß sie einen entsprechenden Grad der Austrocknung vertragen; oder es handelt sich um feinste, mit Krankheitserregern beladene Flüssigkeitströpfchen, die beim Sprechen und Niesen verstäubt werden und stundenlang in der Luft schwebend bleiben (Tröpfcheninfektion). Auch durch die Harnröhre und die Mündungen von Schweiß- und Talgdrüsen können Parasiten bei der sog. Kontaktinfektion eindringen. Außer den natürlichen Öffnungen stellen auch künstlich gesetzte Wunden und Verletzungen der Haut und innerer Organe eine Eintrittspforte dar, wie dies z. B. bei den Wundinfektionskrankheiten der Fall ist. Schließlich ist während der Schwangerschaft noch ein weiterer Infektionsweg möglich, den man dem bisher besprochenen „horizontalen" als „vertikalen" gegenüberstellen könnte: die Übertragung von Krankheitserregern von einer erkrankten Mutter über die Placenta auf den Fetus. Allerdings ist die normale Placenta ein ganz ausgezeichnetes Filter; sie muß daher zuerst geschädigt und durchgängig gemacht werden, so daß man in ihr sehr häufig schon makroskopisch sichtbare Veränderungen findet. Eine Infektion der Keimzellen selbst (Sperma oder Ei) bzw. die sog. germinative Übertragung einer Infektionskrankheit von einem Elternteil auf das Kind auf diesem Weg ist dagegen abzulehnen.

Das Eindringen von Infektionserregern ist oft von der *Mitwirkung weiterer äußerer Krankheitsursachen* abhängig. Schon bei den Wundinfektionen spielt das mechanische Trauma die ausschlaggebende Rolle. In ähnlicher Weise können auch andere chemisch-physikalische Schädigungen zur Ansiedlung der Parasiten beitragen, indem sie einen Ort geringerer Widerstandsfähigkeit schaffen.

Schließlich spielen beim Zustandekommen einer Infektion auch *innere Krankheitsbedingungen* eine wesentliche Rolle. Schwächliche, in ihrer Widerstandskraft herabgesetzte Individuen stellen einen günstigeren Boden für die Ansiedlung von Infektionserregern dar als vollkräftige gesunde. Auch die Erscheinung der sog. Inkubation wird auf eine Veränderung im Wirtsorganismus zurückgeführt. Unter *Inkubation* verstehen wir die Tatsache, daß nach dem Eindringen der Infektionserreger auf einem der geschilderten Wege nicht sogleich die Infektionskrankheit auftritt, sondern ein für den einzelnen Erreger verschieden langes, beschwerdefreies Intervall folgt (Inkubationszeit). Man nimmt an, daß in dieser Zeit nicht bloß eine Vermehrung der Erreger im Organismus erfolgt, sondern unter ihrem Einfluß im Körper eine Veränderung vor sich geht, die erst den Ausbruch der Krankheit ermöglicht.

Dringen auf einem der früher geschilderten Infektionswege mehrere Krankheitserreger zu gleicher Zeit in den Körper ein, so sprechen wir von *Mischinfektion*. Erfolgt auf dem Boden einer noch bestehenden Infektionskrankheit ein neuerliches Eindringen derselben Erreger, so liegt eine *Superinfektion* vor; ist die Krankheit bereits abgeheilt, dann handelt es sich um eine *Reinfektion*. Dringen aber andere Keime ein, so sprechen wir von *Sekundärinfektion*. Misch- und Sekundärinfektionen bilden im Verlaufe vieler Krankheiten gefürchtete Komplikationen. Andererseits können aber manche Sekundärinfektionen die ursprüngliche Infektion günstig beeinflussen.

Manche Erreger leben nicht nur im Menschen, sondern auch in Tieren, ja benötigen geradezu den Aufenthalt in einem anderen Organismus (Zwischenwirt) für ihren Entwicklungsgang. Dabei kann der Parasit für Tier wie Mensch pathogen sein, wie das bei den sog. *Zooanthroponosen*[1] der Fall ist (z. B. Bangsche Krankheit, Rindertuberkulose, Tollwut usw.),oder er ist nur für den einen Teil pathogen und lebt beim anderen als harmloser Saprophyt.

Von den Parasiten gehören zum Tierreich (I) die verschiedenen Arthropoden, Würmer und Einzeller (Protozoen), zum Pflanzenreich (II) einzelne Pilze sowie die besonders wichtigen Bakterien; die diesen nahestehenden Rickettsien führen hinüber zu kleinsten, kaum sichtbaren Parasiten, den Virusarten (III) und Ansteckungsstoffen, welche bereits manche Eigenschaften mit chemischen Stoffen gemeinsam haben.

I. Tierische Parasiten

Die wichtigsten tierischen Parasiten gehören den Gliederfüßlern (a), den Würmern (b) oder den Einzellern, den Protozoen (c), an.

a) Gliederfüßler, Arthropoden

Manche Arthropoden spielen eine Rolle als Krankheitsüberträger bei einer auf weite Landstriche verteilten Bevölkerung. Bei den dicht siedelnden Städtern ist viel eher mit einer Übertragung von Mensch zu Mensch zu rechnen. Insekten sind uns meist nur lästig dadurch, daß sie durch ihre Stiche die Haut reizen. Gewisse Arten übertragen aber gleichzeitig mit dem Stich Erreger schwerer Krankheiten, wie Malaria, Gelbfieber usw., und haben dadurch eine große epidemiologische Bedeutung erlangt. Aus der Gruppe der Arachnoiden sind für uns nur einzelne Milbenarten wichtig, die die Haut befallen, wie z. B. die Krätzmilbe (Sarcoptes scabiei[2]), der Erreger der Krätze (Scabies) sowie die Zeckenarten als Überträger von Rickettsien.

b) Würmer, Vermes

Es ist für die meisten in der Folge zu besprechenden Würmer kennzeichnend, daß sie in verschiedenen Stadien ihres Lebens auf verschiedene, ganz bestimmte Gewebe angewiesen sind. Nur in ihnen vermögen sie sich weiter zu vermehren und zu leben. Liegen die benötigten Gewebe in demselben Individuum, so glückt der Wechsel, die Wanderung von einem zum anderen noch verhältnismäßig zahlreichen Parasiten; ist dagegen der Parasit gezwungen, von einem auf den anderen Wirt überzutreten, so ist er weitgehend dem Zufall überlassen, und der ist nur außerordentlich wenigen günstig. Daher ist also der Lebensweg der Würmer sozusagen gesäumt mit den zahllosen Leichen derer, die jeweils ihr Ziel nicht erreichten. Diese dem Fortbestand der Wurmarten drohenden Gefahren werden wettgemacht durch eine ungeheuer reichliche Produktion von Eiern: So bildet z. B. ein einziges Ascarisweibchen 25 Millionen Eier jährlich. Diese sind durch eine oder mehrere Hüllen gegen die Einwirkung der Verdauungssäfte und gegen Austrocknung geschützt; manche können sich sogar über ein Jahr lebend in der Außenwelt halten.

Die allermeisten parasitären Würmer sind bei Vollendung ihrer Lebensreise nicht allein auf den Menschen und seine Gewebe angewiesen, sondern wechseln gewöhnlich von einer bestimmten Tierart auf die andere dadurch, daß das eine Tier meist Eier bzw. Larven mit dem Kot des anderen Tieres aufnimmt oder mit der Nahrung verzehrt. Vom Standpunkt des Wurmes aus gesehen ist daher der Befall des Menschen oft eine Art Sackgasse, in der ihm der Weg zu weiterer Entwicklung und Vermehrung abgeschnitten ist, seitdem die Menschen aufgehört haben, Kopro-

---

[1] Zoon (griech.) Tier; anthropos (griech.) Mensch; nosos (griech.) Krankheit.   [2] Sarx (griech.) Fleisch; kopto (griech.) schlagen, quälen; scabere (lat.) kratzen.

phagen¹ und Kannibalen zu sein. Die genaue Kenntnis des Lebensweges jedes einzelnen Wurmes ist für uns deshalb von großer Bedeutung, weil wir so die Kette der gesetzmäßig aufeinanderfolgenden Wirts- und Gewebswechsel an ihrem uns am leichtesten erreichbaren Glied unterbrechen können.

Die Würmer *wirken* entweder mechanisch *schädigend*, z. B. dadurch, daß sie Lichtungen verstopfen, oder durch den Entzug von Blut und Lymphe oder durch die Absonderung von Giftstoffen. Die früher so geläufige Vorstellung, daß Würmer, besonders die im Darm lebenden, dem Menschen wesentliche Teile seiner Nahrung entziehen, ist sicher unzutreffend.

Der *Befall der Bevölkerung mit Würmern* ist nach Zeit, Ort und Lebensverhältnissen außerordentlich wechselnd. Es gibt Gegenden, in denen so gut wie jeder Mensch Träger irgendeines solchen Parasiten ist. Schon diese Tatsache weist uns darauf hin, daß der Wurmbefall nicht gleichbedeutend mit Wurmkrankheit sein kann. Viele, ja sogar die meisten Würmer machen sich beim Vorliegen weniger Individuen im Menschen kaum oder überhaupt nicht bemerkbar. Das einzige Zeichen ist oft bloß eine leichte Bluteosinophilie.

Die Würmer teilt man ein in 1. Saugwürmer (Trematoden²), 2. Bandwürmer (Cestoden³) und 3. Rundwürmer (Nematoden⁴).

1. Saugwürmer (Trematoden). *Fasciola*⁵ *hepatica*, Großer Leberegel; etwa 3 cm lang, blattförmig, mit zwei Saugnäpfen (Abb. 6). Der aus dem Ei frei werdende Embryo macht einen Teil seiner Entwicklung in einer Schlammschnecke durch. Der Parasit findet sich hauptsächlich bei Rindern und Schafen, seltener beim Menschen; er kommt in den Gallengängen und im Leberparenchym vor, wo er Entzündungen hervorruft.

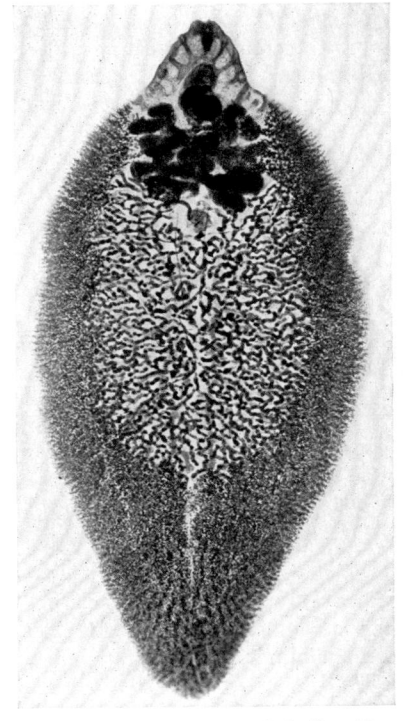

Abb. 6. Fasciola hepatica. Etwa 3fache Vergrößerung

*Schistosoma haematobium*⁶ (Bilharzia⁷ haematobia); das Männchen 7—12 mm, das Weibchen etwa bis 20 mm lang. Als Parasit des Menschen spielt es in warmen Ländern eine Rolle. Es lebt in den Venen der Blase (S. haematobium) oder des Mastdarms (S. mansoni⁸) und setzt dort seine Eier ab. Dadurch entstehen Zirkulationsstörungen, die Gefäße platzen, und Eier gelangen in die Wand und Lichtung von Harnblase und Rectum. Sie erzeugen in den Schleimhäuten eine chronische Entzündung, die bei etwa 5% aller Erkrankten zum Krebs führt.

2. Bandwürmer (Cestoden). Der Kopf oder Scolex⁹ trägt Sauggruben und oft auch Haken, die ein Festhaften an der Darmwand ermöglichen. Die Wirkung der Bandwurmmittel dürfte darauf beruhen, daß sie die Muskulatur dieser Halteapparate lähmen. Der Kopf mit der anschließenden Proliferationszone ist der wichtigste Teil des Wurmes, von dem aus die folgenden Glieder (Proglottiden¹⁰)

---

¹ Kopros (griech.) Kot; phagein (griech.) essen.   ² Trema (griech.) Loch, hier Saugnapf bedeutend.   ³ Kestos (griech.) Gürtel.   ⁴ Nema (griech.) Faden.   ⁵ Fasciola (lat.) kleines Bündel bzw. Binde.   ⁶ Schistos (griech.) gespalten; soma (griech.) Körper; haima (griech.) Blut; bios (griech.) Leben.   ⁷ BILHARZ, der Entdecker, deutscher Arzt in Kairo (1825—1862). ⁸ P. MANSON, englischer Tropenarzt (1844—1922).   ⁹ (griech.) Wurm.   ¹⁰ Proglottis (griech.) Zungenspitze; wegen der Zungenform der Glieder.

gebildet werden. Sie enthalten bei den meisten Cestoden gleichzeitig männliche und weibliche Geschlechtsorgane, außerdem Calciumcarbonat in Form von Kalkkörnchen, die ihnen eine weißliche Farbe verleihen. Abgestoßene einzelne Bandwurmglieder können Bewegungen ausführen und sind oft so verformt, daß sie leicht verkannt werden. Gelangen solche eierhaltige Proglottiden oder freie Eier in den Darmkanal eines geeigneten Individuums (Zwischenwirt), so werden die in den Eiern enthaltenen Embryonen (Oncosphären[1]) frei, durchbohren die Darmwand und werden mit dem Blut- oder Lymphstrom in andere Organe verschleppt, wo sie sich zur Finne umwandeln. Diese stellt bei den meisten Cestoden ein blasiges Gebilde (Cysticercus[2]) dar, an dessen Innenflächen ein neuer Scolex entsteht. Gelangt die Finne mit dem Fleisch des Zwischenwirtes in den Magen eines anderen Tieres, so werden die Blasen verdaut, vom Scolex aus wächst im Darm wieder der Bandwurm heran.

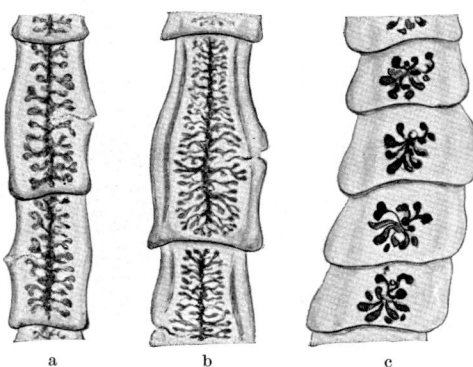

Abb. 7a—c. Uterusformen der menschlichen Bandwürmer. a Taenia solium; b Taenia saginata c Diphyllobothrium latum

Die *Taenia solium (armata[3])* erreicht eine Länge von 2—3 m. Der Kopf ist stecknadelkopfgroß und besitzt vier Saugnäpfe und in zwei Reihen angeordnete Haken. Die reifen Proglottiden sind durch den baumförmig verzweigten Uterus gekennzeichnet (Abb. 7a). Die Taenie kommt nur im Dünndarm des Menschen vor und wird durch den Genuß von Finnen-haltigem Schweinefleisch erworben.

Mit dem menschlichen Kot gelangen die Eier in den Magen des Schweines (Zwischenwirt). Die sich entwickelnden Embryonen durchbohren die Magen- und Darmwand und werden durch den Blutstrom in die Muskulatur verschleppt, wo sie sich zum Cysticercus cellulosae[4], der Schweinefinne, abkapseln. Kommen Finnen mit dem Schweinefleisch in den menschlichen Magen, so gehen aus ihnen im Dünndarm wieder Taenien hervor.

Der Mensch kann aber auch Träger der Taenie und Zwischenwirt zugleich sein. Wenn die im Darm freigewordenen Eier durch Selbstinfektion (innere — durch Erbrechen, äußere — durch Übertragung von Kot in den Mund) in den Magen gelangen, dann entwickeln sich in der oben für das Schwein geschilderten Weise Cysticerken in der menschlichen Muskulatur, im Gehirn, Auge usw. (Cysticercose). Traubenartig gestaltete, entartete Blasen bezeichnet man als Cysticercus racemosus[5].

---

[1] Onkos (griech.) Haken; sphaira (griech.) Kugel.   [2] Kystis (griech.) Blase; kerkos (griech.) Schwanz.   [3] Tainia (griech.) Band; verderbt lateinische Übertragung aus dem Arabischen: Gürtel; armata (lat.) bewaffnet (durch Haken).   [4] Tela cellulosa (lat.) Zellgewebe.   [5] Racemus (lat.) Traube.

Taenia saginata (inermis[1]*)*; 4—10 m lang. Der Kopf besitzt vier Saugnäpfe, jedoch keinen Hakenkranz, der reife Uterus hat 20—30 dichotomisch verzweigte Seitenäste (Abb. 7b). Die reife Taenie lebt im Dünndarm des Menschen, die Finne entwickelt sich im Rinde (Cysticercus bovis, Rinderfinne) und wird durch den Genuß von rohem Fleisch übertragen z. B. Beefsteak tartare.

Echinococcus granulosus und multilocularis (Taenia echinococcus)[2]; 3—6 mm lang. Der Kopf besitzt vier Saugnäpfe und etwa 40 Haken, die wesentlich kleiner sind als jene der Taenia solium. Der Körper besteht nur aus drei bis vier Gliedern, von welchen das letzte die reifen Eier enthält. Die reife Taenie lebt im Darm des Hundes, die Eier mit den Oncosphären (Embryophore) haften oft an der Schnauze und am Felle der Hunde und gelangen beim Spielen mit den Tieren auf den Menschen. Hier wachsen sie zur Finne, der sog. Echinococcusblase, aus. In der freien Natur werden die von den Hunden abgesetzten Eier von Schafen aufgenommen, in denen sich dann die Finnen entwickeln. Daher findet sich der Ecchinococcus hauptsächlich in Gegenden, wo Schafzucht betrieben wird, wie in den Mittelmeerländern und Island. Man unterscheidet beim Menschen den Echinococcus cysticus bzw. hydatidosus, das Finnenstadium der Art E. granulosus (Abb. 8), und den Echinococcus alveolaris, das Finnenstadium der Art E. multilocularis.

Der häufigere *Echinococcus cysticus bzw. hydatidosus*[3] ist über die ganze Welt verbreitet und tritt in Form verschieden großer, manchmal übermannskopfgroßer Blasen auf. Ihre Wand besteht aus einer äußeren, konzentrisch geschichteten Chitinmembran (Abb. 8 *Ch*) und einer inneren Parenchymschicht (Abb. 8 *P*).

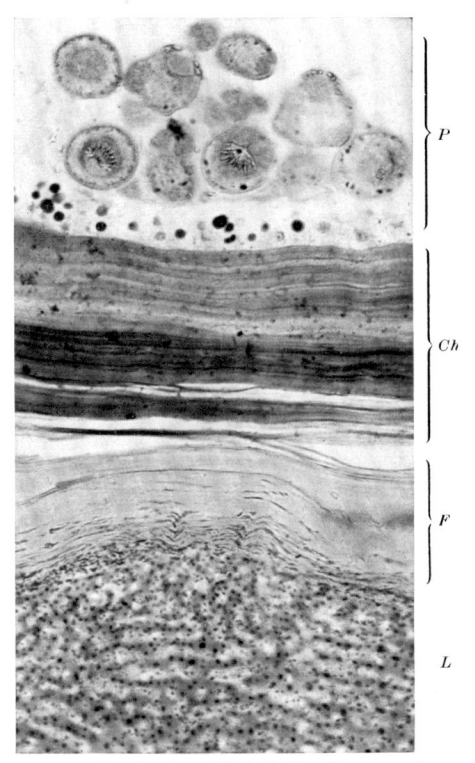

Abb. 8. Wand einer Echinokokkenblase in der Leber. *P* Parenchymschicht mit Scolices; *Ch* Chitinmembran; *F* fibröse Hülle; *L* Lebergewebe

In dieser entwickeln sich zahlreiche Scolices. Ferner können von der Wand der Blase (Mutterblase) sowohl nach innen als nach außen zahlreiche Tochterblasen gebildet werden, die sich von der Mutterblase ablösen oder mit ihr in Zusammenhang bleiben. Bei innerer Tochterblasenbildung sprechen wir von einem Echinococcus hydatidosus. Man trifft ihn beim Menschen am häufigsten in der Leber, er kommt aber auch in verschiedenen anderen Organen (Lunge, Gehirn, Milz, Niere usw.) vor. Sehr oft sterben die Echinococcusblasen ab. Man findet dann in einer derben fibrösen Kapsel eine gelatinöse oder kreidig-kalkige Masse, welche bisweilen noch gefältelte Membranreste oder Haken (Abb. 9) erkennen läßt. Der seltenere *Echinococcus alveolaris* kommt hauptsächlich in Süddeutschland und Tirol vor. Er bildet zahllose stecknadelkopf- bis erbsengroße Blasen mit gallertigem

---

[1] Saginata (lat.) gemästet; inermis (lat.) unbewaffnet, d.h. ohne Haken. [2] Echinos (griech.) Igel; kokkos (griech.) Kern; wegen des mit Haken versehenen, rundlichen Kopfes.
[3] Hydatis (griech.) Wasserblase.

Inhalt, die durch derbes Bindegewebe zu geschwulstähnlichen Ansammlungen vereinigt werden (Abb. 10). Untersuchungen in der Schwäbischen Alb haben ergeben, daß hier Füchse als Träger des Wurmes und Mäuse als natürliche Träger der Finne auftreten.

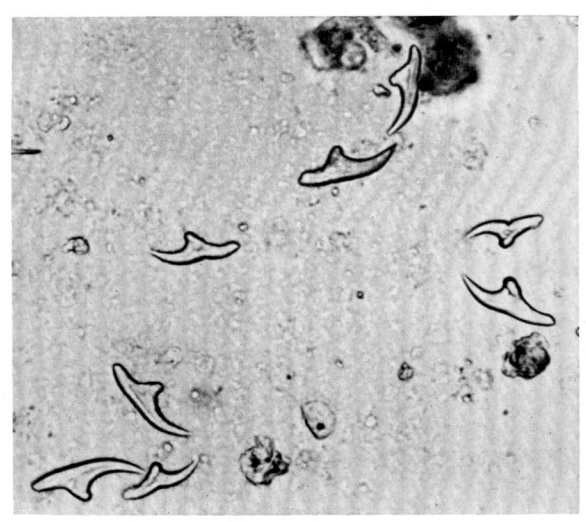

Abb. 9. Echinococcushäkchen

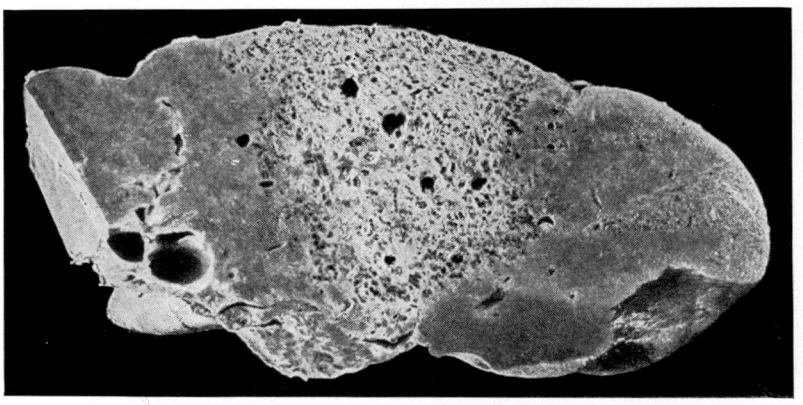

Abb. 10. Echinococcus alveolaris in der menschlichen Leber

Das *Diphyllobothrium latum* (Bothriocephalus latus[1]) wird bis 10 m lang und setzt sich aus einer sehr großen Zahl von Proglottiden (Abb. 7c) zusammen. Der spatelförmige Kopf hat zwei Saugnäpfe. Das infektiöse Larvenstadium entwickelt sich in Fischen. Durch Genuß rohen Fischfleisches erfolgt der Befall des Menschen, bei welchem das Diphyllobothrium im Dünndarm lebt und durch Giftabsonderung sowie durch Bindung des Vitamin B_{12} eine typische Anämie erzeugen kann (s. diese).

3. Rundwürmer (Nematoden). *Ascaris lumbricoides*[2], der Spulwurm (Abb. 11); das Weibchen wird über 200 mm, das Männchen bis 200 mm lang. Der Wurm hält

---

[1] Di- (griech.) doppelt; phyllon (griech.) blatt; bothrion (griech.) Grübchen; kephale (griech.) Kopf; latus (lat.) breit.   [2] Askaris (griech.) Spulwurm; lumbricus (lat.) Regenwurm.

sich im Dünndarm des Menschen auf, von wo aus er in die Gallenwege eindringen, aber auch in Magen, Schlund, Mundhöhle und Nase gelangen kann. Aus den mit dem Kot ausgeschiedenen befruchteten Eiern entwickeln sich in feuchter Umgebung Larven. Werden larvenhaltige Eier verschluckt, so kommt es stets —

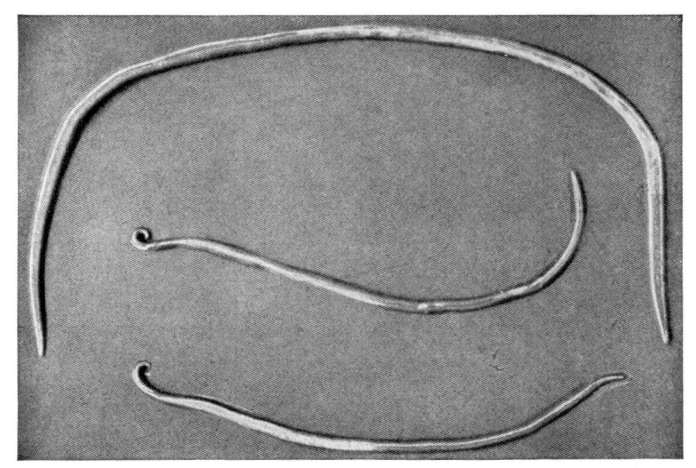

Abb. 11. Ascariden. Oben ein reifes Weibchen, unten zwei jüngere Männchen. Etwa $^1/_2$ nat. Größe. (Nach SZIDAT und WIGAND)

ohne Zwischenwirt — zum Befall des Menschen. Allerdings hat die Larve im menschlichen Organismus noch einen ganz bestimmten Weg, die etwa 10 Tage dauernde sog. Herz-Lungenpassage durchzumachen, bevor sie zum ausgewachsenen Wurm wird: die Larven durchbohren die Darmwand, gelangen mit dem Blut in die Leber, durchsetzen sie und erreichen — immer noch auf dem Blutwege — die Lungen, wo sie in den Capillaren steckenbleiben. Sie brechen dann in die Alveolarlichtungen ein und erzeugen dabei Fieber und flüchtige eosinophile Infiltrate. Weiterhin gelangen die Larven teils durch den Flimmerstrom, teils durch Eigenbewegung in die Trachea und in den Larynx. Von hier schlagen sie den Weg über die Speiseröhre ein, um ein zweites Mal, jetzt aber als fast ausgereifte Würmer, in den Darmtrakt zu gelangen. Auf dieser ganzen Wanderung können Larven zugrunde gehen; sie werden vom Organismus abgekapselt und bilden dann kleine Kalkknötchen, wie man sie gelegentlich in der Darmwand und in der Leber antrifft.

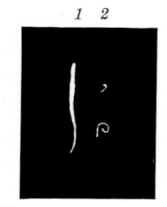

Abb. 12. Enterobius vermicularis. Natürl. Größe. *1* Weibchen. *2* Männchen

Enterobius (Oxyuris) vermicularis[1], der Pfriemenschwanz (Abb. 12); das Weibchen ist etwa 10 mm, das Männchen etwa 4 mm lang. Der Wurm lebt im unteren Dünndarm und gelangt von hier aus in den Dickdarm und Wurmfortsatz. Zur Eiablage begeben sich die Weibchen, namentlich unter dem Einfluß der Bettwärme bei Nacht auf die Haut um die Afteröffnung und verursachen hier durch ihr Herumkriechen einen starken Juckreiz. Dieser wird mit Kratzen und Reiben beantwortet, was wiederum zu einer Verunreinigung der Finger mit Eiern führt, die auf diese Weise weiter übertragen werden können. Auch Selbstinfektion ist auf diesem Wege möglich. Bei kleinen Mädchen gelangen die Oxyuren nicht selten vom Anus aus in die Vagina und in den Uterus, ja selbst in die Tuben und in die Bauchhöhle.

[1] Oxys (griech.) spitz; ura (griech.) Schwanz; vermicularis (lat.) wurmartig.

Ankylostoma[1] *duodenale*, Grubenwurm; Männchen bis 10 mm, Weibchen bis 15 mm lang. Die mit den Faeces entleerten Eier entwickeln sich in feuchter Erde, Wasserpfützen u.dgl. weiter. Die Larven schlüpfen aus, dringen durch die Haut in den menschlichen Körper ein und gelangen dann über eine Herz-Lungenpassage (s. oben bei Ascaris) in den Darm. Die reifen Würmer leben im Jejunum und Ileum. Sie saugen Blut und Teile der Darmschleimhaut in ihre Mundöffnung (Abb. 13) und weiden sie gewissermaßen ab; manchmal werden sie durch den damit verbundenen dauernden Blutverlust zur Ursache schwerer Anämie. Der Parasit ist namentlich in den Tropen und manchen Bergwerken (Grubenwurm!) sehr verbreitet, in Deutschland dank hygienischer Maßnahmen so gut wie ausgerottet.

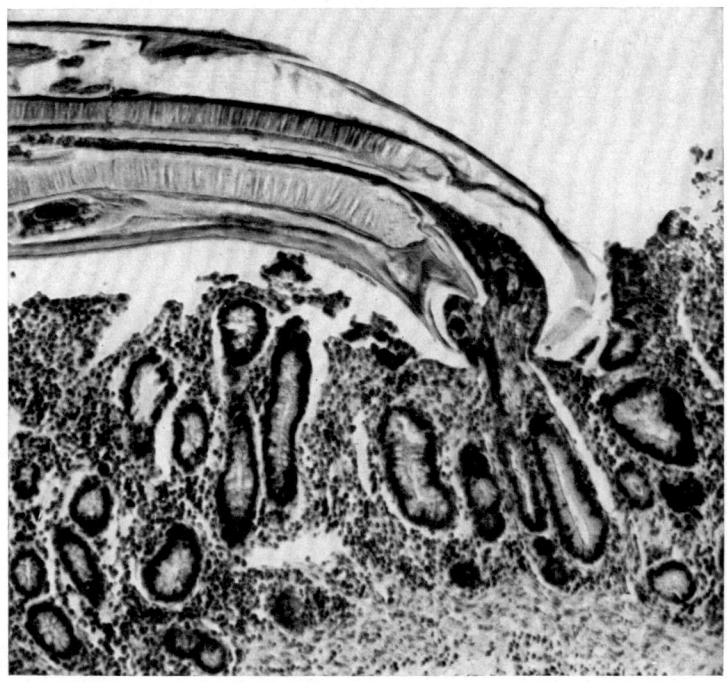

Abb. 13. Darmzotten in der Mundöffnung eines Hakenwurmes. (Bild von Prof. WETZEL)

Trichinella[2] (Trichina) *spiralis*; Männchen 1,5 mm, Weibchen 3—4 mm lang. Sie lebt als geschlechtsreifes Tier im Dünndarm verschiedener Säugetiere (Ratte, Fuchs, Schwein, Mensch) als „Darmtrichine". Hier erfolgt die Begattung, worauf sich das Weibchen in die Darmwand einbohrt und die Larven in Chylusgefäße absetzt. Aus diesen gelangen die Embryonen in die Blutbahn, deren Capillaren sie besonders im Bereich der Skeletmuskulatur verlassen, um sich in deren Fasern einzubohren („Muskeltrichine"). Hier entwickeln sie sich weiter, rollen sich spiralig auf und versehen sich mit einer hyalinen Kapsel (Abb. 14), die frühestens nach $1/2$ Jahr verkalkt. Sie sind dann als kleine, weiße Stippchen oder Streifchen mit freiem Auge sichtbar und können jahrzehntelang lebensfähig bleiben. Wenn sie im Magen-Darmtrakt eines anderen Tieres von ihrer Kapsel befreit werden, entwickeln sie sich zu geschlechtsreifen Würmern weiter. Durch Genuß trichinellenhaltigen Fleisches, z.B. vom Schwein, Bär, Fuchs, gelangt der Parasit auch in den Darm des Menschen. Die dadurch hervorgerufene Trichinose ist vornehmlich durch die oft einen Rheumatismus vortäuschende Muskelentzündung sowie

---

[1] Ankylos (griech.) gekrümmt; stoma (griech.) Mund; da der Kopf hakenförmig zurückgebogen. [2] Trichinos (griech.) haarförmig.

durch gastrointestinale Erscheinungen und starke Bluteosinophilie gekennzeichnet. Dank der von R. Virchow 1877 eingeführten Trichinenschau des Fleisches ist Deutschland so gut wie frei von Trichinose.

Trichuris[1] *trichiura*, Peitschenwurm; Länge etwa 4—5 cm. Er findet sich vor allem im Coecum sowie im Wurmfortsatz und verursacht nur sehr selten krankhafte Erscheinungen von

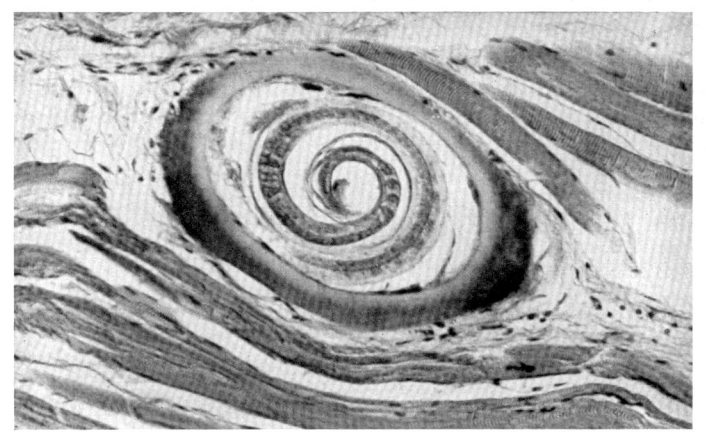

Abb. 14. Trichinenlarve in der quergestreiften Muskulatur. Die hyaline Kapsel z. T. verkalkt

seiten des Darmes. Seine Ernährung erfolgt in der Weise, daß der Wurm sich in die Schleimhaut einbohrt, sie durch seine eigenen Verdauungssäfte auflöst (sog. extraintestinale Verdauung) und dann resorbiert. Die Infektion erfolgt durch Verschlucken der Eier.

c) Protozoen

Die durch Protozoen verursachten Krankheiten sind zum allergrößten Teil auf südliche Regionen und die Tropen beschränkt, einzelne erreichen aber auch unsere gemäßigten Zonen. Manche Protozoen treffen wir als harmlose Saprophyten im Menschen an, wo sie nur unter besonderen Umständen krankheitserregend wirken.

1. Ciliaten. Balantidium[2] coli, von ovaler Gestalt, mit einem Wimpernkranz versehen, wird hauptsächlich beim Schwein angetroffen. Die Balantidien kommen gelegentlich beim Menschen im Dickdarm vor und können dadurch, daß sie in die Darmwand eindringen, Entzündungen und Geschwüre erzeugen.

2. Flagellaten[3]. *Lamblia (Giardia*[4]*) intestinalis* besitzt einen birnförmigen Körper mit langem, fadenförmigen Fortsatz an dem schmalen Körperende und kommt im menschlichen Dünndarm vor. Ähnlich gebaut ist *Trichomonas*[5] *vaginalis*, der sich im sauren Vaginalschleim findet. Die pathogene Bedeutung dieser Parasiten wird verschieden beurteilt.

Trypanosomen[6] (Abb. 15) haben einen länglichen Körper mit einer Geißel am vorderen Ende und einer in der Längsrichtung an der einen Seitenkante befestigten, wellenförmigen Membran. Sie vermehren sich z. T. durch Längsteilung. Für die Humanmedizin kommt vor allem das Trypanosoma gambiense und rhodesiense als Erreger der Schlafkrankheit in Betracht, welches durch Fliegen der Gattung Glossina übertragen wird. Das Trypanosoma

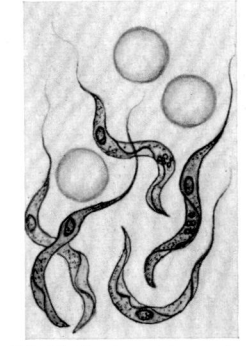

Abb. 15. Trypanosomen neben drei roten Blutkörperchen

---

[1] Trichos (griech.) Genitiv von thrix: Haar; ura (griech.) Schwanz. [2] Balantidion (griech.) Beutelchen. [3] Flagellum (lat.) Geißel. [4] Nach den Entdeckern A. Giard (1846—1908), französischer Biologe und W. D. Lambl (1824—1895), Pathologe, zuletzt in Charkow. [5] Trichos (griech.) Genitiv von Haar (thrix); monas (griech.) Einheit. [6] Trypanon (griech.) Bohrer; soma (griech.) Körper.

cruzi[1] ist der Erreger der Chagas[1]-Krankheit. Andere Trypanosomenarten sind die Erreger von vielen Tierkrankheiten.

Den Trypanosomen werden die *Leishmanien*[2] an die Seite gestellt, kleine, runde Gebilde, welche wie jene neben dem Zellkern einen Chromatinkörper enthalten. Leishmania donovani[2] wird bei Kala-Azar gefunden, einer in den Tropen vorkommenden Form der Splenomegalie, die Leishmania tropica in der Orientbeule (Aleppobeule, Delhibeule, Sore).

3. Zu den Protozoen gehören ferner die **Sporozoen,** die sich durch Bildung von Sporen[3] auszeichnen.

Toxoplasma[4]. Der Parasit hat eine eigentümlich bogige Form. Er kommt bei den verschiedensten Säugetieren und Vögeln vor, kann aber häufig auch auf den Menschen übertragen werden. Beim Erwachsenen verläuft die Erkrankung meist

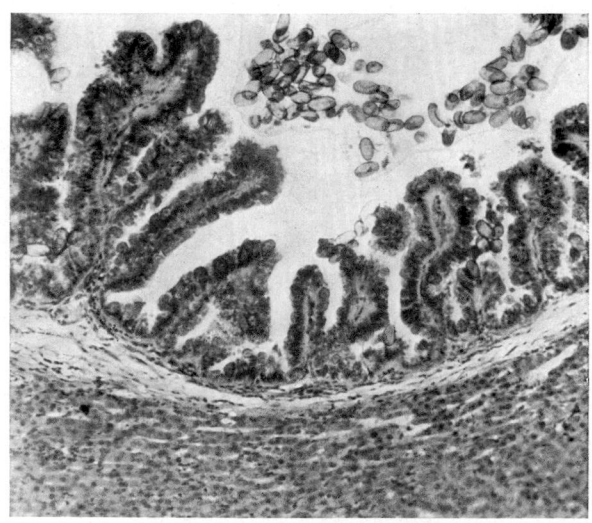

Abb. 16. Eimeria stiedae (Coccidium oviforme) im Gallengang einer Kaninchenleber (oben), dessen Schleimhaut papillär gewuchert ist

unter dem Bilde einer Lymphdrüsenschwellung, besonders am Halse. Die Krankheit kann intrauterin von der Mutter auf den Fetus übertragen werden. Das Kind stirbt dann entweder schon im Mutterleib, oder es kommt zu einer schweren, oft tödlichen Erkrankung in den ersten Lebenstagen. In erster Linie werden das Gehirn und seine Häute befallen. Hier treten kleine Herde auf, die zahlreiche Parasiten teils extra-, teils intracellulär enthalten. Abheilende Herde verkalken. Überlebt das Kind die Erkrankung, so bleiben dauernde Veränderungen im Zentralnervensystem zurück, wie Hydrocephalus, Mikrocephalus oder Beeinträchtigung des Sehvermögens infolge Erkrankung des Auges. Im Blute erkrankter Menschen und Tiere, besonders häufig von Hunden, lassen sich Antikörper nachweisen, was man auch zur Anstellung einer diagnostischen Reaktion (Sabin-Feldman-Test) benützt hat.

Coccidien[5]. Sie spielen in der menschlichen Pathologie keine wesentliche Rolle, während z.B. die Eimeria stiedae (Coccidium oviforme)[5] in der Kaninchenleber starke Wucherung des

---

[1] O. CRUZ (1872—1917) und C. CHAGAS (1879—1934), brasilianische Ärzte. [2] Nach den Entdeckern, den englischen Militärärzten W. B. LEISHMAN (1865—1926) und C. DONOVAN (geb. 1863). [3] Sporos (griech.) Saat-Frucht. [4] Toxon (griech.) Bogen. Die Benennung geht also auf die eigentümliche Gestalt des Parasiten zurück und hat nichts mit „Toxin" zu tun (s. auch Anmerkung S. 39). [5] Coccidium, Verkleinerungswort von Kokkos (griech.) runder Kern; ovi-formis (lat.) ei-förmig; T. EIMER (1843—1898), Zoologe in Tübingen.

Gallengangepithels bewirken kann; auf diese Weise entstehen papilläre Neubildungen (Abb. 16), die früher oft mit Carcinomen verwechselt wurden.

Zu den wichtigsten Sporozoenarten gehören die Erreger aus der Gattung *Plasmodium*, die das Wechselfieber, die *Malaria*[1], hervorrufen. Sie wurden von LAVERAN (1880) zuerst gesehen; Ross (1897) entdeckte dann den Wirtwechsel des Parasiten und seinen komplizierten Entwicklungsgang, der gewissermaßen in drei Kreisen verläuft („Dreiradcyclus", Abb. 17, *I, II, III*). Die von der Mücke auf den Menschen übertragenen Parasiten, Sporozoiten (*1*) genannt, gelangen zunächst in das Blut, in dem sie aber nur 1 Std nachweisbar bleiben. Dann verschwinden sie; sie dringen nämlich in Leberzellen ein (*2*), vermehren sich in ihnen (präerythrocytäre Schizogonie[2]) (*3*) bis zum Zerfall der Leberzellen (*4*). Dadurch werden Merozoiten[3]

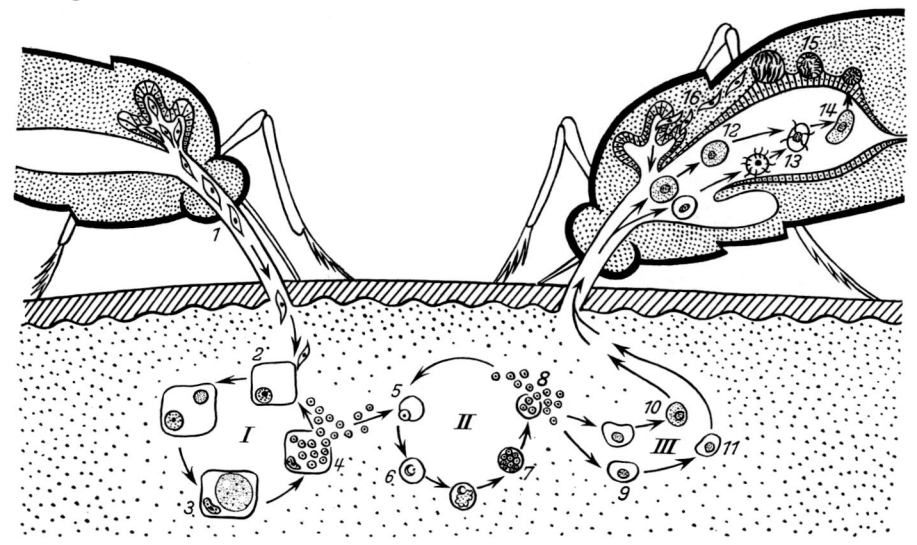

Abb. 17. Die drei Entwicklungscyclen des Malariaplasmodiums,
I präerythrocytäre, *II* erythrocytäre Schizogonie, *III* Gametogonie

frei, die nunmehr wiederum in neue Leberzellen eindringen (1. Kreis). Erst vom 9.—11. Tag ab brechen die Parasiten massiv in das Blut ein und befallen die roten Blutkörperchen (*5*). Der Merozoit nimmt in einem roten Blutkörperchen zunächst Ringform (*6*) an und vergrößert sich, indem er den Erythrocyten aufzehrt, wobei er einen feinkörnigen schwarzbraunen Farbstoff bildet, das sog. Malariamelanin (*7*). Wenn der Parasit fast so groß ist wie das rote Blutkörperchen, teilt er sich wieder (erythrocytäre Schizogonie) rosettenförmig in zahlreiche Merozoiten, die nach Zerfall des Erythrocyten frei werden (*8*), um dann wiederum in neue Blutzellen einzudringen und in ihnen den Entwicklungsgang von neuem zu beginnen (2. Kreis). Der typische Fieberanfall wird durch Stoffwechselprodukte hervorgerufen, die beim Zerfall der roten Blutkörperchen entstehen. Tritt der Zerfall der roten Blutkörperchen sehr plötzlich ein, so geht das aus ihnen frei werdende Hämoglobin auch in den Harn über, der dadurch dunkelrot bis braun gefärbt erscheint. Daher auch die Bezeichnung *Schwarzwasserfieber*.

Aber mit dieser ungeschlechtlichen Vermehrung (Schizogonie) ist der Formenwandel der Parasiten nicht erschöpft; es kommt auch zur Bildung von Geschlechtszellen und zu geschlechtlicher Vermehrung (Gametogonie), allerdings nicht im

---

[1] Mala aria (ital.) schlechte Luft, da diese früher als Krankheitsursache galt (Sümpfe!).
[2] Schizo (griech.) spalten; goneia (griech.) Zeugung.   [3] Meros (griech.) Teil; zoon (griech.) Tier.

3*

menschlichen Organismus, sondern in einer Stechmücke. Aus einem Teil der Merozoiten werden bei Plasmodium falciparum schon im menschlichen Blute halbmondförmige Gebilde, ,,Laveransche Halbmonde" (*9*), die sich abrunden (*10, 11*), aber erst im Darm von Stechmücken (Anopheles[1]-Arten), die mit dem Blut die Parasiten angesaugt haben, sich zu reifen Individuen entwickeln (*12*), und zwar solchen mit körnigem und solchen mit hellem Cytoplasma. Letztere (Mikrogametocyten (*10, 11*)[2]) bilden mehrere geißelähnliche Ausläufer, die Mikrogameten, die in die weiblichen Gebilde (Makrogameten) eindringen, wie das Spermatozoon in das Ei (*13*). Nach der Kopulation wird die runde, gekörnte Zelle würmchenähnlich und beweglich, dringt in die Darmwand der Moskitos ein (Ookinet, *14*) und entwickelt

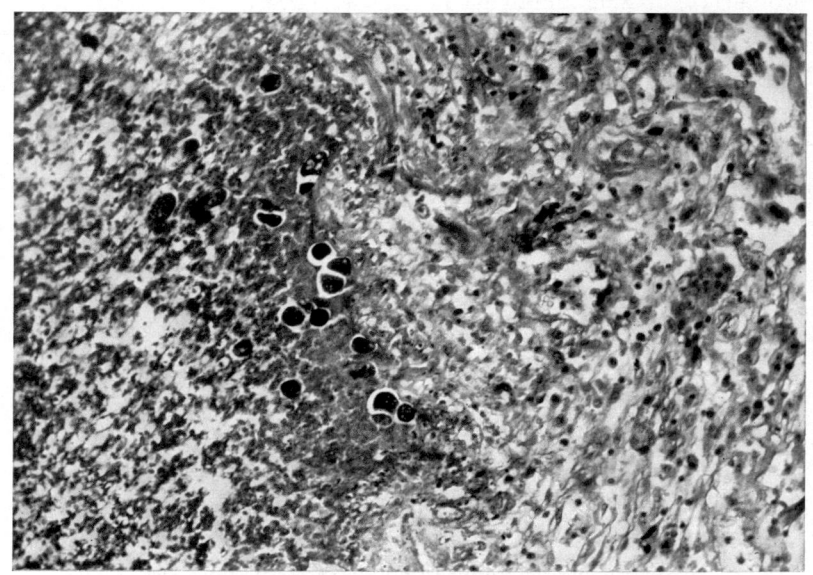

Abb. 18. Ruhramöben am Rande eines Amöbenabscesses (links). Rechts: erhaltenes Gewebe

als Sporocyste in sich zahlreiche kleinere Elemente (*15*), die zu Sporozoiten werden (3. Kreis). Nach Platzen der Sporocyste werden diese frei und gelangen in die Speicheldrüsen (*16*) und von da aus durch den Stich wieder auf Menschen. Hier wächst der Sporozoit wieder zu einem Schizonten heran. Verschiedene Mittel wirken auf jeweils verschiedene Stadien des Entwicklungscyclus ein, wie z. B. Chinin (*7*), Pamarquinund Primarquin (*3, 9*), Progonil und Pyrimethamin (*2, 12*).

Es gibt drei Formen der Malariaparasiten, die sich, abgesehen von gestaltlichen Einzelheiten, auch durch die Zeitspanne unterscheiden, die zwischen den von ihnen ausgelösten Fieberanfällen liegt (1, 3, 4 Tage): das Plasmodium falciparum[3] als Urheber der Malaria tropica, (perniciosa, ,,maligne Tertiana") mit täglichen Fieberanfällen (Quotidiana), das Pl. vivax[3] als Erreger der Tertiana, das Pl. malariae als Urheber der Quartana.

Die Plasmodien finden sich oft in großer Zahl im menschlichen Blut und können vor allem bei der Malaria tropica in der Milz, im Gehirn und anderswo capillare Gefäße verstopfen. Sie sterben nach längstens 3 Jahren im menschlichen Organismus ab, so daß also eine über diese Zeit hinaus andauernde ,,chronische"

---

[1] Anopheles (griech.) Nichtsnutz, Schädling. [2] Gametes (griech.) Gatte. [3] falx (lat.) Sichel; par (lat.) gleich — nach der Form der Gameten; praecox (lat.) vorzeitig; quotidianus (lat.) täglich — auf die Anfälle bezüglich; vivax (lat.) lebhaft.

Malaria nicht vorkommt. Eine Immunität gegen Malaria entwickelt sich zwar, hält aber jeweils nur 2 bis 3 Jahre an.

4. Aus einer weiteren Gruppe der Protozoen, den **Rhizopoden**[1], kommen die Amöben[2] für uns in Betracht. Das sind polymorphe Zellen mit hellem Randsaum und im übrigen körnigem Protoplasma. Am wichtigsten ist die *Entamoeba histolytica*. Sie kommt in zwei vegetativen Formen vor: eine kleinere (Minuta-) Form lebt häufig (1—10% aller Menschen) im Dickdarm, ohne dem Träger Beschwerden zu verursachen. Unter besonderen äußeren Umständen, die hauptsächlich in den Tropen gegeben sind, entwickelt sich aus ihr die doppelt bis dreimal so große Magna-Form, welche aktiv in die Gewebe eindringt und sie durch ihre Stoffwechselprodukte zur Auflösung bringt (E. histolytica!). So wird sie zur Ursache der Amöbendysenterie (Amöbenruhr, tropische Ruhr) und, wenn sie mit dem Blutstrom in die Leber verschleppt wird, zur Ursache des tropischen Leberabscesses (Abb. 18). Neben den freibeweglichen Stadien wird auch ein Cystenstadium gebildet, das widrige Umweltsbedingungen besser übersteht und die Weiterübertragung der Ruhramöbe ermöglicht.

Noch häufiger als die Entamoeba histolytica kommt beim Menschen die ganz harmlose *Entamoeba coli* vor, die früher öfter mit ihr verwechselt wurde.

II. Pflanzliche Parasiten

Die weitaus wichtigste Gruppe der pflanzlichen Parasiten wird von den *Spaltpilzen (Schizomyceten*[3]*) oder Bakterien*[4] gebildet. Ihnen gegenüber treten die anderen pflanzlichen Parasiten, wie die verschiedenen Pilze, ganz in den Hintergrund. Speisen, Luft und Wasser usw. bringen uns jeden Augenblick mit ihnen in innigste Berührung. Aber nicht genug damit, Bakterien leben stets auf unserer Haut und gelangen dauernd durch äußere Öffnungen des Körpers auf die inneren Oberflächen, die Schleimhäute. Freilich sind der Besiedlung der inneren Oberflächen Grenzen gesetzt, die dem allzu weiten Vordringen der Bakterien Einhalt gebieten. Solche „Bakterienschleusen" finden wir an den verschiedensten Stellen: Im Magen werden mit der Nahrung eingeführte Keime durch den sauren Magensaft abgetötet, so daß der gesunde Magen praktisch keimfrei ist; erst im Dünndarm beginnt sich eine Bakterienflora bemerkbar zu machen, die ihre größte Dichte im Dickdarm erreicht. In der Nase werden bereits gröbere Teilchen und auch Bakterien aus der Atemluft niedergeschlagen, die Nebenhöhlen sind schon praktisch bakterienfrei; die wenigen Bakterien, die über Kehlkopf und Trachea in die Bronchien gelangen, bleiben hier auf der Schleimhaut haften und können dann mit dem Flimmerstrom wieder nach außen befördert werden. Die kleinen Bronchien und Lungenalveolen sind dementsprechend normalerweise keimfrei. Ähnlich wie der Magensaft besitzt auch die Flüssigkeit des Bindehautsackes eine keimtötende Wirkung. Wenn auch Vulva, Vagina und Praeputium von Keimen besiedelt sind, so können diese unter normalen Umständen doch nicht in die Harnröhre bzw. Harnblase und den Uterus vordringen.

Die allermeisten Keime in unserer weiteren Umgebung sowie auch diejenigen, die auf und in uns leben, sind harmlos. Auch wenn sie durch einen Zufall oder z.B. im Tierversuch in die Gewebe, das eigentliche Innere des Körpers, gelangen, vermögen sie doch nicht den Ablauf der feineren Funktionen zu stören. Sie werden vielmehr wie andere unbelebte kleinste Fremdkörper von den Zellen aufgenommen und weggeschafft. Diese Bakterien sind also reine *Saprophyten*, sie essen gewissermaßen nur an unserem Tisch, ohne uns zu stören, sind *Kommensalen*[5] (s. S. 24).

Einige von ihnen sind aber doch nicht so harmlos, wie es scheinen möchte. Unter Umständen können sie nämlich in die Gewebe vordringen und Krankheiten erzeugen, und zwar hauptsächlich dann, wenn jene natürlichen Grenzsperren, die

---

[1] Rhizoma (griech.) Wurzel; podos (griech.) Genitiv von Fuß. [2] Amoibos (griech.) wechselnd; wegen der veränderlichen Gestalt. [3] Schizo (griech.) spalten; Myces (griech.) Pilz. Die Benennung kommt daher, daß die meisten Bakterien sich durch Spaltung vermehren.
[4] Bacterion (griech.) kleiner Stab. [5] Mensa (lat.) Tisch.

sie an ihren Platz banden, gelockert sind. Das kann durch eine grobe Verletzung der Haut oder Schleimhäute geschehen oder aber auch dadurch, daß die natürlichen Widerstandskräfte des Organismus beeinträchtigt sind. Solche Bakterien, die also gewissermaßen nur auf die Gelegenheit warten, um krankheitserregend zu werden, bezeichnen wir als *fakultativ pathogen*. Es ist klar, daß von ihnen ausgehende Infektionen auf das eine betroffene Individuum begrenzt bleiben und die durch sie ausgelöste Krankheit nicht ohne weiteres auf ein anderes Individuum übertragbar ist.

Eine dritte Gruppe von Bakterien führt, wenn sie den Menschen befallen, ganz in der Regel zur Infektion, zur Erkrankung. Das sind die *obligat pathogenen Keime*, unter denen auch die Erreger der großen Seuchen und Infektionskrankheiten zu finden sind. Wir werden bei der Besprechung der einzelnen pathogenen Bakterien immer wieder auf die eigentümliche Tatsache stoßen, daß diese Krankheitserreger sehr oft nahe Verwandte besitzen, die entweder nur fakultativ pathogen oder überhaupt als harmlose Saprophyten am oder im Menschen leben. Da nun aber die pathogenen Keime mit den harmlosen viele Lebensäußerungen, darunter auch die Ansprüche an die ihnen am besten zusagende Umwelt, gemeinsam haben, sehen wir sie gerade am Standort jener saprophytischen Verwandten pathogen werden. Es sieht also fast so aus, als würden sie sich unter der Maske der Unschädlichkeit einnisten.

Vom Standpunkt der Erhaltung der Arten ist wohl das kommensale saprophytische Dasein das ideale Zusammenleben zwischen Mensch und Bacterium, beraubt doch eine zum Tode führende Infektion, die so gerne als Sieg des angreifenden Bacteriums über den Organismus bezeichnet wird, dieses seines Nährbodens und führt so auch seinen eigenen Untergang herbei. Zwischen beiden Extremen liegen sozusagen die chronischen bakteriellen Erkrankungen, die beide Teile, den Organismus und das Bacterium, am Leben lassen. Es ist durchaus möglich, daß derartige Krankheiten nur eine Zwischenstufe in einem über Jahrtausende hin ablaufenden *gegenseitigen Anpassungsvorgang* sowohl des Wirtes als auch des Parasiten sind, der, so möchten wir wenigstens hoffen, einmal in der harmlosen Symbiose sein Ende findet. Leider spricht auf der anderen Seite vieles dafür, daß auch das Umgekehrte der Fall sein kann, nämlich ein Übergang vom saprophytischen zum rein parasitären Verhalten.

Sind nun einmal Keime, die Krankheiten erregen können, in die Gewebe eingedrungen, hat also eine Infektion stattgefunden, so braucht deshalb nicht immer eine Krankheit die Folge zu sein. Zunächst ist schon die *Zahl der eingedrungenen Bakterien* ausschlaggebend. Man hat z. B. feststellen können, daß die Einführung eines einzigen Milzbrandbacillus nur 28% der so behandelten Mäuse tötet, während bei Einführung von 100 Milzbrandbacillen bereits alle behandelten Mäuse sterben. Dann kommt viel darauf an, daß die Bakterien an der *richtigen Stelle* eindringen, da sie ja zu ihrem Fortkommen vielfach an ganz bestimmte Ernährungsbedingungen gebunden sind. Der Choleraerreger ruft z. B. die Krankheit nur dann hervor, wenn er in den Darmtrakt gelangt; an anderen Körperstellen ist er harmlos. Weiter muß der *befallene Organismus empfindlich* (disponiert) bzw. gegen die Keime nicht widerstandsfähig (resistent oder immun) sein, Begriffe, die wir erst bei Gelegenheit der inneren Krankheitsbedingungen besprechen wollen.

Schließlich muß der Keim selbst *virulent* sein, d.h. er muß die Fähigkeit besitzen, sich im Körper zu vermehren (Agressivität) und durch gewisse chemische Stoffe (Toxine) schädigend in seine Tätigkeit einzugreifen. Diese Eigenschaften wirken meist gemeinsam, aber auch einzeln für sich, wie z. B. beim Botulismus, bei dem nur das Gift wirksam ist, und Lues, bei der zumindest zeitweise nur eine Vermehrung der Keime stattfindet.

Am wichtigsten hinsichtlich der schädigenden Wirkung der Bakterien sind die *Toxine*[1], von denen man zwei Arten unterscheidet, die Exo- und die Endotoxine. Die *Exotoxine* haben Proteinnatur und stellen Stoffwechsel- bzw. Abscheidungsprodukte der Bakterien dar, die in die Umgebung abgegeben werden. Sie sind dementsprechend auch in den bakterienfreien Kulturfiltraten nachzuweisen. Die Exotoxine sind nicht hitzebeständig (thermolabil), streng spezifisch und schon in kleinen Dosen wirksam. Wichtig ist, daß sie im Organismus die Bildung von Gegenstoffen (Antikörpern) hervorrufen, von denen sie vollständig neutralisiert werden können, daß sie also als Antigene (s. unten) zu wirken imstande sind. *Endotoxine* sind im Bakterienleib enthalten; man gewinnt sie aus abgetöteten Bakterien. Es handelt sich um hochmolekulare Lipopolysaccharide, die sich in den Kapseln besonders der Gram-negativen Bakterien finden. Sie sind wenig spezifisch für die einzelnen Bakterien, hitzebeständig (thermoresistent) und wenig antigen.

Das weitere **Schicksal der Bakterien im Organismus** kann verschieden sein: Manche der Bakterien *bleiben an der Oberfläche* der Schleimhäute oder Haut bzw. auf den entsprechenden Wundflächen und vermehren sich hier. Abgesehen von den örtlichen Veränderungen, die manchmal ganz geringfügig sind, können sie dadurch gefährlich werden, daß die von ihnen gebildeten Gifte (Toxine) in den Körper gelangen. Kreisen solche Gifte im Blut, so sprechen wir von *Toxinämie*. Gelegentlich können auch Fäulniserreger, ebenfalls ohne in das Gewebe einzudringen, Gifte an das Blut abgeben und eine sog. *Saprämie*[2] erzeugen. Das Gift mancher Bakterien, wie z.B. das des Tetanusbacillus, wandert auf dem Wege der Nervenstämme in den Organismus, während der Keim selbst an der Stelle seines Eindringens liegen bleibt. Wenn das Toxin im Zentralnervensystem angelangt ist, ruft es in den Ganglienzellen schwere Veränderungen und Krankheitszeichen (Wundstarrkrampf) hervor. Je nach der Länge des Nerven wird dies früher oder später eintreten; am frühesten, wenn die Tetanusinfektion am Kopf, am spätesten, wenn sie an den Extremitätenenden erfolgt ist.

In anderen Fällen dringen die Bakterien zwar an der Stelle der Infektion ins Gewebe vor, machen aber nur rein örtliche Schädigungen. Wir haben dann eine sog. *lokale Infektion* vor uns, wie sie besonders häufig an der Haut beobachtet wird.

Durch Anwendung verfeinerter Untersuchungsmethoden hat sich aber gezeigt, daß bei solchen lokalen Infektionen sehr häufig Bakterien, wenn auch in geringer Zahl, in den Blutstrom gelangen. Sie kreisen dann in ihm, ohne weitere Veränderungen an den inneren Organen zu setzen *(Bakteriämie)* und gehen schließlich zugrunde.

Oft finden sich aber die pathogenen Keime reichlich im Kreislauf zusammen mit den von ihnen gebildeten Giften, so daß die inneren Organe, wie Milz, Leber, Nieren, in sichtbarer Weise verändert sind. Wir sprechen dann von Allgemeininfektion oder *Septicämie*[3], abgekürzt Sepsis. Der alte Ausdruck „Blutvergiftung" trifft also insofern das Richtige, als tatsächlich Gifte im Blute vorhanden sind. Allerdings gelangen nicht die Gifte für sich allein in das Blut hinein, wie man sich das bei den berüchtigten Leichengiften vorstellte, sondern die giftbildenden Parasiten.

In einem letzten Fall können die in den Blutstrom hineingelangenden und in ihm kreisenden Bakterien sich in anderen Organen ansiedeln und hier wiederum

---

[1] Toxon (griech.) Bogen — gemeint ist ein zu Bogen und Pfeil gehöriges Gift, also ursprünglich: Pfeilgift.   [2] Sapros (griech.) faulig; haima (griech.) Blut.   [3] Sepsis (griech.) Fäulnis; haima (griech.) Blut; weil zunächst nur für die mit sichtbarer Fäulnis einhergehenden Infektionen angewandt.

umschriebene Veränderungen erzeugen. Wir sprechen von *Pyämie*[1] bzw., weil so gut wie immer gleichzeitig auch die Wirkung der Bakteriengifte am Gesamtorganismus feststellbar ist, von *Septicopyämie*.

Heilt eine durch Bakterien verursachte Krankheit aus, so verschwinden die pathogenen Keime aus Geweben und Blut. Manchmal können sie sich aber doch noch auf den äußeren und inneren Oberflächen halten. Solche Menschen werden dann für ihre Umgebung gefährlich, weil sie ja dauernd virulente Keime an ihre Umgebung abzugeben imstande sind. Man bezeichnet sie als Bakterienträger bzw. *Dauerausscheider*. Nicht bei jedem solchen Menschen muß aber unbedingt die betreffende Erkrankung in einer klinisch erkennbaren Form vorausgegangen sein. Auch eine leichteste, kaum bemerkbare Form der Infektion kann damit enden, daß der Betreffende zum dauernden Bakterienträger wird, oder es ist überhaupt nicht zur Erkrankung gekommen, weil nicht alle diejenigen Bedingungen erfüllt waren, die wir oben als Voraussetzung dafür anführten, daß pathogene Keime krankheitserregend werden.

III. Rickettsien und Virusarten

An das Reich der Bakterien schließt sich eine Gruppe von belebten Erregern an, deren einzelne Arten man zu einer so gut wie kontinuierlichen Reihe von den Bakterien bis zu kristallinischen Gebilden anordnen kann.

Den Bakterien am nächsten stehen noch die *Rickettsien*, welche sich aber nicht auf künstlichem Nährboden weiterzüchten lassen, sondern nur im lebenden Organismus.

An sie schließen sich die kleinsten belebten Krankheitserreger an, die *Viren*, welche Menschen, Tiere, Pflanzen und Bakterien in gleicher Weise befallen können. Sie werden entweder unmittelbar von Erkrankten oder über Zwischenwirte übertragen. Außer den *obligat pathogenen Virusarten* gibt es auch solche, die im menschlichen Organismus, besonders auf den Schleimhäuten schon normalerweise, gewissermaßen als *Saprophyten* leben. Nur unter besonderen Umständen, wie bei der Herabsetzung der Widerstandskraft des Trägers, können sie krankheitserzeugend werden.

Man hat bei manchen Viruskrankheiten die Beobachtung machen können, daß das Virus, nachdem die Krankheit überstanden war, im Körper jahrelang zurückbleibt. Es gibt also auch *Virusträger* in Analogie zu den Bakterienträgern. Gerade diese Anwesenheit des Virus schützt aber vor neuen Infektionen. Organismus und Virus sind gewissermaßen nach einer Zeit des Kampfes (Krankheit) zu einem Friedensschluß auf Grund gegenseitiger Toleranz gelangt. Eine solche gegenseitige Anpassung kann wohl manchmal auch zustande kommen, ohne daß das Individuum augenscheinlich erkrankt. Schließlich kommen analog zu den Bakterienausscheidern auch *Virusausscheider* vor.

C. Innere Krankheitsbedingungen (bzw. Ursachen)
I. Beziehungen zwischen inneren und äußeren Krankheitsursachen

Das Einwirken der in den vorhergehenden Abschnitten besprochenen Schädlichkeiten auf unseren Körper hat nicht unter allen Umständen eine Erkrankung zur Folge. Sie tritt nur dann auf, wenn die äußere Schädlichkeit den Körper anzugreifen vermag, wenn er für sie empfänglich (disponiert) ist, anderen Falles ist er gegen sie unempfänglich bzw. unempfindlich (immun). Nun kann die Empfänglichkeit eines Individuums zu- und abnehmen, sich völlig verlieren und

---
[1] Pyon (griech.) Eiter; haima (griech.) Blut. „Eiterblutvergiftung" — Erklärung s. S. 201).

andererseits auch an Stelle bis dahin vorhandener Immunität treten. Für die traumatischen, thermischen und elektrischen Einflüsse gilt das freilich nur in engen Grenzen. Starken mechanischen Einwirkungen, sehr hoher Hitze und Kälte, intensiven elektrischen Strömen gegenüber wird wohl niemand unempfindlich sein. Auch an Chemikalien ist eine Gewöhnung nur in bescheidenem Maße möglich. So werden zwar Arsen und Morphium durch allmähliche Steigerung der Dosen schließlich in Mengen vertragen, die für andere Individuen tödlich sein würden, aber über eine gewisse Grenze hinaus läßt sich die Menge des Giftes nicht erhöhen. Eine noch geringere Rolle spielt die Disposition bei den erwähnten tierischen Parasiten. Für sie sind, wie es scheint, alle Menschen gleich empfänglich.

Anders verhält es sich mit den pflanzlichen Schmarotzern. Es gibt Tiere und Menschen, die erkranken, wenn bestimmte Bakterien eindringen, und es gibt andere, die verschont bleiben. Allerdings spielt die Menge der Bakterien eine Rolle, aber es gibt auch eine Immunität gegenüber großen Massen von Bakterien. Beim Menschen sehen wir oft, daß er gesund bleibt, obgleich er in gleicher Weise mit den Bakterien in Berührung gekommen sein mußte wie andere, die erkrankt sind.

Aus diesen kurzen Überlegungen ergibt sich, daß nur selten irgendein äußeres schädliches Agens für sich allein für eine Erkrankung maßgebend ist. Es müssen stets zwei Grundbedingungen zusammenwirken: Die Schädlichkeit und die Empfänglichkeit. Aber im einzelnen geht das noch viel weiter. Die äußere Schädlichkeit und die Empfänglichkeit bzw. Immunität können nach Art und Intensität, nach der Wirkungsdauer, nach der Stelle des Angriffs usw. mannigfach variieren, und davon ist die Vielgestaltigkeit der einzelnen Krankheitsbilder abhängig. Bei der Entstehung von Krankheiten treffen also viele Bedingungen zusammen. Es ist für den Arzt von großer Wichtigkeit, sich das stets vor Augen zu halten, damit er nicht in den Fehler verfällt, nur an das äußere Agens zu denken und die besonderen inneren Bedingungen des erkrankten Individuums darüber zu vernachlässigen.

In diese Gefahr verfällt man besonders dann, wenn man nach dem herrschenden Sprachgebrauch die äußere Einwirkung kurzweg als *die* Krankheitsursache bezeichnet und damit zu der Vorstellung kommt, als ob die Entstehung einer Krankheit durch die Feststellung dieser ,,Ursache" eindeutig aufgeklärt sei. Denn von einer ,,Ursache" erwartet man, daß sie eine ganz bestimmte Wirkung unter allen Umständen notwendig mit sich bringt. Das tut aber das schädliche Agens durchaus nicht, denn die Beschaffenheit des Organismus ist ebenso bestimmend für die Entstehung einer Krankheit wie die sog. ,,Ursache". Gerade die individuellen Eigentümlichkeiten des Kranken sind für den Arzt die Grundlage einer individualisierenden (nicht nach einem therapeutischen Schema verfahrenden) und dadurch erfolgreichen Behandlung.

Die das Zustandekommen von Krankheiten begünstigenden, eine ,,Disposition" schaffenden Veränderungen sind ebenso wie die ihrem Auftreten entgegenwirkenden Eigenschaften entweder im individuellen (auch intrauterinen) Leben erworben worden, oder sie sind der Anlage nach schon in den Keimzellen vorhanden, aus denen die Individuen hervorgehen, d. h. von den Eltern ,,ererbt". Wir werden also erworbene Immunität und Disposition und angeborene Disposition und Immunität zu unterscheiden haben. Sie stehen den äußeren Schädlichkeiten als innere Bedingungen gegenüber, die das Auftreten oder Nichtauftreten einer Krankheit bestimmen (innere Krankheitsbedingungen). Schließlich gibt es aber auch noch Krankheiten, die zu ihrem Auftreten keiner äußeren Schädlichkeit bedürfen: Sie werden auf Grund einer von den Eltern ererbten Anlage schon durch die alltäglichen Reize des Lebens ausgelöst oder bereits als Krankheiten von den Eltern vererbt. Hier kann man dann kaum mehr von inneren Krankheitsbedingungen, sondern eher von inneren Krankheitsursachen sprechen.

II. Erworbene Immunität und Disposition

Einmaliges (oder mehrmaliges) Zusammentreffen mit einer Schädlichkeit vermag den Körper so zu ändern, daß er schließlich sich dieser Schädlichkeit gegenüber anders verhält, als er es normalerweise täte. Die normergische Reaktion, wie wir dieses Verhalten bezeichnen wollen, ist also geändert, der Körper ist allergisch[1] geworden. Diese *Allergie* (im weiteren Sinne) kann sich darin ausdrücken, daß der Organismus nicht mehr auf die Schädlichkeit reagiert, er ist anergisch geworden, und zwar entweder im positiven Sinn, d. h. er ist unempfindlich (immun-positive Anergie) oder er ist ihr schutzlos preisgegeben (negative Anergie); andererseits ist aber auch möglich, daß die manchmal an sich geringe Schädlichkeit nunmehr schwerere Veränderungen auslöst, der Körper also hyperergisch reagiert.

Im gewöhnlichen Sprachgebrauch wird nur dieses letztere Verhalten mit der Bezeichnung Allergie belegt, obwohl es sich eigentlich nur um einen Sonderfall der Allergie überhaupt handelt.

Aber das Verhalten des Organismus ist oft nicht nur gegen die wiederholte Einwirkung derselben Schädlichkeit, sondern auch anderen gegenüber, teils im Sinne der Immunität, teils im Sinne einer erhöhten Empfindlichkeit abgeändert. Wollen wir alle diese erworbenen Änderungen im Verhalten des Organismus unter einem gemeinsamen Gesichtswinkel betrachten, so müssen wir sie als *Pathergie* (RÖSSLE) oder Allobiose (HEUBNER) bezeichnen und können nunmehr die gegen bestimmte Schädlichkeiten gerichteten Allergien, nämlich die Immunität (a) und die Allergie in engerem Sinne, d. h. Hyperergie (b), und die Änderungen im Verhalten gegenüber verschiedenen anderen Schädlichkeiten unterscheiden; an sie schließen dann die erworbenen Dispositionen an (c).

Beim Zustandekommen dieser Änderungen im Verhalten des Organismus treten ererbte Anlagen scheinbar völlig zurück hinter der Wirkung äußerer Schädlichkeiten. Dies ist aber doch nur scheinbar der Fall, denn es läßt sich vielfach nachweisen, daß zwar nicht die Änderung selbst, wohl aber die Anlage zu ihrer Entstehung ererbt ist.

a) Erworbene Immunität

Die erworbene Immunität geht darauf zurück, daß beim ersten Zusammentreffen des Organismus mit einer Schädlichkeit Stoffe gebildet werden, die spezifisch gegen diese gerichtet sind und so den Körper gegen eine Wiederholung des Schadens schützen können. Die Bildung solcher Stoffe, die man ganz allgemein *Antikörper* nennt, kann von jedem natürlichen Eiweiß ausgelöst werden, aber auch von manchen nicht eiweißhaltigen Stoffen. Es gibt allerdings Antikörper, die bereits normalerweise vorhanden sind, also zu ihrer Entstehung keines weiteren Impulses bedürfen *(natürliche Antikörper)*. Alle Stoffe, die die Bildung von Antikörpern anzuregen vermögen, nennen wir zusammenfassend *Antigene*.

Man unterscheidet zweierlei Antikörper. Die Konstitution der *zellständigen Antikörper* ist weitgehend unbekannt. Sie werden wahrscheinlich von Lymphocyten oder Abkömmlingen des Reticuloendothels gebildet und lassen sich nur mittels lebender Zellen dieses Systems von einem Individuum auf das andere übertragen. Bei einem Zusammentreffen mit dem Antigen kommt es erst nach einer gewissen Zeit zu einer sichtbaren Reaktion („verzögerte Reaktion"). *Humorale Antikörper* finden sich im Blutplasma bzw. im Serum, dem Immunserum. Sie gehören dem γ-Globulin-System an und lassen sich mit dem Immunserum übertragen. Beim Zusammentreffen mit dem Antigen verbinden sie sich sogleich mit ihm („Sofort-Reaktion"). Es gibt eine Reihe von Zellen, die fähig sind, Immunglobuline zu

---

[1] Allos (griech.) ein anderer; ergon (griech.) Werk, wirken.

bilden. Man nennt sie immunbiologisch kompetente Zellen, auch Immunoblasten oder Immunocyten. Hierher gehören vor allem die Zellen des reticulo-endothelialen Systems, eingeschlossen Monocyten und Histiocyten, sowie Plasmazellen und Lymphocyten. Diese Zellen nehmen die Antigene auf (Abb. 19) und bauen sie bis

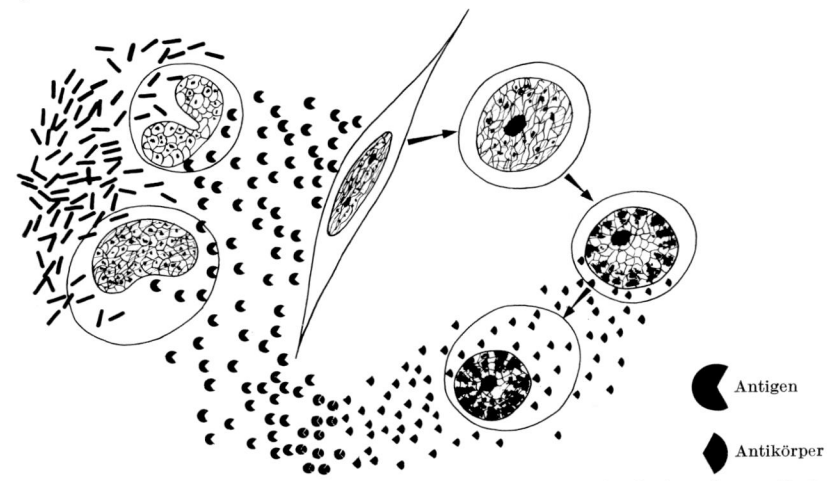

Abb. 19. Schematische Darstellung der Entstehung von Antikörpern. Bakterien (links oben) werden von Leukocyten und Monocyten phagocytiert und abgebaut. Die dabei freiwerdenden Antigene wirken auf Stammzellen, die sich zu Plasmazellen und Bildnern entsprechender Antikörper ausdifferenzieren. (Unter Benutzung einer Darstellung von EHRICH)

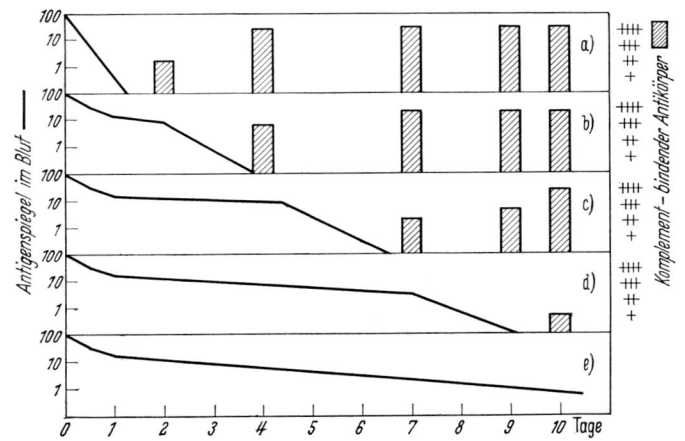

Abb. 20. Verhalten von Antigen (Rinder-γ-Globulin) und Antikörper unter verschiedenen immunbiologischen Verhältnissen beim Kaninchen: immunisiertes Tier mit (a) und ohne (b) zirkulierende Antikörper; nicht vorher immunisiertes Normaltier (c); mit 200 r (d) und 500 r (e) bestrahltes Normaltier. (Nach DIXON u. Mitarb.)

zu einem gewissen Grade ab. Gleichzeitig werden die Stammzellen zur Vermehrung und Differenzierung in Richtung zu Plasmazellen angeregt. In solchen Übergangszellen wirken dann die aufgenommenen Antigene nach Art einer Schablone, indem sie die in den Zellen anlaufende Globulinproduktion in die Bildung des entsprechenden Antikörpers lenken. Diese Schablone bleibt in der Zelle offenbar auch nach Aufhören der Antikörperbildung erhalten, so daß bei einem neuerlichen Anfall derselben Antigene die entsprechenden Antikörper nunmehr schneller und in größerer Menge geliefert werden können (s. Abb. 20), die so den Organismus vor der

Wirkung der Antigene schützen, ihn immunisieren. Durch Bestrahlung vermag man die Antikörper bildenden Zellen so zu schädigen, daß sie sie nur verzögert oder überhaupt nicht bilden (s. Abb. 20). Andererseits kann man eine Immunparalyse erzeugen durch dauerndes übermäßiges Angebot von Antigen und dadurch bewirkte ständige Abbindung der Antikörper.

Beim Zusammentreffen mit dem Antigen verbindet sich eine Wirkgruppe ihres Moleküls mit einer entsprechenden Gruppe des Antigens nach Art einer chemischen Bindung, so daß man aus dem Verschwinden des Antigens die Stärke der Antikörperbildung geradezu ablesen kann (s. Abb. 20). Die Reaktion ist streng spezifisch auch insofern, als bloß ein dem Antigen genau entsprechender Antikörper zu ihr befähigt ist; allerdings ist die Bindung nur eine lockere — man kann sie durch verschiedene Eingriffe lösen. Dabei erhält man wiederum Antigen und Antikörper getrennt, der Antikörper hat also das Antigen nicht zerstört.

Richtet sich ein Antikörper gegen artfremdes Material, so sprechen wir von Hetero-Antikörper, dagegen von Iso-Antikörper, wenn er sich gegen Stoffe der eigenen Species, von Auto-Antikörper, wenn er sich gegen Stoffe des eigenen Körpers richtet.

Wir kennen eine große Reihe von **Hetero-Antikörpern.**

Handelt es sich bei dem Antigen um ein Toxin, so wird durch seine Bindung mit dem Antikörper die toxische Wirkgruppe des Giftes außer Funktion gesetzt, neutralisiert. Wir nennen einen solchen Antikörper ein *Antitoxin*. Ist das Antigen Bestandteil einer lebenden Zelle, so kann die Verbindung mit dem Antikörper eine Funktionsstörung der betreffenden Zelle bis zum Zelltod herbeiführen. Ein solcher zellschädigender Antikörper wird als *Cytotoxin* bezeichnet. Die Bindung des Antikörpers an der Oberfläche körperlicher antigener Gebilde führt zu einer Änderung der Grenzflächenspannung, so daß diese Antigen-Antikörper-Komplexe leicht aneinanderhaften. Handelt es sich um größere Antigene, wie Bakterien oder Zellen, so können sie sich zusammenballen und gewissermaßen miteinander verkleben (agglutinieren, s. Abb. 358) — einen solchen Antikörper nennen wir dementsprechend *Agglutinin*; kleinere antigene Gebilde, wie Eiweißmoleküle, flocken unter diesen Umständen aus einer Lösung aus, werden niedergeschlagen. Antikörper mit solchen Wirkungen bezeichnen wir als *Präcipitine*. Im Serum des Menschen treten bei verschiedenen Infektionskrankheiten gegen die betreffenden Erreger gerichtete Agglutinine auf, diese Tatsache hat man sich in Form der Gruber-Widalschen Probe zu diagnostischen Zwecken dienstbar gemacht.

Infolge einer Änderung der Grenzflächen können aber nicht bloß körperliche Gebilde untereinander agglutinieren, sondern auch an anderen Oberflächen haftenbleiben. Besonders wichtig sind in dieser Beziehung die Leukocyten und Endothelien, die dann die an ihrer Außenfläche „verhafteten" Keime in sich aufnehmen, phagocytieren. Man hat früher solche Antikörper als *Bakteriotropine* (durch Immunisierung erzeugt) und *Opsonine* (schon normalerweise vorhanden) bezeichnet.

Manche Viruskrankheiten führen zur Bildung von Antikörpern, die freilich im Ablauf der Krankheit wenig zu bedeuten scheinen. Es handelt sich um Stoffe, die von den bei bakteriellen Erkrankungen auftretenden Antikörpern verschieden sind, indem sie nämlich ein Versuchstier gegen die gleichzeitige Injektion einer sonst tödlichen Virusdosis zu schützen vermögen. Man nennt sie deswegen auch *neutralisierende Antikörper*.

Isaacs und Lindemann beimpften Zellen der Chorion-Allantois-Membran mit abgetöteten Influenza-Virus und fanden, daß die Zellen einen Stoff in die umgebende Flüssigkeit absonderten, welcher die Vermehrung des lebenden Virus zu verhindern imstande war. Dieser antivirale Stoff, *Interferon* genannt, könnte auch bei menschlichen Viruserkrankungen eine Rolle spielen.

Unter Umständen ist die Verbindung des Antikörpers mit antigenen Zellen, Bakterien oder roten Blutkörperchen die Voraussetzung dafür, daß gleichzeitig ein Körper mit absorbiert wird, der wie ein Enzym wirkt und zu ihrer Auflösung führen kann. Die Antigen-Antikörper-Bindung leitet also hier einen Vorgang ein, den wir als Cyto-, Bakterio- oder Hämolyse bezeichnen. Der Antikörper wird dementsprechend *Cytolysin, Bakteriolysin oder Hämolysin* genannt. Jener enzymatisch wirkende Stoff macht sozusagen die Wirkung des Antikörpers erst vollständig und wahrnehmbar. Ohne ihn würde zwar die Antigen-Antikörper-Bindung vor sich gehen, aber ohne die erwähnten Folgen bleiben. Wegen dieser seiner Besonderheit wird dieser enzymatische Stoff auch *Komplement* genannt. Zum Unterschied vom sehr beständigen Antikörper ist das Komplement überaus empfindlich, es ist nur im frischen Serum enthalten, wird durch Erwärmung auf 56° zerstört und ist nicht spezifisch: Es vermag nämlich die verschiedensten Lysine zu ergänzen. Auf dieser Tatsache beruht eine der wichtigsten Methoden der Serologie, die sog. Komplement-Bindung oder Komplement-Ablenkung. Damit läßt sich in äußerst sinnfälliger Weise der Nachweis führen, ob in einem Serum ein Antikörper gegen ein bestimmtes Antigen vorhanden ist oder nicht. Das Verfahren hat seine markanteste Anwendung gefunden bei der Sero-Diagnostik der Syphilis durch die Wassermannsche Reaktion

Das menschliche Serum enthält **Iso-Antikörper** in Form natürlicher gegen die Blutkörperchen einer anderen Blutgruppeneigenschaft gerichteten Antikörper, die Iso-Agglutinine (Näheres s. im Kapitel „Blut").

Die Bildung von Antikörpern gegen die Stoffe des eigenen Körpers erscheint im ersten Augenblick paradox. Trotzdem kennen wir aber natürliche, d. h. schon normalerweise vorhandene **Auto-Antikörper** und solche, die erst auf einen Reiz hin entstehen.

Im Blut ist schon normalerweise eine Globulinfraktion als *natürlicher Auto-Antikörper* vorhanden, die bei 0—10° die eigenen Erythrocyten agglutiniert (Kälteagglutination). Krankhafterweise kann die Menge dieser Kälteagglutinine vermehrt und ihre thermische Amplitude verändert sein; dann kommt es zu einer Agglutination und Auflösung der eigenen roten Blutkörperchen (Hämolyse) und nachfolgender Blutarmut (Anämie) sowie Durchblutungsstörungen.

Bei der *paroxysmalen Kälte-Hämoglobinurie* treten Auto-Antikörper auf, die bloß eine Hämolyse, aber keine Agglutination bewirken. Die Bindung dieser Hämolysine an die roten Blutkörperchen erfolgt, wie man im Reagensglas feststellen kann, in der Kälte; die Hämolyse dagegen erst durch die Wirkung des Komplements beim Erwärmen des Blutes (Donath-Landsteinerscher[1] Versuch). Derselbe Vorgang kann sich auch am Lebenden abspielen: Wenn z. B. eine Extremität mit dem in ihr kreisenden Blut stark abgekühlt wird, tritt in dem aus dem abgekühlten Gebiet in das wärmere Körperinnere zurückströmenden Blut eine Hämolyse auf, die zu jener mit Fieberschüben einhergehenden, anfallsweisen Hämoglobinausscheidung im Harn führt.

Ein vorübergehendes Auftreten von Kälteagglutininen wurde bei verschiedenen Krankheiten festgestellt, hat aber bisher nur diagnostische Bedeutung erlangt, wie z. B. bei der *Virus-Pneumonie*.

Erworbene Auto-Antikörper werden nicht gegen normale Gewebsbestandteile gebildet, sondern entstehen dadurch, daß Körpereiweiß denaturiert wird und dann als Antigen wirkt. Diese Denaturierung kann durch die verschiedensten Einflüsse erfolgen, wie eiternde Gewebe, geschwulstmäßige Entartung, Zersetzung durch Mikroorganismen, insbesondere Tuberkelbakterien. Die so entstandenen Antikörper reagieren dann nicht bloß mit dem veränderten Organeiweiß, sondern darüber hinaus mit dem ursprünglichen Organeiweiß selbst, wie es überhaupt kennzeichnend für solche Auto-Antikörper ist, daß sie nicht bloß mit dem originalen Antigen reagieren, das ihre Bildung ausgelöst hat, sondern auch mit verwandten Stoffen.

Experimentell ist es gelungen, körpereigene Stoffe durch Behandlung mit dem sog. Freund'schen Adjuvans, das verschiedene Fettstoffe und abgetötete Tuberkelbakterien enthält, zu Antigenen zu machen. Wir haben allen Anlaß anzunehmen, daß Auto-Antikörper bei einer Reihe von Krankheiten eine ursächliche Rolle spielen, wie z. B. bei Encephalitis und Neuritis, der lymphoiden Struma, Anämie, Agranulocytose und Thrombopenie (s. die betreffenden Kapitel). Bei anderen Krankheiten bilden sich die Auto-Antikörper wohl erst im Verlaufe der Erkrankung selbst und mögen dann bloß in den weiteren Ablauf eingreifen, wie z. B. bei Nierenkrankheiten und Gelenkrheumatismus. Bei der Syphilis wird ein körpereigenes Lipoid so verändert, daß es als Antigen wirkt und das Auftreten eines sehr kennzeichnenden (Lipoid-) Antikörpers im Serum hervorruft. Dieser ist dann

---

[1] J. DONATH, Internist, Wien, geb. 1870; K. LANDSTEINER, Pathologe, Wien, später New York (1868—1946).

mittels verschiedener Reaktionen, z. B. der Wassermannschen Reaktion nachzuweisen.

All die geschilderten Erkenntnisse der Serologie und Immunbiologie haben sich bei Erkennung, Behandlung und Verhütung von Krankheiten segensreich ausgewirkt. Ist einmal eine Krankheit ausgebrochen, so bildet zwar der Organismus selbst Antikörper, doch benötigt er dazu immer eine gewisse Anlaufzeit, so daß Schäden, die am Beginn der Krankheit durch die freien Antigene gesetzt wurden, durch die eigenen Antikörper nicht mehr verhindert werden. In solchen Fällen ist es nunmehr möglich, die fertigen Antikörper von einem anderen Organismus zu übertragen (passive Immunisierung, Serumtherapie). Gelingt es aber, die Antikörperbildung in dem von Krankheiten bedrohten, aber noch gesunden Organismus in Gang zu bringen, so kann er gegen den Ausbruch der Krankheit auf verschieden lange Zeit geschützt werden (aktive Immunisierung, Schutzimpfung). Das Überstehen mancher Krankheiten, wie z. B. mancher Viruserkrankungen, hinterläßt sogar einen lebenslänglichen Schutz, so daß sie überhaupt nur einmal im Leben mitgemacht werden, wie Blattern und Masern.

b) Allergie

RICHET[1] machte im Jahre 1902 folgenden Versuch: Er spritzte Hunden eine bestimmte Dosis eines Giftes (Actiniengift) ein, die die Tiere zwar nicht tötete, aber doch für eine kurze Zeit krank machte. Wurde die Einspritzung nach Ablauf von 2—3 Wochen mit einem Bruchteil ($1/_{20}$ der 1. Dosis) wiederholt, so starben die Hunde in wenigen Minuten unter den Zeichen eines Schocks (Krämpfe, Lähmungen, Atemnot, Lungenblähung usw.), Krankheitszeichen, die allerdings anders waren als diejenigen, welche von dem in voller Dosis eingespritzten Gift zu erwarten gewesen wären. Trotzdem hielt sie aber RICHET für eine Folge der eingespritzten geringen Giftdosis und bezeichnete das Phänomen als Schutzlosigkeit (Anaphylaxie[2]). In der Folgezeit konnte nachgewiesen werden, daß der gleiche anaphylaktische Schock bei Tieren auch ausgelöst wird, wenn man ihnen ungiftige Stoffe, wie artfremdes Serum, in einer gewissen Menge einspritzte und nach einer Zeit die Injektion mit einem Bruchteil der ursprünglichen Dosis wiederholte. Die Tiere waren also durch die Erstinjektion gegenüber dem betreffenden Stoff empfindlich geworden (sensibilisiert), so daß sie bei der zweiten (Erfolgs-) Injektion mit einem anaphylaktischen Schock antworteten. Injizierte man einem sensibilisierten Tier die Erfolgsinjektion nicht in die Blutbahn, sondern unter die Haut, so führte der an sich harmlose Stoff zu Ödem, Blutungen und schließlich Nekrose. Diese „lokale Anaphylaxie" wird nach ihrem Entdecker auch Arthussches[3] Phänomen genannt.

Ähnliche Erscheinungen lassen sich auch — allerdings nur bei Kaninchen — durch Filtrate von Bakterienkulturen der Typhus-Coligruppe erzeugen, was wesentlich auf die im Filtrat enthaltenen Endotoxine zurückgehen dürfte. Nach einer ersten intravenösen Injektion ruft eine zweite intravenöse Injektion einen Schock mit Blutungen in Lunge und Bauchhöhle hervor (SANARELLI). Hat man jedoch die erste Injektion subcutan verabreicht, dann führt eine zweite intravenöse Injektion an dieser Stelle zu einem eigentümlichen, durch Blutungen gekennzeichneten örtlichen Gewebstod (SHWARTZMAN). Die zweite Reaktion, sei es nun der Schock oder der örtliche Gewebstod, ist aber zum Unterschied von der Anaphylaxie bereits 30 min nach der ersten „präparatorischen" Injektion auslösbar und erreicht 24 Std nach der Injektion ihren Höhepunkt. Deshalb nimmt man an, daß jene erste Injektion eine lokale Umstimmung der Gefäßendothelien hervorgerufen hat, so daß dann bei der zweiten Injektion eine intravasale Gerinnung einsetzt. Tatsächlich bleibt die Reaktion aus, wenn man das Blut ungerinnbar macht. Dieses *Sanarelli-Shwartzman*[4]-*Phänomen* ist recht unspezifisch, da beide

---

[1] C. RICHET (1850—1935), Physiologe, Paris. [2] RICHET suchte nach einem Ausdruck für den Gegensatz zu Phylaxie (griech. Schutz) und hätte eigentlich „Aphylaxie" für Schutzlosigkeit vorschlagen müssen. [3] M. ARTHUS 1862—1945, Physiologe in Lausanne.
[4] G. SANARELLI (1864—1940), italienischer Hygieniker; G. SHWARTZMANN (1896—1965), Bakteriologe in New York.

Injektionen durchaus nicht mit demselben Bakterienfiltrat ausgeführt werden müssen. Es ist vielmehr sehr wahrscheinlich, daß viele Bakterien die dabei wirksamen „präparatorischen" und „auslösenden" Stoffe in Form von Endotoxinen enthalten. Man hat manche mit örtlicher oder allgemeiner Blutungsneigung und Ausfall von Fibrinthromben einhergehende Krankheit des Menschen als generalisiertes Shwartzman-Sanarelli-Phänomen erklärt und die Blutungen als Ausdruck einer dabei auftretenden Gerinnungsstörung aufgefaßt. Hierher zählt man z.B. die beiderseitigen Nebennierenblutungen bei Meningokokken-Sepsis (Waterhouse-Friderichsen-Syndrom) sowie die doppelseitigen Nierenrindennekrosen bei fieberhaftem Abort. Hier würde das schlagartige Zugrundegehen von Bakterien im Sinne einer präparatorischen Injektion wirken.

Das Wesen des anaphylaktischen Schocks ist in einer ähnlichen Antigen-Antikörperreaktion zu suchen wie bei einer erworbenen Immunität. Die Antigene (Allergene) rufen die Bildung von Antikörpern hervor, die sich bei der Erfolgsinjektion mit den Allergenen verbinden. Diese Verbindung führt aber nicht, wie bei der Immunität, zur Unschädlichmachung eines Giftes oder eines artfremden Eiweißes, sondern zur Freisetzung von kreislaufwirksamen körpereigenen Stoffen wie Histamin, Heparin, Serotonin und Acetylcholin. Die Reaktion mit den humoralen Antikörpern löst den anaphylaktischen Schock bzw. die Nekrose beim Arthus-Phänomen im Sinne einer „Sofort-Reaktion" aus. Es gibt aber auch eine verzögerte allergische Reaktion, die auf der Verbindung von Antigen mit den zellständigen Antikörpern beruht. Dabei kommt es zur Wucherung von Zellen, insbesondere von Monocyten und Histiocyten. Da diese celluläre Spätreaktion in besonders klarer Weise durch Eiweißsubstanzen des Tuberkelbacteriums (Tuberkulin) ausgelöst werden kann, unterscheidet man eine örtliche allergische Reaktion vom Arthustyp und eine vom Tuberkulintyp. Der verzögerten Reaktion vom Tuberkulintyp begegnet man auch bei der Verwerfung von eingepflanzten Fremdgeweben.

Das Geschehen kann sich — wenn auch in etwas abgewandelter Form — beim Menschen abspielen und führt dann zu Krankheiten, die man unter dem Namen *Allergosen* zusammenfaßt. So kann die Injektion artfremden Eiweißes, wie sie heutzutage bei der Serumtherapie häufig vorgenommen wird, zur sog. Serumkrankheit führen (Fieber, Gelenkschwellungen, Ödeme usw.); manche Menschen werden im Laufe ihres Lebens durch die verschiedensten Allergene sensibilisiert und antworten dann beim Zusammentreffen mit diesen Stoffen, die für die Mehrzahl ihrer Mitmenschen vollkommen harmlos sind, mit Krankheitserscheinungen. Man spricht von Idiosynkrasie[1]. Die Krankheitserscheinungen können die verschiedensten Organe betreffen. Im Bereich der Haut entstehen Ödem und ein Urticaria[2] genannter Ausschlag, die glatte Muskulatur innerer Organe zieht sich krampfhaft zusammen, die Drüsen werden zu verstärkter Sekretion angeregt; dabei besteht eine ausgesprochene Eosinophilie der Gewebe und des Blutes. Zu diesen allergischen Krankheiten werden unter anderem das Asthma bronchiale und die Colica mucosa gerechnet. Nun neigen aber keineswegs alle Menschen in gleicher Weise zu allergischen Reaktionen oder allergischen Krankheiten. Die Betroffenen müssen vielmehr dazu eine eigene Anlage mitbringen, die oft genug vererbt ist.

Immunität (Resistenz) gegenüber einer bakteriellen Krankheit und allergische Reaktion gegenüber bestimmten Stoffen des betreffenden Bacteriums schließen einander nicht aus. So gelingt es z. B., Meerschweinchen mit Diphtheriebakterieneiweiß zu sensibilisieren, ohne sie gegenüber der Krankheit immun zu machen; andererseits kann man bei ihnen durch Behandlung mit Diphtherietoxoiden wohl Immunität, aber keine Anaphylaxie erzielen. Ähnlich dürften die Verhältnisse bei der Tuberkuloseinfektion liegen, da das Tuberkelbacterium außer dem Bakterieneiweiß zumindest noch drei verschiedene, wirksame Stoffe enthält (Tuberkulin, ein spezifisches Phosphatid und Kohlenhydrate).

---

[1] Idios (griech.) eigentümlich; syn-krasis (griech.) Zusammen-mischung — zu ergänzen: der Körpersäfte, da nach der klassischen Anschauung Krankheiten dieser Art auf einer besonderen Zusammenmischung der Säfte beruhten.   [2] Urtica (lat.) Quaddel.

c) Erworbene Disposition

Die Allergie ist, wie oben erwähnt, nur ein Sonderfall der Steigerung der Empfindlichkeit nach einem ersten Zusammentreffen des Organismus mit einer bestimmten Schädlichkeit, und zwar insofern, als die Empfindlichkeitssteigerung nur gegenüber derselben Schädlichkeit besteht. Das Zusammentreffen mit einer Schädlichkeit oder eine überstandene Krankheit kann aber auch die Empfindlichkeit gegenüber anderen Schädlichkeiten schaffen oder vorübergehend steigern, Krankheitsabläufe ändern usw. Diese Veränderungen im Verhalten des Organismus werden unter der Bezeichnung „pathologische Disposition" zusammengefaßt.

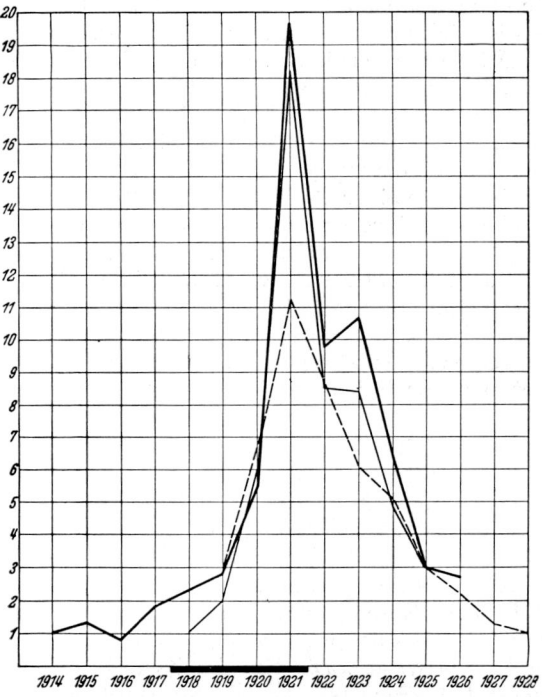

Abb. 21. Ansteigen der Zahl der Magengeschwüre während der Hungerzeit (1917—1921) an verschiedenen Orten in Rußland. (Nach HAMPERL)

Sie kann hervorgerufen werden durch quantitative oder qualitative Ernährungsfehler [also Hunger (s. Abb. 21) oder Überernährung, einseitige Ernährung], körperliche oder geistige Überanstrengung und Ermüdung, Erkältungen oder Durchnässungen und verschiedenes andere. Von Krankheiten, die eine Disposition für weitere Erkrankungen schaffen, seien die Blutarmut, der Diabetes, die Nephritis, der Magendarmkatarrh erwähnt (s. auch Sekundärinfektion S. 25) usw. Vielfach wird die Disposition dadurch hervorgerufen, daß schädliche Einflüsse die normalen Schutzvorrichtungen des Körpers stören oder unwirksam machen. So gewähren, wie schon erwähnt, die gesunde Haut und Schleimhaut einen Schutz gegen das Eindringen vieler pathogener Keime, der durch Hauterkrankungen oder Verletzungen zerstört wird. Das Flimmerepithel und die Sekrete der oberen Luftwege beseitigen viele eingedrungene Fremdkörper; Erkrankungen dieser Schleimhäute berauben sie dieses Schutzes. Manche Schädlichkeiten wehren wir durch reflektorische Bewegungen (z. B. Lidschluß), reflektorisch einsetzende Sekretvermehrungen usw. ab; Störungen bzw. Lähmungen der entsprechenden Nervenbahnen bedingen daher eine Krankheitsdisposition. Gewisse Krankheiten entstehen fast gesetzmäßig als „zweite Krankheit" nach vorausgegangenen anderen Krankheiten, wie z. B. die Nephritis oder Endokarditis nach Anginen.

III. Angeborene Disposition und Immunität (bzw. Resistenz)

Der Mensch zeichnet sich vor anderen Säugetieren durch ganz bestimmte Empfindlichkeiten und Unempfindlichkeiten gegenüber der Einwirkung von Giften und Bakterien aus *(Artdisposition)*. So ist z. B. für den Menschen bereits 0,1 g Atropin tödlich, während Kaninchen eine zehnfache Dosis anstandslos vertragen. Der menschliche Organismus ist empfindlich gegen Tetanus- und Diphtherietoxin, Gifte, gegen die die Hühner bzw. Ratten unempfindlich sind. Ebenso verhält es sich mit vielen bakteriellen Krankheitserregern. Dank der besonderen Zusammensetzung ihrer Körpersäfte bieten eben bestimmte Tierarten und auch der Mensch nur bestimmten belebten Krankheitserregern den für ihre Vermehrung notwendigen „Nährboden", während alle übrigen Erreger absterben. So ist der Mensch nur für einen begrenzten Ausschnitt aus der Vielzahl der belebten Krankheitserreger empfänglich, deren Hauptvertreter oben angeführt wurden. Die Auffindung und Reindarstellung eines gegen Parasiten gerichteten Prinzips ist PILLEMER gelungen, der im Serum eine von ihm Properdin[1] genannte Substanz nachgewiesen hat. Es handelt sich um ein β-Globulin, welches sich im Verein mit einer Komponente des Komplementes (C3) und Magnesium mit den Lipopolysacchariden der Bakterien koppelt und so die Bakterien am Wachstum hindert oder zerstört. Tatsächlich kann man durch Injektionen solcher Lipopolysaccharide den Verbrauch von Properdin steigern und damit sein Absinken im Blut herbeiführen. Auch bei der Inaktivierung von Viren und Abtötung von Protozoen ist das Properdinsystem beteiligt. Es ist bemerkenswert, daß der Properdinspiegel im Blut von Ratten fünfmal höher ist als bei den als Versuchstier für Infektionskrankheiten so beliebten Meerschweinchen, die fast kein Properdin besitzen.

Aber auch innerhalb des Menschengeschlechts selbst werden Unterschiede der Empfindlichkeit und Unempfindlichkeit angenommen, die auf das verschiedene Erbgut der einzelnen Menschenrassen zurückgeführt werden (sog. *Rassedisposition*). Allerdings haben sich viele der auf Rassedisposition und -immunität bezogenen Unterschiede im Verhalten gegen Krankheitserreger als Fehlbeobachtungen herausgestellt. Um im gegebenen Fall Rassedisposition oder -immunität als gesichert anzunehmen, müßten die in Betracht kommenden Menschenrassen unter gleichen äußeren Bedingungen leben und den betreffenden Schädlichkeiten in gleicher Weise ausgesetzt sein: Es müßte also gleiche „Exposition" vorliegen. Diese Forderung läßt sich im Tierversuch leichter erfüllen als bei einer menschlichen Bevölkerung. Wenn z. B. Weiße in den Tropen weniger häufig an Schlafkrankheit leiden als die Eingeborenen, so hängt dies wahrscheinlich mit dem besser durchgeführten Fliegenschutz zusammen; die Immunität gegen Malaria bei den Eingeborenen geht dagegen meist darauf zurück, daß diese die Erkrankung schon in früher Kindheit überstanden haben. Diese Tatsachen verpflichten uns, bei der Annahme einer Rassedisposition besonders vorsichtig zu sein.

Immerhin gibt es aber doch genug Beispiele, die der Forderung nach gleicher Exposition Rechnung tragen. So war z. B. die eingeborene Bevölkerung von Taschkent gegen Scharlach fast immun, während der russische Teil der Bevölkerung erkrankte; auch die Indianer sollen gegen diese Krankheit immun sein.

Aber auch Individuen ein und derselben Rasse können sich gegenüber krankheitserregenden Schädlichkeiten verschieden verhalten *(Individualdisposition)*.

---
[1] perdere (lat.): verlieren, zerstören.

Ein schönes Beispiel hierfür ist die individuell verschiedene Immunisierbarkeit von Meerschweinchen gegen Diphtherietoxin, wie sie PRIGGE an einem größeren Tiermaterial festgestellt hat (s. Abb. 22). Resistenz bzw. Disposition verhalten

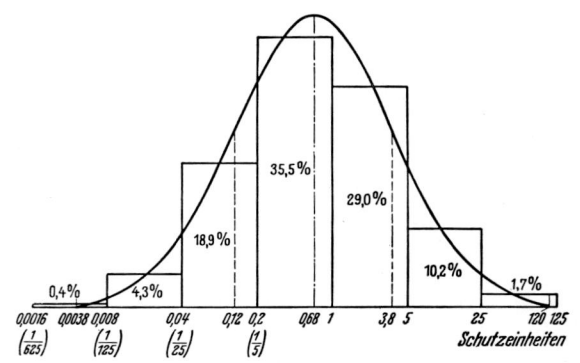

Abb. 22. Verschiedene Immunisierbarkeit von Meerschweinchen durch Diphtherietoxin. Auf dem waagerechten Strich die benötigten Schutzeinheiten, darüber die Zahl der Meerschweinchen in Prozenten; die Zahlen entsprechen der sog. Wahrscheinlichkeitskurve (ausgezogen). (Nach PRIGGE)

sich also genauso wie andere statistisch erfaßbare Merkmale: Die Hauptmasse der Individuen gruppiert sich entsprechend der Wahrscheinlichkeitskurve um einen mittleren Wert, während die beiden Extreme nur seltener vertreten sind. Bei

Erkrankung	Fälle	davon ♂ — 100% — davon ♀	♀/♂
Angina pectoris	433		0,53
Herzmuskelinfarkt	105		0,18
Bronchitiden, akut u. chron.	272		0,45
Bronchiektasen	52		0,33
Emphysem	420		0,36
Lungen-Tbc	152		0,43
Gastritis, Gastro-Duodenitis	654		0,32
Magenulcus	172		0,38
Magencarcinom	110		0,51
Ulcus duodeni	190		0,31
Narbenbulbus	187		0,18
Duodenal-Divertikel	66		0,47
Lebercirrhose	44		0,22
Cholezystopathie	308		2,21
Cholelithiasis	154		4,74
Chron. Cholangitis	118		3,73
Operierte Gallenblase	58		7,30
Strumen	223		2,23
Hyperthyreose	121		3,32
Tetanie	39		5,50
Hypochrome Anämie	103		9,30
Primär chron. Polyarthritis	47		2,60
Veg. Dystonie	655		1,74

Abb. 23. Geschlechtsverteilung verschiedener innerer Krankheiten. (Nach FRANKE u. Mitarb.)

Menschen ist die unterschiedliche Empfindlichkeit gegen Alkohol und narkotische Gifte bekannt. Auch von der Tuberkulose wissen wir, daß sie selbst nicht vererbt wird, sondern höchstens die Disposition zu ihrer Erwerbung. Die bei einzelnen Individuen vorhandene Empfindlichkeit (bzw. Überempfindlichkeit) gegen bestimmte, für die übrigen Menschen unschädliche Stoffe wird durch Vererbung höchstens mitbestimmt und beruht zumeist auf einer während des Lebens erworbenen Änderung des Organismus (s. Allergie).

Die Geschlechter sind gegenüber zahlreichen Krankheiten verschieden anfällig (s. Abb. 23). Ein oft nicht genau zu bestimmender Anteil dieser *Geschlechtsdisposition* ist aber jeweils durch die verschiedene Lebensart, die Exposition, bedingt.

Dagegen spielen das Lebensalter und die mit ihm verbundene Änderung in der ganzen Körperbeschaffenheit und -leistung eine wichtige Rolle *(Altersdisposition)*. Fetus, Säugling, Kleinkind, Kind, Erwachsener und Greis haben jeweils ihre besondere Empfindlichkeit und Unempfindlichkeit gegenüber Schädlichkeiten, deren Kenntnis Gegenstand eigener Fachrichtungen, wie der Kinderheilkunde oder der Greisenheilkunde (Geriatrie[1]), geworden ist. Oft ist allerdings die Disposition zum Erwerb gewisser Krankheiten in einem bestimmten Alter nur eine scheinbare. Wenn z. B. die sog. Kinderkrankheiten beim Erwachsenen seltener oder überhaupt nicht vorkommen, so beruht das vielfach darauf, daß Individuen, die eine Kinderkrankheit wie Masern oder Scharlach überstanden haben, nur selten zum zweiten Male erkranken. Da nun die meisten Menschen als Kinder diese Infektionskrankheiten durchmachen, sind sie später geschützt; es handelt sich also weniger um eine Altersdisposition des Kindes, als vielmehr um eine erworbene Immunität der Erwachsenen. Aber trotzdem zeigt gerade das Beispiel der meist in frühen Lebensjahren auftretenden Diphtherie, die keine absolute Immunität hinterläßt, daß der kindliche und erwachsene Körper verschieden disponiert sind. Auch die Tuberkulose wechselt die Form ihres Auftretens in verschiedenen Lebensaltern, der Typhus kommt am häufigsten zwischen dem 20. und 40. Lebensjahr vor usw.

Schließlich ist auch die Disposition einzelner Organe verschieden *(Organdisposition)*. Auch wenn Bakterien überall hingelangen, erkranken einzelne Organe, die ihnen günstigere Lebensbedingungen bieten, häufiger als andere. So wuchert z. B. der für sein Gedeihen besonders auf die Kohlenhydrate angewiesene Soorpilz hauptsächlich auf und im glykogenreichen Plattenepithel des Oesophagus. In anderen Fällen sind die Grundlagen der Organdisposition nicht aufzuklären.

IV. Erbkrankheiten

Während angeborene Dispositionen erst dann in Erscheinung treten, wenn eine äußere krankmachende Schädlichkeit einwirkt, gibt es Abweichungen des Organismus, die an und für sich schon Krankheit bedeuten, also keiner ausgesprochenen Schädlichkeit bedürfen, um offenbar zu werden. Das ist einmal für diejenigen Krankheiten der Fall, die sich in der Ausbildung abwegiger körperlicher und geistiger Eigenschaften gewissermaßen schon im Mutterleib kundtun. Zweitens gibt es Abweichungen von der normalen Körperbeschaffenheit, die erst beim Zusammentreffen mit den alltäglichen Reizen — also nicht ausgesprochenen Schädlichkeiten — zu Krankheiten führen. Die Grenze zwischen diesen erblich bedingten Krankheitsformen und denjenigen, die auf Grund einer besonderen ererbten Disposition durch äußere Schädlichkeiten ausgelöst werden, ist nicht immer scharf zu ziehen. So kommt es, daß die allermeisten bekannten Krankheiten in ihrem Auftreten und Ablauf in mehr oder minder weitgehender Weise durch die Erbmasse mitbestimmt werden: Eine ununterbrochene Reihe führt von Krankheiten, bei denen das Erbgut fast ganz hinter den äußeren, aus der Umwelt wirkenden Schädlichkeiten zurücktritt, bis zu solchen, die allein durch ererbte Abweichungen

---

[1] Geron (griech.) Greis; iatros (griech.) Arzt.

bedingt sind. Das Zusammenwirken innerer und äußerer Krankheitsursachen ist in untenstehendem, von M. v. Pfaundler entworfenen Schema übersichtlich dargestellt.

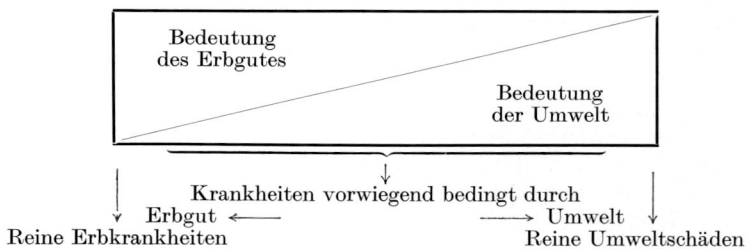

```
┌─────────────────────────────────────────────────┐
│  Bedeutung                                      │
│  des Erbgutes         ──────────────            │
│              ────────────   Bedeutung           │
│                             der Umwelt          │
└─────────────────────────────────────────────────┘
                          ↓
         |   Krankheiten vorwiegend bedingt durch   |
         ↓  Erbgut  ←────          ────→  Umwelt   ↓
    Reine Erbkrankheiten               Reine Umweltschäden
```

Die Erbkrankheiten (oder Krankheitsanlagen) stellen Merkmale (Erbeinheiten) der betreffenden Individuen dar, die nach den von der Erblehre her bekannten Regeln entstehen, in Erscheinung treten und weitervererbt werden. Niemals ist also die Vererbung selbst krankhaft; krankhaft kann höchstens das sein, was vererbt wird. Wir werden uns daher hauptsächlich mit Entstehung und Manifestierung der Erbkrankheiten zu beschäftigen haben.

Die krankhafte Erbanlage muß einmal in einer Keimzelle aus einer entsprechenden gesunden Anlage (Gen) durch eine Veränderung entstanden sein, die sich nunmehr auf die Nachkommenschaft weitervererbt. Eine solche Veränderung nennt man *Gen-Mutation*. Aus Züchtungsversuchen an Pflanzen und Tieren wissen wir, daß sie manchmal aus unbekannten Gründen sozusagen von selbst auftritt. Das sind die sog. Spontanmutationen. Auf der anderen Seite ist es gelungen, auch künstlich solche Mutationen durch verschiedene Eingriffe an den Keimzellen zu erzeugen. Besonders haben sich dabei die Röntgenstrahlen bewährt. Es ist aber auch möglich, im Experiment Mutationen an bereits in Entwicklung begriffenen Körperzellen zu erzeugen, sog. *somatische Mutationen*. Die einmal entstandene krankhafte Anlage kann sich dabei natürlich nur auf die Nachkommen dieser einen Körperzelle, nicht aber auf die Nachkommen des ganzen Individuums vererben. Während das Vorkommen von somatischen Mutationen beim Menschen problematisch ist, haben wir allen Grund anzunehmen, daß auch beim Menschen spontane und künstlich hervorgerufene Mutationen in den Keimzellen auftreten können, die sich dann in Krankheiten manifestieren. Für einzelne Krankheitsanlagen mit bekanntem Erbgang hat man sogar auf Grund der Stammbäume den Zeitpunkt festlegen können oder zumindest festlegen wollen, zu dem die Mutation aufgetreten sein mußte. Auf sicheren Füßen stehen mathematische Berechnungen über die Häufigkeit, mit der eine krankhafte Erbanlage dauernd durch Mutation neu entstehen muß, wenn sie nicht aussterben soll. Für die Hämophilie beträgt z. B. die „Mutationsrate" $2{,}7 \times 10^{-5}$.

Mit der Entstehung einer krankhaften Erbanlage ist aber noch lange nicht ihre *Manifestierung* gegeben. Eine recessive Erbanlage kann ja überhaupt erst in Erscheinung treten, wenn sie in beiden Allelen, also homozygot vorhanden ist. Sie vermag sich daher allerfrühestens in der vierten Generation zu manifestieren, vorausgesetzt, daß sich diejenigen Vettern und Basen geheiratet haben, die Träger des Merkmales sind (s. Abb. 24). Praktisch kommt es meist viel später zur Manifestierung. Zustände, die mit einem Fermentmangel einhergehen, sind zu allermeist recessiv vererblich, manifestieren sich also nur bei Homozygoten, während Anomalien der Struktur sich meist dominant vererben. Solche dominanten Erbanlagen können bereits in der ersten Generation in Erscheinung treten, da es ja genügt, wenn sie in einem Allel (heterozygot) vorhanden sind. Die tatsächliche Manifestation hängt

allerdings noch von verschiedenen Nebenumständen ab. Es gibt ,,starke" und
,,schwache" Gene, d.h. solche, die sich unter allen Umständen ausprägen, und
solche, die dies nur unter ganz besonders günstigen Umständen zu tun imstande
sind. Sie benötigen z.B. das Vorhandensein anderer Gene (genotypisches Milieu)
oder besondere Umweltbedingungen (Peristase). Alle diese Umstände erschweren
die Aufdeckung von krankhaften Erbanlagen und Erbkrankheiten überhaupt
und ganz besonders beim Menschen mit
seiner langsamen Generationsfolge. Dazu kommt noch, daß manchmal genau
dasselbe Krankheitsbild, das auf eine
sichere erbliche Anlage zurückgeht, in anderen Fällen aus ebenso sicherer äußerer
Ursache entsteht: Wir sprechen dann von
Phänokopien[1], von denen nur der Diabetes als Beispiel genannt sei. Bei dieser
Sachlage ist es bewundersnwert, über
wieviel gesicherte Tatsachen die menschliche Erbforschung trotzdem verfügt.

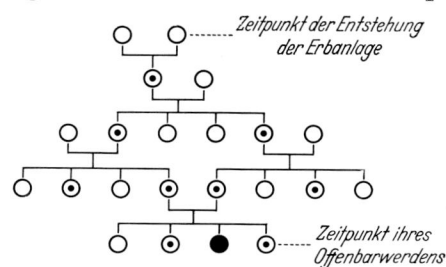

Abb. 24. Früheste Manifestierung einer recessiven Erbanlage. (Nach LENZ)

Viel verdanken wir hier der *Zwillingsforschung:* Dabei wird das Verhalten der
erbgleichen (eineiigen) Zwillingspaare dem der erbverschiedenen (zweieiigen) Paare
gegenübergestellt, von denen natürlich immer mindestens ein Zwilling die Krankheit zeigen muß; der andere zeigt sie entweder auch, verhält sich konkordant, oder
er hat sie nicht, verhält sich diskordant. Bei den auf der Tabelle 1 gewählten Beispielen zeigt uns der starke Unterschied in der Konkordanz (41,4:2,8% bei der

Tabelle 1. *Ergebnisse von Zwillingsuntersuchungen.* (Zusammengestellt nach v. VERSCHUER)

	Erbgleiche Paare		Erbverschiedene Paare	
	Anzahl	davon konkordant	Anzahl	davon konkordant
Tuberkulose	381	202 (53%)	843	187 (22,2%)
Hüftgelenksluxation	29	12 (41,4%)	109	3 (2,8%)
Klumpfuß	35	8 (22,9%)	133	3 (2,3%)
Krebs	129	25 (19%)	287	44 (15%)

Hüftgelenksluxation und 22,9:2,3% bei Klumpfuß) bei erbgleichen und erbverschiedenen Paaren an, daß die Krankheit zu einem großen Grad erbbedingt ist,
daß es sich aber um schwache Gene handelt, die sich nur in 41,4% oder gar bloß
22,9% durchsetzen. Bei Tuberkulose ist der Unterschied (53:22,2%) nicht so
groß. Bei der Manifestation kann auch das Geschlecht eine Rolle spielen: Die Hüftgelenksluxation tritt ganz überwiegend beim weiblichen, der Klumpfuß beim
männlichen Geschlecht auf.

Andere Methoden der Erbforschung sind die Aufstellung von Stammbäumen
und die *Massenstatistik* (,,statistische Summation"). Man geht dabei z.B. von den
Menschen mit einer bestimmten Krankheit aus und sucht festzustellen, wie oft
Geschwister der Kranken auch von dieser Krankheit befallen sind. Handelt es
sich um eine dominant vererbte Krankheit, so wird die Gesamtzahl der erkrankten
zu der der gesunden Geschwister im Verhältnis von 1:1 stehen: Der erkrankte
Elternteil ist ja hinsichtlich der krankhaften Erbanlage fast immer heterozygot,
besitzt also neben der krankhaften Erbanlage auch immer das normale Allel, das
er ebenfalls vererben kann. Bei recessiv vererbten Krankheiten wird das Verhältnis

---
[1] Phaino (griech.) sichtbar machen.

von Kranken zu Gesunden wie 1:3 sein, da ja beide Elternteile die krankhafte Erbanlage latent besitzen müssen und die Krankheit nur in homozygotem Zustand auftreten kann. Man muß allerdings immer große Zahlen zur Verfügung haben, die mit besonderer Sorgfalt auszuwerten sind.

Manche erbliche Abartung ist nur in der heterozygoten Form lebensfähig; tritt sie homozygot auf, so sterben die Träger meist schon im Uterus ab, das Merkmal wirkt dann also als *Letalfaktor*. So kennt man z.B. beim Menschen ein an sich harmloses Merkmal, die geringe Segmentierung der Leukocytenkerne als sog. Pelgersche Kernanomalie nur in der heterozygoten Form. Beim Kaninchen ist es aber nach Überwindung vieler Schwierigkeiten doch gelungen, homozygote Pelger-Tiere am Leben zu erhalten, die dann überhaupt keine Segmentierung ihrer Leukocytenkerne mehr zeigen.

Während man bei Insekten, insbesondere bei der Taufliege, die *Genorte* für die einzelnen Abartungen ganz genau in den einzelnen Chromosomen lokalisieren konnte, ist etwas Ähnliches beim Menschen nur hinsichtlich der Geschlechtschromosomen möglich gewesen. Sowohl das X- wie das Y-Chromosom haben einen Teil, der beiden gemeinsam ist, und einen Teil, der nur im X- oder nur im Y-Chromosom vorkommt (s. Abb. 25). Die in diesen Chromosomenteilen lokalisierten Gene zeigen also eine gewisse Bindung an das Geschlecht; wir sprechen von geschlechtsgebundener Vererbung, die wir am Beispiel der Bluterkrankheit kennenlernen wollen.

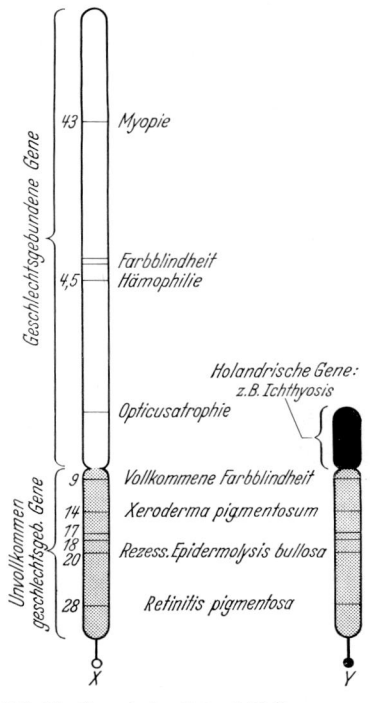

Abb. 25. Genorte im X- und Y-Chromosom. (Nach v. VERSCHUER)

Die *Bluterkrankheit (Hämophilie)* (s. Abb. 26) äußert sich in einer Neigung zu ausgedehnten, manchmal unstillbaren, ja sogar tödlichen Blutungen auf geringste Verletzungen hin: Der Mechanismus der Blutgerinnung ist dadurch gestört, daß ein wesentlicher „antihämophiler Faktor", und zwar Faktor VIII bei klassischer Hämophilie A, Faktor IX (Christmas-Faktor) bei Hämophilie B (s. auch S. 77), im Blutplasma fehlt. Der Mangel geht zurück auf ein im X-Chromosom lokalisierbares Gen, das sich gegenüber dem normalen Allel recessiv verhält. Da die Frau neben dem kranken (d.h. als Sitz der kranken Anlage erkannten) $\underline{X}$-Chromosom auch immer das dominante Allel im zweiten gesunden X-Chromosom besitzt, wird bei ihr die Krankheit nicht auftreten. Heiratet eine solche Frau einen gesunden Mann, so sind viererlei Paarungen ihrer Eizellen mit den Samenzellen möglich (wobei die 44 Autosomen außer Betracht bleiben): Der Sohn $\underline{X}Y$ besitzt das kranke X-Chromosom der Mutter; da aber das vom Vater stammende Y-Chromosom kein entsprechendes normales Allel enthält, das die Wirkung unterdrücken könnte, tritt die Bluterkrankheit in Erscheinung. Die Tochter $\underline{X}X$ ist gesund, besitzt aber dasselbe $\underline{X}$-Chromosom wie die Mutter, und kann es also wie diese an ihren Sohn weitergeben. Sie ist dann Überträgerin

(Konduktorin). Die Tochter XX und der Sohn XY sind gesund. Eine hämophile Tochter $\underline{X}\underline{X}$ wäre nur dann zu erwarten, wenn ein hämophiler Mann eine Konduktorin heiratete. Im allgemeinen sterben aber die Bluter in jugendlichem Alter (meist während der Zahnung) an Verblutung, so daß eine solche Verbindung nur sehr selten zustande kommen dürfte. Außerdem ist es fraglich, ob die Konstellation $\underline{X}X$ überhaupt lebensfähig ist. An der krankhaften Anlage Hämophilie ist gleichzeitig auch ihre geographische Verbreitung festgestellt worden; sie findet sich in Deutschland (besonders in Württemberg) sowie in der Schweiz, während sie in anderen großen Gebieten vollkommen fehlt.

In ähnlicher Weise geschlechtsgebunden wie die Bluterkrankheit vererben sich die *Rotgrünblindheit* (nach DALTON[1], der selbst diese Krankheit aufwies, auch Daltonismus genannt) und die *Opticusatrophie*. Ebenfalls im X-Chromosom lokalisiert und vererblich sind das Gen des *Favismus*, der sich in einer hämolytischen Reaktion gegenüber einer Bohnenart (Vicia fava) und Medikamenten zu erkennen gibt, sowie der *vitamin-resistenten Rachitis*.

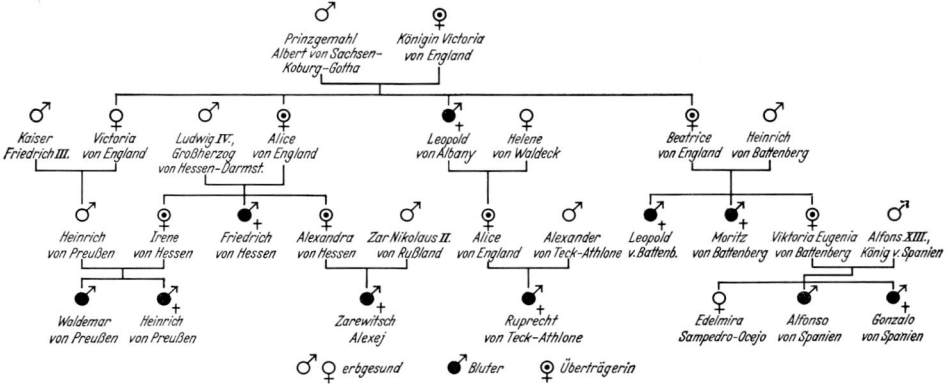

Abb. 26. Stammtafel europäischer Fürstenhäuser als Beispiel für die Vererbung der Bluterkrankheit

Bei anderen Erbkrankheiten müssen wir uns meist mit der Feststellung begnügen, daß sich eine Krankheit dominant oder recessiv vererbt, daß ein starkes oder ein schwaches Gen vorliegt. Die *Polydaktylie* (Vielfingrigkeit) ist z. B. durch ein dominantes Gen bedingt, das in den Autosomen seinen Sitz hat. Die Manifestation dieses Gens ist aber durchaus nicht regelmäßig. Einmal spielen Nebengene eine Rolle, andererseits ist auch der Grad der Ausprägung des Außenmerkmals sehr verschieden, insofern, als neben überzähligen Fingern in verschiedener Zahl auch Fehlen von Fingern vorkommen kann. Ähnlich wie bei der Polydaktylie liegen die Verhältnisse bei der Vererbung vieler anderer Mißbildungen der äußeren Form.

Bei manchen *Geisteskrankheiten* ist Erblichkeit sichergestellt. So ist z. B. manisch-depressives Irresein durch mehrere Gene bedingt, darunter mindestens eine dominante Hauptanlage.

V. Konstitution

Unter Konstitution verstehen wir die „Verfassung" eines Individuums zu einem gewissen Zeitpunkt seines Lebens. Sie ist sowohl durch seine Erbmasse wie durch alle während des Lebens einwirkenden Einflüsse der Umwelt bedingt. Alle die früher erwähnten Formen der Disposition, Immunität, Überempfindlichkeit, Resistenz, sind also Teilstücke der Konstitution, die dazu noch alle übrigen Eigenschaften des Organismus in sich einschließt. Bedeutungsvoll für den Arzt ist, daß

---

[1] J. DALTON (1766—1844), englischer Chemiker und Physiologe.

mit dem Begriff der Konstitution auch diejenige Beschaffenheit des Organismus umschrieben ist, von der die besonderen Reaktionen oder überhaupt die Art der Reaktion auf Reize jeweils abhängen. Wenn es auch einer ferneren Zukunft glücken mag, den Begriff „Konstitution" noch weiter wissenschaftlich in seine einzelnen Teilstücke zu zerlegen, für den behandelnden Arzt wird er als Zusammenfassung aller die „Verfassung" bedingenden Besonderheiten des Einzelindividuums seine Bedeutung und seine Berechtigung behalten.

Von der *Körperform* ausgehend, hat man versucht, die Vielfalt der Einzelindividuen zu bestimmten Konstitutionstypen zusammenzufassen. Eine genauere Erfassung eines solchen äußeren „Habitus" der Menschen und Gruppenbildung

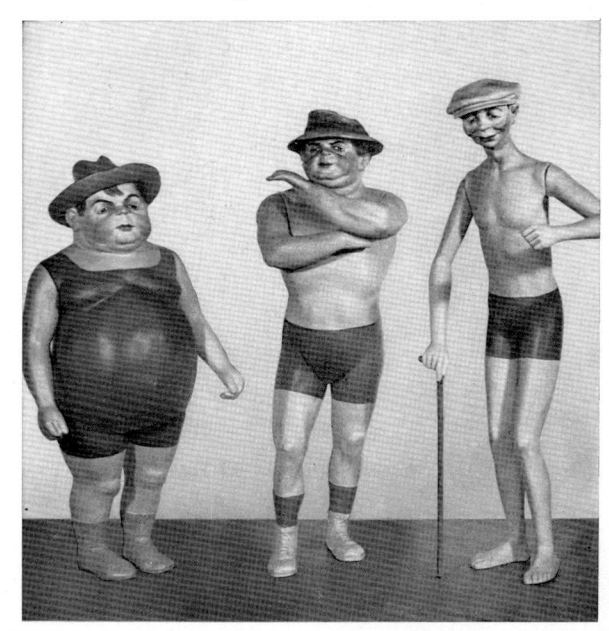

Abb. 27. Leicht karikierende Darstellung des pyknischen, athletischen und leptosomen Typus[1]

nach äußeren Merkmalen wird seit Jahren in immer steigendem Maße von der Anthropologie und Anthropometrie erstrebt. Für das ärztliche Denken bedeutungsvoll wird eine solche Einteilung erst dann werden, wenn sie erlaubt, aus Reaktionsformen, Krankheitsbereitschaften, Widerstandskräften oder geistiger Beschaffenheit Schlüsse zu ziehen. Die Grundlage der gebräuchlichen Einteilungen ist verschieden, weil jede andere Merkmale als ausschlaggebend für die Einreihung in bestimmte normale Konstitutionsgruppen ansieht. Daher sind auch die von KRETSCHMER[2] sowie SIGAUD aufgestellten Konstitutionstypen kaum zur Deckung zu bringen; sie überschneiden sich.

Man unterscheidet folgende *normale Konstitutionstypen* (s. Abb. 27):

1. *Normosomer Typus.* Er entspricht den idealen Mittelwerten der Bevölkerung am meisten (ebenmäßige Wuchsform) und deckt sich teilweise mit dem Typus muscularis von SIGAUD und dem Typus athleticus von KRETSCHMER.

---

[1] Diese Figuren hat der verstorbene Ordinarius für Anatomie an der Deutschen Karls-Universität in Prag, Prof. O. GROSSER, seinerzeit auf einem Jahrmarkt erstanden und sie dem Verfasser für eine Abbildung zur Verfügung gestellt.   [2] Deutscher Psychiater (1888 bis 1964).

2. Der *leptosome*[1] *Typus* (zum Teil dem Typus respiratorius von SIGAUD entsprechend) ist schlank, schmächtig, neigt zur Magerkeit. Er besitzt fallende Schultern, einen langen schmalen Thorax, das Herz ist klein, senkrecht im Brustraum eingestellt.

3. Der *pyknische (eurysome*[2]*) Typus* (zum Teil dem Typus digestivus von SIGAUD entsprechend) zeichnet sich durch kurzen gedrungenen Körperbau aus, neigt zu Fettansatz; das Herz ist mehr waagerecht im Brustraum gelagert.

KRETSCHMER hat darauf hingewiesen, daß zwischen *Körperbau und Charakter* sowie dem Auftreten von bestimmten Geisteskrankheiten Zusammenhänge bestehen: Der leptosome und athletische Typus neigen zu Schizophrenie, der pyknische Typus zu manisch-depressivem Irresein (s. Abb. 28). Auch sollen Leptosome zu Lungentuberkulose und Magengeschwüren, Pykniker zu Rheumatismus, Gallensteinen und Arteriosklerose, Athletische zu Migräne disponiert sein.

Von *pathologischen Konstitutionstypen* sind zu erwähnen:

1. Der *asthenische*[3] *Habitus* (STILLER[4]). Er stellt gewissermaßen eine Übersteigerung des leptosomen Typus dar. Die betreffenden Individuen sind hoch gewachsen, hager, ihr Stützgewebe ist schlecht entwickelt, sie neigen dementsprechend zu Prolapsen, Brüchen, Skoliose, Genu valgum, Plattfuß usw.; das Herz hat Tropfform, die Aorta ist eng (Aorta angusta).

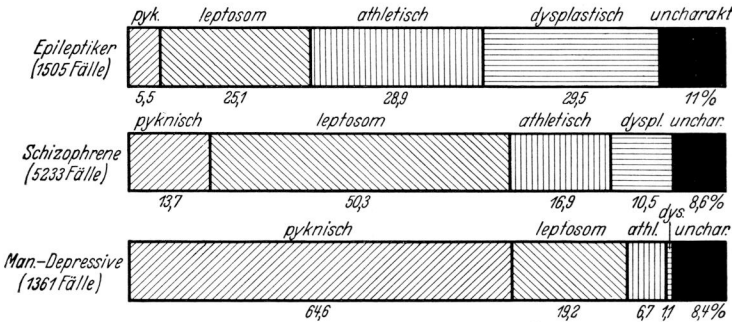

Abb. 28. Die Häufigkeit der Körperbautypen bei verschiedenen Geisteskrankheiten. (Nach KRETSCHMER)

2. Nicht scharf vom asthenischen Habitus zu trennen ist der *Infantilismus*, die *hypoplastische Konstitution*. Sie ist im ganzen gekennzeichnet durch Bestehenbleiben des kindlichen Habitus, im einzelnen durch ein kleines, leicht versagendes Herz, enge und dünne Aorta, mangelhafte Ausbildung der Genitalien und der sekundären Geschlechtsmerkmale, schlaffe Muskulatur, reichliches lymphatisches Gewebe (Beziehung zum Status lymphaticus s. unten), Neigung zur Chlorose, geringe Entwicklung der endokrinen Drüsen.

3. Die *lymphatische Konstitution* (*Status thymico-lymphaticus*, A. PALTAUF[5]) ist sehr umstritten. Sie soll einhergehen mit Schwellung der Thymusdrüse sowie des gesamten lymphatischen Apparates, Neigung zu spastischen Muskelkontraktionen und zu plötzlichen Todesfällen (in der Narkose usw. und auch ohne nachweisbare Veranlassung), Empfänglichkeit für Diphtherie und Masern. In den meisten einschlägigen Fällen handelt es sich aber nicht um eine Konstitutionsanomalie, sondern um das schon normalerweise in frühen Lebensaltern gut entwickelte lymphatische Gewebe. Da dieses bei auszehrenden Krankheiten schnell schwindet, mußte es in plötzlichen Todesfällen dem Untersuchern besonders in die Augen fallen und wurde dann als krankhaft aufgefaßt oder gar mangels anderer greifbarer Ursachen für den Tod verantwortlich gemacht. Es scheint also ein normaler Befund irrtümlich als krankhaft gedeutet worden zu sein. Man wird daher den Begriff „Status thymico-lymphaticus", wenn er überhaupt beibehalten werden soll, wesentlich einengen und auf solche Fälle beschränken müssen, in welchen tatsächlich eine ganz ungewöhnlich reichliche Entwicklung lymphatischen Gewebes vorliegt (in der Regel verbunden mit anderen Anomalien, wie Unterentwicklung des Gefäßsystems).

Noch weniger deutlich umschrieben sind andere Konstitutionsanomalien, wie der von den Franzosen aufgestellte Arthritismus (Neigung zu rheumatischen Gelenkerkrankungen und Steinbildung), der sich zum Teil mit den für den Pykniker kennzeichnenden Dispositionen (s. oben) deckt u.a.

---

[1] Leptos (griech.) zart; soma (griech.) Körper. [2] Pyknos (griech.) dicht, derb; eurys (griech.) breit. [3] A- verneinende Vorsilbe; sthenos (griech.) Kraft. [4] B. STILLER (1837 bis 1922), Arzt in Budapest. [5] A. PALTAUF (1860—1893), Prof. der gerichtl. Medizin in Prag.

Zweiter Teil

Allgemeine pathologische Anatomie
A. Störungen der Entwicklung (Mißbildungen)

Wenn die gestaltliche Entwicklung des Organismus zu irgendeinem Zeitpunkt gestört ist, entstehen bleibende Abweichungen in seiner äußeren Form und an seinen inneren Organen, die wir als Mißbildungen (Monstra, Terata[1]) bezeichnen. Wollen wir sie richtig verstehen, so dürfen wir uns nicht auf die Betrachtung der fertigen Mißbildungen beschränken, sondern müssen auf ihre Entstehung zurückgehen, d. h. mehr den krankhaften Vorgang als den krankhaften Zustand ins Auge fassen. Die genaue Kenntnis der normalen Entwicklungsvorgänge ermöglicht es denn auch, die Art der Entwicklungsstörung und den Zeitpunkt ihres Einsetzens (formale Genese) festzustellen.

I. Formale Genese

Die verwickelten Entwicklungsvorgänge können in mannigfacher Weise gestört sein. Mit Hilfe der Embryologie sind wir imstande, aus dem vorliegenden Endergebnis, eben der Mißbildung, zu erschließen, welcher Art die Störung gewesen sein muß. Im allgemeinen kann man drei Hauptformen der Entwicklungsstörung unterscheiden, die die alten Anatomen als die Monstra per defectum (a), per excessum (b) und per fabricam alienam (c) bezeichnet haben.

a) Der Ablauf der Entwicklungsvorgänge ist gehemmt (Monstra per defectum). Diese *Entwicklungshemmung* kann dazu führen, daß ein Organ oder Körperteil überhaupt nicht angelegt wird: Das betreffende Organ fehlt (Aplasie, Agenesie[2]). Bleibt eine Organanlage auf einer frühesten Entwicklungsstufe stehen, so entsteht ein verkümmertes Gebilde, ein Organrudiment. In anderen Fällen führt die Entwicklungshemmung nur zu einer Unterentwicklung, zur Hypoplasie, die sich in abnormer Kleinheit eines oder mehrerer Organe oder des ganzen Körpers (Zwergwuchs) kundgibt. Entwicklungshemmung liegt auch dort vor, wo Organe, Spalten oder Lichtungen erhalten bleiben, die während der normalen Entwicklung nur vorübergehend auftreten und sich dann zurückbilden. Man spricht von Persistenz[3]. Andererseits kann aber auch die Bildung von normalerweise auftretenden Spalten oder Lichtungen gehemmt sein bzw. ganz ausbleiben. Das gilt besonders für Hohlorgane, die zunächst als solide Gebilde angelegt sind und nun krankhafterweise solide bleiben (Atresie[4], Obliteration[5]) oder nur eine ver-

---

[1] Teras (griech.) Wunder. Viele Mißbildungen wurden im Altertum als Wunder aufgefaßt und waren wohl (unbewußt) richtunggebend für die körperlichen Vorstellungen von Göttern, Halbgöttern und Dämonen. Janus, Sirenen, Cyclopen u. a. m. haben ihr Vorbild in menschlichen Mißbildungen, die jetzt ihrerseits wieder mit den Götternamen belegt werden. Auch als Vorbild für Wappentiere mußten Mißbildungen dienen — der doppelköpfige Adler im österreichischen und der doppeltgeschwänzte Löwe im böhmischen Wappen sind typische Beispiele für Verdoppelung des vorderen und hinteren Körperendes (s. S. 67). [2] A- verneinende Vorsilbe; plasso (griech.) bilden; genesis (griech.) Entstehung. [3] Persisto (lat.) verharren. [4] A- verneinende Vorsilbe; tresis (griech.) Loch. [5] Oblitero (lat.) ausstreichen, vernichten.

engte Lichtung erhalten (Stenose[1]). Manchmal ist die Trennung sich während der Embryonalentwicklung berührender Organe gehemmt, so daß sie verwachsen bleiben.

b) Die Entwicklungsvorgänge sind *gesteigert* (Monstra per excessum). So kann ein Organ doppelt oder mehrfach angelegt sein (Überschußbildungen), oder es kommt zu einer übermäßigen Entwicklung der normalen Anlage. Sie äußert sich darin, daß Organe oder Organabschnitte unverhältnismäßig groß werden oder der ganze Körper übernormale Maße erhält (örtlicher bzw. allgemeiner Riesenwuchs). Geringere Grade von örtlicher Überschußbildung oder Riesenwuchs bezeichnet man auch als Hyperplasien. Hier ist die Grenze gegenüber den später während des Lebens aus äußeren Ursachen aufgetretenen Hyperplasien und den geschwulstmäßigen Wucherungen nicht immer scharf zu ziehen.

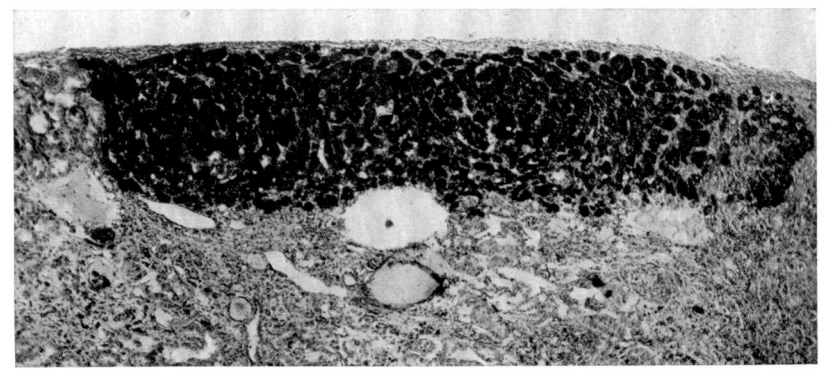

Abb. 29. Versprengter Nebennierenrindenkeim an der Nierenoberfläche (im Bild schwarz durch Fettfärbung)

c) Die Entwicklung geht *an falscher Stelle* vor sich (Monstra per fabricam alienam). So entstehen Verlagerungen richtig ausgebildeter Organe, von Organteilen oder einzelnen Gewebsbezirken; wir sprechen von versprengten Keimen, z. B. einem versprengten Nebennierenrindenkeim (Abb. 29).

Entwickeln sich solche abgesprengten Keime selbständig weiter, so ist ihre Abgrenzung gegenüber echten Geschwülsten nicht immer leicht, daher spricht man oft ganz allgemein von Choristomen[2].

So können z. B. während der Entwicklung Anteile der Haut in die Tiefe verlagert werden, wo sie zu in sich abgeschlossenen größeren oder kleineren Hohlräumen heranwachsen (s. Abb. 30). Ist ihre Auskleidung bloß von Epidermis gebildet, so spricht man von *Epidermoidcysten* oder kurz Epidermoiden; finden sich außerdem in der Wand die Anhangsgebilde der Epidermis, wie Schweiß- oder Talgdrüsen oder Haare, so liegt eine *Dermoidcyste* vor. Der Inhalt der so umgrenzten Lichtung wird von abgeschilferten Hornmassen, eventuell auch Haaren und fettigem Sekret der Talgdrüsen gebildet. Solche Epidermoid- und Dermoidcysten kommen an verschiedenen Stellen des Körpers vor, namentlich dort, wo sich während der embryonalen Entwicklung Spalten schließen (fissurale Dermoide); häufig trifft man sie am Schädel, wo sie an der Haut oder an der äußeren oder inneren Fläche des Schädeldaches sitzen. Epidermiskeime können aber auch noch tiefer bis in die weichen Hirnhäute verlagert werden. Sie wachsen hier zu umfänglichen, rundlich-buckeligen Gebilden heran, die solide Geschwülste vortäuschen. Dadurch, daß die konzentrisch geschichteten Hornmassen durch die dünne

---

[1] Stenos (griech.) eng.   [2] Chorizo (griech.) trennen.

umhüllende Epithelmembran silbrig-weiß durchscheinen, entsteht ein perlmutterartiger Glanz. Man hat solche Bildungen daher auch als *Perlgeschwülste* (Margaritome[1]) bezeichnet, obwohl eigentlich nur eine Gewebsmißbildung ohne eigengesetzliches Wachstum vorliegt. Eine andere Bezeichnung: *Cholesteatom* der Hirnhäute geht darauf zurück, daß beim Zerfall der Hornmassen kristallinisches Cholesterin ausfällt (über andere ,,Cholesteatome" s. S. 173). Bei den sog. *Sacraldermoiden* handelt es sich dagegen höchstwahrscheinlich nicht um Mißbildungen, sondern um Härchen, die in der Sacralfalte infolge mangelhafter persönlicher

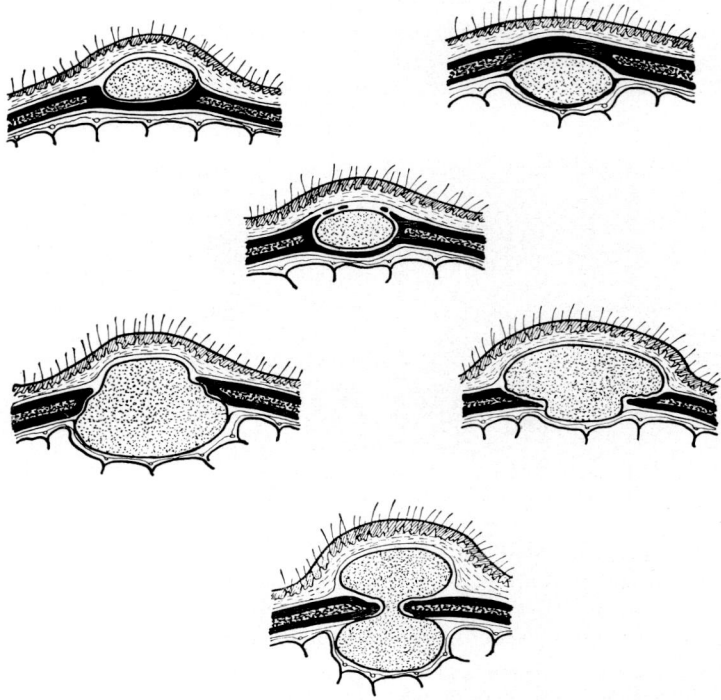

Abb. 30. Verschiedene Lage von Epidermoidcysten am Schädel: unter der Haut, im Schädelknochen, unter dem Schädelknochen usw. (Nach KLEINSASSER und ALBRECHT)

Hygiene liegengeblieben sind und eine Entzündung unterhalten haben. Man hat daher den treffenderen Namen ,,pilonidaler[2] Sinus" vorgeschlagen.

Die Kenntnis der normalen Entwicklungsgeschichte klärt aber nicht nur die Art der Entwicklungsstörung auf, sondern lehrt uns auch den ungefähren *Zeitpunkt*, zu dem sie eingetreten ist. Das wird besonders bei den Hemmungsmißbildungen deutlich. Wenn wir z. B. wissen, wann sich normalerweise eine Spalte zu verschließen hat, so ist die Entstehung einer Mißbildung, die auf ein Offenbleiben dieser Spalte zurückgeht, für eben diesen Zeitpunkt anzusetzen. Nicht immer liegen aber die Verhältnisse so einfach, da eine Abweichung der Entwicklung auch die nachfolgenden (abhängigen) Entwicklungsvorgänge stört; dann ist es manchmal schwer, den ersten grundlegenden Fehler klarzustellen. Im allgemeinen wird der Satz gelten können, daß die Abweichungen von der Norm um so kleiner sein werden, je später die Entwicklungsstörung auftritt, d. h. je mehr die Organe bereits ihre endgültige Form erreicht haben. Schließlich muß ja nicht jede Mißbildung in die

---

[1] Margarites (griech.) perlartig. [2] Pilus (lat.) Haar.

Zeit der stürmischen Entwicklung während der Embryonalzeit fallen: Auch nach der Geburt wächst und entwickelt sich der Organismus noch weiter und kann — freilich in kleinerem Umfang — mißbildet werden.

Die Embryologie liefert uns genaue Kenntnisse darüber, wie und wann sich die Formgestaltung des Körpers und seiner einzelnen Organe abspielt. Daher ist es möglich, für viele Mißbildungen die Entwicklungsperiode genau zu bestimmen, in der die Abweichung vom normalen Entwicklungsvorgang stattgefunden haben muß. Diese Periode ist begrenzt einerseits vom Zeitpunkt, vor dem die Abweichung *noch nicht*, und andererseits von dem Zeitpunkt, nach dem sie *nicht mehr* aufgetreten sein kann. Wir nennen diesen Zeitraum die *teratogenetische Terminationsperiode*[1].

II. Kausale Genese

Ein Teil der Mißbildungen ist in dem *Genotypus* des betreffenden Individuums begründet, der ja den ganzen Entwicklungsablauf in erster Linie bestimmt. Hier kann es sich um die Auswirkung einer bestimmten krankhaften Erbanlage (eines Gens) handeln oder um eine Anomalie im Chromosomensatz. Krankhafte Erbanlagen sind als Mutationen aufzufassen, die entweder durch äußere Einflüsse hervorgerufen wurden, wie z. B. durch Bestrahlung, oder spontan entstanden sind; die Chromosomenanomalien können sowohl Beschaffenheit wie Zahl der Chromosomen betreffen.

Bei der Meiose (Reifeteilung) wird der normale Chromosomensatz (44 Autosomen + 2 Geschlechtschromosomen) halbiert, so daß das befruchtungsfähige Ei 22 Autosomen und ein X-Chromosom, das Spermium 22 Autosomen und ein X- oder ein Y-Chromosom besitzt. Wenn sich 2 Chromosomen bei dieser Halbierung des gesamten Chromosomensatzes nicht richtig voneinander trennen („non-disjunction"), dann gelangen beide in die eine Gamete, während der anderen dieses Chromosom fehlt; bei der Befruchtung mit einer hinsichtlich des Chromosomensatzes normalen Gamete wird also einmal ein Individuum entstehen, das ein bestimmtes Chromosom dreimal besitzt (Trisomie) und ein anderes, das es nur einmal besitzt (Monosomie).

Auf eine Trisomie oder ein verändertes *Autosom* 21/22 geht z. B. der *Mongolismus* zurück: die Kinder zeigen eine Lidfalte, wie sie für die mongolische Rasse kennzeichnend ist, und sind geistig unterentwickelt. Die ausgebliebene Trennung des Chromosoms spielt sich bei der Eireifung ab und ist vom Alter der Mutter abhängig. Offenbar handelt es sich um eine Alterserscheinung der Eizellen, die ja mit der Geburt bereits in den Primordialfollikeln angelegt sind und mit der Mutter altern, während die Spermien stets neu nachgebildet werden.

Anomalien im Bereich der *Geschlechtschromosomen* lassen sich unter Umständen schon an der Beschaffenheit des Zellkerns erkennen. Bei weiblichen Individuen findet sich in einer größeren Zahl von Zellkernen ein der Kernmembran anliegendes Körperchen (Geschlechtschromatin), das dem heterochromatischen Anteil des zweiten X-Chromosoms entspricht. Es ist schon in den Amnionepithelien vorhanden (Möglichkeit der Geschlechtsbestimmung des Fetus vor der Geburt!) und wird später besonders leicht in Plattenepithelien der Epidermis, abgeschilferten Mundhöhlenepithelien oder neutrophilen Leukocyten nachgewiesen.

Bei einer Trisomie des X-Chromosoms (44 Autosomen + XXX) werden also zwei derartige Körperchen auftreten. Solche „*Superfemales*" (Überweiber) zeigen aber gewöhnlich geistige Defekte und Mißbildungen. Die Konstellation 44 Autosomen + XXY ist kennzeichnend für das *Klinefelter*[2]-*Syndrom*. Hier handelt es sich um äußerlich männliche Individuen (Y-Chromosom!) mit Geschlechts-

---

[1] Teras (griech.) Wunder, Mißbildung; genesis (griech.) Entstehung; termino (lat.) beenden, eine Grenze setzen. [2] H. KLINEFELTER (geb. 1912), amerikanischer Arzt.

chromatinkörperchen wie bei weiblichen Individuen. Manchmal sind diese Individuen geistig zurückgeblieben. Die Monosomie: 44 Autosomen + XO ist kennzeichnend für das *Turner-Syndrom*, bei dem bei einem äußerlich weiblich erscheinenden Individuum eine Dysplasie der Eierstöcke vorhanden ist. Hier ist offenbar die Befruchtung durch ein Spermium erfolgt, das infolge mangelhafter Chromosomentrennung weder ein X- noch ein Y-Chromosom enthielt.

Ähnliche Mißbildungen (,,*Phänokopien*"), wie sie durch Änderung im Genom entstehen, können aber auch unter Umständen durch äußere schädigende Einflüsse verursacht werden, die den Fetus während seiner Entwicklung treffen. Wir sind also bei einer gegebenen Mißbildung nicht immer imstande, die für die Eltern so wichtige Frage unmittelbar zu entscheiden, ob eine Abwegigkeit in der Entwicklung erbbedingt oder umweltbedingt ist. In jüngster Zeit hat sich die Zahl der bekannten Einwirkungen, die von der Mutter her über den Placentarweg Mißbildungen hervorrufen können, ständig vergrößert. Dabei konnte man feststellen, daß gewisse Schädlichkeiten nur während einer bestimmten Periode auch nur ganz bestimmte Organe zu schädigen vermögen, bei denen also zu dieser Zeit eine besondere *teratogenetische Empfindlichkeit* vorliegen muß, die ihrerseits wieder genetisch bestimmt ist.

So werden *Infektionskrankheiten des Fetus* zur Ursache von Mißbildungen. Namentlich die von der Mutter auf die Frucht übertragene Syphilis führt zu Hemmungsbildungen in verschiedenen Organen (Lunge, Niere, Pankreas, Leber). Auch *Erkrankungen der Mutter*, die nicht unmittelbar auf die Frucht übergehen, können durch krankhafte Stoffwechselprodukte die Entwicklung beeinflussen und Mißbildungen hervorrufen. Ein im einzelnen nicht geklärter Zusammenhang besteht zwischen Viruskrankheiten der Mutter, wie Grippe, Masern, Mumps und Mißbildungen des Fetus. Erkrankten Schwangere in den ersten 7 Schwangerschaftswochen an Röteln (Rubeolen), so stirbt etwa die Hälfte der Früchte, während etwa ein Viertel schwere Mißbildungen zeigt. Das Virus lokalisiert sich nämlich in Herz, Augenlinse, Schnecke und Schmelzorgan, so daß es zu Herzmißbildungen, Linsentrübung, Taubstummheit und Zahnstörungen kommt. In Tierversuchen hat man verschiedene *chemische Stoffe* zur Erzeugung von Mißbildungen benützt, darunter auch die Überdosierung von Vitaminen. Hierher gehört auch das Auftreten von Mißbildungen bei künstlich herbeigeführtem Sauerstoffmangel. Besonders wichtig ist aber die Einwirkung von *Strahlen* auf Ei und Samenzellen und die empfindlichen Gewebe des Fetus. Nach Bestrahlung des Bauches während der Schwangerschaft wurde wiederholt die Geburt unterentwickelter Kinder mit mehrfachen Mißbildungen festgestellt. Schließlich können bei der Entstehung der Mißbildungen auch rein *mechanische Einflüsse* eine Rolle spielen, die allerdings lange Zeit sehr überschätzt wurden. Viele Hemmungsmißbildungen werden z. B. auf eine Beengung der Frucht durch ein zu enges Amnion oder Verwachsungen der Körperoberfläche mit dem Amnion zurückgeführt. Derartige Verwachsungen können an den verschiedensten Körperstellen bestehen, finden sich aber am häufigsten im Bereiche des Kopfes (Abb. 31). Die anfänglich flächenhaften Verbindungen werden später oft zu Bändern oder Strängen ausgezogen, die sich um einzelne Körperteile des Fetus herumschlingen und diese in ihrer Entwicklung hemmen oder sie sogar völlig abschnüren

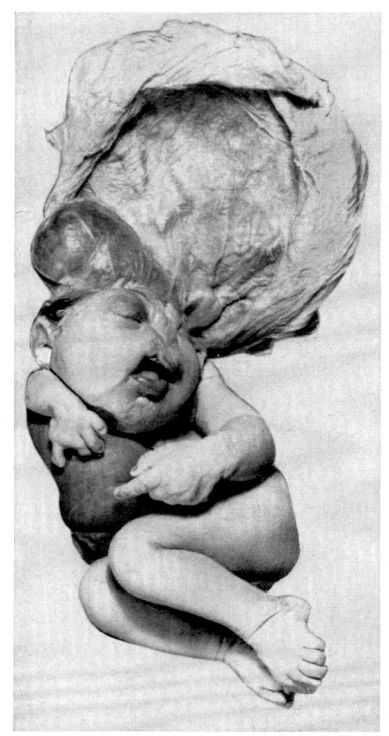

Abb. 31. Verwachsung der Placenta mit dem Kopf des Fetus

(fetale Amputation). Oft reißen die Amnionstränge ein und bilden sich bis auf verschieden lange, häutige oder fädige Anhänge an der Körperoberfläche des Fetus zurück.

Da sich bei vielen Mißbildungen ihre Ursache nicht erweisen läßt und oft auch ihre formale Genese nicht einwandfrei klarzustellen ist, kann eine *Einteilung* weder auf ätiologischer noch auf entwicklungsgeschichtlicher Grundlage vorgenommen werden. Man unterscheidet daher heute gewöhnlich, rein gestaltlich-beschreibend: Doppelmißbildungen, bei denen zwei Körper in wechselndem Umfange miteinander zusammenhängen, und Einzelmißbildungen, bei denen an einem einzigen Körper dieser oder jener Abschnitt mißbildet ist. Auch im letzteren Falle können Verdoppelungen einzelner Teile, z. B. der Finger, eintreten; echte Doppelmißbildungen liegen aber nur dann vor, wenn es sich um eine doppelte Entwicklung der Achsengebilde (der Wirbelsäule) handelt.

III. Doppelmißbildungen

Für die Entstehung der Doppelmißbildungen kommen zwei Möglichkeiten in Betracht: ganze oder teilweise Verdoppelung einer ursprünglich einfachen embryonalen Anlage oder teilweise Verwachsung ursprünglich voneinander getrennter

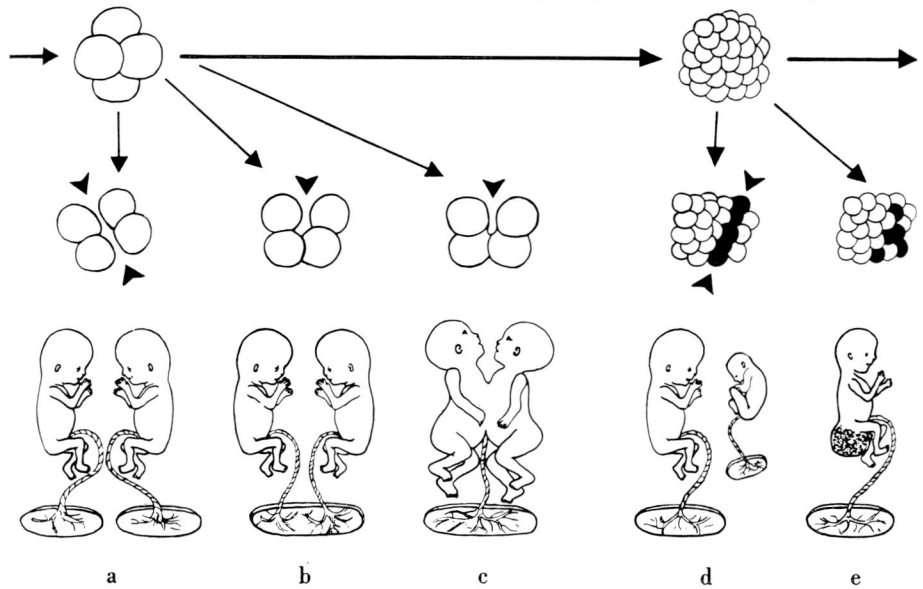

Abb. 32a—e. Die Möglichkeiten der Entstehung von Doppelmißbildungen. Der waagerechte Pfeil entspricht der normalen Entwicklung, die senkrechten und schrägen Pfeile den Abweichungen von ihr: eineiige Zwillinge mit doppelter (a) und mit gemeinsamer Placenta (b); c Thoracopagus; d ungleiche Aufteilung des Keimmaterials durch Nekrose (schwarz); e Sacralparasit. (Nach K. GOERTTLER)

Anlagen. Versuche an Froschlarven zeigen, daß eine Verwachsung zweier sehr junger embryonaler Anlagen möglich ist; ebenso ist es gelungen, durch Eingriffe an einem Ei bei Tritonen Doppelbildungen zu erzielen. Die menschlichen Doppelmißbildungen dürften durch unvollkommene Teilung des Eimaterials während oder kurz nach der Befruchtung zustande kommen (Abb. 32). Die Ursachen dieser Teilung des Eimaterials sind unbekannt. Als der vollkommenste Grad der Verdoppelung und Trennung des Eimaterials wären sinngemäß die eineiigen Zwillinge zu betrachten. Tatsächlich lassen sich gewisse Doppelbildungen in eine fortlaufende Reihe vom Einzelindividuum bis zu vollkommen getrennten Individuen, zu Zwillingen, anordnen.

a) Parasitäre Doppelmißbildungen

Sind die beiden Individuen oder verdoppelten Teile nicht gleichmäßig (symmetrisch) ausgebildet, sondern der eine Teil weniger gut oder rudimentär entwickelt und hängt er dem anderen als unselbständiges Gebilde an, dann reden wir von einer *parasitären Doppelmißbildung* (Duplicitas parasitica). Das ausgebildete Individuum heißt Autosit[1], das andere Parasit. Dieser stellt eine unförmige Masse dar, die dem wohlausgebildeten Autositen am hinteren Ende (Sacralparasit), am vorderen Ende (meist in der Mundhöhle als Epignathus[2], s. Abb. 33) oder auch

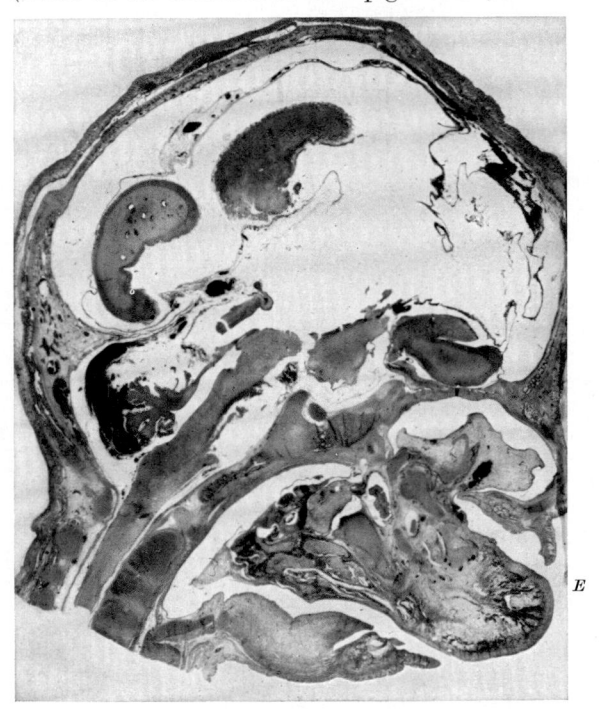

Abb. 33. Epignathus (*E*) vom Gaumendach in die Mundhöhle und Nasenhöhle hineinragend. Kontaktkopie eines histologischen Sagittalschnittes

an anderen Orten aufsitzt. Liegt der Parasit als in sich abgeschlossenes Gebilde in der Bauch- oder Kopfhöhle, so sprechen wir von fetalen Inklusionen[3], Fetus in fetu.

Der rudimentäre Körper der Parasiten kann Extremitäten und die mannigfachsten Gewebe, wie Darmteile, nervöse Substanz, Augenanlagen, Muskeln usw. oder nur einzelne von diesen Teilen enthalten. Die Größe ist zuweilen eine beträchtliche: Beim Epignathus z. B. übertrifft sie manchmal den Kopf des Autositen an Umfang.

Noch weniger ausgebildete zweite Individuen stellen die sog. *Teratome* dar, die schon sehr an echte Geschwülste erinnern. Ihr Bau ist sehr wechselnd, einerseits was die Beteiligung der einzelnen Gewebsarten, andererseits was deren Reifegrad anbelangt.

Sind Abkömmlinge aller drei Keimblätter vertreten, so spricht man von *Tridermom*; manchmal sind die Abkömmlinge eines Keimblattes nur andeutungsweise entwickelt oder fehlen anscheinend vollständig, so daß also ein *Bidermom* vorliegt; in seltenen Fällen können sogar nur *Abkömmlinge eines Keimblattes* entwickelt sein.

---

[1] Autos (griech.) selbst; sitos (griech.) Nahrung.   [2] Epi (griech.) auf; gnathos (griech.) Kiefer.   [3] Includo (lat.) einschließen.

Je nach dem Reifegrad, den die Gewebe des Teratoms erreichen, unterscheidet man zwei Formen: Das *Teratoma adultum* oder coetaneum[1] besteht aus Geweben, die dieselbe Entwicklungsstufe erreicht haben wie die übrigen Gewebe des Trägers; das *Teratoma embryonale* ist aus unreifen embryonalen Geweben und Organanlagen aufgebaut.

Der *Lieblingssitz* der Teratome sind die Keimdrüsen, doch kommen sie, allerdings seltener, auch an anderen Körperstellen (Mediastinum) vor. Wir müssen sie entsprechend ihrer Zusammensetzung aus Abkömmlingen aller drei Keimblätter von eiwertigen oder fast eiwertigen Keimen ableiten, wie sie in den Urgeschlechtszellen oder den Zellen der ersten Furchungsstadien (Blastomeren) des befruchteten Eies vorliegen. Es ist heute allerdings bis zu einem gewissen Grade wahrscheinlich geworden, daß die in den Keimdrüsen sitzenden Teratome nicht seit der Geburt eingeschlossene zweite Individuen darstellen, sondern auf eine selbständige Weiterentwicklung von Keimzellen im fertigen Organismus zurückgehen. Dafür spricht

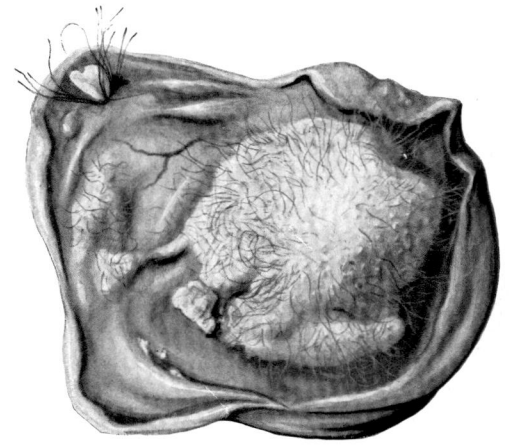

Abb. 34. Dermoidcyste des Eierstockes mit behaartem Kopfhöcker und einem Zahn

auch die Tatsache, daß die vom Ovar ausgehenden Teratome alle ein weibliches Kernmuster (s. S. 61) zeigen, entsprechend dem Vorkommen ausschließlich von X-Chromosomen in der Eizelle, während die Teratome und die mit ihnen zusammenhängenden embryonalen Carcinome des Hodens sowohl männliches wie weibliches Kernmuster besitzen können, entsprechend dem Vorkommen von X- und Y-Chromosomen in den Samenzellen. Man hat also eine Art Selbstbefruchtung (Parthenogenese) der haploiden Samenzellen angenommen. Jedenfalls haben MICHALOWSKY u.a. bei Tieren durch Schädigung der Keimdrüsen künstlich Teratome erzeugen können.

Das *Teratom des Ovariums* besteht aus einer bindegewebigen Kapsel, die eine von Epidermis ausgekleidete Höhle umgibt. An einer Stelle springt von der Wand gegen die Lichtung der Höhle ein Höcker vor, den man als Kopfhöcker bezeichnet. Hier entwickelt die Epidermis Haare sowie Talg- und Schweißdrüsen entsprechend einer Dermoidcyste (Abb. 34). Im Höcker selbst liegen im wirren Durcheinander die verschiedensten ausgereiften Organgewebe, so daß es sich also um ein Teratoma coetaneum handelt; nur Keimdrüsengewebe fehlt regelmäßig. Dadurch, daß die abschilfernden Lagen der Epidermis sowie Haare und das Sekret der Talgdrüsen nur gegen die Lichtung der Höhle abgestoßen werden können, sammeln sie sich in ihr immer mehr an und bilden einen fettigen Brei, der

---

[1] coetaneus (lat.) gleichaltrig.

die Lichtung cystisch ausdehnt. Ähnliche Dermoidcysten wie im Ovarium kommen allerdings seltener auch im Mediastinum vor.

Die *Teratome des Hodens* stellen im Gegensatz zu den Dermoidcysten des Eierstocks mehr solide Gebilde dar, die in der Regel von zahllosen kleinen Cystchen durchsetzt sind (Abb. 35). Sie bestehen aus einem Gemisch verschiedener, meist unreifer Gewebe (Teratoma embryonale). Zwischen Inseln von Plattenepithel und Knorpel finden sich kleinere oder größere, von Cylinder- oder Flimmerepithel ausgekleidete Hohlräume, glatte oder quergestreifte Muskelfasern, Nervengewebe sowie Nester undifferenzierter Zellen.

Wie früher erwähnt, kommen in den Teratomen *nicht immer die Abkömmlinge aller drei Keimblätter in gleicher Weise zur Entwicklung.* So ist bei den Dermoidcysten des Ovars die weit überwiegende Entwicklung der Haut und das Zurücktreten der übrigen Gewebe die

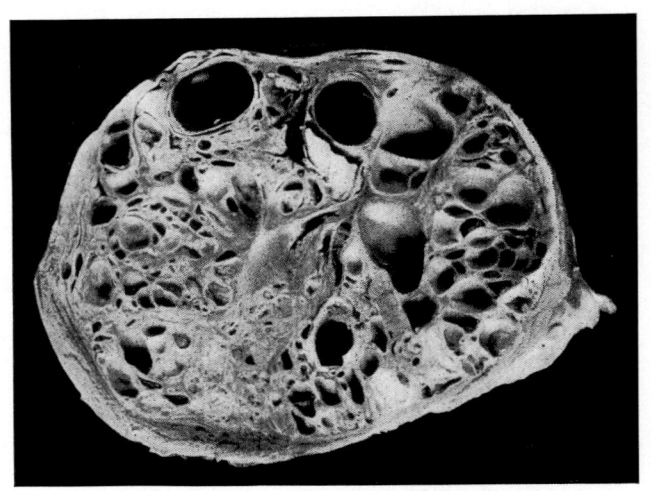

Abb. 35. Schnitt durch ein kleincystisches Teratom des Hodens

Regel; es kann dies so weit gehen, daß überhaupt nur eine einzige Gewebsart oder ein Organ zur Entwicklung kommt. Auf diese Weise wird die verhältnismäßig seltene Struma ovarii erklärt, die nur aus typischem Schilddrüsengewebe besteht; ebenso müssen vereinzelte Befunde, wie z. B. ein Zahn oder eine Augenlinse, mitten in einem normalen Ovarium durch einseitige Entwicklung einer Gewebsart in der Teratomanlage erklärt werden. Auch bei den Teratomen des Hodens ist manchmal eine Gewebsart besonders stark entwickelt, während die anderen so sehr zurücktreten, daß sie nur bei genauester Untersuchung gefunden werden können. Dann liegen z. B. scheinbar Chondrome oder Rhabdomyome usw. vor, während es sich tatsächlich um Teratome mit einseitiger Entwicklung einer Gewebsart handelt.

Während aus den Geweben des Ovarialteratoms selten *Geschwülste* hervorgehen (meist Plattenepithelcarcinome), ist dies bei den Hodenteratomen häufiger der Fall (s. Abschnitt Mischgeschwülste).

Auch bei vollkommener Trennung der beiden Individuen, den eineiigen Zwillingen, kann es zu einer Mißbildung kommen, indem der eine Zwilling sich nur mangelhaft entwickelt und zu einem sog. *Acardius*[1] wird.

Das tritt dann ein, wenn bei gemeinsamer Placenta das Nabelschnurgefäßsystem der beiden Individuen so in Verbindung steht, daß die beiderseitigen Arterien und Venen mit-

---

[1] A- verneinende Vorsilbe; kardia (griech.) Herz.

einander anastomosieren und das eine arterielle System das Übergewicht über das andere hat. Dann drückt das stärkere Herz das Blut seiner Nabelarterie in die andere hinüber, so daß der schwächere Zwilling nur verbrauchtes Blut bekommt. Nun geht vor allem das Herz zugrunde. Daher rührt der Name Acardius. Vom übrigen Körper ist meist der Kopf schlecht oder gar nicht entwickelt (Acardius acephalus[1]); auch der Rumpf kann fehlen (Acormus)[2]; manchmal bildet der Acardius nur eine unförmliche, mit Haut überzogene Masse (Acardius amorphus).

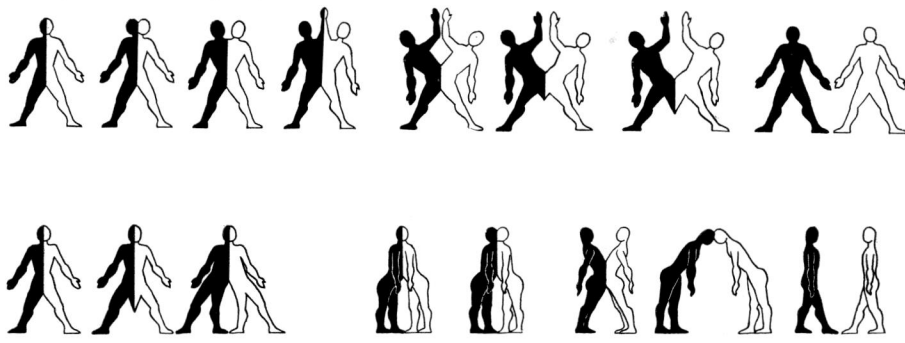

Abb. 36. Schematische Reihung der Doppelmißbildungen zwischen Einzelindividuen und Zwillingen

b) Symmetrische Doppelmißbildungen

Doppelmißbildungen im engeren Sinn sind diejenigen Formen, bei denen die doppelten Teile *symmetrisch* sind. Bei den kompletten Doppelmißbildungen sind beide Individuen vollständig vorhanden, aber in verschiedener Weise und an verschiedenen Stellen miteinander verwachsen (Abb. 36). Die Namensgebung drückt

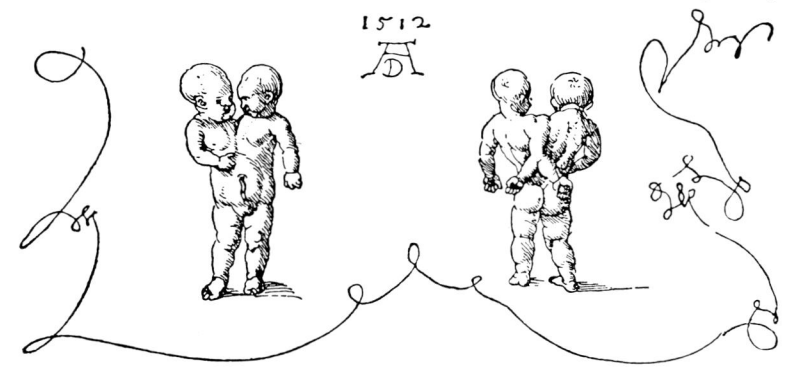

Abb. 37. Verdoppelung des oberen Körperendes. Zeichnung von ALBRECHT DÜRER

dann den Ort und das Ausmaß der Verwachsungen aus. Bei den inkompletten Doppelmißbildungen sind dagegen nur einzelne Abschnitte der Körperachse verdoppelt, während der übrige Körper einfach ist. Nur wenige Formen der kompletten Doppelmißbildungen sind lebensfähig und werden dann als seltene Monstra in Schaubuden gezeigt.

1. Komplette Doppelmißbildungen. Die Vereinigung kann in der Mitte des Körpers, und zwar im Bereich des Thorax, stattfinden, wobei die verbindende Brücke sehr schmal und in ihrem knöchernen Abschnitt durch die verwachsenen Processus xiphoidei der Sterna gebildet ist. Dann heißt die Mißbildung *Xiphopagus*[3]. Das bekannteste Beispiel sind die 62 Jahre alt

---

[1] Kephale (griech.) Kopf.   [2] Cormus (lat.) Rumpf.   [3] Pegnymi, pagein (griech.) verbinden; xiphos (griech.) Schwert.

gewordenen siamesischen Zwillinge. Manchmal sind größere Thoraxabschnitte vereinigt *(Thoracopagus)*. Der Zusammenhang kann sich auch auf die Köpfe erstrecken, die dann eine verschieden weitgehende Verbindung auch der Gesichter zeigen. Das Monstrum heißt *Prosopothoracopagus*[1]. Setzt sich die Vereinigung dagegen von der Brust noch caudal auf die Bauchdecken fort, so entsteht ein *Ileothoracopagus* bzw. *Ileoxiphopagus*.

Sind nur die Köpfe miteinander in Zusammenhang, so haben wir einen *Cranio-* oder *Cephalopagus* vor uns. Wenn in ähnlicher Weise auch Hals und Brustkorb verbunden sind, sprechen wir von *Cephalothoracopagus*.

2. *Inkomplette Doppelmißbildungen*. Verdoppelung der Körperachse am cranialen Ende führt zum *Diprosopus* (doppeltes Gesicht) oder *Dicephalus* (doppelter Kopf). Noch weitergehende Verdoppelungen (Abb. 37) können als Übergänge zu den Ischiopagi angesehen werden. Durch Verdoppelung am caudalen Körperende entsteht der *Dipygus* (s. auch Fußnote, S. 58).

IV. Einzelmißbildungen

Die Häufigkeit der groben Mißbildungen wird auf etwa 1—2% aller Geborenen geschätzt; je etwa $^1/_4$ entfallen auf Mißbildungen der Extremitäten und des Zentralnervensystems. Zu den häufigsten Mißbildungen gehören Klumpfuß (4,4$^0/_{00}$), Herzfehler (4,2$^0/_{00}$), Spina bifida (3,0$^0/_{00}$), Hydrocephalus (2,6$^0/_{00}$), Anencephalie (2,0$^0/_{00}$), Hasenscharte (1,9$^0/_{00}$), Mongolismus (1,7$^0/_{00}$). Ihre Pathologie wird im Rahmen der speziellen Pathologischen Anatomie bei den einzelnen Organen zu besprechen sein. Hier sollen nur die über mehrere Organe oder Organsysteme sich ausbreitenden Mißbildungen erwähnt werden.

Beim *Situs viscerum inversus totalis*[2] handelt es sich um eine vollständige Umlagerung aller inneren Organe derart, daß z.B. die dreilappige Lunge links liegt, die Herzspitze nach rechts sieht, die Milz rechts, die Leber links gelegen ist. Diese Lageanomalie der Organe kommt etwa einmal unter 12000 Menschen vor. Der Situs viscerum inversus partialis betrifft nur einzelne Organe, wie z.B. diejenigen der Bauchhöhle oder nur das Herz.

Unter den *Mißbildungen des Rumpfes* sind die *Spaltbildungen* an der ventralen Seite zu nennen, die durch vollständiges oder teilweises Offenbleiben der vorderen Schließungslinie entstehen. Liegt die Spalte im Bereiche des Brustkorbes, so spricht man von Fissura thoracis (Thorakoschisis)[3], bei der Bauchspalte (Fissura abdominis) tritt ein Teil der Baucheingeweide vor, so daß es zur Eventratio oder Ectopia[4] viscerum kommt.

Sehr zahlreich sind die *Mißbildungen der Extremitäten*. Ihr vollständiges oder fast vollständiges Fehlen wird als Amelie[5] bezeichnet. Bei der Phocomelie[6] fehlen Arme oder Beine vollständig oder sind sehr kümmerlich entwickelt, so daß die Hände unmittelbar dem Schultergürtel, bzw. die Füße unmittelbar dem Becken aufzusitzen scheinen. Derartige Mißbildungen sind gehäuft aufgetreten, als Schwangere während der ersten Monate der Gravidität das Schlafmittel Thalidomid einnahmen. Nicht alle Extremitätenmißbildungen gehen aber auf Thalidomid zurück, da derartige Vorkommnisse vor Einführung des Mittels und nach seinem Verbot beobachtet wurden; anderseits zeigen auch nicht alle Kinder von „Thalidomidmüttern" Extremitätenmißbildungen, so daß also noch eine besondere teratogenetische Empfindlichkeit (s. S. 62) der betreffenden Feten angenommen werden muß. Abnorme Kleinheit der Extremitäten wird als Mikromelie, Verkümmerung als Peromelie[7] bezeichnet. Hierher gehören z.B. die Spalthände und die Spaltfüße, wobei durch Fehlen des Mittelfingers bzw. der mittleren Zehen samt den zugehörigen Metacarpal-(Metatarsal-)Knochen Hände oder Füße vollständig gespalten, krebsscherenähnlich erscheinen. Gelegentlich beobachtet man ein Fehlen einzelner Knochen der oberen oder unteren Extremitäten, z.B. von Femur, Tibia, Humerus, Radius usw. Vollständige oder teilweise Verwachsung der unteren Extremitäten wird als Sympodie[8] bzw. Sirenenbildung[9] bezeichnet. Verwachsung von Fingern oder Zehen heißt Syndaktylie[10]; ihren leichtesten Grad stellt eine häutige Verbindung der Finger oder Zehen dar (Schwimmhautbildung). Ausbildung überzähliger Finger oder Zehen wird als Polydaktylie bezeichnet.

---

[1] Prosopon (griech.) Gesicht.   [2] (lat.) Vollkommen umgedrehte Lage der Eingeweide.
[3] Schisis (griech.) Spalt.   [4] Topos (griech.) Ort.   [5] A- verneinende Vorsilbe; melos (griech.) Glied.   [6] Phoke (griech.) Seehund; weil die Hände bzw. Füße, ähnlich wie beim Seehund die Flossen dem Rumpf unmittelbar aufsitzen.   [7] Peros (griech.) verstümmelt.   [8] Syn (griech.) mit, zusammen; podos (griech.) Genitiv von Fuß.   [9] Nach den griechischen Halbgöttinnen.   [10] Daktylos (griech.) Finger.

V. Zwitter (Hermaphroditen)
a) Allgemeines

Das Geschlecht eines Individuums ist im Augenblick der Befruchtung endgültig bestimmt: Der aus den Chromosomen von Ei und Samenzelle aufgebaute Chromosomensatz enthält entweder zwei X-Chromosomen (weiblich) oder ein X- und ein Y-Chromosom (männlich). Zu diesem genischen (chromosomalen) Geschlecht tritt mit dem 2.—3. Fetalmonat der Einfluß der sich nach der männlichen oder weiblichen Richtung differenzierenden Gonade. Es ist das große Verdienst von A. JOST, durch eine Reihe ingeniöser Versuche nachgewiesen zu haben, daß nach sehr frühzeitiger Entfernung der sich entwickelnden Gonade beim Kaninchenembryo die körperliche Entwicklung stets in weiblicher Richtung verläuft, gleichgültig, welches chromosomale Geschlecht nun vorliegt. Das weibliche Individuum stellt gewissermaßen den Urtyp dar, der erst durch die vom Hoden

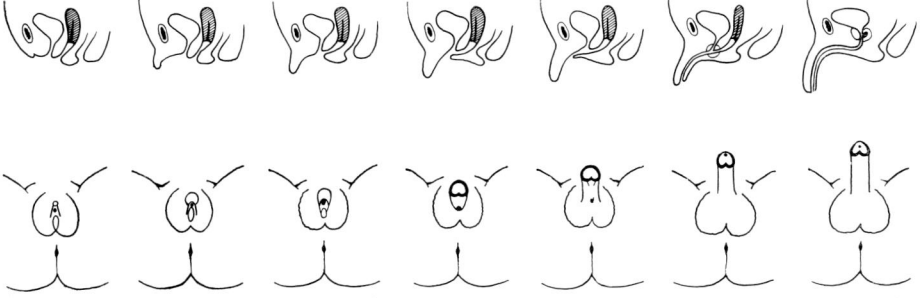

Abb. 38. Schematische Darstellung der verschiedenen intermediären Genitaltypen zwischen dem rein weiblichen (links) und dem rein männlichen (rechts) Typus. (Nach PRADER)

gebildeten Hormone eventuell in die männliche Richtung abgelenkt wird, während das Ovarium ihn nicht beeinflußt. Eine frühzeitige Schädigung der Gonade kann ähnliche Wirkungen entfalten wie die Kastration und so zur Umbiegung der bereits eingeleiteten männlichen Entwicklung in die weibliche führen. Dieser Umschlag in die weibliche Richtung kann je nach dem Zeitpunkt und der Intensität, mit der er eintritt, zu verschiedenen Stufen der Feminisierung führen, die eine ununterbrochene Reihe vom männlichen Typus zum weiblichen Typus bilden (Abb. 38).

Bei der embryonalen Entwicklung der menschlichen Geschlechtsorgane sind zunächst die Anlagen für die Geschlechtsorgane beider Geschlechter vorhanden. So besitzt z.B. der Embryo sowohl Müllersche Gänge, aus denen Tuben und Uterus hervorgehen, wie Wolffsche Gänge bzw. Wolffsche Körper, die sich zu Nebenhoden und Samensträngen weiterentwickeln. Erst später nimmt die Entwicklung endgültig Richtung auf die Ausbildung der dem einen oder anderen Geschlecht zukommenden Organe (s. Abb. 39): Nur diese wachsen weiter, während die des anderen Geschlechts auf früher Entwicklungsstufe stehenbleiben oder nur als Rudimente nachweisbar sind oder überhaupt zugrunde gehen; so ist z.B. beim weiblichen Individuum ein Rest des Wolffschen Körpers in Form des Paroophorons nachzuweisen, während die Müllerschen Gänge beim Mann zum Utriculus prostaticus und kleinen Anhangsgebilden des Nebenhodens verkümmern. Eine Störung dieser Entwicklungs- bzw. Rückbildungsvorgänge kann dazu führen, daß bei einem männlichen Individuum Organe des weiblichen Geschlechts erhalten bleiben, ja sich ausbilden, während die des männlichen Geschlechtes ganz oder teilweise verkümmern, und umgekehrt beim weiblichen Individuum die Geschlechtsorgane die Entwicklungsrichtung zur männlichen Seite hin einschlagen. Die

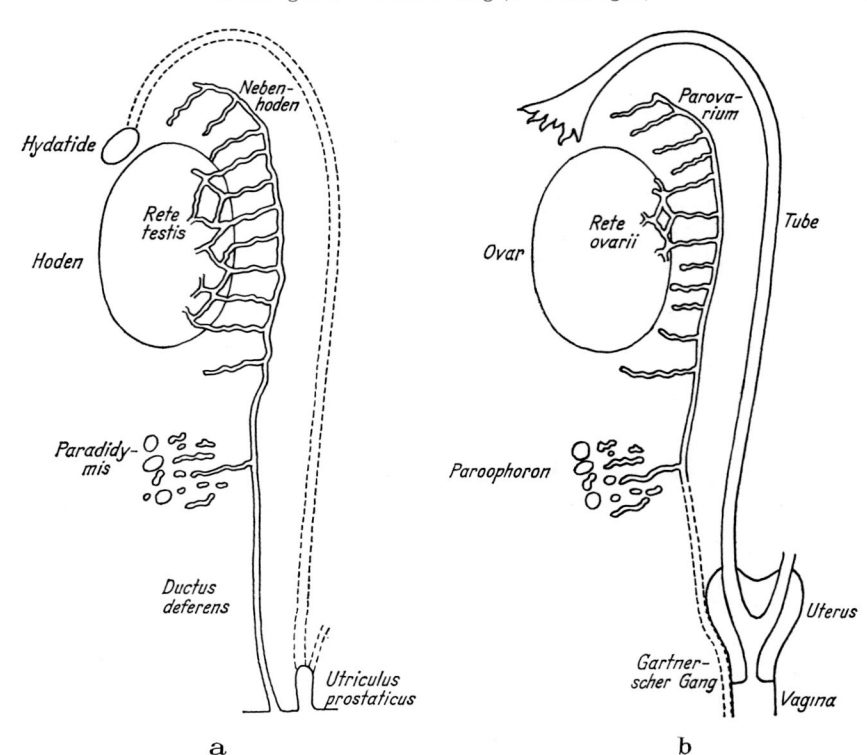

Abb. 39 a u. b. Entwicklung der männlichen (a) und weiblichen (b) Geschlechtsorgane. Die punktierten Anteile werden zurückgebildet

Störung kann aber nicht nur die als Beispiel angeführten Müllerschen oder Wolffschen Gänge betreffen, sondern auch die Ausbildung der äußeren Geschlechtsorgane (Schamlippen, Hodensack), ja sogar die Entwicklung der Keimdrüsen selbst beeinflussen. Ein solches Individuum wird also Merkmale beider Geschlechter in sich vereinigen, sozusagen zwischen beiden Geschlechtern stehen, obwohl es, wie aus der Untersuchung des Geschlechtschromatins hervorgeht, entweder einen weiblichen oder männlichen Chromosomensatz aufweist. Wir sprechen von Zwittern, Hermaphroditen[1] oder Intersexen[2].

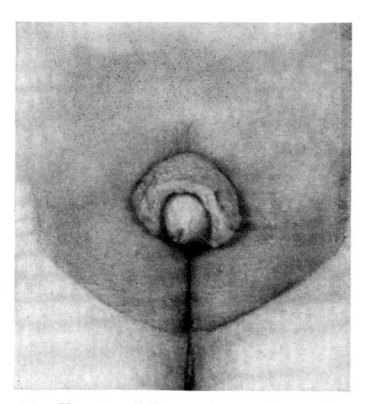

Abb. 40. Vermännlichung des äußeren Genitales durch Hormonwirkung. (Nach ZANDER und MÜLLER)

Um die *teratogenetische Terminationsperiode* dieser Mißbildungen festzustellen, muß man die Annahme machen, daß die Entwicklung der Geschlechtsorgane zunächst nach der einen (männlichen oder weiblichen) Richtung vor sich ging, zu einem bestimmten Zeitpunkt aber in die des anderen Geschlechts umschlug („Geschlechtsumschlag"). Je später dieser „Drehpunkt" der Entwicklung liegt, um so weniger wird das Bild des einmal ausgebildeten Geschlechtes zugunsten des anderen, „neuen" geändert werden können, da die Organentwicklung

[1] Zusammengezogen aus den griechischen Götternamen Hermes (männlich) und Aphrodite (weiblich).   [2] Inter (lat.) zwischen; sexus (lat.) Geschlecht.

bereits zu weit vorgeschritten ist bzw. die Organanlagen des neuen Geschlechtes schon zu weit rückgebildet sind. Liegt der Drehpunkt dagegen früh in der Entwicklung, so kann eine viel weitergehende, ja fast vollkommene Entwicklung zum anderen Geschlecht hin erfolgen.

Als *Ursache* der fehlerhaften Entwicklung der Geschlechtsorgane bzw. des Geschlechtsumschlages kommt eine Ablenkung der Entwicklung durch Hormone in Betracht. Tatsächlich ist es im Tierversuch gelungen, durch Einverleibung von Sexualhormonen während früher Entwicklungsstadien eine weibliche oder männliche Entwicklung beim anderen Geschlecht hervorzurufen. Daß dieselben Einflüsse auch beim Menschen die Ausbildung der Geschlechtsmerkmale beeinflussen können, beweist ein weibliches Neugeborenes, dessen Mutter während der Schwangerschaft mit großen Dosen von männlichem Sexualhormon behandelt worden war: Das Kind wies eine penisartige Clitoris und eine hodensackartige Gestaltung der großen Labien auf (s. Abb. 40). In manchen Fällen ist die abnorme Hormonbildung in den eigenen Inkretdrüsen des Individuums, besonders in der hypertrophischen Nebennierenrinde zu lokalisieren.

b) Einteilung der Zwitter

Die *Einteilung* der menschlichen Zwitter kann sich, solange formale und kausale Genese nicht weiter geklärt sind, nur auf die gestaltliche Betrachtung stützen. Wir unterscheiden:

1. Beim *Hermaphroditismus glandularis (verus)* tragen die Keimdrüsen selbst die Merkmale beider Geschlechter. Getrennte, voll leistungsfähige Hoden und Eierstöcke im selben Organismus sind beim Menschen nur ausnahmsweise beobachtet worden, häufiger aber bei Vögeln.

2. Bei den meisten Zwittern sind die Geschlechtsdrüsen eindeutig als männliche oder weibliche bestimmt. Nur die nicht entsprechende Ausbildung der übrigen Geschlechtsorgane und -teile täuscht das andere Geschlecht vor. KLEBS hat daher diese Individuen im Gegensatz zur 1. Gruppe als *Scheinzwitter (Pseudohermaphroditen)* bezeichnet und männliche (mit Hoden) von weiblichen (mit Ovarien) unterschieden. Die Annäherung an das andere Geschlecht kann sich bloß an den inneren Geschlechtsorganen kundgeben (Pseudohermaphroditismus *internus* masculinus bzw. femininus) oder die äußeren Geschlechtsmerkmale (Pseudohermaphroditismus *externus* masculinus bzw. femininus) oder beide betreffen (Pseudohermaphroditismus *internus et externus* masculinus bzw. femininus).

B. Örtliche Störungen des Kreislaufs

I. Schock und Kollaps

Schon unter *normalen Verhältnissen* sind nicht alle Organe oder Gefäßgebiete gleichmäßig durchblutet. Nur ein Teil ist infolge der Erregung der Vasodilatatoren dem Blutstrom weit offen, und zwar diejenigen Gefäße, deren zugehöriges Organ stark tätig ist; so wird ein reichlicher und schneller Blutstrom ermöglicht, der die nötigen Nähr- und Betriebsstoffe herbeischafft (Fluxion[1]). Andere, zu wenig tätigen oder untätigen Organen führende Gefäßbezirke sind infolge der Einwirkung der Vasoconstrictoren eng oder fast ganz verschlossen und werden gegebenenfalls nur vom Plasma durchströmt.

An den Gefäßnerven greifen aber außer diesen physiologischen Regulationen auch alle möglichen *krankhaften Reize* an, die ebenfalls — jetzt aber unabhängig von Tätigkeit oder Untätigkeit des zugehörigen Organes — eine erhöhte oder verminderte Blutdurchströmung des betreffenden Gefäßgebietes hervorrufen.

So führen schwache Reize durch Erregung der Vasodilatatoren bzw. Gefäßerweiterung zu einer örtlich vermehrten Blutdurchströmung, die Ähnlichkeit mit der normalen Fluxion hat; sie besitzt daher als Kreislaufstörung keine weitere Bedeutung. Bei mittelstarker Einwirkung kommen mehr Zusammenziehungen als

---

[1] Fluxio (lat.) das Fließen.

Erweiterungen vor. Diese können zu einer Strömungsverlangsamung, ja auch zum einfachen Blutstillstand führen. Ganz starke Einwirkungen lähmen vor allem die Vasoconstrictoren: Es kommt zu einer Erweiterung von Gefäßbezirken, in die nun aus den offenen Arterien reichlich Blut einströmt. Betrifft eine solche Einwirkung große Gefäßgebiete, dann muß ein Mißverhältnis zwischen der für den gesamten Kreislauf zur Verfügung stehenden Blutmenge und der Weite des gesamten Gefäßbettes entstehen. Als Ausdruck dieses Mißverhältnisses tritt ein lebensbedrohender Zustand auf, den man als Kollaps[1] oder Schock bezeichnet. Kennzeichnend für ihn sind Blässe, Schweißausbruch, Blaufärbung der Lippen und Acren, Erhöhung der Pulszahl und Blutdruckabfall bei klarem Bewußtsein.

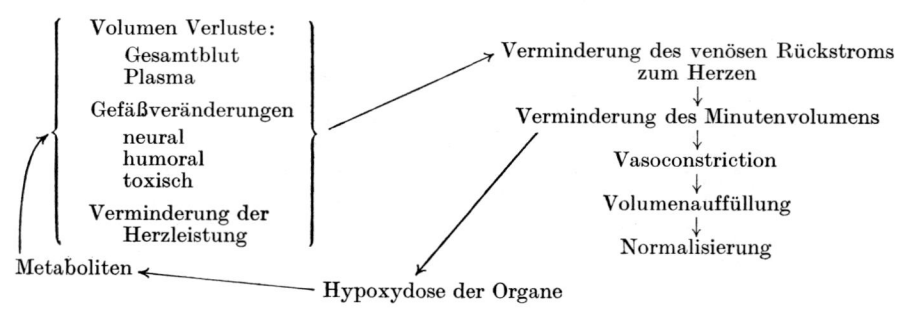

```
        ⎧ Volumen Verluste:
        ⎪   Gesamtblut              ⟶ Verminderung des venösen Rückstroms
        ⎪   Plasma                              zum Herzen
        ⎪ Gefäßveränderungen                        ↓
   ⎰    ⎨   neural                    Verminderung des Minutenvolumens
        ⎪   humoral                                ↓
        ⎪   toxisch                         Vasoconstriction
        ⎪ Verminderung der                         ↓
        ⎩   Herzleistung                   Volumenauffüllung
                                                   ↓
   Metaboliten ⟵ ─────── Hypoxydose der Organe   Normalisierung
```

Die Veränderung der Gefäßweite kann durch eine rein nervöse Fehlregulation entstehen, wie z.B. bei den psychisch bedingten Schockzuständen, oder aber auf humoral-toxischer Grundlage beruhen: bei Traumen, Darmabklemmungen und ähnlichen Zuständen werden intracelluläre Elektrolyte, Enzyme und Stoffwechselprodukte freigesetzt, die schockbegünstigend wirken. Ein Schock kann aber nicht bloß von der Veränderung der Gefäßweite, sondern auch durch Verringerung des für den Kreislauf zur Verfügung stehenden Blutvolumens ausgelöst werden: Verlust an Gesamtblut oder auch nur Verlust an Blutplasma kann also ebenso zum Schock führen. Der sog. Entblutungsschock wird denn auch vielfach im Tierexperiment zur Nachahmung dieses Zustandes beim Menschen benützt. Schließlich kann eine plötzliche Verminderung der Herzleistung ebenfalls jenes Mißverhältnis zwischen Gefäßweite und Gefäßfüllung herbeiführen.

In allen den genannten Fällen kommt es zu einer Verminderung des venösen Rückstromes zum Herzen und zu einer dadurch bedingten Verminderung des Minutenvolumens. Hat die schockauslösende Ursache nur kurze Zeit und in geringer Stärke gewirkt, dann kann das Gleichgewicht zwischen Fassungskraft der Gefäße und Blutvolumen durch Vasoconstriction oder Auffüllung der Blutmenge wieder hergestellt werden, und zwar entweder durch Einströmen von Gewebswasser oder therapeutische Infusionen. Tritt dies aber nicht ein, dann muß es zu einer Schädigung der Organe durch Hypoxydose kommen: toxisch wirkende Stoffwechselprodukte treten dabei in den Kreislauf über, die ihrerseits wieder den Schock verstärken und so zu einem Circulos vitiosus und schließlich zum Tode führen.

II. Blutströmung

Die *Verteilung der geformten Bestandteile im Blutstrom*, deren Kenntnis und Verständnis wir vor allem FÅHRAEUS[2] verdanken, folgt physikalischen Gesetzen, wobei die Strömungsgeschwindigkeit, die Größe der Teilchen und ihre besonderen

---

[1] Collabor (lat.) zusammenfallen.   [2] R. FÅHRAEUS (geb. 1888), Pathologe in Upsala (Schweden).

Eigenschaften, wie z. B. die Fähigkeit der Leukocyten, an den Gefäßwänden zu haften, ausschlaggebend sind.

In den größeren Gefäßen mit *schnellfließendem Blut* nimmt der etwa 10 μ breite plasmatische Randstrom nur einen unbedeutenden Teil des Gefäßquerschnittes ein (Abb. 41a); erst in den Gefäßen von 350 bis etwa 20 μ Durchmesser, den prä- und postcapillären Gefäßen, macht er einen verhältnismäßig bedeutenderen Anteil aus. An ihnen lassen sich denn auch feinere Einzelheiten erkennen und verfolgen. Nach den geltenden Regeln bewegen sich die größten Partikel einer Suspension — und als eine solche müssen wir das Blut in physikalischem Sinne ansehen — in der Mitte des schneller fließenden Achsenstromes, während die kleineren Partikel weiter gegen den Randstrom zu liegen. Für die geformten Elemente des menschlichen Blutes bedeutet dies, daß die größeren Leukocyten in ihrer Hauptmasse sich in der Mitte des Achsenstromes fortbewegen, mehr peripher von ihnen

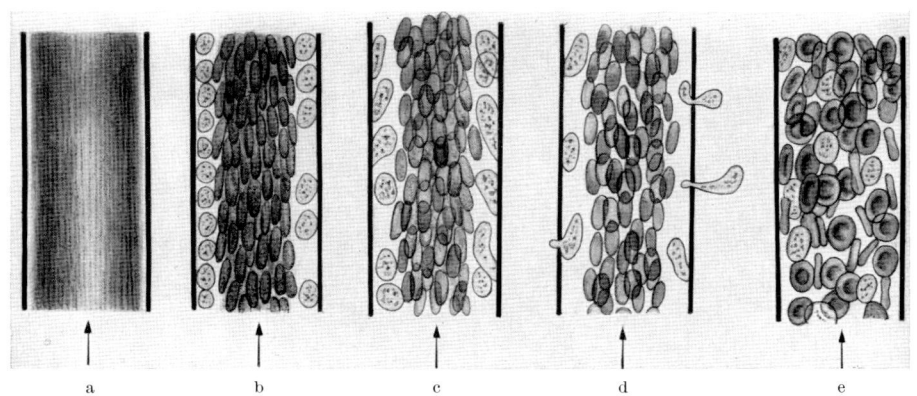

a   b   c   d   e

Abb. 41 a—e. Schema über die Blutströmung. (Nach THOMA.) a Normalfließender Blutstrom; b langsamer fließender Blutstrom, einzelne rote Blutkörperchen erkennbar, Leukocyten im Randstrom angesammelt; c Haftenbleiben von Leukocyten an der Gefäßwand, Leukocyten nicht mehr rundlich, sondern länglich ausgezogen; d Durchwanderung von Leukocyten durch die Gefäßwand; e ungeordneter Blutstrom (Prästase bzw. Peristase)

die roten Blutkörperchen, und am nächsten der Gefäßwand die Thrombocyten. Da bei Kaltblütlern die roten Blutkörperchen bedeutend größer sind als die Leukocyten, ist ihre Lage im Blutstrom gerade umgekehrt: Die roten Blutkörperchen liegen in der Mitte des Achsenstromes, die Leukocyten mehr peripher.

Unter besonderen Umständen können aber auch beim Menschen die Leukocyten mehr gegen den Randstrom bzw. in den Randstrom selbst verlagert werden. Wenn nämlich die Blutströmung z. B. dank einer Erweiterung des Gefäßes langsamer wird, kann es zu einer intravasalen Geldrollenbildung der roten Blutkörperchen, zur sog. *körnigen Strömung*, dem sog. sludge[1]-Phänomen, kommen (s. Abb. 42). Die so entstehenden Aggregate von roten Blutkörperchen sind dann größer als die Leukocyten, welche nunmehr als die kleineren Elemente in den Randstrom abgedrängt werden (Abb. 41b, 43). Diese im Menschenblut schon normalerweise, z. B. nach fettreichen Mahlzeiten, vorkommende Geldrollenbildung bzw. Aggregatbildung ist nun bei vielen Krankheiten besonders intensiv, was sich in einer verminderten Suspensionsstabilität, d. h. einer erhöhten Senkungsgeschwindigkeit der roten Blutkörperchen auch in der Eprouvette kundgibt. Da bei diesem Zustand gleichzeitig die Fähigkeit der Leukocyten zur Adhäsion an der Gefäßwand gesteigert ist, bleiben immer mehr Leukocyten an ihr haften (Abb. 41c), so daß sich im übrigen Blut eine Abnahme der Leukocyten (Pseudo-

---

[1] Sludge (engl.) zähflüssiger Schlamm.

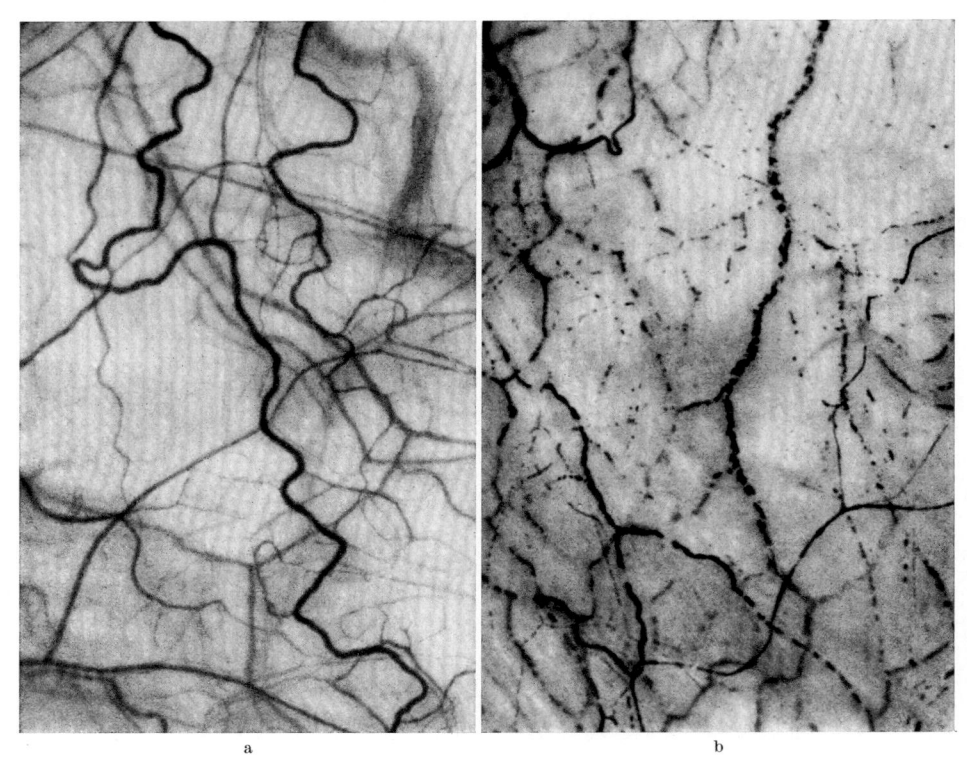

Abb. 42a u. b. Gefäße der Bindehaut bei normaler (a) und körniger (b) Strömung. (Bild Dr. HARDERS)

leukopenie[1]) einstellen kann. Dieser Vorgang, der immer mehr Leukocyten in Berührung mit der Gefäßwand bringt, spielt eine große Rolle bei allen Entzündungen, die ja mit lokal verlangsamter Blutströmung (Gefäßerweiterung) und

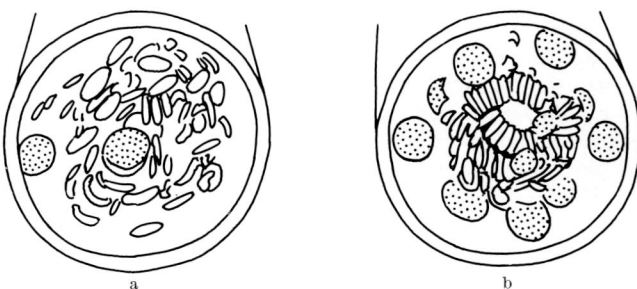

Abb. 43a u. b. Halbschematischer Querschnitt durch eine Venole bei normaler Blutströmung (a) und bei intravasaler Geldrollenbildung (b). Die Leukocyten (punktiert) bewegen sich jetzt im Randstrom. (Nach VEJLENS)

Verminderung der Suspensionsstabilität (erhöhter Senkungsgeschwindigkeit) einhergehen. Er schafft erst die Voraussetzung für eine spätere Auswanderung der Leukocyten aus den Gefäßen (Abb. 41d).

Nimmt die Strömungsgeschwindigkeit des Blutes wieder zu, so werden die an der Gefäßwand haftenden Leukocyten wieder abgelöst, weitergeführt und eventuell in ein anderes Gefäßgebiet verschoben.

---

[1] Penia (griech.) Armut.

III. Stase[1]

Unter besonderen Bedingungen kann das Blut in der Capillarstrombahn auch ganz still stehen:

1. Einfacher Blutstillstand. An der Endstrombahn angreifende Reize können entweder unmittelbar oder über die Gefäßnerven zu einer Zusammenziehung der Arterien und Arteriolen, also des arteriellen Schenkels, führen (Abb. 44b und c), die sich bis zum völligen Verschluß steigern kann; dabei brauchen die Capillaren nicht mitbetroffen zu sein. Ist bloß eine Verengerung am arteriellen Schenkel eingetreten, dann strömt das Blut in den Capillaren langsamer, so daß man jetzt zum

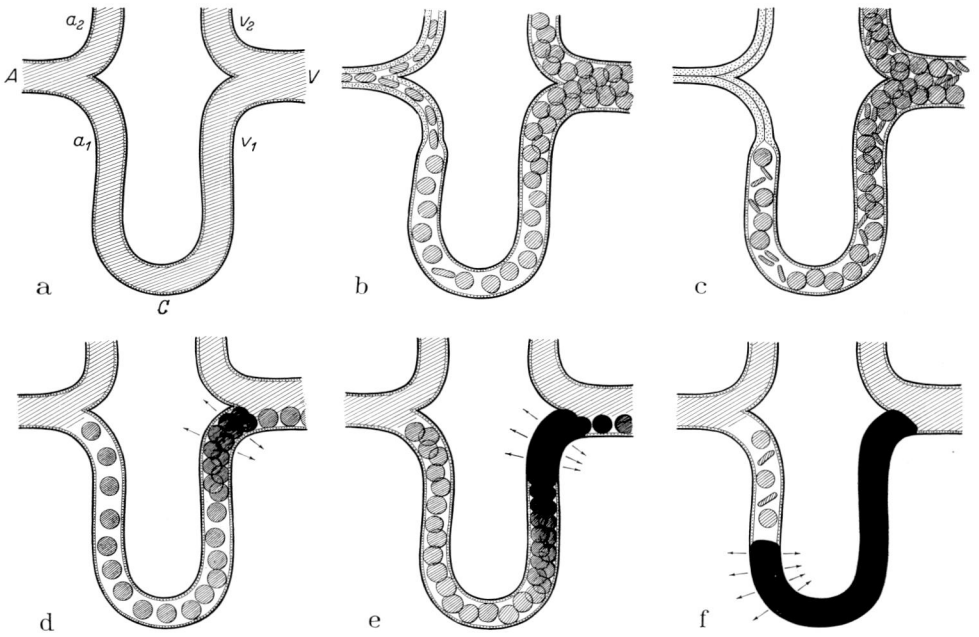

Abb. 44a—f. a Normale Strömungsverhältnisse, A Arterie, a_1 und a_2 Arteriolen, C Capillare, V_1 und V_2 Venolen, V Vene; b und c *einfacher Blutstillstand*; d, e und f verschieden weit ausgedehnte *Stase*. (Nach ILLIG)

Unterschied von der normalen schnelleren Strömung die einzelnen roten Blutkörperchen erkennen kann (s. Abb. 45); bei völligem Verschluß am arteriellen Schenkel steht die Blutsäule ganz still. Durch pharmakologische Mittel läßt sich diese Zusammenziehung am arteriellen Schenkel beheben — dann gerät die in ihrer Zusammensetzung unveränderte Blutsäule wieder in Bewegung, und der ursprüngliche Zustand stellt sich wieder her.

2. Stase. Unmittelbar an den Gefäßen angreifende Reize können aber auch die Gefäßwand für Flüssigkeit (Plasma) durchlässig machen, so daß diese in die Gewebe austritt (s. die Pfeile in Abb. 44d—f). So kommt es zu einer Erhöhung der Viscosität des Blutes und Strömungsverlangsamung, bis schließlich die eingedickte Blutsäule nicht mehr in Bewegung gehalten werden kann und die Gefäße verstopft (Abb. 45). Dadurch, daß vom arteriellen Schenkel immer mehr Blut gegen die stille stehende Blutsäule zugeführt wird, füllen sich immer mehr Capillaren mit roten Blutkörperchen. Diese pralle Füllung täuscht oft eine Erweiterung der Lichtung vor, die in Wirklichkeit gar nicht vorhanden ist. Wir sprechen

---

[1] Stasis (griech.) das Stehen.

dann von Stase im engeren Sinne. Sie kann durch vasomotorische Einflüsse, wie sie zum einfachen Blutstillstand führen, zwar begünstigt, aber allein nicht ausgelöst werden; auch ist sie durch pharmakologische, auf die Gefäßnerven oder auf die Gefäße selbst wirkende Mittel nicht wieder zu beheben.

Außer Flüssigkeit (s. Ödem und Entzündung) treten bei der Stase in der Regel auch rote Blutkörperchen (s. Hämorrhagie) durch die Gefäßwand durch. Obwohl man die Grenzen der roten Blutkörperchen im verstopften Gefäß nicht mehr

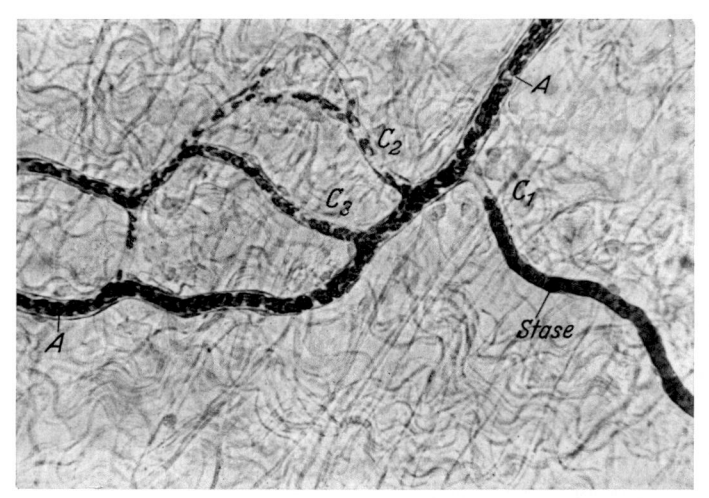

Abb. 45. Langsame Blutströmung in A, C_2 und C_3, Stase in C_1. (Nach ILLIG)

wahrnehmen kann, sind sie doch nicht richtig verschmolzen oder gar aufgelöst. Wenn nämlich die Ursachen der Stase wegfallen oder der Druck im arteriellen Schenkel ansteigt, gerät das stille stehende Blut in träge Bewegung, die intakt gebliebenen roten Blutkörperchen trennen sich wieder voneinander und nehmen ihre normale Form an. Der Blutstrom ist freilich zunächst noch ungeordnet insofern, als die Blutkörperchen verklumpt sein können wie bei körniger Strömung. Erst wenn das Blut schneller fließt, stellt sich die normale bandförmige Blutströmung wieder her.

In solchen Fällen hat die Stase als *reversibler Vorgang* für die Gewebe nur eine vorübergehende Bedeutung. Bleibt sie dagegen dauernd bestehen, so kann sie durch Gerinnung des stagnierenden Blutes *(Thrombose)* irreversibel werden.

IV. Thrombose[1]

a) Abgrenzung der Thrombose

Unter bestimmten Umständen entstehen aus dem Blute feste Bildungen, die alle in ihm vorkommenden körperlichen Bestandteile, also Blutplättchen, Leukocyten, Lymphocyten und rote Blutkörperchen, enthalten können. Die Hauptrolle bei der Verfestigung des Blutes spielt aber der aus dem Blut ausfallende Faserstoff, das Fibrin.

Fibrin ist ein Gerinnungsprodukt, das durch fädige Ausfällung des im Serum gelöst vorhandenen Fibrinogens entsteht. Die bei diesem komplizierten Vorgang mitwirkenden Faktoren hat man mit römischen Zahlen bezeichnet. Die Umwandlung des Fibrinogens (I) zu Fibrin kommt zustande unter dem Einfluß eines Stoffes, der im normalen Serum nicht vorhanden ist,

---

[1] Thrombose (griech.) geronnene Masse.

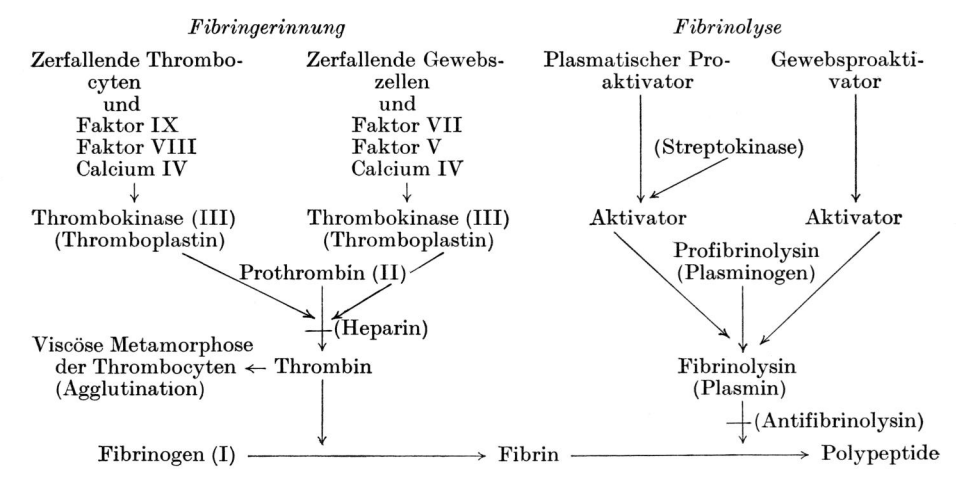

Fibringerinnung		*Fibrinolyse*	
Zerfallende Thrombocyten und Faktor IX Faktor VIII Calcium IV	Zerfallende Gewebszellen und Faktor VII Faktor V Calcium IV	Plasmatischer Proaktivator (Streptokinase)	Gewebsproaktivator
↓	↓	↓ ↙	↓
Thrombokinase (III) (Thromboplastin)	Thrombokinase (III) (Thromboplastin)	Aktivator Profibrinolysin (Plasminogen)	Aktivator
	↘ Prothrombin (II) ↙		
	┤(Heparin) ↓		
Viscöse Metamorphose der Thrombocyten ← Thrombin		Fibrinolysin (Plasmin)	
		┤(Antifibrinolysin)	
Fibrinogen (I)	──────→ Fibrin	──────→ Polypeptide	

des Thrombins. Dieses entsteht vielmehr erst aus dem im normalen Blutplasma enthaltenen Prothrombin (II), welches bei Anwesenheit von Vitamin K von der Leber gebildet wird. Die Umwandlung des Prothrombins wird bei Gegenwart von Kalksalzen (IV) ausgelöst durch die Thrombokinase (III) und kann durch Heparin gehemmt werden. Auch diese Thrombokinase (Thromboplastin) liegt nicht fertig vor, sondern muß erst aus im Blut oder im Gewebe vorhandenen Vorstufen gebildet werden. Dabei ist für die im Blut entstehende Thrombokinase (Thromboplastin) besonders die Anwesenheit der Faktoren VIII (antihämophiles Globulin) und IX (Christmas-Faktor), für die Gewebsthrombokinase die Anwesenheit der Faktoren V (Thrombogen, Prothrombokinase) und VII (Prokonvertin) notwendig. Eingeleitet wird der ganze Gerinnungsvorgang im Blut durch einen aus zerfallenden Thrombocyten, im Gewebe aus zerfallenden Gewebszellen freiwerdenden Stoff, so daß also die Fibringerinnung von zwei Seiten her ausgelöst werden kann. Das bei diesem Gerinnungsvorgang auftretende Thrombin hat außerdem die Eigenschaft, die Thrombocyten klebrig zu machen (viscöse Metamorphose). Ausgefallenes Fibrin kann fermentativ durch Fibrinolysin (Plasmin) wieder gelöst werden, wobei es seine Färbbarkeit ändert und in Polypeptide zerfällt. Auch das Fibrinolysin ist im Blut nur in einer Vorstufe vorhanden, dem Profibrinolysin (Plasminogen), das — ähnlich wie das Thrombin bei der Gerinnung — einerseits vom Blutplasma, andererseits vom Gewebe her durch Aktivatoren wirksam gemacht wird.

Verfestigung des Blutes tritt auf:

1. *Außerhalb des Körpers*, z. B. in einer Eprouvette: Das Blut gerinnt mehr oder minder schnell, wenn aus den zerfallenden Zellen und Plättchen Thrombokinase frei wird. Da sich das Fibrin sehr bald zusammenzieht, wird das Blutserum aus dem Blutkuchen ausgepreßt.

2. Wenn das Blut innerhalb des Körpers aus der Gefäßbahn *in die Gewebe* gelangt, gerinnt es ebenfalls, und zwar infolge der Einwirkung der Gewebsthrombokinase. Eine Ausnahme macht nur das Menstrual- und Placentarblut, das auch außerhalb der Gefäße flüssig bleibt.

3. *Nach dem Tode* kann das Blut auch innerhalb der Gefäße gerinnen, gewissermaßen als Absterbeerscheinung des Blutes. Eingeleitet wird dieser ganze Vorgang durch den postmortalen Zerfall der besonders empfindlichen Thrombocyten. Das Blut verfestigt sich dabei durch das Auftreten der Fibrinfäden zu den sog. Leichengerinnseln, welche in zwei Formen auftreten: a) Die lockeren, dunklen, schwarzroten *Cruorgerinnsel*[1] entstehen durch schnelle Gerinnung des Blutes, wobei also keine wesentliche Trennung der Blutbestandteile erfolgt, diese vielmehr im selben Verhältnis wie im strömenden Blut in dem Maschenwerk des Fibrinnetzes liegen. b) Die zähen, weißlich-gelben *Speckhautgerinnsel* entstehen dann, wenn sich vor dem Auftreten der Fibringerinnung die roten Blutkörperchen der Schwere nach

---

[1] Cruor (lat.) das ausfließende Blut.

senken konnten. Das Blutplasma mit den leichteren Blutplättchen und Leukocyten sammelt sich dann über ihnen an; in ihm bildet sich ein grobbalkiges Fibrinnetz, das zum Speckhautgerinnsel erstarrt. Solche Speckhautgerinnsel finden sich daher dann in der Leiche, wenn die postmortale Gerinnung des Blutes verzögert einsetzt oder wenn die Senkungsgeschwindigkeit der roten Blutkörperchen erhöht ist, so daß sie sich abgesenkt haben, bevor die Fibringerinnung in gewöhnlicher Weise auftritt. Zu einer Erhöhung der Senkungsgeschwindigkeit der roten Blutkörperchen oder besser: einer Verminderung der Suspensionsstabilität des Blutes (FÅHRAEUS) kommt es vor allem bei entzündlichen Erkrankungen, bösartigen Tumoren und während der Gravidität infolge des Auftretens eines besonderen Globulins im Blutplasma, des Agglomerins. Dieses verbindet sich mit Receptoren an den Oberflächen von Zellen und roten Blutkörperchen und führt zu Verklumpung der letzteren.

Auch im Aderlaßblut tritt in solchen Fällen über dem aus den abgesenkten roten Blutkörperchen bestehenden Blutkuchen eine den Speckhautgerinnseln entsprechende weiße Schicht auf, die schon den alten Anatomen sehr wohl bekannt war. Wegen ihres offenkundigen Zusammenhanges mit der entzündlichen Grundkrankheit bezeichneten sie sie als Crusta phlogistica[1]. Die Leichengerinnsel lösen sich später wieder auf.

Leichengerinnsel fehlen immer dann, wenn der Tod infolge äußerer oder innerer Erstickung eintrat. Entnimmt man aber das Blut während der ersten 3 Std aus der Leiche, so kann man feststellen, daß es seine Gerinnbarkeit beibehalten hat. Daß es in der Leiche nicht gerinnt, geht auf das Vorhandensein hemmender Einflüsse zurück (Adrenalinausschüttung vor dem Tode?). Nach 3 Std gerinnt aber das Blut auch außerhalb der Leiche nicht mehr, da dann ein fermentativer Fibri-

---

[1] Die richtige Deutung der Speckhautgerinnsel hat, wie FÅHRAEUS zeigte, den Schlüssel geliefert zu dem trotz aller Ungereimtheiten imponierenden Gebäude der antiken und mittelalterlichen Medizin.

Auch die Alten beobachteten das Auftreten der Speckhautgerinnsel im Aderlaßblut und im Leichenblut bei gewissen Krankheiten sehr richtig und sorgfältig, faßten es aber weniger als Folge, denn als Ursache der betreffenden Krankheit auf. Der natürliche Schluß aus dieser Annahme war, daß möglichst viel des als krankhaft angesehenen Stoffes aus dem Körper entfernt werden müsse, was durch wiederholte Aderlässe angestrebt wurde. Die im Aderlaßblut auftretenden Speckhautgerinnsel waren ihrerseits wieder ein Beweis für den Erfolg dieser Behandlungsmethode.

Da die weißlichen Speckhautgerinnsel eine Ähnlichkeit mit Schleim und der weichen Hirnsubstanz aufzuweisen schienen, wurden diese drei, wie wir heute wissen, grundverschiedenen Dinge als verwandt oder gar identisch angesehen. Der Abgang von Schleim, z. B. durch die Nase, erschien als eine Art Selbstreinigung des Körpers von einem krankhaften Überfluß dieses Stoffes, der vom Gehirn durch die Nase abfloß. Auch die Menstruationsblutung wurde als eine solche Selbstreinigung aufgefaßt, und es stellte gewissermaßen eine Bestätigung dieser Ansicht dar, daß mit dem Aufhören der Menstruation während der Schwangerschaft der Gehalt des Blutes an „Schleim" zunahm (s. oben). Daher lag es nahe, diesen für krankhaft angesehenen Überfluß an „Schleim" aus dem Blute der Schwangeren durch wiederholte Aderlässe zu entfernen, so daß gerade den am meisten ärztlich betreuten Frauen durch diesen Eingriff vor der Geburt schon so viel Blut abgezapft wurde, daß sie der natürlichen Blutung bei der Geburt nicht mehr gewachsen waren und im Wochenbett starben, wie z. B. die Frauen Philipps II. von Spanien.

Schließlich nahm man an, daß die im Aderlaßblut zu beobachtende Bildung von Speckhautgerinnseln auch im Körper während des Lebens einträte, sah also die Speckhautgerinnsel in der Leiche als intravital entstanden an, eine Meinung, die bis in das 20. Jahrhundert von namhaften Pathologen vertreten wurde. Das Fieber sollte der Auflösung dieser im Körper selbst erstarrten Schleimmassen günstig sein.

Wir haben keine Ursache, über diese Irrtümer unserer medizinischen Vorfahren zu lächeln: Soweit es sich um beobachtbare Tatsachen handelt, haben sie zweifellos richtig gesehen. Die grundlegenden Fehler, die ihnen bei der Beurteilung der Tatsachen unterliefen, werden jedoch auch heute noch in ähnlicher Weise begangen, wenn wir 1. Folgen für Ursachen halten und 2. ähnliche oder gleich aussehende Dinge für vollkommen identisch ansehen.

nogenschwund eingesetzt hat. Der Erstickung zuzurechnen sind diejenigen Todesfälle, bei denen der Herzschlag noch andauert, wenn die Atmung durch Lähmung des Atemzentrums bereits ausgesetzt hat. Auch bei diesem Tod aus „zentraler", d.h. im Zentralnervensystem gelegener Ursache, fehlen die Leichengerinnsel; das Blut bleibt flüssig.

4. Nur wenn das Blut während des Lebens und innerhalb der Gefäßbahn sich verfestigt, sprechen wir von *Thromben*; den Vorgang ihrer Entstehung nennen wir *Thrombose*. Normalerweise besteht an der Gefäßwand während des Lebens ein Gleichgewichtszustand zwischen Fibringerinnung und Fibrinolyse insofern, als dauernd Fibrin gerinnt und wieder gelöst wird. Eine Störung dieses Gleichgewichts kann einmal dadurch eintreten, daß die Gerinnung verringert oder die Fibrinolyse verstärkt ist oder beides zusammen wirkt: die Folge ist Austritt von Blut aus den Gefäßen (Blutung). Andererseits kann der Gerinnungsvorgang die Oberhand gewinnen oder die Fibrinolyse vermindert sein oder beides zusammen wirken: die Folge ist eine Gerinnung des Fibrins und Agglutination der Thrombocyten, eben die Thrombose.

b) Entstehung und Arten der Thromben

Ganz entsprechend der doppelten Wirkung des Thrombins, nämlich auf die Klebrigkeit der Thrombocyten und auf die Fibringerinnung, unterscheiden wir zwei Arten von Thrombose: die Abscheidungs- und die Gerinnungsthrombose.

1. Abscheidungsthromben. Ist die Intima eines Gefäßes verletzt, so wird an dieser Stelle durch den Zellzerfall Gewebsthrombokinase frei. Das dabei auftretende Thrombin ruft an den Thrombocyten die viscöse Metamorphose hervor: Die Plättchen runden sich ab, werden klebrig, so daß sie fest aneinander, an anderen geformten Elementen des Blutes und an der Gefäßwand haften und miteinander verschmelzen. Gleichzeitig geben sie den für die Bildung der Plasmathrombokinase wichtigen Stoff ab, der dann den Gerinnungsvorgang weiter unterhält. Im Vordergrunde des Geschehens steht allerdings mehr die zunehmende Verklebung der im Randstrom schwimmenden Thrombocyten, so daß schließlich kleine, polypös vorspringende Körper (Abb. 46) entstehen. In sie sind stets vereinzelte Leukocyten eingeschlossen. Deren Hauptmasse aber heftet sich auf dem Rand der polypösen Blutplättchenmassen an, die also von Leukocyten rings umhüllt werden mit Ausnahme des oberen Saumes, auf dem sich wieder neue Plättchen abscheiden.

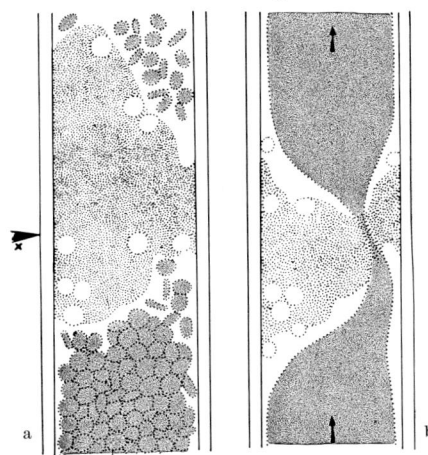

Abb. 46 a u. b. Abscheidungsthrombose nach querer Durchstechung einer Vene; bei a Lichtung durch einen Plättchenthrombus völlig verlegt; b ein großer Teil des Thrombus durch die wieder in Gang gekommene Blutströmung abgerissen. (Nach APITZ)

Da sich dieses ganze Geschehen am Rande eines Flüssigkeitsstromes abspielt, wird dieser naturgemäß einen bedeutenden Einfluß auf *Größe und Form der Plättchenabscheidung* nehmen. Am Ufer eines schnellfließenden Blutstromes, wie z. B. in der Aorta, werden sich die Plättchen auch dann schwer absetzen, wenn alle Voraussetzungen gegeben sind, da sie ja immer wieder weggerissen werden. Hat sich trotzdem einmal ein Plättchenthrombus gebildet, so geht sein weiteres Wachstum viel langsamer vor sich als am Rande einer nicht so rasch fließenden Blutsäule.

Weiterhin beeinflußt die Strömung auch die Form des Plättchenhaufens, und zwar in derselben Weise, wie etwa den Sand am Grunde eines strömenden Baches, der in quer zur Stromrichtung angeordneten, wellenförmigen Erhebungen zusammengeschoben wird. Ebenso weisen auch die Plättchenmassen eine quer zur Längsachse des Gefäßes eingestellte oberflächliche Furchung auf (Abb. 47). So bilden sich einzelne Lamellen, die kammartig vorspringen, während in ihren Zwischenräumen die anderen Blutbestandteile abgelagert werden. Auf dem mikroskopischen Schnitt erkennt man daher verschieden breite, aus Blutplättchen bestehende Balken, die meist senkrecht von der Gefäßwand abgehen, sich verzweigen und miteinander

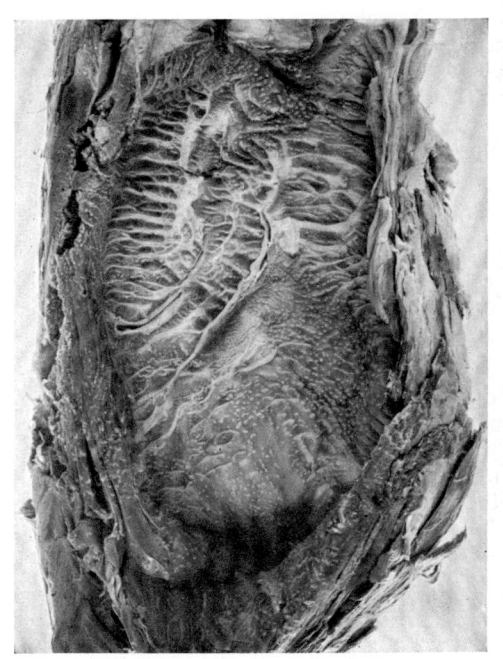

Abb. 47. Wandständiger Thrombus in der Aorta mit oberflächlicher Riffelung

zusammenhängen: Sie bilden gleichsam das korallenstockähnliche Grundgerüst des Abscheidungsthrombus (Abb. 47). Diese Balken sind eingehüllt von einer in ihrer Dicke wechselnden Schicht weißer Blutkörperchen und Fibrinfäden, so daß im gefärbten Präparat die hell bleibenden Balken von einem dunkleren Saum umgrenzt werden (Abb. 48). In den Zwischenräumen des leukocytenbesetzten Gerippes spannt sich ein Fibrinfadenwerk aus, das von einem Balken zum anderen bald dichter, bald lockerer herüberzieht. Dabei verlaufen die Fäden untereinander parallel und sind meist girlandenförmig, gegen die Gefäßwand konvex, gebogen. Die Maschen dieses Fibrinnetzes werden von roten Blutkörperchen ausgefüllt.

Aus seiner Entstehungsweise läßt sich leicht die kennzeichnende *makroskopische Beschaffenheit* des Abscheidungsthrombus ableiten. Er sitzt immer einer Gefäßwandstelle auf, ist also wandständig und an seiner freien Oberfläche vom Blutstrom bespült. Zunächst wird er also die Gefäßlichtung höchstens einengen, kann aber im Verlaufe seines Wachstums zum verschließenden (obturierenden) Thrombus werden, wenn seine freie Oberfläche mit der gegenüberliegenden Gefäßwand in Berührung tritt. Die Oberfläche des Abscheidungsthrombus läßt den formgebenden Einfluß der Blutströmung noch deutlich erkennen. Sie zeigt eine quere

Riffelung, indem weißliche, untereinander in Verbindung stehende wellige Leisten in querer Richtung über die Oberfläche des Thrombus hinziehen (Abb. 47). Diese entsprechen den an der Oberfläche zum Vorschein kommenden Ästen des Plättchenbaumes bzw. den Plättchenlamellen. Die Farbe eines solchen Thrombus wird eine weiße bis grauweiße sein, entsprechend seiner überwiegenden Zusammensetzung aus ungefärbten Blutbestandteilen. Wir pflegen ihn denn auch kurzweg als weißen Thrombus zu bezeichnen. Nur hie und da trifft man rote Abschnitte an, die größeren Ansammlungen eingeschlossener roter Blutkörperchen entsprechen. Wechseln umfangreiche rote Teile mit weißen Abschnitten ab, so spricht man von einem gemischten Thrombus.

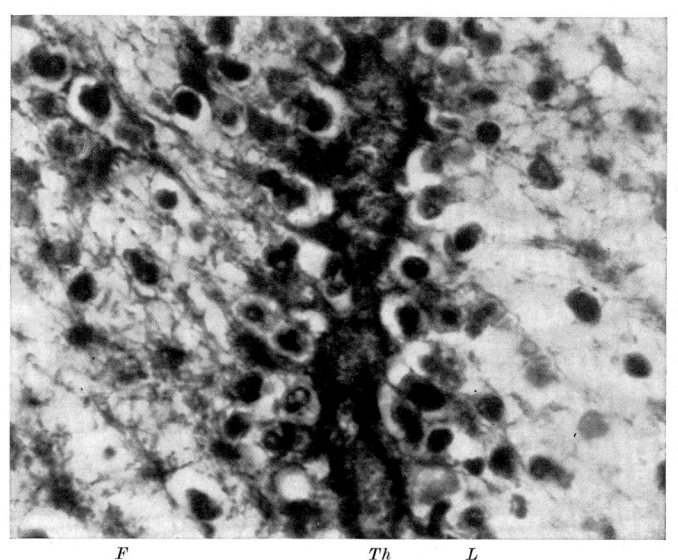

Abb. 48. Balken aus dem Abscheidungsthrombus Abb. 47. *Th* Thrombocyten, umgeben von Leukocyten (*L*) und Fibrinfäden (*F*)

2. Der Gerinnungsthrombus verdankt seine Entstehung der plötzlichen Verfestigung der Blutsäule in einem Gefäß durch das Ausfallen von Fibrinfäden. Meist handelt es sich um stagnierendes Blut bzw. den Endausgang einer nicht gelösten Stase. Dabei wird aus den zerfallenen Thrombocyten und den Endothelzellen, welche infolge mangelhafter Ernährung durch das stagnierende Blut geschädigt sind, Thrombokinase frei. Plötzliche Gerinnung des Blutes kann aber ebenso wie im Reagensglas auch im strömenden Blut durch verschiedene Gifte (Schlangengift, gruppenfremdes Blut usw.) hervorgerufen werden. Der Gerinnungsthrombus stellt also gewissermaßen die zu einem bestimmten Zeitpunkt verfestigte Blutsäule dar: In einem verschieden weiten Maschenwerk von Fibrinfäden sind die roten und weißen Blutkörperchen in derselben Verteilung vorhanden wie im flüssigen Blut.

Makroskopisch wird der Gerinnungsthrombus daher zum Unterschied vom Abscheidungsthrombus immer und vom ersten Augenblick seiner Entstehung an die Gefäßlichtung vollkommen verschließen — er wird obturierend sein. Weiterhin fehlt ihm die feste Verbindung zu irgendeiner Wandstelle, so daß ein eben entstandener Gerinnungsthrombus von einem Cruorgerinnsel manchmal kaum zu unterscheiden ist. Wir können ihn höchstens daran erkennen, daß er gewöhnlich die Gefäßlichtung prall ausfüllt, während die Gefäßwand über einem Gerinnsel schlaff zusammengefallen erscheint. Nach kurzer Zeit werden aber solche Thromben durch Wasserabgabe trocken und brüchig und sind dann leichter von den weichen und feuchten Cruorgerinnseln zu unterscheiden. Der Gerinnungsthrombus ist seiner schnellen Entstehung entsprechend ein getreuer Abguß der Gefäßwand mit allen ihren Vorsprüngen, Venenklappen usw. Im großen ganzen muß er daher ebenso wie die Gefäßwand eine glatte Oberfläche aufweisen. Schließlich ist die Farbe des Gerinnungsthrombus immer die der unveränderten Blutsäule, nämlich rot. Weder auf der Oberfläche noch auf dem Durchschnitt wird sich eine Zeichnung wie beim Abscheidungsthrombus erkennen lassen.

3. Besondere Formen der Thromben. Manchmal sind Capillaren von einem Pfropf aneinandergepreßter Plättchen, gegebenenfalls mit geringer Fibrinbeimengung, erfüllt. Verbacken sie dann zu einer homogenen Masse, so spricht man von *hyalinen* (capillaren) *Thromben*.

In Ausweitungen des arteriellen Gefäßrohres (Aneurysmen) kann sich auf einem Abscheidungsthrombus eine Schicht von Gerinnungsmaterial ablagern, auf diesem dann wieder eine Abscheidungsschicht usw. So bilden sich die

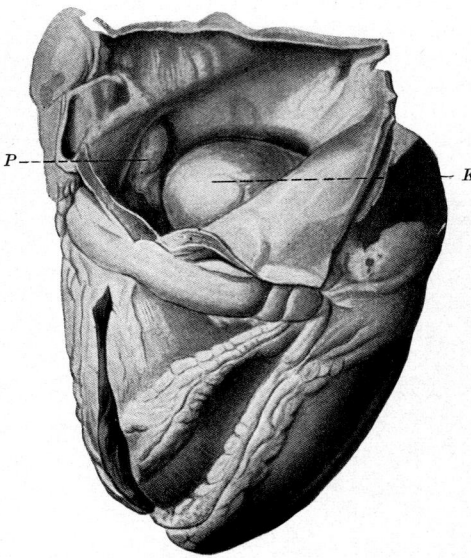

Abb. 49. Kugelthrombus (*K*) im linken Vorhof und polypöser Thrombus (*P*) im linken Herzohr

sog. *geschichteten,* abwechselnd weißen oder roten *Thromben,* die aus vielen verschieden alten Lagen zusammengesetzt sind. Versucht man diese zu lösen, so kann man manchmal die einzelnen Schichten wie die Seiten eines Buches aufblättern.

In den Herzohren entstehen Thromben mit sehr regelmäßiger Riffelung der Oberfläche, die oft polypös in den Vorhof hineinragen. Haben sie eine gewisse

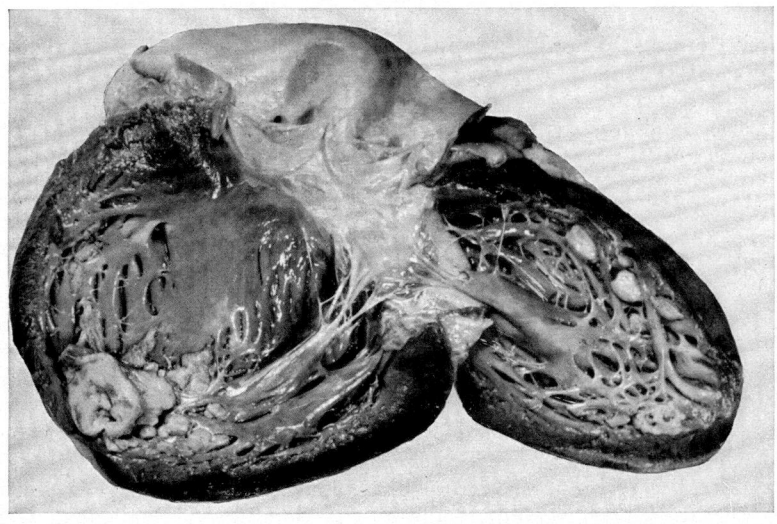

Abb. 50. Wandständige Thromben zwischen den Trabekeln des linken Herzventrikels, links ein zentral erweichter Thrombus

Größe erreicht, so hängen sie aus dem Herzohr gestielt heraus und können durch Abreißen des Stieles auch frei werden. Sie erhalten dann durch Bewegung im Blutstrom und durch Anlagerung neuer Schichten eine regelmäßige, kugelige Gestalt und werden daher als *Kugelthromben* (Abb. 49) bezeichnet. Derartige Kugelthromben kommen gelegentlich bei Stenose des Mitralostiums vor. Durch Verlegung des engen Klappenringes können sie zur Ursache eines plötzlichen Todes werden.

In den Herzkammern ragen die zwischen den Trabekeln entstandenen Thromben halbkugelig oder knopfförmig in die Ventrikelhöhle vor (Abb. 50) und bilden bei weiterer Vergrößerung oft recht umfangreiche, polypöse Gebilde mit glatter oder meist geriffelter Oberfläche (sog. *globulöse Vegetationen*). Im Innern enthalten sie meist eine eiterähnliche Flüssigkeit, die durch Autolyse des Thrombus entstanden ist — man spricht von puriformer Erweichung.

c) Wachstum und Abbau der Thromben

1. Wachstum. Ist einmal an einer Stelle des Gefäßsystems ein Thrombus entstanden, so kann er sich unter Umständen immer weiter vergrößern. Abgesehen von der schon früher erwähnten Dickenzunahme eines wandständigen Abscheidungsthrombus kommt hier hauptsächlich das Wachstum in der Richtung oder gegen die Richtung des Blutstromes in Betracht. Wir sprechen dann von fortgesetzter oder fortschreitender Thrombose.

Entsteht z. B. unter dem Poupartschen Band ein Abscheidungsthrombus in der Vena femoralis und verlegt er schließlich ihre Lichtung, so wird das *periphere* Venenblut davor stagnieren und im Zusammenhang mit dem Abscheidungsthrombus ein roter Gerinnungsthrombus entstehen. Man bezeichnet dann das zunächst entstandene weiße Stück als Kopfteil, das später entstandene rote Stück als Schwanzteil des fortgesetzten Thrombus; manchmal kann man auch ein aus weißen und roten Anteilen gemischtes Mittelstück erkennen.

Andererseits können sich an einen der Venenwand fest aufsitzenden Abscheidungsthrombus *herzwärts* Thrombenmassen anlegen, die teils rot, teils gemischt sind; diese bleiben dann oft von der Wand getrennt und hängen auf lange Strecken als zylindrische Stränge frei in die Gefäßlichtung hinein (Abb. 51). Solche fortgesetzte Thromben sind deshalb besonders wichtig, weil sie an ihrem Fußpunkt abreißen und in ganzer Länge vom strömenden Blut fortgetragen werden können. Gelegentlich kann es zur Thrombose langer Gefäßstrecken, besonders der Venen kommen. So beobachtet man nicht selten Thromben, die von den Venen des Fußes bis zur Vena cava inf. reichen. Zugleich pflegen dann auch Seitenäste auf kürzere

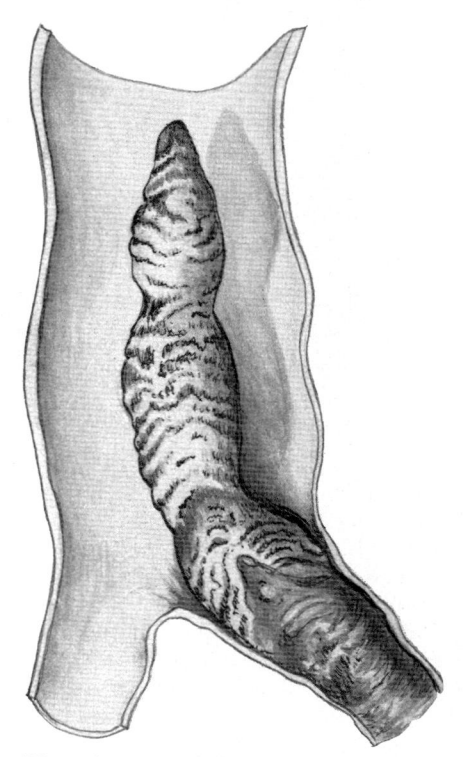

Abb. 51. Aus der linken Vena iliaca in die Vena cava fortgesetzter Thrombus mit geriffelter Oberfläche

oder längere Strecken verstopft zu sein. Auch Arterien können auf lange Strecken verlegt sein; nur in der Aorta bilden sich infolge der raschen Strömung selten lange und verschließende Thromben.

2. Abbau. Ein Thrombus macht bei längerem Bestehen Veränderungen durch: Er wird als Ganzes durch Wasserentzug kleiner, trockener, fester; mikroskopisch wird seine Zusammensetzung undeutlicher, Fibrin und Plättchenmassen werden homogener.

Er erfährt ferner nicht selten eine teilweise *Erweichung* und zwar in mehrfacher Weise. Er kann durch Autolyse in seinen zentralen Teilen in eine breiige, grauweiße und bei Anwesenheit von roten Blutkörperchen graurötliche Masse zerfallen. Diese

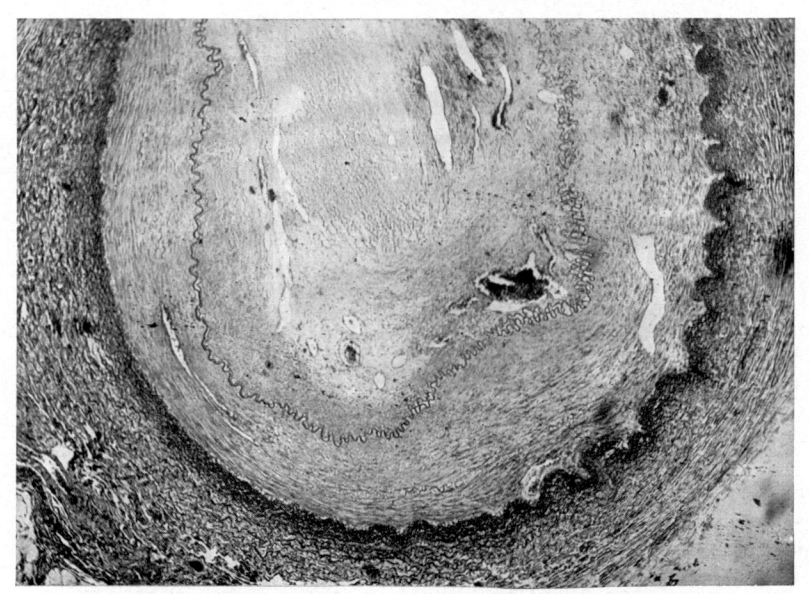

Abb. 52. Organisierter Thrombus in einer muskelstarken Arterie; die wellig verlaufende Membrana elastica interna zeigt den Umfang der ursprünglichen Lichtung an

hat eine gewisse Ähnlichkeit mit Eiter, weshalb man auch von puriformer[1] Erweichung spricht. Das sehen wir am häufigsten in den Herzthromben, besonders den polypösen Formen. Geht die Erweichung bis nahe unter die Oberfläche, so kann die letzte Hülle einreißen, der Brei sich ins Blut entleeren und der Thrombus als hohler Körper zurückbleiben. Andererseits gibt es eine unter dem Einfluß von Bakterien entstehende, durch Beimischung von reichlichen Leukocyten gekennzeichnete, echte eitrige Erweichung, die sich meist in Venenthromben findet (s. Thrombophlebitis). Sie kann bei Hinzutritt von Fäulnisbakterien eine jauchige, übelriechende Beschaffenheit annehmen. Beimischung solchen bakterienhaltigen Breies zum Blut ist höchst gefährlich (s. Embolie). Schließlich kann man auch an der Oberfläche eines Thrombus einen Abbau der Fibrinanteile durch Fibrinolysin beobachten. Die Plättchenanteile sind dagegen widerstandsfähiger.

Die häufigste Veränderung des Thrombus besteht darin, daß in ihn von der Gefäßwand her Bindegewebszellen (Fibroblasten) und neugebildete capillare Gefäße einsprossen und ihn allmählich aufsaugen und durch Bindegewebe ersetzen. Wir nennen den Vorgang *Organisation* des Thrombus; er entspricht einer beson-

---

[1] Pus (lat.) Eiter; Genitiv: „puris".

deren Form der Entzündung und geht mit Fieber einher, wozu sich bei Organisation von Thromben in subcutanen Venen noch Rötung und Schmerzhaftigkeit gesellen. Betrifft die Organisation einen nur einseitig festsitzenden (wandständigen) Thrombus, so kann das neugebildete Bindegewebe sich dorthin zusammenziehen, bis es nur noch eine rundliche oder längliche Wandverdickung darstellt. Saß aber der Propf allseitig fest, so geht die Organisation ringsum vor sich und führt dann meist zu einem Verschluß des Gefäßes durch Bindegewebe (Abb. 52).

In den Thromben können sich auch Spalten und Kanäle bilden. Bei verschließenden Thromben in Arterien kleiden dann von der Intima bzw. vom Endothel abstammende Zellen solche Spalten aus; in Venenthromben spielen außerdem die von der lockeren Venenwand einsprossenden und sich erweiternden Gefäße eine Rolle. Durch diese Vorgänge können die bisher durch den Thrombus voneinander getrennten peripheren und zentralen Gefäßstrecken wieder miteinander verbunden werden (*Kanalisation* des Thrombus). Später erhalten diese Kanäle eine eigene Wand, die oft aus einer regelmäßigen Elastica und Muskelschicht besteht. Schwinden die Scheidewände zwischen den neuen Gefäßlichtungen immer mehr, so bleibt an Stelle des ursprünglichen Thrombus nur ein fädiges, die Lichtung durchsetzendes Maschenwerk zurück. Diese („kavernomähnliche") Umwandlung von Thromben trifft man am häufigsten in der Pfortader an.

Erstreckt sich die Organisation und fibröse Umwandlung des Thrombus nicht auf seine ganze Dicke und werden die zentralen Anteile nicht aufgesaugt, so können diese sich allmählich eindicken und Kalksalze aufnehmen. Diese *Verkalkung* betrifft zuweilen die Thromben auf den Herzklappen bei Endokarditis und nicht selten erbsengroße und kleinere, kugelige, organisierte Thromben, die sich in erweiterten Venen des Lig. latum und der Beckenvenen bilden: Sie werden in Venensteine, *Phlebolithen*[1], umgewandelt.

d) Bedeutung der Thrombose

Die Fähigkeit des Blutes, durch die verschiedenen geschilderten Gerinnungsvorgänge mit Thrombenbildung zu reagieren, bringt für den Organismus Vor- und Nachteile mit sich.

Ein Nachteil ist durch den *Verschluß* oder die *Verengerung* der Gefäßlichtung gegeben. Davon sind eine Reihe der bald zu besprechenden Störungen des Kreislaufes abhängig.

Eine große Gefahr liegt weiter darin, daß Stücke erweichter Thromben oder ganze Pfröpfe, wenn sie nur an einem Fußpunkt festsitzen (Abb. 51) und hier *abreißen*, frei in das Blut gelangen und von ihm mitgenommen werden. Die Ablösung wird begünstigt durch Druck auf die Gefäße oder durch Muskelkontraktionen (z. B. durch Aufstehen nach längerer Ruhelage). Auf diese Weise können 20—50 cm lange Thromben verschleppt werden. Die langen, weichen, vorwiegend durch Gerinnung im Anschluß an primäre festere Abscheidungsthromben entstandenen Pfröpfe des Venensystems reißen am leichtesten ab. Aber auch die Thromben der Herzklappen bei Endokarditis und die der Herzhöhlen werden oft abgelöst. Das Schicksal aller dieser Gebilde ist schließlich die *Embolie*, von der sogleich die Rede sein soll.

Der Thrombosevorgang ist aber auch oft von Nutzen. Gefäße, die durch eine Schädlichkeit von außen her zerstört werden, reagieren, solange in ihnen die Blutströmung aufrechterhalten ist, auf diese Wandschädigung mit einer schließlich die ganze Lichtung verlegenden Abscheidungsthrombose. Zerfällt dann im Verlaufe des Zerstörungsvorganges die ganze Gefäßwand, dann kann keine Blutung mehr

---

[1] Phlebos (griech.) Genitiv von Vene; lithos (griech.) Stein.

entstehen, da die Gefäßlichtung beiderseits von der unterbrochenen Stelle schon durch die Thromben wie durch Pfröpfe verschlossen ist. Nur wenn die Wandzerstörung schneller fortschreitet als die Thrombosierung, kann es zur Eröffnung der Gefäßlichtung und zu lebensbedrohenden Blutungen kommen. Das ist z. B. in Lungenkavernen oder am Grund von Magengeschwüren der Fall. Solche Blutungen wären ungleich häufiger, wenn die Thrombose nicht vor ihnen schützte.

Vielleicht die größte Bedeutung hat die Gerinnungsfähigkeit des Blutes aber im Rahmen der spontanen *Blutstillung*. Diese kommt durch zwei Mechanismen zustande:

1. Kontraktion der glatten Muskelfasern, die die Lichtung einer eröffneten Arterie z. B. auf unter $1/3$ ihres ursprünglichen Kalibers verengern und die Arterienwand in die Lichtung einstülpen kann (s. Abb. 53). In den muskelschwächeren Venen ist eine solche Kontraktion natürlich weniger ausgesprochen, daher können Blutungen aus größeren Venen unter Umständen besonders gefährlich sein.

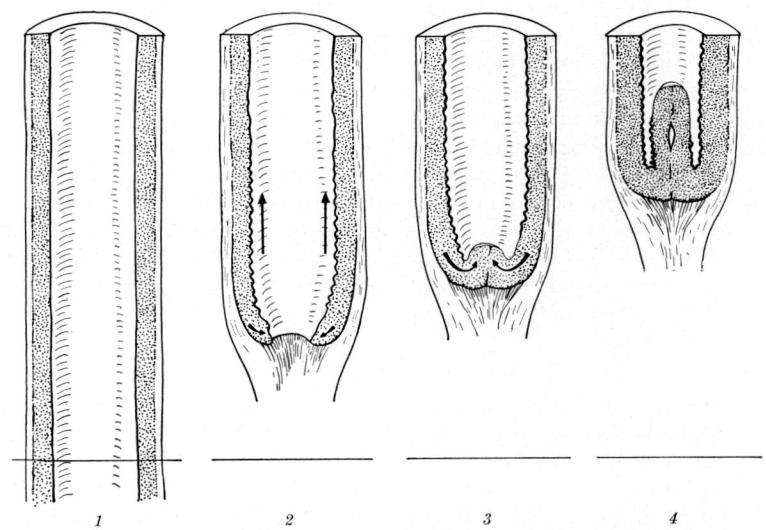

Abb. 53. Blutstillung durch Kontraktion (*2—4*) und Einstülpung (*3, 4*) einer durchtrennten Arterie (*1*). (Nach STAUBESAND)

2. Verengerung der Lichtung allein würde aber auch bei einer Arterie nicht imstande sein, eine Blutung zum Stehen zu bringen. Hier setzt die heilsame Wirkung der Blutgerinnung ein: Ein in wenigen Sekunden entstehender Plättchenthrombus verstopft fürs erste die Lücke (s. Abb. 54). Durch den Zerfall dieser Thrombocyten wird dann mehr und mehr Blutthrombokinase aktiviert, die dann in einigen Minuten dem Pfropf Festigkeit durch Fibringerinnung verleiht und die Lücke endgültig verschließt. Nach $1/2$—1 Std erfolgt dann die Zusammenziehung des Fibrins.

Wie wichtig das richtige Zusammenspiel der drei hauptsächlich bei der Thrombenbildung beteiligten Faktoren, nämlich der Gefäßwände, des Blutplasmas und der Thrombocyten, ist, wird sofort offenbar, wenn einer dieser Faktoren verändert ist oder ausfällt: Das Gefäßsystem wird dann im Capillarbereich leck, es kommt zu multiplen Blutaustritten, zur hämorrhagischen Diathese bzw. Purpura. Je nach dem wesentlichen ursächlichen Faktor unterscheidet man folgende drei große Untergruppen der hämorrhagischen Diathesen[1]:

---

[1] Diathesis (griech.) Zustand.

1. *Vasculär bedingte hämorrhagische Diathese.* Die Insuffizienz der Capillarwand zeigt sich besonders bei Überbelastung, wie z. B. einer Druckerhöhung durch Abschnürung (Rumpel-Leedesches Zeichen). Diese Capillarveränderung ist entweder angeboren, wie z. B. bei der Oslerschen[1] Krankheit, oder erworben, wie bei der C-Avitaminose.

2. *Koagulopathien* betreffen die einzelnen an der Gerinnung beteiligten Faktoren: Ein Mangel an Fibrinogen (I) ist kennzeichnend für die als recessives Leiden vererbte Afibrinogenämie; andererseits können auch Leberschädigungen während des Lebens, wie z. B. Lebercirrhose, und erhöhter Fibrinogenverbrauch bei vorzeitiger Placentarlösung und retroplacentarem Hämatom (s. Placenta) zu einem

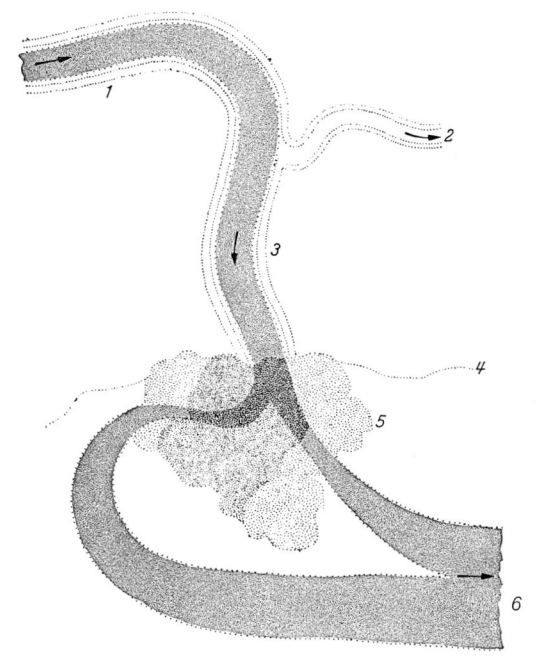

Abb. 54. Unvollkommene Blutstillung durch Plättchenabscheidung (*5*) nach Durchschneidung (*4*) einer Arterie (*1, 3*); bei *2* ein leergewaschener Seitenast, bei *6* das abströmende Blut. (Nach APITZ)

erworbenen Fibrinogenmangel führen. Prothrombin (II) fehlt ebenfalls bei Leberschäden und bei Vitamin K-Mangel; ein Mangel an Thrombokinase (III) und Calcium (IV) sowie der Faktoren V und VII kommt praktisch nicht in Betracht. Beim Mangel des antihämophilen Globulins (antihämophiler Faktor VIII) kann zwar die Gewebsthrombokinase, nicht aber die Plasmathrombokinase gebildet werden. Die beim Gewebszerfall in Wundrändern frei werdende Thrombokinase genügt dann zwar, um eine erste Blutstillung herbeizuführen; ist diese Thrombokinase aber verbraucht, so wäre für den weiteren erfolgreichen Blutstillungsvorgang Thrombokinase aus dem Blute notwendig; kann sie nicht gebildet werden, so kommt es zu lange dauernder Nachblutung, die die Bluterkrankheit (Hämophilie A) kennzeichnet. In seltenen Fällen fehlt der Faktor IX (Christmas-Faktor) im Serum. Es kommt dann zu einem von der Bluterkrankheit kaum zu unterscheidenden Bild (Hämophilie B).

---

[1] W. OSLER, Internist in Chicago (1849—1919).

3. *Thrombocytopathische hämorrhagische Diathese*. Die Thrombocyten können zahlenmäßig vermindert sein (Thrombopenie) oder funktionell minderwertig sein (Thrombasthenie). Über nähere Einzelheiten s. Abschnitt Blut.

Wägen wir nach dieser Übersicht die Vor- und Nachteile ab, die die Fähigkeit des Blutes zur Gerinnung bzw. zur Thrombenbildung mit sich bringt, so ist deutlich, daß sie im ganzen dem Organismus mehr Nutzen als Schaden bringt, ja für die Lebenserhaltung des Einzelindividuums und der Art notwendig ist, wenn sie auch gelegentlich einmal krankhafte Störungen auszulösen vermag. In diesem höheren Sinne ist die Fähigkeit zur Thrombenbildung als ein zweckmäßiger, lebenserhaltender und -notwendiger Vorgang anzusehen.

V. Beimengung von körperlichen Gebilden zum strömenden Blut. Embolie. Metastase

a) Verschiedenes Verhalten der Beimengungen (Embolie, Metastase)

Feinste körperliche Teilchen, z.B. Bakterien, werden in den Gefäßen längere Zeit kreisen und so in alle Organe kommen können. Aber sie bleiben nicht dauernd im Blut. Nach einiger Zeit, meist in einigen Stunden, verschwinden sie aus ihm: Sie haften an der Wand der Capillaren, werden in die Endothelien aufgenommen oder dringen durch sie in die Gewebe hinein. Milz und Leber sind die Organe, wo dies am ausgiebigsten vor sich geht. Beide, besonders aber die Milz, stellen also Reinigungsapparate des Blutes dar. In erster Linie gilt das gegenüber den Bakterien (s. Milz).

Anders verhalten sich *gröbere* und *grobe körperliche Gebilde*. Sie müssen früher oder später in Lichtungen gelangen, die für sie zu eng sind, und hier steckenbleiben. Manchmal ist das erst eine Capillare, manchmal eine kleinste Arterie oder eine größere oder eine der weitesten. Das gilt natürlich nicht für die Venen: In ihnen gelangen ja die Teilchen in immer weitere Lichtungen und schließlich ins Herz. Jenes Steckenbleiben in zu engen Röhren kann sich also nur auf die Lungenarterien, die Arterien des großen Kreislaufes und die Pfortaderäste beziehen.

Wird nun auf diese Weise ein körperliches Gebilde in einen Ast hineingeworfen, in dem es sitzenbleibt, so nennen wir es einen *Embolus*[1] (Mehrzahl: Émboli) und den ganzen Vorgang Embolie.

Handelt es sich dabei um einen nur mechanisch wirkenden Körper, so wird er das Gefäß lediglich verstopfen. Er kann es auch zerreißen, wenn er zackig verkalkt ist. Oft aber stammt er aus einem bakteriellen Entzündungsherd oder einer Geschwulst und hat dann neben der Verstopfung die Fähigkeit, an der Stelle, wo er sitzenbleibt, den gleichen Vorgang wie an seinem Ursprungsherd entstehen zu lassen. Dann ist gleichsam die Entzündung oder die Geschwulst von einer Körperstelle an eine andere versetzt worden. Wir nennen das *Metastase*[2].

Im weitesten Sinne wendet man den Begriff „Metastase" auch dort an, wo es sich um die Versetzung feiner Teilchen (z.B. Farbstoffkörnchen) an eine andere Körperstelle auch ohne Embolie handelt, und ferner, wenn Stoffe (z.B. Kalk) in einem Gewebe (Knochen) gelöst und in einem anderen (z.B. Niere) körnig niedergeschlagen werden (Kalkmetastasen).

Aus dem Gesagten ergibt sich, daß die Worte Embolie und Metastase nicht synonym gebraucht werden dürfen; man muß zwischen der embolischen Verschleppung von Krankheitsmaterial und der erst durch Ansiedelung dieses Materials entstandenen Metastase, der „Krankheitsabsiedelung", unterscheiden. Wissen wir doch einerseits, daß Bakterien und Geschwulstzellen sehr oft embolisch verschleppt werden, ohne einen neuen Krankheitsherd, eine Metastase, zu erzeugen. Andererseits können aber Metastasen sowohl bei infektiösen Erkrankungen als bei Geschwülsten nicht nur durch embolische Verschleppung, sondern auch dadurch entstehen, daß Bakterien oder Geschwulstzellen aus einem Krankheitsherd auch auf

---

[1] Em-ballein (griech.) hinein-werfen.   [2] Meta-stase (griech.) Ver-setzung.

anderen Wegen (Sekrete, Flüssigkeiten, direkte Berührung usw.) verschleppt werden; man spricht in diesen Fällen von Kontakt-, Impf- oder Implantationsmetastasen, gelegentlich auch von Abklatschmetastasen.

Dem Blutstrom können Gebilde beigemengt sein, die dem normalen Blute fremd sind; sie sind entweder aktiv (Parasiten) oder passiv (Fremdkörper) in die Gefäße hineingelangt (b) oder aber aus dem Blute selbst entstanden wie die Thromben (c).

b) In die Gefäße hineingelangte Beimengungen

1. Die *pflanzlichen Parasiten*, d. h. — mit wenigen Ausnahmen — die Bakterien, gelangen nur selten unmittelbar aus der Außenwelt ins Blut. Meist verursachen sie zunächst an der Eintrittsstelle einen Entzündungsherd, in dem sie sich vermehren,

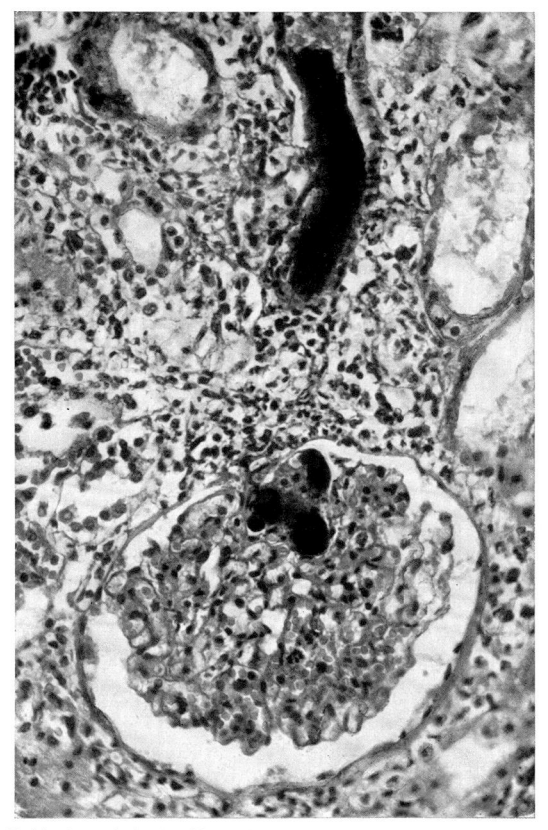

Abb. 55. Bakterienembolie im Vas afferens und in einzelnen Glomerulusschlingen

und aus dem sie dann in die Gefäße eindringen. Im Blute kreisend, bleiben sie irgendwo am Endothel der Gefäße, z. B. am Endokard der Herzklappen, haften und vermehren sich hier. Embolie im wahren Sinne kann man das nicht nennen, denn die Bakterien bleiben ja in solchen Fällen nicht wegen zu enger Lichtung stecken. Man darf strenggenommen von Bakterienembolie nur dann reden, wenn Bakterienhaufen oder mit Bakterien verunreinigte Thromben im Blute kreisen und so groß sind, daß sie nicht durch Capillaren hindurchgehen, sondern steckenbleiben (Abb. 55).

Bei der Untersuchung von Leichenorganen trifft man nicht selten Capillaren der Leber, Milz, Niere oder anderer Organe durch Bakterienmassen verstopft. Wenn in der Umgebung dieser Capillaren jede Reaktion fehlt, dann handelt es sich bloß um agonale Einschwemmung einzelner Bakterien, die sich nach dem Tode stark vermehrt und die Gefäße nach Art eines Embolus vollständig ausgefüllt haben. Allerdings vermehren sich auch die Bakterien eines wirklichen Bakterien-Embolus nach dem Tode — von der bloß agonalen Einschwemmung unterscheidet er sich durch die umgebende entzündliche Reaktion (s. Abb. 55).

2. *Tierische Parasiten* werden nur selten im Kreislauf angetroffen. Es kommt vor, daß Echinococcusblasen der Leber in die Vena hepatica einbrechen und dann in die Lunge embolisch verschleppt werden. Mit dem Blute verbreiten sich auch die Trichinen (S. 32) und die Larven der Bandwürmer (S. 28) im Körper.

3. Dem Blute finden wir nicht ganz selten *Zellen* beigemischt, die unter normalen Verhältnissen darin nicht vorkommen. Sie werden vor allem in den Capillaren der Lungen angetroffen.

Hierher gehören einmal die *Riesenzellen des Knochenmarks*. Sie lassen sich fast in allen Leichen, besonders bei infektiösen Krankheiten, feststellen. Da die Riesenzellen zu groß sind, um die Capillaren zu passieren, bleiben sie schon in den Lungengefäßen stecken (Riesenzellembolie) und sind hier leicht nachzuweisen. Nicht immer kann man die ganze Zelle auffinden, da das Cytoplasma bald zugrunde geht oder sich vom Kern abstreift. Weshalb diese Riesenzellen so oft ins Blut kommen, ist nicht bekannt.

Bei normalen Geburten und ganz besonders bei der Eklampsie kommt es zur Verschleppung von *Placentarriesenzellen* (Syncytien) und von Stücken der *Placentarzotten* in die Lungencapillaren. *Trophoblastzellen* (Syncytien) werden auch schon während der Gravidität dauernd (ca. 50000 pro Tag) in das Blut abgegeben und gehen in den Lungencapillaren zugrunde.

Auch Fruchtwasser kann über die weiten uterinen Venen in das Blutgefäßsystem gelangen und durch Verstopfung von Lungenarterien zum Tode führen *(Fruchtwasserembolie)*.

Nach Quetschungen der Leber mischen sich *Leberzellen* dem Blute bei und bleiben ebenfalls meist schon in den Lungen stecken. Dasselbe trifft für Gehirngewebe bei Hirntraumen zu.

Die Bedeutung all dieser embolisierten Zellen ist gering. Sie verursachen keine dauernden Verschließungen, sondern verschwinden nach einiger Zeit durch Untergang und Lösung ihrer Bestandteile. Ganz anders verhält es sich mit den *Geschwulstzellen*, die in das Blut gelangen. Werden sie irgendwo embolisiert, so gehen sie zwar auch zum Teil zugrunde, zum anderen Teil aber bleiben sie am Leben, wachsen weiter und führen so zur Bildung von Metastasen.

4. Eine nicht selten in den Kreislauf übertretende Substanz ist flüssiges, tropfenförmiges *Fett*. Seine häufigste und ausgiebigste Quelle ist das an Fettzellen meist reiche Knochenmark. Bei Knochenbrüchen wird das Fettmark zerstört, so daß die in den einzelnen Fettzellen vorhandenen Neutralfetttropfen frei werden und zu einer öligen Masse zusammenfließen. Diese gelangt dann in die Lichtung der capillaren Venen des Knochenmarkes und wird mit dem Blutstrom weiter verschleppt. Durch Tierexperimente ist aber sichergestellt, daß nicht bloß grobe Zertrümmerung des Fettmarkes, sondern auch starke Erschütterungen zu einem Übertritt von Fett in die Blutbahn führen können. Sicherlich kommt auch bei Verletzungen aus dem Panniculus adiposus Fett in den Kreislauf, doch spielt diese Quelle der Fettembolie gegenüber dem Knochenmark nur eine ganz untergeordnete Rolle. Schließlich wurde ein Übertritt von Neutralfett in die Blutbahn auch bei Menschen mit totaler Fettleber beobachtet. Hier reißt offenbar das dünne Cytoplasma der Leberzellen um die Fetttropfen ein, so daß diese embolisch verschleppt werden können.

Die Fetttropfen werden mit dem Blutstrom in die Lunge gebracht, wo sie in den kleineren Arterienästchen und Capillaren steckenbleiben, so daß die Gefäßchen manchmal wie mit einer Injektionsmasse ausgefüllt erscheinen (Abb. 56). Ein kleiner Teil der Fetttröpfchen kann aber, wenn die Fettembolie massiv war und das Herz kräftig ist, durch das Capillarsystem der Lunge durchgepreßt werden und in den großen Kreislauf gelangen, wo sie in den kleinen Gefäßchen verschiedener

Organe (Gehirn, Niere usw.) steckenbleiben. Fettembolien der Hirncapillaren verraten sich oft durch kleinste Blutungen in der Umgebung der verstopften Gefäße, die der Niere durch Anurie. Ist die Menge des Fettes sehr groß, so kann die Fettembolie der Lungen, wenn auch meist erst nach Verlauf einiger Tage, tödlich werden, und zwar entweder durch Überlastung des kleinen Kreislaufes oder durch die sich anschließende Fettembolie des Zentralnervensystems. Geringere Grade, wie sie bei jeder Fraktur zustande kommen, werden ohne Schaden vertragen. Das embolisierte Fett wird dann unter Mitwirkung von Zellen oder auch ohne sie aufgelöst und verschwindet wieder vollständig.

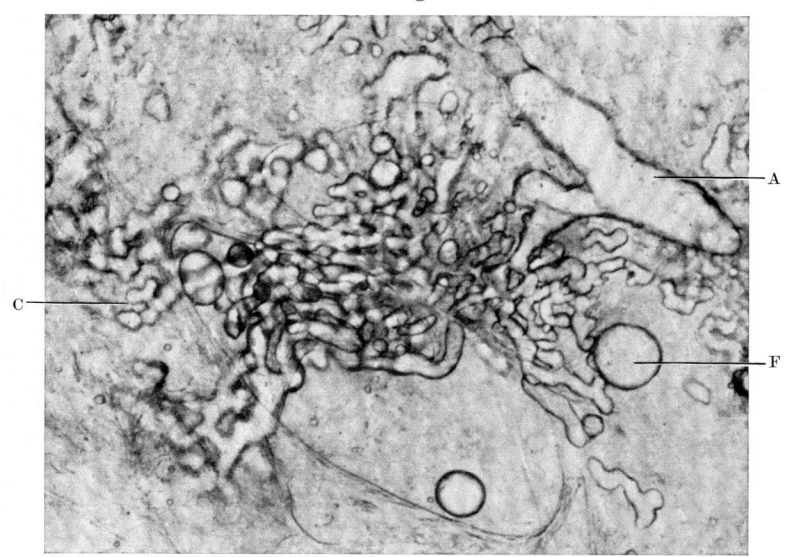

Abb. 56. Fettembolie der Lunge. Quetschpräparat (ungefärbt). Stärker lichtbrechendes Fett in Arteriolen (A), Capillaren (C). Freie Fetttropfen (F) sind ein Kunstprodukt

Gelegentlich können auch *Cholesterinkristalle* aus zerfallenden atheromatösen Geschwüren der Aorta mit dem Blutstrom in kleinere Arterien embolisch verschleppt werden.

5. Auch in den Körper eingedrungene *Fremdkörper* der mannigfachsten Art können in das Blut gelangen, verschleppt und in verschiedenen Organen abgelagert werden. Einen der auffälligsten einschlägigen Befunde bildet die wiederholt nachgewiesene embolische Verschleppung von Projektilen oder Geschoßteilen (z. B. Einschuß an einer unteren Extremität, das Projektil zwischen den Trabekeln des rechten Herzens). Gelegentlich findet man in Lungenarterien kristallinische Fremdkörper, die offenbar mit der Injektion von Arzneimitteln zusammenhängen.

6. Auch *Luft* kann dem Blute beigemengt sein, so bei Operationen, wenn die größeren, dem Herzen nahe gelegenen Venen eröffnet werden und nun infolge der saugenden Wirkung des Herzens Luft durch die Öffnung nach innen gelangt. Auch in die eröffneten Venen des Uterus kann nach einer Geburt Luft eindringen. Sie wird mit dem Blutstrom in den rechten Ventrikel verschleppt, der sie in die Lungenarterien preßt. Diese ziehen sich spastisch zusammen und setzen dem rechten Herzen einen Widerstand entgegen, den es nicht überwinden kann, so daß es sich mehr und mehr erweitert. Infolgedessen erhält das linke Herz kein Blut mehr aus der Lunge und läuft leer. Dadurch und weil aus dem überdehnten rechten Herzen rückläufig Blut in die Coronarvenen eingepreßt wird, kommt es zum plötzlichen Tod.

Das Auftreten von Gasen im strömenden Blut (Gasembolie) bildet das Wesen der Caissonkrankheit bzw. Druckfallkrankheit (vgl. S. 17).

c) Thromben

Die praktisch wichtigste Beimengung zum Blute sind losgelöste *Thromben* und Thrombenteile, die mit dem Blutstrom verschleppt werden. Im gewöhnlichen Sprachgebrauch versteht man denn auch unter der Bezeichnung „Embolie" diese Art der Gefäßverstopfung.

Wenn Thromben vom Blute mitgerissen werden und in ein sich verzweigendes Gefäß gelangen, so bleiben sie alsbald als Emboli stecken, und zwar um so früher, je größer sie sind. Bevor es aber dazu kommt, kann der Thrombus gegen die mehr oder weniger scharfen Teilungswinkel der Gefäße geschleudert werden und an ihnen in zwei oder mehrere Stücke zersplittern. Diese werden nun für sich weiter

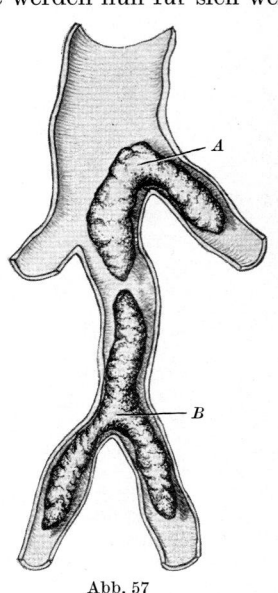

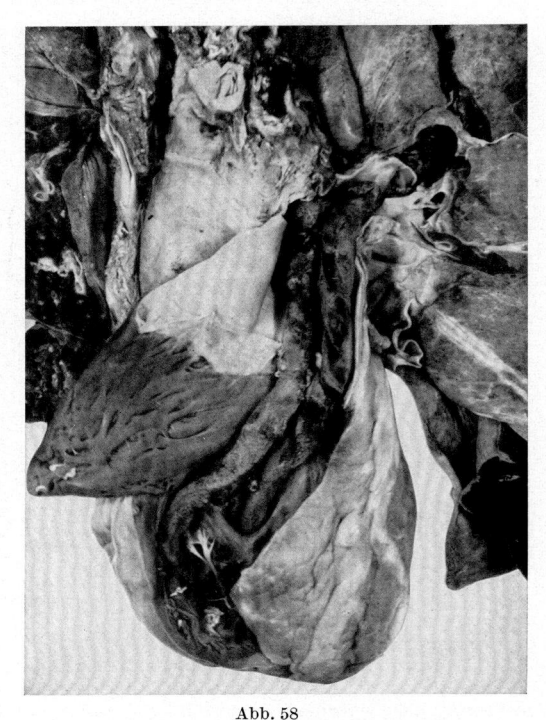

Abb. 57. Pulmonalarterienast mit reitendem Embolus (*A*) und einem zweiten „Embolus" (*B*), der in der vorliegenden Form kein Embolus sein kann (s. S. 93)

Abb. 58. Embolie des Hauptstammes der A. pulmonalis

getrieben, um embolisiert zu werden. Wenn der Thrombus biegsam und nicht zerreißlich ist und mit seiner Mitte gegen jene Winkel getrieben wird, so kann er auf ihnen wie ein Reiter im Sattel hängenbleiben, wobei seine Enden in je einen Ast hineinreichen: reitender Embolus (Abb. 57, *A*). Er braucht dann die beiden Gefäßzweige nicht vollständig zu verstopfen. Bleibt der zylindrische Thrombus aber nicht reitend hängen, so wird er der Länge nach in ein Gefäß sofort fest hineingetrieben; bei zunehmendem Blutdruck oder allmählicher Erweiterung des Gefäßes durch Wanderschlaffung kann er noch etwas weiter gegen die Peripherie vorrücken. Ein langer Thrombus windet sich manchmal regenwurmartig zu einem Bündel (Konvolut), das dann ein viel größeres Gefäß zu verstopfen vermag, als es dem Kaliber des zugrunde liegenden Thrombus entspricht. Solche Emboli sind am häufigsten und gefährlichsten in der A. pulmonalis (Abb. 58) und können zur tödlichen Pulmonalembolie führen (s. unter Lunge).

Es macht nicht selten Mühe, festzustellen, ob ein Thrombus, der ein Lumen verlegt, an Ort und Stelle gebildet wurde oder ganz oder teilweise ein Embolus ist. Im allgemeinen aber ist man zu sehr geneigt, einen Pfropf, der in einer Arterie steckt, kurzweg als Embolus zu bezeichnen, besonders wenn während des Lebens plötzliche Erscheinungen eines Gefäßverschlusses sich geltend machten. Man beachte aber, daß z. B. ein in mehrere Äste hineinreichender und ihnen angepaßter Pfropf unmöglich ein Embolus sein kann (s. Abb. 57, *B*). Dann kann es sich nur entweder darum handeln, daß er als Ganzes an Ort und Stelle entstanden ist, oder es hat sich ursprünglich um einen kleinen Embolus gehandelt, an den sich Thromben angesetzt haben.

d) Wege der Embolie

Der Ort, wohin der fremde Körper getrieben wird, um als Embolus sitzenzubleiben, ist von seiner Eintrittsstelle in den Kreislauf in ganz bestimmter Weise

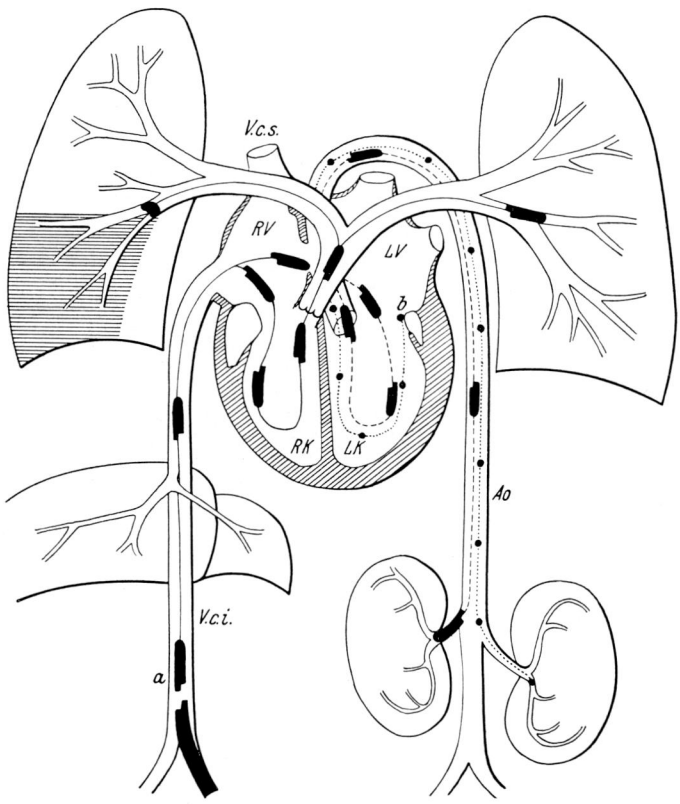

Abb. 59. Schema über die Wege der Emboli. 1. Ein abgerissenes Stück eines Thrombus *a* gelangt durch die V. cava inf. (*V.c.i.*) und durch den rechten Vorhof (*RV*) und die rechte Kammer (*RK*) in die Lungenarterien, wo es als Embolus (rechts reitend!) stecken bleibt; oder es tritt 2. durch das offene Foramen ovale in den linken Vorhof (*LV*) über, gelangt durch die linke Kammer (*LK*) in die Aorta (*Ao*) und in die peripheren Arterien. 3. Denselben Weg über die Aorta nimmt ein von den Herzklappen abgelöster Thrombus *b*

abhängig. Er kann nicht von jeder Stelle aus überallhin gelangen. Die schematische Figur (Abb. 59) soll das deutlich machen. Sie bezieht sich auf die Embolie von Thromben, gilt aber natürlich auch für jeden anderen fremden Körper, z. B. auch für Geschwulststücke.

Die eine grundlegende Tatsache wurde bereits mehrfach betont, daß ein Körper, der in eine Vene hineingelangt, immer zunächst in das *rechte Herz* und — von einer gleich zu besprechenden Ausnahme abgesehen — stets in die Lungenarterien hineinfährt. Die Abbildung zeigt das an einem Thrombus *a*, der in der Vena cava inf. mit treppenförmiger Abrißstelle sich abgelöst hat.

Ein Embolus kann also bei völlig normalen Verhältnissen der Gefäße und des Herzens aus den Venen niemals in das *linke Herz* und die Aorta gelangen. Fremde Körper, die in letzterer oder in ihren Verzweigungen sich befinden, müssen daher im allgemeinen aus den Lungenvenen, aus dem linken Ventrikel oder aus den Arterien selbst stammen. Die Abbildung zeigt dies Verhalten an einem auf der Mitralis gebildeten, kugelförmig gezeichneten Thrombus *b*.

Soweit ist der Verbleib im Blute befindlicher Körper leicht verständlich. Es gibt aber eine bemerkenswerte Ausnahme: manchmal findet sich ein Embolus in einem

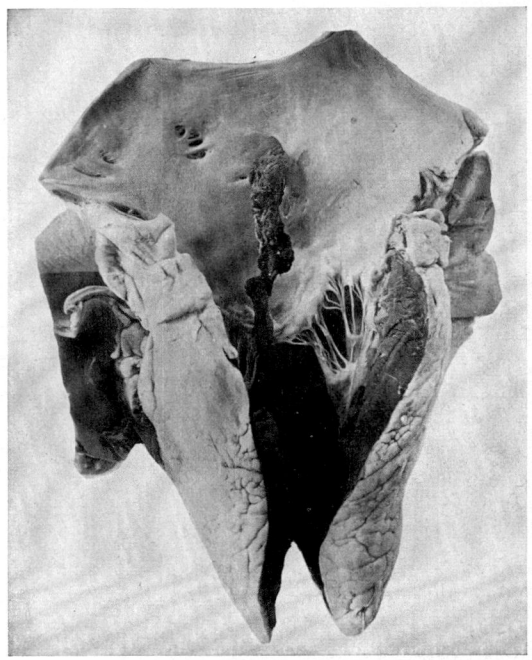

Abb. 60. Durch das Foramen ovale in den linken Vorhof durchtretender Embolus bei paradoxer Embolie

Zweig der Aorta, ohne daß eine der erwähnten Quellen im linken Herzen für ihn nachweisbar wäre. Dann kann er aus einer Vene des großen Kreislaufs stammen, wenn er durch ein offenes Foramen ovale (s. Abschnitt Herz) direkt, d. h. unter Umgehung des Lungenkreislaufes, von dem rechten in den linken Vorhof (s. Abb. 60) und von dort in die Aorta getrieben worden ist. Wird er dann embolisiert, so reden wir von *paradoxer*, weil im ersten Augenblick unverständlicher *Embolie*. Die Abb. 60 macht den Vorgang verständlich. Da das Foramen ovale in rund 30% der Fälle offen ist, wäre eigentlich die Gelegenheit zu paradoxer Embolie oft gegeben. Aber die Öffnung ist meist sehr klein und überdies dadurch geschlossen, daß die zwei kulissenartigen Falten, welche sie umgrenzen, durch den verschiedenen Blutdruck in den beiden Vorhöfen aufeinandergepreßt werden. Der Blutstrom wird daher die abnorme Beimengung meist mit sich aus dem rechten Vorhof in die Kammer reißen und dann in die Lungen führen.

VI. Hämorrhagie

Hämorrhagie[1], Blutung nennen wir den Austritt von Blut aus den Gefäßen in Gewebsspalten, Körperhöhlen oder auf freie Oberflächen. Der Vorgang selbst wird auch als Extravasation, das ausgetretene Blut als Extravasat bezeichnet. Nach der Art, wie der Blutaustritt erfolgt, unterscheiden wir Blutungen infolge Zerreißung der Gefäßwand (a) und infolge Durchtretens (b) des Blutes durch die Gefäßwand, ohne daß diese grob unterbrochen ist.

a) Zerreißungsblutung (Haemorrhagia per rhexin[2], Rhexisblutung)

Am leichtesten verständlich ist die Blutung bei *Verletzung der Gefäßwand*. Durch eine Stich-, Schnitt- oder Rißöffnung muß das Blut austreten. Aus Arterien spritzt hellrotes Blut im Rhythmus des Herzschlages; flächenförmige Schnitt- und Rißwunden bluten aus allen verletzten capillaren Gefäßen zugleich (sog. parenchymatöse Blutung); venöse Blutungen sind durch ihre blaurote Farbe gekennzeichnet.

Gefäßzerreißungen kommen auch ohne Trauma durch die bloße Wirkung des auf der Gefäßwand lastenden Innendruckes zustande. Solange die Wand gesund ist, widersteht sie allerdings den stärksten im lebenden Körper möglichen Erhöhungen des Blutdruckes. Sind die *Gefäße* aber *krankhaft verändert* und so in ihrer Widerstandskraft geschwächt, dann können sie gegebenenfalls noch einem normalen, nicht aber einem erhöhten Blutdruck standhalten. So sehen wir z. B. im Gehirn bei Blutdrucksteigerung eine Blutung aus einreißenden sklerotisch veränderten Gefäßen. Bei schwersten Wandveränderungen genügt aber manchmal schon der normale Blutdruck, um eine Zerreißung herbeizuführen. Wir sehen das an den Ausbuchtungen des Herzens, der Arterien (Aneurysmen) und der Venen (Varicen, Phlebektasien).

Eine besondere Form der Rhexisblutung tritt dann auf, wenn ein Gefäß durch einen krankhaften Vorgang von außen angefressen wurde und dann unter der Wirkung des Blutdruckes zerreißt. Wir sprechen dann von *Haemorrhagia per diabrosin*[3]. Sie kommt vor an Arterien in der Wand tuberkulöser Lungenkavernen und am Grund von Magengeschwüren. Der schließlichen massiven Zerreißung des Gefäßrohres geht bei dieser Art von Blutung manchmal ein Durchtreten geringerer Blutmengen durch kleinere Öffnungen voraus (Sickerblutung).

b) Durchtrittsblutung (Haemorrhagia per diapedesin[4], Diapedesisblutung)

Bei dieser Form der Blutung gelangt das Blut aus Capillaren und kleinen Venen auch ohne eine eigentliche Verletzung ihrer Wand nach außen. Der Vorgang läßt sich unter dem Mikroskop verfolgen: An einer umschriebenen Stelle der Gefäßwand treten, wie bei einem plötzlichen Vulkanausbruch, ungeformte und geformte Bestandteile des Blutes aus, unter denen natürlich die die Hauptmasse bildenden roten Blutkörperchen am meisten auffallen. Ihr Durchtritt ist, da sie keine Eigenbeweglichkeit besitzen, passiver Natur, d.h. sie werden durch den Blutdruck aus dem Gefäß herausgepreßt. Er vollzieht sich zwischen den einzelnen Endothelzellen und durch das Grundhäutchen, das sich sofort wieder schließt.

Auf diesem Wege verlassen nicht nur die roten Blutkörperchen das Gefäß, sondern mit ihnen zugleich oder allein für sich auch das Blutplasma und Leukocyten. Der alleinige Durchtritt von Plasma bzw. Serum und die aktive Durchwanderung der Leukocyten (Leukodiapedese) wird uns noch später bei Besprechung des Ödems und der Entzündung zu beschäftigen haben.

---

[1] Haima (griech.) Blut, rhegnymi (griech.) zerreißen.   [2] Rhexis (griech.) Zerreißung.
[3] Diabrosis (griech.) das Zernagen.   [4] Diapedesis (griech.) Durchtritt.

Das Auftreten einer Diapedesisblutung hängt zunächst einmal ab von einer *Strömungsverlangsamung* in den betreffenden Capillaren. Bei rasch strömendem Blut bewegen sich ja die roten Blutkörperchen im Achsenstrom weiter und sind von der Wand durch den plasmatischen Randstrom getrennt; bei Stase dagegen sind die roten Blutkörperchen so zusammengebacken, daß die Durchpressung einzelner von ihnen nicht in Frage kommt. Es ist also ein Zustand der Strömung nötig, der knapp vor Eintritt oder nach Lösung der Stase liegt (peristatischer Zustand). Daher können alle Einwirkungen auf die Gefäßwand, die im weiteren Verlauf zu einer Stase führen, auch Diapedesisblutungen hervorrufen. Da wir oben die Entstehung der Stase zum Teil über die Einwirkung auf die Gefäßnerven erklärt haben, wird es uns nicht wundernehmen, wenn es rein „nervös" bedingte Diapedesisblutungen gibt.

Sie kommen als Stigmata[1] bei Hysterischen vor und gehen hier auf Blutaustritte aus den Hautcapillaren zurück; das Blut kann auch in die Lichtung von Schweißdrüsen gelangen und so an der Hautoberfläche erscheinen, wie das bei den sog. Stigmatisierten[2] der Fall ist. Auch die vikariierenden (z. B. Nasen-) Blutungen bei Ausbleiben der Menstruation dürften durch hormonale Reize auf die Gefäßnerven zu erklären sein. Schließlich kommen bei Schädigungen des Gehirns „neurotische" Blutungen vorwiegend im Lungenparenchym vor. Die starke Verlangsamung des Blutstromes bei venöser Stauung macht das Auftreten von Diapedesisblutungen, z. B. in der Stauungslunge, erklärlich, wenngleich es nicht sicher ist, ob nicht auch hier nervöse Einflüsse eine Rolle spielen.

Ein zweiter wichtiger Faktor bei der Entstehung der Diapedesisblutungen sind *Veränderungen in der Gefäßwand*. So können z. B. Schädigungen der Capillarwand die Diapedese der roten Blutkörperchen begünstigen, wie z. B. Ernährungsstörungen bei Blutveränderungen (Leukämie, Anämie). Ähnlich wirken verschiedene Gifte, vor allem Bakterientoxine (Eiterkokken, Milzbrandbacillen usw.), die die sog. infektiös toxischen Blutungen bedingen; dann chemische Gifte, wie Phosphor, Arsen, das Gift des Knollenblätterpilzes. Schließlich kann ein Mangel an C-Vitamin die Kittsubstanz zwischen den Endothelien schädigen und zur Diapedesisblutung führen, wie das bei Skorbut der Fall ist.

c) Umfang, Sitz und Folgen der Blutungen

Die *Menge* des ausgetretenen Blutes ist natürlich in erster Linie abhängig davon, aus was für einem Gefäß es blutet. Aus größeren Arterien kann in kürzester Zeit so viel Blut austreten, daß Verblutung eintritt, während Verblutungen aus eröffneten Venen erst nach längerer Zeit auftreten. Im allgemeinen sind aber doch Blutungen aus großen Venen gefährlicher als solche aus großen Arterien. Die muskelreichere Arterienwand kann sich nämlich gegebenenfalls zusammenziehen und dadurch einen vollkommenen Verschluß der Gefäßlichtung bewirken. So ist z. B. bekannt, daß auch eine vollkommene Durchtrennung der Arteria femoralis nicht zur Verblutung zu führen braucht, da sich das Gefäß auf Federkieldicke zusammenziehen kann. Voraussetzung ist natürlich eine durch keinerlei krankhafte Veränderungen beeinträchtigte Wandbeschaffenheit. Auch aus Capillaren können größere Blutmengen austreten, wenn die Diapedese an zahlreichen Gefäßen zugleich abläuft und stunden- oder tagelang anhält.

Ebenso wie der Umfang ist auch der *Sitz* der Blutungen sehr wechselnd. Danach und nach dem Verhalten zu den Geweben geben wir den Hämorrhagien eine Reihe von Namen.

Die allgemeinste Bezeichnung ist Bluterguß. Eine große, geschlossene Blutmasse nennen wir ein Hämatom, eine blutige, nicht scharf begrenzte Durchtränkung des Gewebes Sugillation[3] oder Suffusion[4]. Füllt das Blut alle Spalten und Lücken eines geschlossenen Bezirkes aufs

---

[1] Stigma (griech.) Stich, Punkt, Zeichen.   [2] Personen, bei denen die Wundmale Christi in Form von Hautblutungen an Händen, Füßen und Brust erscheinen.   [3] Sugillo (lat.) jemanden blau schlagen.   [4] Suffundo (lat.) darunter gießen (gemeint ist: Blut).

dichteste aus, so liegt ein hämorrhagischer Infarkt[1] vor. Kleinste punktförmige Blutungen heißen Petechien[2], größere Ekchymosen[3] (Abb. 61). Das Auftreten sehr zahlreicher kleinster Blutungen in der Haut oder inneren Organen wird Purpura genannt. Nach dem Sitz sprechen wir von Epistaxis[4]: Nasenbluten; Hämoptoe bzw. Hämoptyse[5]: Bluthusten bei Lungenblutungen; Apoplexie[6]: Gehirnblutung; Hämatemesis[7]: Bluterbrechen; Melaena[8]: Darmblutung und Bluterbrechen; Hämaturie: Abgang von Blut mit dem Harn; Metrorrhagie[9]: nicht menstruelle Blutung aus dem Uterus; Menorrhagie[10]: übermäßig starke Menstrualblutung; Ansammlung von Blut im Pleuraraum wird als Hämothorax, im Herzbeutel als Hämoperikard, in der Bauchhöhle als Hämaskos[11], in einem Gelenk Hämarthros bezeichnet.

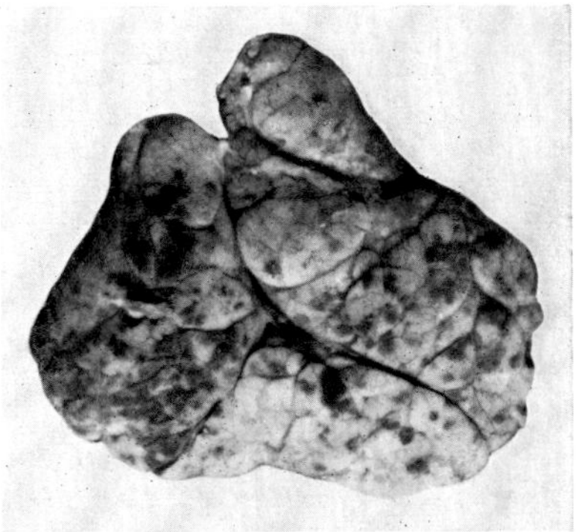

Die Hämorrhagien sind um so bedeutungsvoller, je größer sie sind. Man kann die *Folgen* in allgemeine und örtliche einteilen. Das Individuum verblutet sich, wenn der Blutverlust über ein gewisses Maß hinausgeht; es wird anämisch, wenn seine Blutmenge wesentlich, aber nicht tödlich verringert ist.

Die *örtlichen Folgen* einer Blutung gehen einmal auf den Druck des ergossenen Blutes zurück. Er kann günstig wirken, weil er einen weiteren Blutaustritt verhindert oder verlangsamt. Das ausgetretene Blut kann aber auch dadurch schaden, daß es sich in die Umgebung einwühlt, sie zerreißt und so Funktionsstörungen bewirkt, wie z. B. im Gehirn, wo es bei Blutungen zu Bewußtseinsverlust und evtl. Tod kommt.

Abb. 61 Zahllose kleine Ekchymosen (Erstickungsblutungen) im Thymus eines Neugeborenen

d) Lymphorrhagie

Auch aus Lymphgefäßen kann der Inhalt austreten (Lymphorrhagie), wenn ihre Wand mechanisch verletzt oder durch einen krankhaften Vorgang zerstört wird. Aber der Druck in den Lymphbahnen ist ein so geringer, daß nur da Lymphe austritt, wo der äußere Widerstand unbedeutend ist. So sehen wir unter Umständen aus erweiterten Lymphgefäßen der Haut den Inhalt nach außen abfließen. Im Innern des Körpers wird eine Lymphorrhagie nur in vorgebildete Hohlräume, z. B. in die Bauchhöhle, Brusthöhle usw., erfolgen. So kommt es vor, daß der Ductus thoracicus zerreißt und nun der Chylus in die Pleurahöhle fließt; es entsteht ein Chylothorax. Werden die Wurzeln des Ductus in der Bauchhöhle zerrissen, dann tritt ein chylöser Ascites auf.

VII. Hyperämie

Wenn der Blutgehalt eines Organs oder eines Organbezirkes erhöht ist, so spricht man von Hyperämie. Sie kommt einmal dadurch zustande, daß der betreffende Gefäßbezirk von den Arterien her mehr Blut erhält (aktive Hyperämie), das andere Mal staut sich das Blut infolge von Hindernissen des venösen Abflusses an (passive oder Stauungshyperämie).

a) Aktive Hyperämie

Beim Zustandekommen der aktiven Hyperämie spielen die zuführenden Gefäße die Hauptrolle, so daß man auch von arterieller Hyperämie spricht. Die

---

[1] Infarcio (lat.) hineinstopfen (nämlich Blut). [2] Petechia (ital.) Fleckchen. [3] Chymos (griech.) Saft. [4] Staxo (griech.) träufeln. [5] Ptyo (griech.) speien. [6] Apoplesso (griech.) niederschlagen (wegen der bei Gehirnblutungen plötzlich eintretenden Betäubung). [7] Emesis (griech.) Erbrechen. [8] Melaina (griech.) die schwarze (zu ergänzen: Krankheit). [9] Meter (griech.) Mutter bzw. Gebärmutter. [10] Men (griech.) Monat. [11] Askos (griech.) Schlauch, da die Bauchhöhle mit einem Schlauch verglichen wurde.

7 Hamperl, Lehrbuch der Pathologie, 29. Aufl.

verschiedenen Reize wirken dabei je nach ihrer Stärke und Eigenart entweder vorzugsweise durch Erregung der Vasodilatatoren (Fluxion) oder Lähmung der Vasoconstrictoren.

Die Wirkung *thermischer* Reize läßt sich leicht nachweisen. Eine um wenige Grade über die normale Körpertemperatur hinausgehende Erwärmung eines Kaninchenohrs durch Eintauchen in Wasser von 45—48° ruft eine ausgesprochene Blutüberfüllung hervor.

Auch *mechanische* Reize (Stoß, Schlag) können Hyperämie erzeugen. An der Haut führt Bestreichen nur unter krankhaften Umständen zu einer Hyperämie der betreffenden Stelle (Dermographismus)[1], während normalerweise die Gefäße mit Zusammenziehung (Anämie) antworten.

Ebenso wirken *chemische* Reize, z. B. Äther, Säuren, Ammoniak, Senföl usw. Da auch bei der *Entzündung* gefäßerweiternde Stoffe frei werden, ist die aktive Hyperämie ein stetes Begleitsymptom entzündlicher Vorgänge.

Auch *psychische* Reize können unmittelbar über die Gefäßnerven zur Hyperämie führen (z. B. das Erröten).

Eine besondere, offenbar nicht auf Reizung oder Lähmung des Gefäßnervensystems zurückzuführende Hyperämie tritt dann auf, wenn ein die Gefäßlichtungen verschließender Druck plötzlich nachläßt. Nun kann das Blut in die freigegebenen Gefäße wieder überreichlich einströmen *(Entlastungshyperämie)*. Wird z. B. aus der Bauchhöhle eine große Menge von Flüssigkeit (Ascites) durch Punktion rasch entleert, so schießt das Blut in die entlasteten Gefäße der Bauchhöhle ein. Dadurch kann es zu einer plötzlichen Blutverarmung der übrigen Organe, zu Kollaps und Tod kommen.

Mit der aktiven Hyperämie ist auch ein schnelleres Fließen und nicht etwa eine Verlangsamung der Strömung verbunden; denn das verstärkte Zuströmen dauert ja an, und das reichliche, schneller einfließende Blut wird auch rascher als sonst den Bezirk wieder verlassen. Daraus ergeben sich mehrere *Folgezustände der aktiven Hyperämie*.

1. Es tritt stärkere *Rötung* ein, aber natürlich nur der Teile, die nicht schon wie die Niere in der Norm dunkelrot sind, also der Haut, der Schleimhäute, der Synovialis usw. Die Rötung ist eine helle, arterielle, denn das reichliche, rascher strömende Blut gibt verhältnismäßig weniger Sauerstoff ab.

2. Die äußeren Körperteile werden objektiv und subjektiv *wärmer*. Die normale Haut ist ja kühler als das Körperinnere, weil sie beständig Wärme nach außen abgibt. Strömt nun mehr Blut von Körpertemperatur in sie ein, so muß bei gleichbleibender Wärmeabgabe ihre Temperatur ansteigen, natürlich höchstens bis zur Temperatur des Körperinneren. Das Kaninchenohr, das bei seiner dünnen Beschaffenheit in der Norm sehr kühl ist, kann durch die Hyperämie um 5—7° wärmer werden. Die im Innern des Organismus gelegenen Organe erfahren durch die gesteigerte Blutzufuhr selbstverständlich keine Temperaturzunahme.

3. Der hyperämische Teil *schwillt* an, entsprechend seinem größeren Blutgehalt. Die Schwellung ist aber nicht beträchtlich.

4. *Eigentümlichkeiten des arteriellen Blutes können auf die Venen übertragen* werden. Das schneller fließende Blut kommt zuweilen noch hellrot in den Venen an; auch der Arterienpuls pflanzt sich, ebenso wie der arterielle Druck, in sie fort.

b) Passive Hyperämie und Bildung venöser Kollateralen

Die passive Hyperämie kommt durch eine Verzögerung des Blutabflusses zustande und äußert sich in einer Überfüllung der Venen und Capillaren. Diese mangelhafte Weiterbeförderung geht meist auf mechanische Ursachen zurück, die das Blut aufhalten wie das Wehr das Wasser eines Flusses. Man spricht daher auch von Stauungshyperämie oder venöser Hyperämie.

---

[1] Derma (griech.) Haut; graphein (griech.) schreiben.

Die Stauungshyperämie kann allgemein oder örtlich begrenzt sein, je nachdem, ob die Erschwerung oder Behinderung des Blutabflusses das gesamte Venengebiet oder nur einen umschriebenen Venenbezirk betrifft. *Allgemeine Behinderung* des Blutabflusses aus den Venen wird durch mangelhafte Herztätigkeit verursacht. So kommt es durch mangelhafte Entleerung des linken Vorhofes zur Rückstauung in die Gefäße des kleinen Kreislaufs (Lungenstauung), bei mangelhafter Entleerung des rechten Vorhofes zur Rückstauung in die Hohlvenen und den großen Kreislauf. *Örtliche Behinderung* des Blutabflusses kann auf einen Verschluß der Venenlichtung (durch Erkrankung der Wand oder durch einen Thrombus) oder eine Kompression der Venen (durch Umschnürung, durch Narbenschrumpfung, durch anliegende Tumoren usw.) zurückgehen.

Die *Folgen* einer örtlichen Behinderung des Blutabflusses aus den Venen sind ihrem Grade nach sehr wechselnd, geringfügig bis gefahrdrohend. Diese Verschiedenheiten sind abhängig von der größeren oder geringeren Möglichkeit eines Abflusses des gestauten Blutes auf Seitenbahnen (Anastomosen).

Weite Anastomosen lassen eine nennenswerte Störung nicht eintreten. Das lehren z.B. die Hautvenen des Armes (Abb. 62). Nach Verlegung einer Vene steht zwar das Blut in ihr still und häuft sich etwas an, im übrigen aber fließt es

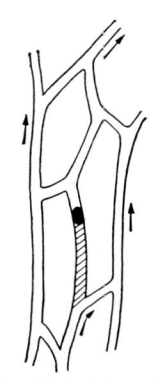

Abb. 62. Verschluß (schwarz) in einem Venengeflecht. Im gestrichelten Teil steht das Blut still, während es in den übrigen Gefäßen den Pfeilen entsprechend fließt und so die gesperrte Stelle umgeht

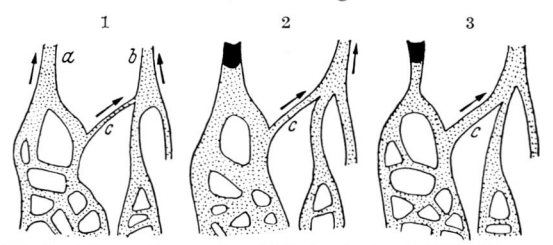

Abb. 63. Schema über venösen Kollateralkreislauf. 1 Zwei Venen a und b besitzen nur eine dünne Anastomose c. 2 Nach Verschluß von a kann das Blut nicht vollkommen über c abfließen, die Gefäße des Wurzelgebietes von a erweitern sich. 3 Erst wenn sich die Anastomose c erweitert, strömt das Blut wieder richtig ab

durch Seitenzweige, die wir als Kollateralbahnen bezeichnen, glatt ab: Der Kollateralkreislauf umgeht sozusagen das Hindernis („Umgehungskreislauf").

Nun sind aber die Anastomosen manchmal nur *eng und spärlich*, etwa wie das Schema Abb. 63/1 es angibt. Dann muß die Verlegung (bei a) Stauung machen (Abb. 63/2). Aber die Hyperämie ist nicht von Dauer. Sehr bald nämlich erweitert sich die enge Anastomose (Abb. 63/3), bis ein ausreichender Kollateralkreislauf möglich ist. So können sich sehr enge Venen in weite Rohre umwandeln, deren Wand dabei entsprechend verdickt wird.

Besondere Verhältnisse liegen in der *Lunge* vor, wo Blut bei Behinderung des venösen Abflusses (Stauungslunge), zum Teil wenigstens, einen Umweg über die Anastomosen zwischen Pulmonalarterien und Bronchialarterien einschlägt (Abb. 64a); die Überfüllung dieses Weges führt dann zu der sog. Stauungsbronchitis. In umgekehrter Richtung strömt das Blut in diesen Anastomosen bei Verschluß der Pulmonalarterien (s. S. 107).

Es gibt aber auch Venen, bei deren Verschluß *keine ausreichende Anastomosenbildung* eintreten kann, weil entweder keine nennenswerten Seitenverbindungen vorhanden sind oder die zur Verfügung stehenden Anastomosen die angebotene Blutmenge nicht zu befördern vermögen. Dies trifft vor allem für die großen Venenstämme und die abführenden Hauptvenen der großen parenchymatösen Organe zu.

Wenn z. B. die *Vena cava inf.* durch Thromben völlig verschlossen wurde, dann ist die Abfuhrstraße für das Blut des Beckens und der unteren Extremitäten verlegt, hochgradige Stauung ist die Folge. Aber auch in diesem Falle kann sich unter Umständen ein Kollateralkreislauf entwickeln, wenn sich die Verbindungen zwischen den Venae epigastricae und Venae thoracicae int. erweitern (Abb. 65). Erstere entleeren ihr Blut in der Norm in die Schenkelvene, jetzt aber strömt es umgekehrt aus dieser nach aufwärts bis in die Thoracicae int., in denen es zur oberen Hohlvene und zum Herzen gelangt. Beide Gefäße erweitern sich bis zu fingerdicken Strängen, die stark geschlängelt unter der Bauchhaut sichtbar sind (Caput Medusae[1] — Abb. 66.) Durch sie kann das meiste Blut abgeführt werden, aber doch niemals so vollkommen wie durch die normale Vena cava. Stauungszustände bleiben daher immer noch bestehen.

Bei der *plötzlichen Verlegung* einer *großen Organvene* (z. B. Milz, Niere) kommt es zu mächtiger Rückstauung des Blutes und in weiterer Folge zu Blutaustritten

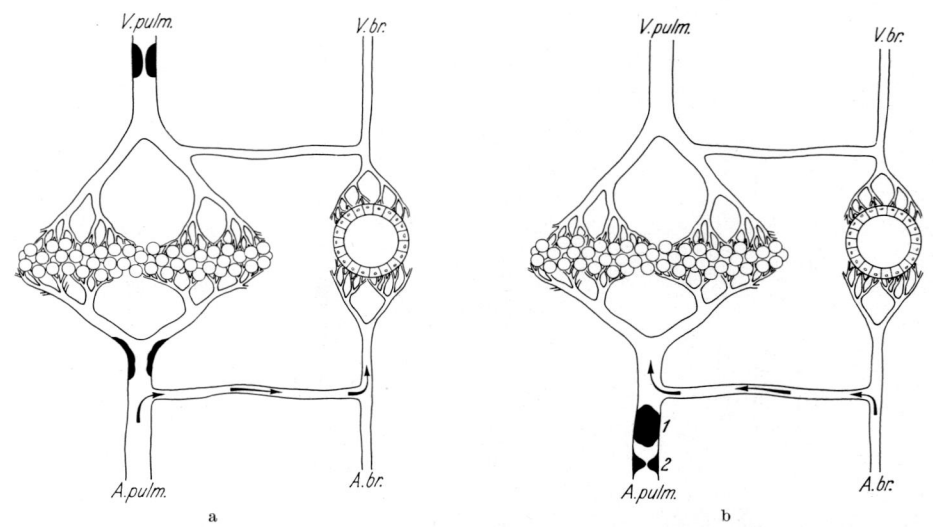

Abb. 64a u. b. Strömungsverhältnisse in der Lunge bei verschiedener Behinderung des Blutkreislaufes (schwarz eingezeichnet). a Bei Einengung von kleinen Pulmonalarterien kann Blut über bestehende Anastomosen zur Bronchialarterie abströmen; dasselbe ist der Fall bei Behinderung des venösen Abflusses aus der Lunge, z. B. der Stauungslunge infolge Herzfehler — es kommt zur Stauungsbronchitis. b Umgekehrt strömt bei Verschluß eines größeren Pulmonalarterienastes durch einen Embolus (*1*) oder bei Stenose der Pulmonalklappen (*2*) Blut aus dem Gebiet der Bronchialarterie in den Alveolarbereich

und Nekrose des Gewebes. Das Organ schwillt an und wird schwarzrot. Wir sprechen von *hämorrhagischer Infarzierung*[2], hämorrhagischer Nekrose oder Stauungsinfarkt. Diese Veränderung, welche große Ähnlichkeit mit den nach Arterienverschluß auftretenden hämorrhagischen Infarkten haben kann, wird gelegentlich in der Milz nach Verschluß der Milzvene, in der Niere (s. Abb. 67) nach Thrombose einer großen Nierenvene, im Gehirn bei Sinusthrombose, vor allem aber in der Darmwand bei Verschluß der Vena mesenterica beobachtet. Ein Ausgleich ist nur bei *langsamer Verlegung* der Nierenvene möglich durch die kleinsten Venen, die aus dem Organ in die Kapsel und das Hilusgewebe führen. Zuweilen ist daher beim Menschen die Niere trotz völliger Verschließung der Vene unverändert. Auch bei der Milz können im Hilus entsprechende Gefäße vermittelnd eintreten.

Ähnliche Verhältnisse liegen auch vor, wenn die *Pfortader* verlegt wird. Bei *plötzlichem* Verschluß tritt in der Regel der Tod in so kurzer Zeit ein, daß sich kein Kollateralkreislauf bilden kann. Bei *allmählichem* Verschluß erweitern sich aber

---

[1] Das Medusenhaupt besaß statt Haaren Schlangenleiber.   [2] Infarcio (lat.) hineinstopfen; hier ist Blut gemeint.

die Wurzelgefäße im Bereiche des Magendarmtraktes und der Milz sowie deren Verbindungen mit den Venen der Speiseröhre, den Zwerchfellvenen usw., so daß ein Kollateralkreislauf zwischen Pfortadergebiet und Hohlvene zustandekommt, der die Leber umgeht. Dieselben Vorgänge spielen sich ab, wenn durch Verödung zahlreicher Pfortaderäste der Kreislauf innerhalb der Leber stark beeinträchtigt wird, wie dies insbesondere bei der atrophischen Lebercirrhose der Fall ist.

Venös gestaute Teile zeigen eine Reihe von *Folgeerscheinungen*, die wir mit denen der aktiven Hyperämie vergleichen (s. S. 98).

1. Das gestaute Gebiet ist auch hier stärker *gerötet*, weist jedoch eine ausgesprochen dunkelblaurote Farbe auf. Wir sprechen von Cyanose[1]. Ist sie, z.B. bei

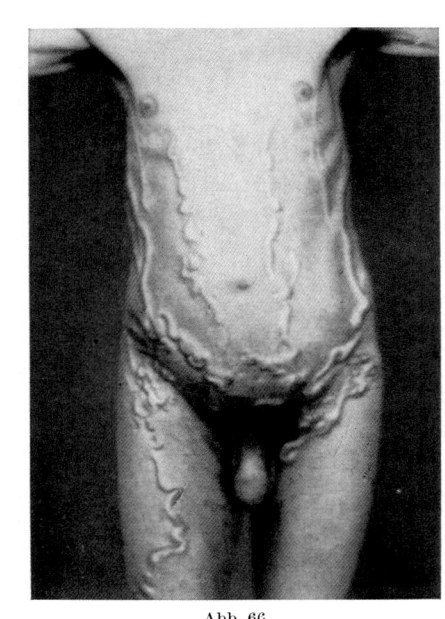

Abb. 65   Abb. 66

Abb. 65. Schema über den venösen Kollateralkreislauf nach Verschluß der Vena cava inf. (*V.c.i.*) bei *B*. Das Blut strömt (Pfeile!) aus den Vv. iliacae (*V.i.s.* und *V.i.d.*) über die Vv. epigastricae in die stark erweiterten subcutanen Venen (Caput medusae) und von hier durch die Vv. mammariae (*V.m.d.* und *V.m.s.*) in die Vena cava superior (*V.c.s.*) und das Herz (*A*)

Abb. 66. Venöse Kollateralen der Bauchhaut („Caput medusae"). (Nach FRANKE)

allgemeiner Stauung, sehr ausgedehnt, so redet der Laie von „Blausucht". Die bläuliche Farbe entsteht immer dann, wenn das Blut mehr als 5—6% reduziertes Hämoglobin enthält. Bei der Stauung verweilt nun das Blut länger in den Capillaren als normal, so daß die Menge des reduzierten Hämoglobins über diesen Wert ansteigen kann.

2. Die *Temperatur* ist auch hier geändert, aber vermindert! Da bei gleichbleibender Wärmeabgabe weniger warmes Blut einströmt, muß Abkühlung eintreten. Sie betrifft aber natürlich nur äußere Teile, nicht die inneren Organe. So kann z.B. das an sich schon kalte Kaninchenohr noch um 2^0 kälter werden.

---

[1] Kyanos (griech.) blau.

3. Die auch bei der Stauung vorhandene *Schwellung* ist nicht nur durch die vermehrte Blutmenge, sondern auch durch verstärkte Lymphbildung bedingt (Ödem). Davon soll unter ,,Wassersucht" die Rede sein.

Die Stauungshyperämie führt zu manchen *Nachteilen* für die betroffenen Organe:

1. Zu *Blutungen*, im allgemeinen per diapedesin (S. 95). Die gestauten Gewebe, z. B. Mesenterium und Darmwand, werden hämorrhagisch durchtränkt, schwellen an und sehen schwarzblau aus.

2. Zu *Schwund* der Gewebebestandteile durch den Druck des gestauten Blutes und Schädigung durch Sauerstoffmangel (cyanotische Atrophie) (s. Abb. 112).

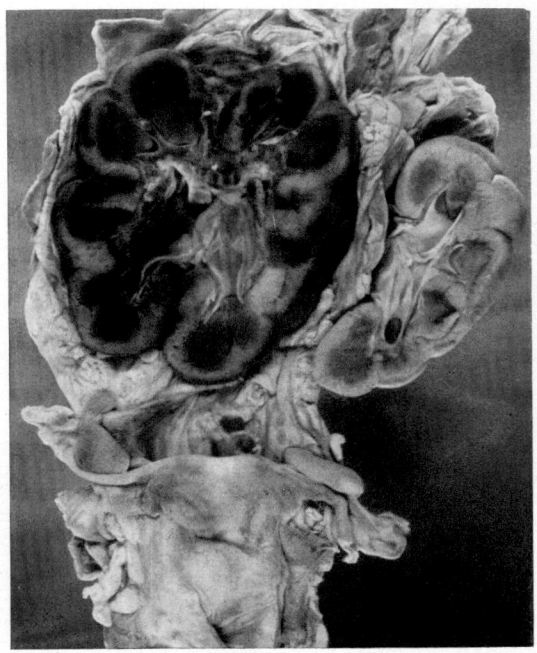

Abb. 67. Hämorrhagische Infarzierung der rechten Niere bei Venenthrombose

3. Zu *Zunahme des Bindegewebes* und Verhärtung der Organe; da das Bindegewebe bei länger anhaltender Stauung schrumpft, kommt es auch aus diesem Grund zu einer Verkleinerung des Organs (cyanotische Induration bzw. Atrophie).

4. Zu *Parenchymschädigungen* (Verfettung) und *Funktionsstörungen*, wie Dyspnoe bei Lungenstauung, Ikterus bei Leberstauung, Eiweißausscheidung im Urin bei Nierenstauung usw.

c) Senkungshyperämie (Hypostase[1])

Eine besondere Art passiver Hyperämie entsteht dann, wenn mangelnder arterieller Druck das Blut durch die Capillaren nicht ordentlich hindurchtreibt; ist die Herzkraft, die ja den Blutkreislauf in Gang hält, geschwächt, so wird das Blut nicht energisch genug bewegt und bleibt gern, den Gesetzen der Schwerkraft folgend in den tieferen Körperteilen zurück (Senkungshyperämie). Bei aufrechter Stellung werden die unteren Extremitäten blutreicher, bei bettlägerigen Patienten

---

[1] Hypostasis (griech.) das Heruntertreten.

sind es die tiefsten Teile des Rumpfes, in Rückenlage auch die hinteren Lungenabschnitte. Wir sprechen dann von Hypostase der Lunge.

Die Senkungshyperämie führt zu ähnlichen *Folgen* wie die Stauungshyperämie. Sie hat auch eine dunkelblaurote Farbe. Meist ist sie eine in der letzten Lebenszeit eintretende, also agonale Erscheinung, die allerdings in der Lunge den Boden für die Entstehung einer Lungenentzündung bereiten kann (hypostatische Pneumonie).

Auch nach dem Eintritt des Todes senkt sich das Blut in den Venen der Leiche der Schwere nach und sammelt sich daher in den abhängigen Körperteilen an. Auf diese Weise entstehen die sog. *Toten-* oder *Leichenflecke* (Livores[1]), die das wichtigste Zeichen des eingetretenen Todes darstellen (s. S. 152).

VIII. Örtliche Anämie

Organe oder Organteile sind anämisch[2], wenn sie zu wenig Blut enthalten. Der Grad der Anämie kann sehr verschieden sein, der stärkste ist die vollkommene Blutleere (Ischämie[3]).

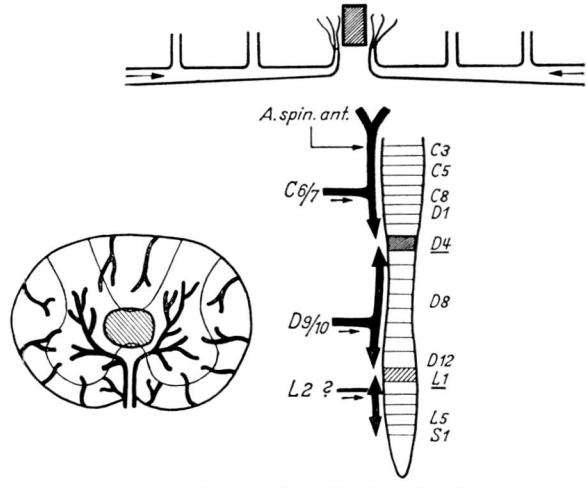

Abb. 68. Entstehung von Durchblutungsstörungen (schraffiert) an den Grenzzonen von Versorgungsgebieten: oben schematisch, links im Gehirn, rechts im Rückenmark. (Nach ZÜLCH)

a) Ursachen der Anämie

Die örtliche Anämie ist durch örtliche Ursachen bedingt. Als solche kommen in Betracht:

1. *Zusammendrückung* eines Körperabschnittes. Dadurch wird vorhandenes Blut herausgedrängt und die Zufuhr neuen Blutes unmöglich. So wirkt ein zu enger Verband, bei Bettlage der Druck eines Körperteiles (besonders des Kreuzbeins) gegen die Unterlage.

2. *Verengerung oder Verschluß der* zu einem Körperteile führenden *Arterien*. Davon sind die meisten und wichtigsten örtlichen Anämien abhängig. Die Verengung oder Verschließung der Arterien kann bedingt sein:

durch *mechanischen Druck* auf das Gefäß, den z. B. der Finger ausübt; völlig und dauernd verschließend wirkt die von Chirurgen vorgenommene Unterbindung;

durch die früher besprochenen verschiedenen *Thromben und Emboli* oder in die Lichtung einwachsende *Geschwülste* (Geschwulstthromben);

---

[1] Livor (lat.) bleiartige Farbe.   [2] A- verneinende Vorsilbe; haima (griech.) Blut.   [3] Ischo (griech.) zurückhalten.

durch krankhafte *Verdickungen der Gefäßwand,* insbesondere der Intima, wobei die Lichtung mehr und mehr verkleinert wird; das ist z. B. bei der so häufigen Arteriosklerose (s. dort) der Fall;

schließlich kann sich infolge *Reizung des Gefäßnervensystems* durch gewisse Gifte, vor allem das Ergotin des Mutterkorns (Secale cornutum), die Arterienmuskulatur krampfartig zusammenziehen (Angiospasmus), so daß die Lichtung verschlossen wird; ebenso können auch thermische oder psychische Reize wirken.

3. ZÜLCH hat auf die Möglichkeit hingewiesen, daß Organteile, die gerade in der Grenzzone zweier Gefäßbezirke liegen, bei allgemeiner Kreislaufstörung zu wenig Blut bekommen könnten (s. Abb. 68). So ist z. B. das Rückenmark im Segment D 3/4 besonders gefährdet, weil hier die Versorgungsgebiete der Arteria vertebralis und der unmittelbar aus der Aorta abgehenden Äste zusammenstoßen. Man findet hier in der Tat isolierte, gelegentlich sogar stiftförmige Erweichungen.

b) Folgen der Anämie

Die Folgen eines Verschlusses oder einer Verengerung einer Arterie für das zu ihr gehörende Gebiet sind durchaus nicht in allen Fällen gleich. Nehmen wir zunächst an, daß völliger Verschluß einer Arterie wirklich Blutleere zur Folge hat, so würde der anämische Bezirk folgende Eigenschaften zeigen:

1. Eine erste Folgeerscheinung ist die *Abblassung* des Gewebes. Es zeigt in den höchsten Graden die Eigenfarbe, wie nach künstlicher Entfernung des Blutes, und sieht blaßgelblich aus. Das macht sich natürlich am meisten bei den Teilen geltend, die normalerweise rot sind, vor allem bei Milz und Nieren.

2. Nimmt die *Temperatur* in den der Luft ausgesetzten anämischen Teilen ab. Sie fühlen sich kühler an, weil sie Wärme abgeben, aber keine mehr zugeführt erhalten. In das Körperinnere eingeschlossene Organe können natürlich nicht kälter werden.

3. Wird das *Volumen* des anämischen Abschnittes etwas geringer, da die blutleeren Gefäße weniger Raum als vorher beanspruchen.

4. Unter der *mangelnden Ernährung* müssen die Teile natürlich leiden. Sie zeigen Entartungen (s. dort) oder gehen bei dauernder Blutleere zugrunde (s. ischämische Nekrose). Im einzelnen hängen die Folgen ab von der Dauer der Anämie und von der Empfindlichkeit des betroffenen Organs. Rasch vorübergehende Blutleere wird für gewöhnlich ohne Schaden ertragen, nur das Zentralnervensystem antwortet bereits auf eine Blutabsperrung von bloß 6 min mit irreversiblen Schäden. Die Niere verträgt den Blutmangel kaum eine, die Haut viele Stunden.

c) Arterieller Kollateralkreislauf

Der Verschluß einer Arterie kann aber Blutleere nur in jenen Fällen zur Folge haben, in denen eine *Zufuhr von Blut auf anderen Wegen* ausgeschlossen ist. Nun ist aber die Möglichkeit eines anderweitigen Eintrittes von Blut in den Bezirk, dessen Arterie verschlossen ist, sehr oft und in gewissem Umfange sogar stets gegeben:

Erstens anastomosieren die *Capillaren* des Herdes mit denen der Nachbarschaft, und so kann von ihr aus Blut in den anämischen Bezirk fließen. Doch kommt ein regelrechter Kreislauf so nicht zustande, nur kleinste Gewebsabschnitte können ausreichend versorgt werden.

Zweitens kann aus den *Venen* Blut in den anämischen Herd zurückfließen. In sie strömt, da in ihnen kein Druck mehr herrscht, das Blut aus den anastomosierenden Nachbarvenen in einer der normalen entgegengesetzten Richtung ein und gelangt so in den anämischen Bezirk. Wir sprechen von rückläufigem Venenstrom oder venösem Reflux. Aber so unzweifelhaft es ist, daß er vorkommt, so gewiß ist es auch, daß ihm für den Ausgleich der Zirkulationsstörung keine Bedeutung zukommt. Ein richtiger Kreislauf kann ja durch ihn nie entstehen.

Drittens kommt es oft vor, daß Äste der unwegsam gewordenen *Arterien* mit anderen benachbarten zusammenhängen, anastomosieren und daß diese dann dem vom Kreislauf abgeschlossenen Gebiet Blut liefern. So entsteht ein Kollateral- oder Umgehungskreislauf, der das Blut auf Seitenwegen um das Hindernis herumführt. [Einen grundsätzlich gleichen Vorgang haben wir oben (S. 99) nach Verschließung von Venen kennengelernt.]

Das in Abb. 69 wiedergegebene Schema macht diese Verhältnisse deutlich. Eine Arterie teilt sich in drei Äste, von denen der mittlere durch einen schwarz gehaltenen Embolus verschlossen gedacht ist. Der Kreislauf leidet aber nicht, weil durch die mit Pfeilen versehenen Anastomosen genügend Blut in den Abschnitt hineinfließt, dessen Arterie unwegsam ist.

Die Fassungskraft der vorgebildeten *Anastomosen* ist in den einzelnen Organen sehr verschieden. Sie können ohne weiteres zum Ersatz ausreichen, oder sie sind (zunächst) in wechselndem Grade unzulänglich. Diese verschiedenen Möglichkeiten müssen näher erörtert werden.

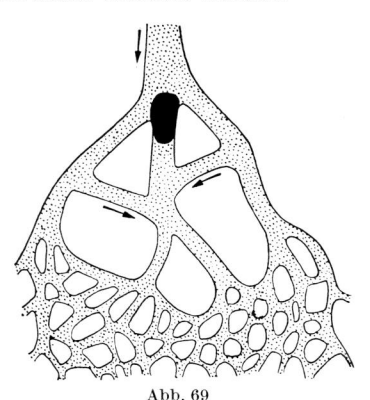

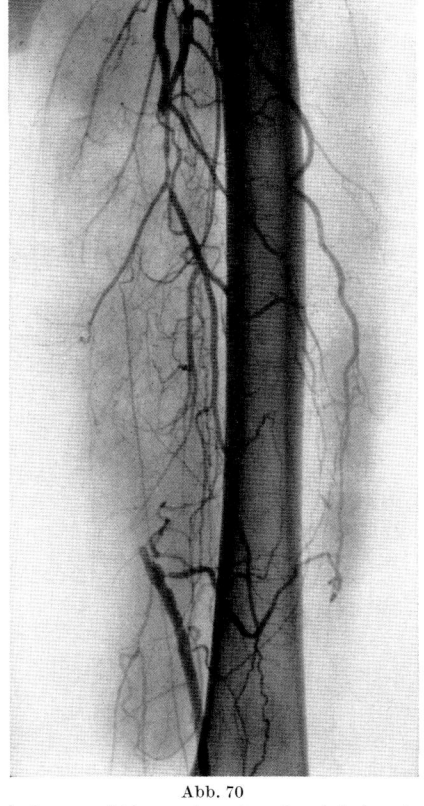

Abb. 69.   Abb. 70.
Abb. 69. Kollateralkreislauf (Pfeile!) bei Verschluß (schwarz) eines ausgiebig anastomosierenden Arterienastes
Abb. 70. Eine Unterbrechung der Arteria femoralis durch Arteriosklerose ist durch zahlreiche Kollateralen überbrückt. (Nach REINDEL u. Mitarb.)

Betrachten wir zunächst den in der Hand durch den Hohlhandbogen vorgebildeten Kollateralkreislauf von A. radialis und ulnaris. Ist die erstere undurchgängig, dann gelangt nur noch durch die Ulnaris Blut zur Hohlhand, also zunächst etwa halbsoviel wie vorher. In Wirklichkeit aber fließt das Blut in der Ulnaris schneller als sonst und strömt deshalb in größerer Menge der Hand zu. Außerdem erweitert sich die Ulnaris sofort und führt auch deshalb der Hand mehr Blut zu. In solchen Fällen hat also der Verschluß einer Arterie keinerlei ungünstige Wirkung.

Anders ist es, wenn die Anastomosen so eng sind, daß trotz der Beschleunigung des Blutstromes und der sofort eintretenden Gefäßerweiterung die Blutmenge nicht ausreicht. Dann tritt zunächst eine Störung ein, aber ein Ausgleich ist doch nach einiger Zeit möglich. Die Erweiterung der kollateralen Gefäße, die anfänglich nur dem Maße der normalen Anpassungsfähigkeit entspricht, geht nämlich auf die Dauer über diese Grenze hinaus. Dabei nehmen die einzelnen Wandbestandteile zu, und das ursprünglich enge Rohr wandelt sich in ein weites Gefäß um. Aber nicht nur bereits bestehende enge arterielle Anastomosen sind eines solchen Wachstums fähig. Unter besonderen Bedingungen können sic hauch Capillaren zu arteriellen Rohren umwandeln, indem sie sich zunehmend erweitern und in ihrer Wand sich alle für eine Arterie kennzeichnenden Bestandteile bilden.

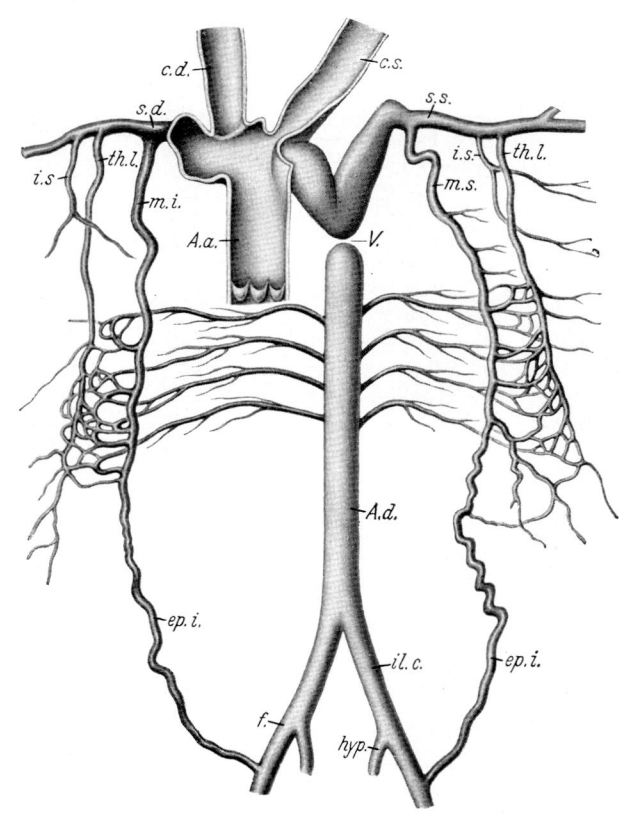

Abb. 71. Kollateralkreislauf bei Verschluß der Aorta bei *V.* (teilweise schematisch). *A.a.* Aorta ascendens; *A.d.* Aorta descendens; *c.d.* Carotis dextra; *c.s.* Carotis sinistra; *s.d.* Subclavia dextra; *s.s.* Subclavia sinistra; *th.l.* Thoracalis lateralis; *i.s.* Intercostalis suprema; *m.i.* und *m.s.* Mammaria int.; *ep.i.* Epigastria inf.; *il.c.* Iliaca comm.; *hyp.* hypogastrica; *f* Femoralis

Als Beispiel für die Erweiterung enger kollateraler Bahnen diene der in Abb. 70 wiedergegebene *Verschluß der A. femoralis,* der durch Kollateralen überbrückt wird.

Ein besonders eindrucksvolles Beispiel für die Entwicklung eines mächtigen Kollateralkreislaufes kann man gelegentlich in Fällen von angeborener *Verengerung oder Verschluß der Aorta* („*Isthmusstenose*") unterhalb des Abganges des Ductus arteriosus Botalli beobachten. Durch sehr starke Erweiterung der Intercostalarterien, der Aa. mammariae internae, der Aa. epigastricae sup. und inf. und anderer kleiner Gefäße werden Verbindungen zwischen dem blind endigenden Aortenbogen und der Aorta descendens geschaffen (vgl. Abb. 71), welche die verschlossene Stelle umgehen und eine ausreichende Blutzufuhr in das gesamte Versorgungsgebiet der absteigenden Aorta vermitteln. Die genannten Gefäße und ihre Anastomosen bilden in solchen Fällen fingerdicke, stark geschlängelte und pulsierende Stränge, welche unter der Haut der Brust, des Bauches, des Rückens sichtbar und tastbar sind. Dieser völlig ausreichende Kollateralkreislauf ermöglicht es, daß Leute mit angeborener Atresie der Aorta zuweilen ein hohes Alter erreichen.

Ein Kollateralkreislauf ist also auch unter komplizierten Bedingungen möglich, kommt aber um so schwerer zustande, je enger die vorhandenen Verbindungen sind. Manchmal halten die Gewebe die zu lange dauernde ungenügende Blutversorgung nicht aus.

Das ist z.B. bei Unterbindung der A. femoralis oberhalb des Abganges der A. profunda der Fall. Der Kollateralkreislauf kommt dann durch Anastomosen zwischen den Beckenarterien und den Muskelästen der Femoralis sehr oft zu langsam zustande, so daß der Fuß und ein Teil des Unterschenkels absterben.

d) Infarkte

In manchen Fällen bleibt nach einem Arterienverschluß die Bildung eines Kollateralkreislaufes ganz aus, weil das verlegte Gefäß keinerlei Anastomosen besitzt. Wir pflegen solche Arterien mit COHNHEIM als *Endarterien* zu bezeichnen. Sie finden sich in fast allen inneren Organen, und zwar sind nicht nur die zuführenden Hauptstämme, sondern auch ihre Äste im Innern der Organe Endarterien. Ihre Verlegung muß daher eine dauernde Unterbrechung der Blutzufuhr zu dem zugehörigen Gebiete herbeiführen.

Die Folgen sind nicht in allen mit Endarterien versehenen Gebieten dieselben. Wir wollen zunächst die Organe, in denen es zu umschriebenem Gewebstod unter dem Bilde sog. *anämischer Infarkte*[1] (s. auch unter Gewebstod, Nekrose, S. 154) kommt, ins Auge fassen.

In *Milz* (Abb. 115) und *Nieren* (Abb. 486) sind die betreffenden Herde infolge der Blutleere blaßgelblich und, entsprechend dem jeweiligen Versorgungsgebiet der verschlossenen Arterie, keilförmig oder vieleckig gestaltet. Immer findet sich um das blutleere Zentrum ein rötlicher Saum infolge des Einströmens von Blut über die Capillaren aus den benachbarten Gebieten, deren Kreislauf erhalten ist. Der capillare Blutdruck genügt nur, um das Blut in diese Randgebiete zu bringen, reicht jedoch nicht aus, um es durch den ganzen Herd durchzupressen. Die roten Blutkörperchen treten schließlich aus den geschädigten Gefäßen aus und bilden so den charakteristischen hyperämischen bzw. hämorrhagischen Randsaum um den anämischen Infarkt.

Die anämischen Infarkte im *Herzmuskel* (Abb. 232) zeigen im Grund dasselbe Aussehen wie diejenigen von Niere und Milz, doch liegen hier insofern besondere Verhältnisse vor, als im Herzen anämische Infarkte entstehen, obwohl Coronararterien miteinander anastomosieren, also nicht im eigentlichen Sinne Endarterien darstellen. Die Verbindungen zwischen den Arterien sind aber nicht ausreichend; so wirkt denn der Verschluß von Coronararterienästen ähnlich wie der von echten Endarterien. Die Coronararterien sind „funktionelle Endarterien".

Im *Gehirn* kommt es nach arteriellen Gefäßverschlüssen nicht zur Bildung fester Infarkte. Das anämische Hirngewebe zerfällt vielmehr breiig und liefert so Erweichungsherde (s. Abb. 322).

Lunge und Leber verhalten sich insofern eigenartig, als zwar die Äste der Pulmonalarterien bzw. der Pfortader Endarterien sind, aber neben diesen Gefäßen noch andere, selbständige arterielle Gefäße (die Bronchialarterien bzw. die Leberarterie) besitzen, die dem Organ nach Verschluß der anderen Gefäße noch Blut zuführen (s. Abb. 64b, 72). So kann es zur Bildung von *hämorrhagischen Infarkten* kommen.

In der *Lunge* ist diese Zufuhr unter im übrigen normalen Bedingungen für die Ernährung des verschlossenen Gebietes ausreichend. Ein Verschluß von Pulmonalarterienästen bei normalen Menschen hat keine schwereren Folgen, weil genügend Blut über Anastomosen von den Bronchialarterien her in das betreffende Lungengebiet gelangen kann. Besteht jedoch gleichzeitig eine Stauung in der Lunge, so wird in den betreffenden Gewebsbezirk aus den gestauten Venen und Capillaren der Umgebung Blut rückläufig einströmen, das der zu geringe Druck der kleinen Bronchialarterien nicht in Bewegung setzen kann. Es kommt zu Stillstand des

---

[1] In-farcio (lat.) hineinstopfen; das Angestopft-sein (mit Blut) trifft nur für die hämorrhagischen Infarkte zu. Die Bezeichnung „Infarkt" wurde aber auch auf die ähnlich abgegrenzten und aus ähnlichen Ursachen entstehenden anämischen Nekroseherde übertragen.

Blutes und zu Blutaustritt in die Alveolen. So entstehen schwarz-rote, keilförmige Herde, hämorrhagische Infarkte (Abb. 73). Außer der Anschoppung mit roten Blutkörperchen findet sich fast stets auch Gewebsnekrose, namentlich in den zentralen Anteilen des Infarktes. Ähnliche Verhältnisse finden sich in der Leber: bei Verschluß der Pfortader und Stauung kann ebenfalls ein hämorrhagischer (Zahnscher) Infarkt entstehen, da in den betroffenen Bezirken weiterhin Blut aus der Leberarterie einströmt (s. Abb. 410).

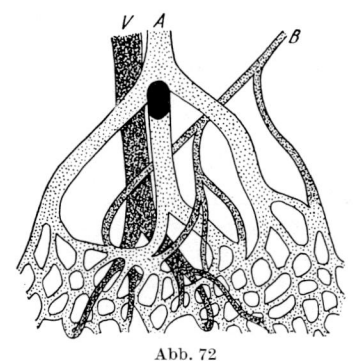

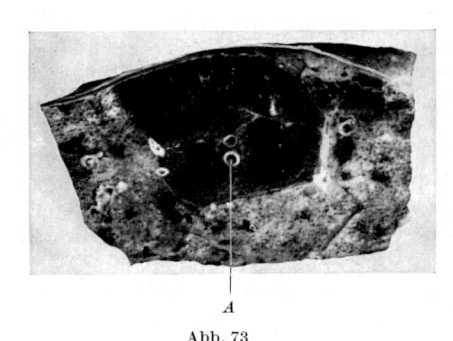

Abb. 72. Abb. 73

Abb. 72. Verschluß (schwarz) einer Arterie (A), deren Ausbreitungsgebiet durch eine zweite, getrennt verlaufende Arterie (B) Blut zugeführt erhält. V Vene

Abb. 73. Hämorrhagischer Lungeninfarkt. A Embolisch verschlossener Arterienast

Eine besondere Stellung beansprucht der *Darm*. Seine Arterien sind keine Endarterien, sie anastomosieren in den bekannten Arkaden. Verlegung einzelner Äste hat daher keine Folgen. Wenn aber die A. mesenterica sup., die den ganzen Dünndarm versorgt, verschlossen ist, so reichen die vorhandenen Anastomosen mit anderen Darmarterien nicht aus. Es fließt jedoch immerhin so viel Blut zu, daß das gesamte Mesenterium und die Darmwand strotzend gefüllt wird, aber es zirkuliert nicht, sondern steht still und häuft sich an. Die betroffenen Teile werden schwarzrot, erheblich verdickt, sie sind ,,hämorrhagisch infarziert".

IX. Wassersucht (Ödem)

Das Auftreten überreichlicher, aus den Gefäßen stammender Flüssigkeit in den Gewebespalten und den Körperhöhlen nennen wir ganz allgemein Wassersucht. Führt sie zu einer wäßrigen Durchtränkung der Gewebe, so bezeichnen wir sie als Ödem[1], ist sie in der Haut weit verbreitet und hochgradig, als Anasarka[2]. Den Ausdruck Hydrops[3] wenden wir sowohl auf die Hautwassersucht wie auf Flüssigkeitsansammlungen in einzelnen Höhlen an. So sagen wir z. B. Hydrops pericardii. Aber wir bilden hier auch das Wort Hydroperikardium, ebenso wie Hydrothorax, Hydrarthros. Für die Bauchhöhlenwassersucht haben wir den Namen Ascites[4].

Die ödematösen Hautabschnitte sind mehr oder weniger angeschwollen. Bei Fingerdruck entsteht durch Verdrängung der Flüssigkeit eine langsam sich wieder ausgleichende Vertiefung. Sticht oder schneidet man ein, so quillt wäßrige Flüssigkeit vor, die klar und farblos oder etwas gelblich ist. Bei parenchymatösen Organen verursacht Ödem einen stärkeren feuchten Glanz der Schnittfläche und pralle Konsistenz.

a) Entstehung und Arten der Ödeme

Der Flüssigkeitsgehalt im zwischenzelligen Raum ist von vielen Faktoren abhängig. Aus den Blutgefäßen tritt schon normalerweise Flüssigkeit in die Gewebe über, besonders aber dann, wenn die *Permeabilität* der Capillarwände in krankhafter Weise gesteigert ist. Da die

---

[1] Oidema (griech.) Schwellung. [2] Ana sarka (griech.) im Fleisch bzw. Gewebe; zu ergänzen: Wasser. [3] Wasseransammlung; von hydro (griech.) Wasser. [4] Askos (griech.) Schlauch; die wassergefüllte Bauchhöhle wurde mit einem Schlauch verglichen.

zwischenzellige Flüssigkeit einer physiologischen Salzlösung entspricht, ist ihre Menge auch bis zu einem gewissen Grade von der Menge der zur Verfügung stehenden *Natriumionen* abhängig. Sie wird entweder in die Blutflüssigkeit rückresorbiert, wobei ebenso wie bei ihrem Austritt die Gesetze der *Filtration* und *Diffusion* maßgebend sind; oder sie wird auf dem *Lymphwege* abtransportiert. Eine Zurückhaltung von Flüssigkeit in den Geweben d.h. Ödem kann durch verschiedene Störungen dieses komplizierten Geschehens entstehen. Dieselben Vorgänge, die eine Ansammlung von Flüssigkeit im Gewebe begünstigen, können aber auch — gewissermaßen mit umgekehrten Vorzeichen — zu übermäßiger Abgabe von Flüssigkeit und so zur Austrocknung der Gewebe führen.

Am leichtesten zu überblicken sind diejenigen Ödeme, bei denen die Lymphbahnen durch krankhafte Vorgänge eingeengt und so für den Lymphstrom unwegsam geworden sind. Da die kleineren Lymphgefäße sehr zahlreiche Anastomosen besitzen, wird allerdings ihre Verlegung keine weiteren Folgen nach sich ziehen. Anders wird die Lage erst dann, wenn sich die rein mechanische Behinderung des Lymphabflusses auf größere Lymphstämme erstreckt, die nicht so leicht durch Seitenbahnen zu umgehen sind. Dann kommt es zu einem Ödem, das wir wegen seiner Entstehungsweise als *mechanisches Ödem* bezeichnen. So finden wir z. B. eine starke ödematöse Anschwellung des Armes (s. Abb. 74) nach radikaler Entfernung der Achsellymphknoten bei Operationen wegen Mammakrebs oder krebsiger Durchwachsung der Lymphknoten, wobei ja die gesamten Lymphbahnen an dieser Stelle unterbrochen werden. In den Tropen kommt eine Verlegung der Lymphgefäße des Beckens und der Leistenbeuge durch Parasiten (Filarien) vor, die zu unförmigen ödematösen Schwellungen des Hodensackes und der unteren Extremitäten führt. Die Beine verlieren dann ihre Kontur und werden plump wie diejenigen eines Elefanten, daher die Bezeichnung

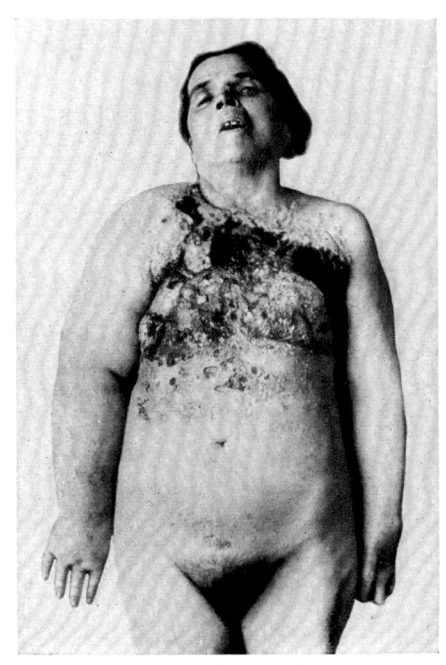

Abb. 74. Panzerkrebs von der rechten Mamma ausgegangen. Ödem des rechten Armes infolge Verlegung der Lymphgefäße in der Achselhöhle durch den Krebs

„elephantiastisches Ödem" oder „elephantiastische Schwellung" (Abb. 75). Von diesem Befund ausgehend, wurde die Bezeichnung „Elephantiasis" oder „elephantiastisch" auf jede besonders hochgradige ödematöse Schwellung übertragen.

Häufiger und bedeutungsvoller als dieses mechanische Ödem sind diejenigen Ödemformen, die auf eine Störung des Flüssigkeitswechsels zwischen Geweben und Blutgefäßen zurückgehen. Die Capillarwand ist normalerweise kaum durchgängig für Eiweiß, wohl aber für Wasser, Salze und Gase — sie stellt eine semipermeable Membran dar. Infolge einer Schädigung, z.B. durch Gifte, kann nun die Capillare durchlässiger werden: Man spricht von Permeabilitätssteigerung. Aus den erweiterten und geschädigten Gefäßen treten nunmehr Eiweiß und Flüssigkeit in größerer Menge durch und sammeln sich im Gewebe an. Solche Ödeme sind durch ihren großen Eiweißgehalt gekennzeichnet und kommen hauptsächlich im Rahmen eines verwickelten Vorganges vor, den wir bei der Entzündung näher kennenlernen werden. Man spricht auch von *entzündlichem* oder *toxischem Ödem*.

Die Übergänge zwischen diesem eiweißreichen Ödem und der sog. serösen Entzündung sind fließende.

Handelt es sich aber bei einem Ödem um eine eiweißarme Flüssigkeit, so deutet das darauf hin, daß die Capillarwand undurchlässig für Eiweiß ist, also nicht in dem eben besprochenen Sinn geschädigt sein kann. Dabei sind offenbar andere Faktoren im Spiele, die auch sonst den Flüssigkeitsdurchtritt durch die Capillarwand regeln, nämlich der hydrostatische (Blutdruck) und der kolloidosmotische Druck des Blutes und der Gewebe. Vom arteriellen Schenkel des Capillarkreislaufes zum venösen hin fällt der Blutdruck normalerweise von etwa 35 mm Hg auf

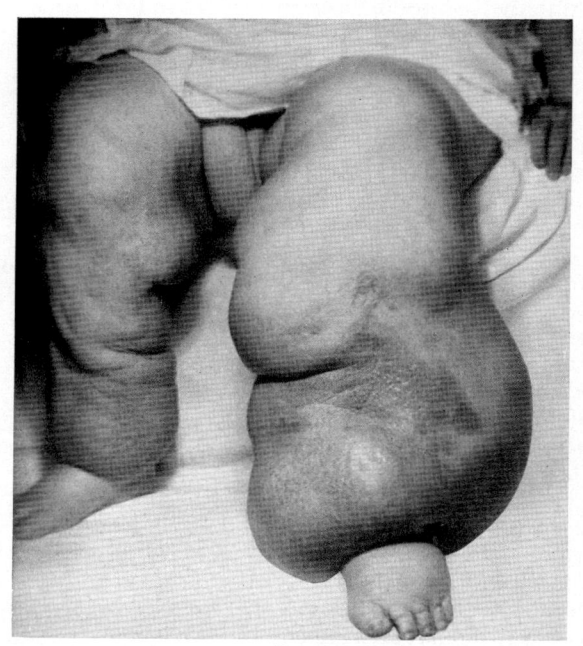

Abb. 75. Elephantiastisches Ödem der Beine. (Nach SIGG)

12 mm Hg (s. Abb. 76). Dagegen bleibt der kolloidosmotische Druck des Blutes, d.h. sein Wasserbindungsvermögen, welches hauptsächlich durch den Albumingehalt des Plasmas bedingt ist, über die ganze Strecke gleich (etwa 25 mm Hg), da ja die Albumine durch die normale Capillarwand nicht durchtreten. Gegenüber diesen beiden, das Blut betreffenden Faktoren spielt der Druck der Gewebe eine geringere Rolle. Der hydrostatische Gegendruck des Gewebes beträgt nämlich je nach seiner festeren oder lockereren Beschaffenheit bloß etwa 2—5 mm Quecksilber, der kolloidosmotische Druck (sein Wasserbindungsvermögen) etwa 2 bis 3 mm. Es läßt sich nun leicht eine Rechnung aufmachen über das Zusammenspiel der den Flüssigkeitsdurchtritt aus den Capillaren fördernden (+) und hemmenden (—) bzw. die Rückresorption begünstigenden Faktoren (s. Tabelle 2).

Steht das Capillarsystem nun unter einem zu hohen *Blutdruck*, wie das etwa bei einer Blutstauung oder lokal bei Entzündung vorkommt, dann überwiegt der die Aussonderung der Flüssigkeit fördernde Blutdruck im Capillarsystem bis in den venösen Schenkel hinein (s. Abb. 76a), und die Rückresorption der Flüssigkeit bleibt aus, es kommt zum sog. Stauungsödem. Dabei spielt aber wohl auch die Schädigung der Capillarwand durch die schlechtere Ernährung von seiten des stagnierenden Blutes eine mitbestimmende Rolle. Auf ein entgegengesetztes Ver-

Wassersucht (Ödem)

halten treffen wir bei einer Blutdrucksenkung, z. B. infolge Blutverlustes: Hier wird die Rückresorption von Flüssigkeit bis zurück in den arteriellen Schenkel reichen (s. Abb. 76).

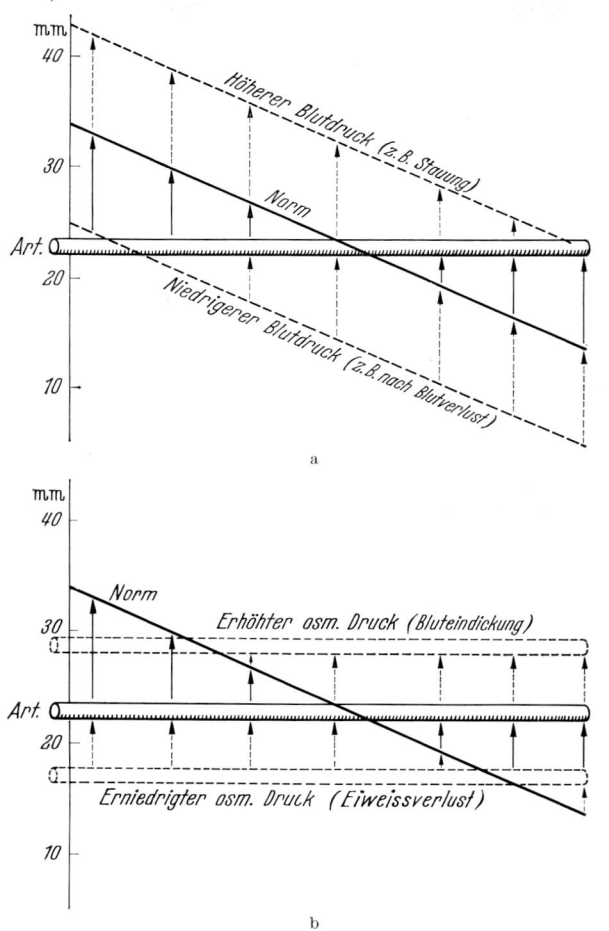

Abb. 76 a u. b. Verhalten von Flüssigkeitsaustritt und Rückresorption im Capillarbereich; a bei erhöhtem und erniedrigtem Blutdruck; b bei erhöhtem und erniedrigtem osmotischem Druck

Tabelle 2

	Arterieller Schenkel mm	Venöser Schenkel mm
Blutdruck	+32	+12
Kolloidosmotischer Druck des Blutes	−25	−25
Gewebedruck	−1 bis 3	−1 bis 3
Kolloidosmotischer Druck des Gewebes	+3	+3
	+7 bis 9 Flüssigkeitsaustritt	−9 bis 13 Rückresorption

Die Rückresorption der Gewebsflüssigkeit in das Gefäß kann aber auch noch durch eine *Änderung des kolloidosmotischen Druckes* gestört sein (s. Abb. 76b). Der kolloidosmotische Druck des Plasmas hängt im wesentlichen ab von seinem Gehalt an Eiweißkörpern; sind diese vermindert, so ist auch das Wasserbindungsvermögen des Plasmas geringer, so daß nicht genügend Flüssigkeit aus den Geweben in die Capillaren abgesaugt werden kann. Von den drei hauptsächlich im Blut vorkommenden Eiweißkörpern Albumin, Globulin und Fibrinogen ist in dieser Hinsicht besonders das Albumin wichtig. Sinkt sein Anteil im Plasma unter 2,5%, so treten Ödeme auf (s. Abb. 77). Dieser Zustand kann schon bei ungenügender Albuminzufuhr, wie etwa während eines chronischen Unterernährungszustandes, zum sog. Hungerödem führen. Eine Erniedrigung des Albumingehaltes kann aber auch auftreten durch krankhafte Verluste an Albumin, welches dank seiner geringeren Molekülgröße leichter durch die Nieren ausgeschieden wird als das Globulin. So erklären sich die Ödeme bei chronischen Nierenkrankheiten (renales Ödem). Auch ein dauernder Albuminverlust in die Bauchhöhlenflüssigkeit, wie er bei wiederholt entleertem Ascites stattfindet, kann zu solchen Ödemen führen. Schließlich ist es auch gelungen, durch „Plasmapherese"[1] im Tierversuch Ödeme zu erzeugen: Man nimmt einem Tier eine gewisse Menge Blut ab, wäscht die roten Blutkörperchen, d.h. man trennt sie so vom Blutplasma, und injiziert sie in Kochsalzlösung wiederum in die Blutbahn des Tieres. Wiederholt man diesen Vorgang öfter, so verliert das Tier mit der jedesmaligen Waschung immer mehr Eiweißkörper seines Plasmas, die nicht schnell genug ersetzt werden. Sinkt im Laufe dieser Eingriffe der Albumingehalt des Plasmas unter eine bestimmte Grenze, dann treten Ödeme auf. Umgekehrt wird bei starkem Flüssigkeitsverlust des Blutes, wie z.B. durch dauernde wäßrige Stühle, der kolloidosmotische Druck ansteigen und zu einem erhöhten Einstrom von Flüssigkeit aus den Geweben in das Blut und somit zu einer Austrocknung der Gewebe führen (s. Abb. 76b).

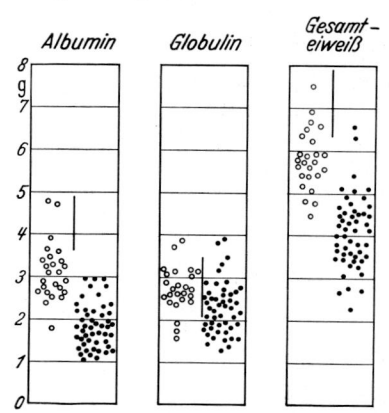

Abb. 77. Eiweißgehalt des Blutserums bei Kranken mit Hungerödem (Punkte) und nach Schwinden der Ödeme (Kreise); die senkrechten Striche zeigen den Bereich der Normalwerte an. (Nach WHEECH)

Auch der *hydrostatische Druck der Gewebe*, so gering er auch gegenüber dem des Blutes ist, kann bei der Entstehung der Ödeme eine entscheidende Rolle spielen. Mit dem Zunehmen der Flüssigkeitsansammlung im Gewebe wird dessen innere Spannung immer größer, so daß also sein hydrostatischer Druck mehr und mehr dem Austreten weiterer Flüssigkeit entgegenwirkt. Besonders schnell tritt dieser Zustand in derbfaserigen Geweben ein, wie man sich selbst leicht überzeugen kann, wenn man Flüssigkeit in die dichtgewebte Cutis und in die lockere Subcutis zu injizieren versucht. Dementsprechend sammelt sich auch die Ödemflüssigkeit besonders leicht in den lockeren Geweben an, wie z.B. in den Augenlidern, dagegen schwer in den strafferen, z.B. den Hand- und Fußflächen.

Der *kolloidosmotische Druck des Gewebes* bzw. der Gewebsflüssigkeit ist auch abhängig vom Elektrolytgehalt. Setzt man ihn herab, z.B. durch Salzentzug, so verringert man den kolloidosmotischen Druck und wirkt so der Ansammlung ödematöser Flüssigkeit entgegen.

---
[1] Von phero (griech.) tragen, wegschaffen.

Besondere Verhältnisse liegen in der *Lunge* vor, da hier der Blutdruck bloß 3—10 mm beträgt, der kolloidosmotische Druck aber derselbe ist wie im großen Kreislauf (etwa 25 mm), so daß ein Flüssigkeitsaustritt fast unmöglich erscheint. Man muß aber bedenken, daß der Gewebedruck in der Lunge besonders niedrig ist, ja unter Umständen sogar „negativ" wird, also durch eine Art saugender Wirkung den Flüssigkeitsaustritt begünstigen kann. Experimentell erzeugt man Lungenödem durch Vagusreiz und Erhöhung des Druckes im kleinen Kreislauf.

Überblicken wir zusammenfassend noch einmal die einzelnen Formen der Ödeme, so können wir unterscheiden:

1. Das *mechanische Ödem* kann, muß aber nicht entstehen bei Verödung größerer Lymphgefäßstämme.

2. Das *toxische Ödem* wird durch chemische Gifte, Bakterientoxine und tierische Gifte (Insektenstiche, Schlangenbisse) hervorgerufen. Hier spielt die Schädigung der Gefäßwand und ihre abnorme Durchlässigkeit für Eiweißkörper die Hauptrolle. Da die Gifte gleichzeitig auch Entzündungen veranlassen, ist dieses Ödem eine stete Begleiterscheinung oder das Anfangsstadium vieler entzündlicher Krankheiten — *entzündliches Ödem*.

3. Das *Stauungsödem* bzw. der Stauungshydrops entsteht hauptsächlich durch den erhöhten Innendruck in den Gefäßen und die behinderte Rückresorption. Außerdem spielt aber sicherlich noch eine Schädigung der Capillarwand infolge der schlechteren Ernährung eine Rolle; auch ist die Rückresorption von Natrium in der Niere zwar normal, gemessen aber an dem Flüssigkeitsgehalt der Gewebe relativ zu hoch. Das Stauungsödem tritt, abgesehen von örtlicher Behinderung des Blutabflusses, z. B. durch Venenthrombose, vor allem bei Störung der Herztätigkeit auf und wird dann auch als *kardiales Ödem* bezeichnet. Es beginnt gewöhnlich, aber nicht immer, in den abhängigen Körperteilen, also meist in den unteren Extremitäten, bzw. bei Bettruhe auch in den rückwärtigen Abschnitten des Rumpfes und am Hoden.

4. Das Ödem bei Nierenkranken *(renales Ödem)* kann je nach der Art der Nierenveränderungen verschiedene Ursachen haben. Bei der akuten Glomerulonephritis entsteht es infolge einer Schädigung bzw. Permeabilitätssteigerung der Capillaren. Dieses Ödem beginnt im Gegensatz zum kardialen Ödem nicht in den abhängigen Körperteilen, sondern im Gesicht. Das Ödem beim nephrotischen Syndrom geht in erster Linie auf eine Verarmung des Blutes an Plasmaalbuminen infolge Eiweißverlust durch den Harn zurück. Ödeme bei chronischer Nephritis können außerdem weitgehend durch die dabei auftretende Blutdruckerhöhung mitbestimmt sein.

5. Ebenso wie das Ödem beim nephrotischen Syndrom sind auch die *kachektischen* und *marantischen Ödeme* aus der Albuminverarmung des Plasmas zu erklären. Sie treten bei schweren, zur Abzehrung führenden Krankheiten und bei Hungernden auf *(Hungerödem)*.

6. Das *angioneurotische Ödem* (Quinckesches[1] Ödem) ist auf Veränderungen der capillaren Strombahn zurückzuführen, wie sie durch Reizung oder Lähmung ihrer Nerven entstehen. Es tritt an örtlich umschriebenen Stellen anfallsweise, manchmal schon auf leichteste Reize hin auf und kann nach kurzer Zeit wieder spurlos verschwinden. Auf ähnliche Ursachen gehen die neurotischen Ödeme bei organischen Nervenkrankheiten wie Tabes usw. zurück.

7. *Schwangerschaftsödeme* gehen vor allem auf eine erhöhte Sekretion von Aldosteron durch die Nebennierenrinde und dadurch bedingte Salzretention zurück.

8. Flüssigkeitsansammlungen treten auch da auf, wo in geschlossenen Hohlräumen der feste Inhalt eine Verminderung erfährt. So füllen sich bei Schrumpfung

---

[1] H. J. QUINCKE (1842—1922), Kliniker, Kiel.

der Gehirnsubstanz die Gehirnventrikel mit Flüssigkeit. Man nennt dieses Ödem, weil es zur Ausfüllung eines pathologisch erweiterten Raumes führt, *Ausgleichsödem* oder Ödem ex vacuo.

9. Eine besondere Stellung nimmt der sog. *Hydrops congenitus*, die angeborene, allgemeine Wassersucht der Neugeborenen, ein. Die Haut ist allenthalben hochgradig ödematös; in den Körperhöhlen, besonders im Abdomen, finden sich große Mengen seröser Flüssigkeit. Dabei bestehen Milztumor und Anämie. Die Krankheit wird heute als eine Störung der embryonalen Blutbildung aufgefaßt (fetale Erythroblastose).

b) Beschaffenheit der Ödemflüssigkeit

Die hydropischen Flüssigkeiten sind im allgemeinen klar und leicht gelblich, nur die entzündlichen Ödeme sind trübe. Der Gehalt an den einzelnen Bestandteilen, mit Ausnahme der sich gleichbleibenden Salze, ist ein anderer als in der Lymphe. Die *Eiweißkörper* sind vermindert. Ihre Menge ist abhängig von der Art des Ödems: Bei entzündlichen Ödemen ist sie im allgemeinen am größten; verhältnismäßig hoch ist sie auch bei Stauungshydrops. Im allgemeinen sind länger bestehende Ödeme eiweißreicher als frisch gebildete. Der Eiweißgehalt geht im Gegensatz zu $74{,}5^0/_{00}$ im normalen Blutplasma und $70^0/_{00}$ in der Lymphe, in entzündlichen Ödemen herunter bis auf $55^0/_{00}$ und in einfachen hydropischen Flüssigkeiten je nach Umständen bis auf $5^0/_{00}$. Man stellt die eiweißärmere Ödemflüssigkeit als *Transsudat*[1] den eiweißreicheren entzündlichen Ausschwitzungen der Gefäßwände, den *Exsudaten*[2], gegenüber. Außerdem enthält das Exsudat Fermente ähnlich wie das Blutplasma, z. B. Hämolysine, während sie im Transsudat fehlen (MASSHOFF).

Bei Ascites, Hydrothorax und Hydroperikard ist manchmal ein Teil des Eiweißes in Form gallertartiger Massen ausgefallen.

c) Folgen der Ödeme

Die Folgen der Ödeme bestehen vor allem in einer mechanischen Behinderung der Organfunktion: So behindert das Lungenödem dadurch, daß es die Alveolarlichtungen erfüllt, den Gasaustausch in den Alveolarwänden; das Ödem der aryepiglottischen Falten (Glottisödem) führt zur Einengung des Luftweges und zur Erstickung; Ödem des Nervus opticus kann Erblindung hervorrufen; der Druck eines Ascites kann die V. cava inf. einengen und so Stauungen im Wurzelgebiet dieses Gefäßes hervorrufen; Flüssigkeitsansammlungen im Brustraum drücken die Lungen zusammen und können durch Verdrängung des Mediastinums gefährlich werden.

C. Krankhafte Veränderungen der Zellen und Gewebe

Die verschiedenen Gewebsarten unseres Körpers werden durch die mannigfaltigen Schädlichkeiten in sehr ungleicher Weise beteiligt; dieselbe Einwirkung trifft die einen schwer, die anderen leicht oder überhaupt nicht. Das hängt teils von der Empfindlichkeit und Widerstandsfähigkeit der Zellen, teils von der Art der schädigenden Einwirkung ab. Im allgemeinen sind Zellen mit verwickelteren Leistungen (hochdifferenzierte Zellen) am empfindlichsten.

Eine Schädlichkeit kann an allen Teilen der Zelle und der Zwischensubstanzen sich auswirken oder Zellkern, Protoplasma und Zwischensubstanzen mehr oder minder isoliert angreifen. Zell- und Organfunktionen sind dadurch verschieden

---

[1] Trans-sudo (lat.) durch-schwitzen. [2] Ex-sudo (lat.) aus-schwitzen.

weitgehend gestört. Wir fassen deshalb diese Veränderungen, welche schließlich auch zum Untergang von Zellen und Geweben führen können, als regressive[1] oder katabiotische[2] Veränderungen zusammen. Von ihrer rein gestaltlichen Betrachtung ausgehend, unterscheiden wir Störungen, die sich hauptsächlich am Zellkern bzw. der Kern- (und Zell-)Teilung bemerkbar machen (I.), Veränderungen an Cytoplasma und Zwischensubstanzen — die sog. Entartungen oder Degenerationen (II.), Veränderungen, die mit einer Verkleinerung der Organe und Zellen einhergehen — die Atrophien (III.) und den völligen Zell- und Organuntergang — Tod und Nekrose (IV.).

I. Störungen der Zellvermehrung

Normalerweise vermehren sich die Zellen unter dem Bilde der mitotischen Kernteilung.

Die einfachste, vielfach schon unter normalen Verhältnissen vorkommende Abweichung von diesen Kernteilungsvorgängen besteht darin, daß die die Kernteilung vorbereitenden Vorgänge, d.h. die Vermehrung der chromatischen Substanz bzw. Verdoppelung von Chromosomen, anläuft, eine Durchteilung des Kernes aber ausbleibt. Die so entstandenen Kerne werden dementsprechend immer das doppelte Volumen des Ausgangskernes aufweisen. Man bezeichnet diesen Vorgang als *innere Kernteilung* oder im besonderen Fall der nicht zu ihrem Ende abgelaufenen Mitose auch als *Endomitose*. Wiederholt sich dieser Vorgang der inneren Kernteilung an derselben Zelle mehrere Male, so wird sich das Volumen der Einzelkerne wie 1:2:4:8 verhalten müssen (Jacobjsche Regel). Schon im normalen Gewebe gehören die Zellkerne verschiedenen derartigen Kernklassen an, von denen allerdings eine der Klassen als Regelklasse am häufigsten vertreten ist. Krankhafterweise kann einmal die Bildung der verschiedenen Kernklassen ausbleiben, wie das bei Fehlen des Wachstumshormons der Hypophyse, beim hypophysären Zwergwuchs der Fall ist. Auf der anderen Seite sehen wir eine Zunahme der Kerne mit dem doppelten Volumen der Regelklasse bei besonderer Beanspruchung, wie z.B. Regeneration. Fortgesetzte Endomitose führt schließlich zu Riesenkernen, die dann in riesigen Zellen liegen, weil bei fehlender Kernteilung auch die Teilung des Cytoplasmas ausbleibt.

Der Ablauf der *mitotischen Kernteilung* kann in verschiedener Weise gestört sein (s. dazu Abb. 78). Manche Schädlichkeiten wirken auf den ruhenden Kern ein, ohne ihn sichtbar zu verändern. Erst bei der Teilung wird der Schaden offenbar, der sich in Chromosomenbrüchen und Fragmentation der Chromosomen kundtut. Teils vereinigen sich die Bruchstücke wieder in unrichtiger Weise, so daß die beiden Tochterkerne nicht auseinanderrücken können und es zum Bild der Pseudoamitose kommt; teils bleiben die Bruchstücke überhaupt getrennt und bilden dann kleine Nebenkerne, sog. Mikronuclei. Auf diese Weise kommt es z.B. zum sog. Sekundäreffekt nach Einwirkung ionisierender Strahlung (s. auch S. 15). Andererseits wirken Strahlen und manche Gifte auch unmittelbar auf die bereits ablaufende Mitose ein (sog. Primäreffekt): Schon die Prophase bleibt als solche länger bestehen, so daß Gelegenheit für eines oder beide Polkörperchen (Centrosomen) gegeben ist, sich noch einmal zu teilen. Dann entsteht bei Teilung eines Polkörperchens eine dreipolige (s. Abb. 79a und b), bei Teilung beider eine vierpolige Mitose (s. Abb. 79c); die Chromosomen der Metaphasenplatte verklumpen und verkleben, so daß sich die Tochterkerne nicht richtig trennen können und es wiederum zum Bild der Pseudoamitose und eventuell der Mikronuclei kommt. Besonders bemerkenswert

---

[1] Rückschrittlich von regredior (lat.) zurückgehen.   [2] Kata (griech.) herab; bios (griech.) Leben; von WEIGERT geprägter Ausdruck.

ist die Wirkung des Colchicins[1], das die Spindelbildung unterdrückt und eine starke Verkürzung der Chromosomen hervorruft. Die Chromosomen können sich zwar spalten, die beiden Tochterchromosomen vermögen aber nicht auseinander-

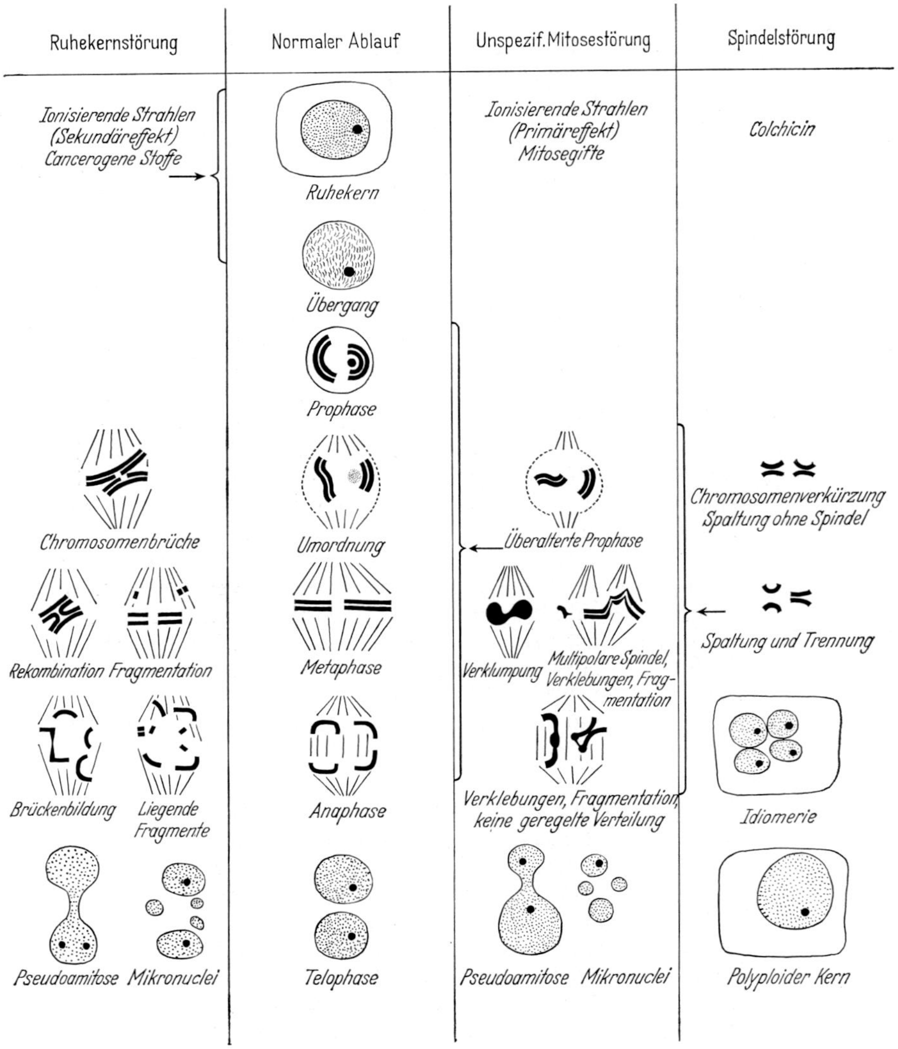

Abb. 78. Störungen der Mitose. (Nach MARQUARD)

zurücken und bleiben auf einem Haufen liegen. Entweder bilden sie dann einen doppelt so großen Kern, der die doppelte Anzahl von Chromosomen enthält, oder es entstehen viele kleine Kerne.

Viele Abweichungen vom normalen Ablauf der Mitose kann man in den schnellwachsenden Geschwülsten finden.

---

[1] Gift der Herbstzeitlose, Colchicum autumnale; so genannt nach der mythischen Landschaft Kolchis, der heutigen Krim, deren Bewohner in der Bereitung von Giften als besonders erfahren angesehen wurden.

Störungen der Zellvermehrung

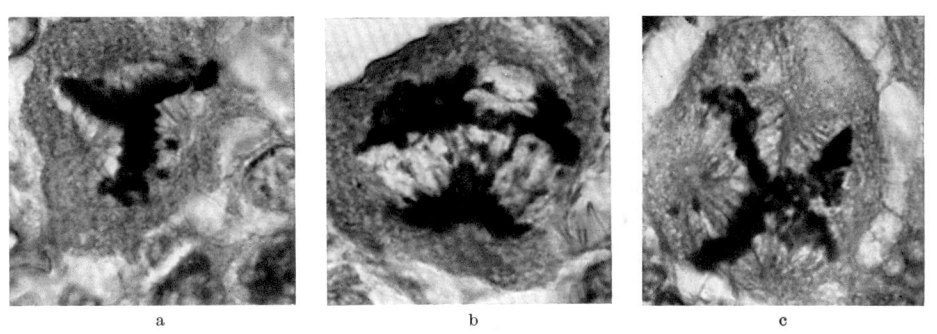

Abb. 79a—c. Mehrpolige Mitosen aus einer Geschwulst (Sarkom). a und b zeigen dreipolige Mitosen: a die Chromosomenschleifen noch nicht auseinandergerückt; b das Chromatin an den 3 Polen angesammelt; c vierpolige Mitose

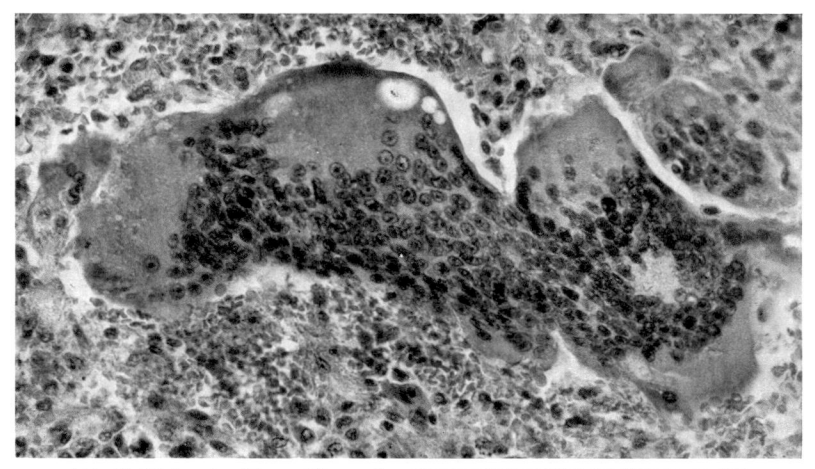

Abb. 80. Vielkernige Riesenzelle aus einer Riesenzellgeschwulst des Knochenmarkes

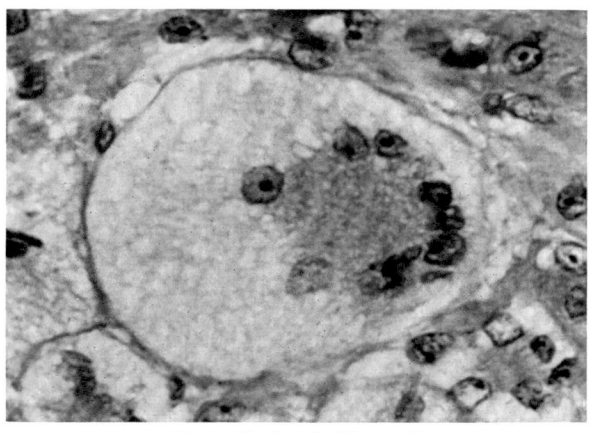

Abb. 81. Toutonsche Riesenzelle

Die Störung der Zellteilung kann auch die *Cytoplasmateilung* betreffen. Obwohl der Kern, sei es mitotisch oder amitotisch, geteilt ist, tritt dann die Zerschnürung des Zelleibes nicht ein. Wiederholt sich dieser Vorgang, so muß eine besonders umfängliche Zelle mit vielen Kernen entstehen (vielkernige Riesenzelle (Abb. 80). Andererseits ist sichergestellt, daß vielkernige Riesenzellen auch dadurch zustande kommen können, daß das Cytoplasma gleichartiger Zellen verschmilzt.

An vielen *Riesenzellen*, besonders denen in schnellwachsenden Geschwülsten, fehlt jede Gesetzmäßigkeit hinsichtlich Zellform, Größe und Lagerung der Kerne. Manche andere Riesenzellen weisen aber diesbezüglich immer wiederkehrende Besonderheiten auf, so daß man sie mit Recht als Typen herausgehoben und mit eigenen Namen belegt hat: Die *Fremdkörperriesenzelle* (s. Abb. 147) umschließt mit ihrem Zelleib einen Fremdkörper, wobei die Kerne sich gewöhnlich in dem vom Fremdkörper abgekehrten Zellteil zusammendrängen; in der *Langhansschen Riesenzelle* (Abb. 158, 159), die man am häufigsten bei Tuberkulose, aber keineswegs nur bei Tuberkulose zu Gesicht bekommt, liegen die Kerne wie eine Krone am Zellrand. Dasselbe ist bei der *Toutonschen Riesenzelle* der Xanthome der Fall, die im Protoplasma außerdem auch doppelt brechende Lipoide enthält (Abb. 81). In den *Sternbergschen Riesenzellen* des Lymphogranuloms liegen (s. Abb. 174) große chromatinarme Kerne in der Zellmitte auf einem ungegliederten Haufen.

II. Störungen des Zellstoffwechsels („Degeneration")

Stoffwechselveränderungen im cellularen Bereich sind für uns nur dann gestaltlich faßbar, wenn sie zu sichtbarem Auftreten bestimmter Stoffe geführt haben. Wir schließen dann aus ihrer Anwesenheit auf Störungen im Eiweiß-, Fett-, Kohlenhydrat-, Mineralstoffwechsel usw., denen die Enzymchemie mit großem Erfolg nachgegangen ist. Freilich müssen wir uns stets darüber im klaren sein, daß wir nicht die Störung selbst, sondern nur ihre Zeichen, sozusagen ihren Fingerabdruck, an den Geweben vor uns haben. Eine weitere Einschränkung besteht darin, daß wir mit unseren derzeitigen histologischen Methoden nur imstande sind, die gröbsten Abweichungen zu erfassen, da z. B. Fett- und Kohlenhydrate mikroskopisch erst von einer bestimmten Konzentration ab und auch nur in bestimmten chemischen Zuständen nachweisbar sind. Trotz aller dieser Einschränkungen gehören aber die gestaltlich nachweisbaren Folgen einer Stoffwechselstörung zu den sichersten Anhaltspunkten auf diesem Gebiet.

Welches sind nun ganz allgemein die Ursachen, die eine solche Veränderung des Zellstoffwechsels herbeiführen? Oft kann man sie auf die Einwirkung bestimmter *äußerer Schädlichkeiten*, wie z. B. von Giften zurückführen, mit deren Wegfall auch die Stoffwechselstörung und eventuell ihre gestaltlichen Folgen verschwinden: Zellen und Gewebe sind also, was Gestalt und Leistung anlangt, einer Restitutio ad integrum fähig. Man hat solche Veränderungen auch als Degenerationen (Entartungen) bezeichnet aus der Erwägung heraus, daß sie als Ausdruck einer Schädigung gleichzeitig eine Herabsetzung oder Verminderung der Stoffwechselfunktionen gegenüber der Norm anzeigen. Gerade diese Wertung von Vorgängen und Veränderungen, die im Begriff der Degeneration steckt, hat ihn aber mehr und mehr in Mißkredit gebracht, da wir ja eigentlich nur wissen, daß die Tätigkeit der Zellen und Gewebe sich gegenüber der Norm verändert hat, ohne daß wir eigentlich berechtigt wären, sie wertend als höher oder niedriger bzw. besser oder schlechter zu klassifizieren. Daher wird die Bezeichnung Degeneration immer mehr vermieden und vielfach durch den unbestimmteren Ausdruck *Dystrophie*[1] ersetzt.

Stoffwechselstörungen können aber auch *angeboren* sein. Für ihre Aufklärung hat sich eine von A. GARROD zuerst entwickelte Konzeption als wertvoll erwiesen: Er grenzte nämlich eine Gruppe von Krankheiten als „inborn errors of metabo-

---

[1] Dys- (griech.) negativierende Vorsilbe; trepho (griech.) ernähren.

lism", als angeborene Abarten des Stoffwechsels, ab. Es ließ sich tatsächlich zeigen, daß die Abartung im Fehlen oder in der Hemmung eines Enzyms besteht, wodurch z.B. ein Schritt im regelrechten Abbau (A—F) einer Substanz z.B. zwischen D und E „blockiert" ist. Die Folge davon ist, daß sich vor dem Block die Stoffwechselprodukte (D) anhäufen und nach dem Block die erwarteten Produkte fehlen (E, F). Im ersten Falle muß es zu den sog. Speicherkrankheiten kommen, im letzteren Falle entsteht ein Mangelsyndrom. Beide können für den Gesamtorganismus oder einzelne seiner Organe schädlich werden. Der Block kann vom

$$A \to B \to C \to D \;|\!\!\to E \to F$$
$$ {\searrow \atop G} {\nwarrow J \atop \searrow K}$$
$$ \searrow H$$

Organismus durch verschiedene Hilfsmechanismen umgangen werden, wie z.B. dadurch, daß der Stoffwechsel über einen Umweg (G, H) zu einem ähnlichen, aber doch anderen Endprodukt gelangt oder indem das Endprodukt auf einem anderen Wege erreicht wird (J, K). Zustände, bei denen das Gegenteil einer Blockade eines Enzyms vorzuliegen scheint, bei denen also ein Enzym übermäßig aktiv ist, lassen sich ebenfalls auf Fehlen oder Hemmung eines Hemmstoffes (Repressor) für das betreffende Enzym zurückführen.

In Verfolgung dieser Gedankengänge ist man dabei, viele genetisch bedingte Krankheiten auf solche Enzymdefekte zurückzuführen nach der Regel: ein Gen — ein Enzym (allerdings gibt es Krankheiten, die durch Fehlen verschiedener Enzyme hervorgerufen werden, andererseits Gene, die mit dem Auftreten verschiedener Krankheiten einhergehen). So ist es gelungen, zusätzlich zu den von A. GARROD ursprünglich ins Auge gefaßten vier Krankheiten (Pentosurie, Albinismus, Alkaptonurie, Cystinurie) zahlreiche weitere ähnliche Störungen zu entdecken und darüber hinaus oft auch die enzymchemische Grundlage in der Wirkungsweise

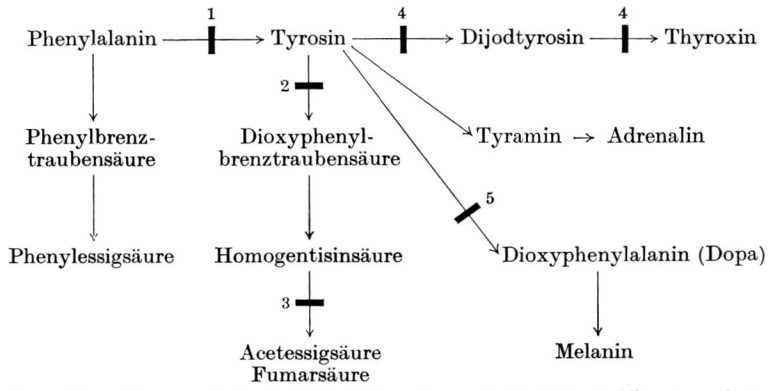

Phenylalanin $\xrightarrow{1}$ Tyrosin $\xrightarrow{4}$ Dijodtyrosin $\xrightarrow{4}$ Thyroxin

↓ ↓2 ↘ Tyramin → Adrenalin

Phenylbrenz- Dioxyphenyl-
traubensäure brenztraubensäure

↓ ↓ ↘5

Phenylessigsäure Homogentisinsäure ↘ Dioxyphenylalanin (Dopa)

↓3 ↓

Acetessigsäure Melanin
Fumarsäure

Block: 1 Phenylketonurie (s. S. 126), 2 Tyrosinose (s. S. 126), 3 Alkaptonurie (s. S. 126), 4 Hypothyreose (s. unter Schilddrüse), 5 Albinismus (s. S. 144).

erworbener Schädlichkeiten aufzuklären. Obiges Schema gibt als Beispiel jene Krankheiten wieder, die auf eine Blockierung des Abbaues von Phenylalanin an verschiedenen Stellen zurückzuführen sind. Auf diese Weise beginnt sich eine Betrachtungsweise von Krankheiten abzuzeichnen, die vorwiegend biochemisch orientiert ist. Wenn WILLSTÄDTER einmal sagte, Leben sei das geregelte Zusammenwirken enzymatischer Vorgänge, so werden Krankheiten mehr und mehr als Störungen im harmonischen Zusammenwirken von Enzymen aufgefaßt (ABDERHALDEN).

a) Eiweißstoffwechsel

1. Trübe Schwellung. Bei der als *„trübe Schwellung"* (VIRCHOW) bezeichneten Veränderung ist das Cytoplasma dichter als sonst gekörnt und deshalb undurchsichtiger, trüber. Zugleich ist die Zelle vergrößert, angeschwollen. Die trübenden Körnchen sind nichts anderes als die durch Wasseraufnahme stark geschwollenen Mitochondrien, wie die elektronenmikroskopischen Untersuchungen ergeben haben (s. Abb. 82, 83).

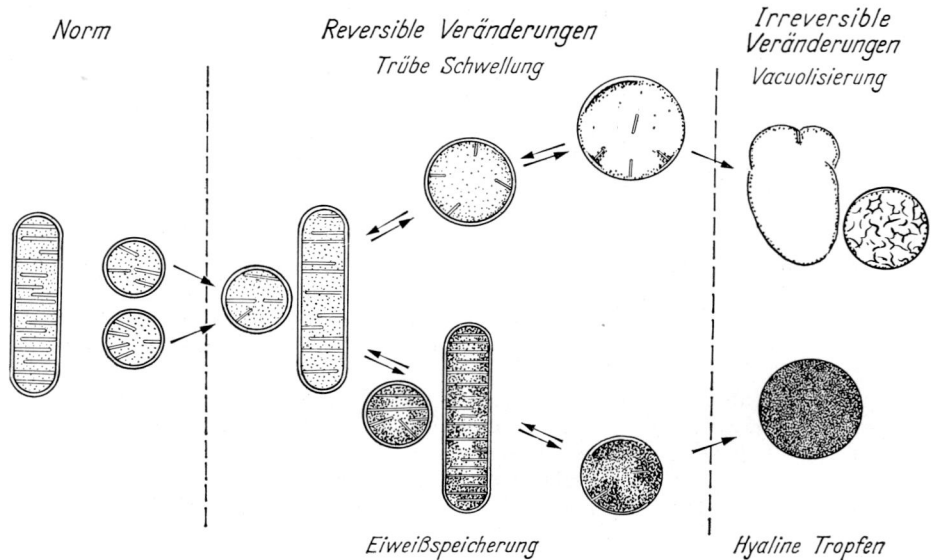

Abb. 82. Veränderungen der Mitochondrien. (Nach GANSLER und ROUILLIER)

Man trifft diese Veränderung vor allem in parenchymreichen Organen wie Niere, Leber und Herzmuskel, weshalb man früher auch von *„parenchymatöser Degeneration"* schlechtweg gesprochen hat. Makroskopisch ist sie am besten an der Niere zu sehen. Die Rinde hat dann eine graue, trübe Beschaffenheit und macht den Eindruck, als sei sie gekocht.

Makro- und mikroskopisch dasselbe Bild kann aber auch in den Organen nach dem Tode als *kadaveröse Veränderung* auftreten. Nur durch besondere Methoden gelingt es, die vitale Veränderung von der nach dem Tode eintretenden Gerinnung des denaturierten Eiweißes zu unterscheiden: Eiweißverdauende Fermente greifen z.B. kadaverös getrübte Zellen schwerer an; auch fluorescenz-mikroskopisch lassen sich Unterschiede nachweisen. Man wird daher bei der makroskopischen Feststellung einer trüben Schwellung an Organen von längere Zeit nach dem Tode untersuchten Leichen besonders vorsichtig sein müssen.

Trübe Schwellung *entsteht* bei verschiedenen Vergiftungen, so durch Phosphor, Arsen und bakterielle Toxine (der Diphtheriebakterien, Typhusbakterien, Streptokokken) oder bei übermäßiger funktioneller Beanspruchung eines Organs, z. B. in der Niere nach Entfernung der anderen. Sie bedeutet offenbar keine sehr schwere funktionelle Störung und kann leicht *rückgängig* werden, denn wir dürfen sie bei vielen Erkrankungen erwarten, die ohne dauernde Beeinträchtigung des betroffenen parenchymatösen Organs zur Heilung kommen. Bei langer Dauer der

Schädigung können aber schwerere Veränderungen, wie z. B. Verfettung hinzukommen und schließlich Zelltod eintreten.

2. Hyalin. Unter der Bezeichnung Hyalin[1] faßte zuerst v. RECKLINGHAUSEN eine Gruppe von Stoffen zusammen, die sich histologisch durch eine homogene Beschaffenheit, starkes Lichtbrechungsvermögen und Färbbarkeit mit sauren Farbstoffen (Eosin, Fuchsin) auszeichnen. Es stellte sich aber bald heraus, daß diese rein auf das Gestaltliche gerichtete Begriffsbestimmung Stoffe unterschied-

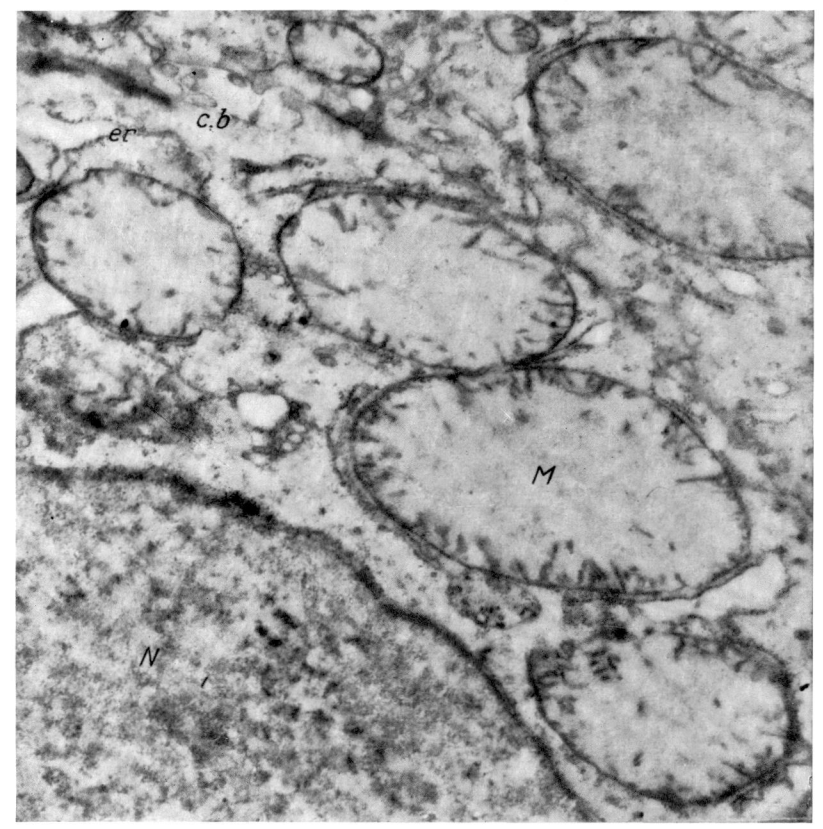

Abb. 83. Leberzelle bei trüber Schwellung. Vergr. 15000fach. *cb* Gallengang; *er* Ergastroplasmamembranen; *M* geschwollene Mitochondrien; *N* Zellkern. (Nach ROUILLIER)

licher Herkunft und chemischer Zusammensetzung umfaßte. Neben einem Eiweißanteil können nämlich auch stickstoffhaltige Polysaccharide und Fett vorhanden sein. Schließlich können sich in altes Hyalin auch Kalksalze ablagern.

a) Wir kennen das Auftreten von Hyalin bzw. eine *Hyalinisierung an abgeschiedenen oder dem Untergang geweihten Massen:* Liegengebliebenes (altes) Fibrin nimmt in Thromben oder Exsudaten oft hyaline Beschaffenheit an; in den Harnkanälchen ausgeschiedenes Eiweiß kann sich in deren Lichtung zu homogenen hyalinen Zylindern eindicken; beim Zerfall von Muskelfasern treten hyaline Schollen auf.

b) *Intracelluläres Hyalin* findet sich einmal in Epithelzellen, z. B. in den Tubulusepithelien der Nieren in Form von homogenen Kügelchen — man spricht von

---
[1] Hyalos (griech.) hell, glasig durchscheinend.

hyalin-tropfiger Eiweißspeicherung (Abb. 497). Sie entwickeln sich zum Teil aus Mitochondrien durch Einlagerung („stockage") von Eiweißmassen (s. Abb. 82), zum Teil wohl auch aus anderen Zellorganellen. Auch Plasmazellen können rundliche hyaline Kugeln, die sog. Russellschen Körperchen (Abb. 84), enthalten. Sie treiben den Zelleib auf und verdrängen und erdrücken schließlich den Zellkern.

Ein sehr wesentlicher Bestandteil dieser Gebilde scheint aus Antikörper-Globulinen zu bestehen. Man findet sie vor allem bei chronischer Entzündung, besonders häufig im Stroma der Magenschleimhaut.

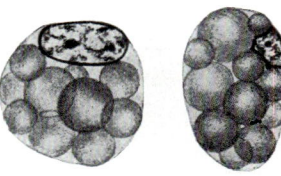

Abb. 84. Russellsche Körperchen, die den Zellkern eindellen und verdrängen

c) Unter Hyalin im engeren Sinne versteht man heute das Auftreten der geschilderten homogenen Massen im Bindegewebe, sog. *bindegewebiges Hyalin*. Dabei schwellen die Bindegewebsfasern durch Einlagerung oder Adsorption von Eiweißstoffen zu dicken balkigen Massen an und verlieren im Lichtmikroskop ihre typische wellige Struktur (Abb. 85); im Elektronenmikroskop findet sich eine Umordnung des Fasergefüges. Derartige Veränderungen beobachten wir an Bindegewebsfasern in Geschwülsten, aber auch am Reticulum von Lymphdrüsen, das sich dann in ein unregelmäßiges, netziges Balkenwerk umwandelt. Manchmal weisen kleine Arterien und Capillaren eine hyalinisierte, beträchtlich verdickte Wand

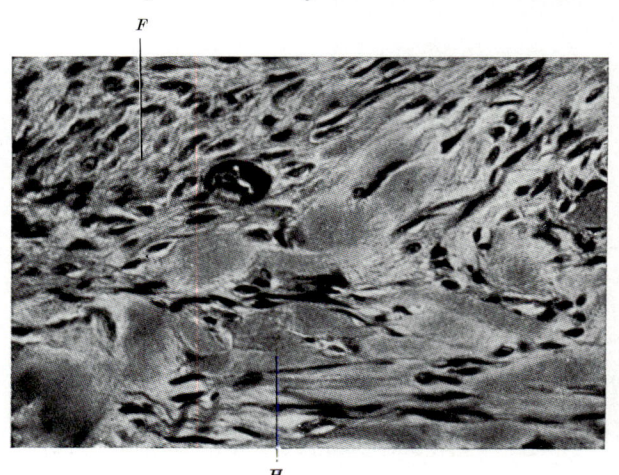

Abb. 85. Hyaline Entartung (*H*) der kollagenen Fasern in Fibromgewebe *F*

auf, wie das z. B. an den Nieren- und Gehirnarteriolen der Fall ist. Oft enthält hier das Hyalin auch fettige Stoffe und Kohlenhydrate, die sich durch besondere Färbungen nachweisen lassen.

Eine einheitliche Ursache für das Auftreten des bindegewebigen Hyalins läßt sich heute noch nicht angeben. Bei dem durch Adsorption von Eiweiß entstandenen Hyalin denkt man an einen Fällungsvorgang nach Art einer Antigen-Antikörperreaktion und spricht dementsprechend auch von Präcipitathyalin.

3. Amyloid. Unter verschiedenen krankhaften Bedingungen wird in die Gewebe eine Substanz eingelagert, die RUDOLF VIRCHOW deshalb als Amyloid bezeichnete, weil sie in sehr kennzeichnender Weise mit Jod reagiert: sie wird durch Lugolsche

Lösung mahagonibraun gefärbt, bei Zusatz von Schwefelsäure schlägt der Farbton in blau um. Diese Reaktion, die sich sowohl im histologischen Präparat als auch makroskopisch durch Aufgießen der Reagentien auf die frischen Schnittflächen eines Organs ausführen läßt, erinnert an das Verhalten des Amylum, der Stärke, die allerdings schon bei Behandlung mit Jodlösung allein (ohne nachfolgende Behandlung mit Schwefelsäure) blau wird. Daher also der Name Amyloid, d.h. Amylum-ähnlich.

In der *histologischen Technik* werden zum Nachweis des Amyloid lieber gewisse Anilinfarben, wie vor allem Gentianaviolett (Methylviolett), verwendet. Es färbt die Gewebe blau, nur das Amyloid nimmt einen roten Farbton an — färbt sich also metachromatisch. Diese Besonderheit des Amyloid geht zurück auf seinen Gehalt an veresterten Schwefelsäuren. Weiterhin zeigt das Amyloid eine Affinität zu Kongorot. Es zieht nicht bloß in fixiertem, sondern auch in frischem Zustand diesen Farbstoff an sich und hält ihn fest. Intravenös injiziertes Kongorot verschwindet daher beim Vorhandensein von Amyloid viel schneller aus der Blutbahn als bei normalen Menschen (Bennholdsche Probe). Allerdings gibt nicht jedes Amyloid alle angegebenen Reaktionen, sondern manchmal nur die Jod-Schwefelsäure-Reaktion, manchmal nur die metachromatische Färbung mit Anilinfarbstoffen.

Amyloid erscheint im Lichtmikroskop homogen, im Elektronenmikroskop erkennt man aber eine *Struktur* aus Doppelfasern, zwischen die sich gewisse Farbstoffmoleküle, wie z.B. das Kongorot, einlagern können. Dann wird Amyloid doppeltbrechend. Die faserige Eiweißkomponente wird in den Ergastoplasmaräumen von Plasmazellen und Histiocyten gebildet.

Chemisch stellt Amyloid ein Gemisch mehrerer Stoffe dar, die jeweils in verschiedener Menge vertreten sein können. Neben einer überwiegenden Eiweißkomponente, welche etwa den Serumglobulinen entspricht, findet man Kohlenhydrate, wie Glykoproteide und saure Mucopolysaccharide sowie Schwefelsäureester und Fettstoffe. Die genaue chemische Beschaffenheit der Eiweißkörper ist nicht bekannt, doch stehen sie dem Serumglobulin nahe, zu dem das Auftreten von Amyloid gesetzmäßige Beziehungen aufweist. LETTERER hat experimentell zeigen können, daß es vor der Ablagerung von Amyloid zu einer Dysproteinämie mit Anstieg zunächst der α- und β-, dann der γ-Globuline und Verminderung der Albumine kommt.

Amyloidablagerung kann als Folgeerscheinung einer besonderen Grundkrankheit (sekundäre Amyloidose) oder ohne eine solche als selbständige Krankheit (primäre Amyloidose) auftreten.

Die **sekundäre** *Amyloidose* finden wir bei Krankheiten, die mit chronischem Eiweißzerfall bzw. Eiweißverlust einhergehen, am häufigsten also bei chronischen Eiterungen, vor allem langdauernden, von Abscessen und Fistelbildungen begleiteten Knocheneiterungen, käsiger Tuberkulose der Wirbelkörper usw. Aber auch gummöse Syphilis kann Amyloidose verursachen. Ferner sind manchmal Lymphogranulomatose und andere, zu schwerer Kachexie führende Krankheiten, wie z.B. Malaria, Ursache einer allgemeinen Amyloidose.

Die *Ablagerung* des Amyloid erfolgt dabei zunächst in engem Anschluß an Retikulinfasern und Grundhäutchen. Es umhüllt die Reticulinfasern (Abb. 86) und schlägt sich auf die Außenfläche der Capillaren (Abb. 87), in den inneren Schichten der Media der Arterien und unter der Intima der Venen nieder. Dagegen enthalten die Organzellen niemals Amyloid. Die Einlagerung zwischen Gefäßintima und Organzellen engt einerseits die Gefäßlichtung ein, ja kann sie sogar ganz verschließen, so daß die Organe blutarm oder blutleer erscheinen. Anderseits führt die Unterbrechung des Saftstromes aus den Gefäßen zu einer

Ernährungsstörung der Organzellen, die schließlich auch durch den Druck massenhaft abgelagerten Amyloids geschädigt werden: sie werden atrophisch, verfetten und gehen schließlich zugrunde. Eine Amyloidose höheren Grades beeinträchtigt

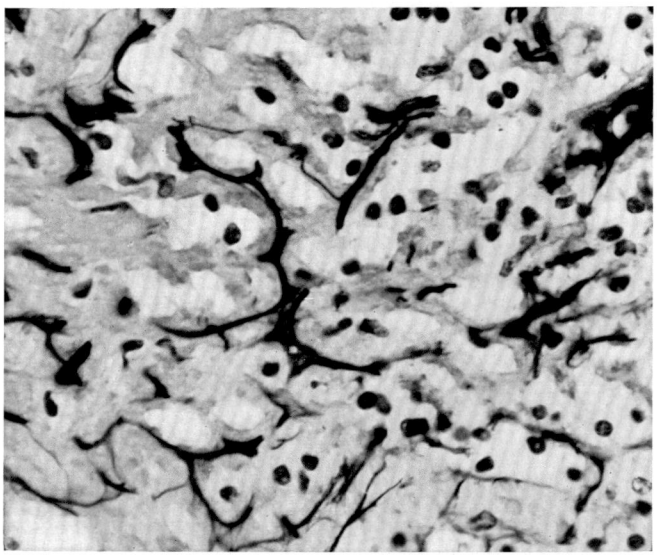

Abb. 86. Amyloidose der Milz. Die Reticulum-Fasern (schwarz gefärbt) sind von Amyloid (grau) umhüllt

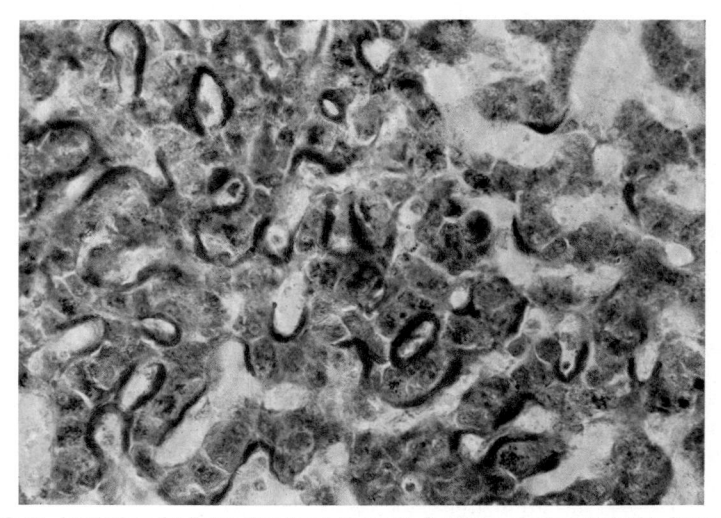

Abb. 87. Amyloidose der Leber. Das Amyloid um die Capillaren abgelagert (dunkle Säume). Methylviolettfärbung

die Organleistung ganz wesentlich: Amyloidose der Nieren geht z. B. einher mit schwerer Albuminurie bzw. renalem Ödem und Urämie, Amyloidose des Darms mit hartnäckigen Durchfällen usw.

Amyloid kann, da ja Gefäße und Bindegewebe überall vorkommen, in so gut wie jedem *Organ* abgelagert werden. Bevorzugt sind allerdings Milz, Leber und Nieren. Tritt es, wie es gewöhnlich der Fall ist, in mehreren Organen gleichzeitig auf, so spricht man von allgemeiner Amyloidose im Gegensatz zum isolierten Amyloid, das nur ein einziges Organ befällt.

Makroskopisch erscheinen die Amyloid enthaltenden Organe infolge der Einlagerung größer; außerdem werden sie härter, unter Umständen fast bretthart (z. B. ,,Holzleber''). Auf der Schnittfläche zeigen sie eine glänzende, transparente Beschaffenheit; dünne Scheiben sind glasig durchscheinend. Legt man sie auf Druckschrift, so kann man durch sie hindurch lesen, während dies bei gleich dicken Scheiben normalen Gewebes nicht möglich ist. Ist das Organ gleichmäßig befallen, so hat es nach Glanz und Transparenz im blutarmen Zustande eine gewisse Ähnlichkeit mit dem Aussehen von Speck oder Wachs, im blutreichen mit der Schnittfläche eines geräucherten Schinkens. Daher spricht man auch von Speckleber, Speckmilz, Wachsleber, Wachsmilz, Schinkenmilz.

Im *Tierversuch* ist es wiederholt gelungen, durch Infektion mit verschiedenen Bakterienarten, ferner bei weißen Mäusen durch Fütterung mit eiweißreicher Nahrung oder durch Einspritzung von Nutrose-Caseinogennatrium oder Kieselsäure Amyloidose in Milz und Leber zu erzeugen. Pferde, denen zwecks Gewinnung eines Heilserums wiederholt größere Toxinmengen injiziert und Aderlässe gemacht werden, erkranken sehr häufig an allgemeiner Amyloidose.

Geringe Mengen von Amyloid können durch Riesenzellen abgebaut werden, besonders dann, wenn die Grundkrankheit einmal beseitigt ist; aber auch humoraler Abbau großer Amyloidmassen ist unter dieser Voraussetzung möglich.

Bei der **primären** Amyloidose findet sich Amyloid teils in ähnlicher Weise verteilt und abgelagert wie bei der sekundären Amyloidose, teils nur in Organen eingelagert, die bei sekundärer Amyloidose selten oder überhaupt nicht befallen werden, während zugleich die gewöhnlichen Ablagerungsstätten, wie Leber, Milz und Nieren freibleiben *(Paramyloidose)*. Diese Amyloidablagerung bevorzugt zum Unterschied von der sekundären Amyloidose vor allem mesenchymale Gewebe, wie Muskulatur, Herz, die äußeren Schichten der Blutgefäße, Lunge, Haut usw. Tritt das Amyloid dabei in knotiger, geschwulstartiger Form auf, so spricht man von *Amyloidtumor*. In solchen Fällen geben geschwulstmäßig gewucherte Plasmazellen, wie z. B. beim Myelom des Knochenmarkes, abwegige γ-Globuline (Paraproteine) an das Blutplasma ab; im Harn erscheint auch der pathologische Bence-Johnssche Eiweißkörper. Der Zusammenhang zwischen Amyloid und der Bildung abwegiger Proteine durch Plasmazellen wird besonders offensichtlich bei örtlichen Plasmazellwucherungen, z. B. im oberen Respirationstrakt, in deren Bereich dann ebenfalls rein örtliches Amyloid bzw. Paramyloid als sog. *lokales Amyloid* auftreten kann. Eine primäre Amyloidose findet sich mit einer gewissen Regelmäßigkeit auch im Alter in den Langerhansschen Inseln, im Gehirn und im Zwischengewebe des Herzmuskels. In letzter Zeit sind offenbar recessiv vererbliche primäre Amyloidosen bekannt geworden, die einzelne Organsysteme bevorzugt befallen und eine besondere geographische Verteilung aufweisen, wie z. B. die Nierenamyloidose im Mittelmeerraum und die Nervenamyloidose in Portugal.

4. Onkocyten. In vielen drüsigen Organen tritt im Alter eine eigentümliche Veränderung von Epithelzellen auf, die durch das Auftreten zahlreicher Mitochondrien im Cytoplasma gekennzeichnet ist. Dadurch werden die Zellen einander mehr und mehr ähnlich, trotz ihrer Herkunft von ursprünglich verschieden differenzierten Elementen. Da solche Zellen wie geschwollen aussehen (Abb. 88), hat sie HAMPERL unter der Bezeichnung *Onkocyten*[1] zusammengefaßt. Die Zellveränderung kann auch geschwulstmäßig gewucherte Epithelien betreffen, so daß man von Onkocytomen spricht.

---

[1] Onkousthai (griech.) anschwellen.

5. Wenn der Abbau des **Tyrosins** infolge einer recessiven erblichen Störung gehemmt ist, wird es entweder selbst abgelagert (Tyrosinose, s. S. 119) oder es wird ein Zwischenprodukt des Abbaues, die Homogentisinsäure, im Harn ausgeschieden. Überläßt man solchen Harn in alkalischem Milieu der spontanen Oxydierung, so färbt er sich durch Auftreten eines Polymers braun bis schwarz (Alkaptonurie[1], s. S. 119). Im Körper wird die gefärbte Substanz in Knorpelzellen abgelagert, die dadurch schwarz erscheinen (Ochronose[2]). Erworbenerweise entsteht eine ähnliche Störung bei lange fortgesetzter Zufuhr von kleinsten Phenolmengen, z.B. bei Carbolumschlägen.

6. Manchmal ist der Organismus nicht imstande, **Cystin** abzubauen, welches dann besonders in den Reticuloendothelien abgelagert wird. Diese Cystinspeicherkrankheit kann sich kombinieren mit einem Enzymdefekten im proximalen Tubulusabschnitt (s. Niere).

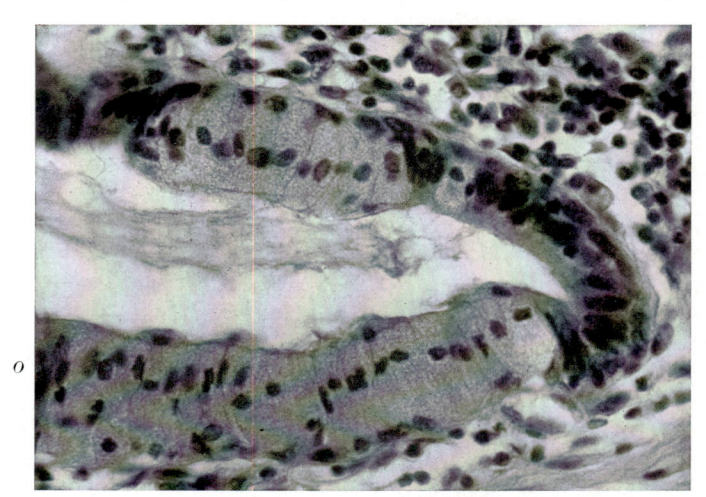

Abb. 88. Onkocyten (*O*) im Ausführungsgang einer Mundspeicheldrüse

7. Auf eine besondere Stoffwechselstörung wurde man durch die Beobachtung aufmerksam, daß manche Idioten Phenylbrenztraubensäure im Harn ausscheiden (Phenylketonurie, s. S. 119). Es stellte sich bei genauerer Untersuchung heraus, daß hier ein recessiv erblicher Defekt der Phenylalanin-Hydroxylase vorliegt, der den richtigen Abbau des **Phenylalanins** blockiert, so daß pathologische Abbauprodukte oder die Senkung der übrigen essentiellen Aminosäuren das Gehirn schädigen können (Oligophrenia phenylpyruvica[3]). Da aus Phenylalanin über Tyrosin normalerweise Melanin gebildet wird, leiden die Kranken auch an Pigmentmangel.

b) Fettstoffwechsel

Im menschlichen Körper finden sich verschiedene Fettstoffe:

1. *Neutralfett*, ein Glycerinester verschiedener Fettsäuren kommt in Fettzellen, aber auch in Epithelien der parenchymatösen Organe oder der Haut (Talgdrüsen) vor. Wird das Neutralfett fermentativ gespalten, so können die Fettsäuren in Nadelform ausfallen oder sich mit Calcium zu Fettseifen verbinden.

2. *Cholesterinester der Fettsäuren* finden sich normalerweise in größerer Menge nur in den Zellen der Nebennierenrinde. Sie zeichnen sich durch Doppelbrechung aus (Abb. 89). Das Cholesterin selbst ist nur in Fetten löslich und fällt in den Körpersäften in Form kennzeichnender doppelt brechender Tafeln aus (Abb. 97).

3. Kompliziert gebaut sind Fettstoffe, die neben Fettsäuren auch Phosphorsäure, Stickstoff und Kohlenhydrate enthalten können. Zu diesen *Lipoiden* gehören z.B. die Phosphatide, Sphingomyeline und Cerebroside.

---

[1] Gebildet aus „Alkali" und „hapto" (griech.) ergreifen, da sich der Harn der Kranken bei Alkalizusatz sofort schwarz färbt. [2] Ochros (griech.) ockerfarbig; nosos (griech.) Krankheit. [3] Oligos (griech.) wenig; phren (griech.) Seele, Gemüt; acidum pyruvicum (lat.) Brenztraubensäure.

Die allermeisten im menschlichen Organismus vorkommenden Fette sind nicht chemisch rein, sondern mehr oder minder Gemische der verschiedenen Fettarten. Ihre gestaltliche oder chemische Trennung ist nicht immer leicht durchführbar. Zudem ist der optische Nachweis der Fettstoffe im mikroskopischen Schnitt an eine gewisse Mindestmenge gebunden. So sind Neutralfette in der Leber erst histologisch darstellbar, wenn sie mindestens 18% der Trockensubstanz ausmachen. Chemisch sind darüber hinaus Fette in allen Säften und Zellen nachzuweisen, wo sie entweder in gelöster Form oder als feinste Emulsion vorhanden sind.

Von einer krankhaften Verfettung wird man daher nur dann sprechen können, wenn der Fettgehalt der Zellen und Gewebe sehr erheblich, weit über das normale Maß hinaus, zugenommen hat. Hieraus ergibt sich, daß eine scharfe Grenze zwischen physiologischem und pathologischem Fettgehalt kaum gezogen werden kann.

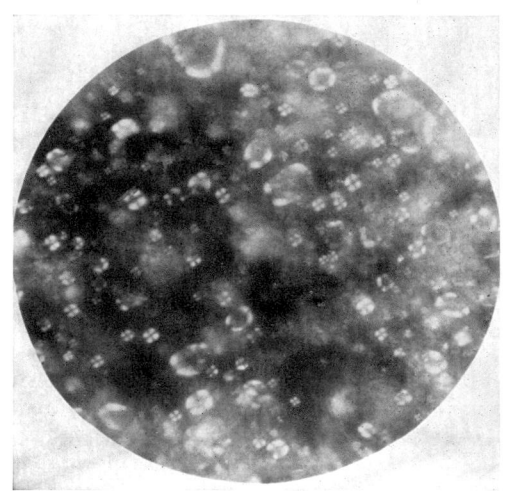

Abb. 89. Doppelt brechende Lipoidtropfen (Malteserkreuz) bei Betrachtung zwischen gekreuzten Nicols

1. **Neutralfett** wird schon normalerweise in besonders differenzierten Mesenchymzellen, den Fettzellen, aufgenommen und in Tropfenform gespeichert. Je nach der zur Verfügung stehenden Fettmenge vermögen sich diese Zellen innerhalb gewisser Grenzen zu vergrößern und zu verkleinern, ohne daß neue Fettzellen gebildet zu werden brauchten. Bei dauerndem übermäßigem Angebot von Fett können jedoch neue Mesenchymzellen in den Dienst der Fettaufnahme gestellt werden, d.h. sie differenzieren sich zu Fettzellen, es kommt zu einer **Zunahme des Fettgewebes.** Das geschieht einerseits ganz allgemein in den schon vorhandenen großen Fett-Depots, die sich dabei vergrößern — wir sprechen von allgemeiner Fettsucht, *Obesitas*[1]; andererseits können auch Zellen des Zwischengewebes in verschiedenen Organen sich zu Fettzellen umwandeln, was als Fettdurchwachsung oder als *Lipomatose* des betreffenden Organs bezeichnet wird.

Der Panniculus adiposus, das Mesenterium, das große Netz, die Fettkapsel der Niere sind unförmig verdickt. Auch das Fettgewebe, das normalerweise den Herzmuskel in dünner Lage unvollkommen bedeckt, nimmt zu und erstreckt sich, besonders über der rechten Kammer, in die Muskelfasern hinein (*Lipomatosis cordis* — Abb. 232); in ähnlicher Weise können zwischen den Skeletmuskelfasern Fettzellen auftreten, so daß der Muskel sogar verdickt erscheint [*Pseudohypertrophia lipomatosa* (Abb. 640)]; das Auftreten von Fettgewebe in Pankreas und Mundspeicheldrüsen ist gewöhnlich von einem Schwund der Drüsenbläschen begleitet [*Lipomatosis pancreatis* (Abb. 90)]. Merkwürdigerweise sind nicht immer alle Ablagerungsstätten

---

[1] Obedo (lat.) prassen.

des Fettes in gleicher Weise betroffen: Manchmal überwiegt die Fettdurchwachsung der Skeletmuskulatur, während die anderen Organe fast nicht betroffen sind und umgekehrt; auch die einzelnen Gebiete des Unterhautfettgewebes werden verschieden betroffen, manchmal vorwiegend die Gesäßgegend und Oberschenkel (sog. Reithosentypus der Fettsucht) oder der Nacken.

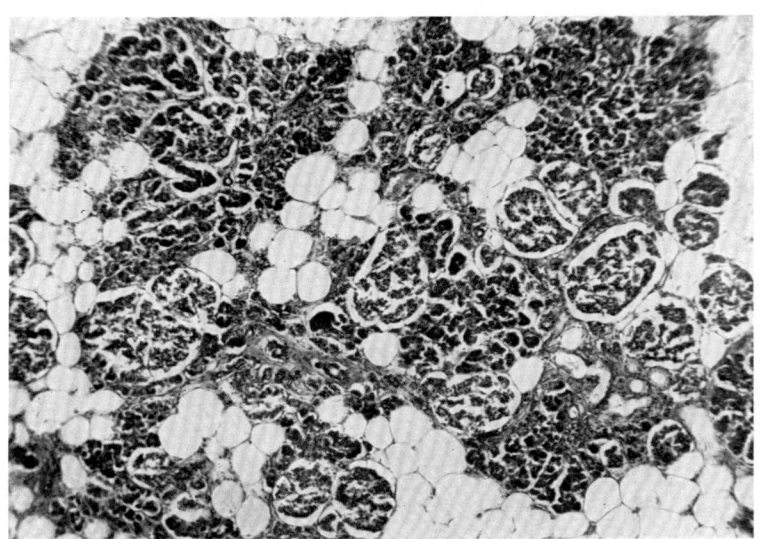

Abb. 90. Fettdurchwachsung des Pankreas. Schwund des exokrinen Parenchyms bei erhaltenen Inseln

Die allgemeine Fettsucht geht überwiegend auf eine Überfütterung, eine *Fettmast*, zurück, ist also exogenen Ursprungs. Das geht mit überzeugender Klarheit aus dem Verhalten des durchschnittlichen Körpergewichts bei der deutschen Bevölkerung und der Versorgung mit Lebensmitteln während der Kriegs- und

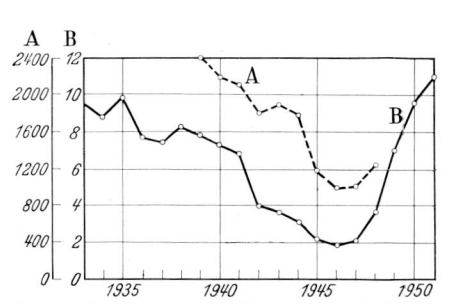

Abb. 91. Schwankungen in der Häufigkeit der Fettsucht (B) in Abhängigkeit von der Calorienzahl (A). (Nach GROSSE-BROCKHOFF)

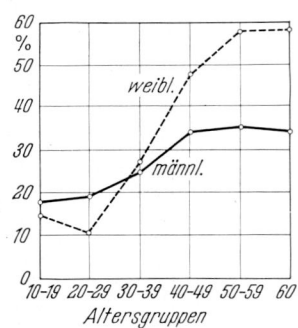

Abb. 92. Häufigkeitsverteilung der Fettsucht nach Alter und Geschlecht. (Nach RYNEARSON und GASTINEAU)

Nachkriegszeit hervor: Der Kurvenverlauf ist in Ab- und Anstieg vollkommen parallel (s. Abb. 91). Daneben gibt es eine allerdings viel seltenere *Fettsucht endogenen Ursprungs*. Normalerweise ist die Beziehung zwischen Nahrungstrieb (Hunger) und Energieverbrauch auf das beste hormonal-nervös einreguliert. Eine Störung dieser Regulation kann ebenso wie zu Abmagerung auch zu Verfettung führen, wie wir sie bei verschiedenen endokrinen Erkrankungen kennen (z. B. bei der Dystrophia adiposo-genitalis, dem Ausfall der Keimdrüsen usw.). Gelegentlich benützen wir diese Zusammenhänge, um künstliche Fettansätze, z. B. durch wiederholte Insulininjektion, zu erzielen. Leichtere Grade einer solchen Regulationsstörung mögen auch erblich auftreten. Für einen gewissen Zusammenhang der Fettsucht mit der endokrinen Funktion spricht auch ihre Altersverteilung auf Männer und Frauen (s. Abb. 92). Gerade bei den letzteren ist die Zunahme der Zahl der Fettsüchtigen zur Zeit des Klimakteriums in die Augen fallend. Von allgemeiner Bedeutung ist die größere Mortalität der Übergewichtigen: Setzt man die Sterblichkeit eines Normalgewichtigen = 100, so beträgt sie bei einer Überschreitung des Normalgewichtes um ein Viertel bereits 174, während eine Verminderung des Körpergewichtes um ein Viertel die Sterblichkeit höchstens auf 108 erhöht.

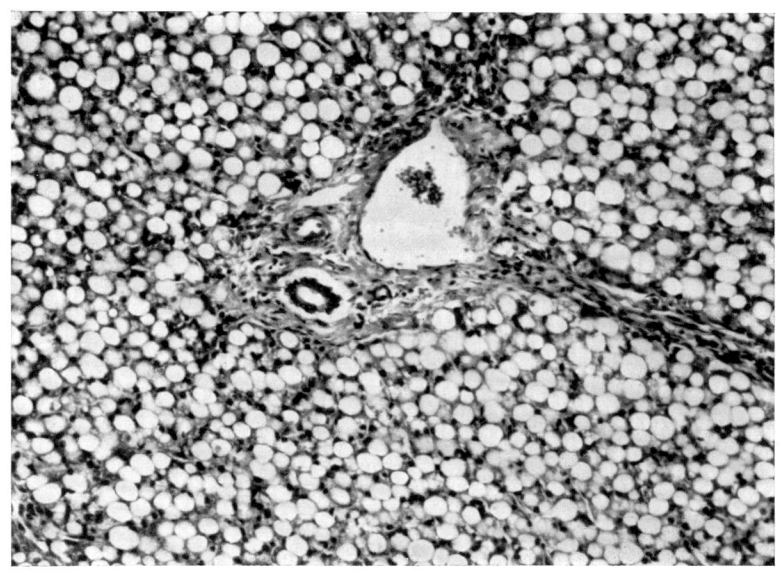

Abb. 93. Großtropfige Verfettung der Leberzellen. In der Mitte ein portales Feld

Eine Erhöhung der Neutralfette im Blut um das 20—40fache trifft man bei der seltenen *idiopathischen Hyperlipämie*, einer erblichen Stoffwechselstörung beim Abbau der Neutralfette. Das Serum ist milchig getrübt, die Organe enthalten mit kleinen Fetttröpfchen beladene Zellen (Schaumzellen).

Von der Verfettung, die sich in einer Vermehrung des Fettgewebes auswirkt, ist die **Verfettung der Organzellen** zu unterscheiden, die sog. fettige Entartung oder Degeneration.

Fett wird allen Zellen mit den Säften dauernd zugeführt. Infolge einer besonderen Störung des Stoffwechsels kommt es aber zu einer übermäßigen Aufnahme oder zu mangelhafter Verbrennung, so daß sich mehr und mehr Neutralfett in den Zellen ansammelt und von einer gewissen Stufe ab in Form von Tröpfchen sichtbar wird. Demgegenüber tritt eine Entstehung, ein Aufbau von Fett aus Kohlenhydrat und Eiweiß (sog. fettige Transformation) in den Zellen selbst ganz in den Hintergrund.

Für diese Erkenntnis war vor allem der klassische Tierversuch von ROSENFELD maßgebend: Er ließ Hunde hungern, bis sich ihre Fettdepots geleert hatten, und fütterte sie dann ausschließlich mit Hammeltalg. Die Hunde setzten nun zwar wieder Fett an, aber nicht ihr gewöhnliches Fett, sondern den durch seinen besonderen Schmelzpunkt gekennzeichneten Hammeltalg. Wurde nun bei solchen Tieren eine Leberschädigung durch Phosphorvergiftung gesetzt, so verfetteten die Leberzellen, aber nicht unter Auftreten von Hundefett, sondern von Hammeltalg. Dies ist ein deutlicher Beweis dafür, daß die Leberzellen das bei der Verfettung sichtbare Fett nicht selbst erzeugt hatten, sondern daß es ihnen auf dem Blutweg aus den Fettdepots des übrigen Körpers zugeführt wurde.

Schließlich wäre noch die Möglichkeit zu erwähnen, daß unter besonderen Umständen das auch in der normalen Zelle vorhandene und wegen seiner Verteilung optisch nicht faßbare Fett durch eine Art Ausfällungsvorgang sichtbar wird (sog. Fettphanerose[1] oder fettige Dekomposition). Dies ist aber nur in absterbenden oder toten Geweben unter dem Einfluß der Autolyse der Fall.

Das Neutralfett tritt im Cytoplasma zunächst in Form kleiner rundlicher Tröpfchen auf, die zu größeren Kugeln zusammenfließen und schließlich fast den ganzen Zelleib einnehmen können *(großtropfige Verfettung)* (Abb. 93). Dieses Zusammenfließen kann dann, wenn das Cytoplasma auch sonst geschädigt ist oder manchmal aus uns nicht näher bekannten Gründen, ausbleiben, so daß die

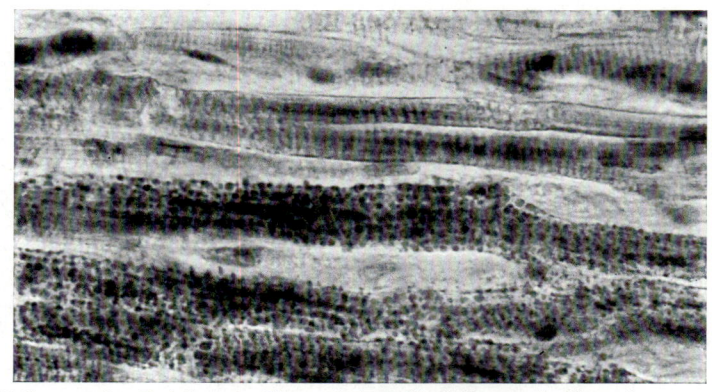

Abb. 94. Degenerative Verfettung der Herzmuskulatur. Muskelfasern mit reihenweise angeordneten Fetttröpfchen. Oben normale Abschnitte

betreffenden Zellen von zahlreichen kleinen Fetttröpfchen auf das Dichteste erfüllt sind *(kleintropfige Verfettung)* (Abb. 94, 95). Wenn man durch geeignete Reagentien das Fett aus den Organen herauslöst, sieht man im Schnittpräparat an Stelle der Fetttropfen nur kleine oder größere rundliche Lücken (Vacuolen).

Die *histologische* Untersuchung deckt oft gewisse organspezifische Besonderheiten der Lage und Anordnung der Fetttröpfchen auf: In den Nierenepithelien liegen die Fetttropfen zunächst immer mehr basal, in den Herzmuskelfasern sind sie entsprechend den Fibrillen reihenförmig angeordnet usw. Verfettete Organe bzw. Organgebiete erhalten *makroskopisch* eine mehr oder minder ausgesprochen hellgelbe Farbe und trübe, undurchsichtige Beschaffenheit. Bei der kleintropfigen Verfettung wird die Konsistenz weicher, schlaffer, während z.B. die Leber bei der großtropfigen Verfettung eine festere, teigige Beschaffenheit annimmt.

Verfettung der Zellen stellt sich bei Einwirkung verschiedener Schädlichkeiten ein. In erster Linie (1.) sind alle Veränderungen des Blutes und der Blutströmung zu nennen, die die *Sauerstoffversorgung* der Gewebe und damit die Verbrennungsvorgänge in ihnen beeinträchtigen (hypoxämische Verfettung): Hochgradige und länger dauernde (perniziöse) Anämie, Leukämie, Zerstörung der roten Blutkörperchen durch Gifte, Verminderung der Sauerstoffaufnahme bei Kohlenoxydvergiftung, Störung der Atmungs-Enzyme, aber auch verlangsamte Blutströmung, wie z.B. bei der chronischen Stauung.

An 2. Stelle steht die *Einwirkung von Giften*, wie Phosphor, Arsen, Chloroform usw. Auch Bakterientoxine (Diphtherie) kommen in Betracht. Vielfach handelt es sich um dieselben Gifte, die auch trübe Schwellung (s. oben) hervorrufen; tat-

---

[1] Phaneros (griech.) sichtbar.

sächlich kann diese bei längerer oder stärkerer Gifteinwirkung in Verfettung übergehen. Die Verfettung der Organe bei Alkoholismus ist teils als reine Giftwirkung, teils dadurch zu erklären, daß der leichter verbrennbare Alkohol vor den Fetten abgebaut wird und so als Fettsparer wirkt.

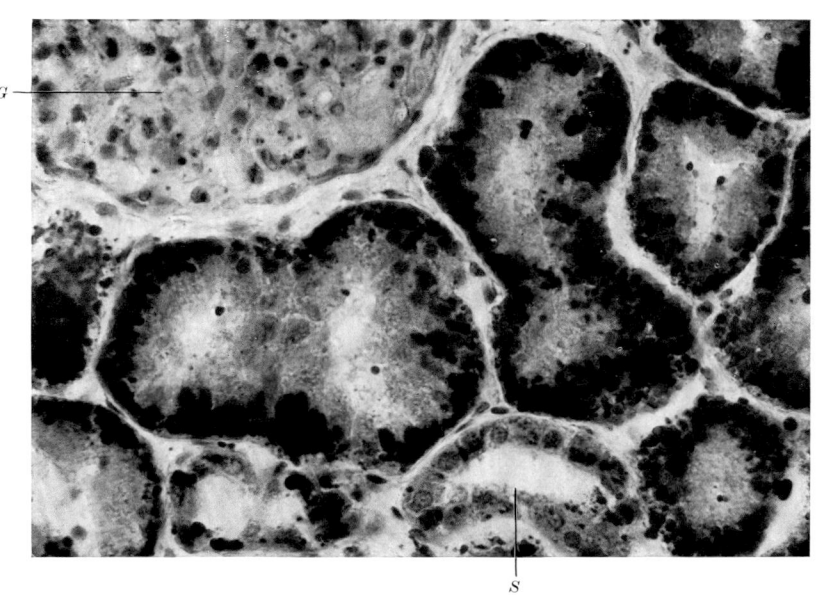

Abb. 95. Verfettung der Tubuli contorti der Niere. Die durch Sudan gefärbten Fetttröpfchen nehmen die basalen Zellabschnitte ein; Glomerulus (G) und Schaltstück (S) nicht verfettet

Weiter kommt es (3.) bei manchen Stoffwechselstörungen, wie z. B. Diabetes, zu reichlicher Fettablagerung in den Organen.

Außer bei einer Fettstoffwechselstörung kann es (4.) zum Auftreten von Neutralfett (und Lipoiden) in Zellen auch dann kommen, wenn sie in ihrer Umgebung reichlich vorhandene Fettstoffe gewissermaßen wie Fremdkörper aufnehmen und verarbeiten *(Fettphagocytose)*. Zerfällt z. B. Gehirnsubstanz, so nehmen ortsständige und zugewanderte Zellen die dabei aus den Markscheiden frei werdenden Lipoide auf, verarbeiten sie zu Neutralfetttröpfchen und transportieren sie ab. Der zur Kugelform aufgetriebene Zelleib ist dann dicht erfüllt mit Fetttröpfchen, so daß der Kern unter ihnen fast verschwindet. Solche Zellen sehen aus wie eine kugelige Anhäufung von Fetttröpfchen, sie werden dementsprechend als Fettkörnchenzellen oder kurzweg als Körnchenkugeln bezeichnet (Abb. 96). Löst man die Fettsubstanzen aus dem Zelleib, so bleibt das zu einem feinen Gitter- oder Netzwerk umgewandelte Cytoplasma zurück, weswegen man auch gelegentlich von Gitterzellen spricht. Auch das beim Zerfall von Fettgewebe frei werdende Neutralfett wird phagocytär in Bindegewebszellen, den sog. Lipophagen, aufgenommen.

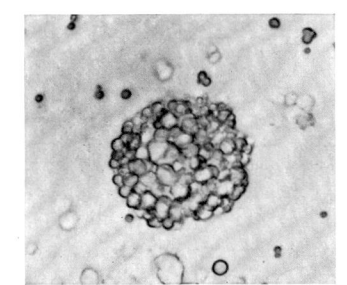

Abb. 96. Fettkörnchenzelle aus einem Erweichungsherd des Gehirns (Nativpräparat)

132 Krankhafte Veränderungen der Zellen und Gewebe

Hierher wäre auch noch die Verfettung von Kupfferschen Sternzellen und Reticulumzellen der Milz zu rechnen, die dann auftritt, wenn das die Zellen umspülende Blutplasma abnorm reich ist an Fetten, wie z. B. bei der diabetischen Lipämie.

Die *Bedeutung* der fettigen Entartung liegt nicht allein in der Anwesenheit des Fettes und der damit gegebenen rein räumlichen Beeinträchtigung des Cytoplasmas und seiner funktionellen Strukturen; wichtiger ist vielmehr die gleichzeitige Cytoplasmaschädigung durch die zur Verfettung führende Einwirkung selbst. Die Menge des Fettes gibt uns höchstens einen ungefähren Maßstab für das Ausmaß der Zellschädigung. Geringere fettige Entartung ist meist ohne ernstlichen Einfluß auf die Zelltätigkeit, stärkere Entartung ist mit Herabsetzung der Funktion, gegebenenfalls mit deren völliger Aufhebung verbunden.

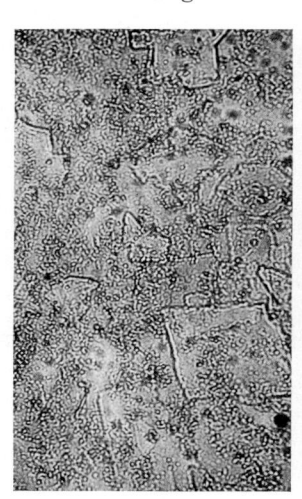

Abb. 97 a u. b. Cholesterintafeln in einem Abstrich aus einem Atherom der Aorta. a In gewöhnlichem Licht; b in polarisiertem Licht (Doppelbrechung)

Eine *Rückbildung* der fettigen Entartung ist zweifellos möglich, solange die Zelle selbst nicht zu sehr geschädigt ist. Andererseits kann aber die Verfettung bei besonders schweren Fällen in völligen Zerfall bzw. Zelltod übergehen.

2. Cholesterinester. Störungen des Cholesterinstoffwechsels gehen entweder mit Hypercholesterinämie bis über 250 mg-% einher oder mit normalen Blutcholesterinwerten.

Eine *Erhöhung des Blutcholesterins* kann einmal der Ausdruck sein für eine primäre, meist familiäre Cholesterinstoffwechselstörung, oder es handelt sich um eine sekundäre, von einer anderen Stoffwechselkrankheit, wie z. B. dem Diabetes oder einer Erkrankung der Gallenwege, abhängige Störung. In beiden Fällen kann es zu einer örtlichen Beladung von Mesenchymzellen mit Cholesterinestern der Fettsäuren kommen. Wenn diese Zellen auch noch wuchern, entsteht eine Geschwulst, die infolge der Anwesenheit der Cholesterinester eine sehr kennzeichnende hellgelbe Farbe besitzt. Sie wird deswegen auch Xanthom[1] genannt.

Vollkommen gleich gebaute Xanthome finden wir aber auch einzeln *ohne Erhöhung des Blutcholesterins*, gewissermaßen als Ausdruck einer rein örtlichen Stoffwechselstörung.

---
[1] Xanthos (griech.) gelb.

Zu lokalem Auftreten von Cholesterinestern in Mesenchymzellen kann es aber auch noch kommen, ohne daß eine Wucherung der Zellen vorliegt. Da die mit Cholesterinestern beladenen Zellen denen der Xanthome gleichen, aber doch keine Geschwulstzellen sind, bezeichnet man sie als *Pseudoxanthomzellen*. In eingebettetem Material sind die Cholesterinester extrahiert und lassen im Zelleib entsprechende Lücken zurück, so daß er schaumig aussieht; daher die Bezeichnung Schaumzelle für derartige Elemente.

Gehen die mit Cholesterinestern beladenen Zellen zugrunde, so zerfallen die fettigen Massen, und es kommt zur *Auskristallisation des reinen Cholesterins* in Form von eckigen Tafeln (Abb. 97).

Schaumzellen treten recht häufig im Rahmen einer *chronischen eitrigen Entzündung* auf und verleihen dann dem Granulationsgewebe eine hellgelbliche Farbe. Im Schleimhautstroma der Gallenblase sammeln sich Schaumzellen auf der Höhe der Falten an (Abb. 427), so daß bei einer derartigen *Cholesteatose der Gallenblase* eine zierliche Gitterzeichnung der Schleimhaut schon mit freiem Auge zu sehen ist. In der Magen- und Duodenalschleimhaut bauen Schaumzellen die sog. *Lipoidflecke* auf. Reich an Cholesterinestern sind auch die Verfettungen der Gefäßintima bei *Arteriosklerose*. Manchmal treten mit Cholesterinestern beladene Zellen auch in den portalen Feldern der Leber auf und führen zu einer eigentümlichen *xanthomatösen Lebercirrhose*. Schließlich sei noch das Auftreten von doppelt brechenden Lipoiden in manchen *Tumoren*, z. B. Prostatacarcinomen und Darmcarcinoiden, erwähnt.

Bei der *Handschen*[1] *Krankheit* kommt es vorzugsweise im Knochensystem zum Auftreten von granulomartigen Gewebswucherungen, wobei sich Fibroblasten besonders reichlich mit Cholesterinestern beladen. Sehr kennzeichnend sind dabei landkartenartige Zerstörungen des Schädelknochens (Landkartenschädel), Infiltrate in der Hypophyse, die zu Diabetes insipidus führen, sowie Infiltrate in der Augenhöhle mit Exophthalmus.

3. Lipoide. Bei einer Gruppe von seltenen Krankheiten werden auch sonst im Körper vorkommende Lipoide in besonders großen Mengen abgelagert. Manchmal handelt es sich um einen einzigen Stoff, manchmal um eine Kombination mehrerer; das eine Mal ist dieses, das andere Mal jenes Organ besonders befallen. Allen diesen Erkrankungen ist gemeinsam, daß es sich um rezessiv ererbte Abartungen des intermediären Stoffwechsels handelt.

Bei der *Niemann-Pickschen*[2] *Krankheit* werden Ganglioside und Sphingomyelin in den Zellen des reticuloendothelialen Systems, aber auch in den Bindegewebs- und Endothelzellen abgelagert. Sie führt gewöhnlich wenige Monate nach der Geburt zum Tode.

Blindheit und Verblödung kennzeichnen die *familiäre amaurotische Idiotie* (TAY-SACHS). Pathologisch-anatomisch sind die Ganglienzellen des Zentralnervensystems mächtig vergrößert durch Einlagerung von Gangliosiden.

Die *Pfaundler-Hurlersche*[3] *Krankheit* wird auch Gargoylismus[4] genannt, weil es bei ihr neben Amaurose und Idiotie zu einer Störung der Knochenentwicklung, zu einem verunstaltenden Zwergwuchs kommt, so daß der Gesichtsausdruck bei Kindern an den mittelalterlicher Wasserspeier erinnert. Im Gehirn wird dabei ein Gangliosid, in den Stützgeweben ein Mucopolysaccharid abgelagert. Daher ist diese Stoffwechselstörung oft mit einer Entwicklungsstörung der Knochen (Dysostosis Morquio) kombiniert.

Bei der *Gaucherschen*[5] *Krankheit* wird ein Cerebrosid, das Kerasin, vorwiegend in den Zellen des reticuloendothelialen Systems abgelagert. Die Krankheit kann schon Säuglinge befallen, aber auch erst in späterem Alter manifest werden.

---

[1] A. HAND (geb. 1868), ein Pädiater in Philadelphia, beschrieb die Krankheit schon 1893, deutete sie aber als Tuberkulose; 1915 machte A. SCHÜLLER (Wien) auf die röntgenologisch so auffallenden Schädelveränderungen aufmerksam, die er aber nicht deuten konnte; erst 1920 lieferte CHRISTIAN (Boston) die erste zusammenfassende Darstellung der Krankheit, die deswegen manchmal auch Hand-Schüller-Christiansche Krankheit genannt wird. [2] Der Pädiater A. NIEMANN (1880—1921) beschrieb 1914 einen Fall eines „unbekannten Krankheitsbildes"; erst der Pathologe L. PICK (1868—1944) erkannte die besondere Natur der Erkrankung und grenzte sie von der Gaucherschen Erkrankung ab. [3] M. v. PFAUNDLER (1872—1942) und GERTRUD HURLER, zeitgen. Pädiaterin in München. [4] Gargoyle (engl.) Wasserspeier.
[5] P. C. E. GAUCHER (1854—1918), Arzt, Paris, beschrieb 1882 die jetzt nach ihm benannte Krankheit als „primitives Epitheliom der Milz" (!).

c) Kohlenhydratstoffwechsel (Glykogen)

Der gestaltliche Nachweis von Kohlenhydraten in den Geweben muß sich auf das Glykogen beschränken, da andere Kohlenhydrate bisher mikroskopisch nicht darstellbar sind. Das Glykogen wird von den Körperzellen aus der ihnen mit dem Blute zugeführten Glucose durch Polymerisation gebildet. Es findet sich im Cytoplasma in Form von kleinen Tröpfchen oder Körnchen, die an Zellgranula gebunden sind, außerdem auch bisweilen in den Zellkernen. Je nach dem Polymerisationsgrad ist es leichter (Lyoglykogen) oder schwerer (Desmoglykogen) in Wasser löslich. Wird das Glykogen durch Fixierung und Einbetten aus den Zellen gelöst, so bleibt ein leerer Raum zurück, das Cytoplasma erscheint „wasserklar" (s. Abb. 98b und 99b).

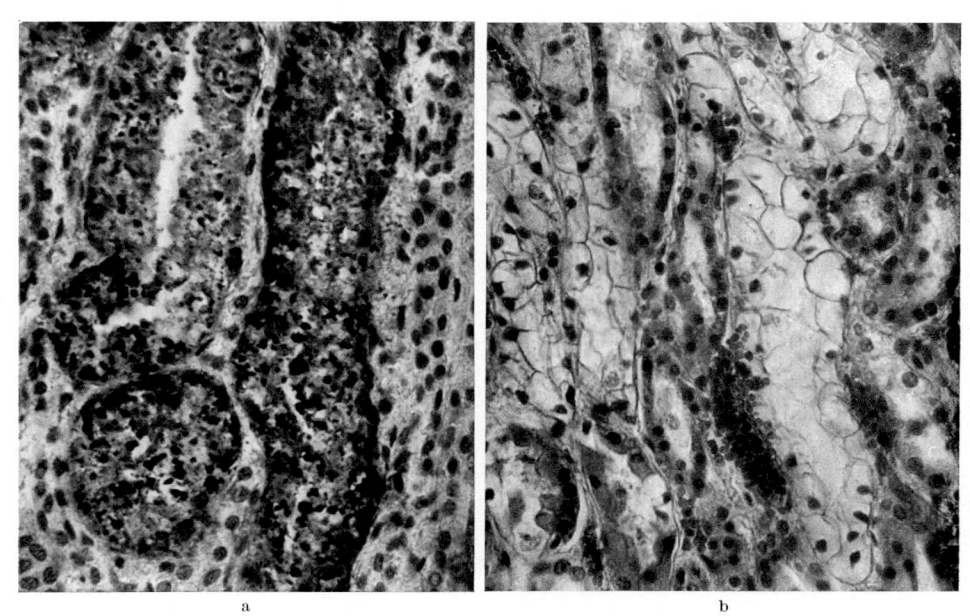

a b
Abb. 98a u. b. Diabetesniere. a Glykogentropfen in den Harnkanälchen nach BEST gefärbt; b nach Herauslösung des Glykogens (Ebsteinsche Zellen)

Bei Störungen des Kohlenhydratstoffwechsels, z. B. beim Diabetes mellitus (s. S. 394), kann in den Zellen das Glykogen so angereichert sein, daß es mikroskopisch feststellbar wird. Die Diabetesniere weist reichlich Glykogen in den Epithelien der distalen geraden Abschnitte der Tubuli contorti 1. Ordnung auf (Abb. 98). Solche Zellen werden nach ihrem ersten Beschreiber Ebsteinsche Zellen genannt. In der Leber liegt das Glykogen mehr in der Peripherie der Läppchen, und zwar sowohl im Cytoplasma als auch im Zellkern, der dann bei gewöhnlicher Färbung fast chromatinleer und ballonartig aufgetrieben erscheint (Abb. 99).

Wie in den schnellwachsenden Zellen des Embryos finden wir auch beim erwachsenen Menschen reichlich Glykogen, wenn es sich um *schnellwachsendes Gewebe* handelt, also in erster Linie in Geschwülsten. Für manche Geschwulstarten, wie z. B. für die Hypernephrome, ist ein ausgesprochener Glykogengehalt bzw. das leere „pflanzenzellähnliche" Aussehen der Tumorzellen nach Herauslösung des Glykogens geradezu kennzeichnend. Schließlich sei noch erwähnt, daß auch Zellen in Entzündungsherden, besonders Leukocyten, einen vermehrten Glykogengehalt aufweisen können.

Verschiedene recessiv vererbliche Enzymdefekte können den Abbau der Kohlenhydrate im Organismus stören:

Bei der *Galaktosämie* kann der Milchzucker nicht richtig abgebaut werden; er wirkt dann durch seine Ansammlung toxisch, z. B. in der Leber (Cirrhose!). Die Schäden bilden sich zurück, sobald keine Milch mehr zugeführt wird.

Bei Fructoseintoleranz steigt nach Genuß von Fruchtzucker der Fructose-Spiegel im Blutserum *(Fructosämie)*; da gleichzeitig derjenige der Glucose absinkt, kommt es zu Hypoglykämie.

Bei der *Pentosurie* wird ein fünf Kohlenstoffatome enthaltender Zucker ausgeschieden. Die Anomalie ist völlig harmlos, kann aber leicht für Diabetes gehalten werden, da die Pentose ebenfalls reduziert.

Bei der *Glykogenspeicherkrankheit* (v. GIERKE[1]) ist der Abbau des Glykogens gestört. Wie G. T. CORY nachgewiesen hat, zerfällt diese Erkrankung in mindestens vier Untergruppen, bei denen jeweils ein anderes Enzym im Glykogenabbau fehlt. Bei dem häufigsten Typus fehlt die Glucose-6-Phosphatase, die normalerweise nur in der Leber und Niere vorkommt. Dementsprechend enthalten dann auch gerade diese Organe beim Fermentmangel große Mengen von Glykogen.

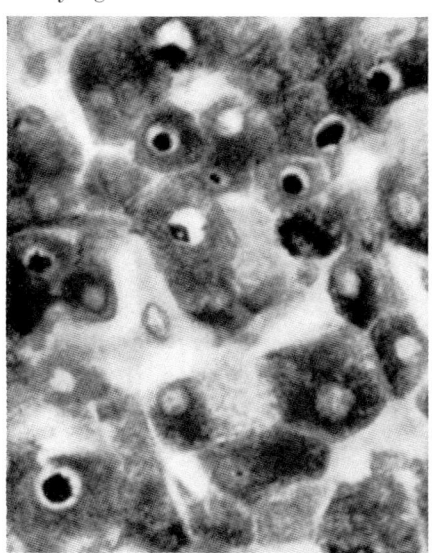

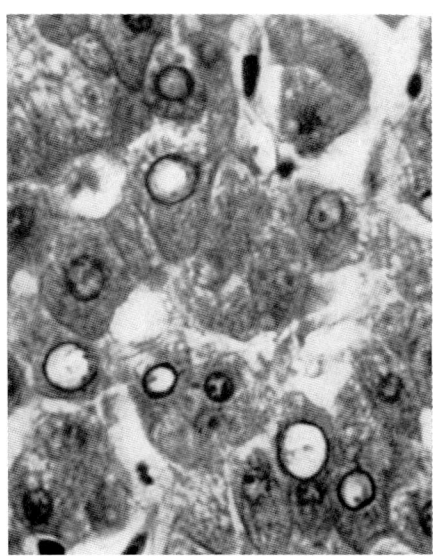

Abb. 99a u. b. Glykogen in Leberzellkernen. a Nach BEST gefärbt; b nach Herauslösung des Glykogens

d) Wasserhaushalt

Zu einer intracellulären Zunahme des Wassers kommt es, wenn die Permeabilität der Zellen durch chemische Mittel oder Anoxie geschädigt ist oder die die Zellen umgebende Flüssigkeit an Salzen verarmt, also osmotisch-hypotonisch wird. In beiden Fällen dringt Wasser in das Cytoplasma ein und bildet Tropfen, die im Schnitt als Vacuolen erscheinen (vacuoläre Degeneration). Sie können zusammenfließen und den Kern an den Rand der Zelle verdrängen. Gleichzeitig nimmt die Zelle an Umfang zu (hydropische Schwellung).

Man findet die Veränderung an Epithelzellen, aber auch an Muskelfasern und Bindegewebszellen, besonders bei Ödemen. Sie kann sich wieder zurückbilden.

e) Harnsäureablagerung

Urate. Normalerweise wird die als Zwischenprodukt des Stoffwechsels entstandene Harnsäure zum größten Teil in Form harnsaurer Salze durch die Niere ausgeschieden.

Die echte *Gicht* ist gekennzeichnet durch eine krankhaft vermehrte Harnsäurebildung und verminderte Harnsäureausscheidung, so daß es zu einer Erhöhung der

---

[1] E. v. GIERKE (1877—1945), Pathologe, Karlsruhe.

Harnsäurekonzentration im Blutserum und zur anfallsweisen Ausfällung von harnsauren Salzen in Form von Natriumurat kommt. Bevorzugt sind dabei die Gelenkknorpel (Abb. 100) und -kapseln [s. Arthritis ur(at)ica]. Außerdem findet man Uratablagerungen in Form kleiner Knoten (Gichttophi[1]) in den Ohrknorpeln, den Sehnenscheiden und Schleimbeuteln. Hier entwickelt sich um die büschelförmig vereinigten Kristalle ein Granulationsgewebe mit Fremdkörperriesenzellen. Die für das Leben bedeutungsvollste Komplikation ist eine Erkrankung der Nierengefäße (Arteriolosklerose), die ihrerseits wieder die Harnsäureausscheidung beeinträchtigt und zur Ablagerung von Harnsäurekristallen in der Niere führt. Schließlich kommt es infolge dieses Circulus vitiosus zum tödlichen Nierenversagen

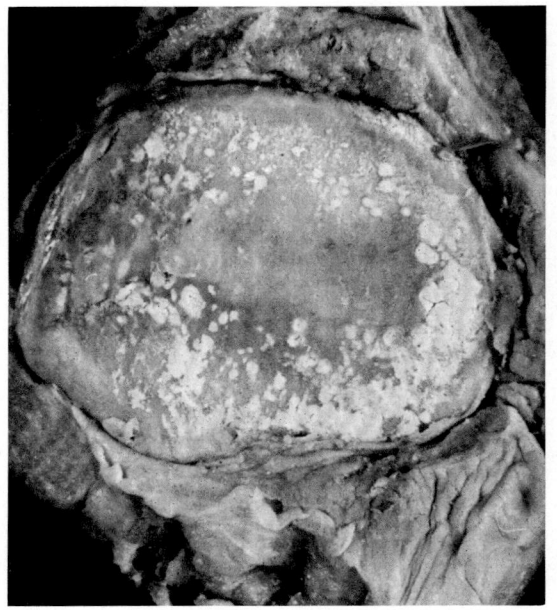

Abb. 100. Harnsäureablagerungen im Knorpelüberzug der Patella bei Gicht (als weißliche Flecken sichtbar)

(Urämie). Es handelt sich um eine offenbar erblich bedingte Störung des intermediären Stoffwechsels: Mittels Isotopen hat man festgestellt, daß der Harnsäureumsatz des Gichtkranken auf ein Mehrfaches gesteigert ist.

Über den *Harnsäureinfarkt*, die Ablagerung von Harnsäure und harnsauren Salzen in der Niere, s. dort.

f) Kalkablagerung

In den Körpersäften ist regelmäßig gelöster Kalk oder, besser gesagt, eine gewisse Menge von Calciumionen vorhanden. Unter besonderen Umständen fällt der Kalk als unlösliches Calciumphosphat oder -carbonat aus (Calciumoxalat spielt keine wesentliche Rolle). Merkwürdig ist, daß in den so ausgefällten Kalksalzen das Verhältnis von Phosphat zu Carbonat in der Regel wie 9:1 ist.

Die Ausfällung der Kalksalze in den Geweben kann letzten Endes auf zwei Gründe zurückgeführt werden: einmal auf eine besondere Beschaffenheit des Gewebes, das andere Mal auf eine Veränderung der Säfte in dem Sinn, daß sie die Kalksalze nicht mehr in Lösung zu halten vermögen.

---

[1] Tophos (griech.) Tuffstein, wegen der Härte der Knoten.

Verkalkung, die vom Gewebe bestimmt wird. Schon *normalerweise* sehen wir Kalksalze im *Knochengewebe* ausfallen. Durch sie erhält die zunächst unverkalkt abgelagerte Knochengrundsubstanz, das Osteoid, seine harte Beschaffenheit; dieses zieht also die im Blut kreisenden Salze unter Mitwirkung des D-Vitamins an sich und wirkt als Kalkfänger. Ist dieser Ablagerungsvorgang gestört, so bleibt die Knochengrundsubstanz unverkalkt, wie das bei der *Rachitis* der Fall ist — der Knochen ist weicher.

Krankhafte Verkalkung betrifft immer veränderte Gewebe, die entweder abgestorben sind oder deren Stoffwechsel herabgesetzt ist. Sehr häufig ist die Verkalkung völlig *abgestorbener Teile*.

So nehmen z.B. die bei der Tuberkulose entstehenden *Käsemassen* gern Kalk auf und werden zu festen (Verkalkung) oder mehr bröckeligen Gebilden (Verkreidung). In der *Niere*

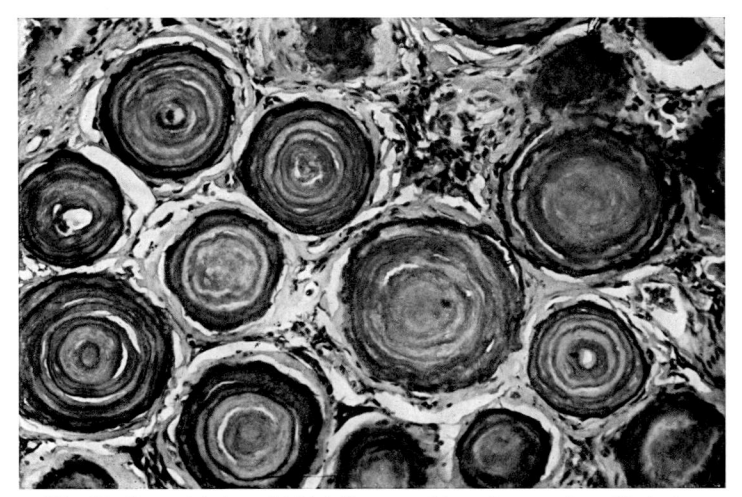

Abb. 101. Konzentrisch geschichtete Psammomkörperchen aus einem Meningiom

verkalken die unter der Einwirkung von Giften abgestorbenen Epithelien der gewundenen Harnkanälchen, z.B. bei der Sublimatvergiftung. Die großartigste Verkalkung tritt ein bei einem in der Bauchhöhle entwickelten Fetus, der dort zugrunde geht. Er kann sich in den äußeren Schichten ganz mit Kalksalzen imprägnieren und so ein Lithopädion[1], *Steinkind*, werden. Ferner verkalken abgestorbene Parasiten (Echinokokken, Trichinen usw.).

Totem Gewebe gleichzusetzen sind Massen, die zwar als *Produkte des Gewebes* anzusehen sind, *ihm aber nicht oder nicht mehr angehören*.

Hierher zu zählen sind z.B. jene abgestoßenen und mit Talg untermischten *Epithelmassen*, die sich bei Mangel an Reinlichkeit im Präputialsack anhäufen und zu sog. Präputialsteinen werden. Eine Verkalkung kann auch *Thromben*, zumal auf Herzklappen und in Venen (Phlebolithen), betreffen. Mächtigen Umfang erlangt bisweilen die Verkalkung eingedickter *Exsudatmassen* zwischen den Pleura- oder Perikardblättern, wodurch umfangreiche Kalkplatten entstehen, die große Teile der Lungen- bzw. Herzoberfläche bedecken, ja selbst das Herz allseits wie ein starrer Panzer umschließen (Panzerherz). In Drüsenräumen und Ausführungsgängen verkalken *eingedickte Sekrete* und bilden so Konkremente.

Sehr häufig beobachten wir die Verkalkung von *Geweben, deren Lebenstätigkeit erheblich herabgesetzt ist*.

Hierher gehört vor allem das Bindegewebe, wenn es hyalin umgewandelt ist. Verkalkung kommt ferner in *Gefäßwandungen*, besonders der Arterien, gern vor (s. Arteriosklerose bzw. Mediaverkalkung). Kleine Arterien des Gehirns verkalken zuweilen so ausgedehnt, daß sie auf den Schnittflächen spießförmig aus der weichen Gehirnsubstanz herausstehen. Weiterhin kann

---

[1] Lithos (griech.) Stein; paidion (griech.) Kind.

in höherem Alter der *Knorpel* Kalk aufnehmen, so im Kehlkopf und in den knorpeligen Rippenabschnitten. Die *Ganglienzellen* des Gehirns sind zuweilen im Alter, bei Schrumpfung der Rinde, besonders aber nach Gehirnerschütterungen, mit Kalkkörnern vollgepropft. Bei der *Calcinosis universalis* bilden sich besonders in Gelenknähe knotige Kalkablagerungen in der Cutis und Subcutis, die auch nach außen durchbrechen können.

Schließlich seien noch die sog. *Corpora arenacea* (Psammomkörper[1]) erwähnt (Abb. 101). Sie stellen kleine, konzentrisch geschichtete Körperchen dar, die bisweilen eine bucklige Oberfläche besitzen, und kommen schon normalerweise in alternden Geweben, besonders den Plexus chorioidei und der Zirbeldrüse vor. Wir finden sie aber auch in krankhaft veränderten Geweben, besonders in Geschwülsten: Die sog. Meningiome sind manchmal so gut wie ausschließlich aus solchen Körnern aufgebaut, so daß man geradezu von Psammomen gesprochen hat; Carcinome, die reichlich Kalkkörner enthalten, bezeichnet man als Psammocarcinome. Die Kalkkörperchen entstehen offenbar durch Verkalkung untergehender Zellen oder hyaliner Zellprodukte.

Überall, wo Verkalkung auftritt, kann es auch zur *Bildung echten Knochens* kommen; so findet man gar nicht selten Verknöcherung in verkalkten Käseherden der Lungen und Lymphdrüsen, in der Arterienwand bei Mediaverkalkung, in verkalkten Pleura- und Perikardschwarten usw.

Verkalkungen infolge Veränderungen der Säfte. Eine *Erhöhung des Kalkspiegels* im Blut tritt bei ausgedehnterem Abbau von Knochen auf und führt zum Ausfallen des Kalkes dort, wo infolge verminderter Säuerung der Kalk im Blutplasma nicht mehr in Lösung gehalten werden kann: Das sind diejenigen Stellen des Körpers, an denen Säure ausgeschieden wird, nämlich Magen (Salzsäure), Nieren (Harnsäure), Lunge (Kohlensäure). Die Kalkeinlagerung erfolgt in die sonst unveränderten Gewebe, insbesondere in die Membranae propriae und die elastischen Fasern (Lunge). Da dabei Kalk von einer Stelle des Körpers gewissermaßen zur anderen verschleppt wird, spricht man auch von *Kalkmetastasen*.

Dieselben Kalkeinlagerungen können auch ohne Knochenabbau vorkommen. In solchen Fällen besteht aber gewöhnlich eine *chronische Nephritis*, die zur Störung des Kalkstoffwechsels geführt hat. Man bezeichnet diese Art der Verkalkung, nach dem Vorschlag von M. B. SCHMIDT, als *Kalkgicht*. Sie erfolgt an denselben Stellen wie die Kalkmetastase.

Neuerdings hat SELYE als *Calciphylaxie*[2] eine experimentell erzeugbare veränderte Reaktionsweise von Geweben beschrieben, die zur Kalkablagerung führt: eine vorbereitende Injektion bestimmter Stoffe, wie z.B. Parathormon oder Vitamin D, macht die Gewebe empfindlicher gegenüber einer nachfolgenden Erfolgsinjektion, z.B. von Eisensalzen oder Dextran, so daß sie mit massiver Verkalkung reagieren.

g) Pigmentstoffwechsel

Unter der Bezeichnung Pigmente fassen wir alle in den Zellen und Geweben nachweisbaren, mit einer Eigenfarbe versehenen Stoffe zusammen, ohne auf ihre Herkunft oder Bildung Rücksicht zu nehmen. Im allgemeinen kann man den Menschen als ein sehr eintönig gefärbtes, also durch die Färbung seiner Haut wenig anziehendes Säugetier bezeichnen. Wir suchen diesen Mangel einmal durch bunte Kleidung, zum andern aber durch Zufuhr von Farbstoffen auf und in die Haut (Schminke, Tätowierung) auszugleichen. Solche *exogenen Pigmente* sind ebenso wie eingeatmete Farbstoffpartikel nichts anderes als von außen eingedrungene Fremdkörper, haben also eigentlich nichts mit dem Stoffwechsel der Zellen zu tun. Andere Pigmente stellen spezifische Produkte von Zellen dar *(endogene Pigmente)*, sind also der Ausdruck von besonderen Leistungen der Zellen. Ihrer chemischen Zusammensetzung nach verdanken einige der letzteren ihre Entstehung einer Störung des Eisenstoffwechsels, wie besonders die hämoglobinogenen Pigmente; andere sind Produkte des Eiweiß- oder zum Teil auch des Fettstoffwechsels. Eigentlich müßte man also diese bunte Gesellschaft gefärbter Stoffe auf ganz verschiedene Kapitel aufteilen. Wenn wir sie trotzdem unter einem abhandeln, so folgen wir dabei einer altbewährten Gepflogenheit, die jene biologisch

---

[1] Arena (lat.); psammos (griech.) Sand. [2] Phylax (griech.) Wächter.

oft ganz unwichtige Eigenschaft des Gefärbtseins höher stellt als alle übrigen Verschiedenheiten der Herkunft und chemischen Beschaffenheit.

1. Exogene Pigmente. Infolge des Gehaltes unserer Atemluft an Kohle, sei es in Form von Kohleteilchen oder Ruß, kommt es bei allen Menschen, ganz besonders bei Stadtbewohnern, zu einer im Laufe des Lebens zunehmenden, schwarzen Pigmentierung der Lungen und deren regionären Lymphknoten, die als *Anthrakose*[1] bezeichnet wird. Die pigmentierten Staubteilchen werden in den Lungenalveolen von abgestoßenen Alveolarepithelien oder Leukocyten, den sog. Staubzellen, aufgenommen und mit ihnen in die Lymphbahnen verschleppt.

Ist der Kohlegehalt der Luft sehr beträchtlich, wie z. B. in der Umgebung gewisser Berufe (Heizer, Maschinenführer usw.), so werden im Laufe der Zeit so große Mengen von Kohlenstaub eingeatmet, daß Lungen und bronchiale Lymphknoten abnorm stark pigmentiert sind und intensiv schwarz erscheinen. Die manchmal bei Anthrakose zu beobachtende Bindegewebsvermehrung (sog. anthrakotische Induration) geht weniger auf die Kohleteilchen selbst als vielmehr auf den gleichzeitig eingeatmeten Steinstaub (besonders Silicate) zurück. In seltenen Fällen findet sich Kohlepigment auch in anderen inneren Organen, wie Leber, Milz und Nieren. Es gelangt wohl auf dem Blutweg dorthin, wenn eine anthrakotisch erweichte Hiluslymphdrüse in eine Lungenvene eingebrochen ist.

In ähnlicher Weise wie die Kohleteilchen können mit der Atmung auch andere staubförmige Fremdkörper in die Lungen und in die bronchialen Lymphknoten gelangen und hier besondere Färbungen verursachen. So bewirkt *Steinstaub* in größerer Menge eine graue, *Eisenstaub* eine rotbraune, *Tonstaub* eine ins Grünliche gehende Farbe der Lunge. Über die durch diese Staubarten hervorgerufenen chronisch-entzündlichen Veränderungen des Lungengewebes, die Pneumokoniosen, s. unter Lunge.

Durch kleinste Verletzungen der Haut gelangen bei der *Tätowierung* verschiedene Farbstoffe (Tusche, Zinnober, Kohle) in die Haut; sie werden in den Lymphspalten abgelagert und von fixen Bindegewebszellen aufgenommen, teilweise auch in die regionären Lymphknoten verschleppt.

Auch viele aus therapeutischen Gründen dem Körper einverleibte Stoffe haben Pigmentierungen zur Folge. Dies gilt ganz besonders von den *Silber*präparaten. Bei lange fortgesetztem Gebrauch von Argentum nitricum wird Silber in Form feiner schwarzer Körnchen in den Zwischensubstanzen, vor allem in der Wand der kleinen Gefäßchen, niedergeschlagen und bewirkt so eine dunkelgraue Farbe der Haut, der Nieren usw. (Argyrose[2]). Hier wäre auch die Gelbfärbung der Organe durch *Pikrin*säure, die gelblichgrüne Färbung durch *Trypaflavin*, die Blaufärbung bei Einnahme von *Methylenblau* usw. zu nennen.

Endlich sei noch die grünlichschwarze Verfärbung des Zahnfleisches in der Umgebung der Zähne angeführt, die infolge Ablagerung von Schwefelblei in Fällen chronischer *Bleivergiftung* auftritt, der sog. Bleisaum.

2. Hämoglobinogene Pigmente. Tritt bei Hämorrhagien Blut aus den Gefäßen in das Gewebe aus, so macht es eine Reihe von Veränderungen durch. Die ursprünglich schwarzrote Farbe des Blutergusses wird zunächst rotbraun, später gelbbraun und schließlich gelb; unter der Haut gelegene Blutaustritte schimmern dementsprechend in wechselnder Farbe zunächst blau, dann grün, gelb oder braungelb durch die Epidermis durch. Die Färbungen kommen dadurch zustande, daß bei dem Zerfall des ausgetretenen Blutes das Hämoglobin aus den roten Blutkörperchen durch die Gewebssäfte ausgelaugt wird und verschiedene Veränderungen eingeht. Im Innern größerer Blutungen (wo also die Blutkörperchen nicht mit lebenden Zellen in Berührung kommen) zerfällt der Blutfarbstoff, wobei das Eisen abgespalten wird und der den aufgebrochenen Pyrrolring enthaltende Rest in Form eines eisenfreien Pigmentes, des **Hämatoidins,** auskristallisiert. Es handelt sich dabei um braunrote rhombische Tafeln oder zu Büscheln angeordnete Nadeln; gelegentlich findet man auch unregelmäßige Schollen, welche dann von Gewebszellen aufgenommen und abgebaut werden

---

[1] Anthrax (griech.) Kohle.   [2] Argyros (griech.) Silber.

können. Das Hämatoidin hat die gleiche chemische Zusammensetzung wie das indirekte Bilirubin.

Zum Unterschied vom eisenfreien Hämatoidin entsteht **Hämosiderin**[1] nur innerhalb lebender Zellen, die das Eisen in dieser Form speichern.

Die Stellung des Hämosiderins im Eisenstoffwechsel macht das Schema (Abb. 102) klar: Dreiwertiges Eisen wird in der Lichtung des Darmes zu zweiwertigem Eisen reduziert und als solches resorbiert. In seiner dreiwertigen Form verbindet es sich in den Zellen der Darmschleimhaut mit einem Eiweißkörper, dem Apoferritin, zu dem leicht für den Körper angreifbaren Ferritin. Beim Abtransport aus dem Darm wird das Eisen im Blut an einen anderen Eiweißkörper, das Transferrin, gebunden, um schließlich in den großen Eisendepots der Leber und Milz wieder als Ferritin gespeichert zu werden. Die Ferritin-Moleküle ordnen sich bei starker Eisenanreicherung in der Zelle zunächst zu den membranumschlossenen „Siderosomen" an. Weiterhin kommt es zur Bildung groberer Körnchenaggregate,

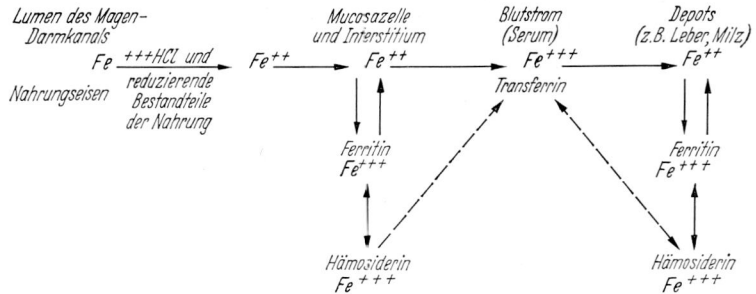

Lumen des Magen-Darmkanals		Mucosazelle und Interstitium	Blutstrom (Serum)	Depots (z.B. Leber, Milz)
Fe Nahrungseisen	$\xrightarrow{+++HCL\text{ und}\atop \text{reduzierende Bestandteile der Nahrung}}$	$Fe^{++} \to Fe^{++}$ $\updownarrow$ $Ferritin$ Fe^{+++} $\updownarrow$ $Hämosiderin$ Fe^{+++}	$\to Fe^{+++}$ $Transferrin$	Fe^{++} $\updownarrow$ $Ferritin$ Fe^{+++} $\updownarrow$ $Hämosiderin$ Fe^{+++}

Abb. 102. Schema der Eisenaufnahme. (Nach WÖHLER)

dem gelblichen Hämosiderin, welches zum Unterschied vom Ferritin für die Zellen schwerer angreifbar ist. Es entsteht immer dann, wenn nicht genügend Apoferritin zur Eisenbindung zur Verfügung steht. Das kann einmal geschehen durch Überangebot von Eisen, z. B. durch übermäßige Resorption, oder Schädigung der Apoferritin-Synthese durch Giftwirkung (Alkohol, Schwermetalle, chronischen Hunger und Eiweißmangel).

Für den Aufbau des Hämosiderins ist es gleichgültig, ob die Eisenionen der Zelle von außen zugeführt werden, wie bei der Resorption von Eisen aus dem Darm und dem Abbau eisenhaltiger Fremdkörper, oder ob sie aus dem Myoglobin bzw. dem Hämoglobin phagocytierter roter Blutkörperchen in der Zelle selbst frei werden. Die Bezeichnung Hämosiderin trifft also, wenn man sie wörtlich nimmt, nur für einen speziellen Fall zu, nämlich dann, wenn das in der Zelle verarbeitete Eisen aus roten Blutkörperchen stammt.

Hämosiderin tritt gewöhnlich in Form kleiner, goldgelber oder gelbbrauner Körnchen auf (Abb. 103). Da es Eisenreaktion gibt, d.h. bei Behandlung mit Ferrocyankalium und Salzsäure (durch Bildung von Berliner Blau) blau bis blaugrün wird, während das doch ebenfalls eisenhaltige Hämoglobin diese Reaktion nicht zeigt, müssen wir annehmen, daß das Eisen im Hämosiderin lockerer gebunden und in reaktionsfähiger Form vorhanden ist. Chemisch kann Hämosiderin bis zu 60 Gew.-% aus Eisenoxydhydrat (FeOOH) bestehen. Dieses Eisen wird an eine von der Zelle gebildete Trägersubstanz gebunden, die vorwiegend Polysaccharide und Proteine, darunter Apoferritin, enthält.

Auch andere *Metallpigmente*, wie z. B. Blei- und Silberpigmente (s. oben die Argyrose), sind offenbar nach dem gleichen Prinzip aufgebaut: Sie bestehen ebenfalls aus einem anorganischen Baustein und einer von der Zelle gebildeten Trägersubstanz, die in allen wesentlichen Eigenschaften mit der organischen Trägersubstanz des Eisenpigmentes übereinstimmt. Ihre Bildung stellt offenbar eine allgemeine (unspezifische) Zellreaktion bei der Speicherung anorganischer Stoffe dar (s. S. 195).

---
[1] Haima (griech.) Blut; sideros (griech.) Eisen.

Reichliche Ablagerung von Hämosiderin in einem Organ bezeichnen wir als *Hämosiderose*. Sie ist schon makroskopisch durch die rostbraune Farbe der betreffenden Organe erkennbar. Histologisch finden sich die Hämosiderinkörnchen vor allem in den reticuloendothelialen Zellen, dann aber auch in den Leberepithelien, in den Harnkanälchenepithelien usw. Allgemeine Hämosiderose tritt nach reichlichen Bluttransfusionen auf (Transfusionssiderose) sowie bei Erkrankungen, die mit starkem Blutzerfall einhergehen, vor allem bei der perniziösen Anämie, da hier zusätzlich die Fähigkeit der reticuloendothelialen Zellen, das anfallende Eisen zu verwerten, gestört ist. Eine beträchtliche Hämosiderose weist häufig die Lunge auf, wenn es infolge von Stauung im Lungenkreislauf zu zahllosen

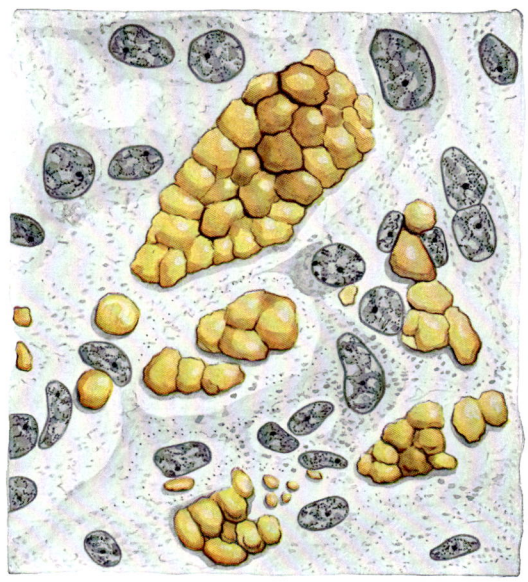

Abb. 103. Scholliges hämosiderotisches Pigment in den Reticulumzellen der Milz

kleinen Blutungen kommt. Die Alveolarepithelien nehmen dann die Blutkörperchen auf und verarbeiten sie zu Hämosiderin. Wenn sie abgestoßen werden, erscheinen sie im Auswurf; man bezeichnet sie dann als Herzfehlerzellen, da der geschilderte Vorgang sich am häufigsten bei Herzfehlern (Mitralfehlern) abspielt.

Ein besonderes Krankheitsbild stellt die *Hämochromatose* (v. RECKLINGHAUSEN) dar, bei der zu dem Bild der eben beschriebenen Hämosiderose noch die Ablagerung eisenfreien Pigmentes hinzukommt: In den glatten Muskelfasern des Darmes findet sich reichlich Lipofuscin (s. unten), in der Haut Melanin, so daß sie bronzebraun gefärbt ist. Das eisenhaltige hämosiderotische Pigment ist in besonders reichlichem Maße abgelagert, und zwar auch in Organen, die bei der Hämosiderose nicht so stark betroffen sind, wie Niere, Pankreas, ja sogar Herzmuskel, dagegen ist die Hämosiderinablagerung in der Milz zum Unterschied von der Transfusionssiderose auffallend gering. Bedeutungsvoller im ganzen Krankheitsbild als die Pigmentablagerung in den einzelnen Organen ist die immer gleichzeitig vorhandene Lebercirrhose (hämosiderotische Cirrhose). Greift der cirrhotische Prozeß auch auf das Pankreas über, so kommt es zu Diabetes, der wegen der gleichzeitig bestehenden Hautpigmentierung als Bronzediabetes bezeichnet wird. Die Krankheit geht auf eine Störung des Eisenstoffwechsels zurück, die sich darin ausdrückt, daß die Eisenresorption im Darm trotz Überfüllung der Organe mit Eisen nicht gehemmt wird. Es liegt also eine Eisengier (Siderophilie) vor. Das Eisen wandert in die Organe ab, da die Ferritinsynthese normal verläuft. Es liegt also eine krankhafte Eisenresorption und -retention vor, so daß das Wort „Hämo" in der Krankheitsbezeichnung Hämochromatose offenbar falsch ist. Die Hämochromatose betrifft fast ausschließlich Männer im 5.—6. Lebensjahrzehnt, wobei manchmal eine erbliche Komponente in Form eines familiären Auftretens deutlich wird. Fraglich bleibt bloß die Beziehung der Lebercirrhose zur Eisenablagerung. Gegen die Annahme, daß die Lebercirrhose auf eine durch die übermäßige Eisenablagerung bedingte Parenchymschädigung zurückgeht, spricht die Tatsache, daß es auch bei den schwersten Transfusionssiderosen nicht zur Cirrhose kommt. Die Eisenablagerung dürfte also bloß der Ausdruck einer Leberschädigung sein insofern, als bei einer geschädigten Leber Eisen über den normalen Sättigungsgrad hinaus aufgenommen wird. Der Eisengehalt der Leber wäre also mehr der Indikator einer Schädigung als das schädigende Agens selbst. Da die Eisenausscheidung normal ist, kann man durch eisenarme Kost und Aderlässe therapeutische Erfolge erzielen. Wahrscheinlich erklärt sich die Seltenheit der Hämochromatose bei Frauen durch den regelmäßigen physiologischen „Aderlaß" der Menstruation.

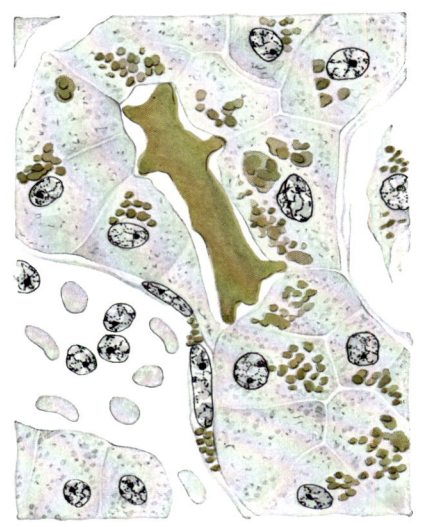

Abb. 104. Ikterus der Leber. In erweiterter Gallencapillare ein zackiger Gallezylinder; Gallepigmentkörnchen in Leberzellen und Sternzellen

Unter der Einwirkung von Schwefelwasserstoff wird Hämosiderin durch Bildung von Schwefeleisen dunkelgrün bis schwarz gefärbt, während aus dem Hämoglobin schmutziggrünliches sog. Sulfhämoglobin gebildet wird. Da letzteres selbst keinen Schwefel enthält, wird auch der Name Verdoglobin vorgeschlagen. Diese irreversiblen Abbauprodukte des Blutfarbstoffes sind für die schmutziggrüne Verfärbung (*Pseudomelanose*) faulenden Gewebes verantwortlich, in dem ja durch Eiweißzerfall Schwefelwasserstoff entsteht.

Bei der schiefergrauen *Pigmentierung der Dünndarmschleimhaut*, besonders der Zottenspitzen (Zottenmelanose) und der Umgebung der Follikel dürfte es sich um Hämosiderin handeln, das durch den Schwefelwasserstoff des Darmes verändert ist.

Nicht immer wird alles im Blut frei werdende Hämoglobin zu Hämosiderin abgebaut. So kommt es z. B. unter Einwirkung gewisser Blutgifte, zu welchen Arsenwasserstoff, Toluylendiamin u. a. m. gehören, zu einer rasch einsetzenden Auflösung von roten Blutkörperchen (Hämolyse). Dabei wird das zweiwertige Eisen des Hämoglobins in dreiwertiges Eisen umgewandelt. Dieser Farbstoff, **Methämoglobin** („Hämiglobin") genannt, wird zum größten Teil mit dem Harn ausgeschieden; ein Teil lagert sich aber als braunes körniges Pigment in der Niere ab (Methämoglobininfarkt).

Auch der **Gallenfarbstoff**, das Bilirubin, ist ein Abkömmling des Hämoglobins und hat im Grunde die gleiche chemische Zusammensetzung wie das Hämatoidin. Physiologischerweise wird Bilirubin aus der Leber durch die Gallenwege in den Darm ausgeschieden und hier ebenso wie sein Oxydationsprodukt, das Biliverdin, zu Urobilin umgewandelt. Bei *Ikterus* (s. Abschnitt Leber) tritt Gallenfarbstoff in das Blut über und kann so in alle Organe gelangen, die dadurch mehr oder minder stark gelblich gefärbt werden.

Mikroskopisch wird die Gallenfarbstoffpigmentierung, der Ikterus der Organe, nur sichtbar, wenn er höhere Grade erreicht oder der Farbstoff nicht bloß diffus die Zellen durchtränkt, sondern *mit Eiweiß eingedickt* wurde. Dies geschieht einmal an den Cytoplasmagranula, z. B. der Leber- und Nierenzellen (Abb. 104 und 105), andererseits auch in den Lichtungen der Gallecapillaren, wo sich geradezu gallige Ausgüsse (Gallethromben oder besser Gallezylinder) bilden und das Gangsystem in allen seinen feinsten Verzweigungen deutlich hervortreten lassen (Abb. 104). In ähnlicher Weise wird der in den Nieren ausgeschiedene Gallenfarbstoff in den Lichtungen der Harnkanälchen zu Zylindern eingedickt (Abb. 105).

Der Ikterus wird, wenn seine Veranlassung beseitigt ist, wieder rückgängig, d.h. der Gallenfarbstoff verschwindet wieder aus den Zellen. Solange er aber im

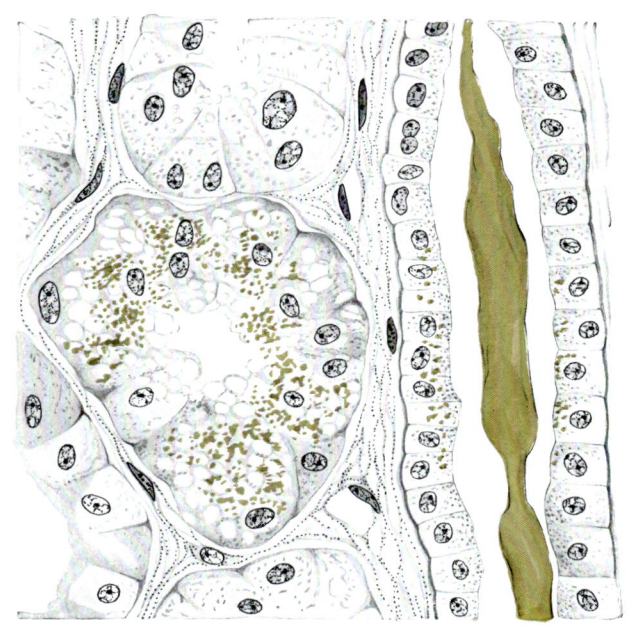

Abb. 105. Ikterus der Niere. Rechts ein Gallezylinder in einem geraden Harnkanälchen; Gallepigmentkörnchen in seinen Zellen sowie in den Epithelien eines Tubulus contortus; hier auch vacuoläre Degeneration

Cytoplasma liegt, wirkt er *nachteilig*, kann schwere fettige Degeneration und in hohen Graden den Tod der Zellen bewirken. Dabei ist allerdings zu bedenken, daß nicht nur der Gallenfarbstoff, sondern auch die anderen für unser Auge unsichtbaren Gallenbestandteile (z. B. die Gallensäure) eine Rolle spielen dürften.

Bei Malaria tritt in vielen Organen neben Hämosiderin auch ein schwarzes Pigment in Form von Körnern oder kleinen Klümpchen auf, das durch die Tätigkeit der Malariaplasmodien offenbar aus dem Blutfarbstoff gebildet wird, das Malariapigment. Es enthält schwer reagierendes, d.h. mit den gewöhnlichen Reaktionen schwer darstellbares Eisen und wurde daher früher irrtümlich als eisenfrei bezeichnet. Dieses sog. *Malariamelanin* findet sich vor allem in Leber, Milz und Lymphknoten und liegt gewöhnlich in den Endothel- und Reticulumzellen. Infolge des reichen Pigmentgehaltes zeigen die Organe oft schon makroskopisch eine rauchgraue oder schwarze Färbung.

Unter der Einwirkung des vielfach als Fixierungsmittel benützten Formalins kann sich Hämoglobin in ein schwarzes Pigment umwandeln, das man als *Formolpigment* bezeichnet. Es macht sich bei histologischen Untersuchungen oft störend bemerkbar.

Trifft der Blutfarbstoff z. B. im Magen mit Salzsäure zusammen, so entstehen — ähnlich wie im Experiment — schwarzbraune Fällungen von *salzsaurem Hämatin*, die den Teichmannschen Häminkristallen entsprechen.

3. Das braunschwarz gefärbte **Melanin**[1] zeichnet sich dadurch aus, daß es Silbernitrat reduziert und kein Fett enthält. Unter der Einwirkung ultravioletter Strahlen leuchtet es nicht auf, es fluoresciert also nicht. Melanin ist ein Abkömmling des Tyrosins, das über verschiedene Zwischenstufen, wie *Dioxyphenylalanin* (Dopa), durch Tyrosinase in das Pigment umgewandelt wird. In der Haut geben es spinnenförmig verzweigte Zellen, die aus der Neuralleiste stammenden Melanocyten, an die Epidermiszellen ab. Bei einem erblichen Enzym- (Tyrosinase-)Defekt dieser Melanocyten bleibt die Pigmentbildung aus; es kommt zum vollkommenen Pigmentmangel in der Haut, den Haaren sowie im Auge — zum Bilde des auch im Tierreich verbreiteten Albinismus (s. S. 119). Ein vom Melanin nicht zu unterscheidendes Pigment tritt in der Haut auf bei chronischer Arsenzufuhr (Arsen-

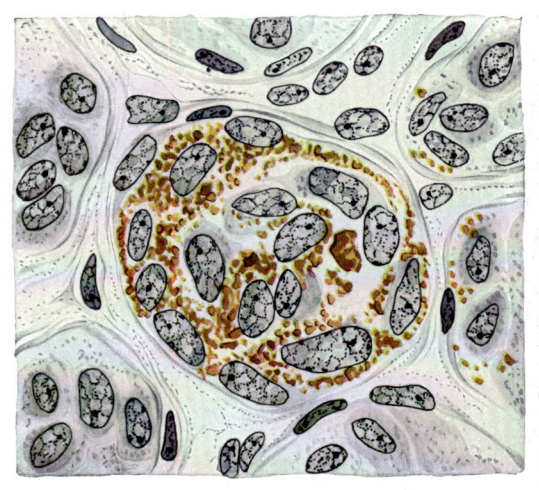

Abb. 106. Naevuszellhaufen mit melanotischem Pigment

melanose). Besonders reichlich wird Melanin von gewissen Geschwülsten, den Pigmentnaevi (Abb. 106) und malignen Melanomen, gebildet.

4. Unter dem Namen **lipogene Pigmente** werden gelbe bis gelbbraune, fluorescierende Körnchen und Schollen zusammengefaßt, welche Proteine sowie schwer lösliche Fettstoffe enthalten. Ihrer Eigenfarbe liegen Oxydations- und Polymerisationsprodukte ungesättigter Fettsäuren zugrunde (GEDIGK). Zu dieser Gruppe gehören zunächst die unter der Bezeichnung *Lipofuscin* zusammengefaßten Pigmente. Sie treten in Parenchymzellen verschiedener Organe, wie in Leberzellen (Abb. 107), in der Nebenniere, in den Samenblasen, in Ganglienzellen, im Hoden usw., aber auch in glatten und quergestreiften Muskelzellen, auf (Abb. 108). Die in diesen Pigmenten vorliegenden Lipide stellen offenbar Schlacken des intermediären Stoffwechsels dar. Da sie mit zunehmendem Alter immer reichlicher werden und besonders in atrophischen Organen zu finden sind, hat man auch von Abnützungspigment gesprochen. Allerdings bleiben diese Schlackenstoffe keinesfalls dauernd liegen. Bei wiederholten Leberpunktionen hat man nämlich nachweisen können, daß sie offenbar in Abhängigkeit von der jeweiligen Stoffwechselsituation verschwinden und wieder auftreten. Als krankhaft können wir daher eine solche Pigmentierung nur dann bezeichnen, wenn sie besonders frühzeitig und in besonders starkem Maße vorhanden ist.

---

[1] Melas (griech.) schwarz.

Störungen des Zellstoffwechsels („Degeneration")

Bei idiopathischem Ikterus *(Dubin-Johnson-Syndrom*[1]*)* enthalten die Leberzellen sehr große Mengen eines dem Lipofuscin zuzurechnenden dunkelbraunen Pigmentes.

Ein anderer Typ von lipogenen Pigmenten tritt in Makrophagen bei der Resorption fetthaltiger Gewebsbestandteile auf, wenn die Oxydation der Lipide durch Blutungen begünstigt

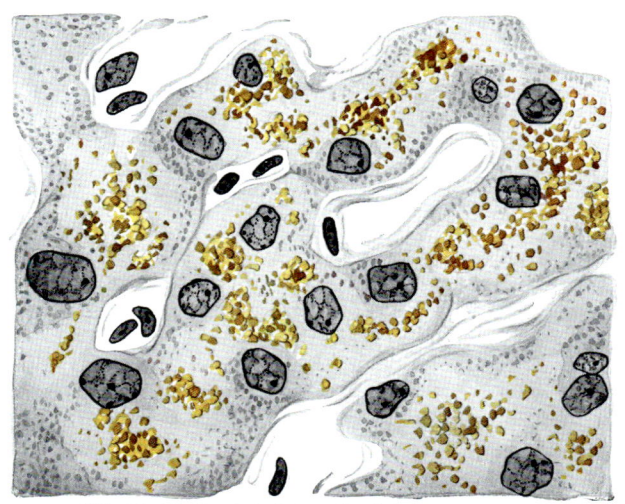

Abb. 107. Lipofuscin in Leberzellen bei brauner Atrophie

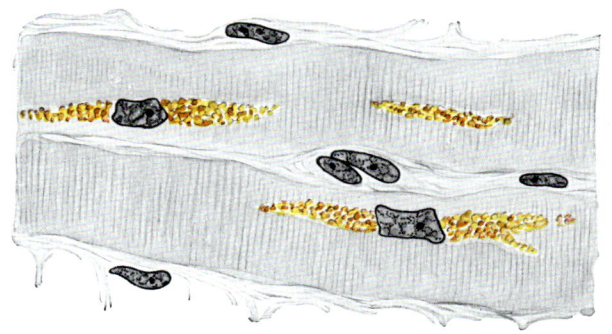

Abb. 108. Lipofuscin in Herzmuskelfasern bei brauner Atrophie an den Polen der Kerne gelagert

wird, oder wenn es aus irgendeinem Grund zur Autoxydation der Fettstoffe kommt. Dieses Pigment ist ähnlich wie das Lipofuscin gelb bis gelbbraun gefärbt und durch eine besonders starke gelbe Eigenfluorescenz gekennzeichnet. Es besitzt einen hohen Fettgehalt und wird wegen seines wachsartigen Aussehens und schwerer Löslichkeit als *Ceroid* bezeichnet.

h) Schleimbildung

Schleim begegnen wir normalerweise schon an zwei Stellen: einmal als Produkt mesenchymaler Zellen, wie z. B. im Gallertgewebe des Nabelstranges, dann als Abscheidung von Epithelien in Drüsen und schleimhäutigen Oberflächen.

Chemisch stellt der Schleim in beiden Fällen eine Verbindung eines Glykoproteids mit Schwefelsäureestern dar. Die histologisch-färberische Erfassung des Schleimes benützt als Ansatzpunkt entweder den Kohlenhydratanteil (Färbung mit Jod), die Schwefelsäureester (Metachromasie) oder die stark negative Ladung, infolge derer der Schleim mit alkalischen Farbstoffen leicht reagiert.

[1] DUBIN, J. N., u. F. B. JOHNSON beschrieben das Syndrom 1954; unabhängig davon SPRINZ, H., u. R. S. NELSON.

Unter krankhaften Umständen begegnen wir dem Auftreten von Schleim entweder im Bereich des Mesenchyms (1.) oder in Epithelzellen (2.).

1. Es ist eine den *mesenchymalen Grundsubstanzen* zukommende Eigenschaft, daß sie sich unter Umständen in die primitivste Form der Zwischensubstanz, in Schleim umwandeln können. Diese Veränderung finden wir sowohl an kollagenen Fasern wie an Knorpelgewebe. Besonders reichlich tritt aber schleimige Grundsubstanz in Geschwülsten auf, die dann als Myxom[1], Myxofibrom oder Myxochondrom bezeichnet werden. Das schleimige Gewebe hat eine glasige, gallertige Beschaffenheit; von der Schnittfläche läßt sich eine fadenziehende Flüssigkeit abstreifen. Die in der schleimigen Grundsubstanz eingeschlossenen Zellen zeigen dieselbe Sternform wie die Zellen im Gallertgewebe des Nabelstranges.

2. Eine übermäßige Schleimabsonderung von *Epithelzellen* geht entweder auf eine verstärkte Tätigkeit dieser Zellen zurück, oder es können auch bis dahin nichtschleimbildende Epithelzellen in den Dienst der Schleimbildung gestellt werden, so z.B., wenn sich unter dem Einfluß von Reizen im Respirations- oder Verdauungstrakt mehr und mehr Cylinderzellen zu schleimbildenden Becherzellen umwandeln. Diese Zellveränderung ist allerdings keine dauernde, denn mit Aufhören des auslösenden Reizes kehren die Zellen wieder zu ihrer ursprünglichen Gestalt zurück. Die Fähigkeit, gegebenenfalls als Schleimbildner aufzutreten, kommt aber nicht bloß den Cylinderzellen der Schleimhäute zu. Auch Epithelzellen von Organen, in denen normalerweise keine Schleimbildung vorkommt, wie z.B. Schilddrüse und Brustdrüse, ja gelegentlich auch Plattenepithelzellen, vermögen unter besonderen Umständen Schleim zu produzieren, so, als ob dies eine primitive Funktion wäre, an die die Zellen nur in geeigneter Weise erinnert zu werden brauchten.

Besonders imponierend ist auch die Schleimbildung in *epithelialen Tumoren*, bei denen sie das ganze Bild beherrscht, wie z.B. im sog. Schleimkrebs. Hier gehen die Zellen unter (oder an) Schleimbildung zugrunde, so daß man von einer echten schleimigen Degeneration sprechen kann: Manche Tumorzellen vermögen den im Cytoplasma gebildeten Schleim nicht in richtiger Weise auszustoßen, sie füllen sich immer mehr auf und nehmen eine dem Schleimtropfen entsprechende, rundliche Gestalt an, wobei der Zellkern abgeplattet und an den Zellrand gedrückt wird (Siegelringzellen, s. Abb. 204); schließlich zerfällt die Zelle, wobei der in ihr enthaltene Schleimtropfen frei wird.

i) Störungen der Zellverbindung

Der physiologische Zusammenhang eng miteinander verbundener Zellen kann eine Störung erfahren. Diese Lockerung ihres Zusammenhaltes wird allerdings erst nach ihrem Tode offenbar. So zerfallen z.B. bei septischen Krankheiten die Leberzellbalken sehr rasch nach dem Tode in die einzelnen Zellen. Wir sprechen von Dissoziation der Leberzellen. Das Organ nimmt dabei im ganzen eine weiche, schlaffe Beschaffenheit an. In ähnlicher Weise zerfallen Herzmuskelfasern in einzelne Bruchstücke (Segmentation bzw. Fragmentation s. Abb. 231). Andererseits können sonst einzeln abschuppende Hornzellen der Epidermis so fest zusammenhängen, daß die Haut von einer dicken, harten Hornlage bedeckt wird (wie z.B. bei der Fischschuppenkrankheit, der Ichthyosis[2]).

k) Störungen des Fasergewebes

Das Bindegewebe, das etwa ein Drittel des gesamten Eiweißes des menschlichen Körpers enthält, besteht aus einander durchflechtenden kollagenen und elastischen Fasern in einer Grundsubstanz. Aufbau und Zusammensetzung können in angeborener Weise bei einigen seltenen Erbkrankheiten gestört sein:

---

[1] Myxos (griech.) Schleim.   [2] Ichthys (griech.) Fisch.

Bei mangelhafter Durchflechtung und Dysplasie der kollagenen Fasern entsteht ein eigentümliches Krankheitsbild, das *Ehlers-Danlos*[1]-*Syndrom*. Die Haut wird infolge der größeren Verschieblichkeit der Kollagenbündel überdehnbar und reißt leicht ein. Die Gelenke sind aus demselben Grunde überstreckbar; Gefäße reißen ein, so daß es zu Blutungen kommt, die wie Geschwülste imponieren können.

Beim *Pseudoxanthoma elasticum* (Groenblad-Strandberg-Syndrom[2]) handelt es sich um eine Systemerkrankung der elastischen Fasern. Dementsprechend kommt es an den am meisten auf eine gute Funktion des elastischen Gewebes angewiesenen Örtlichkeiten zu kennzeichnenden Veränderungen: In der Haut entstehen an den Beugefalten gelbliche, aus verklumpten elastischen Fasern bestehende Knötchen (Pseudoxanthom!), in der Netzhaut „angioide Streifen".

Eine mangelhafte Entwicklung des Mesenchyms überhaupt, die sich auch in einer sehr kennzeichnenden Störung der Knochenentwicklung (Arachnodaktylie[3]) manifestiert, kennzeichnet das *Marfan*[4]-*Syndrom:* Die Finger sind lang, überstreckbar, ferner besteht Neigung zur Linsenluxation, Aneurysma dissecans und Herzmißbildungen.

Bei der *Osteogenesis imperfecta* (s. Knochen) und der *Pfaundler-Hurlerschen Krankheit* sind die Knochen der wesentliche Träger der Störung.

Unter dem Einfluß verschiedener Schädlichkeiten verliert das kollagene Bindegewebe seine normale Färbbarkeit mit Säurefuchsin (nach van Gieson) und Anilinblau (Färbung nach Mallory oder Masson) und wird in seinen färberischen Eigenschaften dem Fibrin ähnlich. Man spricht von fibrinoider Degeneration und schließlich Nekrose des kollagenen Bindegewebes oder schlechtweg von *Fibrinoid*. Dabei verändern sich — zunächst wenigstens — nicht die kollagenen Fasern selbst, sondern vielmehr die Grundsubstanz, in die die Fasern eingelagert sind. Diese wird von Globulin und Fibrinogen durchtränkt. Erst später werden auch die Fasern selbst in Mitleidenschaft gezogen. Der ganze Vorgang entspricht also eher einer in die Zwischensubstanzen erfolgenden Exsudation, wie etwa bei einer Entzündung, als einer primären Degeneration des Kollagens. Man trifft diese Veränderung im Grunde von Magengeschwüren, aber auch an vielen anderen Stellen, besonders im Rahmen der allergisch-hyperergischen Entzündung und in rheumatischen Granulomen. Einige dieser Krankheiten, besonders den Rheumatismus, den (Lupus) Erythematodes und die Periarteriitis nodosa hat Klemperer unter der Bezeichnung „Kollagenkrankheiten" oder Kollagenosen zusammengefaßt, um auf die bedeutende Rolle hinzuweisen, die diese eigentümliche Veränderung des Kollagens bei diesen Krankheiten spielt.

III. Atrophie

Wenn eine Zelle längere Zeit weniger Nährmaterial aufnimmt, als sie durch ihre Tätigkeit verbraucht, muß sie kleiner werden. Dabei kann einmal nur das Volumen der *paraplastischen Stoffe*, z. B. des Fettes der Fettzelle, abnehmen und schwinden; oder es kann zugleich oder allein das eigentliche *Cytoplasma* sich vermindern und auch der *Kern* sich verkleinern, ohne daß sich dabei zunächst die feineren Strukturen wesentlich ändern. Ihre funktionelle Tätigkeit muß dabei mehr und mehr erlöschen. Am Schwunde der Zellen wird gegebenenfalls auch die *Zwischensubstanz* teilnehmen.

Wir bezeichnen einen derartigen, auf die Zellen allein oder zugleich auf die intercellularen Gebilde sich erstreckenden Vorgang als Atrophie[5] (wörtlich: Aufhören der Ernährung), und zwar reden wir von *einfacher* Atrophie, wenn die Zellen nur jene Größenverminderung zeigen, von *degenerativer* Atrophie, wenn an ihnen zugleich regressive Metamorphosen anderer Art ablaufen, von *numerischer*

---

[1] E. Ehlers (1863—1937), dänischer Dermatologe; H. A. Danlos (1844—1912), französischer Arzt. [2] E. E. Groenblad, zeitgenössische schwedische Augenärztin; J. V. Strandberg, zeitgenössischer norwegischer Dermatologe. [3] Arachne (griech.) Spinne; daktylos (griech.) Finger. [4] Marfan, B. I. A., französischer Pädiater, Paris (1858—1942). [5] Trepho (griech.) ernähren.

Atrophie (Involution), wenn nicht die Zellverkleinerung, sondern die Verminderung ihrer Zahl, etwa durch Zellzerfall, im Vordergrund steht.

Da die Atrophie die spezifischen Parenchymzellen der Organe in weit höherem Grade betrifft als die *Zwischensubstanzen*, scheinen letztere *vermehrt* zu sein, während sie tatsächlich nur mehr zusammengerückt sind. Der Schwund der Parenchymzellen bei Erhaltenbleiben der Stützsubstanz bedingt auch die eigenartige, *zähe Konsistenz* atrophischer Organe. Endlich erscheinen manche atrophische Organe *dunkler* gefärbt, da ein in den Zellen enthaltenes Pigment bei teilweisem Schwund des Cytoplasmas mehr zur Geltung kommt, andererseits aber

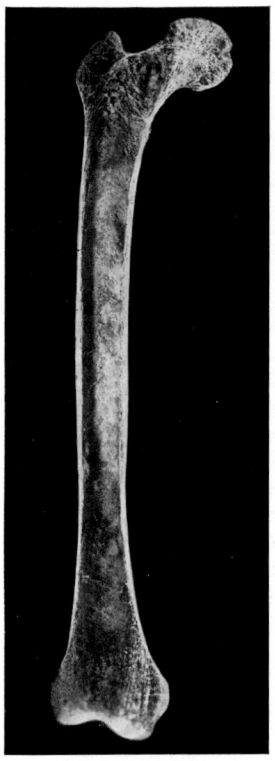

Abb. 109. Hochgradige Knochenatrophie des Femur: dünne Corticalis, starker Schwund der Spongiosa

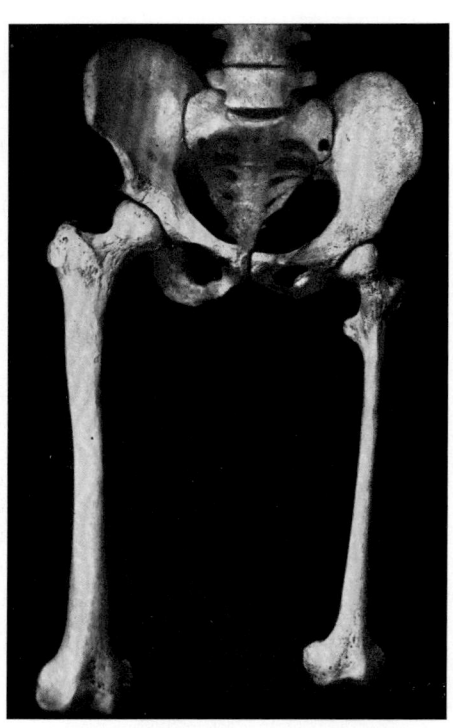

Abb. 110. Inaktivitätsatrophie der linken Beckenhälfte und des Femur bei langdauernder Lähmung infolge Poliomyelitis

bei der Atrophie häufig ein gelbbraunes Pigment, ein Lipofuscin (vgl. S. 144), in der Umgebung des Zellkerns abgelagert wird (z. B. braune Atrophie der Leber, des Herzmuskels). Die Atrophie bewirkt nicht nur Verkleinerung der Organe, sondern, wie leicht verständlich, auch eine *Gestaltsveränderung* in dem Sinne, daß Wölbungen und Rundungen sich abflachen, Kanten und Ecken schärfer hervortreten.

Wir unterscheiden verschiedene Arten von Atrophie:

a) Die Zellen unseres Organismus sind nur auf eine bestimmte Lebensdauer eingerichtet. Mit dem Alter zunehmend, stellt sich an ihnen schon normalerweise eine langsam fortschreitende Atrophie ein, die *senile* Atrophie. Sie äußert sich an allen Organen des Körpers, ist aber namentlich im Gehirn, im Herzen, in der Leber, der Haut und den Knochen (Abb. 109) besonders deutlich ausgeprägt.

Manche Organe schwinden aber nicht erst im Alter, sondern normalerweise schon zu einem früheren Zeitpunkt; wir sprechen dann von *Involution* (bzw. Atrophie). Hierher gehört z. B. die nach der Pubertät einsetzende Rückbildung des

Thymus, die allmähliche Rückbildung des im Kindesalter besonders reichlich entwickelten lymphatischen Gewebes und die Involution des graviden Uterus.

b) Eine zweite Art der Atrophie ist durch eine Abnahme oder ein Aufhören der Zellfunktion bedingt: *Inaktivitätsatrophie*. Die Herabsetzung der Funktion ist vor allem durch den Wegfall des Nervenreizes (Lähmungen!) bedingt, der sonst die Tätigkeit auslöst. Auch mechanische Funktionsabnahme wirkt atrophierend, so erzeugt z. B. die lange Zeit währende Ruhigstellung einer Extremität durch Lähmung (Abb. 110) oder durch eine Gelenkerkrankung Atrophie der betreffenden Knochen, der Schwund der Zähne eine Atrophie der Alveolarfortsätze usw.

Alle diese Inaktivitätsatrophien bringen in erster Linie eine Volumenabnahme der eigentlichen funktionellen Teile mit sich. Die *Muskelfasern* werden schmäler dadurch, daß sich die Zahl ihrer Fibrillen vermindert. Sie wandeln sich in dünne Schläuche um, in denen die Kerne

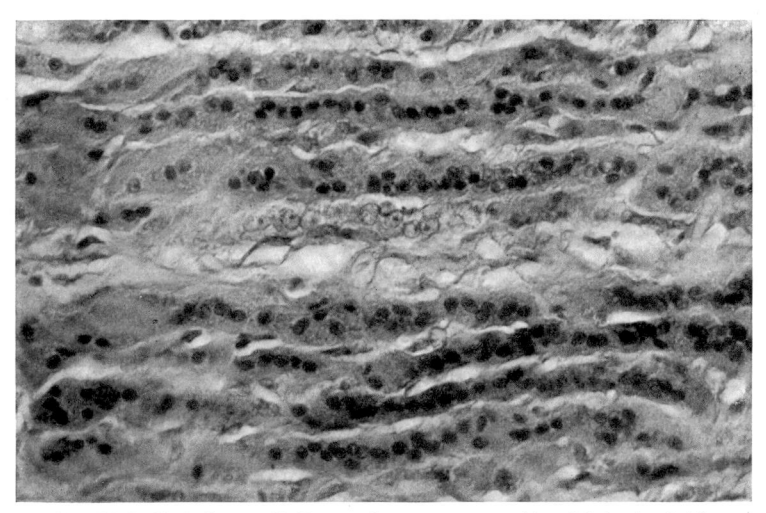

Abb. 111. Atrophische Muskelfasern; die Kerne nahe zusammengerückt und dadurch scheinbar vermehrt

zusammenrücken, so daß sie dadurch scheinbar vermehrt sind (s. Abb. 111). Die Knochenbälkchen können so dünn werden, daß man die Spongiosa leicht eindrücken und mit einem kräftigen Messer schneiden kann *(Osteoporose)*. In hochgradigen Fällen erscheint auch die Compacta der Röhrenknochen stark verdünnt, ja sogar von Löchern durchbrochen.

Die die Funktionsverminderung begleitende Abnahme der Ernährung durch Herabsetzung der Blutzufuhr (s. unten) begünstigt weiterhin das Auftreten der Atrophie. Man hat auch an den Fortfall des Einflusses der noch nicht ganz sicher gestellten trophischen Nerven gedacht und eine besondere *tropho-neurotische Atrophie* unterscheiden wollen. Die hierher gehörenden Beobachtungen (Hemiatrophia facialis) lassen sich aber auch auf andere Weise deuten.

c) Atrophie kommt ferner zustande durch *Verminderung der Nahrungszufuhr*. Alle Umstände, welche die gesamte Ernährung herabsetzen, müssen Abnahme des Zellvolumens mit sich bringen. Hierher gehören also die Atrophien bei länger dauerndem Hungerzustand, bei schweren, zu allgemeiner Kachexie führenden Erkrankungen, namentlich des Darmes. Im Gegensatz zur senilen betrifft diese Inanitionsatrophie vor allem Fettgewebe und Muskulatur, während Gehirn und Knochensystem weniger leiden.

Im Fettgewebe verkleinern sich die Neutralfettkugeln in den einzelnen Fettzellen und werden in einzelne Tröpfchen zerlegt. Durch die relative Vermehrung des gelblichen Fettpigmentes erscheinen dann die einzelnen wohl abgrenzbaren, aber stark verkleinerten Fettläppchen dunkelockergelb. Nur an zwei Stellen des menschlichen Körpers — im Knochenmark und unter dem Epikard — führt der

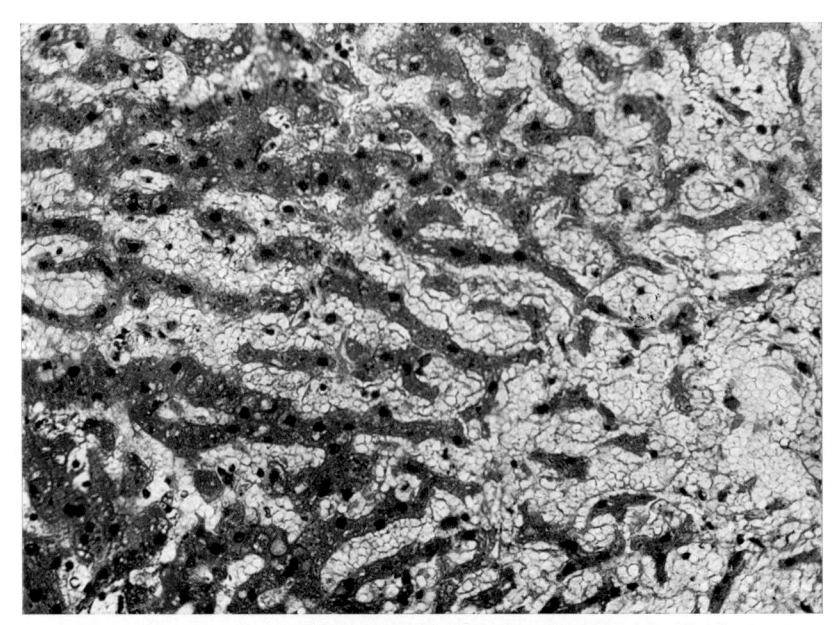

Abb. 112. Druckatrophie der Leberzellen im Acinuszentrum (rechts) infolge Blutstauung

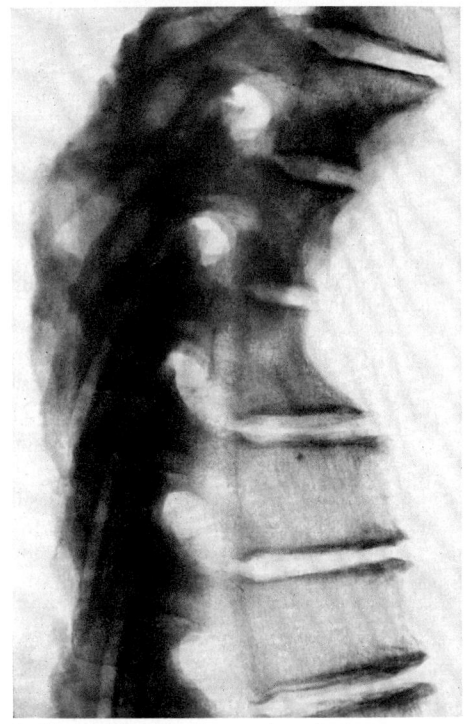

Abb. 113. Atrophie der Wirbelsäule infolge des von einem Aortenaneurysma ausgeübten Druckes

Fettschwund zum Auftreten eines eigenartigen, gallertigen Gewebes, so daß man hier von *seröser* oder *gallertiger Atrophie des Fettgewebes* spricht. Histologisch sind die Fettzellen zu spindeligen oder sternförmigen Elementen umgewandelt, die in ihrem Zelleib noch einzelne Fetttröpfchen enthalten. Diese Zellen bilden ein lockeres Netzwerk, dessen Maschen mit seröser Flüssigkeit gefüllt sind.

Diese besondere Art des Fettschwundes ist dadurch zu erklären, daß die Knochenmarkshöhle allseits starre Wände aufweist und daher eine Volumverminderung der diesen Raum ausfüllenden Fettzellen, eine Art leeren Raum, erzeugt, der dann von Flüssigkeit aufgefüllt wird. Grundsätzlich ähnliche Verhältnisse liegen wohl auch innerhalb des von einer festen bindegewebigen Haut gebildeten Herzbeutels vor, der offenbar einen einfachen Schwund des Fettgewebes nicht gestattet.

d) Zur Atrophie führt endlich auch ein langsam sich steigernder Druck auf die Gewebe: *Druckatrophie*. Die komprimierte Zelle ist teils aus rein mechanischen Gründen, teils infolge der Schädigung durch den Druck nicht in der Lage, Nahrung aufzunehmen.

So schwinden die Leberzellen bei dem dauernden Druck durch das *Schnüren*; übrig bleiben nur Bindegewebe und Gallengänge (Schnürfurche, s. Abschnitt Leber). Auch *gestautes Blut* kann eine ähnliche Wirkung ausüben: Die Capillaren, die bei Abflußbehinderung des venösen Blutes in den inneren Teilen der Leberläppchen beträchtlich erweitert sind, drücken die zwischen ihnen befindlichen Leberzellen zu dünnen Bälkchen zusammen und bringen sie schließlich ganz zum Schwund (Abb. 112; s. auch Stauungsleber). Zur Druckatrophie führt aber auch die Einwirkung eines *rascher wachsenden Gewebes* auf ein anderes. Wenn Pacchionische Granulationen gegen die platten Schädelknochen andringen, bilden sie in ihnen kleinere und größere Gruben, die unter Umständen bis an die Außenfläche reichen. Ebenso wirken die Aneurysmen der Aorta auf die Wirbelsäule (Abb. 113). Der Knochen wird in diesen Fällen durch Riesenzellen resorbiert.

Die Bedeutung der Atrophie ist um so größer, je hochgradiger sie ist. Die *Möglichkeit einer Heilung* hängt von ihrer Ursache und der bereits erreichten Ausdehnung ab. Senile Atrophien lassen sich nicht rückgängig machen. Dagegen können Atrophien durch Inaktivität, Lähmung und mangelhafte Ernährung bei Wiederherstellung der Funktion (eventuell durch elektrische Reizung) bzw. bei verbesserter Nahrungszufuhr allmählich wieder beseitigt werden, falls sie nicht schon zu weit vorgeschritten waren.

IV. Alter und Tod

a) Alter

Mit zunehmendem Alter treten in den Organen verschiedene Veränderungen auf, von denen wir einzelne bereits kennengelernt haben: Die Organe werden kleiner (senile Atrophie), erscheinen durch Einlagerung von Lipofuscin dunkelbraun (braune Degeneration bzw. braune Atrophie), Zwischensubstanzen werden abgebaut, wie z. B. die Knochensubstanz (senile Osteoporose); das Bindegewebe verliert seine Elastizität, wird starr, offenbar durch Bildung von H- und S-Brücken zwischen den Kollagen-Molekülen. Eine mit dem Alter abnehmende Zahl von Ganglienzellen ist wohl verantwortlich für psychische Veränderungen, die bis zur senilen Demenz reichen können. Amyloid kann im Herzen und in Langerhansschen Inseln abgelagert werden. Abgesehen von diesen morphologisch faßbaren Altersveränderungen ist auch die allgemeine Reaktionsfähigkeit der Gewebe herabgesetzt, wie z. B. die Fähigkeit, zugrunde gegangene Zellen zu erneuern.

Münden nun diese physiologischen Altersveränderungen in einen „natürlichen" Tod? Trifft es zu, daß der ganz alte Mensch nicht stirbt, sondern bloß aufhört zu leben (SCHOPENHAUER)? Die Obduktion von Menschen, die ein Alter von etwa 100 Jahren und mehr erreicht haben, zeigt immer wieder, daß ihr Tod durch Krankheiten verursacht ist, die allerdings so leicht sind, daß sie einem Menschen der Lebensmitte nichts hätten anhaben können. Es ist, um einen Vergleich zu gebrauchen, so, als ob während der Jugend ein Sturmwind nötig wäre, eine Fackel auszulöschen, während im Alter schon ein leiser Windhauch genügt, um eine Kerzenflamme zu ersticken.

Nur wenige Menschen erreichen ein hohes Alter, obwohl die durchschnittliche Lebenserwartung infolge der besseren hygienischen Fürsorge mit etwa 67 Jahren bald das biblische Alter erreichen dürfte (Psalm 90/10, 11: ,,Die Zeit unseres Lebens dauert 70 Jahre und, wenn es hoch kommt, 80 Jahre'').

b) Tod

Tod bedeutet das Aufhören des Lebens für den Gesamtorganismus; das Absterben einzelner seiner Teile nennen wir Nekrose (s. unter c).

Da das Leben des Gesamtorganismus beim Tod infolge Krankheit gewöhnlich nicht mit einem Schlage aufhört, ist es oft schwer, den genauen Zeitpunkt anzugeben, zu dem der Tod eingetreten ist. Aufhören des Herzschlages und der Atmung sind z. B. in dieser Hinsicht unverläßliche Zeichen; ist es doch heute möglich, sowohl Kreislauf wie Atmung isoliert oder gemeinsam für eine Zeit vollkommen auszuschalten oder künstlich aufrecht zu erhalten. Zwischen Leben und Tod liegt eine Zeitspanne einer ,,vita reducta'', aus der man unter Umständen durch besonders intensive therapeutische Maßnahmen die Rückkehr ins Leben erzwingen kann. Eine gewisse Grenze bildet allerdings die Empfindlichkeit des Zentralnervensystems, das unter normalen Umständen keine längere Absperrung von der Sauerstoffzufuhr als 6 min erträgt, es sei denn, man setzt seinen Stoffwechsel durch Unterkühlung herab [1]. Aber auch dann, wenn der Gesamtorganismus nicht mehr zum Leben zurückgebracht werden kann, leben einzelne Organe und Zellen noch weiter: Nieren leben noch 6 Std nach Aufhören des Herzschlages, Samenzellen 24—72 Std, Knochen- und Bindegewebszellen können noch länger überleben und außerhalb des Körpers weitergezüchtet werden; ein isoliertes Herz kann sogar tagelang weiterschlagen.

Der Eintritt des Todes selbst vollzieht sich, wenn es sich um einen spontanen Tod an Krankheit handelt, für den Betroffenen offenbar unmerklich, so daß die Ansicht von einem schmerzvollen Kampf (,,Todeskampf''), den der Kranke mit dem Tode führen soll, eine Täuschung ist, hervorgerufen durch unwillkürliche Muskelzuckungen bei Erlahmen des Kreislaufes. Nicht die Natur, sondern nur menschliche Arglist kann den Tod qualvoll machen, wie z. B. durch Verbrennung oder Folterung.

Hinsichtlich des Todeseintrittes hat man eine Rhythmik festgestellt insofern, als die Todesfälle sich in den frühen Morgenstunden häufen, am seltensten in frühen Abendstunden sind. Außerdem zeigt die Sterblichkeit einen Saisonrhythmus mit einem Maximum im Januar—Februar und einem Minimum im August—September, und zwar besonders ausgeprägt bei Kleinkindern und Greisen.

Das augenfälligste Zeichen des eingetretenen Todes am Gesamtorganismus ist das *Aufhören des Blutkreislaufes*, sei es nun durch eine Schädigung des Zentralnervensystems oder des Herzmuskels bedingt. Der Leichenbeschauer und der pathologische Anatom werden sich aber immer auch nach anderen Todeszeichen umsehen. Schon einige Stunden nach dem Tode macht sich die Senkung des Blutes entsprechend seiner Schwere in dem Auftreten rötlicher Flecken an der Haut bemerkbar. Diese *Totenflecke* liegen dementsprechend bei Menschen, die auf dem Rücken liegend gestorben sind, an den tiefsten Stellen des Rückens, bei Erhängten an den unteren Extremitäten usw. Zunächst läßt sich das in den Capillaren noch flüssige Blut wegdrücken, so daß die Totenflecke zum Verschwinden oder zumindest zum Abblassen zu bringen sind. Nach 24 Std ist aber durch Zerfall der roten Blutkörperchen der Blutfarbstoff frei geworden und hat das Gewebe diffus durch-

---

[1] Dementsprechend wird heute die Feststellung des Todes von einem längeren Ausbleiben der elektrischen Ströme des Gehirns (EEG) abhängig gemacht.

tränkt, so daß die Totenflecke nicht mehr wegdrückbar sind. Ein zweites wichtiges Todeszeichen ist das Starrwerden der Muskulatur infolge einer Anhäufung von Säuren, besonders Milchsäure, die nicht mehr durch Oxydation und Resynthese weggeschafft werden können. Diese *Totenstarre* tritt an knapp vor dem Tode beanspruchten Muskeln schneller ein als an vorher ruhenden Muskeln, und zwar im allgemeinen von den Muskeln des Kopfes nach abwärts fortschreitend (Nystensche Regel). Nach 5—8 Std ist die Totenstarre gewöhnlich voll ausgebildet. Ihre Rückbildung (Lösung) erfolgt in der Reihenfolge ihres Auftretens, d.h. wiederum vom Kopfe beginnend, und ist je nach der Außentemperatur nach 48—60 Std vollendet. Auch das Herz, das in Diastole stillesteht, wird totenstarr und zieht sich dabei zusammen, was man sogar elektrokardiographisch registrieren kann. Nur bei degenerativen Veränderungen des Herzmuskels kann seine Totenstarre verspätet, unvollkommen oder überhaupt nicht auftreten. Der *Abfall der Körpertemperatur* nach dem Tode hängt in seiner Schnelligkeit von vielen Nebenumständen ab. Bei manchen fieberhaften Erkrankungen ist sogar eine weitere Temperaturerhöhung für kurze Zeit nach dem Tode möglich. Die *Hornhaut* trübt sich bei geschlossenen Augenlidern erst nach 24 Std.

Schließlich tritt auch eine Auflösung des Eiweißes und anderer Stoffe durch die in den Organen selbst enthaltenen Fermente ein *(Autolyse)*. Sie beginnt je nach den äußeren Umständen bald früher, bald später. Durch die Mitwirkung von Bakterien geht sie bald in *Fäulnis* über. Die Bakterien stammen teils aus der Umgebung, teils aus dem Körper selbst, wo sie sich auch nach dem Tode weiter vermehren und von ihren gewöhnlichen Sitzen aus (z.B. Darm) in die Gewebe eindringen.

Die *mikroskopischen Veränderungen* der Organe sind in den ersten 24 Std im allgemeinen nicht sehr tiefgreifend, wenn auch manche feineren Strukturen sehr bald verlorengehen. Am auffälligsten ist das Verhalten der Zellkerne, die im Gewebe des toten Organismus deutlicher sichtbar werden und Farbstoffe aufnehmen, was man sich für ihre Darstellung zunutze gemacht hat. Erst später verschwindet mit der fortschreitenden Autolyse diese Darstellbarkeit der Zellkerne bzw. ihres Chromatins. In manchen Geweben bleibt aber noch die feinere Struktur wochen- und monatelang erkennbar. Dies trifft in erster Linie für die Binde- und Stützgewebe zu; so lassen sich z.B. elastische Fasern auch noch in ganz verfaulten Leichen färberisch darstellen.

c) Die Nekrose und ihre Ursachen

Während der Tod des Gesamtorganismus das Ende unseres körperlichen Lebens darstellt, kann der Tod einzelner Teile des Organismus durchaus mit dem Leben verträglich sein, ja sogar eine Lebensbedingung für den Gesamtkörper darstellen. In allen Geweben — mit Ausnahme der Nervensubstanz, die ja dementsprechend auch Träger unserer Erinnerungen ist — gehen dauernd Zellen zugrunde und werden dauernd Zellen durch neugebildete ersetzt. In manchen von ihnen, den sog. *Wechselgeweben*, läuft dieses „Stirb und werde!" so schnell ab, daß die Lebensdauer einzelner Zellen nach Tagen, Wochen oder Monaten bemessen werden kann (Darmepithel, Blut, Epidermis).

Unter krankhaften Umständen auftretender *Tod einzelner Zellen* wird sich kaum irgendwie bemerkbar machen, es sei denn, daß die Ganglienzellen des Gehirns betroffen sind (s. oben). Aber auch beim *Absterben größerer Zell- oder Gewebskomplexe* können schädliche Folgen oft genug ausbleiben, teils weil die abgestorbenen Bezirke zu klein sind, als daß ihr Ausfall sich bemerkbar machen könnte, teils weil sie sich in nicht lebenswichtigen Organen finden, teils weil sie Teilerscheinungen schwerer Allgemeinerkrankungen sind, in denen ihre Symptome nicht deutlich hervortreten. Wir sagen in allen diesen Fällen von lokalem Tod, daß die Teile der *Nekrose*[1] verfallen bzw. daß sie nekrotisch werden. Wenn das Absterben langsam vor sich geht, wenn das Leben, eventuell unter gleichzeitigen oder vorausgegangenen Degenerationen, allmählich erlischt, reden wir von Nekrobiose.

Die *Ursachen, die zur Nekrose führen*, sind mannigfaltig. Vor allem kommen die früher besprochenen, äußeren Schädlichkeiten in Betracht.

1. Eine der häufigsten Ursachen ist eine **örtliche Ernährungsstörung,** bedingt durch Behinderung bzw. Aufhebung der Blutzufuhr, wie sie durch Verschluß einer Arterie bei fehlendem Kollateralkreislauf hervorgerufen wird (s. unter Infarkt, S. 107). Ebenso muß eine Unwegsamkeit aller abführenden Venen Stillstand der Zirkulation und Nekrose nach sich ziehen.

2. Daß **thermische Schädlichkeiten,** starke Hitze und Kälte, zur Nekrose führen, wurde schon S. 18/19 besprochen.

3. Viele chemische **Gifte** und Bakterientoxine rufen Nekrose hervor (s. S. 23).

4. Weiter üben manche **Drüsensekrete,** wenn sie fehlerhafterweise in das Gewebe gelangen, eine nekrotisierende Wirkung aus, so z. B. der Pankreassaft (vgl. Fettgewebsnekrose, s. Abschnitt Pankreas).

5. Eine häufige Ursache von Nekrosen bilden Schädigungen durch **mechanische Einwirkungen.** Sie töten die Zellen entweder unmittelbar durch Zertrümmerung oder durch Zerstörung ihrer Lagebeziehung zu den ernährenden Gefäßen. Ebenso kann langdauernde Druckwirkung zu Nekrosen führen (Drucknekrose); ein bekanntes Beispiel bildet der Druckbrand (Decubitus[2]), der bei bettlägerigen Kranken an den dem Druck der Unterlage ausgesetzten Körperstellen infolge Abklemmung der Gefäße häufig auftritt.

6. Von der nekrotisierenden Wirkung verschiedener Arten von **Strahlen** war S. 15 die Rede.

7. Ob Schädigungen von **Nerven** als unmittelbare Ursache von Nekrosen (trophoneurotische Nekrosen) anzusehen sind, ist fraglich. Als Beispiel wird oft die sog. *symmetrische Raynaudsche*[3] *Gangrän* angeführt. Dabei handelt es sich um Nekrose der peripheren Körperteile (Finger und Zehen, Ohren, Nasenspitze) bei jugendlichen, anämischen, nervösen Personen; in der Regel gehen der Nekrose wiederholte Anfälle von örtlicher Blässe voraus, die häufig mit Schmerzen verbunden sind. Inwieweit hier Gefäßkrämpfe (Spasmen) oder anatomische Veränderungen der kleinen Gefäße (Endarteriitis und Endophlebitis) eine Rolle spielen, ist nicht klar.

Die makroskopische Beschaffenheit abgestorbener Gewebe wechselt je nach Ursache und Organ. Bei den Nekrosen durch Unterbrechung der arteriellen Blutgefäße *(ischämische Nekrose)* ist der Herd blaß, da das im Herd vorhandene und eventuell aus der Umgebung nachströmende Blut bald zerfällt.

Weniger gut sieht man mit freiem Auge den Herden die Nekrose an, in denen bald mehr, bald weniger Blut vorhanden ist, so vor allem also den *hämorrhagischen Nekrosen* bzw. Infarkten. Hier läßt das Blut besondere Eigentümlichkeiten des toten Gewebes nicht hervortreten. Ebenso ist es bei jenen Nekrosen, die durch allmähliches Aufhören der Zirkulation unter Übergang in Stase entstehen. Die absterbenden Teile bekommen dann eine blauschwarze Farbe. Aber die Nekrose verrät sich durch die ausgesprochene Abkühlung, die Unbeweglichkeit und Unempfindlichkeit.

Beim Aussehen der *Nekrose durch Chemikalien* spielen der Blutgehalt im Augenblick der Giftwirkung und die besondere Wirkung des Giftes eine Rolle. Salpetersäure z. B. färbt die toten Teile gelb (sog. Xanthoproteinreaktion), Sublimat ruft weiße Farbe, Schwefelsäure durch eine Art Verkohlung und Umwandlung des Blutfarbstoffes schwarze Schorfe hervor. Auch die Konsistenz der Nekrose hängt vom Gift ab. Alkalien verflüssigen die Gewebe (Kolliquationsnekrose), während Säuren und Salze vorwiegend das Eiweiß fällen (Koagulationsnekrose).

Während lebende Gewebe nur schwer Farbstoffe annehmen, werden tote Gewebe leicht von ihnen gefärbt. So werden z. B. Nekrosen, die mit Galle in Berührung kommen, sofort gelblich. Ebenso färbt die Galle am Obduktionstisch nicht nur die Gallenblasenschleimhaut, sondern auch alle übrigen toten Organe. Übrigens tötet man ja auch zum Zwecke der histologischen Färbung die Gewebe zunächst durch die verschiedenen Fixierungsflüssigkeiten ab.

---

[1] Nekros (griech.) tot.   [2] Decumbo (lat.) sich niederlegen.   [3] M. RAYNAUD (1839—1881), französischer Internist, Paris.

d) Weiteres Schicksal der abgestorbenen Teile

Manche nekrotischen Gewebe erleiden im kleinen das gleiche Schicksal wie der tote Gesamtorganismus. Sie verfallen der Autolyse und bei Anwesenheit von Bakterien der Fäulnis. Während die Autolyse verhältnismäßig langsam vor sich geht, verwandelt die bakterielle Fäulnis die Eiweißsubstanzen bald in eine weiche, zerfließende Masse, welche infolge der Umwandlung des Hämoglobins zu Verdoglobin einen schmutziggraugrünen Farbton aufweist. Gleichzeitig macht sich ein jauchig stinkender Geruch bemerkbar. Wir bezeichnen diesen Zustand als *Gangrän*[1] oder *feuchten Brand*[2]. Er tritt ebenso an Extremitäten wie an inneren Organen auf. Die Gangrän von Teilen der Extremität oder der ganzen Extremität geht meist auf einen Arterienverschluß zurück. Die betroffenen Gebiete werden zunächst infolge der Absperrung der arteriellen Blutzufuhr kalt und bläulich, um dann, wenn Bakterien durch oberflächliche Hautwunden eingedrungen sind, stinkend jauchig zu zerfallen (s. Abb. 114). An inneren Organen tritt die Gangrän überall dort auf, wo schon vorher vorhandene Bakterien Gelegenheit haben, sich in dem nekrotischen Gewebe anzusiedeln und es zur Fäulnis zu bringen, also im Bereich des Mundes, des Respirationstraktes, auch der Lunge, im Darm usw.

Fehlt die Bakterieninvasion, so kann die Autolyse das Feld beherrschen. Im Bereich der Extremitäten kommt es zu einer mehr und mehr fortschreitenden Eintrocknung der Gewebe infolge Flüssigkeitsabdunstung an der Oberfläche. Die betroffenen Teile erscheinen ebenfalls schwärzlich wie beim feuchten Brand, sind aber geschrumpft und können schließlich ein mumienartiges Aussehen annehmen. Wir sprechen dann von *Mumifikation* oder *trockenem Brand*.

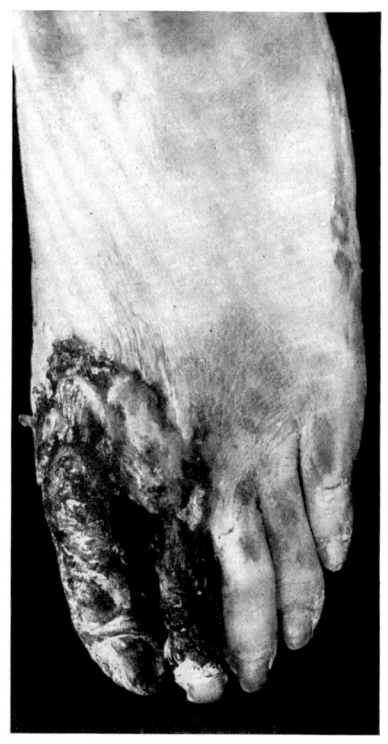

Abb. 114. Gangrän der 1. und 2. Zehe

In inneren Organen ist natürlich eine solche Austrocknung durch Abdunstung nicht ohne weiteres möglich, da die Gewebe, auch wenn sie vom arteriellen Blutstrom abgesperrt sind bzw. nicht mehr regelrecht durchblutet werden, weiter von den Körperflüssigkeiten durchspült sind. Da die Zellmembranen durchlässig geworden sind, gelangen Calciumionen in das Zellinnere und aktivieren die hier vorhandenen Fermente, welche Eiweiß zur Gerinnung bringen können; außerdem strömt mit dem Plasma Fibrinogen zwischen und in die Zellen ein und gerinnt ebenfalls. Da also Gerinnungsvorgänge das hervorstechendste Merkmal solcher Nekrosen sind, nennt man sie auch *Koagulationsnekrosen* (s. S. 154). Makroskopisch bieten solche Nekroseherde, besonders wenn sie auf einer Absperrung der arteriellen Blutzufuhr beruhen (anämische bzw. ischämische Nekrose), ein besonders kennzeichnendes Bild (Abb. 115). In Milz, Niere und Herzmuskel lernten wir sie schon als anämische Infarkte kennen (s. S. 107). Sie zeichnen sich aus durch

---

[1] Gangraina (griech.) Brand. [2] Wegen der Ähnlichkeit mit verbranntem Gewebe.

eine blasse, undurchsichtige, weißliche bis weißlich-gelbe Farbe und eine das umgebende Gewebe übertreffende Konsistenz. Ähnlich sehen die bakteriellen Nekrosen aus. Die durch Tuberkelbakterien bedingten sind durch eine mattweiße bis trübgelbe Farbe und eine trockene, brüchige bis weiche, oft schmierige Beschaffenheit gekennzeichnet. Sie haben eine gewisse Ähnlichkeit mit trockenem oder weichem Käse. Wir sprechen daher hier von Verkäsung. Auch bei Syphilis finden sich solche toten Gewebsmassen. Ähnliche Nekrosen kommen ferner in verschiedenen, rasch wachsenden Geschwülsten vor.

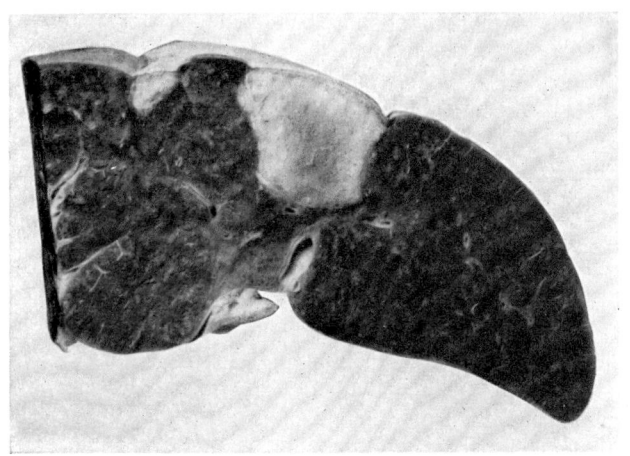

Abb. 115. Anämische Milzinfarkte, der kleinere in Vernarbung

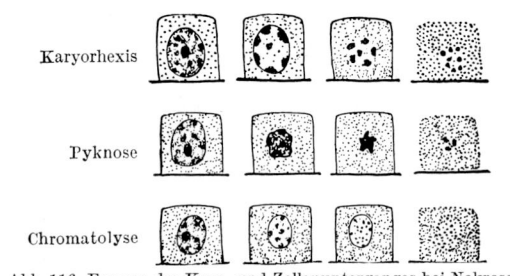

Abb. 116. Formen des Kern- und Zellenunterganges bei Nekrose

Mikroskopisch sind derartige Nekrosen in erster Linie durch den Untergang bzw. Schwund der Färbbarkeit der Zellkerne gekennzeichnet (Abb. 116). Dabei geht das Chromatin unter verschiedenen gestaltlichen Bildern verloren. Einmal wird die chromatische Substanz aus der toten Zelle mehr und mehr ausgelaugt, so daß schließlich die ganze Kernstruktur nur mehr schattenhaft angedeutet zu erkennen ist (Chromatolyse[1]). In anderen Fällen sammelt sich vital das Chromatin an der Kernmembran der sich aufblähenden Kerne an (Kernwandhyperchromatose) und tritt auch gelegentlich durch diese in Form von Tröpfchen durch, bis schließlich auch solche Kerne in einzelne sich auflösende Chromatinbröckel zerfallen (Karyorhexis[2]). Eine letzte Form des Kernunterganges besteht in einer Schrumpfung der Kerne, so daß ihre Begrenzung zackig wird: Das Chromatin sintert zu einem dichten Klumpen in der Kernmitte zusammen (Pyknose[3]), um schließlich ebenfalls zu zerfallen oder aufgelöst zu werden. Mit dem Verschwinden des Kernes

---

[1] Chroma (griech.), Genitiv: chromatos Farbe, gemeint ist Färbbarkeit des Chromatins; lysis (griech.) Lösung.   [2] Karyon (griech.) Kern; rhexis (griech.) Zerreißung.   [3] Pyknos (griech.) dicht.

werden auch die Cytoplasmastrukturen immer undeutlicher. Die Zellen büßen ihre gegenseitige Begrenzung ein. Ihr Cytoplasma bildet infolge Gerinnung eine trübe oder mehr homogene Masse, die sich stärker mit Eosin färbt. Das Cytoplasma wird teils aufgelöst, teils bröckelt es in feinen Partikeln ab, bis schließlich die ganze Zelle verschwunden ist. Alle diese Auflösungsvorgänge sind aus der Durchströmung mit fermenthaltiger Körperflüssigkeit zu erklären, welche die Gewebsbestandteile nach und nach auflöst.

Wir finden diese Veränderungen am deutlichsten ausgeprägt in den schon oben erwähnten anämischen Infarkten der Niere, der Milz und des Herzens. Im Bereich des Gehirns kann die Koagulation des Eiweißes keinen bestimmenden Einfluß auf

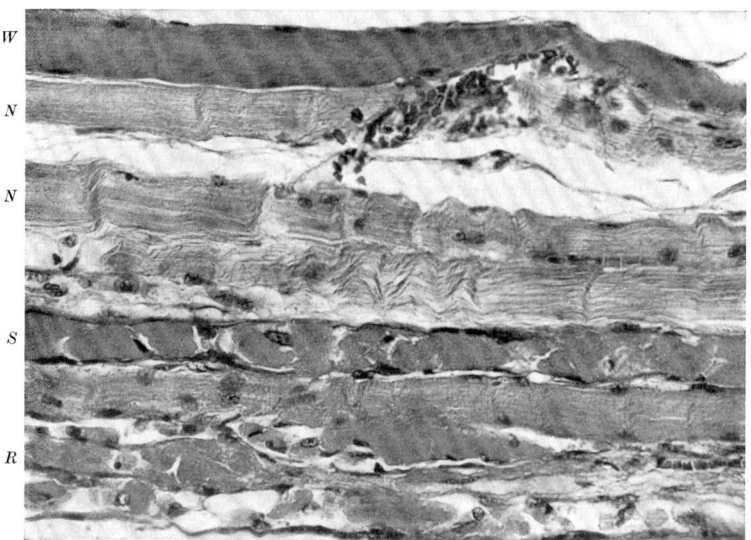

Abb. 117. Wachsige Entartung (*W*), scholliger Zerfall (*S*) und beginnende Resorption (*R*) der zerfallenen Muskelfasern; (*N*) normale Fasern

Aussehen und Schicksal der nekrotischen Teile ausüben, weil im Zentralnervensystem mengenmäßig die nichtkoagulierbaren Fettsubstanzen überwiegen. Dementsprechend tritt hier das Bild des autolytischen Zerfalls mehr in den Vordergrund: Es kommt zu scholliger Auflösung der Myelinscheiden, deren Fett sich entmischt und von Fettphagocyten (Körnchenzellen s. Abb. 96) aufgenommen wird. Das abgestorbene Gewebe wird dadurch zu einem mehr oder weniger flüssigen Brei, der dann aus zerfallener Gehirnsubstanz und eingedrungener Flüssigkeit besteht. Man spricht von Erweichung oder Kolliquation. Durch Abwanderung der Körnchenzellen und Aufsaugung der Flüssigkeit werden die erweichten Teile entfernt.

Es gibt aber auch ein Absterben bloß von *Zellbestandteilen*; so werden z. B. bei der willkürlichen Muskulatur manchmal die quergestreiften Fibrillen nekrotisch, während die Muskelzelle selbst erhalten bleibt.

Das ist der Fall bei der sog. *wachsartigen Degeneration*, die deshalb so heißt, weil die ergriffenen Teile ein gelbliches, durchsichtiges Aussehen und eine festere Konsistenz bekommen. Der Befund wurde zuerst von ZENKER[1] bei Typhus abdominalis in der Bauchdeckenmuskulatur, hauptsächlich in dem unteren Ansatz des Rectus abdominis erhoben. Er kann aber überall auftreten, wo Muskulatur durch Gifte oder durch Quetschung geschädigt wurde. Unter dem Mikroskop (Abb. 117) sieht man die contractilen Fibrillen in homogene, der Querstreifung entbehrende, unregelmäßige Schollen zerfallen, die aber außen vom erhaltenen Sarkolemm mit seinen Kernen umhüllt werden. Auch der von seiner Ganglienzelle abgetrennte *Nervenfortsatz* stirbt ab, während die Ganglienzelle selbst erhalten bleibt.

[1] F. A. v. ZENKER (1825—1898), Pathologe, Erlangen.

D. Die Wiederherstellung der geschädigten Gewebe. Die Heilung der Krankheiten

Mit den bisher besprochenen Veränderungen der Gewebe, den verschiedenen degenerativen und nekrotisierenden Vorgängen, mit den Strukturabweichungen und den Atrophien hängen bestimmte funktionelle Störungen der Organe bzw. Krankheitserscheinungen zusammen. Eine Wiederherstellung des normalen Zustandes, eine Heilung der Krankheiten, ist demgemäß nur möglich, wenn jene Veränderungen der Gewebe rückgängig gemacht oder auf andere Weise ausgeglichen werden. Das setzt aber voraus, daß zunächst die Schädlichkeiten, die das Gewebe angriffen, beseitigt werden. Denn solange sie wirken, werden immer neue Veränderungen entstehen.

Heilung einfacher Schäden kann dadurch eintreten, daß, wie wir schon an mehreren Stellen sahen, leichtere Veränderungen (fettige Degeneration, trübe Schwellung, Amyloidentartung, Atrophie) sich zurückbilden, daß die Gewebe wieder werden, wie sie waren. Das ist aber ausgeschlossen, wenn Zellen oder größere Gewebsabschnitte durch fortschreitende Degeneration oder durch Nekrose zugrunde gingen. Dann kann eine Wiederherstellung nur dadurch eintreten, daß an Stelle der fehlenden Bestandteile sich neue bilden. Ist das nicht möglich, dann muß der Ausfall auf andere Weise ausgeglichen werden. Danach ergeben sich verschiedene Wege, auf denen für den untergegangenen Gewebsabschnitt ein Ersatz möglich ist.

Der eine ist die Neubildung eines Gewebes, das dem verlorenen gleichwertig ist und an seine Stelle tritt. Wir nennen den Vorgang *Regeneration* (I).

Der zweite Weg ist die Größenzunahme der nicht untergegangenen gleichartigen Gewebe, die dadurch den Ausfall der fehlenden ersetzen können. Wir reden dann von (kompensatorischer) *Hypertrophie* (II).

Der dritte Weg ist gegeben in dem vom Chirurgen vorgenommenen Ersatz untergegangener Teile durch verpflanztes, gleichartiges, demselben oder einem anderen Körper entnommenes Gewebe. Wir bezeichnen das als *Transplantation* (III).

Die vierte Möglichkeit, die sich nur auf mechanisch funktionierende Teile bezieht, betrifft eine Änderung im Bau der (neugebildeten oder schon vorhandenen) Gewebe, die durch den Ausfall der untergegangenen funktionell in besonderer Weise in Anspruch genommen werden und sich so umgestalten, daß sie den neuen Ansprüchen besser genügen können. Das nennen wir *funktionelle Anpassung* (IV).

Entwickeln sich bei solchen Neu- und Umbildungsvorgängen Formbesonderheiten der Gewebe, die von denen des ursprünglichen Gewebes abweichen, so sprechen wir von *Metaplasie* (V).

I. Regeneration

Der Ersatz verlorengegangenen Gewebes, die Regeneration, geht aus von den Zellen, die innerhalb des veränderten Bezirks noch erhalten geblieben sind, vor allem aber und oft allein von denjenigen der Umgebung.

Am leichtesten geht die Regeneration vor sich, wenn unter gleichartigen Zellen, z.B. denen des Bindegewebes oder der Epithelien eines Harnkanälchens, *einzelne* zugrunde gingen. Dann können die benachbarten erhaltenen Zellen sich teilen und so neue Zellen liefern, die an die Stelle der ausgefallenen treten.

Da in manchen Geweben schon normalerweise dauernd einzelne Zellen zugrunde gehen und durch neue ersetzt werden, gibt es auch eine „*physiologische Regeneration*": Man spricht auch von Zellmauserung oder von Wechselgeweben. So leben z.B. Darmepithelien 2 Tage, neutrophile Leukocyten 4 Tage, Cornealepithel 7 Tage, Epidermiszellen 30 Tage, rote Blutkörperchen 100 Tage. Die Schnelligkeit der Neubildung wird dabei durch eine Art Rückkoppelungsvorgang gesteuert.

Viel lebhafter muß die Regeneration sein, wenn *größere Abschnitte der Gewebe* vernichtet wurden. Durch die regeneratorische Wucherung entstehen dann zahlreiche neue Zellen, die den Defekt ausfüllen, indem sie in ihn hineinwandern und sich in ihm zu einem Gewebe anordnen, das mit dem fortgefallenen oft in allen wesentlichen Punkten übereinstimmt.

Nicht immer aber endet die Regeneration mit der Bildung eines vollkommenen Ersatzes für das Verlorengegangene: Sie kann in verschiedener Weise *unvollkommen oder atypisch* sein. Das hat einmal seinen Grund darin, daß die Regeneration nur von Zellen geleistet werden kann, die den fortgefallenen gleichwertig oder ihnen mindestens nahe verwandt sind. Verlorengegangene Epithelzellen können nur von gleichartigen Epithelien ersetzt, Bindegewebe kann nur durch Bindegewebszellen, Muskelgewebe nur durch Muskelzellen erzeugt werden usw. Ist eine Gewebsart völlig zugrunde gegangen, so kann sie überhaupt nicht regeneriert werden. Aber auch ein und dasselbe Gewebe regeneriert verschieden, je nach dem *Alter und Ernährungszustand* des Individuums. Bei jüngeren, gut genährten Menschen geht die Regeneration leichter und schneller vonstatten als bei alten und abgezehrten Individuen. Überdies gilt im allgemeinen der Satz, daß mit fortschreitender *Differenzierung* die Gewebe immer schlechter regenerieren: Embryonale oder überhaupt junge Gewebe regenerieren viel ausgiebiger als fertig ausgebildete. Die Regeneration ist weiterhin abhängig von der Ernährung bzw. *Blutversorgung* des Gewebes und von seiner ungestörten *Innervation*. Ausmaß und Schnelligkeit der Zellneubildung hängen schließlich sehr wesentlich ab von der *funktionellen Belastung* eines Gewebes, die sich über Blutversorgung und Innervation ausdrückt. So regeneriert z.B. Schilddrüsengewebe schlecht, sobald man nach Entfernung eines großen Teiles des Parenchyms die funktionelle Belastung des verbliebenen Restes durch Hormoninjektionen verhindert. Manchmal wird im Rahmen der Regeneration auch mehr Gewebe neugebildet als verloren ging. Die Regeneration schießt gewissermaßen über das Ziel hinaus und wird zur *Superregeneration*.

Die Ausmaße der Regeneration sind schließlich auch für die *einzelnen Gewebsarten* des Körpers verschieden.

a) Sind im *Bindegewebe einzelne* Zellen fortgefallen, so schwellen die benachbarten an und teilen sich. Die neugebildeten nehmen die frei gewordene Stelle ein, gewinnen die Eigenschaften fixer normaler Zellen und bilden fibrilläre Zwischensubstanz. Bei *größeren Defekten*, die zunächst durch Blut- oder Lymphgerinnsel ausgefüllt werden, findet eine Wanderung der am Rande vermehrten und vergrößerten Zellen in die Lücke statt. Die jungen Zellen füllen nach und nach den Defekt unter Beseitigung des Gerinnsels aus und bilden an dessen Stelle ein Keimgewebe, das schon frühzeitig mit jungen Gefäßen (s. unten) versehen wird. Es ist je nach der Größe der Lücke von wechselndem Umfang, nach linearen Hautschnitten, z.B. wenn die Wundränder eng aneinander liegen, nur in einem schmalen Zuge vorhanden (Abb. 118). Sehr bald beginnt dann die fibrillenbildende Tätigkeit der Zellen, sie werden zu Fibroblasten. Je älter das neue Gewebe wird, um so reichlicher ist die Zwischensubstanz: Die Zellen werden wieder kleiner, ihre Kerne länglich und schmal, bis aus dem Fibroblasten wieder eine normale Bindegewebszelle geworden ist.

Nicht immer geht die Regeneration so glatt „*per primam intentionem*"[1] vor sich. Größere Blutergüsse verzögern die Heilung, vor allem aber ist eine etwa

---

[1] (lat.) wörtlich: Durch die erste Anstrengung.

160 Die Wiederherstellung der geschädigten Gewebe. Die Heilung der Krankheiten

hinzukommende Infektion nachteilig. Die dann eintretende lebhaftere Entzündung (s. diese) verzögert den Abschluß der Regeneration. Die Wunde heilt „*per secundam intentionem*".

Regeneriertes Bindegewebe bekommt niemals genau die frühere Struktur wieder. Seine Fibrillen sind weniger regelmäßig und meist etwas dichter angeordnet. Die Bindegewebsregeneration ist also niemals ganz ideal, wenn auch funktionell ausreichend. In der Cornea z. B. bleibt eine leichte oder eine deutlichere Trübung (Leukom[1]), im Bindegewebe der Haut eine *Narbe* zurück.

b) Neue *Gefäße* entstehen durch Sproßbildung aus den alten, aber nur aus Capillaren. Arterien und Venen beteiligen sich nicht an der Regeneration. Wohl aber wandeln sich die neugebildeten Capillaren zum Teil in Gefäße arterieller und venöser Bauart um, indem in ihrer Wand elastische und muskulöse Elemente auftreten.

Die *Entstehung neuer Capillaren* erfolgt durch eine Wucherung der alten Endothelien. Diese bilden seitliche, sich bandförmig verlängernde Sprossen, die sich durch Verflüssigung aushöhlen. Die jungen endothelialen Sprossen bzw. Röhren vereinigen sich bald mit älteren Gefäßen oder mit ebenfalls neugebildeten Capillaren. So entsteht wieder ein zusammenhängendes Gefäßnetz. Interessant ist dabei, daß die Gefäße sich gegenseitig auffinden. Sie vermögen es offenbar deswegen, weil sie sich durch Stoffwechselprodukte gegenseitig beeinflussen (Chemotaxis).

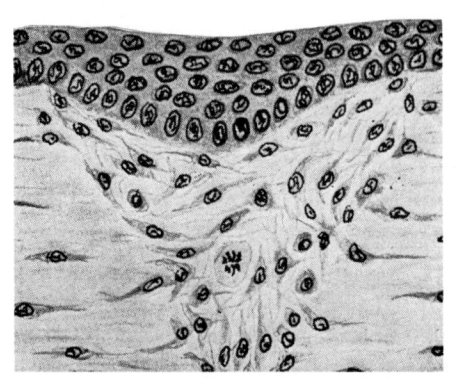

Abb. 118. Regeneration des Corneagewebes nach Einstich. Der Stichkanal mit jungen, vielgestaltigen Zellen gefüllt, eine abgerundete Zelle mit Mitose. Das Epithel regeneriert und verdickt

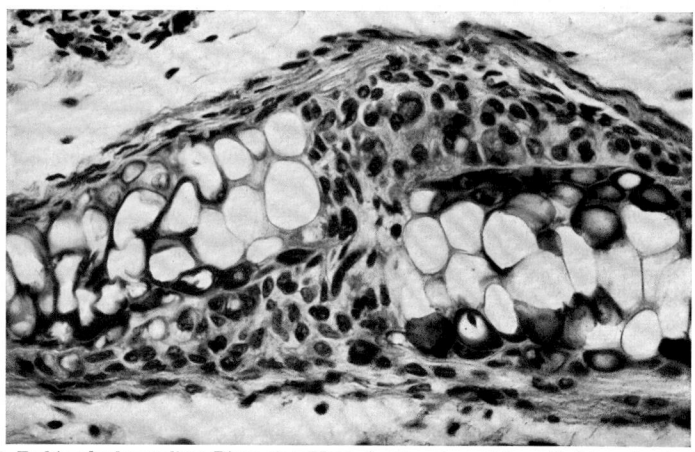

Abb. 119. Fraktur der knorpeligen Rippe einer Maus. Auseinandergewichene Frakturenden (großblasige Knorpelzellen) durch neugebildete Knorpelzellen (Knorpel-Callus) verbunden

c) Die Regeneration von *Fettgewebe* geschieht so, daß sich zunächst ein zelliges, fettfreies Keimgewebe bildet, das dann tropfiges Fett aufnimmt.

d) Der zumal nach Brüchen notwendige Wiederersatz von *Knochen* erfolgt nicht durch Wucherung der eigentlichen Knochenzellen, sondern nur durch Vermittlung des Periostes und des Endostes in Form der sog. Callusbildung (s. Abschnitt Knochen).

e) Der *Knorpel* (Abb. 119) regeneriert selbst ebensowenig wie der Knochen. Für ihn tritt das Perichondrium ein. Dieses liefert ein Keimgewebe, das die Lücke ausfüllt und sich in Knorpel umwandelt. Mechanische Belastung fördert die Ausbildung eines Knorpelgewebes.

---

[1] Leukos (griech.) weiß — wegen der weißen Farben der vernarbten Stelle.

Die Regeneration bleibt aber manchmal ganz aus. Dann pflegt die Heilung durch Bildung eines Bindegewebes zu erfolgen, das die Bruchenden zusammenhält.

f) Eine Regeneration der contractilen Elemente in den *quergestreiften Muskelfasern* ist nur möglich, wenn das Sarkolemm erhalten geblieben ist. Sie dauert etwa 4 Wochen. Ist dagegen das Sarkolemm zerstört bzw. durchtrennt worden, dann bilden sich an der Durchtrennungsstelle nur kolbenförmige Anschwellungen von Sarkoplasma, die zahlreiche Zellkerne enthalten (Muskelknospen). Sie vereinigen die Muskelenden nicht miteinander und erhalten nur undeutliche Querstreifung. Defekte der Muskulatur werden daher hauptsächlich durch Bindegewebe verschlossen, besonders im *Herzmuskel*, in welchem die Regenerationsfähigkeit noch geringer ist als in der Körpermuskulatur.

Die Regeneration der *glatten Muskulatur* ist meist mangelhaft, kommt aber sicher vor, wie experimentell nachgewiesen wurde. Verletzungen der glatten Muskulatur (z.B. nach Operationen am Darm) werden gewöhnlich durch Bindegewebe geschlossen.

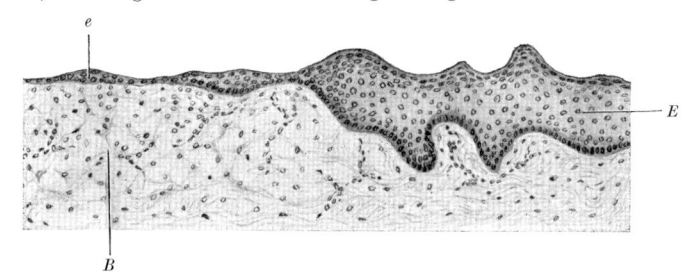

Abb. 120. Regeneration der Epidermis am Daumenballen des Frosches. *E* alte Epidermis; *B* neugebildetes Bindegewebe; *e* neugebildetes, von *E* auf *B* hinübergewachsenes Epithel

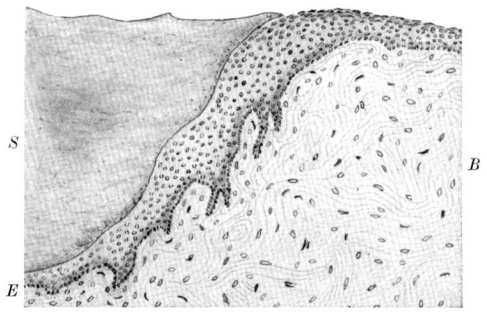

Abb. 121. Regeneration der Epidermis in einem Hautdefekt. *S* Schorf; *E* darunterwachsende, regenerierende Epidermis; *B* Bindegewebe

g) Die Regeneration des *Oberflächenepithels* läßt sich namentlich an der *Cornea* gut verfolgen. Hier kommen reine Epitheldefekte vor, weil das feste Bindegewebe bei Ablösung des Epithels oft nicht verletzt wird. Schon wenige Stunden nach einer Verletzung sehen wir die an die Wunde angrenzenden Epithelzellen sich aktiv über den Grund der Lücke hinüberschieben, wobei sie in 24 Std etwa 3 mm vorrücken. So wird das freiliegende Stroma bald wieder von einer einfachen Epithelschicht bedeckt. Erst nach dieser Zellwanderung kommt es zu einer sehr beträchtlichen Zellvermehrung, so daß die anfangs einschichtige Epithellage bald wieder mehrschichtig wird. Das neue Epithel stimmt schließlich mit dem alten vollkommen überein.

Ähnlich verläuft die Regeneration der *Epidermis*, nur vollzieht sich das Vordringen des Epithels über das freiliegende, meist unebene, weil ebenfalls verletzte Bindegewebe langsamer. Nach etwa 8—10 Std beginnt eine Verdickung der Epidermis am Wundrande durch Größenzunahme der Zellen, die sich über das freiliegende, ebenfalls regenerierende Bindegewebe (Abb. 120) hinüberschieben. Auf diesem bildet sich manchmal ein aus geronnener Blut- und Lymphflüssigkeit

162   Die Wiederherstellung der geschädigten Gewebe. Die Heilung der Krankheiten

bestehender Schorf (Abb. 121), unter welchen das Epithel zungenförmig eindringt. Nach 24 Std ist dieser Ausläufer noch kurz. Wenn dann das vordringende Epithel

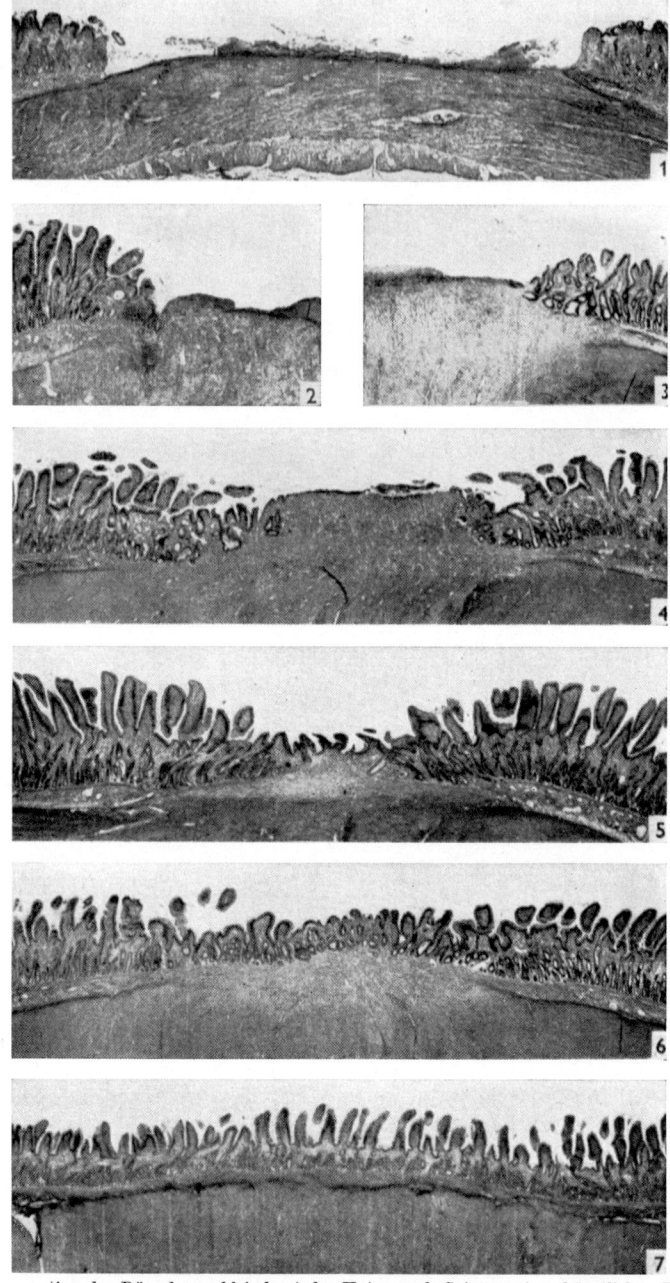

Abb. 122. Regeneration der Dünndarmschleimhaut der Katze nach Setzung eines künstlichen Defektes (oben) bis zur völligen Wiederherstellung (unten). (Nach McMinn und Mitchell)

sich auch mitotisch vermehrt, geht die weitere Regeneration rascher vor sich. Nach 48 Std sind nicht zu große Defekte bereits mit mehrschichtigem Epithel bedeckt.

War der Defekt so flach, daß in seinem Grunde noch Haarbalg- und Talgdrüsenreste stehengeblieben waren, so kann auch von ihnen ein Beitrag zur neuen Epidermis geliefert werden, während bei tieferen Defekten sich Haare, Talg- und Schweißdrüsen gewöhnlich nicht regenerieren, weshalb sie in Narben der Haut meist fehlen.

Bei der Neubildung verlorengegangener *Schleimhautabschnitte* (Magen, Darm) müssen sich nicht nur Oberflächenepithelien, sondern auch Drüsen und gegebenenfalls auch Zotten regenerieren (s. Abb. 122). Die am Defektrande befindlichen Epithelien wachsen über den Boden der Lücke als zunächst platte, dann kubische und schließlich zylindrische Zellen vor. Sie bilden Sprossen in das gleichzeitig im Wundboden wachsende junge Bindegewebe, die unter Verlängerung zu neuen, meist nicht ganz wie vorher ausgebildeten und nicht völlig funktionsfähigen Drüsen werden. Über dichtem, narbigem Bindegewebe kann die Drüsenbildung allerdings ganz ausbleiben.

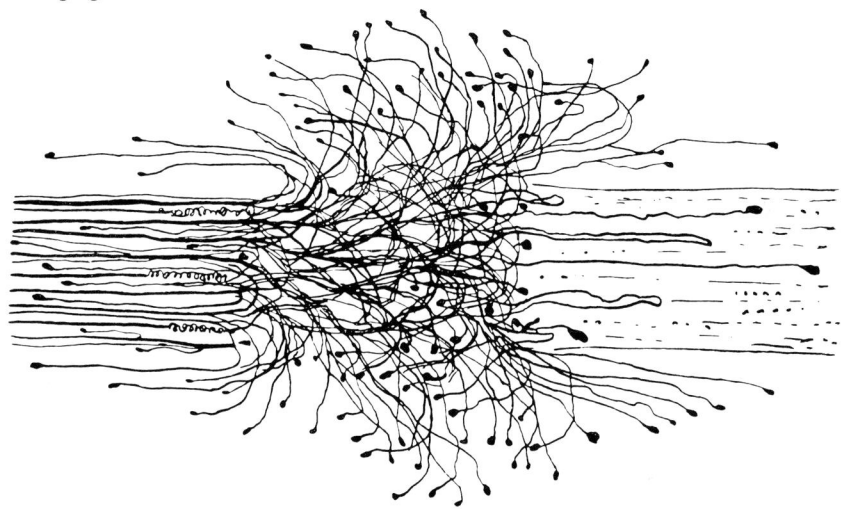

Abb. 123. Halbschematische Darstellung der Nervenregeneration nach Nervendurchschneidung. Links zentraler Stumpf, aus dem die Nervenfasern auswachsen; manche von ihnen in den peripheren Stumpf (rechts) eingedrungen. (Nach EDINGER)

h) Bei den *Tränen-, Speichel- und Brustdrüsen* kommt die Regeneration des funktionierenden Epithels über einige Zellteilungen nicht hinaus; vielmehr geht die Regeneration von den Ausführungsgängen, besonders von deren feineren Zweigen aus. Ihre Epithelien bilden neue Kanäle mit alveolenähnlichen Endanschwellungen. Auf diese Weise können umfangreiche Teile der Speicheldrüse ersetzt werden, doch wird das neue Epithelgewebe nicht wieder voll funktionsfähig.

In der *Leber* werden künstlich gesetzte Defekte hauptsächlich durch Bindegewebe ausgefüllt. Allerdings zeigen die Leberzellen in der Umgebung Mitosen, aber sie dringen nur wenig in die Lücke vor. Viel lebhafter regenerieren die verletzten Gallengänge, deren Zellen oft sehr reichlich lange und vielgestaltige Sprossen bilden. Früher wurde angenommen, daß sich aus den Epithelien der gewucherten Gallengänge Leberzellen bilden, doch scheint dies kaum wirklich der Fall zu sein, vielmehr geht die Neubildung der Leberzellen offenbar nur von Leberzellen selbst aus.

In der *Niere* ist die Regeneration mangelhaft. Nur wenn innerhalb erhaltener Harnkanälchen einzelne Epithelien zugrunde gehen, tritt Zellneubildung ein. Nach Verletzungen oder experimentellen Erfrierungen, durch die das Epithel der Harnkanälchen abstirbt, sprossen die anstoßenden, erhaltenen Harnkanälchen in das ebenfalls regenerierende Bindegewebe hinein und bilden hier reichlich Kanäle, die aber immer ein indifferentes Epithel behalten, also nicht funktionsfähig werden. Neue Glomeruli bilden sich nicht.

Die *Schilddrüse* regeneriert gut. Aus den an einen Defekt angrenzenden Alveolen sprossen Epithelkolben und Epithelstränge hervor, die sich ähnlich wie in der embryonalen Entwicklung in einzelne Follikel zerlegen und Kolloid bilden.

164   Die Wiederherstellung der geschädigten Gewebe. Die Heilung der Krankheiten

Hoden und *Ovarium* sind sehr wenig regenerationsfähig. Gewebsverluste werden durch Bindegewebe ausgefüllt.

i) Das *Nervensystem* verhält sich hinsichtlich der Regeneration in seinen einzelnen Teilen verschieden: Während sie an den peripheren Nerven einen hohen Grad erreichen kann, regeneriert das Zentralnervensystem so gut wie gar nicht: Defekte werden nur durch gewucherte Gliazellen ausgefüllt.

Nach Durchschneidung eines *peripheren Nerven* stellt sich, wenn die beiden Stümpfe nicht zu weit voneinander entfernt sind oder operativ genähert wurden, eine funktionelle Kontinuität wieder her. Zunächst degenerieren Achsencylinder und Markscheiden im ganzen peripheren Abschnitt, dann wuchern die erhaltengebliebenen Schwannschen Zellen aus den beiden Stümpfen vor, und in dieses zellige Syncytium sprossen aus dem zentralen Stumpf die Achsencylinder ein. Sie dringen an Stelle der degenerierten Achsencylinder in den peripheren Abschnitt vor, während die erhaltenen Zellen der Scheide neues Nervenmark liefern. Auch motorische und sensible Nerven lassen sich wechselseitig vereinigen. Liegen die Stumpfenden aber zu weit auseinander, dann kommt es nicht zum glatten Hineinwachsen in den peripheren Abschnitt. Die Achsencylinder verlängern sich zwar auch, manche gelangen auch in den peripheren Abschnitt (Abb. 123), aber es entwickelt sich in der Hauptsache nur Bindegewebe zwischen den Enden. Fehlt nach Amputation der periphere Abschnitt des Nerven völlig, dann bilden die aussprossenden Achsencylinder und neu entstandenes Bindegewebe an dem Ende des Nervenstumpfes eine Anschwellung, das sog. „Amputationsneurom" (s. Abb. 124).

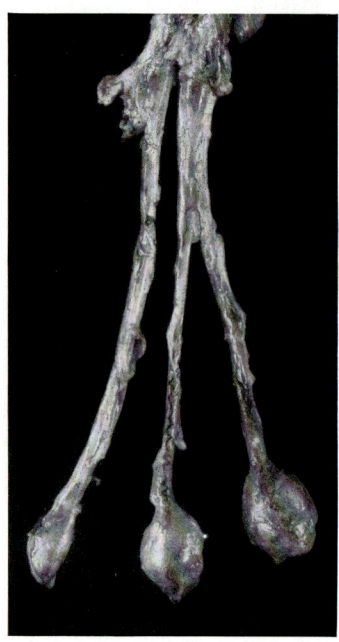

Abb. 124. Amputationsneurome

Defekte in *Gehirn und Rückenmark* schließen sich durch Wucherung des Bindegewebes, soweit es an den betroffenen Stellen vorhanden ist, und der Glia, die im Innern des Gehirns und Rückenmarkes allein die Lücke ausfüllt. Neue Ganglienzellen entstehen nicht. Die Achsencylinder sprossen wenig.

k) Der Wiederersatz der geformten Bestandteile des *Blutes* wird vom Knochenmark und von den Lymphdrüsen schnell besorgt.

II. Hypertrophie

Die Regeneration ist, wie wir sahen, bei den meisten Geweben in wechselndem Grade unvollkommen. Bei weniger lebenswichtigen Organen ist das ohne größere Bedeutung, bei anderen, zumal beim Nervensystem, schwerwiegend. Nun kann aber in vielen Fällen ein Verlust auch dadurch ausgeglichen werden, daß noch vorhandenes gleichartiges oder nahe verwandtes Gewebe an Masse zunimmt, hypertrophiert und dann durch entsprechend vermehrte Tätigkeit den Leistungsausfall deckt. Wir reden dann von einer *kompensatorischen* (d.h. ausgleichenden) oder *vikariierenden*[1] *Hypertrophie*. Sie kommt aber nicht bei allen Geweben vor. Im Gehirn kann z.B. ein Leistungsausfall auch ohne nachweisbare Hypertrophie durch die Tätigkeit korrespondierender Abschnitte gedeckt werden.

Hypertrophie[2] heißt wörtlich Überernährung. Aber vermehrte Nahrungszufuhr allein macht keine Größenzunahme. Sie kommt auch bei der kompensatorischen Hypertrophie nur zustande durch eine verstärkte Funktion. Allerdings bewirkt

---

[1] Vicarius (lat.) stellvertretend.   [2] Trepho (griech.) ernähren.

eine lediglich länger *dauernde* Tätigkeit keine Hypertrophie, ihr Eintritt ist vielmehr abhängig von einer (dauernden oder vorübergehenden) Höchstleistung. So müssen wir es also auffassen, wenn wir statt von kompensatorischer auch von *Arbeitshypertrophie* reden. Die verstärkte, den Rest mehr beanspruchende Funktion braucht nicht immer die Folge eines Ausfalles von Gewebe zu sein. Sie kann auch auf andere Weise, z.B. durch vermehrte Beanspruchung, ausgelöst werden. Dann werden wir den Ausdruck Arbeitshypertrophie besonders gern und ausschließlich gebrauchen.

Organe oder Organteile können sich aber auch vergrößern infolge Einwirkung verschiedener körpereigener Stoffe, ohne daß eine gesteigerte funktionelle Inanspruchnahme vorläge. So vergrößern sich unter dem Einfluß der Hormone die Brustdrüsen, der Uterus während der Schwangerschaft usw. In solchen Fällen sprechen wir auch von *korrelativer Hypertrophie*.

Der Organvergrößerung liegt entweder eine Vergrößerung der einzelnen Zellen und Zwischensubstanzen zugrunde, dann gebrauchen wir die Bezeichnung *Hypertrophie im engeren* — gewissermaßen histologischen — *Sinne*; oder sie geht auf deren Vermehrung zurück, dann reden wir von *Hyperplasie*[1], bzw. numerischer Hypertrophie, ein Vorgang, welcher der Hyperregeneration sehr nahe steht und oft kaum von ihr abzugrenzen ist. Hypertrophie und Hyperplasie können sich auch kombinieren. Für die makroskopische Betrachtung gilt allerdings nur die Bezeichnung Hypertrophie.

Das *Ausmaß und die Schnelligkeit* des Eintretens einer Hypertrophie ist ebenso wie bei der Regeneration vom Alter des Individuums abhängig: Jüngere Gewebe werden im allgemeinen leichter hypertrophieren als ältere, am besten embryonale Gewebe. Andererseits besteht zwischen Regeneration und Hypertrophie insofern ein gewisser Gegensatz, als jene Organe, die nur sehr mangelhaft regenerieren, oft stark hypertrophieren können und umgekehrt.

Für die Hypertrophie kennzeichnend ist es, daß sie, d.h. der Vorgang der Größenzunahme des Organs, in dem Augenblick *aufhört*, in dem die auslösende Ursache, also die erhöhte Beanspruchung, hormonale oder sonstige Einwirkung, wegfällt. Das betreffende Organ kann dann seine einmal erreichte Größe beibehalten oder auch *wieder kleiner werden*. Dies ist auch der grundlegende Unterschied einer hyperplastischen Wucherung (Hypertrophie durch Zellvermehrung) gegenüber der geschwulstmäßigen, autonomen Gewebswucherung.

Manche Organvergrößerungen kommen auch dadurch zustande, daß nach Schwund des spezifischen Parenchyms der entstandene Ausfall durch eine Vermehrung des Fettgewebes ausgefüllt wird. Diese sog. Vakatwucherung des Fettgewebes findet sich z.B. im Hilus von Schrumpfnieren, bei Atrophie der Speicheldrüsen, besonders des Pankreas, und ganz besonders bei der Atrophie der Skeletmuskulatur (Lipomatose, Abb. 640). Hier kann die starke Entwicklung des Fettgewebes eine mächtige Hypertrophie der eigentlich atrophischen Muskulatur vortäuschen. Wir sprechen dann von *Pseudohypertrophie*.

Ebenfalls nicht zu der Hypertrophie gehört die anlagebedingte übermäßige Entwicklung von Organteilen, Organen oder Organsystemen; hier liegen *Mißbildungen* vor.

Im folgenden wollen wir einige Beispiele von vikariierender bzw. Arbeitshypertrophie kennenlernen.

Bei der *Niere* tritt die Hypertrophie am deutlichsten ein, wenn das eine Organ ganz fehlt. Es kann von vornherein nicht angelegt oder intrauterin zugrunde gegangen sein. Dann ist das andere bereits bei der Geburt viel größer als es sonst gewesen wäre. Im späteren Leben kommt ein einseitiger Ausfall durch Operation, krankhafte Zerstörung (Geschwülste, Tuberkulose) vor.

---

[1] Plasso (griech.) bilden.

Die Vergrößerung des anderen Organs springt dann schon nach wenigen Wochen in die Augen. Sie beträgt höchstens zwei Drittel der früheren Größe, weil nur die gewundenen Harnkanälchen und die Glomerula an der Hypertrophie teilnehmen, (Abb. 125) neue Nephrone aber nicht gebildet werden. Die Epithelien vergrößern sich und vermehren sich, auch die Glomerula werden umfangreicher. Hypertrophische Vorgänge kommen in der Niere auch dann zustande, wenn kleinere oder größere Teile (z. B. durch Infarkte) untergingen. Dann nehmen die erhaltengebliebenen an Umfang zu.

Ganz besonders groß ist die Fähigkeit der *Leber*, den Verlust von Gewebe durch Hypertrophie des verbleibenden auszugleichen, was gewöhnlich als nicht ganz zutreffend als Regeneration der Leber bezeichnet wird: Das Gewicht einer normalen Rattenleber beträgt etwa 17 g; wenn man im Laufe eines Jahres durch wiederholte Hepatektomien zusammen 70 g Lebergewebe entfernt hat, kann man es erleben, daß das Tier schließlich doch noch mit 13 g Lebergewebe munter am Leben bleibt. Der Verlust wird teilweise durch Vergrößerung der einzelnen Leberacini, teilweise durch Bildung neuer Acini wettgemacht. Der Mensch verträgt die Resektion des ganzen rechten Leberlappens, der etwa 80% des Organs ausmacht; nach 3 Wochen sind alle Leberfunktionen wieder normal.

Was die Keimdrüsen anlangt, so zeigen Tierversuche, daß nach Entfernung eines *Hodens* bei einem jugendlichen Tier der andere Hoden größer wird als bei einem gleichaltrigen Kontrolltier. Auch beim Menschen wurde bisweilen nach operativer Entfernung eines Hodens Vergrößerung des anderen Hodens beobachtet. An den *Ovarien* ist eine kompensatorische Hypertrophie nicht bekannt, ebenso liegen keine Beobachtungen über vikariierende Hypertrophie der menschlichen Brustdrüse (nach operativer Entfernung der Brustdrüse der anderen Seite) vor. Hingegen wurde Vergrößerung einer *Nebenniere* nach Untergang der anderen festgestellt. Auch nach Entfernung eines Stückes der *Schilddrüse* tritt eine Hypertrophie des verbleibenden Teiles ein.

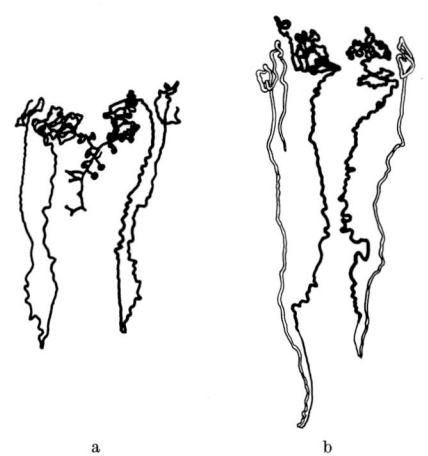

a b
Abb. 125a u. b. Kompensatorische Vergrößerung der Nephrone bei experimenteller Verkleinerung des Nierenparenchyms. a normale Nephrone; b nach Reduktion des Nierenparenchyms. (Nach ADDIS)

Sehr ausgeprägt ist die kompensatorische Hypertrophie bisweilen an der *Lunge*. In den Fällen von angeborenem Mangel (Aplasie) einer Lunge ist die andere Lunge ungewöhnlich groß, ferner hypertrophiert nicht selten die eine Lunge (manchmal sogar sehr beträchtlich), wenn die andere in jüngeren Jahren durch Krankheit zugrunde gegangen ist. Dies geschieht durch Aussprossen neuer Lungenbläschen. Durch starke Beanspruchung der Lungen, wie sie z. B. bei angestrengter körperlicher Tätigkeit eintritt, ist es gelungen, im Tierversuch eine solche „Arbeitshypertrophie" der Lungen zu erzeugen.

Ein *Skeletmuskel* nimmt in einer Woche um etwa 5% seines Umfanges zu, wenn er mit mehr als zwei Dritteln seiner Maximalkraft im Dauertraining belastet wird. Besonders gut bekannt sind die Vorgänge bei der Hypertrophie des *Herzmuskels*. Hier hat sich zeigen lassen, daß eine erhöhte Beanspruchung, z. B. durch Widerstände im Kreislauf, zunächst zu einer Erweiterung der betreffenden Herzabschnitte führt, die dann in Hypertrophie übergeht. (Näheres s. unter Myokard.) Diese Volumenvergrößerung der Muskulatur, welche das Doppelte der normalen Dicke erreichen kann, beruht bei Erwachsenen auf einer Dicken- und Längenzunahme der einzelnen Fasern, wobei die Zahl der Fibrillen in einer Muskelfaser zwar vermehrt ist, ihre Anordnung, d. h. ihr Abstand voneinander, aber gleich bleibt; beim Embryo und Kind können sich auch die Fasern selbst vermehren.

Auch die *glatte Muskulatur* wird hypertrophisch, z. B. die des Oesophagus bei den an der Kardia vorkommenden Verengerungen, die des Darmes bei Darmstrikturen, die der Harnblase (Balkenblase, Abb. 527) bei Striktur der Urethra. Es handelt sich dabei um Vergrößerung und nicht um Vermehrung der Muskelzellen, die bis zum 8fachen des Kern- und Cytoplasmavolumens gehen kann. Für die (korrelative) Schwangerschaftshypertrophie der Uterusmuskulatur ist bei Tieren ebenfalls der rein hypertrophische Charakter der Dickenzunahme der Uteruswand sichergestellt — es kommt also zu keiner Neubildung von Muskelfasern. Beim Menschen ist die Frage nicht endgültig entschieden, ob in der Schwangerschaft außer der Hypertrophie der bereits vorhandenen Muskelfasern noch zusätzlich eine Neubildung erfolgt.

Endlich ist eine kompensatorische Hypertrophie auch da zu verzeichnen, wo *ein dem fortgefallenen nicht völlig gleichartiges Organ* in Frage kommt. Wenn die Milz exstirpiert wird, so übernehmen Lymphdrüsen und Knochenmark einen Teil der Funktion (z. B. der Verarbeitung der Zerfallsprodukte der roten Blutkörperchen) und werden größer bzw. umgewandelt. Bei Fortfall der Schilddrüse sah man Hypertrophie der Hypophyse usw.

III. Transplantation

Wenn nach Verlust eines Gewebes die Regeneration unvollkommen bleibt, versucht der Chirurg oft, dadurch Ersatz zu schaffen, daß er gleichartiges Gewebe künstlich einpflanzt, transplantiert. Dieses Gewebe kann entweder vom selben Individuum — Autotransplantation — oder einem Individuum derselben Art — (Homoio- oder) Homotransplantation — oder einem Individuum einer fremden Art stammen — Heterotransplantation.

Die *Autotransplantation* gelingt in der Regel; dabei trachtet man, das von einer Stelle entnommene Gewebe so rasch und schonend wie möglich an die neue Stelle zu bringen. Trotzdem sterben dabei die randlichen, am meisten der mechanischen Schädigung ausgesetzten Anteile ab. Die lebend gebliebenen Zellen beginnen dann am neuen Ort zu wuchern und treten in organische Verbindung mit ihrer Nachbarschaft, welche ihnen ja die ernährenden Gefäße beistellen muß. Da also zu einer erfolgreichen Transplantation immer eine Wucherung des Transplantats gehört, werden solche Gewebe am besten zu transplantieren sein, die schon normalerweise die Fähigkeit zur regenerativen Zellvermehrung besitzen. Auch werden alle Einflüsse, welche die Regeneration fördern, günstig auf die gute Einheilung des Transplantates wirken, wie z. B. funktionelle Beanspruchung. So gibt z. B. autoplastische Verpflanzung der Schilddrüse bei thyreoidektomierten Tieren weit bessere Resultate als bei Tieren mit einer funktionierenden Schilddrüse. Mit einer Autotransplantation ist gleichzusetzen die meist erfolgreiche Übertragung von Gewebe von einem *eineiigen Zwilling* auf den anderen sowie die Transplantation innerhalb eines durch *Inzucht* genetisch einheitlich gemachten Tierstammes.

Bei *Homotransplantation* zwischen Säugern geht in der Regel das transplantierte Gewebe zugrunde. Zellen und Gewebe sterben aber auch in dem fremden Organ nicht ab, solange sie bloß mit den Säften, aber nicht mit den Zellen des fremden Organismus in Berührung kommen: Transplantierte Zellen in einer nur für Flüssigkeit, nicht aber für Zellen durchgängigen Kapsel bleiben lebend. Diese Tatsache spricht dafür, daß die Unverträglichkeit bzw. der Gewebstod nicht einfach durch freie Antikörper des Empfängers bedingt wird, sondern an die wirksame Anwesenheit von Zellen, insbesondere von Leukocyten, gebunden ist. Die Abstoßung des Homotransplantates entspricht also einer Immunreaktion vom verzögerten Typ (s. S. 47), wie sie durch zellständige Antikörper hervorgerufen wird; allerdings spielt dabei die gleichzeitige Anwesenheit von γ-Globulinen eine gewisse Rolle. Von der Regel, daß Homotransplantate zugrunde gehen, gibt es einige sehr bemerkenswerte Ausnahmen:

Eine fremde *Cornea* heilt ein und bleibt lebend und durchsichtig, allerdings nicht immer. Die schlechtesten Ergebnisse hat eine solche Hornhaut-Transplantation, wenn die Hornhaut des Empfängers vascularisiert war, also Leukocyten leichter an das Implantat herangelangen können. Bei der *Bluttransfusion*, die ja eigentlich auch eine Transplantation ist, bleiben die körperfremden Erythrocyten genauso lange lebend und funktionstüchtig wie die körpereigenen. Homotransplantierte *Nieren* beim Menschen können unter Umständen, bevor sie zugrunde gehen, eine Zeitlang, im Durchschnitt etwa 7 Monate, funktionieren und Harn ausscheiden. Das Angehen von Homotransplantaten kann auch durch eine besondere Beschaffenheit oder Beeinflussung des Empfängers erreicht werden. So sind z. B. Homotransplantate möglich bei Menschen, die Träger einer Thymusaplasie sind oder bei denen die Immunglobuline im Serum fehlen (Agammaglobulinämie S. 357). Durch Bestrahlung des ganzen Körpers oder der örtlichen Lymphdrüsen und der Milz, durch Gaben von Cortison oder gewissen Medikamenten (Mercaptopurin, Imuran) kann man die Abwehrreaktion zumindest eine Zeitlang zurückdrängen, so daß das Homotransplantat angeht. Auch die Beschaffenheit des Spenders spielt insofern eine Rolle, als Homotransplantate zwischen engeren Blutsverwandten leichter haften und sich länger halten.

Manche *bösartigen Tumoren* lassen sich von einem Tier auf ein anderes derselben Species übertragen, so, als ob im Zuge der Malignisierung das Geschwulstgewebe alle individuellen Gewebseigenschaften abgestreift und nur die der Species behalten hätte. An Freiwilligen durchgeführte Versuche mit Übertragung von menschlichen Krebszellen von einem Individuum auf das andere (Homotransplantation) haben ein erstaunliches Resultat ergeben: Bei Gesunden werden die übertragenen Krebszellen zerstört, während sie bei Menschen, die bereits an Krebs erkrankt sind, anwachsen; man führt dies darauf zurück, daß der Properdinspiegel bei Krebsträgern besonders niedrig ist.

Die Homotransplantation *junger*, eventuell *embryonaler Gewebe* ist im Tierversuch oft von besserem Erfolg begleitet als die der erwachsenen. Der leichteren Übertragbarkeit ontogenetisch jüngerer Gewebe entspricht phylogenetisch der Umstand, daß die Transplantation bei niederen Tieren in größerer Ausdehnung ausgeführt werden kann als bei höheren. Die großartigsten Experimente wurden an niederen Tieren vorgenommen. BORN hat Amphibienlarven in mannigfacher Weise durchschnitten und die Teilstücke verschiedenartig aneinandergeheilt, so daß z. B. das Kopfende der einen Larve an das Schwanzende der anderen zu liegen kam. Diese Versuche gelangen sogar bei Anwendung verschiedener Species.

Im späteren Leben sind die Homotransplantationen auch bei Tieren nur unter besonderen Umständen möglich: Wenn man z. B. einem Tier durch Ganzkörperbestrahlung die blutbildenden Zellen des Knochenmarks zerstört, kann man die leeren Markhöhlen durch Injektion der blutbildenden Zellen eines anderen Tieres wieder bevölkern. Nach einiger Zeit bilden diese Zellen aber Antikörper gegen den Wirt, so daß es zu einem eigentümlichen Zwergwuchs („Runt[1]-disease") und schließlich Tod kommt. Dabei treten in der Darmschleimhaut Veränderungen auf, die etwa dem Malabsorption-Syndrom (s. unter Darm) entsprechen. Russischen Forschern, insbesondere DEMICHOW, ist es gelungen, beim Hund Homotransplantate von ganzen Organen wie Kopf oder Herz über Wochen lebend und funktionsfähig zu erhalten. Dieser erstaunliche Erfolg hängt mit mehreren besonderen Umständen zusammen: einmal reagieren Hunde weniger empfindlich als andere Tiere und der Mensch — Homotransfusionen von Blut werden z. B. leicht vertragen; dann wurde bei der Transplantation durch Gefäßnähte für eine sofortige gute Durchblutung gesorgt; schließlich sind manche Organe, wie das Herz, weniger empfindlich als andere, z. B. die Niere.

Im Tierexperiment gelingt es auch, eine *Toleranz* gegenüber Gewebe derselben Species dadurch zu erzeugen, daß man dem neugeborenen Tier Zellen, z. B. von der Milz oder Lymphknoten desjenigen Tieres injiziert, von dem man dann später Transplantate zum Anheilen bringen will. Die Injektion hat aber diese Wirkung nur dann, wenn sie innerhalb der ersten Lebenstage gemacht wurde; eine spätere Injektion steigert im Gegenteil die Unverträglichkeit, was sich in einer schnelleren Abstoßung und Zerstörung eines Transplantates ausdrückt. Diese Intoleranz kann durch Lymphdrüsengewebe auf tolerante Tiere übertragen werden. Auch eine Art Sensibilisierung läßt sich nachweisen, da ein zweites Homotransplantat schneller (nach 4—5 Tagen) abgestoßen wird als ein erstes (nach 10—12 Tagen).

Durch eine im Fetalleben erworbene Toleranz ist die im Tierversuch öfter vorkommende, aber ausnahmsweise auch bei Menschen beobachtete Tatsache zu erklären, daß Zwillinge, deren Placentarkreisläufe miteinander kommunizieren, infolge einer „diaplacentaren Homotransplantation" Blutkörperchen von zwei verschiedenen Blutgruppen besitzen *(Erythrocytenchimären)*.

Aber auch dann, wenn das Homotransplantat abstirbt, kann es noch für den Wirtsorganismus von Nutzen sein dadurch, daß es entweder als mechanisches Substitut oder als Leitband für das eigene regenerierende Gewebe des Wirtsorganismus dient. Da also auf diese Weise auch ein abgestorbenes Transplantat seinen Zweck erfüllen kann, ist man dazu übergegangen, von vornherein *totes*

---

[1] Runt (engl.) Zwerg.

Gewebe zu überpflanzen. So hält man heute tote menschliche Knochen und Gefäßstückchen in Kühlschränken steril aufbewahrt (Knochenbank, Gefäßbank), um sie bei Bedarf sofort implantieren zu können. Schließlich hat man sogar *lebloses Material*, z. B. an Stelle eines resezierten Aortenstückes, eingepflanzt, das dann vom Bindegewebe umschlossen und vom Endothel bedeckt wird (s. Abb. 126).

Heterotransplantate sind bei Wirbeltieren nur ganz ausnahmsweise möglich. Durch Röntgenbestrahlung und Cortisongaben kann man den Wirtsorganismus bei manchen Tieren so beeinflussen, daß er sogar das Anwachsen auch speciesfremden Gewebes gestattet. Wahrscheinlich wirkt die Bestrahlung über eine Senkung des Properdinspiegels. So hat man z. B. menschliches Gewebe besonders von Tumoren

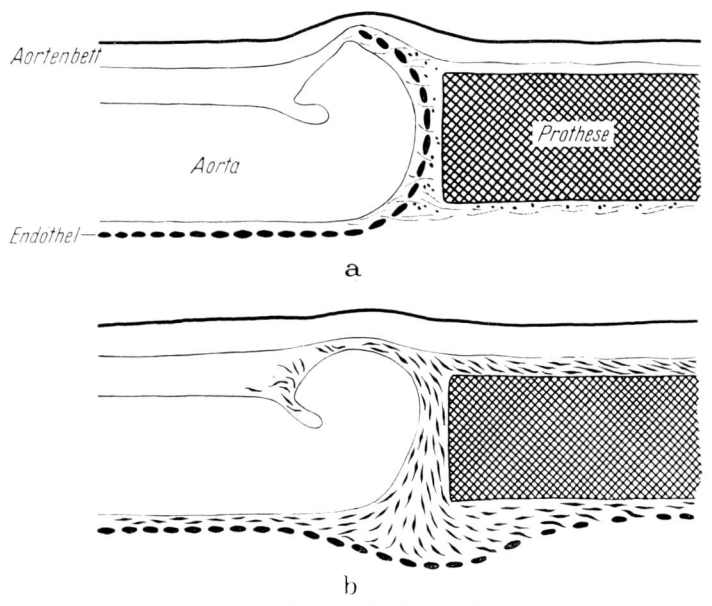

Abb. 126a u. b. Schema über Einheilung einer Kunststoffprothese in die Aorta. a kurz nach der Einpflanzung, b nach Ausbildung einer Intima und Ausfüllung des Nahttrichters durch Wucherung von Bindegewebszellen. (Nach PETRY und HEBERER)

auf Tieren „weitergezüchtet", indem man sie in die vordere Augenkammer einimpfte. Das Stroma der Iris und das Kammerwasser stellen nämlich einen besseren Nährboden dar, als z. B. das subcutane Gewebe. Merkwürdigerweise hat sich der syrische Goldhamster als ein für solche Transplantations-Experimente sehr günstiges Tier erwiesen. Beim Menschen hat nur die Heterotransplantation von endokrinen Drüsen des Affen eine gewisse Bedeutung erlangt: Wenn die Heterotransplanate im Wirtsorganismus zugrunde gehen, werden ihre Hormone langsam aufgesaugt, die ja bei den Säugetieren die gleiche Beschaffenheit haben. Die Transplantation wirkt hier wie die Anlegung eines „Hormon-Depots".

Im einzelnen liegen über die Transplantation von Geweben beim Menschen folgende Erfahrungen vor:

Die *Epidermis* wurde zuerst von REVERDIN[1] zur Deckung von Wunden autotransplantiert. Nach THIERSCH[2] werden dünne, nur aus Epidermis und aus schmalen, den Papillarkörper fast allein umfassenden Cutislagen bestehende Läppchen auf angefrischte Wunden übertragen. Die verpflanzten Teile werden zunächst durch eine Schicht geronnener Blut- und Lymphflüssigkeit an der Unterlage fixiert, aus der Gefäße und Zellen in das transplantierte Stück eindringen

---

[1] J. L. REVERDIN (1842—1908), Chirurg, Genf. [2] K. THIERSCH (1822—1895), Chirurg, Leipzig.

und dessen untergehende Cutis ersetzen. Die obersten Lagen des Epithels stoßen sich ab, die Keimschicht bleibt aber in wechselndem, oft nur geringem Umfange erhalten und regeneriert.

Die Transplantation von *Knochen* wird unter anderem dort vorgenommen, wo es sich um den Schluß einer Knochenlücke, z. B. einer Öffnung in den platten Schädelknochen, handelt. Man benutzt entweder das vorher operativ entfernte Stück selbst wieder oder Knochen von einer anderen Körperstelle oder von einem anderen Individuum. Aber selbst dann, wenn das eben erst entfernte Stück wieder eingesetzt wird, geht es zugrunde. Von dem Mark und Periost des alten Knochens dringen Osteoblasten mit Gefäßen in die Lücken des verpflanzten ein und bilden auf ihm, während er einer Resorption anheimfällt, neues Knochengewebe, das noch lange Zeit abgestorbene Reste des transplantierten Stückes einschließt (Abb. 127). Wenn demnach transplantierter Knochen auch nicht dauernd anheilt, so ist er doch richtunggebend für die Neubildung von Knochensubstanz. Auch tote Knochensubstanz enthält offenbar einen Stoff, der das umgebende Bindegewebe des Empfängers dahin beeinflußt, daß es Knochengrundsubstanz bildet. Im Tierversuch hat man zeigen können, daß es sich um einen mit Alkohol extrahierbaren Stoff handelt. Auf jeden Fall schließt das Transplantat den Defekt so lange, bis ein genügend fester, neuer Knochen an seine Stelle getreten ist.

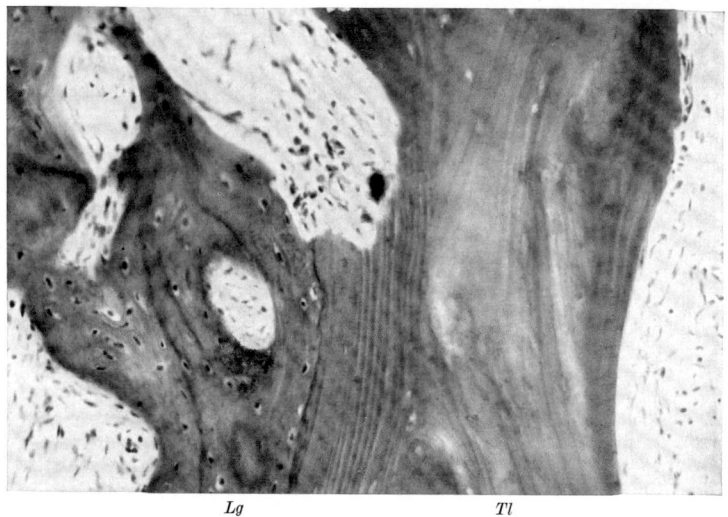

Abb. 127. Toter lamellärer Knochen (*Tl*), kenntlich an der fehlenden Färbung der Zellkerne, wird osteoklastisch abgebaut; auf ihm lagert sich lebender geflechtartiger Knochen ab (*Lg*)

Extrahierte *Weisheitszähne* wurden mit gutem (73%) Erfolg bei Jugendlichen an die Stelle von fehlenden Molaren wieder in den eigenen Kiefer eingesetzt.

Knorpel läßt sich mit Perichondrium erfolgreich autoplastisch übertragen, wobei sich analoge Vorgänge abspielen, wie die eben bei der Transplantation von Knochen besprochenen. Im Zusammenhang mit den Gelenkenden der Knochen wurde Knorpel zum Ersatz von Gelenkteilen und ganzen Gelenken überpflanzt.

Sehnen- und anderes Bindegewebe kann autotransplantiert werden und funktionell brauchbar einheilen, dürfte aber ebenfalls allmählich durch neugebildetes Bindegewebe ersetzt werden.

Das gleiche gilt bezüglich des *Fettgewebes*, das sich autoplastisch gut übertragen läßt. Man verwendet es zum Abschluß von Gewebslücken, z. B. der Dura mater, ferner bei kosmetischen Operationen zur Hebung eingesunkener Hautteile.

Die Homotransplantation der *Cornea* hat in einzelnen Fällen schöne Dauerresultate ergeben. Im allgemeinen scheint das Transplantat allmählich im Laufe der Zeit zugrunde zu gehen und durch ein von der Umgebung ausgehendes Regenerat ersetzt zu werden.

Autoplastische Überpflanzung von *Arterienstücken* wurde wiederholt mit gutem Erfolg ausgeführt. In allen diesen Fällen wird das transplantierte Gefäßstück allmählich aufgesaugt und durch Regeneration ersetzt; deshalb ist man auch hier dazu übergegangen, tote Gefäßstücke homoplastisch zu übertragen. Von diesen bleiben die elastischen Fasern und Membranen am längsten (bis zu 2 Jahren) erhalten, bilden sozusagen eine „Elasticaprothese", die dann von Mesenchymzellen besiedelt und von Endothelzellen überzogen wird. Es gelingt auch, Arterienstücke autoplastisch durch Venenstücke zu ersetzen, wobei diese durch funktionelle Anpassung allmählich den Bau einer Arterienwand annehmen.

Muskelgewebe ist gegen Unterbrechung der Ernährung sehr empfindlich; die Aussichten einer Transplantation sind daher nur dann etwas günstiger, wenn der Zusammenhang des Muskels mit seinen Nerven und Gefäßen erhalten geblieben ist (gestielte Transplantation).

Ein transplantierter *Nerv* geht stets zugrunde, kann aber trotzdem als Leitband für die regenerierenden Nervenfasern des Wirtsorganismus dienen in ähnlicher Weise, wie dies ja auch bei der gewöhnlichen Nervenregeneration der Fall ist. Man benutzt daher totes Nervengewebe, um einen Nervendefekt zu überbrücken.

Homotransplantate ganzer *Nieren* haben sich in etwa 60% aller Fälle bis zu 6 Jahren als funktionsfähig erwiesen, wenn das transplantierte Organ von einem Zwilling oder einem Geschwister stammte.

Die *endokrinen Drüsen* sind gegen eine Unterbrechung der Ernährung sehr empfindlich und gehen bei Transplantation in der Regel ganz zugrunde. Dabei werden die in ihnen enthaltenen Hormone langsam vom Wirtsorganismus aufgesaugt. So ist es verständlich, daß sogar Heterotransplantationen bei entsprechenden hormonalen Mangelzuständen vorübergehend Erfolg haben konnten: Wenn das Hormondepot geleert, d.h. das Transplantat völlig aufgesaugt ist, hört auch die Wirkung auf. Eine Dauereinheilung von endokrinem Gewebe wurde zwar öfter behauptet, kommt jedoch nicht vor.

IV. Funktionelle Anpassung

Im fertigen Organismus sind die gestaltlichen Formen der Funktion vollkommen angepaßt, da ja ohne dieses Angepaßtsein ein Leben nicht denkbar wäre. Wird aber während des Lebens durch Regeneration Gewebe neu gebildet, so kann das Ergebnis des Neubildungsvorganges durch die Funktion umgewandelt oder hinsichtlich seiner Leistung verbessert werden. Der Regeneration folgt die sog. funktionelle Anpassung (Roux). Aber auch ohne vorhergehende Regeneration werden wir Formänderungen von Organen im Sinne einer funktionellen Anpassung dann finden, wenn die Funktion des Organs sich ändert. Hier könnte man geradezu von ,,Umpassung" sprechen, zu der im weiteren Sinne auch gestaltlich nicht faßbare Zustandsveränderungen, wie etwa die Bildung von Antikörpern, zu rechnen wären. Sehr klar tritt uns die funktionelle Anpassung im Bereich des Binde- und Stützgewebes entgegen, dessen Anordnung schon unter normalen Verhältnissen deutliche und gut erforschte Beziehungen zu der jeweiligen Funktion zeigt.

Am besten erkennen wir den funktionellen Bau im Bereich des *Knochensystems*, da die Knochensubstanz deutlich entsprechend der Druckbeanspruchung angeordnet ist. Dort, wo die bei Druck entstehenden Spannungslinien dicht liegen, finden wir die Compacta, wo sie auseinanderweichen, entspricht ihrem Verlauf weitgehend die Anordnung der Spongiosabälkchen. Besonders deutlich ist die funktionelle Anpassung der Knochenstruktur im Bereich einer Neubildung nach Knochenzerstörung. Im Bereich des zunächst überschüssig angelegten Callus werden Compacta und Spongiosabälkchen schließlich nach den Druckbelastungslinien orientiert, wobei die wenig belasteten Teile durch Abbau schwinden. Wenn es z. B. infolge krankhafter Vorgänge zu einer knöchernen Verödung (Ankylose) des Kniegelenkes kommt, dann werden die beiden Knochenenden des Femur und der Tibia durch ein Bälkchenwerk überbrückt, dessen Verlauf leicht festzustellen ist (Abb. 128a). Roux bildete nun Femur und Tibiastumpf als Holzgabeln (Abb. 128b: C, D) nach und steckte zwischen sie eine paraffinbestrichene Gummiplatte (Abb. 128b: F). Bei Biegung des Modells zeichneten sich im Paraffinüberzug der Gummiplatte die Linien stärkster Verschiebung bzw. Beanspruchung als Sprünge ab. Ein Vergleich beider Bilder zeigt, wie sehr sich diese mit den tatsächlich gebildeten Knochenbälkchen decken. Aber auch der schon fertige Knochen unterliegt dem Gesetz der funktionellen Anpassung bzw. Umpassung. Entfernt man z. B. einem jungen Hund die Tibiadiaphyse, so daß die gesamte Last auf der Fibula ruht, dann zeigt diese nach einiger Zeit eine Zunahme der Dicke bis zu der der Tibia. Auch zur Aufrechterhaltung der normalen Knochenstruktur ist eine geringe Spannung bzw. wiederholte Erschütterung notwendig. Fehlen diese Reize, so verfällt der Knochen der Inaktivitätsatrophie bzw. dem Abbau, die also ebenfalls eine Art funktioneller Anpassung darstellen.

Auch im Bereich der *Gelenke* läßt sich eine funktionelle Anpassung bzw. Umpassung erzwingen. Fick verband beide Hinterbeine eines Hundes mit Drähten, so daß das Hüftgelenk nicht mehr wie ein Kugelgelenk, sondern nur mehr als Scharniergelenk benutzt werden konnte. Unter dieser geänderten Beanspruchung wandelte sich der normalerweise kugelige Femurkopf in ein walzenförmiges Gebilde um.

Die *kollagenen Bindegewebsfasern* sind praktisch nicht dehnbar und können daher am besten einem Zug in der Längsrichtung widerstehen. Dementsprechend sind sie auch normaler-

172 Die Wiederherstellung der geschädigten Gewebe. Die Heilung der Krankheiten

weise in der Richtung der stärksten Zugspannung angeordnet. Das Regenerat, das nach Durchtrennung zwei Sehnenstümpfe verbindet, ordnet unter der Wirkung des ausgeübten Zuges seine Bündel in der Zugrichtung an. Ebenso bildet sich transplantiertes Bindegewebe entsprechend der neuen Zugbelastung um. Als eine Art Umpassung könnte man die Verdickung einer Sehne ansehen, die bei stärkerer Beanspruchung in der Zugrichtung auftritt.

Etwas kompliziert ist die Neubildung von *Schleimbeuteln* aus dem Bindegewebe über einem Knochen, das besonderen Druckbeanspruchungen und Verschiebungen über dem Knochen ausgesetzt ist. Der neu entstandene Schleimbeutel schützt dann Knochen und Haut wie ein eingebautes Wasserkissen.

Etwas verwickelter sind die funktionellen Anpassungsvorgänge im Bereich des *Gefäßsystems*, dessen einzelne Abschnitte, entsprechend dem jeweils auf der Wand lastenden Druck, aus glatter Muskulatur, elastischem oder kollagenem Gewebe aufgebaut sind. Im Bereich der

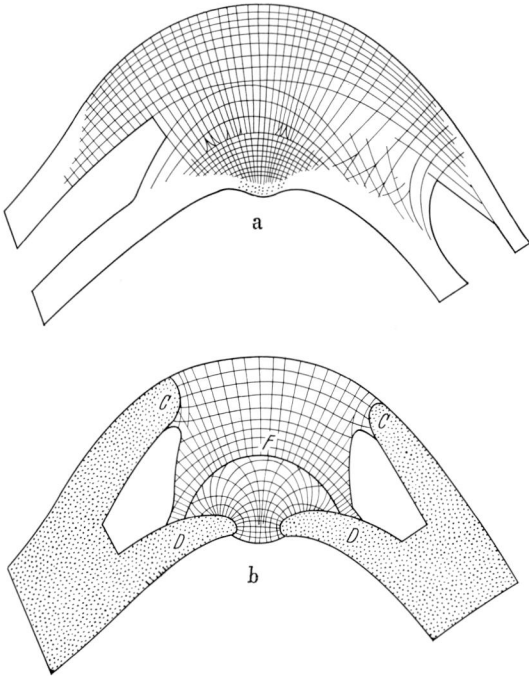

Abb. 128a u. b. a Verlauf der Spongiosabälkchen in einer Ellbogenankylose; b Verlauf der Spannungslinien im Modell. (Nach ROUX)

Arterien führt erhöhter Druck (Hypertonus) zu einer Verstärkung der elastischen und muskulären Elemente, die besonders an den Nierenarterien deutlich wird (s. Abb. 496). In ihrer Intima finden sich elastische Lamellensysteme, so daß hier gewissermaßen eine „Aorta im kleinen" entsteht. Auch eine dauernde Weiterstellung einer Arterie, wie sie z. B. zur Aufrechterhaltung mancher Umgehungskreisläufe notwendig ist, kann schließlich durch einen Umbau (Umpassung) des Gefäßes gestaltlich fixiert werden. Noch deutlicher treten derartige Veränderungen im Bereiche der Capillaren zutage. Unter dem Einfluß erhöhter Beanspruchung, besonders der Druckbeanspruchung, kann eine Capillare eine geradezu arterienähnliche Wand dadurch bekommen, daß die anliegenden Mesenchymzellen sich zu Muskelfasern entwickeln und das Gefäß ringförmig umspinnen. Auch ein Venenstück, das in den Verlauf einer Arterie künstlich eingeschaltet wird oder durch Bildung einer offenen Verbindung zwischen Arterie und Vene (sog. arteriovenöses Aneurysma) unter arteriellen Druck gerät, baut sich in der Wand entsprechend einer Arterie um.

An den *parenchymatösen (drüsigen) Organen* findet die Anpassung an die geänderte Funktion ihren Ausdruck in einer (Arbeits-) Hypertrophie bei vermehrter Tätigkeit oder einer (Inaktivitäts-) Atrophie bei verminderter Arbeitsleistung.

Die funktionelle Anpassung ist also nicht ein einzeln für sich dastehender, nur für gewisse Organe geltender Vorgang, sondern viel eher eine ganz allgemeine

Reaktionsweise, die es gestattet, viele der im vorhergehenden besprochenen Erscheinungen unter einem einzigen Gesichtspunkt zusammenzufassen.

V. Metaplasie

Bei den bisher besprochenen Wucherungsvorgängen nahmen die neugebildeten Zellen immer mehr oder minder weitgehend das Aussehen und die Formbesonderheiten des Gewebes an, von dem sie gebildet wurden: Ausgebildete Bindegewebszellen bildeten Fibroblasten, und diese wurden wieder zu faserbildenden Bindegewebszellen, Schilddrüsenzellen bildeten Follikel usw. Von dieser Regel gibt es aber Abweichungen. Manchmal entwickeln die neuen Zellen Formbesonderheiten, die von denen ihrer Mutterzellen verschieden sind: Aus gewucherten Abkömmlingen eines flimmernden Cylinderepithels entstehen typische Plattenepithelzellen, aus faserbildenden Bindegewebszellen knochenbildende Elemente usw. Dieses Vorkommnis wird als Metaplasie bezeichnet. Wir sehen bei solchen Gelegenheiten, daß die Zellen des erwachsenen Organismus nicht nur die Fähigkeit zur Vermehrung besitzen, sondern imstande sind, Zellen hervorzubringen, die von ihnen gestaltlich vollkommen abweichen. Ihre schlummernden Fähigkeiten (prospektive Potenz) sind also größer, als es ihre Stellung im gesunden Organismus (prospektive Bedeutung) vermuten läßt.

Allerdings trifft dieser Satz nicht ohne *Einschränkungen* zu: Aus gewucherten Bindegewebszellen wird zwar Knochen oder Knorpel entstehen, niemals aber Epithel; Abkömmlinge von Flimmerepithelzellen bilden sich zwar zu Plattenepithel, aber niemals zu Leber- oder Schilddrüsenzellen aus. In den erwachsenen Zellen steckt also nur die Fähigkeit, Zellen hervorzubringen, mit denen sie mehr oder minder weitgehend *embryologisch verwandt* sind. Ja, manchen Zellarten fehlt überhaupt die Fähigkeit, andere Zellen aus sich hervorgehen zu lassen, als sie selber darstellen, z. B. dem Plattenepithel der Epidermis.

Die Metaplasie als Abweichung von der gewöhnlichen Regeneration tritt meist dann auf, wenn sich diese unter veränderten (abnormen) Umweltbedingungen abspielt. Die jungen, vom ortsständigen Gewebe neugebildeten Zellen sind immer zunächst indifferent, zeigen also keine Formbesonderheiten. Spielt sich ihre Reifung unter denselben Bedingungen ab wie die der Ausgangszellen, so wird in ihnen auch deren Formbesonderheit auftreten. Haben sich aber die Umweltsbedingungen verändert, so erfolgt die Differenzierung (Reifung) in abgeänderter Richtung. Wenn z. B. das flimmernde Cylinderepithel der Trachea einem chronischen Reiz ausgesetzt ist, wie Tabakrauch oder Formalindämpfen, dann verschwindet die oberste, mit Flimmern ausgestattete Zellage; die von den indifferenten Basalzellen gelieferten neuen Zellen differenzieren sich nunmehr zu Plattenepithelien. (Abb. 129). Man bezeichnet diesen Vorgang, der letzten Endes eine *Regeneration mit anschließender abweigiger (Fehl-) Differenzierung* ist, als *indirekte* Metaplasie.

Die Bedeutung solcher Metaplasien liegt einmal darin, daß sie zu *funktionellen Störungen* führen können, wie Heiserkeit bei Plattenepithelmetaplasie des Kehlkopfes; Knochenbildung in Muskeln bei der sog. Myositis ossificans macht Versteifung usw. Bei Plattenepithelmetaplasie in Hohlorganen (Harnwege, Gallenblase, Uterus) schilfern die oberflächlichen, verhornten Zellagen ab wie an der äußeren Haut, können aber nicht wie bei dieser weggeschafft werden — sie sammeln sich an und zerfallen, wobei kristallinisches Cholesterin frei wird; daher wird dieser Zustand auch als Cholesteatom z. B. des Nierenbeckens bezeichnet. (Über andere Formen und Entstehungsweisen von Cholesteatomen s. S. 60 und weiter unten.) Das neugebildete Gewebe kann aber auch gegenüber der chronischen Schädigung, unter deren Einfluß es entstanden ist, *widerstandsfähiger* sein als das ursprüngliche oder Leistungen vollbringen, die an Ort und Stelle günstig wirken. Manche Metaplasien bilden sich bei Wegfall des ursächlichen Reizes durch neuerliche indirekte Metaplasie wieder zurück: so kann z. B. das durch Tabakrauchkondensat erzeugte Plattenepithel in der Trachea wieder durch Flimmerepithel ersetzt werden.

Außer der eben geschilderten indirekten Metaplasie glaubte man früher noch eine *direkte Metaplasie* annehmen zu können. Sie sollte darin bestehen, daß eine ausdifferenzierte Zelle sich unmittelbar (direkt), also ohne Zwischenschaltung einer regeneratorischen Zellneubildung, in eine anders differenzierte Zelle umwandelte. Genaue Untersuchungen haben aber gezeigt, daß diese direkte Metaplasie nur eine scheinbare ist. Manchmal spielen sich nämlich Zelluntergang und -neubildung sowie Fehldifferenzierung auf einem sehr kleinen Raum ab und sind dann schwer auseinanderzuhalten, wie z.B. in den verschiedenen Lagen eines mehrschichtigen

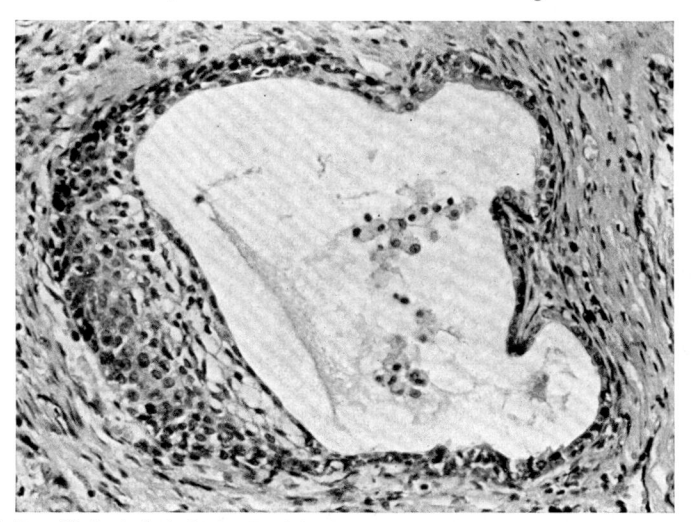

Abb. 129. Plattenepithelmetaplasie in der Prostata: links metaplastisches Epithel, rechts normales kubisches Epithel

Epithels: Die oberste Zellage geht zugrunde, und von den tieferen rücken neue Zellen nach, die nun abweichende Formbesonderheiten entwickeln. Dann hat sich scheinbar das Epithel direkt umgewandelt, ohne daß auf den ersten Blick der Vorgang der indirekten Metaplasie grob in Erscheinung getreten wäre. Die einzigen Gewebe, an denen eine direkte Metaplasie vorkommen dürfte, sind die Binde- und Stützsubstanzen.

Metaplasie — sei es direkte oder indirekte — kann durch verschiedene, anders zu deutende Vorgänge *vorgetäuscht* werden.

Nicht als Metaplasie zu bezeichnen sind Formänderungen der Zellen, die als *Anpassung an geänderte Umweltverhältnisse* eintreten: In ausgedehnten, luftgefüllten Lungenbläschen liegt z. B. das Alveolarepithel in Form platter Zellen der Wand an; fallen die Alveolen aber zusammen und verkleinert sich damit die zur Verfügung stehende Wandfläche, dann rücken die Epithelien enger aneinander, werden höher, ja kubisch und kleiden nunmehr die Lichtung als zusammenhängender, drüsenähnlicher Epithelbelag aus (s. Abb. 130). Umgekehrt kann Cylinderepithel durch Druck abgeplattet und so einem Plattenepithel äußerlich ähnlich werden, ohne aber tatsächlich seine Eigenschaften anzunehmen. In solchen Fällen sprechen wir nicht von Metaplasie, sondern von *histologischer Anpassung* (Akkommodation).

Ödematöse Durchtränkung, Auflockerung und Quellung von Binde-, Fett- und Knorpelgewebe verursacht manchmal eine *scheinbare Umwandlung in Schleimgewebe*.

Ebensowenig handelt es sich um Metaplasie, *wenn ein Gewebe durch ein anderes, aus der Nachbarschaft vorwachsendes Gewebe verdrängt oder ersetzt wird*, wie dies z.B. an Körperstellen der Fall sein kann, an denen Cylinder- und Plattenepithel unmittelbar aneinandergrenzen. So kann das Plattenepithel des äußeren Gehörganges die Schleimhautoberfläche des Mittelohres und seiner Nebenhöhlen auskleiden, wenn durch eine chronische Entzündung das ortsständige Cylinderepithel und das trennende Trommelfell zerstört wurden. Die oberflächlichen Epithellagen verhornen und bilden konzentrisch geschichtete Kugeln, die durch ihren Druck die

Knochenbälkchen im Warzenfortsatz und Felsenbein zum Schwund bringen. Bei Zerfall der Epithelschuppen tritt kristallinisches Cholesterin auf, so daß man von „Cholesteatom des Mittelohres" spricht. Die zerfallenden Hornmassen stellen einen günstigen Nährboden für verschiedene, von außen hereingelangende Fäulniskeime dar, so daß sie schließlich jauchig zerfallen und eine schwere chronische Mittelohrentzündung unterhalten. Solche Cholesteatome können aber auch („primär") durch indirekte Metaplasie des ortsständigen Epithels im Rahmen einer frühkindlichen Mittelohrentzündung entstehen.

Schließlich kann eine Metaplasie auch durch *Gewebsversprengung* vorgetäuscht werden, die entweder als Mißbildung während der embryonalen Entwicklung oder im späteren Leben entstanden ist. Das gilt z.B. für die in den Tonsillen manchmal zu findenden Knorpel- und Knochenspangen, welche durch eine embryonale Keimversprengung von den Kiemenbögen her erklärt werden können; manche Knochenbildungen kommen durch Verlagerung von Periostteilchen in die angrenzenden Gewebe bei Knochenbrüchen zustande.

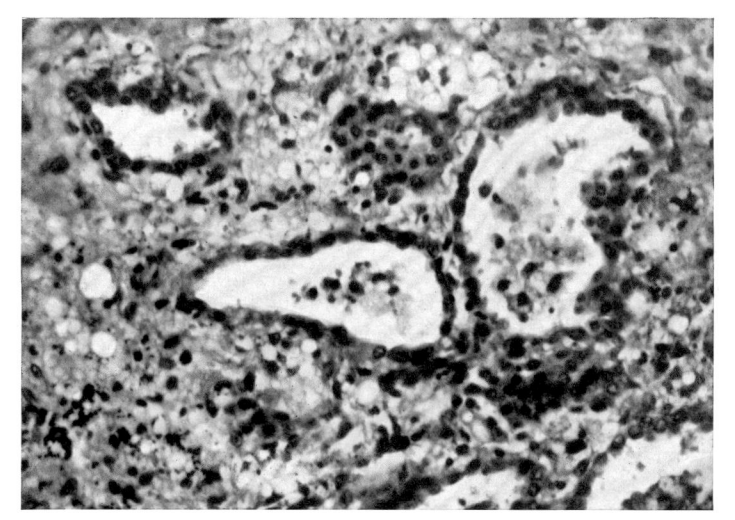

Abb. 130. Kubische Alveolarepithelien aus einer kollabierten Lunge (bei chronischer Entzündung)

Wir sehen also, daß Gewebe an Stellen, an die es normalerweise nicht gehört (ortsfremdes Gewebe), verschiedenen Ursprungs sein kann. Daher ordnet man ein solches Vorkommnis zunächst rein beschreibend unter den übergeordneten Begriff der *Gewebsheterotopie*[1] ein und versucht dann festzustellen, auf welchem der geschilderten Wege die Heterotopie jeweils zustande gekommen sein könnte.

E. Die Entzündung

I. Abgrenzung und Einteilung

Wir sahen bisher auf der einen Seite, wie Zellen und Gewebe unter dem Einfluß der verschiedenartigen Ursachen geschädigt, auf der anderen, wie die so entstandenen Schäden durch Regeneration, Hypertrophie, Anpassung und künstlich durch Transplantation ausgeglichen werden. Unter Umständen sind nun diese regressiven und progressiven Vorgänge von einer besonderen Reaktion der Gefäße begleitet, die dem ganzen Geschehen ihren Stempel aufdrückt. Wir sprechen dann von Entzündung, die in den einzelnen Organen, je nach deren Bau, Besonderheiten aufweist. In der Tat wird auch die Entzündung der einzelnen Organe verschieden bezeichnet, meist dadurch, daß man dem Namen des Organs die Endsilbe

---

[1] Heteros (griech.) ein anderer; topos (griech.) Ort.

„itis"[1] anhängt, wie Hepatitis, Dermatitis usw. Im Rahmen der allgemeinen pathologischen Anatomie müssen wir nunmehr versuchen, das allen diesen Organentzündungen Gemeinsame herauszuheben.

Manche Entzündungen laufen in Tagen oder höchstens Wochen ab und finden ihr Ende mit dem Aufhören der auslösenden Schädlichkeit. Diese Entzündungen bezeichnen wir als *akute Entzündungen*. Bleibt die entzündungserregende Schädlichkeit aber länger wirksam, so zieht sich die Entzündung über Monate, ja sogar Jahre hin. Wir sprechen dann von *chronischer Entzündung*. Auch eine solche chronische Entzündung muß natürlich einmal angefangen haben: Sie entsteht entweder aus der akuten Entzündung, wenn die Schädlichkeit weiter wirkt, oder setzt ohne deutlich hervortretenden (akuten) Beginn gewissermaßen schleichend ein. Der Unterschied zwischen akuter und chronischer Entzündung ist aber nicht bloß in ihrer verschiedenen Zeitdauer begründet, sondern findet auch Ausdruck in einer Verschiedenheit der geweblichen Vorgänge, wenn auch begreiflicherweise zahlreiche Übergänge zwischen beiden Entzündungsformen vorhanden sind. Bei der Besprechung der Entzündung werden wir aber gut tun, beide Entzündungsformen getrennt zu behandeln und uns zunächst mit der akuten (II), stets am Anfang stehenden, dann erst mit der chronischen Entzündung zu beschäftigen (III).

Die *Ursachen* der akuten und der chronischen Entzündung sind außerordentlich mannigfach. An erster Stelle stehen die pathogenen Bakterien. Aber auch andere Schädlichkeiten, wie Hitze, Kälte, Gifte, Fremdkörper, tierische Parasiten usw., vermögen Entzündungen hervorzurufen. Es ist auf den ersten Blick überraschend, daß eine so bunte Reihe von Einwirkungen trotzdem immer zu einer in den Grundzügen gleichen Reaktion des Organismus, eben der Entzündung, führt. Besonders die akuten Entzündungen zeigen ein recht einheitliches, auf gewisse Grundvorgänge zurückführbares Bild, so daß sich von selbst der Gedanke aufdrängt, daß jene verschiedenen Schädlichkeiten doch über ein und denselben, ihnen allen gemeinsamen Mechanismus ihre entzündungserregende Wirkung ausüben. Die Gewebsvorgänge bei der chronischen Entzündung sind zwar in den Grundzügen auch immer dieselben, doch können sie im Gegensatz zur akuten Entzündung durch die ursächliche Schädlichkeit zu gewissen kennzeichnenden Formen abgewandelt werden. Wir werden einige derselben, in erster Linie die durch Fremdkörper und abgestorbene Teile hervorgerufenen chronischen Entzündungen, in einem eigenen Abschnitt zu besprechen haben (IV).

Erst wenn Aussehen und Ablauf der verschiedenen Entzündungsformen klargelegt sind, wird es möglich sein, eine Definition der Entzündung zu geben (V) und auf ihre Bedeutung für den Gesamtorganismus einzugehen (VI).

II. Akute Entzündung

a) Die akute Entzündung des gefäßhaltigen Bindegewebes

Akut entzündete Gewebe zeigen schon für das bloße Auge bestimmte Eigentümlichkeiten, die an den äußeren Körperteilen am deutlichsten, im Inneren des Körpers weniger sichtbar sind. Ein entzündetes Hautgebiet zeichnet sich einmal durch eine meist intensive Rötung aus. Dazu kommt eine Schwellung der geröteten

---

[1] Diese Endsilbe stammt aus dem Griechischen, wo sie die weibliche Endung eines Eigenschaftswortes ist. Man sagt z. B. ἡ νεφρίτης νόσος (he nephritis bzw. nephrites nosos), wörtlich übersetzt „die nierige Krankheit". Später wurde dann das Eigenschaftswort selbständig zur Bezeichnung einer entzündlichen Nierenerkrankung („Nephritis") verwendet, der man unter dem Einfluß F. VOLHARDS die degenerative Erkrankung mit der Endsilbe -ose (Nephrose) gegenüberstellte. Nur selten wird die Entzündung eines Organs anders ausgedrückt als durch die Endsilbe -itis, wie z. B. Pneumonie für Entzündung der Lunge. Allerdings gewinnt in letzter Zeit die Bezeichnung „Pneumonitis" mehr und mehr Anhänger.

Teile, die zugleich auch subjektiv und objektiv als wärmer empfunden werden als die Umgebung und die ferner Schmerz verursachen können. So ergeben sich vier Eigenschaften akut entzündeter Gebiete, die man gewöhnlich die *vier Kardinalsymptome* nennt. Sie wurden bereits von CELSUS[1] aufgestellt und als Rubor, Tumor, Calor und Dolor bezeichnet. Später hat GALEN[2], weil entzündete Teile weniger funktionsfähig sind als normale, als *fünftes Symptom* die Beeinträchtigung der Leistung als Functio laesa hinzugefügt. Allerdings sind die Kardinalsymptome nicht immer und überall deutlich nachweisbar.

Um die ihnen zugrunde liegenden Vorgänge im Gewebe genauer zu studieren, müssen wir ein lebendes Objekt wählen, das durch eine leicht überblickbare Anordnung seiner Teile die dauernde Beobachtung ermöglicht. Diese Eigenschaften besitzt das klassische Untersuchungsobjekt für derartige Versuche, das Mesenterium von Kalt- und Warmblütern, welches eine dünne, gefäßführende Membran darstellt, oder noch besser die sog. Clarksche durchsichtige Kammer, die man in ein Loch des Kaninchenohres einsetzt. Bringen wir eine entzündungerregende Schädlichkeit auf ein ausgespanntes Mesenterium, dann sehen wir als erstes eine Veränderung am Blutkreislauf, eine *örtliche Kreislaufstörung*, eintreten: Die zuführenden Arterien erweitern sich, das Blut strömt reichlicher herbei und zunächst auch schneller durch die Capillaren, ein Zustand, den wir als fluxionäre (aktive) Hyperämie kennen. Da sich aber bald auch die Capillaren und kleinen Venen erweitern, fließt das Blut dann wieder langsamer und auch weniger schnell als unter normalen Verhältnissen. Nicht selten kommt es bei besonders heftiger Einwirkung der Schädlichkeit zu einer sehr erheblichen Stromverlangsamung und über einen prästatischen Zustand zur Stase. Im Gefolge der Kreislaufstörung können wir das Austreten verschiedener Blutbestandteile aus den Capillaren, wie Blutflüssigkeit, weißen und roten Blutkörperchen, beobachten.

Es wäre nun durchaus möglich, daß die verschiedenen entzündungerregenden Schädlichkeiten an den Gefäßen bzw. ihren Nerven unmittelbar angreifen. Als wahrscheinlicher hat es sich aber herausgestellt, daß zunächst *lebende Zellen geschädigt* werden, die dann erst jene auf die Blutgefäße wirkenden Stoffe freisetzen. Es handelt sich in erster Linie um Histamin, Serotonin und Heparin, alles Stoffe, die die Durchlässigkeit der Gefäßwand steigern und die Gefäßlichtung erweitern. MENKIN hat auch noch andere beim Zellzerfall frei werdende Stoffe, meist Polypeptide, nachgewiesen und sie auch in reiner Form dargestellt: Ein Leukotaxin lockt die Leukocyten an und steigert die Durchlässigkeit der Capillarwand, ein leukocytoseauslösender Faktor, ein Globulin, wirkt auf das Knochenmark und führt zu einer erhöhten Leukocytenausschwemmung, ein Nekrosin ruft örtliche Gewebsschädigung hervor und ist, wenn es in den Kreislauf gelangt, verantwortlich für Fieber und Schädigung der parenchymatösen Organe. Die Entzündung würde also in Wirklichkeit mit einer Zellschädigung beginnen, von der erst die Kreislaufstörung und andere Symptome abhängig sind. Diese Anschauung kann uns auch die Tatsache verständlich machen, daß verschiedenste Einwirkungen zu einer grundsätzlich gleichen Reaktion führen; sie müssen nur imstande sein, lebende Zellen zu schädigen, um so mittelbar — oder vielleicht auch unmittelbar — auf die Strombahn zu wirken.

Schon bei geringen örtlichen Kreislaufstörungen kann man das *Austreten plasmatischer Flüssigkeit* aus den Blutgefäßen, besonders den Capillaren, beobachten. Es ist besonders dann deutlich, wenn man dem Versuchstier vorher einen Farbstoff in die Blutbahn injiziert hat: Der Flüssigkeitsaustritt geht zum Teil durch kleinste Öffnungen zwischen den Endothelzellen vor sich, aus denen man wie aus einem Vulkan die gefärbte Flüssigkeit ausströmen sieht. Nicht alle Eiweißstoffe des Blutplasmas gehen gleich leicht durch die Capillarwand hindurch. Am leichtesten tun dies die kleinen Moleküle des Albumins, schwerer die größeren des Globulins und Fibrinogens. Letzteres gerinnt, sobald es ausgetreten ist, durch die aus den Geweben frei werdende Thrombokinase zu den typischen *Fibrinfäden*.

---

[1] CELSUS (etwa 30 v. bis 50 n.Chr.), römischer Enzyklopädist.   [2] GALEN (etwa 131 bis 200 n.Chr.), griechischer Arzt in Rom.

Dieser Fibrinfilz verlegt die Gewebsspalten und Lymphgefäße, so daß er ein gut Teil dazu beiträgt, daß die entzündungauslösende Schädigung, wie Bakterien oder Gifte, an einer Stelle lokalisiert bleiben. Während dieser ersten Phase ist die Reaktion im Entzündungsbereich schwach alkalisch, um in der folgenden Phase nach sauer umzuschlagen.

Voraussetzung für den Durchtritt der *neutrophilen Leukocyten* durch die Gefäßwand ist natürlich, daß die Leukocyten zunächst in den Randstrom gelangen und dadurch mit der Gefäßwand in Berührung kommen (Abb. 41, 43b, 131). Fast durchweg handelt es sich dabei um den venösen Schenkel des Capillarsystems oder die

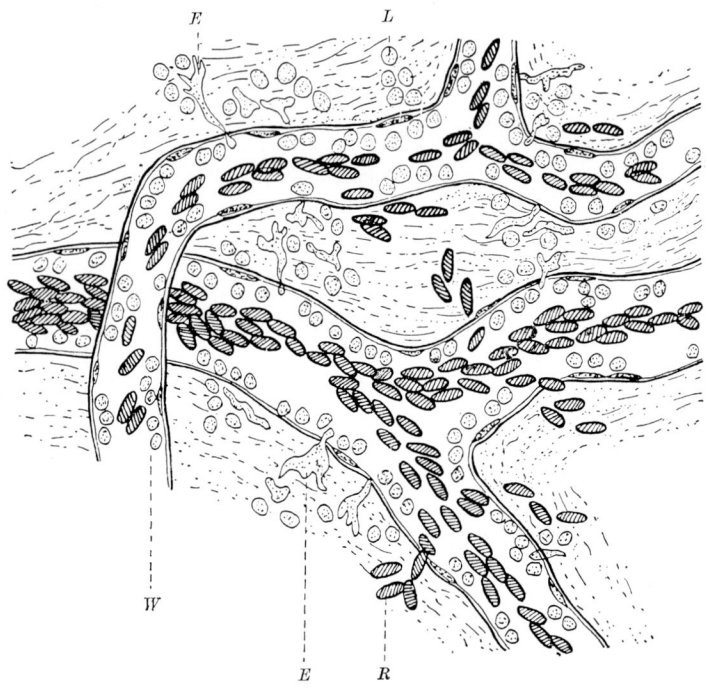

Abb. 131. Entzündetes Mesenterium des Frosches. Randstellung der Leukocyten in den Gefäßen (W); Emigration der Leukocyten (E); ausgewanderte Leukocyten (L) und rote Blutkörperchen (R) im Gewebe

Venolen. Die Leukocyten werden außerdem klebrig und haften an den Endothelzellen, (Abb. 41c) die sie manchmal mit Pseudopodien geradezu umgreifen, so daß sich die Gefäßwand mehr und mehr mit Leukocyten besetzt. Sehr bald beginnt nun ein sehr kennzeichnender Vorgang: eine Auswanderung (Emigration) der neutrophilen Leukocyten in das umgebende Gewebe, eine Leukodiapedese. Dabei schiebt sich ein amöboider Cytoplasmafortsatz des Leukocyten in die Lücke vor, die durch das Auseinanderweichen von Endothelzellen an ihren Haftstellen entstanden ist (Abb. 41d, 131); der Leukocyt passiert dann die Basalmembran, die sich vor ihm öffnet und hinter ihm wieder schließt. Ein solcher Durchtritt dauert etwa 5 min. Die Leukocyten treten also aktiv durch die Gefäßwand durch, wobei freilich der gleichzeitig durch die Stomata gehende Flüssigkeitsstrom rein mechanisch helfend mitwirken kann. Einmal in das Gewebe hineingelangt, (Abb. 132) kriechen die Leukocyten an den vorhandenen festen Strukturen, wie kollagenen Fasern oder Fibrinfäden, amöboid weiter, und zwar auf die geschädigte Stelle zu. Sie können dabei eine Schnelligkeit von 4—7 mm pro Tag entwickeln, die größer ist als die der Lymphocyten, aber z.B. noch immer 100mal kleiner als die eines Spermatozoons. Die von allen Seiten herkommenden Leukocyten häufen sich dann in und um die geschädigte Stelle herum an; sie wirkt also anziehend auf die Leukocyten, wir sprechen von Leukotaxis[1]. Diese Anziehung kann natürlich nur von gelösten Stoffen ausgeübt werden, welche die Leukocyten aus den Capillaren sozusagen herauslocken und ihnen durch das Konzentrationsgefälle den

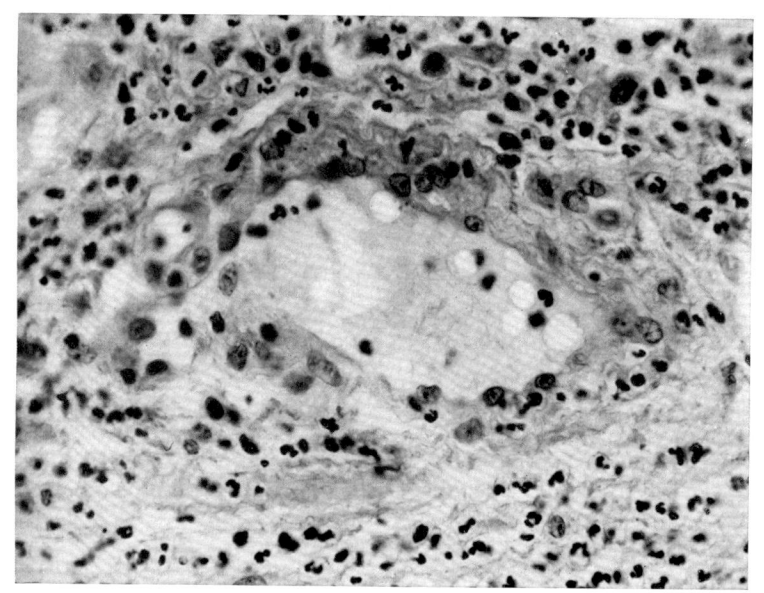

Abb. 132. Auswandernde und ausgewanderte Leukocyten um ein Gefäß. Aus einem Entzündungsherd

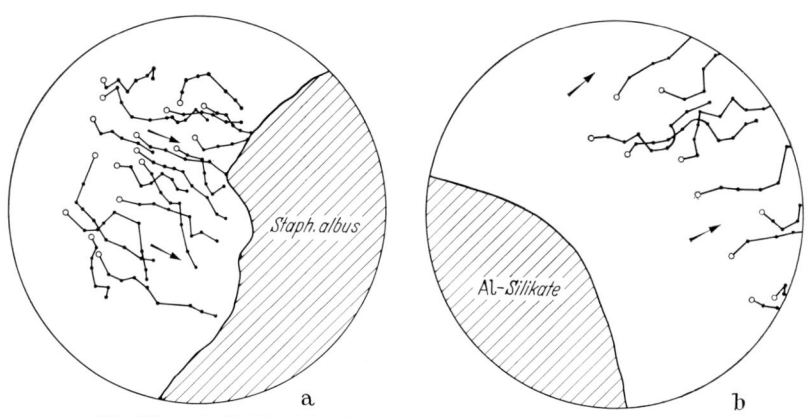

Abb. 133a u. b. Positive (a) und negative (b) Leukotaxis. (Nach McCUTCHEON)

Weg bis zum Sitz der Schädigung weisen. Wahrscheinlich handelt es sich weniger um die Einwirkung der Schädlichkeit selbst, als um einen bei der Zellschädigung frei werdenden Stoff, ein „Leukotaxin" (s. oben S. 177).

Solche positive (Abb. 133a) und negative (Abb. 133b) Leukotaxis läßt sich sehr schön anschaulich machen, wenn man den zu prüfenden Stoff auf einem feuchten Medium mit lebenden Leukocyten zusammen bringt. Allerdings ist die Wanderfähigkeit der Leukocyten bei Infektionskrankheiten herabgesetzt, manchmal geradezu aufgehoben.

---

[1] Taxis (griech.) das Ordnen.

In ähnlicher Weise wie die neutrophilen Leukocyten treten auch *eosinophile Leukocyten* aus den Gefäßen aus. Unter dem Einfluß gewisser Schädlichkeiten, wie z. B. tierischer Parasiten, können sie sogar an Zahl die neutrophilen Leukocyten übertreffen. Die Emigration von *Monocyten* setzt später ein.

Während die Leukocyten die Gefäße sehr bald nach dem Einsetzen der Entzündung verlassen, treten die *Lymphocyten* erst viel später aus. Sie liegen entweder diffus im Gewebe verstreut oder herdförmig um kleine Gefäße angeordnet, da ihnen eine ausgesprochene Chemotaxis fehlt.

Hat eine entzündungserregende Schädlichkeit dazu geführt, daß der Blutstrom fast oder ganz stillsteht, dann muß natürlich die Leukocytenauswanderung bald nachlassen oder ganz aufhören, denn die Zufuhr von neuen Leukocyten ist dann so gut wie völlig aufgehoben. Die vor oder nach einer Stase vorhandene oscillierende und ungeordnete Strömung bringt aber die sonst im Achsenstrom fließenden *roten Blutkörperchen* in Berührung mit der Capillarwand (Abb. 41e). Dabei können auch sie von der durch die Stomata abströmenden Flüssigkeit mitgerissen und rein passiv durch die Capillarwand durchgepreßt werden (Abb. 131 R), wie dies schon bei den Diapedeseblutungen besprochen wurde.

Alles, was bei den bisher besprochenen Entzündungsvorgängen aus den Gefäßen austritt, führt in seiner Gesamtheit die Bezeichnung *Exsudat*[1]. Da gewöhnlich nicht alle durchtretenden Blutbestandteile gleichmäßig im Exsudat vorhanden sind, sondern bald der eine, bald der andere überwiegt, können wir dementsprechend verschiedene Unterformen der Entzündung unterscheiden (s. unten).

Nun gibt es aber keine Entzündung, die durch die Vorgänge am Gefäßapparat allein gekennzeichnet wäre. Unter dem Einfluß der Schädlichkeit und des austretenden Exsudates kommt es immer zu *Veränderungen des Gewebes*, welches die betreffenden Gefäße umgibt, also in erster Linie des Bindegewebes. Um sie genauer kennenzulernen, können wir leider nicht mehr das lebende Mesenterium heranziehen, da dieses durch die Exsudation sehr bald undurchsichtig wird. Wir sind daher auf die Untersuchung von fixiertem Material an histologischen Schnitten angewiesen.

Im Bindegewebe zeigt sich schon nach 12—24 Std eine kennzeichnende Umwandlung seiner Zellen, besonders der sog. *ruhenden Wanderzellen (Histiocyten)*. Sie vergrößern und teilen sich mitotisch, lösen sich zum Teil vom Standort ab und liegen dann als freie Elemente gemeinsam mit den Leukocyten in den erweiterten Saftspalten. Ihre Form ist verschieden. Sie sind, wenigstens im fixierten Präparat, bald mehr rundlich, bald oval, bald langgestreckt; im frischen Zustand sind sie noch vielgestaltiger. Da die ausgetretenen Monocyten im Gewebe dieselben Formen annehmen, sind sie von den mobil gewordenen ortsständigen Histiocyten nicht mehr zu unterscheiden.

Durch die Exsudation und die Wucherung der fixen Zellen wird das Gewebe außerordentlich zellreich. Wir nennen es zellig infiltriert, besonders wegen der Leukocyten und Lymphocyten, die in dieser großen Menge nicht in das Gewebe hineingehören, gleichsam durch „*Infiltration*" hineinkamen.

Die Vorgänge, die wir bisher kennenlernten, reichen aus, um uns die vier an der Haut wahrnehmbaren Kardinalsymptome der Entzündung (S. 177) verständlich zu machen.

Die *Rötung* (Rubor) ist die Folge der Hyperämie. Die Mitte des voll entwickelten Entzündungsgebietes ist von dunkelroter Farbe, und zwar wegen der mit stärkerer Sauerstoffabgabe verbundenen Blutstromverlangsamung (und gegebenenfalls Stase). Die Randteile sind hellrot, weil hier die schnellere Zirkulation wegen geringerer Schädigung andauert. Da wir oft nur die Randabschnitte sehen und durch sie nicht in das Innere des Herdes hineinblicken, erscheint die Entzündung uns meist hellrot, wie stets im Beginn des Prozesses.

---

[1] Ex-sudo (lat.) aus-schwitzen.

Der *Schmerz* (Dolor) findet seine Erklärung in dem Druck des Exsudates auf die Nerven und in deren unmittelbarer Schädigung durch die Entzündungserreger (vor allem durch die bakteriellen Gifte) sowie einer mit der Exsudation verbundenen Säuerung der Gewebe.

Die *Erwärmung* (Calor) ist zu deuten wie bei der aktiven Hyperämie (S. 97) Nur diejenigen Teile werden wärmer als vorher, die in der Norm nicht die Temperatur des Körperinneren haben und sich ihr nun durch den verstärkten Zufluß warmen Blutes annähern. Der Entzündungsvorgang selbst erhöht die Temperatur des Teiles offenbar nicht.

Die *Schwellung* (Tumor) geht zurück auf die verstärkte Blutmenge sowie die Anhäufung von Zellen und Flüssigkeit im Gewebe.

Damit kennen wir die Vorgänge bei akuten Entzündungen des gefäßhaltigen Bindegewebes. Wie ist nun der *weitere Verlauf, wenn die entzündungserregende Schädlichkeit zu wirken aufhört*? Die Kardinalsymptome schwinden, Rötung und Schwellung gehen zurück, die Temperatur wird normal, der Schmerz läßt nach. Mikroskopisch stellen sich die normalen Kreislaufverhältnisse wieder her, die Emigration hört bald auf. Die Entzündung ist abgelaufen. Was wird dabei aus dem Exsudat und den gewucherten ortsständigen Zellen?

Die ausgetretene eiweißhaltige *Flüssigkeit* wird auf dem Wege der Blut- und Lymphbahnen sehr schnell wieder aufgesaugt. Fädiges *Fibrin* wird durch Fermente (Fibrinolysin) oder Zellen (Leukocyten) aufgelöst und resorbiert. Unter Umständen bleibt aber der Zerfall der Fibrinfäden aus, so daß sie liegenbleiben und dann nur im Rahmen einer länger dauernden (chronischen) Entzündung weggeschafft werden können (s. S. 198).

Die ausgewanderten *neutrophilen Leukocyten* verfallen samt und sonders dem Untergang. Keiner von ihnen gelangt wieder in die Umgebung zurück, die ihnen allein weiteres Leben gestattet, nämlich in die Blutbahn. Im Gewebe gehen sie zum größten Teil zugrunde, indem ihr Kern zerbröckelt und ihr Protoplasma zerfällt. Ein Teil wird in lebendem oder absterbendem Zustand mit der Lymphe abgeführt. So verschwinden die neutrophilen Leukocyten oft schon innerhalb weniger Tage vollständig aus dem Entzündungsherd. Länger können sich die *eosinophilen Leukocyten* im Gewebe halten.

Ein ähnliches Schicksal wie die neutrophilen Leukocyten erleiden auch die ausgetretenen *roten Blutkörperchen*. Sie sind ebenfalls außerhalb der Blutbahn nicht lebensfähig und unterliegen der Auflösung.

Die *Lymphocyten*, welche als letzte auf dem Schlachtfeld der akuten Entzündung erschienen, überdauern sie am längsten. Man kann oft noch später an ihrer Gegenwart eine früher abgelaufene Entzündung feststellen. Besonders bei den chronisch werdenden Entzündungen bleiben sie erhalten. Andererseits sind sie auch fähig, sich in andere Zellformen zu verwandeln, wie z.B. in größere Monocyten-ähnliche Zellen.

Die *Monocyten* wandeln sich in Histiocyten und faserbildende Zellen um, die von den ortsständigen Bindegewebszellen nicht mehr zu unterscheiden sind.

Die *Bindegewebszellen* machen den Vorgang, durch den sie zu großen Elementen wurden, in umgekehrter Richtung durch. Sie werden kleiner und bilden Zwischensubstanz und Fasern, werden also wieder zu Fibroblasten. Da sie aber vermehrt sind und jede für sich kollagene Fasern erzeugt, muß die Gesamtmasse des Gewebes zunächst etwas größer werden als vorher. Das gleicht sich aber bald aus durch dichte Aneinanderlagerung der Fasern, also geringere Entwicklung der Saftspalten. Dadurch wird das Gewebe fester als vorher und gewinnt besonders nach länger dauernden und stärkeren Entzündungen den Charakter einer Narbe (s. unten).

b) Die akute Entzündung gefäßloser Gewebe

Wenn wir als einen wesentlichen Bestandteil der akuten Entzündung die Vorgänge am Gefäßapparat kennenlernten, so wirft sich von selbst die Frage auf: Können auch gefäßfreie Teile in Entzündung geraten? Es gibt vor allem zwei Stellen, an denen diese Frage von Bedeutung ist, die Cornea und die Herzklappen.

Wenn eine Schädigung die Mitte der *Hornhaut* getroffen hat, so kann an dieser Stelle selbst von einer Emigration und Exsudation keine Rede sein, da hier ja keine Gefäße vorhanden sind. Aber die verhältnismäßig weit abliegenden Gefäße der Conjunctiva zeigen teils reflektorisch Blutstrombeschleunigung und Erweiterung, teils auch Emigration, die auf der Wirkung chemotaktischer Stoffe aus der Cornea beruht. Diesen Stoffen folgen die *auswandernden Leukocyten* und dringen so in der Cornea bis an die geschädigte Stelle vor. Hier sammeln sie sich oft in großen Mengen in der Umgebung der Schädlichkeit, der Bakterien, des Fremdkörpers usw. an. Da die Lücken eng sind, müssen die kriechenden Leukocyten eine langgestreckte Gestalt annehmen (Abb. 134). Die Kerne sind zu langen, fast fadenartigen Gebilden ausgezogen. Erst in der Nähe des Entzündungsherdes werden die Gewebespalten durch Ansammlung von Flüssigkeit weiter und geben den Leukocyten Raum, ihre runde Gestalt wieder anzunehmen.

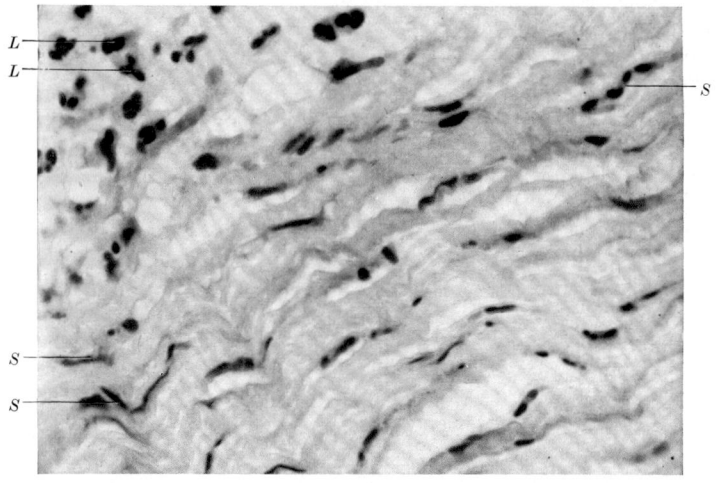

Abb. 134. Entzündete Cornea. Normal geformte Leukocyten (L) in der Bindehaut, spießförmige (S) in der Cornea selbst

Diese Wanderung ist nicht die einzige Art und Weise, wie Leukocyten in die Cornea gelangen können. Sie treten auch durch Epitheldefekte aus dem Conjunctivalsack in die Hornhaut über, nachdem sie aus der entzündeten Conjunctiva durch Emigration in ihn gelangt und durch den Lidschlag auf die Cornea verbreitet wurden. Während dieser Vorgänge bleiben die *bindegewebigen Corneazellen* nicht unbeteiligt. Man sieht sie größer, cytoplasmareicher werden, Teilungen eingehen, an Zahl zunehmen.

Die Entzündung der *Hornhaut* zeigt also grundsätzlich dasselbe Bild wie die Entzündung gefäßhaltigen Bindegewebes, nur verlaufen die Emigration und Exsudation einerseits, die Zellwucherung andererseits an getrennten Orten; in dem eigentlichen Entzündungsherd fehlen nur die Gefäße.

Noch deutlicher ist das an den *Herzklappen*. Die in der Nähe der freien Ränder sich abspielende Entzündung, die Endokarditis, führt nicht einmal zur Einwanderung von Leukocyten. Die Wucherung der fixen Elemente ist das einzige Zeichen der Entzündung.

An beiden Orten aber kommt noch eine neue Erscheinung hinzu. Nach längerer Dauer der Entzündung wachsen an der Cornea vom Rande, an den Herzklappen von der Basis her Gefäße in das Gewebe ein und dringen dort bis zur Mitte, hier bis zum freien Rande vor. Das *Einwachsen der Gefäße* ist wie die Einwanderung der Leukocyten auf chemotaktische Einflüsse zurückzuführen, die auf die Endothelien der Conjunctiva oder der Klappenbasis wirken.

c) Formen der akuten Entzündung je nach dem Verhalten des Exsudates

Das bisher besprochene Modellbild der akuten Entzündung kann durch zwei Faktoren abgewandelt werden:

Die *Zusammensetzung des Exsudates* kann insofern Verschiedenheiten zeigen, als ein Bestandteil überwiegt, während die übrigen zurücktreten oder gar fehlen. In diesem Sinne unterscheiden wir eine seröse, fibrinöse, eitrige und hämorrhagische Entzündung; ihnen schließt sich die putride Entzündung an, bei der Fäulniskeime das entzündliche Exsudat zersetzen.

Die Form der akuten Entzündung wird auch durch die *Beschaffenheit der Gewebe* bestimmt, in die das entzündliche Exsudat abgesetzt wird. Von dem Sonderfall der Entzündung gefäßloser Gewebe war eben die Rede. Darüber hinaus wird aber das Bild der Entzündung verschieden sein, je nachdem, ob das Exsudat in lockerem Bindegewebe, an der Oberfläche einer Schleimhaut oder serösen Haut oder im Bereich der äußeren Haut zu liegen kommt. Wir werden also bei Besprechung der durch die Verschiedenheit des Exsudats bedingten Entzündungsformen jeweils noch die verschiedenen Lokalisationen zu berücksichtigen haben.

1. Das **seröse Exsudat** enthält bedeutend mehr Eiweißkörper als z.B. die Ödemflüssigkeit. Es entspricht in seiner Zusammensetzung etwa dem Blutplasma. Fibrin und Leukocyten treten ganz in den Hintergrund. Ein solches Exsudat erscheint immer mehr oder weniger trübe.

Zu seröser Entzündung (RÖSSLE) der *Gewebe* kommt es z.B. bei Insektenstichen unter der Einwirkung bestimmter chemischer Schädlichkeiten. Dieses Exsudat kann entweder ähnlich wie die Ödemflüssigkeit spurlos durch die Lymphbahnen abgesaugt werden, oder aber es regt die ortsständigen Bindegewebszellen zu Faserbildung an. So kann durch Zunahme der Bindegewebsfasern eine Verdichtung und Verfestigung des Gewebes, eine örtliche Sklerose, entstehen. In anderen Fällen ist das seröse Exsudat nur der Vorläufer einer der gleich zu besprechenden schwereren Entzündungsform oder tritt als kollaterales entzündliches Ödem um einen andersartigen Entzündungsherd herum auf.

An die *Oberfläche von Schleimhäuten* abgesetztes seröses Exsudat wird seiner Schwere nach abfließen, wie wir es etwa aus der Nase beim Beginn eines Schnupfens abrinnen sehen. Wir sprechen dann von einem (serösen) Katarrh, eine Bezeichnung, die sich vom griechischen Wort katarrheo, d.h. herabfließen, ableitet. Vielfach mischt sich allerdings dem serösen Exsudat auch noch vermehrt abgesonderter Schleim bei.

In den *Körperhöhlen* sammelt sich das seröse Exsudat zu Ergüssen an, die mehrere Liter betragen können. Im Bereich der Haut kann seröses Exsudat die Epidermis zu Blasen abheben, wie das z.B. bei Brandblasen der Fall ist.

2. Das **fibrinöse Exsudat** ist dadurch gekennzeichnet, daß aus der abgeschiedenen Flüssigkeit Fibrin in reichlichen Mengen durch Gerinnung ausfällt.

Wird *fibrinöses Exsudat in das lockere Bindegewebe* bzw. in Gewebsspalten abgesetzt, so finden sich die Fibrinfäden neben und zwischen den kollagenen Faserbündeln (s. Abb. 135).

Bei *Fibrinausschwitzung auf Schleimhautoberflächen* gerinnt das austretende Exsudat zu einer meist festen, graugelblichen oder schmutziggrauen Haut, die man als Pseudomembran bezeichnet — im Gegensatz zu den aus Gewebe bestehenden echten Membranen, wie z.B. Trommelfell und Netz. Eine solche Pseudomembran besteht (Abb. 136) gewöhnlich aus einem sehr dichten Netzwerk glänzender, knorriger Bälkchen, in dessen Maschen die Zellen liegen. Die unteren Lagen sind von mehr fädiger, die obersten von trüber, körniger Beschaffenheit. Die Pseudomembranen hängen mit dem Gewebe der Schleimhaut mehr oder weniger

184 Die Entzündung

fest zusammen und lassen sich oft nur schwer abziehen. Dieser Zusammenhang erklärt sich daraus, daß die Pseudomembran nicht auf der sonst unveränderten Schleimhaut liegt, sondern daß deren Epithel (unter dem Einfluß der Schädigung) zugrunde ging und auch die obersten Lagen des Schleimhautbindegewebes nekrotisch und in das gerinnende Fibrin eingeschlossen wurden. Die Gerinnung des

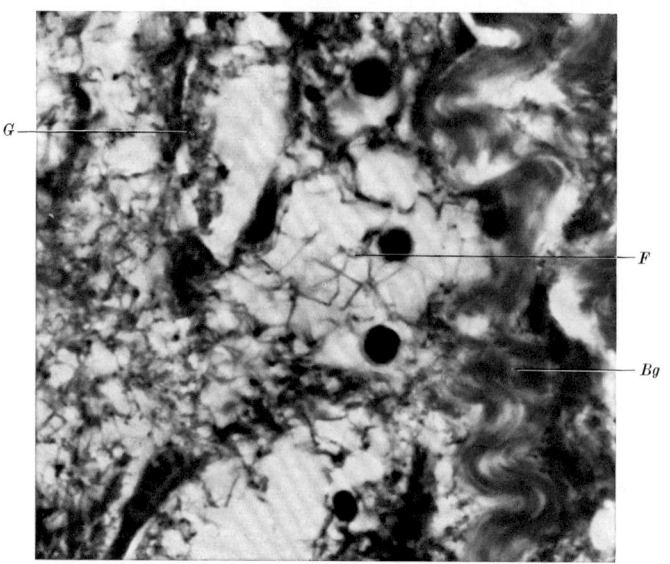

Abb. 135 Fibrinausschwitzung in das Zwischengewebe. *Bg* Bindegewebsfasern; *G* Gefäß; *F* Fibrinfäden

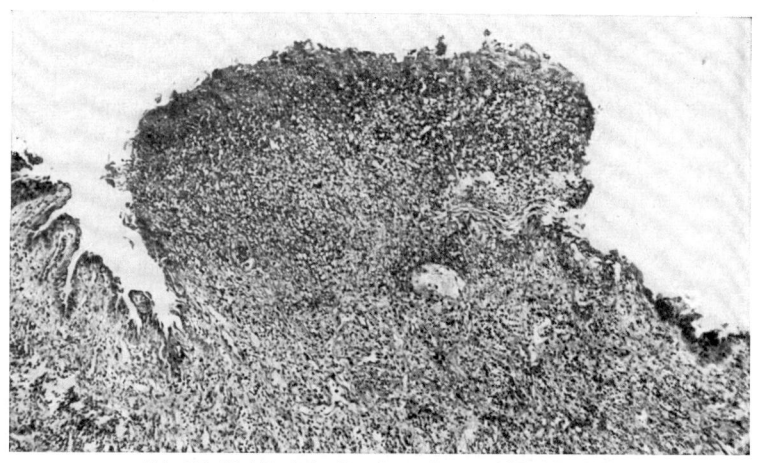

Abb. 136. Diphtherische Pseudomembran auf Plattenepithel

ausströmenden Exsudates beginnt nämlich schon in den Saftspalten des noch lebenden Gewebes in Gestalt von Fäden, die sich in die Pseudomembran fortsetzen. Diese haftet daher gleichsam mit feinen Wurzeln in der Schleimhaut. Bei ihrer gewaltsamen Ablösung werden immer Gefäße verletzt werden: Ein fetziger, blutender Grund tritt zutage. Solche *pseudomembranös-nekrotisierenden* Entzündungen werden auch *diphtherische*[1] Entzündungen genannt. Im Bereich der oberen

[1] Diphthera (griech.) Haut.

Luftwege, besonders des Rachens, werden sie in erster Linie durch das Diphtheriebacterium hervorgerufen; sie können aber auch durch andere Schädlichkeiten wie Verbrennungen, Streptokokken usw. ausgelöst werden; im Darm sind sie meist durch das Dysenteriebacterium verursacht.

Ein nicht sofort gerinnender Teil des Exsudates kann aber auch aus dem Defekt über die benachbarte Schleimhaut fließen und dann erst auf dem hier noch erhaltenen Epithel fest werden (Abb. 137). Solche Pseudomembranen haften dann weniger auf ihrer Unterlage und können leicht und ohne weitere Gewebsschädigung

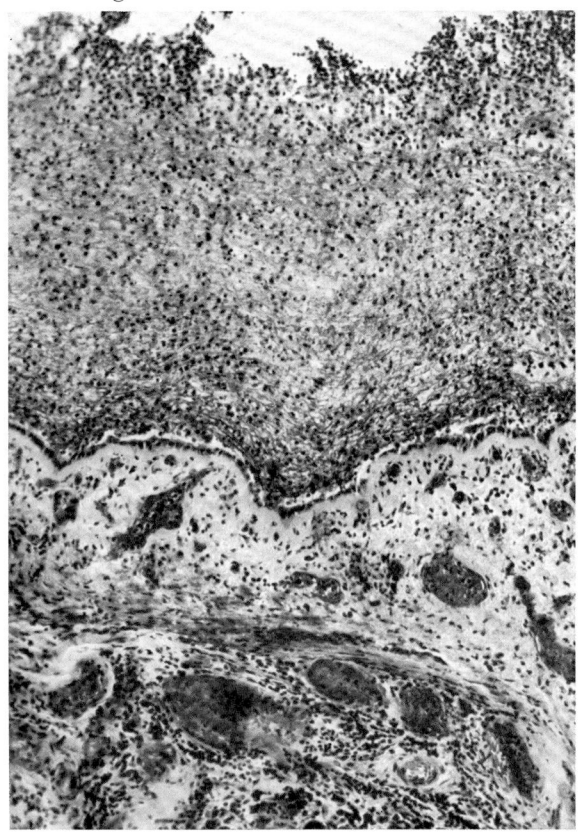

Abb. 137. Croupöse Entzündung der Trachea. Über den erhaltenen basalen Epithellagen eine Fibrinmembran

abgezogen werden. Sie bilden sich z. B. bei der Rachendiphtherie auf den Schleimhäuten der Luftwege, wenn das Exsudat in Trachea und Bronchien hinabrinnt und hier erst gerinnt. Der Schleimhaut sitzen sie dann ganz locker auf (Abb. 137 und 163) und können leicht abgespült werden. Bei diesen mehr oberflächlichen Membranbildungen spricht man nach altem Brauch gern von Krupp (Croup[1]) oder *kruppöser (croupöser) Entzündung.*

Bei der *fibrinösen Entzündung der Lungen* tritt das flüssige Exsudat in die Alveolen aus, wo es gerinnt, die Leukocyten einschließt und in Gestalt fester Pfröpfe die Lumina dicht ausfüllt. Da das Exsudat auch hier dem Gewebe, der Alveolarwand, locker anliegt (Abb. 455), spricht man von croupöser Lungenentzündung (s. auch Abschnitt Lunge).

Bei *Fibrinausscheidung auf seröse Häute* bilden sich ebenfalls Pseudomembranen, unter denen das Endothel geschädigt und abgestoßen wird. Im Beginn

---
[1] Lautmalende Nachahmung der bei solchen Erkrankungen eigentümlichen Stimme.

der Entzündung einer Serosa gerinnt das Exsudat in Gestalt kleinster, mit bloßem Auge kaum oder gar nicht wahrnehmbarer Zotten (Abb. 138). Zwischen den Zotten schlägt sich bald Fibrin nieder, das sich von einer zur anderen, manchmal in girlandenförmigen Bogen, ausspannt und sie später auch überdeckt, so daß auch auf diese Weise schließlich eine dickere zusammenhängende (Pseudo-) Membran entsteht. Sie bleibt entweder uneben, wie besonders auf dem Herzen (s. dieses), wo sie plumpe oder feine, kurze oder lange Zotten bildet, oder zeigt eine mehr gleichmäßige Dicke. Bei frischen Entzündungen läßt sie sich meist unschwer von der Unterlage abziehen, zerreißt dabei aber leicht.

Sind zwei einander gegenüberliegende seröse Flächen von Fibrin bedeckt, z. B. beide Pleurablätter, so wird bei Verschiebung dieser Flächen aneinander ein Reibegeräusch hörbar. Man spricht von trockener, fibrinöser Entzündung bzw. Pleuritis.

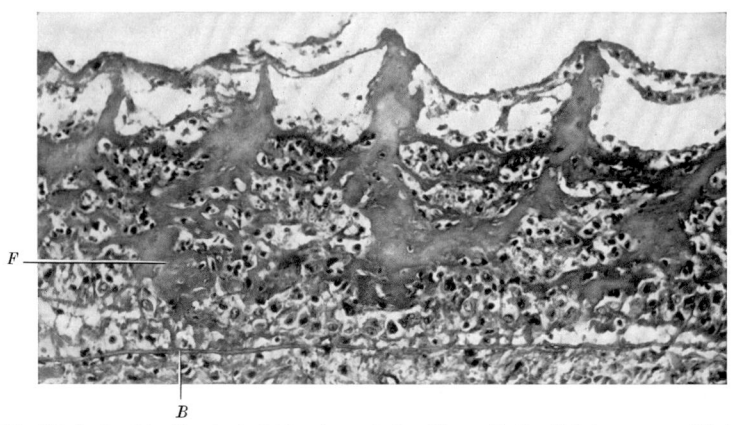

Abb. 138. Senkrechter Durchschnitt durch entzündete Pleura. Zottige Erhebungen aus Fibrin (*F*) über der Basalmembran (*B*)

Ist gleichzeitig seröses Exsudat vorhanden, dann berühren sich die Flächen nicht, es ist kein Reiben, wohl aber Dämpfung zu hören — es liegt eine serofibrinöse Entzündung bzw. Pleuritis vor. Sind reichlich Eiterzellen vorhanden, so spricht man von fibrinös-eitriger Entzündung bzw. Pleuritis.

Das fernere *Schicksal des fibrinösen Exsudates* ist in den einzelnen Fällen verschieden. Bei den croupösen Entzündungen der Luftwege wird manchmal die ganze Pseudomembran ausgehustet. In serösen Höhlen und im Innern der Organe wird fibrinöses Exsudat meist nach einiger Zeit fermentativ unter Mitwirkung von neutrophilen Leukocyten und Gefäßsprossen aufgelöst und dann resorbiert (s. die einzelnen Organe). Es kommt aber auch vor, daß die Lösung ausbleibt; dann verschwindet das Fibrin erst im Rahmen einer chronischen Entzündung (s. S. 198).

3. Das **eitrige** Exsudat ist dadurch gekennzeichnet, daß es sich in seiner reinen Form nur aus ausgewanderten Leukocyten zusammensetzt, zwischen denen die Flüssigkeit ganz zurücktritt und Fibrin nicht vorhanden ist. So bildet es eine rein zellige Masse, die wir *Eiter* (lat.: Pus, Genitiv: Puris; griech.: Pyon) nennen. Die ihn zusammensetzenden Leukocyten gehen unter dem Bild der Verfettung zugrunde. Zunächst treten kleinste, dann immer größere Fetttröpfchen in ihrem Cytoplasma auf, während gleichzeitig der Kern in einzelne dichte Chromatinbröckel zerfällt. Wir sprechen dann von Eiterkörperchen. Durch den Fettgehalt der Eiterkörperchen erhält der Eiter die Beschaffenheit und Farbe emulgierten Fettes: Er ist rahmig und gelblich bis hellgrün. Größere Mengen seröser Flüssigkeit verleihen dem Eiter eine dünne Beschaffenheit; der rein purulente Charakter

macht einem *seropurulenten* Platz. Ebenso gibt es Übergänge zum fibrinösen Exsudat. Je mehr Eiterkörperchen dem Fibrin beigemischt sind, desto weicher wird es. Man spricht dann von *eitrig-fibrinösem* Exsudat.

Sammelt sich der Eiter in Gewebslücken an, so bildet er einen *Absceß*[1]. Der Raum, in dem er liegt, ist dann erst durch Gewebszerfall entstanden. Die Eiterkörperchen schmelzen nämlich das geschädigte Gewebe durch Bildung eines proteolytisch wirkenden Enzyms ein. Nicht völlig gelöste nekrotische Teile können dann oft noch im Eiter schwimmen.

Breitet sich die Eiterung, begleitet von Zellgewebsnekrose, als Infiltration (Abb. 139) fortschreitend aus, so bezeichnet man den Vorgang als *Phlegmone*[2].

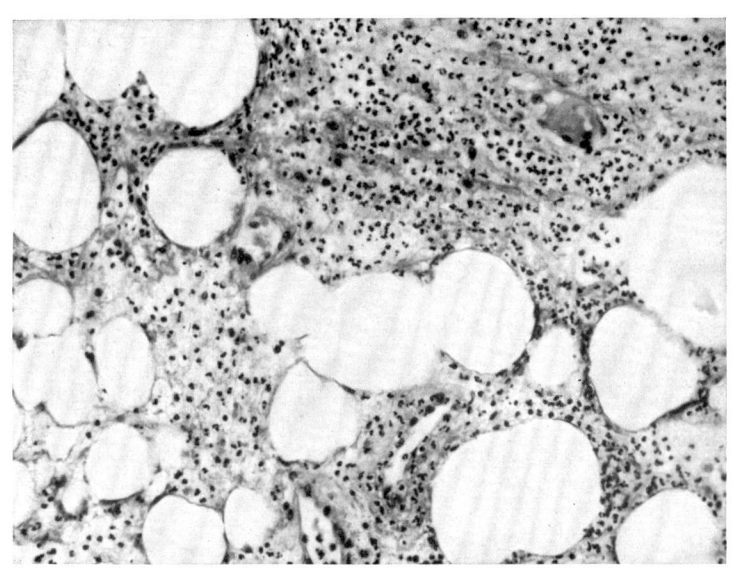

Abb. 139. Leukocytäre Infiltration des Fettgewebes (Phlegmone)

Der Eiter kann aber auch von Oberflächen abfließen. Wenn die Leukocyten z. B. durch eine Schleimhaut in die Lichtung durchwandern, dann liegt ein *eitriger Katarrh* vor; sammelt sich der Eiter in vorgebildeten Höhlen, wie Pleura, Gallenblase usw., an, so spricht man von *Empyem* bzw. eitriger Pleuritis usw. In den großen Körperhöhlen kann die Eitermenge mehrere Liter betragen.

Die eitrigen Entzündungen des Menschen sind fast ausschließlich durch Bakterien verursacht, in erster Linie durch Staphylokokken und Streptokokken (s. S. 207 u. S. 208), so daß man diese geradezu als *Eiterkokken* (pyogene Kokken) bezeichnet. Eiterungen können aber auch ohne Bakterien durch verschiedene Chemikalien, wie Terpentin, Sublimat, Chlorzink, Aleuronat u. a., aber auch durch organisches, totes Gewebe, wie zermalmtes Muskelgewebe, hervorgerufen werden. Diese „*aseptischen*" *Eiterungen* zeichnen sich aber dadurch aus, daß sie nur einen der Menge des Giftes entsprechenden Umfang annehmen, also nicht fortschreitend sind, während sich bakterielle Eiterungen im Zusammenhang mit der andauernden Vermehrung der Keime gern weiter ausbreiten.

Was wird aus dem Eiter, wenn die Entzündung zur *Heilung* kommt ? Er bricht entweder durch die umgebenden Weichteile nach außen durch und entleert sich auf diese Weise spontan, oder er wird vom Chirurgen durch Einschnitt beseitigt,

---

[1] Abscedo (lat.) weggehen, sich absondern.   [2] Von phlego (griech.) brennen.

oder er bleibt im Gewebe und wird allmählich aufgesaugt. Dabei werden die gealterten und geschädigten Leukocyten von gewucherten Bindegewebszellen, den Makrophagen, phagocytiert und verdaut. Manche dieser „Leukophagen" enthalten in ihrem Cytoplasma zahlreiche Leukocyten in allen Stadien des Abbaus. Schließlich kann der Eiter im Gewebe auch eindicken und verkalken.

4. Das **hämorrhagische** Exsudat: Den serösen, fibrinösen und eitrigen Exsudaten können rote Blutkörperchen beigemischt sein, die bei besonders intensiver Schädigung aus den Gefäßen durch Diapedese austreten. Dann reden wir von hämorrhagischer Entzündung. Die Exsudate erscheinen bräunlich, rötlich oder rot gefärbt. Als ursächliche Schädlichkeiten kommen vor allem Tuberkel- und Milzbranderreger in Betracht. Bei chronischen Entzündungen seröser Häute ist die hämorrhagische Beschaffenheit des Exsudates immer auf Tuberkulose (oder Krebs) verdächtig.

5. Das **putride**[1] Exsudat: Durch Hinzutreten von Fäulnisbakterien nimmt das entzündliche Exsudat eine jauchige, stinkende Beschaffenheit an. Gleichzeitig wird es schmutzig-graugrün, da durch die Eiweißfäulnis Schwefelwasserstoff frei wird, der das Hämoglobin zu Sulfhämoglobin oder besser Verdoglobin umwandelt (s. S. 142). Man spricht dann von putrider Entzündung, von putridem Exsudat. Einen mit Gasblasenbildung verbundenen Charakter haben die durch die Bakterien der Gasphlegmone hervorgerufenen Entzündungen.

III. Die chronische Entzündung

Bei den akuten Entzündungen überwiegt, wie wir gesehen haben, die Exsudation bei weitem die geringen Neubildungsvorgänge am ortsständigen Bindegewebe. Im Gegensatz dazu ist ein Zurücktreten der Exsudation und das Vorherrschen der Gewebsneubildung geradezu das Kennzeichen der chronischen Entzündung. Man kann deshalb der akuten *exsudativen* Entzündung die chronische als *proliferative* oder *produktive* Entzündung gegenüberstellen.

Wie schon früher erwähnt, schließt sich die chronische Entzündung oft an eine akute Entzündung an, wenn die ursächliche Schädlichkeit weiterwirkt. Der Übergang erfolgt dann ganz allmählich, indem sich die Kennzeichen beider Entzündungsformen im histologischen Bild sozusagen mischen. Man kann dann von *subakuter oder subchronischer Entzündung* sprechen. Auch im Laufe einer rein chronisch verlaufenden Entzündung kann es immer wieder zu akuten Entzündungserscheinungen kommen, sei es, daß die dauernd wirkende Schädlichkeit einmal eine größere Intensität gewinnt, sei es, daß andere, neue Schädigungen hinzutreten. Man spricht dann von *akut-entzündlichen Schüben* im Verlaufe der chronischen Entzündung, von *Rekrudescenz* oder *Rezidiv*.

Aber auch wenn dies nicht der Fall ist, kann man in den meisten chronisch produktiven Entzündungen eine gewisse exsudative Komponente nachweisen. Ist doch das Weiterbestehen der Entzündung an das Weiterwirken einer Schädlichkeit gebunden, die sozusagen das Feuer der Entzündung unter der Asche lebend erhält. Da diese exsudativen Veränderungen oft ganz geringfügig sind und versteckt ablaufen, kann es manchmal den Anschein haben, als läge eine rein proliferative Entzündung vor. Besonders ist das dann der Fall, wenn der chronischen Entzündung kein deutlich erkennbares akutes Stadium vorausgegangen ist und sie, gewissermaßen schleichend, von vornherein chronisch eingesetzt hat. Man wird sich deshalb vor Augen halten müssen, daß die chronische Entzündung fast immer eine bloß *vorwiegend produktive* Entzündung ist, deren exsudative Komponente manches Mal mehr oder weniger verborgen bleibt. Ihr vollkommenes Fehlen deutet

---

[1] Putresco (lat.) faulig werden.

schon auf das Erlöschen des entzündungserregenden Reizes hin und kündigt die Heilung an.

Im Mittelpunkt der für die chronische (produktive) Entzündung kennzeichnenden Gewebsneubildung stehen ähnlich wie bei der akuten Entzündung wiederum die kleinen Gefäße und das sie umgebende adventitielle Bindegewebe mit seinen faserbildenden Zellen.

Wie bei der Regeneration bilden die *Gefäße* zunächst solide Sprossen, die dann ausgehöhlt werden und mit der ursprünglichen Lichtung im Zusammenhang stehen. Besonders deutlich und schon mit freiem Auge sieht man diese Gefäßwucherung dann, wenn sie sich an einer Oberfläche abspielt, wie z. B. auf der Haut und den

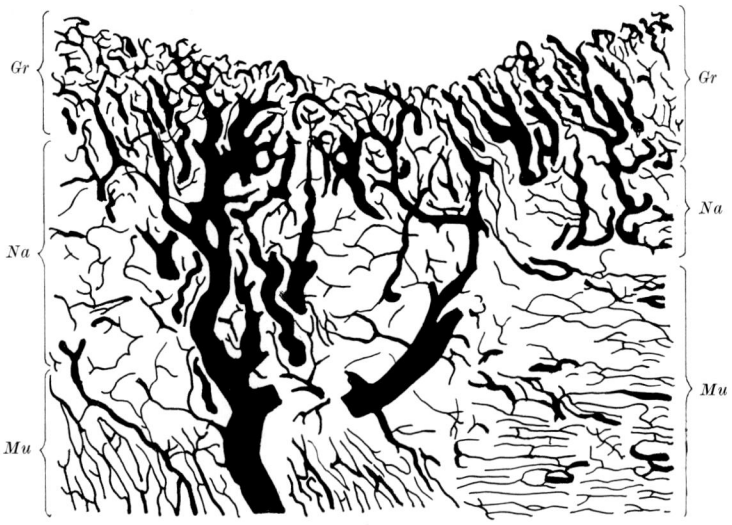

Abb. 140. Gefäße eines Granulationsgewebes durch Injektion dargestellt. *Gr* oberflächliche Schicht mit jungen Gefäßen; *Na* Schicht des jungen Narbengewebes; *Mu* Gefäße in der normalen darunterliegenden Muskulatur.
(Nach THOMA)

Schleimhäuten. Von der freien Fläche her gesehen, verleihen die zahlreichen blutgefüllten Capillaren der Gewebsneubildung eine rote Farbe und eine körnige Beschaffenheit durch das Hervorragen kleiner, bei Berührung leicht blutender Granula. Daher der Name *Granulationsgewebe*. Unter dem Mikroskop sieht man hier aufwärts strebende junge Gefäße, die schlingenförmig untereinander zusammenhängen (Abb. 140). Jedes Granulum entspricht dem wie ein Baumwipfel vorragenden Verzweigungsgebiet eines größeren Gefäßes.

Zwischen den gewucherten Gefäßen finden wir, wie bei der akuten Entzündung, Leukocyten, doch treten sie hier zahlenmäßig gegenüber anderen Elementen mehr und mehr zurück. Das Feld wird jetzt beherrscht von faserbildenden Zellen und Lymphocyten. Die *faserbildenden Zellen* liefern zunächst Retikulinfasern, die zu kollagenen Fasern ausreifen, sowie elastische Fasern. Diese Zellen stammen aus verschiedenen Quellen: einmal handelt es sich um aus dem Blut ausgewanderte Monocyten, die zu Fibroblasten geworden sind, dasselbe trifft auch für die gewucherten ortsständigen Histiocyten zu (Abb. 141); ferner vermehren sich auch die lokalen perivasculären Bindegewebszellen und entwickeln dabei die faserbildenden Potenzen, die ihnen von ihrer Mutterzelle, der Mesenchymzelle, her zukommen. Während die Gefäßsprossen senkrecht zur Oberfläche aufstreben, verlaufen die neugebildeten Fasern parallel zu ihr, d. h. senkrecht zu den Gefäßen. Fast regelmäßig kann man auch reichlich *Lymphocyten* um die Gefäße als sog. kleinzellige perivasculäre Infiltrate antreffen (Abb. 142). Sie sind wohl wie bei der akuten Entzündung aus dem Blute ausgewandert und können sich im Gewebe zu anderen Zellen, wie zu Histiocyten und monocytären Zellen umwandeln. Ihre Wandelbarkeit hat ihnen deshalb auch mit Recht den Namen „Polyblasten" (MAXIMOFF) eingetragen. Schließlich können sich noch gewucherte Mesenchymzellen und lymphocytäre Zellen zu Plasmazellen (Abb. 143) entwickeln.

Diese einzelnen, ein Granulationsgewebe aufbauenden Elemente sind in jeweils sehr verschiedener Mischung vorhanden. Das eine Mal überwiegt die Gefäßneubildung, das andere Mal die zellige Durchsetzung, Faserbildung oder die Ausbildung von Plasmazellen. Handelt es sich um ein Granulationsgewebe, das einen oberflächlichen Defekt auskleidet, so läßt sich meist eine bestimmte Ordnung feststellen: in den obersten Schichten, die dem Reiz der Luft oder einem schädigenden Agens ausgesetzt sind, überwiegt wie bei der akuten Entzündung noch die Leukocytenemigration und seröse Exsudation; in tieferen Schichten beherrschen Lymphocyten, Monocyten (Histiocyten) das Feld; darunter finden sich dann retikuläre, kollagene und schließlich auch elastische Fasern.

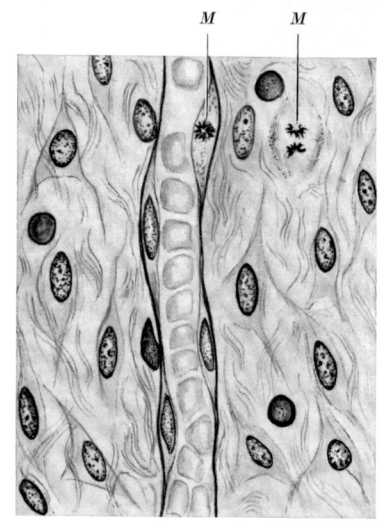

Abb. 141. Aus einem Granulationsgewebe. In der Mitte eine Capillare. Zu beiden Seiten meist spindelige Fibroblasten, M Mitosen

Wenn ein solches Granulationsgewebe einen Oberflächendefekt auskleidet, so sprechen wir von einem *Geschwür* (lat.: Ulcus). Es liegt meist unter dem Niveau

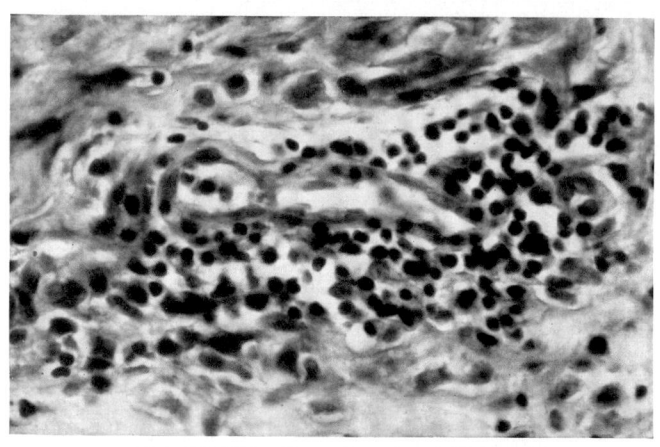

Abb. 142. Kleinzellige perivasculäre Infiltration

der betreffenden Oberfläche. Aber das Granulationsgewebe kann die Vertiefung auch ausfüllen und sogar als sog. wildes Fleisch über die Oberfläche vorwuchern.

In ähnlicher Weise wie an einer Oberfläche entsteht ein eiterabsonderndes Granulationsgewebe auch in der Tiefe um Abscesse, als sog. *Absceßmembran*. In der Tat zeigt die dem Eiter zugewandte Seite der Membran dieselbe körnige

Beschaffenheit wie das Granulationsgewebe am Grunde eines Geschwürs. Solange in der Absceßlichtung schädigende Eitererreger vorhanden sind, gelangen durchwandernde Leukocyten aus den Capillaren des Granulationsgewebes in die Absceßlichtung, so daß man auch von *pyogenetischer Membran* gesprochen hat. Als Ausdruck der vom Absceßinhalt ausgehenden Schädigung kann man häufig eine deutliche Verfettung der Histiocyten feststellen. Sie kommt offenbar dadurch zustande, daß diese Zellen zwar das aus den zerfallenden Eiterkörperchen frei werdende Fett aufnehmen, aber nicht zu verarbeiten vermögen. Ihr Zelleib ist durch Einlagerung einfach und doppelt brechenden Fettes aufgetrieben und

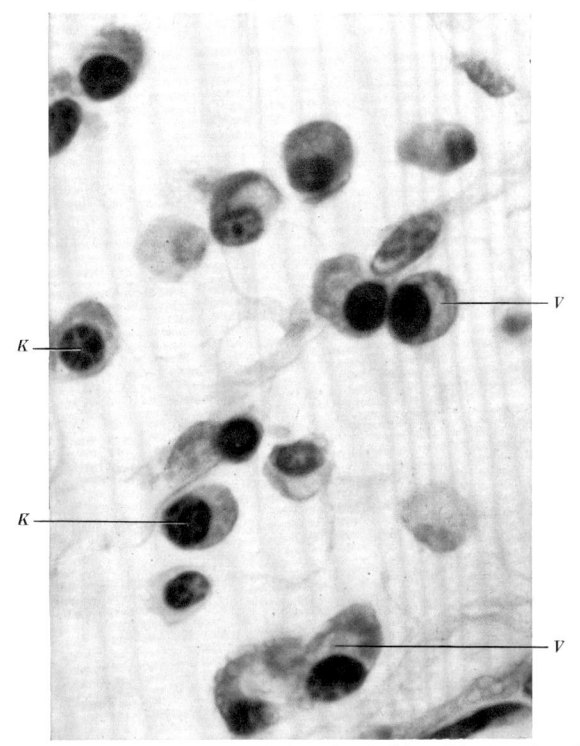

Abb. 143. Plasmazellen. *K* Zellkerne mit Radspeichenstruktur; *V* juxtanucleäre Vacuolen

gleicht den Zellen gewisser Geschwülste (Xanthome). Man nennt solche verfetteten Zellen deshalb auch *Pseudoxanthomzellen*. Besonders ältere pyogenetische Membranen mit reichlich Pseudoxanthomzellen erhalten dadurch eine kennzeichnende schwefelgelbe Färbung.

Sind reichlich virulente Keime in der Eiterhöhle enthalten, dann können sie das Granulationsgewebe hier und dort zur Nekrose bringen, also gewissermaßen die abkapselnde Absceßmembran „durchbrechen". Um den neuen Eiterherd bildet sich dann wiederum Granulationsgewebe, d. h. eine neue pyogenetische Membran. So kann ein Absceß Zug um Zug nach der Richtung des geringsten Widerstandes sich ausbreiten und eine benachbarte Oberfläche erreichen. Auf diese Weise entsteht dann eine offene Verbindung des ersten, in der Tiefe gelegenen, eitererfüllten Raumes, z. B. eines Abscesses oder eines vereiternden Gelenkes, mit der Außenwelt in Gestalt eines mit Granulationsgewebe ausgekleideten Kanals. Wir sprechen dann von einer *Fistel*. Da sich durch sie der Eiter und mit ihm auch die Eitererreger entleeren, kann so eine spontane Ausheilung der chronischen Entzündung in die Wege geleitet werden. Wenn der Chirurg solche in der Tiefe gelegenen Abscesse mit dem Messer öffnet, schafft er in kurzer Zeit und an der von ihm gewünschten Stelle dem Eiter Abfluß, der durch Fistelbildung oft erst nach längerer Zeit und an ungünstigem Ort spontan zustande käme. So wird man z.B. einem Lungen- oder Leberabsceß, der, sich selbst überlassen, leicht in die Pleura- oder Peritonealhöhle durchbrechen könnte, lieber vorsorglich einen Ausfluß nach außen durch die Haut verschaffen.

Im übertragenen Sinne bezeichnen wir auch jede im Inneren des Körpers auftretende chronisch entzündliche Gewebswucherung als Granulationsgewebe, wenn sie jene an Oberflächen so deutlich in Erscheinung tretenden Kennzeichen aufweist,

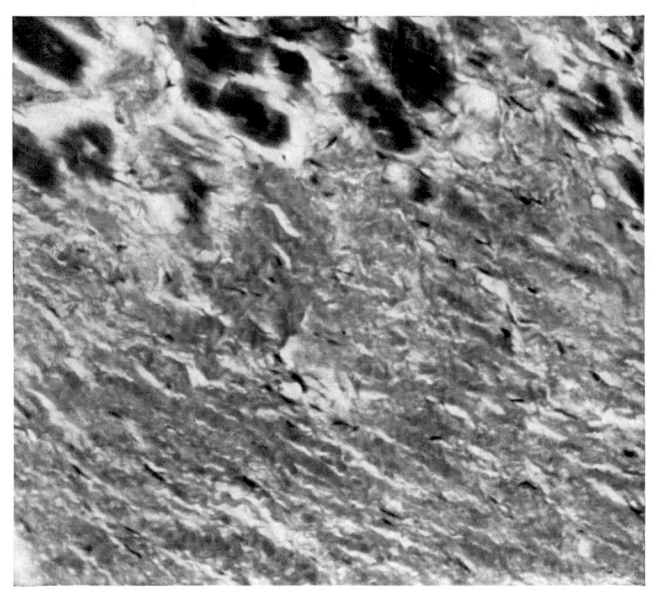

Abb. 144. Zellarmes Narbengewebe in einer Herzmuskelschwiele

wie Gefäß- und Zellwucherung mit perivasculären lymphocytären Infiltraten. Beim Fehlen einer freien Oberfläche ist ja auch die Bildung von „Granula" nicht zu erwarten.

Mit Verschwinden des die Entzündung erregenden und unterhaltenden Reizes wird das Granulationsgewebe zusehends zellärmer und faserreicher. Die Infiltratzellen, wie Lymphocyten, Monocyten, Plasmazellen, verschwinden, auch die Gefäße bilden sich zurück, so daß schließlich die Stelle des Granulationsgewebes fast ganz von kollagenen Fasern eingenommen wird. Ein solches Gewebe ist dann gewöhnlich blaß-weißlich und fest und oft sehr hart. Wir nennen es *Narbe*. (Abb. 144). Es ist natürlich funktionell minderwertig, besonders dort, wo es an die Stelle von zugrunde gegangenem Organparenchym getreten ist. Wenn es auch meist nicht unmittelbar schadet, so hat es doch oft eine unangenehme Eigentümlichkeit, nämlich die Neigung zu fortschreitender Zusammenziehung durch Schrumpfung. Sie geht auf einen Wasserverlust der Bindegewebsfasern und ihre Alterung zurück. Die Schrumpfung einer Narbe ist am nachteiligsten, wenn sie Hohlräume begrenzt oder ganz umgibt, wie z.B. den Oesophagus, den Pylorus, die Gallengänge usw. Dann entstehen Verengerungen (Stenosen) oder Verschließungen (Atresien) der Lichtung. Auf der Haut sind besonders die Narben nach Verbrennung wegen ihrer Neigung zur Schrumpfung gefürchtet.

Über diesen Nachteilen darf man aber die Vorteile nicht vergessen, die die Bildung eines Granulationsgewebes und seine schließliche Vernarbung mit sich bringt, nämlich die Ausheilung von Wunden, die Schließung von Defekten und, letzten Endes, die Möglichkeit, operative Eingriffe vorzunehmen. Wie wichtig der ungestörte Ablauf dieser Reaktionen ist, wird bei ihren Störungen offenbar. Durch Cortison kann man die Proliferation, besonders der Gefäßsprossen, hemmen, die Faserbildung leidet, so daß z. B. Cortison-behandelte Ratten nach Laparatomie einen Platzbauch bekommen; Vitamin C-Mangel beeinträchtigt die Kollagensynthese, nicht dagegen die Proliferation von Zellen, so daß keine feste Vernarbung entsteht; Röntgenstrahlen hemmen die Teilungsfähigkeit der Zellen überhaupt, die ja für die Bildung von Granulationsgewebe nötig ist, so daß Wunden schlecht heilen.

IV. Entzündungen durch Fremdkörper und abgestorbene Teile

In den vorhergehenden Abschnitten haben wir das Hauptgewicht gelegt auf die allen akuten und chronischen Entzündungen gemeinsamen Züge und schon darauf hingewiesen, daß das Bild der akuten Entzündung durch die Zusammensetzung des Exsudates, dasjenige der chronischen Entzündung vorwiegend durch die Örtlichkeit in gewissen Grenzen abgewandelt wird. Dieser einheitlichen Auffassung besonders der akuten Entzündung lag letzten Endes die Tatsache zugrunde, daß die Entzündung mit einem Zell- oder Gewebsschaden beginnt, wobei örtlich und allgemein wirksame Stoffe freigesetzt werden. Das Gewebsbild der Entzündung wird aber in Entstehung und Ablauf auch wesentlich beeinflußt durch die Art bzw. das Verhalten der verschiedenen möglichen schädigenden Agentien. Wir müssen sie, ihre Wirkung und ihr weiteres Schicksal nunmehr in Beziehung setzen zu verschiedenen Formen der Entzündung.

Eine Schwierigkeit dieses Beginnens liegt darin, daß ein sehr großer Teil der entzündungserregenden Agentien selbst, wie z. B. alle Gifte und Toxine, sich der mikroskopischen Betrachtung entziehen und gewissermaßen erst an ihren Folgen zu erkennen sind. Um zu klareren, anschaulichen Vorstellungen zu kommen, werden wir daher zunächst solche Schädlichkeiten in den Kreis unserer Betrachtung ziehen, die sichtbar sind und bleiben. Eine zweite Schwierigkeit entsteht dadurch, daß die entzündungsauslösenden Agentien sich selbst im Laufe der Entzündung und durch sie verändern und sozusagen keine konstante Größe darstellen. Wir werden also den Kreis unserer Betrachtungen zunächst noch mehr einschränken müssen, und zwar auf diejenigen Agentien, deren Veränderungen im Entzündungsherd verhältnismäßig geringfügig und leicht zu beobachten sind. Dies trifft vor allem für unbelebte Schädlichkeiten zu, die sich mehr passiv verhalten, während belebte Entzündungserreger, wie z. B. Bakterien, sich vermehren und sich im Verlauf der Entzündung in ihrem ganzen biologischen Verhalten in einer oft kaum zu überblickenden Weise wandeln. Erst wenn wir jene einfachen Verhältnisse genügend durchschauen, können wir versuchen, die erworbenen Erfahrungen auf unsichtbare oder sich verändernde Schädlichkeiten anzuwenden.

Die nunmehr zu besprechenden sichtbaren, unbelebten Agentien dringen, soweit es sich um körperfremde Stoffe handelt, von außen in den Organismus ein und erzeugen verschiedene entzündliche Reaktionen. Grundsätzlich dieselben Reaktionen beobachten wir aber auch um gewisse körpereigene Stoffe, die in irgendeiner Weise ihren sinnvollen Zusammenhang mit dem lebenden Organismus verloren haben. Sie sind also, weil unbrauchbar und zwecklos, zu körperfremden Stoffen geworden. In beiden Fällen, sowohl bei den von außen eingedrungenen wie bei den im Organismus selbst entstandenen, ,,körperfremden" Agentien, dauert die Entzündung so lange an, bis diese in irgendeiner Weise entfernt oder unschädlich gemacht sind. Die Entzündung spielt also hier gewissermaßen die Rolle einer Art *Selbstreinigung* des Organismus von Verschmutzungen, seien sie nun von außen gekommen oder im Körper selbst entstanden.

Unbelebte, von außen her in den Organismus hineingelangende körperliche Gebilde bezeichnen wir als *Fremdkörper*. Nun sind aber nur solche Fremdkörper imstande, eine Entzündung hervorzurufen, aus denen dauernd schädigende Stoffe in Lösung gehen, oder die sonst einen Reiz auf die Gewebe ausüben. Diesen aktiven Fremdkörpern sind die indifferenten gegenüberzustellen; die Größe an und für sich spielt keine wesentliche Rolle.

Handelt es sich z. B. um *kleinste staubförmige Körnchen*, von denen kein für den Körper schädlicher Stoff in Lösung geht, so werden sie von besonderen Zellen aufgenommen (phagocytiert) und mit dem Lymphstrom abgeführt. So atmen wir z. B.

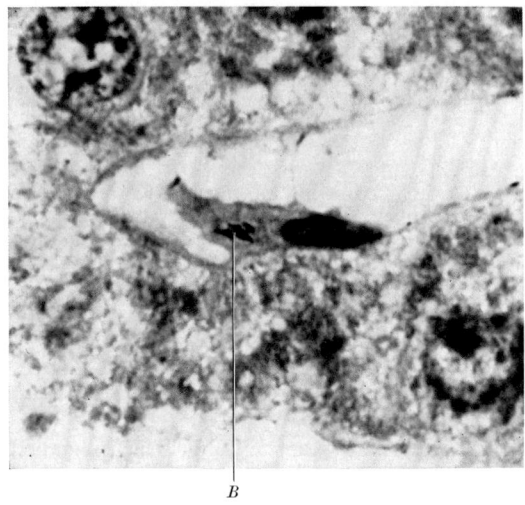

Abb. 145. Tuberkelbakterien (*B*) in einer Sternzelle der Leber phagocytiert. Mäuseversuch

viele Kohleteilchen als Ruß ein. Sie gelangen aus den Alveolen in das Lungengewebe und durch Vermittlung der Lymphgefäße zu den Lymphdrüsen. Auf diesem Wege werden sie von den Alveolarepithelien, den Endothelien der Lymphgefäße und -drüsen sowie von den Reticulumzellen aufgenommen und in ihnen abgelagert. Zur Entzündung kommt es nicht.

Der Ausdruck *Phagocytose*[1] stammt von METSCHNIKOFF[2]. Er unterschied unter den zur Phagocytose befähigten Zellen zwei Gruppen: Zu den Mikrophagen gehören vor allem die polymorphkernigen Leukocyten, während er die großen einkernigen Zellen der Milz und der Lymphknoten als Makrophagen bezeichnete. Darüber hinaus sind aber noch viele andere Zellen zur Phagocytose befähigt. Da letzten Endes eigentlich jede Zelle zugeführte Stoffe aufnehmen kann, hat man den Phagocytosebegriff auf die Einverleibung von mindestens 0,1 μ großen Teilchen beschränkt. Bringt man solche und größere gefärbte Körnchen in den Körper ein, so läßt sich ihr Verbleib leicht mikroskopisch nachweisen. Dabei stellte sich heraus, daß in erster Linie die Uferzellen des Blutes und der Lymphe (Endothelien) in gewissen Organen und die Reticulumzellen die Fremdkörper aufnehmen, „speichern". Hierher gehören aus der Reihe der Endothelzellen: die Kupfferschen Sternzellen der Leber (s. Abb. 145), die Sinusendothelien der Milz und Lymphknoten, die Endothelzellen des Knochenmarks, der Nebennieren und der Hypophyse; aus der Reihe der Reticulumzellen diejenigen der Milz und der Lymphknoten sowie schließlich auch die fixen Wanderzellen des Bindegewebes (Histiocyten). Diese an und für sich durchaus verschieden gestalteten Zellen gleichen einander also in ihrer

---

[1] Phagein (griech.) fressen: kytos (griech.) Zelle.   [2] E. METSCHNIKOFF (1845—1916), russischer Biologe in Paris.

ausgesprochenen Fähigkeit zur Phagocytose. Da sie einander außerdem in anderen Lebensäußerungen nahestehen (Blutabbau, Gallenfarbstoffbereitung), wurden sie von Aschoff[1] und Landau unter der Bezeichnung *reticuloendotheliales System* im engeren Sinne zusammengefaßt. Wird der Organismus mit Fremdstoffen überschwemmt, dann werden diese nicht nur in den Zellen des reticuloendothelialen Systems, sondern auch in anderen Zellen aufgenommen, wie in den Endothelien der gewöhnlichen Blut- und Lymphcapillaren und den Endothelzellen parenchymatöser Organe, wie z. B. der Niere (reticuloendotheliales System im weiteren Sinne).

Bei der Verarbeitung von *feindispersen, unlöslichen, anorganischen Fremdkörpern*, wie z. B. Schwermetalloxyden oder Siliciumdioxydderivaten, wird von den phagocytierenden Zellen eine Proteine und Polysaccharide enthaltende Trägersubstanz gebildet, welche die anorganischen Stoffe adsorbiert und bindet. Auf diese Weise gelingt es in vielen Fällen, die phagocytierten anorganischen Stoffe unschädlich zu machen, welche im freien Zustand wegen ihrer Affinität für die verschiedensten Proteine zur Zellschädigung führen würden. Nach dem gleichen Prinzip erfolgt auch die intracelluläre Speicherung des nicht durch Apoferritin gebundenen Eisens im Hämosiderinpigment (s. S. 140).

Die Sachlage ändert sich aber, wenn durch die umspülende Gewebs- oder Zellflüssigkeit aus einem solchen kleinen Fremdkörper trotzdem noch *wirksame Stoffe gelöst werden*. So wird z. B. aus kleinsten Quarzkristallen, die mit dem Steinstaub eingeatmet werden, dauernd Kieselsäure frei, die eine eigentümliche Gewebsreaktion auslöst. Sie hat mehr den Charakter einer chronischen Entzündung und besteht vor allem in einer Bindegewebsvermehrung mit nachfolgender Hyalinisierung und Nekrose der Fasern. So entsteht das Bild der silikotischen Knötchen bzw. der Silikose.

In ähnlicher Weise wie unbelebte Stoffe werden auch *belebte schädigende Agentien* in die Zellen aufgenommen, und zwar durch Einstülpung der Oberfläche der phagocytierenden Zellen. In der Zelle selbst liegt dann der Keim in einer von einer Membran umgebenen Vacuole, so daß er mit dem eigentlichen Zellinneren nicht in Berührung kommt. Eine Zerstörung dieser Membran führt zum Zelltod und Freisetzung des schädigenden Keimes. Andernfalls wird der phagocytierte Keim verdaut.

Größere körperliche Gebilde, wie z. B. eine Bleikugel, eine Eisen- oder Stahlnadel, wirken einerseits dadurch, daß aus ihnen dauernd geringe Metallmengen in Lösung gehen, andererseits schädigen sie einfach mechanisch ihre Umgebung. So entsteht um sie herum eine Entzündung mit zunächst lebhafter Exsudation, die jedoch bald einem Granulationsgewebe Platz macht. Die Fibroblasten bilden dann um den Fremdkörper herum reichlich kollagene Fasern, die schließlich in Narbengewebe übergehen.

Besonders deutlich lassen sich diese Veränderungen bei Fremdkörpern verfolgen, die in größerer oder geringer Ausdehnung hohl sind, also z. B. bei Fibrinschaum, der bei einer Operation, z. B. in die Pleurahöhle, eingebracht wurde (Abb. 146). Die Exsudation macht den Anfang, die Flüssigkeit, in der sich meist auch Fibrin abscheidet, füllt alle Hohlräume aus. Gleichzeitig wandern große Mengen von Leukocyten in die Fremdkörper ein, indem sie an deren freien Flächen und an den Fibrinfäden entlangkriechen. Ihre Einwanderung ist aber meist nach einigen Tagen beendet, dann zerfallen sie und werden später nur noch spärlich angetroffen. An ihre Stelle treten Abkömmlinge der Bindegewebszellen, die schon vom 2. Tage an einzuwandern beginnen und in kleineren Körpern bald alle Hohlräume durchsetzen. Mit diesen Zellen wachsen auch junge Blutgefäße in die Fremdkörper ein, in deren Lücken so ein jugendliches Granulationsgewebe entsteht. Bald bilden sich auch Fibrillen, die an Menge rasch zunehmen. So werden die Hohlräume durch ein immer dichter werdendes Bindegewebe ausgefüllt.

Während des Ablaufes aller dieser Veränderungen kann der Fremdkörper je nach seiner chemisch-physikalischen Beschaffenheit gestaltlich nachweisbare Veränderungen erfahren. Ist er *leicht löslich*, so vermag ihn schon die bei der Exsudation

---

[1] L. Aschoff (1866—1942), Pathologe in Marburg und Freiburg i. Br.

austretende, fermentreiche Flüssigkeit voll aufzulösen. Handelt es sich um nicht ganz leicht lösliche Massen, so dringen die mit dem Granulationsgewebe wuchernden Fibroblasten und Gefäße in ihn ein, durchwachsen ihn und bringen ihn nun ihrerseits durch Fermentwirkung zur Auflösung, so daß er aufgesaugt werden kann.

Schwer lösliche oder *gar unlösliche Gebilde* sind aber auch in dieser Weise nicht angreifbar. Die Fibroblasten des vorwuchernden Granulationsgewebes kommen mit ihnen in enge Berührung und werden gegebenenfalls infolge der Narbenschrumpfung der entfernteren Gewebslagen geradezu an sie angepreßt. Dadurch oder durch die noch immer vom Fremdkörper frei werdenden gelösten Stoffe wird

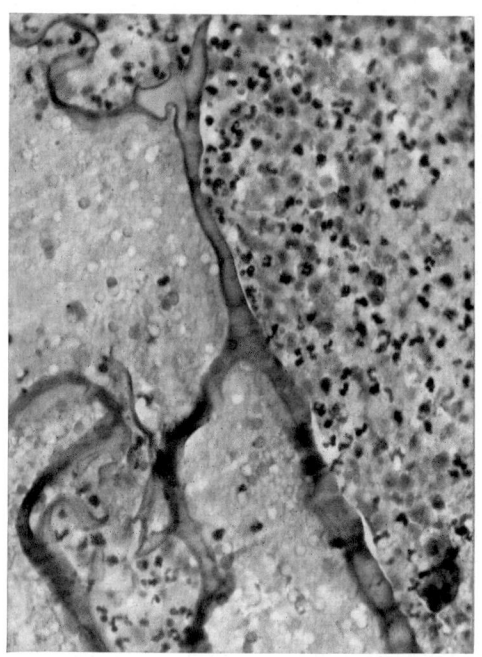

Abb. 146. Einwanderung von Leukocyten in die Maschen eines Fibrinschaums (links unten und rechts oben); seröse Flüssigkeit mit roten Blutkörperchen in den übrigen Maschen

die Zellteilung beeinträchtigt, so daß die Kerne, nicht aber das Protoplasma der Fibroblasten sich teilen. So entstehen Riesenzellen mit zahlreichen, manchmal weit über hundert Kernen, die sog. *Fremdkörperriesenzellen* (Abb. 147). Auf dieselbe Weise können auch aus den Endothelien der Gefäßsprossen im Granulationsgewebe Riesenzellen hervorgehen, während eine Entstehung durch Verschmelzung einzelner Zellen, falls sie überhaupt vorkommt, zu den Seltenheiten gehören dürfte.

Kleinste Fremdkörper werden von den Riesenzellen ganz umschlossen und sozusagen aus dem Kontakt mit dem übrigen Körpergewebe herausgelöst, ,,exterritorial" gemacht. Dabei liegen die Kerne in typischer Weise mehr in dem Teil des Zellkörpers, der dem Fremdkörper abgewandt ist. Im Zellinneren ist dieser dann der Einwirkung der intracellulären Verdauung ausgesetzt und kann schließlich durch sie ganz aufgelöst werden.

Größere Fremdkörper können natürlich nicht von einer einzigen Zelle umschlossen werden, sondern sind von einer Reihe von Fremdkörperriesenzellen umgeben (s. Abb. 147), die sie dann von außen her resorbierend angreifen. Solche Fremdkörperriesenzellen haben dann eine große Ähnlichkeit mit den schon normalerweise im Organismus vorkommenden Riesenzellen, welche den Knochen durch Resorption abbauen, den Osteoclasten. In der Tat ist es praktisch unmöglich, Fremdkörperriesenzellen und Osteoclasten an einem von außen her in das Gewebe eingebrachten ausgeglühten Knochenstück zu unterscheiden.

Die vitale Energie der Fremdkörperriesenzellen ist freilich keineswegs entsprechend der vermehrten Cytoplasmamasse und der Kernzahl gesteigert. Man muß wohl auch annehmen, daß ihre Lebensdauer nur eine beschränkte ist; sie

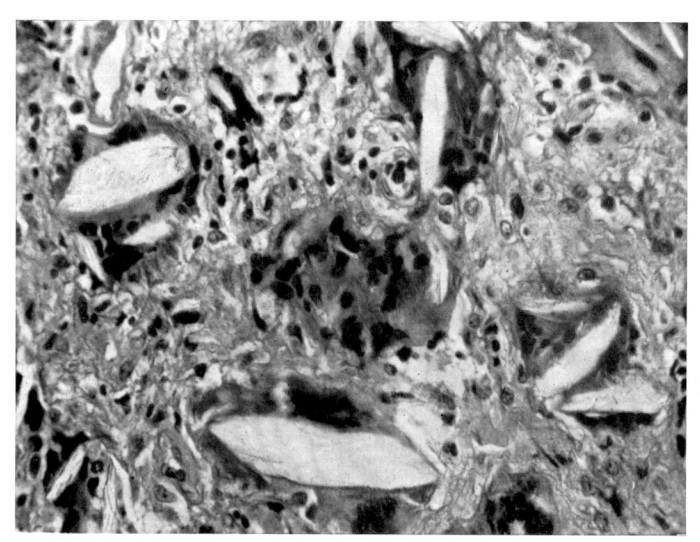

Abb. 147. Fremdkörperriesenzellen um Talkumkristalle (hell)

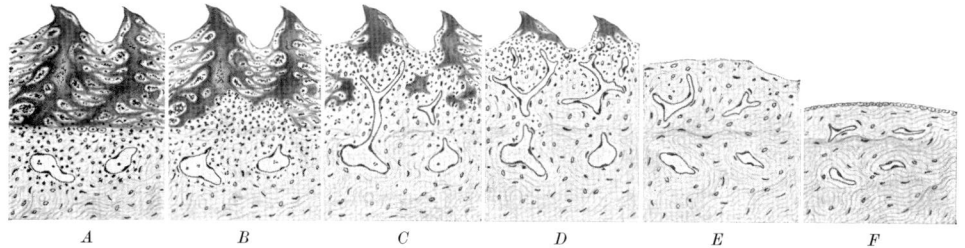

A   *B*   *C*   *D*   *E*   *F*

Abb. 148. Schema der Fibrinorganisation. Unten ein Streifen von Bindegewebe einer serösen Haut. Darauf dunkles Fibrin. *A* Zellvermehrung unter dem Fibrin; *B* erstes Eindringen von Zellzügen in das Fibrin; *C* Ersatz des größten Teiles des Fibrins durch die eindringenden, von Gefäßen begleiteten Zellen; *D* nur noch kleine Fibrinreste; *E* das Fibrin ist verschwunden; *F* das neue Bindegewebe ist narbig und geschrumpft

werden nicht zu dauernden Bestandteilen des Gewebes, sondern gehen vielmehr nach Wochen und Monaten zugrunde. Der Fremdkörper wird dann mehr und mehr vom Narbengewebe umschlossen; die Lösung schädigender Stoffe nimmt schon dadurch ab, daß er weniger von Flüssigkeit umspült, gewissermaßen „trockengelegt" ist. Schließlich heilt er fest in der ihn umschließenden Narbe ein, so daß eine Loslösung oft nur mit Gewalt möglich ist.

Ganz ähnliche Beobachtungen können wir bei *körpereigenen „Fremdkörpern"* machen. Zu den leicht resorbierbaren gehören vor allem geronnene Exsudate bzw. Fibrin, Blutergüsse, Thromben und manche nekrotische Gewebsteile.

Was zunächst die *Exsudate* angeht, so kommt es vor, daß sie nicht, wie es meist (s. S. 181) der Fall ist, durch Fermente aufgelöst und dann aufgesaugt werden, sondern daß sie längere Zeit unverändert liegenbleiben und dann wie Fremdkörper wirken; so unterhalten sie ihrerseits wieder die Entzündung, als deren Produkt sie entstanden sind, und beeinflussen deren Ablauf. Das Fibrin wird von Leukocyten durchsetzt; ihnen folgen fixe Elemente (Abb. 148 B), Gefäße und meist auch Lymphocyten. Mit dem Vordringen aller dieser Gebilde schwindet das Fibrin, da das Granulationsgewebe durch Freisetzung eines Plasminogen-Aktivators fibrinolytische Eigenschaften besitzt. Seine balkigen Massen sehen wie angefressen aus (Abb. 149), die Zellen (Abb. 148 C, D) liegen in den von ihnen erzeugten Gruben des Gerinnsels, das so mehr und mehr abnimmt. Wir nennen diese Bildung eines

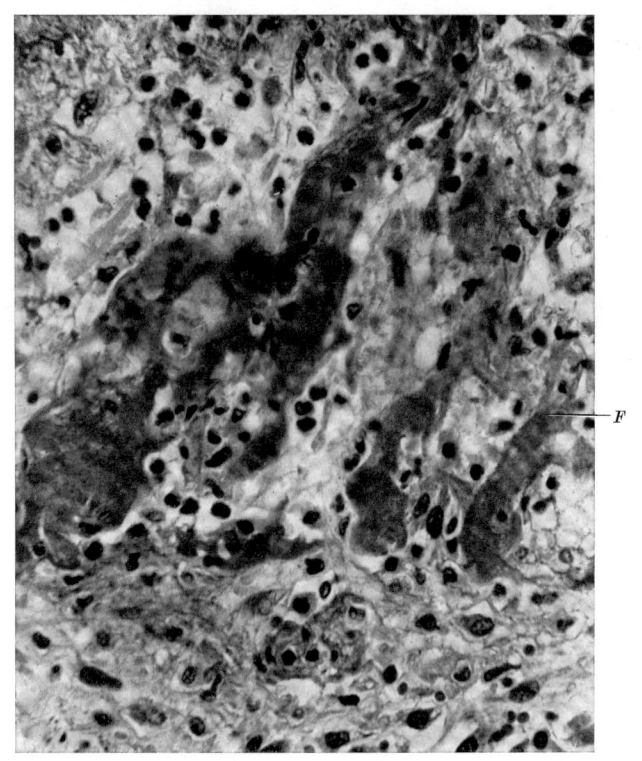

Abb. 149. Fibrinmassen (F), die von unten her durch einwandernde Zellen und Gefäße organisiert werden

gefäßhaltigen Bindegewebes (bzw. Granulationsgewebes) an Stelle der geronnenen Exsudatmassen *Organisation*.

Während das frische Exsudathäutchen auf *serösen Oberflächen* leicht abziehbar ist, haftet es während der Organisation fester an der Unterlage; versucht man es mit Gewalt abzuschaben, so werden die zahlreichen neugebildeten Gefäße eingerissen und als blutige Pünktchen sichtbar. Wenn schließlich der letzte Rest dieses fibrinösen Exsudates verschwunden ist, wandelt sich das organisierende Granulationsgewebe faserig-narbig um und kann von den gesund gebliebenen Abschnitten der Serosa her wiederum mit einem oberflächlichen Endothelbelag versehen werden (Abb. 148 F). An solchen Stellen ist dann die Serosa zwar spiegelnd und glatt, erscheint aber infolge des neugebildeten Bindegewebes nicht mehr zart und durchscheinend, sondern verdickt, weißlich und undurchsichtig. Besondere Verhältnisse liegen dann vor, wenn die Fibrinexsudation auf zwei einander anliegenden serösen Oberflächen, z. B. Pleura visceralis und parietalis, zu einer Verklebung geführt hat. Die von beiden Seiten her einsprossenden Bindegewebszellen und Gefäße treffen sich dann in der Mitte des Exsudates und gehen ineinander über. Nach Auflösung der letzten Exsudatreste bleibt diese Verbindung als mehr oder weniger dicke Bindegewebsschicht erhalten; die ursprünglich vorhandene Lichtung ist verödet. Wir sprechen von *Verwachsungen*, Adhäsionen usw. (Näheres s. bei Pleura, Perikard, Peritoneum.)

Der gleiche Vorgang ersetzt in den *Lungen* das zuweilen bei Entzündungen in den Lufträumen liegenbleibende Fibrin, so daß die Alveolen oder auch Bronchien bindegewebig veröden (Indurationspneumonie, Bronchiolitis obliterans). Auch *Blutergüsse* (Hämatome) werden, soweit sie nicht durch die Lymphe aufgelöst werden, auf diese Weise organisiert. Die Organi-

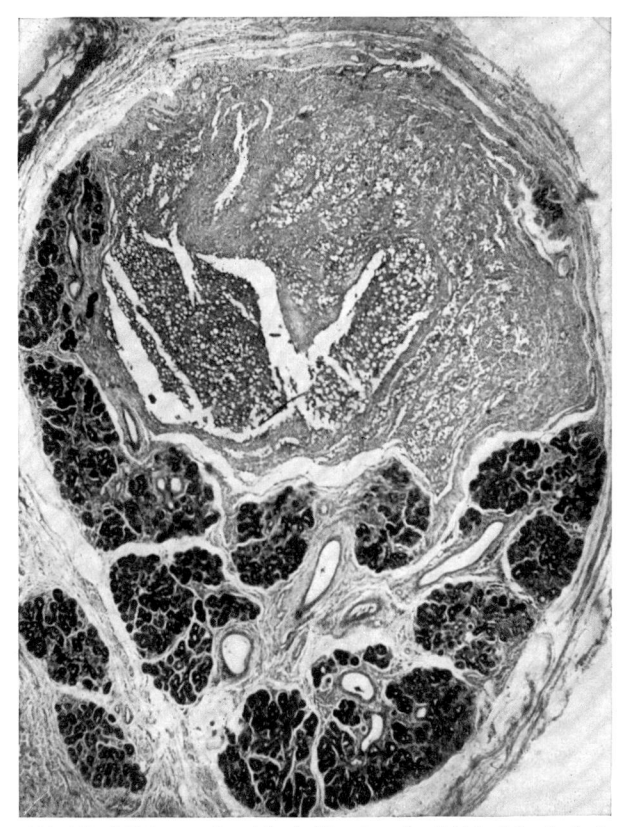

Abb. 150. Schleimgranulom (oben), Läppchen der Schleimdrüse (unten)

sation der *Thromben* (S. 84) erfolgt in derselben Weise durch einwachsende Zellen der Gefäßwand und durch die lebhaft vordringenden röhrenförmigen Sprossen der Vasa vasorum.

Während das Gewebe auf mesenchymalen *Schleim* nicht wie auf einen Fremdkörper reagiert, liegen die Verhältnisse beim epithelialen Schleim anders. Wenn z. B. infolge einer Schädigung von Schleimdrüsen oder deren Ausführungsgängen solcher Schleim in das Bindegewebe gelangt, ruft er eine leichte entzündliche Reaktion hervor, die schließlich zu Durchwucherung und Aufsaugung des ausgetretenen Schleimes führt. Derartige „Schleimgranulome" (HAMPERL) trifft man vor allem an Stellen, wo Schleimdrüsen leicht mechanischen Traumen ausgesetzt sind, z. B. in den Lippen (s. Abb. 150).

Die zellige Durchwachsung ist endlich in allen wesentlichen Punkten auch da zu verfolgen, wo es sich um *abgestorbene Gewebsteile* handelt, z. B. um anämische Infarkte (der Niere, des Herzens usw.). Die Emigration macht, wie in allen anderen Fällen, den Anfang, sie durchsetzt aber nur die äußeren Abschnitte des nekrotischen Herdes. Den bald zerfallenden Leukocyten folgt das aus der Umgebung sich entwickelnde jugendliche Bindegewebe, das langsam in die tote Substanz eindringt, aber doch gewöhnlich nur die äußeren Zonen ersetzt, während die inneren Abschnitte von durchströmender Flüssigkeit gelöst und aufgesaugt werden.

Schwer resorbierbare körpereigene Massen führen zur Bildung eines Granulationsgewebes mit Riesenzellen. So sehen wir z. B. recht häufig kristallines Cholesterin, das beim Zerfall von Cholesterinestern frei wird und auskristallisiert, in Riesenzellen eingeschlossen.

In anderer Weise wirkt die Entzündung auf *tote, nicht resorbierbare Teile*, wie z. B. Knochensubstanz: Nekrotische Teile der Compacta eines Röhrenknochens veranlassen, besonders wenn sie zugleich bakteriell infiziert sind, in den Markräumen der angrenzenden lebenden Abschnitte Hyperämie, Zellwucherung, Bildung von Riesenzellen (Osteoclasten), die den Knochen in einer Grenzzone einschmelzen und so das tote Stück vom lebenden trennen (s. unter Knochen). Diese Absetzung des Toten gegen das Lebende heißt *Demarkation* oder *Sequestration*[1].

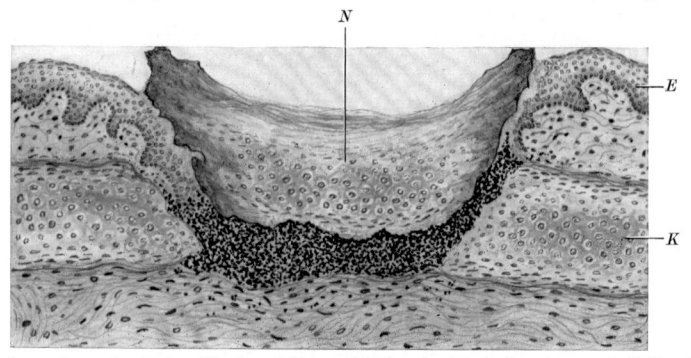

Abb. 151. Abstoßung eines nekrotischen Haut- und Knorpelstückes des Kaninchenohres nach Höllensteinätzung. *E* Epidermis; *K* Knorpel; *N* Nekrose. Unter der Nekrose eine Leukocytenansammlung

Ähnliche Vorgänge laufen auch dort ab, wo *nekrotische Gewebsteile an freie Flächen anstoßen*. Wenn z. B. Hautteile absterben oder wenn ganze Zehen oder noch größere Abschnitte der Extremitäten nekrotisch werden, so gerät die an das nekrotische Gewebe anstoßende, noch lebende Haut in eine bei langer Dauer durch starke Wucherung der fixen Zellen ausgezeichnete Entzündung mit lebhafter Emigration. Die Leukocyten schmelzen an der Grenze eine Gewebszone ein und lösen so den nekrotischen Teil ab. Man sieht das Ergebnis des Vorganges sehr gut an dem in Abb. 151 wiedergegebenen Beispiel.

V. Definition der Entzündung

Nach Kenntnis aller ihrer Eigentümlichkeiten ist es nun unsere Aufgabe, eine Definition der Entzündung zu geben. Wir fragen in dieser Absicht zunächst, welcher von den vielgestaltigen Vorgängen, die uns beschäftigt haben, eigentlich kennzeichnend für die Entzündung ist. In entzündeten Geweben sahen wir neben- bzw. nacheinander ablaufen: a) eine Gewebsschädigung in Form verschiedener regressiver Metamorphosen; b) Gewebsneubildung und c) Kreislaufstörungen mit Exsudation. Je nach dem Überwiegen des einen oder anderen Vorganges hat man ja auch alterative, proliferative (produktive) und exsudative Entzündungen unterscheiden wollen.

a) Da jede Entzündung durch eine Schädlichkeit ausgelöst wird, kann es nicht ausbleiben, daß insbesondere die empfindlichen Zellen (Epithelien usw.) leiden und gestaltlich faßbare Veränderungen aufweisen, wie *Degenerationen und Nekrosen*. Einerseits muß aber nicht jede Entzündung mit einer augenfälligen Gewebsschädigung beginnen, andererseits bedeutet nicht jede regressive Metamorphose

---
[1] Sequestro (lat.) absondern, trennen.

an sich Entzündung, denn sie kann von bloßer regeneratorischer Zellneubildung gefolgt sein. Die regressiven Metamorphosen sind also Begleiterscheinungen, manchmal vielleicht sogar Voraussetzung der Entzündung, aber sie gehören nicht als wesentlicher Bestandteil zur Entzündung selbst. Daran ändert auch der Umstand nichts, daß sie eine aus anderer Ursache entstandene Entzündung verstärken können: Ebenso wie primär infolge der schädigenden Einwirkungen untergegangene Gewebsteile eine Entzündung bedingen, so tun es auch die während ihres Verlaufes eintretenden Degenerationen und Nekrosen.

b) Die *Gewebsneubildung* trägt in vielen Einzelheiten die Züge der Regeneration, welche die durch Degeneration und Nekrose gesetzten Lücken wieder ausfüllt. Sie ist aber nicht ausschließlich als Regeneration zu deuten. Einmal tritt sie auch dann auf, wenn ein wesentlicher Gewebsuntergang, der ersetzt werden müßte, kaum stattgefunden hat, wie z. B. bei der Bildung tuberkulöser Knötchen; andererseits geht die Bildung von Riesenzellen, das Einwuchern von Fibroblasten in Fremdkörper oder Fibrin weit über den Rahmen der Regeneration hinaus, so daß also hier etwas der Entzündung Eigentümliches vorliegt.

c) Den wichtigsten Bestandteil der Entzündung stellen die exsudativen Vorgänge bzw. die *Veränderungen am Kreislauf* dar. Hier greifen auch, wie wir gesehen haben, die entzündungerregenden Schädlichkeiten in erster Linie an. Diese am Gefäßsystem sich abspielenden Vorgänge sind geradezu kennzeichnend für die Entzündung. Allerdings kommt Austritt von Flüssigkeit aus der Blutbahn schon normalerweise bei der Bildung der Lymphe, Austritt von Leukocyten physiologisch an manchen Körperstellen, wie z. B. in der Schleimhaut der Mundhöhle und des Magens, vor. Folgerichtig werden wir diese Erscheinung mit RÖSSLE als ,,physiologische Entzündung" bezeichnen müssen. Die Entzündung im engeren Sinne, mit deren Begriffsbestimmung wir es in der Krankheitslehre zu tun haben, stellt dann gewissermaßen nur die krankhafte Steigerung eines im normalen Geschehen bereits vorgezeichneten Vorganges dar.

Betrachten wir also die Vorgänge am Gefäßapparat und die Neubildung als die maßgebenden Eigentümlichkeiten der Entzündung, so können wir sie definieren als *die Summe aller jener gesteigerten, am Gefäßbindegewebsapparat sich abspielenden, exsudativen und proliferativen Vorgänge, die durch die Anwesenheit der verschiedenartigen Schädlichkeiten ausgelöst werden*. Zu diesen Vorgängen wären aber nicht nur die gestaltlich faßbaren Reaktionen zu rechnen, sondern auch die Bildung oder Freisetzung wirksamer Stoffe, wie Antikörper, Bakteriolysine usw. Die Entzündung stellt also eine besondere Antwort des Organismus auf einwirkende Schädlichkeiten dar.

VI. Entzündung und Gesamtorganismus
a) Ausbreitung und Wirkung der entzündlichen Vorgänge

Jede Entzündung ist ein Vorgang, der sich in einem umschriebenen Gebiet abspielt. Es gibt keine den ganzen Körper zugleich ergreifenden Entzündungen. Wenn ein örtlich entzündungserregendes Gift den ganzen Organismus durchtränkt, so können zwar überall regressive Veränderungen, aber keine Entzündungen entstehen.

Sind Bakterien im Blute vorhanden, so vermögen sie zahlreiche umschriebene Entzündungen in den Organen zu erzeugen, wenn sie sich irgendwo festsetzen, sich lebhaft zu vermehren und so wieder örtlich zu wirken. Wir sprechen dann von *metastatischen* Entzündungen. Handelt es sich um eitererregende Organismen, die in den Organen immer wieder Abscesse erzeugen, so gebraucht man den Ausdruck *Pyämie*. Er stammt daher, daß man früher glaubte, es handle sich um eine von dem primären Herde ausgehende Überschwemmung des Blutes mit Eiter und um seine Festsetzung in Form von Abscessen. Entstehen aber durch die ins Blut übertretenden Bakterien keine Abscesse und tritt nur eine Schädigung der Organe ein, so reden wir von *Septicämie* oder Sepsis. Pyämie und Sepsis lassen sich nicht immer scharf voneinander trennen (Septicopyämie) (s. auch S. 39).

Der Gesamtorganismus wird noch durch folgende Vorgänge an der Entzündung mitbeteiligt: 1. durch die hauptsächlich im Knochenmark vor sich gehende, oft außerordentlich lebhafte Neubildung von Leukocyten. Dabei kommt es naturgemäß zu einer Vermehrung der weißen Blutzellen im Blute, zu einer *Leukocytose*. Sie ist bei manchen Entzündungen, z. B. bei Pneumonie und den durch die Eiterkokken veranlaßten, besonders ausgeprägt (über den leukocytoseauslösenden Faktor s. S. 177), fehlt aber bei anderen, z. B. bei Typhus, ganz; 2. durch die Bildung der *antitoxischen und bactericiden Substanzen* (s. S. 43); 3. durch eine Störung der Wärmeregulation, das *Fieber*.

b) Fieber (Störung der Wärmeregulation)

Die Körpertemperatur des Menschen wird dadurch annähernd konstant erhalten, daß ein Zentrum im Hypothalamus wie ein Thermostat Wärmebildung und Wärmeabgabe regelt. Störungen dieser Regulation wirken sich in einer Erhöhung (Fieber) oder Erniedrigung der Körpertemperatur aus. Eine Erhöhung der Temperatur ist auch bei richtig funktionierendem Zentrum möglich, wenn seine Maßnahmen zur Erhöhung der Wärmeabgabe infolge äußerer Umstände unwirksam

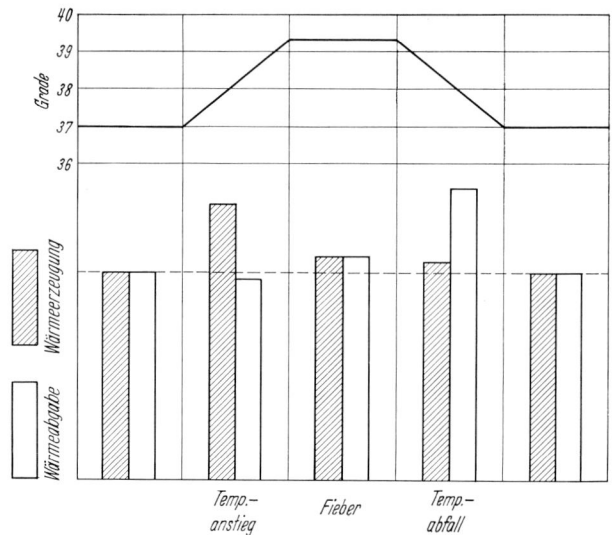

Abb. 152. Verhalten von Wärmebildung und -abgabe während eines Fieberanfalls. (Nach P. WRIGHT)

sind, wie z. B. bei Übersättigung der Luft mit Wasserdampf (s. Hitzschlag, S. 19). Störungen des Wärmezentrums selbst setzen seine Empfindlichkeit für Wärme herab, so daß es die Wärmeproduktion erst bei einer über der Norm liegenden Temperatur einschränkt. Der „Thermostat" ist jetzt gewissermaßen auf eine höhere Temperatur einreguliert. Setzt diese Störung plötzlich ein, so verhält sich der Körper genau so, wie wenn er bei kalter Außentemperatur seine Wärme zurückhalten und besonders viel Wärme bilden müßte: Es kommt zum Schüttelfrost und Temperaturanstieg, bis Wärmeproduktion und -abgabe auf einem durch die Störung des Wärmezentrums gegebenen höheren Niveau sich wieder angleichen

(Abb. 152). Kehrt die Empfindlichkeit des Wärmezentrums wieder zur Norm zurück, so wird die überflüssige Wärme abgegeben in Form von verdunstendem Schweiß und Hautrötung (Fieber, lytischer Temperaturabfall).

Die Störung der Wärmeregulation, die in Fiebertemperaturen ihren Ausdruck findet, wird offenbar durch Stoffe verschiedener Art, sog. *pyrogene Stoffe*[1] oder „Pyrotoxine", verursacht. Sie sind entweder körperfremd, wie z. B. die Endotoxine der Bakterien, oder entstehen im Körper selbst, z. B. bei Gewebszerfall, Aufsaugung von Blutergüssen, Eiweißstoffen usw. Dabei spielt die Empfindlichkeit des Wärmezentrums eine große Rolle insofern, als bei wiederholten Angriffen der fiebererzeugenden Stoffe schon geringere Mengen genügen, um Fieber hervorzurufen, ein Verhalten, das an die Sensibilisierung bei allergischen Reaktionen erinnert. Außer durch chemische Stoffe kann das Wärmezentrum durch physikalische Einwirkungen, wie z. B. Verletzungen (Wärmestich) oder reflektorisch (Ureterenkatheterismus) erregt werden.

Die Wirkung des Fiebers auf den Ablauf einer Erkrankung ist verschieden. Auf der einen Seite kann es eine Heilwirkung entfalten, die man ja auch bei der Fiebertherapie benützt. Auf der anderen Seite kann es für die Tätigkeit der parenchymatösen Organe verderblich sein und zum tödlichen Ausgang einer Erkrankung beitragen. Der Arzt wird also jeweils zu entscheiden haben, ob er das Fieber unterstützen oder bekämpfen soll.

c) Bedeutung der Entzündung

Um die biologische Bedeutung der Entzündung des Menschen richtig zu verstehen, ist es nötig, vorerst einen Blick auf die entsprechenden *Reaktionen im Tierreich* zu werfen. Dabei wird klar, daß es sich ursprünglich um einen sich im Bindegewebe abspielenden Vorgang handelt, in den mit dem Aufsteigen der Tierreihe mehr und mehr auch das Blut und die Blutgefäße hineingezogen werden. Bei den niederen Tieren findet man als Abwehrreaktion auf eine Schädlichkeit nur eine Wucherung der ortsständigen, zur Phagocytose befähigten Zellen, eventuell unter Bildung von Riesenzellen. Austritt von Flüssigkeit (seröse Exsudation) ist erst bei den Wirbeltieren nachweisbar; bei Fischen bleibt sie die einzige exsudative Erscheinung. Der zelligen Exsudation begegnen wir erst beim Warmblütler, wobei manchmal die Zellen der myeloischen, manchmal die der lymphatischen Reihe überwiegen. Die Fibrin-Exsudation ist der letzte Erwerb der höheren Wirbeltiere, und zwar auch nur der Vögel und höheren Säugetiere; bei Nagetieren tritt die fibrinöse Exsudation zurück, bei Reptilien ist sie nur andeutungsweise vorhanden. Während der Embryonalzeit macht auch der Säugetierfetus diese ontogenetische Entwicklungsreihe der Entzündung mit insoferne, als z. B. der Rattenfetus bis zum 17. Tag nur mit einer rein mesenchymalen zelligen Reaktion auf Schädigungen antwortet und erst später zur Exsudation fähig wird.

Welche Bedeutung hat nun die Entzündung für das Leben und den Bestand des menschlichen Organismus? Wie wir gesehen haben, stellt sie die Antwort unseres Körpers auf Schädlichkeiten mannigfachster Art dar. Diese Antwort führt nun in sehr vielen Fällen dazu, daß die weitere Ausbreitung der Schädlichkeit gehemmt wird, sie selbst unwirksam gemacht oder ausgeschieden wird, und daß schließlich der entstandene Schaden wieder gutgemacht wird. Der Körper reinigt sich gewissermaßen selbst von einer eingetretenen Verschmutzung, *wehrt* also, bildlich gesprochen, *die Schädlichkeit ab*, verteidigt sich gegen sie. Man kann unter diesem Gesichtswinkel auch die einzelnen Vorgänge der Entzündung betrachten und daraufhin prüfen, inwiefern jeder von ihnen geeignet ist, bei der erfolgreichen Abwehr von Schädlichkeiten mitzuwirken. Grundsätzlich kann man dabei humorale und celluläre Abwehrvorgänge unterscheiden.

Der unspezifischen *humoralen Abwehr* dient die Aktivierung von Enzymen und enzymartigen Stoffen: Proteasen spalten Eiweißkörper; Lysozym ist ein Stoff, der in Leukocyten und der Tränenflüssigkeit enthalten ist — er setzt sich an Bakterienmembranen fest und

---

[1] Pyr (griech.) Feuer, Fieber.

zerstört sie; das Properdin-System richtet sich gegen Gram-negative Bakterien; Immunglobuline richten sich gegen spezifische Antigene.

Die *zelligen Abwehrmechanismen* bestehen in der sofortigen Bereitstellung von Mikrophagen: die Leukocytenzahl kann in wenigen Stunden von etwa 24 Milliarden auf etwa 250 Milliarden ansteigen. Tatsächlich ist das Knochenmark imstande — etwa bei schweren Infektionskrankheiten — 100—200 Milliarden Leukocyten täglich zu liefern; während die Leukocyten einer Polizeitruppe zu vergleichen sind, ähnelt die Funktion der Lymphocyten mehr der einer Wach- und Schließgesellschaft: sie haben die Aufgabe, Fremdstoffe (Antigene) zu melden und abzutransportieren. Tatsächlich machen die gegenüber den kurzlebigen Leukocyten recht langlebigen Lymphocyten einen eigenartigen Kreislauf mit, indem sie aus dem Blut in das Gewebe austreten, es durchwandern und über die Lymphgefäße und den Ductus thoracicus wieder in das Blut zurückkehren.

Diese Abwehrvorgänge können vorteilhaft für den Gesamtorganismus sein, sie mögen aber auch Nachteile mit sich bringen.

Erinnern wir uns an einige dieser *Vorteile:* Fremdkörper werden von Riesenzellen aufgenommen und eingeschlossen und dadurch der unmittelbaren Berührung mit dem Gewebe entzogen; eine ähnliche Wirkung hat abkapselndes Granulationsgewebe; andere Fremdkörper werden durch die ausgeschiedenen Säfte aufgelöst; liegengebliebenes Exsudat, Thromben und Blutmassen werden durch Organisation beseitigt und die mit ihrer Ablagerung verbundenen Störungen auf diese Weise wieder behoben; nekrotisches Gewebe wird teils aufgelöst und aufgesaugt, teils, wie z. B. tuberkulöser Käse, in derbes Bindegewebe eingeschlossen und dadurch unschädlich gemacht; andere tote Gewebe werden vom Lebenden abgesondert (demarkiert) und ausgestoßen; durch die Exsudation erfolgt eine Verdünnung der Gifte, so daß sie weniger schädlich sein können; andererseits bringt die Flüssigkeitsausscheidung auch reichlich Antikörper an die Gifte heran, die sie binden. Besonders deutlich läßt sich die abwehrende und vernichtende Wirkung der Entzündung an Bakterien verfolgen: Diese werden in Exsudatzellen und Bindegewebszellen phagocytiert; die umgebende entzündliche Reaktion verhindert ihre weitere Ausbreitung, verhaftet sie gewissermaßen an Ort und Stelle; ihre Lebensbedingungen werden andere, für die Vermehrung schlechtere, da einerseits zu wenig ernährende Stoffe durch den Entzündungswall zu den Bakterien durchtreten, andererseits die bakteriellen Stoffwechselprodukte nicht entsprechend abgeführt werden können; trotzdem gelangen aber genügend Zerfallsprodukte in den übrigen Organismus, um dort die Bildung von Antikörpern anzuregen. Auch beim Zerfall der zuströmenden Leukocyten werden bakterienbindende Stoffe frei, so daß die Eiterung günstig auf die Vernichtung der Bakterien wirkt (pus bonum et laudabile[1]).

Die Entzündung kann auch *Nachteile* im Gefolge haben, die sich zu den von den Schädlichkeiten hervorgerufenen hinzugesellen. Wenn z.B. bei einer fibrinösen Lungenentzündung eine ganze Lunge mit geronnenem Exsudat vollgepfropft ist, so bedeutet das eine Verminderung der atmenden Oberfläche, eine Erschwerung des Kreislaufes, einen Verlust an eiweißhaltiger Flüssigkeit usw. Auch sonst kann eine sehr lebhafte Exsudatbildung oft mehr schaden als nützen. Schließlich vermögen auch die Gewebswucherung und ihr Ausgang in Narbenbildung allerlei Störungen hervorzubringen. Nicht jede Entzündung und nicht jeder einzelne Vorgang bei einer Entzündung ist also nutzbringend und als Abwehr einer Schädlichkeit zweckmäßig. Das geht ja schon zur Genüge daraus hervor, daß es eine große Zahl von Heilmitteln gibt, die ausgesprochen gegen die Entzündung gerichtet sind (Antiphlogistica), was ja unverständlich wäre, wenn es sich um einen immer und in jeder Einzelheit seines Verlaufes nützlichen Vorgang handelte.

Vergleichen wir zusammenfassend Vor- und Nachteile der Fähigkeit unseres Körpers, auf gewisse Schädlichkeiten mit Entzündung zu antworten, so müssen wir diese Reaktion doch als eine sehr zweckmäßige Einrichtung ansehen, da sie in der überwiegenden Mehrzahl der Fälle zu erfolgreicher Abwehr führt und sich somit lebenserhaltend, ja lebensnotwendig auswirkt.

F. Infektionserreger, Infektionskrankheiten, Granulome

Nachdem wir die verschiedenen Formen der Entzündung kennengelernt haben, können wir uns nunmehr einer Gruppe von Krankheiten zuwenden, die praktisch gesehen das Hauptkontingent aller entzündlichen Krankheiten überhaupt darstellt,

---

[1] (lat.) der gute und lobenswerte Eiter.

nämlich den durch belebte Erreger hervorgerufenen Infektionskrankheiten. Strenggenommen müßten hier sowohl die durch tierische wie durch pflanzliche Parasiten bedingten Krankheiten berücksichtigt werden. Bei tierischen Parasiten steht aber mehr das Verhalten der Parasiten, weniger die Gegenwirkung des Organismus im Vordergrund, so daß die betreffenden Erkrankungen ohne weiteres im Rahmen der allgemeinen Ätiologie besprochen werden konnten. Anders verhält es sich mit den pflanzlichen Parasiten und Virusarten. Sie rufen nicht nur Veränderungen in den Säften (Antikörperbildung) hervor, sondern führen meistens auch zu entzündlichen Gewebsreaktionen, die je nach dem Erreger verschieden ablaufen.

Manchmal sind sie nicht weiter kennzeichnend insoferne, als es sich um eine der früher besprochenen gewöhnlichen Entzündungsformen handelt wie fibrinöse, eitrige usw. Entzündung. Manchmal handelt es sich aber um so kennzeichnende Gesetzmäßigkeiten im histologischen Bild und im Ablauf der Reaktion, daß es fast möglich ist, auch ohne Nachweis des Erregers bloß aus den Gewebsveränderungen auf den in Frage kommenden Parasiten zu schließen. In diesem Sinne spricht man dann von *spezifischen Entzündungen*, d. h. von Gewebsveränderungen, die für einen besonderen Erreger kennzeichnend sind, im Gegensatz zu den übrigen unspezifischen Entzündungen. Freilich handelt es sich dabei fast nie um das eher gleichförmig ablaufende Stadium der akuten Entzündung, sondern um die viel mehr zu Wandlungen befähigte chronische Entzündung bzw. das entzündliche Granulationsgewebe. Das „Spezifische" der betreffenden Entzündung ist also jeweils in dem spezifischen Granulationsgewebe oder, wie man auch sagt, dem *spezifischen Granulom* zu suchen.

Wir dürfen aber über den so leicht sichtbar zu machenden cellulären Reaktionen nicht die schwerer erfaßbaren, aber doch auch gleichzeitig ablaufenden humoralen Reaktionen gegen die verschiedenen Erreger vergessen. Schon normalerweise enthalten Gewebe und Körperflüssigkeiten gegen Bakterien gerichtete Stoffe, wie z. B. das örtlich in den Geweben vorkommende Spermin, welches die Vermehrung der Tuberkelbacillen hemmt und das in der Lunge fehlt; ein Bakterien auflösendes Lysozym ist im Nasenschleim und in der Tränenflüssigkeit sowie im Serum und in den neutrophilen Leukocyten enthalten.

Nun sind bei den Infektionskrankheiten in der Regel viele Organe manchmal in gesetzmäßiger Aufeinanderfolge beteiligt. In jedem Organ kann der Grundtypus der mehr oder weniger „spezifischen" Veränderungen in Abhängigkeit vom jeweiligen Gewebsbau abgeändert auftreten. Der folgende Abschnitt soll aber nur die Gemeinsamkeiten aufzeigen, die alle durch einen bestimmten Parasiten an verschiedenen Orten hervorgerufenen Veränderungen aufweisen, während die durch das jeweilige Organgefüge bedingten Besonderheiten im Rahmen der speziellen (Organ-) Pathologie Berücksichtigung finden.

Hinsichtlich der Reihenfolge, in der wir die von den einzelnen Parasiten hervorgerufenen Infektionskrankheiten besprechen wollen, folgen wir am besten der systematischen Einteilung der Erreger, wie sie vor allem die botanische Klassifizierung liefert. Auf die Pilze (I) folgen die Spaltpilze, die Bakterien (II); die Rickettsien (III) bilden den Übergang zu den Virusarten (IV). Schließlich fügen wir als Anhang noch (V) eine Gruppe von Krankheiten an, deren Stellung heute noch ungeklärt ist. Teils vermutet man als Erreger ein Virus, teils ein oder mehrere Bakterien; für manche wird sogar eine Einordnung unter die Tumoren erwogen. Da es sich aber um Krankheiten handelt, bei denen die Veränderungen am ehesten denen eines spezifischen Granulationsgewebes gleichen und die auch verschiedene Organe beteiligen, möge nur die Besprechung derjenigen Eigentümlichkeiten hier Platz finden, die allen Lokalisationen gemeinsam sind.

I. Pilze

Nach der durch die Chemotherapie ermöglichten erfolgreichen Bekämpfung der bakteriellen Krankheiten rücken die Pilzerkrankungen immer mehr in den Vordergrund, wahrscheinlich auch deswegen, weil durch die Vernichtung jener Bakterien, die imstande waren, das Pilzwachstum zu hemmen, ein natürlicher Gleichgewichtszustand zugunsten der Pilze gestört wird.

Die streng wissenschaftliche botanische Einteilung der Pilze gründet sich auf das Verhalten der vegetativen Formen, d. h. des von dünnen Fäden (Hyphen[1]) gebildeten Mycels[2] und der Vermehrungsorgane, welche die Dauerformen der Pilze, die Sporen[3], liefern. Dementsprechend unterscheidet man Algenpilze, Schlauchpilze und Fadenpilze. Für die Medizin bedeutungsvoller ist allerdings eine Einteilung der Pilzerkrankungen (Mykosen), die in erster Linie das Verhalten der Pilze zum Organismus berücksichtigt.

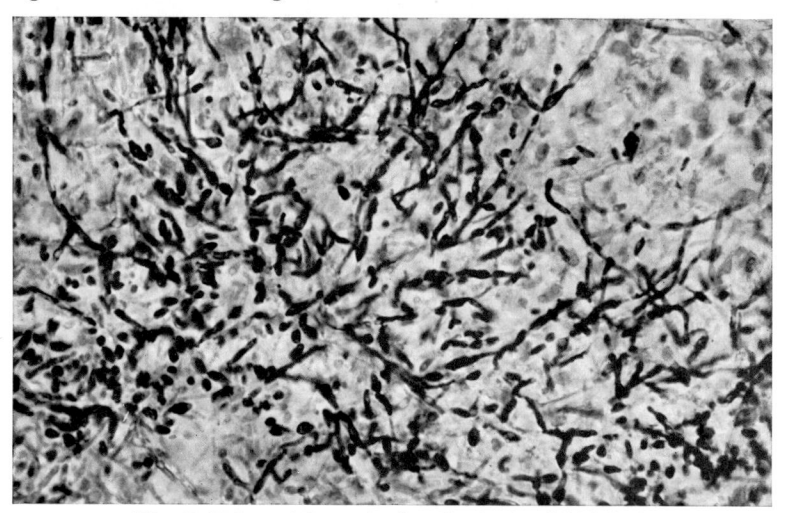

Abb. 153. Fäden und Sporen des Soorpilzes in einer Schleimhaut

a) In einer ersten Gruppe können wir solche Pilze zusammenfassen, die *für ihr Gedeihen an das Keratin gebunden* sind, sei es nun das der Epidermis, der Nägel oder der Haare. Sie dringen selten in das unterliegende Gewebe vor und erzeugen daher nur gelegentlich beim Befall tieferer Schichten eine entzündliche Reaktion. Da die in Frage kommenden Erreger also ausgesprochen auf der Haut lokalisiert sind, finden sie im entsprechenden Kapitel der speziellen Pathologie ihre Berücksichtigung.

b) Für die zweite Gruppe der Pilze ist kennzeichnend, daß sie *in die Gewebe eindringen* und auch mit dem Blutstrom verschleppt werden können. Sie erzeugen dann ausgesprochen chronische Eiterherde oder knötchenförmige Nekrosen. Diese sehen oft einer Tuberkulose sehr ähnlich, weil sie mit einem Wall von Epitheloidzellen umgeben sind. Dazu kommt noch, daß auch mehrkernige Riesenzellen auftreten, die allerdings, wie leicht festgestellt werden kann, die Erreger enthalten, also mehr Fremdkörperriesenzellen als den typischen Langhansschen Riesenzellen bei der Tuberkulose (s. unten) entsprechen.

Der *Cryptococcus neoformans (Torula)*[4] ruft cystenähnliche Veränderungen im Gehirn hervor.

---

[1] Hyphe (griech.) Faden.   [2] Mykes (griech.) Pilz.   [3] Sporos (griech.) Saat, Frucht.
[4] Torulus (lat.) kleine Erhebung.

Der Pilz *Coccidioides immitis*[1] erzeugt in der Lunge Granulomaherde, die sich oft nur durch den Nachweis des Parasiten von Lungentuberkulose unterscheiden lassen. Man spricht dann von Coccidiomykose.

Die *Hefen* der Gattung Saccharomyces[2] verursachen eigentümliche Knötchen in der Haut, aber auch tuberkelähnliche Herdchen in inneren Organen.

Aspergillus fumigatus[3], der rauchfarbige Pinselschimmel, benötigt zu seiner Ansiedlung nekrotisches Gewebe. Man trifft ihn meist in der zerfallenden Wand von Lungenkavernen, die dann infolge des im Pilz gebildeten Farbstoffes eigentümlich grau bis schwärzlich aussieht.

c) Gewissermaßen zwischen beiden Gruppen steht der *Soorpilz*, die *Candida*[4] (Monilia)[5], *Oidium*[6] *albicans*, insofern, als er vorzugsweise auf Schleimhäuten wächst. Er bildet hier festhaftende Beläge, die aus zahlreichen Pilzfäden, abgeschnürten Sporen, abgestoßenen Zellen und Begleitbakterien bestehen (Abb. 153). Die Pilzfäden reichen in der Regel senkrecht in das Plattenepithel hinein, welches durch seinen Glykogengehalt offenbar geeignete Ernährungsbedingungen bietet. Auszehrende Erkrankungen begünstigen die Ansiedlung in Mund und Speiseröhre besonders im Kindesalter. Nur selten dringen Soorfäden in Blutgefäße vor und werden dann metastatisch in verschiedene Organe verschleppt.

II. Spaltpilze (Schizomyceten[7])

Die Benennung der einzelnen Spaltpilze nach den Krankheiten, die sie beim Menschen hervorrufen, ist begreiflicherweise für den systematischen Botaniker unannehmbar, der ja alle in der Natur vorkommenden Spaltpilze zu klassifizieren hat und nicht bloß die krankheitserregenden. Deshalb wurden international neue Namen eingeführt, die im folgenden jeweils hinter den alten Bezeichnungen erscheinen.

a) Kokken

Staphylokokken[8]

Nach ihrem Verhalten auf festen Nährböden zerfallen die Staphylokokken in mehrere Untergruppen: Der Staphylococcus aureus bildet goldgelbe Kolonien, der Staphylococcus citreus citronengelbe, der Staphylococcus albus weiße. Auf der äußeren Haut findet man in der Regel Staphylokokken, die dort ein saprophytisches Dasein führen. Unter Umständen gelangen sie jedoch durch Wunden oder natürliche Öffnungen der Haut, wie Haarfollikel und Schweißdrüsen, in die Gewebe und wirken dann krankheitserregend. Der Staphylococcus aureus ist der gefährlichste, während der Staphylococcus albus nur selten, wenn überhaupt, Krankheiten erzeugt. Staphylokokken können Toxine bilden, die rote Blutkörperchen auflösen (Hämolysine) und Gewebe durch Toxine (Nekrotoxin) abtöten.

Im allgemeinen breiten sich die Staphylokokken wenig im Gewebe aus, machen also nur umschriebene örtliche Veränderungen, die durch Nekrose und besonders Eiterbildung bzw. eitrige Einschmelzung gekennzeichnet sind. Der Eiter in so entstandenen *Abscessen* hat eine dicke, gelblichrahmige Beschaffenheit. Dauert die Eiterung längere Zeit an, so entwickelt sich ein Granulationsgewebe mit reichlichen verfetteten Fibroblasten. Die Absceßwand erscheint dann in mehr oder minder großer Ausdehnung buttergelb.

Am häufigsten treffen wir entsprechend dem natürlichen Vorkommen der Staphylokokken die von ihnen hervorgerufenen Eiterungen bzw. Abscesse im Bereich der *Haut* als Furunkel oder Karbunkel. Bei Neugeborenen vermögen sie auch eine flächenhafte Entzündung hervorzurufen, den Pemphigus neonatorum bzw. die Dermatitis exfoliativa Ritter. Die Reaktionen im übrigen Körper sind,

---

[1] „Coccidium", Verkleinerungswort, abgeleitet von Kokkos (griech.) runder Kern; eidomai (griech.) aussehen; immitis (lat.) unzart, grob.   [2] Saccharum (lat.) Zucker; mykes (griech.) Pilz.   [3] Aspergo (lat.) besprengen, wegen der Ähnlichkeit mit einer Gießkannenbrause; fumigatus (lat.) geräuchert — wegen der bräunlichen Farbe.   [4] Candidus (lat.) glänzend.   [5] Monile (lat.) Halsband, Perlschnur.   [6] Oon (griech.) Ei; eidomai (griech.) aussehen; albus (lat.) weiß.   [7] Schizo (griech.) spalten; mykes (griech.) Pilz.   [8] Staphyle (griech.) Traube; kokkos (griech.) runder Kern.

wenn man vom begleitenden Fieber absieht, meist ebenfalls mehr lokale, wie Entzündung der Lymphgefäße und regionären Lymphknoten. Verhältnismäßig selten kommt es über einen Einbruch in die Venen zu einer *Ausbreitung auf dem Blutwege*, wobei dann wieder örtliche Eiterungen in den inneren Organen auftreten (Pyämie). Sind die Abscesse zahlreich, so kann dieser Zustand zum Tode führen. Manchmal treten aber nur wenige Abscesse auf, oder es bildet sich eine einzige metastatische Eiterung, die für sich weiterschreitet auch dann, wenn der primäre Herd längst ausgeheilt ist. Das ist z. B. der Fall bei der sog. *Staphylomykose* der Nieren. In solchen Fällen scheint dann ein inneres Organ primär von der Staphylokokkeninfektion befallen zu sein, wie etwa der Knochen bei der gewöhnlichen eitrigen *Osteomyelitis*. Die Keime müssen ihn aber doch auf dem Blutweg erreicht haben bzw. aus der Außenwelt an irgendeiner Stelle (Haut) in den Blutstrom gelangt sein, ohne daß wir immer imstande wären, klinisch oder anatomisch eine solche Eintrittspforte nachzuweisen.

Streptokokken[1]

Manche Streptokokken (Abb. 154) lösen die roten Blutkörperchen in Nährböden nur wenig, und zwar unter Bildung des im Nährboden grünlich erscheinenden Methämoglobins: Man bezeichnet sie als α-hämolytische Streptokokken, zu denen z. B. der Streptococcus viridans[2] (Str. salivarius[3]) gehört; andere lösen die roten Blutkörperchen vollständig, so daß der Nährboden unter und um die Kolonie durchsichtig wird: β-hämolytische Streptokokken; eine dritte Gruppe läßt die roten Blutkörperchen im Nährboden unbeeinflußt — nicht hämolytische (γ) Streptokokken. Normalerweise kommen Streptokokken verschiedener Gruppen in der Mundhöhle, im Rachen und im Darmtrakt vor.

Streptokokken bilden eine Reihe von *Toxinen*, die für Diagnose und Behandlung von Krankheiten Bedeutung erlangt haben. So bilden die α- und β-hämolytischen Streptokokken ein Hämolysin (Streptolysin), gegen das der Körper mit Bildung eines Antikörpers, also eines Antihämolysins, antwortet. Der Nachweis dieses Antihämolysins im strömenden Blut ist ein wichtiges diagnostisches Hilfsmittel bei der Erkennung anders nicht nachweisbarer Streptokokkenerkrankungen. Ein weiteres Exotoxin bringt durch Gefäßlähmung Rötung der Haut hervor, wie z. B. beim Scharlach. Auch gegen dieses Toxin (Dick[4]-Toxin) bildet der Körper ein Antitoxin (s. unten). Die β-, jedoch nicht die α-hämolytischen Streptokokken bilden ferner einen enzymartigen Stoff, der imstande ist, menschliches Fibrin aufzulösen (Fibrinolysin, Streptokinase). Schließlich enthalten Strepto-

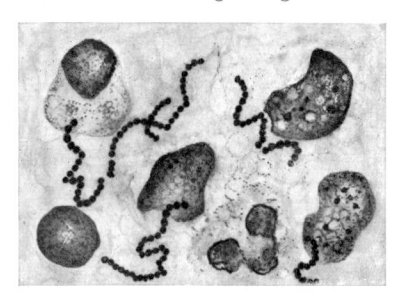

Abb. 154. Streptokokken im Eiter

kokken auch den „Spreading factor", die *Hyaluronidase* und ein Enzym, das Nucleinsäuren depolymerisiert, die Streptodornase (Abkürzung für **Strepto**kokken-**D**esoxyribo-**N**uclein-**A**cida**se**).

Die besonderen Eigenschaften der Streptokokken machen uns die Grundzüge der durch sie hervorgerufenen Erkrankungen verständlich. Einmal in die Gewebe gelangt, breiten sie sich rascher aus als die Staphylokokken. An der äußeren Haut genügt manchmal eine kleinste Verletzung als Eintrittspforte, die sich wie eine harmlose Wunde wieder schließt, während die einmal eingedrungenen Streptokokken sich weiter im Gewebe ausbreiten. Es kommt zu einer *phlegmonösen Entzündung*, wobei oft die Keime die Entzündungszellen zahlenmäßig weitaus überwiegen (sulzige Streptokokkenphlegmone). In den großen Körperhöhlen entsteht eine fibrinarme Entzündung, die wegen des besonders im Anfang geringen, fast rein eitrigen Exsudates leicht übersehen werden kann. Von allgemeinen Reaktionen des Körpers bei länger dauernden Streptokokkenerkrankungen (Streptokokkensepsis) seien die Anämie und eine weiche Milzschwellung erwähnt.

---

[1] Streptos (griech.) Kette.   [2] Viridis (lat.) grün.   [3] Saliva (lat.) Speichel — wegen des häufigen Vorkommens dieses Streptokokkentyps im Mundspeichel.   [4] GEORG F. DICK (geb. 1881) und seine Frau G. H. DICK, Ärzte in Chicago.

Es gibt auch eine subakute und chronische Streptokokkeninfektion. Eine subakute Infektion mit dem α-hämolytischen Streptococcus (Streptococcus viridans) stellt die *Sepsis lenta* dar, bei der sich die Keime vorzugsweise an den Herzklappen ansiedeln und hier zur Endocarditis lenta führen.

Bei der chronischen Streptokokkeninfektion stehen allergische Gewebsreaktionen im Vordergrund, während die Keime selbst in einem oft nicht leicht auffindbaren Herd, z. B. in einem Granulom einer Zahnwurzel, sitzen. Von einer solchen *Fokalinfektion*[1] sollen Toxine dauernd in den Organismus gelangen und ihn sensibilisieren. So entstehen in verschiedenen Organen Veränderungen, die selbst keine Streptokokken enthalten, aber letzten Endes doch auf deren Wirkung zurückgehen. In diesen weiteren Kreis der Streptokokkenerkrankungen gehören höchstwahrscheinlich die Glomerulonephritis und der Rheumatismus.

Diesem allgemeinen Bild der Streptokokkeninfektion sind einige besondere Krankheitsbilder anzufügen, bei denen ebenfalls ein Streptococcus als Erreger angenommen wird. Es ist eine offene Frage, inwieweit jede dieser Krankheiten von einem eigenen besonderen Streptococcus hervorgerufen wird, oder ob nicht vielmehr das Besondere auf seiten des reagierenden Organismus und der Eintrittspforte liegt.

Beim *Erysipel*[2] finden wir β-hämolytische Streptokokken, die gewöhnlich durch eine kleinste Verletzung in die Gesichtshaut eingedrungen sind. Die Ausbreitung erfolgt über die Lymphdrüsen und -spalten.

Der *Scharlach* geht mit einer starken Hautrötung einher, die auf einer Gefäßerweiterung beruht. Etwa am 5. Tage treten Leukocyten in den Hautherden auf, schließlich kommt es zur Abschuppung der Epidermis. Gleiche Veränderungen laufen an der Zunge ab, die durch Schwellung der Papillen ein himbeerartiges Aussehen erhält (Himbeerzunge). Der Scharlach beginnt regelmäßig mit einer Entzündung des Rachens bzw. mit einer Tonsillitis, wobei hämolytische Streptokokken nachweisbar sind. Aus dem Kulturfiltrat solcher Keime konnte DICK ein Toxin gewinnen, das, unter die Haut gesunder Personen injiziert, eine scharlachähnliche Rötung hervorbringt. Ein im Serum von Rekonvaleszenten nach Scharlach vorhandenes Antitoxin bringt andererseits, in die Haut eines Scharlachkranken eingespritzt, die Rötung zum Schwinden (Auslöschphänomen von SCHULTZ-CHARLTON). Schließlich gelang es im Freiwilligen-Versuch, mittels einer Streptokokkenreinkultur die Krankheit von einem auf den anderen Menschen zu übertragen. Damit war die Bedeutung eines gewissen Streptokokkentyps bei der Entstehung des Scharlachs bewiesen. Streptokokken sind auch verantwortlich für die gegebenenfalls beim Scharlach auftretenden *Nachkrankheiten*, wie Eiterungen in den Nebenhöhlen, Mittelohr, Lymphdrüsen, bei denen sie auch reichlich gefunden werden, sowie für die in der 3.—4. Woche auftretende Glomerulonephritis. Trotz aller dieser Beweise für die Bedeutung der „Scharlachstreptokokken" als Ursache der Erkrankung bleiben aber einige Besonderheiten unaufgeklärt: Scharlach hinterläßt eine dauernde Immunität, was sonst bei reinen Streptokokkeninfektionen nicht der Fall ist; in der manchmal schon in der ersten Krankheitswoche auftretenden besonderen Nephritisform, der sog. interstitiellen Scharlachnephritis, konnten keine Streptokokken gefunden werden. (Ebenso wie die Niere können auch andere parenchymatöse Organe interstitielle rundzellige Infiltrate aufweisen.) Alle diese Besonderheiten haben zu der freilich rein hypothetischen Annahme geführt, daß außer den Scharlachstreptokokken vielleicht noch ein mit diesen in enger Symbiose lebendes, aber bisher nicht gesondert nachweisbares Virus eine Rolle spielen könnte.

---

[1] Focus (lat.) Herd. [2] Erythros (griech.) rot; pella (griech.) Haut.

Die nichthämolysierenden Streptokokken besitzen nur eine sehr beschränkte Pathogenität. Eine besondere Unterart kommt so gut wie ausschließlich im Darm vor und wird als *Streptococcus faecalis* bzw. als *Enterococcus* bezeichnet. Er begleitet oft das Bacterium coli bei Infektionen, vermag aber gelegentlich auch selbständig eine Entzündung der Harnwege hervorzurufen.

Bei Tieren sind Infektionskrankheiten, wie z. B. die Schweineinfluenza, beobachtet worden, die nicht auf *einen* Erreger, sondern auf das gesetzmäßige Zusammenwirken zweier Erreger, z. B. eines Bacterium und eines Virus, zurückgehen. Aus der menschlichen Pathologie ist uns nur ein einziges sicheres Beispiel einer solchen komplexen Infektion bekannt, das sog. phagedänische[1] Geschwür, das auf eine *gemeinsame Wirkung zweier Bakterienarten*, nämlich nichthämolysierender Streptokokken und Staphylokokken, zurückgeht. Man hat diese mit Gewebszerfall einhergehende Erkrankung auch durch Mischung von Reinkulturen beider Keime im Tierversuch erzeugen können, nicht aber durch jeden einzelnen Keim für sich.

Pneumococcus (Streptococcus pneumoniae[2])

Pneumokokken finden sich als regelmäßige Bewohner der oberen Luftwege und der Mundhöhle. Sie rufen vor allem *Entzündungen der Lunge* hervor („Diplococcus pneumoniae"!) sowie Entzündungen der Nebenhöhlen. Unter Umständen gelangen sie aber auch mit dem Blutstrom in entferntere Organe, wie die Leptomeningen, und bei Kindern auch in das Peritoneum, ohne daß man immer imstande wäre, ihre Eintrittspforte sicher zu bestimmen.

Meningococcus (Neisseria[3] intracellularis) — Meningitis epidemica

Im Rachen kommen regelmäßig als harmlose Saprophyten sehr zarte Diplokokken vor, der Mikrococcus catarrhalis und pharyngis (Neisseria catarrhalis bzw. pharyngis). Von ihnen läßt sich der pathogene Meningococcus nur durch sein Verhalten unter besonderen Kulturbedingungen unterscheiden. Allen diesen Diplokokken, wie übrigens auch dem artverwandten Gonococcus, ist gemeinsam eine große Empfindlichkeit gegenüber Austrocknung; daher sind sie zu ihrem Gedeihen auf die stets feuchten Schleimhäute angewiesen.

Meningokokkenerkrankungen beginnen mit einer zunächst harmlos erscheinenden Entzündung der Rachen- und Nasenschleimhaut. Bald gehen aber die Keime ins Blut über, erzeugen septisches Fieber und besonders Capillarschäden, so daß es zu Blutungen in die Haut und Gelenke kommt. Bei besonders stürmisch verlaufenden Infekten kann schon in diesem Stadium nach wenigen Tagen der Tod eintreten. Manchmal findet sich dabei eine blutige Durchsetzung beider Nebennieren ohne Entzündung (Waterhouse-Friderichsen-Syndrom). Schließlich lokalisieren sich die Keime in den Meningen und erzeugen hier eine ausgesprochen eitrige Entzündung, wobei die Erreger vorzugsweise in den Leukocyten phagocytiert gefunden werden (Neisseria intracellularis!). Es soll nicht verschwiegen werden, daß der geschilderte Ablauf nicht in allen Fällen so klar ersichtlich ist und besonders die anfängliche Entzündung der Rachenschleimhaut oft entweder fehlt oder unbemerkt vorübergeht.

Gonococcus (Neisseria gonorrhoeae) — Gonorrhoe[4]

Ganz in der Regel erfolgt die Infektion der Schleimhäute des Genitaltraktes durch den Gonococcus beim Geschlechtsverkehr. Er siedelt sich in der Schleimhaut an, ohne weiter in die Tiefe zu dringen, und erzeugt hier eine eitrig-katarrhalische Entzündung, wobei die Keime reichlich auch in den Leukocyten und Epithelzellen phagocytiert (s. Abb. 155) gefunden werden. In unbehandelten Fällen kann sich die Entzündung, immer den Schleimhäuten folgend, im ganzen Genitaltrakt *ausbreiten:* beim Mann von der Harnröhre aus auf die Prostata, Harnblase, Ureteren,

---

[1] Phagedaina (griech.) fressendes Geschwür.   [2] Andere Bezeichnungen: Diplococcus pneumoniae oder lanceolatus.   [3] A. NEISSER (1855—1916), Dermatologe, Breslau; Entdecker des Gonococcus.   [4] Gonos (griech.) Zeugung, Same; rheo (griech.) fließen — also eigentlich „Samenfluß".

Samenblasen, Ductus deferens und Nebenhoden; bei der Frau von der Vulva aus über die nicht befallene Vagina (Plattenepithel!) auf die Cervix uteri; weiter auch auf die Bartholinischen Drüsen, die Urethra und die Harnblase; über die besonders bei der Menstruation offene Uterushöhle erreicht sie die Tuben und das Ovar. Durch anormalen Geschlechtsverkehr wird gelegentlich auch die Schleimhaut des Mastdarms und der Mundhöhle infiziert. Bei der Geburt können von den infizierten Schleimhäuten der Mutter die Gonokokken während des Geburtsaktes auf das Kind übertragen werden. Besonders gefährlich ist die Erkrankung der Augenbindehäute, die vor Einführung der prophylaktischen Einträufelungen von Silbernitratlösung (nach CREDÉ) in den Bindehautsack des Neugeborenen die häufigste Ursache der Erblindung war. Da die Vagina des neugeborenen Mädchens mit stark aufgelockertem Epithel ausgekleidet ist, vermag der Gonococcus sich auch hier anzusiedeln. Durch Hormonbehandlung läßt sich aber das Auftreten von Plattenepithel in der kindlichen Vagina beschleunigen und Heilung erzielen dadurch, daß man so den Gonococcus seiner Lebensmöglichkeit beraubt. An und für sich ist der *Ablauf* der Infektion verhältnismäßig gutartig, da die Krankheit in der Regel von selbst ausheilt, wenn auch die Keime eine Neigung haben, sich in unzugänglichen Schleimhauttaschen längere Zeit zu halten. Freilich sind manchmal die nach einer akuten Entzündung zurückbleibenden Narben und Verwachsungen in ihren Folgen unangenehmer als die Erkrankung selbst: Beim

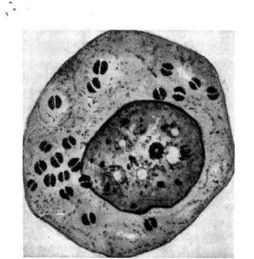

Abb. 155. Gonokokken in Epithelzelle phagocytiert

Mann kommt es dann zu einer narbigen Stenose der Harnröhre oder zu einer Verödung der Samenwege; bei der Frau entwickelt sich ein Verschluß der ampullären Tubenenden, so daß Sterilität die Folge ist.

Sehr selten *gehen die Gonokokken in das Blut über* und erzeugen eine Entzündung entfernter Organe. Wie bei der Meningokokkeninfektion treten Hauterscheinungen auf, hier allerdings in Form einer flüchtigen Rötung. Im Herzen siedeln sich die Gonokokken auf dem Endokard an, wobei sie von weichen Fibrinbelägen bedeckte Nekrosen erzeugen. Zum Unterschied von der gewöhnlichen Endokarditis sind die Wände der Vorhöfe, die Sehnenfäden und Klappen der rechten Herzhälfte bevorzugt. Sehr selten entwickelt sich eine eitrige, durch Gonokokken ausgelöste Entzündung einzelner Gelenke, wie etwa eines Kniegelenkes, oder eine Entzündung der Sehnenscheiden der Hände.

b) Enterobakterien
Bacterium coli (Escherichia[1] coli)

Das Bacterium coli gehört zu den am weitesten verbreiteten Bakterien. Schon bald nach der Geburt gelangt es in den Darmtrakt und bleibt zeitlebens sein ständiger Bewohner. Hier nimmt es an der Aufspaltung der Nahrung teil und spielt eine Rolle bei der Entstehung der Vitamine K und B_{12} (s. S. 11 u. 10). Bacterium coli lebt also nicht bloß wie ein zufälliger Saprophyt im menschlichen Darm, sondern der Mensch ist auf die Symbiose mit ihm angewiesen. Die intakte Schleimhaut und Haut sind unter gewöhnlichen Umständen ein zureichender Schutz gegen sein Eindringen in die Gewebe.

Verschiedene Veränderungen der Darmschleimhaut können diese aber für das Bacterium coli durchgängig machen, seien es nun eine leichte Entzündung oder Verletzungen oder gar Nekrosen. Dann erweisen sich die Bakterien als Entzündungserreger, die die Darmwand durchsetzen und das Bauchfell infizieren. Daß sie bei allen Entzündungen des Darmes und seiner Anhangsorgane eine Rolle spielen, ist leicht verständlich. So treffen wir sie in Entzündungen der Gallenblase, des Wurmfortsatzes, des Pankreas zusammen mit anderen Darmkeimen, ohne daß sie deswegen jedesmal die Entzündung primär ausgelöst haben müßten. Manchmal

---
[1] TH. ESCHERICH (1857—1911), Pädiater, Graz.

dringen sie aber auch in die Blutbahn ein (Colisepsis) und werden dann durch die Nieren in den Harn ausgeschieden, ohne daß Nieren und ableitende Harnwege dabei krankhaft verändert zu sein brauchten. Erst bei Harnstauungen erzeugen sie hier schwere Veränderungen. Ein Eindringen in die Harnwege kann, besonders bei Frauen, leicht auch von außen her durch die kurze Harnröhre erfolgen.

Man ist heute imstande, einzelne Typen von Colibakterien serologisch auseinanderzuhalten. Dabei machte man die Feststellung, daß bestimmte Typen (z. B. O111 und O55) die Erreger einer infektiösen Enteritis der Säuglinge sind, die manchmal in Krankenhäusern geradezu epidemisch auftritt.

Bei Säuglingen finden wir Colibakterien auch als Erreger einer Entzündung der weichen Hirnhäute, in die sie entweder auf dem Blut- oder Lymphweg hineingelangt sind: Ein Eindringen in die Blutbahn wäre durch die Annahme einer größeren Durchlässigkeit der Darmschleimhaut bei Säuglingen zu erklären.

Bacterium typhi (Salmonella[1] typhi) — Typhus[2] abdominalis („Typhoid fever")

Das Typhusbacterium ist in vielen seiner Lebensgewohnheiten dem Bacterium coli ähnlich und nur durch besondere bakteriologische Methoden und serologische (Agglutinations-) Verfahren von ihm zu unterscheiden. Anders als beim Bacterium coli stellt aber die normale Darmschleimhaut keine Schranke für sein Eindringen in die Gewebe dar. Von außen, meist mit Wasser oder Milch zugeführte Bakterien gelangen in die Lymphfollikel und Lymphdrüsen des Darmes und vermehren sich hier, um dann in den Blutstrom überzugehen. In erster Linie befällt das Typhusbacterium also das lymphoreticuläre Gewebe im Darm und auf dem Blutwege auch das reticuloendotheliale Gewebe an anderen Orten wie Knochenmark und Milz. Es erzeugt hier typisch ablaufende Veränderungen: Die Reticulumzellen nehmen an Zahl zu, ihr Zelleib rundet sich ab, so daß eine allseits wohlbegrenzte cytoplasmareiche Zelle mit ovalem Kern entsteht. Man nennt diese Zellen, die auch phagocytierte Lymphocyten und rote Blutkörperchen enthalten können, „Typhuszellen" oder nach ihrem ersten Beschreiber auch „Rindfleisch[3]-Zellen" (s. Abb. 156). Sie beherrschen im lymphatischen Gewebe das histologische Bild, während die Lymphocyten dagegen mehr und mehr zurücktreten. Im weiteren Verlauf stellen sich Gewebsnekrose und Zerfall ein, die auf Schleimhaut-Oberflächen, besonders im Darm, als Geschwürsbildung in Erscheinung treten. Nach Wegräumung der Zerfallsmassen heilen die Veränderungen so gut wie spurlos aus.

Die Typhusbakterien können mit dem Blutstrom in so gut wie alle *Organe* gelangen und sich eventuell ansiedeln. Schon in der ersten Krankheitswoche treten in der Bauchhaut rötliche Fleckchen (Roseolen[4]) auf, die auf örtlichen Gefäßerweiterungen beruhen. Durch die Schädigung der Reticulumzellen im Knochenmark leidet besonders die Neubildung der weißen Blutkörperchen, so daß ein Mangel an Leukocyten im strömenden Blut (Leukopenie) für dieses Stadium der Erkrankung sehr kennzeichnend ist. Außerdem können aber im Knochenmark angesiedelte Bakterien dort eitrige Entzündungen erzeugen, die freilich klinisch meist erst dann in Erscheinung treten, wenn die übrigen Symptome des Typhus abgeklungen sind (posttyphöse Osteomyelitis). Die Milz ist stark vergrößert und enthält in den vermehrten Reticulumzellen zahlreiche phagocytierte rote Blutkörperchen (Erythrophagie). Auch in der Lunge erzeugen die Typhusbakterien eine Entzündung (Pneumonie), die freilich meist durch andere Bakterien misch-

---

[1] D. E. SALMON (1850—1914), amerikanischer Bakteriologe.   [2] Typhos (griech.) Nebel — wegen der schweren Benommenheit, „Umnebelung" des Bewußtseins der Kranken.   [3] S. F. RINDFLEISCH (1836—1906), Pathologe in Zürich, Bonn und Würzburg.   [4] Roseola, Verkleinerungswort von rosa (lat.) Rose.

infiziert ist. In der Leber wuchern die retikulären Elemente und verstopfen als Monocyten die Capillaren, so daß frühestens nach der dritten Krankheitswoche örtliche Nekrosen und Zellansammlungen als sog. „Typhusgranulome" auftreten.

Aus dem Blute werden die Bakterien durch die Nieren *ausgeschieden*, so daß sie im Harn nachweisbar sind. Gleichzeitig treten sie auch in die Galle über und siedeln sich besonders gerne in der Gallenblase an. Von hier aus gelangen sie wiederum in den Darm, so daß sie dann, wenn ihre Vermehrung in der Gallenblase den Höhepunkt erreicht hat (dritte Woche), leicht im Stuhl nachgewiesen werden können. Manchmal verschwinden sie mit Abklingen der übrigen Krankheitszeichen nicht aus der Galle, so daß der vom Typhus Genesene noch dauernd Typhusbakterien im Stuhl ausscheidet (Bakterienträger bzw. -ausscheider) und so eine Gefahr für seine Umgebung darstellt.

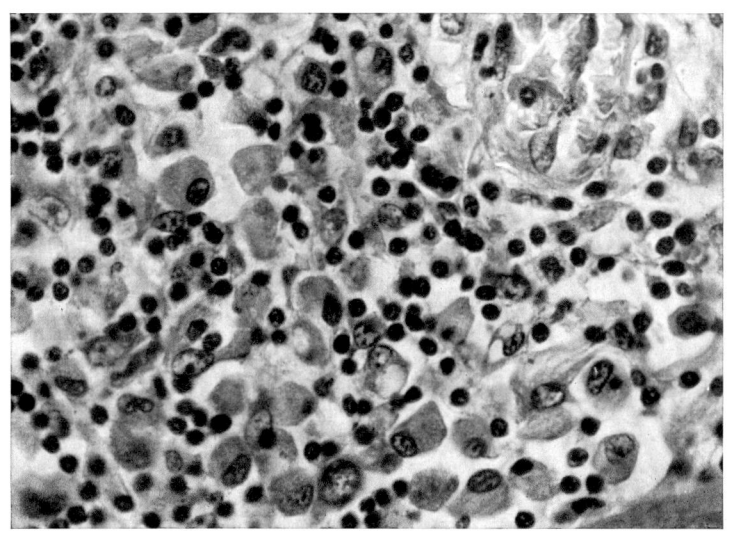

Abb. 156. Aus einer markigen Schwellung bei Typhus: zahlreiche „Typhuszellen" und Lymphocyten

Ein Teil der in das Blut und in den Organismus gelangten Bakterien geht jedoch zugrunde, wobei die im Bakterienleib enthaltenen *Endotoxine* freiwerden. Sie schädigen vor allem die parenchymatösen Organe und den Herzmuskel. Im Skeletmuskel tritt eine eigentümliche Homogenisierung der Fasern auf, so daß sie gelblich und brüchig werden (Zenkersche Degeneration). Besonders ist das im Musculus rectus abdominis der Fall. Die für den Typhus so kennzeichnende Benommenheit geht auf eine toxische Schädigung des Zentralnervensystems zurück. Ungefähr die Hälfte aller Todesfälle bei Typhus tritt infolge der schweren toxischen Schädigung ein; Perforationen von Darmgeschwüren oder Verblutung aus Geschwüren spielen dagegen eine geringere Rolle. Die Letalität bei Typhus ist durch die Therapie mit Antibiotica (insbesondere Chloramphenicol) von etwa 10% auf etwa 1% abgesunken.

Der Zerfall der Bakterien im Organismus führt aber auf der anderen Seite zur Bildung von *Antikörpern*, in erster Linie von spezifischen Agglutininen. Sie sind im Blute von der zweiten Woche ab nachweisbar (Gruber-Widalsche Probe, s. S. 44) und haben deswegen auch diagnostisches Interesse. Für den Ablauf der Erkrankung besitzen sie jedoch keine Bedeutung. Sie bleiben im Blute des vom Typhus Genesenen noch längere Zeit nachweisbar.

Bacterium paratyphi (Salmonella paratyphi) — Paratyphus

Unter der Bezeichnung Salmonella faßt man eine Gruppe von einander sehr ähnlichen Bakterien zusammen, die sich nur durch ihr verschiedenes serologisches Verhalten unterscheiden: Bacterium paratyphi A (Salmonella paratyphi A), Bacterium paratyphi B (Salmonella paratyphi B). Ihr Verhalten im Organismus gleicht durchaus dem des Typhusbacteriums (Vermehrung und Vergrößerung der Reticulumzellen, Knötchenbildung in der Leber, Ausscheidung durch Niere und Galle, Agglutininbildung usw.). Im ganzen verläuft die Paratyphuserkrankung aber leichter, die Letalität übersteigt selten 1%.

Die übrigen Salmonella-Typen, wie z. B. Salmonella enteritidis, sind Fleisch- und Lebensmittelvergifter. Sie erzeugen nur gastrointestinale Erscheinungen und dringen meist nicht in die Blutbahn ein.

Bacterium dysenteriae (Shigella[1]) — Dysenterie, Bakterienruhr

Auch die Dysenteriebakterien sind dem Typhusbacterium bzw. dem Bacterium coli recht ähnlich, unterscheiden sich aber, abgesehen von ihrem verschiedenen Verhalten in bestimmten Nährmedien, auch dadurch von ihnen, daß sie unbeweglich sind. Man kennt eine große Zahl von *Typen des Dysenteriebacteriums*, die in die Gruppen: Shiga-, Flexner- und Kruse-Sonne-Bakterien unterteilt werden. Die Shiga-Bakterien bilden sowohl Endo- wie Exotoxine, die Flexner-Bakterien nur ein Endotoxin.

Die Infektion erfolgt mit der Nahrung, wobei Störungen des Allgemeinbefindens durch Anstrengung, starke Abkühlung und ähnliche Momente unterstützend mitwirken. Die Bakterien dringen zum Unterschied vom Typhus und Paratyphus nicht in die Gewebe ein und gelangen so wenigstens zunächst nicht in die Blutbahn; daher fehlt bei der Dysenterieerkrankung die reaktive Milzschwellung. Dagegen schädigen die Bakterien durch ihre Toxine besonders die Schleimhaut des Dickdarmes. Diese „Enterotropie" des Toxins zeigt sich auch im Tierversuch: es erzeugt bei Injektion in die Blutbahn Nekrosen in der Dickdarmschleimhaut. Hier weist die Dysenterie nicht nur anatomisch, sondern auch hinsichtlich des Verhaltens des Gesamtorganismus und der Erreger eine gewisse Ähnlichkeit mit der Rachendiphtherie auf. Infolge der fehlenden Invasion der Blutbahn erreicht der Agglutinations-Titer nur geringe Höhe. Dagegen sind die im Blut kreisenden Toxine verantwortlich für die degenerativen Veränderungen der inneren Organe, wie trübe Schwellung des Herzmuskels, der Niere und Veränderungen des Zentralnervensystems. Die Mortalität der Erkrankung schwankt je nach der Bakterienart, Lebensalter und äußeren Umständen.

Bacterium Friedländer[2] (Klebsiella[3] pneumoniae)

Das mit dem Bacterium coli verwandte Friedländer-Bacterium kommt schon unter normalen Umständen im oberen Atmungstrakt vor. Es ist durch eine sehr ausgeprägte Schleimkapsel gekennzeichnet und führt, wenn es in die Gewebe eindringt, zum Auftreten eines ausgesprochen schleimig-fadenziehenden Exsudates; in der Lunge erzeugt es eine schwer verlaufende schleimige Entzündung (Friedländer-Pneumonie).

Rhinosklerom[4]-Bacterium (Klebsiella rhinoscleromatis)

Eng verwandt, ja vielleicht überhaupt identisch mit dem Friedländer-Bacterium ist das bei Rhinosklerom zu findende Bacterium. Es ruft in den oberen Luftwegen, vor allem in der Nase und von hier auf die Nasenflügel und die Lippen übergreifende, starre Infiltrate hervor, die aus einem an Plasmazellen reichen Granulationsgewebe bestehen; kennzeichnend für das

---

[1] K. Shiga (geb. 1870), japanischer Arzt. [2] C. Friedländer (1847—1887), Pathologe, Berlin. [3] E. Klebs (1834—1913), Pathologe, zuletzt in Bern. [4] Rhis genitiv: rhinos (griech.) Nase; Skleroma (griech.) Verhärtung.

Rhinosklerom sind aber die sog. Mikulicz[1]-Zellen: große, helle Zellen, deren Cytoplasma von Lücken durchsetzt ist bzw. Schleimtröpfchen enthält und die Sklerombakterien einschließt. Außerdem finden sich Russelsche Körperchen in Plasmazellen und frei im Gewebe. Das Granulationsgewebe neigt zu narbiger Schrumpfung und führt so zu gefährlichen Verengerungen der oberen Luftwege. Das Rhinosklerom stellt eine im allgemeinen seltene Krankheit dar, nur in bestimmten Gegenden, z. B. in der Slowakei, in Ostpreußen und in Schlesien, kommt sie häufiger vor.

Proteus[2] vulgaris

Der Proteus verhält sich in vieler Hinsicht ähnlich wie der Pyocyaneus. Er kommt weit verbreitet in der Natur sowie im menschlichen Darm vor und verursacht Eiweißfäulnis. In zerfallenden toten Geweben ist er zusammen mit anderen Fäulnisbakterien für den typischen Geruch und die graugrüne Farbe verantwortlich. Gelegentlich wird er als alleiniger Erreger bei Entzündungen des Harntraktes gefunden. Auch bei manchen Sommerdiarrhoen von Kindern überwiegt er so im Stuhl, daß man ihm wohl eine ursächliche Rolle zuschreiben muß.

c) Parvobakterien
Pestbacterium (Pasteurella[3] pestis) — Pest

Die Pest ist eigentlich eine tödliche Erkrankung der Ratten, die von einem Tier auf das andere durch Flöhe oder durch Fressen eines an der Krankheit verstorbenen Tieres übertragen wird. Unter für das Bacterium günstigen Umständen greift die Erkrankung von den Tieren auf den Menschen über und erzeugt die gefürchteten Pestepidemien.

Von einer kleinen Hautwunde aus gelangen die Bakterien in die regionären Lymphdrüsen, die in kürzester Zeit anschwellen und hämorrhagisch nekrotisch zerfallen *(Bubonenpest)*. Mit dem Blut gelangen die Bakterien auch in innere Organe.

Bei der Infektion der Lungen entsteht hier eine rapid verlaufende hämorrhagische Entzündung, wobei blutig-schwarze, hochinfektiöse Massen ausgehustet werden *(Lungenpest)*.

Manchmal treten die Bakterien schnell in das Blut über, ohne bemerkenswerte Veränderungen in der Haut oder in den Lungen zu setzen *(septicämische Pestform)*.

Pasteurella tularensis — Tularämie[4]

Nahe verwandt mit dem Pestbacterium ist der Erreger der Tularämie. Das Reservoir für die Bakterien sind Wasserratten, die ihrerseits wiederum Feldmäuse infizieren, welche sich in Löchern der Wasserratte einnisten. Die Feldmäuse werden dann zu den eigentlichen Verbreitern der Krankheit durch ihre Exkremente, die Futter und Lebensmittel sowie Wasser infizieren. Dadurch breitet sich die Krankheit auf andere frei lebende Tiere, wie besonders Feldhasen, aber auch auf den Menschen aus. Gewöhnlich geht dem Ausbruch einer Epidemie beim Menschen ein Massensterben der Feldmäuse an Tularämie voraus.

Der Keim dringt in den menschlichen Organismus an äußeren oder inneren Oberflächen ein und hinterläßt an der Eintrittsstelle ein kleines und deswegen leicht zu übersehendes Geschwür (Primäraffekt); dann kommt es zu einer reaktiven Schwellung der regionären Lymphdrüsen. Der Primäraffekt zusammen mit der erkrankten Lymphdrüse stellt den *Primärkomplex* bei der Tularämie dar — ganz ähnlich wie bei der Tuberkulose (s. unten). Äußere Primärkomplexe, die mit sichtbaren Lymphdrüsenschwellungen einhergehen, sitzen in Haut, Bindehaut oder Tonsillen (Cuto-, Oculo-, Tonsillo-glanduläre Form der Tularämie), innere in der Lunge oder im Darm (pulmonale, intestinale Form der Tularämie). Gewöhnlich heilt die Krankheit mit dem Primärkomplex aus, nur selten kommt es zu lymphogener oder hämatogener Ausschwemmung der Keime *(Generalisation)* oder gar zum Tod an einer nekrotisierenden Entzündung der Lunge. In diagnostischer Hinsicht ist wichtig, daß das Blut des Erkrankten Agglutinine enthält, welche serologisch nachgewiesen werden können.

---

[1] I. v. Mikulicz-Radecki (1850—1905), Chirurg, Breslau. [2] Wegen seiner Verwandlungsfähigkeit, die der Keim mit dem griechischen Halbgott gemein hat. [3] L. Pasteur (1822—1895), Biologe und Chemiker, Paris. [4] Nach der Landschaft Tulare in Californien, wo die Krankheit zuerst (1911) beobachtet wurde. Jetzt breitet sie sich auch in Mittel- und Osteuropa aus.

Die *mikroskopischen Veränderungen* bei Tularämie sind durch eine Nekrose gekennzeichnet, in der man Kerntrümmer von Leukocyten und Lymphocyten, gelegentlich auch Gefäßschatten und Blutungen feststellen kann; sie geht weiterhin in Verflüssigung über. Um diese zentrale Nekrose bildet sich eine auffallend breite und scharf begrenzte Zone aus hellen Epitheloidzellen, in der später reichlich Capillaren auftreten. Schließlich wird der ganze Herd von unspezifischem Granulationsgewebe durchwachsen und heilt mit einer Narbe aus. Zum Unterschied von der Tuberkulose (s. unten), mit der das histologische Bild schon deswegen eine Ähnlichkeit aufweist, weil auch bei der Tularämie vielkernige Riesenzellen vom Langhansschen Typus auftreten, ist bei der Tularämie die Nekrose nicht so gleichmäßig wie die tuberkulöse Verkäsung; auch wird der Nekroseherd nicht abgekapselt, sondern wandelt sich in eine bindegewebige Narbe um.

Pasteurella pseudotuberculosis

Der Keim ist bei Tieren, besonders bei Haustieren, weit verbreitet. Beim Menschen erzeugt er eine akute Septicämie oder eine Entzündung der mesenterialen Lymphknoten (mesenteriale Lymphadenitis), die oft klinisch von einer akuten Appendicitis schwer zu unterscheiden ist.

Brucella[1] abortus — Bangsche[2] Krankheit

Haustiere können mit diesem kleinen, fast kokkenähnlichen Bacterium infiziert sein, das seuchenhaftes Verwerfen (Abortus) verursacht, ohne die Tiere zu töten. Die Bakterien, von denen wir je nach der Tierart (Kuh, Ziege, Schwein) drei verschiedene Spielarten unterscheiden, werden in großer Zahl mit der Milch ausgeschieden und gelangen auf diesem Wege in den Verdauungstrakt des Menschen. Eine andere Infektionsmöglichkeit ist bloß bei Tierärzten und Landwirten gegeben, die den erkrankten Tieren bei der Geburt Beistand leisten.

Man wurde zuerst auf die Krankheit aufmerksam, als während des Krimkrieges die auf Malta stationierten englischen Truppen an rätselhaftem Fieber erkrankten (Maltafieber!), das übrigens, wie sich später herausstellte, im ganzen Mittelmeergebiet vorkommt (Mediterranfieber!). Bald konnte BRUCE einen Erreger nachweisen (Brucella melitensis), der mit der in diesen Ländern hauptsächlich genossenen Ziegenmilch auf den Menschen übertragen wird.

Größere Bedeutung hat in unseren Gegenden die die Kühe befallende Spielart des Bacteriums (Brucella abortus). Da in einzelnen Gegenden bis zu 20% der Milch das Bacterium enthält, ist es nur verwunderlich, daß diese Bangsche Krankheit des Menschen nicht häufiger vorkommt; in der Regel werden nämlich hauptsächlich die Tierärzte befallen, so daß die unmittelbare Übertragung vom erkrankten Tier die Hauptrolle zu spielen scheint.

Dafür, daß das Bacterium auch beim Menschen Abortus hervorruft, bestehen keine Anhaltspunkte. Durch die Widalsche Probe kann man im Blutserum agglutinierende Antikörper feststellen und zur Diagnose verwerten. Die Organveränderungen sind uncharakteristisch (Granulome in der Leber).

Influenzabacterium (Haemophilus influenzae)

In den oberen Luftwegen kommt schon normalerweise ein äußerst zarter Keim vor, der zu seinem Wachstum in der Kultur Blut benötigt (Haemophilus haemolyticus). Zwei nahe verwandte Keime, die man zu der Gruppe der hämophilen Bakterien zusammenfaßt, können vom Rachen aus Krankheiten erzeugen, nämlich das Influenzabacterium und das Keuchhustenbacterium.

Das Influenzabacterium verursacht eine stürmische, schwere Pharyngitis und Laryngitis bei Kindern: Die Schleimhaut ist hyperämisch und geschwollen, besonders über der Epiglottis, so daß eine Tracheotomie nötig werden kann. Das Bacterium gelangt aber gelegentlich auch, ähnlich dem Meningococcus, in die Blutbahn und siedelt sich mit Vorliebe in den Leptomeningen an, wo es dann eine eitrige Entzündung (Meningitis) erzeugt. Allerdings sind deutliche entzündliche Veränderungen an Rachen und Kehlkopf höchstens in der Hälfte aller Fälle mit Influenzabakterien-Meningitis zu finden.

---

[1] D. BRUCE (1855—1931), engl. Militärarzt. [2] I. BANG (1848—1932), Arzt und Tierarzt, Kopenhagen.

Mit dem Influenzabacterium so gut wie identisch ist das *Koch-Weekssche Bacterium* und das *Bacterium Morax-Axenfeld* (Haemophilus duplex), die beide eine eitrige Bindehautentzündung hervorrufen.

Keuchhustenbacterium (Haemophilus pertussis) — Keuchhusten

Die Bakterien dringen nicht in die Schleimhaut des Atmungstraktes ein, sondern liegen in großer Zahl an der Oberfläche des respiratorischen Epithels zwischen den Flimmerhaaren. Sie schädigen von hier aus die tieferen Epithelschichten, so daß es zu einer leukocytären Entzündung kommt. Der Zusammenhang dieser Veränderungen mit den kennzeichnenden Hustenanfällen ist offensichtlich. In den tieferen Luftwegen greift die Entzündung auf die Wände der größeren Bronchien über und breitet sich auch weiter in die Alveolarsepten der anliegenden Alveolen aus. Diese peribronchiale (kleinknotige) Pneumonie kann schließlich zum Tode führen. Gelegentlich tritt auch eine Encephalopathie auf.

Da die Wände der Bronchien entzündlich infiltriert und nachgiebiger sind, andererseits durch die Hustenanfälle unter einem erhöhten Druck stehen, kommt es leicht zu Erweiterungen der Bronchiallichtung, die freilich meist im Laufe des Wachstums zurückgehen. Manche mögen aber doch bestehen bleiben und so Anlaß geben zu dauernden Erweiterungen, den Bronchiektasen des Erwachsenen.

Haemophilus Ducreyi[1] — Weicher Schanker

Das Ducreysche Bacterium dringt durch oberflächliche Hautwunden an den Geschlechtsteilen in die Gewebe ein und erzeugt hier zunächst eine schnell zerfallende oberflächliche Eiterung. Das so entstandene Geschwür hat einen rauhen, weichen Grund und unterminierte Ränder (weicher Schanker). Eine ähnliche eitrige Einschmelzung findet sich in den regionären Lymphdrüsen, die gelegentlich durch die Haut durchbrechen können. Weitere Organe werden nicht befallen.

Malleomyces mallei — Rotz, Malleus[2]

Der Rotz ist vorwiegend eine Erkrankung des Pferdes, die leicht auf den Menschen übertragen wird, wenn bakterienhaltiges Sekret aus den Krankheitsherden auf die Haut oder Schleimhäute gelangt. Der Infektion sind daher Kutscher, Pferdewärter usw. ausgesetzt.

Das Bacterium ruft beim Menschen an seiner Eintrittsstelle in die Haut ein kleines Geschwür hervor, von dem sich tastbar verhärtete Lymphgefäße bis zu den vergrößerten regionären Lymphknoten erstrecken. Auf dem Blutweg wird das Bacterium dann in innere Organe verschleppt, wo es schnell in Verflüssigung und Nekrose übergehende, absceßartige Eiterungen erzeugt.

Fusobacterium Plaut-Vincenti[3]

Diese Bakterienart hat ihren Namen nach ihrer spindeligen Gestalt erhalten (Fusus [lat.] Spindel). Ob sie für sich allein Krankheiten erzeugen kann, ist fraglich. Gewöhnlich trifft man in stinkenden Nekrosen reichlicher Fusiforme zugleich mit anderen Keimen. Vereint mit einer Spirochätenart (Treponema Vincenti — s. unten) erzeugen sie die Plaut-Vincentsche Angina.

d) Bacillen

Tetanusbacillus (Clostridium[4] tetani[5]) — Tetanus, Wundstarrkrampf

Der Tetanusbacillus bildet Sporen, die unter günstigen Umständen jahrelang lebend bleiben. Tetanusbacillen kommen als harmlose Saprophyten im Darm von Tieren (Pflanzenfressern, besonders Pferden) vor und gelangen dadurch mit den Faeces leicht in bebauten Boden. Erdig verschmutzte Wunden können daher sehr leicht mit Tetanusbacillen oder Tetanussporen infiziert werden, wobei der Außenluft nicht zugängige Taschen und gleichzeitige Infektion mit anderen sauerstoffzehrenden Bakterien erst die für eine Vermehrung dieses anaeroben Bacillus geeigneten Bedingungen schaffen. Besonders günstig für seine Vermehrung ist nekrotisches, nicht mit Blut versorgtes Gewebe, da hier die Sauerstoffspannung niedrig ist.

---

[1] A. Ducrey (1860—1940), italienischer Dermatologe.   [2] Malis (griech.) malleus (lat.) Rotz — malleus (lat.) kann aber auch „Hammer" bedeuten.   [3] Siehe Anm. S. 234.   [4] Kloster (griech.) Spindel.   [5] Tetanos (griech.) Spannung, Krampf.

Während die Bacillen selbst praktisch rein lokal bleiben, gelangt das von ihnen gebildete äußerst wirksame Exotoxin auf dem Wege der Nerven und auf dem Blutwege in die motorischen Ganglienzellen des Rückenmarkes und Gehirns und löst hier Krämpfe aus, die schließlich bei über 50% der Fälle zum Tode führen. Die dabei auftretenden gestaltlichen Veränderungen an den Nervenzellen sind äußerst geringfügig (Degeneration der Ganglienzellen). Das Toxin kann man durch ein von Tieren gewonnenes Antitoxin neutralisieren (passive Immunisierung).

Manchmal, wenn die Umstände für eine Vermehrung der Tetanusbacillen ungünstig sind, bleiben sie oder ihre Sporen in der Wunde liegen, ohne zu einer Erkrankung Anlaß zu geben. Erst wenn diese Verhältnisse durch spätere Einwirkungen, z. B. operative Eingriffe, geändert werden, vermehren sich die Bacillen, und es tritt der sog. *Spättetanus* auf.

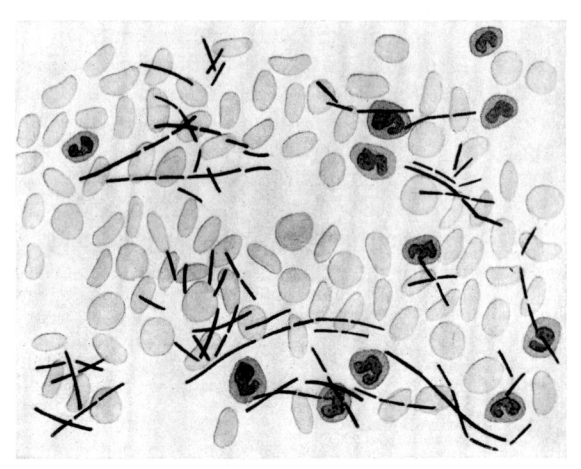

Abb. 157. Milzbrandbacillen neben roten Blutkörperchen und Leukocyten im hämorrhagischen Exsudat einer Milzbrandmeningitis

Bacillus botulinus (Clostridium botulinum [1]) — Fleischvergiftung

Der Bacillus botulinus ist ebenfalls ein strenger Anaerobier und gelangt manchmal in konservierte Speisen. Hier bildet er dann ein giftiges Exotoxin, das die Speisen nur wenig verändert, aber vom menschlichen Darmtrakt aus an die Nervenendplatten der Muskeln gelangt und sie lähmt. So entstehen Augenmuskellähmungen, Ptosis, Akkommodationslähmung, Aphasie und Dysphagie. Die anatomischen Veränderungen an den Ganglienzellen sind geringfügig. Die Bacillen selbst vermehren sich kaum im menschlichen Organismus, so daß die Erkrankung eigentlich mehr als Vergiftung denn als Infektion zu bezeichnen ist.

Gasbrandbacillus (Clostridium perfringens) — Gasbrand

Der Gasbrandbacillus lebt anaerob weitverbreitet in Boden, Wasser und Milch. Er findet sich auch im Darm des Menschen als harmloser Saprophyt. Erst nach dem Tode vermehrt er sich und durchsetzt die Organe, wobei reichlich Gasblasen entstehen. Auf diese Weise ist er verantwortlich für das aufgedunsene Aussehen, das länger liegende Leichen so häufig annehmen, und für die Bildung von Gasblasen in inneren Organen. Wir sprechen dann von ,,Schaumorganen'' und ,,Fäulnisemphysem''[2].

In den lebenden Organen erzeugt der Gasbrandbacillus schwerste krankhafte Veränderungen, wenn er als Verunreinigung in Wunden hineingelangt, was besonders bei Kriegsverletzungen der Fall sein kann. Hier wird er dann fast immer begleitet von verwandten, ebenfalls anaeroben Bacillen, nämlich dem Novyschen

---

[1] Botulus (lat.) Darm, Wurst.   [2] Emphysema (griech.) Aufgeblasensein.

Bacillus des malignen Ödems (Cl. novyi), dem Vibrio septique von PASTEUR (Cl. septicum) und dem Cl. histolyticum. Alle diese Bakterien wachsen am besten in zuckerhaltigen Nährböden und greifen deshalb auch im lebenden Organismus besonders den kohlenhydratreichen Muskel an. Die Muskeln werden durch ein Myotoxin weich, lachsfleischartig und schließlich verflüssigt, die Kollagenfasern durch eine Hyaluronidase aufgelöst. Außerdem rufen die Bacillen noch ein hämorrhagisches Ödem hervor, besonders der Novysche Bacillus.

Bacillus anthracis — Milzbrand[1], Anthrax[2]

Der Infektion sind hauptsächlich Menschen ausgesetzt, die mit Material von erkrankten Haustieren zu tun haben. Sie erfolgt auf drei Wegen, wodurch jeweils drei recht verschiedene Krankheitsbilder entstehen. Allen gemeinsam ist, daß der Keim zu einer stürmischen Entzündung führt, welche durch eine starke Gefäßschädigung mit Blutung ausgezeichnet ist, während Fibrin fast ganz fehlt (s. Abb. 157).

In der Haut (1.) entwickelt sich eine „*maligne Pustel*", die im Zentrum nekrotisch zerfällt. Bacillen können (2.) eingeatmet werden von Menschen, die mit der Bearbeitung von infizierten Stoffen zu tun haben *(„Hadernkrankheit")*. Schließlich (3.) können Bacillen und Sporen verschluckt werden und so eine hämorrhagische *Darmentzündung* erzeugen; dabei kommt es zu einer starken Vergrößerung der dunkelblutrot gefärbten Milz (Milzbrand!).

e) Mykobakterien

Tuberkelbacterium (Mycobacterium tuberculosis) — Tuberkulose[3]

Man unterscheidet verschiedene *Typen* von Tuberkelbakterien: den Typus humanus, Typus bovinus und Typus gallinaceus. Der Typus humanus befällt über die Atemwege vor allem die Lungen. Der Typus bovinus wird hauptsächlich mit der Milch erkrankter Kühe übertragen. Dementsprechend finden wir durch ihn erzeugte Infektionen in Abhängigkeit vom Milchgenuß meist in ländlichen Gegenden und im Kindesalter, während die Infektion mit Typus bovinus beim Erwachsenen in den Städten höchstens etwa 10% aller Fälle ausmacht. Seine Eintrittspforte ist in erster Linie der Darmtrakt, so daß 80—90% aller Fälle an Mesenterialdrüsen-Tuberkulose durch den Typus bovinus hervorgerufen sind. Noch geringer ist die Bedeutung des Typus gallinaceus.

Immunität und Allergie schließen einander bei der Tuberkulose nicht aus. Schon KOCH, der Entdecker des Tuberkelbacteriums, hat in seinem „Grundversuch" zeigen können, daß gesunde Meerschweinchen, denen man eine kleine Menge Tuberkelbakterien einimpft, an Tuberkulose zugrunde gehen; hat man aber einige Wochen vorher eine geringere Menge Tuberkelbakterien eingeimpft, so heilt die zweite Impfstelle aus. Die Tiere wurden also durch die erste Behandlung immunisiert, wobei allerdings kein humoraler Antikörper nachweisbar ist wie bei anderen Immunisierungsprozessen. Gleichzeitig werden sie aber gegen den spezifischen, in den Bakterien enthaltenen Eiweißkörper, das Tuberkulin, allergischhyperergisch. Dieses auch beim Menschen zu beobachtende Verhalten bildet die Grundlage der verschiedenen diagnostischen Tuberkulinreaktionen, wie z. B. der Pirquetschen Probe (s. S. 224). Außer dem Tuberkulin enthält das Tuberkelbacterium noch Kohlenhydrate und drei verschiedene Lipide, nämlich Phosphatide, acetonlösliche und unverseifbare Fette. Die letzteren entstammen der wachsartigen Hülle der Bakterien und sind für ihre Alkohol-Säurefestigkeit verantwortlich. Die Besonderheit der tuberkulösen Gewebsreaktion ist offenbar durch einen Bestandteil bzw. ein Abbauprodukt dieser Lipide, die Phthionsäure, bedingt: Im Tierversuch ruft sie eine Wucherung der Monocyten, Auftreten von Langhansschen Riesenzellen, Lymphocytenansammlungen und schließlich Verkäsung hervor.

---

[1] Weil die Milz vergrößert und tief schwarzrot ist, wobei gleichzeitig Fieber („Brand") besteht. [2] Anthrax (griech.) Kohle. [3] Tuberculum (lat.) Knötchen.

Die **Formen der tuberkulösen Entzündung** sind zum Teil sehr kennzeichnend („spezifisch"). Gelangen Tuberkelbakterien in die Gewebe, so können sie unter Umständen lange Zeit symptomlos liegenbleiben. Zumeist erregen sie aber eine tuberkulöse Entzündung: Es kommt zur Bildung eines hauptsächlich Fibrin, Leukocyten, später auch Lymphocyten enthaltenden *Exsudates*, in dem die Bakterien eingeschlossen sind. Unter ihrer Einwirkung tritt gewöhnlich sehr bald eine Nekrose des Exsudates und der von ihm durchtränkten normalen Gewebsbezirke auf: Es wird gelblich, trocken, so daß man auch von Verkäsung spricht (s. S. 156). In der weiteren Umgebung eines solchen Herdes, also dort, wohin die Gifte der

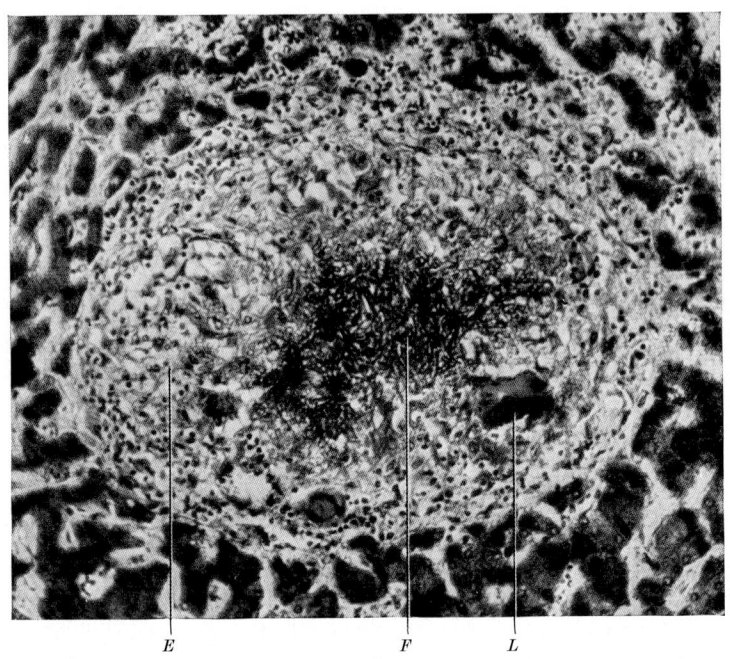

Abb. 158. Miliarer Tuberkel der Leber. Im verkäsenden Zentrum ein aus fädigem Fibrin bestehender Kern (*F*), der hier durch besondere Färbung schwarz erscheint. Um ihn herum Langhanssche Riesenzellen (*L*) und Epitheloidzellen (*E*)

Tuberkelbakterien nur in größerer Verdünnung gelangen, entwickelt sich ein *kollaterales entzündliches Ödem*, das manchmal besonders reich an abgelösten und daher rundlich gewordenen Bindegewebszellen ist. Da hier keine eingreifende Gewebsschädigung stattgefunden hat, ist dieses entzündliche Ödem rückbildungsfähig. Bei weiterer Ausbreitung der zentralen Exsudation und Verkäsung kann es aber schließlich auch mit in die Verkäsung einbezogen werden. Es muß also nicht, kann aber sehr wohl der Vorläufer dieser Verkäsung sein.

Ist die Ansiedlung der Tuberkelbakterien auf eine umschriebene, kleine Stelle beschränkt geblieben, so entwickelt sich meist um den Exsudatkern (Abb. 158) eine proliferierende Entzündung von ganz kennzeichnendem Bau: Histiocyten bzw. Monocyten sammeln sich um den Herd, vergrößern sich und stellen sich oft strahlenförmig um den zentralen Exsudatkern ein, wobei sich ein Gitterfasernetzwerk um jede einzelne Zelle entwickelt. Gleichzeitig nehmen sie plumpspindelige, ja sogar abgekantete Formen an; ihr Kern wird größer, bläschenförmig, d.h. verhältnismäßig chromatinarm. Dadurch erinnern sie an Epithelzellen, so daß man sie als *Epitheloidzellen* bezeichnet hat (Abb. 158, 159). In manchen dieser Zellen geht die Größenzunahme aber noch weiter: Ihre Kerne teilen sich zwar, doch bleibt die entsprechende Zerschnürung des Zelleibes offenbar infolge einer besonderen Zellschädigung aus. So entstehen ähnlich wie bei den Fremdkörpergranulomen Riesenzellen, deren Kerne im Rand der Zelle liegen. Allerdings sollen solche Riesenzellen auch durch Zusammenfließen von Einzelzellen entstehen können. Man bezeichnet sie nach ihrem ersten Beschreiber als *Langhanssche*[1] *Riesenzellen* (Abb. 158 und 159). Als drittes Zellelement treffen wir noch *Lymphocyten* an. Bemerkenswert ist, daß an dieser entzündlichen Zellwucherung ein Gewebsbestandteil so gut wie keinen Anteil nimmt, den wir sonst kaum je vermissen, nämlich das Gefäßgewebe.

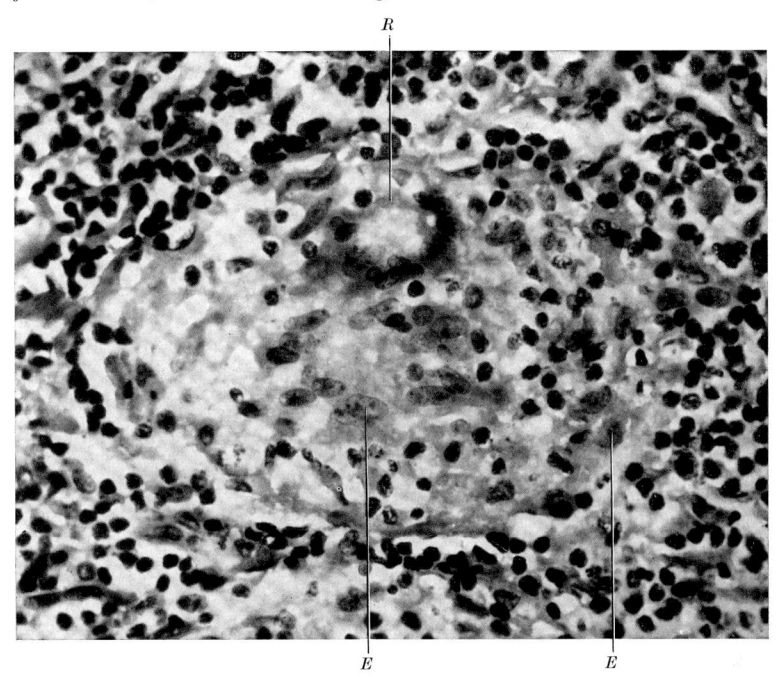

Abb. 159. Tuberkel mit einer Langhansschen Riesenzelle (R) und Epitheloidzellen (E), umgeben von Lymphocyten

So entsteht also um den Ort der ersten, durch die Tuberkelbakterien gesetzten Schädigung bzw. um die Exsudation eine gefäßlose Zellwucherung, ein „Granulationsgewebe", das, körperlich betrachtet, die Form einer kleinen Hohlkugel bzw. eines *Knötchens (Tuberkels)* aufweist. Da man früher nur diese Art der Gewebsreaktion auf das Tuberkelbacterium kannte, benannte man danach die ganze Krankheit „Tuberkulose". Der Aufbau der Tuberkel kann innerhalb gewisser Grenzen schwanken; je nach dem Überwiegen der einen oder anderen Zellart spricht man von Riesenzellen-, Epitheloidzellen- oder Lymphoidzellentuberkel.

Um einheilende kleinste Fremdkörper können histologisch und makroskopisch ganz ähnliche knötchenförmige Gewebswucherungen entstehen. Man bezeichnet sie als *Fremdkörpertuberkel oder Pseudotuberkel.*

Das auf diese Weise entstandene Knötchen kann sich nun *vergrößern.* Die vom Zentrum ausgehende Verkäsung greift auf den umgebenden Granulationsgewebswall über, und nun kann im bis dahin gesunden Gewebe neuerliche tuberkulöse Granulationsgewebsbildung einsetzen. In diesem Fall wächst also der Tuberkel

---

[1] T. LANGHANS (1839—1915), Pathologe in Gießen und Bern.

aus sich heraus. Andererseits können aber auch nahe nebeneinander liegende Tuberkel infolge ihrer Vergrößerung miteinander in Berührung kommen und zu einem größeren Knötchen zusammenfließen — Wachstum durch Konfluenz, sog. Konglomerattuberkel (Abb. 160).

Auch *Stillstand und Ausheilung* der tuberkulösen Entzündung ist möglich. Die Gitterfasern zwischen den Epitheloidzellen wandeln sich mehr und mehr zu kollagenen Fasern um, die dann das mehr oder minder weitgehend in Verkäsung übergegangene Zentrum des Knötchens oder Knotens in konzentrischen Lagen umschließen. Durch narbige Schrumpfung und Veränderungen (Eindickung) des Käses wird dann das Knötchen immer kleiner.

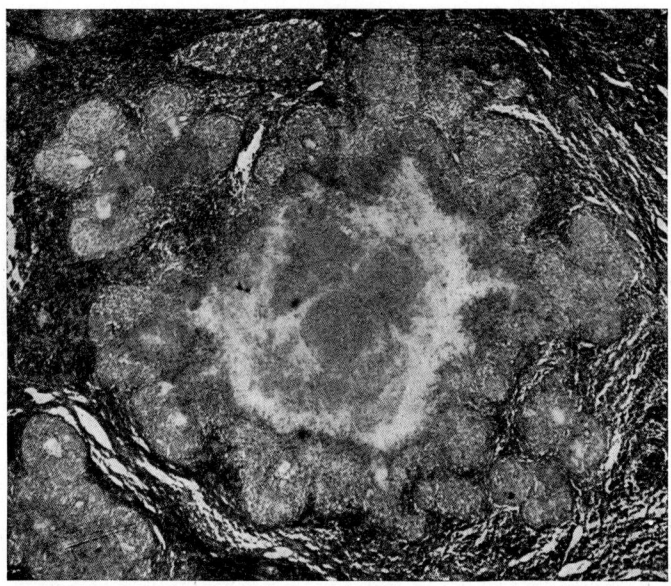

Abb. 160. Konglomerattuberkel mit verkästem Zentrum; am Rande knötchenförmiges Fortschreiten

Das *makroskopische Aussehen des Tuberkels* ist verschieden, je nachdem in welchem Stadium seiner Entwicklung wir ihn zu Gesicht bekommen. Frische, eben entstandene und vorwiegend aus gewucherten Zellen aufgebaute Knötchen sind an der unteren Grenze der Sichtbarkeit und erscheinen stecknadelspitzgroß, grau-glasig. Erst wenn sich die Knötchen auf eine der geschilderten Arten vergrößern, werden sie leichter sichtbar und sind hirsekorngroß (sog. miliare[1] Tuberkel). In dem grau-glasigen Gewebe tritt dann meist deutlich ein käsiges und dementsprechend gelb-trockenes Zentrum hervor, wodurch die Auffindung noch erleichtert wird. Die Faserbildung drückt sich schließlich im makroskopischen Bild darin aus, daß das tuberkulöse Granulationsgewebe seine glasige Durchsichtigkeit verliert und weißlich wird.

Nach der hier gegebenen Darstellung sind also Exsudation und Proliferation bei der tuberkulösen Entzündung gesetzmäßig miteinander verknüpft, so daß es nicht angängig erscheint, streng zwischen *exsudativer und proliferativer Form* zu unterscheiden: Richtiger wäre es vielmehr, von vorwiegend exsudativer und vorwiegend proliferativer Tuberkulose zu sprechen und die rein exsudativen und scheinbar rein proliferativen Formen als die Extreme anzusehen.

In reiner Form und auf größere Gebiete ausgebreitet, finden wir *exsudative tuberkulöse Entzündung* besonders in der Lunge, den Gehirnhäuten und den Gelenkhöhlen. In der Lunge sind dann die Alveolarlichtungen von Exsudat erfüllt, das zusammen mit den Alveolarsepten der Verkäsung anheimfällt. In der Leptomeninx sind die basalen Zisternen der hauptsächliche Sitz des Exsudates.

---

[1] Milium (lat.) Hirsekorn.

So gut wie ausschließliche *Proliferation* finden wir besonders bei manchen Haut- (Lupus vulgaris) und Lymphdrüsentuberkulosen, aber auch hier müssen wir eine vorangehende, wenn auch nicht deutlich in Erscheinung tretende Gewebsschädigung (vielleicht flüchtige Exsudation) annehmen.

Man hat vielfach versucht, die Frage zu klären, wann bzw. unter welchen Umständen die vorwiegend exsudative oder vorwiegend proliferative Form der Tuberkulose auftritt. Bestimmend könnten von vornherein Erreger und befallener Organismus sein. Aus der Tatsache, daß in den vorwiegend oder rein exsudativen Tuberkuloseformen sehr reichlich Bakterien nachweisbar sind, könnte man schließen, daß auf der Erregerseite besonders die massive Infektion eine Rolle spiele. Auf der Seite des Organismus hat man für die verschiedenen Arten der Antwort auf einen — als gleich angenommenen — Reiz eine Veränderung der Reaktionslage, eine Art Allergie, verantwortlich gemacht. Eine gewisse Rolle beim Auftreten der verschiedenen tuberkulösen Entzündungsformen spielt übrigens auch der besondere Bau des befallenen Organs: In festen Geweben kommt es eher zur Proliferation, an Oberflächen oder Spalträumen zur Exsudation.

Mit dem Übergang der exsudativen in die proliferative Form der Tuberkulose hängt auch die verschiedene Wirksamkeit der Chemotherapie zusammen. Solange die Tuberkelbakterien im Exsudatstrom liegen, der sich aus den Gefäßen ergießt, werden sie auch von den Chemotherapeutica erreicht und geschädigt. Ein solcher Herd geht dann schnell in die proliferative Form über und heilt aus. Befinden sich aber die Tuberkelbakterien inmitten einer Verkäsung oder in einem von Granulationsgewebe umgebenen Herd, so kann das Chemotherapeuticum aus dem Blute kaum mehr an sie herangelangen und bleibt unwirksam; mit anderen Worten: Erfolge der chemotherapeutischen Behandlung sind besonders im exsudativen Frühstadium der Tuberkulose zu erwarten. Dementsprechend bieten Schleimhauttuberkulose, tuberkulöse Meningitis und miliare Tuberkel gute Heilungsaussichten, schlechte dagegen alte tuberkulöse Kavernen und eingedickte verkäsende tuberkulöse Herde. An und für sich bringt die Chemotherapie keine charakteristischen Veränderungen im pathologisch-histologischen Bild der Tuberkulose hervor; sie fördert bloß den Übergang von der Exsudation zu der proliferativen Phase, die dann in Vernarbung übergeht. Mit der Zunahme der geheilten Tuberkulosen nehmen dementsprechend jetzt die durch Narbenschrumpfung entstehenden Organstenosen immer mehr zu.

Bestimmend für die äußere Form eines tuberkulösen Entzündungsherdes, aber grundsätzlich weniger bedeutungsvoll für das Verständnis der tuberkulösen Entzündung überhaupt, ist das verschiedene *Schicksal, das* **tuberkulöser Käse** *erleiden kann,* gleichgültig, ob er nun durch Nekrose des Exsudates und der in ihm eingeschlossenen, normalen Gewebsreste oder durch Verkäsung tuberkulösen Granulationsgewebes entstanden ist.

1. Bleibt der gesamte Käse im Zentrum eines tuberkulösen Herdes liegen, so bildet er einen manchmal überwalnußgroßen, nur von einer dünnen Granulationsgewebsschicht umgebenen Knoten, den man als *Tuberkulom* bezeichnet Solche Herde kommen im Gehirn und in der Lunge vor; aber auch in anderen Organen (Leber, Milz) treffen wir sie als ,,grobknotige" Tuberkulose an.

2. Bei der Abheilung bzw. narbigen Abkapselung einer tuberkulösen Entzündung werden die eingeschlossenen Käsemassen *eingedickt* und nehmen immer mehr *Kalksalze* auf. So wird die Beschaffenheit des Käses mörtelartig, kreidig oder rein kalkig; schließlich kann auch Verknöcherung eintreten. Wichtig ist, daß auch in verkalkten tuberkulösen Herden noch infektionstüchtige Bakterien gefunden werden können.

3. Häufig kommt es aber, besonders bei fortschreitender Tuberkulose, zu einer *Erweichung und Verflüssigung* des Käses, weniger durch die Wirkung der Tuberkelbakterien selbst als infolge des Freiwerdens von Enzymen aus zerfallenden Zellen, wie Monocyten und Leukocyten. Bleibt der verflüssigte Käse von der Außenwelt

abgeschlossen, so erfüllt er eine vom tuberkulösen Granulationsgewebe umgebene Höhle und erinnert so an eitererfüllte Höhlen, an Abscesse. Zum Unterschied von diesen besteht die Flüssigkeit aber nicht aus rahmigem Eiter bzw. verfettenden Leukocyten, sondern aus bröcklig zerfallenen, milchigen Käsemassen; außerdem fehlt eine mit erhöhter Wärmeentwicklung einhergehende Hyperämie um den Herd, da ja im tuberkulösen Granulationsgewebe die Gefäße fast völlig fehlen. Man spricht daher von *kalten Abscessen.*

4. Durch Weiterschreiten der tuberkulösen Entzündung sowie der Verkäsung und Verflüssigung kann der erweichte Käse Anschluß an Oberflächen oder eines der schleimhäutig ausgekleideten Röhrensysteme des Körpers erlangen. Dann entleeren sich die verflüssigten Käsemassen, und es bleibt an ihrer Stelle ein Defekt zurück, der genau dem durch die Verkäsung zerstörten Gewebsbezirk entspricht. So entstehen in der Schleimhaut des Magendarmtraktes eigentümlich aussehende *Geschwüre;* in der Lunge wird der verflüssigte Käse durch die „drainierenden" Bronchien abgehustet — es bildet sich ein hauptsächlich mit Luft gefüllter Hohlraum, die tuberkulöse *Kaverne.* In ähnlicher Weise kann verflüssigter Käse Anschluß an die Röhren des Urogenitaltraktes (Nierenbecken, Urethra) gewinnen. Die Tuberkulose der Gelenke öffnet sich durch *Fistelgänge* auf der äußeren Hautoberfläche usw.

Gerade diese Art der Höhlenbildung macht uns an den entstandenen Defekten der Organe so recht offenbar, wie zerstörend sich der Ablauf der Tuberkulose in ihnen auswirkt. In diesem Sinne spricht man auch von *(tuberkulöser) Phthise*[1] der Lunge, Niere usw.

Der **Ablauf** der Tuberkulose zeigt gewisse Gesetzmäßigkeiten. Die erste tuberkulöse Infektion des Menschen erfolgt dadurch, daß die Bakterien aus der Außenwelt in den Körper gelangten. An der Eintrittspforte entsteht eine herdförmige, sehr bald in Verkäsung übergehende, exsudative Entzündung, der *Primäraffekt* (GHON[2]); auf dem Lymphweg gelangen die Bakterien in die regionären Lymphdrüsen und führen auch hier schnell zur Verkäsung. Primäraffekt und verkäste Lymphdrüse zusammen nennt man nach RANKE *Primärkomplex.* Ganz in der Regel (95—98%) sitzt der Primäraffekt in der Lunge, in die Tuberkelbakterien mit der Atmung hineingelangt sind (aerogene oder Inhalationstuberkulose). Tatsächlich läßt sich in über der Hälfte aller solcher kindlicher Inhalationstuberkulosen die Quelle in ihrer Umgebung in Gestalt eines offen Tuberkulosekranken auffinden. Seltener (5%) wird der Darm durch bakterienhaltige Nahrung infiziert (enterogene oder Fütterungstuberkulose), ganz selten findet sich der Primäraffekt an anderen Stellen, wie Tonsillen, Mittelohren usw. Gewöhnlich werden die käsigen Herde des Primärkomplexes bindegewebig abgekapselt und sind im späteren Leben nur als verkalkte, ja sogar verknöcherte Knötchen anzutreffen. Als Zeichen der Änderung der Reaktionslage des Organismus wird mit dem Auftreten des Primäraffektes die bis dahin negative Tuberkulinprobe (Pirquetsche und andere Proben) positiv (s. S. 219). Mit der Allergie, auf der ja die positive Tuberkulinprobe beruht, tritt auch eine gewisse relative Immunität gegen Tuberkulose ein. Man kann beide künstlich durch Impfung mit abgeschwächten Tuberkelbakterien (**B**acterium **C**almette-**G**uérin, BCG) herbeiführen und dadurch schwereren tuberkulösen Veränderungen vorbeugen. In einer Großstadt haben bis zum 25. Lebensjahr so gut wie alle Menschen einen tuberkulösen Primäraffekt mitgemacht. Im allgemeinen sind die späteren Primäraffekte gefährlicher als die in der Kindheit mitgemachten.

Auch der mütterliche Organismus gehört während der Fetalzeit zur „Außenwelt": Infolge einer Tuberkulose der Mutter kann die Placenta tuberkulös infiziert werden, und von hier gelangen dann Tuberkelbakterien auf dem Blutweg in den fetalen Körper *(placentare Infektion, konnatale Tuberkulose).*

---

[1] Phthisis (griech.) Schwund.   [2] A. GHON (1866—1935), Pathologe, Prag.

Während also die Erstinfektion, der Primärkomplex, in der großen Mehrzahl aller Fälle vorübergehend oder für immer ausheilt, breitet sich die Infektion in einem kleinen Prozentsatz sofort oder später weiter aus. Dies geschieht vorwiegend dann, wenn die Erstinfektion in einer Zeit erhöhter Anfälligkeit erfolgt (s. unten). Dabei stehen den einmal im Körper eingenisteten Tuberkelbakterien verschiedene *Ausbreitungswege* offen:

1. Der *Blutweg*. Gelangen massenhaft Tuberkelbakterien in das strömende Blut, so schießen in fast allen Organen mit wenigen Ausnahmen (Gehirn, Herz und Skeletmuskulatur) miliare Knötchen auf: Es entsteht das Krankheitsbild der *Miliartuberkulose*. Dieser massenhafte Übertritt der Tuberkelbakterien in das Blut erfolgt entweder aus verkästen und erweichten Tuberkeln in der Intima der Blut- oder Lymphgefäße (besonders des Ductus thoracicus, s. Abb. 161), oder aber ein größerer, außen dem Gefäß anliegender Käseherd bricht geschwürig (s. oben) in die Gefäßlichtung ein.

Wir wissen heute, daß bei fast allen Formen der Tuberkulose geringe Mengen von Tuberkelbakterien im Blute nachweisbar sind, ohne daß es zur Miliartuberkulose oder auch nur zur Organtuberkulose käme. Offenbar müssen dazu zwei Voraussetzungen erfüllt sein: Die Tuberkelbakterien müssen an einer Stelle haften und einen günstigen Boden für ihre Vermehrung finden. Haften sie nicht im Gewebe, so gehen sie infolge der humoralen und cellulären Gegenwirkung des Organismus zugrunde. Haften sie, ohne einen entsprechenden Nährboden zu finden, so können sie lange Zeit am Leben bleiben, um im gegebenen Augenblick bei einer Veränderung der Reaktionslage sich zu vermehren und nun einen Krankheitsherd zu bilden. Manchmal bietet aber aus uns unbekannten Gründen gerade nur ein Organ bzw., wenn es sich um ein paariges Organ wie Niere und Nebenniere handelt, beide Organe einen günstigen Boden für die Vermehrung der haftengebliebenen Tuberkelbacillen (Organdisposition). Hier kommt es

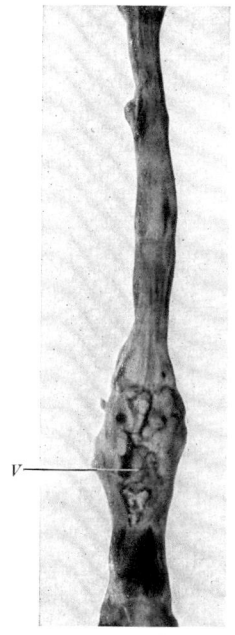

Abb. 161. Gegen die Lichtung durchgebrochene Verkäsung (*V*) des Ductus thoracicus bei Miliartuberkulose

dann zur hämatogenen Organtuberkulose. Von solchen isolierten (nicht „primären"!) Organherden bzw. Solitärtuberkeln über mehrere vereinzelte Herde in mehreren Organen gibt es alle Übergänge bis zu der so gut wie alle Organe erfassenden Miliartuberkulose. Manchmal erfolgt die Ausschwemmung der Tuberkelbakterien in die Blutbahn nicht gleichmäßig, sondern schubweise; wir sprechen dann von hämatogenen Schüben.

2. Der *Lymphweg* wird vor allem im frühen Kindesalter beschritten. Es kommt zur tuberkulösen Lymphangitis und Lymphadenitis. Wir dürfen aber nicht vergessen, daß Tuberkelbakterien hämatogen wie in jedes andere Organ, so auch in Lymphdrüsen verschleppt werden können und dann eine generalisierte Lymphdrüsentuberkulose verursachen.

3. Hat ein tuberkulöser Herd Anschluß an eines der *Röhrensysteme des Körpers* gefunden, so kann die Tuberkulose auch auf diesem Wege sich in dem Organ selbst ausbreiten oder in andere Organe gelangen: Bei Einbruch eines Lungenherdes in den Bronchialbaum können weitere Lungenteile, aber auch Trachea und Kehlkopf infiziert werden; ähnlich verhält sich die Nierentuberkulose usw.

4. Einmal in die *serösen Höhlen* hineingelangt, können die Tuberkelbakterien sich allenthalben ansiedeln und so eine tuberkulöse Peritonitis, Pleuritis usw. erzeugen.

Auch nach der Primäraffektsperiode ist eine Neuinfektion mit Tuberkelbakterien von außen her möglich. Ist dabei die erste Infektion noch nicht ganz abgeheilt oder ruhend, so spricht man von *Superinfektion*. Eine *Reinfektion* liegt dann vor, wenn die Neuansteckung durch Zufuhr von Bakterienmassen aus der Umwelt auf einen Organismus mit völlig ausgeheilter Primärtuberkulose trifft (negative Tuberkulinreaktion!). Eine Reinfektion ist also immer exogen. Wenn eine ruhende oder fast ausgeheilte Tuberkulose wieder neu aufflackert, spricht man von *Exacerbation*, anstatt, wie das früher üblich war, von endogener Reinfektion. Eine solche Exacerbation wird meist durch unspezifische Einflüsse, wie Belastungen körperlicher oder psychischer Art, ausgelöst. Auch in den Geweben schlummernde Tuberkelbakterien können durch solche Einflüsse „aufgeweckt" werden. Ein sehr eindrucksvoller Beleg dafür ist das Ansteigen der sonst stetig absinkenden Tuberkulosemortalität während der beiden Weltkriege (Abb. 162).

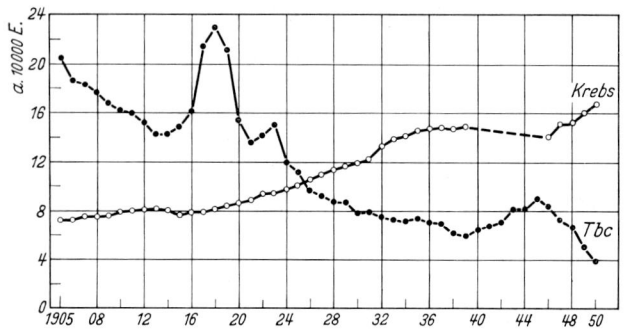

Abb. 162. Mortalität an Krebs und Tuberkulose in Deutschland. (Nach ICKERT)

Alle die geschilderten Verschiedenheiten in Ablauf und Ausbreitung der tuberkulösen Entzündung bestimmen das Schicksal des einzelnen Krankheitsfalles: Zeiten schnellsten Fortschreitens wechseln mit Stillstand und Vernarbung ab; vorwiegend exsudative Formen werden von Proliferation abgelöst; Infektions- und Ausbreitungswege ändern sich. Die Faktoren, die dieses wechselvolle Geschehen im einzelnen bestimmen, sind uns zum größten Teil unbekannt. Sicher ist nur, daß im menschlichen Leben Perioden erhöhter Anfälligkeit mit solchen erhöhter Widerstandskraft (Resistenz) gegenüber der tuberkulösen Infektion abwechseln, abhängig von äußeren Lebensumständen, Entwicklungsperioden usw.; so besteht z.B. eine besondere Anfälligkeit während der ersten Lebensjahre, der Zeit der Geschlechtsreife und zwischen dem 20. und 30. Lebensjahr. Nicht zu vergessen ist aber auch die Erbanlage des Individuums, wenn wir auch wissen, daß es eine erbliche Tuberkulose nicht gibt, sondern nur eine placentare Übertragung von der Mutter auf den Fetus. Ererbt kann daher nur die Disposition zum Erwerb einer Tuberkulose sein. Das geht besonders deutlich aus Zwillingsuntersuchungen hervor: Etwa die Hälfte der eineiigen Zwillinge zeigt konkordantes Verhalten gegenüber etwa einem Viertel der zweieiigen Zwillinge (s. S. 53). Eine besondere, äußerlich wahrnehmbare und anthropologisch meßbare Konstitutionsform, die den Tuberkulosekranken eigen ist oder für die Tuberkuloseerkrankung disponiert, gibt es nicht.

Jedes Land hat mit seinem Eintritt in die industrielle Ära eine enorme Zunahme der Tuberkulose mitgemacht. In Mitteleuropa erreichte die Tuberkulose ihren Gipfelpunkt etwa in der zweiten Hälfte des 18. Jahrhunderts. Seither ist sie mit der Besserung der hygienischen Verhältnisse und Einführung der Chemotherapie ständig zurückgegangen, und zwar nicht bloß beim Menschen, sondern auch bei den Tieren. So ist es z. B. gelungen, durch radikale Maßnahmen die Rindertuberkulose auszurotten — heute werden eher die Rinder von tuberkulosekranken Landwirten angesteckt als umgekehrt. Gleichzeitig haben sich die Tuberkuloseerkrankungen in die höheren Altersklassen verschoben; so ist die Alterstuberkulose die wichtigste interfamiliäre Ansteckungsquelle geworden.

Boecksche Krankheit[1]. Die Erkrankung ist durch das Auftreten von Knötchen gekennzeichnet, die Tuberkeln sehr ähnlich sehen. Zum Unterschied von typischen Tuberkeln überwiegen aber in ihnen locker angeordnete Epitheloidzellen mit gelegentlichen muschelförmigen Einschlüssen (Schaumannsche Körperchen); Riesenzellen sind spärlich, ein lymphocytärer Randwall fehlt, auch kommt es weniger zur Verkäsung als zur bindegewebigen Sklerose und Hyalinisierung der Knötchen; Tuberkelbakterien sind sehr selten und werden immer wieder in Frage gestellt; die Tuberkulinreaktion ist negativ, der Ablauf der Erkrankung langsam und eher gutartig. Offenbar handelt es sich um eine eigenartige Reaktionsform eines besonders disponierten Organismus gegenüber einem Tuberkelbacterium von möglicherweise abgeschwächter Virulenz. Zum Nachweis der Erkrankung hat KVEIM einen besonderen Test (besondere Reaktion auf intradermale Injektion von Suspension erkrankten Gewebes) angegeben, der für eine gewisse Eigenständigkeit der Erkrankung spricht. Die Erkrankung ist entweder auf die Lunge und die tracheobronchialen Lymphknoten beschränkt oder sie tritt hämatogen generalisiert auf, wobei dann einzelne Organe besonders befallen sein können. Solche Organlokalisationen haben auch besondere Benennungen erhalten, wie Lupus pernio[2] (Haut), Ostitis cystica multiplex Jüngling[3], Febris uveoparotidea Heerfordt[4].

Die Abgrenzung dieser Erkrankung ist in doppelter Hinsicht schwer: Einmal kann es im Rahmen einer gewöhnlichen Lymphknotentuberkulose sehr reichliche, großzellige, d. h. an Epitheloidzellen reiche Knötchen geben („großzellige Tuberkulose"), zum anderen rufen auch andere Schädlichkeiten als Tuberkelbacillen, z. B. Berylliumstaub, gelegentlich ganz ähnliche, zellige Knötchen hervor, die dann als „sarkoidähnliche" Gewebsreaktion bezeichnet werden.

Mycobacterium leprae — Lepra, Aussatz

Die Leprabakterien zeigen im Gewebe eine kennzeichnende zigarrenbündelähnliche Lagerung („Globi"). Als Degenerationsprodukte der Bakterien sind eigenartige säurefeste hyaline Massen aufzufassen, welche als Gloea[5] bezeichnet werden und die sich oft als Einschlüsse in Fremdkörperriesenzellen innerhalb älterer lepröser Granulome finden.

Die Erkrankung kommt in kleineren Herden in Europa (Skandinavien, Balkan, Iberische Halbinsel, Polen, Rußland, Baltikum), in stärkerer Verbreitung in Afrika, Asien und Südamerika vor. Der Infektionsweg und der „Primäraffekt" sind noch nicht bekannt; wahrscheinlich erfolgt die Infektion, die immer ein längeres Zusammenleben mit Leprakranken voraussetzt, vom Respirations- oder Verdauungstrakt aus.

Je nach der individuellen Resistenz und der spezifischen Immunität führt die Infektion zu drei verschiedenen Krankheitstypen mit einem dafür jeweils charakteristischen Granulationsgewebe:
1. Die einfachen nicht infiltrierten Flecken der Haut, die stets mit Verlust der Pigmentierung und mit Einschränkung der Sensibilität verbunden sind. Diese Form des Aussatzes (*„Macula simplex"*) ist als Ausdruck einer Frühgeneralisierung im Anschluß an die erste Infektion aufzufassen, etwa so wie das Hautexanthem bei der Syphilis.

---

[1] M. BOECK, Dermatologe, Oslo (1845—1917). Der im anglo-amerikanischen Schrifttum eingeführte Name „Boecksches Sarkoid" bzw. Sarkoidose ist völlig irreführend und unbegründet: Er beruht auf einer ganz oberflächlichen Ähnlichkeit der Zellwucherungen in der Haut mit Sarkomgewebe. [2] Pernios (griech.) dunkelfleckig. [3] O. JÜNGLING, Chirurg, Tübingen und Flensburg (1884—1944). [4] C. F. HEERFORDT, Ophthalmologe, Kopenhagen (1871 bis 1953). [5] Gloia (griech.) Schleim.

2. Die *tuberkuloide Lepra* geht aus dem uncharakteristischen Infiltrat hervor, sie befällt nur die Haut oder die Nerven oder beide zusammen, niemals aber die inneren Organe. An den Nerven kommt es zu knötchenförmigen Verdickungen mit entsprechenden Zerstörungen der Nervenfasern und dadurch zu Sensibilitätsstörungen und trophischen Veränderungen (Mutilationen[1]) an den Extremitäten („Lepra mutilans").

3. Der *lepromatöse Aussatz* geht gleichfalls aus dem uncharakteristischen Infiltrat hervor; er ist bösartig und verläuft ziemlich schnell; spontane Ausheilungen kommen kaum vor. Er befällt die Haut, die Nerven („Lepra lepromatosa mixta") und die inneren Organe (Leber, Milz, Knochenmark, Lymphknoten, Hoden, Kehlkopf). Das oft geschwulstartig wachsende Granulationsgewebe („Lepra tuberosa") bezeichnen wir als Leprom; es ist charakterisiert durch Schaumzellen, welche nach ihrem Entdecker als „Virchow"-Zellen bezeichnet werden.

f) Corynebakterien
Diphtheriebacterium (Corynebacterium[2] diphtheriae) — Diphtherie[3]

Auf der äußeren Haut und auch im Rachen kommen stäbchenförmige Bakterien vor, von denen die allermeisten harmlose Schmarotzer sind. Von ihnen unterscheidet sich das für den Menschen hochpathogene Diphtheriebacterium nur wenig in Gestalt und Verhalten auf den gewöhnlichen Nährmedien.

Die Diphtheriebakterien siedeln sich im Rachen mit besonderer Vorliebe in der Gegend der Rachentonsillen, aber auch im Bereich des ganzen Atmungstraktes an. Bei Kleinkindern ist die Nasenschleimhaut bevorzugt, so daß die Erkrankung als Schnupfen leicht in ihrer Bedeutung verkannt wird. Durch ihre Toxine schädigen die Bakterien die Schleimhautoberfläche, verursachen Nekrosen und gleichzeitig eine mächtige Fibrinausschwitzung aus dem unterliegenden Gewebe, so daß sich das befallene Gebiet mit einer fibrinösen Pseudomembran überzieht, die fest im nekrotischen Gewebe verankert ist (Abb. 136). Das ist besonders über den Stimmbändern und im Rachen der Fall, so daß es durch Verengung der Stimmritze zur Erstickung kommen kann. Beim Versuch, die Membranen abzulösen, kommt es zu Blutungen aus den einreißenden Gefäßen. Das fibrinöse Exsudat kann aber auch nach allen Seiten über die nichtnekrotische Schleimhaut abrinnen und dort erstarren. Dann bilden sich leicht von der Schleimhaut ablösbare Beläge (croupöse Pseudomembranen), die mitunter als descendierender Krupp bis in die Trachea und Bronchien hineinreichen (Abb. 137, 163). Sie lösen sich leicht in Röhrenform ab und können in dieser Gestalt auch ausgehustet werden. In den Fibrinmembranen sowie im nekrotischen Gewebe findet man die Bakterien meist zusammen mit anderen Keimen des Rachens und der Luftwege. Ein Eindringen in das lebende Gewebe findet so gut wie nicht statt, wohl aber gelangt das von den Bakterien gebildete Toxin in den Körper; er bildet gegen dieses ein Antitoxin, welches auch zu therapeutischen Zwecken verabreicht wird.

In erster Linie werden die regionären Lymphknoten am Hals geschädigt; sie erscheinen vergrößert, von Blutungen und Nekrosen durchsetzt. Auch die Milzfollikel zeigen Schwellung und Nekrose. Besonders wichtig ist aber, daß das Toxin schon sehr bald an den Herzmuskelfasern verankert wird und hier zur Schädigung bis zur Nekrose führt *(Diphtherie-Myokarditis)*. Sie kann noch nach Monaten, wenn die örtlichen Veränderungen schon längst abgeheilt sind, plötzlichen Herztod (Spättod) verursachen. Die peripheren Nerven weisen Zerfall des Myelins und Schwellung der Achsencylinder auf, so daß es zu *Lähmungen* kommt. Bedeutungsvoll ist vor allem die Lähmung des Gaumensegels, die zu mangelhaftem Abschluß der Atemwege beim Schluckakt und dadurch zur Aspirationspneumonie führen kann. In der Niere findet man eine trübe Schwellung mit rundzelliger

---

[1] Mutilo (lat.) verstümmeln.   [2] Koryne (griech.) Keule, wegen der Form der Bakterien.
[3] Der Name Diphtherie stammt von Diphthera (griech.: Haut), weil die Erkrankung ausgezeichnet ist durch die Bildung von häutigen Belägen, von Pseudomembranen. Die von Laien noch gelegentlich gebrauchte Bezeichnung „Diphtheritis" ist abzulehnen, da es sich nicht um eine Entzündung der „Haut" handelt, sondern diese selbst ein Produkt der Entzündung ist.

Infiltration des Zwischengewebes ähnlich wie beim Scharlach. Während das Toxin beim Meerschweinchen regelmäßig zu sehr kennzeichnenden Blutungen in der Nebenniere führt, kann man beim Menschen nur kleinste Nekroseherde in der Nebennierenrinde feststellen. Die begleitende manchmal tödliche Pneumonie ist weniger durch die Diphtheriebakterien selbst als durch Pneumokokken und Streptokokken hervorgerufen.

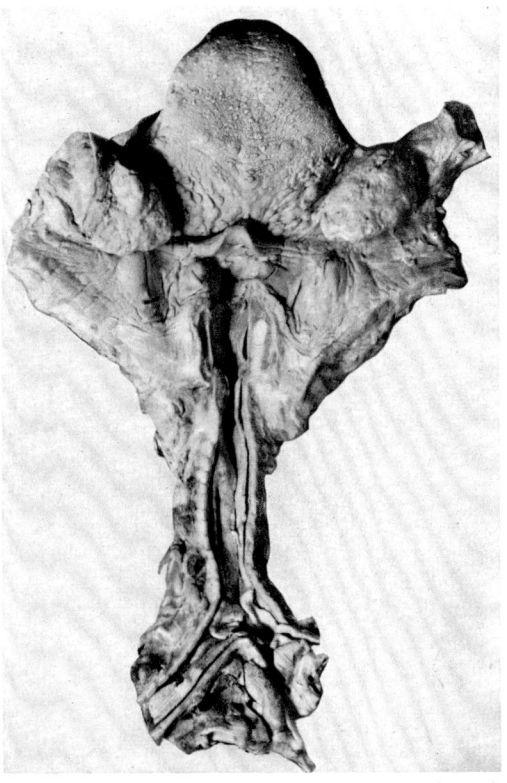

Abb. 163. Descendierender Krupp der Trachea, deren Schleimhaut von locker aufsitzenden Membranen bedeckt ist

Nach Ausheilung der Erkrankung können im Rachen infektionstüchtige Diphtheriebakterien zurückbleiben. Solche Menschen *(Bakterienträger)* bilden dann eine stete Infektionsgefahr für ihre Umgebung.

Selten infiziert das Diphtheriebacterium auch äußere Wunden *(Wunddiphtherie)*, die dann ähnlich wie die Schleimhaut des Respirationstraktes von weichen weißlichen Pseudomembranen bedeckt sind. Die toxinbedingten Veränderungen innerer Organe sind etwa dieselben wie bei der Rachendiphtherie.

Listeria[1] monocytogenes — Listeriose

Die Listeriose ist eine Tierseuche, die in den letzten Jahren mit zunehmender Häufigkeit auch beim Menschen festgestellt wurde. — Eine anginös-septische Form geht mit Mononukleose einher, daher auch das Beiwort „monocytogenes". Der Erreger befällt vorzugsweise das Zentralnervensystem und verursacht eine eitrige Leptomeningitis oder Encephalitis (Letalität zwischen 50 und 70%). Er kann auch von der Mutter intrauterin auf die Frucht übertragen werden und dadurch Fehl- und Totgeburten sowie Todesfälle in den ersten Lebenstagen verursachen. Man findet dann besonders in der Leber des Kindes miliare, zentralnekrotische Knötchen, sog. Pseudotuberkel. Diese Neugeborenenlisteriose (Granulomatosis infantiseptica) ist mit einer Sterblichkeit von über 90% belastet. Verhältnismäßig selten wurden septische

---

[1] Lord J. LISTER (1827—1912), englischer Chirurg.

Erkrankungen beim Erwachsenen beobachtet. Besonders gefährdet sind Säuglinge, Kleinkinder und Greise. Über den Infektionsweg vom Tier auf den Menschen ist nichts Sicheres bekannt.

Erysipelothrix rhusiopathiae[1] — **Schweinerotlauf, Erysipeloid**

Der Erreger der für die Schweine in der Hälfte aller Fälle tödlichen Krankheit kann bei Menschen, die mit infizierten Tieren zu tun haben (Schlächter), in die Haut gelangen und erzeugt hier eine mehr harmlose, rötliche Schwellung der Haut (Erysipeloid), die im Zentrum abheilt und in der Peripherie unter dem Bilde der Hyperämie, Blutung und Ödem weiterschreitet.

g) Actinomyceten
Actinomyces[2] hominis — Aktinomykose

Der Actinomycespilz ist der Erreger der Strahlenpilzkrankheit, der Aktinomykose. Es handelt sich um eine ausgesprochen chronische Entzündung, bei der eitrige Exsudation und vernarbende Gewebsneubildung in eigentümlicher Weise

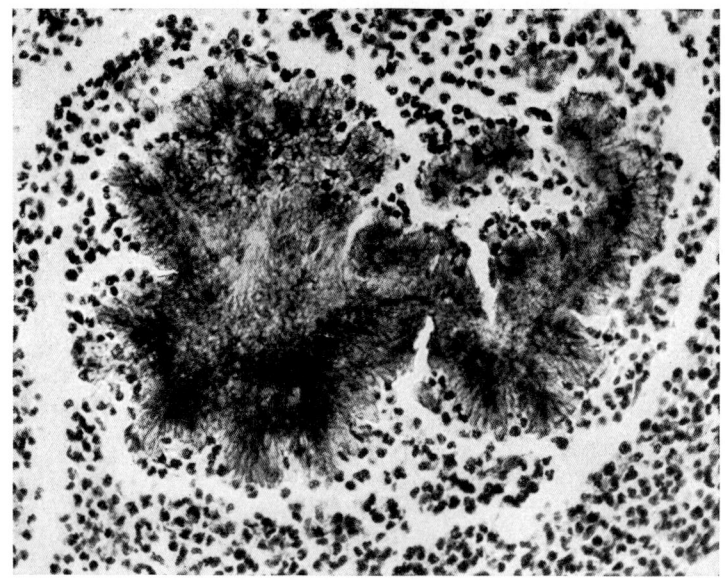

Abb. 164. Actinomycesdruse in Absceßeiter

vergesellschaftet sind: Kleine Abscesse werden von einem Granulationsgewebe umgeben, dessen innere Schichten zur Verfettung neigen, während entfernt von der Absceßhöhle eine starke Faser- und Schwielenbildung vor sich geht. So entstehen brettharte, von Abscessen und Eiterungen durchsetzte Infiltrate sowie nach außen mündende Fistelgänge. Den sonst in feinen Fäden wachsenden Pilz trifft man inmitten des Eiters in Form von makroskopisch eben sichtbaren weißlichen oder gelblichen Körnchen, den sog. Pilzdrusen. Sie entstehen offenbar infolge einer Gegenwirkung des Organismus und bestehen aus einem Fadengewirr, aus dem am Rande strahlenförmig angeordnete, keulen- und kolbenförmige Auftreibungen vorragen (s. Abb. 164). Die aktinomykotische Entzündung breitet sich nach allen Richtungen hin aus, ohne auf Organgrenzen Rücksicht zu nehmen. Bei ihrer Abheilung entstehen schrumpfende Narben.

Der Erreger, ein Anaerobier, ist ein normaler Besiedler menschlicher und tierischer Schleimhäute, der noch nie in der Außenwelt gefunden wurde. Durch

---

[1] Erythros (griech.) rot; pelos (griech.) dunkelfarbig; thrix (griech.) Haar — wegen der Beschaffenheit der Pilzfäden; rhous (griech.) strömen, laufen.   [2] Aktis (griech.) Strahl.

Lücken im Oberflächenbelag — gegebenenfalls infolge von Einspießung von Getreidegrannen — gelangt er in tiefere Gewebsschichten, und zwar meist zusammen mit anderen Keimen. Es handelt sich also fast immer um eine Mischinfektion. Am häufigsten bildet das Zahnfleisch bzw. die Schleimhaut der Kiefer die Eintrittspforte. Von hier breitet sich dann die Veränderung auf Hals und Gesicht weiter aus (cervico-faciale Form). Seltener ist ein Eindringen durch die Darmwand, besonders im Coecum (abdominale Form) oder durch die Haut (cutane Form). Gelegentlich kann der Pilz auch mit dem Blutstrom in entfernte Organe verschleppt werden.

Nocardia[1] asteroides[2] — Nocardiose

Der Erreger ist eine aerobe, weltweit verbreitete Strahlenpilzart, die in der Außenwelt auftritt und bei Mensch und Tier durch exogene Infektion septische Erkrankungen verschiedener Organe sowie Maduromykose[3] verursacht. Dabei finden sich säurefeste (aber nicht alkoholfeste) Keime in Form von fädigen Pilzdrusen in einem fistelnden Granulationsgewebe.

h) Spirillen
Vibrio[4] comma (Cholera[5])

Der Erreger der *Cholera* ist ein kommaförmiger Mikroorganismus, der mit der Nahrung übertragen wird. Er vermehrt sich im Darm und setzt bei seinem Zerfall ein außerordentlich giftiges Endotoxin frei. So entsteht rasch eine schwere katarrhalische Entzündung der Darmschleimhaut mit Geschwürsbildung, wobei große Mengen von Flüssigkeit in die Darmlichtung abgeschieden bzw. nicht resorbiert werden (Reiswasserstühle) und so dem übrigen Körper verlorengehen. Cholerakranke machen daher einen geradezu ausgetrockneten Eindruck. Der Tod erfolgt meist im Kollaps.

Bacterium pyocyaneum[6] — Pseudomonas[7] pyocyanea

Das Bacterium pyocyaneum ist in der Natur weit verbreitet und findet sich als harmloser Saprophyt in der Haut und im Darmtrakt. Zusammen mit anderen Bakterien kommt es in schmutzigen Wunden und Eiterungen vor. Seine Anwesenheit verrät es durch seinen eigentümlichen, süßlichen Geruch und dadurch, daß es Farbstoffe zu bilden vermag, und zwar ein bläuliches Pyocyanin und ein grün-gelblich fluorescierendes Fluorescin; beide verleihen dem Eiter eine eigentümliche Färbung. Selten ist es, am ehesten noch bei unerernährten Individuen, für sich allein krankheitserregend; anfällig sind besonders Frühgeborene und schwächliche Säuglinge, bei denen es eine Gastro-Enteritis mit geschwürigen Nekrosen erzeugt.

i) Spirochäten[8]
Treponema pallidum[9] — Syphilis, Lues

Die durch die Syphilisspirochäte (s. Abb. 165) hervorgerufene Entzündung verläuft ganz verschieden, je nachdem, ob die Erreger den Körper während des Lebens nach der Geburt (erworbene Syphilis) oder während der Entwicklung im Mutterleib (angeborene Syphilis) befallen haben.

Die **erworbene Syphilis** zeigt im *Gewebsbild* und im Ablauf viele Ähnlichkeiten mit der Tuberkulose. Auch hier kommt es zunächst zu einer exsudativen Entzündung, die aber sehr kurzdauernd ist und daher leicht übersehen wird. Sehr bald folgt dann Gewebsneubildung (Proliferation) und Verkäsung, gegebenenfalls auch mit nachfolgender Erweichung des Käses. Im *Ablauf* der Erkrankung werden drei Stadien unterschieden:

Primärstadium. Die Syphilisspirochäte vermag nur im Menschen zu leben und wird immer von einem erkrankten Individuum weiter übertragen. Da sie die

---

[1] Nocard, französischer Veterinärbakteriologe (1850—1903). [2] Aster (griech.) Stern; eidomai (griech.) scheinen, gleichen. [3] Madura, Distrikt in Indien. [4] Vibro (lat.) sich schnell fortbewegen. [5] Cholera (griech.) Dachrinne — wegen des dünnen flüssigen Stuhls. [6] Pyon (griech.) Eiter; kyanos (griech.) blau. [7] Monas (griech.) Einheit, Urkörperchen. [8] Speira (griech.) etwas Gewundenes; chaite (griech.) Haar. [9] Trepo (griech.) drehen; nema (griech.) Faden; pallidus (lat.) zart, blaß.

gesunde Epidermis nicht zu durchdringen vermag, dienen ihr als Eintrittspforten kleinste Substanzverluste, durch die sie in die Gewebe hineingelangt. Hier breiten sich die Spirochäten dank ihrer Eigenbeweglichkeit mit großer Schnelligkeit aus, denn eine Ausschneidung der Eintrittspforte schon wenige Stunden nach der Infektion kann die Weiterverbreitung der Spirochäten nicht mehr hemmen. Gewöhnlich heilt der oberflächliche Substanzverlust, durch den die Spirochäten eingedrungen sind, im Laufe einiger Tage. Erst nach 1—4 Wochen entsteht an dieser Stelle eine flache Gewebsverdickung, über der die Epidermis zunächst in Bläschen abgehoben wird und dann zugrunde geht, so daß ein flaches, nässendes Geschwür mit hartem Grund vorliegt (harter Schanker, Initialsklerose, Primäraffekt).

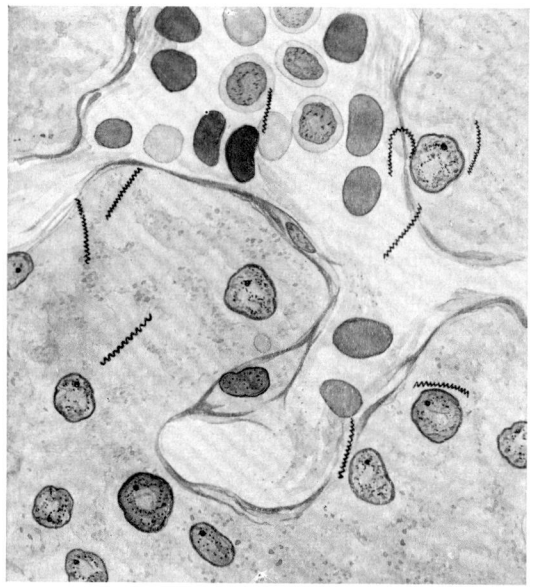

Abb. 165. Spirochäten in der Leber eines menschlichen Fetus bei angeborener Syphilis

Histologisch ist hier das Gewebe von Entzündungszellen durchsetzt, unter denen Lymphocyten und Plasmazellen überwiegen. Der Primäraffekt sitzt beim Mann meist an der Glans penis oder der Vorhaut, bei der Frau an den Schamlippen oder der Portio vaginalis uteri. Die regionären Lymphdrüsen sind angeschwollen und zeigen ebenfalls eine zellige Infiltration ihrer Lymphsinus. Der Primäraffekt heilt nach einigen Wochen unter Hinterlassung einer Narbe aus.

Sekundärstadium. Nach 6—10 Wochen macht sich unter Temperaturanstieg die Ausbreitung der Spirochäte im ganzen Körper bemerkbar, und zwar werden vorwiegend die Haut und die Schleimhäute befallen. Die auftretenden Veränderungen sind außerordentlich vielgestaltig (Maculae, Papeln, Pusteln) und können oft das Bild anderer Hauterkrankungen täuschend nachahmen. Sie heilen gewöhnlich ohne Narbenbildung ab. Manchmal ist aber die Pigmentbildung an solchen Stellen dauernd gestört, so daß es zu übermäßiger oder mangelnder Pigmentierung (Leukoderma) kommt. Auch die Anhangsgebilde der Haut können in Mitleidenschaft gezogen werden (Haarschwund, Alopecie[1]). An den Schleimhäuten entstehen leicht erhabene Stellen, die oberflächlich zerfallen, oder weißliche Epithelverdickungen (Leukoplakien[2]). Um den After bilden sich flache, gelappte

---

[1] Alopekia (griech.) Haarausfall, wie er beim Fuchs (griech.: alopex) auftritt. [2] Plax (griech.) Fläche.

Gewebswucherungen (breite Kondylome) und nässende Papeln. Alle diese Veränderungen sind deswegen wichtig, weil in der Gewebsflüssigkeit, die an ihrer Oberfläche austritt, reichlich Spirochäten enthalten sind und sie so die häufigste Infektionsquelle bilden.

Tertiärstadium. Nach einer jahrelangen beschwerdefreien Zwischenzeit bilden sich in den Organen landkartenförmig verkäsende Knoten (s. Abb. 166) von der Beschaffenheit harten Gummis; da in ihnen außerdem bei Erweichung des Käses eine schleimige, fadenziehende Flüssigkeit entsteht, die an Gummi arabicum erinnert, hat man diese Knoten als Gummiknoten bzw. *Gummen* bezeichnet. Auch das den Käse umgebende Granulationsgewebe erinnert mikroskopisch an tuberkulöses Granulationsgewebe, da es im wesentlichen aus Epitheloidzellen, mehrkernigen Riesenzellen und Lymphocyten, eventuell auch Plasmazellen aufgebaut ist. Häufig sind Intimawucherungen der Gefäße, besonders der Venen, die schließlich zu völligem Verschluß der Gefäßlichtung führen. Das weitere Schicksal der Gummen zeigt ebenfalls gewisse Ähnlichkeiten mit dem der Tuberkel. Brechen die erweichten Käsemassen nach außen oder auf Schleimhaut-Oberflächen durch, so entstehen *Geschwüre, Fisteln* bzw. größere Defekte der Organe; die Abheilung erfolgt durch *schwielig-narbige Umwandlung* des Granulationsgewebes, die allerdings viel höhere Grade erreicht als bei der Tuberkulose. So entstehen strahlige Narben an den befallenen Schleimhäuten oder tiefe Einziehungen an den Oberflächen der Organe (Leber, Lunge); in den Narbenzügen sind oft noch Reste der Verkäsung eingeschlossen, die auch verkalken können.

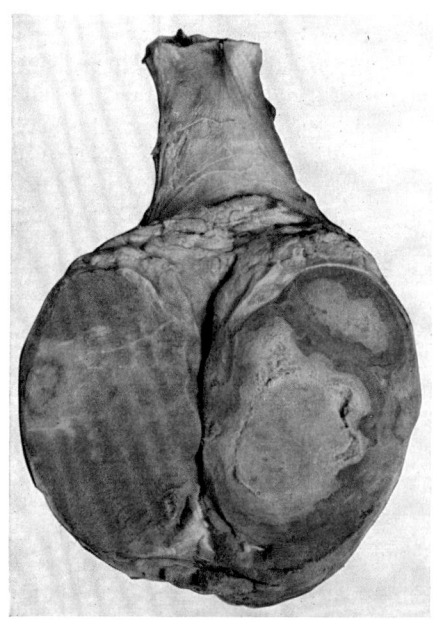

Abb. 166. Landkartenartig begrenzte Gummen des Hodens

Zu den tertiären Formen der Syphilis gehören auch besondere Organerkrankungen, die in ihrem Gewebsbild eigentlich nichts für Syphilis Kennzeichnendes aufweisen, aber doch durch die Spirochäten hervorgerufen sind, wie Mesaortitis luica, progressive Paralyse und Tabes dorsalis.

Bei der **angeborenen (konnatalen) Syphilis** wird der Fetus im Uterus von der an Lues erkrankten Mutter infiziert, und zwar auf dem Wege über die Placenta. Diese ist meist vergrößert, ihre Zotten sind durch Neubildung von Bindegewebszellen plump. Das Eindringen der Spirochäten in die fetalen Gewebe erfolgt wahrscheinlich erst um den 5. Monat. Das erste Kind der syphilitischen Mutter stirbt gewöhnlich im Uterus ab und bildet dann für die Spirochäten einen besonders guten Nährboden, in dem sie sich schnell vermehren. Im 6.—7. Schwangerschaftsmonat wird dann die *tote, macerierte*[1] *Frucht* ausgestoßen. Bei späteren Schwangerschaften bleiben die Kinder meist am Leben und können mehr oder minder hochgradige syphilitische Veränderungen zeigen. Manchmal kommen sie aber auch völlig normal zur Welt, und die in utero übertragene Syphilis macht sich erst später bemerkbar (Lues connatalis tarda).

---

[1] macero (lat.) erweichen.

Die schweren Veränderungen, die mit einem längeren Leben des neugeborenen Kindes unvereinbar sind, bestehen einmal in einer *Verzögerung der Organentwicklung* und zweitens in einer mehr *diffusen Entzündung*, die mit reichlicher *Bindegewebsbildung* einhergeht. Außerdem kommen umschriebene Nekrosen *(miliare Syphilome)* vor. Sie bestehen aus zelligen Wucherungen um ein kleines, käsignekrotisches Zentrum, welches reichlich Spirochäten enthält. Als Zeichen der Entwicklungshemmung ist das Bestehenbleiben von Blutbildungsherden aufzufassen, die normalerweise schon aus den Organen verschwunden sein müßten. An den Handflächen und Fußsohlen ist die Epidermis blasig abgehoben (Pemphigus[1] syphiliticus). Um den Mund herum bilden sich strahlig angeordnete Risse in der Haut (Rhagaden[2]). Oft besteht eine Entzündung der Nasenschleimhaut (Coryza syphilitica), so daß die Kinder wegen Luftmangel schlecht saugen können. Weitere Veränderungen werden wir bei Besprechung der einzelnen Organe kennenlernen.

Das Bild der angeborenen Syphilis ändert sich, wenn die Invasion der Spirochäten nicht genügt hat, um das Kind im Mutterleib oder in der ersten Zeit nach der Geburt zu töten. Dann treten neben Veränderungen, die denjenigen der tertiären Syphilis des Erwachsenen ähnlich sind, auch eigentümliche Krankheitszeichen auf, die als *Hutchinsonsche Trias* geradezu kennzeichnend sind für die angeborene Lues mit späterer Manifestation: tonnenförmige, am freien Rande halbmondförmig eingekerbte Zähne (sog. Hutchinsonsche[3] Zähne), tiefe Hornhautentzündung und Labyrinthschwerhörigkeit; infolge gummöser Zerstörung des knöchernen Nasenskeletes sinkt die Nasenwurzel ein (Sattelnase).

Treponema Vincenti — Plaut-Vincentsche Angina[4]

Im Mund kommen ständig verschiedene Spirochäten als harmlose Saprophyten vor; eine derselben, das Treponema Vincenti, wird in großer Zahl zusammen mit Fusobacterium Plaut-Vincenti (s. oben) an der Oberfläche einer ulcerösen oder pseudomembranösen, meist einseitigen Tonsillitis gefunden (Plaut-Vincentsche Angina). Wie die früheren Behandlungserfolge mit Salvarsan gezeigt haben, ist wahrscheinlich die Spirochäte der ausschlaggebende Anteil des Erregergemisches.

Auch bei Lungengangrän, die manchmal infolge Aspiration nach Narkose auftritt, ist oft dieses Bakteriengemisch zu finden.

Leptospira[5] ictero-haemorrhagiae — Icterus infectiosus, Weilsche Krankheit

Die Leptospira ictero-haemorrhagiae lebt in Ratten und gelangt mit deren Faeces und Harn in die Außenwelt, besonders in das Wasser, in dem sie sich längere Zeit lebend erhalten kann. In den Menschen dringt sie durch kleinste Hautwunden, aber wahrscheinlich auch durch die Schleimhäute des Auges mit infiziertem Wasser beim Baden und Waschen ein. Im Organismus des Erkrankten entstehen, abgesehen von zahlreichen Blutungen, sehr kennzeichnende Veränderungen in Leber, Nieren und Muskeln. Durch die Leberschädigung kommt es zum Ikterus, der sozusagen das führende Symptom der ganzen Erkrankung darstellt, weswegen man auch von Icterus infectiosus oder Weilscher[6] Krankheit spricht. Die Nieren zeigen Nekrosen der Tubulusepithelien und eine ausgesprochene interstitielle Entzündung (Nephritis). In Skeletmuskeln findet man hyaline Umwandlung der Muskelfasern und zellige Infiltrate im Zwischengewebe. Diese Muskelveränderungen sind auch für die sehr kennzeichnenden, die Erkrankung begleitenden Muskelschmerzen besonders die Wadenschmerzen verantwortlich.

Außer der Leptospira ictero-haemorrhagiae gibt es örtlich vorkommende andere Leptospirenarten, die in ähnlicher Weise übertragen werden und auch ähnliche Krankheiten hervor-

---

[1] Pemphix (griech.) Blase.   [2] Rhagas (griech.) Riß.   [3] J. Hutchinson (1828—1913), engl. Arzt.   [4] H. C. Plaut (1858—1928), Bakteriologe, Hamburg. J. A. Vincent (geb. 1862) Epidemiologe, Paris.   [5] Leptos (griech.) zart; speira (griech.) etwa Gewundenes.   [6] A. Weil, deutscher Kliniker in Dorpat, Heidelberg und Wiesbaden (1848—1916).

rufen. Je nach der Örtlichkeit haben sie verschiedene Bezeichnungen erhalten, wie Schlammfieber, Feldfieber usw. Als Träger und Überträger der Keime kommen auch Schwein, Rind und Hund in Betracht.

III. Rickettsien

Eine Art Mittelstellung zwischen Bakterien und Virusarten nehmen die Rickettsien ein: rundliche Gebilde, die kleiner sind als Bakterien (0,3—0,5 μ) und sich nur innerhalb von Zellen vermehren (Abb. 167). Sie befallen Arthropoden

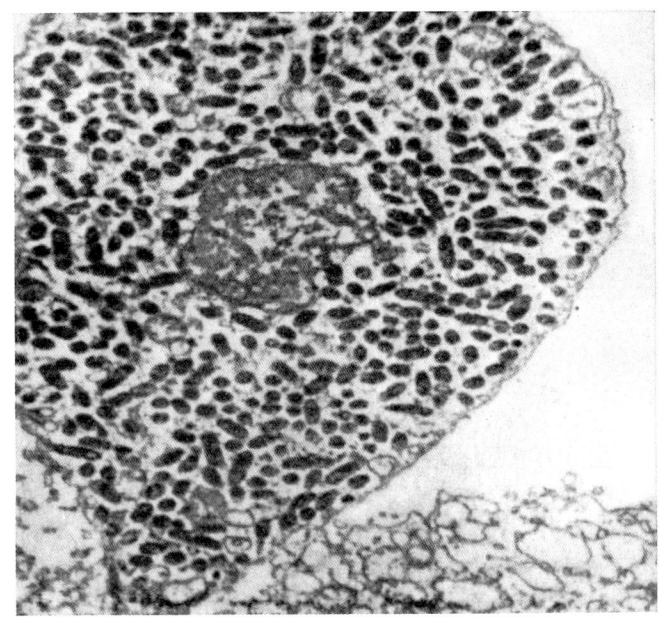

Abb. 167. Rickettsien in einer Mesothelzelle. In der Zellmitte der pyknotische Zellkern. Vergr. etwa 9000fach
(Nach WISSIG u. Mitarb.)

(Läuse, Zecken usw.), in denen sie sich schnell vermehren und die sie dadurch töten. Durch den Biß, aber auch durch den Kot dieser Zwischenwirte werden die Rickettsien weiter übertragen, und zwar sowohl auf Menschen wie auf Tiere, z. B. Ratten und Wiederkäuer.

Rickettsia Prowazeki[1] — Fleckfieber („Thyphus fever")

Die bedeutungsvollste durch die Rickettsien hervorgerufene Erkrankung des Menschen ist das Fleckfieber (früher Flecktyphus genannt), das immer dann epidemisch auftritt, wenn infolge von Katastrophen große Menschenmassen in einen Zustand des Hungers, der Armut und Verwahrlosung geraten, also in erster Linie zur Kriegs- und Nachkriegszeit, während der ein enger Kontakt zwischen Menschen, Arthropoden (Läusen) und Nagern (Ratten) möglich ist. Mit der Besserung der Lebensverhältnisse, vor allem durch Bekämpfung der Läuse, verschwinden diese Epidemien wieder aus dem Gesichtswinkel der Menschheit. Das unsichtbare Reservoir, aus dem sie gegebenenfalls wieder auftauchen und das auch für das Auftreten einzelner endemischer Fälle in den epidemiefreien Zeiten verantwortlich ist, stellen infizierte Nagetiere, besonders Ratten, dar.

[1] H. T. RICKETTS (1871—1910), Pathologe, Chikago; S. P. v. PROWAZEK (1875—1915), Bakteriologe, Hamburg. Beide Forscher erlagen der hohen Infektiosität der Erkrankung.

Die in das Blut des Menschen gelangten Rickettsien siedeln sich unter Fieberausbruch vor allem in den Uferzellen des Blutstroms, den Endothelzellen, an und vermehren sich in ihnen. Dadurch kommt es zu einer perivasculären Entzündung mit lympho- und leukocytären Infiltraten, in größeren Gefäßen auch zu kleinen wandständigen Thrombosen. In Hautgefäßen, aber auch in inneren Schleimhäuten geht die Gefäßveränderung mit Blutungen einher, die als deutlich sichtbare Flecken der Krankheit ihren Namen eingetragen haben. Für ihren ganzen Ablauf

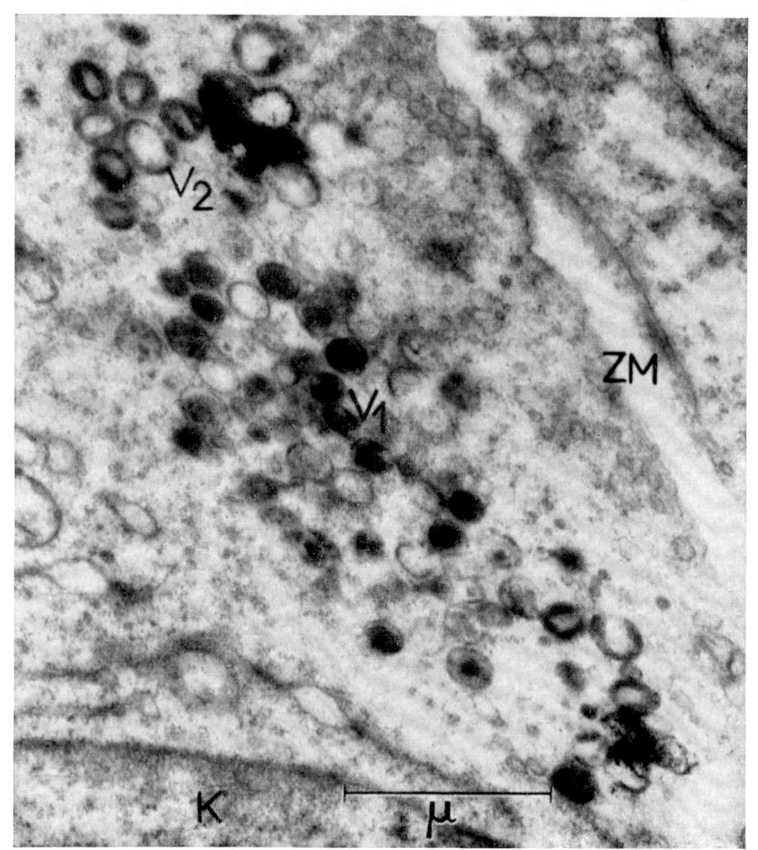

Abb. 168. Kolonie von Viruselementarkörperchen des Shope-Fibroms in verschiedenen Entwicklungsstadien (V_1, V_2). K Zellkern, ZM Zellmembran. Vergr. 28000fach. (Nach BERNHARD)

am bedeutungsvollsten sind die Veränderungen des Herzens und Zentralnervensystems. Im Herzen finden wir eine diffuse, schwerste Myokarditis, die schließlich zum Tode durch Herzversagen führt. Im Gehirn tritt eine durch eigenartige Gliaknötchen (Abb. 333) in der grauen Substanz gekennzeichnete Encephalitis auf.

In diagnostischer Hinsicht wichtig ist die Tatsache, daß der Erkrankte Antikörper bildet, die nicht nur Rickettsien, sondern auch gewisse Stämme des Proteus, z. B. einen mit OX 19 bezeichneten Stamm, agglutinieren (Weil-Felix-Reaktion). Merkwürdigerweise besitzen offenbar Rickettsien und Proteus ein gemeinsames Antigen.

Rickettsia Burneti[1] — Q-Fieber

Dieser Parasit steht insofern den Viren näher, als er besonders widerstandsfähig ist und filtrierbare submikroskopische Formen bildet. Das von dieser Rickettsie hervorgerufene grippe-

---
[1] M. BURNET, zeitgenössischer australischer Bakteriologe, der den Erregernachweis führte.

artige Krankheitsbild wurde zunächst in Queensland beschrieben — daher auch der Name Q-Fieber. Es hat sich dann herausgestellt, daß es auch in unseren Breitenvorkommt und unter verschiedenen Namen, wie z. B. ,,Balkangrippe", lief. Bei den wenigen tödlich verlaufenden Fällen hat man eigenartige Pneumonien gefunden. Als Reservoir der Erreger dienen Schafe, Ziegen und Rinder.

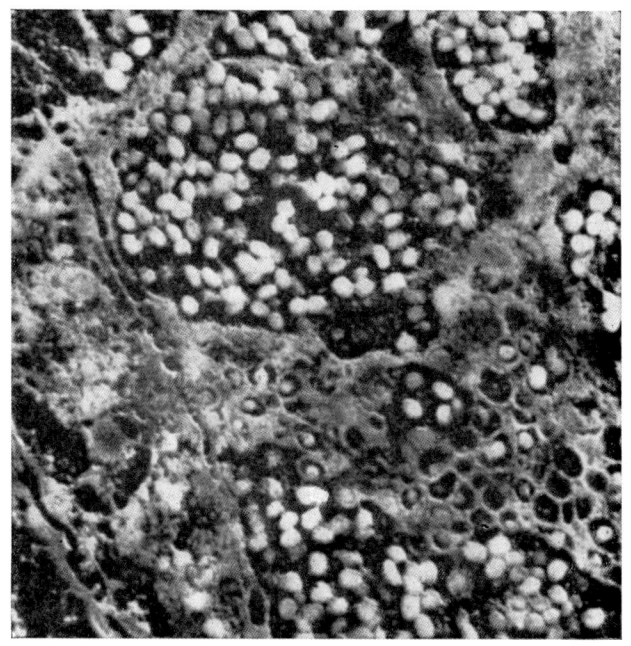

Abb. 169. Ein Einschlußkörper bei Molluscum contagiosum enthält viele Elementarkörperchen in einer bienenwabenartigen Matrix. 11 000fache Vergr. (Nach BANFIELD u. Mitarb.)

IV. Viren[1]

Ein Virus (Elementarkörperchen) besteht aus einem DNS- oder RNS-haltigen Kern (Nucleoid), der von einem Proteinmantel umgeben ist. Zu seiner Vermehrung bedarf es einer lebenden Zelle. Einmal in eine Zelle eingedrungen, löst es sich auf und ist für eine gewisse Zeit nicht mehr nachweisbar. Die freigewordenen Nucleinsäuren greifen nun in den Stoffwechsel der befallenen Zelle ein, so daß diese unter Vernachlässigung ihrer besonderen Aufgaben ganz in den Dienst der Reproduktion des Virus tritt. Sie bildet zunächst ungegliederte Cytoplasmamassen (,,Viroplasma", Abb. 168), aus denen sich dann die typischen Elementarkörperchen formieren. Unter Umständen können sich Viren auch in der Zelle zu Haufen zusammenballen, um die und in die die Zelle eine Art Hülle und Grundsubstanz abscheidet (Abb. 169). Wir sprechen dann von Einschlußkörperchen, die sowohl im Kern (Abb. 170) als auch im Cytoplasma liegen können. Manche Viren regen die Zelle zu einer Teilung an (Abb. 171 unten) — wir werden sie als Tumorviren kennenlernen, die allerdings fast ausschließlich bei Tieren vorkommen; andere Viren führen letztlich zum Zerfall der Zelle und zur Freisetzung des Virus (Abb. 171, oben), das dann eine

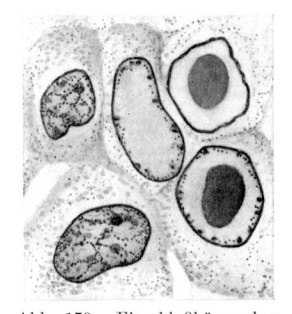

Abb. 170. Einschlußkörperchen im Zellkern (Herpes)

[1] Virus (lat.) Gift.

neue Zelle befallen kann, wo sich der ganze Vorgang wiederholt. Auf diese Weise kommt es zu den Viruskrankheiten, mit denen wir es in der menschlichen Pathologie hauptsächlich zu tun haben.

Nicht jeder Virusbefall eines Menschen muß aber zur Viruskrankheit führen, da hinsichtlich des schädigenden Einflusses eines Virus auf die befallenen Zellen (cytopathogener Effekt) und der Widerstandsfähigkeit der Zellen große Unterschiede bestehen. Ist der cytopathogene Effekt z.B. gering, so entsteht keine Krankheit, wohl aber können als Ausdruck des Virusbefalls Antikörper nachgewiesen werden. So hat man z.B. festgestellt, daß die Poliomyelitis-Infektion etwa 100mal häufiger ist als die Poliomyelitis-Erkrankung. Auch kann das Virus

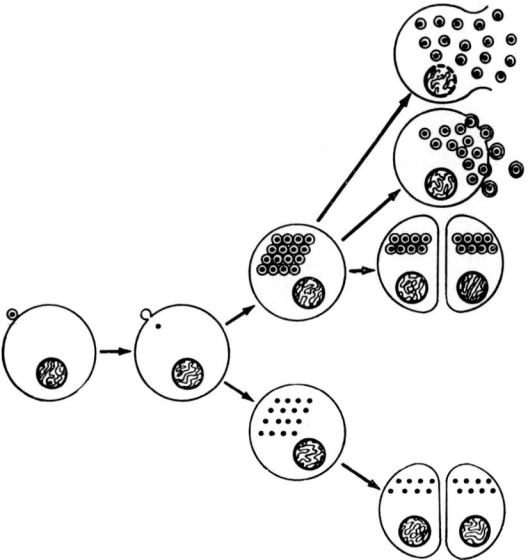

Abb. 171. Verhalten von Virus zur Zelle: das Virus haftet an der Zellmembran, sein Nucleoid dringt in die Zelle ein; in der Zelle wird komplettes Virus neu gebildet, das zu Vermehrung der Zelle und Ausstoßung des Virus unter Zellzerfall führt (obere Reihe); oder es wird nur das Nucleoid gebildet, wobei lediglich Zellvermehrung auftritt. (Nach SOUTHAM)

unter Umständen lebend und infektionstüchtig lange in den Zellen erhalten bleiben. Es ist gewissermaßen ein Gleichgewichtszustand zwischen Virus und Zelle eingetreten, der aber durch verschiedene Umstände zuungunsten des Organismus gestört werden kann, so daß das Virus dann Gelegenheit erhält, sich zu vermehren und krankmachend zu wirken.

Der *Ablauf vieler Viruskrankheiten* zeigt gewisse Gemeinsamkeiten: Eine erste Phase, die für einen Teil der Infektion die alleinige bleiben kann, umfaßt die Reaktion am Eintrittsort und den Übertritt in die Blutbahn (Virämie). Die dabei auftretenden Allgemeinsymptome sind grippeähnlich (Unwohlsein, Fieber, aber ohne Schüttelfrost, relative Bradykardie, Schmerzen im Körper, Muskeln und Gelenken, Leukopenie). In einer 1—3 Tage später einsetzenden zweiten Phase lokalisiert sich das Virus in einem Organ oder Organsystem und erzeugt eine jeweils recht kennzeichnende Erkrankung. Pathologisch-anatomisch findet sich um den Herd der Schädigung zunächst eine Hyperämie und seröse Entzündung; sie geht später über in eine zellige Exsudation, bei der Monocyten überwiegen. Bei manchen Viruskrankheiten schiebt sich zwischen die erste und zweite Phase ein fieberfreies Intervall ein, so daß die Fieberkurve diphasisch wird. Mit dem Ende der ersten Krankheitswoche können spezifische Antikörper auftreten, die sich gegen den

Proteinmantel des Virus richten, oder es sind neutralisierende Antikörper, die also imstande sind, ein Angehen einer Virusinfektion zu verhindern, wenn man sie gleichzeitig mit dem Virus überträgt (s. S. 44). Schließlich können die Zellen noch ein Protein bilden, das sie gegen den Virusbefall schützt, das Interferon. Viele Viruskrankheiten hinterlassen eine dauernde Immunität.

Eine *Einteilung* der Viruserkrankungen nach den vorzugsweise befallenen Organen hat sich als undurchführbar erwiesen, weil manche Virusarten mehrere

Tabelle 3. *Humanviren*

Virus-Kategorie	Virusart	Virusgruppe	Größe in mμ ungefähr
Kleinste	Maul- und Klauenseuche	—	10—20
	Hepatitis epidemica	—	15—20
	Poliomyelitis	Entero	22—27
	Coxsackie		25—28
	Echo		24—32
	Rhino	Rhino	18—20
Kleine	Gelbfieber	Arbor	25—27
	Encephalitiden		25—80
	Masern	—	60
	Choriomeningitis lymph.	—	40—60
	Adeno	—	65—70
	Reo	—	70
Mittelgroße	Cytomegalie	—	100—140
	Grippe	Myxo	80—110
	Parainfluenza		120—250
	New Castle disease		190—200
	Parotitis		175—230
	Herpes simplex	Herpes	120—135
	Varizellen-Zoster		150
	Tollwut	—	100—150
	Variola	Pox	220—290
	Vaccinia		260
Große	Psittakose-Ornithose	große basophile	300—400
	Lymphogranuloma ven.		
	Trachom		
	Einschlußkörperchen-conjunctivitis		
Anschließend: Rickettsien	Rickettsia Burneti bis		320×730
	Rickettsia Prowazeki		500×1100
Erythrocyt			7.500

Organkrankheiten erzeugen und andererseits gleiche Organkrankheiten durch verschiedene Virusarten hervorgerufen werden. Seit es gelungen ist, die Viren zu sehen und zu messen, besteht die Möglichkeit, sie nach ihrer Größe in verschiedene Gruppen einzuteilen (s. Tabelle 3) und zu Untergruppen zusammenzufassen. Viele der durch Viren erzeugten und auf ein besonderes Organ beschränkten Krankheiten werden wir in der speziellen Pathologie der Organe zu besprechen haben, wie z. B. die Hepatitis und Encephalitis. Hier seien nur solche Viruskrankheiten besprochen, die mehrere Organe befallen.

a) Kleinste Viren

Der Erreger der *Maul- und Klauenseuche* befällt vorzugsweise Rinder und greift nur selten auf den Menschen über. Er erzeugt eine eigentümliche Stomatitis.

Über *Hepatitis epidemica* s. Leber. Über *Poliomyelitis* s. Nervensystem.

In der Gruppe der *Enteroviren* sind solche Erreger zusammengefaßt, die im Darm vorhanden sind und von hier aus in den Körper eindringen.

Die *Coxsackie-Viren*[1] teilt man in zwei Untergruppen ein, die wieder in 24 Typen zerfallen: Die Erreger der Untergruppe A rufen eine mit Bläschenausschlag einhergehende Entzündung des Rachens (Herpangina) und Meningitis hervor, die der Gruppe B eine Meningoencephalitis und besonders kennzeichnende Muskelentzündungen. Diese betreffen nicht nur den Herzmuskel (Myokarditis), sondern auch die Skeletmuskulatur und sind besonders schmerzhaft. Im Bereich des Brustkorbes werden die Schmerzen dann in die Lunge lokalisiert, im Bereich des Bauches oft für Appendicitis gehalten. Histologisch findet man herdförmige interstitielle Infiltrate von mononucleären und polymorphkernigen Leukocyten sowie hyaline Degeneration der Muskelfasern bis zur Nekrose. Eine entsprechende Erkrankung ist als *Bornholmer Krankheit* bekannt.

Die ECHO-Viren (*E*nteric *C*ytopathogenic *H*uman *O*rphan[2]) können nur in der Gewebekultur nachgewiesen werden und sind für Versuchstiere nicht pathogen. Einzelne Vertreter dieser Gruppe sind in den vergangenen Jahren als Ursache epidemisch auftretender, relativ gutartiger Meningoencephalitiden erkannt worden.

Die *Rhinoviren* sind Erreger der banalen Erkältungskrankheiten („common cold"), wie sie mit Schnupfen, Husten, Heiserkeit einhergehen. Sie lassen sich experimentell zwischen Menschen übertragen und zeigen dabei eine Inkubationszeit von 1—3 Tagen. Die Viren leben schon normalerweise in der Nasenschleimhaut und werden nur bei Erkältung krankmachend.

b) Kleine Viren

Unter *Arbor-Viren* faßt man eine Gruppe von Erregern zusammen, die von Insekten übertragen werden (*A*rthropod *bor*ne viruses). Sie weisen im allgemeinen zwei Lebenscyclen auf, den einen auf einem Wirbeltier, den anderen auf einem blutsaugenden Insekt, und spielen als Erreger von Tropenkrankheiten, wie z. B. des Gelbfiebers und gewisser Encephalitiden (E. japonica, E. St. Louis) eine große Rolle.

Das *Virus der Masern* (Morbilli[3]) ruft nicht nur den bekannten Hautausschlag (Exanthem) hervor, sondern befällt auch die Schleimhäute des Mundes, der Atemwege und des Darmes (Enanthem). In der Mundschleimhaut treten, was diagnostisch wichtig ist, schon vor dem Hautexanthem die sog. Kopliksehen[4] Flecke auf: kleine graugelbe Herde mit rötlichem Rand. Im lymphatischen Apparat des Rachenringes und des Darmes finden sich ebenfalls schon im Prodromalstadium Riesenzellen. Auch in der Lunge ruft das Virus Entzündungen hervor, die durch Bildung von epithelialen Riesenzellen gekennzeichnet sind (Riesenzellenpneumonie), und zwar manchmal auch, ohne daß ein Hautausschlag aufträte (Morbilli sine exanthemate). Sehr kennzeichnend sind Einschlüsse im Zellkern und Cytoplasma. Masern hinterlassen eine dauernde Immunität.

Über *Choriomeningitis* s. bei Gehirn.

Adeno-Viren kommen schon normalerweise im Rachen vor, können aber auch Entzündungen in den Schleimhäuten des Pharynx und der Conjunctiva hervorrufen.

Die *Reoviren* (*R*espiratory-*e*nteric-*o*rphan) wurden ursprünglich zu den Echoviren gezählt; sie können bei Kindern Pharyngitiden und Diarrhoen verursachen.

c) Mittelgroße Viren

Das Virus der *Cytomegalie* ruft eine eigentümliche Vergrößerung der befallenen Zellen hervor — daher sein Name. Bei etwa 10% aller Säuglinge soll ein Befall von Organen, besonders der Speicheldrüsen, mit diesem Virus nachweisbar sein, der allerdings nicht mit Krankheitserscheinungen einhergeht. Nur sehr selten kommt es bei kachektischen Kindern und auch bei Erwachsenen zu einer Generalisation des Virus mit tödlichem Ausgang.

---

[1] So genannt nach dem Ort Coxsackie im Staate New York, wo das Virus zuerst isoliert wurde. [2] orphan (engl.) Waise, weil den Viren kein bestimmtes Krankheitsbild zugeschrieben werden konnte. [3] Von Morbus (Krankheit) abgeleitet. [4] H. KOPLIK (1859—1927), Pädiater, New York.

Aus der Gruppe der *Myxo-Viren* ist besonders das Grippe-Virus bedeutungsvoll. Es tritt in drei spontanen Variationen auf (A, B, C): Typ A (Asien) hat zu weltweiten Epidemien geführt, Typus B macht eine langsam fortschreitende Durchseuchung der Bevölkerung, die pathogene Bedeutung des Typ C ist noch unklar. Alle Typen sind in der Bevölkerung dauernd in einer wenig aktiven Phase vorhanden, aus der sie gelegentlich in die die Epidemien auslösende Phase übergehen. Die durch Überstehen der Krankheit erworbene Immunität hält etwa 1 Jahr an. Das Virus läßt sich aus dem Rachensekret erkrankter Menschen gewinnen und intranasal auf Frettchen übertragen. Auch der Mensch wird auf diesem Wege durch Einatmung mit Virus beladener Tröpfchen angesteckt, die beim Niesen und Husten nach außen gelangen (Tröpfcheninfektion). Das Virus siedelt sich in den Luftwegen an und erzeugt hier eine recht kennzeichnende Tracheobronchitis. Es ruft außerdem nicht nur im Bereich der Luftwege, sondern auch in anderen Organen eine Gefäßlähmung mit Blutstase hervor. So sind z.B. die Lungen auffallend blut- und flüssigkeitsreich. Dadurch kann es leicht zu einem Leerlauf des Herzens und Kollaps kommen; dabei wird der Boden für die Ansiedlung anderer Keime bereitet, die früher irrtümlich für die Erreger der Grippe gehalten wurden. So sehen wir im Gefolge der Grippe „postgrippöse" Eiterungen, Phlegmonen, Abscesse auftreten, wie Pneumonie, Pleuraempyeme, Otitis media, Arthritis usw.

Die Erythrocyten besitzen an ihrer Oberfläche eine Receptorsubstanz, Neuraminsäure, an die sich die Grippe-Viren mit einer ihnen eigenen Fermentgruppe (Neuraminidase) anheften. Dadurch kommt es zu Brückenbildungen zwischen den einzelnen Erythrocyten und zur Agglutination, ein Phänomen, das die Grundlage des sog. Hirst[1]-Testes bildet. Nach 1—2 Std hat dann das Ferment die Receptorsubstanz gespalten. Die Epithelzellen des Respirationstraktes zeigen dem Virus gegenüber dasselbe Verhalten wie die Erythrocyten mit dem einen Unterschied, daß das Virus nach Spaltung der Receptorsubstanz in das Cytoplasma aufgenommen wird.

Das Virus der *Parotitis epidemica* (Mumps[2], Ziegenpeter) macht bei Kindern eine Schwellung der Parotis infolge einer serösen Durchtränkung der Drüse. Bei Erwachsenen kann es hämatogen eine sehr schmerzhafte Hodenentzündung hervorrufen. Das Virus ist im Speichel der Erkrankten vorhanden und kann mit ihm auf Affen übertragen werden.

Es ist eine Eigentümlichkeit der Gruppe der *Herpes*[3]*-Viren*, daß sie nur eine unvollkommene Immunität bewirken und nach einer Erstinfektion latent in Haut und Schleimhäuten vorhanden bleiben, von wo sie unter besonderen Umständen sich krankmachend manifestieren. So erzeugt z.B. das Virus des Herpes simplex bei ansteigender Körpertemperatur die sog. Fieberbläschen, besonders auf den Lippen, aber auch auf anderen Schleimhäuten, wie Vulva und Glans penis. Die Bläschen entstehen durch Nekrose und Verflüssigung der Epithelzellen. In den Zellkernen findet man kennzeichnende Einschlußkörper (Abb. 170). Bei Tieren erzeugt das Virus eine Encephalitis.

Das Virus der *Schafblattern* (Varicellen[4]) lokalisiert sich bei Kindern in der Epidermis und ruft die Bildung von Einschlußkörpern im Zellkern und Cytoplasma hervor. Durch Ansammlung von seröser Flüssigkeit zwischen den Epidermiszellen entstehen Blasen, die entweder platzen oder unter Auftreten einer Kruste eintrocknen. Dasselbe Virus kann bei partiell immunen Erwachsenen zum *Herpes zoster* führen, wobei die Haut und Ganglienzellen in gleicher Weise befallen sind.

Das Virus der *Tollwut (Rabies)* lokalisiert sich ausschließlich in den Ganglienzellen (s. Gehirn) und erzeugt eine Encephalitis mit (Negrischen[5]) Einschlußkörperchen.

Die Viren der Poxgruppe besitzen eine kennzeichnende Quaderform. Nur vier Viren dieser Gruppe sind für den Menschen pathogen. Am wichtigsten ist der Erreger der echten *Pocken*

---

[1] A. K. Hirst, zeitgenössischer Biologe in USA. [2] Von mump (engl.) schmollen, wegen des Gesichtsausdruckes. [3] Herpein (griech.) kriechen. [4] Varus (lat.) Fleck. [5] Negri, A. (1876—1912), Pathologe in Pavia.

(Blattern, Variola). Die Infektion erfolgt über die Rachenschleimhaut, wo sich gewöhnlich ein leichter Katarrh entwickelt. Von hier gelangt das Virus auf dem Blutweg in die Haut und siedelt sich in den Epidermiszellen an. Man kann es hier in Form von cytoplasmatischen Einschlußkörperchen, den sog. Guarnierischen[1] Körperchen, nachweisen, die gewissermaßen kleinste zusammengeballte Kulturen des Virus darstellen. Die verhältnismäßig großen Elementarkörperchen, welche dem Virus selbst entsprechen, sind schon seit 1907 bekannt und heißen nach ihrem Entdecker Paschensche[2] Körperchen. In der Haut entstehen zunächst Papeln, dann durch Untergang der basalen Epidermislagen Bläschen, deren wäßriger Inhalt sich bald eitrig trübt und so Pusteln bildet (s. unter Haut). Sie trocknen unter Bildung einer Kruste ein, die nach ihrer Abstoßung eine flache Narbe zurückläßt. Der Inhalt der Bläschen und die Krusten sind infolge ihres Gehaltes an Virus hoch infektiös. Überimpft man sie auf die Kaninchenhornhaut (Paulscher[3] Versuch), so treten in den Epithelzellen ebenfalls Guarnierische Körperchen auf. Blattern hinterlassen eine dauernde Immunität.

Eine Immunität läßt sich aber auch erzielen durch Impfung mit dem modifizierten Pockenvirus *(Pox Virus vacciniae*[4]*).*

Dieses ist zu unterscheiden vom *Pox Virus bovis*, welches, auf den Menschen übertragen, echte Kuhpocken hervorruft.

Schließlich sei noch das *Paravaccine-Virus* erwähnt, das von einer Erkrankung der Euterzitzen der Kühe beim Melken auf den Menschen übertragen wird und hier zum sog. Melkerknoten auf der Hand führt.

d) Große Viren

Die großen basophilen Viren sind bereits im Lichtmikroskop bei entsprechender Färbung erkennbar. Sie stehen in manchen Beziehungen den Rickettsien näher als den übrigen Virusarten.

Das Virus der *Psittakose*[5] ist der Erreger einer Erkrankung der Papageienvögel. Die Tiere werden durch Überstehen der Krankheit immun, können aber den Erreger noch weiter beherbergen. Meist erfolgt die Übertragung durch das Nasensekret der Tiere, besonders beim sog. „Küssen" der in unseren Gegenden so gerne wegen ihrer Zutraulichkeit gehaltenen Wellensittiche. Auch durch die Faeces kann die Infektion erfolgen. Im infizierten Menschen entsteht vor allem eine eitrige Bronchitis und eine hämorrhagische, kleinknotige Pneumonie. In den Alveolarepithelien kann man die Elementarkörperchen finden. Leber und Milz weisen kleinste Nekroseherdchen auf.

Das *Lymphogranuloma inguinale* erinnert eigentlich nur durch seinen Namen an das echte Lymphogranulom (s. unten). Das Virus wird unter Umständen beim Geschlechtsakt übertragen. Zunächst entstehen kleine Geschwüre oder Papeln am Penis, die leicht übersehen werden; sehr bald kommt es dann zu einer chronisch entzündlichen Schwellung der Leistenlymphdrüsen (Lymphogranuloma *inguinale*!), in denen Nekrosen und kleine Abscesse auftreten („Porolymphadenitis"[6]). Brechen sie nach außen auf, so entstehen Fisteln. Manchmal greift die Erkrankung auf die Schleimhaut des Mastdarms über und erzeugt strikturierende Geschwüre (s. Abschnitt Rectum). Das Krankheitsbild war zunächst nur in den Tropen bekannt (klimatischer Bubo!), jetzt findet man es häufiger in den südeuropäischen Ländern, vereinzelt auch in Mitteleuropa. Die Diagnose wird durch eine kennzeichnende Hautreaktion (Frei'sche Reaktion) erleichtert.

Die Lymphdrüsenveränderungen beim Lymphogranuloma inguinale besitzen eine große Ähnlichkeit mit denen bei der sog. *benignen Viruslymphadenitis*. Der Erreger wird oft durch Kratzwunden von Katzen übertragen, daher auch der Name Katzenkratzkrankheit. Dabei schwellen die zur Kratzwunde regionären Lymphdrüsen an. Es kann aber offenbar auch zu einer allgemeinen Verbreitung des Virus kommen.

Auch das *Trachom*[7], eine schwere Erkrankung der Augenbindehaut, ist offenbar durch ein Virus hervorgerufen. Die Conjunctivalepithelien enthalten dabei sehr kennzeichnende Einschlußkörper.

Leichtere und häufigere Bindehauterkrankungen, wie die *Einschlußkörperchenconjunctivitis* und die *Schwimmbadconjunctivitis*, gehen ebenfalls auf ein Virus zurück, das mit dem Trachomerreger verwandt ist.

---

[1] E. GUARNIERI (1856—1918), Pathologe, Pisa. [2] E. PASCHEN (1860—1936), Arzt, Hamburg. [3] G. PAUL (1859—1935), Bakteriologe, Wien. [4] Vaccinus (lat.) zu einer Kuh (vacca) gehörig. [5] Psittakos (griech.) Papagei. [6] Poros (griech.) Loch; weil die Lymphdrüsen von mit Eiter ausgefüllten „Löchern" (Abscessen) durchsetzt sind. [7] Trachoma (griech.) Rauhigkeit; wegen der Beschaffenheit der Bindehaut.

e) Vermutete Viren

Bei manchen Erkrankungen nimmt man mit guten Gründen ein Virus an, konnte es aber bis jetzt weder sehen noch züchten. Es handelt sich dabei um Erkrankungen, die den lymphatischen Apparat betreffen, wie z. B. die *Mononucleosis infectiosa* und *Lymphocytosis infectiosa* sowie die *Hepatitis*.

V. Granulome

a) Rheumatismus[1]

Der akute fieberhafte Rheumatismus ist vorzugsweise eine Erkrankung des Kindesalters und junger Erwachsener. Manchmal stehen dabei die Herzklappen (Endocarditis rheumatica), der Herzmuskel (Myocarditis rheumatica) oder das Perikard (Pericarditis rheumatica) im Vordergrund — evtl. sind auch alle drei beteiligt (Pancarditis rheumatica). Wird das Gehirn (besonders das Striatum)

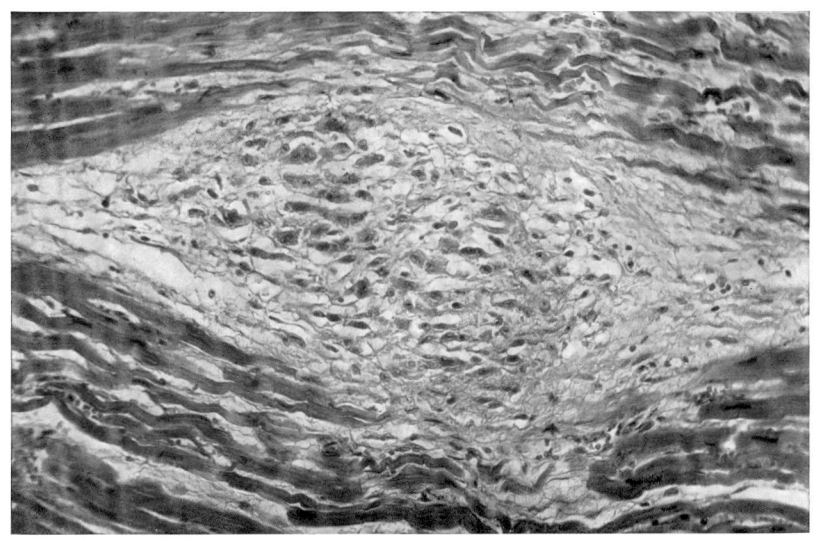

Abb. 172. Spindeliges Aschoffsches Knötchen bei Myocarditis rheumatica

befallen, dann entsteht das Krankheitsbild der Chorea minor, welches durch unwillkürliche Muskelzuckungen gekennzeichnet ist. Auch an den größeren Gefäßen, wie Aorta und Pulmonalis, sind rheumatische Veränderungen beschrieben worden. Die Gelenke können sowohl akut befallen sein (akute rheumatische Polyarthritis) oder die Erkrankung verläuft ohne vorausgegangenes akutes Stadium von vornherein schleichend (primär chronische Polyarthritis). Da der Zusammenhang letzterer Form der Gelenkerkrankung mit dem Rheumatismus nicht ganz sicher ist, spricht man auch von rheumatoider Arthritis.

Gemeinsam ist allen diesen Lokalisationen das Auftreten von Knötchen, die aus einer lockeren Ansammlung großer histiocytärer Zellen bestehen und von Aschoff[2] und Geipel gleichzeitig entdeckt wurden (Aschoffsche Knötchen, Abb. 172). Während sie in Herz, Gelenken und Sehnen mikroskopisch klein sind, erreichen sie manchmal in der Haut und in der Galea die Größe einer Hasel- oder Walnuß, so daß sie leicht tastbar sind (Rheumatismus nodosus). Solche größeren Knötchen bestehen nicht bloß aus Zellen, sondern weisen ausgedehnte Nekrosen

---

[1] Rheuma (griech.) das Fließende. [2] L. Aschoff (1866—1942), Pathologe, in Marburg und Freiburg i. Br.

auf. Die Besonderheit der Nekrose ist dadurch gegeben, daß ihr aufgequollene kollagene Fasern zugrunde liegen, welche sich färberisch wie Fibrin verhalten (fibrinoide Verquellungen bzw. fibrinoide Nekrose). Diese Veränderung läßt sich aber nicht bloß an den großen Knoten, sondern auch mikroskopisch an den kleinen Aschoffschen Knötchen nachweisen, wenn man sie nur genügend frühzeitig zu Gesicht bekommt; offenbar setzt die gewöhnlich das Bild beherrschende Zellvermehrung erst später ein.

Die rheumatischen Granulome heilen schließlich in der Regel narbig aus. Da diese *Narben* aber an lebenswichtigen Stellen sitzen, wie Herzmuskel, Klappen, Gefäßen usw., können sie dauernde schwere Beeinträchtigungen der Funktion verursachen, denen die Kranken schließlich erliegen. Es ergibt sich also die merkwürdige Tatsache, daß die anatomische Heilung oft schwerere klinische Erscheinungen macht als die akute Erkrankung.

Die *Entstehungsursache* der so vielgestaltigen Krankheit ist noch nicht endgültig geklärt. Zwei Tatsachen können uns aber doch als Hinweise dienen, wo die Lösung des Problems etwa zu suchen ist. KLINGE betonte, daß die eigentümliche fibrinoide Nekrose, die man in rheumatischen Knötchen antrifft, auch bei allergischer Entzündung im Tierversuch auftritt. Er nahm daher an, daß *allergieerzeugende* Schädlichkeiten, insbesondere Bakterientoxine, zum Auftreten rheumatischer Veränderungen dann führen können, wenn sie dauernd dem Organismus in kleinen Mengen zugeführt werden und ihn sozusagen sensibilisieren. Alle Bakterien könnten also unter Umständen den Rheumatismus auslösen, auch Tuberkelbakterien, wie manche Forscher immer wieder behaupteten (Poncetscher[1] Rheumatismus). Andererseits haben besonders anglo-amerikanische Forscher auf die besondere Rolle der *hämolytischen Streptokokken* hingewiesen, die sie sowohl bei den dem Rheumatismus vorausgehenden Racheninfektionen nachweisen konnten, wie auch mit besonderen Untersuchungsverfahren in den inneren Organen des Rheumatikers. Wichtig ist weiterhin, daß beim fieberhaften akuten Rheumatismus Streptokokken-Antikörper in $^4/_5$ der Fälle nachweisbar sind; auch bleibt der sonst bei Streptokokkeninfektionen rasch ansteigende und abfallende Titer der Antikörper, besonders des Antihämolysins, lange Zeit hindurch hoch. Diese Tatsache macht eine längere Aktivität von Streptokokken sehr wahrscheinlich, auf deren Produkte der Körper in einer eigentümlichen, ungewöhnlichen Weise reagiert. Die toxinbildenden Streptokokken können auch in einem kleinsten Herd (Herdinfektion, Fokalinfektion) sitzen, mit dessen Ausräumung dann die Symptome oft schlagartig verschwinden.

Diagnostisch wertvoll ist das Auftreten des sog. Rheumafaktors im Blutserum, eines besonderen Makroglobulins, das mit menschlichem γ-Globulin reagiert. Der Rheumafaktor läßt sich in der Synovialis, in den Lymphknoten und subcutanen Knoten, besonders aber auch in Plasmazellen der Kranken mit primär chronischer Polyarthritis nachweisen.

Zum Formenkreis der rheumatischen Erkrankungen werden noch einige seltene Syndrome gerechnet: Felty-Syndrom[2] (chronische Polyarthritis, Leber- und Milzschwellung, Leukopenie) und das ihm verwandte, Kinder betreffende Stillsche Syndrom[3] (chronische Polyarthritis, Lymphdrüsenschwellung); Sjögrensches Syndrom[4] (chronische Polyarthritis, Schleimhautentzündungen, Schwellung der Tränen- und Speicheldrüsen); Reitersche Krankheit[5] (chronische Polyarthritis, Enterokokken-Enteritis und eventuell Urethritis und Conjunctivitis).

---

[1] PONCET, A. (1849—1913), französischer Chirurg.   [2] A. R. FELTY, zeitgenössischer amerikanischer Arzt.   [3] G. F. STILL, britischer Kinderarzt, 1868—1941.   [4] A. S. C. SJÖGREN, zeitgenössischer schwedischer Augenarzt.   [5] H. REITER, zeitgenössischer deutscher Internist.

b) Lupus erythematodes

Unter Lupus erythematodes oder besser ,,Erythematodes", wie man jetzt meist sagt, um einer unheilvollen Verwechslung mit dem tuberkulösen Lupus vulgaris vorzubeugen, versteht man eine Hautkrankheit, die fast ausschließlich Frauen zwischen 30 und 50 Jahren befällt. Sie kommt in einer seltenen akuten generalisierten und einer viel häufigeren chronischen, auf die Haut beschränkten Form vor.

Bei der *akuten*, als fieberhafte Erkrankung verlaufenden Form sind die inneren Organe mitbetroffen, so daß die Hauterscheinungen eigentlich mehr in den Hintergrund treten. In der Niere findet man das Bild der sog. membranösen Glomerulonephritis (Drahtschlingenphänomen, Glomerulonephrose), am Herzen eine eigentümliche abakterielle Endokarditis (Typus Libman-Sacks), in der Milz zwiebelschalenartig um Arterien angeordnete Bindegewebszüge. In den Gefäßen der Niere und des zentralen Nervensystems können die Veränderungen denen bei Periarteriitis nodosa gleichen. HARGRAVES und HASERICK haben im abgenommenen Blut von Erythematodeskranken das Auftreten eigentümlicher Gebilde, der LE-Zellen (Lupus-Erythematodes-Zellen) beobachtet. Es handelt sich um Leukocyten, die Reste zerfallener und ausgelaugter (chromatolytischer) Zellkerne aufgenommen haben (s. Abb. 173). Die Auflösung von Kernstrukturen sowie eine ebenfalls zu beobachtende rosettenförmige Anordnung von Leukocyten um zerfallende Zellen gehen offenbar auf einen im γ-Globulin des Serums enthaltenen Autoantikörper gegen Leukocytenkerne zurück. Die für das LE-Phänomen verantwortlichen Antikörper können auch bei anderen Krankheiten auftreten. Mehr kennzeichnend für den Erythematodes sind die in den Geweben zu findenden ,,Hämatoxylinkörper", die aus depolymerisierter Desoxyribosenucleinsäure bestehen.

Beim *chronischen* Erythematodes überwiegen die Hautveränderungen, die sich in einem schmetterlingsförmig begrenzten Gebiet über Nase und Wange ausbreiten.

c) Mycosis fungoides[1]

Die Mycosis (Granuloma) fungoides stellt eine Erkrankung der Haut dar, bei welcher in typischen Fällen nach einem kürzer oder länger dauernden, mit heftigem Juckreiz, Erythemen und Urticaria einhergehenden Vorstadium flache oder mehr knollige Gewebswucherungen entstehen, die zentral schlüsselförmig zerfallen.

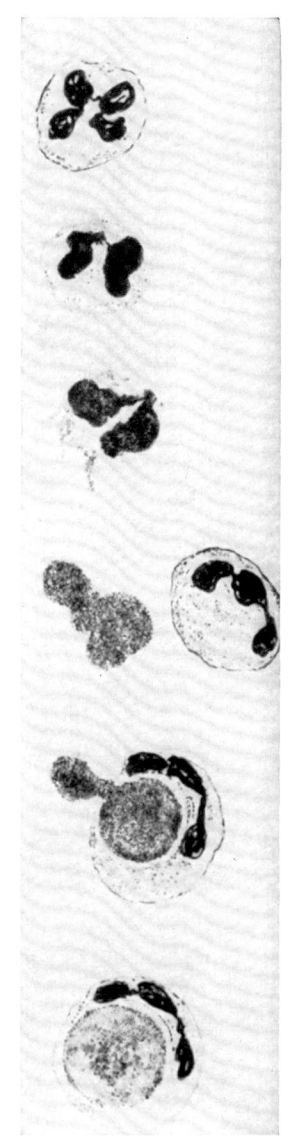

Abb. 173. Entstehung der LE-Zellen durch Auflösung und Phagocytose eines Leukocyten durch einen zweiten. (Nach MIESCHER und VORLAENDER)

Diese Gewebswucherungen sind mäßig fest und bestehen aus einem Granulationsgewebe, das ein sehr mannigfaltiges Zellbild aufweist: Zwischen Lymphocyten, Plasmazellen und eosinophilen Leukocyten finden sich auch reichlich größere,

---
[1] Mykes (griech.); Fungus (lat.) Pilz.

einkernige Zellen und vielkernige Riesenzellen. So wird das histologische Bild jenem der Lymphogranulomatose (s. unten) recht ähnlich; die Unterscheidung zwischen diesen beiden Erkrankungen ist oft schwierig. Es gilt dies namentlich von jenen seltenen Fällen, in welchen auch die inneren Organe, wie Lymphknoten, Milz, Leber, Lunge, Niere usw., Mykosisherde enthalten. Die Erkrankung endet nach kürzerem oder längerem Verlauf meist tödlich.

d) Lymphogranulom

Die Lymphogranulomatose[1] stellt eine Erkrankung des lymphatischen Apparates dar, die vor allem Lymphknoten, Milz und Lymphfollikel der Schleimhäute, verhältnismäßig häufig aber auch die Haut und innere Organe befällt, und zwar bei Männern häufiger als bei Frauen. In sämtlichen Krankheitsherden kommt es zur Entwicklung eines eigenartigen Granulationsgewebes (Abb. 174). In ihm finden

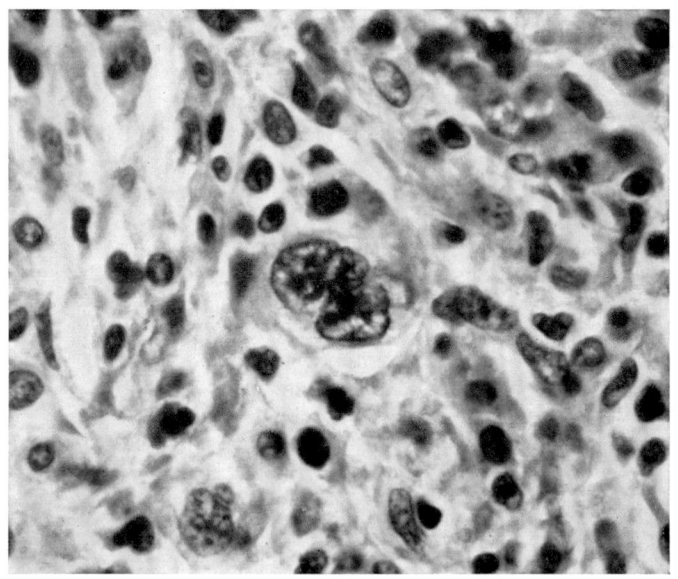

Abb. 174. Lymphogranulom. In der Mitte eine Sternbergsche Riesenzelle

sich aus den Reticulumzellen hervorgegangene Elemente mit eingebuchteten Kernen und großen Kernkörperchen, die sog. Sternberg-Zellen. Durch weitere Teilung des Kerns entstehen aus ihnen die kennzeichnenden Sternbergschen[2] Riesenzellen mit einem mittelständigen Kernhaufen (s. Abb. 174). Dazwischen finden sich auch Lymphocyten, Plasmazellen und oft reichlich eosinophile Leukocyten, wobei die einzelnen Zelltypen in ganz verschiedener Zahl vertreten sein können. Dieses Granulationsgewebe neigt einerseits zu herdweiser Nekrose, so daß schon makroskopisch auf der Schnittfläche landkartenartig begrenzte, gelbe, trockene Herde zu sehen sind, andererseits zu bindegewebiger bzw. hyaliner Umwandlung, besonders unter dem Einfluß von Röntgenstrahlen. Die Erkrankung

---

[1] In den angelsächsischen Ländern spricht man von Hodgkinscher Krankheit, obwohl es sehr zweifelhaft ist, ob und wieviel der von Hodgkin veröffentlichten Fälle wirklich unserer heutigen Lymphogranulomatose entsprechen. Unter diesen Umständen ist es unverständlich, daß auch im deutschen Sprachgebrauch die Bezeichnung „Hodgkin" nachgeäfft wird und den recht treffenden Namen „Lymphogranulom" mehr und mehr verdrängt. [2] C. Sternberg (1872—1935), Pathologe, in Brünn und Wien.

beginnt meist in den lymphatischen Organen des Halses und nimmt einen sehr verschiedenen Verlauf. Manchmal führt sie bei schneller Ausbreitung auf die inneren Organe in kurzer Zeit zum Tode, das andere Mal zieht sich das Leiden über Jahre und Jahrzehnte hin. JACKSON und PARKER haben versucht, diesen so unterschiedlichen Verlaufsformen bestimmte histologische Bilder zuzuordnen: Langsam verlaufende Formen nannten sie Paragranulom, die besonders schnell zum Tode führenden Hodgkin-Sarkom. Tatsächlich läßt das histologische Bild gewisse Aussagen über die Lebenserwartung eines Lymphogranulomträgers zu: Lymphatische, knotige Formen („Paragranulome") haben im allgemeinen einen langsameren, reticulocytäre, diffuse Formen so gut wie immer einen bösartigen Verlauf; Zwischenformen kommen vor. Die Ursache der Krankheit ist noch strittig. Trotz aller Bemühungen ist es bisher nicht gelungen, ein auslösendes Agens zu finden. Manchmal ist die gestaltliche Ähnlichkeit mit echten Geschwülsten („Hodgkin-Sarkom") geradezu in die Augen fallend.

VI. Allgemeines über Reiz und Reizbeantwortung

Wir haben in den vorangegangenen Abschnitten eine große Zahl von verschiedenen Reizen bzw. Schädigungen und verschiedene Arten der Reizbeantwortung durch den Organismus kennengelernt. Im Gegensatz zu einer hinsichtlich Art und Stärke geradezu unendlichen Vielfalt der Reize stehen, wie wir gesehen haben, dem Organismus verhältnismäßig wenig Möglichkeiten der Reizbeantwortung zur Verfügung: Er ist sozusagen gezwungen, auf ganz verschiedene Anfragen die gleichen Antworten zu geben. In der Geschichte der Medizin taucht nun immer das Bestreben auf, das Verhältnis zwischen Reiz und Reizbeantwortung noch mehr zu vereinfachen und auf eine einzige Grundreaktion zurückzuführen, aus der dann durch kleinere Abwandlungen die ja doch feststellbaren Verschiedenheiten im Einzelfall abzuleiten wären. Dazu muß man natürlich die Gesamtheit aller Reaktionen von einem einzigen Standpunkt aus betrachten, so daß jede auf diese Weise gewonnene Anschauung oder Theorie notwendigerweise sehr verallgemeinert und wenig Rücksicht auf einzelne Symptome oder Vorkommnisse nehmen kann — aber: „wer allzuviel umarmt, der hält nichts fest" (v. HOFMANNSTHAL). Solche Theorien, die die ganze Medizin umfassen und sie auf eine einzige „Basis" stellen wollen, werden zu ihrer Zeit fanatisch geglaubt und für die alleinige Wahrheit angesehen, bis sie für eine neue Generation mehr und mehr verblassen und schließlich nur mehr historisches Interesse haben. Soll man aber deswegen überhaupt davon abstehen, nach einer umfassenden Theorie zu streben, und nur mehr Tatsachen sammeln aus Angst davor, daß eine aufgestellte Theorie sich als falsch erweisen könnte? Da ist es schon besser, wagend Unrecht zu behalten und die Erkenntnis auch auf diese Weise ein Stück weitergebracht zu haben. Schließlich entspricht ja der Zug zum Allgemeinen dem gerade den besten Geistern eingeborenen Streben, aus der Vielfalt des Lebens zu einer Ordnung, einer Einheitlichkeit oder vielleicht überhaupt zu einer Einheit zu gelangen.

In den letzten Jahren waren es vor allem drei moderne Theorien, die die Gemüter in Europa — weniger in USA und England — bewegt haben. Sie sollen hier nur kurz dargestellt werden; im übrigen sei auf die ausgezeichnete Übersicht von F. HOFF verwiesen.

GUSTAV RICKER hat 1924 „Pathologie als Naturwissenschaft" aufgefaßt und eine „Relationspathologie" begründet. Er stützte sich dabei zum Unterschied von der herkömmlichen Pathologie, die sich auf mikroskopische Befunde berief, auf Beobachtungen am lebenden Kaninchenmesenterium, das er verschiedenen Reizen aussetzte. Der von VIRCHOW begründeten Cellularpathologie stellte er die „Auffassung entgegen, daß die sämtlichen mannigfaltigen Zell- und Gewebsvorgänge zum Blute, zum Strombahn- und übrigen Nervensystem in kausalen

Beziehungen (Relationen) stehen, von denen die nervalen ... die ersten sind". Für diese Relationen soll ein Stufengesetz gelten, das etwa besagt: Leichte Reize erzeugen eine fluxionäre Hyperämie, mittlere Reize eine Kontraktion der Strombahn und stärkere Reize eine peristatische Hyperämie und Stase. Es hat sich aber doch herausgestellt (s. S. 75), daß Stase und Blutstillstand nicht als gleichbedeutend angesehen werden dürfen.

Es mutet zunächst wie ein Ausbau der Gedankengänge RICKERTs an, wenn SPERANSKY 1943 die „Basis für die Theorie der Medizin" im Nervensystem und seinen Reaktionen suchte. Auf Grund von Experimenten am Hund und therapeutischen Versuchen am Menschen glaubte er, daß den Krankheiten eine in den Grundzügen einheitliche, aber an sich abwegige Antwort des Nervensystems auf Reize verschiedenster Art zugrunde liege. Die Experimente und Schlüsse SPERANSKYs haben heftige Kritik erfahren, werden aber von manchen noch immer geglaubt.

Als „Grundlage für eine einheitliche Theorie der Medizin" hat schließlich in neuester Zeit SELYE seine Lehre vom „allgemeinen Adaptationssyndrom" aufgestellt (1950). Ein „Stressor" oder „Stress", d. i. „die gegenseitige Einwirkung zwischen einer Kraft und einem Widerstand gegen diese Kraft", soll zunächst eine Alarmreaktion auslösen, dann folge ein Stadium des Widerstandes, bis schließlich das Stadium der Erschöpfung einträte. Die Gegenwirkung des Organismus (s. Abb. 175) wird von der Hypophyse gesteuert, die auf der einen Seite durch ihr somatotropes Hormon (STH) im betroffenen (Receptor) Gebiet Gewebsproliferationen fördert; anderseits kann die Hypophyse durch Absonderung von adrenocorticotropem Hormon (ACTH) die Nebenniere zur Ausschüttung von Hormonen veranlassen, die entweder entzündungsfördernd (prophlogistisch, P-C) oder entzündungshemmend (antiphlogistisch, A-C) wirken. Es muß aber betont werden, daß schon CANNON (1928) eine Notfallsreaktion, F. HOFF (1930) einen unspezifischen Abwehrvorgang als vegetative Gesamtumschaltung beschrieben haben und daß 1934 auch REILLY auf ähnliche unspezifische Phänomene hinwies.

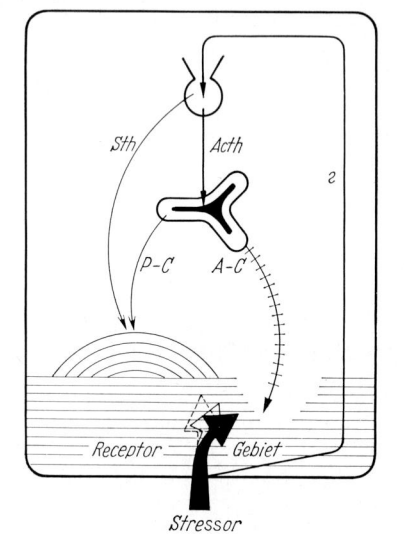

Abb. 175. Zusammenwirken von Hypophyse und Nebenniere bei Steuerung von Gewebsreaktionen. (Nach SELYE)

G. Geschwülste (Allgemeines)

I. Begriffsbestimmung und Abgrenzung der Geschwülste

Zell- bzw. Gewebsneubildung tritt im menschlichen Organismus unter verschiedenen Umständen auf:

a) Die mächtigste Gewebsneubildung treffen wir im *Embryonalleben* an, das ja ganz dem Aufbau des kindlichen Körpers gewidmet ist. Vom Kindesalter an nimmt die neubildende Kraft der Gewebe immer mehr ab, ohne aber je ganz zu erlöschen; sie beschränkt sich im erwachsenen und alternden Organismus auf den Ersatz des physiologischen Gewebs- und Zellverschleißes, geht also nur im Rahmen der sog. Zellmauserung vor sich.

b) Aber auch größere Zell- und Gewebsausfälle können von den noch immer zur Neubildung befähigten Zellen des erwachsenen Organismus durch ausgleichende Wucherung ersetzt werden. Wenn diese *Regeneration* auch manchmal über das Ziel hinausschießt, also mehr neu bildet als verlorenging (Superregeneration), so wird sie doch von den augenblicklichen Bedürfnissen des Organismus gesteuert.

c) Mannigfache Reize, seien sie nun belebter oder unbelebter Art, können ebenfalls zu einer Zellneubildung Veranlassung geben. Meist geschieht dies in der Weise, daß der in Frage kommende Reiz zunächst eine Schädigung setzt, der dann regeneratorische oder entzündliche Zellneubildung folgt; manche Reize, besonders Hormone, können aber auch unmittelbar, d.h. ohne vorher grob sichtbare Schädigungen verursacht zu haben, Zellvermehrung bzw. Neubildung auslösen. Sie dauert so lange, wie der Reiz wirkt; hört er auf, dann endet auch die Zellneubildung, ja die gewucherten Zellen können in manchen Fällen wieder verschwinden. Diese Art von Zellwucherung haben wir unter dem Namen *Hyperplasie* kennengelernt; sie stellt also eine sich in den Rahmen der Reaktionen des Körpers einfügende Reizbeantwortung durch die betroffenen Zellen dar.

d) Schließlich gibt es eine Neubildung von Zellen und Geweben, die zum Unterschied von allen bisher besprochenen Wucherungserscheinungen mehr oder weniger unabhängig von allen regelnden Einflüssen des Organismus ist: Diejenige Zell- und Gewebswucherung, die die *Geschwülste (Tumoren)* aufbaut.

Eine Geschwulst wächst dadurch, daß sich ihre eigenen Zellen dauernd vermehren, und nimmt aus sich heraus an Umfang zu. Sie ist also gewissermaßen ein selbständiges Gebilde, das bis auf die Ernährung unabhängig und nicht in die Organisation des Körpers eingefügt ist. Eine Geschwulst verhält sich ihm gegenüber wie etwas Fremdes, sie lebt in ihm ähnlich wie ein Parasit auf Kosten des Organismus, von dem sie notwendige Nährstoffe bezieht. Dabei wächst sie im allgemeinen dauernd und stellt nur in einzelnen Fällen ihr Wachstum ein.

Die begriffliche Scheidung zwischen der Zellneubildung des embryonalen Wachstums, der Regeneration und insbesondere der Hyperplasie von der Zellneubildung in einer Geschwulst ist leider mit dieser Schärfe nicht in allen Fällen durchzuführen. Immer wieder fühlen wir den *Mangel an gestaltlich faßbaren, einwandfreien Kennzeichen der hyperplastischen und geschwulstmäßigen Neubildung*, die gestaltlich oft nicht zu unterscheiden sind. Wir können zwar die hyperplastischen geschwulstähnlichen Gewebswucherungen daran erkennen, daß sie immer „abhängig" sind vom Weiterwirken eines Reizes, nach dessen Wegfall sie ihr Wachstum einstellen oder sich ganz zurückbilden; bei den typischen Geschwülsten ist dagegen eine Andauer der auslösenden Ursache nicht notwendig, d.h. sie sind von ihr unabhängig geworden.

II. Geschwulst und Mutterboden

Die Geschwulstzelle kann sich in fast allen ihren Lebensäußerungen von der Mutterzelle, aus der sie hervorgegangen ist, unterscheiden, sie kann aber auch fast alle Eigenschaften derselben beibehalten.

a) Es gibt zwar eine Reihe von *Formbesonderheiten* an den Zellkernen und dem Cytoplasma, die in dieser Kombination nur bei Tumoren auftreten; es gibt aber kein Kennzeichen, das allen Tumorzellen gemeinsam zukäme, und an dem man also jede einzelne von einer Normalzelle unterscheiden könnte. Gewöhnlich sind es die langsam wachsenden Geschwülste, die dem normalen Gewebe gestaltlich am nächsten kommen (reife Tumoren), während die schnell wachsenden kaum Formbesonderheiten aufweisen (unreife Tumoren). Sie erinnern dann an die ebenfalls schnell wachsenden Zellen und Gewebe des Embryos, ohne natürlich wirklich embryonale Zellen zu sein. Man spricht in diesem Sinne bei unreifen Tumoren auch von Entdifferenzierung der Zellen (Anaplasie[1]).

Sehr deutlich wird diese Abweichung von der Norm bei Gegenüberstellung der Variationskurve der *Kerngröße* eines Normalgewebes und der seines Tumors (s. Abb. 176). Dieser Variation in der Kerngröße entspricht auch eine Variation im Gehalt an DNS und im Chromosomensatz. Tumoren können eine *Erhöhung der DNS* gegenüber normalem Gewebe aufweisen; sie ist aber nicht für Tumorzellen spezifisch, da ein solcher erhöhter DNS-Gehalt auch bei anderen, rasch wachsenden Geweben vorkommt. Die *Chromosomenanalyse* hat gezeigt, daß die meisten Tumorzellen im Gegensatz zum Chromosomensatz der normalen (euploiden) Gewebe aneuploid sind, d.h. also auch Zellen aufweisen, die entweder zuviele oder zu wenig Chromosomen besitzen. Meist ist aber deutlich eine überwiegende Zellklasse zu erkennen, die dann die sich ständig weiter vermehrende „Stammlinie" des betreffenden Tumors darstellt. Die *Kernkörperchen* in Tumorzellen können vergrößert sein, die *Kernplasmarelation* ist zuungunsten des Cytoplasmas verschoben. In schnell wachsenden Tumoren sind natürlich *Mitosen* häufig, darunter auch atypische (s. S. 115). Alle diese Anomalien, insbesondere die Kernatypien (Abb. 177), sind aber nicht die Ursache der Tumor-Entstehung, sondern eher die Folge des überstürzten Wachstums, also sekundärer Natur.

---
[1] Anaplasie (griech.) Umgestaltung (v. HANSEMANN).

250 Geschwülste (Allgemeines)

Broders hat den Grad der gestaltlichen Abweichung von Tumoren eines Standortes von ihrem Muttergewebe, d.h. den verschieden weitgehenden Verlust der Zelldifferenzierung und der geweblichen Anordnung, dazu benutzt, sie in verschiedene Gruppen einzuteilen („grading"). Ein Tumor von Grad I zeigt die größte Ähnlichkeit mit dem Muttergewebe und die am meisten geordnete und differenzierte Struktur. Grad IV weist die größten Abweichungen und Entartungen auf. In einem gewissen Rahmen durchgeführt, erlaubt dieses „grading" eine Prognose des Verhaltens eines gegebenen Tumors.

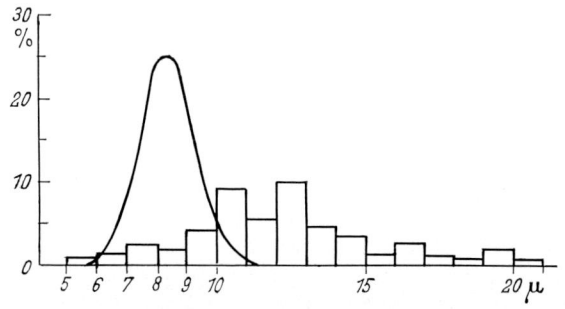

Abb. 176. Variationskurve der Kerngrößen normaler Pleuraendothelien (ausgezogene Kurve) und einer Pleuracarcinose (Säulen). (Nach Streicher)

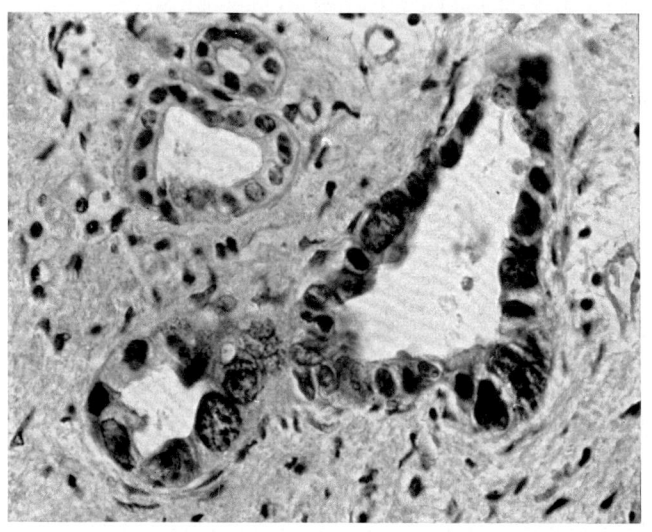

Abb. 177. Die atypischen Zellkerne des Adenocarcinoms (rechts und unten) sind verschieden groß, ungleich gestaltet und unterschiedlich chromatinreich; zum Vergleich Zellen der normalen Drüse links oben

Bei dem Auftreten von Formbesonderheiten (Differenzierungen) ist noch eine merkwürdige Tatsache zu berücksichtigen: Manche Geschwülste entwickeln *Formbesonderheiten, die unter normalen Umständen in ihrem Muttergewebe nicht auftreten:* Vom Knochen können Geschwülste ausgehen, die nicht bloß Knochen-, sondern auch Knorpelgewebe bilden. Nun sind aber die normalen Zellen des erwachsenen Knochens, besonders des Periostes, unter bestimmten Umständen doch auch fähig, Knorpel zu bilden, z. B. in einem Frakturcallus. Die Zellen besitzen also, obwohl sie gestaltlich gar nicht von gewöhnlichen Bindegewebszellen zu unterscheiden sind, Fähigkeiten (Potenzen), die an diejenigen embryonaler Zellen erinnern. Sie sind jedenfalls viel größer, als es sich aus ihrer Bedeutung im Rahmen des gewöhnlichen Lebens erschließen läßt. (Ihre prospektive Potenz ist größer als ihre prospektive Bedeutung — Driesch.) Diese unsichtbaren Fähigkeiten (schlummernden Potenzen) können nun auch bei der Umwandlung zur Geschwulstzelle von dieser und ihren Nachkommen verwirklicht werden: Sie bilden gegebenenfalls alle Formbesonderheiten aus, die auf der Linie der embryonalen Organentwicklung liegen. Da die Potenz der Zellen von der sozusagen omnipotenten Keimzelle (und ihren unmittelbaren Nachkommen) mit fortschreitender Organentwicklung immer mehr eingeengt wird, ist es verständlich, daß die Geschwülste jugendlicher oder gar embryonaler Gewebe eine viel größere Mannigfaltigkeit von Differenzierungen zu entwickeln imstande sein werden als diejenigen erwachsener Gewebe.

b) Eng verknüpft mit den Formbesonderheiten des Geschwulstgewebes ist auch seine gelegentliche *spezifische Leistung*: Je mehr eine Geschwulst gestaltlich dem normalen Gewebe gleichkommt, um so mehr kann sie auch dessen spezifische Leistung nachahmen. Das trifft besonders für eine große Zahl von Geschwülsten endokriner Organe zu. Allerdings muß nicht unbedingt ein Parallelismus zwischen der Ausbildung von Formbesonderheiten und der entsprechenden Leistung bestehen. Unreife Geschwülste lassen aber gewöhnlich jede spezifische Leistung vermissen.

c) Manche Geschwulstzellen bleiben so wie ihre Mutterzellen *durch besondere körpereigene Stoffe beeinflußbar*. Ebenso wie normales Mamma- und Prostatagewebe auf hormonale Reize antwortet, so können auch gewisse, von diesen Geweben ausgehende Geschwülste auf Hormone reagieren, ein Umstand, den man sich auch therapeutisch zunutze gemacht hat.

d) Ein weiterer Punkt betrifft den *Stoffwechsel* der Geschwulstzellen. Normale Körperzellen haben die Eigenschaft, solange ihnen genügend Sauerstoff zur Verfügung steht, Zucker nicht dadurch als Energiequelle zu verwenden, daß sie aus ihm Milchsäure bilden. Sie tun dies nur dann, wenn sie sich unter Sauerstoffabschluß, also unter anaeroben Bedingungen, befinden, z. B. während des embryonalen Wachstums oder wenn sie geschädigt sind. Viele Geschwülste, besonders die schneller wachsenden, epithelialen Tumoren, verhalten sich nun ebenso wie embryonale bzw. geschädigte Gewebe, d.h. sie bilden selbst bei Sauerstoffzutritt aus Traubenzucker Milchsäure (aerobe Glykolyse — WARBURG). Eine weitere Stoffwechselanomalie besteht darin, daß bei Anwesenheit von Glucose die Respiration absinkt (Crabtree-Effekt).

e) Es ist im allgemeinen nicht möglich, normale Gewebe von einem Individuum auf das andere, sei es auch derselben Art angehörig, lebend zu überpflanzen (Homotransplantation). Bei manchen Geschwülsten ist aber eine solche *Transplantation* durchführbar (s. unten, S. 167).

f) Die Geschwulstzellen teilen vielfach die *Empfindlichkeit* ihrer Mutterzellen *gegenüber Schädlichkeiten*. Manchmal weichen sie aber von ihnen ab insofern, als sie besonders widerstandsfähig oder besonders leicht angreifbar sind. Gerade dieser letzte Umstand ist zum Ausgangspunkt aller nicht-chirurgischen Behandlungsmethoden der Geschwülste geworden, deren Ziel ja sein muß, die Geschwulstzellen zu zerstören und dabei das normale Gewebe zu erhalten. Die Röntgenbehandlung mancher Geschwülste verdankt ihre Erfolge einer besonderen Strahlenempfindlichkeit ihrer Zellen. Auch die Chemotherapie der Tumoren macht sich die besondere Empfindlichkeit mancher Geschwulstzellen zunutze und zielt insbesondere auf ihren ganz auf Vermehrung eingerichteten Stoffwechsel. Nun enthält jeder Tumor zahlreiche Zellvarianten. Durch Strahlen und chemische Stoffe kommt es dann zur Selektion derjenigen Zellinie, die am widerstandsfähigsten ist, so daß leider, meist nach anfänglichen Erfolgen, die angewendeten Mittel wirkungslos werden.

III. Ausbreitung und Wachstum der Geschwülste

Die durch fortgesetzte Teilung immer weiter an Zahl zunehmenden Geschwulstzellen, d. h. also, die wachsenden Geschwülste, können sich zu ihrem Wirtsorganismus verschieden verhalten.

a) Wachstumsart. Einmal erfolgt das Wachstum so, daß die neugebildeten Zellen auf kleinem Raum beieinander liegenbleiben: Die Geschwulst nimmt dann geschlossen an Umfang zu, etwa wie eine Kartoffel im Erdboden. Sie drückt die angrenzenden Gewebe zur Seite, wobei die empfindlicheren Zellen der Parenchyme schwinden, das faserige Stützgerüst sich zu konzentrischen Lagen um die Geschwulst anordnet und so eine Kapsel bildet (s. Abb. 178a, b). Wir sprechen von *verdrängendem oder expansivem Wachstum*.

Die einzelnen Geschwulstzellen können aber auch in die umgebenden Gewebe hineinwuchern, etwa so wie die Pflanze mit zahllosen Wurzeln in den Boden vordringt *(infiltrierendes Wachstum)* (Abb. 178c und 207). Ausläufer schieben sich in allen möglichen vorgebildeten Spalten und Gängen vor, aus deren Wänden sie die für ihr Leben notwendigen Nährstoffe beziehen. Lymphspalten und Lymphgefäße werden ebenso als Ausbreitungswege benützt wie Blutgefäße. Die in die Gefäße einwuchernden Tumorzellen füllen die Lichtung vollständig aus und bilden die sog. Geschwulstthromben. Außerdem kann es natürlich über diesen Geschwulstzellen zur Ablagerung echter Thromben kommen. Als weitere Ausbreitungswege dienen Drüsenausführungsgänge, ja auch luftgefüllte Räume wie die Lungen-

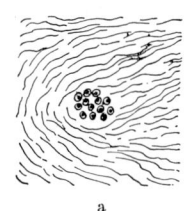

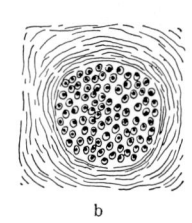

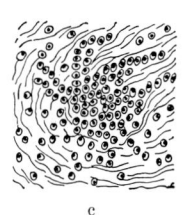

a b c

Abb. 178a—c. a Lockeres Bindegewebe mit einer kleinen Gruppe von Tumorzellen, die sich in b so vermehrt haben, daß sie das umgebende Bindegewebe verdrängen und zu einer Kapsel zusammendrücken (expansives Wachstum). In c dringen die Geschwulstzellen einzeln und in Zügen in die Umgebung vor (infiltrierendes Wachstum)

alveolen. Bei dieser Art des Wachstums werden die Gewebe begreiflicherweise schwerer geschädigt als bei expansivem Wachstum. Es kommt zu groben Zerstörungen und Übergreifen von einem Organ auf das andere ohne Rücksicht auf die Organgrenzen.

b) Metastasen. Bei manchen Geschwülsten entstehen räumlich getrennte, aber gleichartige Neubildungen, die wir im Gegensatz zum ursprünglichen ,,Primärtumor" als Absiedlungen, *Metastasen*, bezeichnen. Da die Geschwulstzellen nicht beweglich sind, müssen sie, um an die entfernte Stelle zu gelangen, sich eines Trägers bedient haben. In der Tat lösen sich aus den vorgetriebenen ,,Wurzeln" oder dem Primärtumor selbst einzelne Zellen oder Zellgruppen ab und werden dann durch die Bewegung eines Mediums weiterbefördert, bis sie irgendwo liegenbleiben. Zweifellos gehen viele dieser ,,Emigranten" auf dem Transport zugrunde, manche schlagen aber Wurzeln wie die Geschwulst, von der sie ausgegangen sind, mit der sie aber doch in keinem organischen Zusammenhang mehr stehen. Wir sprechen in solchen Fällen daher von *diskontinuierlicher Ausbreitung*, die etwa einer Autotransplantation entspricht.

Wird die Lymphe als Transportmittel benützt, so kommt es zu *lymphogenen Metastasen*.

Auf kleinem Raum kann man die Entstehung solcher Metastasen bei manchen Schleimhautgeschwülsten beobachten. Vom Primärtumor abgelöste Zellen werden in den submukösen Lymphgefäßen weiter verschleppt und entwickeln sich in nicht zu großer Entfernung von der Ablösungsstelle zu einem neuen Geschwulstknoten. Dieser wölbt sich unter der Schleimhaut vor, kann sie auch gelegentlich durchwachsen und geschwürig zerfallen. Da er durch eine Brücke normaler Schleimhaut vom Primärtumor getrennt ist, entsteht der Eindruck eines zweiten unabhängig entstandenen Tumors, während es sich in Wirklichkeit um eine sog. *lymphogene Schleimhautmetastase handelt*.

Da die Lymphe auf den anatomisch bedingten Wegen zunächst zu den regionären Lymphdrüsen gelangt, treten hier auch gewöhnlich die ersten lymphogenen Metastasen auf, die *regionären Lymphdrüsenmetastasen*. Es ist aber auch möglich, daß die Tumorzellen eine Lymphdrüse unbehelligt passieren oder sie auf Beiwegen umgehen. Bei Lymphstauung ist sogar eine retrograde Ausbreitung in den Lymphgefäßen möglich. Haben sich die Tumorzellen in einer Lymphdrüse angesiedelt, so können sie durch die Vasa efferentia wieder zu weiteren Lymphdrüsen verschleppt werden und schließlich in den Blutstrom gelangen.

Den Lymphgefäßen gleichzusetzen sind die großen, serösen Höhlen, in denen die frei gewordenen Geschwulstzellen durch die Bewegung der Darmschlingen, der Lunge oder des Herzens weitergeschoben werden, bis sie sich an einem ruhigen Winkel ansiedeln und dort die sog. *Implantationsmetastasen* aufbauen.

Eine Verschleppung von Zellen eines Tumors, der in Blutgefäße eingebrochen ist, mit dem Blutstrom führt zu *hämatogenen Metastasen*. Von manchen Geschwülsten lösen sich dauernd Zellen ab, die man im strömenden Blut nachweisen kann.

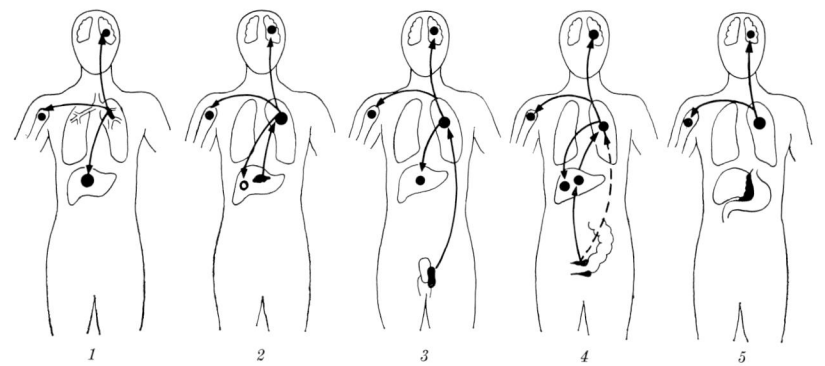

Abb. 179. Metastasierungstypen nach WALTHER: *1* Lungentypus; *2* Lebertypus; *3* Hohlvenentypus; *4* Pfortadertypus; *5* Zysternentypus

Die allermeisten dieser Zellen gehen zugrunde, nur wenige siedeln sich an und bauen einen Tochterknoten auf. In einer durchsichtigen Kammer hat man die „Geburt" einer solchen hämatogenen Metastase genauer verfolgen können (WOOD): Die Tumorzellen verkleben zunächst mit dem Capillarendothel; schon nach wenigen Minuten bildet sich ein Thrombus um diese Stelle; nun vermehren sich die Tumorzellen und dringen nach 6 Std durch die Wand des Gefäßes nach außen vor; nach 24 Std treten die ersten Capillarsprossen auf, die der Ernährung der sich bildenden Metastase dienen; nach 57 Std ist bereits eine Capillarisierung vorhanden. Wichtiger für das Zustandekommen der Metastase als die bloße Anwesenheit von Tumorzellen im strömenden Blut sind die ersten Phasen des ganzen Vorganges, das Klebenbleiben und die Bildung des Fibrinthrombus, also das Anwachsen der Tumorzellen. Grundsätzlich gelten für die hämatogenen Metastasen dieselben Regeln, wie wir sie bei der Verschleppung von Thromben bzw. der Embolie kennengelernt haben: Die in die Venen des großen Kreislaufes hineingelangten Tumorzellen werden vorwiegend in den kleinen Lungengefäßen steckenbleiben, welche Bröckel von 100—175 μ Durchmesser zurückhalten. Dieselben Verhältnisse liegen im Pfortaderkreislauf vor: Im Quellgebiet der Pfortader gelegene Primärtumoren setzen daher oft hämatogene Metastasen in die Leber.

Je nach dem Sitz des Primärtumors hat WALTHER fünf *Metastasierungstypen* unterschieden (s. Abb. 179): Beim Lungentypus ist der in der Lunge sitzende Primärtumor in die Lungenvenen eingebrochen, so daß die Tumorzellen in die Peripherie des großen Kreislaufes verschleppt werden und dort Metastasen setzen können. Beim Lebertypus entstehen vom Primärtumor in der Leber aus zunächst Lungenmetastasen und von diesen dann weitere Metastasen wie beim Lungentypus; dasselbe ist der Fall, wenn der Primärtumor in eine Hohlvene eingebrochen ist (Hohlvenen-Typus); beim Pfortader-Typus entstehen zunächst Metastasen in der Leber von einem im Quellgebiet der Pfortader gelegenen Tumor, dann in der Lunge und dann schließlich in der Körperperipherie; wenn ein Primärtumor in die Cysterna chyli eingebrochen ist, so gelangen Tumorzellen über den Ductus thoracicus in das Blut und von hier über die Lungen weiter.

Sekrete und Exkrete können sehr wohl abgelöste Tumorzellen enthalten, wenn eine Geschwulst in ein Hohlorgan eingebrochen ist. Diese Zellen lassen sich z. B. im Vaginalsekret oder Sputum erkennen und erleichtern auf diese Weise die Diagnose eines Uterus- oder Bronchuscarcinoms. Wir haben aber keine Anhaltspunkte dafür, daß diese ständig von der Oberfläche eines Tumors auf die umgebenden Schleimhäute herabregnenden Zellen imstande sind, sich auf diesen intakten Oberflächen anzusiedeln. Man hat nur eine Verschleppung und Ansiedlung von Tumorzellen in Lungenalveolen wahrscheinlich machen können. Diese besitzen allerdings keine schleimige Auskleidung, sondern sind in dieser Beziehung eher offenen Gewebsspalten gleichzusetzen.

Dieselben Bedenken gelten hinsichtlich der sog. *Abklatschmetastasen*. Sie sollen entstanden sein durch unmittelbare Übertragung und Ansiedlung lebensfähiger Tumorzellen von einer zerfallenen Oberfläche oder Schleimhaut auf eine ihr anliegende normale Fläche, z. B. von der vorderen auf die hintere Vaginalwand. Solche Vorkommnisse bleiben aber in ihrer Deutung immer zweifelhaft, weil man kaum mit genügender Sicherheit das Entstehen dieser Absiedelungen als lymphogene Schleimhautmetastasen ausschließen kann.

Gelegentlich kommt es vor, daß Tumorzellen bei einer Operation künstlich abgelöst werden und z. B. in die Bauchhöhle gelangen oder in Stichkanäle eingebracht werden. Bleiben sie dann haften und bilden sie sich zu richtigen Geschwülsten fort, so haben wir sog. *Impfmetastasen* vor uns.

Metastasen können aber nicht bloß auf Grund einer diskontinuierlichen Ausbreitung entstehen, sondern auch infolge eines *kontinuierlichen* Wachstums der Geschwulstzellen. Sie wuchern dabei strangförmig meist in Lymphgefäßen und bilden erst weiter vom Primärtumor entfernt in einer Lymphdrüse oder einem anderen Organ wieder umfangreiche Geschwülste. Solche Metastasen sind also nur scheinbar räumlich vom Primärtumor getrennt, in Wirklichkeit stehen sie mit ihm durch dünne, wenn auch nicht immer leicht nachweisbare Geschwulststränge im Zusammenhang.

Die Bildung von Metastasen zeigt von Geschwulst zu Geschwulst die größten Verschiedenheiten. Schon der *Zeitpunkt ihres Auftretens* wechselt insofern, als manche Primärtumoren sehr frühzeitig, andere spät oder überhaupt nicht Metastasen setzen. Die Größe des Primärtumors steht jedenfalls in keinem gesetzmäßigen Abhängigkeitsverhältnis zu *Größe und Zahl der Metastasen:* Ein kleinster Primärtumor kann den Körper mit seinen Metastasen überschwemmen und dadurch schwerste Krankheitszeichen hervorrufen zu einem Zeitpunkt, in dem er selbst noch keinerlei Beschwerden verursacht und daher auch klinisch verborgen bleibt; auf der anderen Seite vermissen wir manchmal auch bei umfänglichem Primärtumor jedwede Metastasenbildung. Es wechselt auch der *Weg*, der jeweils von einer Geschwulsttype für ihre Absiedlungen bevorzugt wird; das eine Mal ist es der Blutweg, das andere Mal der Lymphweg, oder beide Wege kombinieren sich, indem z. B. von einer hämatogen entstandenen Metastase selbst wie von einem Primärtumor wieder lymphogene regionäre Lymphdrüsenmetastasen ausgehen.

Schließlich wechselt auch der *Sitz* der Metastasen. Manche Geschwülste bilden mit einer gewissen Regelmäßigkeit hämatogen Metastasen in bestimmten Organen, während sie andere frei lassen. Da der Blutstrom abgelöste Tumorzellen doch wohl allen Organen in gleicher Weise zuführt, muß man annehmen, daß die organgegebenen Ernährungsbedingungen das eine Mal Ansiedlung und Wachstum der

Tumorzellen begünstigen, das andere Mal verhindern, ein Verhalten, das durch die Worte Organdisposition bzw. Organresistenz bloß umschrieben wird.

c) Rezidive. Mit der Art der Ausbreitung und des Wachstums hängt auch die Neigung mancher Geschwulstarten zusammen, Rezidive zu bilden. Wir verstehen darunter die Tatsache, daß es manchmal nicht gelingt, eine Geschwulst vollkommen aus dem Körper auszurotten, so daß sie nach kurzer oder längerer Zeit wiederum auftritt. Bei den gut abgekapselten, expansiv wachsenden Geschwülsten wird es ein leichtes sein, sie im ganzen auszuschälen; dagegen können wir bei infiltrierend wachsenden Tumoren mit freiem Auge kaum ermessen, wie weit schon Geschwulstzellen in die Umgebung des Primärtumors teils kontinuierlich, teils diskontinuierlich vorgedrungen sind. Man kommt also leicht in Gefahr, bei der operativen Entfernung die am meisten vorgeschobenen Zellen zurückzulassen. In ihnen geht dann Teilung und Wachstum weiter, es entsteht das *lokale Rezidiv*. Manchmal sind die Geschwulstzellen zu einem Zeitpunkt, in dem der Primärtumor noch klein ist und anscheinend vollkommen entfernt werden kann, bereits in den Lymphdrüsen oder entfernten Organen angelangt. Aus ihnen entstehen dann *Lymphdrüsenrezidive* oder entferntere *Organrezidive*. Manche Rezidive entstehen erst nach Jahren, sogar nach Jahrzehnten *(Spätrezidive bzw. Spätmetastasen)*. Die Tumorzellen müssen also diese lange Zeit gewissermaßen schlummernd im Organismus gelegen haben. Es wäre für eine natürliche Krebsbehandlung besonders wertvoll, zu wissen, wie der Organismus es anstellt, die Tumorzellen solange in ihrem Wachstum zu bremsen, und wer sie zu neuer Aktivität aufgeweckt hat.

d) Regressive Veränderungen. Mit dem Wachstum der Geschwulst gehen gelegentlich rückläufige Veränderungen Hand in Hand. Bei manchen Geschwülsten kann sich das Gefäßbindegewebe derartig vermehren, daß man den Eindruck gewinnt, als würde es die Tumorzellen geradezu erdrücken und so eine *fibröse Verödung* der Geschwulst selbst herbeiführen. Sehr häufig werden auch größere oder kleine Bezirke des Tumors *nekrotisch*. Gewöhnlich gehen dem Zelltod degenerative Veränderungen, wie Verfettung, voraus. Hier dürfte der Mangel einer geregelten Blutzufuhr die Schuld tragen, da das gefäßhaltige Stroma mit der ungestümen Wucherung des Geschwulstgewebes nicht immer Schritt halten kann. Ebenfalls als Ausdruck der ungeregelten Gefäßversorgung sind *Blutungen* anzusehen, die meist zusammen mit Nekrose auftreten. Verhältnismäßig selten trifft man in Tumoren *Verkalkung* sowohl der Geschwulstzellen als auch des gewöhnlich hyalinfibrösen Stromas. Für manche Geschwulstformen ist sie jedoch geradezu typisch. Solche Geschwülste werden durch das Beiwort „Psammo[1]" gekennzeichnet oder überhaupt Psammome genannt.

Rückläufige Veränderungen kann man aber auch künstlich, z. B. durch *Röntgen- und Radiumstrahlen* oder *Cytostatica* hervorrufen. Es hat sich nämlich gezeigt, daß manche Tumorzellen empfindlicher sind als das normale Gewebe, so daß man sie auf diese Weise unter mehr oder minder weitgehender Schonung ihrer Umgebung schädigen und zerstören kann. In solchen Tumoren werden dieselben rückläufigen Vorgänge künstlich ausgelöst, die häufig auch spontan auftreten. Die Empfindlichkeit der Tumoren für solche Einwirkungen geht zum Teil auf ihr schnelles Wachstum bzw. ihren Reichtum an Mitosen zurück, die ja besonders leicht geschädigt werden; zum Teil beruht sie aber auf einer nicht näher zu umschreibenden biologischen Eigenschaft mancher Tumorzellen. So ist es verständlich, daß wir leider durchaus nicht alle Tumoren durch Bestrahlung oder chemische Mittel heilen können; neben strahlenempfindlichen gibt es immer noch allzu viele strahlenresistente. Gelingt es tatsächlich einmal, alle Tumorzellen zu

---

[1] Psammos (griech.) Sand.

zerstören, so hat man eine Dauerheilung erzielt. Oft genug entwickelt sich aber eine gegen die Schädigung resistente Zellrasse — ähnlich wie sich resistente Bakterienstämme unter antibiotischer Behandlung herausbilden —, der dann der Kranke erliegt. Manche unreifen Geschwülste können — allerdings selten — auch unter dem Bilde einer Ausreifung ihrer Zellen abheilen.

e) Änderungen des Wachstums. Gewöhnlich behält eine einmal entstandene Geschwulst für längere Zeit die für sie kennzeichnenden Züge bzw. Eigenschaften hinsichtlich Wachstumsart und -schnelligkeit, Feinbau, Metastasenbildung sowie Auftreten rückläufiger Veränderungen. Oft genug ändert sie aber doch im Laufe ihres Wachstums ihren ganzen Charakter in der einen oder anderen Beziehung. So kann eine langsam und expansiv wachsende Geschwulst mehr oder minder plötzlich ein schnelleres, infiltrierendes Wachstum zeigen und Metastasen setzen; ein Tumor, der zunächst noch durch Hormone beeinflußbar oder abhängig von ihrer Zufuhr war, wird unabhängig, oder eine bereits infiltrierend wachsende Geschwulst steigert ihr Wachstumstempo bei gleichzeitigem Auftreten zahlreicher Metastasen. Dabei verschwinden dann meist auch die an den Mutterboden erinnernden gestaltlichen Besonderheiten an den Tumorzellen zugunsten einer mehr und mehr undifferenzierten „verwilderten" Zellrasse, so daß also die gewöhnlichen Änderungen im Geschwulstcharakter („*Progression*") nach einer Richtung gehen, die etwa dem Übergang von Gutartigkeit zu Bösartigkeit (s. S 267) bzw. einer Steigerung der Bösartigkeit entspricht. Besonders deutlich tritt diese „Progression" im Verhalten der Tumoren bei experimentellen Geschwülsten auf, da die Lebensdauer von Tumoren, die man von Tier zu Tier übertragen kann, natürlich nicht durch die Lebensdauer des Einzelindividuums begrenzt ist und man deshalb das Verhalten eines Tumors über besonders lange Zeit überblicken und verfolgen kann.

Das umgekehrte Verhalten, also etwa ein Übergang von infiltrierendem zu expansivem Wachstum, Herabsetzung der Wachstumsschnelligkeit und Auftreten von Formbesonderheiten in einer früher undifferenzierten Geschwulst oder gar Rückbildung, kommen spontan, d. h. ohne therapeutische Beeinflussung, kaum vor. Im ganzen sind etwa 130 Fälle beschrieben (Neuroblastome, Hypernephrome, Choriocarcinome und maligne Melanome), bei denen eine Spontanheilung aufgetreten sein soll. Es wäre aber verhängnisvoll, wenn der Arzt sein Handeln auf dieses seltene Ereignis abstellen wollte.

IV. Transplantation und Immunreaktionen

Von den auf S. 254 erwähnten Impfmetastasen, die man als Autotransplantate ansehen könnte, ist es nur ein Schritt zur Transplantation von Tumorzellen auf ein anderes Individuum im Sinne eines Homotransplantates. Nur selten wächst dabei ein Tumor sofort an. In den meisten Fällen kommt es zu den bei der Homotransplantation beschriebenen Immunreaktionen, die zur Zerstörung des Implantates führen. Diese Reaktionen richten sich weniger gegen den Tumor als solchen, also gegen ein spezielles Tumorantigen, sondern mehr gegen das Fremdeiweiß überhaupt. Wenn die Transplantation gelingt, dann haben die lebenskräftigeren Geschwulstzellen sich über diese Immunreaktion hinweggesetzt. Die erfolgreiche Transplantation ist also die Resultante der Virulenz des Tumors einerseits und der Abwehrreaktion des Organismus andererseits. Beide lassen sich beeinflussen.

Durch öftere Transplantation kann man die *Virulenz eines Tumors* steigern, da dann durch die Gegenwirkung des Organismus in erster Linie jene Zellen zugrunde gehen, die infolge ihrer Antigenstruktur für die Immunreaktion angreifbarer sind. Es wird also eine gewisse Selektion der Zellen stattfinden, die auf ein Verschwinden der unverträglichen Antigene im Tumor, d.h. eine Vereinfachung seiner Struktur, hinausläuft. Die *Immunreaktion* kann man durch vorherige Überimpfung toter oder bestrahlter Tumorzellen, etwa im Sinne einer Sensibilisierung, erhöhen. Auf der anderen Seite wird die Abwehrreaktion durch Cortison und Bestrahlung herabgesetzt.

So ist es durch entsprechende Maßnahmen im Tierexperiment gelungen, mit einer einzigen Tumorzelle ein Anwachsen zu erzielen. Derzeit werden zu Versuchszwecken zahlreiche Tumorarten dauernd von einem Tier auf das andere weiterverimpft oder verimpfbar gemacht. Transplantationen menschlicher Tumoren auf Menschen haben nur Erfolg gehabt, wenn sie auf Wirte vorgenommen wurden, die bereits an einem Tumor litten oder deren Widerstandskraft geschwächt war. Auch Transplantation von menschlichen Tumoren auf entsprechend vorbehandelte Tiere (Heterotransplantation) ist gelungen.

Schließlich sind auch gegen den im gleichen Organismus sich entwickelnden Tumor Reaktionen möglich, die etwa einer Auto-Immunreaktion entsprechen. Als Ausdruck dieser Reaktion finden sich um den Tumor immunologisch befähigte Zellen, wie Lymphocyten und Plasmazellen. Mit dem Fortschreiten der Tumorwucherung werden die Abwehrvorgänge immer geringer: Metastasen, die man als eine Art von Autotransplantaten ansehen kann, gehen leichter an; Spätrezidive und Spätmetastasen gehen offenbar auf eine solche Änderung der Reaktionslage des Organismus gegenüber den in ihrem Wachstum behinderten (schlummernden) Tumorzellen zurück.

V. Ursachen und Entstehung der Geschwülste

Welches ist nun die Ursache dafür, daß bisher normale, also in ihren Wachstumseigenschaften durch die Einflüsse des Gesamtkörpers beherrschte Zellen als Geschwulstzellen zu wuchern beginnen ?

Zunächst verdient festgehalten zu werden, daß wir nicht eine, sondern viele, ja man möchte fast sagen, allzu viele Ursachen der Geschwulstentstehung kennen. Das Problem wird dadurch noch komplizierter, daß gelegentlich mehrere Ursachen sich miteinander in verschiedener Weise kombinieren und sich gegenseitig beeinflussen. So ist es zumindest bei den meisten Tumoren des Menschen. Hier setzte nun die experimentelle Forschung ein, der es gelang, in zahllosen Tierversuchen die einzelnen in Betracht kommenden Ursachen sozusagen rein darzustellen bzw. isoliert zur Wirkung zu bringen. Die Übertragung dieser am Tier erworbenen Kenntnisse auf menschliche Verhältnisse stößt freilich oft auf grobe Schwierigkeiten, hat aber doch in vielen Fällen zum besseren Verständnis der menschlichen Tumoren geführt.

Nach den Grundsätzen der allgemeinen Ätiologie werden wir die Ursachen der Geschwulstbildung in äußeren und inneren Einflüssen suchen, indem wir also Begriffe, die wir bisher auf den ganzen Körper oder größere seiner Teile bezogen haben, nunmehr auf eine Zelle wie auf ein einzelnes Individuum anwenden.

a) Äußere Einflüsse

Die Bedeutung äußerer Einflüsse für die Entstehung von Geschwülsten wurde zuerst von VIRCHOW klar erfaßt. Er wies darauf hin, daß Tumoren dort auftreten, wo chronische Reize auf Zellen und Gewebe einwirken. Sind sie aber einmal entstanden, dann ist ihr Wachstum unabhängig von der Wirkung des ursprünglichen Reizes, d. h. es ist gleichgültig, ob er weiter anhält oder aufhört. Diese Reiztheorie der Geschwulstentstehung hat sich in der Folgezeit als außerordentlich fruchtbar erwiesen und über eine immer genauere Bestimmung des „Reizes" zur Aufdeckung zahlreicher geschwulsterzeugender („carcinogener") Einflüsse geführt. Wirken mehrere tumorerzeugende Ursachen zusammen, dann sprechen wir von Syncarcinogenese.

17 Hamperl, Lehrbuch der Pathologie, 29. Aufl.

Chemische Agentien. Die Entdeckung der ersten geschwulstauslösenden chemischen Stoffe geht auf eine alte Beobachtung am Menschen zurück. POTT[1] stellte schon 1775 fest, daß Schornsteinfeger häufiger an dem sonst so seltenen Hautkrebs des Hodensackes erkranken, was ganz offenbar im Zusammenhang stand mit dem Reiz der Verschmutzungen, die sich hier in den Hautfalten länger hielten als andernorts. Erst 1917 gelang es YAMAGIVA und ICHIKAWA, diese Verhältnisse im Tierversuch zu reproduzieren: Bei langdauernder Teerpinselung der Kaninchenhaut entstanden in ihr Geschwülste, die durchaus dem Hodenkrebs des Menschen entsprachen. 1930/33 isolierten dann KENNAWAY und COOK aus dem Teer die wirksamen Stoffe, die verhältnismäßig einfache chemische Strukturen aufwiesen. Sie waren Abkömmlinge des Anthracens, wie das Benzpyren und das Methylcholanthren[2]. Schon 0,0004 mg einer solchen Substanz sind imstande, im Tierversuch eine Geschwulst zu erzeugen! Da besonders das Methylcholanthren beunruhigend nahe verwandt ist mit den Gallensäuren, drängte sich der Gedanke auf, es könnten solche Substanzen auch im Körper selbst entstehen. Bis jetzt ist es aber noch nicht gelungen, dafür einwandfreie Beweise zu erbringen.

Wenn auch der klassische Schornsteinfegerkrebs heutzutage dank der hygienischen Maßnahmen so gut wie verschwunden ist, so sind doch auch jetzt noch manche Berufskrebse durch Einwirkung der erwähnten Stoffe zu erklären, wie z.B. der Krebs der Asphaltarbeiter, der Krebs der Baumwollspinner, deren Haut mit feinverstäubten Mineralölen in Berührung kommt usw.

Die aus dem Steinkohlenteer isolierten Stoffe stellten aber nur den Anfang einer langen Reihe solcher „cancerogener" Stoffe dar, die in der Folgezeit erprobt und beschrieben wurden. Dabei stellte sich heraus, daß ein Stoff nicht nur an der Eintrittspforte in den Körper, sondern auch oder sogar nur in entfernten Organen wirksam werden kann. Das β-Naphthylamin, mit dem Anilinarbeiter in Berührung kommen, erzeugt z.B. nur Geschwülste in der Harnblase und zwar auch im Tierversuch; der dem Futter beigemengte Farbstoff Buttergelb führt bei der Ratte zu Leberkrebs usw. Einige der wirksamsten, bis jetzt bekannten cancerogenen Substanzen sind Aminofluoren und Nitrosamin[2].

Physikalische Einwirkungen. Unter den physikalischen geschwulsterzeugenden Einwirkungen stehen *Strahlen* (Röntgen, Radium, Ultraviolett, Ultrarot) oben an. Hier war die Beobachtung wegweisend, daß bei den ersten Röntgenologen, welche noch wenig Schutzmaßnahmen kannten, häufig Hautgeschwülste auftraten. Bemerkenswert ist, daß sich in bestrahlten Gebieten oft Jahre und Jahrzehnte später Tumoren entwickeln, wie z.B. Thymus- und Schilddrüsengeschwülste nach Bestrahlung des Mediastinums in der Kindheit. Eingeatmetes radioaktives Material führt zu Lungen- und Bronchialtumoren, z.B. bei den Bergarbeitern im Schneeberg (Erzgebirge) zum sog. Schneeberger Lungenkrebs; in den Knochen

---

[1] POTT, P. (1713—1788), Chirurg in London.

[2] 4-Dimethylaminoazobenzol (Buttergelb)   3-Methylcholanthren   3,4-Benzpyren

β-Naphthylamin   Acetyl-Aminofluoren   Anthracen   N-Diäthylnitrosamin

eingeführt, ruft es Knochentumoren hervor. Ultraviolette Strahlen haben sich nur in besonders hohen Dosen im Tierversuch als krebserzeugend erwiesen, Dosen, die wohl kaum je bei der Bestrahlung der menschlichen Haut erreicht werden. Auf ultrarote Strahlen sind gewisse mit dauernder Wärmeeinwirkung zusammenhängende Krebse (z.B. der sog. Kangrikrebs[1] in Indien) zurückzuführen.

Nur selten entwickeln sich Geschwülste auf Grund einer *einmaligen traumatischen Schädigung*. Trotzdem wird im Unfallversicherungswesen auch heute noch sehr viel von einer Entstehung von Geschwülsten auf Grund einmaliger Traumen gesprochen. Ein solcher Zusammenhang ist aber nur dann anzunehmen, wenn 1. das Trauma heftig war, also wirklich zur Gewebszerstörung geführt hat, wenn es 2. wirklich die Stelle traf, an der die Geschwulst sitzt, und wenn 3. die Zeit bis zum Auftreten des Tumors nicht zu kurz und nicht zu lang war. Diesen Bedingungen genügen allerdings nur sehr wenige Fälle.

Belebte Agentien. Es ist ein alter Traum der Menschen, daß auch die Geschwülste oder zumindest einige von ihnen durch belebte Erreger hervorgerufen würden, die man wie diese erfolgreich bekämpfen könnte. Viele diesbezügliche Befunde haben sich als wissenschaftliche Irrtümer erwiesen oder waren zumindest nicht ganz reproduzierbar, wie die mit dem Nobel-Preis ausgezeichnete Entdeckung FIBIGERS[2]: Dieser verfütterte Larven einer bestimmten Nematodenart, die er Spiroptera neoplastica nannte, an Ratten und erzeugte dadurch in einem großen Prozentsatz Wucherungen im Vormagen, die schließlich in Krebs übergingen. Es ist bis heute nicht klar, welche besonderen zusätzlichen Bedingungen bei FIBIGER für den positiven Ausfall der Experimente verantwortlich waren; spätere Untersucher konnten nämlich seine Ergebnisse nicht wiederholen.

Wir kennen eigentlich heute nur ganz wenige einwandfreie Beispiele einer *Geschwulstentstehung, hervorgerufen durch Parasiten*, wie z.B. die durch Bilharzia ausgelösten Krebse der Menschen und die durch Cysticerken hervorgerufenen Lebersarkome der Ratte. Es wäre aber unrichtig, aus diesen Vorkommnissen schließen zu wollen, diese Geschwülste seien durch die Parasiten so erzeugt worden wie etwa die Tuberkulose durch das Tuberkelbacterium. Die Parasiten wirken vielmehr ähnlich wie die erwähnten cancerogenen Stoffe, wahrscheinlich durch Absonderung bestimmter Stoffwechselprodukte, die zunächst Entzündungen und hyperplastische Wucherungen erzeugen. Ist auf diesem Boden einmal die Geschwulst entstanden, dann erweist sie sich in ihrer weiteren Entwicklung vom „Erreger" unabhängig und ist selbstverständlich auch nicht durch ihn übertragbar. Der Parasit spielt sozusagen nur die Rolle einer Hebamme, die das Kind zwar entbindet, es aber weder gezeugt hat, noch für seine weitere Entwicklung notwendig ist.

In Pflanzen können auch *Bakterien* (Bacterium tumefaciens) geschwulstmäßige Wucherungen hervorrufen („Wurzelkropf", „Wurzelhalsgalle", „crown gall"), die auch dann weiterwachsen, wenn man die Bakterien durch Hitze abtötet. Sie bzw. ihre Stoffwechselprodukte haben also wie ein chemisches cancerogenes Agens gewirkt.

Verwickelter sind die Verhältnisse, wenn es sich um geschwulsterzeugende *Viren* handelt. Wir kennen deren eine ganze Reihe und teilen sie nach der Größe ebenso ein wie die anderen pathogenen Viren (s. Tabelle 4). In der keineswegs vollständigen Tabelle finden sich Viren, die RNS in ihrem Nukleoid enthalten, wie z.B. das Virus des Rous-Sarkoms (Abb. 180), und solche, die DNS enthalten, z.B. das Polyoma-Virus. Sie können entweder für sich allein schon Tumoren erzeugen (komplette onkogene Viren) oder sind im Organismus latent vorhanden und benötigen noch einer auslösenden Ursache, wie Teer, Hormone, um tumorerzeugend wirksam zu werden (inkomplette onkogene Viren). Manche dieser Viren werden

---
[1] „Kangri" heißt ein Körbchen, das mit glühenden Holzkohlen gefüllt im Winter unter dem Mantel über dem Bauch, also in unmittelbarem Kontakt mit der Haut getragen wird.
[2] C. FIBIGER (1861—1928), Pathologe, Kopenhagen.

Tabelle 4. *Onkogene Viren*

Virus-Kategorie	Krankheit	Vorwiegend befallene Species	Ungefähre Größe in mμ	Nucleinsäure
Kleine Viren	Verschiedene Tumoren (Polyoma[1]) (STEWART u. EDDY)	Maus	40	DNS
	Sarkom (SV 40[2])	Hamster	45	
	Papillom (SHOPE)	Kaninchen	50	DNS
	Papillom (Haut, Kehlkopf)	Mensch	50	DNS
Mittelgroße Viren	Leukose, Sarkom (ROUS)	Huhn	70—110	RNS
	Adeno-Carcinom der Niere (LUCKÉ)	Frosch	100	
	Leukose, Tumoren (GROSS, GRAFFI u.a.)	Maus	100	RNS
	Mamma-Carcinom (BITTNER)	Maus	100	RNS
Große Viren	Fibrom, Myxom (SHOPE)	Kaninchen	250×200	DNS
	Molluscum contagiosum	Mensch	230—300	DNS

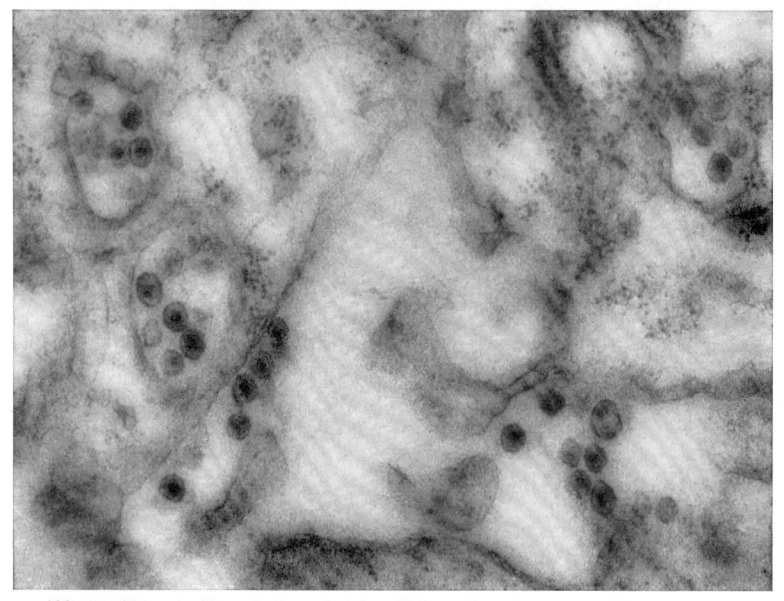

Abb. 180. Virus des Rous-Sarkoms in intracellulären Vacuolen gelegen. Vergr. 60000fach. (Bild Dr. BERNHARD-Paris)

sogar von der Mutter auf den Fetus weitergegeben („vertikale Infektion" im Gegensatz zu der gewöhnlichen „horizontalen Infektion"). Dieser braucht nicht zu erkranken, kann jedoch das latente Virus seinerseits weiter „vererben".

Die verschiedenen Virustumoren der Versuchstiere stellen an sich ein wichtiges und interessantes Forschungsgebiet dar. Rückschlüsse auf den Menschen sind aber zur Zeit noch kaum möglich, obwohl man mehrfach in menschlichen Leukämien und Tumoren Viruskörperchen gefunden hat. Diese könnten nämlich auch harmlose Saprophyten darstellen, die die wuchernden Zellen sekundär besiedelt haben — es gelten also auch hier in etwas abgeänderter Form die Kochschen Postulate für die Infektionskrankheiten. Allerdings können manche beim Menschen andere

---

[1] Gebildet aus polys (griech.): viele, und -om: Nachsilbe für geschwulstmäßige Veränderungen (s. auch S. 269). [2] *Simian-Virus* — wegen des Vorkommens des Virus in Zellkulturen vom Affen (lat.: simia).

Krankheiten erzeugende Viren, wie z. B. gewisse Adenoviren, beim Hamster Geschwülste hervorrufen. Sichergestellt ist die Infektion nur für zwei virusbedingte Wucherungen beim Menschen:

Im Bereich der menschlichen Haut und der Schleimhäute kommen fibroepitheliale Wucherungen vor, die durch ein Virus ausgelöst sind, wie die Warzen *(Verrucae)* der Haut, das *Condyloma acuminatum*[1] im Bereich der äußeren Geschlechtsteile und die *Papillome des Larynx*. Es handelt sich dabei um dasselbe Virus, das je nach seinem Angriffspunkt verschieden wirkt. Jedenfalls hat man

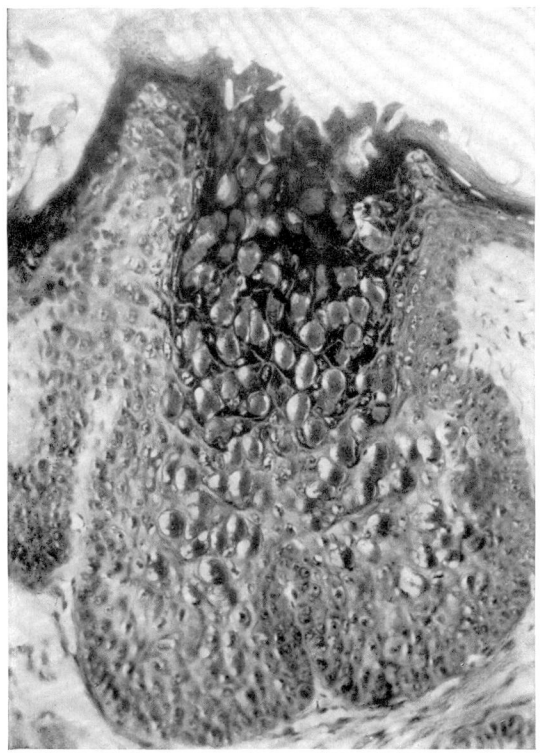

Abb. 181. Molluscum contagiosum der Haut mit deutlichen Einschlußkörpern

mit dem zellfreien Preßsaft von Larynxpapillomen typische Hautwarzen hervorrufen können. Eine Reinzüchtung des Virus ist allerdings bis jetzt nicht gelungen.

Dasselbe trifft für eine andere, ebenfalls virusbedingte Wucherung der Epidermis, das *Molluscum*[2] *contagiosum*, zu. Hier enthalten die Epidermiszellen außerordentlich große Einschlußkörper (Abb. 169, 181), welche Kern und Cytoplasma schließlich vollkommen verdrängen.

Körpereigene Stoffe. Sozusagen eine Mittelstellung zwischen äußeren und inneren geschwulsterzeugenden Einflüssen nehmen jene Stoffe ein, die zwar an die Zelle von außen herangebracht werden, aber doch im Körper selbst entstanden sind.

Hier sind vor allem die *Hormone* zu nennen. Der Brustdrüsenkrebs der Maus z. B. tritt bei gewissen Mäusestämmen in deutlicher Abhängigkeit von der Hormonausschüttung durch den Eierstock auf; auf der einen Seite kann man die

---

[1] Condos (griech.) rundlich — ursprünglich für jede rundliche Geschwulst gebraucht; acuminatus (lat.) spitz. [2] Molluscus (lat.) weich.

Tumoren durch Kastration oder Gaben des antagonistischen männlichen Hormons verhindern, auf der anderen Seite kann man sie bei den sonst vom Brustdrüsenkrebs verschonten Männchen eines solchen Stammes durch Zufuhr oestrogener Hormone hervorrufen. Auch beim Menschen lassen Tumoren in hormonal beeinflußten Organen, wie Prostata und Mamma, eine gewisse Abhängigkeit von endokrinen Einflüssen erkennen: Sie treten vorzugsweise zu Zeiten unregelmäßiger Hormonausschüttung auf, wie z.B. im Klimakterium, und sind unter Umständen günstig hormonal zu beeinflussen.

Bei der Entstehung des Brustdrüsenkrebses der Maus ist aber überdies noch ein weiterer Stoff wirksam. Mit der Muttermilch wird ein für die Krebsentstehung ausschlaggebender Stoff übertragen, der als *Milchfaktor* (BITTNER) bezeichnet wird. Er stellt ein latentes Virus dar, das als „Accelerator" für das Auftreten von Mammatumoren wirkt. Da es sich aber nur um einen bestimmten Tumor einer einzigen Tierart handelt, wäre es unverantwortlich und durch nichts gerechtfertigt, wenn man etwa in Übertragung der Ergebnisse auf den Menschen das Stillen der Kinder durch die eigene Mutter einschränken wollte.

Durch einen eleganten Versuch konnte BISKIND zeigen, daß das *Hypophysenhormon* geschwulstmäßiges Wachstum auszulösen vermag. Die Anwesenheit von Follikelhormon und Corpus luteum-Hormon im Blut hemmt bekanntlich die Ausschüttung des follikel-stimulierenden (FSH) und interstitielle Zellen stimulierenden Hormons (ICSH) der Hypophyse, wie umgekehrt das Fehlen der betreffenden Ovarialhormone die Ausschüttung dieser Hypophysenhormone fördert (Homöostase). Exstirpiert man bei einem Tier die Ovarien und implantiert sie in die Milz, so sezernieren sie zwar weiter Hormone, die in das Milzblut abgegeben und in der Leber abgebaut werden; sie fehlen also im großen Kreislauf, so daß es zu vermehrter Ausschüttung der gonadotropen Hypophysenhormone kommt. Diese erreichen das in die Milz transplantierte Ovar, welches so unter einem dauernden hormonalen Reiz steht. Geschwulstmäßige Wucherungen der Follikelzellen und interstitiellen Zellen sind die Folge.

b) Innere Einflüsse

Der ursächliche Zusammenhang zwischen gewissen äußeren Einwirkungen und der Geschwulstentstehung ist so offenkundig und so gut durch Versuche gestützt, daß es fast scheinen könnte, als würden innere Bedingungen keine wesentliche Rolle spielen. Daß es sich aber nicht so verhält, zeigt eine einfache Erfahrung: wirkt ein als geschwulsterzeugend bekannter äußerer Einfluß mit geringer Stärke auf Menschen oder Tier ein, so treten Geschwülste durchaus nicht bei allen Betroffenen auf. Man hat vielmehr oft den Eindruck, als würde die äußere Einwirkung nur die Rolle des Regens spielen, der eine bereits vorhandene Saat zum Auskeimen bringt. Zur Geschwulstentstehung sind also noch die inneren Voraussetzungen nötig, die man als Geschwulstdisposition bezeichnet. Manchmal tritt hinter dieser Disposition der Einfluß der äußeren Schädlichkeit ganz zurück, es genügen dann offenbar Reize des täglichen Lebens bzw. des physiologischen Zellverschleißes, um eine Geschwulst entstehen zu lassen. Völlig unabhängig von äußeren Einflüssen sind schließlich diejenigen Tumoren, die rein erbbedingt auftreten.

Disposition. Auch bei Verwendung der am stärksten cancerogenen Stoffe müssen wir die Erfahrung machen, daß nicht alle Tierarten ihnen gegenüber gleich empfindlich sind. So sind z.B. Meerschweinchen vollkommen resistent gegenüber der sonst so wirksamen Teerpinselung, höhere Säugetiere gegenüber dem bei Ratten so wirksamen Buttergelb; ja sogar die der Ratte so nahe verwandte Maus reagiert kaum auf diesen Stoff. Es besteht also eine deutliche *Artdisposition*, so daß die Bedeutung eines im Tierversuch erfolgreich erprobten cancerogenen Stoffes für den Menschen zunächst noch unklar bleibt. Unter diesem Gesichtswinkel erscheint es eher verwunderlich, daß es überhaupt gelungen ist, fast alle beim Menschen durch äußere Einflüsse hervorgerufenen Geschwülste an irgendeiner Tierart zu reproduzieren. Im übrigen zeigt jede Tierart ihr eigenes Tumorspektrum. Beim Hund ist z.B. der Mammakrebs am häufigsten, der beim Menschen so häufige Magenkrebs folgt aber erst an 13. Stelle. Das Pferd leidet am häufigsten an Seminomen usw.

Ob bei den verschiedenen Menschenrassen eine echte *Rassendisposition* für Geschwülste bzw. für bestimmte Geschwulstlokalisationen besteht, läßt sich noch nicht mit Sicherheit sagen, da der Faktor der *Exposition*, d.h. der verschiedenen Lebensweise und Lebensgewohnheiten, eine nicht so leicht zu eliminierende Rolle spielt. So hängt z.B. die Tatsache, daß in Bombay 40% aller Carcinome in der Umgebung des Mundes lokalisiert sind, ganz offenkundig mit der Angewohnheit zusammen, Tabak mit oder ohne Zusatz von Betelnuß zu kauen. Es hat sich sogar nachweisen lassen, daß verschiedene Lebensgewohnheiten schon bei einer rassisch einheitlichen Bevölkerung sehr weitgehende Unterschiede in der Verteilung der Geschwülste mit sich bringen: Bei den ärmeren Schichten sind Tumoren der Haut, des Kehlkopfes und des oberen Verdauungstraktes, also im Bereich der irgendwie „exponierten" Stellen, häufiger als bei Wohlhabenden; beim Magencarcinom schwankt die Häufigkeit entsprechend der sozialen Stellung zwischen 68 und 39%. Immerhin kennen wir aber doch geographische Unterschiede in der Krebshäufigkeit, die sich nicht ohne weiteres auf die verschiedenen Expositionen zurückführen lassen: Der Leberkrebs ist in Japan etwa zehnmal so häufig (12,3% aller Krebse) wie bei uns, dagegen ist der Brustdrüsenkrebs wesentlich seltener (7,5%).

Daß es eine *Individualdisposition* geben muß, geht schon allein aus der Tatsache hervor, daß nicht alle Schornsteinfeger an Scrotalkrebs und nicht alle Anilinarbeiter an Blasenkrebs erkrankt sind. Nur bei einem kleinen Teil von ihnen treten solche Geschwülste auf, und zwar durchaus nicht immer bei denjenigen, die der Wirkung des cancerogenen Agens am längsten ausgesetzt waren.

Ganz allgemein kann man sagen, daß die Geschwülste nicht gleichmäßig auf alle Lebensalter verteilt sind, sondern eine deutliche *Altersdisposition* erkennen lassen insofern, als höhere Lebensalter häufiger befallen sind als die jüngeren Lebensjahrzehnte. Im einzelnen zeigt aber jedes Lebensalter ein ganz anderes „Panorama" von Tumoren. Während des ersten Lebensjahrzehnts entwickeln sich 90% aller bösartigen Tumoren in den blutbildenden Organen, Binde- und Nervengewebe oder sind embryonale Mischtumoren; vom 65. Lebensjahr ab aber machen solche Geschwülste nur mehr 7% aus. Geht man von den einzelnen Geschwulstgruppen oder Geschwulsttypen aus, so kann man für jede eine Häufigkeitskurve aufstellen, wie z.B. für die verschiedenen Hirntumoren. Im allgemeinen bevorzugen Sarkome jüngere Jahrgänge (Häufigkeitsmaximum zwischen 35 und 40 Jahren), während Carcinome zwischen 50 und 55 Jahren am häufigsten auftreten. Manche besonderen Geschwulstformen, wie das Prostatacarcinom, bevorzugen geradezu das Greisenalter.

Geschlechts- und Organdisposition sind eng miteinander verknüpft insofern, als Geschwülste gewisser Lokalisationen häufiger bei dem einen Geschlecht und seltener bei dem anderen auftreten, auch wenn wir, wie es dabei selbstverständlich ist, von den primären und sekundären Geschlechtsmerkmalen absehen (s. Abb. 182). Bei der Frau finden sich z.B. 45% aller Krebse in der Brustdrüse und den Genitalorganen; dafür sind aber alle übrigen Krebse mit Ausnahme derjenigen der Gallenwege und Schilddrüse bei der Frau seltener als beim Manne. Merkwürdigerweise ist aber der Gesamtprozentsatz an Krebstodesfällen bei beiden Geschlechtern fast gleich. Der Umstand, daß z.B. der Mann nicht dem bei der Frau so häufigen

Gebärmutterkrebs erliegen kann, wird sozusagen wettgemacht durch eine höhere Zahl von Magenkrebsen. Gerade dieser Umstand deutet darauf hin, daß die Disposition zur Geschwulstbildung, abgesehen von den einzelnen Organlokalisationen, eine mehr allgemeine ist, daß also das Auftreten der Geschwülste sozusagen nur das äußerliche örtliche Zeichen einer Allgemeindisposition darstellt. In diesem Sinne ist es auch begreiflich, daß jemand, der einmal einen Krebs gehabt hat, mit größerer Wahrscheinlichkeit einen zweiten Krebs bekommt als ein Nicht-Krebsträger.

Vererbung. Bliebe nur zu klären, inwieweit die verschiedenen Formen der Geschwulstdisposition vererblich sind. Im Tierversuch ist es gelungen, durch dauernde Inzucht reinerbig gemachte Tierstämme zu erhalten, bei denen Geschwülste regelmäßig, manchmal in 100% auftreten. Für den Menschen können aber diese Ergebnisse zunächst nur wenig sagen. Erbbedingtheit menschlicher

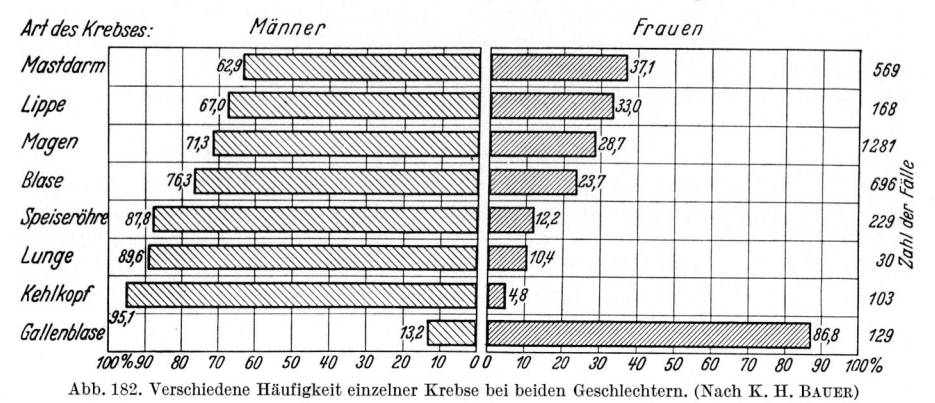

Abb. 182. Verschiedene Häufigkeit einzelner Krebse bei beiden Geschlechtern. (Nach K. H. BAUER)

Geschwülste muß eben am Menschen erforscht werden, und die Menschheit ist eine in erbbiologischer Hinsicht sehr bunte Gesellschaft, so daß entsprechende Untersuchungen sehr schwierig sind.

Sie bewegen sich in drei Richtungen: Die *Stammbaumforschung* hat gezeigt, daß nur für wenige Geschwülste (etwa 1% aller Krebse!) ein bestimmter Erbgang sicherzustellen ist, wie Retinagliom (dominant mit unvollständiger Penetranz), Polyposis intestini (dominant), cartilaginäre Exostosen (dominant mit vollständiger Penetranz im männlichen und unvollkommener im weiblichen Geschlecht), Xeroderma pigmentosum (unvollkommen geschlechtsgebunden, s. Abb. 25) und Neurofibromatose (dominant). Bei allen übrigen Tumoren hat sich auch aus zahlreichen Stammbäumen kein reiner Erbgang erschließen lassen, wenngleich die Häufigkeit gewisser Tumoren in manchen Familien sehr auffällig ist, z.B. des Magencarcinoms in der Familie Bonaparte. *Massenstatistische Untersuchungen* haben ergeben, daß z.B. unter den Kindern eines krebskranken Elternteils häufiger (2,3%) als durchschnittlich (0,6%) Krebs auftritt, und daß das Risiko eines Mammacarcinoms bei der Schwester einer Erkrankten etwa dreifach höher ist als sonst. Auch bei anders angestellten Berechnungen wurde eine deutliche familiäre Häufung an Krebsen gefunden. Untersuchungen an großen *Zwillingsserien* haben keine wesentlich größere Häufigkeit des Krebses überhaupt bei eineiigen Zwillingen (19%) als bei zweieiigen Zwillingen (15%) ergeben (s. S. 53). Nur hinsichtlich der Lokalisation gewisser Krebse, wie z.B. des Magenkrebses, war eine größere Konkordanz bei den eineiigen Zwillingen festzustellen, nicht aber bei Mamma- und Uteruscarcinom. Für die Praxis sind diese Ergebnisse aber wenig bedeutungsvoll, denn um bei dem oben gegebenen Beispiel zu bleiben, wird ein krebskranker

Elternteil nur um ein weniges häufiger an Krebs erkrankende Kinder zu erwarten haben als ein nicht krebskranker Elternteil. Von einer nennenswerten erblichen Bedrohung des menschlichen Einzelindividuums kann also bei den allermeisten Geschwülsten keine Rede sein.

Aus allen diesen erbbiologischen Untersuchungen geht hervor, daß beim Menschen zumindest zwei Erbfaktoren bei der Krebsentstehung eine Rolle spielen: ein allgemeiner und ein auf bestimmte Lokalisationen gerichteter, besonders bei der Frau. Jedenfalls darf man nicht einfach von einer Erblichkeit der Geschwülste überhaupt, sondern nur von einer manchmal stärker, manchmal schwächer ausgeprägten erblichen Disposition zu bestimmten Geschwulstformen reden.

Der Anteil, den innere und äußere Einflüsse jeweils an der Entstehung einer Geschwulst nehmen, ist nun für jede einzelne Geschwulstform verschieden. Leider sind gerade beim Menschen die meisten Geschwulstformen in dieser Richtung wenig erforscht und wohl auch schwer erforschbar, so daß die Lockung groß ist, diese Lücke durch vorschnelle Verallgemeinerung derjenigen Erkenntnisse zu schließen, welche an den wenigen heute einer ätiologischen Erklärung zugänglichen Geschwulstformen gewonnen worden sind.

c) Entstehung der Geschwülste

Daß alle eben besprochenen äußeren und inneren Einwirkungen zu einem letzten Endes gleichen Resultat, nämlich zur Geschwulstentstehung, führen, läßt vermuten, daß ihnen ein in gewisser Hinsicht gleichartiger Mechanismus zugrunde liegt. Die Frage lautet nunmehr: Auf welche Weise führt eine bekannte Ursache zur Geschwulstbildung? Ihrer Lösung werden wir am leichtesten näher kommen durch Verfolgung der Vorgänge, die sich abspielen bei Einwirkung eines äußeren cancerogenen Reizes an einer der laufenden Beobachtung leicht zugänglichen Stelle, wie z. B. der Haut.

Zunächst müssen wir feststellen, daß ganz in der Regel eine *wiederholte chronische Einwirkung der cancerogenen Ursache* nötig ist. Unter ihrer Einwirkung entsteht eine Zell- und Gewebsschädigung, die Entzündung und Gewebswucherung zur Folge hat. Dieses Wechselspiel zwischen Zell- bzw. Gewebsuntergang und Zellneubildung muß sich nun verschieden lange Zeit wiederholen, bis es dann schließlich einmal zum Auftreten der autonom wuchernden Geschwulst kommt. Sie ist gewissermaßen nur das letzte Glied in einer Reihe von vorbereitenden, präcancerösen Veränderungen, die von der normalen Zelle zum Tumor führen — auch hier könnte das Bild vom Engel und Teufel angeführt werden.

Nun führt aber einerseits nicht jeder chronische Reiz zur Geschwulstentstehung, und andererseits treten Geschwülste auch an Stellen auf, die keinem chronischen Reiz unterworfen waren. Um diesen Widerspruch zu klären, müssen wir die Wirkung des geschwulsterzeugenden Reizes genauer analysieren, indem wir sie gewissermaßen in ihre Komponenten zerlegen: Einmal führt der cancerogene Reiz zu einer Zell- und Gewebsschädigung, die sich gestaltlich nicht von derjenigen durch viele andere gewebsschädigende Stoffe hervorgerufenen unterscheidet — man könnte sie als die *unspezifische Komponente* seines Wirkungsmechanismus bezeichnen. Darüberhinaus kommt dem cancerogenen Reiz aber die für ihn kennzeichnende Eigenschaft zu, schließlich zu geschwulstmäßigem Zellwachstum zu führen, was also die *spezifische Komponente* seiner Wirkung ausmacht. Daß diese Unterteilung berechtigt ist, geht daraus hervor, daß es zwar möglich ist, jene unspezifische Komponente der cancerogenen Stoffe durch andere gewebsschädigende Mittel zu ersetzen, nicht aber die spezifische Wirkung.

Im Laufe entsprechender Versuche stellte sich heraus, daß die spezifische Komponente des cancerogenen Reizes die lebenden Zellen zunächst in einer für uns nicht erkennbaren Weise verändert, indem sie sie zu einem späteren geschwulstmäßigen Wachstum vorbereitet. Es entsteht also eine Art *„Geschwulstanlage"*, die gewissermaßen nur auf ihre Entfaltung wartet. Diese tritt erst dann in Erscheinung, wenn die Zellen zu fortgesetzter Teilung genötigt werden, was durch viele unspezifische Schädigungen geschehen kann. Mit anderen Worten: die spezifische Wirkung des cancerogenen Reizes besteht in der Bildung einer Geschwulstanlage bzw. der Determination von Zellen zu geschwulstmäßigem Wachstum; die unspezifische Wirkung führt erst die Realisation dieser Fähigkeit herbei. Man hat auch von „initiating factor" und „promoting factor" gesprochen.

Durch diese experimentell vielfach belegten Vorgänge sind auch jene scheinbar „aus heiler Haut" entstehenden Geschwülste des Menschen einem Verständnis näher gerückt. Hier genügt offenbar die im Laufe des Wachstums oder des physiologischen Zellverschleißes vor sich gehende Zellteilung, um die einmal geschaffene, aber gewissermaßen schlummernde Anlage zu Geschwulstwachstum sichtbar werden zu lassen. Diese Anlage mag während eines langen, verschiedensten Schädlichkeiten ausgesetzten Lebens erworben oder — wie im Tierversuch — künstlich erzeugt sein, sie kann aber sicherlich auch angeboren auftreten.

Wir haben somit die Geschwulstentstehung zurückverlegt bis zur Bildung einer Geschwulstanlage. Dieses Wort umschreibt aber nur unsere Unkenntnis über das, was dabei eigentlich in der Zelle vorgeht. Jedenfalls muß es eine umwälzende Änderung ihrer Eigenschaften sein, die sie befähigt, zur Mutter einer neuen Zellrasse zu werden, auf die sie alle diese neuen Eigenschaften überträgt. Über das Wesen dieser Veränderung, die sich letzten Endes an der DNS des Zellkerns abspielen müßte, gibt es denn auch verschiedene, durch Analogieschlüsse und Experimente wahrscheinlich gemachte, aber keineswegs allgemein anerkannte und bewiesene Hypothesen.

Wollten wir die offenbar vorliegende Veränderung im Zelleben mit uns besser bekannten Erscheinungen aus dem Leben der Individuen vergleichen, so könnten wir dazu nur die *Mutationen* (s. S. 52) heranziehen: Durch eine plötzliche Änderung im Genom einer Keimzelle entsteht ein Individuum mit vollkommen neuen Merkmalen, die unverändert auf die Nachkommen vererbt werden. Das betreffende Individuum ist zum Ausgangspunkt einer „neuen Rasse" geworden. So ist es verständlich, wenn die Geschwülste als Ergebnis einer Mutation aufgefaßt wurden, die sich an einer Körperzelle abgespielt hat. Im Gegensatz zu den an den Keimzellen auftretenden Mutationen müßte man sie aber als somatische Mutation bezeichnen. Tatsächlich hat sich zeigen lassen, daß viele der chemischen Cancerogene stark mit DNS reagieren. Außerdem ist auch ein extragenetischer Einfluß auf andere Strukturen des Zellkernes (etwa die Repressoren) denkbar.

Das Virus könnte in das Genom aufgenommen werden, ein Vorgang, den man in der Biologie als Transduktion bezeichnet; oder es wirkt von seiten der Eiweißsynthese im Cytoplasma auf das Genom zurück; schließlich mag vielleicht ein kurzer Kontakt mit der DNS oder RNS in der Zelle genügen, um aus der Zelle ein das Wachstum regulierendes Element zu eliminieren, dem eine genetische Kontinuität zukommt. Tatsächlich ist es ja auch manchmal unmöglich, später aus einem Tumor wieder das Virus zu gewinnen, mit dem man ihn hervorgerufen hat. Das Gemeinsame sowohl der tumorerzeugenden Fähigkeiten von Viren und anderen Einwirkungen läge im wesentlichen also darin, daß sie in den fundamentalen Vorgang der Eiweißneubildung eingreifen und ihn abändern.

VI. Einteilung und Bedeutung der Geschwülste

Man kann die bei Mensch und Tier vorkommenden Geschwülste nach verschiedenen wissenschaftlichen Gesichtspunkten einteilen und zu Gruppen zusammenfassen: nach Art ihres Wachstums, der Reife ihrer Zellen, den Organen, von denen sie ausgehen, usw. Für das ärztliche Handeln hat sich aber seit jeher eine Einteilung bewährt, die auch das *Lebensschicksal des Kranken als Maßstab* nimmt: Bösartige Tumoren gefährden das Leben ihres Trägers, gutartige sind für sein Lebensschicksal mehr oder minder unwesentlich, wenn sie nicht durch ihren besonderen Sitz schwere Störungen machen. In erster Linie wird daher für diese Art der

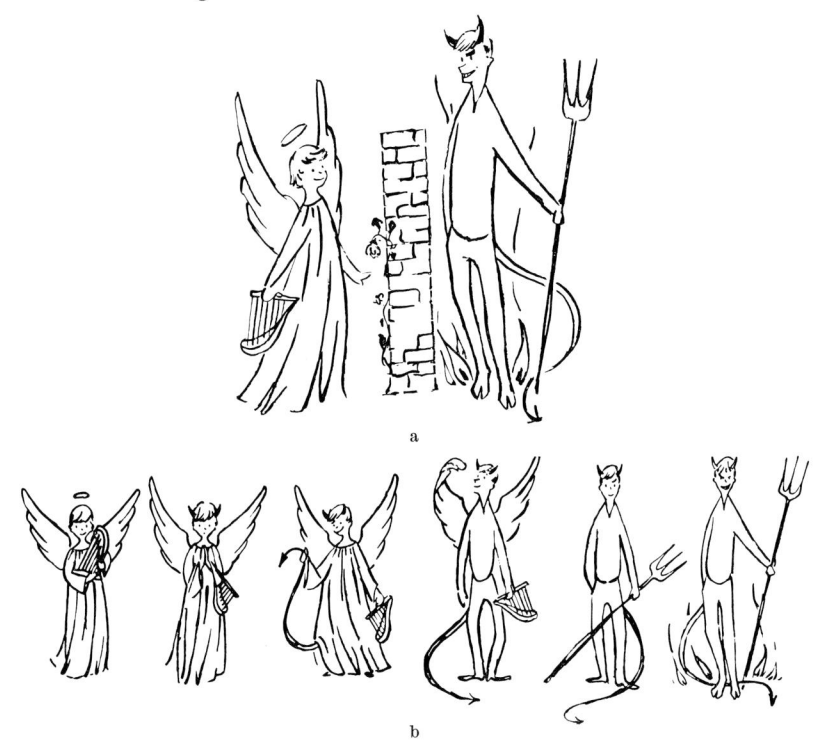

Abb. 183a u. b. Gut- und bösartige Tumoren sind nicht so streng voneinander zu trennen wie Engel und Teufel (a); es gibt vielmehr alle Übergänge wie in b. (Zeichnung von H. GRADY bei A. HERTIG)

Betrachtung die Art und Schnelligkeit des Geschwulstwachstums maßgebend sein. Zwischen gut- und bösartigen Tumoren besteht keine scharfe Grenze. Sie stehen sich nicht gegenüber wie Engel und Teufel in der Abb. 183a: Einerseits gibt es eine ganze Skala im Verhalten von Tumortypen, die von völliger Gutartigkeit bis zu ausgesprochener Bösartigkeit führt; andererseits kann ein gegebener Tumor sich über verschiedene Zwischenstufen von einer harmlosen zu einer mehr und mehr gefährlichen Form fortentwickeln (Abb. 183b). Es gibt auch keine Eigenschaft, abgesehen von dem schnelleren Wachstum, die jedem bösartigen Tumor zukommen und jedem gutartigen Tumor fehlen würde oder umgekehrt. Man darf also eine auf das menschliche Lebensschicksal bezogene Einteilung nicht als den Ausdruck naturwissenschaftlich feststehender und feststellbarer qualitativer Unterschiede ansehen. Im allgemeinen kann man freilich sagen, *daß bösartige Geschwülste schnell, infiltrierend und grob zerstörend wachsen, Metastasen setzen und gerne rezidivieren; gutartige Geschwülste wachsen dagegen langsamer, meist expansiv und lassen sich leicht vollkommen entfernen; die gutartigen Geschwülste sind aus reifen Geweben aufgebaut, die bösartigen können* — müssen aber nicht — *aus unreifen Geweben bestehen.*

Die Einteilung in gut- und bösartige Tumoren würde aber nicht genügen, um die Vielheit der Geschwulstarten übersichtlich zu ordnen. Wir ziehen daher als weiteren Maßstab die *Gewebsbeschaffenheit* der Tumoren heran, d. h. ob sie bindegewebigen oder epithelialen Ursprungs sind, und unterscheiden:

Gutartige Geschwülste der Binde- und Stützgewebe (I) und der ihnen nahestehenden Gewebe. Wir benennen sie nach den in ihnen vorwiegenden Gewebstypen, wie Fibrom, Myom, Lipom, Angiom usw.

Die *bösartigen Geschwülste der Binde- und Stützgewebe (II).* Wir nennen sie Sarkome und fügen womöglich die Bezeichnung der Gewebsart an, aus der die Geschwulst aufgebaut ist, z. B. Fibrosarkom, Myosarkom usw.

Gutartige Tumoren aus Epithelgewebe (III) mit dem ihm zugeordneten gefäßführenden Bindegewebsgerüst. Wir nennen sie fibroepitheliale Tumoren oder Adenome, sobald es sich um ausgesprochen drüsige Geschwülste handelt.

Bösartige epitheliale Tumoren (IV), die Krebse oder Carcinome.

Als letzte Gruppe sind Tumoren zu besprechen, in denen bindegewebige und epitheliale Anteile geschwulstmäßig gewuchert sind, die sog. *Mischgeschwülste (V)*.

Bisher haben wir zur Kennzeichnung der in Rede stehenden Gewebs- und Zellwucherungen die Ausdrücke „Geschwulst" und „Tumor" gleichsinnig gebraucht. Das Wort Geschwulst hat aber im gewöhnlichen Sprachgebrauch eine viel weitere Bedeutung und wird auf jede Gewebsanschwellung angewandt, gleichgültig, wie sie entstanden ist. Sinngemäßer wäre es also, für die autonomen Gewebswucherungen das Wort „*Gewächs*" zu benutzen, wie dies vielfach geschieht. Ähnlich verhält es sich mit der Bezeichnung „Tumor": Auch sie wurde und wird auf die verschiedensten Schwellungen angewendet, so z. B. wenn wir Tumor als eines der vier Kardinalsymptome der Entzündung bezeichnen. In ähnlicher Weise wie das lateinische „Tumor" bezeichnet auch das Griechische „Onkos" Größe und Schwellung, ein Stammwort, das wir verschiedentlich in der Geschwulstforschung antreffen, wenn wir sie z. B. Onkologie nennen. Zutreffender für die Geschwülste, wie wir sie heute auffassen, wäre schon der Name „*Neoplasma*" oder „*Blastom*". Allerdings hat sich bisher weder das Wort „Gewächs" noch das Wort „Neoplasma" oder „Blastom" als zusammenfassende Bezeichnung der autonomen Gewebswucherungen allgemein eingebürgert: Noch immer spricht man von Geschwulstforschung, Tumorrezidiv usw.

Im fremdländischen Schrifttum wird vielfach der Name „*Cancer*" für die bösartigen Neubildungen ohne Rücksicht auf ihren Feinbau gebraucht. Diese Bezeichnung hat auf Umwegen auch Eingang in den deutschen Sprachgebrauch gewonnen, wenn z. B. von cancerogenen Stoffen die Rede ist, womit man also Stoffe meint, die bösartige Geschwülste hervorzurufen imstande sind. Das lateinische Wort „Cancer" heißt eigentlich Krebs und geht letzten Endes auf das griechische Wort „Karkinos" zurück, das ebenfalls Krebs bedeutet. In die Medizin wurde diese Wortgruppe zuerst von GALEN eingeführt, um die bösartigen Brustdrüsengeschwülste oder überhaupt die Bösartigkeit einer Krankheit zu kennzeichnen. Jetzt wird dagegen das Wort „*Krebs*" oder „*Carcinom*" im deutschen Schrifttum nur mehr für die bösartigen epithelialen Geschwülste verwendet, was ja auch der Tatsache entspricht, daß die bösartigen Mammatumoren, die GALEN vor sich hatte, tatsächlich bösartige epitheliale Geschwülste waren. Mit der abschwächenden Endsilbe „-oid"[1] versehen, wendet man diese Wortgruppe auf epitheliale Tumoren

---

[1] Eidomai (griech.) scheinen.

an, die wie die übrigen Krebse gebaut sind, deren Bösartigkeit aber eine beschränkte ist: So versteht man unter *Carcinoiden* besondere, relativ gutartige Geschwülste der Schleimhäute und unter *Cancroid* verhältnismäßig gutartige Krebse (verhornende Plattenepithelcarcinome) der Haut.

Die Beschränkung des Wortes Carcinom und Krebs auf die bösartigen epithelialen Geschwülste machte es notwendig, die übrigen epithelialen Tumoren mit anderen Namen zu belegen. So faßt man manchmal im deutschen Sprachgebrauch die epithelialen Geschwülste, seien sie nun bösartig (Krebse) oder gutartig, unter der Bezeichnung *„Epitheliome"* zusammen und bezeichnet die gutartigen je nach ihrer Bauart und Herkunft als Adenome, Papillome usw. In Frankreich ist dagegen die Bezeichnung „Epithelioma" gleichbedeutend mit unserem „Carcinom". Für die bösartigen Geschwülste des Binde- und Stützgewebes wendet man die Bezeichnung *„Sarkom"* an, die die fleischartige Beschaffenheit dieser Geschwulstart zum Ausdruck bringen soll[1].

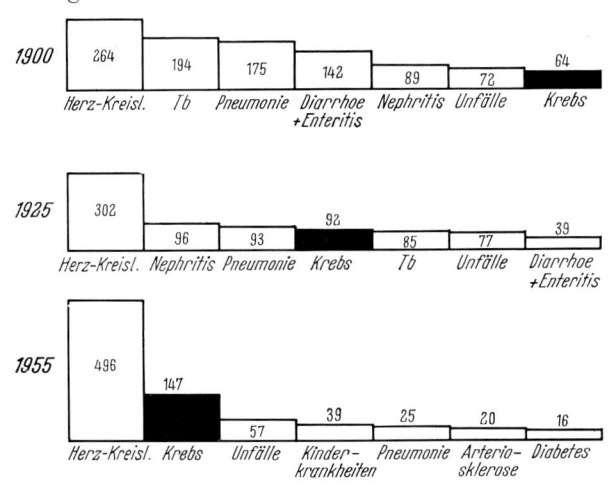

Abb. 184. Zunahme der Todesfälle an Krebs und Herz-Kreislaufkrankheiten. (Nach K. H. BAUER)

Wie an den vielen, eben erwähnten Bezeichnungen ersichtlich, enden so gut wie alle Worte, die zur Benennung von Geschwülsten dienen, mit der Endsilbe -om. Darüber hinaus wird diese Endsilbe auch vielfach dazu verwendet, um die meist rein äußerliche Geschwulstähnlichkeit irgendeines krankhaften Vorganges zu betonen. In diesem Sinne spricht man also von Granulom, Teratom usw.

Die Bedeutung der Tumoren. Die Häufigkeit, mit der bösartige Tumoren („Krebse") als Todesursache auftreten (rund 15%), ist im Verhältnis zu anderen Krankheiten eigentlich nicht einmal besonders groß, übertrifft aber doch die Zahl der Todesfälle an Tuberkulose um etwa das $2^{1}/_{2}$fache. Trotzdem ist aber der Krebs sowohl für Ärzte wie für Laien eine der schrecklichsten, ja man kann fast sagen, die schrecklichste Krankheit, zu deren Bekämpfung Institute und Gesellschaften in der ganzen Welt gegründet werden. Woher kommt das? Zunächst ist zu sagen, daß die Zahl der Krebstodesfälle ständig zunimmt (s. Abb. 184). Das beruht, wenn wir von der besseren Erkennung der Krankheit durch verfeinerte Diagnostik absehen, vor allem darauf, daß der Krebs eine Erkrankung des höheren Lebensalters ist und jetzt mehr Menschen, dank der erfolgreichen Bekämpfung der Infektionskrankheiten, dieses Krebsalter erreichen. Erschreckend ist auch die Tatsache, daß die Heilungsaussichten gerade für die häufigsten inneren Krebsformen trotz

---

[1] Sarx (griech.) Fleisch; Genitiv: sarkos.

aller Bemühungen derzeit selten 20% erreichen. Die einmal gestellte Krebsdiagnose kommt also nur zu oft einem Todesurteil gleich, das innerhalb einiger Monate oder Jahre vollstreckt wird. Natürlich wird auf der ganzen Welt nach Mitteln gesucht, um diesen Kranken zu helfen. Daß das bisher Erreichte so weit hinter dem Möglichen und Erwünschten zurückbleibt, liegt fast immer daran, daß die einzig wirksamen Behandlungsmethoden, nämlich Operation und Bestrahlung, zu spät angewendet werden. Die Schuld an dieser unheilvollen Verzögerung trifft, wie statistische Erhebungen gezeigt haben, nur zum kleinsten Teil den Krebskranken selbst. Sie liegt leider sehr oft bei dem Arzt, den der Kranke zuerst um Rat fragt. In seinen Händen ruht also in allererster Linie das Schicksal des Krebskranken.

H. Arten der Geschwülste

Wir lernen im folgenden nur diejenigen Geschwülste kennen, die nicht an bestimmte Organe gebunden sind, alle übrigen werden in der speziellen Pathologie besprochen.

I. Gutartige Geschwülste der Binde- und Stützgewebe

Die gutartigen Geschwülste des Binde- und Stützgewebes kommen oft *einzeln* vor; es gibt aber Krankheitsbilder, die durch das Auftreten sehr *zahlreicher* Geschwülste derselben Bauart im ganzen Körper gekennzeichnet sind, wie z. B. die Neurofibromatose, die multiplen Lipome, Hämangiome usw. Häufig ist dann eine innere (erbliche) Bedingtheit dieses Zustandes nachweisbar.

a) Fibrom

Das **Fibrom** ist eine in Gestalt rundlicher, oft sehr umfangreicher Knoten auftretende, aus Bindegewebe, d. h. aus Zellen, Fibrillen und Gefäßen bestehende Geschwulst.

Von dem Bau der Zwischensubstanz, deren Fasern zart oder grob, einzeln oder zu Bündeln vereinigt, lockerer oder enger geflochten sind, hängt die makroskopische Beschaffenheit ab. Dicht gefügte faserreiche (zellarme) Fibrome (Abb. 185) sind *hart* (Fibroma durum) und können an Härte das festeste normale Bindegewebe übertreffen, besonders dann, wenn die kollagenen Fasern hyalin umgewandelt sind. Sie haben dann eine sehnig glänzende Schnittfläche, auf der die Faserzüge sich durchflechten. Locker gebaute, faserarme (zellreiche) Fibrome sind *weich* (Fibroma molle), zumal wenn sie von Gewebsflüssigkeit oder schleimig durchtränkt sind. Bei Einlagerung von zum Teil doppelbrechenden Lipiden nehmen sie eine gelbliche Farbe an (Xanthofibrom[1]).

Das *Wachstum* ist wenig lebhaft. Die Zellen und Fasern vermehren sich langsam. Sie drängen die Gewebe beiseite, wachsen aber auch in geringer Ausdehnung in sie ein, so daß die mikroskopische Abgrenzung von Fibromen oft unscharf ist.

Das Fibrom kann durch seine Größe *schaden* und durch seinen Sitz in oder neben einem lebenswichtigen Organ Gefahr bringen. Im übrigen ist seine klinische Bedeutung gering. Es läßt sich mit Erfolg entfernen und macht keine Rezidive.

b) Lipom

Unter Lipom verstehen wir eine aus Fettzellen zusammengesetzte Geschwulst. Sie zeigt meist einen lappigen, zuweilen traubenförmigen Bau und hat das Aussehen normalen Fettgewebes. Die Größe der Lipome schwankt innerhalb weiter Grenzen: Zwischen ganz kleinen und mächtigen, über 30 kg schweren Geschwülsten

---

[1] Xanthos (griech.) gelb.

gibt es alle möglichen Zwischenstufen. Die klinische Bedeutung des Lipoms hängt von seinem Sitz ab und ist im allgemeinen nicht groß.

Sie kommen nicht nur an jenen Körperstellen vor, die normalerweise Fettgewebe enthalten, sondern auch dort, wo solches nur in geringer Menge entwickelt zu sein pflegt oder vollständig

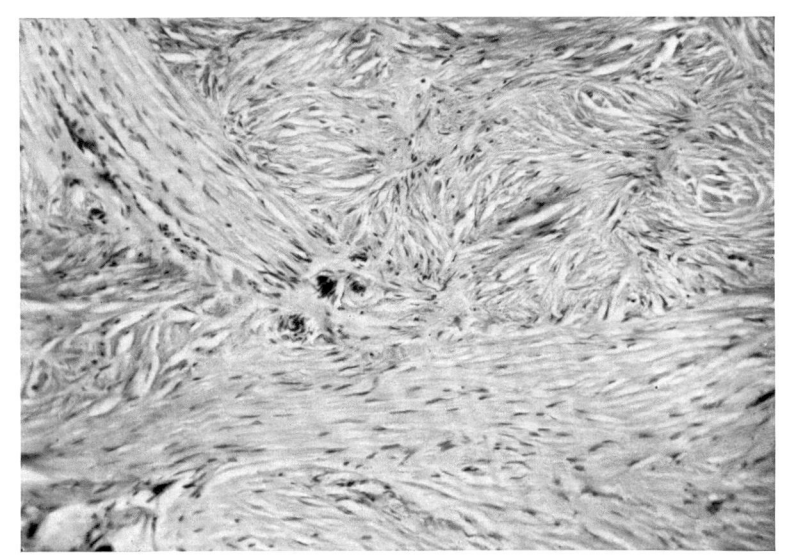

Abb. 185. Hartes (faserreiches) Fibrom

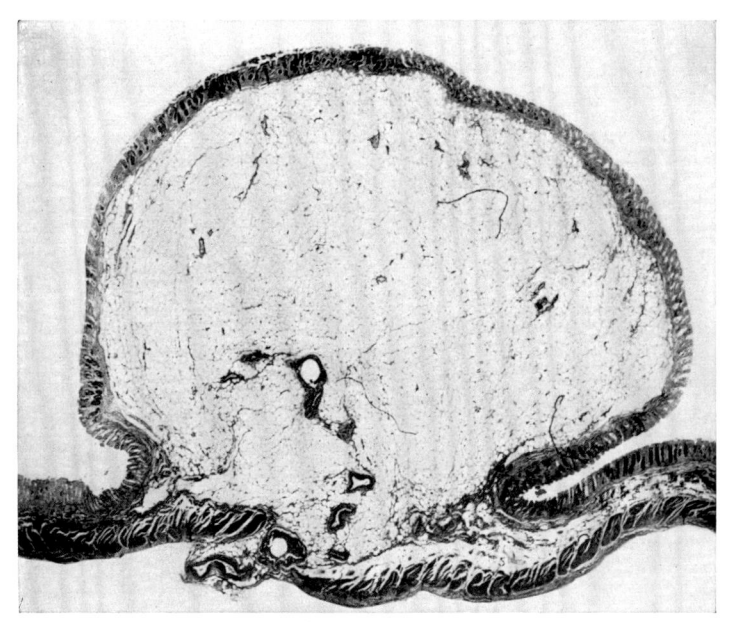

Abb. 186. Submuköses Lipom des Dickdarms

fehlt. Ihr häufigster Sitz ist die *Subcutis*, wo sie die Haut verwölben oder gestielt als Lipoma pendulum herunterhängen. Lipome finden sich ferner in der Wand des *Darmkanals*, meist submukös (Abb. 186), manchmal gestielt, meist klein, aber auch das Darmlumen verengend; dann auch subserös am Mesenterialansatz und als eine Art Hypertrophie einer Appendix epiploica. In dieser Form können sie sich teilweise fibrös umwandeln oder unter Umständen am Stiele abreißen und zu einem *freien Körper der Bauchhöhle* werden.

c) Myxom

Unter Myxom verstehen wir einen Tumor, der einen dem embryonalen Schleimgewebe ähnlichen Bau zeigt: Gut entwickelte, meist sternförmige Zellen liegen in einer schleimigen Grundsubstanz (Abb. 187). Die Geschwulst hat eine schleimig-transparente, meist gelblich erscheinende Schnittfläche, die bei sehr reichem Schleimgehalt eine gallertige, fadenziehende Beschaffenheit annimmt.

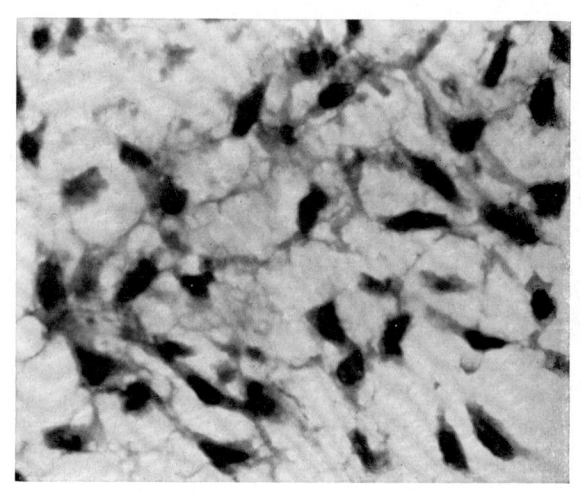

Abb. 187. Myxom

Myxome bilden namentlich in den *Weichteilen der Extremitäten* knotige, gut abgegrenzte Tumoren. Viel häufiger finden sich in Fibromen oder Chondromen größere oder kleinere Bezirke, die wie Myxome gebaut sind. Wir sprechen dann von myxomatös umgewandelten Fibromen oder Chondromen bzw. Myxofibromen oder Myxochondromen. Die als *Myxome des Herzens* beschriebenen Bildungen, welche meist vom Endokard des linken Vorhofs ausgehen, stellen wohl zumeist Myxofibrome oder organisierte und myxomatös umgewandelte Thromben dar.

d) Hämangiom

Hämangiome bestehen aus neugebildeten Blutgefäßen, die durch Bindegewebe zusammengehalten werden. Im Bau dieser Blutgefäße lassen sich unschwer die geschwulstmäßig verzerrten Grundtypen der normalen Blutgefäße wiedererkennen: Arterien im Angioma arteriale racemosum, Capillaren und kleine Venen im Angiome capillare (Teleangiektasie), venöse, kavernöse Räume im Haemangioma cavernosum und arteriovenöse Anastomosen im Glomustumor.

1. Durch umschriebene Neubildung von muskelstarken Gefäßen, die vielfach ineinander verschlungen sind, entstehen geschwulstähnliche Bildungen, die als Rankenangiom, **Angioma arteriale racemosum**[1] bezeichnet werden, obwohl die Gefäße nicht immer den kennzeichnenden Bau von Arterien aufweisen, sondern mehr den von arterio-venösen Verbindungsstücken. Das Angioma arteriale racemosum findet sich hauptsächlich im Bereich des Kopfes.

2. Das **Angioma capillare** ist aus gewucherten capillaren Gefäßen aufgebaut oder aus erweiterten Gefäßen mit dem Wandbau der Capillaren (s. Abb. 188). Der Tumor tritt überwiegend in der Haut und den angrenzenden Schleimhäuten auf. Er bildet rote oder blaurote, kaum oder beetartig vorragende Bezirke (Feuermal,

---

[1] Racemus (lat.) Traube.

Naevus vasculosus, flammeus) oder im Fettgewebe, z. B. der Orbita, ringsum gut abgegrenzte Knoten. Einige Besonderheiten zeigen die nach der Geburt bei Kindern auftretenden Feuermale. Sie gehen immer von einer Arterie aus, die gewissermaßen den Stamm des sich nach allen Richtungen hin ausbreitenden capillaren Gefäßbaumes darstellt. Unterbindet man die Arterie, so schrumpft das Angiom. Merkwürdigerweise bildet es sich aber auch zurück, wenn man es sich selbst überläßt.

Die *Oslersche*[1] *Krankheit* ist gekennzeichnet durch das Auftreten von leicht blutenden, knötchenförmigen Gefäßerweiterungen an Haut und Schleimhäuten, besonders der Nasenschleimhaut (Nasenbluten!).

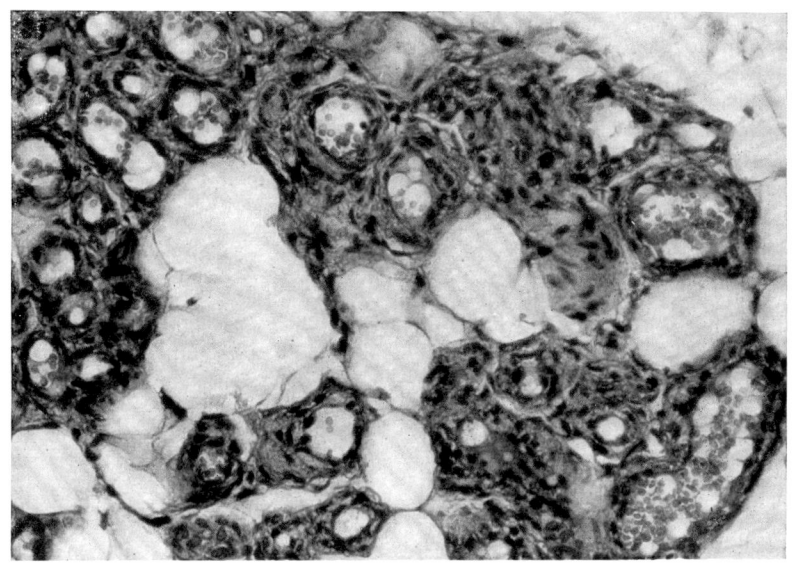

Abb. 188. Haemangioma simplex. Die gewucherten Gefäße wachsen infiltrierend in das Fettgewebe

3. **Das kavernöse Angiom** besteht aus dicht beisammenliegenden, weiten, mit venösem Blut gefüllten Hohlräumen, die oft unter Schwund der dünnen Scheidewände zusammenfließen. Es findet sich am häufigsten in der Leber älterer Leute in Form schwarzroter, gewöhnlich nahe der Oberfläche gelegener Herde. Am Durchschnitt zeigen sie ein System von Hohlräumen und haben daher ein schwammiges Aussehen (Abb. 189). Gegen die Umgebung sind sie scharf abgegrenzt. Die Bluträume der Kavernome können durch Thromben und nachfolgende Organisation vollkommen fibrös veröden und dann Fibromknoten vortäuschen. Die Vergrößerung der Kavernome erfolgt wie die der capillären Angiome durch Bildung von Endothelsprossen, aus welchen neue Bluträume entstehen.

4. **Glomustumoren.** Die als arteriovenöse Anastomose bezeichnete Gefäßstrecke ist normalerweise durch Arterien mit eigentümlichen, aus epitheloiden Muskelfasern bestehenden Intimapolstern und reichliche Nervenversorgung gekennzeichnet. Solche Gefäße bauen knötchenartige Gebilde in der Haut und in der Gegend des Kreuz- und Steißbeines auf (Glomus coccygeum). Diese histologischen Eigenarten des Baues kehren wieder in kleinen, meist sehr schmerzhaften Angiomen der Haut, so daß MASSON[2], der Entdecker dieser Geschwülste, sie als Angioma neuromyoarteriale oder kurz Glomustumoren bezeichnet hat.

[1] W. OSLER (1849—1919), Internist, Chikago und Oxford.   [2] P. MASSON (1880—1958), Pathologe in Straßburg und Montreal.

e) Lymphangiom

Lymphangiome stellen geschwulstmäßige Neubildungen von Lymphgefäßen dar und sind von einfachen Erweiterungen gewöhnlicher Lymphräume (Lymph-

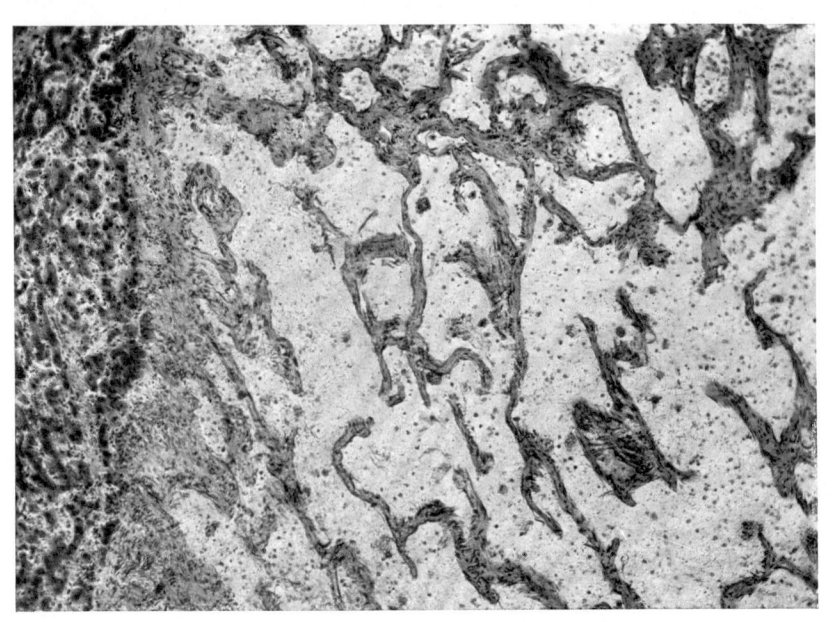

Abb. 189. Haemangioma cavernosum der Leber

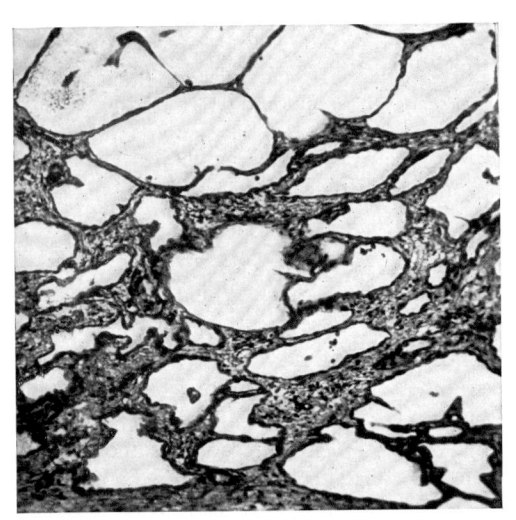

Abb. 190. Lymphangiom

angiektasien oder Chylangiektasien) zu unterscheiden. Lymphangiome sind verhältnismäßig seltene Geschwülste, die im Bereich der Haut und in Schleimhäuten vorkommen. Sie bestehen aus verschieden weiten, kleinsten bis über apfelgroßen, mit Lymphe gefüllten Räumen (Lymphangioma cysticum oder cavernosum) (Abb. 190).

Das *Lymphangioma cysticum* kommt an verschiedenen Stellen des Körpers vor und bildet die Grundlage mancher Formen der sog. angeborenen Elephantiasis, z. B. der Lippe (Makrocheilie[1]) und der Zunge (Makroglossie[1]). Umfangreich wird die Neubildung besonders am Halse des Neugeborenen, wo sie, auf die Brust übergreifend, als „Lymphangioma oder Hygroma cysticum colli congenitum" bezeichnet wird.

f) Myom

Unter Myom verstehen wir eine Geschwulst, deren wesentlicher Bestandteil Muskulatur, und zwar entweder 1. quergestreifte (Rhabdomyom) oder 2. glatte (Leiomyom) ist; das Myoblastenmyom (3.) gehört eigentlich nur dem Namen nach in diese Gruppe.

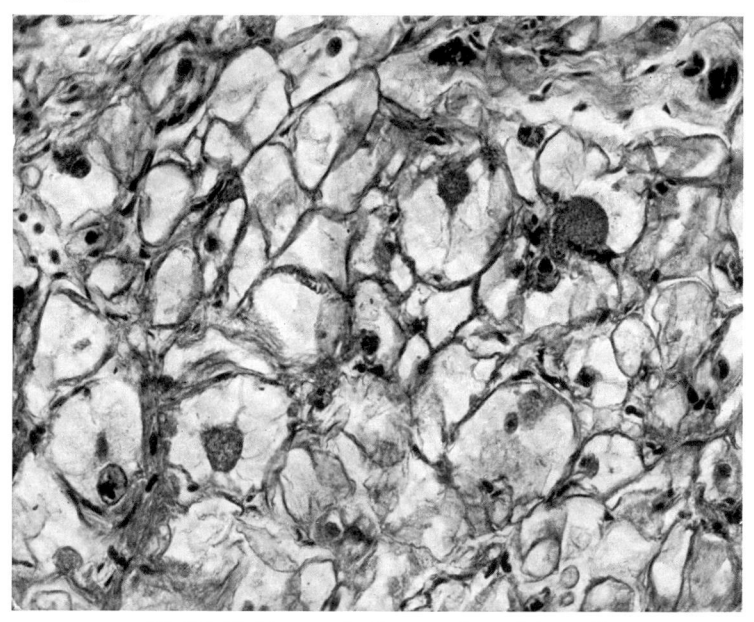

Abb. 191. Rhabdomyom des Herzens mit sog. Spinnenzellen

Das **Rhabdomyom, Myoma striocellulare**[2]. Merkwürdigerweise kommen gutartige Tumoren der Skeletmuskulatur (Rhabdomyome) praktisch überhaupt nicht vor. Nur im Herzmuskel kann man manchmal Wucherungen finden, deren Zellen quergestreifte Fibrillen enthalten. Die Zellen sind groß und reich an Cytoplasma, das sich von der Zellwand bei Einbettung zurückzieht und nur an einzelnen Stellen haftet. So entsteht ein zentraler kernhaltiger Cytoplasmaklumpen, von dem feine Ausläufer wie die Füße einer Spinne ausgehen (Spinnenzellen) (Abb. 191). Derartige Knoten erreichen höchstens eine Größe von 2 cm und treten zugleich mit Veränderungen im Gehirn (tuberöse Sklerose) und in den Nieren (Adenome) auf. Es ist fraglich, ob es sich dabei überhaupt um Tumoren oder nicht vielmehr um eine besondere Art von Gewebsmißbildung handelt.

Das **Leiomyom, Myoma laevicellulare**[3]. Das Leiomyom besteht der Hauptsache nach aus glatten Muskelfasern, die sich wie in der Norm zu schmäleren und breiteren, von Gefäßen begleiteten Bündeln vereinigen und so durchflechten (Abb. 192). Eine wechselnde Menge von Bindegewebe füllt die Lücken zwischen den Bündeln aus. Es kann so spärlich sein, daß ein *reines Myom* vorliegt. In anderen

---

[1] Makros (griech.) groß; cheilos (griech.) Lippe; glossa (griech.) Zunge. [2] Rhabdos (griech.), stria (lat.) Streifen. [3] Leios (griech.), laevis (lat.) glatt.

Fällen ist es reichlicher. Dann nennen wir den Tumor *Fibromyom* oder *Myofibrom*. Die Schnittfläche des Tumors sieht in allen Fällen einem Fibrom ähnlich und zeigt ein Geflecht verschlungener Fasern und Bündel; bei Vorwiegen von Bindegewebe ist die Farbe der Schnittfläche weiß oder weißgelblich, bei Überwiegen der Muskulatur mehr gelbbraun oder braunrot. Häufig sind regressive Metamorphosen, wie Hyalinisierung, Nekrose und Verkalkung.

Die Myome kommen da vor, wo auch in der Norm glatte Muskulatur vorhanden ist. Ihr Lieblingssitz ist der weibliche Genitaltractus, vor allem der *Uterus*. Hier finden sie sich oft in großer Zahl (Uterus myomatosus). Weit seltener als im Uterus finden sich Leiomyome in anderen Organen, wie im Oesophagus, Magen, Darm und in der Haut. Sie erlangen hier im allgemeinen keine besondere Größe.

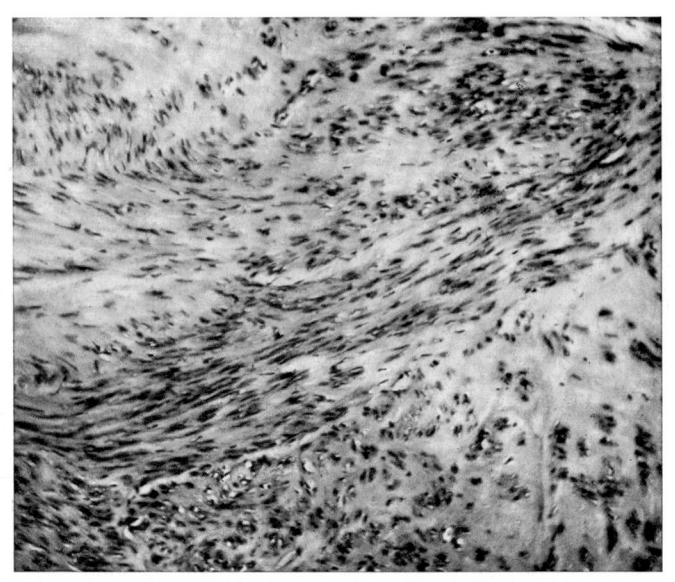

Abb. 192. Leiomyofibrom mit hyaliner Zwischensubstanz

Das sog. **Myoblastenmyom** (ABRIKOSSOFF) besteht aus großen Zellen, die in ihrem Cytoplasma reichlich Lipoproteidkörner und -schollen enthalten und so „Speicherzellen" sehr ähnlich sehen. Da sie hauptsächlich im Bereich der quergestreiften Muskulatur, besonders in der Zunge, gefunden wurden, nahm man einen engeren Zusammenhang mit Muskelfasern an, deren Vorstufen (Myoblasten) die Tumorzellen entsprechen sollten. Neuere Untersuchungen haben aber gezeigt, daß sie vom Begleitgewebe der Nerven abzuleiten sind, daher werden sie neuerdings als granuläre Neuroblastome bezeichnet.

g) Gutartige Riesenzellengeschwülste

Unter dieser Bezeichnung ist eine Gruppe von Geschwülsten zusammenzufassen, die viele Gemeinsamkeiten aufweisen, obwohl sie in einzelnen Zügen verschieden sind. Bei der mikroskopischen Untersuchung fallen vor allem große Zellen ins Auge, die viele ovale Kerne in einer gemeinsamen Cytoplasmamasse enthalten; diese vielkernigen *Riesenzellen* (Abb. 80a) entstehen höchstwahrscheinlich aus Gefäßendothelien. Häufig kommt es in den Geschwülsten zum Austritt von roten Blutkörperchen, deren Farbstoff von den Zellen zu *Hämosiderin* verarbeitet wird; dadurch erklärt sich die gelegentlich ausgesprochen braune Farbe dieser Neubildungen. Schließlich können die Zellen auch einfach- und doppeltbrechende *Lipoide* enthalten. Allerdings sind nicht in jeder der sogleich zu besprechenden Geschwulstarten alle drei Formbesonderheiten in gleicher Weise ausgeprägt. Im übrigen erscheinen die Geschwulstzellen länglich-spindelig wie die Zellen der Fibrome.

Die Buntheit des Zellbildes hat immer wieder dazu verleitet, die Geschwülste als *(Riesenzellen-)* Sarkome zu benennen, obwohl sie klinisch vollkommen gutartig sind. Diese Bezeichnung ist aber zu vermeiden, um von vornherein jeder folgenschweren Verwechslungsmöglichkeit mit erwiesen bösartigen Geschwülsten aus dem Wege zu gehen. Auch die Bezeichnung *Myelom*, die sich vorwiegend auf die Anwesenheit von Riesenzellen stützt, ist als unbegründet abzulehnen.

Für manche der gutartigen Riesenzellgeschwülste ist es überhaupt noch nicht sichergestellt, daß es sich um echte Tumoren und nicht bloß um eine eigentümliche Wucherung des Gefäßbindegewebes als Folge von Schädlichkeiten, besonders Blutungen, handelt. Man spricht deshalb auch manchmal von *Resorptionsgeschwülsten*.

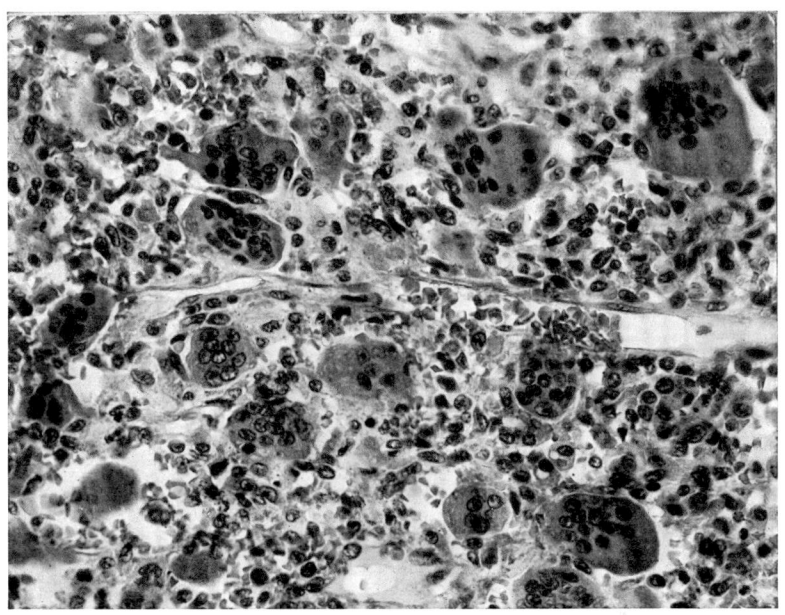

Abb. 193. Riesenzellenepulis. Die Riesenzellen zum Teil in enger Verbindung mit der Gefäßwand

Gutartige Riesenzellengeschwülste kommen an verschiedenen Orten des menschlichen Körpers vor:

Ein am *Zahnfach* sitzender Tumor wird auch als Riesenzellenepulis[1] bezeichnet (Abb. 193). Er springt in die Mundhöhle vor und muß von makroskopisch ähnlich aussehenden Granulationsgewebswucherungen (Epulis granulomatosa bzw. fibrosa) unterschieden werden.

In der *Haut* sind derartige Geschwülstchen fast immer durch ihren reichlichen Gehalt an doppeltbrechenden Cholesterinestern gekennzeichnet, während Hämosiderin und Riesenzellen mehr in den Hintergrund treten können.

Den an den *Sehnen und Sehnenscheiden* sitzenden Geschwülstchen ist ein besonderer Reichtum an Riesenzellen eigen; sie bevorzugen die Finger und Zehen.

Über die *Riesenzelltumoren des Knochens* bzw. *des Knochenmarkes* s. unter Knochen.

II. Bösartige Geschwülste der Binde- und Stützgewebe (Sarkome)

Unter der Bezeichnung Sarkom werden Geschwülste der Binde- und Stützgewebe, der Muskulatur und der Gefäße zusammengefaßt, die sich durch klinische

---

[1] Epi (griech.) auf; ulon (griech.) Zahnfleisch.

Bösartigkeit auszeichnen. Diese Bösartigkeit zeigt freilich verschiedene Stufen: Manche der Sarkome wachsen sehr schnell, setzen ausgedehnte Metastasen und führen sehr bald zum Tode des Trägers; andere wieder wachsen zwar lokal infiltrierend und zerstörend, neigen zu lokalen Rezidiven, machen aber nur selten Fernmetastasen. Sarkome machen etwa 3,5% der malignen Tumoren aus.

Makroskopisch besitzen die Sarkome, sofern sie nicht besondere Zwischensubstanzen bilden, eine weißliche Farbe und weiche Beschaffenheit. Die Schnittfläche ist homogen und fischfleischartig — daher auch der Name Sarkom[1]. Sarkome kommen im Gegensatz zum Carcinom schon im jüngeren Lebensalter häufiger vor und gehen oft mit schwerer *Anämie* einher.

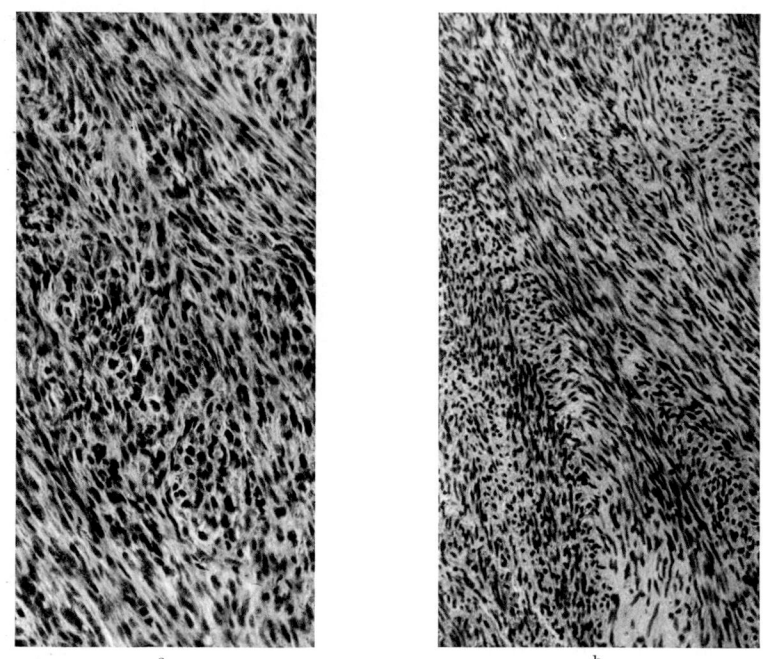

Abb. 194 a u. b. „Spindelzellensarkom." a Leiomyosarkom, b unreifes Fibrosarkom

Nach ihren Formbesonderheiten kann man verschiedene Sarkomtypen unterscheiden:

Das **Fibrosarkom** ahmt den Bau des fibrösen Bindegewebes mehr oder minder weitgehend nach. In seiner unreifsten Form besteht es aus eher kleineren, spindeligen Zellen („Spindelzellensarkom", Abb. 194 b) oder vielgestaltigen Zellen („polymorphzelliges Sarkom"), die zwischen sich nur spärlich ausgebildete Reticulinfasern ausgebildet haben. Die reiferen Formen enthalten bereits kollagene Fasern. Solche Sarkome können von allen Strukturen des Bindegewebes ausgehen, wie Sehnen, Cutis, Periost, Muskelfasern usw. Während die unreifen Formen recht bösartig sind, neigen die ausgereifteren Fibrosarkome nur zu lokalen Rezidiven.

Ähnlich wie die reifen Fibrosarkome verhalten sich die **Myxosarkome,** die den Bau des Schleimgewebes wiederholen. Sie wachsen zwar lokal infiltrierend und zerstörend, neigen zu Rezidiven, setzen aber erst spät oder überhaupt nicht Metastasen.

---

[1] Sarx, Genitiv: Sarkos (griech.) Fleisch.

Die **Liposarkome** zeichnen sich dadurch aus, daß ihre Zellen die Eigenschaft besitzen, wie normales Fettgewebe Neutralfetttropfen zu speichern, entweder in einem großen oder mehreren kleinen Tröpfchen. Bemerkenswert ist die Neigung zur Bildung von Riesenzellen („polymorphzelliges Sarkom"), ja auch gelegentlich von anderen Differenzierungen des Mesenchyms, wie Osteoid oder Schleim. Das Liposarkom kommt vorwiegend im Bereich der unteren Extremitäten vor und metastasiert selten.

Myosarkome sind Tumoren, in denen die Geschwulstzellen, wenn auch nur in höchst mangelhafter Weise, Myofibrillen bilden, sich also wie Myoblasten verhalten. Je nachdem, ob es sich um glatte oder quergestreifte Muskelfasern handelt, unterscheiden wir zwischen Leio- und Rhabdomyosarkom.

Die *Leiomyosarkome* kommen namentlich im Uterus, seltener in anderen Organen mit glatter Muskulatur (Magen, Darm, Harnblase) vor und unterscheiden sich in der Regel schon makroskopisch von gewöhnlichen Myomen durch ihre weichere Beschaffenheit und mangelhafte Abgrenzung gegen die Umgebung. Mikroskopisch bestehen sie aus spindeligen Zellen („Spindelzellen-Sarkom", Abb. 194a), die sich durch ihre Vielgestaltigkeit von den regelmäßigeren Zellen des gutartigen Myoms unterscheiden. Außerdem sind als Ausdruck des schnelleren Wachstums Mitosen häufig. Die sehr seltenen *Rhabdomyosarkome* sind dadurch ausgezeichnet, daß sie in den meist sehr vielgestaltigen Tumorzellen quergestreifte Fibrillen enthalten. Die Tumoren gehen teils von der quergestreiften Muskulatur unmittelbar aus, finden sich aber auch an Stellen, die normalerweise keine quergestreiften Muskelfasern enthalten, wie Harnblase, Vagina und Niere. Hier stellt dann das Auftreten von quergestreiften Muskelfibrillen in den Tumoren nur *eine* Differenzierungsrichtung des geschwulstmäßig gewucherten Mesenchyms neben anderen Differenzierungen dar. Es handelt sich also um „Mischtumoren", in denen eben auch quergestreifte Fasern vorkommen.

Zu den seltenen Geschwülsten gehören Sarkome, die in mehr oder minder verzerrter Weise den Bau von Blutcapillaren nachahmen. Die Geschwulstzellen kleiden als „Endothel" zum Teil blutgefüllte Gefäßräume aus. Man bezeichnet sie als Angiosarkome oder besser **Hämangioendotheliome**. Ihr Wachstum geht ähnlich wie das normaler Capillaren vor sich, indem sich aus der Gefäßwand zunächst solide Zellsprossen bilden, die dann im Zusammenhang mit der Lichtung röhrenförmig ausgehöhlt werden. Hämangioendotheliome neigen sehr zu blutigem Zerfall; ihr Lieblingssitz ist die Leber und die Schilddrüse.

Eine besondere Sarkomform ist dadurch gekennzeichnet, daß die Geschwulstzellen in ihren sternförmigen Verzweigungen Gitterfasern ausbilden, in ähnlicher Weise wie normalerweise die Reticulumzellen (**Reticulosarkome**). Als ihr Ausgangspunkt kommt das lymphoretikuläre Gewebe aller Standorte (Lymphdrüsen, Lymphfollikel, Knochenmark usw.) in Betracht. Wenn man nicht imstande ist, einen Knoten als den Primärtumor zu erkennen, so spricht man von *Reticulosarkomatose*. Manchmal sind, gewissermaßen in Nachahmung des normalen lymphoretikulären Gewebes, Lymphocyten zwischen die retikulären Elemente eingestreut. Solche *Lymphoreticulo-Sarkome* bilden dann den Übergang zu den Lymphosarkomen, in denen die retikulären Zellen nur einen ganz verschwindenden Anteil bilden.

III. Gutartige (fibro-) epitheliale Geschwülste

Bei den gutartigen epithelialen Geschwülsten sind die Beziehungen des geschwulstmäßig gewucherten Epithels zum Bindegewebe ähnlich wie unter normalen Verhältnissen, so daß sich also im Tumor der Grundtypus des normalen Gewebsbaues, sei es einer mit Epithel bekleideten Oberfläche, sei es einer Drüse, wiederholt. Man spricht dann von organoidem Aufbau. Der gleichmäßige Anteil des Epithels und Bindegewebes am Aufbau solcher Geschwülste rechtfertigt den Namen „fibroepitheliale Tumoren".

Fibroepitheliale Geschwülste der epithelüberzogenen Oberflächen (a) ragen meist über diese vor. Entwickeln sie sich im Innern eines drüsigparenchymatösen Organs, so nennen wir sie Adenome (b); Carcinoide (c) zeigen ein, allerdings begrenztes, infiltrierendes Wachstum.

Gelegentlich werden von sonst klinisch gutartigen Tumoren Zellen abgelöst und mit dem Blut oder Lymphstrom verschleppt, um dann an entfernter Stelle vereinzelte, ebenfalls langsam wachsende Metastasen aufzubauen. Man spricht dann von metastatischem Adenom oder lymphogener bzw. hämatogener Transplantation, um damit für die ärztliche Praxis zu betonen, **daß der betreffende Tumor ein gewöhnlich für Bösartigkeit als beweisend angesehenes Wachstum zeigt, aber doch in seinem übrigen, insbesondere in seinem klinischen Verhalten als gutartig anzusehen ist.**

Schließlich können gutartige Tumoren auch Implantationsmetastasen bilden: wenn z.B. ein Cystom des Ovariums platzt, gelangen mit dem Cysteninhalt auch die auskleidenden Epithelzellen in die Bauchhöhle und siedeln sich dort an, ohne ihren besonderen histologischen Charakter geändert zu haben.

a) Fibroepitheliale Tumoren der Oberflächen

Bei den einfachsten fibroepithelialen Wucherungen der äußeren **Haut und der mit Plattenepithel überzogenen Schleimhäute** (oberer Verdauungsschlauch, Urogenitaltrakt) ist bloß der *Epithelüberzug verdickt* (Abb. 195/*1*). Die in das Epithel hineinragenden Bindegewebspapillen sind entsprechend verlängert, so daß die zwischen ihnen liegenden Epithelzapfen eine besondere Mächtigkeit erreichen. Die Oberfläche bleibt glatt, wenn auch die ganze Bildung beetartig vorragt. Im Bereich der äußeren Haut nennen wir eine solche Bildung Verruca plana (flache Warze); an der Schleimhaut des Mundes und der Speiseröhre wird das entsprechende Vorkommnis als Leukoplakie[1] oder Pachydermie[2] bezeichnet.

Senkt sich das Epithel in den Tälern zwischen je zwei bindegewebigen Papillen durch Wucherung tiefer ein, so wird die Oberfläche uneben und ganz entsprechend der Gestaltung des bindegewebigen Grundstockes rauh und *feinzottig* erscheinen (Abb. 195/*2*). Dies ist der Bau der papillären Warzen der äußeren Haut.

Schließlich kann jede bindegewebige, gegen die Oberfläche zu vorgetriebene Papille kleine seitliche (sekundäre) Papillen entsenden, die von einer glatten oder ebenfalls wiederum dem zottigen Grundstock bis in seine feinsten Verzweigungen folgenden Epithelfläche bedeckt sind. So entstehen kurze, plumpe oder lange, schmale Zotten mit abgerundeten oder spitz zulaufenden Enden (Abb. 195/*3* und *4*). Die Oberfläche solcher *Papillome* kann durch die dicht aneinander gepackten Zotten geradezu blumenkohlähnlich aussehen. Diesem Typus der fibroepithelialen Geschwülste entsprechen auf der äußeren Haut die spitzen Kondylome[3], auf den Schleimhäuten die Papillome des Larynx, der Mundhöhle und der ableitenden Harnwege.

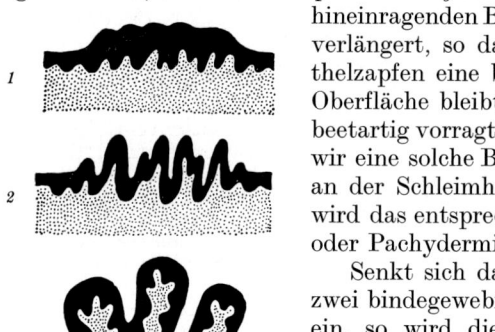

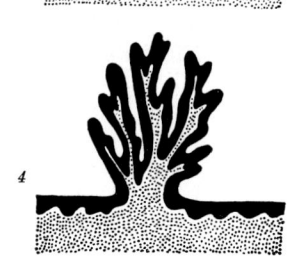

Abb. 195. Schema über die fibroepithelialen Wucherungen der plattenepitheltragenden Oberflächen. *1* Verdickung des Epithels, *2* dasselbe mit Wucherung des papillären Grundstockes, *3* Ausbildung von gröberen und *4* von feinzottigen papillären Erhebungen

Für einen Teil der Warzen und Papillome der Haut und des Larynx ist es sichergestellt, daß sie durch ein *unsichtbares belebtes Agens* (Virus) hervorgerufen werden. Andere Papillome werden durch unbelebte *reizende Stoffe*, offenbar auf Grund einer chronischen Schädigung, hervorgerufen, so die Harnblasenpapillome bei Anilinarbeitern durch die in den Harn übergehenden Anilinderivate. Bei der

---

[1] Leukos (griech.) weiß; plax (griech.) Platte; Genitiv plakos. [2] Pachys (griech.) dick; derma (griech.) Haut. [3] Abgeleitet von kondos (griech.) rund — wegen der Gestalt der ganzen Neubildung.

Entstehung der sog. spitzen Kondylome der äußeren Geschlechtsteile wirken *reizende Sekrete* (Gonorrhoe) *und ein Virus* insoferne zusammen, als die Sekrete den Boden für die Ansiedlung des Virus vorbereiten, das dann die Wucherungen erzeugt. Für noch andere Papillome gleichen Aussehens und Standortes kennen wir aber *keine auslösende Ursache.*

Auf **cylinderepitheltragenden Schleimhäuten** kommen häufig Geschwülste vor, die sich aus allen Bestandteilen der Schleimhaut, insbesondere aus drüsigen Bildungen, aufbauen. Wir nennen sie Polypen. Sie stellen entweder umschriebene beetartige Schleimhautverdickungen dar oder sitzen der Schleimhaut mit einer

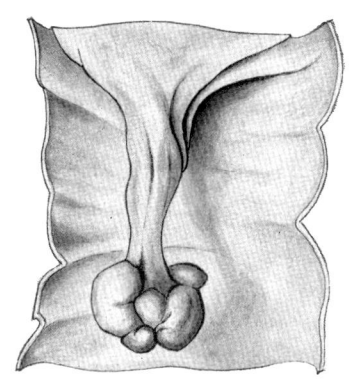

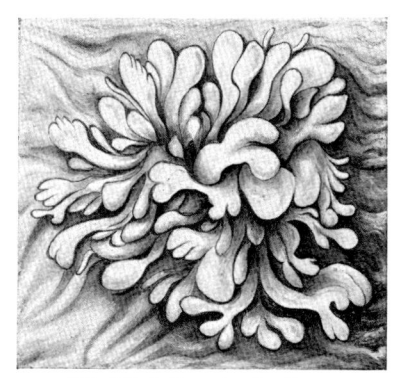

Abb. 196. Langgestielter Polyp des Colon

Abb. 197. Zottenpolyp des Magens

bald breiteren, bald schmäleren Basis bzw. einem Stiel auf (Abb. 196) oder sind zottig-lappig gebaut (Abb. 197) und werden dann als papilläre Polypen oder kurzweg als Papillome bezeichnet. Häufig kommen sie im *Magen-Darmtrakt* und im *Uterus* vor (s. dort).

Als *Polyp im weiteren Sinne* wird eine über die Schleimhautoberfläche sich erhebende Wucherung auch dann bezeichnet, wenn sie nicht von der Schleimhaut selbst ausgeht; das ist z. B. bei manchen in die Darmlichtung vorspringenden submukösen Lipomen der Fall, die von normaler Schleimhaut überzogen werden.

b) Fibroepitheliale Tumoren der Drüsen

Die **Adenome** der drüsigen Organe sind im allgemeinen kugelige, gut begrenzte, meist von einer Bindegewebskapsel umschlossene Geschwülste wechselnder Größe, die expansiv wachsen und das umgebende Organparenchym verdrängen. Im einzelnen zeigen sie große Verschiedenheiten entsprechend dem Bau des Organs, in dem sie entstanden sind. Diese verschiedenen Adenomformen finden daher bei den betreffenden Organen in der speziellen Pathologie Berücksichtigung.

Vielfach ist die *Abgrenzung der Adenome gegen umschriebene Hyperplasien* bzw. regeneratorische Überschußbildungen schwierig oder überhaupt nicht durchführbar. So können in der Leber durch Regeneration Bildungen entstehen, die vollkommen das Aussehen von Adenomen darbieten (knotige Hyperplasie). Auch in der Schilddrüse, in der Nebenniere und in den Epithelkörperchen ist oft die Entscheidung zwischen Hyperplasie und Adenom kaum zu treffen.

Als **Cystadenome** oder **Cystome** werden Adenome bezeichnet, in welchen eine wesentliche Erweiterung der Drüsenräume sowohl durch Sekretanhäufung als auch durch flächenhaftes Wachstum der Drüsenwand stattfindet. Mit zunehmender Erweiterung benachbarter Drüsenräume schwinden die zwischen ihnen befindlichen Scheidewände, so daß die Hohlräume zusammenfließen und größere Cysten

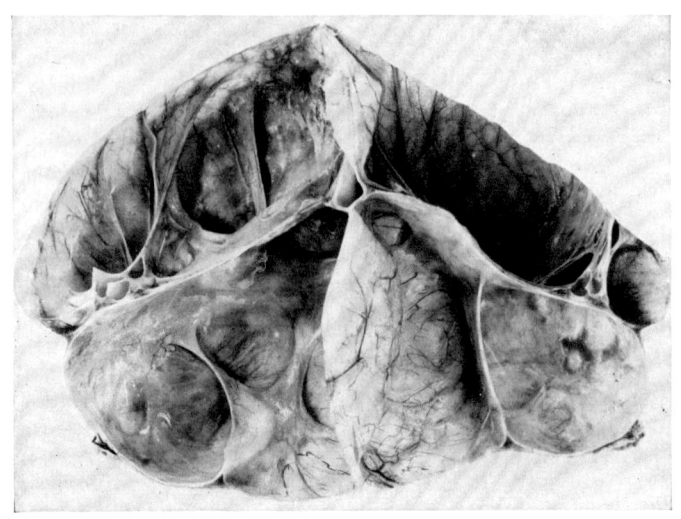

Abb. 198. Multilokuläres Pseudomucincystom des Ovariums

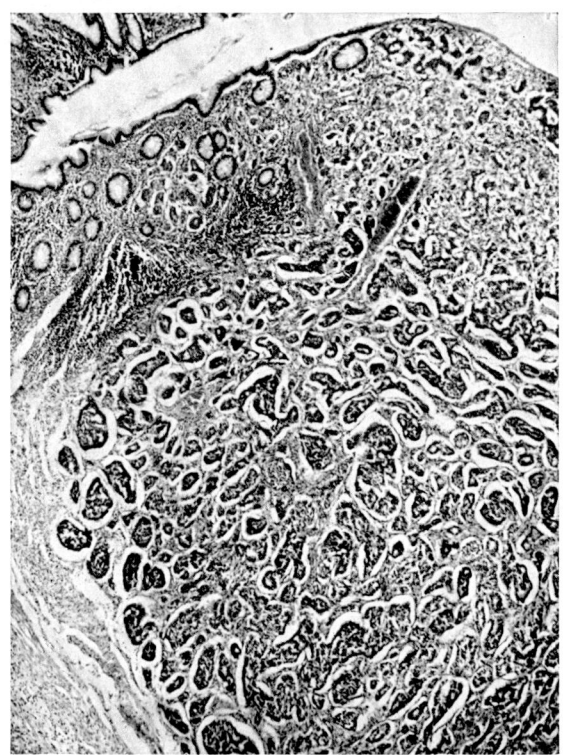

Abb. 199. Carcinoid der Appendix, links oben noch von normaler Schleimhaut überzogen

entstehen. Oft erlangen einzelne Hohlräume eine besondere Ausdehnung und verdrängen die übrigen, die dann gleichsam in der Wand der Hauptcysten gelegen zu sein scheinen. Seiner Entstehung entsprechend ist das Cystom in der Regel mehrkammerig (Abb. 198). Cystome, deren Hohlräume eine glatte Innenfläche besitzen, werden als Cystoma simplex oder glandulare bezeichnet zum Unterschied vom Cystoma papilliferum, bei welchem sich von der Innenwand der Hohlräume papilläre, zottige Wucherungen lichtungwärts erheben (Abb. 547). Diese können die cystischen Räume vollkommen ausfüllen und oft ihre Wand nach außen durchbrechen (Abb. 548).

c) Carcinoide

Carcinoide sind klinisch gutartige Geschwülste, die aus soliden Epithelsträngen mit ausgesprochen infiltrierendem, wenn auch nicht grob zerstörendem Wachstum aufgebaut sind. Am häufigsten trifft man sie im Bereich des Darmes, besonders des Wurmfortsatzes (Abb. 199), und des Bronchialbaumes an.

IV. Bösartige epitheliale Geschwülste (Krebse)

Die klinisch bösartigen epithelialen Geschwülste bezeichnet man als Krebse oder Carcinome. Sie machen etwa 90% aller malignen Tumoren aus und treten im allgemeinen erst im vorgerückten Lebensalter auf, also zwischen 40 und 70 Jahren. Die seltenen Krebse der Jugendlichen sind gewöhnlich besonders bösartig. Die Verteilung der Krebse bei Männern und Frauen auf die häufigst befallenen Organe zeigt Tabelle 5. Merkwürdigerweise erkranken Träger der Blutgruppe A häufiger an Krebs des Magens, Pankreas und Uterus als andere Menschen.

Tabelle 5. *Verteilung der Krebssterbefälle auf die verschiedenen Organe bei Männern und Frauen* (nach K. H. BAUER)

Organ	Männlich (%)	Weiblich (%)
Genitalorgane (Uterus, Ovar)	—	20,1
Magen	27,8	21,6
Lunge, Trachea, Bronchien	18,5	3,2
Colon	4,1	4,2
Rectum	5,2	3,6
Mamma	—	12,2
Prostata	7,7	—
Äußere Gallenwege und Leber	3,3	6,7
Blutbildende Organe	5,4	4,1
Haut	1,0	1,1
Übrige	27,0	23,2

Der wesentliche Bestandteil eines Carcinoms ist das wuchernde Epithel, während das Bindegewebe sozusagen nur das Gerüstwerk liefert, in dessen Lücken sich die epithelialen Tumorzellen ausbreiten. Im histologischen Schnitt sieht man dann von Bindegewebe umgrenzte Räume, welche von Krebszellen ausgefüllt sind. Das Verhältnis zwischen ernährendem Bindegewebe und Epithel ist somit ähnlich wie bei normalen Drüsenalveolen, so daß man ganz allgemein auch von Krebsalveolen oder alveolärem Bau der Krebse spricht. Sie unterscheiden sich von den klinisch gutartigen fibroepithelialen Tumoren dadurch, daß sie rasch und grob zerstörend wachsen, rezidivieren, Metastasen setzen und so ihren Träger in meist kurzer Zeit töten. Weniger verläßlich sind im allgemeinen die Besonderheiten im Feinbau der Krebse, wenn es sich darum handelt, sie von gutartigen fibroepithelialen Geschwülsten abzugrenzen:

Infiltrierendes Wachstum ist auch bei manchen gutartigen fibroepithelialen Tumoren, wie z.B. den Carcinoiden, zu finden (s. oben).

Unreife und Atypie der Zellen trifft man zwar bei vielen Krebsen, andere sind aber aus reifen und regelmäßigen Zellen aufgebaut; außerdem finden sich ja atypische Zellen auch in gutartigen Geschwülsten, ja sogar schon im Rahmen gewöhnlicher Regeneration.

Als wichtigstes Kennzeichen der Bösartigkeit kann der *Reichtum an Kernteilungen* und *pathologischen Mitosen* dienen; diese Besonderheit stellt allerdings nur den histologischen Ausdruck für das oben bereits erwähnte schnellere Wachstum dar.

Eine bemerkenswerte Besonderheit fast aller Krebse ist das Verhalten des Gefäßbindegewebes in ihren Randanteilen, die sog. *Stromareaktion*. Hier beginnt das ortsständige Bindegewebe sich zu vermehren, bildet Gefäßsprossen und ist vor allem kleinzellig lymphocytär infiltriert. Diese Zone der Stromareaktion kann dem Vordringen der epithelialen Krebszellen gewissermaßen vorauseilen oder mit ihm gleichen Schritt halten, ja auch etwas nachhinken. Es ist noch immer nicht entschieden, ob sie als Ausdruck einer Abwehrleistung des Organismus oder als eine Veränderung anzusehen ist, die das Vordringen des Krebses begünstigt.

a) Feinbau und Einteilung

Je nach der *Menge des bindegewebigen Stromas* kann man verschiedene Krebstypen unterscheiden:

Unter *Carcinoma simplex (solidum)* verstehen wir die einfachste Form der Krebse (Abb. 200), die sich aus Strängen und Nestern unreifer Epithelzellen zu-

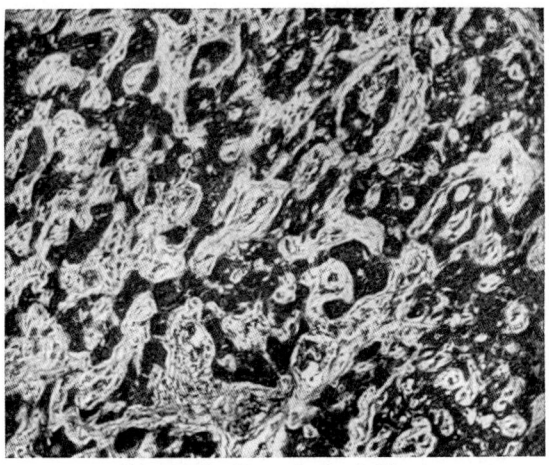

Abb. 200. Carcinoma simplex (solidum)

sammensetzen. Diese weisen keine Formbesonderheiten auf und liegen in einem mäßig reichlichen Bindegewebsgerüst eingebettet.

Beim *Carcinoma medullare (Markschwamm)* überwiegt der epitheliale Anteil der Geschwulst derartig über das bindegewebige Gerüst, daß der Tumor eine weiche, markige Beschaffenheit erhält.

Das *Carcinoma scirrhosum (Scirrhus[1])* ist durch eine besonders reichliche Bindegewebsentwicklung ausgezeichnet (Abb. 201), die epithelialen Geschwulstzellen sind nur in Form schmaler Stränge vertreten. Die Geschwulst erscheint daher außerordentlich hart. Überwiegt im weiteren Verlauf die Schrumpfung des Bindegewebes über die Epithelneubildung, dann kann die Geschwulst zumindest zeitweise sogar kleiner werden.

Das krebsig wuchernde Epithel kann nun mannigfache *Formbesonderheiten* (Differenzierungen) entwickeln, die denen seines Mutterbodens mehr oder minder weitgehend entsprechen. In diesem Abschnitt sollen aber nur diejenigen unreifen Krebsformen abgehandelt werden, die allgemeiner verbreitet sind und in gleicher

---

[1] Skirrhos (griech.) hart.

Weise in vielen Organen vorkommen. Die reifen, für ein besonderes Organ kennzeichnenden Krebsformen bleiben der speziellen pathologischen Anatomie vorbehalten.

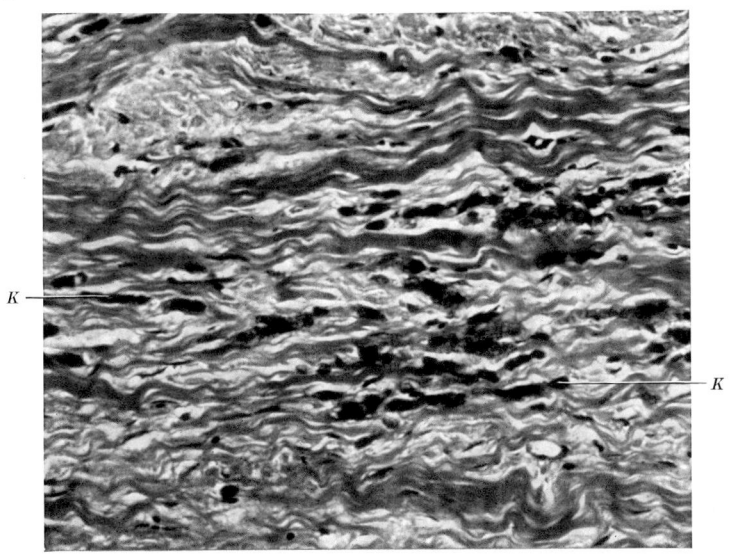

Abb. 201. Scirrhöses Carcinom mit schmalen Strängen von Krebszellen (K) in einem reichlichen fibrösen Stroma

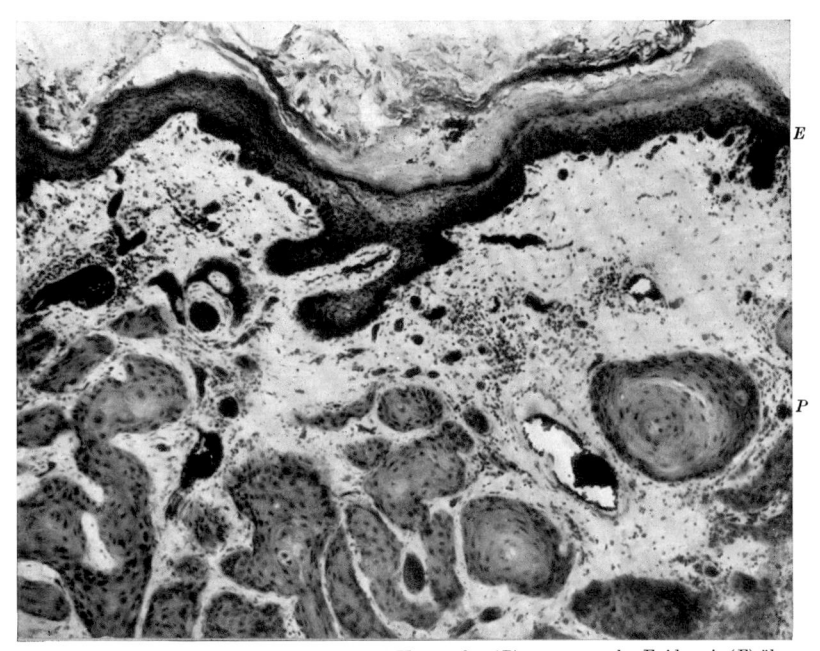

Abb. 202. Verhornendes Plattenepithelcarcinom mit Hornperlen (P), von normaler Epidermis (E) überzogen

Das *verhornende Plattenepithelcarcinom* geht von der Epidermis oder den mit Plattenepithel überkleideten Schleimhäuten aus (Mund- und Rachenhöhle, Kehlkopf, Speiseröhre, Portio vaginalis uteri usw.). Die Krebszellen zeigen die bekannten Intercellularbrücken; ferner ist die Anordnung der Epithelzellen so wie in der normalen Epidermis: Auf dem Bindegewebe (Abb. 202) sitzen die jungen, mehr oder weniger zylindrisch geformten, darauf folgen vieleckig abgekantete und weiter nach innen die ältesten, abgeplatteten Zellen, die den obersten Lagen der Epidermis entsprechen. Diese zentral gelegenen Zellen verhornen nun wie in der Epidermis. Das führt zur Bildung konzentrisch geschichteter Körper (Abb. 202 P) von runder, länglicher oder knolliger Gestalt. Sie sehen im frischen Zustande leicht gelblich aus und werden in manchen Krebssträngen so groß, daß sie schon makroskopisch wahrgenommen und aus dem Gewebe als derbe, perlenähnliche Körperchen herausgehoben werden können. Das kommt in der Bezeichnung Krebsperle (Hornperle) zum Ausdruck. Kommen solche Hornperlen frei ins Gewebe zu liegen, so wirken sie wie Fremdkörper und können von Fremdkörperriesenzellen umschlossen

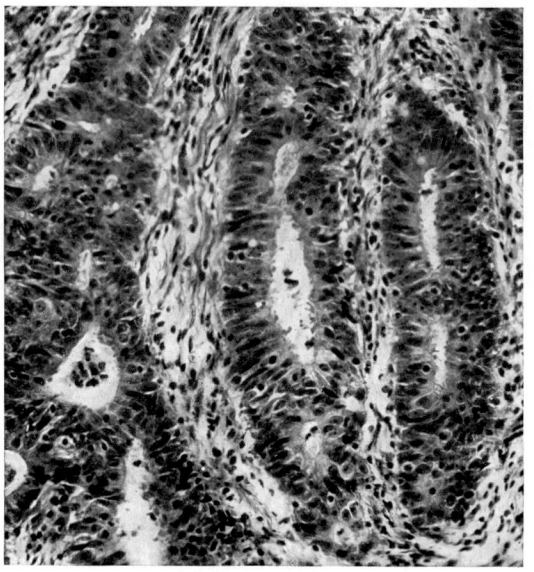

Abb. 203. Adenocarcinom

werden. Das verhornende Plattenepithelcarcinom wird manchmal auch wegen seines verhältnismäßig langsamen Wachstums als „Cancroid", d. h. Cancer-ähnlich, bezeichnet (s. auch S. 269).

Vom Plattenepithel, besonders des oberen Verdauungsschlauches und des äußeren Muttermundes können aber auch Krebse ausgehen, die eine ganz ähnliche Schichtung ihres Epithels wie die verhornenden Plattenepithelkrebse aufweisen, aber weder deutliche Intercellularbrücken noch Hornperlen ausbilden. Wir sprechen dann von *nichtverhornendem Plattenepithelcarcinom.*

Von den cylinderzelligen Schleimhäuten, aber auch von drüsigen inneren Organen gehen Krebse aus, deren Epithel sich zu ganz primitiven Drüsenschläuchen anordnet, die *Adenocarcinome* (Abb. 203). Die eine zentrale Lichtung umsäumenden zylindrischen Epithelzellen sind aber nie so regelmäßig gestaltet und angeordnet wie in einer normalen Drüse. Sie erscheinen bald niedriger, bald höher, sind in einer oder mehreren Schichten angeordnet und können auch die Lichtung teilweise oder ganz ausfüllen. Eine Unterart des Adenocarcinoms ist das Adenocarcinoma papilliferum: Hier springen einfache, von krebsigem Epithel überzogene Papillen gegen die Lichtung der Schläuche vor.

Manchmal findet sich in den Adenocarcinomen als Zeichen einer sekretorischen Tätigkeit der Epithelzellen mehr oder minder reichliche Absonderung von Schleim.

Dieser sammelt sich in den Hohlräumen an, später, da das Epithel bald defekt wird, auch zwischen ihm und dem Bindegewebe und in dessen Spalten. Die Epithelien können zusammenhängend bleiben oder im Schleim einzeln zerstreut sein. Schließlich gehen sie zugrunde. Die gallertigen Massen verleihen dem Tumor für das bloße Auge eine transparente Beschaffenheit und haben ihm den Namen

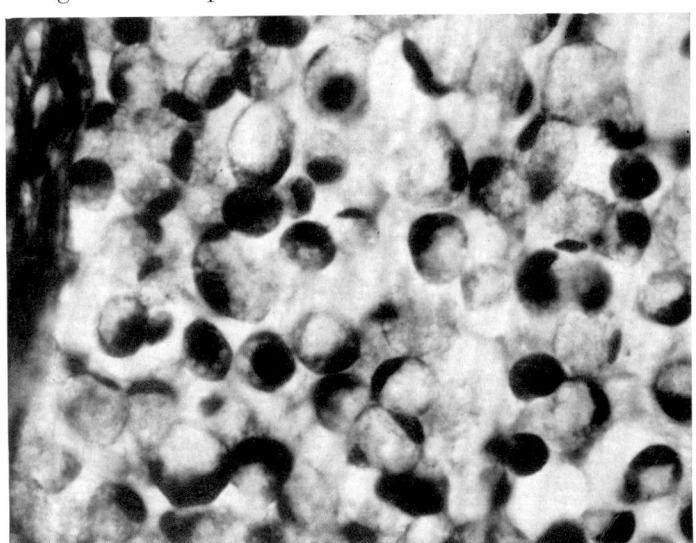

Abb. 204. Siegelringzellen eines Schleimkrebses

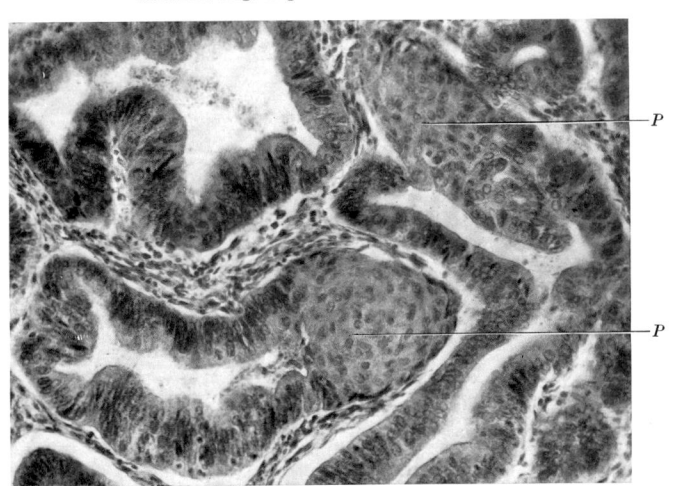

Abb. 205. Sog. Adenocancroid des Uterus. Drüsenschläuche, die in Plattenepithelinseln (*P*) übergehen

Gallertkrebs eingetragen. Sie können so reichlich werden, daß auch sehr große Tumoren schließlich fast nur aus Gallerte bestehen.

Manchmal tritt die Schleimbildung nicht in drüsigen Räumen, sondern in jeder einzelnen Krebszelle für sich auf. Ihr Zelleib wird dann durch den eingeschlossenen Schleimtropfen aufgebläht; Cytoplasma und Kern werden an den Rand gedrückt. Dabei nimmt der Kern die Form einer gebogenen Platte an. Solche Zellen nennt man nach ihrem Schnittbild auch *Siegelringzellen* (Abb. 204).

In gewissen Adenocarcinomen des Uterusfundus kann das Cylinderepithel der Krebsdrüsen stellenweise in Plattenepithel übergehen (Abb. 205). Solche

Geschwülste bezeichnet man als *Adenocancroide* — sie sind verhältnismäßig gutartig.

Abschließend muß betont werden, daß nicht jeder unreife Krebs sich ohne weiteres in die genannten Untergruppen eingliedern läßt. In manchen Carcinomen schwankt Aussehen und Anordnung der Krebszellen innerhalb sehr weiter Grenzen, so daß z. B. bei mikroskopischer Betrachtung schon in einem einzigen Blickfeld drüsige Schläuche wie beim Adenocarcinom, solide Krebsstränge und auch schleimige Umwandlung nachweisbar sind. Die Benennung einer solchen Krebsform geschieht dann nach dem gegebenenfalls überwiegenden Teilbild. A potiori fit denominatio![1]

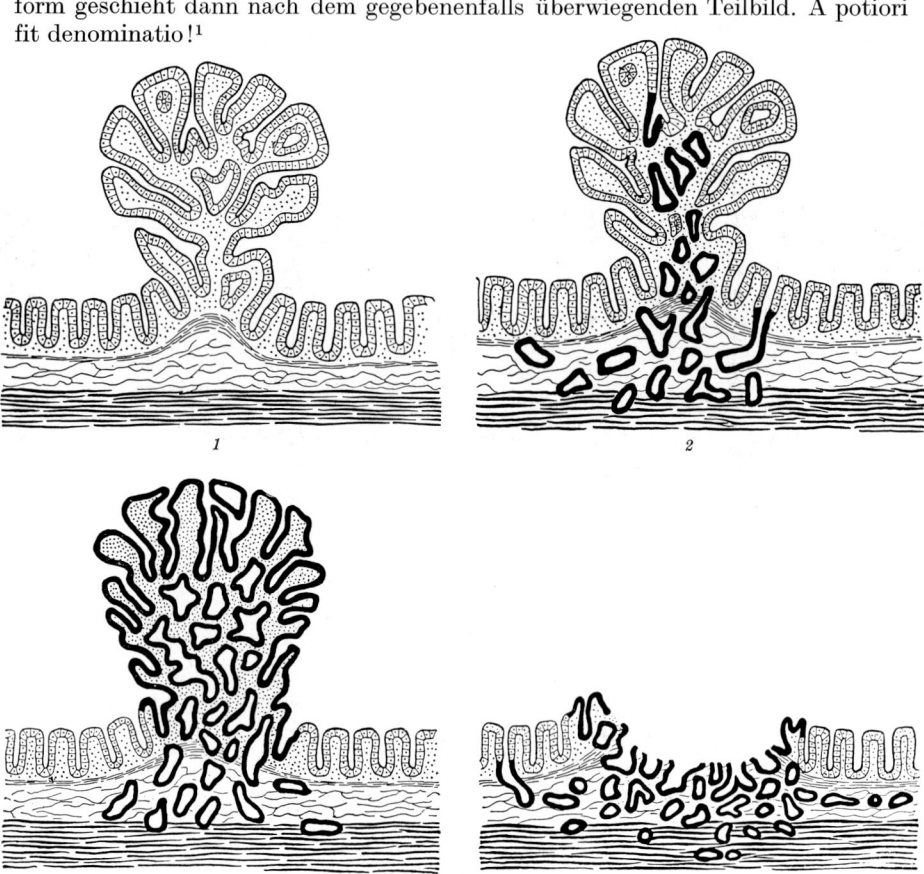

Abb. 206. Schema über das Verhalten eines gutartigen Polypen (*1*), eines krebsig ausgearteten Polypen (*2*), eines polypösen Carcinoms (*3*) und eines geschwürig zerfallenden Carcinoms (*4*) der Darmschleimhaut

b) Makroskopisches Verhalten der Krebse

Die Carcinome zeigen, mit bloßem Auge betrachtet, ein verschiedenes Aussehen, je nachdem, ob sie frei zutage liegen oder in Organen eingeschlossen sind. In letzterem Falle bilden sie *Knoten*, die aber niemals so scharf wie die gutartigen Tumoren begrenzt sind. Sie lassen sich deshalb nur selten und nur unter Mitnahme normalen Gewebes herausschälen, hängen meist mit der Nachbarschaft sehr fest zusammen und ragen oft mit Ausläufern in sie hinein. Sitzen sie an Oberflächen, so können sie über die Haut oder die Schleimhaut vorragen.

---

[1] Nach dem Überwiegenden soll die Benennung erfolgen!

Bösartige epitheliale Geschwülste (Krebse)

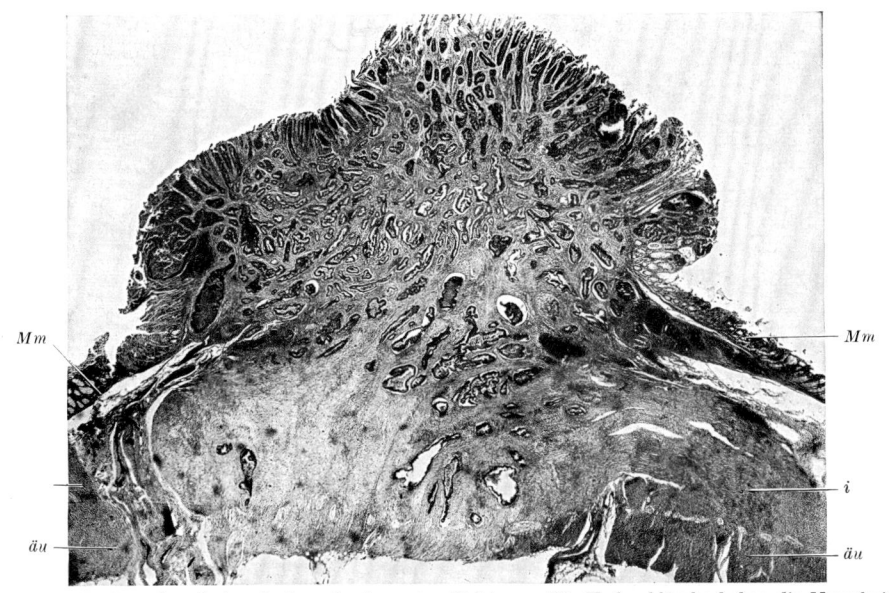

Abb. 207. Beginnendes, flach polypöses Carcinom des Dickdarms. Die Krebsschläuche haben die Muscularis mucosae (Mm) überschritten und sind sowohl in die innere (i) wie die äußere ($äu$) Schicht der Muscularis propria vorgedrungen. Vgl. Abb. 206/3

Manchmal kann die Unterscheidung zwischen gutartigen, über die Schleimhaut vorragenden Wucherungen (Polypen) und Krebsen, die sich ebenso verhalten *(polypösen Carcinomen)*, schwer sein. Die Krebsschläuche überschreiten aber im Gegensatz zu den gutartigen Polypen (s. Abb. 206/1) die Muscularis mucosae und dringen tiefer in die Wand vor (Abb. 207). Besonders verwickelt können die Verhältnisse gelegentlich dadurch werden, daß zunächst gutartige Polypen krebsig entarten: Wir haben also zwischen primär polypösen Carcinomen und Krebsen zu unterscheiden, die auf dem Boden von Polypen entstanden sind (Abb. 206/1, 2, 3 veranschaulicht diese Verhältnisse).

Liegt das Krebsgewebe frei zutage, so werden die oberflächlichen Geschwulstanteile meist nekrotisch und abgestoßen; es entsteht ein *Geschwür* mit mehr oder weniger höckerigem Grund und vorragendem Rand (Abb. 206/4, 208, 209). Geht die Neubildung langsam, der Zerfall schneller vor sich, so wird der Grund des Geschwürs nur von wenig Tumorgewebe gebildet. Man gewinnt dann oft weniger den Eindruck einer Geschwulst, viel eher den eines gewöhnlichen Geschwüres. Der Geschwulstcharakter ist aber doch meist an dem derben vorspringenden Geschwürsrand zu erkennen. Er entsteht dadurch, daß der Krebs z. B. in der Subcutis oder Submucosa sich ausbreitet (Abb. 206/4 und 207) und die darüberliegende Epidermis oder Schleimhaut emporgedrängt. Gegen den Geschwürsgrund fällt der Rand

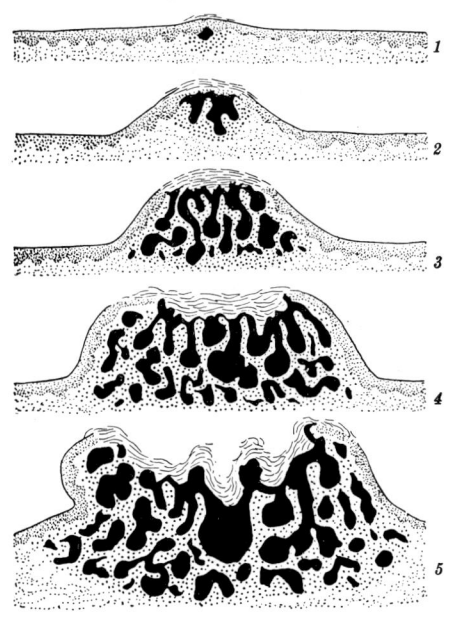

Abb. 208. Schema über Entstehung und Wachmstum eines geschwürig zerfallenden Hautcarcinoms

bald steil, bald allmählich ab, während er sich nach außen gegen die Umgebung abflacht. Auf diesen wulstigen Rand geht die angrenzende normale Epidermis oder Schleimhaut unverändert oder stärker gespannt über, um in meist unregelmäßiger, aber scharfer Linie abzuschneiden.

Das voll entwickelte Carcinom hat auf der *Schnittfläche* eine grauweiße oder rötliche Farbe. Die Diagnose läßt sich sehr häufig schon makroskopisch daraus stellen, daß man zum Unterschied von den einförmig gebauten Sarkomen die Zusammensetzung aus zwei Bestandteilen deutlich wahrnimmt. Bei Hautkrebsen kann man auf senkrecht zur Haut geführten Schnitten die grauweißen, gelappten, zapfenförmigen Epithelmassen von dem graurötlichen, zwischen ihnen verlaufenden Bindegewebe gut unterscheiden. Auf der Schnittfläche größerer Krebs-

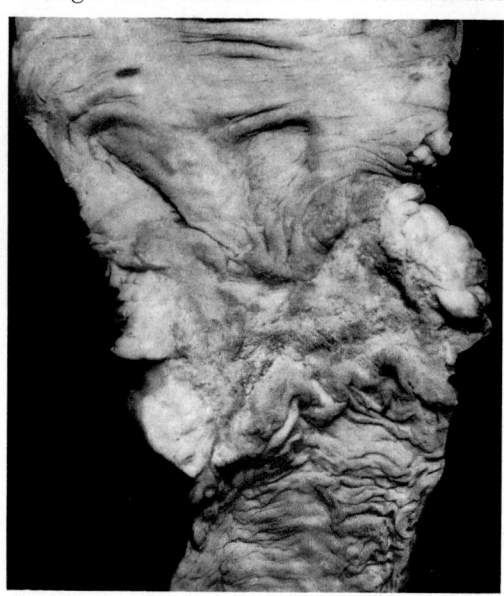

Abb. 209. Ringförmig zerfallendes, stenosierendes Carcinom des Colon. Der oralwärts gelegene Darmteil stark erweitert

knoten erkennt man in einem faserig und grau erscheinenden Grundgewebe weißliche oder gelbliche Fleckchen verschiedener Gestalt und Größe, eben die epithelerfüllten Alveolen oder Gruppen von solchen. Oft hilft ein weiterer Umstand nach: Wenn man den Tumor zusammendrückt oder mit dem Messer abstreift, so treten aus zahlreichen Öffnungen kleine Tröpfchen oder wurstförmige Gebilde hervor. Sie bestehen aus Epithelien, die im Krebsgewebe sowohl unter sich als auch mit dem Stroma lockerer verbunden sind als normale Epithelzellen. Sind diese hervorquellenden Massen weich, so fließen sie über der Schnittfläche zusammen und bilden eine milchähnliche Flüssigkeit, die man deshalb geradezu Krebsmilch nennt.

Epithelarme und bindegewebsreiche Carcinome, wie z.B. Scirrhen, zeigen makroskopisch keine deutliche alveoläre Struktur und gleichen einem Narbengewebe. Ist andererseits das Bindegewebsgerüst spärlich, das Epithel aber sehr reichlich, wie beim medullären Carcinom, so wird die Schnittfläche ebenfalls keinen alveolären Bau, sondern eine ziemlich gleichmäßige, breiig-weiche Beschaffenheit zeigen.

c) Wachstum und Ausbreitung der Krebse

Krebse breiten sich auf den schon S. 252 besprochenen Wegen als infiltrierend wachsende Geschwülste aus und setzen Metastasen. Hier sollen daher nur einige besondere Ausbreitungsformen besprochen werden.

Manchmal ist das ganze Lymphgefäßnetz eines Organs oder Organabschnittes vollkommen von Krebszellen ausgefüllt, so daß es wie bei einer Injektion deutlich in Erscheinung tritt. Wir sprechen von *Lymphangiosis carcinomatosa* und sehen diese Veränderungen am besten in den subserösen Lymphgefäßen des Bauch- und Brustfells (Abb. 210) oder in der Lunge.

Krebse vermögen auch im normalen Epithel und an Stelle des normalen Epithels zu wachsen: *Wachstum „in situ"*. Die Krebszellen bringen dabei das normale Epithel dank ihrer größeren Wachstumsenergie zum Verschwinden und machen sich gleichzeitig die bestehende normale Gefäßversorgung für ihre Ernährung nutzbar.

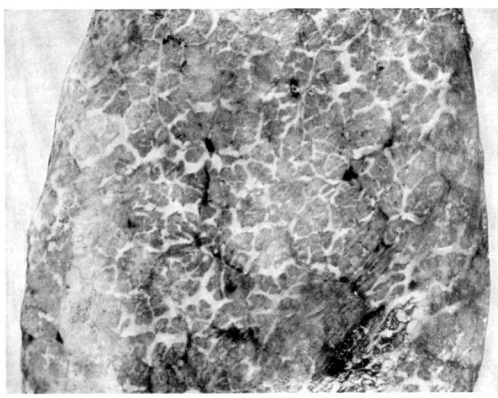

Abb. 210. Lymphangiosis carcinomatosa der Pleura

Sehr deutlich erkennt man diesen Ersatz des normalen durch krebsiges Epithel dann, wenn z.B. ein Adenocarcinom in die normalen Drüsenschläuche der Magen- oder Darmschleimhaut eindringt (Abb. 211). Die äußere Form des Drüsenkörpers bleibt dann zwar gewahrt; er ist aber statt von normalen Epithelien aus den Zellen des Drüsenkrebses aufgebaut. Dasselbe gilt auch für das Wachstum mancher Krebse in Leber und Nebennieren: Die normalen Zellbalken werden dann schrittweise von Krebszellen ersetzt. Früher hatte man aus solchen und ähnlichen Befunden darauf geschlossen, daß unter dem Einfluß der vordringenden Krebszellen die normalen Parenchymzellen durch eine Art Infektion krebsig umgewandelt würden. Heute weiß

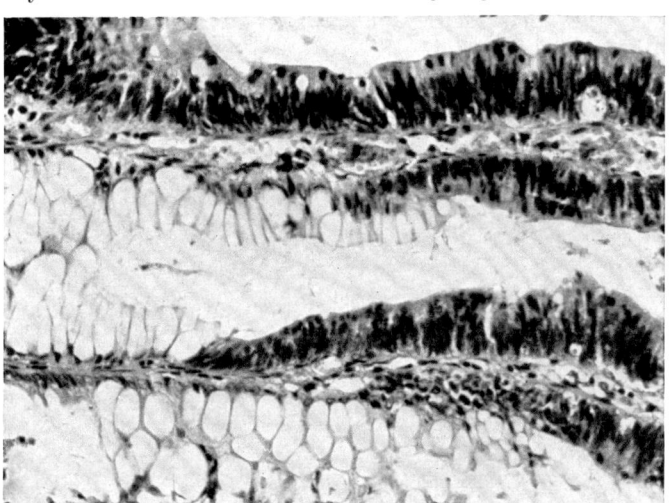

Abb. 211. Ein Adenocarcinom (dunkle Zellen) wächst von rechts her in Dickdarmkrypten (helle Becherzellen!) vor, indem es sich unter die normalen Zellen vorschiebt und sich an ihre Stelle setzt (Wachstum in situ)

man aber, daß ein Krebs sich lediglich dadurch vergrößert, daß seine eigenen Elemente sich andauernd vermehren und in die Umgebung vordringen.

Der Ausdruck Carcinoma in situ wird allerdings in letzter Zeit noch in einem anderen Sinne gebraucht: An der Portio vaginalis uteri hat man eine Veränderung des oberflächlichen Plattenepithels so bezeichnet, die zwar hinsichtlich ihrer Zellbeschaffenheit (Mitosenreichtum, Zell- und Kernatypien usw.) einem Plattenepithelkrebs durchaus gleicht, andererseits aber das schnelle zerstörende Tiefenwachstum vermissen läßt. Zunächst faßte man diese Veränderung als ein frühestes, noch nicht in die Tiefe wachsendes Carcinom auf („präinvasives" Carcinom, „Oberflächencarcinom"); auf Grund großer Beobachtungsreihen ist man aber zu der Überzeugung gekommen, daß diese Veränderung jahre- und jahrzehntelang bestehenbleiben kann und dann erst in destruierenden Krebs übergeht oder sich vielleicht überhaupt spontan zurückbildet. Hier wird also der Ausdruck Carcinoma in situ nicht für eine Wachstumsart des Carcinoms, sondern im besten Falle für eine Entwicklungsform des Krebses im Sinne einer Präcancerose gebraucht. Es wäre deshalb besser, hier gar nicht von „Carcinom" zu sprechen, auch nicht mit dem einschränkenden Wort „in situ", sondern von atypischem Epithel oder höchstens von „sog. Carcinoma in situ", schon um alle folgenschweren Mißverständnisse für Kranke und Arzt zu vermeiden.

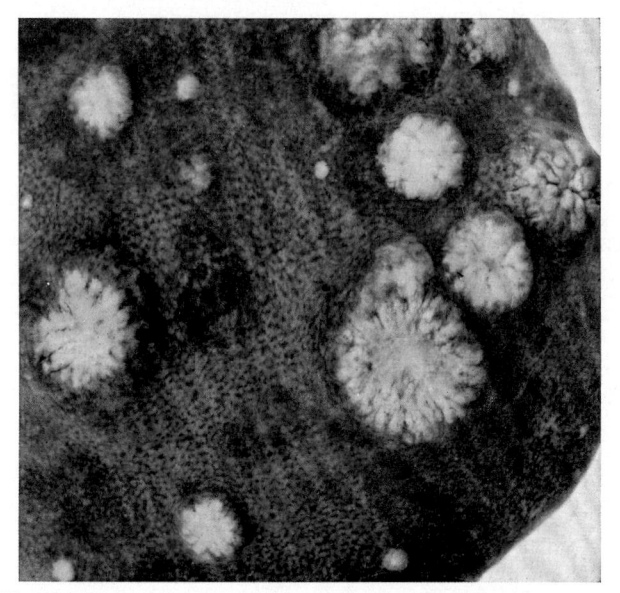

Abb. 212. Krebsmetastasen in der Leber mit zentraler Einziehung (Krebsnabel)

Rückläufige Veränderungen in Form fibröser Verödung oder Schrumpfung treten manchmal im Zentrum eines Krebsknotens auf. Wenn dieser unter der Oberfläche eines Organs, z.B. der Leber, sitzt, so entsteht dadurch eine deutliche zentrale Delle in dem sonst halbkugelig vorspringenden Knoten, ein sog. Krebsnabel (s. Abb. 212). Solche rückläufigen Veränderungen sind zwar imstande, den Umfang bestehender Krebsknoten zu verkleinern oder ihre Wachstumsschnelligkeit herabzusetzen, doch führen sie, wenn sie spontan auftreten, kaum je zum völligen Verschwinden des Krebses bzw. der allein maßgebenden Krebszellen. Wohl aber kann man durch entsprechende Anwendung von Röntgen- und Radiumstrahlen eine völlige fibröse Ausheilung bei manchen Krebsformen erzielen.

V. Mischgeschwülste

Unter Mischgeschwülsten verstehen wir Tumoren, die sich aus verschiedenen, geschwulstmäßig gewucherten Gewebsarten zusammensetzen.

Das *Adenosarkom der Niere* setzt sich aus mesenchymalen und epithelialen Anteilen zusammen (s. unter Niere).

Auch von den embryonalen Teratomen verschiedener Standorte gehen Mischgeschwülste, die *malignen embryonalen Teratome*, aus. Vielleicht entstehen sie aber an manchen Stellen (Hoden) unmittelbar aus abgesprengten Zellen, die die Wertigkeit junger embryonaler Zellen besitzen. In solchen Mischgeschwülsten überwiegt bald der epitheliale, bald der bindegewebige Anteil, so daß sie bald mehr den Bau von Carcinomen, bald den von Sarkomen aufweisen. Gewöhnlich sind sie sehr bösartig und führen durch schrankenloses Wachstum und Metastasierung schnell zum Tode des Trägers. Ihr Lieblingssitz ist derjenige der (embryonalen) Teratome, nämlich der Hoden und das Mediastinum.

In den Mischgeschwülsten des Hodens kann außer unreifem Epithel und Bindegewebe noch eine Gewebsart auftauchen, die sonst nur im weiblichen Organismus vorkommt, nämlich *Chorionepithel*. Sein Auftreten wird verständlich, wenn wir uns daran erinnern, daß die Teratome ja eigentlich unvollkommen ausgebildete zweite Individuen, gewissermaßen eingeschlossene Feten sind (s. S. 64). Zu den Eigenschaften fetalen Gewebes gehört aber auch die Fähigkeit, Placentargewebe bzw. Chorionepithel zu bilden; diese manifestiert sich auch bei der geschwulstmäßigen Wucherung. So entsteht ein Tumor, der in Wachstum, Ausreifung und Metastasierung vollkommen dem Chorionepitheliom des Weibes gleicht. Ja, sogar die Hormonbildung durch das choriale Epithel läßt sich bei der Harnuntersuchung nachweisen: Die Aschheim-Zondeksche Schwangerschaftsreaktion ist dann beim Manne positiv! Darüber hinaus kann die Hormonausschüttung unter anderem auch zu weiblich anmutender Wucherung der Brustdrüsen führen. Manchmal treten im anatomischen und histologischen Bild die übrigen Anteile des Mischtumors so weit in den Hintergrund, daß ein reines, primäres Chorionepitheliom des Hodens vorzuliegen scheint.

Sehr selten sind bösartige Tumoren, in denen Bindegewebe *und* Epithel gleichzeitig geschwulstmäßig gewuchert sind; wir bezeichnen sie als *Carcinosarkome*.

Dritter Teil
Spezielle pathologische Anatomie
A. Kreislauforgane
I. Mißbildungen
a) Mißbildungen des Herzens[1]

Im Ablauf der Herzentwicklung sind mannigfache Störungen möglich, die dann zu Herzmißbildungen, zu den angeborenen Herzfehlern führen. Sie werden bereits in der 3.—6. Fetalwoche determiniert. Nur die wichtigsten sollen hier besprochen werden.

Defekte des Vorhofseptums betreffen entweder das ganze Septum (Septumprimum-Defekt) oder nur den mangelnden Verschluß des Foramen ovale (Septum secundum-Defekt) (Abb. 213). In beiden Fällen strömt Blut vom linken Vorhof in den rechten über (Links-Rechts-Shunt[2]) und führt zu einer Überlastung des

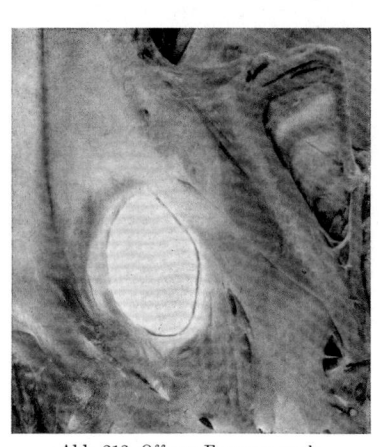

Abb. 213. Offenes Foramen ovale   Abb. 214. Großer Ventrikelseptumdefekt, vom linken Ventrikel gesehen

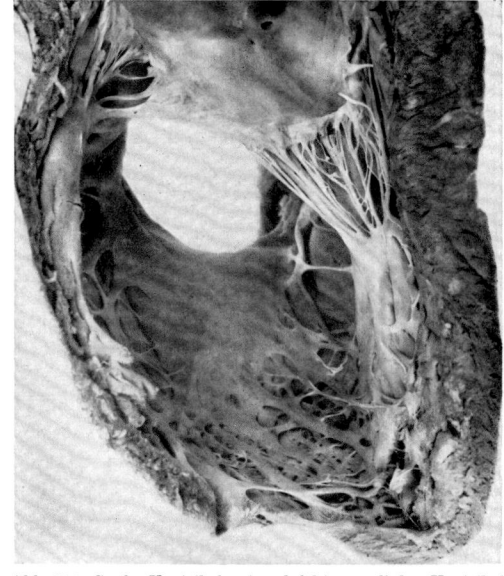

rechten Ventrikels und einer Druckerhöhung im kleinen Kreislauf (Cossio[3]-Syndrom). Diese Symptome können verstärkt auftreten, wenn durch eine gleichzeitige Stenose des Mitralostiums der Druck im linken Vorhof besonders erhöht ist (Lutembacher[4]-Syndrom).

Diese Septum-Defekte dürfen aber nicht verwechselt werden mit einem einfachen *Offenbleiben des Foramen ovale*. Das Neugeborene hat stets ein offenes Foramen ovale, welches sich im Laufe der ersten Lebensjahrzehnte dadurch

---

[1] lat.: cor; griech.: kardia.   [2] Shunt (englisch) Nebengeleise.   [3] P. Cossio, zeitgenössischer argentinischer Kardiologe.   [4] R. Lutembacher (geb. 1884), französischer Arzt.

immer mehr schließt, daß sich vorderer und hinterer Rand (Limbus) kulissenartig übereinanderschieben und miteinander verwachsen. Bei Vollendung des 1. Lebensjahres ist dies bei der Hälfte aller Kinder der Fall, nach dem 2. Lebensjahrzehnt bei $^2/_3$ aller Menschen. Manchmal überdecken sich zwar die beiden Ränder, aber ihre abschließende Verwachsung bleibt aus. Der dadurch entstehende Spalt ist verschieden weit, oft bloß für eine dickere Sonde durchgängig. Dieser Befund kann

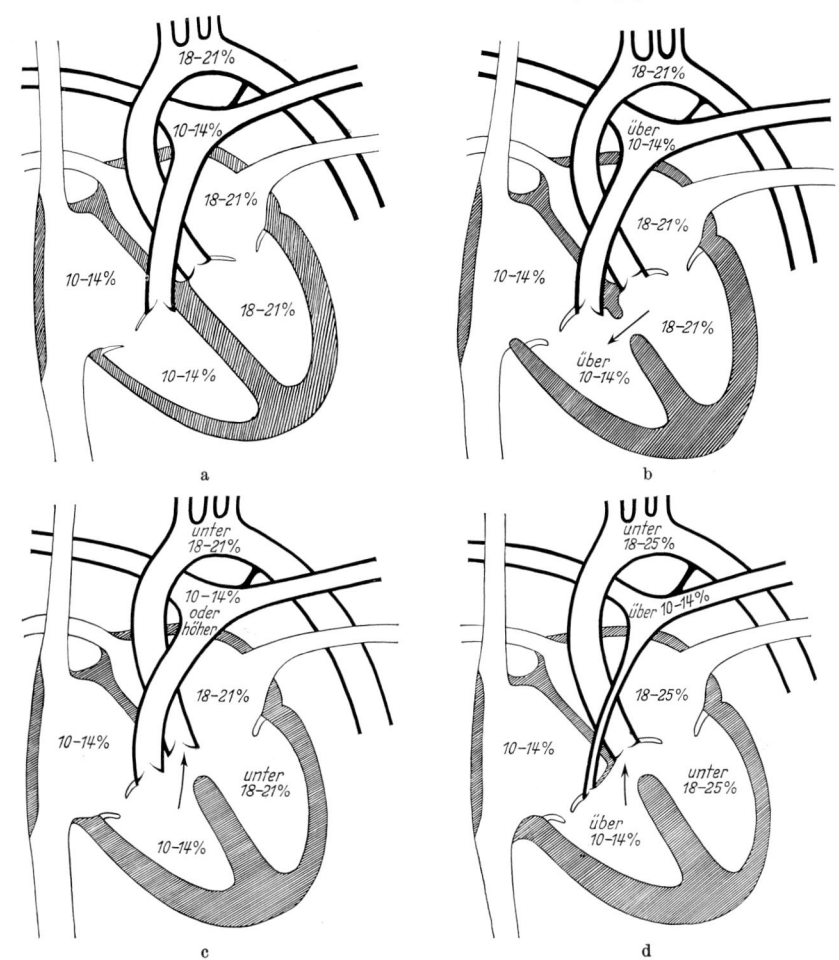

Abb. 215a—d. Schematische Darstellung wichtiger angeborener Herzfehler. Sauerstoffsättigung des Blutes in den einzelnen Höhlen in Prozenten. a Normales Herz; b Ventrikelseptumdefekt (Morbus Roger); c Eisenmenger-Komplex; d Fallotsche Tetralogie

bei etwa 30% aller Erwachsenen erhoben werden und ist nur insofern praktisch wichtig, als er das Zustandekommen einer paradoxen Embolie ermöglicht (Abb. 60).

Zu den *Mißbildungen der Atrioventricular-Region* gehört eine Verschmelzung und Verlagerung der Tricuspidalsegel nach ventrikelwärts (Ebsteinsche Mißbildung). Die rechte Kammer ist dabei verkleinert, was zu Stauungssymptomen im großen Kreislauf führt.

Bei *hochsitzenden* **Defekten der Kammerscheidewand,** die etwa die Gegend des Septum membranaceum betreffen (Morbus Roger[1], Abb. 214, 215b), gelangt arterialisiertes Blut aus dem kräftigen linken in den schwächeren rechten Ventrikel

---

[1] H. L. ROGER (1809—1891), Arzt in Paris.

(Links-Rechts-Shunt), so daß also die Sauerstoffspannung im rechten Ventrikel und in der Pulmonalarterie höher ist als im rechten Vorhof und den Hohlvenen. Wird der Defekt nicht geschlossen, so hypertrophiert der rechte Ventrikel infolge der erhöhten Beanspruchung, bis es eventuell zu einer Umkehr des Shunts und Insuffizienz kommt.

Bei den *herznahen* **Mißbildungen des Truncus arteriosus** hat jenes Septum, das ihn in Aorta und Arteria pulmonalis aufteilt, nicht die richtige Drehung erfahren, so daß die Abgänge der großen Gefäße von den Ventrikeln verschoben sind. Am häufigsten ist eine Rechtsverschiebung (Dextroposition) des Aortenostiums, das dann über dem Ventrikelseptum zu liegen kommt; dieses fehlt aber teilweise oder ganz, weil das Truncusseptum nicht mit dem Ventrikelseptum verwachsen konnte — man spricht von ,,reitender Aorta" (zu ergänzen: über einem Ventrikelseptumdefekt). Hierbei handelt es sich um den ,,Eisenmenger-Komplex" (Abb. 215c).

Bei den höchsten Graden entspringt die Aorta aus dem rechten und die Arteria pulmonalis aus dem linken Ventrikel: dann liegt eine *Transposition der großen Gefäße* vor. Bei solchen Individuen sind der große und der kleine Kreislauf in sich geschlossen; ein Leben ist nur dann möglich, wenn über Defekte der Scheidewände oder durch einen offenen Ductus Botalli eine Verbindung zwischen beiden Kreisläufen vorhanden ist.

Unter den **Stenosen der Segelklappen** *und des ihnen vorgelagerten Conus* sind besonders diejenigen der Arteria pulmonalis bedeutungsvoll. Sie führen zu einer Hypertrophie der dauernd überbelasteten rechten Kammer und bilden die Grundlage des *Fallotschen Syndroms*. Je nachdem, welche weiteren Mißbildungen noch vorhanden sind, spricht man von Fallotscher Trilogie (zusätzlich Vorhofseptumdefekt); Tetralogie (zusätzlich Ventrikelseptumdefekt und reitende Aorta — Abb. 215d), Pentalogie (zusätzlich Ventrikelseptumdefekt, reitende Aorta und Vorhofseptumdefekt). Bei allen diesen Mißbildungen drückt das kräftige rechte Herz venöses Blut in das linke Herz (Rechts-Links-Shunt), das dann, mit dem aus der Lunge kommenden arterialisierten Blut vermischt, in den großen Kreislauf ausgeworfen wird. So kommt es zu der sehr kennzeichnenden Mischungscyanose.

Viele der Klappenverwachsungen und Conusstenosen kann man auf eine fetale Endokarditis zurückführen, die auch das parietale Endokard befällt (s. Fibroelastose). In manchen Fällen ist es gelungen, Coxsackie-Viren nachzuweisen.

b) Mißbildungen der großen Gefäße

Die Mißbildungen der großen arteriellen Gefäße gehen darauf zurück, daß entweder Arterien des Aortenbogensystems, also Kiemenbogenarterien, nicht richtig zurückgebildet werden (s. dazu Abb. 216) oder daß die Rückbildung zu weit geht und Gefäßabschnitte erfaßt, die eigentlich offen bleiben sollten; auf diese Weise kommt es dann zu den verschiedenen Stenosen und Atresien.

Wenn die Obliteration des rechtsläufigen Aortenbogens (4. rechte Kiemenbogenarterie) auf die endgültige Aorta übergreift, so entsteht die sog. Descendens-Stenose (Abb. 216C), bei Übergreifen der Obliteration der 5. Kiemenbogenarterie auf den endgültigen Aortenbogen die Arcus-Stenose (Abb. 216A); beides sind seltene Vorkommnisse.

Während die anderen Kiemenbogenarterien schon sehr früh in der Entwicklung verschwinden, bleibt der Abkömmling der 6. linken Kiemenbogenarterie als Ductus Botalli bis zur Geburt bestehen und schließt sich erst in den ersten Lebenstagen durch eine Muskelkontraktion und Intimawucherung, die offenbar durch die größere Sauerstoffsättigung des Blutes angeregt werden (Abb. 216 B). Nur in Ausnahmefällen bleibt der Ductus offen und kann sich sogar aneurysmaisch ausweiten. Ein solcher *offener Ductus Botalli* macht an und für sich weniger Beschwerden, kann aber dadurch gefährlich werden, daß er einen günstigen Boden für die Bakterienansiedlung, z.B. im Rahmen einer Endocarditis lenta, darstellt.

Nun kann es aber geschehen, daß der Ductus Botalli zwar offen bleibt, die Obliteration aber den herzwärtsliegenden Teil der Aorta erfaßt, ihn einengt oder gar ganz verschließt. Die Brustaorta bekommt dann ausschließlich oder fast ausschließlich venöses Blut aus der Arteria pulmonalis (Abb. 217a). Derartige Individuen sind nicht lebensfähig und sterben bald nach der Geburt. Wir bezeichnen daher diese Mißbildung als *infantilen Typus der Aortenisthmusstenose oder Isthmusatresie*.

Anders liegen die Verhältnisse, wenn gleichzeitig der Ductus Botalli obliteriert ist und die Stenose oder Atresie der Aorta peripherwärts liegt (Abb. 217b, 251). Dann entwickeln sich nämlich von den Arteriae thoracicae int. und intercostales (s. Abb. 71) zahlreiche Anastomosen, die die Bauchaorta mit arteriellem Blut versorgen und das Individuum lebensfähig machen. Wir bezeichnen diese Form als *Erwachsenentypus* der Aortenisthmusstenose oder der Isthmusatresie. Er macht etwa 95% aller Isthmusstenosen aus und ist einer operativen Behandlung zugänglich.

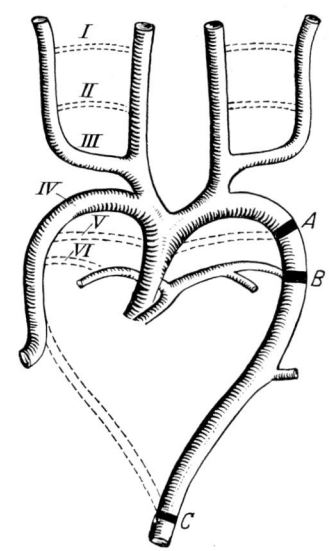

Abb. 216. Schema der Kiemenbogen-arterien (I—VI). *A*, *B* und *C* die Stellen, an denen ihre Rückbildung zu Stenosen der Aorta führen kann. (Nach DÖRR)

Die Arteria subclavia dextra kann als letzter Ast des Aortenbogens entspringen und hinter dem Oesophagus nach rechts ziehen. Durch Druck auf die Speiseröhre entstehen gelegentlich Schluckbeschwerden, weshalb diese Anomalie als *Dysphagia lusoria*[1] bezeichnet wird.

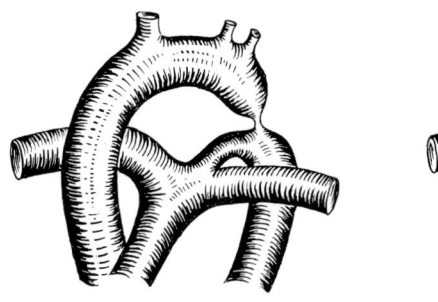

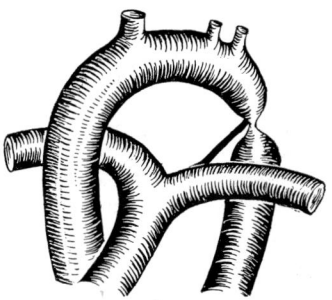

Abb. 217a u. b. Isthmusstenose der Aorta. a Infantiler Typ; b Erwachsenentyp

II. Endokard

a) Regressive Veränderungen

Mit steigendem Lebensalter bilden sich an den am meisten mechanisch beanspruchten Schließungsrändern der Mitralsegel knötchenförmige Verdickungen (Noduli); an den Aortenklappen ist eine solche Verdickung der Ränder weniger auffällig, hier kommt es vielmehr zu einer Verdünnung des Klappengrundgewebes, so daß Löcher im Schließungssaum entstehen (Fenestrierung der Klappe); funktionell sind sie bedeutungslos.

---

[1] Dysphagie — Erschwerung des Essens (griech.: phagein); lusorius (lat.), spielerisch — weil ein Spiel der Natur vorzuliegen scheint.

Atherosklerotische Veränderungen des Endokards finden sich vor allem im Bereiche der Aortenklappen, aber auch an den Mitralklappen sowie an anderen Stellen des Herzens. Es handelt sich im wesentlichen um denselben Vorgang wie bei der später zu besprechenden Atherosklerose der Arterien, also um Einlagerung von Cholesterinestern in das Stroma, Wucherung und hyaline Umwandlung des Bindegewebes und Verkalkung. Dadurch entstehen im Grund der Sinus Valsalvae warzige Höcker, die sich allmählich immer weiter über die der Aorta zugewandte Fläche der Klappen ausbreiten und manchmal bis an ihren freien Rand heranreichen (aufsteigende Aortenklappensklerose). Durch die Verkalkung werden die Klappen starr und in halber Schlußstellung fixiert, so daß das Aortenostium oft sehr beträchtlich verengt ist. Die Bevorzugung der Aortenklappen durch die sklerotischen Veränderungen geht wohl auf ihre besondere mechanische Beanspruchung beim Rückprall des Blutstromes zurück.

In gleicher Weise dürfte auch das sog. *Zahnsche Insuffizienzzeichen* zu erklären sein. Es besteht in einer oder in mehreren fibrösen Leisten am Endokard der Kammerscheidewand, welche eine aortenwärts offene Aushöhlung besitzen und so gewissermaßen „Miniaturklappen" darstellen. Sie sitzen unterhalb der Aortenklappen und finden sich bei Insuffizienz der Aortenklappen. Ähnliche Endokardverdickungen kommen auch am Vorhofseptum bei Mitralinsuffizienz vor.

Von diesen „sekundären" Endokardfibrosen unterscheidet sich die sog. *Fibroelastose des Endokards*. Dabei ist besonders die Lichtung des linken Ventrikels von einer dicken, porzellanartigen, weißen Lage aus kollagenen und elastischen Fasern ausgekleidet. Das Myokard antwortet auf diese seine Tätigkeit hindernde Veränderung mit einer Hypertrophie, die meist schon im frühen Kindesalter durch Herzinsuffizienz zum Tode führt. Es handelt sich dabei um Reste einer fetalen Entzündung, die in etwa der Hälfte der Fälle auch die Aorten oder Mitralklappen befällt und Stenosen verursacht (s. oben). Als Erreger hat man in manchen Fällen Coxsackie-Viren nachweisen können.

An den venösen Klappen Neugeborener sieht man oft dunkelrote Knötchen nahe dem freien Rande, sog. *Klappenhämatome*. Es handelt sich um cystische Erweiterungen von Endothelkanälen, die von der Ventrikelseite in das Klappengewebe hineinführen und Reste der beim Embryo zwischen den Muskeltrabekeln vorhandenen Spalträume darstellen. Sie verschwinden später.

b) Blutungen

Nicht selten trifft man unter dem Endokard punkt- und streifenförmige Blutungen, besonders im Ausströmungsteil der linken Kammer. Da es sich stets um frische Blutungen handelt, müssen sie also erst in der Agone aufgetreten sein. Derartige Blutungen entstehen immer dann, wenn ein noch kräftig arbeitender Herzmuskel Blut in das schon stark geschädigte Capillarsystem hineinpreßt. Diese Situation kann sich in der Agone ergeben, wenn die Tätigkeit des Herzmuskels medikamentös noch besonders stimuliert wurde.

c) Endokarditis

Endokarditis bedeutet wörtlich Entzündung des Endokards schlechtweg. Wir verstehen aber darunter für gewöhnlich die weitaus am häufigsten auftretende Entzündung der Klappen, die E. valvularis. Die viel seltenere Entzündung des übrigen Endokards heißt E. parietalis, die der Sehnenfäden E. chordalis.

Die Endokarditis ist zwar eine Entzündung, doch sind Ablauf und Gewebsbild durch die anatomischen und funktionellen Besonderheiten der Örtlichkeit weitgehend abgewandelt. Die Klappen (und zum Teil auch das Endokard überhaupt) sind bekanntlich *gefäßlos*, so daß schon aus diesem Grund keine Exsudation aus Gefäßen stattfinden kann (s. S. 182): Dem Gewebsschaden folgt unmittelbar die Wucherung der Fibroblasten. Das Endokard bildet weiter das *Ufer des Blutstromes*. Jede Veränderung und Schädigung, sei es auch bloß der dünnen Lage von Endothelzellen, macht aber die Wand benetzbar und führt so zur Ablagerung von Thromben. Sie geben vielfach erst der Endokarditis ihr äußeres Gepräge, sind aber mehr Folge als Ursache der Entzündung, so daß es richtiger wäre, von endokarditischer Thrombose als von Thrombo-Endokarditis zu sprechen. Auch dann, wenn die Entzündung der Klappen mit bindegewebiger Verdickung ausheilt,

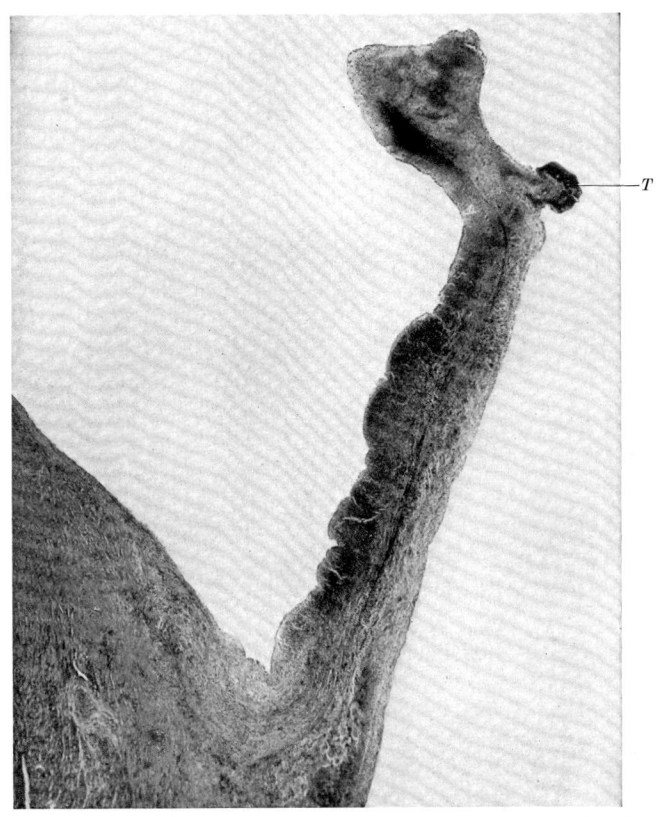

Abb. 218. Endocarditis verrucosa einer Aortenklappe, Klappengrundgewebe verdickt: bei T wärzchenförmige Auflagerung auf dem Schließungssaum der Klappe

spielt die Organisation der thrombotischen Auflagerungen des akuten Stadiums eine sehr bedeutsame formgebende Rolle. Schließlich ist das Endokard infolge der ununterbrochenen Herztätigkeit *dauernd in Bewegung,* und einzelne Abschnitte sind einer beträchtlichen *Druckbeanspruchung* ausgesetzt. Dieser Umstand spielt für die Lokalisation der Endokarditis eine bedeutsame Rolle: Sie bevorzugt gerade die meist beanspruchten Klappen des linken Herzens und die meist beanspruchten Stellen der Klappe. Am häufigsten von Endokarditis befallen ist die Mitralis (etwa $2/3$ aller Fälle), dann folgen in weitem Abstande die Aortenklappen, darauf die Tricuspidalis, zuletzt die Pulmonalklappen. Die rechtsseitigen Klappen werden also — wenigstens beim Erwachsenen — wesentlich seltener ergriffen als die linksseitigen. Nur dann, wenn das rechte Herz verstärkt arbeitet, sind seine Klappen häufiger betroffen, wie z.B. bei erhöhtem Druck im kleinen Kreislauf oder während der Fetalzeit. Oft sind mehrere zugleich erkrankt, am häufigsten die Mitralis und die Aortenklappen, manchmal die Bi- und Tricuspidalis zusammen und daneben auch noch die Aortenklappen.

Je nach Art und Ursache der Klappenveränderung können wir verschiedene Formen der Endokarditis unterscheiden:

Die einfachste Form der Endokarditis besteht in einer serösen Durchtränkung des Klappengrundgewebes (**seröse Endokarditis**), die schließlich durch bindegewebige Faserbildung zur Klappenfibrose führt. Solche sklerotisch verdickten Klappen findet man häufig in hohem Alter. Klinisch haben sie keine Bedeutung.

Bei der **verrukösen Endokarditis** kommt es zunächst zu einer Fibrineinlagerung in das Klappengewebe, über der dann das Endothel aufbricht. Die nunmehr in die Lichtung herausragenden Stromafasern und das Fibrin bilden zusammen mit Thrombocyten, die sich aus dem Blutstrom ablagern, kleine Wärzchen an der Außenfläche der Klappe (Abb. 218). Sie sind von grauer, glasiger Beschaffenheit und sitzen wie kleine Fischzähne nahe dem Klappenrand am Schließungssaum

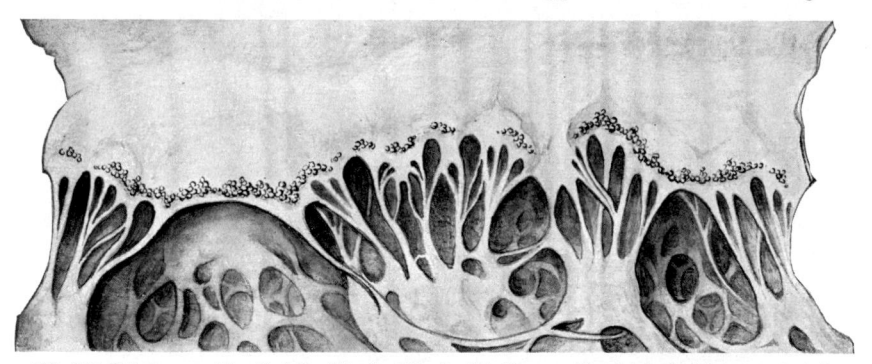

Abb. 219. Frische verruköse Endokarditis der Mitralis. Die Klappe selbst ist noch nicht verändert, ihr Umfang beträgt 11 cm. Auf der Klappe sitzen parallel zum freien Rande wärzchenförmige Thromben

(Abb. 219). Manchmal fließen sie auch zu höckerigen Leisten zusammen. Mit ihrer Unterlage sind sie so fest verklebt, daß sie sich nur selten ablösen und zu Embolien führen. Bakterien lassen sich in ihnen nicht nachweisen. Häufig sind auch der endokardiale Überzug der Sehnenfäden und das parietale Endokard, besonders im linken Vorhof über den Mitralklappen bei dieser Endokarditisform mitbeteiligt. Die Wärzchen werden später organisiert. Dadurch treten an ihre Stelle bindegewebige Knötchen, die zunächst noch Warzenform haben, später aber bei Schrumpfung niedriger werden und nur noch Verdickungen darstellen.

Die *Endocarditis verrucosa simplex* geht auf eine toxische Schädigung der Klappen bei abzehrenden Krankheiten, z. B. Krebs oder Urämie, zurück. Klinisch ist sie wenig bedeutungsvoll, da die schwere Grundkrankheit das Bild beherrscht und den Krankheitsablauf bestimmt.

Bei der *Endocarditis verrucosa rheumatica* finden wir — neben einer serösen Durchtränkung des Klappengewebes wie bei der serösen Endokarditis — Wärzchen wie bei der Endocarditis verrucosa simplex, aber dazu noch Zeichen einer Proliferation der ortsständigen Bindegewebszellen im Klappengrundgewebe. Sie kann sich unter demselben Erscheinungsbild auch an Sehnenfäden und parietalem Endokard abspielen. Im weiteren Verlauf wachsen in die bis dahin gefäßlosen Klappen von der Basis her zarte Gefäßbäumchen ein, während die gewucherten Fibroblasten Fasern bilden. Mit dieser Veränderung kann die Krankheit in der Hauptsache abgeschlossen sein. Wenn das vermehrte Bindegewebe sich im Laufe der Zeit immer mehr zurückbildet, weisen schließlich nur noch geringe Verdickungen (neben jener Gefäßneubildung) auf die abgelaufene Entzündung hin. Eine rheumatische Endokarditis kann also ohne funktionelle Störung heilen. In sehr vielen Fällen kommt es jedoch zu einer Schrumpfung des gewucherten Bindegewebes und einer für den Rheumatismus sehr kennzeichnenden Verwachsung von Klappen und Sehnenfäden, zur sog. Endocarditis chronica fibrosa, zum chronischen Herzfehler.

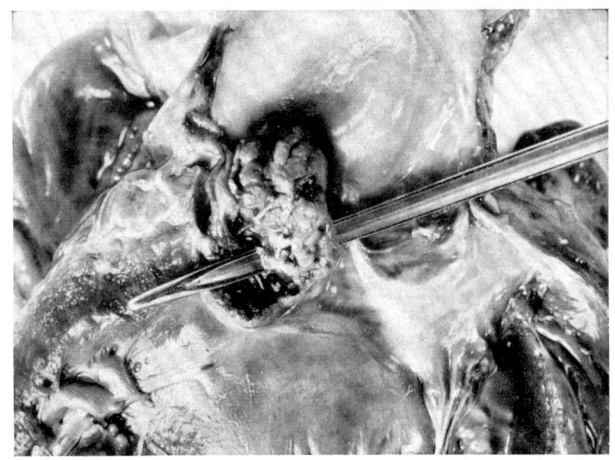

Abb. 220. Ulceröse Endokarditis der Aortenklappen. Die Sonde steckt in einer perforierten, thrombenbedeckten Klappe

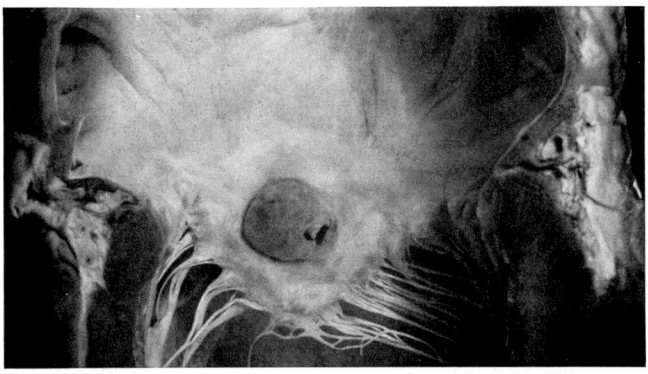

Abb. 221. Klappenaneurysma der Mitralis mit Perforationsöffnung

Eine atypische verruköse Endokarditis wird in der anglo-amerikanischen Literatur als *Endokarditis vom Typus Libman-Sacks* beschrieben. Sie kommt bei (Lupus) Erythematodes vor (s. S. 245) und ist gekennzeichnet durch mehr am Klappengrund sitzende flachkörnige Auflagerungen, die aus Thrombocyten, Fibrin und mononucleären Zellen bestehen.

Die **Endocarditis ulcerosa** wird durch Bakterien hervorgerufen (bakterielle E.), die sich auf dem Endokard ansiedeln und zu *Nekrose und fermentativer Einschmelzung* des Gewebes führen. Die nekrotischen Teile der Klappen werden durch den Blutstrom zerfetzt, es entstehen mannigfaltige vom Rand ausgehende Einrisse und Löcher (Abb. 220), so daß die Klappen wie angefressen aussehen; die bloß teilweise zerstörten Klappen buchten sich unter der Wirkung des Blutdruckes an der betreffenden Stelle aus in Form der sog. Klappenaneurysmen (Abb. 221); die Semilunarklappen können von ihrem Ansatz in wechselnder Ausdehnung abgelöst werden und dann frei flottieren. An den Zipfelklappen reißen einzelne oder mehrere Sehnenfäden durch, so daß z. B. das große Mitralsegel auf- und abwärts geschleudert werden kann. Derartige große Zerstörungen führen zu akuter Insuffizienz der Klappen. Auf den von der Zerstörung ergriffenen Klappenabschnitten und in ihrer Umgebung bilden sich manchmal so umfangreiche bakterienhaltige *Thromben*, daß man geradezu von Endocarditis polyposa gesprochen hat (Abb. 220 und 222). Unter ihnen kann die Klappenzerstörung zunächst ganz verborgen sein. Durch ihre Größe können sie das Klappenostium wesentlich einengen. Bei Loslösung der lockeren Thrombenmassen kommt es leicht zur Embolie.

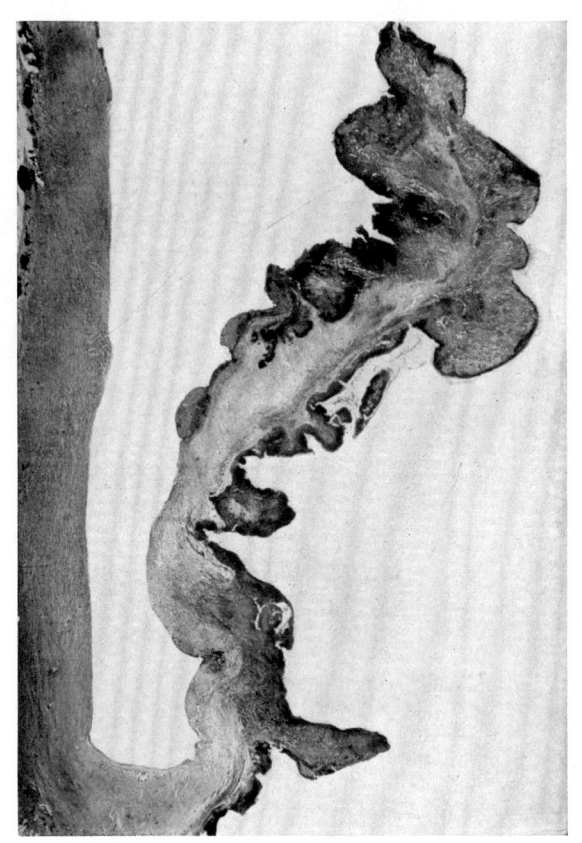

Abb. 222. Ulceröse Endokarditis einer Aortenklappe. Ihre Oberfläche von reichlichen Thromben und Bakterienrasen bedeckt

Die ulcerösen Endokarditiden ergreifen häufiger als die verrukösen auch das *Endokard* der Papillarmuskeln, das Vorhofendokard und von den Aortenklappen aus auch die Rückfläche der Mitralis. Zuweilen entsteht Vorhofendokarditis dadurch, daß ein losgerissenes Klappensegel der Mitralis an die Endokardfläche des Atriums anschlägt und die Bakterien dorthin überträgt. Auf dem parietalen Endokard können tiefe, von Thromben bedeckte Geschwüre entstehen, die manchmal sogar die Kammerscheidewand durchbrechen.

Die *Erreger* der Endocarditis ulcerosa, die sich zum Unterschied von der Endocarditis verrucosa immer in großer Menge auf den Klappen und den sie bedeckenden Thromben finden, sind in über der Hälfte aller Fälle Streptokokken, dann Pneumokokken, Staphylokokken und andere Bakterien, wie Gonokokken,

Bacterium coli usw. Grundsätzlich sind zwei Arten von bakterieller Endokarditis zu unterscheiden.

Sie kann einmal *im Rahmen einer allgemeinen Sepsis* auftreten und bildet dann eine sehr gefährliche, gewöhnlich schnell zum Tode führende Komplikation; reißen sich von den Klappen Thromben los, so entstehen vereiternde Infarkte.

Zweitens gibt es eine langsamer, d.h. subakut verlaufende Form der bakteriellen Endokarditis *(Endocarditis lenta)*. Sie wird durch den Streptococcus viridans hervorgerufen. Da man in der Mundhöhlenflora schon normalerweise gleiche Keime findet, ist anzunehmen, daß geringfügige Verletzungen in diesem

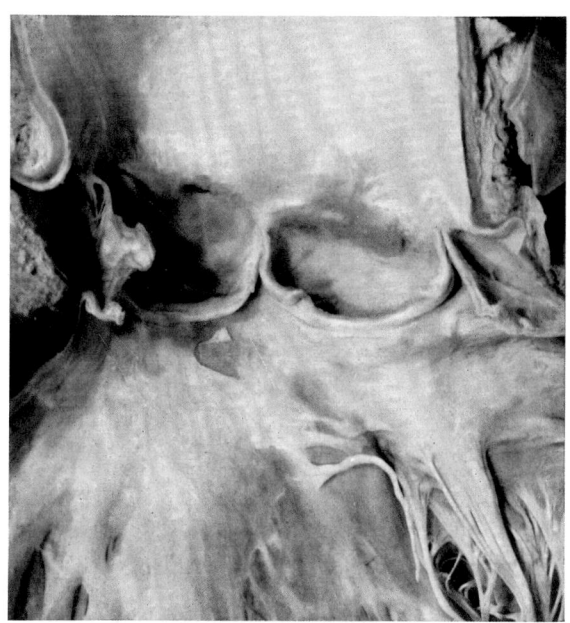

Abb. 223. „Geheilte" Endocarditis lenta. Die Aortenklappen zu niedrigen Kämmen reduziert

Bereich dem Streptococcus eine Eintrittspforte in das Blut schaffen. So können z. B. Zahnextraktionen, nach denen vorübergehend Keime im Blut nachzuweisen sind, eine Rolle spielen. Meistens werden allerdings diese Keime abgetötet, da das Blut sich ihnen gegenüber bactericid verhält. Manchmal siedeln sie sich aber auf den Herzklappen an, wenn diese vorher geschädigt waren, wie z.B. auf den Unebenheiten einer mit bindegewebiger Verdickung abgeheilten rheumatischen Endokarditis oder auf mißbildeten Klappen. Die Bakterien sind gewissermaßen durch die überdeckende Fibrinlage vor den Einwirkungen der bacterieiden Substanzen im Blutplasma geschützt und gelangen nur schubweise (Fieberanfälle!) in das strömende Blut, in dem sie aber schnell zugrunde gehen. Man muß deshalb besondere Vorsichtsmaßnahmen anwenden, wenn man sie aus dem Blute züchten will. Die durch Ablösung von Thrombenmassen bedingten Embolien bzw. die dadurch verursachten Infarkte sind bland, d.h. bakterienfrei.

Die Endocarditis lenta hat während des Krieges und in den Jahren nach dem Kriege ständig auf Kosten der rheumatischen Endokarditis an Häufigkeit zugenommen. Sie verläuft unter dem Bilde einer schweren fieberhaften Allgemeininfektion, wird also durch die Klappenentzündung aufrechterhalten, von der immer wieder Keime wie von einem Sepsisherd an das strömende Blut abgegeben werden. In diesem Sinne spricht man auch von *Sepsis lenta*. Das Krankheitsbild der Endocarditis lenta ist weiterhin gekennzeichnet durch besonders starke Milzschwellung, Anämie und eine eigentümliche Form der Nephritis, die Löhleinsche Herdnephritis (s. unter Niere).

Früher erlagen die Kranken ihrem Leiden im Verlaufe einiger Monate. Erst durch Anwendung großer Dosen von Antibiotica ist es möglich geworden, die zerstörenden Veränderungen an den Herzklappen zum Stillstand zu bringen; was aber nicht gelingt ist, die einmal eingetretenen Klappenzerstörungen wieder gutzumachen. So können z.B. nach einer abgelaufenen ulcerösen Endocarditis lenta die Klappen bis zu niedrigen Kämmen reduziert sein

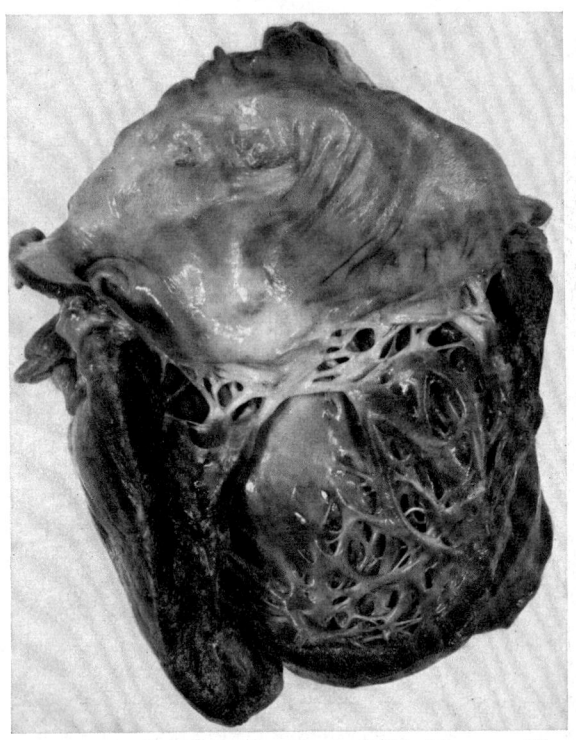

Abb. 224. Stenose des Mitralostiums. Verkürzung, Verwachsung und Verdickung von Klappen und Sehnenfäden

(s. Abb. 223). Wenn die Heilung also nicht frühzeitig genug einsetzt, bevor noch eine wesentliche Zerstörung der Klappen erfolgt ist, so geht der Kranke dann oft trotz Heilung der akuten Entzündung an seiner Klappeninsuffizienz zugrunde.

Alle die geschilderten entzündlichen Vorgänge an den Klappen, besonders diejenigen bei verruköser (rheumatischer) Endokarditis, können, wenn sie heilen, zu ausgedehnter *bindegewebiger Wucherung* und damit zu Dickenzunahme der Klappen führen. Daran schließt sich später eine *Schrumpfung* des neugebildeten Bindegewebes. Die Segel werden starrer, schwerer beweglich und in allen Richtungen verkürzt: Man spricht zwar von **Endocarditis chronica fibrosa** oder retrahens, aber strenggenommen nicht mit Recht, denn die Entzündung selbst ist längst abgelaufen. Wir haben es also nur noch mit ihren Folgen, mit dem Klappenfehler (Vitium cordis) zu tun, der sich aus den Verdickungen und Schrumpfungen ergibt und durch weitere Umstände noch hochgradiger wird:

An den Zipfelklappen ist die Beteiligung der *Sehnenfäden* sehr wichtig (Abb. 224). Sie verdicken sich ebenfalls, schrumpfen und verkürzen sich oft so erheblich, daß die Klappe fast unmittelbar dem Papillarmuskel aufsitzt. Dazu kommt die Verwachsung der Sehnenfäden untereinander zu manchmal federkieldicken Strängen. Diese setzen auch in veränderter Weise an den Klappen an: Statt der normalen fächerförmigen Einstrahlung gehen die Sehnenfäden unvermittelt, plump in die Klappe über.

An den *winkeligen Ansatzstellen*, den Commissuren der Klappen, verbindet sich mit den Verdickungen noch ein besonderer Vorgang. Wenn nämlich hier auf den sich berührenden Klappenflächen Auflagerungen entstanden sind, können diese miteinander verkleben; bei ihrer Organisation *verwachsen* dann die Klappen miteinander.

Aus all diesen Veränderungen ergeben sich nun die *Funktionsstörungen* der betroffenen Klappe: Insuffizienz und Stenose.

Zur *Insuffizienz* führt einmal die Verkürzung der Klappen in senkrechter Richtung: Die Flächen reichen zum Klappenschluß nicht mehr aus. Am deutlichsten ist das an den Semilunarklappen, die sich nicht mehr aneinanderlegen können. Sie springen zuweilen nur noch wie gebogene wulstige Leisten an der Aortenwand vor. Auch eine Schrumpfung in der Breite bedingt Insuffizienz. Die Membranen sind zwischen den beiderseitigen Winkelstellen straff angespannt, so

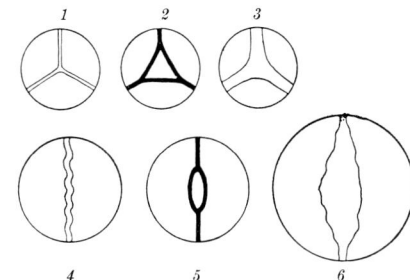

Abb. 225. Schematische Übersicht über das Verhalten der Herzklappen. *1* Normale Aortenklappen, *2* Verwachsung und Verdickung der Aortenklappen nach Endokarditis, *3* Auseinanderweichen und Verkürzung der Aortenklappen bei Mesaortitis, *4* normale Mitralklappe, *5* Verwachsung und Verdickung der Mitralklappen nach Endokarditis (Knopflochstenose), *6* relative Insuffizienz der Mitralklappen

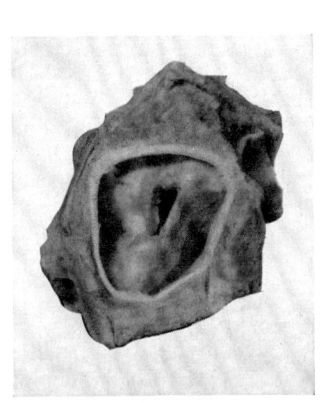

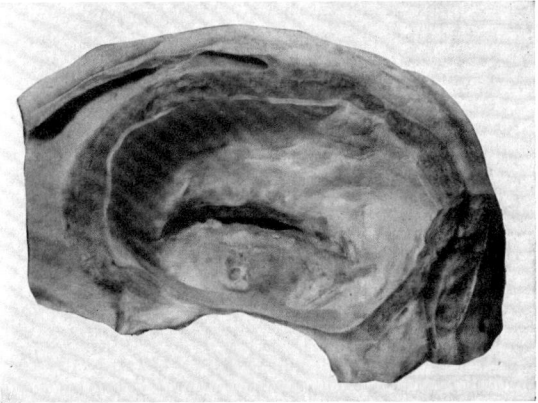

Abb. 226

Abb. 227

Abb. 226. Stenose des Aortenostiums durch endokarditische Verwachsung der Klappen (entsprechend Abb. 225/2)
Abb. 227. Knopflochstenose des Mitralostiums durch endokarditische Verwachsung der Klappen (entsprechend Abb. 225/5)

daß sie in der Mitte nicht mehr zusammenkommen können. Die Lichtung bleibt dann in Form eines Dreiecks offen (Abb. 225/2 und 226).

Eine *Stenose* des Ostiums wird vor allem bedingt durch Verwachsung in den Winkelstellen. Die zwischen den Klappen gelegene Öffnung kann bis auf die Dicke eines Bleistiftes oder zu einem schmalen Spalt reduziert werden (Knopflochstenose, Abb. 225/5, 227).

Zu den besprochenen Klappenveränderungen kommen oft noch regressive Umwandlungen der verdickten Teile im Sinne einer *Atherosklerose*. Das starre

Gewebe wird hyalin, es zerfällt unter Auftreten von Fett und Cholesterin, oder es wird auch wohl nekrotisch. In die so veränderten Teile lagert sich gern Kalk ab. Dann wird die Klappe hart, starr und vollkommen unfähig, Bewegungen auszuführen.

Im Gegensatz zu der durch anatomische Veränderungen der Klappe bedingten organischen Insuffizienz sprechen wir von einer *relativen Insuffizienz*, wenn die Schlußunfähigkeit lediglich durch zu starke funktionelle Erweiterung des betreffenden Ostiums bedingt ist (Abb. 225/6). Die anatomisch intakten Klappen zeigen bei längerem Bestehen der relativen Insuffizienz allenfalls eine Auszerrung und leichte Umrollung des Randes. Relative Insuffizienz findet sich am häufigsten an der Tricuspidalklappe.

Endocarditis recurrens. Früher oder später, unter Umständen erst nach Ausbildung eines ausgesprochenen Klappenfehlers, kann wieder eine neue Entzündung auftreten, weil die veränderten Klappen eine Ansiedelung von Bakterien leichter zustande kommen lassen (Endocarditis recurrens). In vielen Fällen von frischer Endocarditis verrucosa findet man dementsprechend bereits ältere Verdickungen der Klappen verschiedenen Grades. Dabei kann der Charakter der Entzündung sich ändern: Auf den nach einer Endocarditis verrucosa verdickten Klappen kann eine Endocarditis ulcerosa entstehen (s. S. 303).

III. Myokard

a) Allgemeines, Reizleitungssystem

Es ist selbstverständlich, daß eine krankhafte Veränderung des Myokards, wenn sie nicht sehr geringfügig ist, die Tätigkeit des Herzens herabsetzen oder unregelmäßig machen wird. Aber auch kleinste Herde können zu schweren Folgen führen, wenn sie besonders wichtige Stellen treffen. Zu diesen gehört in erster Linie das *Reizleitungssystem*.

Entzündliche und andere *Veränderungen im Reizleitungssystem*, zumal in dessen linkem Schenkel unterhalb der Aortenklappen, bewirken eine Herabsetzung der Schlagfolge der Ventrikel gegenüber den Vorhöfen. Eine *völlige Unterbrechung* durch Tumoren, Gummata, Schwielen, von der Mitralis übergreifende Verkalkungen, frischere Entzündungen hat völlige Dissoziation der Kontraktionen zur Folge (Herzblock). An einer *fettigen Degeneration* des Myokards nimmt das Reizleitungssystem oft, manchmal sogar, wie z. B. bei Diphtherie, besonderen Anteil.

b) Regressive Veränderungen der Herzmuskulatur

Der häufigen klinischen Diagnose „*Myodegeneratio cordis*" entspricht anatomisch kein einheitlicher Befund. Sie sagt nur aus, daß irgendeine zur Schwächung oder Erlahmung führende Veränderung des Herzmuskels vorhanden ist.

Verfettung. Die weitaus häufigste regressive Metamorphose des Herzmuskels ist die Verfettung (Abb. 94). Sie tritt teils in fleckiger Form, teils diffus auf. Bei der *fleckigen Form*, die man hauptsächlich bei (perniziöser) Anämie findet, sieht man subendokardial gelbe, zackige Herdchen, die dem Myokard ein gesprenkeltes Aussehen verleihen (Abb. 228). Sie gehen bei einigermaßen hochgradiger Entartung ineinander über und bilden zackige Bänder, die meist über den Papillarmuskeln und Trabekeln besonders deutlich hervortreten. Man spricht dann von Tigerfell- oder Schilderhauszeichnung.

Diese *Anordnung der Streifen ist von der Gefäßverteilung abhängig*. Wenn man die entartete Muskulatur von der Arterie aus unvollständig so injiziert, daß nur die ersten arteriellen Capillaren gefüllt werden, findet man die Injektionsmasse nur in den zwischen den verfetteten Bändern liegenden Muskelabschnitten (Abb. 229). Injiziert man von der Vene aus, so füllen sich die Capillaren der entarteten Teile (Arterien und Venen verlaufen innerhalb der Muskulatur getrennt). Die degenerative Verfettung tritt also in den Anteilen auf, die vom venösen Schenkel der Capillaren versorgt werden, weil sich hier der Sauerstoffmangel stärker bemerkbar macht als in den arteriell versorgten Abschnitten.

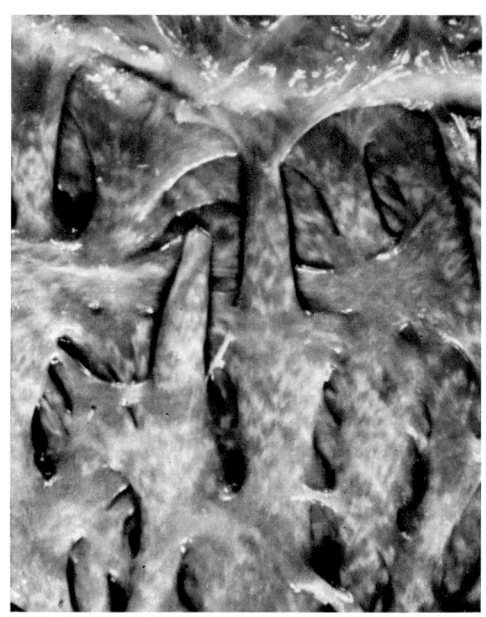

Abb. 228. Tigerfellzeichnung des Herzmuskels

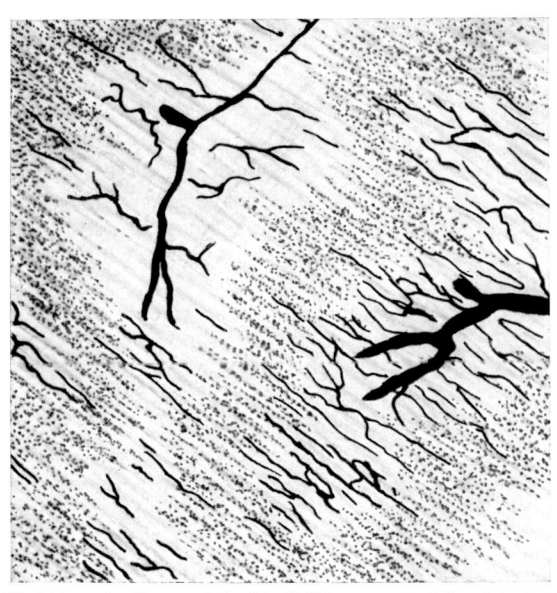

Abb. 229. Fleckige Verfettung des Herzmuskels. Die Gefäße vom arteriellen Schenkel her unvollkommen injiziert, so daß der venöse Schenkel des Kreislaufes nicht dargestellt ist. Die verfettenden Fasern (dunkel) liegen gerade in diesen nichtinjizierten Gebieten

Bei der *diffusen Form der fettigen Degeneration* erscheint die Muskulatur gleichmäßig trübe, blaßgelblich und brüchig. Die Veränderung findet sich bei vielen Vergiftungen (Phosphor, Arsen usw.), bei Autointoxikationen, bei Infektionen [Diphtherie (s. oben unter Reizleitungssystem) u.a.], in den Endstadien der Herzhypertrophie, in der Umgebung anderweitiger Veränderungen des Myokards (Entzündungen, Tumoren), endlich in der Umgebung der durch die Verlegung der Coronararterien bedingten anämischen Infarkte (s. unten).

Die *Bedeutung der Verfettung* des Myokards und des spezifischen Muskelsystems ist vielfach über-, oft aber auch unterschätzt worden. Sicherlich ist die Verfettung häufig nicht Ursache, sondern Folge der Herzschwäche. Ebenso sicher wird aber ein hoher Grad von Verfettung die Herztätigkeit beeinträchtigen, also Herzschwäche erzeugen.

Scholliger Zerfall. Eine zweite, oft mit fettiger Entartung vergesellschaftete regressive Veränderung ist der schollige Zerfall der Muskelfasern, wie wir ihn

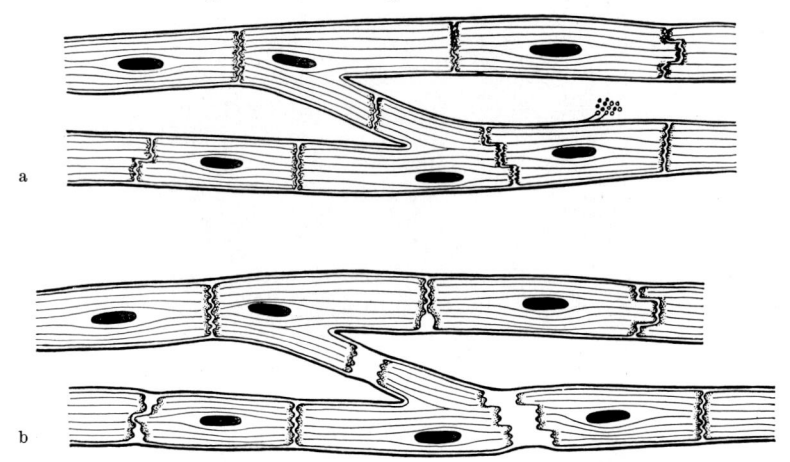

Abb. 230a u. b. Schematische Darstellung einer normalen (a) und einer fragmentierten (b) Herzmuskelfaser, bei der die einzelnen Muskelstücke im Bereich der Ganzstreifen auseinandergewichen sind (nach DOERR)

ähnlich bei der Wachsentartung an der Skeletmuskulatur auftreten sahen. Die quergestreifte Substanz ist an zahllosen umschriebenen Stellen, seltener auf längere Strecken in homogene Schollen verschiedener Größe zerfallen. Die Veränderung findet sich *bei akuten Infektionen*, unter denen die Diphtherie obenan steht. Die zerfallene Muskulatur kann nicht oder nur sehr unvollkommen regeneriert werden. Sie wird unter Mitwirkung sich vermehrender Bindegewebszellen gelöst, resorbiert und die Lücke durch Bindegewebe geschlossen. So finden sich dann oft sehr zahlreiche, meist nur mikroskopisch wahrnehmbare, seltener größere Narben. Die Kontraktion der Herzmuskulatur muß bei vielfacher Unterbrechung durch scholligen Zerfall oder Narben leiden. Bei geringer Ausdehnung bleiben ernste Störungen aus. Bei ausgedehnter Veränderung kann, zumal bei Diphtherie, plötzlicher Tod eintreten, und zwar durch den scholligen Zerfall selbst, wie auch durch die zurückbleibenden Narben: Der Kranke stirbt dann völlig überraschend nach scheinbarer Wiederherstellung.

Fragmentation. Vom scholligen Zerfall ist die Fragmentation des Herzmuskels zu unterscheiden, bei welcher die Muskelfasern in querer Richtung in kleine Bruchstücke mit glatten oder treppenförmigen Enden zerfallen sind (Abb. 230). Sie entspricht einer Auflösung der Kittlinien (Glanzstreifen), welche die einzelnen Herzmuskelzellen miteinander verbinden. Die Veränderung tritt erst nach dem Tode auf, insbesondere bei schon vorher geschädigten Herzen, die dann auch makroskopisch schlaff und leicht zerreißlich werden.

Trübe Schwellung. Sehr häufig, namentlich unter dem Einfluß verschiedener Infektionskrankheiten und Vergiftungen kommt es zu trüber Schwellung (parenchymatöser Degeneration) des Herzmuskels. Er ist dann blaßbraun, trüb, mürbe. Histologisch erscheinen die Muskelfasern durch feine Eiweißkörnchen wie bestäubt, ihre Querstreifung ist undeutlich. Die Veränderung ist voll rückbildungsfähig.

Atrophie. Atrophie des Herzmuskels stellt sich im Greisenalter um so ausgeprägter ein, je mehr gleichzeitig ein seniler Marasmus vorhanden ist, findet sich aber auch schon bei jüngeren Individuen infolge hochgradiger, vor allem durch Carcinom bedingter Kachexie. Sie führt zu einer Verschmälerung der Muskelfasern und damit zu einer Verkleinerung des ganzen Herzens. Die Coronargefäße sind nunmehr für das kleine Herz zu lang und verlaufen daher geschlängelt, das subepikardiale Fettgewebe in ihrer Umgebung und an der Vorderfläche des rechten Ventrikels ist gallertig-sulzig. Tritt gleichzeitig das im Alter vermehrte braune Pigment deutlicher hervor, so spricht man von brauner Atrophie (s. Abb. 108).

Als *Myokardose* wird eine Leistungsinsuffizienz des Herzmuskels bezeichnet, die als Folge einer Störung des Kohlenhydrat- und Eiweißstoffwechsels auftritt. Sie ist zunächst reversibel, führt aber dann zum Abbau von Muskelfasern. Morphologisch ist diese Myokardose oft nicht faßbar.

c) Fettdurchwachsung

Schon normalerweise findet sich unter dem Serosaüberzug des Herzens, besonders über der rechten Kammer, eine mehr oder weniger ausgesprochene Ansammlung von Fettgewebe. Dieses macht alle Veränderungen des Fettgewebes im übrigen Körper mit, wie Vermehrung bei Fettsucht und Schwund bei Abmagerung.

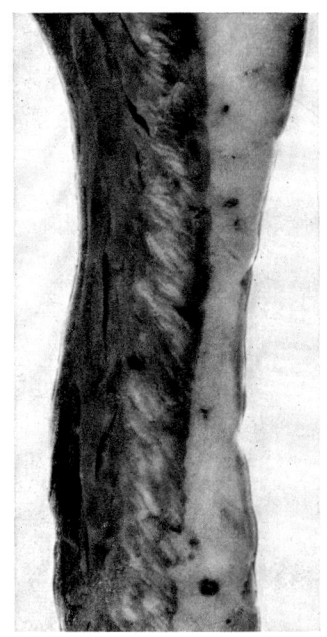

Abb. 231. Fettdurchwachsung der rechten Herzkammerwand

Bei allgemeiner Fettsucht ist das *subepikardiale Fett so vermehrt*, daß es die ganze Außenfläche der rechten Kammer bedeckt und keine fettfreien Stellen vorhanden sind, in deren Bereich der braune Herzmuskel durch die Serosa durchschimmern könnte. Gleichzeitig findet man fast immer eine mehr oder weniger weitgehende Umwandlung des interstitiellen Bindegewebes des Myokards in Fettgewebe. Wir sprechen von Fettherz, Lipomatosis cordis, Cor adiposum (wohl zu unterscheiden von der fettigen Degeneration des Herzmuskels!). Diese „Fettdurchwachsung" kommt in beachtenswerter Stärke nur in der Wand der rechten Kammer vor. Auf senkrechten Durchschnitten (Abb. 231) ist dann die Muskulatur von gelben Streifen und Flecken durchsetzt, die bis unter das Endokard reichen können.

Die Fettgewebsentwicklung kann natürlich für die Herzarbeit nicht günstig sein. Aber selbst hohe Grade dieser Veränderung bleiben klinisch unbemerkt und machen keine Zeichen am Elektrokardiogramm. Bei starker Belastung, wie z.B. bei einer Operation, wird allerdings ein solches Herz leichter versagen.

d) Coronarinsuffizienz

Die Blut- bzw. Sauerstoffzufuhr, deren der Herzmuskel zu seiner richtigen Tätigkeit bedarf, schwankt wie die anderer Organe je nach der Arbeitsleistung.

Erhöhte Tätigkeit führt zu einer vermehrten Durchströmung des Herzmuskels und umgekehrt. Manchmal kann es aber infolge krankhafter Umstände zu einem Mißverhältnis zwischen Blutbedarf und Zufuhr kommen, wenn die Coronararterien dem Herzmuskel nur ungenügende Blutmengen zuleiten. Wir sprechen dann von Coronarinsuffizienz. Dieser Zustand tritt auf, 1. wenn bei normaler Belastung des Herzens die Coronararterien infolge einer Verengerung oder Verschließung nicht imstande sind, die nötige Blutmenge zu liefern, oder 2. wenn bei erhöhter Tätigkeit die Kranzgefäße nicht fähig sind, sich entsprechend zu erweitern, oder 3. dann, wenn bei normaler Beschaffenheit und Erweiterungsfähigkeit der Kranzgefäße infolge einer Blutveränderung nicht genügend Sauerstoff an den Herzmuskel abgegeben werden kann. Klinisch ist die Coronarinsuffizienz meist begleitet von der sog. Angina pectoris, mit in die Nachbarschaft ausstrahlenden Schmerzen hinter dem Brustbein.

1. Der schwerste Grad der Coronarinsuffizienz wird dann erreicht, wenn Äste der Kranzarterien vollkommen verlegt sind. Da die Coronararterien und ihre Äste nur durch feinste Zweige miteinander in Verbindung stehen, ist die Ausbildung eines Kollateralkreislaufes nicht möglich (funktionelle Endarterien, S. 107), wenn sie *plötzlich* an umschriebener Stelle verschlossen wurden; eine schwere Schädigung der Muskulatur des betroffenen Gebietes, ein Herzinfarkt, ist die Folge. Die plötzliche Verlegung einer der beiden Hauptstämme dürfte stets tödlich sein. Der plötzliche Verschluß eines Astes führt klinisch meist zu den schwersten Schmerzen und einem Gefühl der Todesangst. Gleichzeitig kommt es zu einer Blutdrucksenkung. Wenn sich die Verschließung aber *langsam* eingestellt hat, dann können sich Anastomosen erweitern und das Gebiet der verlegten Arterie ernähren. Die Ausbildung eines Kollateralkreislaufes wird besonders dann zustande kommen können, wenn die anderen Arterien gesund sind, sie wird um so eher ausbleiben, je mehr sie in ihrer Wand verändert und starr sind.

Die völlige Verlegung der Arterien kann auf verschiedene Weise erfolgen:

Erstens durch *Veränderungen der Arterienwand*, meist Arteriosklerose; sie betrifft am häufigsten den absteigenden Ast der linken Coronararterie, der den unteren Teil der Vorderwand und das Kammerseptum versorgt.

Zweitens durch *Thrombose*, die sich aber fast ausnahmslos auf Grund einer Arteriosklerose entwickelt. Die Coronarthrombose ist seit 1948 in den westlichen Ländern rapide häufiger geworden, nicht dagegen die Coronarsklerose.

Drittens durch einen *Embolus*, der meist von den Herzklappen stammt.

Da der embolische Verschluß außerordentlich selten ist, steht also die Arteriosklerose der Coronararterien, die *Coronarsklerose*, im Mittelpunkt des Geschehens. Von ihr werden in erster Linie Männer betroffen, die den Frauen, was Häufigkeit und Schwere der Veränderungen anbelangt, um etwa 10 Jahre vorausgehen.

Die Intimaverdickung in den Coronargefäßen beginnt oft früher als in anderen Gefäßen und führt dann unweigerlich zu einer Vascularisation der Intima, die besonders bei jüngeren Individuen fast das Bild einer Entzündung erreichen kann (sog. „Coronariitis"). Blutungen aus diesen Gefäßen in die Gefäßwand hinein können ihrerseits wieder zur Verengung der Lichtung und eventuell zur Bildung von Thromben beitragen.

Schon 5 min nach Aussetzen der Blutzufuhr läßt sich ein Flüssigkeitseinstrom in den Muskelfasern nachweisen, nach 20 min zeigen ihre Mitochondrien eine Schwellung, nach 30 min ist das endoplasmatische Reticulum vesiculär verändert. Infolge des einsetzenden anaeroben Stoffwechsels beginnt sich leicht Milchsäure in den irreversibel geschädigten Fasern anzusammeln. Nach 2 Std beginnen die Fermente Milchsäuredehydrogenase und Transaminase zu verschwinden, um nach 4—5 Std vermehrt im Blut nachweisbar zu werden. Nach 12 Std treten mit unseren üblichen histologischen Färbemethoden faßbare Veränderungen, wie

Koagulation der Proteine auf. Erst nach Tagen wird als Folge des Verschlusses eine ischämische Nekrose der Herzmuskulatur, eine *anämischer Infarkt*, sichtbar in Form eines unregelmäßig zackig begrenzten, lehmgelben Herdes, der auf der Schnittfläche trocken erscheint (Abb. 232). Er wird von der übrigen Muskulatur meist durch eine blutreiche, schmale Zone abgegrenzt, die kollateral hyperämisch oder hämorrhagisch infarciert ist und in deren Bereich die Muskulatur fettig-degenerative Veränderungen aufweist. Große Herde nehmen häufig die ganze Dicke der Wand ein, andere sind flacher und sitzen bald mehr innen,

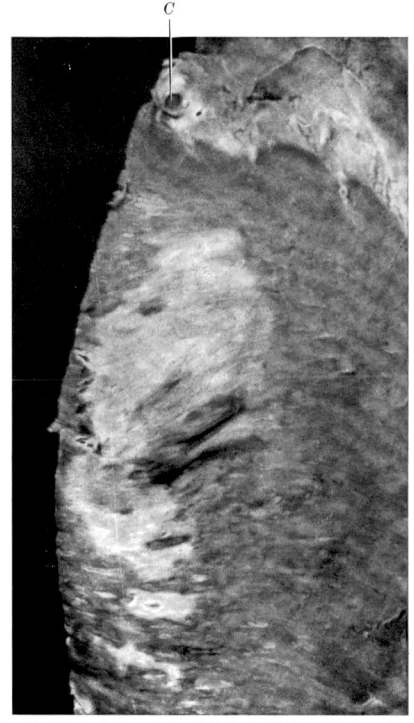

Abb. 232. Frischer Herzinfarkt. *C* das durch einen Thrombus verschlossene Kranzgefäß

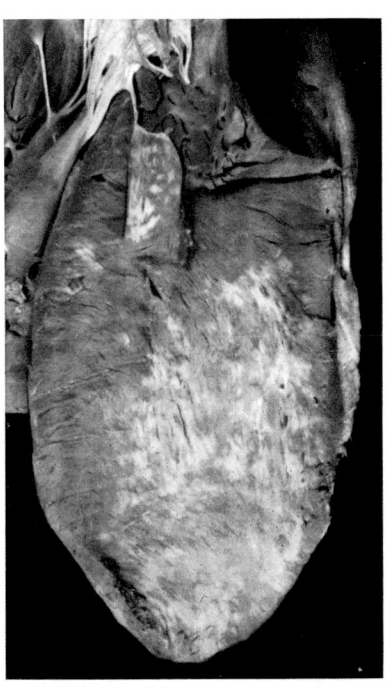

Abb. 233. Weißliche Schwielen in der Wand der linken Kammer und im Papillarmuskel

bald mehr außen, oder auch so, daß außen und innen noch eine erhaltene Muskelschicht darüber liegt. Vorder- und Hinterwandinfarkte sind etwa gleich häufig.

Der Infarkt ist *stets kleiner als das von der verschlossenen Arterie versorgte Gebiet*, weil die, wenn auch engen, arteriellen Anastomosen seine Randteile noch ausreichend versorgen. So findet man z. B. bei Herden an der Herzspitze den Verschluß des absteigenden Astes gewöhnlich viel weiter oben, etwa 1—3 cm von der Aorta entfernt.

Wenn der Kranke den akuten Infarkt überlebt, kann das abgestorbene Gewebe durch seröse Durchtränkung und einwandernde Leukocyten erweicht, mürbe und leicht zerreißlich werden, es kommt zur *Myomalacie*[1]. Damit ist die Möglichkeit gegeben, daß von der Lichtung aus in den Herden unregelmäßige Risse entstehen, die durch das sich einwühlende Blut immer tiefer werden und bis zum, bzw. durch das Epikard gehen. Die Folge ist dann eine gewöhnlich zwischen dem 3. und 7. Tag eintretende *Herzruptur* und tödliche Blutung in den Herzbeutel (Herztamponade). Die äußeren Schichten der Herde können auch vor dem völligen Durchreißen vorgebuchtet werden *(akutes Herzaneurysma)*.

[1] Malakos (griech.) weich.

Bleibt der Kranke nach einem Herzinfarkt am Leben, dann werden die nekrotischen Teile verhältnismäßig rasch aufgelöst und weggeschafft. Dabei dürfte die dauernde Bewegung des Herzmuskels eine große Rolle spielen, die gewissermaßen die Zerfallsstoffe aus dem Herd auspreßt. Auf sie ist auch das zu dieser Zeit auftretende Fieber zurückzuführen. Da die Herzmuskelfasern nicht regenerieren und so den Defekt nicht decken können, muß er durch Bindegewebe ausgefüllt werden, was für einen mittelgroßen Infarkt etwa 5—6 Wochen in Anspruch nimmt; während dieser Zeit ist natürlich das Herz zu schonen. Das Bindegewebe ist anfänglich, wie man am besten auf Flachschnitten durch die Muskulatur erkennt, gefäß- und blutreich und daher von roter Farbe, später anämisch und blaß wie Sehnengewebe (*Herzschwiele*, Abb. 233).

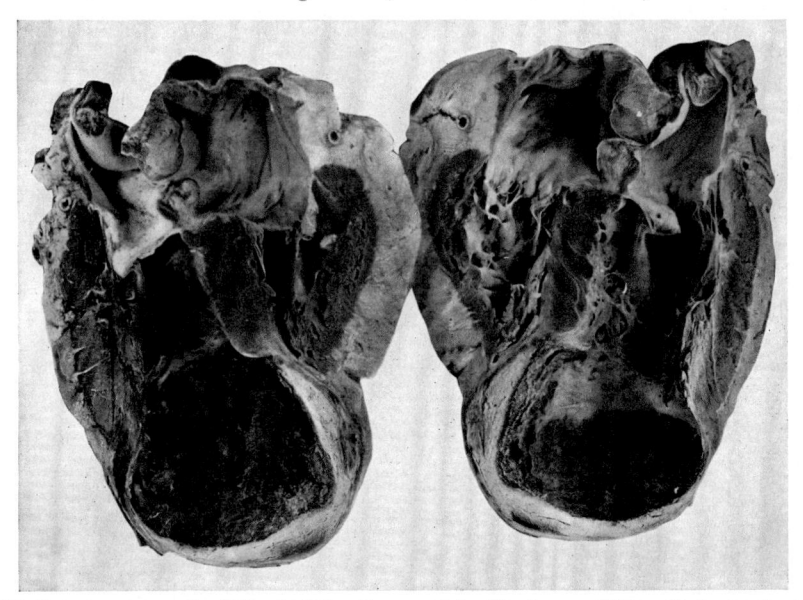

Abb. 234. Herzaneurysma an der Spitze der linken Kammer. Seine Wand von weißlichem Narbengewebe gebildet

Die Narben haben natürlich eine ebenso wechselnde Größe wie die Infarkte. Die umfangreicheren, die Dicke der Wand ganz oder nahezu einnehmenden, bringen eine große Gefahr mit sich: Sie können sich, da die widerstandsfähige Muskulatur fehlt, ausbuchten und ein *chronisches Herzaneurysma* bilden (Abb. 234). Dieses ist flachbucklig und findet sich am häufigsten links an der Herzspitze. Von innen her sehen wir eine Grube mit dünner, schwieliger Wand. Die Aneurysmen werden oft ohne besondere Beschwerden lange (bis zum anderweitigen Tode) ertragen und reißen nur ganz ausnahmsweise ein.

Durch den Herzinfarkt können bei entsprechend oberflächlichem Sitz Endo- und Epikard in Mitleidenschaft gezogen werden: Auf dem gleichzeitig mit der darunterliegenden Muskulatur geschädigten Endokard lagern sich *Thromben* ab, die besonders manche Herzaneurysmen in geschichteten Lagen vollkommen auskleiden. Auf dem Epikard entsteht bei bis an die Oberfläche reichenden Infarkten (etwa $1/5$ aller Fälle) infolge der Schädigung eine bakterienfreie Entzündung in Form der sog. *Pericarditis epistenocardica*[1], die sich auch klinisch bemerkbar macht (Reibegeräusche). Sie führt entweder zu umschriebener Bindegewebsverdickung des Epikards (Sehnenfleck) oder zu Verwachsungen mit dem Herzbeutel.

[1] Das heißt über einem zur Stenokardie führenden Herd aufgetretene Perikarditis.

Gerade dieser letztere Umstand verhindert dann gegebenenfalls den Durchbruch eines chronischen Herzaneurysmas.

2. Infolge von Arteriosklerose starre Coronararterien sind zu einer geregelten Erweiterung nicht fähig, wie sie bei Belastung des Herzens eintreten müßte. Infolgedessen kommt es dann auch ohne groben Verschluß des Gefäßes zum Bilde der Coronarinsuffizienz, da die zugeführte Blutmenge den Bedarf nicht deckt. Die Schmerzen der Angina pectoris überfallen den Kranken bei der Arbeit, ja während des Gehens, so daß man von Angina pectoris ambulatoria spricht. Sie läßt sich auch künstlich durch Belastung des Herzens hervorrufen. Im Herzmuskel findet man nach solchen Anfällen oft, aber durchaus nicht immer, kleine Nekroseherde. Bei schwerer Coronarsklerose kann der Tod plötzlich im Laufe des täglichen Lebens eintreten, auch ohne eine besondere Belastung. Tatsächlich findet man sehr häufig bei den *plötzlichen Todesfällen* als ungeklärte Ursache nichts anderes als eine schwere Coronarsklerose, die zum Sekundenherztod geführt hat.

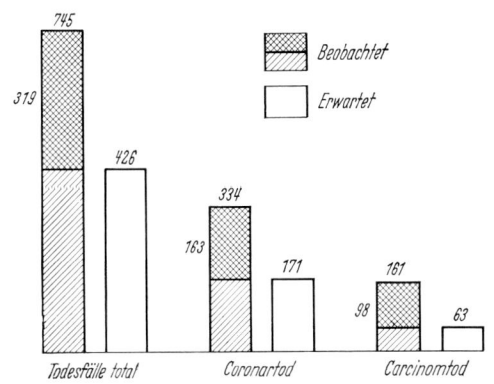

Abb. 235. Einfluß des Rauchens auf die Sterblichkeit. (Nach HAMMOND und HORN)

3. Coronarinsuffizienz infolge mangelnden Sauerstoffgehaltes des Blutes tritt bei schweren Anämien auf. Hier kommt es allerdings meist nicht zur Nekrose, sondern bloß zu der obenerwähnten anoxämischen Verfettung („Tigerung") des Herzfleisches. Ähnlich wirken Kohlenoxydvergiftung, mangelnder Sauerstoffgehalt der Atmungsluft in großen Höhen und Kreislaufkollaps.

Coronarsklerose und Herzinfarkt spielen heute als Krankheiten und Todesursache eine immer größer werdende Rolle. In modernen Großstädten geht z.B. fast ein Drittel aller Todesfälle auf solche arteriosklerotische Herzerkrankungen zurück, etwa drei Viertel davon sind Männer, und zwar in zwei Dritteln aller Fälle im reiferen Alter von 50—70 Jahren.

Durch zahlreiche Untersuchungen haben sich einige Faktoren herausschälen lassen, die wesentlich am Zustandekommen der Herzinfarkte aufgrund einer bestehenden Coronarsklerose beteiligt sind. Einmal zeigt sich eine deutliche Beziehung zum *Zigarettenrauchen*. Raucher weisen überhaupt eine größere Sterblichkeit auf als dem Durchschnitt entspricht (Abb. 235). Diese „Übersterblichkeit" fällt etwa zur Hälfte der Coronarsklerose zur Last, ein kleinerer Teil, etwa $1/6$ bis $1/8$, entfällt auf die Krebstodesfälle, insbesondere das Bronchuscarcinom. Ein zweiter Faktor ist die *Blutdruckerhöhung*, die so oft das gehetzte, an körperlicher Betätigung arme Leben des Großstädters begleitet. Es verwundert nicht, daß bei naturnahen Völkern, wie den Negern in Afrika, der Herzinfarkt selten ist, obwohl auch bei ihnen Coronarsklerose vorkommt; bei den Fahrern der Londoner Busse sind Herzinfarkte häufiger als bei den weniger großer Verantwortung ausgesetzten

Schaffnern. Schließlich hat man eine Erhöhung des *Cholesterinspiegels* im Blut mit dem Auftreten von Coronarsklerose und Herzinfarkt in Zusammenhang bringen wollen. Neuerdings führt man aber den Anstieg des Cholesterinspiegels eher auf eine besondere Erlebensintensität (Stress, s. oben) zurück und legt mehr Wert auf den Anstieg der Triglyceride. Dem entspräche ja auch die Tatsache, daß Infarkte häufiger nach fettreichen Mahlzeiten auftreten, nach denen infolge der alimentären Lipämie die Gerinnungsfähigkeit des Blutes zunimmt, während die Fibrinolyse geringer wird. Auf ein Zusammenspiel der verschiedenen Faktoren (Abb. 236) geht wohl die Häufung der Coronarinfarkte zu Anfang und Ende der Arbeitswoche zurück.

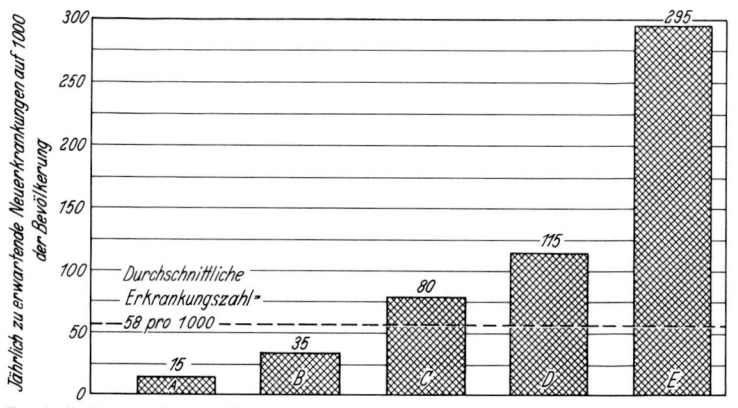

Abb. 236. Das Auftreten von Coronarsklerose in Abhängigkeit von den drei Faktoren: Blutdruck, Körpergewicht und Serum-Cholesterinspiegel; nach Untersuchungen über einen Zeitraum von 4 Jahren in Framingham. *A* Niedrige oder mittlere Blutdruckwerte, geringes Körpergewicht, niedriger Serum-Cholesterinspiegel; *B* wie *A*, aber niedriger bis mittlerer Serum-Cholesterinspiegel; *C* einer der drei Faktoren erhöht; *D* zwei Faktoren erhöht; *E* drei Faktoren erhöht (nach SCHETTLER)

e) Entzündungen (Myokarditis)

Die Entzündung des Herzmuskels spielt sich im gefäßführenden Zwischengewebe ab. Die Muskelfasern (das „Parenchym") können dabei in verschiedener Weise mitbeteiligt sein:

Einmal kann die Schädigung und *der Zerfall der Fasern*, wie er in den vorhergehenden Abschnitten geschildert wurde, die Entzündung einleiten, die dann mehr resorptiven Charakter trägt. So gelangt z. B. bei Infektion mit Diphtheriebakterien das Toxin auf dem Blutweg an die Herzmuskelfasern heran und wird sofort an ihnen verankert. Durch seine Einwirkung kommt es zu fettig-scholligem Zerfall der Fasern und weiterhin zu einer entzündlich zelligen Durchsetzung des ganzen Stromas (Diphtherie-Myokarditis). Dabei wird das Netz des Fasersyncytiums an vielen Stellen unterbrochen, so daß es seinen Zusammenhang verliert: Das Herz erweitert sich, „es geht aus dem Leim" (Abb. 237b). Die zerfallenen Faserteile werden resorbiert; die Entzündung heilt mit einer diffusen Fibrose des Herzmuskels aus, welche seine Funktion wesentlich beeinträchtigen kann. Unter Umständen führt sie auch nach Abheilung der Grundkrankheit, der Diphtherie, in einer Zeit subjektiven Wohlbefindens zum plötzlichen „postdiphtherischen" Herztod (s. S. 228). Anatomisch finden wir dabei besonders den linken Ventrikel ballonförmig erweitert.

Andererseits können die Muskelfasern durch die echten, selbständig *im Zwischengewebe sich entwickelnden Entzündungen* geschädigt und zum Schwund gebracht werden. Solche Entzündungen werden hervorgerufen durch Bakterien und andere Schädlichkeiten. Gelangen Eitererreger (z. B. bei Endocarditis ulcerosa,

Pyämie) in den Herzmuskel, so kann es zur Bildung eitrigen Exsudates zwischen den Muskelfasern (eitrige Myokarditis) und zur Entwicklung stecknadelkopf- bis haselnußgroßer, von einem roten Hof umgebener Abscesse kommen. Liegen sie näher dem Epikard, so führen sie in der Regel zu einer eitrigen Perikarditis; wird ein subendokardialer Abszeß vom Blute nach Einreißen seiner Decke ausgespült, so entsteht ein akutes Herzgeschwür.

Die im Verlaufe des Gelenkrheumatismus (vgl. S. 243) entstehende *Myocarditis rheumatica* geht mit Entwicklung von Aschoffschen Knötchen (s. Abb. 172) einher, die nach kurzer Zeit in kleine, meist perivasculär gelegene Schwielen umgewandelt werden.

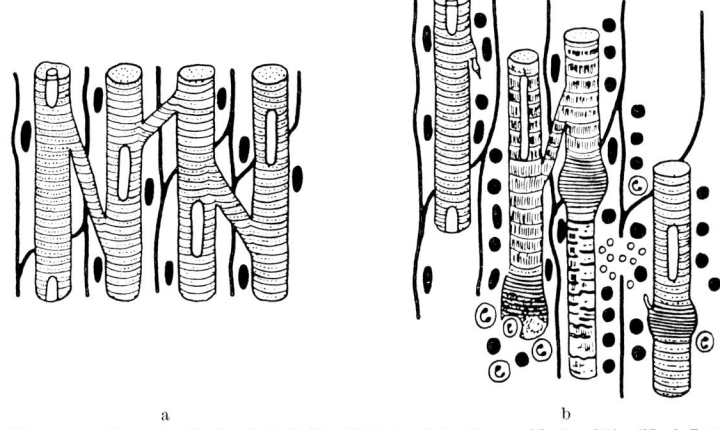

Abb. 237a u. b. a Normales Myokard; b Gefügedilatation bei schwerer Myokarditis. (Nach LINZBACH)

f) Hypertrophie und Dilatation des Herzens

Jede Erweiterung (Dilatation) der Herzhöhlen geht auf ein Mißverhältnis zwischen Arbeitsbelastung und Arbeitsfähigkeit des Herzmuskels zurück und zeigt uns an, daß er unfähig (insuffizient) ist, den gegebenen Anforderungen zu entsprechen.

Ein Mißverhältnis zwischen Arbeitsbelastung und Arbeitsfähigkeit kann einmal dann gegeben sein, wenn ein geschädigter Herzmuskel kaum oder überhaupt nicht mehr imstande ist, die alltägliche Arbeitsleistung zu vollbringen. Da die letzte Ursache einer solchen Erweiterung der Höhlen im Herzmuskel selbst sitzt, sprechen wir von *myogener Dilatation*. Dabei erweitern sich die Herzkammern vorwiegend in der Querrichtung, so daß z.B. der linke Ventrikel fast Kugelform annimmt. Eine myogene Dilatation kann durch Giftwirkung, Verfettung, Entzündung oder Schwielenbildung im Herzmuskel verursacht sein und deckt sich vielfach mit dem klinischen Begriff der Myodegeneratio cordis.

Andererseits kann es auch zu einer Erweiterung der Herzhöhlen bei normalem Herzmuskel kommen, wenn die geforderte Arbeit seine Leistungsfähigkeit übersteigt. Wir sprechen dann von *tonogener Dilatation*. Zum Unterschied von der myogenen Dilatation tritt dabei die Erweiterung in der Querrichtung zugunsten einer Verlängerung der Kammern zurück. Die erhöhte Arbeitsleistung kann vom Herzmuskel entweder dadurch gefordert werden, daß der Widerstand, gegen den das Blut fortbewegt werden muß, erhöht ist: das ist der Fall bei allen Einengungen der Strombahn; oder die Menge des dem Herzen zuströmenden Blutes, das durch die Muskelkontraktion weiterbefördert werden soll, ist größer geworden: das trifft z.B. bei starken körperlichen Anstrengungen, besonders auch sportlicher Betätigung zu.

Gleichgültig aus welcher Ursache die Dilatation auch entstanden ist, immer führt sie dazu, daß der Herzmuskel bei der Systole das Blut nicht völlig aus den Ventrikeln auszutreiben vermag und nun der Rest mit dem in der Diastole neu hinzukommenden Blut die erweiterte Höhlung ausfüllt. Die Trabekel sind bandförmig abgeplattet, die Papillarmuskeln lang ausgezogen.

Sobald die Ursachen der tonogenen Dilatation zu wirken aufhören, bildet sie sich gewöhnlich restlos zurück. Bleibt die betreffende Ursache aber bestehen oder wirkt sie wiederholt ein, so führt die Dilatation zur *Hypertrophie* der Herzmuskulatur (Abb. 239). Dabei handelt es sich vorwiegend um eine Verdickung der Muskelfasern (Abb. 240b), obwohl auch beim Erwachsenen eine Faservermehrung durch Spaltung vorkommt (Abb. 240c). Je nachdem, an welchem Herzabschnitt die Ursachen angreifen, wird es bald zu einer Hypertrophie des rechten oder linken oder beider Ventrikel bzw. Vorhöfe kommen. Dadurch ist dann der Herzmuskel befähigt, die geforderte erhöhte Arbeit zu leisten, d.h. das Kreislaufhindernis zu überwinden, zu kompensieren. Es liegt also eine Arbeitshypertrophie vor, die lebensverlängernd wirkt. Die dabei auftretende Verdickung der Kammern kann bei Erwachsenen rechts 8—10 mm, links 20—25 mm erreichen; die Trabekel

Abb. 238   Abb. 239
Abb. 238. Rattenherz, normal
Abb. 239. Rattenherz nach 33tägigem Lauftraining.
(Nach KIRCH)

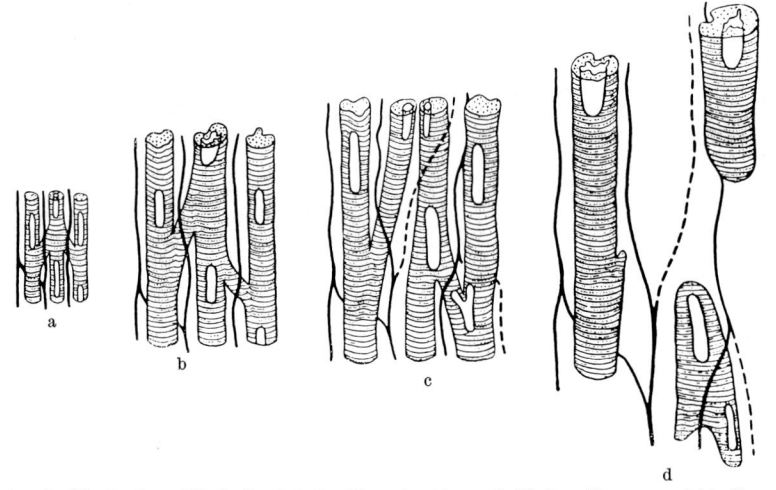

Abb. 240a—d. Myokard. a Kind; b einfache Hypertrophie; c kritisches Kammergewicht überschritten, beginnende Insuffizienz der Capillarversorgung (punktiert): ,,konzentrische Hypertrophie"; d Gefügedilatation: exzentrische Hypertrophie". (Nach LINZBACH)

erscheinen verdickt und springen wulstartig vor, die Papillarmuskeln sind plump und abgerundet; wir sprechen von konzentrischer Hypertrophie. Sie ist rückbildungsfähig, wenn die betreffende Ursache in Wegfall kommt. Hat z.B. ein Sportler während eines Trainings durch Zuflußvermehrung über eine oft wiederholte tonogene Dilatation eine Herzhypertrophie entwickelt und gibt dann die sportliche Betätigung auf, so verkleinert sich sein Herz wiederum zur Norm.

Wirkt aber die Ursache, die zur Hypertrophie geführt hat, fort, dann geht die Massenzunahme der einzelnen Fasern weiter, allerdings nur bis zu einer gewissen kritischen Grenze, die bei einem Herzgewicht von etwa 500 g liegt. Da nämlich die Massenzunahme der Fasern nicht von einer entsprechenden Vermehrung der ernährenden Capillaren begleitet ist, wird von dieser Grenze ab die Blutversorgung unzureichend; es muß zu Verfettung und kleinsten Nekrosen kommen, die fibrös abheilen. Durch eine solche Fibrose wird aber das sinnvolle Gefüge des Herzmuskels gestört (Abb. 240d), es kommt zur *(myogenen) Gefügedilatation des vorher hypertrophischen Herzmuskels*, zur sog. exzentrischen Hypertrophie. Eine besonders starke Hypertrophie und Dilatation aller Herzabschnitte hat den Vergleich mit einem Ochsenherzen und die Bezeichnung Cor bovinum

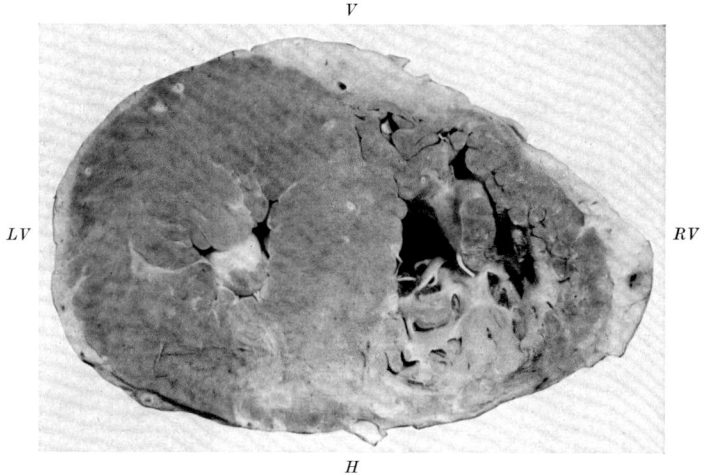

Abb. 241. Hypertrophie des ganzen Herzens, besonders der linken Herzkammer (*LV*). *RV* rechte Herzkammer; *V* Vorderfläche; *H* Hinterfläche des Herzens

veranlaßt. Klinisch bedeutet das den Übergang der bisher bestehenden Kompensation in Dekompensation (Insuffizienz).

Starke Hypertrophie des *linken* Ventrikels ohne Erweiterung findet man bei dauerndem Hochdruck, bei der sog. essentiellen Hypertonie sowie bei Nierenkrankheiten (Abb. 241). Der rechte Ventrikel ist meist ebenfalls, allerdings in geringerem Grade, hypertrophisch. Auf eine Blutdruckerhöhung (bei Arteriosklerose der Niere) gehen wohl auch die Herzvergrößerungen bei starken Biertrinkern (Münchener Bierherz) und Weintrinkern (Tübinger Weinherz) zurück, die man früher durch eine Überfüllung des Gefäßsystems erklären wollte.

Hypertrophie und gegebenenfalls Dilatation des *rechten* Ventrikels (Abb. 242) entwickelt sich bei Druckerhöhung im kleinen Kreislauf (pulmonale Hypertension), so namentlich bei Pulmonalstenose, Emphysem, starken Pleuraschwarten, Kyphoskoliose usw. Eine vorwiegend den rechten Ventrikel betreffende Hypertrophie findet sich auch in manchen Fällen von Kropf. Sie dürfte sich zum Teil durch thyreotoxische Schädigung des Herzens erklären.

Am deutlichsten läßt sich die von den Strömungshindernissen abhängige Hypertrophie und Dilatation einzelner Herzabschnitte bei den verschiedenen *Herzklappenfehlern* verfolgen.

Bei *Stenose des Mitralostiums* staut sich zunehmend das Blut vor der Klappe, d.h. im linken Vorhof, sodann in den Lungenvenen, Lungenarterien und im rechten Herzen. Die Folge davon ist Erweiterung und dann Hypertrophie des linken Vorhofs und des rechten Ventrikels, während der linke Ventrikel keine Veränderung seiner Form erleidet, solange durch die Hypertrophie des rechten die Kreislaufstörung kompensiert wird und er noch die entsprechende Blutmenge erhält. Bei schweren Stenosen des Mitralostiums bzw. Erlahmen der Vorhofmuskulatur kommt jedoch zu wenig Blut in den linken Ventrikel, er wird atrophisch. Solche Mitralstenosen sind daher bereits am uneröffneten Herzen an dem auffälligen Mißverhältnis zwischen beiden Ventrikeln (großer, weiter rechter und sehr kleiner linker Ventrikel, Herzspitze nur vom rechten Ventrikel gebildet, abgerundet) erkennbar.

Bei *Mitralinsuffizienz* wird mit jeder Systole ein Teil des auszutreibenden Blutes von der linken Kammer in den linken Vorhof zurückgeworfen. Dieser erhält dadurch zu viel Blut, es staut sich in ihm, so daß also hier dieselben Verhältnisse bestehen wie bei der Mitralstenose. Zum Unterschied davon erhält aber die linke Kammer bei jeder Diastole aus dem gestauten Vorhof eine zu große Blutmenge, so daß auch sie hypertrophiert und sich schließlich erweitert.

Ganz ähnlich liegen die Verhältnisse bei der *Tricuspidalstenose* und *-insuffizienz*.

Die *Aortenstenose* hat eine sehr beträchtliche Hypertrophie des linken Ventrikels zur Folge. Die Herzform ist sehr charakteristisch (sehr kräftiger, spitz-konischer linker Ventrikel, an welchem der kleine rechte Ventrikel förmlich einen Anhang bildet; Herzspitze nur vom linken Ventrikel gebildet).

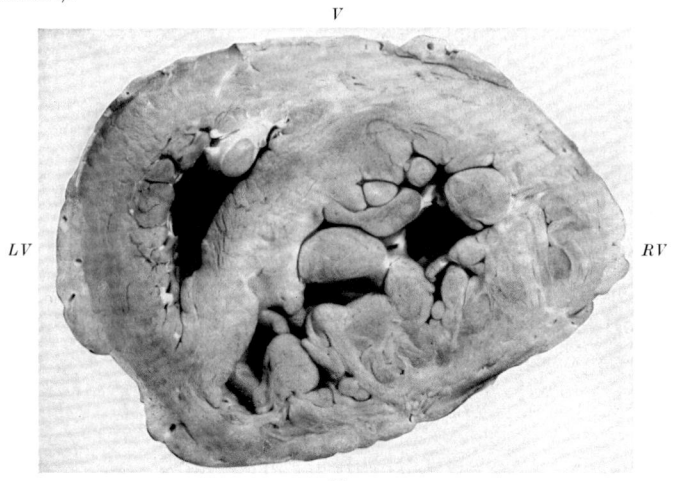

Abb. 242. Mächtige Hypertrophie der rechten Herzkammer (*RV*) bei Mitralstenose. *LV* linke Herzkammer; *V* Vorderfläche; *H* Hinterfläche des Herzens

Bei der *Aorteninsuffizienz* strömt in der Diastole aus der Aorta Blut in den linken Ventrikel zurück. Dieser erhält mithin eine viel zu große Menge Blut. Die Folge ist eine oft sehr beträchtliche Hypertrophie und schließlich Dilatation des linken Ventrikels (Herzspitze eher abgerundet, vom linken Ventrikel gebildet, dieser oft mächtig, sackförmig erweitert, rechter Ventrikel klein). Die starke Erweiterung des linken Ventrikels führt oft zu relativer Insuffizienz der Mitralklappe (s. Abb. 226/6).

g) Sekundenherztod

Bei vielen der beschriebenen Veränderungen des Myokards kann der Tod aus anscheinend völligem Wohlbefinden ganz plötzlich eintreten. Die Leichenöffnung deckt dann gewöhnlich eine chronische Veränderung des Herzmuskels auf, wie diffuse oder umschriebene Narbenbildung, Wandhypertrophie, vor allem jedoch Arteriosklerose der Coronararterien. Wir sind aber in der Regel nicht imstande anzugeben, warum der Tod bei solchen sicher schon längere Zeit vorhandenen Veränderungen gerade zu diesem Zeitpunkt — nicht früher und nicht später — erfolgte. Man spricht in solchen Fällen unverbindlich von Sekundenherztod und stellt sich vor, daß er über eine gestaltlich nicht faßbare Beeinträchtigung des Reizleitungssystems zustande kommt.

IV. Herzbeutel

Der Herzbeutel stellt eine feste sehnige Haut dar, die das von ihm umschlossene Herz vor Überdehnung schützt. Bei *rascher* Vermehrung seines Inhaltes, wie etwa durch manche entzündliche Ergüsse oder Blutungen, wird der Herzbeutel stark angespannt, aber nur wenig gedehnt werden. Diese an sich geringe Ausweitung wirkt sich besonders an den Umschlagstellen aus und führt durch Beeinträchtigung der hier verlaufenden Nervenfasern zu Schmerzanfällen. Der unter Druck stehende flüssige Inhalt breitet sich weiterhin nach den Stellen geringsten Widerstandes aus und preßt die am leichtesten eindrückbaren Anteile des Herzens zusammen, nämlich die dünnwandigen Vorhöfe und die im Herzbeutel verlaufenden Anteile der großen Hohlvenen. Dadurch wird der Blutzustrom zum Herzen behindert, so daß es zu einer kennzeichnenden „Einflußstauung" kommt. Solche rasch auftretenden Inhaltsvermehrungen erreichen daher höchstens eine Menge von 500—600 cm³ und führen schnell zum Tode, wenn nicht eine Druckentlastung durch Punktion erfolgt. Entwickelt sich ein Erguß *langsam*, so wird das Perikard Schritt für Schritt immer mehr ausgedehnt und kann dann viel größere Flüssigkeitsmengen fassen. Besonders erleichtert wird seine Dehnung dann, wenn es sich um Ergüsse handelt, die mit einer entzündlichen Durchtränkung („Aufweichung") des Herzbeutels einhergehen und so sein festes Gefüge lockern. Er faßt dann manchmal über 2 l Flüssigkeit. Auch bei solchen Ergüssen tritt die oben beschriebene Einflußstauung auf. Ein Ablassen des Ergusses führt aber durch plötzliche Druckentlastung des meist ebenfalls geschädigten Herzens zu einer ungehemmten Ausweitung seiner Höhlen, die nun nicht durch einen straffen, eng anliegenden Herzbeutel verhindert wird. Plötzliche Herzinsuffizienz und Tod kann die Folge einer solchen Punktion sein.

a) Entzündungen

Eine Entzündung des Herzbeutels, Perikarditis, entsteht einmal bei Verletzungen, zweitens dadurch, daß Entzündungen des Myokards, der Pleura, der Lungen, des Mediastinums oder der Bauchhöhle auf ihn übergreifen, drittens dadurch, daß ihm auf dem Blutwege Bakterien (Infektionskrankheiten) oder Gifte (urämische Perikarditis) zugeführt werden.

Die Entzündungen beginnen mit einer oft sehr intensiven Rötung der Serosa und anschließender Exsudation in die Herzbeutellichtung bzw. auf die Flächen der beiden Serosablätter. Je nach *Zusammensetzung des Exsudates* unterscheiden wir eine seröse, eine serofibrinöse, eine fibrinöse, ferner eine eitrige und eine eitrig-fibrinöse sowie eine jauchige Perikarditis. Durch Blutaustritt kann das Exsudat hämorrhagisch werden.

Das *Fibrin* gerinnt auf den Herzbeutelblättern zunächst in Form eines zarten Häutchens. Das Epikard ist daher matt. Nimmt das Fibrin an Menge zu, so bildet es kammartig vorragende Leisten oder bald fadenförmige, bald mehr plumpe Zotten; es hängt dies mit der Bewegung des Herzens bei seiner Kontraktion zusammen, durch welche das Fibrin einerseits zusammengeschoben, andererseits ausgezogen wird. Ist das Herz von einer dicken Schicht zottigen Fibrins wie von einem Schafpelz umhüllt, so spricht man von einem Cor villosum[1] (Abb. 243).

Bei der fibrinösen Entzündung besteht in der Regel auch ein seröses Exsudat, dessen Menge oft sehr beträchtlich ist; ist es nur gering, so spricht man von *Pericarditis fibrinosa sicca*. Die fibrinbedeckten Flächen liegen dann einander an und erzeugen bei ihrer Verschiebung gegeneinander das kennzeichnende Reiben und Knarren.

Die *tuberkulöse* Perikarditis ist ausgezeichnet durch die Bildung von Tuberkeln, die in den obersten Schichten des Epikards (oder Perikards) entstehen. Sie sind meist so von Fibrin (oft in dicken Schichten) bedeckt, daß man sie erst nach dessen Abhebung sieht. Im Herzbeutel kann gleichzeitig wäßrig-hämorrhagisches oder eitriges Exsudat vorhanden sein.

Durch Übergreifen von Carcinomen auf den Herzbeutel entsteht die *krebsige Perikarditis*. Das Exsudat ist meist hämorrhagisch ähnlich wie bei der tuberkulösen Perikarditis.

---

[1] villus (lat.) zottiges Haar.

Das Fibrin des Exsudates kann, wenn die Entzündung abklingt, gelöst werden und verfällt dann ebenso wie das seröse Exsudat der Resorption; der Serosaüberzug stellt sich wieder her, so daß manchmal nur eine leichte subseröse Bindegewebsvermehrung auf die abgelaufene Entzündung hinweist. Gelegentlich, bei der tuberkulösen Perikarditis wahrscheinlich regelmäßig, bleibt aber die Lösung des fibrinösen Exsudates ganz oder zum Teil aus. Dann wird es *organisiert* (s. S. 198), d.h. durch Bindegewebe ersetzt. Gewöhnlich kommt es dann zur Verwachsung der beiden Herzbeutelblätter, weil die beiderseitigen Fibrinlagen von vornherein oder nach Resorption des serösen Anteils des Exsudates miteinander verkleben und die organisierenden Bindegewebssprossen sich miteinander

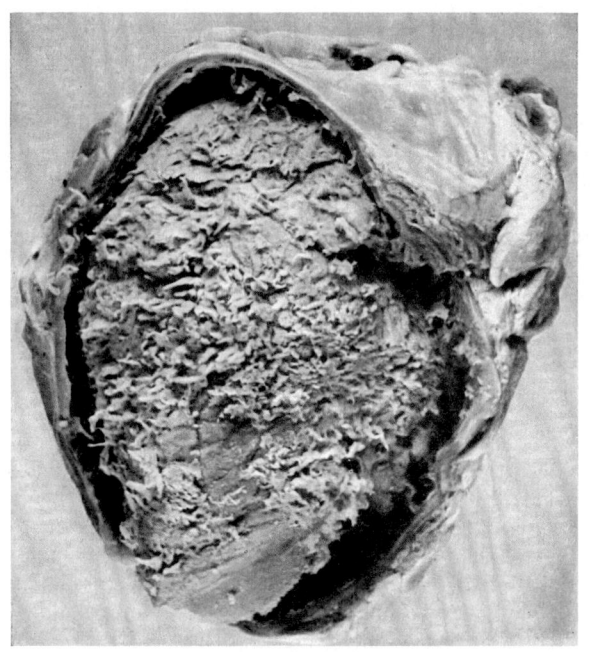

Abb. 243. Zottenherz bei Pericarditis fibrinosa

vereinigen konnten. So entsteht entweder eine vollkommene oder umschriebene Verwachsung der Herzbeutelblätter, die an beliebiger Stelle sitzen kann. Man spricht von Obliteratio pericardii oder Concretio[1] cordis cum pericardio. Umschriebene Verwachsungen sind teils flächenhaft, teils durch die Kontraktion des Herzens bandförmig ausgezogen. Verwachsung der Außenfläche des Herzbeutels mit den Organen der Umgebung wird Accretio[2] genannt.

In Verwachsungen finden sich häufig *Verkalkungen* von eingeschlossenem Käse oder Fibrinresten in Gestalt unregelmäßiger, rauher, zackiger Platten, die zuweilen das Herz zur Hälfte und mehr wie mit einem Kalkpanzer umgeben (Panzerherz). Dadurch ist natürlich die Herzarbeit schwerstens beeinträchtigt, so daß es leicht zur Herzinsuffizienz kommt. Es genügt oft, operativ nur einen Teil der Kalkplatten zu entfernen, um so dem Herzen wenigstens nach einer Seite hin freien Spielraum zu verschaffen.

Verwachsungen des Herzens mit dem Herzbeutel lassen sich *klinisch* nicht immer feststellen. Wenn gleichzeitig eine Verwachsung des Herzbeutels mit seiner

---

[1] Con-cretio (lat.) Ver-wachsung. [2] Ac-cretio (lat.) An-wachsung.

Umgebung besteht (Accretio), kann es zu einer sichtbaren systolischen Einziehung in der Gegend der Herzspitze kommen.

b) Sehnenflecke

Auf dem Epikard treffen wir sehr häufig bei Erwachsenen unregelmäßig zackige, weißliche, wie sehnige Verdickungen, die von Serosa überzogen sind (Abb. 244). Für ihre Entstehung kommen zwei Erklärungen in Betracht: Ein Teil der Sehnenflecke entsteht durch die eben

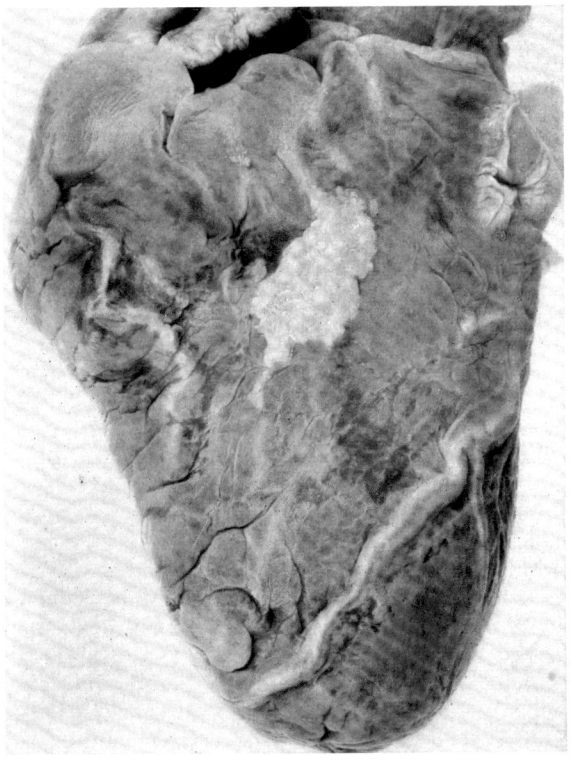

Abb. 244. Sehnenfleck über der Vorderfläche der rechten Kammer eines atrophischen Herzens mit gallertiger Atrophie des Fettgewebes und Schlängelung der Arterien

erwähnte Organisation fibrinösen Exsudats (perikarditische Sehnenflecke); bei anderen handelt es sich um eine Bindegewebswucherung auf Grund wiederholter mechanischer Reizungen, wie sie bei der Herzarbeit durch Reibung an der vorderen Brustwand gegeben sind; solche Sehnenflecke sitzen daher immer auf der Vorderfläche der rechten Kammer, während die perikarditischen allenthalben über dem Herzen vorkommen können.

V. Arterien

a) Regressive Veränderungen

An den Arterien spielen sich zahlreiche degenerative Veränderungen ab, die durch die mannigfachsten Ursachen hervorgerufen werden, in ihrer gestaltlichen Erscheinungsform einander aber durchaus ähnlich sind. So gut wie alle diese Veränderungen treten auch auf als Teilerscheinungen einer in Verlauf, Auftreten und Folgen besonders gekennzeichneten Krankheit, der Arteriosklerose.

Als **Angiofibrose** wird eine bindegewebige Verdickung und hyaline Umwandlung der Arterienwände, und zwar vorzugsweise der Intima, bezeichnet. Ein gewisser Grad von Intimaverbreiterung durch Zunahme des Bindegewebes und der elastischen Fasern tritt schon sehr frühzeitig, geradezu physiologischerweise, an allen größeren Gefäßen auf. Unter krankhaften

Verhältnissen kann diese Verdickung der Intima sehr beträchtlich werden, so daß die Innenhaut des Gefäßes ein breites Band kernarmen Bindegewebes darstellt; häufig ist dabei auch die Media in wechselndem Ausmaß fibrös umgewandelt. Zwischen dieser Angiofibrose und der physiologischen Intimaverbreiterung der Arterien einerseits und der Arteriosklerose andererseits bestehen fließende Übergänge.

Überaus häufig ist eine **Einagerung von Lipoiden** in die Intima, vor allem der Aorta. Man findet sie schon bei kleinen Kindern und vom 10. Jahre an fast ausnahmslos in Form kleinster gelber Fleckchen und Streifchen. Sie sind vorwiegend in der Nähe der Abgangsstellen der Kranzschlagadern, der großen Halsgefäße und der Intercostalarterien anzutreffen. Mikroskopisch handelt es sich um eine Einlagerung von Fetttröpfchen in sternförmig verzweigte Zellen in der Intima.

Herdförmige **Nekrosen** der Media werden in verschiedenen Arterien nach Infektionskrankheiten (namentlich Scharlach, Typhus und Diphtherie) angetroffen. Eine besonders wichtige Form der Medianekrose trifft man in der *Aorta*. Hier kommt es zum Schwund von Muskelfasern bei gleichzeitigem Auftreten einer metachromatisch reagierenden (chromotropen) Substanz zwischen den erhaltenen elastischen Platten. Die veränderten Stellen sind gegenüber dem Blutdruck weniger widerstandsfähig, buchten sich aus (Aneurysma) oder reißen gar ein. Da man früher diese Mediaveränderung nicht kannte und so für die Ruptur der Aorta keinen ersichtlichen Grund fand, sprach man von Spontanruptur. Teilweise Zerreißungen der Wandschichten führen zum Aneurysma dissecans (s. S. 335). Im Tierversuch hat man bei Kaninchen durch große Adrenalingaben herdförmige Medianekrosen in der Aorta erzeugen können. Der menschlichen Medianekrose entsprechen Veränderungen der Hundeaorta, die nach Verschorfung der Adventitia bzw. Zerstörung der Vasa vasorum entstehen.

b) Arteriosklerose

Eine der häufigsten und wichtigsten Arterienerkrankungen stellt die *Arteriosklerose* dar, wörtlich: Verhärtung der Arterien. Seitdem es gelungen ist, die Infektionskrankheiten durch Chemotherapeutica und Antibiotica zurückzudrängen, rückt sie — zusammen mit den Tumoren — als Todesursache immer mehr in den Vordergrund. Dadurch, daß sie die Arterien von Herz (Coronarsklerose), Gehirn (Cerebralsklerose) oder Nieren (Nephrosklerose) befällt, führt sie zu lebensbedrohlichen Störungen in der Funktion dieser wichtigen Organe und schließlich zum Tode. Wenn die Erkrankung heute vielfach nach dem Vorschlag von MARCHAND als Atherosklerose[1] bezeichnet wird, so soll damit zum Ausdruck gebracht werden, daß die anatomischen Veränderungen gekennzeichnet sind nicht bloß durch Verhärtung (Sklerose) der Gefäßwand, sondern auch durch Verfettung (Atherom[1]). Das anatomische Bild kann sehr wechselnd sein, je nachdem, welche dieser Veränderungen im Vordergrunde steht. Wir lernen es am besten an der Aorta kennen.

Als erste, mit freiem Auge erkennbare Veränderung sehen wir an der Innenfläche der Aorta runde oder unregelmäßig begrenzte *beetartige Vorragungen*, deren Farbe zwischen weiß (Bindegewebsvermehrung!) und gelb (Fetteinlagerung!) schwankt. Sie sitzen namentlich in der Umgebung der Abgangstellen der Intercostalarterien und anderer Seitenäste der Aorta (Abb. 245). Diese Vorragungen setzen sich aus zwei Schichten zusammen (Abb. 247): einer inneren mehr faserigen Lage und einer äußeren, der Media anliegenden Schicht, die hauptsächlicher Sitz der Verfettung ist.

So eindeutig dieses Bild an sich ist, so unklar ist seine formale Entstehung. Ist die erste Veränderung im Gefäßinhalt oder in der Gefäßwand zu suchen? Zugunsten einer primären Änderung des Gefäßinhaltes, in Sonderheit des Blutplasmas, spricht die Tatsache, daß sich bei vielen Arteriosklerosekranken Störungen des Fettstoffwechsels nachweisen lassen: Die alimentäre Lipämie ist stärker und dauert länger an, da das Klärsystem des Plasmas insuffizient ist, welches dieses von den Fetttröpfchen befreit. Arteriosklerose ist regelmäßig vorhanden bei einer erblichen Störung des Cholesterinstoffwechsels, der xantho-

---

[1] Athare (griech.) Weizenbrei; skleroo (griech.) hart machen.

matösen Hypercholesterinämie; 60—70% aller Arteriosklerotiker aus jüngeren und mittleren Altersklassen weisen eine Erhöhung des Serumcholesterins auf; etwa 70% aller Diabetiker, die ja auch an einer Störung des Fettstoffwechsels leiden, sterben an arteriosklerotischen Komplikationen. Beim Kaninchen gelingt es, durch übermäßige Cholesterinzufuhr eine Hypercholesterinämie und eine der menschlichen Sklerose ähnliche Gefäßveränderung zu erzeugen. Da aber eben nicht alle Menschen mit Arteriosklerose eine Fettstoffwechselstörung im Blutplasma aufweisen und andererseits auch das Vorhandensein einer solchen Störung nicht unbedingt mit einer Arteriosklerose einhergehen muß, könnte die erste Veränderung auch in der Intima sitzen. In der Tat hat man hier Quellung und

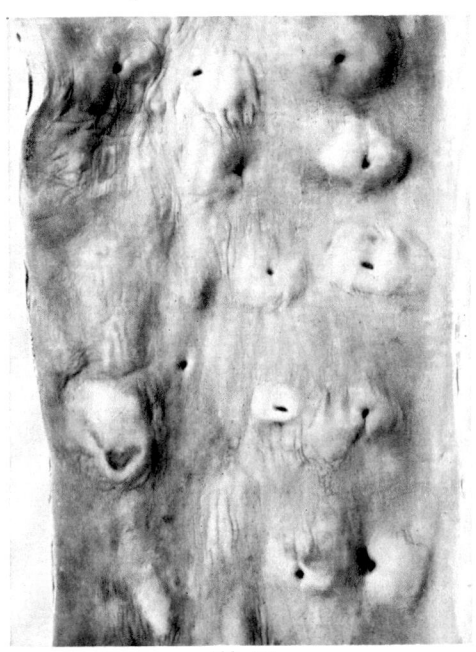

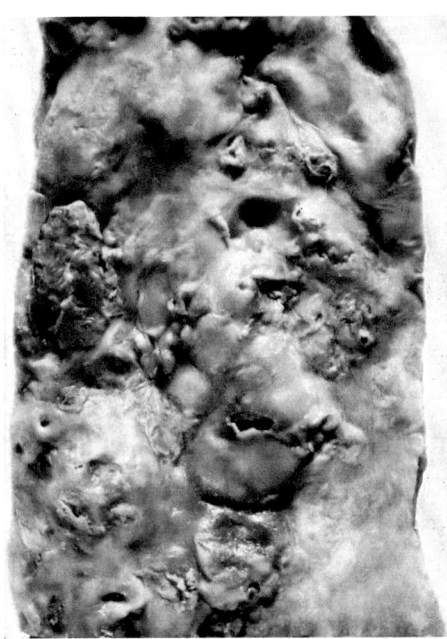

Abb. 245. Arteriosklerose der Aorta; beetartige, unregelmäßige, hauptsächlich um die Abgangsstellen der Arterien angeordnete Verdickungen der Intima
Abb. 246. Hochgradige Arteriosklerose der Aorta mit Geschwürsbildung und wandständiger Thrombose (*T*)

Lockerung der Intimaschichten und nachfolgende Durchsetzung oder Durchtränkung mit Blutplasma gefunden. Schon normalerweise bewegt sich ja ein Flüssigkeitsstrom von der Gefäßlichtung her gegen die Media zu und innerhalb der Intima mit der Pulswelle von zentral nach peripherwärts. Ein Mißverhältnis zwischen Einsickern und Abfuhr dieses Plasmastromes führt zu Anstauung gerade in den tieferen Lagen der Intima an der Grenze zur Media, wo dann Lipoide, besonders Cholesterinester, ausfallen, während die inneren Lagen unter der Intima den Schaden durch Faserbildung abdecken. So kommt es zu immer stärkerer Verdickung und Vorwölbung der Intima.

Hat die Lipoidmenge einen höheren Grad erreicht, so tritt innerhalb dieser Herde *Erweichung* auf; durch Zersetzung der Lipoide kristallisiert Cholesterin aus: Es entstehen Hohlräume, die mit fettigem und infolge des reichlichen Gehaltes an Cholesterintafeln glitzerndem Brei gefüllt sind. Gegen das Gefäßlumen sind sie durch eine dickere oder dünnere Bindegewebsschicht abgegrenzt. Die Ähnlichkeit dieser Herde mit Atheromsäckchen der Haut (besonders was den breiigen Inhalt anlangt) hat zur Bezeichnung *Atheromatose*[1] Veranlassung gegeben. Schreitet die Nekrose und Erweichung weiter fort, so wird die abdeckende Bindegewebsschicht immer dünner und reißt schließlich ein. Der Cholesterinbrei tritt in das Blut über und läßt einen unregelmäßig begrenzten Defekt mit fetzigen Rändern, ein atheromatöses *Geschwür*, zurück. An solchen Geschwüren bilden sich oft flache Thromben (Abb. 246), die in einzelnen Fällen die Abgangsstellen größerer Gefäße verlegen oder polypös herabhängen.

Mit der Verfettung kann auch *Kalkablagerung* auftreten, so daß sowohl die beschriebenen beetartigen als auch die Atheromherde und ganz besonders der Grund der atheromatösen Geschwüre oft ausgedehnt verkalken oder sogar verknöchern können (namentlich in der Bauchaorta).

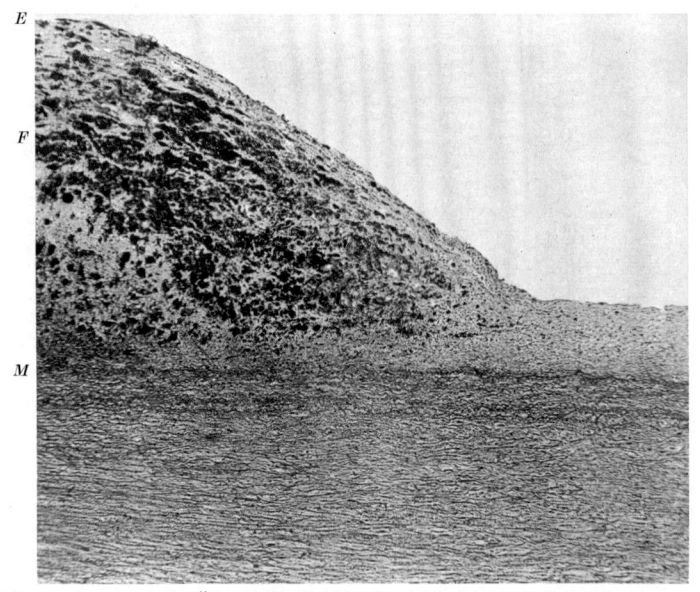

Abb. 247. Atheromatose der Aorta. Über der Media (*M*) erhebt sich eine von Endothel (*E*) überzogene Verdickung der Intima (*F*), die hauptsächlich aus Lipoiden besteht

Verfettung, Bindegewebswucherung, Nekrose und Verkalkung *kombinieren* sich in der mannigfachsten Weise, so daß, wie eingangs erwähnt, in den einzelnen Fällen sehr verschiedenartige Bilder zustande kommen. Fast immer ist die Erkrankung in der absteigenden Aorta und ganz besonders in der Bauchaorta weit stärker entwickelt als im aufsteigenden Teil (im Gegensatz zu der später zu besprechenden syphilitischen Aortitis). Ihre Innenfläche ist in den schwersten Fällen mit Geschwüren und Kalkplatten dicht besetzt, so daß kaum mehr eine unveränderte Stelle zu sehen ist (sog. deformierende Arteriosklerose).

Die geschilderten Veränderungen spielen sich zwar vorwiegend in der Intima ab, betreffen aber sehr oft auch die inneren Schichten der *Media*, die gleichfalls der Verfettung, Nekrose und Verkalkung anheimfallen. Daher ist die Muskelschicht im Bereiche der arteriosklerotischen Herde oft sehr beträchtlich verdünnt.

Im wesentlichen gleichartig wie in der Aorta spielt sich die Arteriosklerose auch in den *anderen Körperarterien* ab. Oft sind alle oder nahezu alle Arterien, wenn auch in verschiedenem Grade, erkrankt, während in anderen Fällen sich die Arteriosklerose auf einzelne Gefäßbezirke (z.B. des Gehirns, der Nieren, des Herzens) beschränkt.

---
[1] Siehe Anm. S. 322.

In den muskelstarken Arterien kann es zu einer mehr oder minder starken Kalkeinlagerung in die Media kommen (Abb. 248). In der Arteria femoralis treten dabei ringförmige, wie Leitersprossen angeordnete Kalkspangen auf, die zum Vergleich mit einer Gänsegurgel Veranlassung gegeben haben. Schließlich wird das Gefäß in ein starres, brüchiges Rohr umgewandelt; oft kommt es in den Kalkringen zu Knochenbildung; häufig zeigen sie auch Sprünge oder Brüche. Man spricht von *Mediaverkalkung* oder dem Mönckebergschen Typ der Arteriosklerose, wobei die Bezeichnung Arteriosklerose nur insofern berechtigt ist, als die befallenen Arterien verhärtet sind. Eigentlich liegt aber eine eigene Erkrankung vor, die zwar oft mit Arteriosklerose vergesellschaftet ist, aber doch sonst aus ihrem Rahmen herausfällt, d. h. ohne Veränderung der Intima und ohne Arteriosklerose des übrigen Gefäßsystems auftreten kann. Andererseits kommt auch an den Arterien vom muskulären Typus gewöhnliche Arteriosklerose ohne Mediaverkalkung vor; häufig sind allerdings beide Erkrankungen vergesellschaftet.

An den kleinsten Arterien, den *Arteriolen*, namentlich in Nieren und Milz, tritt eine „sklerotische" Veränderung (Arteriosklerose) auf, die in Verbreiterung und hyaliner Umwandlung der ganzen Wand mit Ablagerung von Lipoiden und Vermehrung der elastischen Intimalamellen besteht. Sie kann zur völligen Verlegung der Lichtung führen (Abb. 249). Diese Veränderung, welche auch als Arteriosklerose vom Joresschen Typus bezeichnet wird, stellt, wie aus den Experimenten GOLDBLATTs hervorgeht, eine Antwort der Arterien auf eine ständige Blutdruckerhöhung dar und ist von der gewöhnlichen Arteriosklerose zu trennen.

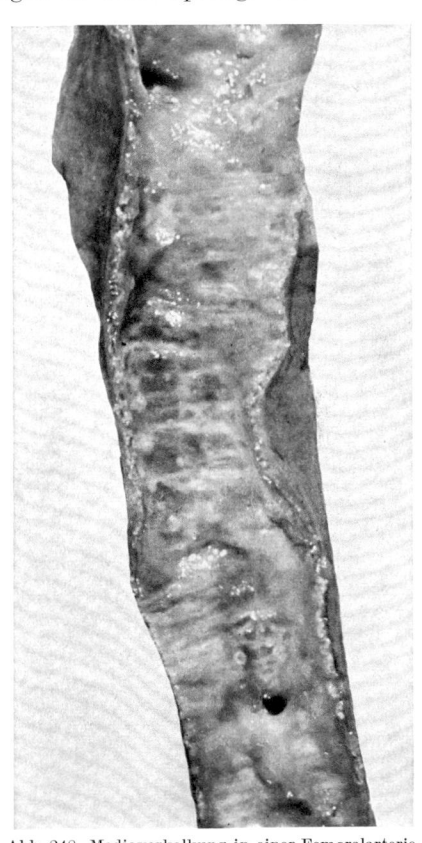

Abb. 248. Mediaverkalkung in einer Femoralarterie. Die verkalkten ringförmigen Spangen sind auf der Schnittfläche als helle Pünktchen, unter der Intima als quere Streifen (Gänsegurgelarterie) zu sehen

Als *Folge der Arteriosklerose* trifft man auf zwei geradezu entgegengesetzte Zustände: Verengung und Erweiterung des Gefäßrohres. Die *Verengung* betrifft hauptsächlich die kleineren Gefäße (Abb. 249) und wird durch die vorspringenden Intimapolster bedingt; hinzutretende Thrombose kann zum völligen Verschluß der Lichtung mit allen schweren Folgen führen (Gehirnerweichung, Herzinfarkt, Extremitätengangrän usw.).

Die *Erweiterung* geht auf eine Schwächung der Media unter der veränderten Intimastelle zurück. Sie kann umschrieben oder diffus sein. Aber nicht nur der Querdurchmesser, auch die Länge des Gefäßrohres nimmt zu: Das erweiterte Gefäß verläuft nicht mehr gestreckt, sondern legt sich in Windungen (Abb. 250). Die mangelnde Elastizität und Erweiterung der Aorta führt zu einer Belastung des Herzens, wodurch es zu einer mäßigen Hypertrophie des linken Ventrikels kommen kann.

Wir kennen keine einheitliche *Ursache* der Arteriosklerose, wohl aber Umstände, die ihr Auftreten begünstigen:

Alter („Abnutzung"). Die Arteriosklerose stellt vorzugsweise eine Erkrankung des vorgerückteren Alters dar; sie ist im allgemeinen erst jenseits des 40. Lebens-

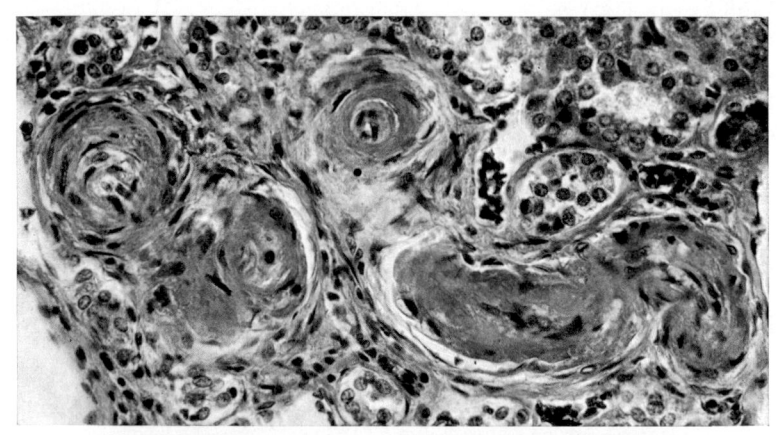

Abb. 249. Hyalinisierung kleinster Arterien in der Niere (Arteriolosklerose)

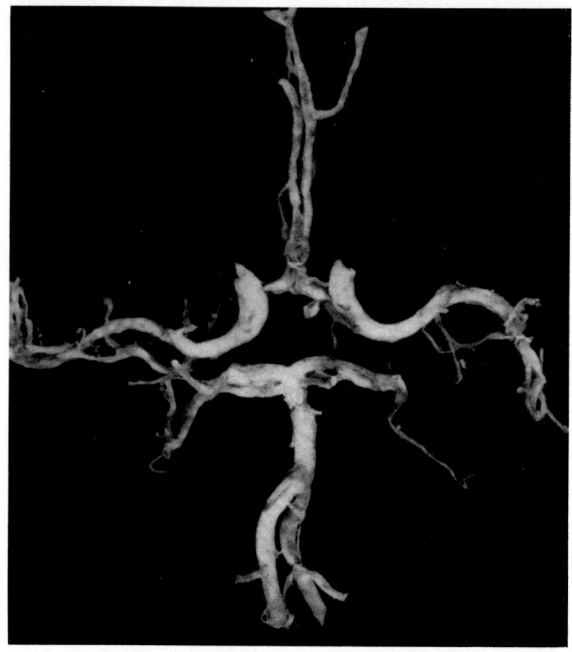

Abb. 250. Schwere Arteriosklerose der basalen Hirnarterien mit Wandverdickung und Schlängelung

jahres deutlich entwickelt und bei Männern weit häufiger als bei Frauen. Deshalb hat man an eine „Abnutzung" des Gefäßsystems gedacht, die sich dort am meisten geltend macht, wo die stärkste funktionelle Inanspruchnahme stattfindet; so erklärt man z. B. auch das Befallensein der Pulmonalarterien bei Mitralstenose durch den im kleinen Kreislauf herrschenden höheren Druck. Der Einfluß des Druckes auf die Entstehung der arteriosklerotischen Veränderungen wird wie durch ein Experiment bei den Fällen von Isthmusstenose oder -atresie dargetan (s. Abb. 251): im herzwärts gelegenen Aortenteil, in dem gesteigerter Blutdruck herrscht, deutliche Arteriosklerose; in dem peripher von der Stenose gelegenen Teil, in dem der Blutdruck stark vermindert ist, keine Arteriosklerose! Wenn sich auch naturgemäß die Abnutzung mit der längeren Lebensdauer immer mehr steigert, so wäre es doch unrichtig, die Arteriosklerose einfach als Alterskrankheit zu bezeichnen, da sie einerseits schon in jüngeren Jahren stark entwickelt sein, andererseits auch bei sehr alten Personen vollständig fehlen kann.

Als faßbare Grundlage der Abnutzung wird die *Verminderung der Elastizität* der Arterienwand angesehen, die ihrerseits die Veränderung der Intima auslösen

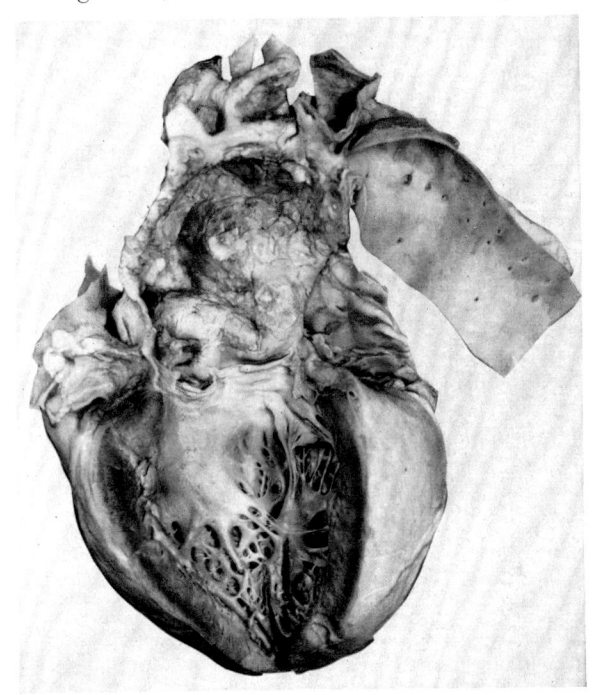

Abb. 251. Aortenisthmusstenose vom Erwachsenentyp. Die Aorta vor der Stenose stark sklerotisch verändert, hinter der Stenose normal; der linke Ventrikel hypertrophisch

soll. Nach dieser Betrachtungsweise wäre die Arteriosklerose sozusagen eine ausgleichende (kompensierende) Veränderung, und die Erweiterung des Gefäßrohres weniger eine Folge der Arteriosklerose als ein Zeichen für die ursächliche Elastizitätsverminderung.

Gifte (Ernährung). Sichergestellt erscheint nur der Zusammenhang zwischen Arteriosklerose (besonders der Kranzschlagadern) und übermäßigem Nicotingenuß (s. Abb. 235) sowie der chronischen Bleivergiftung. Die Rolle des Alkohols ist umstritten, desgleichen die von Stoffen, welche im Verlauf des Stoffwechsels im Körper selbst gebildet werden (Autointoxikation). Sicherlich spielt die Ernährung eine große Rolle. Während Befall und Sterblichkeit an Arteriosklerose in Hunger- und Mangelzeiten abnehmen, steigen sie zusammen mit dem steigenden Lebensstandard und vermehrter Luxuskonsumption deutlich an. Dem entspricht auch die Tatsache, daß besonders fette Menschen häufiger betroffen werden als magere. Andererseits wissen wir aber, daß bei den asketisch lebenden Trappisten-Mönchen die Arteriosklerose weder seltener, noch weniger ausgeprägt auftritt.

Vererbung. Die Tatsache, daß trotz Luxuskonsumption nicht jeder Mensch an Arteriosklerose leidet und daß es andererseits Familien gibt, deren Mitglieder trotz verschiedener Lebenshaltung gleichartig an Arteriosklerose mit ihren Folgeerscheinungen erkranken, erweist schon, daß zu den äußeren Einflüssen noch eine innere Disposition hinzukommen muß, damit die Krankheit auftritt. Das zeigt sich auch deutlich daran, daß eineiige Zwillinge hinsichtlich der Coronarsklerose eine 50%ige Konkordanz zeigen gegenüber 25% bei zweieiigen Zwillingen, und daß Pykniker früher erkranken als Leptosome. Die Vererbung kann auch über dem Umweg von familiären Stoffwechselanomalien das Auftreten der Arteriosklerose beeinflussen, wie das z. B. bei der dominant vererblichen xanthomatösen Hypercholesterinämie der Fall ist. Ebenso wirken auch andere, in der Konstitution des einzelnen Individuums verankerte Störungen und Abwegigkeiten des Fettstoffwechsels. Dagegen sind Rassenunterschiede niemals sichergestellt worden.

Bei wild lebenden *Tieren* kommt eine Arteriosklerose, wie wir sie vom Menschen her kennen, verhältnismäßig selten und nur bei besonderen Rassen vor, wie Lachs- und Thunfisch, Taubenarten, Raubvögel, Schwein, Wal, Affe. Die meisten Tiere bleiben also von Hypertonie, Cerebralsklerose und Herzinfarkt (und Magenulcus!) verschont. Nur durch ganz unphysiologische Eingriffe ist es gelungen, bei ihnen Veränderungen an den Arterien zu erzeugen, die an die menschliche Arteriosklerose erinnern, aber weder in ihrem morphologischen noch klinischen Bild mit ihr ganz übereinstimmen. Das gilt sowohl für die durch Adrenalin, Nicotin und andere Mittel erzeugten Medianekrosen als auch hinsichtlich der durch Bakterien und Bakterientoxine sowie durch überreichliche Verfütterung von Lipoiden hervorgerufenen Intimaverfettungen.

c) Entzündung

Entzündungen der Arterienwand können entstehen 1. von der Lichtung her, 2. von der Adventita aus, 3. auf dem Wege der Vasa vasorum. Beteiligt die Entzündung hauptsächlich die Intima, so reden wir von Endarteriitis und nennen sie E. obliterans, wenn sie durch Verdickung der Innenhaut in kleinen Arterien zur Verödung der Lichtung führt. Die Entzündung der Media, die sich in erster Linie um die Vasa vasorum abspielt, heißt Mesarteriitis oder, wenn es sich um die Aorta handelt, Mesaortitis; die Entzündung der Adventitia: Periarteriitis.

Umschriebene **akute Entzündungen** einer Arterie entsteht *von innen* her, wenn ein infizierter Embolus in der Lichtung stecken bleibt oder Bakterien auf der Innenfläche haften. Die Folge ist eine parietale Thrombose auf der Intima sowie Hyperämie der Vasa vasorum und Exsudation in die Arterienwand, die dadurch aufgelockert und dem Blut gegenüber weniger widerstandsfähig wird. Sie buchtet sich aus (mykotisches Aneurysma) und kann auch einreißen. Viel wichtiger sind jedoch die umschriebenen Entzündungen, die *von außen* her auf die Arterien übergreifen, wie das z. B. in der Wand von tuberkulösen Kavernen oder am Grund von Magengeschwüren der Fall ist. Auch hier lockert eine akut entzündliche Infiltration die Media auf und führt, wenn sie die Intima erreicht, zur Thrombose. Infektion und entzündlicher Zerfall schwächen die Arterienwand, so daß sie dem Blutdruck nachgibt, sich ausbuchtet (Arrosionsaneurysma) und schließlich zerreißt. Verläuft die Entzündung weniger stürmisch, so wuchern die Bindegewebszellen vor allem in der Intima. Diese verbreitert sich (Intimafibrose), bis sie schließlich die Gefäßlichtung vollkommen verschließt. Nun kann der von außen her einwirkende entzündliche Zerfall die Arterie völlig zerstören, ohne daß es aus den Stümpfen zur Blutung kommt. Würde der Organismus nicht über diese Möglichkeit verfügen, gefährdete Gefäße zu verschließen, so wären lebensbedrohliche Blutungen aus Arterien viel häufiger — in Wirklichkeit stellen sie aber eher die Ausnahme dar.

Während die Arterienwand bei den bisher besprochenen Entzündungen sozusagen sekundär in Mitleidenschaft gezogen wird, ist sie bei den nunmehr zu besprechenden Veränderungen primärer Sitz der Erkrankung. Immer handelt es sich um eine mehr oder minder chronische Entzündung zahlreicher Arterien oder größerer Gefäßstrecken, deren Ursache in den meisten Fällen unklar ist. Immerhin ist es gelungen, einige besondere Formen, der Arteriitis zu isolieren.

Eine oft zum thrombotischen Verschluß der Lichtung führende **chronische Entzündung** kommt an den großen Extremitäten-Arterien als *Endarteriitis obliterans* vor und hat naturgemäß schwere Ernährungsstörungen bzw. Gangrän der betreffenden Extremitäten zur Folge. Insbesondere ist sie die Ursache der *juvenilen Gangrän* der Arme und Beine, die nicht selten symmetrisch auftritt und namentlich Männer in jüngeren Jahren befällt; andere Lokalisationen sind

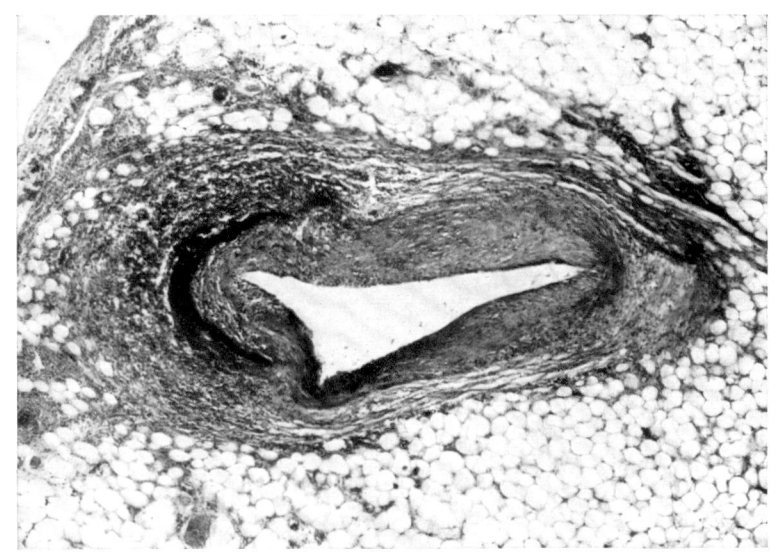

Abb. 252. Periarteriitis einer Coronararterie. Links nekrotische Wandstelle mit adventitieller Infiltration

Gehirn, Darm und Wirbelkörper. Man kann nicht immer mit Sicherheit entscheiden, ob die die Lichtung verschließende Bindegewebsmasse ausschließlich durch Wucherung der Intima nach Ödem und fibrinoider Nekrose entsteht, oder ob sie wenigstens teilweise auf Organisation eines Thrombus zurückgeht, der sich erst auf dem Boden der Endarteriitis gebildet hat (daher auch die gelegentliche Bezeichnung als Thrombarteriitis). Meist sind auch die Venen von ähnlichen Veränderungen befallen, so daß man zusammenfassend von Thrombangitis bzw. Endangitis obliterans (v. Winiwarter-Buergersche[1] Krankheit) spricht. Die Ursache der Erkrankung (Nicotin? Erkältung?) ist noch unklar.

Die **Periarteriitis nodosa** ist eine Krankheit jüngerer Individuen, bei der an den kleinen Eingeweidearterien (Gekröse, Niere, Herz, Leber, Pankreas usw.) zahlreiche knotige Verdickungen entstehen. An diesen Stellen findet sich eine entzündliche Infiltration der Adventitia, eine teilweise Nekrose und Entzündung der Media sowie der Intima (Abb. 252). Da auf diese Weise die Widerstand leistenden Wandbestandteile zerstört werden, bilden sich manchmal innerhalb der Herde Ausbuchtungen der Lichtung (Aneurysmen, s. unten). Auf der geschädigten Intima kommt es zu verschließender Thrombose, die je nach dem betroffenen Organ zu verschiedensten Folgen führt (Infarkt, Infarzierung). Die Bezeichnung Periarteriitis kann also wegen der Beteiligung aller Arterienwandschichten nicht

[1] A. WINIWARTER (1848—1917), Chirurg, Wien; L. BUERGER (1879—1943), Arzt, New York.

mehr als zutreffend angesehen werden: Man spricht besser von Arteriitis nodosa. Tritt Heilung ein, so findet man eine narbige Umwandlung der Media und die Gefäßlichtung ganz oder teilweise durch Bindegewebe verschlossen. Die Erkrankung verläuft ausgesprochen chronisch, wobei mit Fieber einhergehende Schübe abwechseln mit Zeiten der Ruhe und Ausheilung. Die klinischen Symptome sind entsprechend dem verschieden schweren Befall der einzelnen Organe sehr vielgestaltig. Bei manchen dieser Arteriitiden kann man als Ursache eine Art Überempfindlichkeitsreaktion der Arterienwand gegen verschiedene Stoffe, wie z.B. Sulfonamide, annehmen (allergische Arteriitis); bei anderen, besonders den mit Hochdruck einhergehenden Formen, ist ihre Ursache noch unklar (idiopathische Arteriitis).

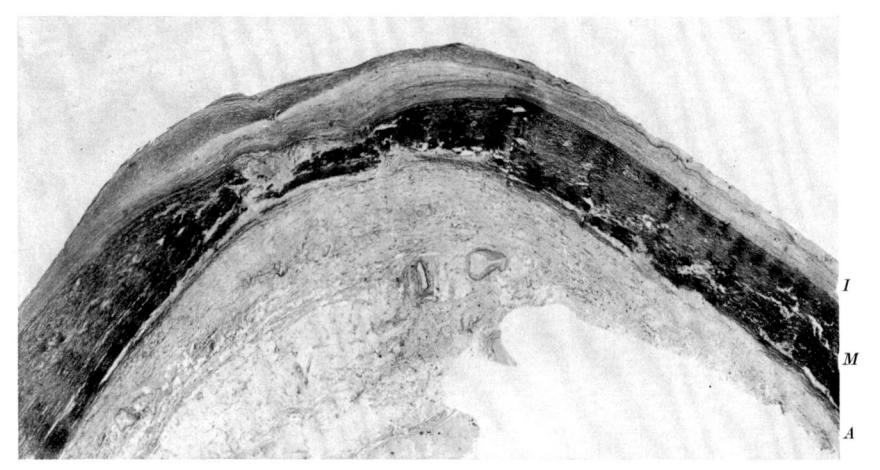

Abb. 253. Mesaortitis syphilitica. Die schwarz gefärbten elastischen Membranen der Media (*M*) vielfach unterbrochen, die Intima (*I*) verdickt. *A* Adventitia

Bei einer eigentümlichen Form der Arteriitis wird die Media durch ein Granulationsgewebe zerstört, in dem man Riesenzellen um elastische Fasern finden kann. Diese „**Riesenzellenarteriitis**" befällt manchmal nur ein Gefäßgebiet, wie z.B. die Schläfenarterien als Arteriitis temporalis oder größere Gefäßbezirke, ja auch die Aorta.

Als **rheumatische Arteriitis** werden Veränderungen der Aorta und der Arterien bezeichnet, die sich im Verlaufe des akuten Gelenkrheumatismus entwickeln. Infiltrate von Lympho- und Leukocyten nehmen in der Aorta vornehmlich die Intima und Adventitia, in den übrigen Gefäßen alle Wandschichten ein. Später kommt es manchmal zur Ausbildung typischer Aschoffscher Knötchen.

An der Aorta ruft die **Syphilis** im Tertiärstadium eine anatomisch wohlgekennzeichnete Erkrankung hervor, die *Mesaortitis*. Zwischen Primäraffekt und klinischem Ausbruch der Erkrankung verlaufen durchschnittlich 15 Jahre, so daß das bevorzugte Alter um 50 Jahre liegt. In der Aortenmedia entstehen dann Nekroseherde, die durch ein gefäß- und lymphocytenreiches Granulationsgewebe ersetzt werden. An solchen Stellen ist die Gefäßwand infolge des Ausfalls an elastischem Gewebe (Abb. 253) geschwächt und wird durch den Blutdruck etwas ausgebuchtet: Es kommt zur Bildung von Grübchen (Auspunzungen), die durch das gefäßführende Granulationsgewebe im Grund eine rötliche Farbe erhalten. Später vernarbt das neugebildete Gewebe, die Grübchen werden weißlich. Die Intima nimmt insofern am Krankheitsgeschehen teil, als sie sich über der veränderten Mediastelle und darüber hinaus fibrös verdickt (Intimafibrose). Die Innenfläche der Aorta erhält durch das Nebeneinander der geschilderten Vorgänge ein kennzeichnendes Aussehen: Sie ist uneben, baumrindenartig gefältelt (Abb. 254) und, abgesehen von den rötlichen Grübchen, ausgesprochen weißlich, narbig. Sehr häufig tritt allerdings in der Intima über der geschädigten Media Arteriosklerose (Verkalkung, Verfettung usw.) auf, wodurch das kennzeichnende Bild der Mesaortitis mehr oder minder weitgehend verdeckt werden kann. Die Adventitia ist bei Mesaortitis regelmäßig bindegewebig verdickt, um die Vasa vasorum kleinzellig infiltriert und im Bereiche des Herzbeutels oft mit dem Perikard verwachsen.

Die geschilderten Veränderungen befallen immer zunächst die aufsteigende Aorta. Sehr kennzeichnend ist ihr Auftreten in Form eines verschieden breiten, ringförmigen Bandes oberhalb der Klappen. Oft ist auch die Brustaorta in gleicher Weise verändert; die Erkrankung

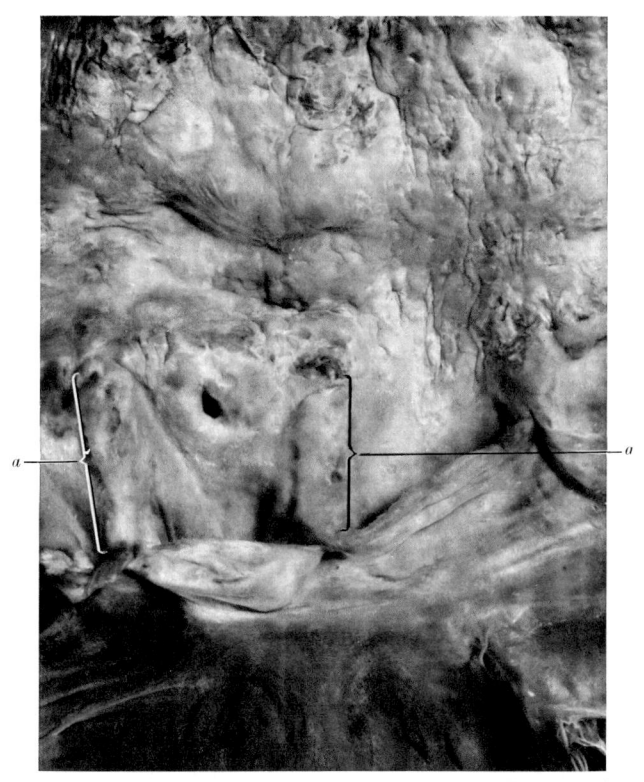

Abb. 254. Mesaortitis mit deutlicher baumrindenartiger Fältelung der Intima. Die Aortenklappen mit der Wand der Aorta verwachsen (*a*) und im Höhendurchmesser verkürzt, so daß das Coronarostium jetzt unbedeckt ist

schneidet dann am Durchtritt der Aorta durch das Zwerchfell in scharfer Linie ab. Es kann geradezu als Regel betrachtet werden, daß die syphilitische Aortitis im Gegensatz zur Arteriosklerose im herznahen Abschnitt des Gefäßes am stärksten ausgeprägt ist und gegen die Peripherie immer mehr abklingt.

Von klinischer Bedeutung ist die Ausbreitung der Mesaortitis auf die Sinus Valsalvae und die Aortenklappen: Durch die Bindegewebswucherung in Intima und Media werden die *Ostien der Coronararterien stark verengt* oder sogar völlig verschlossen. Die syphilitische Aortitis kann daher auch zur Angina pectoris führen. In ähnlicher Weise werden manchmal auch die Abgangsstellen der großen Halsgefäße eingeengt (klinisch Pulsdifferenz!). Im Gegensatz zur Arteriosklerose greift die Veränderung jedoch nicht auf die abgehenden Gefäße über, mit Ausnahme der A. anonyma.

Durch Ausbreitung der Mesaortitis auf die *Aortenklappen verwachsen* diese an den Commissurenstellen mit der Aorteninnenfläche; der freie Klappenrand wird dadurch verkürzt, die Klappen rücken auseinander (Abb. 225/3, 254). Später werden die Klappenränder in dicke Wülste umgewandelt, die Klappen selbst verdickt, starr und durch Schrumpfung auch in ihrer Höhe verkürzt. Auf diese Weise kommt es zu reiner Insuffizienz der Klappen (gießendes diastolisches Geräusch!).

Über das *Aneurysma* als Folge der Mesaortitis s. unten.

d) Aneurysma

Unter Aneurysma¹ im weitesten Sinne verstehen wir einen mit der Lichtung einer Arterie in offener Verbindung stehenden und von ihr aus mit Blut gefüllten Raum. Wir unterscheiden das Aneurysma verum (1.), das durch eine Ausbuchtung der ganzen Wand zustande kommt, von dem Aneurysma spurium² (2.), das sich

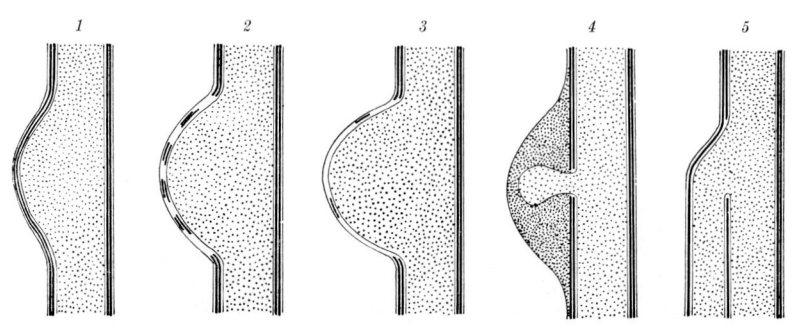

Abb. 255. Schematische Übersicht über die verschiedenen Arten der Aneurysmen. *1—3* Aneurysma verum; bei Zunehmen der Ausbuchtung (*2*) werden die elastischen Elemente der Media immer spärlicher, so daß schließlich (*3*) die Aneurysmawand fast ausschließlich aus verdickter Intima und Adventitia besteht; *4* Aneurysma spurium (periarterielles Hämatom); *5* Aneurysma dissecans

bei Austritt von Blut aus einer Öffnung der Gefäßwand bildet, und von dem Aneurysma dissecans (3.), bei dem das Blut durch einen Riß der inneren Arterienschichten sich in die Wand einwühlt.

1. Aneurysma verum. Beim Aneurysma verum (Abb. 255/*1—3*) dehnt sich die Wand in einem umschriebenen Bezirk, dem Blutdruck nachgebend, und wölbt sich in verschiedener *Form* nach außen vor (Abb. 256). Das kann gleichmäßig ringsum geschehen (zylindrisches A.) oder so, daß die Erweiterung an- und wieder abschwillt (spindelförmiges A.), oder so, daß eine kahnförmige Ausbuchtung entsteht (kahnförmiges A.), oder endlich so, daß die Vortreibung einen an der Arterie hängenden Sack mit halsförmiger Einschnürung darstellt (sackförmiges A.). Mehrfache, hintereinandersitzende Aneurysmen können zu Erweiterung und Schlängelung der Arterie führen; dann spricht man von Aneurysma serpentinum³ oder cirsoideum³.

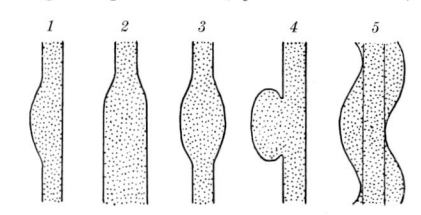

Abb. 256. Schema über die verschiedenen Formen der wahren Aneurysmen. *1* Kahnförmiges, *2* zylindrisches, *3* spindeliges, *4* sackförmiges Aneurysma, *5* Aneurysma serpentinum

Die *Größe* des Aneurysmas richtet sich einigermaßen nach der Weite der Arterie. An der Aorta können sie kindskopfgroß, durchschnittlich etwa apfelgroß werden, aber auch an der Milzarterie sind sie zuweilen kleinapfelgroß. An den Gehirnarterien, besonders an den Verzweigungsstellen der Arteria cerebri media (Abb. 256), sind kleinste Aneurysmen sehr häufig (über 17%!). Sie werden aber nur selten größer und können dann platzen.

Die *Entstehung* der wahren Aneurysmen ist auf eine umschriebene Nachgiebigkeit der Arterienwand zurückzuführen. Der Blutdruck buchtet eine derartige Stelle nach außen vor. Eine solche Widerstandsherabsetzung kann auf verschiedene Weise zustande kommen.

---

[1] Aneuryo (griech.) erweitern. [2] Spurius (lat.) unecht. [3] Serpens (lat.) kriechend, Schlange; Kirsos (griech.) Krampfader.

Einmal kann ein zerstörender Prozeß die Arterie von außen angreifen. Auf diese Weise bilden sich Aneurysmen an den in der Wand tuberkulöser Lungenhöhlen verlaufenden Arterien: *Arrosionsaneurysmen*.

Zweitens machen Entzündungen, die von infizierten Emboli ausgehen, Schädigungen der Wand mit sekundärer Erweiterung: *embolisch-mykotisches Aneurysma*.

Drittens kann die Wandschwäche auch durch *embryonale Fehlbildung* der Wandstruktur bedingt sein, wie das für die meisten Aneurysmen an den Gehirnarterien angenommen wird.

Die auf den eben genannten Wegen entstehenden Aneurysmen sind aber im ganzen selten und betreffen überwiegend die kleinen Arterien. Die Aneurysmen im Bereich der Brustaorta gehen fast immer auf *Mesaortitis* zurück — auch sie

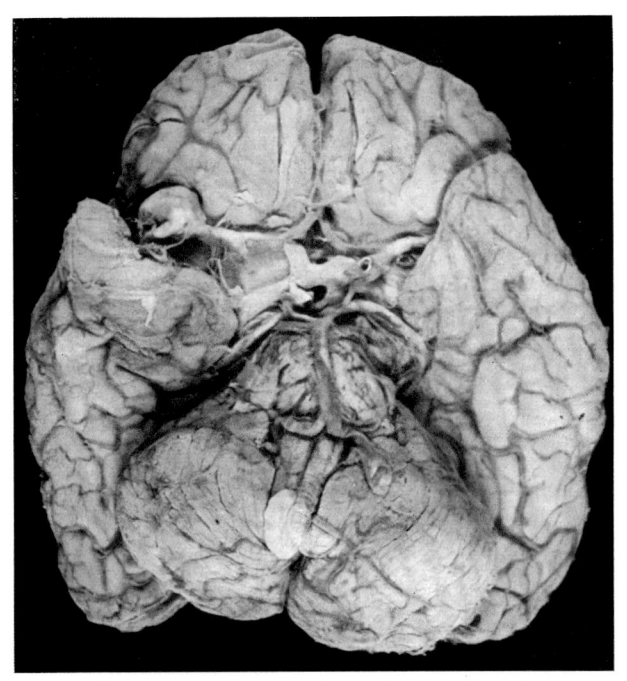

Abb. 257. Aneurysma der rechten Arteria cerebri media

sind mit der erfolgreichen Behandlung der Frühstadien der Syphilis immer seltener geworden; dafür haben die *arteriosklerotischen Aneurysmen* der Bauchaorta an Häufigkeit so zugenommen, daß sie jetzt mindestens die Hälfte aller Aortenaneurysmen ausmachen. Die Arteriosklerose ist auch die Ursache der häufigen Erweiterung und Schlängelung der basalen Hirnarterien (Abb. 250) und der Milzarterie sowie spindeliger Aneurysmen der Arteriae iliacae.

Bei Ausbuchtung der geschwächten Wandstelle (Abb. 255/*1—3*) zerreißen die zunächst noch erhaltenen Mediateile. Später finden sich die elastischen Elemente in der Wand des Aneurysmas nur noch fleckweise, schließlich gar nicht mehr, weil sie ganz zugrunde gehen. Dann besteht die Wand des Sackes aus verdickter Adventitia, den Resten der bindegewebig umgewandelten Media und einer inneren Schicht, die der Intima entspricht, aber durch allmähliche Zunahme des Bindegewebes größtenteils neu gebildet ist. Sie ist, von der Fläche gesehen, uneben und kann später, wie bei der gewöhnlichen Arteriosklerose, verfetten und verkalken.

Am gefährlichsten, was seine Folgen anlangt, ist das sackförmige Aneurysma der Aorta. Es hat eine Neigung zu beständiger Vergrößerung. So muß der Sack *auf die Umgebung drücken*, wie z. B. auf die Trachea (Abb. 258), die Bronchien, die

Lungen, den Oesophagus, die großen Venen, auf Nervenstämme (Vagus), auf Arterien, die neben dem Aneurysma entspringen usw. Infolge des Druckes können die betroffenen Teile atrophisch werden oder ganz schwinden. Auch die Knochen leisten keinen Widerstand: Die Wirbelkörper werden druckatrophisch (Abb. 113) und manchmal bis zum Wirbelkanal zerstört, so daß sogar das Rückenmark leidet; Sternum und Rippen werden durchbrochen, bis das Aneurysma außen hervortritt.

Wird der Sack zu dünn, so *zerreißt* er. Dann tritt eine meist sofort tödliche Blutung ein, z. B. in die Pleurahöhle, in die Lungen, die Trachea (Abb. 258), den Oesophagus oder in den Herzbeutel (Abb. 259). Die Zerreißung des Aneurysmas muß aber nicht sofort tödlich sein; die Blutung kann sich nicht selten mehrere Male wiederholen, wenn die Rißöffnung vorübergehend wieder durch Thromben geschlossen wurde (Abb. 259).

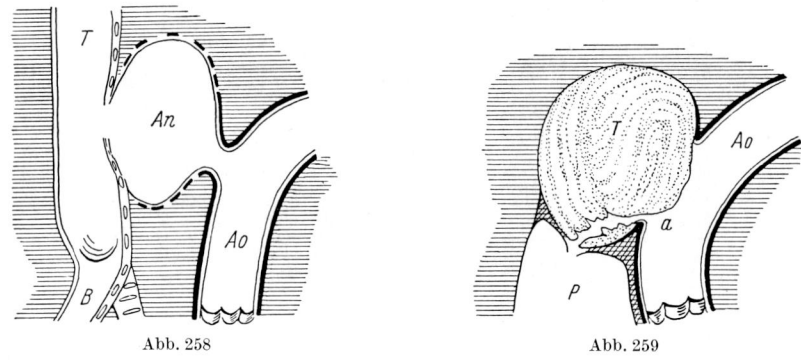

Abb. 258.   Abb. 259.

Abb. 258. Schema eines Aneurysmas (*An*) der aufsteigenden Aorta (*Ao*) mit Einengung der Trachea (*T*) und Durchbruch in ihre Lichtung; *B* Hauptbronchus

Abb. 259. Schema eines thrombosierten Aneurysma der aufsteigenden Aorta (*Ao*) mit Durchbruch in den Herzbeutel (*P*). Bei *a* von der Aortenlichtung ein Kanal in den geschichteten Thrombus (*T*) abgehend, durch den das Blut sich durchgewühlt hat

In den Aneurysmen kommt es nämlich nicht selten zu mehr oder weniger ausgedehnter *Thrombose* in Form einer kompakten, meist geschichteten Masse (Abb. 259). Der Thrombus kann den Raum vollkommen ausfüllen. Äußerst selten wird er organisiert, weil die Aneurysmawand wegen ungenügender Ernährung und degenerativer Veränderungen dazu nicht imstande ist. So kann das Aneurysma obliterieren und sich weiterhin durch Schrumpfung verkleinern, „heilen". Meist aber vermag der Thrombus das Wachstum des Aneurysmas nicht zu verhindern. Das Blut wühlt sich in seine Spalten sowie zwischen Thrombus und Wand immer weiter hinein; so kann auch bei ausgedehnter thrombotischer Ausfüllung schließlich doch die tödliche Zerreißung eintreten (Abb. 259).

2. Das **Aneurysma spurium** entsteht, wenn durch ein Loch in der Arterienwand Blut austritt und sich durch Verdrängung des umgebenden Gewebes einen Hohlraum schafft. Dieser kapselt sich bindegewebig ab, bleibt aber mit der Gefäßlichtung in offener Verbindung. Das Aneurysma spurium ist demnach eigentlich ein periarterielles, teilweise organisiertes und mit Endothel ausgekleidetes Hämatom (Abb. 255/4). Seine Ursache sind Verletzungen der Arterienwand durch Traumen, Arrosionen oder Eiterungen in der Umgebung. Man findet es verhältnismäßig häufig an kleinen Gehirnarterien in Fällen von Hirnblutung (sog. Charcotsche[1] Aneurysmen).

---

[1] J. M. Charcot (1825—1893), Kliniker, Paris.

3. Das **Aneurysma dissecans** (Abb. 255/5) liegt zwischen auseinandergedrängten Schichten der Arterienwand. Das Blut gelangt dahin durch einen die Intima und einen Teil der Media durchsetzenden, also unvollkommenen Wandriß (Abb. 260), in den es eintritt und von dem aus es die Lagen der Media zerschichtet. Der so entstehende Raum wird fortschreitend erweitert. Anfänglich auf die Umgebung des Risses beschränkt, dehnt sich das hier gewöhnlich zunächst sackförmig gestaltete Aneurysma später in der Längs- und Querrichtung weiter aus und kann das Gefäß ganz umgeben. Manchmal erfolgt die Weiterentwicklung hauptsächlich in der Längsrichtung, so daß dann ein mehr oder weniger zylindrisch gestalteter Spaltraum in der Wand des Gefäßes gleichsam als ein zweites Gefäßrohr verläuft (Abb. 261).

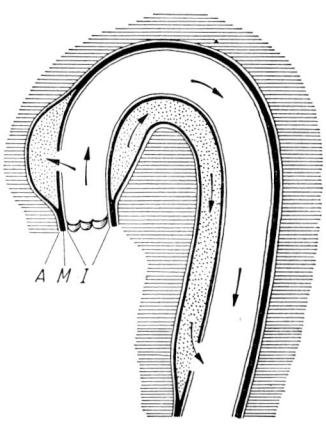

Abb. 260   Abb. 261
Abb. 260. Aortenruptur und Aneurysma dissecans
Abb. 261. Schema eines Aneurysma dissecans der Aorta. Durch einen Riß in der aufsteigenden Aorta, der die Intima (*I*) und Anteile der Media (*M*) betrifft, hat sich das Blut in die Aortenwand fortgewühlt, um durch einen ebensolchen Riß in der Brustaorta wieder in die alte Lichtung zu gelangen (Pfeile!)

Das Aneurysma dissecans befällt weitaus am häufigsten die Aorta, besonders den Anfangsteil oberhalb der Klappen. Der gewöhnliche Ausgang ist eine manchmal sofort, manchmal später eintretende *Zerreißung auch der äußeren* gedehnten und verdünnten *Wand des Sackes*. Dann kommt es zu tödlicher Blutung, meist in den Herzbeutel.

Aber auch eine Art Heilung ist möglich. Das Aneurysma kann nämlich an seinem peripheren Ende durch einen *Riß der inneren Schichten des Sackes* wieder in die Lichtung des Gefäßes einbrechen (Abb. 261). Dann läuft das Blut an der primären Rißstelle in das Aneurysma hinein und an der sekundären wieder heraus. So ist das Leben jahrelang möglich. Das pathologisch neugebildete Gefäßrohr glättet sich innen ab, bekommt eine endotheliale Auskleidung und sieht makroskopisch fast aus wie die danebenliegende ursprüngliche Lichtung.

Bei *Entstehung* des Aneurysma dissecans muß eine Wanderkrankung vorausgesetzt werden, die manchmal in einer *Arteriosklerose* gegeben ist. Zuweilen sieht aber (Abb. 260) die Aorta makroskopisch unverändert aus; mikroskopisch findet man dann die Zeichen der *Medianekrose* (s. S. 322). An der Zerreißung der Intima wirkt oft eine (plötzliche) *Blutdruckerhöhung* mit. Solange die Aorta normal ist, reißt sie jedoch bei einer bloßen Steigerung des Blutdruckes nicht ein.

4. Aneurysmaähnliche Bildungen entstehen auch bei gleichzeitiger Verletzung benachbarter Arterien und Venen. Zwischen den nebeneinanderliegenden Gefäßen bildet sich ein mit beiden in offener Verbindung stehender Blutsack, ein sog. **arteriovenöses Aneurysma** (kein wahres Aneurysma, da es sich nicht um die Ausbuchtung der Arterienwand selbst handelt). Da der Druck in der Arterie den Venendruck überwiegt, strömt mehr und mehr Blut unmittelbar in die Venen über, ohne erst durch den Capillarkreislauf gegangen zu sein. Dadurch erweitert sich die Vene, es kommt zum Varix aneurysmaticus. Über diesen Kurzschluß zwischen Arterie und Vene kann nun mehr und mehr Blut unter Umgehung der Capillaren durchfließen, so daß eine unter Umständen schwere Belastung des Herzens durch Erhöhung des Minutenvolumens entsteht. Man ist dann gezwungen, auf operativem Weg die unnatürliche Verbindung zwischen den Gefäßen zu schließen.

VI. Venen[1]

a) Entzündung (Phlebitis)

Auch an den Venen kann man — wie an den Arterien — die Entzündung nach ihrer Lokalisation benennen und von Endo-, Meso- und Periphlebitis reden. Eine scharfe Abgrenzung oder Einteilung nach dieser Richtung ist aber hier noch weniger möglich als bei den Arterien, weil die Entzündung sehr schnell alle Wandschichten ergreift.

Die *akute Entzündung* ergreift in der Regel die Venenwand von außen her, sei es durch Fortleitung einer Entzündung von der Umgebung auf dem Wege der Saftspalten, sei es durch Einschleppung von Bakterien auf dem Wege der Vasa vasorum. Da sich die Entzündung in der dünnen, locker gebauten Venenwand leicht ausbreiten kann, erreicht sie sehr bald die Intima. Auf ihr bildet sich ein Thrombus, der meist durch die eindringenden Bakterien eitrig eingeschmolzen wird. Man spricht dann von *Thrombophlebitis* — richtiger sollte es heißen: phlebitische Thrombose. Dadurch, daß dieser Thrombus in der Lichtung weiter wächst und gleichzeitig die Bakterien ihn fortschreitend eitrig einschmelzen, kann nunmehr die Venenwand auch von innen her infiziert werden. Oft kommt es zur Nekrose und Vereiterung der inneren Wandschichten und des Thrombus, so daß die Vene reichlich mit grüngelbem Eiter gefüllt ist, die ganze Venenwand eitrig einschmilzt (Phlebitis suppurativa) oder zu einer jauchigen Masse zerfällt (Phlebitis gangraenosa). Von hier aus können dann Bakterien oder eitriges Thrombenmaterial auf dem Blutwege verschleppt werden und zu Pyämie bzw. pyämischen Abscessen in den Lungen führen.

In der praktischen Medizin wird häufig ein Zustand als Thrombophlebitis bezeichnet, der mit einer schmerzhaften Verhärtung der subcutanen Venen einhergeht. Da außerdem die bedeckende Haut gerötet ist und sich heiß anfühlt, sind also tatsächlich alle Zeichen der Entzündung gegeben. Anatomisch handelt es sich aber bloß um einen blanden Venenthrombus, der durch Granulationsgewebe organisiert wird. Wenn nacheinander verschiedene Venengebiete befallen werden, spricht man von *Thrombophlebitis migrans*.

Ähnlich wie in den Arterien spielt sich auch an den Venen manchmal eine *chronische Entzündung* ab, die zu starker Verbreiterung und fibröser Umwandlung der Intima (Phlebosklerose) und schließlich zum völligen Verschluß der Lichtung führen kann (Endophlebitis obliterans). Man findet sie namentlich an den Venen des Unterschenkels.

---

[1] lat.: vena; griech.: phlebs, Genetiv phlebos.

b) Erweiterung der Venen

Solange die die Richtung des Blutstromes bestimmenden Klappen suffizient sind, wird eine Erweiterung der Lichtung als Phlebektasie bezeichnet. Eine fortschreitende Erweiterung führt aber schließlich durch Dehnung der Gefäßwand, besonders der Commissurenstellen der Klappen (Abb. 262), zur Klappeninsuffizienz, so daß also der Blutstrom entweder stillstehen oder gar in umgekehrter Richtung verlaufen kann. Solche Venenerweiterungen nennt man dann Varicen. Ähnlich wie bei den Erweiterungen der Arterien, den Aneurysmen, unterscheiden wir folgende Formen der Phlebektasien: 1. die zylindrische oder spindelförmige Erweiterung; 2. die cirsoide[1] (serpentine[2]) Phlebektasie, bei der die Vene auch an Länge zunimmt und geschlängelt ist (Abb. 263); 3. die umschriebenen, sackförmigen Erweiterungen, die erbsen- bis walnußgroß

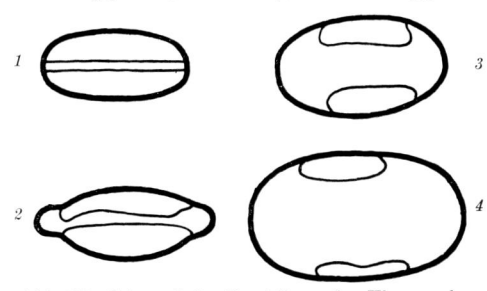

Abb. 262. Schematische Darstellung der Klappen der Vena saphena: *1* normale schlußfähige Klappen; *2* beginnende Erweiterung der Vene durch Dehnung, besonders der Klappenkommissur; *3* und *4* weiter fortgeschrittene Dehnung mit Klappeninsuffizienz. (Nach EDWARDS und EDWARDS)

werden können (Varixknoten[1]); bei hohen Graden dieser Veränderung besteht das Gefäß geradezu aus aneinandergereihten sackförmigen Ausbuchtungen.

Natürlich geht in den erweiterten und geschlängelten Bahnen der Kreislauf ungenügend vor sich; am meisten ist er in den sackförmigen Ausbuchtungen beeinträchtigt, in denen daher leicht die wegen der Emboliegefahr gefürchteten *Thromben* entstehen. Unter günstigen Umständen, die auch zur Verödung von Krampfadern künstlich herbeigeführt werden, tritt Organisation dieser Thromben

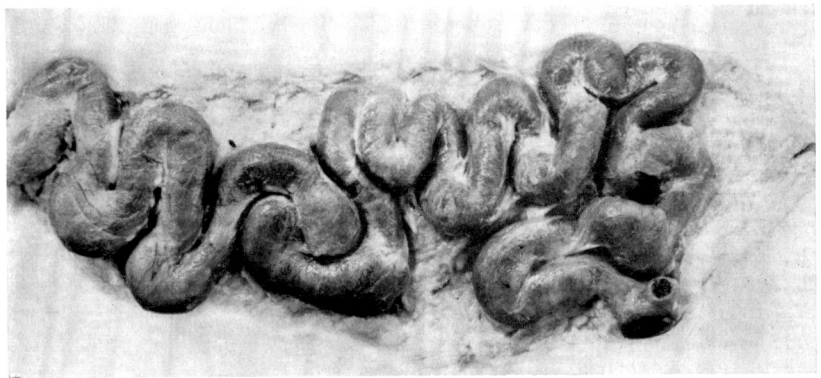

Abb. 263. Subcutane Varicen von der Unterfläche her präpariert und gesehen

ein, der Varix schrumpft zusammen und wird durch eine fibröse, später gelegentlich verkalkende Masse (Phlebolithen) ausgefüllt. Bleibt die Thrombose aus, so können schon leichte Verletzungen oberflächlich gelegener Varicen zu schweren, ja selbst tödlichen *Blutungen* führen. Am häufigsten ist dies bei Varicen des Oesophagus der Fall, die sich bei Behinderung des Portalkreislaufes entwickeln.

An den Geweben, in denen die Phlebektasie ihren Sitz hat, entstehen verschiedene *Folgezustände*. Auf den Schleimhäuten bilden sich leicht hartnäckige

---

[1] Kirsos (griech.), varix (lat.) Blutaderknoten — offenbar abgeleitet von vărus (lat.) Knoten. [2] Serpens (lat.) Schlange.

Katarrhe aus, die zu Schleimhautwucherung führen. Die äußere Haut der von den Phlebektasien weitaus bevorzugten unteren Extremitäten zeigt zunächst Atrophie. Dazu tritt Abschilferung der Epidermis, nicht selten auch (durch Mitwirkung von Bakterien) Entzündung (Eczema varicosum). Nach längerem Bestehen stellt sich oft Lymphstauung und Ödem ein, weiterhin Hypertrophie der Cutis und des tiefer liegenden Gewebes. So entsteht eine in den höheren Graden unförmige, knotige Verdickung der Cutis und des subcutanen Gewebes (phlebektatische Elephantiasis); auch die Epidermis wuchert oft und bildet warzige Vorragungen (Pachydermie). Substanzverluste, seien sie nun entzündlich oder traumatisch bedingt, heilen in dem schlecht ernährten Gebiet nur schwer und werden an den Unterschenkeln, besonders in der Knöchelgegend, zu größeren, ausgesprochen chronischen Geschwüren (Ulcus cruris varicosum).

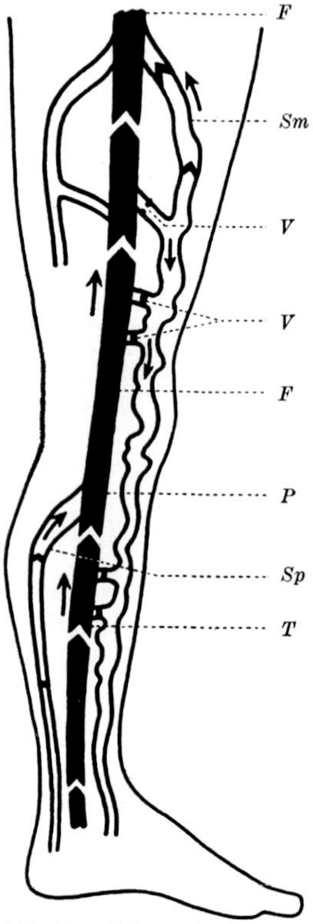

Praktisch sehr wichtig sind die Varicen der Unterschenkel, die auch *Krampfadern* genannt werden, weil es in den zugehörigen Muskelbezirken infolge der schlechteren Blutversorgung leicht zu Krämpfen kommt. Die subcutanen Venen des Unterschenkels, welche sich in die Vena saphena magna entleeren, stehen über Verbindungsvenen mit den tiefen, die Hauptmasse des Blutstromes aus dem Unterschenkel abführenden Venen (Vena tibialis, poplitea, femoralis) in Verbindung (Abb. 264). Die Klappen dieser Verbindungsvenen erlauben normalerweise nur einen Abfluß des Blutes von der Oberfläche gegen die Tiefe zu. Bei Erweiterung der subcutanen Venen können ihre Klappen sowie diejenigen der Verbindungsvenen insuffizient werden, so daß dann das Blut, statt von den subcutanen Venen über die Verbindungsvenen zur Tiefe abzufließen, umgekehrt aus der Tiefe gegen die Oberfläche strömt und so die Erweiterungen der subcutanen Venen noch mehr verstärkt. Ebenso entstehen subcutane Varicen bei Thrombose der tiefen Venen, die das Blut zwingen, die oberflächlichen Venen zum Abfluß zu benützen.

Abb. 264. Schema des Verlaufes und der Klappenanordnung der Venen an der unteren Extremität. Schwarz: die tiefen Venen (V. tibialis — T; V. poplitea — P; V. femoralis — F). Vena saphena magna (Sm) varicös verändert mit zum Teil rückwärts fließendem Blut infolge Klappeninsuffizienz der Verbindungsvenen (V) zur Vena femoralis (F), poplitea (P) und tibialis (T); Vena saphena parva (Sp) mit suffizienten Klappen. (Nach SIGG)

Bei Erweiterung der submukösen Venen des Afters spricht man von Hämorrhoiden (s. Mastdarm). Beim Manne können sich ferner die Venen des Samenstranges (Varicocele), beim Weibe die des Beckenzellgewebes und der Ligamenta lata erweitern. Hier sieht man besonders oft Phlebolithen. Phlebektasien finden sich ferner in der Schleimhaut der Harnblase, weiterhin in der Wand des ganzen Darmkanals, des Oesophagus und des Mundes. In der Darmwand können sie zu Hunderten vorhanden sein.

Als *Ursache der Venenerweiterung* kommt in erster Linie eine *Wandveränderung* in Betracht, die in einem Untergang der elastisch-muskulären Elemente der Media und ihrem Ersatz durch Bindegewebe (Phlebofibrose) besteht. Die Wand wird dadurch, obwohl sich oft eine gleichzeitige, erhebliche Verdickung der Intima (Phlebosklerose) einstellt, nachgiebiger (ähnlich den Vorgängen bei der Aneurysmabildung) und buchtet sich aus oder dehnt sich der Länge nach. Eine *Blutdruckerhöhung* bei venöser Stauung begünstigt die Erweiterung (daher die Bevorzugung der unteren Extremitäten), führt sie aber allein nicht herbei. Zweifellos spielen oft auch *ererbte Anomalien* eine Rolle, wie besonders aus dem familiären Auftreten der Venektasien hervorgeht; manchmal treten auch Venektasien zugleich in verschiedenen Körpergegenden auf (Status varicosus), so daß eine mangelhafte Anlage des gesamten Venensystems angenommen wird.

VII. Lymphgefäße

a) Entzündung (Lymphangitis)

Entzündung der Lymphgefäße ist häufig. Sie entsteht, wenn Bakterien im Wurzelgebiet der Lymphbahnen (z.B. bei Wundinfektion) in die Lichtung gelangen, sich hier vermehren und in der Richtung des Lymphstromes bis zu den Lymphdrüsen weiter ausbreiten. Da bei der geringen Wanddicke die Entzündung

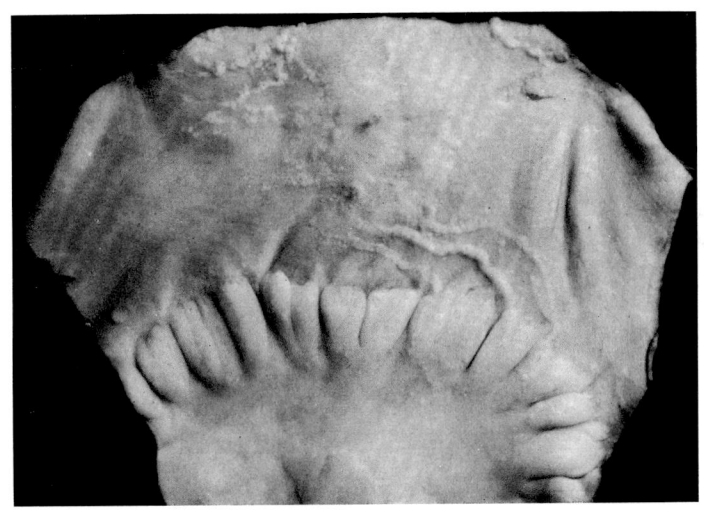

Abb. 265. Tuberkulöse Lymphangitis unter der Dünndarmserosa. In der Mitte ein von dieser Seite nicht sichtbares tuberkulöses Schleimhautgeschwür

auch auf die Umgebung übergreift, so ist diese also in den meisten Fällen von Lymphangitis beteiligt (Perilymphangitis). Sie führt zu Hyperämie und Exsudation und macht das entzündete Lymphgefäß unter der Haut als roten Streifen erkennbar. Die Wand selbst wird ebenfalls infiltriert und verdickt. In der Lichtung bildet sich meist ein Lymphthrombus. Die Entzündung kann sich auf diese Vorgänge beschränken und nach Resorption des Exsudats und Lösung bzw. Organisation des Thrombus heilen, oder sie schreitet zur Eiterung der Umgebung, der Wand und des Inhaltes fort (eitrige Lymphangitis). Wir kennen diese Entzündungsform besonders an den Extremitäten, zumal am Arm, wo sie nach infizierten Verletzungen auftritt. Diese eitrige Lymphangitis kann heilen, und zwar mit Bildung eines Narbengewebes bei gleichzeitiger Obliteration der Lichtung. Dann bleibt das verödete Lymphgefäß noch lange als derber Strang fühlbar.

Bei der *tuberkulösen* Entzündung der Lymphgefäße bilden sich auf ihrer Innenfläche und in der Umgebung Tuberkel, die unter zunehmender Vergrößerung zusammenfließen, die Lichtung verlegen und verkäsen. So entstehen z.B. bei Darmtuberkulose in der Serosa in langen Reihen angeordnete Tuberkel (Abb. 265), die den Lymphgefäßen folgen und sich in das Mesenterium bis zu den Lymphdrüsen fortsetzen können.

b) Erweiterung der Lymphgefäße

Erweiterung der Lymphgefäße, Lymphangiektasien, sind ein häufiger Befund bei Verlegung der abführenden Lymphbahnen, doch kann Lymphstauung nicht ihre alleinige Ursache sein, da bei den ausgedehnten Anastomosen der Lymphgefäße meist genügend Seitenbahnen für den Abfluß der Lymphe vorhanden sind. Es müssen offenbar auch Veränderungen der Wand bestehen, wie sie namentlich durch Entzündungen verursacht werden. Nur beim Ductus thoracicus führt die Verlegung der Lichtung allein schon zur Erweiterung der Lymphbahnen bis in das Mesenterium hinein, da hier keine genügenden Seitenbahnen vorhanden sind. Gelegentlich werden Varicen oder umschriebene cystische Erweiterungen des Ductus thoracicus beobachtet.

B. Blut und blutbildende Gewebe

I. Blut[1]

Krankhafte Veränderungen des Blutes können die Blutmenge, Art und Zahl der geformten Bestandteile (rote oder weiße Blutkörperchen, Thrombocyten) sowie die Zusammensetzung und Menge des Blutplasmas betreffen. Freilich wird eine solche strenge Trennung nicht immer möglich sein, da die abwegige Beschaffenheit eines Blutbestandteils meist auch mit Veränderungen der anderen vergesellschaftet ist. Die Ursachen für die krankhaften Veränderungen des Blutes liegen ganz allgemein weniger in ihm selbst als an Stellen, wo seine einzelnen Bestandteile erzeugt und erneuert werden: Das strömende Blut ist also gewissermaßen nur ein Spiegel, der es gestattet, auch beim lebenden Menschen tiefer im Organismus verborgene Vorgänge zu erkennen.

a) Blutmenge

Eine Vermehrung der Blutmenge wird ganz allgemein als *Plethora*[2], eine Verringerung als *Oligämie*[3] bezeichnet.

Vermehrung der Gesamtblutmenge kommt unter den verschiedensten Umständen vor (s. Abb. 266). Sie kann mit einer Vermehrung der geformten Blutbestandteile, also hauptsächlich der roten Blutkörperchen einhergehen (Polyglobulie, Plethora polycythaemica; siehe nächster Abschnitt) oder auf einer bloßen Vermehrung des Blutplasmas beruhen (Hydrämie, Plethora serosa), z. B. während der Schwangerschaft (s. Abb. 266).

Verminderung der Gesamtblutmenge tritt bei akuten Blutverlusten auf (siehe Abb. 266). Verliert der Organismus eine größere Blutmenge nach außen, so werden zunächst durch kollaterale Vasoconstriction die Blutspeicher entleert, so daß der Blutdruck aufrechterhalten bleibt. Sind diese Reserven erschöpft, dann erhält das Herz zu wenig Blut und Kollaps (Entblutungsschock, s. S. 72) tritt ein. Von ausschlaggebender Bedeutung ist dabei sowohl Menge wie Geschwindigkeit des Blutverlustes. Ein Blutverlust von 400—500 cm^3 (etwa 10% der Gesamtblutmenge) wird von sehr wenigen Personen unangenehm empfunden, einen Verlust bis 20% kann man noch als leicht bezeichnen; ein Verlust von über 40% ist schwer und gegebenenfalls tödlich. Spielt sich der Blutverlust schnell ab, so kann der Entzug von viel kleineren Blutmengen tödlich wirken, als sie bei langsamem Blutverlust ohne ernsten Schaden abgegeben werden können, da sich bei diesem schon die Gegenregulationen des Organismus geltend machen. Zunächst wird nämlich durch einströmendes Gewebswasser das Blutvolumen wieder aufgefüllt. So ist z. B. bei Tieren ein Verlust von sogar $2/3$ des Gesamtblutvolumens nach 2 Tagen bis auf 80% wieder ersetzt. Das therapeutische Handeln ahmt diese natürlichen, rettenden Vorgänge in Form von Infusion physiologischer Lösungen

---

[1] Griech.: haima; lat.: sanguis. [2] Pletho (griech.) voll sein. [3] Oligos (griech.) wenig.

oder von Bluttransfusionen nach. Da aber die geformten Elemente vom Knochenmark nicht mit derselben Geschwindigkeit nachgeliefert werden wie die aus den Geweben einströmende Flüssigkeit, ist das Blut zunächst gewissermaßen „verdünnt". Am schnellsten werden die Leukocyten aus den Beständen des Knochenmarks regeneriert, so daß es zu einer relativen Leukocytose bis zu etwa 30000 kommen kann. Die roten Blutkörperchen regenerieren langsamer und erreichen erst 2—3 Wochen nach einem schwereren Blutverlust ihren früheren Stand. Dabei treten Reticulocyten und kleinere rote Blutkörperchen im strömenden Blut auf.

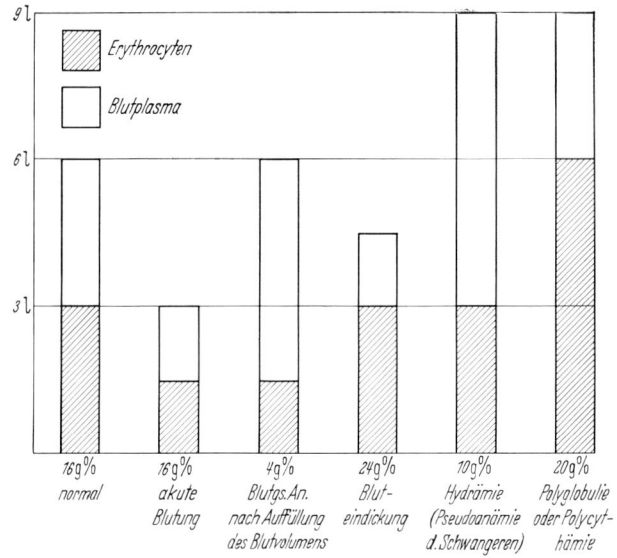

Abb. 266. Verhalten von Erythrocytenzahl, Blutplasma, Blutmenge (Liter) und Hämoglobin (g-%) bei verschiedenen Zuständen. (Nach SCHULTEN)

Eine Verminderung des Blutvolumens kann aber auch dadurch eintreten, daß das Blut zu viel Plasma an die Umgebung abgibt (s. Abb. 266). So kommt es bei den dauernden Durchfällen des Cholerakranken zu einer Bluteindickung, die ebenfalls Kollaps und Tod herbeiführen kann.

b) Rote Blutkörperchen

Sind die roten Blutkörperchen in abnorm großer Zahl vorhanden, so spricht man von *Polycythämie oder Polyglobulie*[1]; meist ist gleichzeitig dadurch auch die Gesamtblutmenge vergrößert. Verringerung der roten Blutkörperchen heißt *Oligocythämie bzw. Anämie*.

Eine *vorübergehende* **Vermehrung** der roten Blutkörperchen (Erythrocytose, Polycythaemia secundaria) kann entweder auf einen Sauerstoffmangel zurückgehen oder hormonal bedingt sein. Bei Sauerstoffmangel stellt die Erythrocytose gewissermaßen eine ausgleichende Veränderung dar, wie z.B. bei Aufenthalt in sauerstoffarmer Höhenluft oder bei Störungen des Sauerstoffaustausches in der Lunge, wie sie bei Herzfehlern oder Lungenkrankheiten auftritt. Hormonal bedingt ist eine Erythrocytose bei übermäßiger Ausschüttung von Nebennierenrindenhormon (z.B. bei Cushingscher Krankheit) und Keimdrüsenhormonen (Androgene). Auch haben manche Nierentumoren die Eigenschaft, ein Erythropoetin

---

[1] Polys (griech.) viel; oligos (griech.) wenig; kytos (griech.) Zelle und globulus (lat.) Kügelchen beziehen sich hier auf die roten Blutkörperchen.

im Übermaß abzusondern, mit dem normalerweise die Niere die Teilung und Reifung der Erythrocyten im Knochenmark steuert.

Während wir für die eben besprochene Vermehrung der roten Blutkörperchen jeweils eine Ursache namhaft zu machen vermögen, gibt es *dauernde Vermehrungen der roten Blutkörperchen*, bei denen dies nicht möglich ist (Polycythaemia vera).

Die Zahl der roten Blutkörperchen erreicht bei dieser Krankheit eine Höhe von 8 bis 12 Millionen, auch Myelocyten und Thrombocyten sind vermehrt. Zuweilen besteht ein Milztumor. Das Blut ist infolge des Reichtums an geformten Bestandteilen viscöser als sonst, es bedarf eines erhöhten Druckes, um in Bewegung gehalten zu werden — Hochdruck und Herzhypertrophie sind die Folge. Die Zahl der Thrombocyten ist erhöht, so daß es leicht zu Spontanthrombosen sowohl in Venen wie Arterien kommt. Da die roten Blutkörperchen im langsam strömenden Blut leichter und ausgiebiger Sauerstoff abgeben, erscheint die Haut der Kranken cyanotisch. Das Mark der langen Röhrenknochen ist als Zeichen der gesteigerten Neubildung der roten Blutkörperchen in rotes Zellmark umgewandelt.

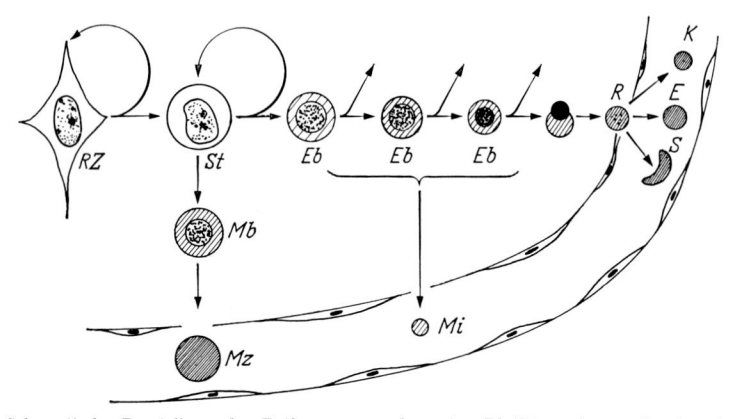

Abb. 267. Schematische Darstellung des Reifungsganges der roten Blutkörperchen und seiner krankhaften Abweichungen. *Normal* (waagerechte Reihe): *RZ* Reticulumzelle; *St* Stammzelle; *Eb* sich fortschreitend mit Hämoglobin beladende Erythroblasten; *R* Reticulocyt; *E* Erythrocyt. *Krankhaft: Mb* Megaloblast; *Mz* Megalocyt (Perniciosa); *Mi* Mikrocyt (hypochrome Anämie); *K* Sphärocyt (hämolytischer Ikterus); *S* Sichelzelle (Sichelzellanämie). Die Dichte der Schraffierung entspricht dem Hämoglobingehalt

Selten kommt eine geradezu geschwulstmäßige Wucherung krankhaft veränderter Erythroblasten innerhalb und außerhalb des Knochenmarkes vor, die sich durchaus den Wucherungen der weißen Blutkörperchen, den Leukosen, an die Seite stellen läßt. Wir sprechen von *Erythroblastose* oder *erythrämischer Myelose* und unterscheiden eine akute (DI GUGLIELMO) von einer chronischen Form (HEILMEYER-SCHÖNER). Sind an der Wucherung auch Zellen der myeloischen Reihe beteiligt, so liegt eine Erythroleukämie vor. Ein *erythroblastisches Sarkom* ist, wenn es überhaupt vorkommt, äußerst selten.

Eine **Verminderung** der roten Blutkörperchen (Oligocythämie) bildet die Grundlage der meisten Formen sog. Blutarmut, der Anämie. Die im strömenden Blut vorhandenen roten Blutkörperchen sind das Endglied einer langen Entwicklungsreihe (s. Abb. 267), aus deren Störung wir die verschiedenen Formen der Anämie ableiten.

1. Bei der *aplastischen Anämie* ist schon der erste Schritt, die Entwicklung reticuloendothelialer Zellen zu Stammzellen (Proerythroblasten), unterbunden und damit jede weitere Entwicklung gewissermaßen an der Quelle verhindert. Diese Anämieform entsteht bei Zerstörung des Knochenmarks durch Geschwülste, z. B. Krebsmetastasen, aber auch bei Schädigungen durch Gifte (Benzol) und Strahlen (Radium, Röntgen). Schließlich gibt es auch Knochenerkrankungen, die mit einer Ausfüllung der Markräume durch Knochensubstanz einhergehen (Osteomyelosklerose), wie z. B. die sog. Marmorknochenkrankheit; die Verdrängung des blut-

bildenden Markes führt dann zur osteomyelosklerotischen Anämie; dabei treten dann außerhalb des Skeletes neue Blutbildungsherde auf.

2. Die Ausreifung der Stammzelle zu Normoblasten (Erythroblasten) ist von der Anwesenheit eines Stoffes (CASTLE[1]) abhängig, bei dessen Fehlen die sog. *perniziöse*[2] *Anämie* auftritt. Man nennt den Stoff deshalb „Antiperniciosastoff". Man dachte zunächst, daß er aus der Vereinigung eines in der Fleischkost enthaltenen äußeren Faktors mit einem von der Magen-Darmschleimhaut gelieferten inneren Faktor entstünde. Der innere Faktor, ein von der Magen-Darmschleimhaut stammendes Muco-Protein, schützt aber bloß den äußeren vor Zerstörung und ermöglicht seine Resorption. Praktisch handelt es sich um Vitamin B_{12}, allerdings kann auch Folsäure dieselben Wirkungen zeigen. Dieser „äußere" Faktor kann auch im Darm von der eigenen Bakterienflora gebildet werden, was die strengen Vegetarier und Pflanzenfresser vor einer perniziösen Anämie schützt. Der Antiperniciosastoff wird von der Darmschleimhaut aufgesaugt und in der

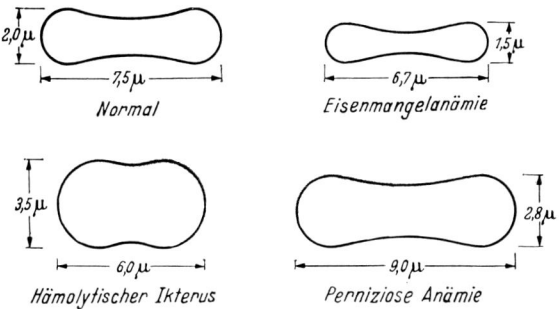

Abb. 268. Erythrocytendurchmesser und -dicke bei verschiedenen Zuständen. (Nach HEILMEYER)

Leber gespeichert, um von ihr dauernd über das Blut an das Knochenmark abgegeben zu werden. Fehlt er, so reifen die Stammzellen nicht zu Normoblasten aus, sondern wandeln sich zu großen Megaloblasten um, die in großer Zahl im Knochenmark gefunden werden. Nachdem sie ihren Kern verloren haben, gelangen sie als Megalocyten (s. Abb. 267 *Mz*, 268) in das strömende Blut. Da hier also eine Reihe von Teilungsschritten der normalen Entwicklungsreihe unterbleibt, wird die Zahl der in das strömende Blut gelangenden roten Blutkörperchen vermindert sein (Anämie!). Dadurch, daß die pathologisch großen roten Blutkörperchen Gelegenheit haben, sich reichlich mit Hämoglobin zu beladen, werden sie hyperchrom, der Färbeindex liegt über 1. So entsteht also eine *makrocytäre hyperchrome*[3] *Anämie*. Bemerkenswert ist eine Hypersegmentierung der Leukocyten (Rechtsverschiebung).

Dadurch, daß der Entwicklungsgang nicht aller roten Blutkörperchen in dem beschriebenen Sinne gestört ist und ferner auch nicht völlig ausgereifte Formen in das Blut gelangen, wird das Bild der im strömenden Blut vorhandenen *roten Blutkörperchen* ein sehr buntes: Sie zeigen Abweichungen ihrer Form (Poikilocytose[4]) und sind ungleich groß (Anisocytose[5]). Diese krankhaften Blutkörperchen zerfallen leichter als normal. Aus dem frei werdenden Hämoglobin entsteht durch Einwirkung der Reticuloendothelzellen Bilirubin, so daß das Serum stets *zuviel Bilirubin* enthält (Hyperbilirubinämie); die van den Berghsche Probe ist indirekt positiv. Der vermehrte Gehalt an Gallenfarbstoff macht sich an einer strohgelben Hautfarbe bemerkbar. Frei gewordenes Hämoglobin wird ferner in den Zellen des reticuloendothelialen Systems als *Hämosiderin* gespeichert, da den Zellen offenbar die Fähigkeit mangelt, alles anfallende Eisen zu verwerten; dementsprechend ist die Menge des

---

[1] W. B. CASTLE, (geb. 1897), amerikanischer Internist.   [2] Perniciosus (lat.) verderblich — das war diese Anämie nämlich bis zur Entdeckung des Antiperniciosastoffes und der entsprechenden Therapie (1925).   [3] Chroma (griech.) Farbe — hier ist der Blutfarbstoff gemeint.
[4] Poikilos (griech.) bunt.   [5] A- bzw. an- verneinende Vorsilbe; isos (griech.) gleich.

im Blutserum nachweisbaren Eisens erhöht. Am reichsten an Hämosiderin ist die Leber, merkwürdig arm dagegen die Milz. Wenn auch die einzelnen roten Blutkörperchen mehr Hämoglobin als normal enthalten, so macht sich doch der absolute Mangel von Hämoglobin im Gesamtblut an einer *anoxämischen Verfettung* derjenigen Organzellen bemerkbar, die näher dem venösen Schenkel des Kreislaufes liegen. Hierher gehört die Verfettung der Leberzellen im Zentrum des Acinus und die streifige Verfettung der Herzmuskelfasern (Tigerung), Veränderungen, die übrigens nicht bloß bei der perniziösen Anämie, sondern auch bei anderen chronischen Anämien auftreten können. Dagegen findet sich nur bei der perniziösen Anämie ein eigenartiger Zerfall von Markscheiden und Achsencylindern im zentralen und peripheren Nervensystem; im Rückenmark kommt es zum Ausfall ganzer Strangsysteme *(funikuläre Myelose)*, meistens der sensiblen Hinterstränge, so daß klinisch ein tabesähnliches Bild entsteht. Infolge der Degeneration peripherer Nerven treten eigenartige Parästhesien auf, z.B. im Bereich der Zunge. Perniciosa-Kranke erkranken häufiger (etwa 10% aller Fälle) an Magenkrebs.

Die allen hyperchromen makrocytären Anämien gemeinsame *Ursache ist das Fehlen des Antiperniciosastoffes* im Knochenmark. Das kann auf verschiedene Gründe zurückgehen. Bei der weitaus häufigsten Form, der Biermerschen[1] perniziösen Anämie, handelt es sich um eine atrophische Gastritis besonders des Fundusteils des Magens. Dabei treten Autoantikörper gegen die hier vorkommenden Belegzellen auf, in die man auch die Bildung des *inneren Faktors* verlegt. Nicht jede atrophische Gastritis führt jedoch zur perniziösen Anämie. Mit der Magenschleimhautveränderung geht meist gleichzeitig ein Drüsenschwund auch im Bereich der Speiseröhre und des Zungengrundes sowie eine Atrophie der Zungenschleimhaut einher (Huntersche[2] Glossitis). Dadurch, daß hier das dünne Epithel leicht beschädigt wird und einreißt, entstehen schmerzende Rhagaden, die oft das erste Zeichen der schweren Blutkrankheit darstellen. Andererseits kann die Atrophie der Schleimhaut und Muskulatur der Speiseröhre zu eigentümlichen Schluckbeschwerden führen (Plummer[3]-Vinson-Syndrom). Zufuhr des inneren Faktors. z.B. in Form pulverisierter Magenschleimhaut, bringt die Symptome zum Verschwinden. Die *Resorption* kann auch gestört sein durch die Anwesenheit von Bakterien im Darm, die das B_{12} an sich binden, oder im Rahmen einer Beeinträchtigung der gesamten Resorptionsleistung des Darmes durch krankhafte Veränderungen der Schleimhaut wie z.B. bei Sprue und Cöliakie. Auf einem Fehlen des *äußeren Faktors* beruhen gewisse Anämien bei Vitamin B-armer Nahrung. Sie verschwinden nach Darreichung von Hefe oder der leicht resorbierbaren Folsäure. Schließlich ist auch der Bandwurm Diphyllobothrium imstande, in das *Zusammenwirken von inneren und äußeren Faktoren* störend einzugreifen und eine Anämie zu erzeugen, die durchaus der perniziösen Anämie gleicht. Dabei bleibt die Art seiner Einwirkung dunkel. Sicher ist bloß, daß nur ein im Anfangsteil des Jejunums lebender Wurm imstande ist, eine Anämie auszulösen.

3. Damit die Normoblasten zu vollwertigen roten Blutkörperchen werden, bedürfen sie des Einbaues von Hämoglobin, dessen Bildung in verschiedener Weise gestört sein kann.

a) Mangelt es an Eisen, so kann nicht genügend Hämoglobin gebildet und in die Erythrocyten eingelagert werden. Die Normoblasten können gewissermaßen nicht ausreifen und bleiben im Knochenmark liegen; nur wenige Endformen erreichen das strömende Blut *(Eisenmangelanämie)*. Aber auch diese sind nicht vollwertige Erythrocyten, da sie zu wenig Hämoglobin enthalten. Sie sind hypochrom und kleiner als normal (Mikrocyten, Abb. 267 *Mi*, 268). So entsteht das Krankheitsbild der *hypochromen, mikrocytären Anämie*. Dadurch, daß die roten Blutkörperchen im strömenden Blut leichter zerfallen, kommt es ebenso zur

---

[1] A. BIERMER (1827—1892), Kliniker, Breslau. [2] W. HUNTER (1861—1937), englischer Arzt. [3] H. ST. PLUMMER (1874—1937), Internist, Rochester (Minnesota); P. P. VINSON, zeitgenössischer amerikanischer Arzt.

Bilirubinämie und Hämosiderose wie bei der perniziösen Anämie. Auch die anoxämische Verfettung fehlt nicht.

Die *Ursache* dieser Anämie ist immer der Mangel an verfügbarem Eisen. Einmal (1.) läßt eine zu geringe Zufuhr bei normalem Verbrauch das kritische Defizit entstehen. Das ist der Fall bei mangelhafter, d.h. *eisenarmer Ernährung*, z.B. bei Kindern, die ausschließlich mit Ziegenmilch aufgezogen wurden (Ziegenmilchanämie). Auch im Tierversuch gelingt es, durch fortgesetzte Fütterung mit eisenarmer Kost, die allerdings schon bei den Muttertieren einsetzen muß, eine hypochrome Anämie zu erzeugen (M. B. SCHMIDT). Weiter (2.) kann ein *zu großer Eisenverbrauch* bei normaler Zufuhr zu Eisenmangelanämie führen. Das ist vor allem bei dauernden Blutverlusten der Fall, die laufend ersetzt werden müssen und deshalb den Eisenhaushalt besonders beanspruchen (chronische Blutungsanämie). Bei manchen alimentären Infektionen kommt es zu Eisenmangel und Anämie dadurch, daß Eisen im Reticuloendothel fixiert wird (3.). Schließlich (4.) tritt Eisenmangel trotz normaler Zufuhr und normalem Bedarf auch dann auf, wenn die *Resorption* des Eisens aus der Nahrung *gestört* ist. Da sie durch die saure Reaktion des Magens wesentlich begünstigt wird, kann sie bei ungenügender oder fehlender Salzsäureabsonderung nur mangelhaft vonstatten gehen. So kommt es zu einer achylischen Chloranämie, welche also letzten Endes auf einer Veränderung der Magenschleimhaut beruht. Daher ist es verständlich, daß sich ihr Krankheitsbild manchmal mit dem der perniziösen Anämie vermischt.

Bei Eisenmangelanämien treten häufig Störungen an den Wechselgeweben auf, d.h. an Geweben, deren Zellen dauerndem Verbrauch und Regeneration unterliegen, wie Haut, Schleimhäute, Nägel und Haare; auch das Plummer-Vinson-Syndrom (s. S. 344) kommt vor. Nach Eisentherapie normalisiert sich der Befund wieder.

b) Aber auch wenn genügend Eisen zur Verfügung steht, ist die Bildung des Hämoglobins keineswegs sichergestellt, muß doch das Eisen sich mit dem Protoporphyrin vereinigen, um das Häm-Molekül zu bilden, ein Schritt, der durch den Ausfall der entsprechenden Enzyme gestört sein kann. Auch hier resultiert eine hypochrome Anämie, die aber zum Unterschied von der Eisenmangelanämie gegenüber der Zufuhr von Eisen refraktär ist. Gleichzeitig ist das Blutplasma mit Eisen überladen, auch die Organe enthalten reichlich Eisen in Form von Hämosiderin bis zum Bild der Hämochromatose. Mit HEILMEYER spricht man von *sideroachrestischer*[1] *Anämie*, die angeboren oder erworben auftritt.

Die Bildung des Häm-Moleküls durch Einbau von Eisen setzt freilich voraus, daß in genügender Menge das richtige *Porphyrin* zur Verfügung steht. Schwermetalle (Blei) oder Mangel an Vitamin B_6 (Pyridoxin) hemmen die Synthese dieses Porphyrins, so daß das Endprodukt vermindert vorhanden ist und eine Anämie entsteht.

Steht infolge eines Enzymdefektes (Isomerase-Mangel) statt des Porphyrinogens III nur das unbrauchbare Isomere I zur Verfügung, so entsteht einerseits eine Anämie, andererseits überschwemmt das unbenützte Porphyrin die Organe und führt infolge seiner photo-sensibilisierenden Eigenschaften zu schweren Veränderungen an den dem Licht ausgesetzten Hautpartien *(erythopoetische Porphyrie, Günthersche Krankheit)*. Sie ist zu unterscheiden vom dominant vererblichen Porphyrismus, bei dem ein physiologisches Zwischenprodukt des Porphyrinstoffwechsels von der Leber im Übermaß gebildet wird; es wird vermehrt im Harn ausgeschieden und auch in rote Blutkörperchen (Porphyrocyten) eingebaut. Die Träger dieser Stoffwechselanomalie fühlen sich gesund (latente Porphyrie), sind aber gefährdet, wenn die Porphyrocyten anfallsweise zerfallen (akute Porphyrie), wie das unter dem Einfluß von Schlafmitteln geschehen kann.

c) Für den letzten Schritt beim Aufbau des Blutfarbstoffes, nämlich die Verbindung des Häms mit Globin, ist das Vorhandensein der entsprechend gebauten

---

[1] Sideros (griech.) Eisen; a — verneinendes a; chrestos (griech.) brauchbar.

Polypeptid-Ketten (α, β, γ, δ) nötig. Schon der Ersatz eines Glutaminsäurerestes im Globin durch einen Valinrest führt zur Bildung eines pathologischen Hämoglobins, das eine sichelförmige Deformierung und Auflösung der Erythrocyten auslöst, wenn sie reichlicher Sauerstoff abgegeben haben *(Sichelzellenanämie)*. Bei Homocygoten verläuft die Krankheit letal. Heterocygote sind dagegen relativ resistent gegen Malaria, so daß sich diese genetische Anomalie in gewissen Gebieten Afrikas geradezu als nützlich erwiesen hat.

Auch die bloße Persistenz eines normalerweise wieder verschwindenden Hämoglobins kann sich als krankmachend erweisen. Bei der Geburt bestehen etwa 79% des Hämoglobins aus fetalem Hämoglobin (Hb F), das α- und γ-Ketten besitzt, und etwa 30% Erwachsenenhämoglobin (Hb A_1), das α- und β-Ketten aufweist. Infolge einer krankhaften Synthesestörung der β-Ketten können aber unter Umständen keine solchen geliefert werden, so daß damit der Aufbau von Hb A_1 gestört ist. An seine Stelle tritt dann Hb F und ein Hb A_2, das ebenfalls β-Ketten nicht benötigt, da es aus α- und δ-Ketten besteht. Die dadurch entstehende Anämie *(Cooley-Anämie, Thalassämie)* ist in der homocygoten Form tödlich, in der heterocygoten Form aber mit dem Leben vereinbar.

Hb F macht auch etwa $1/4$ des Hämoglobin-Bestandes bei der *Sphärocytose* aus (s. unten).

4. Auch der letzte Entwicklungsschritt der roten Blutkörperchen kann gestört sein insoferne, als nicht die normalen scheibenförmigen, sondern anders gestaltete Erythrocyten entstehen. Allen diesen Formbesonderheiten ist gemeinsam, daß es sich um ausgesprochen *erbliche „familiäre" Defektanomalien* der roten Blutkörperchen handelt. Die Lebensdauer solcher roten Blutkörperchen beträgt statt 120 Tage bloß 10—30 Tage. Durch vermehrten Abbau roter Blutkörperchen kommt es zu einer Vergrößerung, einer Art Arbeitshypertrophie der Milz, sowie zu einer (hämolytischen) Anämie; auf der anderen Seite werden vermehrt rote Blutkörperchen neu gebildet, so daß das Knochenmark rot wird.

Am wichtigsten ist eine Anomalie der roten Blutkörperchen, die in einer Herabsetzung ihrer Resistenz besteht: Während normale rote Blutkörperchen sich erst bei einer Herabsetzung des Salzgehaltes auf 0,4% auflösen, ist dies bei den pathologischen Blutkörperchen bereits in 0,7%igen Lösungen der Fall. Bevor Hämolyse eintritt, nehmen die roten Blutkörperchen eine rundliche Form an, werden zu Mikro- bzw. Sphärocyten (s. Abb. 267 *Mi*, 268). Das bei ihrem Zerfall frei werdende Hämoglobin wird ohne Mitwirkung der Leber zu Gallenfarbstoff abgebaut, kreist im Blutserum und führt zur acholurischen Gelbsucht, zum *familiären hämolytischen Ikterus* (MINKOWSKI-CHAUFFARD[1]). Anatomisch findet man trotz des starken Blutzerfalls keine Hämosiderose. Manchmal weisen solche Kranke auch Anomalien des Körperbaues auf, wie z. B. Turmschädel. Die Krankheit kann durch Entfernung des die roten Blutkörperchen abbauenden Organs, der Milz, sehr wesentlich gebessert werden.

Erbliche Defekte der Erythrocyten können auch das Fehlen bestimmter Enzyme betreffen, wie z. B. der Glucose-6-Phosphat-Dehydrogenase (G-6-PD), welche zu einer besonderen Anfälligkeit der Erythrocyten gegenüber manchen Medikamenten, wie Sulfonamiden und Bohneneiweiß, führt, daher auch der Name Favismus[2].

5. Eine *hämolytische Anämie* kann schließlich auch dadurch entstehen, daß völlig normale rote Blutkörperchen im strömenden Blut infolge Einwirkung von Giften zerfallen. Zu solchen Wirkungen sind z.B. das Gift der Kobra, Arsenwasserstoff, Kalium chloricum sowie die Saponine befähigt, welche die lipoide Hülle der Blutkörperchen auflösen. Auch bei Übertragung gruppenfremden Blutes

---

[1] O. MINKOWSKI (1858—1931), Internist, Wiesbaden; CHAUFFARD, französischer Internist.
[2] Fava (lat.) Bohne.

kommt es durch die Wirkung von Hämolysinen zur Zerstörung von roten Blutkörperchen. Ebenso können Autoantikörper wirken, wie z. B. diejenigen, die bei gewissen Krankheiten (Virusinfektionen, Parasiten, Tumoren) entstehen, oder die sog. Kälteagglutinine (s. S. 45).

c) Thrombocyten

Eine **Vermehrung** der Thrombocyten im strömenden Blut tritt auf bei starker Blutregeneration, z. B. nach Blutverlusten. Hier geht also die Neubildung der Thrombocyten mit der der roten Blutkörperchen parallel. Dieselbe Erscheinung läßt sich auch bei Polycythaemia vera beobachten. Die für diese Krankheit eigentümliche Thrombosebereitschaft geht wenigstens zum Teil auf diese Thrombocytenvermehrung zurück.

Eine **Verminderung** der Thrombocyten (Thrombocytopenie) kann bis zum vollkommenen Fehlen (Athrombocythämie) fortschreiten. Die Bereitschaft zur Thrombenbildung ist dann verringert, was allerdings erst offenbar wird, wenn Verletzungen arterieller oder venöser Gefäße durch Plättchenthromben verstopft werden sollen (s. auch S. 86). Mit anderen Worten: Rhexisblutungen, die unter normalen Umständen spontan stehen würden, tun dies nicht oder nur verzögert.

Außerdem kennen wir noch eine **krankhafte Beschaffenheit** der Blutplättchen (Thrombopathie) insofern, als verschiedene ihrer Teilfunktionen gestört sein können: Sie vermögen z. B. nicht richtig aneinander zu haften, d. h. sie agglutinieren nicht und sind auch nicht imstande, als Ansatzpunkt der auftretenden Fibrinfäden zu dienen; der gebildete Blutkuchen zeigt verminderte Retraktion. Diese Mängel machen sich bei der spontanen Blutstillung bemerkbar, da die Plättchen zwar abgeschieden werden, eine Gefäßlücke aber nicht abzudichten vermögen. GLANZMANN hat eine Form dieser Insuffizienz der Plättchen *Thrombasthenie*[1] genannt und als erbliche Krankheit abgegrenzt, die bei normaler Zahl, aber abwegiger Beschaffenheit der Plättchen durch das Auftreten von Blutungen gekennzeichnet ist: die *hereditäre hämorrhagische Thrombopathie* (thrombocytopathische Purpura). In den angelsächsischen Ländern spricht man auch von Pseudohämophilie.

Eine Thrombasthenie der Plättchen kann sich verbinden mit einer Verringerung ihrer Zahl (Thrombopenie) und einem Capillarendothelschaden. Bei dieser Krankheit, dem *Morbus Werlhof*[2], entstehen schwer stillbare Blutungen besonders dann, wenn die Thrombocytenzahl anfallsweise absinkt: Eine sonst harmlose zahlenmäßige Verminderung muß eben bei unzulänglichen Plättchen zu schweren Folgen führen. Infolge des Capillarschadens treten gleichzeitig zahlreiche Diapedeseblutungen *(Purpura)* auf. Man kann sie künstlich auslösen, wenn die Capillaren infolge einer Abschnürung der Venen stärker belastet werden (sog. Rumpel-Leedesches Zeichen für Capillarschaden). Da man früher mehr auf das Absinken der Zahl der Plättchen als auf die Veränderung ihrer Beschaffenheit Wert legte, spricht man bis heute noch von *thrombopenischer Purpura*. Die Krankheit kann infolge des dauernden Blutaustrittes unter dem Bilde der chronischen Anämie zum Tode führen oder aber auch spontan ausheilen. Die die Thrombocyten bildenden Zellen, die Megakaryocyten, zeigen zunächst die Zeichen einer Hyperplasie, so als ob sie bemüht wären, den Mangel an Thrombocyten im strömenden Blut zu kompensieren. Sie sind nicht bloß im Knochenmark vermehrt, sondern treten auch in der Milz auf. Gleichzeitig weisen sie aber Zeichen der Entwicklungs- und Reifungshemmung auf, sind also nicht als vollwertig anzusehen. Die Erkrankung ist einerseits erblich bedingt, andererseits hat man auch an die Wirkung

---

[1] Asthenia (griech.) Kraftlosigkeit. [2] P. G. WERLHOF (1699—1764), Arzt, Hannover.

eines gegen die Thrombocyten gerichteten (Auto-) Antikörpers gedacht (s. auch ,,Immunagranulocytose"), der die Lebensdauer der Thrombocyten von etwa 1 Woche bis auf 1—2 Tage herabsetzen würde und so zum Thrombocytenmangel führt.

Zum Unterschied von der Werlhofschen Purpura ist bei anderen Purpuraformen Zahl und Beschaffenheit der Thrombocyten normal. Hier sei die *Schönlein[1]-Henochsche[1] Purpura* erwähnt, welche auf einen rheumatischen Gefäßschaden zurückgeführt wird. Weitere Purpuratypen s. S. 87.

Ein eigenes Krankheitsbild stellt die *thrombotische thrombocytopenische Purpura* dar, die außer durch multiple Blutungen gekennzeichnet ist durch das Auftreten von eigentümlichen, aus agglutinierten Plättchen bestehenden Thromben in Arteriolen und Capillaren. Da diesen offenbar eine fibrinoide Nekrose der Gefäßwand vorausgeht, hat man für die Krankheit auch die Bezeichnung thrombotische Mikroangiopathie vorgeschlagen.

d) Weiße Blutkörperchen

Eine **vorübergehende Vermehrung** der einzelnen Formen der weißen Blutkörperchen tritt unter ganz verschiedenen Umständen auf. Man unterscheidet Leukocytose, Myelocytose, Lymphocytose und Monocytose.

Hinsichtlich der *Leukocytose*, d.h. der Vermehrung der verschieden granulierten weißen Blutzellen, ist zu beachten, daß die Zahl der Leukocyten im Kubikmillimeter schon *unter physiologischen Bedingungen* Schwankungen unterworfen ist. Sie hängt ab von der Tageszeit, Ernährungslage usw. Regelmäßig wird sie erhöht gefunden bei Muskelarbeit, Gravidität und während der Verdauung (Verdauungsleukocytose). Solche Vermehrungen gehen zum Teil auf eine Verschiebung der Leukocyten in die peripheren Gefäße bei entsprechender Abnahme ihrer Zahl in den nicht tätigen Organen zurück. Anders entstehen die Leukocytosen *bei Krankheiten*. Hier werden durch die Einwirkung der verschiedenen Schädlichkeiten tatsächlich von den Bildungsstätten mehr Leukocyten geliefert und an das strömende Blut abgegeben.

Die *eosinophilen Leukocyten* bilden eine selbständig funktionierende Einheit mit einem eigenen Regulationsmechanismus. Eine Vermehrung findet man besonders bei allergischen Krankheiten, Parasitenbefall, Lymphogranulom und einer besonderen Form der Myokarditis (Fiedlersche Myocarditis[2]).

Myelocytose geringen Grades findet sich bei Infektionskrankheiten des Kindesalters (Diphtherie, Scharlach u.a.).

Lymphocytose tritt schon bei erhöhter Muskelarbeit auf, aber auch im Verlaufe einiger Infektionskrankheiten, wie Typhus, ferner bei Basedowscher und Addisonscher Krankheit. Die ,,infektiöse Lymphocytose" stellt eine harmlose, offenbar durch ein Virus bedingte Erkrankung dar.

Plasmocytose kommt bei Masern, Röteln und epidemischer Hepatitis vor.

Monocytose finden wir im Rahmen der infektiösen Mononucleose. Dabei bestehen die weißen Blutkörperchen bis zu 50% aus großen mononucleären Zellen, die allerdings weniger Monocyten als großen Lymphocyten entsprechen. Die Lymphknoten sind angeschwollen, es besteht Fieber. An den Tonsillen tritt eine manchmal einseitige Entzündung nach Art der Plaut-Vincentschen Angina auf, die man deswegen auch als Monocyten- oder lymphoidzellige Angina bezeichnet hat. Die Erkrankung, die meist jüngere Menschen befällt, heilt in der Regel völlig aus. Im Kindesalter kommt es zu einem ganz ähnlichen Krankheitszustand, bei dem allerdings die Tonsillen wenig oder überhaupt nicht in Mitleidenschaft gezogen sind: Fieber und Lymphdrüsenschwellungen beherrschen das Bild (Pfeiffersches Drüsenfieber). Wahrscheinlich handelt es sich bei beiden Krankheitsbildern um eine Virusinfektion. Bemerkenswert ist, daß im Serum der Kranken Antikörper gegen artfremdes Eiweiß bzw. Agglutinine auftreten, was man sonst nur nach entsprechender Vorbehandlung beobachten kann. Man hat diese Besonderheit auch zur Ausarbeitung eigener diagnostischer Verfahren benützt (Paul-Bunnelsche bzw. Hanganatziu-Deichersche Probe).

---

[1] J. L. Schönlein (1793—1864), Kliniker, Berlin; E. H. Henoch, Pädiater in Berlin (1820—1910).   [2] C. F. A. Fiedler (1835—1921) deutscher Arzt.

Eine **dauernde Vermehrung** der weißen Blutkörperchen, die schließlich zum Tode führt, bezeichnet man als *Leukämie*. Je nachdem, ob es sich dabei um die Zellen der myeloischen Reihe (Leukocyten, Myelocyten, Myeloblasten) oder der lymphatischen Reihe (Lymphocyten, Lymphoblasten) handelt, unterscheiden wir zwischen *myeloischer* und *lymphatischer Leukämie* (weniger häufig ist die *Plasmazellen-* und *Monocytenleukämie*). Dieser Blutbefund ist aber letzten Endes nicht die Krankheit selbst, sondern nur ein Zeichen (Symptom) einer an entfernter Stelle sich abspielenden Veränderung. Diese besteht in einer schrankenlosen Neubildung der betreffenden Zellen, in erster Linie an ihren gewöhnlichen Bildungsorten sowie an Stellen, die im Embryonalleben einmal Stätten weißer Blutbildung gewesen waren. Aber auch überall dort, wo im erwachsenen Organismus Gefäßbindegewebe vorhanden ist, kann solche Neubildung vonstatten gehen. Man spricht deshalb besser von *Myelose* und *Lymphadenose*. Das ist auch schon deswegen angezeigt, weil der Übertritt der vermehrt neugebildeten weißen Blutkörperchen in das strömende Blut (Leukämie) nicht immer stattfindet, die Bezeichnung der Krankheit als Leukämie also in vielen Fällen unzutreffend wäre. Je nach dem Verhalten des strömenden Blutes liegt dann eine *leukämische oder aleukämische Myelose oder Lymphadenose* vor; alle hierhergehörigen Krankheiten faßt man unter der Bezeichnung **Leukose** zusammen.

H. RIBBERT[1] war einer der ersten, der die heute allgemein anerkannte Auffassung der Leukosen als bösartige Geschwülste des Blutes bzw. der blutbildenden Gewebe vertrat — sie weisen in der Tat sehr viele gemeinsame Züge mit andern bösartigen Tumoren auf. Tatsächlich gibt es vom typischen Bild der menschlichen Leukosen alle *Übergänge zu echten Geschwülsten*. Schon bei sonst ganz typischen Leukosen kann die Wucherung der leukämischen Zellen an einzelnen Orten in die Umgebung infiltrierend vordringen wie bei echten bösartigen Geschwülsten. Manchmal beherrscht dieses örtliche Wachstum ganz das Bild, während die übrigen leukämischen Organveränderungen mehr und mehr zurücktreten. Man hat dann ganz den Eindruck eines lokalisierten bösartigen Tumors. Schließlich gibt es Fälle, bei denen bloß an umschriebenen Stellen Wucherungen auftreten, die durchaus Geschwulstcharakter tragen. Wenn wir nicht imstande sind, eine dieser Wucherungen — es ist gewöhnlich die klinisch am frühesten beobachtete und größte — als Primärtumor zu erkennen, dann sprechen wir von Lympho- oder Leukosarkomatose. Ist aber ein Primärtumor auszumachen, so bezeichnen wir ihn z. B. als Lymphosarkom der betreffenden Örtlichkeit. Jeder Hauptform der Leukosen können wir eine solche Geschwulstform zuordnen, wie aus der Zusammenstellung (Tabelle 6) hervorgeht.

Gemeinsam ist dem *anatomischen Bild* der beiden wichtigsten Leukoseformen, der Myelose und Lymphadenose, daß die Stätten der normalen Blutbildung ganz in den Dienst der Wucherung unreifer sowie pathologischer Zellen gestellt sind und nicht genügend reife Elemente in das strömende Blut gelangen. Durch Beeinträchtigung der Erythropoese kommt es zur Anämie, der Thrombocytenmangel kann sich in einer erhöhten Blutungsbereitschaft bemerkbar machen. Da gleichzeitig auch der Nachschub an ausgereiften Leukocyten gestört ist, kann schließlich paradoxerweise das Bild der Agranulocytose oder Panmyelophthise auftreten, da selbst noch so viele Tausend unreifer Blutzellen nicht imstande sind, die wenigen Tausend reifer Granulocyten funktionell zu ersetzen. Wenn bei einer Leukämie einerseits die Zahl der weißen Blutkörperchen im strömenden Blut stark angestiegen und auf der anderen Seite die Zahl der roten Blutkörperchen abgesunken ist, dann kann sich das gegenseitige Mengenverhältnis von normal 6000:5000000

---

[1] H. RIBBERT (1855—1920), der erste Herausgeber dieses Lehrbuches, war Pathologe in Zürich, Marburg, Göttingen und Bonn.

Tabelle 6

	Vorübergehende Vermehrung	Dauernde Vermehrung		Generalisierte Tumoren	Lokalisierter Tumor
		Leukämisch	Aleukämisch		
Leukocyten (Granulocyten)	Leukocytose (neutrophile, eosinophile usw.) (S. 348)	Myelose (S. 351)		Myelosarkomatose (S. 352)	Myeloblastom Chlorom (?) (S. 352)
		Myeloische Leukämie	Aleukämische Myelose		
Lymphocyten	Lymphocytose (S. 348)	Lymphadenose (S. 352)		Lymphosarkomatose (S. 353)	Lymphosarkom (S. 353)
		Lymphatische Leukämie	Aleukämische Lymphadenose		
Monocyten	Monocytose (S. 348)	Monocytenleukämie (S. 354)	Reticulose inkl. Histiocytose (S. 355)	Reticulosarkomatose (S. 279, 355)	Reticulosarkom (S. 279, 355)
Plasmazellen	Plasmocytose (S. 348)	Plasmazellleukämie (S. 353)	Plasmocytose des Knochenmarkes (S. 353)	Plasmocytom („Myelom") (S. 354)	Solitäre Plasmocytome (gutartig) (S. 354)
Erythrocyten	Erythrocytose Polyglobulie (S. 341)	Polycythaemia vera, Erythrämie (S. 342)		—	Erythroblastisches Sarkom (S. 342)

(1:833) z.B. in 100000:2500000 (1:25) ändern, so daß das Blut dann makroskopisch graurot erscheint (Leukämie = Weißblütigkeit); auch die Blutgerinnsel nehmen eine rosarote oder graurote Farbe an. Leukämische Zellen haben auch eine längere Lebenszeit und sind physikalisch resistenter als ihre normalen Vorbilder. Da sie aber im Übermaß gebildet werden und schließlich zerfallen, ist die Harnsäureausscheidung durch die Nieren gesteigert.

Auch bei stärkstem Anstieg der unreifen weißen Blutzellen — seien es nun myeloische oder lymphocytäre Zellen — nehmen diese nicht wesentlich an der Bildung des akuten *entzündlichen Exsudates* teil, sondern bloß die etwa noch vorhandenen reifen Leukocyten. Es sieht also so aus, als ob eine elektive Funktion der Blutgewebsschranke nur diesen den Durchtritt gewähren würde.

Die *Ursache* der Leukosen des Menschen bleibt in den meisten Fällen unklar. Immerhin hat sich aber doch ein deutlicher Zusammenhang mit der Einwirkung ionisierender *Strahlen* ergeben. Nach der Atombombenexplosion über Japan traten in einem Umkreis von 2 km myeloische und lymphatische Leukämien bis zu 10mal häufiger auf, als es der Erwartung entsprach. Die Zunahme begann 1—1½ Jahre nach der Explosion, erreichte ihren Höhepunkt zwischen dem 4. und 7. Jahr und ist jetzt im Abklingen. Bei Radiologen treten Leukämien 8—10mal häufiger auf als bei der übrigen Bevölkerung; Kinder, die wegen Thymushyperplasie oder adenoider Vegetationen, Erwachsene, die wegen Spondylitis bestrahlt wurden, erkranken bis 6mal häufiger an Leukämie. Auch *chemische Stoffe*, wie Benzol und polycyclische carcinogene Kohlenwasserstoffe, können im Tierversuch, unter Umständen aber auch beim Menschen, Leukämien hervorrufen. Als Ursache von gewissen Leukämien der Mäuse und Ratten hat man *Viren* sichergestellt, mit denen die Erkrankung zellfrei zu übertragen ist. Auch in menschlichen leukämischen Zellen sind virusartige Einschlüsse nachgewiesen worden, ohne daß jedoch deren ätiologische Bedeutung gesichert wäre. Allerdings sind manchmal Leukämien regional gehäuft aufgetreten, was auf eine infektiöse Ursache hindeuten könnte. Alle diese Umstände können die in den letzten

Jahrzehnten beobachtete allgemeine Häufigkeitszunahme der Leukämien aber nicht erklären. Im einzelnen zeigen die wichtigsten Leukämieformen folgendes Bild:

1. Myelose. Die chronische leukämische und aleukämische Myelose befällt meist Erwachsene um das 40. Lebensjahr (Abb. 269). Im Blut treten auch frühe Vorstufen der myeloischen Reihe auf, die zum größten Teil eine positive Oxydasereaktion geben. Die Milz ist besonders stark vergrößert und kann ein Gewicht von 6 kg erreichen. In den Anfängen der Krankheit ist sie wegen des großen Zellgehaltes prall, aber nicht sehr fest, blaßgraurot oder wenigstens blasser als die normale Milz. Follikel und Trabekel treten nicht besonders hervor. Bei längerer Dauer, besonders unter dem Einfluß therapeutischer Röntgenbestrahlungen, wird die Milz derb und fester. Daran ist die Zunahme des schließlich narbenähnlich dichten Zwischengewebes schuld. Nicht selten kommt es zu Blutungen und infolge von Gefäßverschlüssen durch leukämische Intimainfiltrate zu

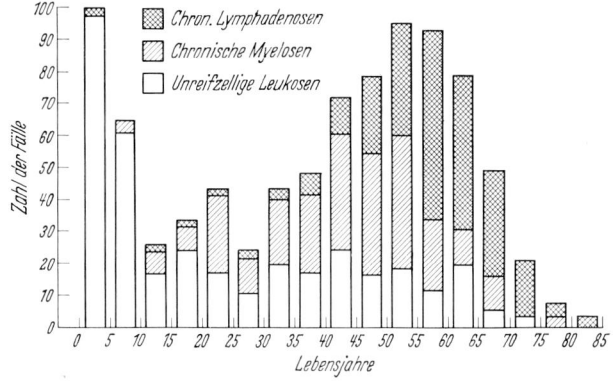

Abb. 269. Altersverteilung von 900 Leukosen. (Nach GROSS u. Mitarb.)

blanden Infarkten unter dem Bilde großer „anämischer Keile". Das Fettmark in den Röhrenknochen sowie das rote Mark der kurzen und flachen Knochen ist in zellreiches Knochenmark umgewandelt, das fast ausschließlich aus gewucherten myeloischen Zellen besteht. Seine Farbe ist grau oder durch Bildung eines eigentümlichen Farbstoffes, der wahrscheinlich zu den Porphyrinen gehört, graugrün (Chloroleukämie). Die Lymphknoten sind meist nicht besonders stark vergrößert und können ebenfalls von graugrünen Zellmassen durchsetzt sein. In den Capillaren, besonders der Leber, finden sich reichlich myeloische oxydasepositive Zellen (Abb. 270), gegebenenfalls vergesellschaftet mit Verfettung der Leberzellen infolge der gleichzeitig bestehenden Anämie. Das Organ ist dadurch vergrößert, gleichmäßig graurot und läßt jede Läppchenzeichnung vermissen. Myeloische Infiltrate können sich noch in den verschiedensten anderen Organen finden. Bemerkenswerterweise hemmen Urethan und eine Reihe anderer Stoffe (Cytostatica) die Neubildung der pathologischen myeloischen Zellen, leider aber auch diejenige normaler Leukocyten. Bei der chronischen myeloischen Leukämie tritt regelmäßig in den Knochenmarkzellen das sog. Philadelphia[1]-Chromosom auf (Ph[1]), so benannt nach der Stadt, in der diese Anomalie zuerst entdeckt wurde. Es handelt sich dabei um ein Chromosom Nr. 21, dem etwa die Hälfte seines langen Armes fehlt. Andere Körperzellen weisen diesen Defekt nicht auf. Da bei der myeloischen Leukämie der Gehalt der Leukocyten an alkalischer Phosphatase vermindert ist, während er beim Mongolismus, der ja ebenfalls auf einer Anomalie (Trisomie) des Chromosoms Nr. 21/22 beruht (s. S. 61), vermehrt ist, könnte man annehmen, daß im

Chromosom Nr. 21 Gene sitzen, die für die Enzymausstattung der Leukocyten bedeutungsvoll sind.

Sarkomatöse Formen *("Myelosarkom")* sind sehr selten. Die als *Chlorom* bezeichneten umschriebenen Wucherungen myeloischer Zellen, besonders im Bereich des Schädeldaches, haben sich als Teilerscheinungen einer Chloroleukämie herausgestellt.

2. Lymphadenose. Die chronische leukämische oder aleukämische Lymphadenose tritt bei Erwachsenen meist jenseits des 50. Lebensjahres (Abb. 269) oder bei Kindern auf und bevorzugt männliche Individuen. Sie nimmt gewöhnlich einen viel längeren Verlauf als die Myelose. Die im Blut vermehrt vorhandenen weißen Blutkörperchen entsprechen — obwohl es sich um krankhafte Zellformen handelt — gestaltlich durchaus den normalen Lymphocyten bzw. Lymphoblasten. Die Milz

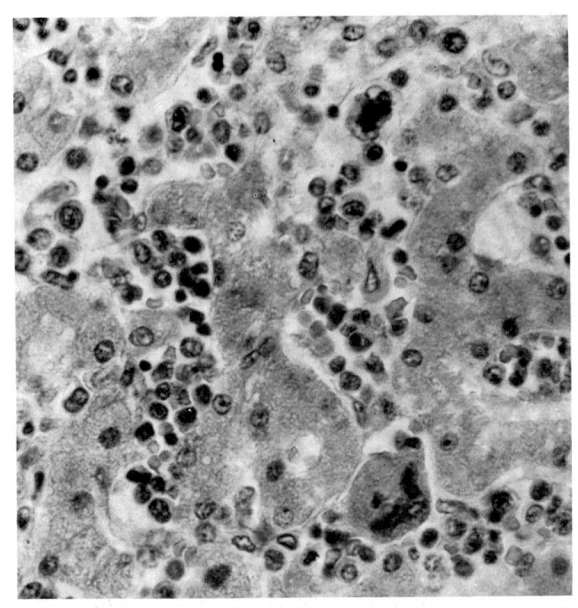

Abb. 270. Leber bei leukämischer Myelose. In den Capillaren zahlreiche myeloische Zellen und auch Knochenmarkriesenzellen

ist stark vergrößert, erreicht aber kaum den Umfang wie bei der Myelose. Auf der Schnittfläche treten die vergrößerten Follikel deutlich hervor. In späteren Stadien nimmt das Bindegewebe und damit die Festigkeit des Organs zu. Das Knochenmark ist durch die leukämische Infiltration graurot und ziemlich fest. Manchmal ist das Mark, z. B. einer Femurdiaphyse, nicht gleichmäßig, sondern in Form einzelner grauroter Abschnitte oder Knoten befallen. Die Lymphknoten erscheinen zum Unterschied von der Myelose besonders stark vergrößert, weicher und saftreicher, am Durchschnitt grauweiß und völlig strukturlos. Stets sind große Gruppen von Lymphknoten in gleicher Weise verändert, so daß geschwulstähnliche Pakete entstehen, wobei aber die einzelnen Lymphknoten in der Regel noch als solche abgrenzbar bleiben. Mikroskopisch kann man aber oft erkennen, daß die Kapsel von den leukämischen Infiltraten an einzelnen Stellen durchbrochen ist. In der Leber ist das Bindegewebe der Glissonschen Scheiden mit lymphatischen Zellen durchsetzt (Abb. 271), so daß eine schon mit freiem Auge erkennbare weißliche Zeichnung an der Ober- und Schnittfläche entsteht. Auch in anderen Organen kann es bei der Lymphadenose entweder zu diffuser oder zu mehr geschwulstähnlich-knotiger Ansammlung der lymphatischen Zellen kommen. So findet man z. B. in der Niere entweder eine diffuse, die ganze Rinde verbreiternde und grau verfärbende Infiltration, die zu einem Vorquellen der Rinde auf der Schnittfläche führt, oder es sind knotige, außen flach vorragende Herde verschiedener Größe vorhanden. Mikroskopisch liegen die Zellen im verbreiterten Zwischengewebe, die Harnkanälchen sind auseinandergedrängt und zusammengedrückt. Die Infiltrate lassen den ursprünglichen Gewebsbau lange Zeit unverändert erkennen. Die Zellen dieser Wucherungen verhalten sich ebenso wie ihr normales Vorbild, die Lymphocyten, die ja ebenfalls im Zwischengewebe leben, ohne die Organstruktur zu beeinträchtigen.

Lymphosarkome können von allen Standorten des lymphoreticulären Gewebes ausgehen und lassen ebenso wie die lymphatisch-leukämischen Infiltrate die

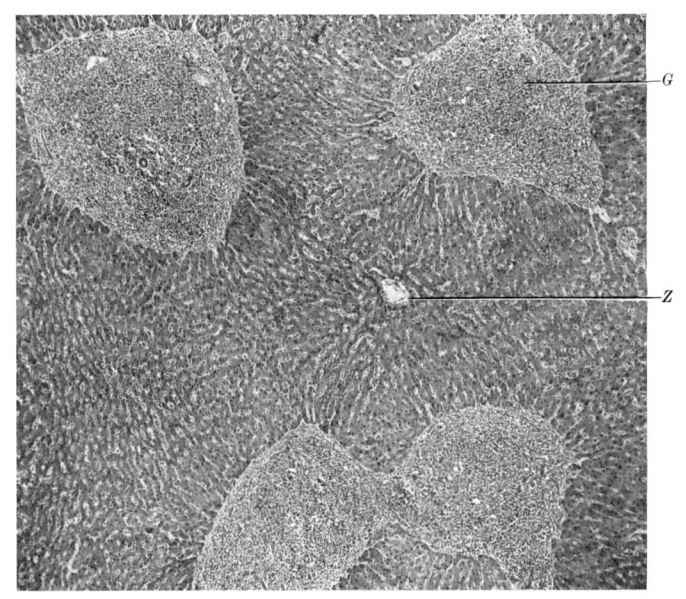

Abb. 271. Leber bei leukämischer Lymphadenose. Die verbreiterten Glissonschen Felder (*G*) dicht von Lymphocyten durchsetzt. *Z* Zentralvene eines Leberacinus

Gewebsstruktur des durchwachsenen Organs verhältnismäßig lange intakt. Histologisch tritt uns beim Lymphosarkom ebenso wie bei der lymphatischen Leukämie das Gesamtbild des lymphoreticulären Gewebes in mehr oder minder verzerrter Form entgegen: in ein schütteres Netz von Reticulumzellen bzw. Gitterfasern sind kleine runde Zellen eingelagert, die zum Teil normalen Lymphocyten oder ihren Bildungszellen, den Lymphoblasten gleichen *(Lymphoblastisches Sarkom)*. Sind die retikulären Zellen im größeren Ausmaß an der Wucherung beteiligt, so liegt ein *Lymphoreticulosarkom* vor, das dann gewissermaßen den Übergang zum Reticulosarkom bildet.

Der Karyotypus der Leukosezellen ist aus technischen Gründen schwer feststellbar. Nur bei familiär auftretenden Formen der chronischen Leukämie wurde ein Chromosom Nr. 21 gefunden, dem der kurze Arm ganz oder fast völlig fehlt, das sog. Christ church[1]-Chromosom (Ch[1]). Die Abartung ist aber nicht nur in den Lymphocyten, sondern in allen Körperzellen nachweisbar. Die Anomalie begünstigt also bloß das Auftreten der Leukämie, ist aber nicht ihre Ursache.

3. Die *plasmocytäre Leukämie* ist außerordentlich selten. Sie geht einher mit einer diffusen Durchsetzung des Knochenmarkes und innerer Organe mit Plasmazellen. Bei einer aleukämischen Form ist bloß das Knochenmark diffus von

Plasmazellen durchsetzt (Plasmocytose). Solche Fälle leiten hinüber zu den viel häufigeren, mit oder ohne Leukämie auftretenden umschriebenen Wucherungen von Plasmazellen im Knochenmark, den stets in der Mehrzahl auftretenden, *Plasmocytomen* (plasmocytären Myelomen). Die Geschwülste zerstören zunächst die Spongiosa, dann die Knochenrinde, so daß z.B. das Schädeldach, das etwa in der Hälfte der Fälle befallen ist (Abb. 272), oder das Becken wie durchlöchert aussehen. Leicht kommt es dann zu Spontanfrakturen. Schließlich bricht das

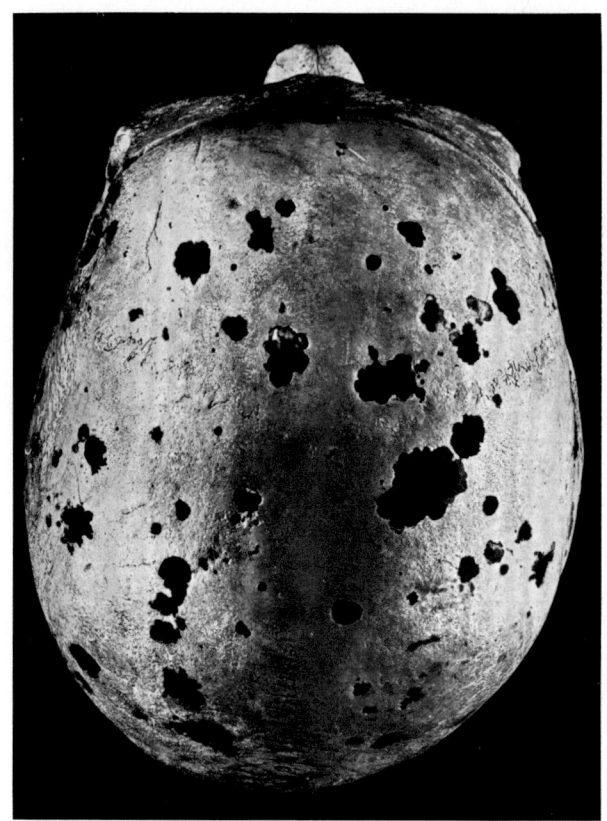

Abb. 272. Myelome des Schädeldaches haben den Knochen zerstört, so daß nach Maceration entsprechende Löcher sichtbar werden

Geschwulstgewebe in die umgebenden Weichteile ein. Beim multiplen Plasmocytom und der Plasmocytose sind Globulinfraktionen (γA und γG) des Blutserums gewöhnlich stark vermehrt. Da die normalen Plasmazellen als Bildner der Globuline bekannt sind, ist anzunehmen, daß auch den geschwulstmäßig gewucherten Plasmazellen diese Eigenschaft zukommt und sie also Bildner dieser vermehrten Globuline sind. Außerdem treten bei derartigen Fällen noch andere pathologische Eiweißkörper auf, wie das Bence-Jonessche Eiweiß im Harn, sowie Ablagerungen von Eiweiß in Form von hyalinen Körperchen (Russelsche Körperchen), Amyloid oder besser Paramyloid und in kristalliner Form.

Selten treten umschriebene Plasmazellwucherungen ohne jene Eiweißveränderungen als solitäre Plasmocytome im Bereich der oberen Luftwege auf. Sie sind völlig gutartig.

4. Die *Monocytenleukämie* ist ebenfalls sehr selten. Sie verläuft meist sehr akut (3 bis 5 Monate) und befällt Individuen um 30 Jahre. Die Organveränderungen sind gering, manchmal kommt es zu Schleimhautinfiltraten mit Geschwürsbildung. Beim Typ Schilling wären die Monocyten als Abkömmlinge der Reticulumzellen anzusehen, beim Typ Naegeli handelt es sich eher um Übergangsformen zwischen Monocyten und Myeloblasten.

Als geschwulstmäßige Wucherung würde der Monocytenleukämie die bunte und in ihren Einzelheiten nicht ganz geklärte Gruppe der Retikulosen entsprechen. Die bösartigsten Formen wären die *Reticulosarkomatose* und das *Reticulosarkom* (s. S. 279), das allerdings meist auch Übergänge zum Lymphosarkom (Lymphoreticulosarkom) aufweist.

Zu einer besonderen Gruppe der Retikulosen, den *Histiocytosen*, faßt man zusammen: die aleukämische Retikulose (Abt-Letterer-Siwesche Krankheit), die Hand-Schüller-Christiansche Krankheit und vielfach auch das eosinophile Granulom des Knochens. Die aleukämische Retikulose wäre dabei als die infantile Form (ohne Knochenbefall), die Hand-Schüller-Christiansche Krankheit als die Form des späteren Kindesalters (mit Knochenbefall) aufzufassen.

5. In die Reihe der weißen Blutzellen gehören auch die *Mastzellen* (basophil granulierte Leukocyten), die allerdings hauptsächlich im Bindegewebe verstreut liegen. Sie enthalten Heparin und Histamin. Bei plötzlicher Freisetzung dieser gefäßaktiven Stoffe kommt es zu sehr kennzeichnenden Anfällen von Kopfschmerzen, Urticaria und Fieber. Diese Symptome treten auch bei der äußerst seltenen Mastzellenleukämie auf.

6. Akute Leukämie. Die akute Leukämie ist gekennzeichnet durch das rasche Auftreten unreifer leukämischer Zellen im strömenden Blut (unreifzellige Leukose), wobei es sich meist um Elemente der myeloischen (Myeloblasten, Stammzellen) oder lymphatischen Reihe (Lymphoblasten) handelt. Sie ist besonders im Kindesalter häufig (s. Abb. 269). Für manche gehäuft auftretende Formen wird eine Virusätiologie in Betracht gezogen.

Dadurch, daß bei der *akuten myeloischen Leukämie* die Entwicklungsstufen zwischen den ganz unreifen Markzellen und den reifen, noch aus der Zeit vor der Erkrankung im Blut vorhandenen Leukocyten fehlen, tritt gewissermaßen eine „Lücke" der leukocytären Zellreihe, ein sog. Hiatus[1] leucaemicus, auf. Bei der geringen Lebensdauer der Leukocyten sind die reifen Elemente aber bald ganz durch die funktionell minderwertigen unreifen Formen ersetzt: Es kommt zur (symptomatischen) Agranulocytose (s. S. 356) mit allen ihren Folgen, wie nekrotisierenden Entzündungen und schon nach wenigen Monaten zur tödlichen Sepsis. Bei der Leichenöffnung findet man nur eine sehr geringe Beteiligung der Organe an der überstürzten Bildung unreifer myeloischer Zellen: Leber-, Milz- und Lymphdrüsenschwellung sind nur geringfügig und fehlen oft ganz. Die *lymphoblastische Form der akuten Leukämie*, die besonders im Kindesalter häufiger ist, weist einen etwas längeren Verlauf auf.

Bei den akuten Leukämien kann der Chromosomensatz sehr verschieden sein: In Fällen der lymphatischen Form findet man Zellen mit hyperdiploiden bis tetraploiden (92 Chromosomen) Chromosomensätzen, während bei der myeloischen Form hypodiploide Chromosomensätze (bis 41 Chromosomen) nachweisbar sind; bei beiden Formen kommen aber auch Fälle mit normalem Chromosomensatz vor.

Eine akute Leukämie kann auch eine besonders stürmische Verlaufsform der sonst langsamer ablaufenden chronischen Leukämie darstellen, wie schon daraus hervorgeht, daß manchmal eine Form in die andere übergeht: Im Rahmen einer chronischen Leukämie kann ein „Blastenschub" auftreten; auf der anderen Seite ist es durch Bekämpfung der bakteriellen Infektion gelungen, einen Kranken mit akuter Leukämie so lange am Leben zu erhalten, daß sich das klinisch-anatomische Bild einer chronischen Leukämie entwickeln konnte.

Ein ähnliches Bild wie bei der akuten Leukämie kann bei einer bestimmten Reaktionslage des Organismus als Antwort auf infektiös-toxische Schäden auftreten. Es stellt dann den Ausdruck einer *akuten myeloischen Reaktion* der blutbildenden Gewebe auf besondere Schädlichkeiten, meist Bakterien bzw. ihre Gifte, dar und verläuft dementsprechend unter dem Bilde einer Sepsis mit hohem Fieber. Mit dem Wegfall der auslösenden Ursache ist denn auch eine allerdings selten zu beobachtende Ausheilung der Blutveränderung möglich. Diese Form der „akuten Leukämie" ist also eng verwandt mit anderen akuten Reaktionen des myeloischen Systems, wie Agranulocytose und Panmyelophthise, die auch tatsächlich ineinander übergehen können.

---

[1] Hio (lat.) Klaffen.

Verminderung der weißen Blutkörperchen wird als Hypoleukocytose oder *Leukopenie*[1] bezeichnet, wobei es sich um eine Neutropenie, Hyp- oder Aneosinophilie, Monopenie und Lymphopenie handeln kann. Neutropenie (mit relativer Lymphocytose) findet sich bei manchen Infektionskrankheiten als Vorstadium einer Leukocytose, bei anderen Erkrankungen (z. B. Typhus) durch längere Zeit, ferner bei vielen schweren Anämien und als Folge einer Schädigung des Knochenmarks durch Röntgen- und Radiumstrahlen. Bei körperlichen Belastungen (stress) nehmen die eosinophilen Leukocyten isoliert ab.

Erreicht die Leukopenie so hohe Grade, daß die granulierten Leukocyten im strömenden Blute nahezu vollständig fehlen, so liegt *Agranulocytose* vor. Wenn die Granulocyten sehr stark abfallen, treten an verschiedenen Stellen des Organismus nekrotisierende Entzündungen auf, bei denen die Leukocyten im Exsudat so gut wie völlig fehlen. Seine zelligen Bestandteile werden von Lymphocyten und Histiocyten geliefert, die aber die Leukocyten nicht zu ersetzen vermögen. Es kommt schnell zur Nekrose, besonders im Bereich der Tonsillen, des Zahnfleisches, des Darmes, manchmal auch in der Vagina. In dem toten Gewebe finden sich reichliche Bakterienmassen, die jauchigen Zerfall herbeiführen. So können Mikroorganismen in das strömende Blut übergehen und eine tödliche Allgemeininfektion auslösen. Es ist bemerkenswert, daß diese nekrotisierenden Entzündungen an denjenigen Schleimhäuten ausbrechen, die schon normalerweise von Bakterien besiedelt sind. Offenbar ist das Vorhandensein einer genügenden Menge von Granulocyten im strömenden Blut nötig, um eine Art Gleichgewichtszustand zwischen den Bakterien und dem Organismus herzustellen, der durch Absinken der Granulocyten unter eine gewisse Schwelle zugunsten der Mikroorganismen verschoben wird.

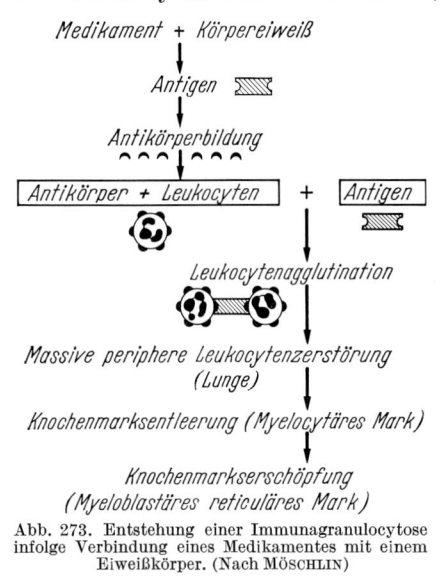

Abb. 273. Entstehung einer Immunagranulocytose infolge Verbindung eines Medikamentes mit einem Eiweißkörper. (Nach MÖSCHLIN)

Manchmal ist im Knochenmark nicht nur die Neubildung der Leukocyten, sondern auch die der Thrombocyten gestört. Dann treten zu den Folgen der Agranulocytose die Symptome der Thrombopenie (Purpurablutungen) hinzu — man spricht von *Aleukia haemorrhagica*.

Ist schließlich auch die Neubildung der roten Blutkörperchen beeinträchtigt, so tritt überdies Anämie auf. Hier ist dann gewissermaßen die ganze regeneratorische Tätigkeit des Knochenmarks stillgelegt, es liegt *Panmyelophthise*[2] vor. In den vorgeschrittensten Fällen ist das Knochenmark entweder sehr zellarm oder überhaupt zellfrei: alle Knochen enthalten dann Fettmark.

Agranulocytose und Panmyelophthise gehen auf eine schwere Beeinträchtigung der Neubildung oder der Ausschwemmung von Leukocyten im Knochenmark zurück. Diese kann (1.) rein mechanisch bedingt sein dadurch, daß das blutbildende Mark durch krankhafte Vorgänge verdrängt oder ersetzt wurde, wie z. B. durch faseriges Bindegewebe (Knochenmarkfibrose), leukämische Infiltrate oder Tumormetastasen; unter schädigenden Chemikalien (2.) sind besonders Benzol

---

[1] Penia (griech.) Armut.   [2] Pan (griech.) alles; myelon (griech.) Mark; phthisis (griech.) Schwund.

und manche Arzneimittel zu nennen. Man stellt sich vor, daß die betreffenden Stoffe durch Anlagerung an Eiweiß ein Vollantigen bilden, das eine Antikörperbildung von seiten des Organismus hervorruft. Die mit Antikörpern beladenen Leukocyten würden dann mit dem Medikament in Form von Agglutination und Auflösung reagieren (Immunagranulocytose, s. Abb. 273). Weiter können Strahlen (3.), wie die der Atombombe oder Thorium X, das Knochenmark so schädigen, daß nach einer kurzen Zeit der Ausschwemmung keine neuen weißen und roten Blutkörperchen mehr gebildet werden können: die roten Blutkörperchen lassen

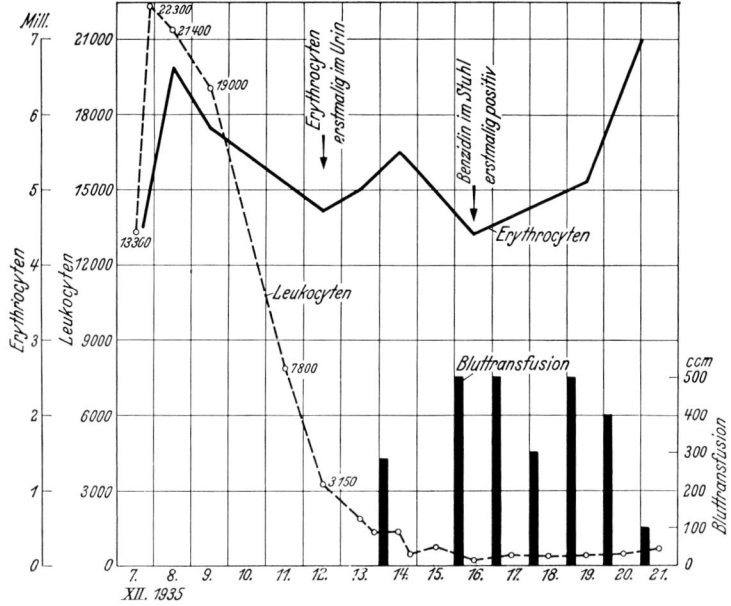

Abb. 274. Verhalten der roten und weißen Blutkörperchen bei schwerer Strahlenschädigung des Knochenmarkes (Selbstmord durch Thorium X). (Nach HAMPERL)

sich durch Transfusion ersetzen, nicht aber die weißen, so daß die so geschädigten Menschen in der Regel nach 2—3 Wochen an ihrer Agranulocytose zugrunde gehen (Abb. 274); auch (4.) eine Markhemmung durch die aus verschiedenen Gründen vergrößerte Milz kann zum Krankheitsbild der Panmyelophthise führen. Schließlich dürfen wir aber nicht vergessen, daß es Panmyelophthise-Formen gibt, für die wir keine der eben besprochenen Ursachen anschuldigen können, die sog. essentielle Panmyelophthise, bei der offenbar konstitutionelle Momente die Hauptrolle spielen („Minderwertigkeit des myeloischen Systems").

e) Blutplasma

Die Blutflüssigkeit kann in zu großer oder zu geringer Menge vorhanden oder in ihrer Zusammensetzung verändert sein.

Zu einer relativen oder absoluten *Vermehrung des Blutplasmas* (Hydrämie) kommt es bei akuten Blutverlusten, wenn das in die Gefäße einströmende Gewebswasser das Blut gewissermaßen verdünnt, bei chronischen Anämien und in der Schwangerschaft (s. Abb. 266).

Verminderung des Plasmas (Anhydrämie) bei normaler Zahl der geformten Blutbestandteile tritt nach starken Wasserverlusten auf, wie z. B. bei Cholera (s. Abb. 266). Auch bei Polycythämie kommt es oft zu relativer Anhydrämie, wenn die Vermehrung des Plasmas mit der Zunahme der roten Blutkörperchen nicht Schritt hält (s. Abb. 266).

Vermehrung, Verminderung oder Fehlen einzelner Plasmabestandteile ist kennzeichnend für die *Dysproteinämien*. Fehlen der γ-Globuline *(Agammaglobulinämie)* kommt bei

Funktionsstörungen der Lymphdrüsen vor (s. S. 366). Fehlen der Albumine *(Analbuminämie)* ist merkwürdigerweise nicht von obligaten Ödemen begleitet —, offenbar ist zur Ödementstehung auch noch eine Veränderung der Elektrolyte notwendig, die ja bei Analbuminämie normal sind. Fehlen des Fibrinogens im Blute *(Afibrinogenämie)* ist ein angeborenes rezessives Erbleiden, das sich sehr bald in einer Blutungsneigung manifestiert.

Auch *abnorme Varianten der Proteine* (Paraproteine), insbesondere der Immunglobuline, können im Serum vorkommen: γ A und γ G findet man bei Plasmocytom, γ M, ein Protein von besonderer Molekülgröße, bei der Makroglobulinämie Waldenström[1].

Eine Fettbeimischung zum Blut *(Lipämie)* kommt bei schwerem Diabetes als prognostisch ungünstiges Zeichen vor. In der Leiche können Gefäße wie mit Milch injiziert aussehen. Man findet in solchen Fällen auch Fetttröpfchen in den Endothelzellen der Leber und in Reticulumzellen der Milz. Erblich ist ein als *idiopathische Hyperlipämie* bezeichnetes Krankheitsbild, bei dem es infolge eines Enzymdefektes zur Anhäufung von Lipoproteiden im Blutserum kommt. Diese Stoffwechselstörung ist wegen ihrer Beziehung zur Arteriosklerose bedeutungsvoll.

f) Blutgruppen und Blutfaktoren

Jedes Einzelindividuum weist seine besondere biologische Beschaffenheit auf, die wir freilich auch mit den feinsten chemischen Methoden nicht zu bestimmen imstande sind. Bloß der Körper selbst und seine Säfte vermögen diese Unterschiede wahrzunehmen und sichtbar zu machen, indem sie z.B. das Anheilen von

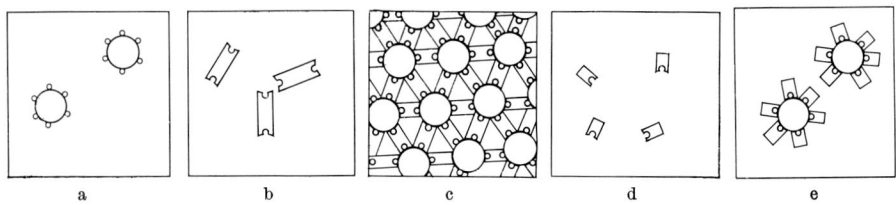

Abb. 275a—e. a Rote Blutkörperchen mit agglutinierbarer Eigenschaft; b Agglutinin; c Agglutination; d blockierende Antikörper; e blockierte agglutinierbare Eigenschaft. (Nach DAHR)

überpflanztem Gewebe verhindern, auch wenn es von den nächsten Artverwandten stammt (s. S. 167). Nur bei einer Zellart, den roten Blutkörperchen, können wir diese natürlichen Unterscheidungskräfte leicht sichtbar machen. Die an ihnen ansetzenden und gegen sie gerichteten Reaktionen nehmen nämlich an diesen einzeln in einem flüssigen Medium suspendierten Elementen die leicht überblickbare Form der Agglutination an (Abb. 275a—c). Die Zahl der feststellbaren besonderen Eigenschaften der roten Blutkörperchen ist bestimmt durch die Zahl der uns bekannt gewordenen oder bekannt werdenden Agglutinine. Wir haben zwei Arten von solchen Agglutininen zu unterscheiden: einmal diejenigen, die schon unter normalen Umständen im Serum vorkommen, und dann solche, die sich erst auf einen Reiz hin bilden.

Zu der ersten Gruppe gehören die gegen die klassischen *Blutgruppeneigenschaften* A und B gerichteten Agglutinine, die sog. Isoagglutinine, welche übrigens immer von entsprechenden Isohämolysinen begleitet sind. Überträgt man einem Individuum Blutgruppen-fremdes Blut, so werden die übertragenen Blutkörperchen durch das vorhandene Agglutinin agglutiniert und durch Isohämolysin aufgelöst. Infolge dieser Hämolyse tritt Gelbsucht und bei schweren Fällen infolge einer Nierenschädigung der Tod ein.

Pocken besitzen ein der A-Blutgruppensubstanz ähnliches Antigen. Individuen, die also schon normalerweise einen Antikörper gegen A aufweisen, d.h. Träger der Blutgruppe 0 oder B sind, haben daher eine bessere Prognose bei Pocken als Träger der Blutgruppe A. Aus ähnlichen Gründen verläuft die Pest bei Angehörigen der Blutgruppe 0 schwerer als bei Trägern der Blutgruppe A und B. In Gegenden, in denen Pest und Pocken häufiger auftreten bzw.

---

[1] I. WALDENSTRÖM, zeitgenössischer schwedischer Internist.

aufgetreten sind, werden daher die Träger der Blutgruppe B, welche in beiden Epidemien besser davon kamen, auf die Dauer zahlenmäßig stärker vertreten sein.

Zu der zweiten Gruppe der Antikörper gehören jene, die erst bei Einverleibung fremder Blutkörperchen entstehen. Fast alle diesbezüglichen Versuche sind natürlich an Tieren durchgeführt worden, bei denen gewisse Eigenschaften der injizierten Blutkörperchen die Bildung von bestimmten, gegen diese Eigenschaften gerichteten (agglutinierenden) Antikörpern hervorrufen. Die besondere Eigenschaft wirkt als Antigen im fremden Organismus. Manche der bisher entdeckten Eigenschaften sind starke, andere schwache Antigene, und es bedarf oft besonderer Kunstgriffe, um zu einem brauchbaren Agglutinin gegen sie zu gelangen. Hierher gehören die als M, N, P und Rh bezeichneten *Faktoreneigenschaften*.

Während die Faktoreneigenschaften N, M und P nur im Rahmen der Vaterschaftsbestimmungen praktische Bedeutung erlangt haben, nimmt die als *Rh* bezeichnete agglutinierbare Eigenschaft deswegen eine besondere Stellung ein, weil der menschliche Organismus das betreffende Anti-Rh-Agglutinin bilden kann, während das Anti-M-, -N- und -P-Agglutinin nur vom Tier gebildet wird. Gewöhnlich zeigen etwa 85% einer Bevölkerung die Eigenschaft Rh (Rh-positiv), während sie bei 15% fehlt (Rh-negativ bzw. rh). Nur unter besonderen Umständen, wie z. B. in gewissen Gebirgstälern der Schweiz und der Pyrenäen, ist offenbar als Folge einer gewissen Inzucht der Anteil der Rh-Negativen auf über 40% gestiegen. Bis jetzt sind uns hauptsächlich zwei Gelegenheiten bekannt, bei denen ein menschlicher Organismus agglutinierende Antikörper gegen die Eigenschaft Rh produzieren kann — wobei selbstverständliche Voraussetzung ist, daß die eigenen Blutkörperchen die Eigenschaft Rh nicht besitzen, also Rh-negativ sind:

Einmal dann, wenn einem Rh-negativen Organismus wiederholt durch Übertragung zwar Blutgruppen-gleiches aber Rh-positives Blut *transfundiert* wird. Ähnlich wie bei wiederholter Zufuhr artfremden Eiweißes (s. S. 45) wird die Stärke, d. h. der Titer des gegen die Rh-Eigenschaft gerichteten Agglutinins immer mehr ansteigen, bis schließlich eine Transfusion Rh-positiven Blutes mit Hämolyse des zugeführten Blutes, eventuell sogar mit Tod beantwortet wird. Gefährdet ist also im allgemeinen nur das Rh-negative Individuum, dem bei wiederholten Transfusionen daher nur Rh-negatives Blut zugeführt werden darf.

Die zweite weitaus wichtigere Gelegenheit zur Bildung von Anti-Rh-Agglutininen besteht *während der Schwangerschaft*. Von einem Rh-positiven Kinde im Mutterleib aus erreicht das Antigen durch die Placenta hindurch den mütterlichen Organismus und führt in ihm, wenn er Rh-negativ ist, zur Bildung von Antikörpern. Dabei wirken wiederholte Schwangerschaften so ähnlich wie wiederholte Bluttransfusionen. Während oder auch nach den ersten Schwangerschaften ist der Titer der gebildeten Rh-Agglutinine noch gering, erst bei wiederholten Schwangerschaften steigt er auf eine nennenswerte Höhe an. Nun zirkulieren die Antikörper aber nicht bloß im Körper der Mutter, in dem sie keinen Schaden anrichten könnten, sondern treten auch wieder durch die Placenta auf das Kind über und verursachen in diesem, wenn sie nur genügende Stärke erreichen, eine Hämolyse. Die einmal in den kindlichen Organismus gelangten Antikörper können auch nach der Geburt eine Zeitlang in den Geweben weiter wirken und sogar mit der Muttermilch neu zugeführt werden. Gewissermaßen als Reaktion auf den vermehrten Zerfall der roten Blutkörperchen setzt im kindlichen Organismus eine vermehrte Neubildung ein. Aus diesen beiden Vorgängen, Blutzerfall und vermehrter Neubildung, sind grundsätzlich alle Veränderungen zu erklären, welche die in ihren Erscheinungsformen so wechselnde „hämolytische Erkrankung" des Neugeborenen, die **fetale Erythroblastose**, kennzeichnen.

Bei hohem Antikörpertiter kann die Schädigung des fetalen Organismus so stark sein und so frühzeitig einsetzen, daß die Frucht schon im Mutterleib abstirbt und es zum *Abortus* kommt; etwa 10% aller wiederholten Abortus dürften auf diese Weise zu erklären sein. Das Kind wird zwar bis gegen das Ende der Schwangerschaft ausgetragen, kommt aber meist tot zur Welt. Wie die mikroskopische Untersuchung zeigt, steht die ganze Blutbildung des fetalen Organismus im Zeichen einer enormen Produktion unreifer roter Blutkörperchen (Erythroblasten), und zwar nicht nur im Knochenmark, sondern auch im Zwischengewebe fast aller Organe. Meist treten gleichzeitig infolge eines Capillarschadens Höhlenwassersucht *(Hydrops congenitus)* und Ödem auf.

War die Schädigung des fetalen Organismus nicht so schwer, daß sie den Tod verursachte, so ist das Blutbild in den ersten Lebenswochen durch eine starke Anämie mit Auftreten von Erythroblasten gekennzeichnet bei gleichzeitiger relativer Vermehrung der weißen Blutkörperchen: *Anaemia pseudoleucaemica infantum.*

In anderen Fällen beschränkt sich die Blutveränderung auf eine Erhöhung des Bilirubinspiegels infolge der reichlichen Auflösung von roten Blutkörperchen, so daß ein schwerer Neugeborenenikterus auftritt, *Icterus neonatorum gravis*. Dabei wird oft deutlich, daß die von der Mutter stammenden Antikörper nicht bloß die Blutkörperchen des Fetus angreifen, sondern auch zellständige schädigende Reaktionen auslösen: Im Gehirn ist besonders die graue Substanz der Stammganglien betroffen, auf die das im Blut zirkulierende, nicht konjugierte Bilirubin toxisch wirkt. Die betreffenden Stellen, insbesondere die Stammganglien, färben sich dann ikterisch (Kern-Ikterus). Auch die Leberzellen können geschädigt werden, woraus dann eventuell eine eigentümliche *kindliche biliäre Cirrhose* resultiert.

Die Antikörper im Blut einer Schwangeren weisen etwa 1—3 Wochen nach der Geburt den höchsten Titer auf und nehmen dann zwar ständig ab, können aber noch jahrelang nachweisbar bleiben. Bei einer solchen Frau kann also Jahre nach der Schwangerschaft die Transfusion Rh-positiver Blutkörperchen zu Komplikationen führen. Andererseits mag auch eine Bluttransfusion die Antikörperbildung in einem Rh-negativen Organismus in Gang bringen, so daß die nachfolgende erste Schwangerschaft mit Komplikationen endet, die sonst Rh-negative Frauen erst bei späteren Graviditäten treffen. Daher ist die Forderung durchaus begründet, *mit Bluttransfusion bei Frauen im gebärfähigen Alter besonders vorsichtig* zu sein, bzw. immer Rh-gleiches Blut zu übertragen.

Da im *Erbgang* die Eigenschaft Rh-positiv dominant über Rh-negativ ist, kann bei Rh-negativer Mutter (rh, rh) auch ein Rh-positiver Mann ein Rh-negatives (nicht gefährdetes) Kind zeugen, wenn der Mann hinsichtlich der Rh-Eigenschaft heterozygot ist (Rh, rh). Nur bei homozygotem Mann (Rh, Rh) wird jedes Kind der Rh-negativen Mutter Rh-positiv sein müssen. Noch wichtiger ist aber die Tatsache, daß nicht alle Rh-negativen Menschen in gleicher Weise zur Bildung von Rh-Antikörpern neigen. Die Zahl derjenigen Rh-negativen Frauen, die während der Schwangerschaft mit Bildung von Antikörpern reagieren, ist verhältnismäßig gering. Daß eine Frau Rh-negativ ist, kann also von vornherein kein medizinisches Hindernis für die Ehe mit einem Rh-positiven Mann darstellen; ganz abgesehen davon, daß man ja nie weiß, ob der betreffende Mann homozygot oder heterozygot Rh-positiv ist.

Die Entdeckung der Rh-Eigenschaften bzw. die Feststellung von Antikörpern gegen diese Eigenschaft beim Menschen hat also Zwischenfälle bei der Bluttransfusion und eine Reihe von Krankheiten des Neugeborenen aufklären können. Sehr bald mußte man aber die Beobachtung machen, daß die oben entwickelte Erklärung in etwa $^9/_{10}$ der Fälle zutraf, in $^1/_{10}$ jedoch trotz des Vorliegens einer typischen hämolytischen Erkrankung des Neugeborenen nicht anwendbar war: Eine genaue Analyse hat auch diese Ausnahmen aufklären können und zur Aufstellung von Untergruppen der Rh-Eigenschaft (C, D, E, bzw. c, d, e) geführt.

Schließlich hat man diejenigen Fälle verstehen gelernt, bei denen im mütterlichen Blut trotz offenbarer hämolytischer Erkrankung des neugeborenen Kindes keine agglutinierenden Antikörper nachzuweisen waren. Es zeigte sich nämlich, daß doch Antikörper vorhanden waren, die sich zwar mit den roten Blutkörperchen verbinden, ohne jedoch auf dem Objektträger eine Agglutination auszulösen (Abb. 275d, e). Solche „*blockierende Antikörper*" vermögen aber trotzdem im kindlichen Organismus die Blutkörperchen zu schädigen.

Auch innerhalb des A-B-0-Systems treten, wenn auch ungleich seltener, Unverträglichkeitsreaktionen zwischen Mutter und Kind auf, und zwar besonders dann, wenn die Mutter der Blutgruppe 0 (Anti-A, Anti-B) angehört und das Kind der Blutgruppe A oder B. Eine Erythroblastose ist nur in etwa 0,7% zu erwarten. Auf statistischem Wege hat man errechnet, daß etwa ein Fünftel aller „unverträglichen" Schwangerschaften wahrscheinlich schon zu einem sehr frühen Zeitpunkt beendet werden.

II. Milz

a) Mißbildungen und Lageabweichungen

Sehr häufig finden sich eine oder mehrere *Nebenmilzen* (Lien succenturiatus)[1], die meist im Ligamentum gastrolienale (aber auch an anderen Stellen, z.B. im Pankreas) gelegen sind und denselben Bau aufweisen wie die Hauptmilz. *Abnorme Einkerbungen* des Randes oder auch abnorme Lappung der Milz (Lien lobatus) sind sehr häufige Befunde.

b) Regressive Veränderungen

Atrophie führt zu einer Verkleinerung der Milz, die in einzelnen Fällen so hochgradig ist, daß das Organ einen kaum walnußgroßen Körper darstellt. Die Kapsel der atrophischen Milz ist stark gerunzelt, die Konsistenz des Organs zäh, da infolge Parenchymschwundes das Bindegewebsgerüst stark zusammengeschoben und gewöhnlich auch vermehrt ist.

c) Kreislaufstörungen

Hyperämie der Milz ist häufig, die arterielle als Folge einer entzündlichen Blutüberfüllung bei Infektionskrankheiten, die passive vor allem bei Herzfehlern. Diese *Stauungsmilz* erscheint meist nur mäßig vergrößert, fest, mit gespannter Kapsel. Die Farbe ist eine dunkelblau- oder braunrote. Bei längerem Bestehen der Stauung tritt eine Verbreiterung der Trabekel und des Reticulum auf, wodurch das Organ derb wird (cyanotische Induration).

Verschluß der Milzarterie durch Thrombose oder Embolie hat meist Nekrose des ganzen Organs zur Folge, sofern nicht die im Milzgekröse und in den Gefäßwänden verlaufenden capillaren Kollateralbahnen zur Ernährung einigermaßen ausreichen. Verlegung eines *Arterienastes* führt zu ischämischer Nekrose des von ihm versorgten Gewebsbezirkes, zum anämischen Infarkt (s. Abb. 115). Das nekrotische Gewebe wird allmählich resorbiert, schließlich bleibt eine tiefe trichterförmige Einziehung der Oberfläche zurück, in deren Grund sich noch lange Zeit Reste des abgestorbenen Gewebes als gelbe oder gelbbraune Massen erhalten können.

Verschluß der Milzvene durch lokale oder von der Pfortader fortgeleitete Thrombose bewirkt Vergrößerung, allenfalls hämorrhagische Infarzierung des Organs. Die gleiche Folge hat Stieldrehung. Die Milz ist in diesen Fällen umfangreicher, dunkelrot, weich, manchmal fast zerfließlich. Wenn durch kollaterale Bahnen des Milzstieles das Blut abgeführt wird, kann das Organ wieder kleiner werden. Manchmal bleibt allerdings der Verschluß der Milzvene ohne Folgen, da offenbar die arterielle Blutzufuhr auf venös-reflektorischem Wege gedrosselt wird.

d) Die Einlagerung („Speicherung") körperlicher und gelöster Stoffe aus dem Blute in die Milz

Für das Verständnis der verschiedenartigen Ablagerungen in der Milz ist die Kenntnis ihrer normalen Kreislauffunktion wichtig, wie sie sich in den von KNISELY beschriebenen cyclischen Veränderungen der Milzsinus ausdrückt. Zunächst wird der Ausfluß eines Sinus in die Milzvene durch eine sphincterartige Zusammenziehung seiner Wand verschlossen, so daß er sich mehr und mehr mit Blut füllt, bis dann schließlich auch im arteriellen Zufluß

---

[1] Succenturio (lat.) Soldaten an Stelle der abgegangenen rücken lassen; Bezeichnung für Nebenorgane.

eine ähnliche Sperre einsetzt. Ein solcher Sinus gleicht dann einer an beiden Enden abgebundenen Wurst. Die Wand des Sinus besteht nun aus faßdaubenartig angeordneten, stäbchenförmigen Endothelzellen, die durch elastische Fasern wie durch Faßreifen zusammengehalten werden. Die starke Blutfüllung führt zu einer Dehnung der Wand, wobei die Endothelzellen auseinanderweichen. Die entstehenden Lücken sind gerade klein genug, um die roten Blutkörperchen zurückzuhalten, während das Plasma und eventuell in ihm vorhandene körperliche Gebilde, die kleiner sind als rote Blutkörperchen, in die Pulpa austreten. Hier kommt das Plasma in unmittelbare Berührung mit den phagocytären Reticulumzellen, die gelöste und körperliche Stoffe aufnehmen. Durch Öffnung der beiden Sphincteren wird schließlich der in den Sinus nach Abfilterung des Plasmas verbliebene Brei von roten Blutkörperchen wieder in die Venen ausgetrieben. Die Milz stellt so gewissermaßen ein Reinigungsorgan für das Blut bzw. das Blutplasma dar.

Wie experimentell intravenös eingeführter Zinnober, so lagern sich beim Menschen in den Kreislauf gelangte *Kohleteilchen* (s. S. 139 und Lunge) in der Milz

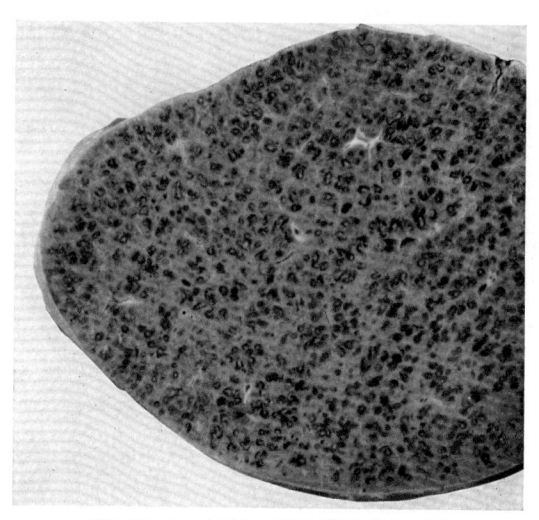

Abb. 276. Amyloid der Milzfollikel (Sagomilz)

ab, wo sie schon mit bloßem Auge als kleine zackige Fleckchen wiedergefunden werden. Sie setzen sich aus kohlegefüllten Zellen zusammen und sind am Rande der Trabekel, um die Gefäße und Follikel angeordnet. Auch im Blut kreisende *Mikroorganismen* werden in großen Mengen in der Milz zurückgehalten. *Gelöste Stoffe* werden ebenfalls abgelagert. Bei stärkerem Blutkörperchenzerfall nehmen die Reticulumzellen sowohl gelöstes Hämoglobin als geschädigte rote Blutkörperchen auf und bereiten aus diesem Material Hämosiderin (s. Abb. 103). Reichlicher Hämosideringehalt der Milz hat eine Vergrößerung und eine auffallend rostbraune oder gelbrote Färbung des Organs zur Folge. Bei chronischer *Malaria* bedingt das von den Malariaplasmodien gebildete Pigment eine graubraune bis schwarze Färbung.

Auch *Amyloid* lagert sich mit Vorliebe in der Milz ab. Dabei befällt die Amyloidose entweder diffus die ganze Milz oder überwiegend die Follikel. Im ersten Fall ist das Organ vergrößert und sehr hart. Die Schnittfläche erscheint je nach Blutgehalt rot bis gelbrosa, strukturlos und eigenartig speckig-glänzend; wegen dieser Beschaffenheit spricht man daher von *Schinken- oder Speckmilz*. Bei der zweiten Form ist die Milz gleichfalls vergrößert und hart, wenn auch nicht im selben Maße wie bei der diffusen Amyloidose; auf der Schnittfläche treten die vergrößerten Follikel als graue, glasig durchscheinende Körnchen deutlich hervor (Abb. 276). Da sie an gekochte Sagokörner erinnern, wurde die Veränderung auch *Sagomilz* genannt. In beiden Fällen liegt das Amyloid an den Fasern des Reticulums oder in der Wand der Sinus und der Capillaren.

e) Entzündungen der Milz

Herdförmige Entzündungen entstehen dadurch, daß bakterienhaltige Emboli in die Milzgefäße hineinfahren und zerbröckelnd ein Gebiet überschwemmen oder durch Verschluß eines Arterienastes gleichzeitig einen Infarkt hervorrufen. Die so entstehenden Eiterungen bzw. Abscesse haben eine keilförmige Gestalt. Liegt gleichzeitig ein Infarkt vor, so umgibt anfänglich die Eiterung den nekrotischen Bezirk teilweise oder ringsum und kann ihn völlig von der Umgebung trennen. Da die Abscesse meist nahe unter der Kapsel liegen, perforieren sie leicht in die Bauchhöhle, wenn sich nicht vorher abdeckende Verwachsungen gebildet haben. Dann entsteht eine allgemeine oder umschriebene Peritonitis (subphrenischer Absceß).

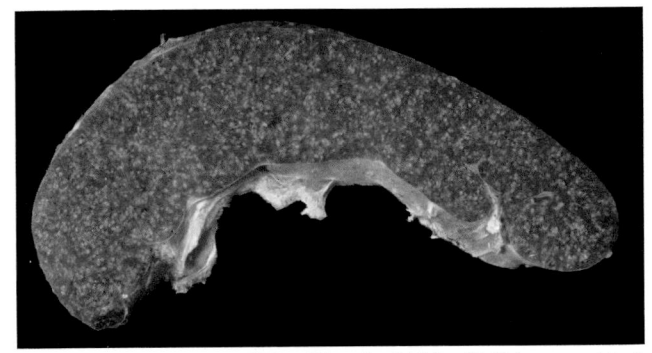

Abb. 277. Miliartuberkulose einer kindlichen Milz mit reichlicher Knötchenaussaat (nat. Größe)

Bei Infektionskrankheiten führt die oben besprochene Ablagerung von Bakterien zu entzündlichen Zuständen des ganzen Organs, die sich durch rasch entstehende Vergrößerung der Milz, durch *akute Milzschwellung*, zu erkennen geben. Die auch jetzt noch vielfach gebrauchte Bezeichnung ,,Milztumor" ist eigentlich unrichtig, da es sich bei dieser Vergrößerung nicht um einen Tumor im Sinne von ,,Geschwulst", sondern bloß im Sinne von Anschwellung handelt — ähnlich wie bei dem auch als ,,Tumor" bezeichneten Cardinalsymptom der Entzündung (s. S. 181). Besonders starke Milzvergrößerung wird — gleichgültig aus welcher Ursache sie entstanden ist — als Splenomegalie bezeichnet. Die Milzschwellung fehlt fast regelmäßig bei Peritonitis, Cholera und überhaupt im Kindesalter.

Makroskopisch ist die Kapsel gespannt, die Konsistenz des nicht aufgeschnittenen Organs prall, so daß die akut geschwollene Milz beim Lebenden durch die Bauchdecken zu tasten ist. Die Schnittfläche erscheint dagegen auf dem Sektionstisch weich und meist dunkelrot. Stets läßt sich mit dem Messer reichlich Brei abstreichen. In manchen Fällen, besonders bei Sepsis, ist die Pulpa so weich, daß sie fast zerfließt. Der Reichtum der weichen Pulpa an Blut und Zellen macht es verständlich, daß die Follikel und Trabekel undeutlich werden.

Die akute Milzschwellung bildet sich meist mit der Heilung der Infektionskrankheit zurück. Länger dauernde oder wiederholte Infektionskrankheiten führen zu *chronischer Milzschwellung* (,,chronischer Milztumor"). Diese kann lange Zeit das Bild einer einfachen Hyperplasie, oft mit Vergrößerung der Follikel, darbieten. Später nehmen die Bindegewebsfasern auf Kosten des Blutgehaltes und der zelligen Elemente zu. Dann ist die Milz nicht nur größer, sondern auch fleischig bis hart und auf der Schnittfläche graurötlich. Nur die Malariamilz erscheint wegen der gleichzeitigen Pigmentablagerung rauchgrau bis schwarzgrau, je nach der Intensität und der Häufigkeit der Anfälle.

Fast regelmäßig besteht bei der *Lebercirrhose* eine chronische Milzvergrößerung, die bisweilen sehr hohe Grade erreicht. Die Milz ist groß, plump, ihre Konsistenz vermehrt, aber nicht so derb wie bei der Stauungsmilz, die Pulpa ist zähe, wenig abstreifbar, die Farbe der Schnittfläche weniger dunkelrot. Die Ursache dieser chronischen Milzschwellung ist wohl hauptsächlich in der Behinderung des Pfortaderkreislaufes (durch Verödung zahlreicher Ästchen der Pfortader) zu erblicken.

Tuberkulose der Milz ist eine regelmäßige Teilerscheinung allgemeiner Miliartuberkulose (Abb. 277). Verläuft die Tuberkulose bei geringerer Knötchenaussaat

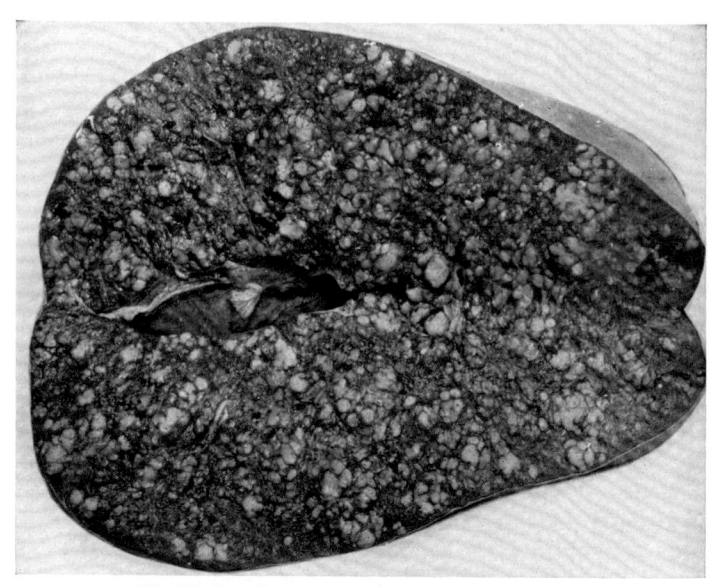

Abb. 278. Lymphogranulomatose der Milz (Porphyrmilz)

langsam, so werden die einzelnen Tuberkel manchmal umfangreicher, erbsen- bis haselnußgroß und sind dann gewöhnlich zentral verkäst (grobknotige Milztuberkulose).

Bei der *Lymphogranulomatose* ist die Milz in den meisten Fällen erkrankt. Sie ist mehr oder minder stark vergrößert und zeigt eine recht charakteristische Schnittfläche, indem sich auf rotbraunem Grunde weiße, gelb und rot gesprenkelte Knötchen und Knoten abheben (Porphyr- oder Bauernwurstmilz, Abb. 278).

f) Geschwülste, Cysten

Gelegentlich findet man in der Milzpulpa einen oder mehrere gut umschriebene, kleine Knoten, die sich weder makro- noch mikroskopisch vom umgebenden Pulpagewebe unterscheiden und offenbar *knotige Hyperplasien* der Pulpa („Pulpome", „Splenome") darstellen.

Nicht selten kommen an der Milzoberfläche kleine *Cysten* in Form kugeliger, durchschnittlich haselnußgroßer, glattwandiger Hohlräume vor, die einen klaren, wäßrigen Inhalt besitzen. Es handelt sich gewöhnlich um umschriebene Erweiterungen von Lymphräumen; zum Teil dürften diese Cysten aus kleinen Milzhernien (vgl. unten), zum Teil aus abgekapselten Blutungen hervorgehen.

g) Veränderungen der Milzkapsel

Sehr häufig ist die Milzkapsel in ganzer Ausdehnung mit der Nachbarschaft, namentlich mit dem Zwerchfell und der seitlichen Bauchwand fest verwachsen.

Diese Veränderung wird zwar gewöhnlich als *Perisplenitis adhaesiva* bezeichnet, in der Regel handelt es sich aber nicht um eine Entzündung, sondern nur um ihre Folgen.

Oft weist die Kapsel knoten- oder plattenförmige, knorpelharte, milchigweiße Verdickungen auf, die manchmal in Form zusammenhängender Platten einen großen Teil der Milz oder das ganze Organ einhüllen (Zuckergußmilz, Abb. 279).

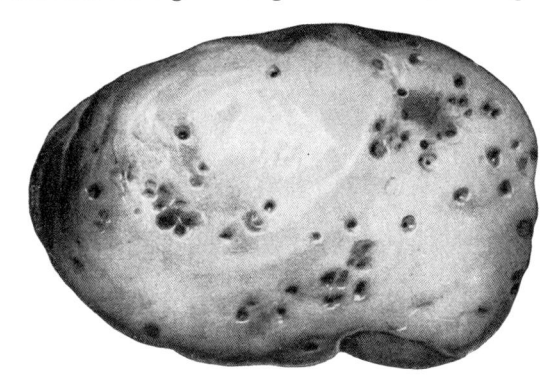

Abb. 279. Zuckergußmilz

Diese Kapselverdickungen stellen wohl nur zum geringeren Teil den Ausgang einer chronischen Entzündung dar *(Perisplenitis cartilaginea);* meist dürfte es sich um eine Hyperplasie des Kapselbindegewebes handeln.

III. Lymphdrüsen
a) Lymphdrüsen und Bluteiweißkörper

Die Lymphdrüsen stellen den Hauptteil des lymphoretikulären Gewebes dar, das zusammengenommen etwa die Größe der Leber besitzt. In ihm werden die *Lymphocyten* gebildet. Die Neubildung der Lymphocyten wird durch Hormone beeinflußt: Thyroxin steigert ihre Neubildung (z. B. bei Basedowscher Krankheit), Wegfall der Glucocorticoide (z. B. bei Addisonscher Krankheit) verlangsamt ihren Untergang, so daß in beiden Fällen die Lymphocyten sowohl im strömenden Blut wie in den Lymphdrüsen vermehrt sind. Ein Wegfall der Schilddrüse und erhöhte Glucocorticoidausscheidung führen dementsprechend zu ihrer Verminderung. Unter allen Substanzen ist das Cortisol am wirksamsten, das sowohl eine Hemmung der Vermehrung, wie eine Beschleunigung des Untergangs der Lymphocyten bewirkt. Die durchschnittliche Lebensdauer der Lymphocyten beträgt 100—200 Tage.

Über die Lymphgefäße gelangen die Lymphocyten in den Ductus thoracicus und in das Blut, aus dem sie in die Gewebe auswandern, bis sie schließlich über die Saftspalten und Lymphgefäße wieder die Lymphdrüsen erreichen. Diesen Rundlauf legen die Lymphocyten etwa dreimal im Tag zurück. Ihnen fallen dabei mehrfache Funktionen zu. Einmal sind sie sehr wandlungsfähig, so daß sie sich, wenn nötig, zu anderen Zellformen, wie z. B. Plasmazellen, ja sogar zu einer Art mesenchymaler Stammzellen mit allen ihren Potenzen umformen können — MAXIMOW hat sie deswegen als ,,Polyblasten" bezeichnet; andererseits sind sie imstande, als Träger von sessilen Antikörpern zu dienen. Während also die Leukocyten im Organismus gewissermaßen die Gendarmen darstellen, die an die Stelle eines Einbruchs gerufen werden, gleichen die Lymphocyten eher den Angestellten einer Wach- und Schließgesellschaft, die dauernd die Gewebe abpatrouillieren und eventuell aufgetretene Schäden durch sofortige Aktion mit cellulären wie humoralen Abwehrmechanismen zu reparieren imstande sind.

Das andere Element des lymphoretikulären Gewebes, die *Reticulumzelle*, ist nicht minder wichtig, da sie als Abkömmling des Mesenchyms ebenfalls die Fähigkeit besitzt, als Mutterzelle für andere Zellformen zu dienen, wie z.B. für die Plasmazellen, und ebenso wie diese zur Bildung von Serumproteinen befähigt ist.

Störungen in der Entwicklung und Ausbildung des lymphoretikulären Gewebes werden daher Plasmaproteine und immunbiologische Lage des Organismus beeinflussen.

Das Neugeborene, das noch kein aktionsfähiges lymphoretikuläres System besitzt, ist auf die Immunkörper der Mutter angewiesen, es lebt also unter einer Art „Leihimmunität" bzw. einem „angeborenen Nestschutz", der etwa über die ersten 3 Monate des Lebens reicht; danach ist das lymphoretikuläre Gewebe so weit ausgebildet, daß es nunmehr die Immunkörper, insbesondere die γ-Globuline, selbst bilden kann. Bei angeborener Unfähigkeit wird manchmal diese Verminderung der mütterlichen γ-Globuline verspätet oder überhaupt nicht aufgeholt. Das ist bei einem rezessiven Erbleiden der Fall, der *A-γ-Globulinämie* der Knaben. In diesen Fällen fehlen anatomisch die Plasmazellen, die als Bildungsstätten der Globuline in erster Linie in Frage kommen, aber auch die Keimzentren in den Lymphdrüsen, ja manchmal die Lymphocyten überhaupt (essentielle Lymphocytophthise). Meist, aber nicht immer, geht das Fehlen der γ-Globuline mit dem sog. *Antikörpermangelsyndrom* einher: Die Kranken sind anfällig für bakterielle Infektionen, die sich im Zwischengewebe abspielen, nicht aber für solche, die die Zellen selbst befallen, wie z.B. Viruskrankheiten oder auch Tuberkulose; Homotransplantationen sind durchführbar (s. S. 168).

Alle geschwulstmäßigen Wucherungen des lymphoretikulären Gewebes, wie Lymphosarkome, Reticulosarkome, Plasmocytome, können unter Umständen die Fähigkeit zur Bildung von Proteinen entwickeln, die dann allerdings als abwegige „*Paraproteine*" im Blutplasma erscheinen. Zu diesen Paraproteinen werden das Bence-Jonessche Protein und Myelomproteine sowie die Makroglobuline gerechnet. Bei der *Makroglobulinämie* (WALDENSTRÖM, s. S. 358) findet man eine eigentümliche, geschwulstmäßige Wucherung der Reticuloendothelien, Lymphocyten und Plasmazellen sowie ihrer Vorstufen.

b) Ablagerung von körperlichen und gelösten Stoffen

Schädlichkeiten erreichen die Lymphdrüsen in erster Linie *mit dem Lymphstrom*, seltener über den Blutweg. Die der Lymphe beigemischten Stoffe gelangen so zuerst in die Randsinus, um von da gegen den Hilus weitergeführt zu werden. Die körperlichen Teilchen, wie Kohle, Bakterien, Zellen verschiedener Art, werden schon in den Randsinus im engmaschigen Reticulum der Lymphbahnen mechanisch zurückgehalten und außerdem von den Endothelien und Reticulumzellen phagocytiert, zunächst in der Rindenschicht (Randsinus), später auch im Innern des Knotens; die Lymphocyten und Rindenfollikel bleiben frei. Die Lymphknoten wirken also wie Filter. Die Endothelien sind aber auch befähigt, gelöste Stoffe in sich aufzunehmen und zu verarbeiten. Das Lymphdrüsenfilter versagt allmählich gegenüber Bakterien und Geschwulstzellen, die zunächst zurückgehalten werden, dann aber selbständig weiterwachsen.

Besonders leicht zu verfolgen ist der Weg von *Pigmenten*, wie z.B. des Kohlepigments, das die ganze Lymphdrüsenkette vom Lungenhilus bis zum Hals schwarz färben kann, ja manchmal auch noch retrograd in die Lymphdrüsen des Bauchraumes verschleppt wird. Durch die reichliche Ablagerung von Kohleteilchen, eventuell auch durch sekundäre, bakterielle Infektion kann es zu anthrakotischer Erweichung der Lymphdrüsen und Einbruch in Bronchien oder Blutgefäße, besonders in die Lungenvenen, kommen. Dann wird das Kohlepigment mit dem Blutstrom in den großen Kreislauf verschleppt und findet sich in den reticuloendothelialen Zellen der Leber und Milz abgelagert. Die Verhärtung anthrakotischer Lymphdrüsen, besonders der Lungenwurzel, ist durch Beimengung von Silicaten zum Kohlenstaub zu erklären.

Bei chronischen Hautkrankheiten wird Melanin frei und gelangt so in die regionären Lymphdrüsen. In ihnen ist meist nicht nur Pigment abgelagert, sondern gleichzeitig auch Fett; dazu kommt eine manchmal recht beträchtliche Wucherung der Reticulumzellen. Bei dieser „*lipomelanotische Retikulose*" genannten Veränderung können die Lymphdrüsen walnußgroß werden und einen Tumor vortäuschen.

c) Regressive Veränderungen

Das lymphatische Gewebe ist im Kindesalter am reichlichsten entwickelt und verfällt mit zunehmendem Alter einer allmählichen Rückbildung, ebenso schwindet es ziemlich rasch unter dem Einfluß von Krankheiten, Inanition usw. Man muß daher mit der Annahme abnormer Größen- und Mengenverhältnisse bei den lymphatischen Organen sehr vorsichtig sein (s. z.B. den Status thymicolymphaticus, S. 57).

Atrophie führt zu starker Verkleinerung der Lymphdrüsen durch Schwund des lymphadenoiden Gewebes. Dabei erfolgt oft ein *Einwachsen von Fettgewebe* in die Lymphdrüsen, so daß nur mehr eine schmale Randzone lymphatischen Gewebes erhalten bleibt.

d) Entzündung (Lymphadenitis)

Akute Entzündungen entstehen bei Zufuhr von Bakterien mit dem Lymphstrom, mag im Quellgebiet bereits eine bakterielle Entzündung vorliegen oder lediglich die Eintrittspforte der Mikroorganismen gegeben sein. Beispiele sind die Wundinfektionen bei Verletzungen (z.B. bei Obduktionen), die Erkrankungen der Inguinallymphdrüsen bei Schanker, der Halslymphdrüsen bei Diphtherie. Immer ist eine rasch zunehmende schmerzhafte Schwellung vorhanden. Im Anfang erscheint das Gewebe gleichmäßig oder fleckig injiziert. Die Konsistenz ist weich, auch wenn nach einigen Tagen die Hyperämie einer markigen grauen Beschaffenheit Platz gemacht hat.

Die Schwellung beruht teils auf der *Hyperämie*, teils auf *Blutung, Exsudation, Emigration* und der damit verbundenen Erweiterung der Lymphbahnen, teils auf *Schwellung und Wucherung der Endothelien*. Die gewucherten Endothelien lösen sich ab und liegen als cytoplasmareiche Zellen in den Sinus (Sinushistiozytose). Bei den Wundinfektionen sind hauptsächlich die Granulocyten vertreten, bei Milzbrand die Blutungen, bei Typhus die geschwollenen und abgelösten Endothelien, bei Diphtherie findet sich manchmal hyalin und grobfaserig geronnenes Fibrin. Durch zahlreiche und intensiv toxische Bakterien kommt es zu kleineren und größeren *Nekrosen*, so z.B. bei Typhus und Diphtherie.

Bei Gegenwart von Eiterkokken schließt sich oft rasch eine *Eiterung* an, die den Lymphknoten zerstören und auf die Umgebung fortschreiten kann (Perilymphadenitis). Dann erfolgt zuweilen Perforation des Eiters nach außen oder in benachbarte Hohlräume (die Pleura, die Bronchien usw.).

Auch *Viren* können eine Entzündung der Lymphdrüsen hervorrufen, wie z.B. ein Virus, das durch kleine Hautverletzungen eindringt, wie sie Katzen beim Kratzen setzen. Die regionären Lymphdrüsen schwellen an und enthalten dann bei dieser „Katzenkratzkrankheit" kleinste absceßartige Einschmelzungen, die von einem epitheloidzelligen Saum umgeben sind. Ähnliche Virus-Lymphadenitiden findet man auch im Mesenterium (Adenitis mesenterialis) und an anderen Stellen.

Die akuten Entzündungen *heilen* oft ohne schwere Schädigung aus. Blut und Exsudat zerfallen und werden resorbiert. Aus dem Blutfarbstoff bildet sich Hämosiderin, das in den Endothelien lange nachweisbar bleibt. Eiter wird allmählich resorbiert. Die Entleerung der Abscesse nach außen hat oft die Bildung tiefgreifender, strahliger Narben zur Folge.

Die **chronische Lymphadenitis** entsteht teils als Folge einer akuten Entzündung, teils ohne eine solche infolge wiederholter oder länger andauernder Einwirkung schwacher Reize. Sie äußert sich zunächst in einer Vergrößerung der Lymphknoten durch Vermehrung der zelligen Bestandteile (Hyperplasie), allmählich erst kommt es zu einer beträchtlichen Zunahme des Bindegewebes, während das lymphatische Gewebe immer mehr abnimmt (fibröse Induration oder Sklerose).

In weiterer Folge schrumpft das Bindegewebe und wird hyalin, der Lymphknoten verödet immer mehr und wird schließlich zu einem harten, fibrösen Körper umgewandelt.

Derartige Lymphknoten sind infolge Perilymphadenitis meist *mit der Umgebung fest verwachsen*, woraus sich unter Umständen schwere Schädigungen ergeben können, z. B. Stimmbandlähmung bei Verwachsung indurierter, anthrakotischer Lymphknoten mit dem Nervus recurrens. Verwachsung anthrakotischer Lymphknoten mit dem Oesophagus führt zu den sog. Traktionsdivertikeln (s. unter Speiseröhre).

Bei **Tuberkulose** der Lymphdrüsen werden die Bakterien meist durch den Lymphstrom zugeführt. Seltener werden sie aus dem Blutkreislauf unmittelbar in die Drüsen abgesetzt. Gewöhnlich *vergrößern* sich die Drüsen, und zwar manchmal außerordentlich stark. Die Schwellung macht sich aber um so mehr geltend,

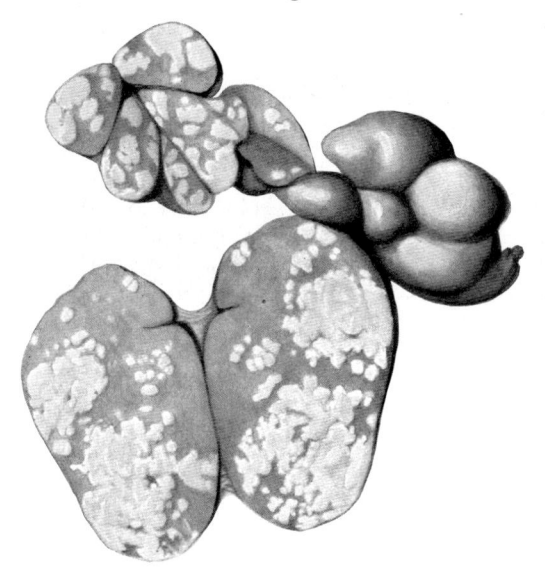

Abb. 280. Verkäsende Lymphdrüsentuberkulose

als fast ausnahmslos mehrere näher zusammenliegende Drüsen zugleich oder kurz nacheinander ergriffen werden und infolgedessen umfangreiche Pakete entstehen.

Die vergrößerten Lymphknoten können auf der Schnittfläche unterschiedlich aussehen. Manchmal haben sie eine mehr gleichmäßige, körnige, grauweiße oder gelbliche Schnittfläche *(granuläre Lymphdrüsentuberkulose)*. Unter dem Mikroskop ist das zellreiche Gewebe in rundliche Bezirke oder knötchenförmig abgesetzte, dicht liegende Herdchen abgeteilt, die meist deutlich die Struktur von riesenzellenhaltigen Tuberkeln haben oder nur aus größeren „epitheloiden" Zellen aufgebaut sind *(großzellige Lymphdrüsentuberkulose)*. In anderen Fällen sieht man auf der Schnittfläche zahlreiche, zu größeren Knoten zusammenfließende, trübgelbe, verkäsende Herde *(verkäsende Lymphdrüsentuberkulose)* (Abb. 280). Im weiteren Verlauf macht das nicht verkäste Gewebe eine *fibröse Umwandlung* durch; wenn der Käse nicht verflüssigt wird, dickt er sich ein und verkalkt.

Die Lymphdrüsentuberkulose lokalisiert sich gern *in den Drüsen des Halses*. Die Tuberkelbakterien (etwa in der Hälfte vom Typus bovinus) gelangen in etwa $^3/_5$ aller Fälle von den Gaumen- und Rachentonsillen aus in die Halslymphdrüsen (descendierende Halsdrüsentuberkulose), auch bei Kranken, die sonst anscheinend tuberkulosefrei sind; andererseits können Bakterien von den Bronchialdrüsen aus vordringen, indem sie in immer höher gelegene tracheale Drüsen gelangen (ascendierende Tuberkulose). Die erkrankten und in größeren Paketen vereinigten Halsdrüsen bilden bei Kindern sehr oft eine auffallende Teilerscheinung der *Skrofulose*[1], einer Erkrankung, die sich außerdem in chronischen Entzündungen der Haut und der Schleimhäute (der Augen, Nase, der rüsselförmig vorgetriebenen Lippen) äußert. Die tuberkulöse Halslymphdrüsenentzündung neigt weiterhin zu Erweichung und zu fistulösem Durchbruch durch die Haut; bei Heilung entstehen dann eingezogene Narben.

Die *Mesenterialdrüsen* werden vom Darm aus tuberkulös infiziert. Sie schwellen zu großen Paketen an und verschmelzen miteinander. Da sie den Abfluß des Chylus verlegen, können die im Darm resorbierten Nährstoffe nicht in den übrigen Körper gelangen: es kommt zu hochgradiger Auszehrung (Tabes[2] mesaraica).

e) Hyperplasie, Geschwülste

Die *Hyperplasie* betrifft in erster Linie das lymphatische Gewebe; Follikel und Markstränge sind durch Neubildung von Lymphocyten oft so stark vergrößert, daß eine Abgrenzung voneinander nicht mehr möglich und die Struktur des Lymphknotens vollständig verwischt ist. Hyperplasie ist nicht nur, wie besprochen, die Folge chronischer Entzündungen, sondern kann auch bei Hemmung der Cortisonausschüttung, z.B. bei Morbus Addison auftreten.

Über die primären Geschwülste des Lymphoretikulären Gewebes s. S. 279.

Metastatische Geschwülste in Lymphknoten sind überaus häufig (s. S. 253).

C. Drüsen mit innerer Sekretion

Im allgemeinen lassen sich die krankhaften Störungen der inneren Sekretion auf rein *mengenmäßige Abweichungen* von der Norm zurückführen: Entweder wird zu viel (Hyperfunktion) oder zu wenig (Hypofunktion) Hormon ausgeschüttet. Ähnlich wie bei Avitaminosen und Hypovitaminosen können wir auch bei den endokrinen Drüsen die Wirkung des vollkommenen Fehlens und einer bloß zu geringen Hormonabgabe unterscheiden. Die Frage, ob nicht manche Krankheiten zur Absonderung eines fehlerhaft zusammengesetzten Hormons führen könnten (Dysfunktion), wird heute im allgemeinen verneint. Wissen wir doch, daß schon geringe chemische Veränderungen an einem Hormon ihm seinen besonderen Hormoncharakter rauben, d.h. es zu einem biologisch unwirksamen Stoff machen.

In den endokrinen Drüsen können sich grundsätzlich dieselben *pathologischen Veränderungen* abspielen wie in anderen Organen auch. Ein Teil dieser Veränderungen beeinflußt die endokrine Funktion der betreffenden Drüse nicht, während ein anderer zu einer Störung ihrer Tätigkeit und damit zu über den ganzen Organismus ausgebreiteten Veränderungen führt. Zu einer Hemmung (Hypofunktion) kommt es vor allem bei gewebszerstörenden Prozessen, zu einer Hyperfunktion bei diffusen Hyperplasien oder Adenomen, die abnorm große Hormonmengen in den Kreislauf ausschütten. Es muß jedoch gleich hier betont werden, daß durchaus nicht jede Hyperplasie und nicht jedes Adenom einer endokrinen Drüse mit einer übermäßigen Hormonabsonderung einhergehen muß: es gibt auch nicht sezernierende, gewissermaßen stumme Hyperplasien und Adenome. Andererseits brauchen selbst weitgehende Zerstörungen einer endokrinen Drüse keinen wahrnehmbaren funktionellen Ausfall zu veranlassen, da offenbar geringste Mengen von Drüsenparenchym genügen, um dem Körper die nötige Hormonmenge zur Verfügung zu stellen. *Nicht jede pathologisch-anatomische Veränderung einer endokrinen Drüse muß also von einer erkennbaren Veränderung ihrer Funktion begleitet sein.*

Auf der anderen Seite brauchen aber auch *nicht alle Störungen der Funktion einer endokrinen Drüse mit einer gestaltlich faßbaren krankhaften Veränderung ihres*

---

[1] Scrofa (lat.) Schwein — wegen der rüsselartigen Schwellung der Lippen und des durch die vergrößerten Lymphknoten verdickten Halses.   [2] Tabeo (lat.) schmelzen, schwinden; mesaraica=mesenterica.

Parenchyms einherzugehen. Da die Tätigkeit der endokrinen Drüsen einer hormonalen und nervösen Steuerung unterworfen ist, kann natürlich die zu einer krankhaften Hormonausschüttung führende Störung auch außerhalb der betreffenden Drüse in einem übergeordneten Zentrum, z.B. in der Hypophyse sitzen.

Schließlich gibt es endokrine Störungen bei morphologisch und funktionell normalen endokrinen Drüsen. Eine *Überfunktion* einer endokrinen Drüse kann einmal vorgetäuscht sein durch ektopische Hormonbildung: so scheiden z.B. manche retroperitonealen Fibrosarkome Insulin, manche Bronchuscarcinome Adiuretin im Übermaß ab; oder andererseits dadurch, daß die normal sezernierten Hormone nicht regelrecht abgebaut werden, wie z.B. die Sexualhormone und Nebennierenrindenhormone bei Lebercirrhose. *Unterfunktion* kann vorgetäuscht sein durch Hormonverluste durch den Darm oder ein mangelhaftes Ansprechen des Erfolgsorgans — so ist z.B. der Pseudodiabetes insipidus durch antidiuretisches Hormon nicht beeinflußbar.

Die Aufklärung innersekretorischer Störungen hat ihre größte Förderung durch die Möglichkeit erfahren, diese Störungen im *Tierversuch* künstlich zu erzeugen. Soweit es sich um Erkrankungen infolge Hormonmangels handelt, stößt dies auf keine besonderen Schwierigkeiten, da man ja bloß die betreffende Drüse des Tieres operativ zu entfernen braucht. Die übermäßige Hormonbildung nachzuahmen ist jedoch bedeutend schwieriger, denn die Injektion großer Mengen eines Hormons trifft auf einen normalen Organismus mit seinen Gegenregulationen.

I. Hypophyse[1]

a) Regressive Veränderungen

Im Alter kann sich die Hypophyse derartig *verkleinern*, daß sie nur eine schüsselförmige Parenchymplatte am Boden des Türkensattels darstellt. Die gleiche Veränderung kann sie auch durch Druck von oben her, besonders von seiten des vorgewölbten Bodens des 3. Ventrikels bei Hydrocephalus erleiden.

Verschiedene krankhafte Veränderungen, arterielle Embolie mit nachfolgender Nekrose, Tuberkulose, Gummen, Sklerose durch interstitielle Bindegewebsvermehrung usw. können zu einer mehr oder minder *vollständigen Zerstörung* des sezernierenden Parenchyms führen.

b) Geschwülste

Gutartige Geschwülste der Hypophyse kommen als solide Adenome im Vorderlappen vor. Je nach ihrer zelligen Zusammensetzung unterscheidet man eosinophile, basophile und Hauptzellenadenome sowie solche, die aus Zellen ohne irgendwelche Formbesonderheiten aufgebaut sind (fetale Adenome). Ihre Größe ist sehr verschieden: manchmal sind sie so klein, daß sie erst am Durchschnitt sichtbar werden, ein anderes Mal werden sie so groß, daß sie den ganzen Türkensattel ausfüllen und ihn durch Druckusur des Knochens erweitern. Sie ragen dann oft auch gegen das Gehirn vor (Abb. 281), wo sie durch Druck auf den Nervus opticus und das Chiasma eine bitemporale Gesichtsfeldeinschränkung bis zur Erblindung hervorrufen.

In der Gegend der Hypophyse und ihres Stieles kommt eine eigentümliche Geschwulstart vor, das *Kraniopharyngiom* (Abb. 282). Es handelt sich um bindegewebig abgekapselte, vielfach cystische Knoten, deren histologischer Bau dem der Adamantinome entspricht. Zur Erklärung einer derartigen Geschwulst im Schädelinnern (Cranium) kann man darauf hinweisen, daß ja der Hypophysenvorderlappen vom Epithel des Rachendaches (Pharynx) abstammt — daher der Name. Tatsächlich finden sich ja auch am Hypophysenstiel regelmäßig kleine Plattenepithelinseln, die sich allerdings erst beim Erwachsenen bilden, also keine versprengten Reste der Mundbucht darstellen können.

---

[1] Lat.: Glandula pituitaria.

c) Endokrine Störungen

Alle erwähnten krankhaften Veränderungen der Hypophyse können sich innersekretorisch bemerkbar machen dadurch, daß sie entweder die Funktion der Drüse beeinträchtigen oder selbst innersekretorisch wirksam sind, wie das für manche Adenome zutrifft. Erschwerend bei der Beurteilung innersekretorischer Störungen

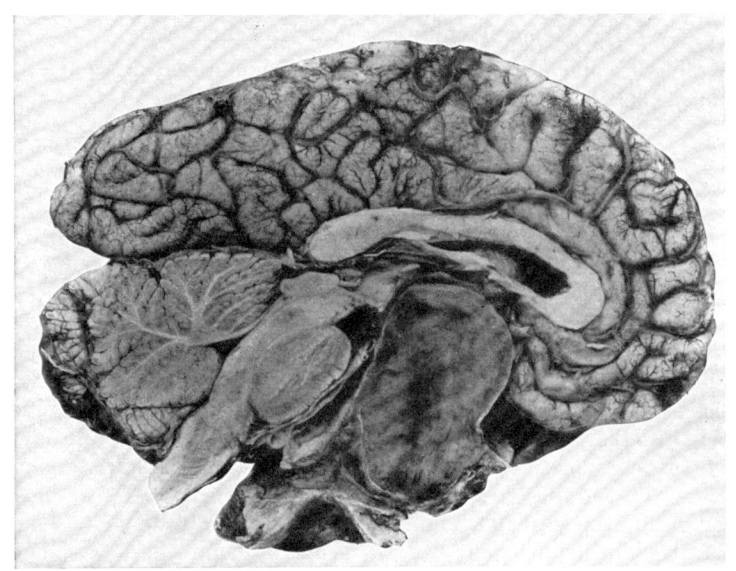

Abb. 281. Hypophysenadenom gegen das Zwischenhirn und die Keilbeinhöhle vordringend

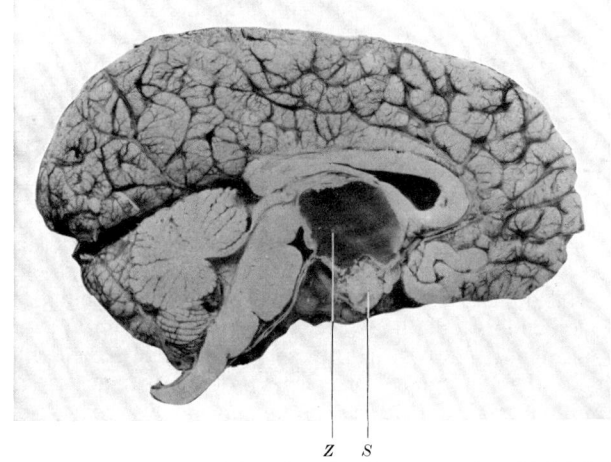

Z S
Abb. 282. Kraniopharyngiom mit kleinem solidem (S) und größerem cystischem (Z) Anteil, der den 3. Ventrikel eindellt

an der Hypophyse ist der Umstand, daß der Hypophysenhinterlappen, abgesehen von der anatomischen Verbindung, durch den Hypophysenstiel auch funktionell so eng mit dem Zwischenhirn und seinen Kernen verknüpft ist, daß man bei Besprechung krankhafter Veränderungen beide nicht gut trennen kann. So wird heute dem Hypophysenvorderlappen das Hypophysenhinterlappen-Zwischenhirnsystem gegenübergestellt. Schließlich kann eine selbst sezernierende Geschwulst durch ihre Vergrößerung gleichzeitig die Sekretion des übrigen Organs stören, so daß schwer zu deutende Bilder einer gleichzeitigen Hyper- und Hyposekretion resultieren. Alle diese Umstände verhindern, daß man die innersekretorischen Erkrankungen der Hypophyse ohne weiteres in Über- und Unterfunktion einteilt, wie das bei fast allen anderen endokrinen Drüsen möglich ist.

1. Das Hypophysenhinterlappen-Zwischenhirnsystm

Das Krankheitsbild des *Diabetes insipidus*[1] ist dadurch gekennzeichnet, daß große Mengen (bis 40 Liter täglich) eines nicht konzentrierten Harnes ausgeschieden werden (Polyurie). Gleichzeitig besteht starkes Durstgefühl (Polydipsie[2]). Im Hinblick auf die früher vielfach vertretene, heute aber verlassene Anschauung, daß vermehrte Flüssigkeitsaufnahme allein durch Überlastung des Kreislaufes zu einer Herzhypertrophie (sog. Münchner Bierherz) führe, ist es bemerkenswert, daß beim Diabetes insipidus keine Herzhypertrophie gefunden wird. Es liegt nahe, diese Krankheit durch eine mangelhafte oder fehlende Abscheidung des Adiuretins zu erklären, das höchstwahrscheinlich im Zwischenhirn produziert wird und über den Hypophysenstiel in den Hypophysenhinterlappen gelangt. Dem entspricht auch die Tatsache, daß es nicht genügt, den Hypophysenhinterlappen zu zerstören, um im Tierversuch einen Diabetes insipidus hervorzurufen; man muß vielmehr gleichzeitig auch das Zwischenhirn oder überhaupt nur das Zwischenhirn ausschalten. In Übereinstimmung damit kann man beim menschlichen Diabetes insipidus über dem Türkensattel sitzende Tumoren (Kraniopharyngiome, Meningiome) finden, die gerade die genannten Gebiete durch Druck schädigen. Durch Gaben von Adiuretin wird die Krankheit günstig beeinflußt.

Es gibt aber auch Fälle von Diabetes insipidus beim Menschen, die keinerlei gestaltlich faßbare Veränderungen im Hypophysenzwischenhirnsystem erkennen lassen. Hierbei wird die Anomalie wahrscheinlich als dominantes Merkmal vererbt. Auch diese Form des Diabetes insipidus ist durch Adiuretin beeinflußbar, ein Zeichen dafür, daß es sich hierbei ebenfalls um eine, freilich gestaltlich nicht faßbare, mehr funktionelle Störung der Hypophyse handelt.

Schließlich gibt es noch eine Form des Diabetes insipidus, die durch Hypophysenhinterlappenhormon nicht zu beeinflussen ist, bei der also offenbar das Erfolgsorgan, die Niere, auf das Hormon nicht entsprechend antwortet (extrahypophysärer Diabetes insipidus, Pseudodiabetes insipidus).

2. Hypophysenvorderlappen

Akromegalie[3]. Übermäßige Ausschüttung von Wachstumshormon geht auf eine vermehrte Tätigkeit der eosinophilen Zellen zurück, welche das somatotrope Hormon (TSH) absondern. Sie bauen entweder ein Adenom auf oder sind in der ganzen Drüse zahlreicher vertreten (diffuse Hyperplasie). Schließlich mag auch eine übermäßige Funktion ohne Vermehrung derselben vorkommen. Die Wirkung dieses krankhaft vermehrten Wachstumshormons wird verschieden sein, je nachdem, ob es einen noch wachsenden oder einen schon erwachsenen Organismus trifft. Sind im ersten Falle die Epiphysenfugen noch offen, dann wird die Knorpelwucherung und damit das Längenwachstum der Knochen angefacht und über seine normale Dauer hinaus aufrechterhalten. Es kommt zu einem ziemlich proportionierten Riesenwuchs, zum *Gigantismus*. Sind aber die Epiphysenfugen geschlossen, dann wirkt sich das Hormon besonders an den Acren, den Spitzen des

---

[1] Diabetes (griech.) Durchmarsch — zu ergänzen: von Flüssigkeit durch die Nieren; in- (lat.) verneinende Vorsilbe; sapio (lat.) schmecken — d.h. der Harn schmeckt nicht süß wie bei der Zuckerharnruhr, dem Diabetes mellitus. [2] Dipsa (griech.) Durst. [3] Akros (griech.) am äußeren Ende befindlich; megas (griech.) groß.

Körpers aus, ohne die Körpergröße selbst wesentlich zu beeinflussen. Nase, Lippen, Zunge und Unterkiefer nehmen an Größe zu, so daß ein ganz kennzeichnender, teils erschreckender, teils gutmütiger Gesichtsausdruck entsteht (Abb. 283). Außerdem tritt eine tatzenartige Verdickung und Vergrößerung der Hände und Füße auf. Das ganze Krankheitsbild wird deshalb *Akromegalie* genannt. Auch das seit der Entwicklungszeit stillstehende Knorpelwachstum an den Knochenknorpelgrenzen der Rippen und den knorpeligen Abschlußplatten der Wirbelkörper wird wiederum angefacht, so daß eine Vergrößerung des Brustkorbes und der Wirbelkörper die Folge ist. ,,Der Akromegale ist ein Riese, soweit er es vermag." Gleichzeitig können auch die Sexualfunktionen gestört sein als Ausdruck dafür, daß die Abscheidung anderer Hypophysenhormone, im besonderen Fall die der gonadotropen Hormone, beein-

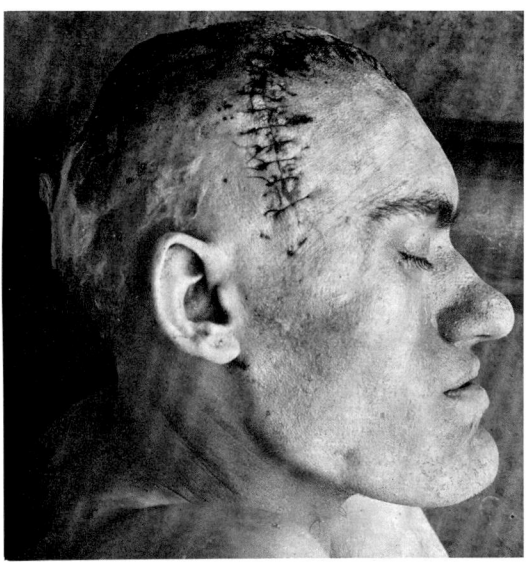

Abb. 283. Kopf einer Akromegalen. Über der Stirne eine frische Operationswunde (Entfernung eines Hypophysenadenoms)

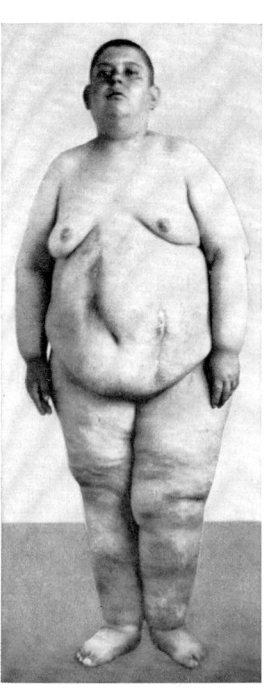

Abb. 284. Dystrophia adiposogenitalis. An der Bauchhaut Operationsnarben

trächtigt ist. Das Längenwachstum hört aber nicht an allen Knochen gleichzeitig auf, da sich die Epiphysenfugen zu verschiedenen Zeiten schließen. Setzt nun die von der Hypophyse ausgehende Wachstumsstörung gerade dann ein, wenn die Epiphysenfugen teils noch offen, teils schon geschlossen sind, so entsteht eine Mischform zwischen Akromegalie und Gigantismus, der sog. *akromegale Riesenwuchs*. Durch operative Entfernung des Hypophysenadenoms kann man die Krankheit heilen und die Wachstumsstörungen zur Rückbildung bringen.

Zwergwuchs. Manche Geschwülste, besonders die innerhalb des Türkensattels sich entwickelnden Kraniopharyngiome, können durch ihr stetiges langsames Wachstum die Hypophyse in einem Zeitpunkt zerstören, zu dem das Knochenwachstum noch nicht abgeschlossen ist. Die Knorpelwucherung, auf der das Längenwachstum in erster Linie beruht, entbehrt nunmehr des fördernden Wachstumshormons und wird eingestellt. Die Kinder bleiben klein, wir sprechen von hypophysärem Zwergwuchs (Nanosomia[1] pituitaria). Neben diesem hervorstechendsten Merkmal macht sich aber der Schwund der Hypophyse auch noch

---

[1] Nanos (griech.) Zwerg.

bemerkbar an einer in wechselndem Maß gestörten Absonderung anderer Hormone. So bleibt z. B. auch die Geschlechtsentwicklung zurück, manchmal bestehen die Zeichen eines Diabetes insipidus usw. Die geistige Entwicklung ist nicht gestört.

Hypophysärer Zwergwuchs kommt auch in einer Mäuserasse vor, bei der eine Unterentwicklung des Hypophysenvorderlappens erblich ist.

Dystrophia adiposo-genitalis. Auf eine Schädigung der Hypophyse und des Zwischenhirns bzw. ihrer Verbindung ist die Dystrophia adiposo-genitalis zurückzuführen. Meist handelt es sich um Kraniopharyngiome. Die Krankheit ist gekennzeichnet durch reichliche Fettansammlung, namentlich im Bereiche des Unterbauches, der Hüfte und des Gesäßes (Bacchustypus — Abb. 284). Tritt die Erkrankung im jugendlichen Alter auf, dann wird auch das Wachstum wie beim hypophysären Zwergwuchs eingestellt, und die Geschlechtsorgane bleiben kindlich. Sind ausgewachsene Individuen befallen, dann atrophieren die bereits entwickelten Geschlechtsorgane.

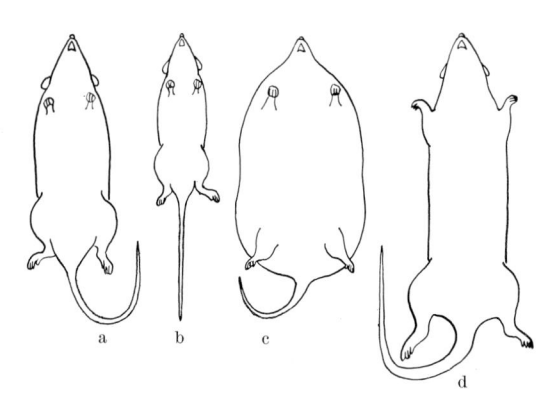

Abb. 285a—d. Schematische Darstellung verschiedener experimentell erzeugter Hypophysenstörungen. a Normale Ratte; b nach Entfernung der Hypophyse; c nach Schädigung des Hypothalamus; d nach Gaben von Hypophysenextrakt

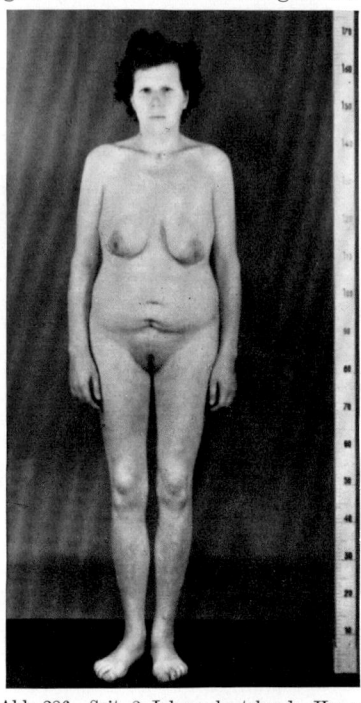

Abb. 286. Seit 2 Jahren bestehende Hypophysenvorderlappeninsuffizienz (Sheehan-Syndrom) bei einer 33jährigen Frau. (Nach JORES)

Gigantismus, Zwergwuchs und Dystrophia adiposo-genitalis lassen sich im Tierexperiment nachahmen (s. Abb. 285).

Die **Cushingsche Krankheit**[1] wurde von ihrem Beschreiber auf eine Störung der basophilen Zellen bezogen, die ja die verschiedenen glandotropen Hormone absondern, wie das adrenocorticotrope (ACTH), thyreotrope (TSH)-Hormon und die gonadotropen Hormone. In Wirklichkeit handelt es sich um eine primäre Erkrankung der Nebenniere (s. S. 391), bei der die basophilen Zellen der Hypophyse nur sekundär in Mitleidenschaft gezogen werden. Sie zeigen eine eigentümlich hyaline Veränderung ihres Cytoplasmas (Crookesche Zellen), die als eine Art Erschöpfungserscheinung zu deuten ist; die daneben etwa in der Hälfte der Fälle gefundenen basophilen Adenome stellen wohl eine kompensatorische regenerative Geschwulstbildung dar.

Hypophysenvorderlappeninsuffizienz. Verschiedene krankhafte Veränderungen können den Hypophysenvorderlappen zerstören und so zur Vorderlappeninsuffizienz führen, wie z. B. Tuberkulose, Gummen oder Tumormetastasen. Am häufigsten ist jedoch eine ischämische Nekrose infolge größerer Blutverluste der Mutter bei der Geburt. Dementsprechend ist das Krankheitsbild, welches nach seinem

---

[1] H. CUSHING (sprich: Kusching!) (1869—1939), Chirurg, Boston (USA).

Beschreiber Sheehan-Syndrom[1] genannt wird, bei Frauen etwa 9mal häufiger als bei Männern: Libido und Potenz lassen nach, Menses sistieren, Genitalien und Mammae atrophieren, die sekundäre Geschlechtsbehaarung verschwindet, die Haut nimmt eine alabasterartige Beschaffenheit an (s. Abb. 286). Dabei besteht subjektiv das Gefühl großer Schwäche und Hinfälligkeit. Die Kranken führen ein fast rein vegetatives Dasein und gehen meist im Koma zugrunde. Zufällig zeigten die ersten von SIMMONDS[2] (1914) beobachteten Fälle gleichzeitig auch eine hochgradige Abmagerung, die dann irrtümlich zum führenden Symptom der Erkrankung erhoben wurde („Hypophysäre Kachexie", „Simmondssche Krankheit"). Gerade bei den hochgradigsten Fällen von Kachexie pflegt aber die Hypophyse nicht zerstört, sondern bloß atrophisch zu sein, ebenso wie alle übrigen Organe. Das von SIMMONDS beobachtete Krankheitsbild scheint demnach mehr psychoneurotisch als organisch bedingt zu sein. Man spricht deshalb auch von *Anorexia nervosa*.

II. Schilddrüse[3]

a) Atrophie

Verkleinerung der Schilddrüse mit teilweisem Schwund des Parenchyms findet sich bei seniler Involution und allgemeiner Kachexie. Das Organ wird härter, da das Bindegewebe nicht nur relativ, sondern auch absolut vermehrt ist. Das Kolloid ist eingedickt und nimmt bei Hämalaun-Eosin-Färbung eine violette oder blaue Farbe im Gegensatz zur normalen Rotfärbung an.

b) Entzündung

Akute, nicht eitrige Thyreoiditis tritt gelegentlich im Verlauf oder im Anschluß an verschiedene Infektionskrankheiten, und zwar öfter bei Frauen als bei Männern auf. Gleichfalls selten ist die *eitrige Thyreoiditis*, welche metastatisch (z.B. bei Typhus, Endokarditis usw.) oder durch Fortleitung aus der Umgebung entsteht und zur Bildung von Abscessen führt.

Eine besondere Entzündungsform ist die *subakute Thyreoiditis* (DE QUERVAIN[4]), die vorwiegend Frauen im geschlechtsreifen Alter befällt. Histologisch ist sie durch das Auftreten eines zahlreiche Riesenzellen enthaltenden Granulationsgewebes („Riesenzellenthyreoiditis") gekennzeichnet. Die Riesenzellen sind als Fremdkörperriesenzellen um das Kolloid der zerstörten Follikel aufzufassen.

Eine chronische, zur fibrösen Verödung führende Entzündung verleiht der Schilddrüse eine äußerst derbe Konsistenz („*Eisenharte Struma*" nach RIEDEL[5]) und führt zur Verlötung der Schilddrüse mit ihrer Umgebung. Dadurch kommt es zu Heiserkeit und Schluckbeschwerden. Die Krankheit beginnt schleichend und befällt vorwiegend Frauen (3:1) im klimakterischen Alter. Manche Fälle stellen wohl das Endstadium anderer Entzündungen der Schilddrüse dar, wie etwa der subakuten Thyreoiditis von DE QUERVAIN.

Eine geringe Unterfunktion der Schilddrüse ist kennzeichnend für die sog. *Hashimoto*[6] *Struma:* eine harte, diffuse Vergrößerung der Schilddrüse bei Frauen um das 50. Lebensjahr. Histologisch findet man eine sehr ausgesprochene lymphocytäre Infiltration des Zwischengewebes mit Bildung von Keimzentren (lymphadenomatöse Struma). Im Serum der Kranken hat man einen Antikörper gegen Thyreoglobulin nachgewiesen, so daß die Veränderungen als Ausdruck einer Antigen-(Auto-)Antikörperreaktion aufgefaßt werden können. Andererseits wird diese Strumaform auch als ein Durchgangsstadium zwischen einer leichten Hyperthyreose, die etwa das Bild der Basedowstruma zeigt, und einer fibrösen Atrophie der Schilddrüse angesehen. Man muß sich aber dessen bewußt bleiben, daß nicht jede Basedowstruma in eine Fibrose mit Atrophie überzugehen braucht und nicht jeder mit Fibrose einhergehende Parenchymschwund, wie z.B. die Riedel-Struma, mit einer Hyperthyreose begonnen haben muß.

c) Struma

Jede Größenzunahme der Schilddrüse bezeichnet man als Kropf (lat. Struma). Der Name sagt also zunächst nichts darüber aus, wie diese Vergrößerung zustande

---

[1] H. L. SHEEHAN, Pathologe, Liverpool. [2] M. SIMMONDS (1855—1926), Pathologe, Hamburg. [3] Lat.: Glandula thyreoidea. [4] F. DE QUERVAIN, Schweizer Chirurg, 1868—1940. [5] B.M. RIEDEL, Deutscher Chirurg, zuletzt Jena (1846—1916). [6] H. HASHIMOTO (geb. 1881), japanischer Pathologe.

gekommen ist, ob durch Zunahme der normalen Schilddrüsenbestandteile, ob durch Geschwulstbildung, Entzündung usw. Wir betrachten zunächst die einfachen Kropfformen, die ohne Störung der inkretorischen Schilddrüsentätigkeit einhergehen. Ihnen liegt eine Wucherung des Drüsengewebes zugrunde, die entweder im ganzen Organ gleichmäßig vor sich geht, so daß trotz der Vergrößerung die grobe Form der Schilddrüse erhalten bleibt (Struma diffusa), oder die Gewebswucherung erfolgt in Gestalt einzelner Geschwulstknoten, die an der Oberfläche des Organs als Höcker oder Buckel vorspringen (Struma nodosa).

Bei der gewöhnlichen *Struma diffusa parenchymatosa* findet man eine Wucherung der Schilddrüsenepithelien, die wie beim Embryo vor sich geht: Es bilden

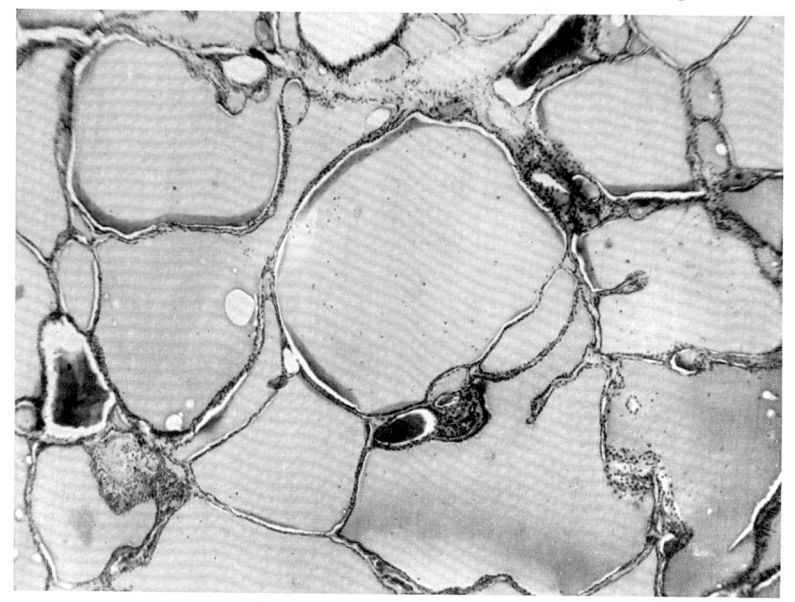

Abb. 287. Struma colloides diffusa

sich epitheliale Stränge und Schläuche, die sich in einzelne geschlossene, kolloidarme Bläschen zerschnüren. Diese Struma diffusa parenchymatosa ist braunrot, auf dem Durchschnitt glatt und von fester Beschaffenheit. Sie tritt besonders zur Zeit der Geschlechtsreife auf (Struma adolescentium). Ihr Jodgehalt ist gering; durch Jodgaben kann man in ihr die Kolloidbildung anregen, so daß sie sich in eine Struma colloides diffusa verwandelt.

Bei der *Struma colloides diffusa* (Abb. 287) sind die Follikel vergrößert und prall mit gut färbbarem Kolloid erfüllt, die Epithelien werden abgeplattet. Die Schnittfläche erscheint daher grobkörnig und infolge des ausgetretenen Kolloides stark glänzend. Wenn in einer solchen Schilddrüse infolge Schwundes der Scheidewände benachbarte Follikel zu größeren, kolloiderfüllten Hohlräumen zusammenfließen, so haben wir eine *Struma colloides cystica* vor uns. Der Inhalt der Hohlräume kann dünnflüssig oder infolge wiederholter Blutungen braunrot, schokoladenfarbig sein. Durch Mischung des ausgetretenen Blutes mit dem Kolloid und nachfolgende Eindickung entsteht eine feste Masse, die wegen ihrer Beschaffenheit auch Kautschukkolloid genannt wird.

Bei der *Struma nodosa* (Abb. 288, 289) finden sich in der Schilddrüse bindegewebig abgegrenzte Knoten, die gutartige geschwulstmäßige Wucherungen (Adenome) des Drüsengewebes darstellen. Ihre Größe ist sehr verschieden:

Manche sind eben mit freiem Auge wahrzunehmen, andere können die Größe eines Mannskopfes erreichen. Nur wenige dieser Adenome zeigen eine dem normalen Schilddrüsengewebe entsprechende Farbe und Schnittfläche; teils weisen

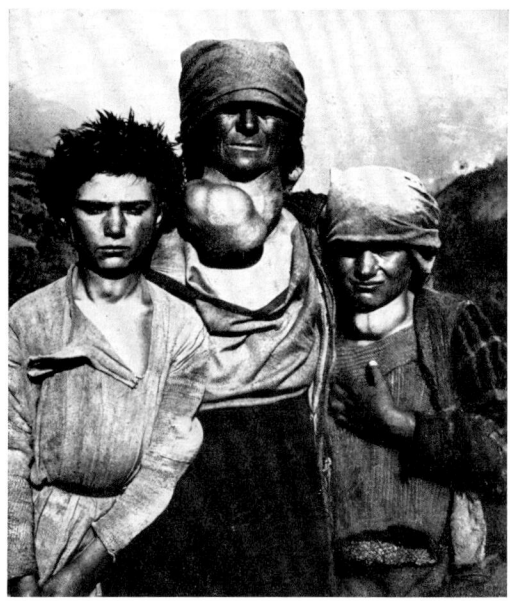

Abb. 288. Knotenkropf bei Mutter und Kindern aus einem Hochtal des Kaukasus

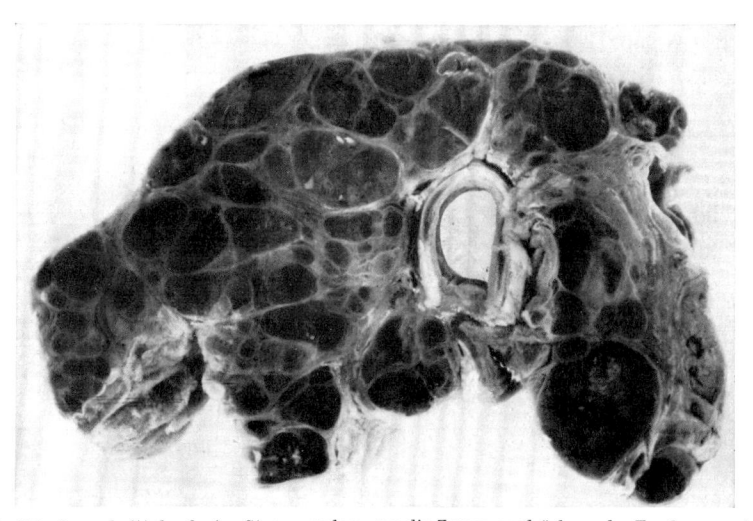

Abb. 289. Querschnitt durch eine Struma nodosa, um die Zusammendrückung der Trachea zu zeigen

sie makro- und mikroskopisch den Bau der Struma parenchymatosa auf (parenchymatöse, mikrofollikuläre Adenome), teils enthalten sie, ähnlich wie die Struma colloides diffusa, große Follikel mit reichlich Kolloid (kolloide, makrofollikuläre Adenome); durch Zusammenfließen der Follikel entstehen auch hier größere Cysten (cystische Adenome). Häufig kommt es zu Blutungen, entweder in das Stroma des Adenoms oder in die cystisch erweiterten Follikel mit nachfolgender

Bildung von Kautschukkolloid. Das Bindegewebe des Stromas und der Kapsel kann sich hyalin umwandeln oder verkalken; nimmt das Stroma auf Kosten des Parenchyms immer mehr zu, so wandelt sich das ganze Adenom schließlich in einen fibrös-hyalinen Knoten um (fibröse Adenome). Durch alle diese verschiedenen Veränderungen in den Adenomknoten wird das Bild der Struma nodosa außerordentlich bunt. Das zwischen den Knoten gelegene Schilddrüsengewebe ist entweder unverändert oder, namentlich in der Umgebung größerer Knoten, durch Druck atrophisch oder im Sinne einer Struma colloides diffusa umgewandelt. Man spricht dann von Struma colloides nodosa.

Die Bedeutung der Struma liegt hauptsächlich in einer *Verdrängung* der umgebenden Teile, besonders in der Kompression der Trachea und des Oesophagus, die jedoch auch bei sehr großen Kröpfen ausbleibt, wenn diese sich hauptsächlich nach vorn entwickeln. Die Kompression ist am stärksten, wenn die Struma unter das Sternum herunterreicht (Struma substernalis) oder die Luftröhre umwächst. Wölbt sie sich von einer oder beiden Seiten her gegen die Trachea vor, dann wird diese seitlich abgeflacht, säbelscheidenförmig (s. Abb. 289 und 294) und bei einseitigem Druck zugleich in entgegengesetzter Richtung verdrängt und über den Knoten gespannt. Dabei werden die Knorpel manchmal weicher (Tracheomalacie), die Trachea ist deshalb nach Entfernung des Kropfes biegsam. Da sie dann leicht zusammenklappen kann, kommt es zu Atemstörungen. Eine Struma kann auch durch Druck auf die Venen Stauungserscheinungen machen.

Das Auftreten des Kropfes, und zwar sowohl des diffusen als auch des Knotenkropfes ist an gewisse *geographische Örtlichkeiten* gebunden. Ein Blick auf die Landkarte (s. Abb. 290) lehrt, daß die Küstenstriche meist von Kropf frei sind, während gebirgige Gegenden von ihm bevorzugt werden. Hier ist der Kropf oft geradezu „endemisch". Man versuchte deshalb, die Ursache der Schilddrüsenvergrößerung in Einflüssen der betreffenden Örtlichkeit zu finden, doch hat keine der bisher namhaft gemachten Ursachen als Erklärung *aller* Kropfvorkommen einer strengen Kritik oder experimentellen Nachprüfung standgehalten; so z. B. die Trinkwassertheorie („Kropfbrunnen"), oder die Übertragung durch Infektionen. Man muß wohl die als Kropf in Erscheinung tretende Wucherung der Schilddrüse als Ausdruck eines Mißverhältnisses zwischen Hormonbedarf und Hormonbildung ansehen. Da die Hypophyse die Hormonbildung reguliert, gibt sie bei einem absoluten oder relativen Schilddrüsenhormonmangel vermehrt thyreotropes Hormon ab, das in der Schilddrüse zu einer Vermehrung des sekretorischen Parenchyms führt. Wenn dann die Thyroxinbildung dem erhöhten Stimulus entspricht, entsteht die enthyreote Struma, entsprechend der Struma parenchymatosa und colloides diffusa (s. oben). Erst wenn diese erhöhten Anforderungen durch Jahrzehnte anhalten, kommt es zur Bildung eines Knotenkropfes.

Ein zum Kropf führendes Mißverhältnis zwischen Hormonbedarf und Hormonbildung kann auf verschiedene Ursachen zurückgehen:

1. Mangel an Bausteinen des Schilddrüsenhormons, des Jods und Tyrosins. Ein Jodmangel kann einmal eintreten, wenn bei zu geringem Jodgehalt des Bodens die Pflanzen, die der Mensch genießt, sowie auch das Fleisch der pflanzenfressenden Tiere jodarm sind. Mit dieser Ansicht stimmt die Tatsache gut überein, daß in Küstenstrichen in der Nähe des jodreichen Meerwassers und in Hochebenen Kropf kaum vorkommt, während er in den Gebirgstälern, wo der Boden durch Witterungseinflüsse oder durch die Vergletscherung während der Eiszeit „ausgewaschen" wurde, bei Mensch und Tier häufig ist. Jodmangel in der Nahrung ist dementsprechend die wichtigste Ursache des endemischen Kropfes. Gewissermaßen die Probe für diese Anschauung hat der künstliche Zusatz kleinster Jodmengen zum Kochsalz erbracht, wie er als Kropfprophylaxe zuerst in der

Schweiz eingeführt wurde (Abb. 291). Interessanterweise hat diese Jodprophylaxe des Kropfes gleichzeitig auch zu einem Rückgang der Taubstummheit geführt.

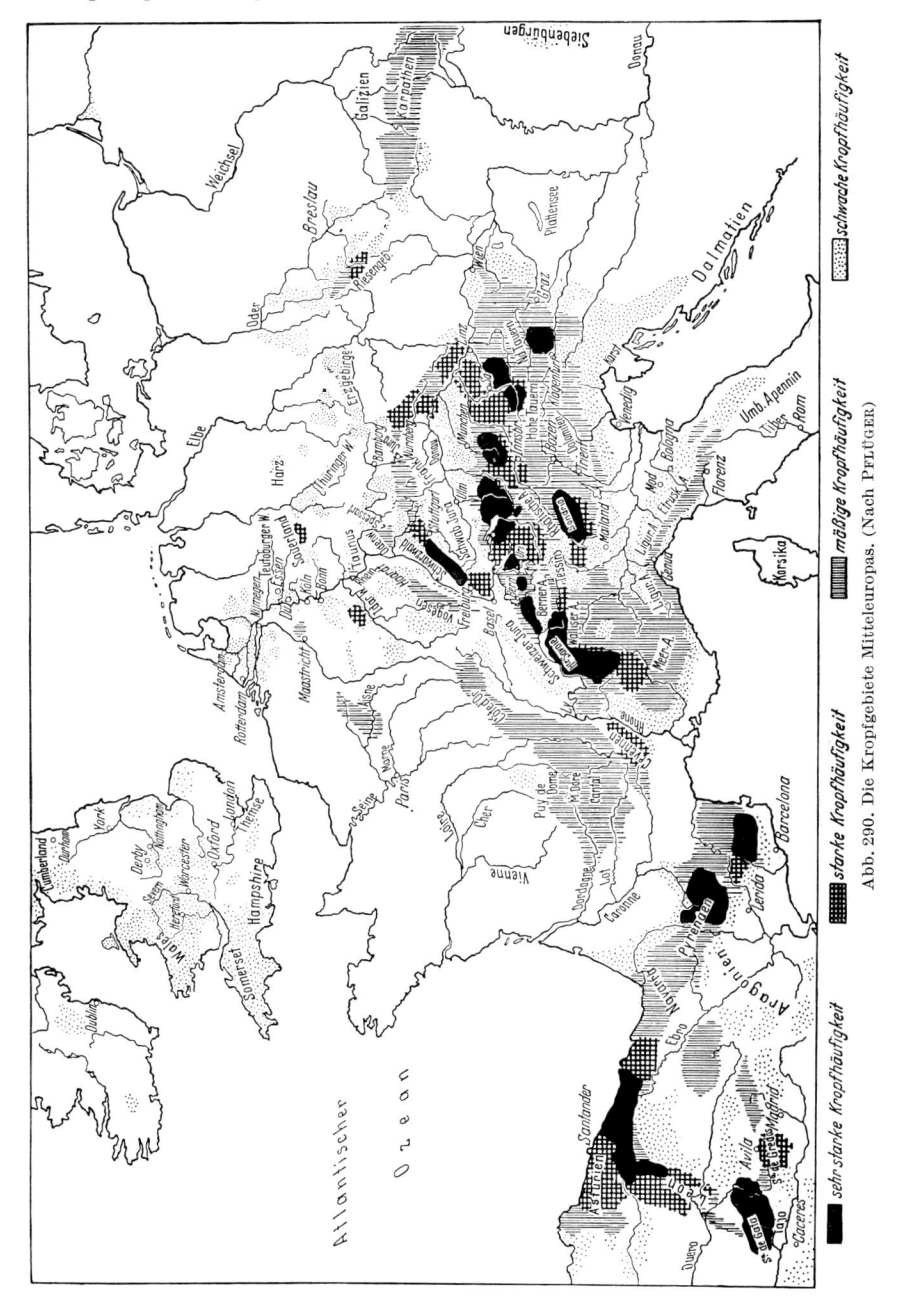

Abb. 290. Die Kropfgebiete Mitteleuropas. (Nach PFLTGER)

Ein Jodmangel kann aber auch bei genügendem Vorhandensein von Jod in der Nahrung auftreten, wenn seine Resorption gestört ist.

2. *Störung des Hormonaufbaues.* Thiozyanat und Perchlorat hemmen die Aufnahme des im Blute vorhandenen Jods in die Schilddrüse, während Thioharnstoff

und Sulfapyridin den Einbau des bereits in die Schilddrüse aufgenommenen Jods in das Tyronin bzw. in das Hormon verhindern. In beiden Fällen reagiert die Hypophyse auf den Hormonmangel im Blut durch vermehrte Abscheidung des thyreotropen Hormons, das eine Wucherung des Schilddrüsengewebes auslöst. Das vermehrte Auftreten von Kropf in der Nachkriegszeit („Flüchtlingskropf") wurde mit einem Mangel an Vitamin A in Zusammenhang gebracht, das für die Bildung und Bindung des Hormons von Bedeutung zu sein scheint. Allerdings könnte hier auch der Mangel von Proteinen, besonders des Tyrosins, wichtig gewesen sein. Angeborene Enzymdefekte können ebenfalls die Hormonsynthese blockieren, wie man das für den Kropf beim endemischen Kretinismus annimmt (s. S. 382).

3. Eine *Erhöhung des Hormonbedarfes*, der, wenn er nicht rechtzeitig befriedigt wird, zum relativen Hormonmangel führen kann, kommt vor in der Pubertät, während der Schwangerschaft, bei Infekten, in der Kälte usw.

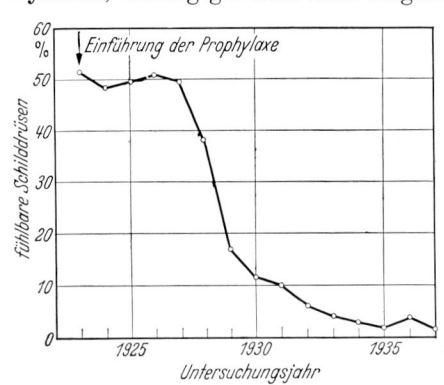

Abb. 291. Schilddrüsenverhältnisse bei Schulkindern nach Einführung der Kropfprophylaxe. (Nach MESSERLI)

d) Geschwülste

Von den epithelialen Geschwülsten wurden die *Adenome* bereits besprochen. In seltenen Fällen können vollkommen typische Kolloidstrumen bzw. kolloide Adenomknoten einzelne Metastasen im Knochensystem setzen, die dann fast wie normales Schilddrüsengewebe aufgebaut sind *(metastasierende Kolloidstruma*, sog. hämatogene Transplantation. Solche Tumoren können auch Thyroxin sezernieren und sogar noch eine Abhängigkeit von dem thyreotropen Hormon der Hypophyse zeigen. Einzelne solcher Knoten verhalten sich wie gutartige Geschwülste und sind auch mit Erfolg operativ zu entfernen; zahlreichere verhalten sich wie typische Krebse.

Carcinome, seltener auch Sarkome, entstehen mit Vorliebe in kropfig vergrößerten Schilddrüsen *(Struma maligna carcinomatosa oder sarcomatosa)*. Beide wachsen meist schnell. Sie zeigen gewöhnlich Neigung zu Nekrose, Zerfall und Blutung in den älteren Teilen. Gefährlich werden sie einmal durch eine schneller als bei der gutartigen Struma eintretende *Kompression der Luftröhre*, durch ein Hineinwuchern in sie und die dadurch eintretende Verengerung der Lichtung, aber auch durch *Einbruch in die Gefäße*, besonders in Venen. Metastasen sind also leicht verständlich. Sie finden sich naturgemäß am häufigsten und oft in großer Zahl in den Lungen.

e) Endokrine Störungen

Alle bisher beschriebenen Krankheiten der Schilddrüse führen zu keiner wesentlichen Beeinträchtigung ihrer innersekretorischen Tätigkeit. Es gibt aber eine Reihe von Schilddrüsenveränderungen, bei denen die Störung der Hormonausschüttung im Mittelpunkt des ganzen Krankheitsbildes steht. Das Schilddrüseninkret wirkt sich in erster Linie in einer Beschleunigung des Stoffwechsels aus, die klinisch am Grundumsatz gemessen werden kann; weiterhin unterhält es eine gewisse Erregung des autonomen Nervensystems und fördert in Zusammenarbeit mit der Hypophyse das Wachstum.

1. Unterfunktion (Hypothyreose)

Bei der Hypothyreose fallen vor allem die Folgen der *Stoffwechselherabsetzung* auf: Wasser wird in den Geweben zurückgehalten und bildet besonders im Unterhautzellgewebe eine schleimähnliche Masse, weswegen auch das ganze Krankheitsbild den Namen *Myxödem*[1] (Abb. 292) erhalten hat. Weiterhin besteht eine verringerte Verbrennung der Fette (Fettsucht), Zurückhaltung von Salzen, Zucker und Eiweiß. Die herabgesetzte Oxydation wirkt sich auch in Untertemperaturen aus. Die *Stumpfheit des Nervensystems* findet ihren Ausdruck in Unempfindlichkeit, Darmträgheit und Pulsverlangsamung. Der Geschlechtstrieb fehlt, die Geschlechtsorgane sind unterentwickelt. Bei Jugendlichen ist außerdem das Längenwachstum gehemmt, so daß es zu *Zwergwuchs* kommt. Da gleichzeitig die geistigen Fähigkeiten mehr oder minder beeinträchtigt sind, spricht man gegebenenfalls von Kretinismus oder kretinistischem Zwergwuchs.

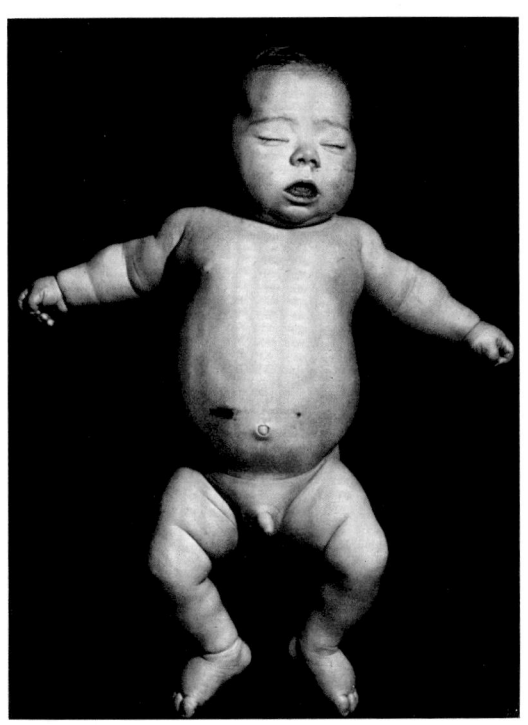

Abb. 292. Angeborenes Myxödem bei Aplasie der Schilddrüse

Die Ursache dieses Zustandes kann entweder angeboren oder erworben sein. Fehlt infolge einer Mißbildung die Schilddrüse ganz (Aplasie) oder ist sie nicht richtig ausgebildet (Hypoplasie), so entwickeln sich die Symptome bald nach der Geburt (angeborenes Myxödem, Abb. 292). Da diese Schilddrüsenveränderungen in ihrem Auftreten nicht an bestimmte Gegenden gebunden sind, sondern hier und da vorkommen, spricht man auch von *sporadischem Kretinismus*.

Beim Erwachsenen tritt Myxödem auf, wenn bei einer Operation zu viel Schilddrüsengewebe entfernt wurde *(postoperatives Myxödem)*. Immerhin genügt nach chirurgischen Erfahrungen noch ein Siebentel der Schilddrüse, um Ausfallserscheinungen zu verhüten. Manchmal tritt aber bei Frauen, besonders nach Geburten Myxödem auf, ohne daß die Schilddrüse gestaltlich verändert wäre.

Sowohl das angeborene als auch das erworbene Myxödem sind durch Zufuhr von Schilddrüsenhormon gut beeinflußbar.

---

[1] Myxa (griech.) Schleim; oidema (griech.) Schwellung.

Mit der Schilddrüsentätigkeit zusammenhängend, aber nicht als einfache Unterfunktion zu erklären, ist der sog. *endemische Kretinismus*. Er ist zum Unterschied vom sporadischen Kretinismus geographisch auf die Kropfgebiete beschränkt (s. Abb. 290) und dürfte durch Verwandtenehen begünstigt werden. Mit dem sporadischen Kretinismus hat er vor allem die psychischen und Intelligenzstörungen sowie die Wachstumshemmung gemeinsam. Manchmal, durchaus aber nicht immer, ist Myxödem vorhanden; weiterhin ist oft Schwerhörigkeit vorhanden. Zum Unterschied vom sporadischen Kretinismus ist jedoch eine Schilddrüse nachweisbar; ja sie ist manchmal sogar kropfig vergrößert, enthält aber kein vollwertiges Parenchym. Die Follikelepithelien sind eigenartig degeneriert. Sicherlich handelt es sich beim endemischen Kretinismus um eine Störung der Schilddrüsenfunktion im Sinne einer Fehlverwertung des Jods, doch läßt sie sich nicht genauer bestimmen. Man nimmt an, daß die Schädlichkeit, welche in geographisch umschriebenen Gebieten zum Kropf führt, auf den sich entwickelnden Organismus im Mutterleib einwirkt und Veränderungen setzt, die nicht mehr rückgängig gemacht werden können. Hormongaben sind daher beim ausgebildeten Kretinismus unwirksam; der einzige Weg zur Behandlung ist in der Prophylaxe gegeben, die wie beim endemischen Kropf in der Verabreichung von jodiertem Salz an die Mutter während der Schwangerschaft besteht.

Der endemische Kretinismus stellt gewissermaßen eine durch äußere Umstände ausgelöste Phänokopie eines rezessiven Syndroms dar, das mit Innenohrschwerhörigkeit, Jodfehlverwertung und Kropf einhergeht (Pendred[1]-Syndrom).

2. Überfunktion (Hyperthyreose)

Hyperthyreose tritt unter verschiedenen Bedingungen auf. Da aber die Auswirkungen naturgemäß grundsätzlich dieselben sind, ist es klinisch und anatomisch nicht immer möglich, die einzelnen Formen nach ihren Ursachen klar auseinanderzuhalten, obwohl sie biologisch zu trennen wären. Wir besprechen bloß die Basedowsche[2] Krankheit und das toxische Adenom.

Am bekanntesten und häufigsten ist die *Basedowsche Krankheit*. Sie befällt meist Menschen in jüngerem oder mittlerem Lebensalter, vorzugsweise Frauen (5:1). Sie ist häufig im Tiefland und ausgesprochen selten in Kropfgegenden. Die Überfunktion der endokrinen Schilddrüsentätigkeit führt zu einem Bild, das bis zu einem gewissen Grade als das vollkommene Gegenteil des Myxödems gelten kann: Alle *Stoffwechselvorgänge* sind gesteigert, der Grundumsatz erhöht. Es werden mehr Fette verbrannt (Abmagerung), Salze vermehrt ausgeschieden; die Zuckertoleranz ist herabgesetzt (alimentäre Glykosurie), der Eiweißzerfall gesteigert. Dabei bestehen subfebrile Temperaturen. Auf eine Übererregung des *Nervensystems* gehen die Erhöhung der Pulszahl (Tachykardie), Darmstörungen (Diarrhoe), vermehrte Schweißabgabe, Aufgeregtheit, Schlaflosigkeit usw. zurück. Bei Jugendlichen kommt es zu *Wachstumsbeschleunigung* in Form eines verstärkten Längenwachstums der Knochen. Nach Abschluß des Längenwachstums sind alle Lebensvorgänge im Knochen beschleunigt, die sich in Form von An- und Abbau zeitlebens abspielen. Da die Osteoclasten etwa 20mal rascher arbeiten, als die Osteoblasten, kommt es zu einem eigentümlichen Knochenabbau, der gewisse Ähnlichkeit mit dem Knochenabbau bei Hyperparathyreoidismus zeigt. In der Leber treten eigenartige Zelluntergänge auf, die zu Ikterus und Cirrhose führen können (RÖSSLE). Das so kennzeichnende Hervortreten der Augen (Exophthalmus) kann man im Tierversuch durch bloße Überdosierung von Thyroxin zum Unterschied von den anderen Krankheitszeichen nicht hervorrufen, wohl aber durch thyreotropes Hormon der Hypophyse. Man erklärt dieses Symptom durch eine

---

[1] PENDRED, V., britischer Arzt. [2] Siehe Fußnote S. 383.

krankhafte Zusammenziehung der glatten Muskelfasern, welche die Augenhöhle abschließen. Dabei werden auch die hier verlaufenden Lymphbahnen eingeengt, so daß es zu einer Lymphstauung und damit zu einer Inhaltsvermehrung des Orbitalinhaltes kommt, die den Augapfel vortreibt.

Anatomisch ist die Schilddrüse vergrößert (Struma), braunrot, mäßig weich und sehr gefäßreich. Da die Follikel gewöhnlich kein reifes, sondern nur dünnflüssiges Kolloid enthalten, verliert die Schnittfläche ihren honigartigen Glanz und wird dadurch einer Speicheldrüse (Pankreas) ähnlich. Das Follikelepithel erscheint höher, zylindrisch und springt auch in Form papillärer Erhebungen in die Lichtung vor (Abb. 293). Im Zwischengewebe liegen Ansammlungen von

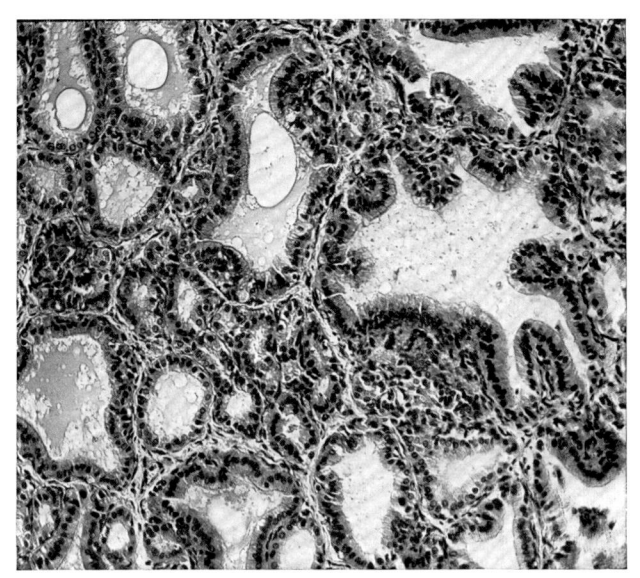

Abb. 293. Basedowschilddrüse

lymphatischen Zellen. Im ganzen bietet so die Schilddrüse das Bild der Überfunktion dar, wie man es auch experimentell an dem nach einer teilweisen Schilddrüsenentfernung verbleibenden Rest der Drüse beobachten kann. Gewöhnlich ist auch der Thymus stark vergrößert.

Die drei klinisch am längsten bekannten Krankheitszeichen des Basedow, nämlich Tachykardie, Struma und Exophthalmus werden auch als *Merseburger*[1] *Trias* bezeichnet.

Bemerkenswert ist der *zu geringe Jodgehalt* der Basedowschilddrüse und die günstige Wirkung kleiner Jodgaben (PLUMMER). Diese wirken auf die der Schilddrüse übergeordnete Hypophyse so ein, als ob die Schilddrüse richtiges Hormon vermehrt ausschütten würde und veranlassen wenigstens eine Zeitlang auf dem Weg einer entsprechend verminderten Ausschüttung des thyreotropen Hormons eine Einschränkung der Schilddrüsentätigkeit (Betrugseffekt). Dabei steigt dann der Gehalt der Schilddrüse an reifem Kolloid. Als Vorbehandlung Basedowkranker vor der Operation hat sich dieses Verfahren bewährt.

So klar der Zusammenhang zwischen den klinischen Symptomen der Basedowschen Krankheit und der Überfunktion der Schilddrüse ist, so unklar ist die Frage nach der eigentlichen *Ursache dieser Überfunktion*. Höchstwahrscheinlich handelt es sich um eine vom *Hypophysenzwischenhirnsystem* ausgehende übermäßige

---

[1] BASEDOW (1799—1854) lebte als Physikus in Merseburg und lieferte 1840 die erste genaue Beschreibung der nach ihm benannten Krankheit. 1835 hatte der englische Arzt GRAVES sie ebenfalls geschildert, so daß man in den angelsächsischen Ländern von „Graves disease" spricht.

Erregung der Schilddrüsentätigkeit. In diesem Sinne spricht die günstige Wirkung, die man mit beruhigenden Mitteln (Luminal, Prominal) erzielen konnte, und die Tatsache, daß nach teilweiser operativer Entfernung einer Basedowschilddrüse das Leiden nach einiger Zeit wieder auftreten kann. Der Eingriff würde nach dieser Auffassung nur das Erfolgsorgan für die von einem übergeordneten nervösen Zentrum ausgehende Erregung, nicht aber diese selbst beseitigen. Besonders deutlich ist der Einfluß des Nervensystems auf die Entstehung der Basedowschen Krankheit in den Fällen, bei welchen sie schlagartig nach einer übermäßigen psychisch-nervösen Belastung auftritt, z. B. nach einem schweren Luftangriff. EICKHOFF hat auf eine sehr interessante Parallele aus dem Tierreich aufmerksam gemacht: Werden Wildkaninchen mit Frettchen gejagt und mehrmals „tödlich erschreckt", so entwickelt sich bei ihnen ein „Schreck-Basedow", an dem sie schließlich zugrunde gehen — sie sind sozusagen am Schrecken gestorben.

Eine andere, hauptsächlich während des Klimakteriums auftretende Form von Hyperthyreose bzw. Basedow könnte darauf zurückgehen, daß die in dieser Zeit besonders beanspruchte *Hypophyse* in fehlerhafter Weise zu viel thyreotropes Hormon ausschüttet.

Manche Schilddrüsenadenome übernehmen die Tätigkeit ihres Mutterbodens insofern, als sie Hormone bilden und ungesteuert in großer Menge an das Blut abgeben. Auch diese „*toxischen Adenome*" führen also zur Hyperthyreose. Solche Geschwülste treten aber immer zusammen mit anderen „stummen" Adenomen, also im Rahmen einer Struma nodosa, d.h. in einer kropfigen Schilddrüse auf. Zum Unterschied von der Basedowschen Krankheit bevorzugt das toxische Adenom wie die meisten Geschwülste das höhere Alter. Der Exophthalmus fehlt. Die Entfernung des Adenoms führt hier zur völligen Heilung.

III. Epithelkörperchen[1]

a) Anatomische Veränderungen

Im Alter enthalten die Epithelkörperchen reichlich *Abnützungspigment*, wodurch sie eine immer mehr bräunliche Farbe erhalten. Auch können sie in mehr oder minder großer Ausdehnung von *Fettgewebe* durchsetzt sein. Die schon normalerweise vereinzelt vorkommenden kolloidgefüllten Follikel können zu größeren, mit freiem Auge sichtbaren *Cysten* werden. Alle diese Veränderungen sind für die inkretorische Leistung bedeutungslos.

Vergrößerungen der Epithelkörperchen (Parastruma) können auf einer diffusen *Hyperplasie* oder umschriebener *Adenombildung* beruhen. Während die Hyperplasie auf einen von außen her die Epithelkörperchen treffenden Reiz hinweist, ist die Adenombildung ein autonomer Vorgang.

Die *krebsigen* Wucherungen der Epithelkörperchen sind wie die Zellen der normalen Epithelkörperchen durch reichlichen Glykogengehalt gekennzeichnet. Man bezeichnet sie als Parastruma maligna.

b) Endokrine Störungen

Das Hormon der Epithelkörperchen, das Parathormon, fördert die Phosphorabsonderung durch die Nieren, indem es die Rückresorption des Phosphors hemmt. Der Hauptteil des auszuscheidenden Phosphors stammt aus dem Knochensystem, wo er zugleich mit dem Calcium des Knochens mobilisiert wird. Auf diese Weise ist von der Tätigkeit der Epithelkörperchen nicht nur die Phosphorausscheidung, sondern auch der Calciumspiegel im Blute abhängig. Er beträgt normalerweise etwa 10 mg-%; biologisch aktiv ist jedoch nur das nicht eiweißgebundene ultrafiltrable Calcium, das etwa 55% ausmacht.

1. Unterfunktion

Bei verminderter Hormonausschüttung wird Phosphor zurückgehalten, wobei gleichzeitig mit der verminderten Mobilisierung des Phosphors aus dem Knochen-

---

[1] Lat.: Glandula parathyreoidea.

system auch die des Calciums herabgesetzt ist. Dieses Absinken des Calciumspiegels im Blute bei normalem oder sogar erhöhtem Phosphorspiegel führt zu einer Übererregbarkeit bzw. zu Krämpfen der Skeletmuskulatur — es kommt zur hypocalcämischen *Tetanie*[1]. Sie besteht in einer Übererregbarkeit der motorischen, sensiblen und vegetativen Nervenfasern (spastische Kontraktionen an Händen, Füßen, Stimmritzenkrampf, Kribbeln, Gefäßkrämpfe). Die schwersten Formen der Tetanie werden dann beobachtet, wenn alle Epithelkörperchen operativ entfernt wurden, wie das bei einer zu gründlich ausgeführten Schilddrüsenoperation oder im Tierversuch der Fall sein kann — *parathyreoprive*[2] *Tetanie*.

Nicht jede Tetanie geht auf solche endokrine Störung zurück. Ihr Auftreten wird, abgesehen vom Calciumspiegel, noch durch eine Reihe anderer Faktoren bestimmt, die GYÖRGY in einer Serum-Elektrolyt-Formel zusammengefaßt hat

$$K = \frac{K^+ \cdot HCO_3^- \cdot HPO_4^-}{Ca^{++} \cdot Mg^{++} \cdot H^+}.$$

Zur Tetanie kommt es bei einem Anstieg des Quotienten K, der sowohl durch Verminderung von Ca, Mg und H (respiratorische Alkalose!), wie durch Vermehrung von K, HCO_3 und HPO_4 hervorgerufen sein kann.

Bei der durch Mangel des D-Vitamins hervorgerufenen *Rachitis* (s. diese) sinkt im Beginn der Erkrankung die Phosphorbilanz stark ab; später folgt im Stadium der floriden Rachitis die Calciumbilanz auf das tiefe Niveau nach; wenn aber die Rachitis heilt, dann steigt die Phosphorbilanz stark an, während die des Calciums noch eine Zeitlang erniedrigt bleibt. Damit sind wiederum die Verhältnisse gegeben, die zur Tetanie (Spasmophilie) führen. Diese ist hier also gewissermaßen ein Zeichen dafür, daß die Rachitis ausheilt. Eine andere Ursache der Tetanie bzw. Spasmophilie kann darin bestehen, daß zu wenig Calcium von einem erkrankten Darm aufgesaugt wird, z.B. bei der *Cöliakie* der Kinder (s. S. 500).

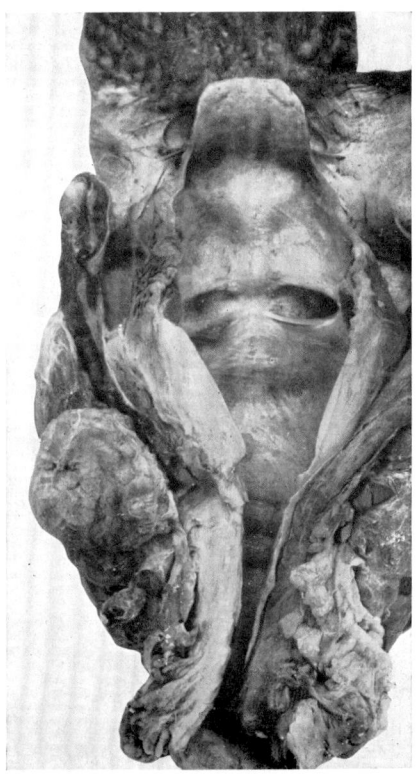

Abb. 294. Adenom des linken oberen Epithelkörperchens bei v. Recklinghausenscher Krankheit. Säbelscheidenförmige Einengung der Trachea

2. Überfunktion

Zu einer vermehrten Ausschüttung von Parathormon kommt es dann, wenn eine über die ganze Drüse ausgebreitete (hyperplastische) oder eine umschriebene geschwulstartige (adenomatöse) Wucherung (s. Abb. 294) der absondernden Hauptzellen vorliegt. Hier sei aber gleich betont, daß durchaus nicht alle Adenome der Epithelkörperchen, auch nicht das seltene Epithelkörpercarcinom (Parastruma maligna) innersekretorisch wirksam sind. Eine erhöhte Hormonausschüttung führt zu erhöhter Phosphorausscheidung im Urin (s. Abb. 295). Das gleichzeitig mit dem Phosphor aus dem Knochensystem in erhöhtem Maße mobilisierte Calcium wird aber nur langsam ausgeschieden, daher steigt der Calciumspiegel manchmal bis über 20 mg-% an. Dieser mobilisierte Kalk stammt vorwiegend aus der Spongiosa der Röhrenknochen, die durch Osteoclasten abgebaut wird. Hier bildet

---

[1] Tetanos (griech.) Spannung, Krampf. [2] Privo (lat.) berauben.

sich dann fibröses Mark, es entstehen Blutungen, Riesenzellen und Gewebswucherungen (braune Tumoren und Cysten). Diese Knochenerkrankung wird auch als *Osteodystrophia generalisata cystica* (v. Recklinghausensche[1] Krankheit) bezeichnet. Durch übermäßige Zufuhr von Parathormon konnte man die Knochenveränderung bei Hunden erzeugen. Andererseits ist es gelungen, durch operative Entfernung des oder der erkrankten Epithelkörperchen die Krankheit beim Menschen zu heilen. In typischer Weise tritt sehr häufig unmittelbar nach Entfernung eines übermäßig sezernierenden Epithelkörperadenoms zunächst ein Hormonmangel im Organismus auf mit Absturz des Calciumspiegels und postoperativer Tetanie. Infolge der übermäßigen Sekretion des Adenoms war die

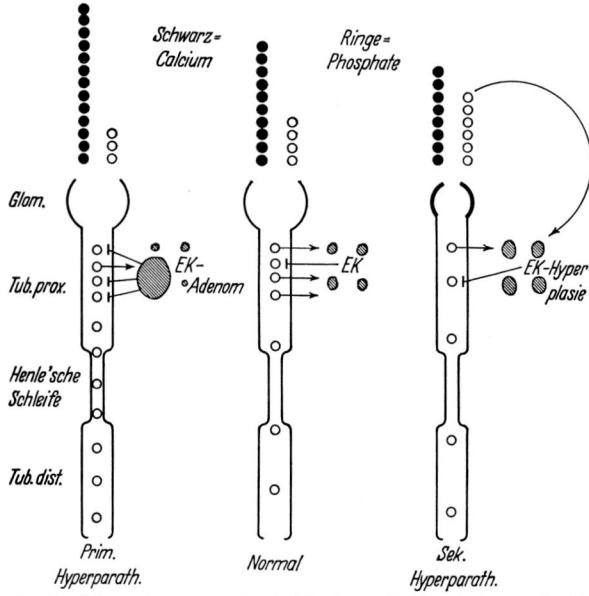

Abb. 295. Schematische Darstellung des Serumspiegels (oben) von Calcium (schwarze Punkte) und Phosphaten (Ringe) und der renalen Ausscheidung der Phosphate. Das Epithelkörperchenadenom hemmt durch übermäßige Parathormonausscheidung die Rückresorption der Phosphate (primäre Hyperparathyreose), während bei Nierenschäden die Epithelkörperchen durch die erhöhten Blutphosphate zu verstärkter Sekretion angeregt werden (sekundäre Hyperparathyreose). (Nach UEHLINGER)

Tätigkeit der belassenen normalen Epithelkörperchenanteile gebremst und diese einer Art Inaktivitätsatrophie verfallen, aus der sie sich nur langsam erholen. Die diffuse Hyperplasie andererseits scheint auch hier, ähnlich wie beim Basedow, nicht die letzte Ursache der Krankheit darzustellen, sondern nur der Ausdruck einer übergeordneten (nervösen) Störung zu sein, die durch die Reduktion übermäßig sezernierenden Epithelkörperparenchyms nicht behoben, sondern nur in ihrer Auswirkung gehemmt wird. So erklären sich auch die Rezidive bzw. das Auftreten neuerlicher, durch übermäßige Sekretion ausgezeichneter Hyperplasien, die von den belassenen Drüsenresten ausgehen.

Bei der Überladung des Blutes mit Calcium ist es nicht verwunderlich, wenn Kalk an verschiedenen Stellen in Form von *Kalkmetastasen* (s. S. 138) körnig ausfällt. Die Überfunktion der Epithelkörperchen kann zu einer Reihe weiterer Organveränderungen führen: Bei etwa 5% aller Träger von Calciumoxalatsteinen findet man eine leichte Überfunktion mit Anstieg des Calciumspiegels im Blute, aber ohne Knochenveränderungen. Bei einem Viertel aller Kranken mit ausgesprochener Überfunktion treten Magengeschwüre auf. Hypercalcämie geht außerdem mit Polydipsie und Polyurie einher.

[1] F. D. v. RECKLINGHAUSEN (1833—1910), Pathologe, Straßburg.

Auch sekundär kann es zu einer Steigerung der Hormonsekretion kommen, nämlich dann, wenn ein Bedarf nach erhöhter Phosphorausscheidung vorhanden ist, so z. B. bei osteoclastischen Knochentumoren, die durch Abbau der Knochensubstanz reichlich Phosphor (und Calcium) freisetzen; oder bei Glomerulonephritis, die ja mit einer Zurückhaltung des Phosphors durch die geschädigte Niere (Hyperphosphatämie) einhergeht (s. Abb. 295). Diese Zustände führen dann zu einer *sekundären Hyperplasie der Epithelkörperchen* und im Falle der Glomerulonephritis zu erhöhtem Abbau des Knochens, so daß Bilder entstehen, die an die Osteodystrophie erinnern. Spielt sich die Nierenerkrankung im Kindesalter ab, so ist das gestaltliche Bild der Knochenveränderung nicht von Rachitis zu unterscheiden. Man spricht in solchen Fällen von „*renaler Rachitis*", doch wäre die Bezeichnung „nephrogene generalisierte Osteodystrophie des Kindesalters" vorzuziehen.

IV. Nebenniere[1]

a) Postmortale Veränderungen. Sehr häufig spielen sich in der Nebenniere nach dem Tode (besonders nach Infektionskrankheiten) autolytische Vorgänge ab, die zu Erweichung und Zerfall der Zona reticularis führen. So entsteht an der Grenze zwischen Rinde und Mark ein Spalt oder geradezu ein Hohlraum, in dem das allseitig aus dem Zusammenhang gelöste Mark freiliegen kann.

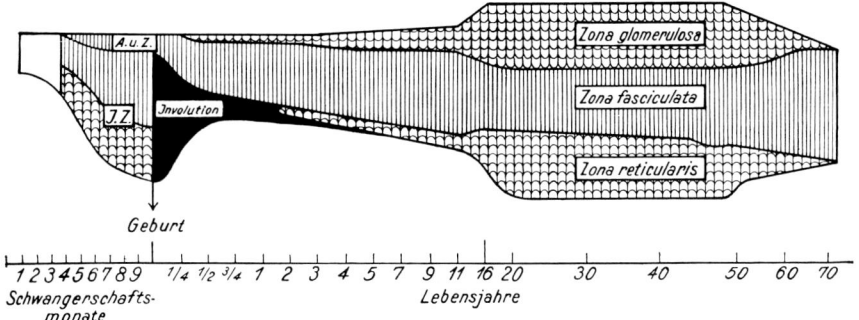

Abb. 296. Lebensschicksal der Nebennierenrinde. (Nach ROTTER)

b) Entwicklungsstörungen. Vollkommenes Fehlen (Aplasie) beider Nebennieren kommt nur zusammen mit anderen schweren Mißbildungen vor. Unterentwicklung (Hypoplasie) findet sich vor allem bei Mißbildungen des Zentralnervensystems, besonders der Anencephalie. Dabei ist zwar die vom Rachendach abstammende Adenohypophyse angelegt, es fehlen aber die Neurohypophyse und das Zwischenhirn, deren Anwesenheit also offenbar für die richtige Entwicklung der Nebenniere wesentlich ist. Sehr häufig ist eine Verlagerung kleinerer oder größerer Rindenabschnitte: Sie können schon in der Nebennierenkapsel als kleine Knötchen vorkommen, liegen aber auch als sog. versprengte Nebennierenkeime (akzessorische Nebennieren) unter der Oberfläche der Niere (s. Abb. 29) und Leber, im retroperitonealen Zellgewebe, sowie namentlich im Bereich der Geschlechtsorgane. Manchmal finden sich größere flache Rindenabschnitte unter die Nierenkapsel verlagert (subcapsuläre Nebenniere).

c) Regressive Veränderungen. Nach der Geburt kommt es zu einem *physiologischen Schwund* der ganzen Innenzone der Nebennierenrinde, die sich in den letzten Monaten der Schwangerschaft offenbar unter dem Einfluß mütterlicher Hormone stark entwickelt hat. Aus den Resten der Außenzone entstehen dann zunächst die Zona fasciculata, dann die Zona glomerulosa und reticularis (s. Abb. 296).

Beim Erwachsenen treffen wir eine *Atrophie der Rinde* bei schwerer Abzehrung; sie geht immer mit einem Schwund der Lipoide einher.

Manche Gifte, wie z. B. das Diphtherietoxin, schädigen besonders die Nebennierenrinde und führen hier zu *Nekrose und Zellzerfall*. Ein beiderseitiger isolierter

---

[1] Lat.: Glandula suprarenalis oder adrenalis; griech.: Epinephros oder Hypernephros.

Zerfall der Nebennierenrinde wird neuerdings auf die Wirkung von Autoantikörpern gegen Rindengewebe zurückgeführt. Von der Nebenniere bleibt dann nur das Mark übrig. Diese ,,cytotoxische Schrumpfnebenniere" geht mit Addisonscher Krankheit einher.

Amyloidablagerung in die Nebenniere ist im Rahmen einer allgemeinen Amyloidose nicht selten. Das Amyloid liegt vorzugsweise um die Blutcapillaren. Das Organ hat eine größere Dicke, festere Beschaffenheit und weist eine glasige Schnittfläche auf.

d) Kreislaufstörungen. Blutungen kommen nach Traumen, bei hämorrhagischer Diathese und Infektionskrankheiten (Diphtherie) vor, hauptsächlich aber bei Verschluß der Nebennierenvene durch Thrombose oder Geschwulsteinbruch. Das Organ kann über hühnereigroß werden und ist durch das ausgetretene Blut dunkelrot gefärbt (hämorrhagische Infarzierung). Auch bei Neugeborenen finden sich bisweilen große Nebennierenblutungen, die offenbar durch Geburtstraumen bedingt sind.

Heilen größere Blutungen durch Organisation aus, so entstehen bindegewebige Narbenherde, die noch Reste von Blutpigment und nekrotisches Drüsengewebe einschließen können. Später tritt in ihnen häufig Verkalkung auf.

Beiderseitige Nebennierenblutungen und Hautblutungen kennzeichnen den anatomischen Befund bei der *Waterhouse-Friderichsenschen*[1] *Krankheit*. Sie befällt Kinder unter 2 Jahren und führt in kurzer Zeit, manchmal schon nach Stunden, zum Tode unter dem Bilde eines schweren Kollapses mit Blutdrucksenkung und Krämpfen. Der Krankheit liegt in der Regel eine stürmisch verlaufende Infektion mit Meningokokken zugrunde, selten eine Infektion mit anderen Keimen. Zur Erklärung nimmt man einen ähnlichen Mechanismus an wie beim Shwartzman-Sanarelli-Phänomen: Eine Umstimmung der Gefäßendothelien durch ein erstes Eindringen von Bakterien und Gerinnungsvorgänge durch eine darauf folgende Bakterienaussaat (s. S. 46/47).

e) Entzündung. Die *tuberkulöse Entzündung* entsteht immer auf dem Blutweg. Miliare oder auch größere Tuberkel (Tuberkulome) finden sich in den Nebennieren keineswegs selten. Bisweilen kommt es aber zu einer völligen Zerstörung des Organs durch eine langsam fortschreitende verkäsende Tuberkulose. Die Nebennieren sind dabei scheinbar unregelmäßig vergrößert (Abb. 297), weil die tuberkulöse Verkäsung auch über die Kapsel auf die Umgebung übergreift. Nach außen zu wird der meist auffallend feste Käse durch eine vom tuberkulösen Granulationsgewebe gebildete Kapsel begrenzt. Später kann es dann zu Verkreidung oder Verkalkung oder zu bindegewebiger Schrumpfung kommen. Eine solche beiderseitige, käsig-fibröse Tuberkulose der Nebennieren bildet die häufigste Ursache des Morbus Addison (s. unten). Gewöhnlich steht die Schwere der Nebennierenveränderung in Gegensatz zu der Geringfügigkeit der anderen tuberkulösen Organherde, besonders in Lungen und bronchialen Lymphknoten. Die aus diesen Herden in das Blut gelangten Tuberkelbakterien haben also kein anderes Organ befallen als die Nebennieren und diese dazu noch viel stärker als Lungen- oder Lymphdrüsen selbst. Man nimmt an, daß die antiphlogistische Wirkung der Glucocorticoide lokal ein günstiges Klima für Ansiedlung der Tuberkelbakterien und hemmungslose Ausbreitung der Tuberkulose schafft.

f) Hyperplasie und Geschwülste. Der *Fettgehalt* der Nebennierenrinde schwankt schon unter normalen Verhältnissen innerhalb weiter Grenzen und ist im wesentlichen von der Ernährungslage des Gesamtkörpers abhängig. Die Rinde kann bei

---

[1] R. WATERHOUSE, geb. 1873, zeitgenössischer britischer Arzt; C. FRIDERICHSEN, geb. 1886, zeitgenössischer dänischer Arzt.

Luxuskonsumption verbreitet und durch reichlichen Fettgehalt hellgelb sein, oder sie ist bei schwerer Abzehrung schmal und infolge des Mangels an Fettstoffen graubraun. Zwischen diesen beiden Extremen liegen alle Übergänge in Form fleckigen Fettschwundes und herdweise stärkerer Verfettung.

Gewöhnlich entsprechen aber die stärker verfetteten Herdchen kleinknotigen *(adenomatösen) Hyperplasien*, die sich unscharf gegen die übrige Rinde abgrenzen. Eine diffuse Hyperplasie der Nebennierenrinde, manchmal sogar mit Faltenbildung, trifft man bei manchen Fällen von Pseudohermaphroditismus bzw.

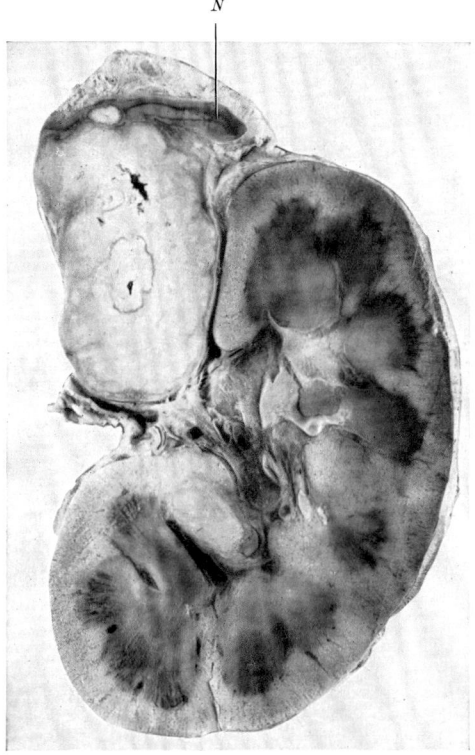

Abb. 297. Käsige Tuberkulose der Nebenniere. *N* erhaltener Nebennierenrest

adrenogenitalem Syndrom (s. unten) an. Auf erhöhte funktionelle Anforderungen ist wohl die bei Hypertonie auftretende Hyperplasie der Nebennierenrinde zurückzuführen. Schließlich können auch bei weitgehender Zerstörung der Nebenniere die unversehrten Rindenabschnitte (kompensatorisch) in Form kleiner Knoten wuchern.

Von den knotigen adenomatösen Hyperplasien finden sich alle Übergänge zu richtigen *Adenomen* der Nebennierenrinde. Diese haben meist infolge ihres starken Fettgehaltes eine buttergelbe Farbe und können die Größe einer Pflaume erreichen; gewöhnlich treten sie doppelseitig auf. Manche Adenome enthalten dasselbe (Lipofuscin-) Pigment wie die Zellen der Zona reticularis und erscheinen daher schwärzlich. Man hat diese pigmentierten Adenome auch zu Unrecht für primär Melanome gehalten.

Im Nebennierenmark kommen Geschwülste vor, die ebenso wie die Markzellen durch ihre Chromaffinität ausgezeichnet sind: d.h. das Cytoplasma der Zellen bräunt sich bei Anwendung chromsalzhaltiger Fixierungsmittel. Man bezeichnet diese Markgeschwülste deshalb auch als *Phäochromocytome*[1]. Sie können bis faustgroß werden und neigen zu blutigem Zerfall. Histologisch sind sie durch eine auffallende Vielgestaltigkeit ihrer Zellen gekennzeichnet.

Die in der Nebenniere vorkommenden *Lipome* sind in Wirklichkeit Herde von versprengtem Knochenmarkgewebe, das, ähnlich wie das Mark der langen Röhrenknochen, im Alter in Fettmark umgewandelt wird.

Bösartige, von der Nebennierenrinde ausgehende Geschwülste, also echte „Hypernephrome", sind sehr selten. Sie haben meist mehr oder minder den Charakter von Sarkomen. Manche dieser Tumoren können endokrin wirksam sein, andere verhalten sich stumm.

Bösartige Geschwülste der Marksubstanz zeigen entsprechend der Abstammung des Markes vom Nervensystem den Bau von Sympathicoblastomen. Sie treten hauptsächlich bei Kindern auf und machen etwa ein Drittel aller in diesem Alter auftretenden malignen retroperitonealen Tumoren aus. (Die Hälfte der malignen retroperitonealen Tumoren dieses Alters sind Mischtumoren der Niere.) Das klinische Bild ist durch ihre Metastasen geprägt: Der sog. Typus Pepper[2] ist durch Lebermetastasen gekennzeichnet — er wird vorwiegend bei Säuglingen angetroffen; beim Typus Hutchison[3] überwiegen Knochenmetastasen.

Sehr häufig sind die Nebennieren, und zwar meist beide zugleich, Sitz von *Metastasen*, besonders von primären Bronchial- und Magencarcinomen.

g) Endokrine Störungen. Die Funktion der Nebennierenrinde wird von der Hypophyse durch das ACTH gesteuert, welches vor allem die Absonderung der Glucocorticoide (Cortison) in der Zona fasciculata fördert. Von außen reichlich zugeführtes ACTH bewirkt eine Hyperplasie der Nebennierenrinde insoferne, als sich Anteile der Zona reticularis und glomerulosa zu fasciculata umwandeln (progressive Transformation), während umgekehrt bei Entzug von ACTH die Zona fasciculata sich von peripher und zentral her zurückbildet (regressive Transformation). Die Nebennierenrinde besitzt aber auch eine Art autonomer Sekretion, die etwa bei 10—12% der normalen liegt und selbst bei vollkommenem Fehlen der Hypophyse erhalten bleibt.

1. Unterfunktion der Nebennierenrinde

Die *plötzliche Ausschaltung beider Nebennieren* führt im Tierversuch nach kurzer Zeit zum Tode im *Kollaps;* gleichzeitig besteht Hypoglykämie. Genau so wirkt eine Thrombose der Nebennierenvenen beim Menschen, die außer einer hämorrhagischen Infarzierung eine völlige Sperre der Hormonausschwemmung hervorruft.

Langsame Zerstörung der Nebenniere führt zum Krankheitsbild des *Morbus Addison*[4], wobei weniger der Ausfall des Markes als der der Rinde bedeutungsvoll ist. Der Schwund der Nebennierenrinde wird in fast $^9/_{10}$ aller Addison-Fälle durch eine käsige Nebennierentuberkulose hervorgerufen, nur in $^1/_{10}$ findet man bei der Leichenöffnung die oben erwähnte cytotoxische Schrumpfnebenniere mit erhaltenem Mark. Allerdings verschiebt sich jetzt mit dem Zurücktreten der Tuberkulose das Verhältnis zugunsten der Schrumpfnebenniere. Das auffälligste Krankheitszeichen ist eine dunkelbraune Pigmentierung der Haut (Bronzekrankheit), die an den schon normalerweise pigmentierten oder der Sonne ausgesetzten Körperteilen zuerst in Erscheinung tritt; aber auch an der Mundschleimhaut kann man besonders kennzeichnende braune Flecken nachweisen. Weiterhin finden sich bei Addisonscher Krankheit eine Muskelschwäche (Adynamie), Blutdrucksenkung mit Bluteindickung (relative Hyperglobulie) und Herabsetzung des Blutzuckers (Hypoglykämie). Daß hierbei der Nebennierenrindenausfall die wesentliche Ursache ist, geht schon daraus hervor, daß man so gut wie alle diese Symptome durch entsprechende Gaben von *Mineralocorticoiden,* wie Aldosteron, wenigstens zeitweise zum Schwund bringen kann. Allerdings ist der Weg, auf dem die einzelnen Symptome entstehen und wieder verschwinden, recht verschieden. Die

---

[1] Phaios (griech.) braun; chroma (griech.) Farbe; kytos (griech.) Zelle.   [2] PEPPER, W. (1874—1947), amerikanischer Arzt.   [3] HUTCHISON, R. G. (1871—1943), britischer Arzt.
[4] T. ADDISON (1793—1860), britischer Arzt.

so kennzeichnende Pigmentierung geht z.B. nicht unmittelbar auf den Ausfall der Nebennierenrinde zurück, sondern auf die durch den Ausfall hervorgerufene übermäßige Ausscheidung von ACTH. Die Beschaffenheit der Muskulatur wird dadurch erklärt, daß durch den Rindenausfall ein starker Verlust bzw. ein Absinken des Natriums bei gleichzeitigem Anstieg des Kaliums eintritt. Daher vermeidet man bei der Behandlung der Addisonschen Krankheit die kaliumreichen Nahrungsmittel und führt Natrium zu. Es wäre naheliegend, die Blutdrucksenkung bei der Addisonschen Krankheit durch den Ausfall des Adrenalins zu erklären, doch geht dies nicht an, denn einerseits ist das Mark in manchen Fällen, z.B. den cytotoxischen Schrumpfnebennieren, noch erhalten, andererseits kehrt der Blutdruck auch unter Corticosteronbehandlung zur Norm zurück und wird nicht von Adrenalin beeinflußt. Manche Symptome gehen auf den Ausfall der *Glucocorticoide* (Cortison) zurück, wie z.B. die Hyperplasie des lymphatischen Gewebes in Lymphknoten und Thymus, das ja sonst durch Cortison gehemmt wird. Heute gelingt es durch entsprechende Hormonbehandlung, Addison-Kranke längere Zeit am Leben zu erhalten. Dauerheilungen sind aber nur dann möglich, wenn der Rindenschwund nicht weitergeht und die verbliebenen Rindenabschnitte sich kompensatorisch vergrößern, wozu sie ja, wie früher erwähnt, befähigt sind.

2. Überfunktion der Nebennierenrinde

Zu einer übermäßigen Ausschüttung von Rindenhormon sind nur seltene Rindenadenome und diffuse Hyperplasien der Nebennierenrinde befähigt. Endokrin wirksam sind schließlich auch bösartige, von der Rinde ausgehende Geschwülste, die „echten" Hypernephrome, sehr zum Unterschied von den gewöhnlichen sogenannten Hypernephromen der Niere, denen diese Eigenschaft mangelt.

Das Gegenstück zum Ausfall der Nebennierenrinde bzw. zur Addisonschen Krankheit ist die *Cushingsche*[1] *Krankheit*, deren Symptome immer durch ein Übermaß an Nebennierenrindenhormon erzeugt werden, sei es nun, daß ein primärer Nebennierenrindentumor vorliegt, oder daß die Stimulation der Nebenniere durch die Hypophyse erfolgt. Die Symptome dieses eigenartigen Krankheitsbildes sind allerdings von Fall zu Fall verschieden stark ausgeprägt: Es kommt zu Plethora und Fettsucht, die sich zum Unterschied von der bei Dystrophia adiposogenitalis besonders im Bereich des Stammes und des stark geröteten Gesichtes (Vollmondgesicht, Abb. 298) bemerkbar macht. Sehr kennzeichnend sind auch blutrote Striae, die aber nicht auf die Fettvermehrung zurückgehen. Weiterhin finden sich Hypertonus und übermäßige Behaarung (Hypertrichose), bei Frauen männliche Behaarung (Hirsutismus), sowie Osteoporose mit typischen Wirbelsäulenschmerzen, Rückbildung des Genitales (Amenorrhoe) und verminderte Glucosetoleranz (Diabetes). Die Lymphdrüsen zeigen Involution. Die Hauptrolle spielen bei der Cushingschen Erkrankung die im Übermaß abgegebenen Glucocorticoide, besonders das Cortison. Man hat in der Tat durch übermäßige Cortisongaben beim Menschen Veränderungen wie bei einer Cushingschen Krankheit erzeugen können. Außerdem kommt es dabei zu einer Inaktivitätsatrophie der Nebennierenrinde, der ja sozusagen die Sorge um die Cortisonproduktion abgenommen ist, und zum Auftreten eigentümlicher glasig-hyalin veränderter, basophiler Zellen im Hypophysenvorderlappen (CROOKE, s. S. 374).

Manche Tumoren und Hyperplasien der Nebennierenrinde sind befähigt, Aldosteron im Übermaß abzusondern. Vom *primären Aldosteronismus* sprechen wir dann, wenn ein autonomer Tumor der Nebennierenrinde Aldosteron ungeregelt und im Übermaß absondert. Dadurch wird die Zurückhaltung von Natrium in

---

[1] H. CUSHING (1869—1939), Chirurg, Boston (USA).

der Niere verstärkt und gleichzeitig die Ausscheidung von Kalium erhöht. Die so entstehende Hypernatriämie und Hypokaliämie führt zu Ödemen, Muskelschwäche, Polydipsie und Polyurie (Kaliummangel-Syndrom, Conn[1]-Syndrom). Ein *sekundärer Aldosteronismus* liegt vor, wenn der Bedarf des Organismus an Natrium, z. B. bei Vorhandensein von Ödemen, eine vermehrte Aldosteronausscheidung hervorruft. Durch Bremsung dieser Aldosteronausscheidung mittels Antagonisten und natriumarmer Diät kann man daher die Ödeme günstig beeinflussen. Anatomisch findet man Wucherungen der Nebennierenrinde von Fasciculata-Struktur.

Gleichzeitige Über- und Unterfunktion der Nebennierenrinde kennzeichnen das *adrenogenitale Syndrom*. Wenn der Nebennierenrinde die Fähigkeit mangelt, Steroide in Cortison umzuwandeln, dann wirkt der Cortisonmangel stimulierend auf die Hypophyse, die durch eine übermäßige ACTH-Produktion gewissermaßen

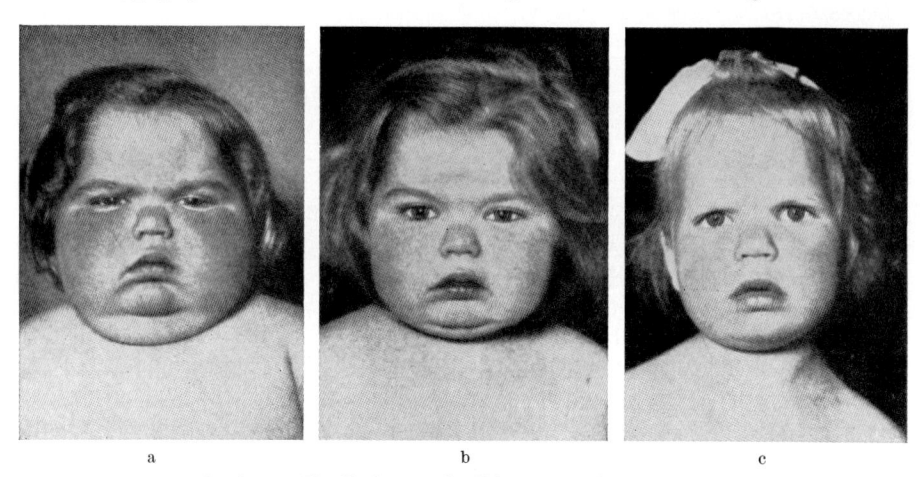

Abb. 298a—c. Cushing-Syndrom. a Vor Entfernung des Nebennierenrindentumors; b 1 Monat und c 7 Monate nach der Operation. (Nach GROB u. Mitarb.)

die Nebennierenrinde doch zur Produktion des Cortisons veranlassen will. Da ACTH aber auch gleichzeitig die Produktion der anderen Hormone anregt, werden nun diese im Übermaß gebildet, insbesondere das androgene Hormon (s. Abb. 299). Je nach dem Zeitpunkt der Manifestation des Defektes sieht dann die Folge verschieden aus. Macht sich die Störung bereits im fetalen Leben geltend, dann kommt es bei weiblichen Kindern zum Pseudohermaphroditismus, männliche zeigen keine Wirkungen; tritt die Störung erst nach der Geburt in Erscheinung, dann führt sie zu einer Virilisierung der weiblichen, zu einer Pseudopubertas praecox der männlichen Individuen — bei diesen sind zwar die sekundären Geschlechtsmerkmale ausgebildet, die Hoden aber noch nicht reif, da ja die entsprechenden Gonadotropine von der Hypophyse noch nicht sezerniert wurden. Durch Cortisongaben kann man die Hypophyse beruhigen („täuschen") und die meisten der Symptome zur Rückbildung bringen. Anatomisch findet man eine sehr kennzeichnende Hyperplasie der Nebennierenrinde, die verdickt und in plumpe Windungen gelegt ist.

Das adrenogenitale Syndrom kann aber auch *primär* bei Tumoren der Nebennierenrinde auftreten, die von sich aus übermäßig androgene Hormone ausschütten. Bildet der Tumor auch Cortisol, so kann sich das adrenogenitale Syndrom mit den Symptomen der Cushingschen Krankheit vermischen. In solchen Fällen ist eine operative Entfernung oder Verkleinerung der Nebenniere angezeigt.

---

[1] J. W. CONN, zeitgenössischer britischer Arzt.

In einem Drittel der Fälle ist die Unfähigkeit zur Cortisolbildung auch mit einer solchen zur Aldosteronbildung vergesellschaftet, so daß Natrium im Übermaß ausgeschieden wird. Es kommt zur Hyponatriämie und Hyperkaliämie. Dieses „*Salzverlust-Syndrom*" stellt gewissermaßen das Gegenteil des Connschen Syndroms (s. S. 392) dar.

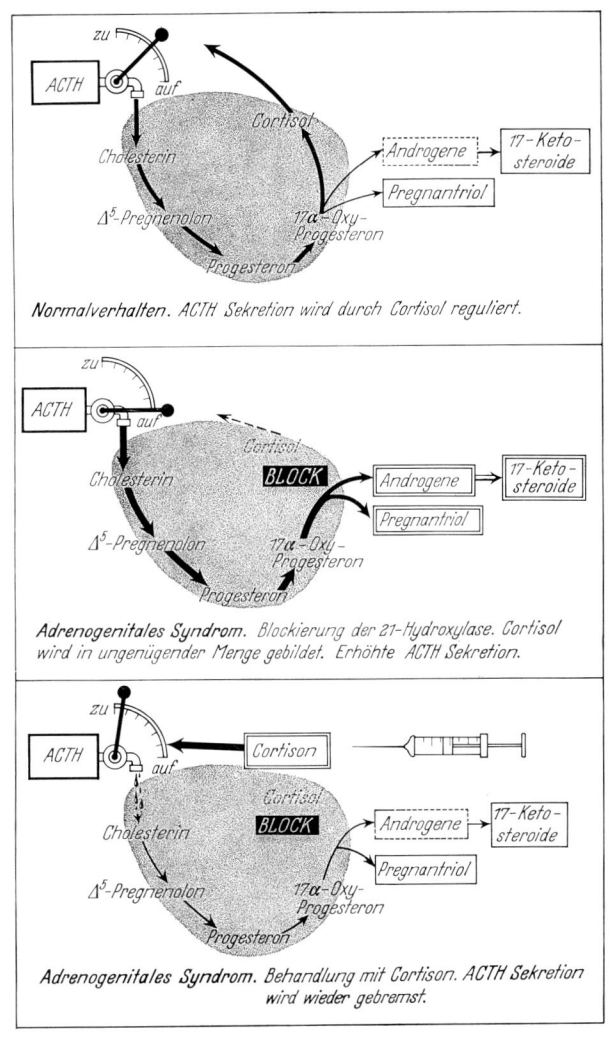

Abb. 299. Schematische Darstellung der Cortisol[1]-Synthese in der Nebennierenrinde (oben), ihre Störung beim adrenogenitalen Syndrom (Mitte) und bei dessen Behandlung. (Nach BRADBURY)

3. Unterfunktion des Nebennierenmarkes

Ob beim Menschen eine reine Unterfunktion des Nebennierenmarkes vorkommt, ist fraglich. Manche Todesfälle nach übermäßiger körperlicher Beanspruchung hat man auf eine akute Insuffizienz des Nebennierenmarkes zurückgeführt, dessen Hormonbildung den gesteigerten Bedürfnissen nicht mehr genügen konnte. In der Tat wurde in solchen Fällen eine Adrenalinverarmung des Markes gefunden.

---

[1] Cortisol ist das hochwirksame, von der Nebenniere selbst gebildete Hormon, Cortison ein Metabolit des Cortisols, der geringere Wirkung zeigt und therapeutisch verwendet wird.

4. Überfunktion des Nebennierenmarkes

Neben stummen *Phäochromocytomen* gibt es auch solche, die reichlich Hormone absondern, und zwar entweder nur Noradrenalin — sie gehen mit Hochdruck einher — oder Noradrenalin *und* Adrenalin — sie verursachen dann außer Hochdruck noch Hyperglykämie und Glykosurie. Da die Hormonausschüttung der Tumoren eine ganz ungeregelte ist, leiden die Kranken an plötzlichen lebensbedrohlichen Blutdrucksteigerungen, sog. Blutdruckkrisen, zu denen sich im zweiten Fall noch die Symptome eines Diabetes gesellen können. Manchmal werden die Blutdruckkrisen durch Traumen oder überhaupt Zustände ausgelöst, die mit einer adrenalen Gegenregulation verbunden sind. Die Entfernung des Tumors führt zu vollkommener Heilung.

V. Inselorgan

Die B-Zellen der Langerhansschen Inseln bilden Insulin, das bei jeder Blutzuckererhöhung, welche den adäquaten Reiz darstellt, in die Blutbahn ausgeschieden wird. Insulin ermöglicht den Durchtritt der Glucose durch die Zellmembranen in das Zellinnere und ihre Verwertung im Zellstoffwechsel, in allererster Linie in dem Gewebe mit dem größten Zuckerverbrauch, den Skeletmuskelfasern. Fehlt das Insulin, so ist diese Glucoseverwertung blockiert, der Blutzuckerspiegel steigt über die Norm an (Hyperglykämie), Zucker tritt in den Harn über (Glykosurie). Gleichzeitig ist auch der Fettstoffwechsel gestört insoferne, als aus Fettsäuren Glucose neu entsteht (Gluconeogenese), andererseits Fettsäuren zu Ketonkörpern umgewandelt werden.

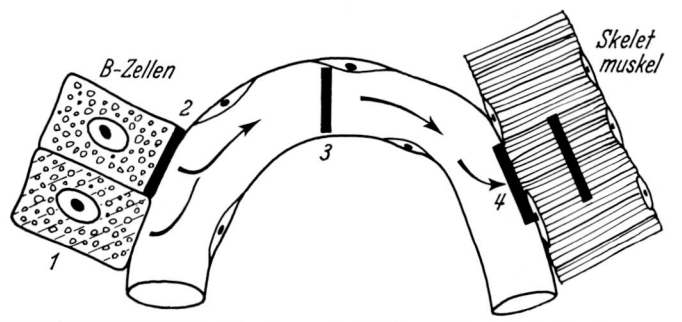

Abb. 300. Störungen der Insulinwirkung: *1* Zerstörung der B-Zellen; *2* Blockade der Insulinanschüttung aus den B-Zellen; *3* Zerstörung des Insulins in der Blutbahn (Antiinsulin); *4* Störung des Eintrittes in den Muskel und der Wirkung im Muskel

1. Unterfunktion

Insulinmangel ist die Ursache des menschlichen Pankreasdiabetes, der häufigsten Form des Diabetes mellitus. Er kann auf verschiedene Weise entstehen (Abb. 300):

1. Ein *vollkommener Ausfall der B-Zellen* kann eintreten bei Exstirpation des ganzen Pankreas, wie man sie im Tierexperiment durchführen kann, oder bei besonderer chemischer Zerstörung der B-Zellen durch ein gezielt auf sie wirkendes Gift, wie z.B. das Alloxan (Alloxan-Diabetes). Beim Menschen kommt es nur selten zu einer so vollkommenen Zerstörung des Pankreas bzw. der Inseln, etwa bei totaler Pankreasnekrose und Tumorinfiltration.

2. Die *Abgabe* des Insulins in das Blut kann *gehemmt* sein: Die Inseln sprechen dann, obwohl ihre Zellen Insulin bilden, auf den adäquaten Reiz nicht in richtigem Ausmaß an.

3. Im Blut können sich *Insulin-Antagonisten* finden, die das Hormon gewissermaßen neutralisieren.

4. Der *Durchtritt durch die Zellmembran* kann durch antagonistische Wirkstoffe (Hormone?) gestört sein, oder es liegt schließlich ein *Defekt im Enzym-*

system im Zellinneren des Erfolgsorgans vor, der eine richtige Wirkung des Insulins verhindert.

Bei dieser Sachlage ist es nicht verwunderlich, daß morphologische Veränderungen beim menschlichen Pankreas-Diabetes sehr verschiedenartige sind, ja auch

Inselbefund	Diabetiker	Nichtdiabetiker
Degranulierung B-Zellen	70	20%
Hydropische Umwandlung B-Zellen	40%	4%
Inselhyalinose / Inselfibrose } über 50 Jahre	50%	10%
Inselblutungen	10%	4%
„Normale Inseln"	25%	80
Insulin-, Zinkgehalt, B-Zell-Masse, Inselzahl		
A-Zell-Masse, Glucagongehalt		
Fe-, Lipid-, Glykogenablagerung, B-Zell-Pyknose		

Abb. 301. Häufigkeitsvergleich der Inselbefunde bei Diabetikern und Nichtdiabetikern. (Nach SEIFERT)

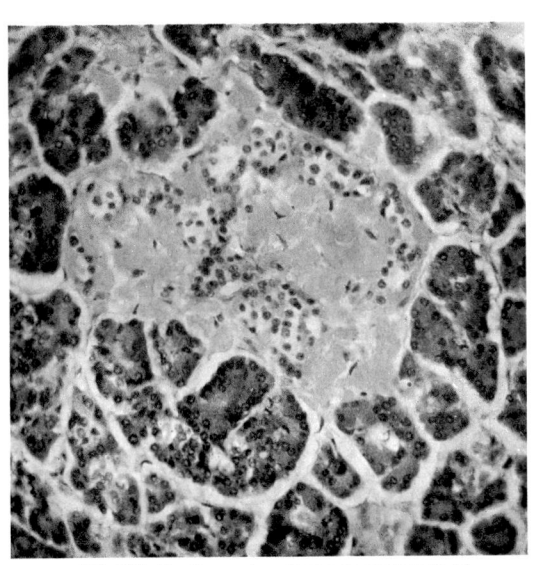

Abb. 302. Hyalinose einer Langerhansschen Insel

ganz fehlen können. Die Befunde am Inselsystem sind in Abb. 301 übersichtlich zusammengestellt. Es sei besonders darauf hingewiesen, daß bei $1/4$ aller Diabetiker „normale Inseln" gefunden werden; die Abb. 302 zeigt die bei der Hälfte aller älteren Diabetiker nachweisbare Inselhyalinose.

Abgesehen vom Pankreas können auch andere *Organe* sehr kennzeichnende Veränderungen bei Diabetes aufweisen. Die Epithelien der Nierenkanälchen vermögen aus dem Harn Glucose zu resorbieren und zu Glykogen zu polymerisieren, so daß in der Diabetesniere neben einer Verfettung der Tubulusepithelien eine sehr kennzeichnende Glykogenablagerung in den Henleschen Schleifen zu finden ist. Die dauernde Ausscheidung von Zucker im Harn kann aber nur bei gleichzeitig erhöhter Wasserausscheidung vor sich gehen. Daher ist das erste subjektive Zeichen des Diabetes meist eine Erhöhung der Harnmenge (Polyurie) und als Folge davon starkes Durstgefühl (Polydipsie). Da das mit der Nahrung zugeführte Kohlenhydrat nicht ausreicht, um den hormonal bedingten hohen Blutzuckerspiegel aufrechtzuerhalten, wird körpereigenes Eiweiß in Zucker umgewandelt, was sich in einer Erhöhung der Stickstoffausscheidung im Harn, Gewichtsverlust und Heißhunger ausdrückt. Als Folge der dauernd erhöhten Nahrungsaufnahme finden wir pathologisch-anatomisch gewöhnlich eine Hypertrophie und Erweiterung des Magens. Weiter ist auch die Umsetzung der Fette gestört, so daß es zum Auftreten kleiner Fetttropfen im Blut kommt (diabetische Lipämie). Diese

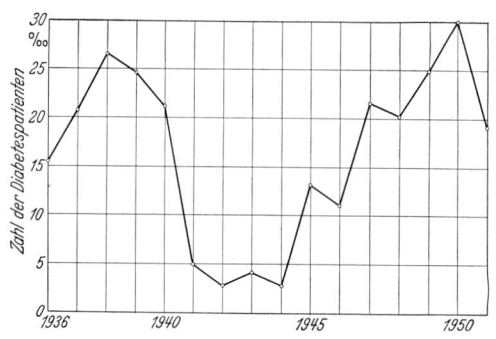

Abb. 303. Absinken der Diabeteshäufigkeit während einer Hungerzeit. (Nach DANOPOULOS)

Fetttropfen werden von den v. Kupfferschen Sternzellen der Leber und den Reticulumzellen der Milzpulpa aufgenommen. Die Knochen, besonders die des Schädeldaches, weisen eine strohgelbe Farbe auf, die auf Fetteinlagerung in die Knochenzellen zurückzuführen ist. Weiter werden als Ausdruck der abwegigen Fettverbrennung Aceton, Acetessigsäure und β-Oxybuttersäure gebildet. Die Ansammlung dieser „Keton"-Körper im Organismus führt zu einer Art Säurevergiftung (Acidosis) und zum tödlichen Coma[1] diabeticum. Dank der modernen Behandlung hat die Lebenserwartung der Diabetiker bedeutend zugenommen. Nur etwa ein Fünftel stirbt heute im diabetischen Koma, fast die Hälfte fällt Gefäßerkrankungen zum Opfer (s. unten).

Offenbar gibt es auch trotz gleicher klinischer Symptome *verschiedene Formen des Diabetes*, die sich ganz wesentlich in Verlauf und Prognose unterscheiden: Mit Abmagerung einhergehender Diabetes des Jugendlichen und Erwachsenen (Typ maigre[2]) läßt sich auf eine ausgesprochene Unterfunktion der B-Zellen beziehen, die dabei die schwersten Veränderungen zeigen; bei der häufigsten mit Fettsucht einhergehenden (Typ gras[2]) Form des Diabetes, dem Altersdiabetes, handelt es sich mehr um eine Regulationsstörung im Kohlenhydratstoffwechsel im Rahmen einer Kohlenhydrat- und Fettmast, die B-Zellen zeigen kaum Veränderungen. Der sog. Bronzediabetes ist, abgesehen von den Zeichen des Diabetes, gekennzeichnet durch Hämochromatose (s. S. 141), d.h. Ablagerung von (eisenhaltigem) hämosiderotischem, aber auch eisenfreiem Pigment in den inneren Organen und der Haut, die dadurch bronzefarben aussieht; Leber und Pankreas zeigen die Zeichen der Cirrhose. Dazu muß freilich bemerkt werden, daß von den Diabetikern in einer Be-

---

[1] Koma (griech.) tiefer Schlaf, Bewußtlosigkeit.   [2] Maigre, gras (franz.), mager, fett.

völkerung jeweils nur ein Teil bekannt ist und nicht erkannte Grenzfälle (sog. Prädiabetes) häufig sind.

Das Auftreten des Pankreas-Diabetes wird durch *innere und äußere Faktoren* beeinflußt. Eine rezessive Erbanlage spielt eine bedeutende Rolle, wie aus der Tatsache hervorgeht, daß die Angehörigen der jüdischen Rasse häufiger befallen werden als andere Menschen und Männer häufiger als Frauen; andererseits begünstigt Luxuskonsumption das Auftreten des Diabetes, in Hungerzeiten nimmt dagegen die Häufigkeit des Diabetes ab (Abb. 303).

Die diabetische Stoffwechselstörung übt einen richtunggebenden Einfluß auf Verlauf und Auftreten anderer Krankheiten aus. In erster Linie sind *Veränderungen am Gefäßsystem* zu erwähnen, deren Auftreten deutlich abhängt von der

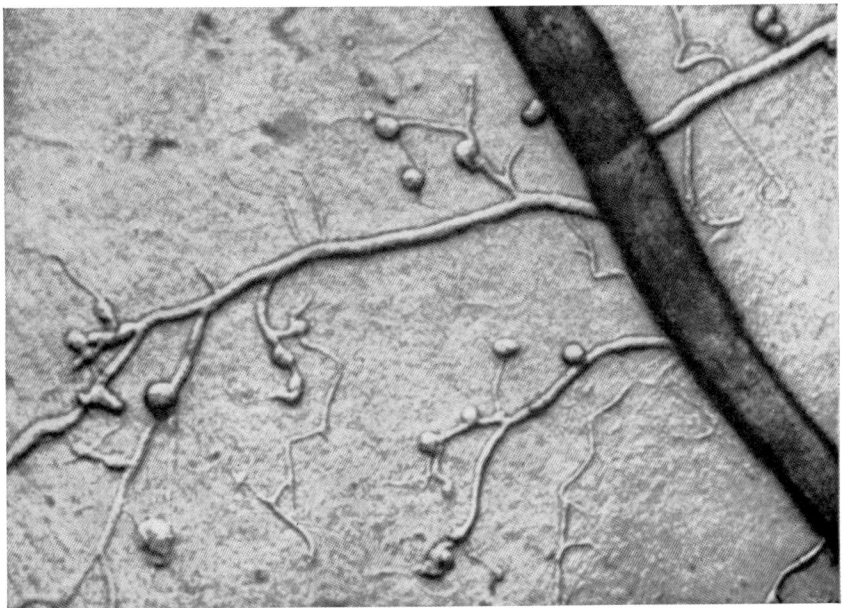

Abb. 304. Miliare Aneurysmen der Netzhautarteriolen. Ausgußpräparat. (Nach ASHTON)

Zeitdauer der diabetischen Stoffwechselstörung. Da sie durch Insulin nicht zu beeinflussen sind, bilden diese Erkrankungen des Gefäßsystems heute eine größere Gefahr für den Diabetiker als der Diabetes selbst: etwa die Hälfte aller Diabetiker erliegt ihnen.

Vor allem der jugendliche Diabetiker ist durch den *diabetischen Capillarschaden* bedroht. Dieser führt im Bereich der Netzhaut zur Retinopathia diabetica, welche durch Miliaraneurysmen (Abb. 304) und Blutungen gekennzeichnet ist — sie kann bis zur völligen Erblindung fortschreiten; an der Niere kommt es zur diabetischen Glomerulosklerose (KIMMELSTIEL-WILSON[1]), die schließlich zu Urämie führt. Langdauernder Diabetes, Retinopathie und Nephropathie werden als „diabetisches Spätsyndrom" zusammengefaßt. Beim Altersdiabetes überwiegen die *Schäden an den größeren Arterien*. Arteriosklerose wird bei Diabetes 10mal häufiger angetroffen, als es der Erwartung entspräche. Am häufigsten werden die Kranzschlagadern und die Extremitäten-Arterien befallen, so daß es zu Herzinfarkten und Extremitäten-Gangrän kommt.

Auch *bakterielle Infektionen* bedrohen den Diabetiker in erhöhtem Maß. Der Zuckergehalt der Gewebe, besonders der Haut, begünstigt die Ansiedlung von Pilzen und Kokken und führt zu besonders schweren Formen der Staphylokokken-

---

[1] KIMMELSTIEL, P. (geb. 1900), Pathologe in USA; WILSON, C. (geb. 1906), englischer Arzt.

infektion (Furunkulose). Andere Infektionskrankheiten, wie besonders die Lungenentzündungen, nehmen bei Diabetes einen auffallend schweren Verlauf, indem es zu Komplikationen, wie Abscedierung und Gangrän, kommt. Eine Pyelonephritis führt zu einer Nekrose der Papillen, die dann als Ganzes abgestoßen werden.

Die diabetische Stoffwechsellage einer Mutter beeinflußt auch den Fetus in utero und führt je nach der Schwere der Störung zu verschiedenen Veränderungen: In den ersten drei Schwangerschaftsmonaten treten Mißbildungen des Schädels, Zentralnervensystems, des Herzens und der Nieren auf; bei etwa einem Drittel der Fälle findet sich ein Hydramnion; ebenfalls in etwa einem Drittel handelt es sich um Riesenkinder mit einem Geburtsgewicht von über 5 kg. Die Ursache des Riesenwuchses ist noch strittig. Diese Kinder weisen eine Hypertrophie der Inseln auf als Kompensation gegenüber dem hyperglykämischen Blut der Mutter.

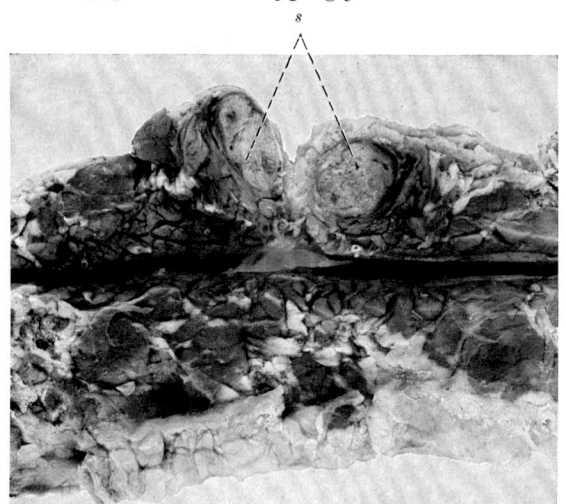

Abb. 305. Inseladenom (*s*) des Pankreas. Klinisch: Hypoglykämische Anfälle

Da das Auftreten vom Zucker im Harn nicht bloß von der Wirkung des Insulins abhängt, gibt es außer dem Pankreasdiabetes noch eine Reihe von anderen Diabetesformen, bei denen das Pankreas bzw. das Inselzellsystem nicht beteiligt ist:

Schon die normale Niere läßt bei Erhöhung des Blutzuckerspiegels über 150 mg-%, z.B. nach kohlehydratreichen Mahlzeiten, Zucker in den Harn übertreten *(alimentäre Glykosurie)*.

Zucker kann aber auch in den Harn bei normalem Blutzuckerspiegel dann übertreten, wenn die Niere geschädigt, d.h. für Zucker durchlässig geworden ist *(„renaler Diabetes"*[1]*)*. Eine solche Schädigung läßt sich im Tierversuch durch Vergiftung mit Phlorrhizin[2] erzeugen, wobei es dann zum sog. Phlorrhizindiabetes kommt. Eine ähnliche Wirkung haben andere Gifte, wie Kohlenoxyd, Morphium usw. Gewöhnlich findet man beim renalen Diabetes des Menschen keine irgendwie bemerkenswerten morphologischen Veränderungen in der Niere.

Durch eine Störung des Hypophysennebennierenrindensystems, wie sie etwa bei Cushingscher Krankheit auftritt, wird der sog. *Steroid-Diabetes* hervorgerufen.

2. Überfunktion

Übermäßige Zufuhr von Insulin führt zum Absinken des Blutzuckerspiegels *(Hypoglykämie)*, dabei treten Krämpfe, Muskelschwäche und Schweißausbrüche auf (hypoglykämischer Schock), die durch Zuckerinjektionen sofort zu beheben sind.

[1] Diabetes (griech.) Durchmarsch, Durchtreten, gemeint ist: des Wassers durch die Nieren.
[2] Phloos (griech.) Rinde; rhiza (griech.) Wurzel — Phlorrhizin wird aus der Wurzelrinde von Obstbäumen gewonnen.

Erhöhte Insulinausschüttung durch die Drüse selbst *(Spontanhypoglykämie, Hyperinsulinismus)* geht auf geschwulstmäßige Wucherungen (Inseladenome, Abb. 305) oder diffuse Hyperplasie des Inselgewebes zurück. Durch operative Entfernung der Geschwulst oder Verkleinerung des Pankreas ist Heilung zu erzielen. Etwa drei Viertel aller Inseladenome bestehen aus B-Zellen, etwa ein Zehntel aus A-Zellen; allerdings sind nicht alle diese Tumoren endokrin wirksam. Manchmal sind nichtinsulinbildende Inselzelladenome mit Magengeschwüren vergesellschaftet, die man darauf zurückführt, daß diese Inselzelladenome ein die Magensaftsekretion anreizendes, gastrinartiges Sekret absondern *(Zollinger-Ellison-Syndrom*[1]*)*.

Manchmal sondern auch nicht vom Inselsystem ausgehende Tumoren Insulin ab, wie z. B. Fibrome oder Fibrosarkome, und führen so zur Hypoglykämie.

Es gibt aber offenbar auch hypoglykämische Zustände, bei denen der Inselapparat, ähnlich wie bei manchen Formen des Diabetes, gestaltlich nicht verändert, sondern mehr in seiner Funktion gestört ist. Eine leichte Form der Hypoglykämie, die ihrem Träger keinerlei grobe Beschwerden zu machen braucht, scheint ebenso häufig vorzukommen wie ihr Gegenstück, der leichte Diabetes.

VI. Thymus

a) Anatomische Veränderungen

Normalerweise nimmt der Thymus bis zur Geschlechtsreife an Größe zu und bildet sich dann allmählich zurück. Das Parenchym schwindet immer mehr und wird durch Fettgewebe ersetzt, so daß schließlich bloß ein (thymischer) Fettkörper übrigbleibt, in dem noch lange Zeit mikroskopisch Reste von Thymusgewebe nachweisbar sind. Unterbleibt diese Rückbildung und behält der Thymus auch im späteren Leben jene Größe und Zusammensetzung bei, die er normalerweise nur bis zur Geschlechtsreife hat, so sprechen wir von *Persistenz*[2] des Thymus.

Der Zustand des Thymus als eines lymphatischen Gewebes ist stark von der Nebennierenrinde, insbesondere von der Ausschüttung von Glucocorticoiden abhängig. Werden sie in größerer Menge ausgeschieden, wie das bei allen Belastungen zutrifft, dann kommt es zum Schwund, zur vorzeitigen *akzidentellen Involution* des Thymus. Das ist im Kindesalter namentlich bei akuten Infektionskrankheiten und Ernährungsstörungen der Fall.

Auf der anderen Seite geht ein Ausfall der Nebennierenrinde, z.B. bei der Addisonschen Krankheit, mit einer *Hyperplasie* des Thymus einher. Dabei stellt der Thymus einen auffallend dicken, fleischigen Körper dar, der Herz und Luftröhre breit überlagert und fast das ganze vordere Mediastinum einnimmt. Eine Thymushyperplasie ist manchmal bei plötzlichen Todesfällen, z. B. während einer Narkose oder nach außergewöhnlichen körperlichen Leistungen, als einziger krankhafter Organbefund bei der Leichenöffnung festzustellen; man hat daher den Tod mit der Veränderung des Thymus in Zusammenhang gebracht und sprach von Thymustod bzw. Status thymico-lymphaticus (s. S. 57). Das vergrößerte Organ könnte zwar auf Bronchien und Luftröhre oder das Herz bzw. die großen Gefäße drücken oder durch eine vermehrte, vielleicht auch abnorme Tätigkeit (Hyper- bzw. Dysthymisation) schädigend auf das Herz wirken, doch ist man mit der Zeit immer skeptischer geworden, ob der große Thymus dabei wirklich die wesentliche Rolle spielt.

Geschwülste des Thymus ahmen die Zusammensetzung des Mutterbodens aus einem epithelialen Reticulum mit eingelagerten kleinen Rindenzellen (Lymphocyten?) mehr oder minder weitgehend nach.

---

[1] R. M. ZOLLINGER (geb. 1903) und E. H. ELLISON, zeitgenössische amerikanische Ärzte.
[2] Persisto (lat.) verharren.

Die *gutartigen Thymome* stellen abgekapselte runde Knoten dar, in denen entweder die Lymphocyten überwiegen oder die epithelialen Reticulumzellen, welche manchmal auch spindelige Formen annehmen können; oder beide Zelltypen durchmischen sich, so daß man sie als lympho-epitheliale Tumoren bezeichnet.

Bösartige Geschwülste sind bei Überwiegen der kleinen Rundzellen von *Lymphosarkomen* anderen Standorts nicht zu unterscheiden; bei einseitiger Wucherung des epithelialen Thymusanteils entstehen echte (Plattenepithel-) *Carcinome*. Die bösartigen Geschwülste überschreiten die Grenzen des normalen Organs, füllen das ganze vordere Mediastinum aus und brechen vor allem in den Herzbeutel ein; weiterhin können sie auch die Luftwege einengen.

b) Endokrine Störungen

Während eine operative Entfernung des Thymus bei erwachsenen Mäusen nur einen vorübergehenden Abfall der Lymphocyten im Blut bewirkt, hat derselbe Eingriff bei neugeborenen Mäusen tiefgreifende Folgen: Es kommt einmal zu einer Verminderung der Lymphocytenpopulation im Gesamtkörper; zum anderen ist die Immunitätslage so verändert, daß nunmehr Homo-, ja sogar Heterotransplantate wachsen. Nach 2—4 Monaten sterben die Tiere an Auszehrung (runt[1]), was man durch Einpflanzung von Thymusgewebe, ja auch durch bloße Injektion von Thymusextrakt sowie durch Einbringen von Lymphocyten und Milzzellen verhindern kann. Ein funktionierender Thymus ist also für die Entwicklung der Lymphocyten und für die Bildung immunbiologisch kompetenter Zellen nötig. Von diesen hängt ja die normalerweise eintretende Verwerfung von Homotransplantaten ab, da sie auf der Wirksamkeit zellständiger Antikörper beruht (Reaktion vom verzögerten Typ). Man stellt sich deshalb vor, daß die Antikörperbildenden Zellen selbst im Thymus ausgeformt werden, oder daß der Thymus einen humoralen Faktor liefert, der in die Lymphopoese und Antikörperbildung eingreift.

Als Ausdruck einer *Überfunktion* des Thymus wird die bei Hyperplasie und Thymomen auftretende *Myasthenie*[2] aufgefaßt, wobei der Thymus etwa im Sinn einer Autoimmunkrankheit Antikörper gegen Nervenendplatten bilden soll. Die Krankheit ist durch hochgradige Schwäche und rasche Ermüdbarkeit der gesamten willkürlichen Muskulatur gekennzeichnet, in der sich auch kleinzellige Infiltrate finden. Mit Myasthenie gehen aber nur zwei Drittel aller Thymome einher, und zwar diejenigen, die sich durch besonders ausgebildete epitheloide Zellen auszeichnen. Andererseits findet man nur in etwa 15% aller Myastheniefälle solche Thymome, bei 75% findet man im Thymus vermehrt Lymphfollikel mit Keimzentren, die als Ausdruck einer Überfunktion aufgefaßt werden.

VII. Zirbeldrüse[3]

Bei Tieren spielt die Epiphyse im Pigmentstoffwechsel eine Rolle, da sie das antagonistisch zum Melanocyten-stimulierenden Hormon (MSH) der Hypophyse wirkende Melatonin enthält.

Die echten *Pinealome* ahmen die Struktur der Zirbeldrüse durch Bildung von Pseudorosetten nach; häufiger sind Pinealome, die ähnlich wie die *Seminome* gebaut sind und auch Anteile aller drei Keimblätter enthalten können, also *Teratome* darstellen. Sie gehen manchmal mit Pubertus praecox einher.

---

[1] Runt (engl.) Zwerg. [2] Mys (griech.) Muskel; a- verneinende Vorsilbe; sthenos (griech.) Kraft. [3] lat.: Glandula pinealis.

D. Nervensystem

I. Mißbildungen des Zentralnervensystems

Mit abnormer Kleinheit des Schädels (Mikrocephalie) ist eine Unterentwicklung (Hypoplasie) bzw. Kleinheit des Gehirns *(Mikroencephalie)* verbunden, während der Körper im übrigen die gewöhnliche Größe hat oder nicht sehr dahinter zurückbleibt. Die Mikroencephalen sind je nach dem Grade der Mißbildung Idioten oder imbezil oder debil. Nicht selten ist von der Hypoplasie nur das Kleinhirn betroffen.

Der weitaus größte Teil der echten Fehlentwicklungen des Nervensystems besteht in den *Verschlußstörungen des Medullarrohres*. Wir wissen, daß das Zentralnervensystem vom Ektoderm zunächst als Medullarrinne angelegt wird, die sich zum Medullarrohr schließt und sich gleichzeitig vom Ektoderm ablöst. Einmal in die Tiefe verlagert, wird das Medullarrohr von den verschiedenen bindegewebigen

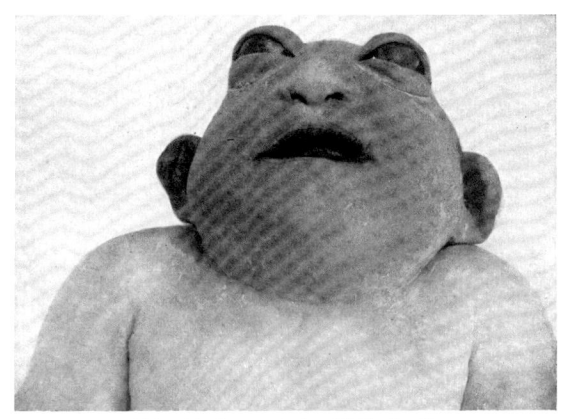

Abb. 306. Anencephalus (Krötenkopf)

und einer knöchernen Hülle umgeben. Störungen dieses Geschehens (dysraphische[1] Störungen, Dysraphie) führen daher oft nicht nur zu Mißbildungen des Zentralnervensystems selbst, sondern auch zu fehlerhafter Entwicklung seiner Hüllen im weitesten Sinne des Wortes. Verwickelt kann das ganze Bild noch werden durch Flüssigkeitsansammlungen verschiedenen Sitzes und verschiedener Ausdehnung.

Bei den höchstgradigen Verschlußstörungen wird gewissermaßen das *Stadium der offenen Medullarrinne im Zusammenhang mit dem Ektoderm* beibehalten:

Ist am **Schädel** nur die knöcherne Schädelbasis vorhanden, die von Dura und einem flachen blutgefäßreichen Rudiment des Gehirns und der weichen Hirnhäute bedeckt ist (Area medullo-vasculosa), so liegt eine *Anencephalie*[2] vor (Abb. 306). Gleichzeitig fehlen über dieser Stelle die Knochen und die Haut *(Akranie*[2]*)*. Die von der Schlundtasche her angelegte Adenohypophyse ist vorhanden, während die Neurohypophyse ebenso wie das Gehirn fehlt. Die Nebennierenrinde ist offenbar in Abhängigkeit vom Fehlen der Neurohypophyse und des Zwischenhirns unterentwickelt. Da wegen der mangelnden Ausbildung des Stirnbeins auch die Augen stark vorspringen, da ferner der Kopf nach hinten geneigt, der Hals kurz und breit ist, kommt eine gewisse Ähnlichkeit mit einer Kröte zustande. Die Anencephalen werden daher auch als Krötenköpfe bezeichnet (Abb. 306).

Ist etwas mehr Gehirnsubstanz vorhanden, so bildet sie einen nach außen überhängenden Wulst *(Hemiencephalie*[3]*)*. Mit ihrer weiteren Entwicklung treten auch Teile der Schädelknochen auf, zunächst des Stirnbeins, dann auch der anderen platten Knochen *(Hemicephalie)*

Je mehr nun der knöcherne Schädel ausgebildet ist, um so mehr ragt das mißbildete Gehirn aus einer teilweise von Knochen umschlossenen Höhle hervor.

---

[1] Raphe (griech.) Naht.   [2] A (An) — verneinende Vorsilbe; enkephalos (griech.) Gehirn; kranion (griech.) Schädel.   [3] Hemi (griech.) halb.

402   Nervensystem

Bleibt am **Rückenmark** der Zustand der offenen Medullarrinne bestehen, so sprechen wir von *Rhachischisis*[1] (Abb. 307, 308/2, 309). Die Wirbelbögen fehlen oder sind nur zum Teil ausgebildet und liegen ausgebreitet in der Ebene der Wirbelkörper. Diese sind von Dura bedeckt, auf der eine gefäßhaltige Haut liegt, welche aus Pia und dem mit ihr verbundenen markhaltigen Rudiment des Rückenmarkes besteht (Area medullo-vasculosa); seitlich geht sie unter Vermittlung einer glatten bläulich-weißen Zone (Area epithelioserosa) in die Epidermis über. Die Rhachischisis kann Wirbelsäule und Rückenmark in ganzer Ausdehnung oder nur einzelne Abschnitte betreffen, wobei der Lumbalteil ausgesprochen bevorzugt ist. Der Wirbelkanal bleibt dann an einer umschriebenen Stelle offen; das Rückenmark ist hier rudimentär und platt ausgebreitet, während nach oben und eventuell auch nach unten normales Rückenmark sich anschließt, dessen Zentralkanal sich beim Übergang in den nicht geschlossenen Teil öffnet. Gewöhnlich sammelt sich zwischen Dura und Pia an der Vorderfläche des Rückenmarkrudimentes Flüssigkeit an

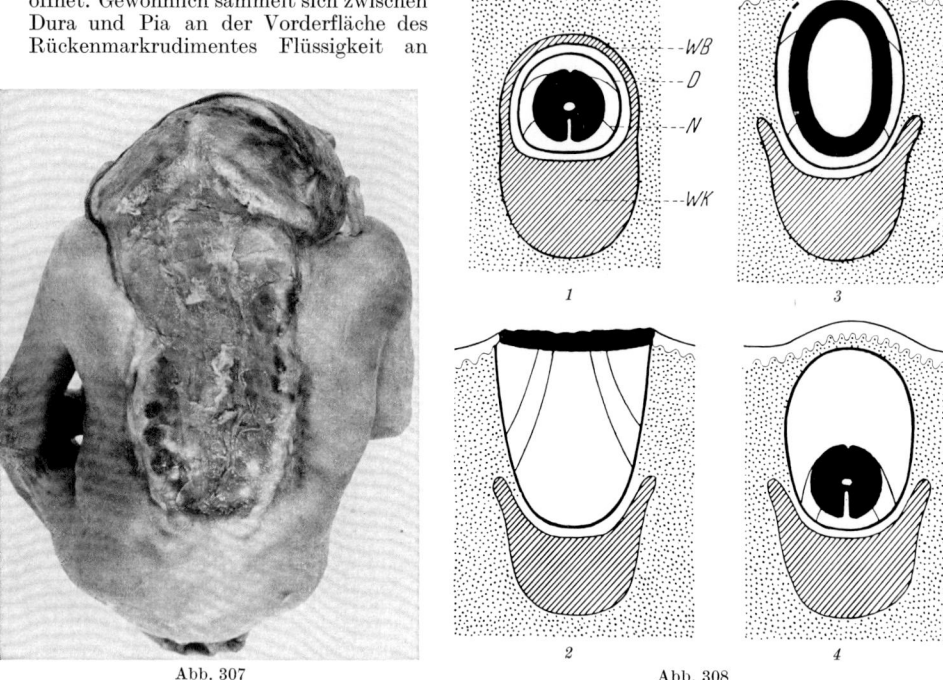

Abb. 307   Abb. 308

Abb. 307. Anencephalie mit Rhachischisis. Rückansicht

Abb. 308. Schematische Querschnitte durch die Wirbelsäule. *1* Normales Verhalten, *WK* Wirbelkörper, *WB* Wirbelbögen, *D* Dura, *N* Rückenmarksnerven, *E* Epidermis. Das Rückenmark schwarz gezeichnet. *2* Rhachischisis (s. auch den schematischen Längsschnitt Abb. 309). *3* Myelocystocele; *4* Meningocele

(Abb. 308/2, 309); so wird die weiche Hirnhaut samt der Area medullo-vasculosa und der Area epithelio-serosa aus dem Defekt nach hinten herausgedrängt und cystisch emporgehoben. In der Cyste sieht man das Rückenmark von oben hereintreten und an der Area medullo-vasculosa angeheftet. Die aus ihm entspringenden Nerven müssen dann, um zu ihren Intervertebrallöchern zu gelangen, zum Teil rückwärts ziehen (Abb. 309).

Rhachischisis kann mit Anencephalie bzw. Hemiencephalie vergesellschaftet sein: wir sprechen dann von *Kraniorhachischisis* (Abb. 307).

Erfolgt der Verschluß der Medullarrinne zum Medullarrohr und seine Loslösung vom Ektoderm in richtiger Weise, so kann trotzdem die Bildung der häutigen und knöchernen

---

[1] Rhachis (griech.) Rücken, Rückgrat; schisis (griech.) Spalte. Als „Rhachischisis" könnte also jede Spaltbildung der Wirbelsäule bezeichnet werden. Im gewöhnlichen Sprachgebrauch benützt man aber diesen Ausdruck nur für die nicht von Haut überkleideten Spaltbildungen. Die von Haut überzogenen Spaltbildungen, bei denen also strenggenommen ebenfalls eine — freilich meist umschriebene — Rhachischisis vorliegt, gehen unter der Bezeichnung Spina bifida (s. unten S. 403). Allerdings wird diese scharfe begriffliche Trennung vielfach nicht genau beachtet.

Umhüllungen des Zentralnervensystems mangelhaft erfolgen. Aus **Defekten der Schädelkapsel** ragen größere oder kleinere Hirnabschnitte frei bzw. mit Hirnhäuten oder Haut bedeckt vor. Dann haben wir es mit einem sog. Hirnbruch, einer *Encephalocele*[1], zu tun. Die Öffnung liegt gewöhnlich mitten in platten Schädelknochen, am häufigsten in der Hinterhauptschuppe, seltener im Stirnbein, noch seltener an der Basis, wo auch eine Vorwölbung des Gehirns in die Nasenhöhle beobachtet wird. Der herausragende Gehirnteil kann einen Abschnitt der Seitenventrikel enthalten. Wenn sich dieser dann durch Ansammlung von Flüssigkeit erweitert, haben wir eine Hydrencephalocele vor uns. Manchmal bilden nur Hirnhäute den Bruchinhalt: *Meningocele*. In ihnen kann sich Flüssigkeit ansammeln: *Hydromeningocele*.

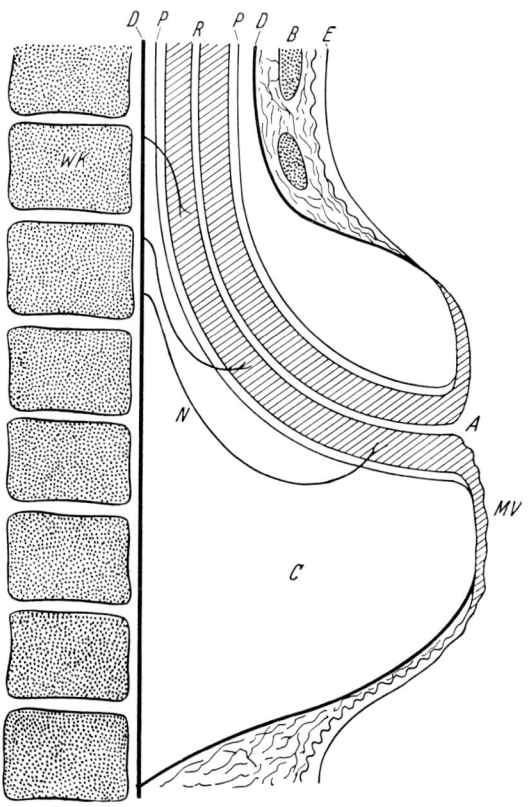

Abb. 309. Schematischer Mediansagittalschnitt durch eine Rhachischisis. *WK* Wirbelkörper, *B* durchschnittene Dornfortsätze, *D* Dura, *P* Pia, *C* Cystenraum, durch den das Rückenmark (*R*) hindurchzieht, um auf der Höhe der Cyste zu enden. Bei *A* öffnet sich der Zentralkanal nach außen. Das Rückenmark setzt sich nach oben und unten als Area medullo-vasculosa (*MV*) fort, um über die Area epithelio-serosa in die Epidermis (*E*) überzugehen. Die im Bereich der Cyste abgehenden Nerven (*N*) müssen nach aufwärts zu ihren Austrittsstellen ziehen

Spaltförmige, von Haut überzogene **Defekte des Wirbelkanals** werden als *Spina bifida*[2] bezeichnet. Aus ihnen können sich Teile des Rückenmarks unter die Haut verwölben *(Myelocele)*. Häufiger handelt es sich um flüssigkeitsgefüllte Säcke, die vom Rückenmark oder seinen Häuten gebildet sind *(Spina bifida cystica)*.

Erstens kann sich ein Sack vorstülpen, der durch Wasseransammlung im Zentralkanal entstand, also vom aufgetriebenen und verdünnten Rückenmark selbst gebildet wird. Dann redet man von *Myelocystocelen* (Abb. 308/3) oder, da meist auch zugleich in den Häuten eine Flüssigkeitsansammlung besteht, von *Myelomeningocystocelen* (Abb. 310).

Der Sack kann zweitens nur von den Meningen gebildet sein; das in normaler Lage befindliche Rückenmark ist unbeteiligt. Der Zustand heißt *Meningocele* bzw. Hydromeningocele (Abb. 308/4). Er ist in reiner Form sehr selten. Meist sind Rückenmark oder Nerven dadurch beteiligt, daß sie in den Sack hineingezogen werden.

---

[1] Kele (griech.) Geschwulst.   [2] Spina (lat.) Dorn; in übertragenem Sinne auch „Wirbelsäule"; bifidus (lat.) in zwei Teile gespalten. Siehe auch Anm. S. 402.

Es gibt auch eine Form der Spina bifida, die wegen ihrer Verborgenheit *Spina bifida occulta* heißt. Bei ihr ist es zu keiner cystischen Vorragung der darunter gelegenen Teile gekommen, so daß die Haut glatt über die Wirbelspalte hinwegzieht. Man bemerkt daher erst beim Betasten den Defekt der Wirbelbögen. Die Epidermis ist über der Stelle oft auffallend behaart und verrät so die Mißbildung. Gewöhnlich ist Fett- und manchmal auch Muskelgewebe in die Wirbelspalte hineingewachsen und bildet eine mit dem Rückenmark verschmolzene, geschwulstähnliche Masse. Manchmal bestehen gleichzeitig Klumpfüße.

Kinder mit Mißbildungen, wie Akranie oder Rhachischisis, sind nicht lebensfähig; kleinere Encephalocelen sind mit dem Leben vereinbar, aber wegen der stets

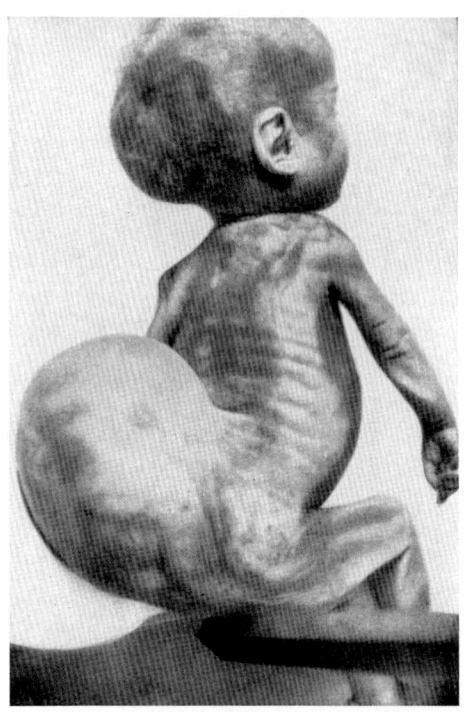

Abb. 310. Myelomeningocele lumbosacralis

drohenden Infektion sehr gefährdet. Die höheren Grade der Spina bifida schließen die Lebensfähigkeit um so mehr aus, als sie manchmal mit anderen Anomalien, besonders Bauchspalte, zusammen vorkommen. Geringere Grade sind operativ zu beheben. Sie gehen aber, wie auch die Spina bifida occulta, gern mit nervösen Störungen der unteren Extremitäten sowie der Blasen- und Mastdarmfunktionen einher.

Durch die Fixation des Rückenmarks in der Lumbosacralregion kommt es bei stärkerem Längenwachstum der Wirbelsäule zu einem Tiefstand der Medulla oblongata und der Kleinhirntonsillen im großen Hinterhauptsloch. Diese nach ARNOLD und CHIARI[1] bezeichnete Mißbildung führt nicht selten zum Verschluß des Foramen MAGENDIE und auf diese Weise zur Entstehung eines inneren Occlusionshydrocephalus (s. dort).

II. Dura mater[2]

a) Blutungen, Kreislaufstörungen

Wenn Äste der Arteria meningica media bei einer Schädelfraktur zerreißen, ergießt sich Blut zwischen Dura und Knochen. Es bildet sich ein sog. *epidurales*

---

[1] J. ARNOLD (1835—1915), H. CHIARI (1851—1916), deutsche Pathologen. [2] griech.: Pachymeninx (pachys — dick; meninx — Haut).

(extradurales) Hämatom, das seiner Hauptmasse nach an der Seitenfläche des Schädels sitzt. Es wölbt die Dura gegen das Gehirn flachbuckelig vor, hat an der höchsten Stelle meist eine Dicke von mehreren Zentimetern und die durchschnittliche Grundfläche eines Kinderhandtellers. Das Hämatom wird dadurch gefährlich, daß es das Gehirn erheblich konkav eindrückt (Abb. 311); es kann aber chirurgisch mit Erfolg entleert werden.

Subdurale Blutungen (zwischen Dura und Leptomeninx) entstehen recht häufig bei *Neugeborenen* durch Geburtstraumen: Durch starke oder brüske Verschiebung

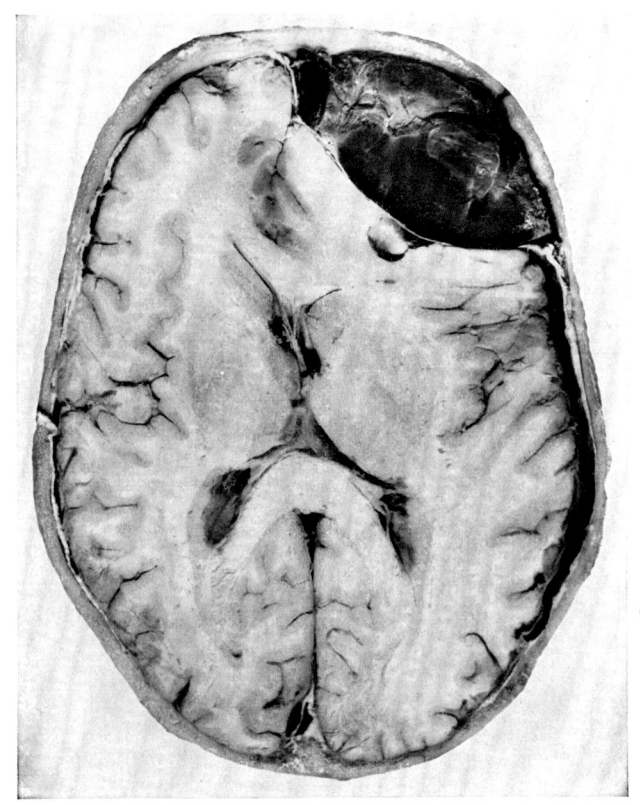

Abb. 311. Epidurales Hämatom mit Verdrängung des Stirnlappens. (Bild Prof. P. SCHÜRMANN)

der Schädelknochen reißt die Dura ein, so daß sich aus eröffneten venösen Gefäßen das Blut in den Subduralraum ergießen kann. Dabei spielt ein Mangel an Vitamin K bzw. Prothrombin (s. S. 11 und 77) insofern eine Rolle, als es unter diesen Umständen zu keiner prompten spontanen Blutstillung kommt. Der Lieblingssitz solcher Zerreißungen ist der freie vordere Rand des Tentoriums. Das in die hintere Schädelgrube austretende Blut führt durch Druckerhöhung im Schädelinnenraum zu einer Reizung des Atemzentrums und damit zu Atembewegungen des Kindes noch in den Geburtswegen: Es kommt zur tödlichen Aspiration von Fruchtwasser und Erstickung. Der Tentoriumriß ist eine der wichtigsten Ursachen der sog. intrauterinen Asphyxie.

Beim *Erwachsenen* entstehen subdurale Blutungen meist durch traumatische Zerreißung der den Subduralraum überbrückenden Endabschnitte der Gehirnvenen vor ihrer Einmündung in die venösen Sinus (sog. Brückenvenen) oder durch den Übertritt von Blut aus traumatisch zerstörtem Hirngewebe. Erreichen derartige Blutansammlungen ein größeres Ausmaß, dann werden sie nicht mehr von der Innenfläche der Dura her organisiert, sondern durch ein sich von den Rändern aus über das Hämatom schiebendes membranartiges Bindegewebe abgekapselt. Durch diese Membran diffundiert nun im weiteren Verlaufe der Blutfarbstoff ab, während andererseits Liquor in den Sack eindringt. So bildet sich das sog. Hygroma[1] durae matris, ein von Bindegewebe umhüllter, der Gehirnoberfläche aufliegender Sack mit wäßrigem Inhalt (Abb. 312). Bleibt eine solche Diffusion von Liquor aus, dann liegt ein chronisches Subduralhämatom vor, das nur schwer von der chronischen pachymeningitischen Blutung zu unterscheiden ist (s. S. 407).

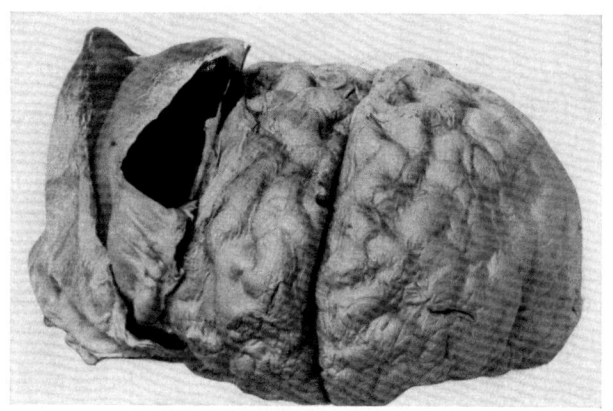

Abb. 312. Hygrom der Dura mater

Thrombose der Sinus, namentlich des Sinus longitudinalis, tritt als marantische Thrombose bei Erlahmen des Kreislaufs, besonders im Kindesalter nach Infektionskrankheiten, auf. Sie kann sich in die einmündenden Pia-Venen fortsetzen. Die Sinusthrombose hat durch Behinderung des Blutabflusses Stauungsblutungen und rote Erweichung des Gehirns zur Folge (S. 420).

b) Entzündungen

Die harte Hirnhaut ist gleichzeitig das innere Periost des knöchernen Schädels. Sie wird daher wie das Periost anderer Körperstellen bei Entzündungen des Knochens in Mitleidenschaft gezogen werden (s. Periostitis). Besonders ist dies der Fall bei den Entzündungen des Felsenbeins (Otitis media), der Siebbeinzellen oder der Stirnhöhle. Dann sammelt sich entzündliches eitriges Exsudat zwischen Knochen und Dura an *(Pachymeningitis purulenta externa)*. Bei reichlicher Eiteransammlung spricht man auch von extraduralem Absceß. Manchmal durchsetzt die Entzündung die ganze Dicke der Dura, so daß es auch auf ihrer Innenfläche zu entzündlichen Ausschwitzungen kommt *(Pachymeningitis purulenta externa et interna)*. Sind sie durch Verklebungen mit der Gehirnoberfläche bzw. der Leptomeninx abgekapselt, so spricht man auch von subduralem Absceß (eigentlich handelt es sich um ein abgekapseltes Empyem des Subduralraumes). Sehr häufig greift die Entzündung der Dura auch auf die in ihr verlaufenden venösen Sinus über in Form einer Thrombose bzw. *Thrombophlebitis;* vor allem trifft dies bei Otitis media für den Sinus sigmoideus zu. Seiner Entstehung entsprechend zeigt der Thrombus gewöhnlich eitrige oder jauchige zentrale Erweichung.

---

[1] Hygros (griech.) feucht, naß.

Bei der *Pachymeningitis tuberculosa externa* kommt es zur Entwicklung eines verkäsenden Granulationsgewebes an der Außenfläche der Dura. Diese Erkrankung entsteht in der Regel durch Übergreifen einer Knochentuberkulose auf die Dura mater und findet sich namentlich in der Dura mater spinalis, wo sie sich an die Wirbelcaries anschließt. Die Käsemassen buchten die Dura gegen den Wirbelkanal zu vor und können dann eine Kompression des Rückenmarkes zur Folge haben.

Die sog. *Pachymeningitis interna haemorrhagica chronica* befällt vorzugsweise ältere Menschen. Dabei finden sich an der Innenfläche der Dura (P. interna!), meist über der Konvexität beider Hemisphären, bindegewebige, gefäßhaltige *Membranen* (Abb. 313). Diese sind in der ersten Zeit sehr zart, so daß sie der Ungeübte übersehen kann. Je dicker sie werden, um so besser lassen sie sich erkennen und im Zusammenhang abziehen. Sie sind dann meist zwei- oder mehrschichtig, man kann die einzelnen Lagen oft voneinander loslösen (Abb. 313). Schließlich bilden sie Schwarten, welche die Dura erheblich an Dicke übertreffen.

Die Membranen sind meist fleckig oder diffus braunrot pigmentiert. Diese Färbung rührt von zahlreichen anfänglich kleinen *Blutungen* her (P. haemorrhagica!), die sich immer wiederholen (P. chronica) und zur Bildung des gelbbraunen Hämosiderins führen. Sie können in älteren Membranen eine große und gefährliche Ausdehnung erreichen. Erfolgen sie zwischen die einzelnen Schichten der Membranen, so kommen zuweilen mehrere Zentimeter dicke Hämatome

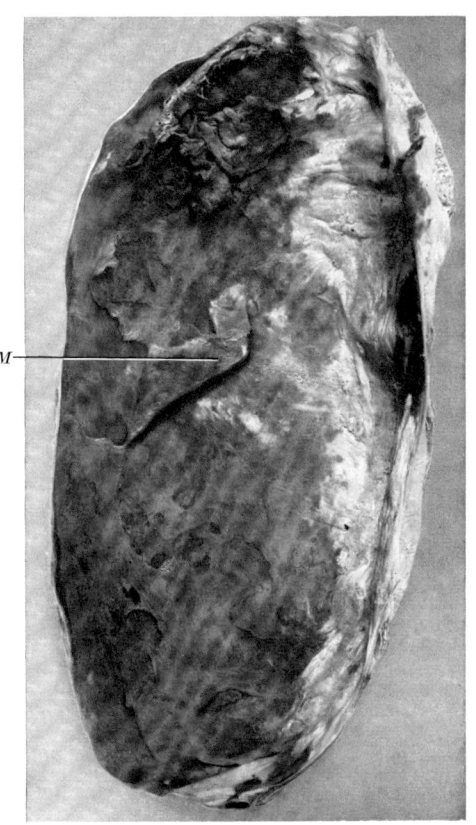

Abb. 313. Pachymeningitis haemorrhagica interna chronica. Auf der Durainnenfläche abziehbare Membranen (*M*)

zustande, die das Gehirn verdrängen und dadurch rasch tödlich werden. Die Möglichkeit solcher Blutungen erklärt sich aus dem großen Gefäßreichtum der Membranen; sie enthalten nämlich viele weite Gefäße mit capillärer Wand, die leicht einreißen. War eine größere Blutung zwischen die Blätter der Membran nicht tödlich, kann das Blut aufgesaugt und durch eine farblose Flüssigkeit ersetzt werden. So entsteht an der Durainnenfläche eine manchmal in ihrer Wand verkalkte Cyste, ein Hygroma durae matris (Abb. 312), wie es oben als Folge subduraler Blutungen aus anderer Ursache schon erwähnt wurde.

Subdurale Blutungen und die chronische hämorrhagische Pachymeningitis können also unter Umständen zu fast identischen Endzuständen führen. Unterschiedlich sind die Erkrankungen nur in ihrem Beginn. Während beim Subduralhämatom die traumatische Blutung am Anfang steht, beginnt die Pachymeningitis haemorrhagica interna mit einer degenerativen Veränderung der innersten Duraschicht, der sich die großflächige, parallel zur Hirnoberfläche verlaufende

Proliferation des Gefäßbindegewebes unmittelbar anschließt. Die alte Bezeichnung Pachymening*itis* sollte daher besser durch Pachymening*iosis* ersetzt werden. Die Ursache der Erkrankung ist unbekannt. Vielfach werden toxische Einflüsse (Alkohol ?) oder ein chronischer intrakranieller Unterdruck angeschuldigt. Stumpfe

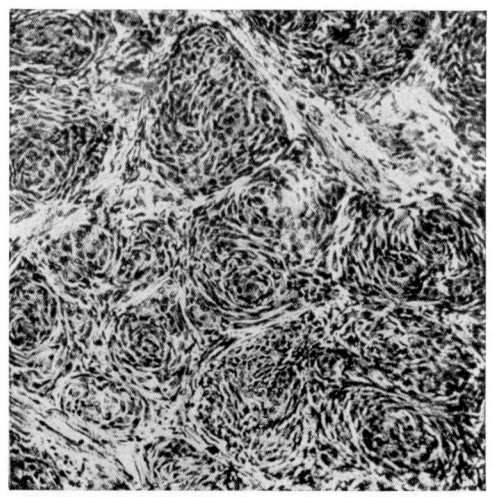

Abb. 314. Meningiom. Die Geschwulstzellen zu konzentrisch geschichteten Gebilden angeordnet

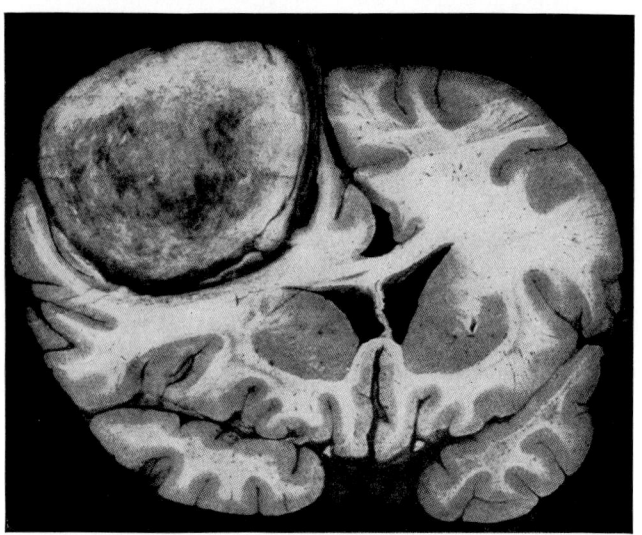

Abb. 315. Meningiom links neben der Falx. Verdrängung des Gehirns

Schädeltraumen können zwar eine Blutung zwischen bereits bestehende Membranen auslösen und so eine Verschlimmerung des Leidens verursachen, sind aber nicht für seine Entstehung verantwortlich.

c) Geschwülste

Vielfach werden Verkalkungen und Verknöcherungen in der Dura mater fälschlich als *Osteome* bezeichnet. Es handelt sich aber nur um unregelmäßig zackig begrenzte Kalk- oder Knochenplatten, die am häufigsten in der Falx vorkommen.

Das *Meningiom* ist aus rundlichen bis spindeligen Zellen aufgebaut, die mehr oder minder reichlich Gitterfasern und kollagene Fasern bilden; fehlen diese, dann kann der Aufbau geradezu epithelähnlich sein. Die spindeligen Zellen ordnen sich eigentümlich konzentrisch an (Abb. 314). In der Mitte einer solchen Bildung sind die Zellen nekrobiotisch verändert. Von ihnen aus kann eine Verkalkung einsetzen, die immer weiter gegen den Rand des Gebildes fortschreitet; auch hyalin umgewandelte Gefäße können verkalken. Solche Geschwülste bezeichnet man auch als Psammome der Dura (Abb. 101).

Die Meningiome bilden knollige Geschwülste, die mit der Durainnenfläche fest zusammenhängen und sich gegen das Schädelinnere vorwölben. Während das Gehirn von ihnen nur eingedellt, aber nicht durchwachsen wird (Abb. 315), kann das Geschwulstgewebe in den anliegenden Schädelknochen vordringen und zu einer auch röntgenologisch sichtbaren Knochenverdickung führen. Die Meningiome leiten sich von den Deckzellen der Arachnoidea ab, die schon normalerweise im Bereiche der Pacchionischen Granulationen in die Duraspalten vordringen. Dementsprechend sind auch die Meningiome oft entlang der Falx cerebri lokalisiert.

III. Weiche Hirnhäute[1]

a) Kreislaufstörungen

Bei Hämorrhagien der weichen Hirnhäute liegt das ausgetretene Blut zwischen Pia und Arachnoidea im Subarachnoidealraum („Subarachnoidealblutung"). Abgesehen von den gewöhnlichen Ursachen für Blutungen wie Traumen (darunter auch die schon erwähnten Geburtstraumen), hämorrhagischen Diathesen und Blutkrankheiten, kommt für die Entstehung der subarachnoidealen Blutungen ganz besonders die Ruptur von sackförmigen Aneurysmen, der basalen Hirnarterien in Betracht (Abb. 257). Diese machen oft lange Zeit keine oder nur geringe Beschwerden, bis sie dann plötzlich durch Bersten zu einer starken Blutung und einem lebensbedrohlichen Krankheitsbild führen. Nicht selten wird die erste derartige Blutung überstanden. Es kommt dann zur Thrombose des Aneurysmas und Verklebungen der weichen Häute, die bei einer späteren Ruptur einen Blutaustritt in den Subarachnoidealraum verhindern. Die Blutung wühlt sich dann in das weiche Marklager des Großhirns ein und ergießt sich in das Ventrikelsystem. Derartige Bluteinbrüche in den Ventrikel werden nicht überlebt (s. auch unter Massenblutung).

b) Entzündung, (Lepto-) Meningitis

Bei der Leptomeningitis liegt das entzündliche Exsudat im Subarachnoidalraum, zu dem auch die basalen Zisternen zu rechnen sind. Nicht selten greift die Entzündung entlang den pialen Gefäßen auf die Hirnrinde über (Meningo-encephalitis).

Die *Ausbreitung* des Exsudates ist in den einzelnen Fällen verschieden. Manchmal ist es nur an einer umschriebenen Stelle der Hirnoberfläche angesammelt, die dem Ausgangspunkt der Meningitis entspricht, in anderen Fällen sind größere Anteile der Konvexität von dem eitrigen Exsudat wie von einer Haube eingehüllt (Konvexitäts- oder Haubenmeningitis — Abb. 316), oder die Meningen sind hauptsächlich an der Hirnbasis, insbesondere im Bereiche des Chiasma und über der Brücke, eitrig infiltriert (Basalmeningitis — Abb. 317). Oft erstreckt sich eine Meningitis über die gesamte Oberfläche des Gehirns (Meningitis diffusa) und des Rückenmarks (Meningitis cerebrospinalis).

---

[1] griech.: Leptomeninx (leptos — zart; meninx — Haut).

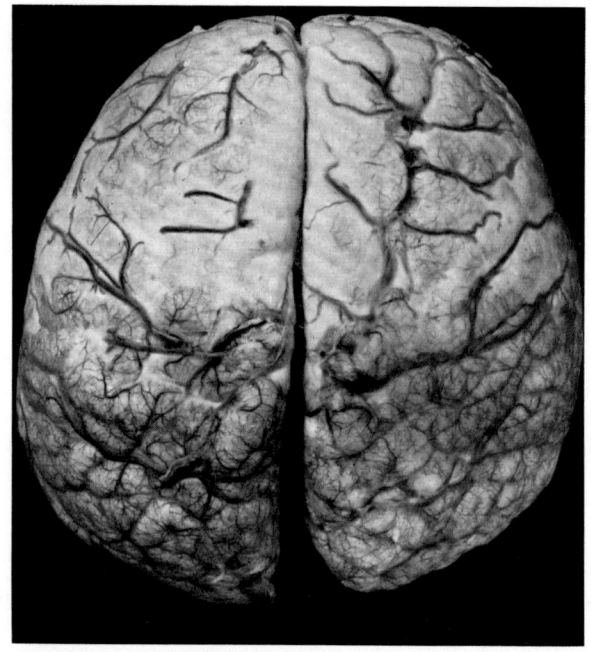

Abb. 316. Haubenmeningitis durch Pneumokokken. Eitriges Exsudat über der Konvexität des Gehirns, besonders der Stirnlappen

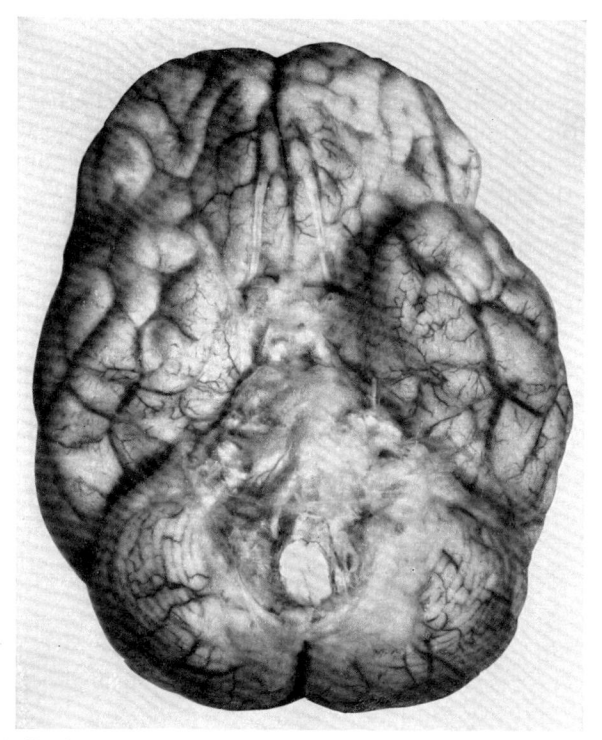

Abb. 317. Basalmeningitis (Meningokokken). Eitriges Exsudat in den basalen Zisternen

Bei der Basalmeningitis werden regelmäßig auch die inneren Liquorräume in Mitleidenschaft gezogen. Einmal kann dickflüssiges oder eingedicktes Exsudat den Liquorabfluß beeinträchtigen und so zu einer Liquorstauung in den Ventrikeln führen, so daß sich ihre Lichtungen erweitern *(Hydrocephalus internus)*. Gewöhnlich greift aber die Infektion von den basalen Zisternen her über die normalerweise vorhandenen Kommunikationen (For. Magendie und Luschka) auch auf das Ventrikelsystem über. Es kommt zu einer Entzündung im und unter dem Ventrikelependym *(Ependymitis)*, die dort, wo äußere und innere Liquorräume miteinander in Verbindung stehen, also im 4. Ventrikel, besonders ausgesprochen ist. Die Ependymzellen gehen dabei streckenweise verloren; die darunterliegende Glia bildet, falls die Entzündung nicht zum Tode geführt hat, knötchenförmige Wucherungen. Dadurch erscheint dann die sonst glatte Ventrikelauskleidung samtartig rauh. Obwohl es sich nicht um eine Entzündung, sondern nur um den Restzustand nach einer solchen handelt, spricht man von *Ependymitis granularis*. Bei den schwersten Entzündungen des Ventrikelsystems kommt es zur Ansammlung eitriger Flüssigkeit in seinen Lichtungen, zum tödlichen *Pyocephalus internus*.

Im einzelnen unterscheiden wir folgende Meningitisformen:
Die *akute*, seröse Leptomeningitis ist durch Hyperämie und vermehrten, leicht getrübten Liquor gekennzeichnet. Oft ist diese Meningitisform ein rasch vorübergehendes Anfangsstadium einer eitrigen Meningitis, ferner tritt sie als Begleitmeningitis bei manchen akuten Infektionskrankheiten (Scharlach, Grippe, Mumps, infektiöse Mononucleose u.a.) auf. Die akute, seröse Meningitis kann in solchen Fällen rasch vorübergehen und spurlos ausheilen. Klinisch wird dann vielfach nur von Meningismus gesprochen.

Als *Leptomeningitis serosa* resp. *Arachnitis chronica (cystica)* wird eine umschriebene Flüssigkeitsansammlung innerhalb entzündlicher Verwachsungen der Arachnoidea bezeichnet; größere solcher Flüssigkeitsansammlungen, sog. Arachnoidalcysten, können Tumorsymptome hervorrufen und spielen daher in der Hirn- und Rückenmarkchirurgie eine wichtige Rolle.

Die *lymphocytäre Meningitis* ist in den meisten Fällen Ausdruck einer Virusinfektion des Nervensystems. Meist handelt es sich dabei um abortive Verlaufsformen von Prozessen, die in der Regel zu schweren encephalitischen oder myelitischen Krankheitsbildern führen wie Poliomyelitis u.a. Streng genommen liegt also bei diesen Fällen stets eine Meningoencephalitis vor; die im Vollbild der Erkrankung so eindrucksvollen zentralnervösen Symptome treten jedoch bei solchen Abortivformen derartig in den Hintergrund, daß die meningealen Veränderungen das Krankheitsbild beherrschen. Zum Teil epidemisch auftretende lymphocytäre Leptomeningitiden werden durch eine Reihe von Erregern verursacht, die der Gruppe der Coxsackie- und Echo-Viren zugerechnet werden (s. S. 240).

Die wegen des gleichzeitigen Befalls von Meningen und Plexus chorioideus sog. *lymphocytäre Choriomeningitis* der Maus ist eine endemische Viruskrankheit, die in seltenen Fällen auch auf den Menschen übertragen werden kann.

Die **eitrige Leptomeningitis** geht mit Abscheidung eines eitrigen oder fibrinöseitrigen Exsudates zwischen die Gehirnhäute einher. Die Meningen erscheinen dadurch namentlich über den Hirnfurchen verdickt, gelblich bis gelbgrünlich. Das Rückenmark wird vom Exsudat wie von einem Mantel umhüllt. Die Zusammensetzung des Exsudates ist jeweils für bestimmte Erreger recht kennzeichnend. Auch haben die durch die einzelnen Erreger hervorgerufenen Meningitiden verschiedene Häufigkeitsgipfel (s. Abb. 318).

Das durch Pneumokokken hervorgerufene Exsudat ist reich an Fibrin, welches in Form von gelblich-weißen Begleitstreifen um die subarachnoidalen Venen angeordnet ist. Das Exsudat bei der Meningokokkenmeningitis ist so gut wie frei von Fibrin, enthält aber von der zweiten Woche ab große Histiocyten, die zerfallende Leukocyten phagocytieren. Influenzabakterien erzeugen ein zunächst diffuses eitriges Exsudat, das sich bald in einzelne größere Eiterflecke auflöst, in deren Bereich die Leukocyten nekrotisch zerfallen. Das Streptokokkenexsudat ist teils eitrig, teils fibrinreich wie das Exsudat der Pneumokokkenmeningitis. Staphylokokken rufen eine rein eitrige Reaktion hervor, die von Anfang an herdförmig auftritt, Neigung zur Abszeßbildung zeigt und dann auf die Hirnrinde übergreift. Die Milzbrandmeningitis ist durch ein vorwiegend hämorrhagisches Exsudat gekennzeichnet (s. Abb. 157).

Die Mikroorganismen, welche die eitrige Meningitis hervorrufen, gelangen auf *verschiedenen Wegen* in die weichen Hirnhäute. Manchmal bilden Verletzungen des knöchernen Schädels die Eintrittspforte der Keime, in anderen Fällen entsteht Meningitis durch Fortleitung einer Entzündung aus der Nachbarschaft, z. B. im Anschluß an eine Otitis media (meist auf dem Wege einer eitrigen Thrombophlebitis des Sinus sigmoideus), an Entzündungen der Nase, ihrer Nebenhöhlen und der Oberlippe (über eine Thrombophlebitis des Sinus cavernosus auf dem Wege der Vena angularis), an Erysipel der Kopfhaut, Orbitalphlegmone oder an einen Hirnabsceß; schließlich können die Erreger auf dem Blutweg eingeschleppt werden, wie dies nicht selten bei croupöser Pneumonie, bei schweren septisch-pyämischen Allgemeininfektionen, bei Typhus usw. vorkommt. Bei der durch

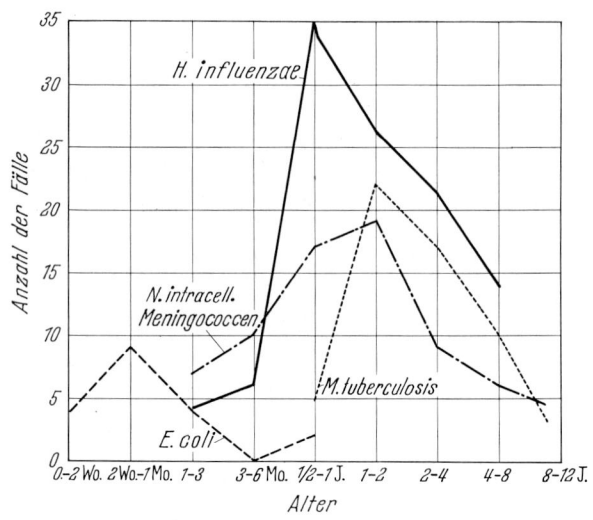

Abb. 318. Häufigkeit der verschiedenen Meningitiserreger in den einzelnen Lebensaltern. (Nach E. S. Smith)

Meningokokken hervorgerufenen, sog. epidemischen Cerebrospinalmeningitis bildet der Nasenrachenraum die Eintrittspforte. Die eitrige Leptomeningitis heilt meist unter antibiotischer Behandlung entweder spurlos aus oder hinterläßt eine bindegewebige Verdickung der Hirnhäute, die durch Verschluß der Liquorwege zu Hydrocephalus internus führen kann. Durch Schädigung der basalen Hirnnerven entsteht Taubheit oder Erblindung.

Tuberkulöse und syphilitische Meningitis s. S. 426/7.

c) Geschwülste, Parasiten

Primäre Geschwülste der weichen Hirnhäute sind selten. In Betracht kommen diffuse oder umschriebene kleinzellige *Sarkome* des Jugendalters, vornehmlich in der hinteren Schädelgrube, sowie die sich von den Melanophoren der Leptomeninx ableitenden *malignen Melanome*. Das *Angioma arteriale racemosum* (s. S. 272) gehört hierher, ebenso wie vereinzelte *Lipome*, vor allem der Balkenregion.

Weit häufiger sind *Metastasen* bösartiger Geschwülste in den Meningen. Es kommt hierbei bisweilen zu einer diffusen Infiltration der Hirnhäute in Form zarter Streifen und Knötchen, zu einer sog. Meningitis carcinomatosa. Auch manche Gliome, besonders die Medulloblastome können aus dem Gehirn herauswachsen und die Leptomeninx diffus oder knotig infiltrieren.

Von den *Parasiten* des Nervensystems sind in unseren Breiten lediglich die Finnen des Schweinebandwurmes (Cysticercus cellulosae) noch von einer gewissen Bedeutung. Die bläschenförmigen Parasiten siedeln sich unter Umständen in großer Zahl vornehmlich in den weichen Häuten an und unterhalten hier eine chronische Meningitis, die zu einer erheblichen bindegewebigen Verdickung der Leptomeninx führt.

IV. Gehirn[1] und Rückenmark[2]

a) Allgemeines über die pathologischen Veränderungen des Zentralnervensystems

Das Zentralnervensystem besteht aus einem *ektodermalen* „Parenchym", das von Gefäßbindegewebe umhüllt und durchzogen ist. Den funktionell wichtigsten Bestandteil dieses Parenchyms stellen die *Ganglienzellen* mit ihren Nervenfortsätzen dar. Außerdem enthält es noch als (ektodermales) Stützgerüst die *Gliazellen*, unter denen wir mehrere Formen unterscheiden:

1. Die Astrocyten[3] besitzen einen ziemlich großen, chromatinarmen Kern und mehr oder minder reichliches Cytoplasma; sie liefern die Hauptmasse der Gliafasern und besitzen offenbar eine trophische Funktion, wie unter anderem aus ihrer Fähigkeit hervorgeht, Glykogen und andere Stoffe aus dem Blute aufzunehmen.

2. Die Oligodendrogliazellen[4] mit kleinem, rundlichem Kern und spärlichen Cytoplasmafortsätzen entsprechen in ihrer Beziehung zur Markscheidenbildung etwa den Schwannschen Zellen der peripheren Nerven.

3. Die Mikrogliazellen weisen einen langen spindeligen Zellkern auf und werden den bindegewebigen Wanderzellen hinsichtlich ihrer phagocytären Fähigkeiten an die Seite gestellt.

Stirbt eine Ganglienzelle ab, so ist auch ihr Nervenfortsatz mit seiner Markscheide dem Untergang geweiht. Die Ganglienzelle verschwindet durch fortschreitende Auflösung oder wird auch von den umgebenden Gliazellen durch Phagocytose abgeräumt, ein Vorgang, den wir als Neuronophagie (Abb. 327) bezeichnen. Besonders leicht können wir den *Untergang der Markscheiden* verfolgen. Das Myelin zerfällt in einzelne Schollen und zersetzt sich. Während es vorher mit Fettfarbstoffen nicht darstellbar war, nimmt es diese nunmehr leicht an. Die fettigen Zerfallsprodukte werden von Mikrogliazellen und Adventitiazellen des Gefäßbindegewebes phagocytiert und abtransportiert. Solche mit Fetttröpfchen beladenen Zellen bezeichnen wir als Fettkörnchenzellen (Abb. 96). Da eine Regeneration der Ganglienzellen nicht stattfindet, wird der Ausfall durch Wucherung der faserbildenden Glia ersetzt. Falls mehrere Ganglienzellen bzw. mehrere nebeneinander verlaufende Markscheiden untergehen, entstehen dadurch Herde, die sich vom übrigen Gehirngewebe deutlich abheben: Das Weiß der Markscheiden hat dem Grau der Glia Platz gemacht („graue Degeneration"), außerdem erhalten solche Bezirke durch den Reichtum an Gliafasern eine festere Konsistenz — wir sprechen von *„Sklerose"*[5].

Nicht immer muß aber die ganze Ganglienzelle mit ihrem Nervenfortsatz zugrunde gehen. Wird z. B. bloß der *Nervenfortsatz an einer Stelle unterbrochen*, dann stirbt nur der periphere, nicht mehr mit der Ganglienzelle zusammenhängende Teil ab; fettiger Zerfall der Markscheiden und Sklerose sind die Folgen. Besonders deutlich läßt sich dieser von einer herdförmigen Zerstörung abhängige Zerfallsvorgang im Rückenmark verfolgen, weil hier die einzelnen gleichwertigen Nervenfasern zu Bündeln zusammengeschlossen sind.

Gehirnwärts von dem Herd (Abb. 319/3) werden diejenigen Nervenbezirke zerfallen, deren Ganglienzellen unterhalb der Unterbrechungsstelle liegen. Diese zentripetalen Fasern verlaufen in den Hintersträngen (sensorische Bahnen) sowie in den Kleinhirnseitensträngen. Die *„aufsteigende"* Degeneration ergreift alle diese Faserbezirke, und zwar ist die Veränderung stets am deutlichsten in den Hintersträngen ausgeprägt. Aus denselben Gründen werden in

---

[1] griech.: enkephalos; lat.: cerebrum. [2] griech.: myelon; lat.: medulla spinalis. [3] Aster (griech.) Stern, wegen der sternförmigen Zellform und Faseranordnung. [4] Oligos (griech.) wenig; dendros (griech.) Baum, Zweige, wegen der spärlichen Zellfortsätze und Fasern. [5] Skleroo (griech.) hart machen.

dem Teil des Rückenmarkes, der unterhalb der Unterbrechungsstelle, also vom Gehirn abgewendet (Abb. 319/1) liegt, diejenigen Nervenfasern betroffen sein, deren zugehörige Ganglienzellen über dem Herd im Rückenmark oder Gehirn sitzen. Das trifft für die zentrifugalen motorischen Bahnen im Pyramidenseiten- und -vorderstrang zu. Sie zeigen *„absteigende"* *Degeneration.*

Gegenüber diesen Zerfallsvorgängen in dem von der Ganglienzelle abgetrennten Teil der Nervenfaser sind die Veränderungen im zentralen, mit ihr noch zusammen-

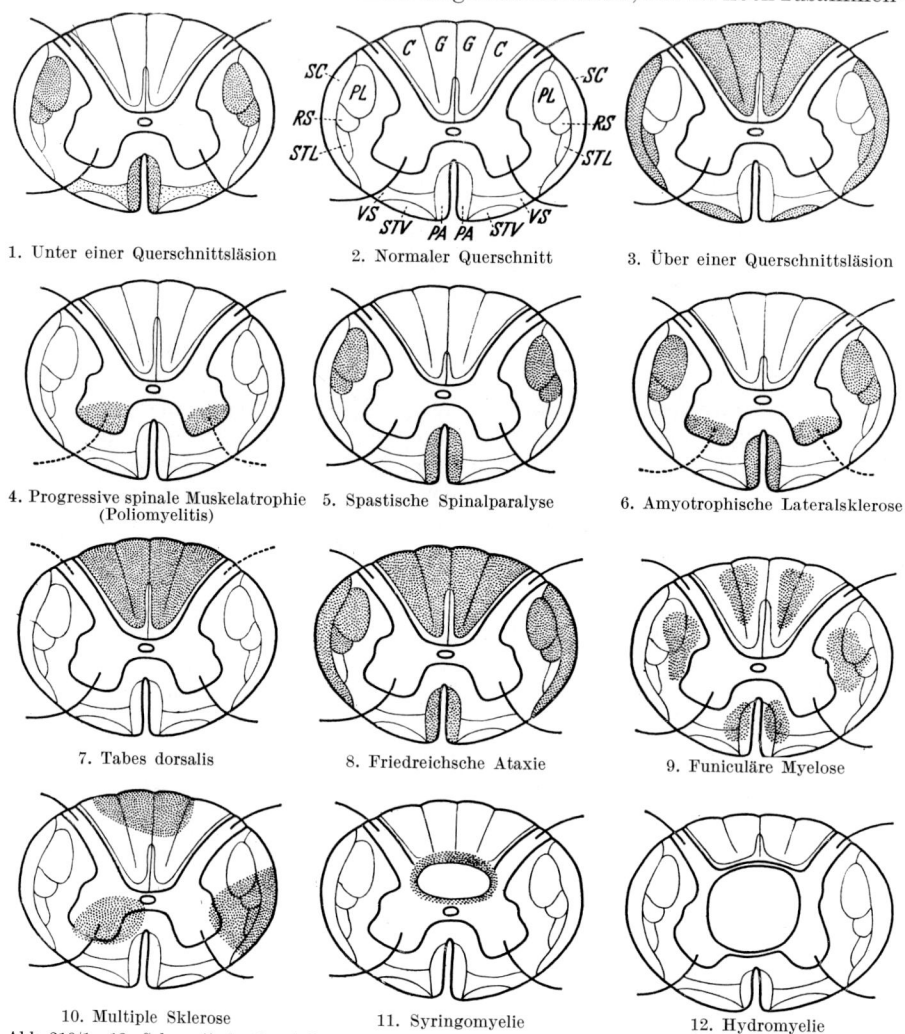

1. Unter einer Querschnittsläsion
2. Normaler Querschnitt
3. Über einer Querschnittsläsion

4. Progressive spinale Muskelatrophie (Poliomyelitis)
5. Spastische Spinalparalyse
6. Amyotrophische Lateralsklerose

7. Tabes dorsalis
8. Friedreichsche Ataxie
9. Funiculäre Myelose

10. Multiple Sklerose
11. Syringomyelie
12. Hydromyelie

Abb. 319/1—12. Schematische Darstellung der Ausbreitung der Veränderungen (punktiert) bei verschiedenen Rückenmarkserkrankungen. *C* Funiculus cuneatus (BURDACH); *G* F. gracilis (GOLL); *PA* Tractus pyramidalis anterior; *PL* Tr. pyramidalis lateralis; *RS* Tr. rubrospinalis; *SC* Tr. spinocerebellaris; *STL* Tr. spinothalamicus lateralis; *STV* Tr. spinothalamicus ventralis; *VS* Tr. vestibulospinalis

hängenden Teil viel geringfügiger. Wichtig ist, daß es aus dem zentralen Stumpf zu einer *regeneratorischen Neubildung des Achsencylinders und der Markscheide* kommt, die besonders im Bereich der peripheren Nerven größere Ausmaße erreicht (s. Amputationsneurom, Abb. 123, 124) und zur Wiederherstellung der ursprünglichen Bahnen führen kann. Im Zentralnervensystem ist diese Regeneration allerdings nur ganz geringfügig.

Ging mit den nervösen Elementen auch die Glia zugrunde, so wuchert die Glia der anstoßenden Gehirnsubstanz, eventuell unter Beteiligung hier vorhandenen Bindegewebes. Wenn sich dieses neue Gewebe nach Resorption des toten Materials zusammenzieht, entsteht eine schrumpfende Narbe. War aber das abgestorbene Gebiet zu umfangreich, um einfach zu vernarben, so kann an seine Stelle auch wäßrige Flüssigkeit treten, die dann in die vom gewucherten Gewebe gebildete Kapsel eingeschlossen ist. Es entsteht eine Cyste.

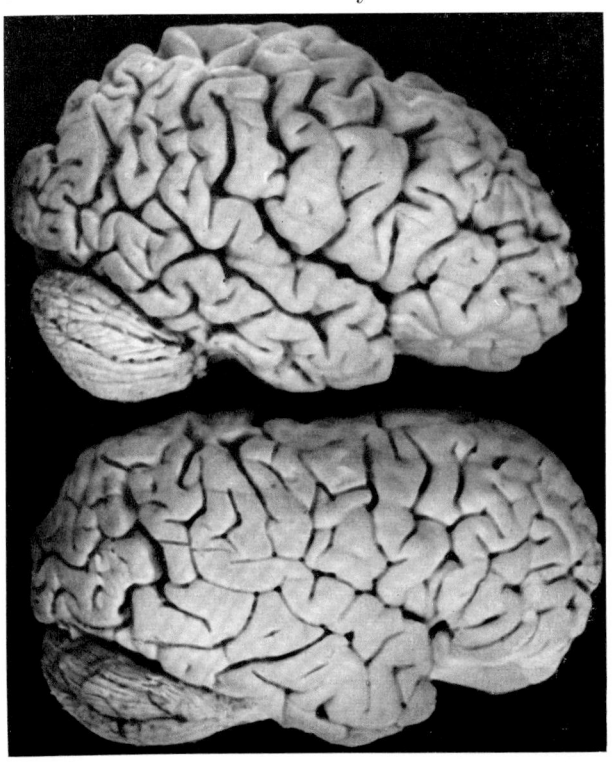

Abb. 320. Gehirnoberfläche nach Abziehen der Hirnhäute. Oben: atrophisches, unten: normales Gehirn

Bei vielen Geistes- und Nervenkrankheiten können wir sehr kennzeichnende gestaltliche Veränderungen am Zentralnervensystem sehen, die im folgenden besprochen werden sollen. Leider trifft das aber nicht für alle Geisteskrankheiten zu: Gerade bei klinisch so wichtigen Krankheiten wie Schizophrenie und manisch-depressivem Irresein ist es bis heute nicht gelungen, irgendwelche verläßlichen anatomischen oder mikroskopischen Veränderungen nachzuweisen.

b) Atrophie, Degeneration

1. Senile Atrophie. Im Alter kommt es zu einem äußerst langsam fortschreitenden Schwund der funktionierenden Ganglienzellen bei relativer *Vermehrung* des gliösen Stützgewebes, ohne daß die sonst für den Gewebsuntergang im Zentralnervensystem kennzeichnenden Fettkörnchenzellen auftreten; das gelbe Pigment (Lipofuscin) nimmt in den verbleibenden Ganglienzellen an Menge zu. Dementsprechend ist das Gehirngewicht verringert, die Windungen sind verschmälert, die Furchen sind tiefer (s. Abb. 320), der Subarachnoidalraum entsprechend erweitert (Hydrocephalus externus e vacuo). Dazu gesellt sich meist über den Großhirnhemisphären eine bindegewebige Verdickung der Leptomeninx, die dann milchigweiß getrübt erscheint. Auf der Schnittfläche ist die Rinde schmal und durch den vermehrten Pigmentgehalt leicht gelbbräunlich gefärbt. Die Hirnkammern sind erweitert (Hydrocephalus internus e vacuo).

Die genaue *histologische* Untersuchung mit Versilberungsmethoden deckt manchmal im alternden Gehirn weitere Veränderungen auf: Die im Cytoplasma der Ganglienzellen verlaufen den Neurofibrillen erscheinen stark verdickt und geschlängelt (Alzheimersche[1] Fibrillenveränderung). Ferner kann man in der Großhirnrinde eigenartige rundliche Gebilde finden, die aus einem strahlenförmigen Kern, umgeben von einem hellen, sowie einem krümeligen Hof, bestehen. Sie werden senile Plaques oder wegen der Ähnlichkeit mit Aktinomycesdrusen auch senile Drusen genannt.

Das Auftreten dieser Veränderungen in früheren Lebensjahren ist kennzeichnend für die sog. *Alzheimersche Krankheit*, die präsenile Demenz.

2. Eigene Formen der Atrophie stellen die sog. **systematischen Atrophien** des Zentralnervensystems dar. Ihre Besonderheit liegt darin, daß es nicht zu einem gleichmäßig über das ganze Zentralnervensystem ausgebreiteten Schwund der Ganglienzellen kommt, sondern daß nur die Ganglienzellen bestimmter Gebiete in langsamer, gestaltlich kaum erfaßbarer Weise zugrunde gehen. Offenbar sind bestimmte Gruppen von Ganglienzellen durch ein gemeinsames Fermentgefüge gekennzeichnet und damit gemeinsam angreifbar. Der bei der Altersatrophie gleichmäßig verteilte Vorgang ist gewissermaßen auf einzelne Funktionssysteme beschränkt. Da damit auch die von diesen Ganglienzellen ausgehenden, gewöhnlich in Bündeln oder Strängen zusammengefaßten Nervenfasern untergehen, sind ganze Fasersysteme von dieser Atrophie betroffen. Die betreffenden Stränge erscheinen, da der Untergang der Nervenfasern mit einem Markscheidenschwund einhergeht, infolge der das Feld beherrschenden Gliavermehrung sklerotisch. Die Ursache der Veränderungen ist nicht näher bekannt. Sicher ist nur, daß es sich meist um erbliche Leiden handelt, so daß JENDRASSIK (1897/98) die Bezeichnung *heredodegenerative Erkrankungen* vorgeschlagen hat („in einer Familie fallen die Haare vorzeitig aus, in einer anderen die Pyramidenbahnen"). Man unterscheidet, je nachdem welche Ganglienzellgruppen und Fasersysteme befallen sind, verschiedene Formen dieser Atrophie, die sich in mannigfacher Weise kombinieren können und so untereinander zusammenhängen wie die Glieder einer Kette; das klinische Bild wird jeweils von dem am intensivsten betroffenen System geprägt.

Die umschriebene Endhirnatrophie oder *Picksche[2] Krankheit* — die früher zur präsenilen Atrophie gerechnet wurde — ist eine mit Demenz einhergehende herdförmige Atrophie von Stirn- und Schläfenlappen, ohne daß es in diesen Gebieten zum Auftreten der für die senile Atrophie charakteristischen senilen Plaques oder Alzheimerschen Fibrillenveränderungen kommt.

Die echte *spastische Spinalparalyse* (Abb. 319/5) ist äußerst selten und besteht im wesentlichen in einer langsam fortschreitenden Degeneration des 1. motorischen Neurons — Zentralregion und Pyramidenbahn — sich weitere, klinisch jedoch weniger aufdringliche Degenerationen der Hinter- und auch Kleinhirnseitenstränge zugesellen können.

Ist das 2. motorische Neuron (Vorderhorn bis Erfolgsorgan) betroffen, bei dessen Ausfall es zu einem Schwund in den zugehörigen Muskeln kommt, so sprechen wir von *spinaler Muskelatrophie* (Abb. 319/4) und stellen sie derjenigen Muskelatrophie gegenüber, deren Ursache im Muskel selbst sitzt; diese myopathische Muskelatrophie werden wir bei Besprechung der Skeletmuskeln kennenlernen. Klinisch und anatomisch läßt sich die spinale Muskelatrophie in eine Reihe von mehr oder minder gut gegeneinander abgrenzbare Krankheitsbilder zerlegen, je nachdem in welchen Muskelgruppen bzw. Kerngebieten des Rückenmarks die Krankheit beginnt oder vorwiegend verläuft, in welchem Alter sie auftritt, von welchen Nebenerscheinungen sie begleitet ist usw.

Die *spinale progressive Muskelatrophie* (DUCHENNE-ARAN[3]) (Abb. 319/4) beginnt mit einer Atrophie der kleinen Muskeln beider Hände, so daß sich eine chrakteristische „Krallenhandstellung" ausbildet. Sehr langsam schreitet die Atrophie der Muskulatur nach aufwärts fort und befällt schließlich die gesamte Arm-, Schulter-, allenfalls auch Rückenmuskulatur.

---

[1] A. ALZHEIMER (1864—1915), Psychiater, Breslau.   [2] A. PICK (1851—1924), Prager Neurologe.   [3] G. B. A. DUCHENNE DE BOULOGNE (1806—1875), Nervenarzt, Paris; F. A. ARAN (1817—1861), Arzt, Paris.

Die *infantile spinale progressive Muskelatrophie* (WERDNIG-HOFFMANN[1]) unterscheidet sich von der Erwachsenenform außer durch ihren frühzeitigen Beginn durch den bevorzugten Befall der Becken- und Oberschenkelmuskulatur.

Feingeweblich von diesen Formen nicht zu unterscheiden ist die *Myatonia congenita* OPPENHEIM[2]. Sie geht ebenfalls auf degenerative Veränderungen an den motorischen Vorderhornzellen mit entsprechender Degeneration der Vorderwurzeln zurück.

Sind 1. und 2. motorisches Neuron in den degenerativen Prozeß einbezogen, so liegt eine *amyotrophische Lateralsklerose* (Abb. 319/6) vor. Sie ist eine Kombination von spastischer Spinalparalyse und spinaler progressiver Muskelatrophie. Die Entartung der grauen Vorderhörner ist im Cervicalteil am stärksten und geht nicht selten auch auf die grauen Kerne der Medulla oblongata über. Dann verbinden sich mit dem Krankheitsbild die Symptome der progressiven Bulbärparalyse.

Die *progressive Bulbärparalyse* geht einher mit Lähmungen im Gebiete des N. glossopharyngeus, vagus und accessorius, also der Schlingmuskulatur, ferner mit Artikulationsstörungen infolge der Zungenlähmung sowie mit Störungen der Atem- und Herztätigkeit. Anatomisch findet man Atrophie der Nervenkerne der Medulla oblongata und des Pons. Die progressive Bulbärparalyse stellt häufig eine tödliche Komplikation der vorher genannten Systemerkrankungen dar.

Die folgenden beiden Systematrophien betreffen die extrapyramidalen Zentren: Für die *Huntingtonsche[3] Chorea (erblicher Veitstanz)* ist charakteristisch eine hochgradige Atrophie des Corpus striatum mit einer starken Verschmälerung des sich normalerweise weit in den Seitenventrikel vorwölbenden Nucleus caudatus. Die *Paralysis agitans* (erbliche Schüttellähmung, Parkinsonsche[4] Krankheit) wird ebenfalls bereits makroskopisch an einer degenerativen Depigmentierung der Zona compacta der Substantia nigra erkannt.

Die *Friedreichsche[5] familiäre Ataxie* (Abb. 319/8) besteht pathologisch-anatomisch in einer Degeneration der Hinterstränge des Rückenmarks, wobei der Gollsche Strang mit den sensiblen Leitungsbahnen der unteren Extremitäten meist am stärksten betroffen ist. Nicht selten sind bei diesen Krankheitsformen gleichzeitig Degenerationen der aufsteigenden Kleinhirnbahnen sowie der Kleinhirnrinde selbst vorhanden. In anderen Fällen wiederum sind atrophisierende Vorgänge in Brücke und Medulla oblongata mit einer Hinterstrangdegeneration kombiniert. Man spricht daher heute bei diesen Formen ganz allgemein von spinocerebellärer Atrophie.

Hinterstrangdegenerationen des Rückenmarks, kombiniert mit Kleinhirnatrophien, werden darüber hinaus nicht selten in den Endstadien andersartiger, *mit Kachexie einhergehender Organkrankheiten* (Neoplasmen oder dergleichen) beobachtet. Hier liegt offenbar eine gewisse Systembezogenheit vor, wie sie für zahlreiche exogenen Noxen bei anderen Krankheiten (Tabes, Poliomyelitis, Thalliumvergiftung etc.) seit langem bekannt ist.

c) Kreislaufstörungen

Bei **Hirnödem** ist das Gehirn im ganzen vergrößert und füllt den Schädelinnenraum vollkommen aus. Dadurch werden die Windungen abgeplattet, die Furchen verstreichen. Gleichzeitig werden infolge des erhöhten Innendruckes im Schädel die Kleinhirntonsillen in das Foramen occipitale eingepreßt (s. Abb. 340). Auf der feuchten Schnittfläche des Gehirns zerfließt das aus den durchschnittenen Capillaren austretende Blut zu Blutpunkten. Elektronenmikroskopisch konnte nachgewiesen werden, daß die Flüssigkeitsvermehrung in der grauen Substanz sich nicht im zwischenzelligen Raum abspielt, sondern in erster Linie die Fortsätze der Astrocyten betrifft, während in der weißen Substanz auch eine zwischenzellige Flüssigkeitsansammlung vorkommt. Bei längerbestehendem Ödem können nicht nur die Gliafasern, sondern auch Markscheiden und Achsencylinder anschwellen und zerfallen. Herdförmiges Ödem findet man um sehr viele Schädigungen und lokale Kreislaufstörungen im Zentralnervensystem.

Klinisch ist das Hirnödem sehr bedeutungsvoll, da es verschiedenste Symptome hervorrufen und eventuell durch den vermehrten Innendruck im Schädelraum zum Tode führen kann. Besonders das in der Agone auftretende Ödem vermag

---

[1] G. WERDNIG, Zeitgenössischer Neurologe, Graz; J. HOFFMANN (1857—1919), Neurologe, Heidelberg.   [2] H. OPPENHEIM (1858—1919), Neurologe, Berlin.   [3] G. HUNTINGTON (1851 bis 1916), amerikanischer Arzt.   [4] PARKINSON (1755—1824), englischer Arzt.   [5] N. FRIEDREICH (1825—1882), deutscher Neurologe.

zusammen mit den begleitenden Zirkulationsstörungen zu ganz launenhaften Symptomen zu führen, die dann fälschlich auf einen besonderen herdförmigen Krankheitsvorgang (Blutung oder Erweichung) bezogen werden.

Anämie, Erweichungen. Einen *allgemein verminderten Blutgehalt* des Zentralnervensystems finden wir bei Anämie und vor allem bei Versacken des Blutes in andere Stromgebiete, beim Kollaps (s. S. 72 u. 340). Dadurch ist auch der auftretende Bewußtseinsverlust erklärlich; gehört doch das Zentralnervensystem zu denjenigen Organen, die sehr empfindlich gegen Störungen der Blut- bzw. Sauerstoffzufuhr sind. Schon 6 min nach Aufhören des Blutkreislaufes treten irreversible Schäden auf, eine Zeitspanne, die Wiederbelebungsversuchen nach Herzstillstand eine natürliche, aber leider sehr enge Grenze setzt. Sind auch nur 5% der normalen Durchblutung erhalten, so verlängert sich diese Zeitspanne auf 8—12 min; bei einer 15%igen Durchblutung treten überhaupt keine Dauerschäden mehr auf. Ein sehr empfindlicher Anzeiger für die mangelnde Durchblutung ist in der Funktion des Gehirns gegeben. Erste Funktionsstörungen treten schon bei einer Senkung der Durchblutung um 50% auf, stellen also gewissermaßen ein Warnzeichen nach Art eines Sicherheitsalarms dar. In der Spanne von 50% bis herunter zu 15% der Durchblutung können schwere funktionelle Ausfälle, aber ohne Dauerschäden eintreten. Das wären dann voll reversible cerebrale Insulte. Unterhalb dieser Grenze kommt es zum Zelluntergang.

Beschränkt sich die Mangeldurchblutung auf einen *kleineren Bezirk*, etwa durch Verlegung der versorgenden Arterie, so haben wir Gelegenheit, die sich an eine solche Schädigung anschließenden Vorgänge genauer zu beobachten; sie führen schließlich unter dem Bilde der Gehirnerweichung (Encephalomalacie) zu einer infarktartigen Nekrose des Parenchyms.

Langsam einsetzende arterielle Gefäßverschlüsse, wie sie insbesondere bei den Wanderkrankungen der Hirngefäße, vor allem bei der an den Hirnarterien so häufigen Arteriosklerose vorkommen, führen bereits frühzeitig zu einer Eröffnung der zu den Nachbargefäßen vorhandenen, funktionell allerdings nur wenig bedeutsamen Anastomosen, so daß beim endgültigen thrombotischen Verschluß des Gefäßes nicht das gesamte Versorgungsgebiet, sondern nur ein mehr oder weniger großes Kernareal der Nekrose anheimfällt. Langsam eintretende Verschlüsse der großen zuführenden Arterien der Hirnbasis können, vornehmlich bei Jugendlichen, sogar ohne Folgen für das Hirngewebe bleiben, vorausgesetzt, daß der Circulus arteriosus nicht beeinträchtigt wird. Durch ihn findet in diesen Fällen dann ein gewisser Ausgleich statt, der bei plötzlichem Verschluß und beim Verschluß in höherem Lebensalter nicht oder nicht mehr möglich ist.

Oft kann man sich aber in Fällen von Hirnerweichung bei cerebraler Arteriosklerose nicht von dem Vorliegen echter thrombotischer Gefäßverschlüsse überzeugen. Hier haben wir wohl einen anderen, zur Hirnerweichung führenden Vorgang anzunehmen. Durch die fortschreitende stenosierende Sklerose einer Hirnarterie kommt es zu einer zunehmenden Minderdurchblutung mit einem entsprechenden Minderangebot an Sauerstoff in dem zugehörigen Versorgungsgebiet. Dieser relative Sauerstoffmangel muß selbst dann, wenn er über längere Zeit besteht, noch nicht zu Schädigungen von Funktion und Struktur des nervösen Gewebes führen, da einerseits der normale Sauerstoffpartialdruck des arteriellen Blutes weit über der für die Gewebserhaltung kritischen Grenze liegt (s. oben) und andererseits die durch die Gefäßeinengung bewirkte Minderdurchblutung meist durch einen erhöhten Blutdruck ausgeglichen wird. Kommt es nun in dieser Situation zu einem vorübergehenden Nachlassen der Herzkraft oder überhaupt zu einem Blutdruckabfall, dann kann die Sauerstoffversorgung die kritische Grenze unterschreiten und wie beim Gefäßverschluß eine Hirnerweichung eintreten. Blutdruckkrisen der genannten Art müssen sich an den Grenzen zweier arterieller Versorgungsgebiete, an denen normalerweise bereits der geringste Druck herrscht, besonders nachteilig auswirken (s. S. 107). In der Tat finden sich in solchen Grenzzonen die Hirnerweichungen besonders häufig, so daß man geradezu von *„Grenzlinieninfarkten"* spricht.

Die infolge eines Gefäßverschlusses oder eines Blutdruckabfalles bei stenosierender Arteriosklerose entstehende Gehirnerweichung entspricht einer ischämischen Nekrose, die der in anderen Organen gleichwertig ist und nach ihrem hervorstechendsten Merkmal *weiße Gehirnerweichung oder Encephalomalacie* genannt wird (s. S. 107).

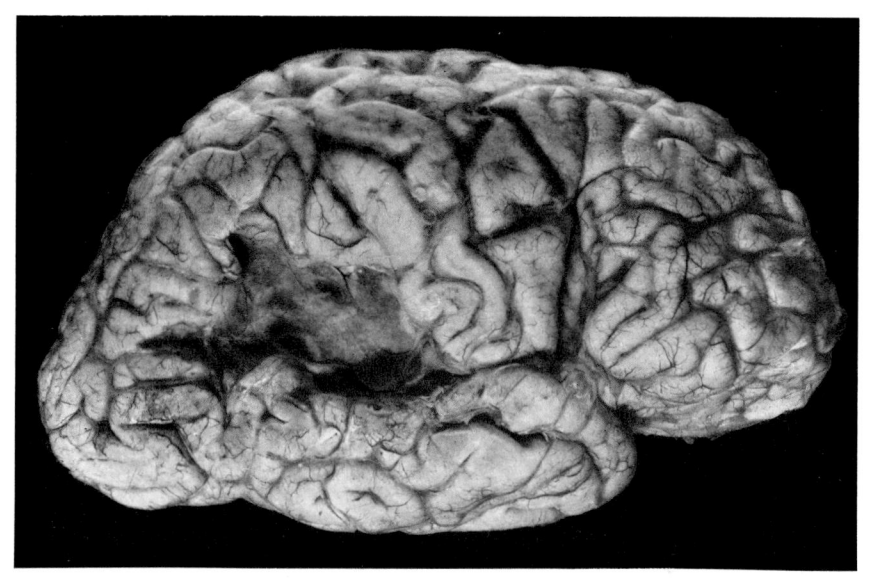

Abb. 321. Encephalomalacische Cyste

Im Beginn der Veränderung ist die *Nekrose* makroskopisch bloß als Abblassung der grauen Substanz zu erkennen, so daß die Rinde gegen das Marklager unscharf begrenzt erscheint. Die Ausdehnung des betroffenen Gebietes ist daher mit freiem Auge schwer zu bestimmen, wenn nicht an seinen Rändern kleine Blutungen auftreten. Sie sind durch das Einströmen von Blut aus der Nachbarschaft auf dem Wege der immer bestehenden capillären Anastomosen zu erklären. Nur selten durchsetzen solche Blutungen den ganzen Herd, so daß man dann von roter Erweichung sprechen kann (s. S. 422).

Nach einigen Tagen macht sich im Herd eine Veränderung bemerkbar die man erst richtig als *Erweichung* oder *Verflüssigung* bezeichnen kann. Beim Einschneiden fließt ein milchig trüber Saft ab. Mikroskopisch wird das Bild vom Gewebszerfall beherrscht. Ganglienzellen und Gliazellen verschwinden, die Markscheiden zerfallen, wobei das Myelin abgebaut und von Zellen aufgenommen wird. Diese „Fettkörnchenzellen" (s. Abb. 96) transportieren die fettigen Massen in die perivasculären Virchow-Robinschen Räume; zum Teil unterliegen sie auch selbst im Bereich des Herdes einer Verflüssigung, so daß jener milchige Saft entsteht. Bemerkenswert ist, daß die den Erweichungsherd durchsetzenden Gefäße sowie die gliösen Randschichten des Gehirns gewöhnlich vom Zelluntergang verschont bleiben.

420   Nervensystem

Ist alles nekrotische Parenchym verflüssigt und abgebaut, dann besteht der Herd nur aus einem Hohlraum (Abb. 321), der von den stehengebliebenen Resten des Gefäßbaumes gespinstartig durchzogen wird und eine klare, liquorartige Flüssigkeit enthält. Die Wand dieser *encephalomalacischen Cyste* wird von verdichteter Glia und Bindegewebe gebildet. Nur kleinste Erweichungsherde heilen mit gliöser Narbe ab.

Sitz und Größe der Erweichungsherde ist natürlich je nach der Größe der betroffenen Arterie verschieden: Rinde, Mark und Zentralganglien können in wechselnder Ausdehnung ergriffen werden. Im Thalamus opticus und Corpus striatum sind kleinere Herde am häufigsten, sie beteiligen hier besonders gern den Linsenkern und die innere Kapsel (Abb. 322).

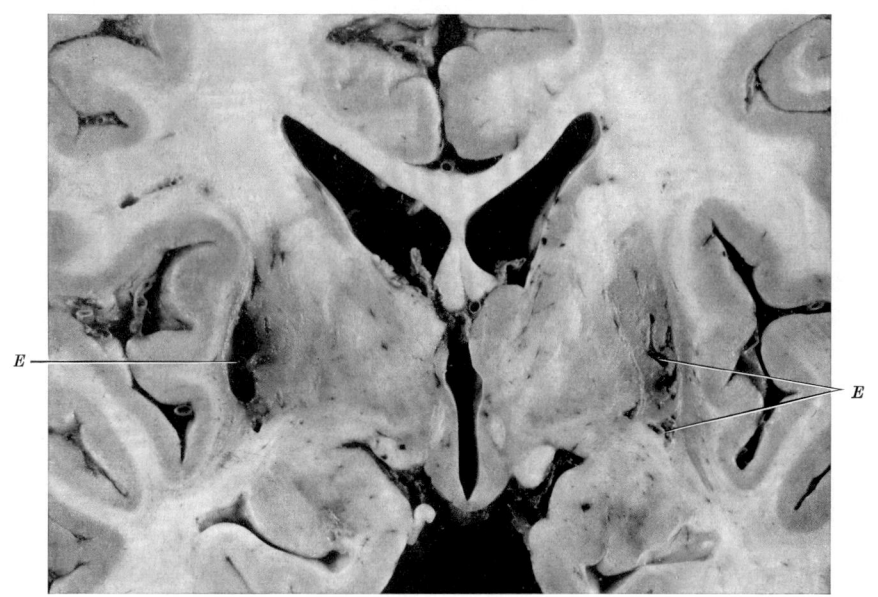

Abb. 322. Zahlreiche kleine Erweichungsherde (*E*) in den Stammganglien bei Arteriosklerose

Auch die *Zahl* der Erweichungsherde wechselt. Man kann einen einzelnen Herd, aber auch viele antreffen. Auf Arteriosklerose beruhende Erweichungsherde werden um so zahlreicher vorkommen, je ausgedehnter die Arterienerkrankung ist. Sie entstehen gewöhnlich nicht gleichzeitig, sondern die einen früher, die anderen später, so daß man frische neben älteren oder bereits cystisch umgewandelten antrifft.

Die *klinische Bedeutung* der Encephalomalacie hängt von Ausdehnung und Sitz der Herde ab. Kleinere in der weißen Substanz bleiben oft unbemerkt, größere, zumal die Rinde umfassende Herde müssen um so mehr klinische Erscheinungen machen, je wichtiger der zerstörte Gehirnabschnitt ist. Zahlreiche kleinste Erweichungsherde in den Stammganglien (s. Abb. 322) werden für die bei Arteriosklerotikern so häufigen extrapyramidalen Störungen verantwortlich gemacht (Rigor, Störungen der Affekte und der Sprache); in den schwersten Fällen kann das Bild der Pseudobulbärparalyse entstehen.

In ähnlicher Weise wie der Verschluß arterieller Gefäße infolge Blut- bzw. Sauerstoffmangel zur Erweichung größerer Gehirngebiete führt, kann ein *allgemeiner Sauerstoffmangel* (Hypoxämie) kleinste herdförmige Gewebsausfälle verursachen. Dabei erweisen sich die einzelnen Gehirngebiete verschieden empfindlich, wie man im Unterdruck-(Sauerstoffmangel-) Experiment festgestellt hat: Zunächst kommt es zu herdförmigem Untergang von Ganglienzellen in der Rinde des Großhirns, dann des Kleinhirns und des Ammonshorns. Bei Sauerstoffmangel infolge Kohlenoxydvergiftung treten größere symmetrische Nekrosen und Erweichungen im Globus pallidus auf.

Ähnliche Folgen wie allgemeiner Sauerstoffmangel ziehen auch *Kreislaufschäden im Capillargebiet* nach sich. Derartige funktionelle Durchblutungsstörungen treten insbesondere im Gefolge cerebraler Krampfanfälle auf und können, wenn sie lange genug bestehen, zu kleinen Erweichungsherdchen führen. Von entscheidender Bedeutung ist hierbei wahrscheinlich die Tatsache, daß die Nervenzelle im Krampfanfall ein Vielfaches ihrer normalen Energieleistung

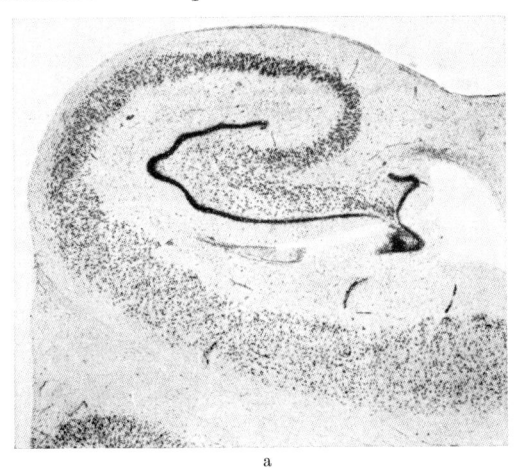

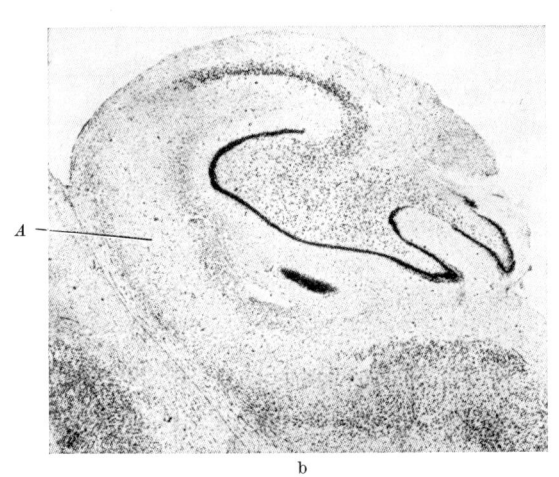

Abb. 323a u. b. Ammonshorn, a normal; b herdförmiger Ausfall von Ganglienzellen (*A*) bei Epilepsie. (Nach SCHOLZ)

vollbringt und daher für einen vorübergehenden Sauerstoffmangel besonders anfällig ist. Die hierbei entstehenden Parenchymnekrosen betreffen zumeist die Gegend des Ammonshorns (Abb. 323), wo es nach dem Untergang der Nervenzellen zu einer reparatorischen Gliawucherung, einer Sklerose, kommt. Diese Ammonshornssklerose wird daher besonders häufig bei Epilepsie gefunden, kann aber natürlich auch bei anderen, mit wiederholten Krampfanfällen einhergehenden Erkrankungen auftreten. Bei Urämie treten dagegen Nekrosen in der Körnerschicht des Kleinhirns auf, so daß man eine besondere Empfindlichkeit dieser Zellen gegen die bei der Urämie kreisenden toxisch wirkenden Stoffwechselprodukte annimmt. Ähnliche Veränderungen kann man auch bei Diabetes und Insulinschock finden.

Strömt nach Verschluß eines Arterienastes in das von ihm versorgte Gebiet aus den capillären Anastomosen der Umgebung reichlich Blut ein, insbesonders also bei gesteigertem Hirndruck und bestehender Abflußbehinderung, so entsteht das Bild der *roten* Erweichung (Encephalomalacia rubra). Größe, Sitz und Ausdehnung solcher Herde stimmen mit der weißen Erweichung überein. Auch das weitere Schicksal der roten Erweichung ist ähnlich, mit der einen Ausnahme, daß das ausgetretene Blut abgebaut wird und als Hämosiderin eine bräunliche Färbung der gliösen Narben und der etwa entstehenden Erweichungscysten hervorruft.

Rote Hirnerweichungen entstehen außerdem bei *thrombotischem Verschluß der abführenden Venen*, z.B. des Sinus sagittalis superior. Da die venösen Drainagegebiete des Gehirns nicht mit den arteriellen Versorgungsarealen übereinstimmen, sind derartige, rein durch venöse Abflußbehinderung entstandene rote Infarkte des Gehirns durch Lage und Ausdehnung leicht als solche zu erkennen.

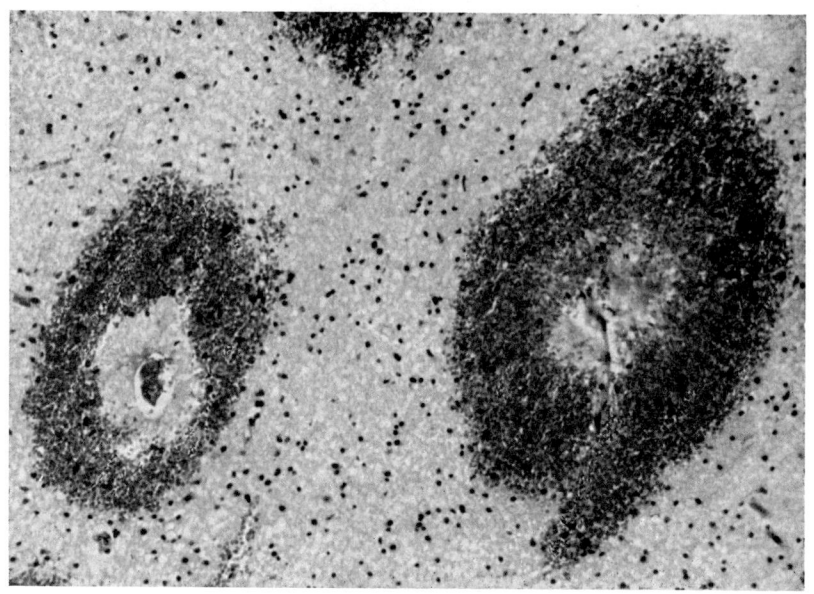

Abb. 324. Ringblutungen im Großhirn

Kreislaufbedingte Erweichungen können in gleicher Weise, wenn auch seltener, das Rückenmark betreffen. Charakteristische Ausfallserscheinungen entstehen insbesondere beim embolischen oder thrombotischen Verschluß der A. spin. ant. sowie bei der subakuten nekrotisierenden Myelopathie (FOIX[1]-ALAJOUANINE), die auf angiomartige Veränderungen der spinalen Venen zurückgeführt wird.

Blutungen. Bei den Gehirnblutungen unterscheiden wir wie überall zwischen Diapedeseblutungen, wie sie an Capillaren auftreten, und den Blutungen durch Zerreißung von arteriellen Gefäßen.

Das Auftreten zahlreicher *Diapedeseblutungen* führt zum Bild der sog. Purpura cerebri. Die Schnittfläche ist dann von Blutpunkten übersät, die sich zum Unterschied von den Blutpunkten bei Hirnödem nicht wegspülen lassen, da die roten Blutkörperchen nicht auf der Schnittfläche, sondern im Gewebe selbst liegen. Diesen Blutaustritten liegt eine örtliche Capillarschädigung zugrunde, die manchmal zunächst zu Plasmaaustritt und Koagulation des unmittelbar anliegenden Gewebes führt. Die proximal und distal davon austretenden roten Blutkörperchen umgeben dann dieses kompakte Gebiet, in das sie nicht eindringen können, wie eine Schale, die im mikroskopischen Schnitt als Ring in Erscheinung tritt — man spricht deshalb auch von „Ringblutungen" (s. Abb. 324).

---

[1] CH. FOIX (1882—1927), französischer Neurologe.

Massenblutungen aus Arterien liegen meist dem Krankheitsbild zugrunde, das klinisch als Apoplexie[1] bezeichnet wird. Dieser Ausdruck wird daher oft gleichbedeutend mit Hirnblutung gebraucht. Das austretende Blut wühlt sich in die Gehirnmasse vor auf dem Wege des geringsten Widerstandes, d.h. dem Faserverlauf folgend, so daß eine bis apfelgroße, von Blut erfüllte Höhlung entstehen kann (Abb. 325). Ihre Wand ist zunächst von fetzig zerrissener Gehirnmasse gebildet, die von sekundär aufgetretenen Diapedeseblutungen durchsetzt wird.

In der weiteren Umgebung ist das Gehirngewebe ödematös, die Marksubstanz durch den abdiffundierenden Blutfarbstoff leicht gelblich gefärbt (citronenfarbiges Ödem). Im weiteren Verlaufe dickt sich das ausgetretene Blut ein, das fetzig zerfallene Gehirngewebe der Höhlenwand wird ähnlich wie bei der Erweichung

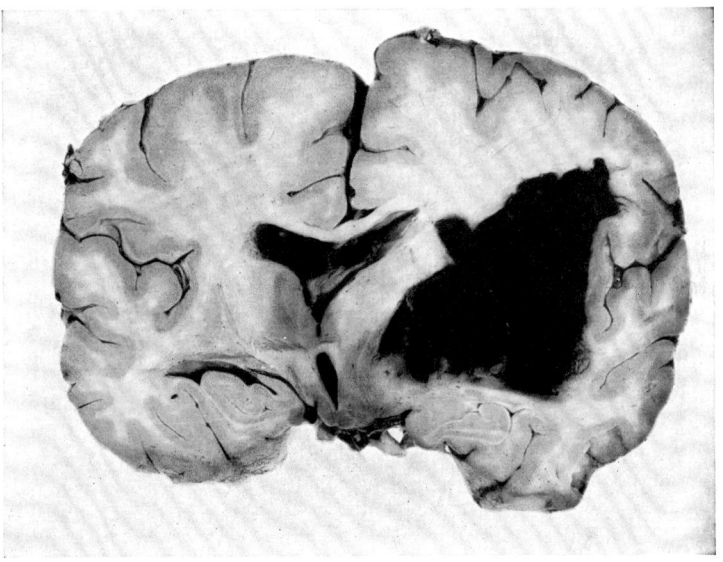

Abb. 325. Hämorrhagie in der rechten Großhirnhemisphäre. Verdrängung des rechten Seitenventrikels und 3. Ventrikels

durch Fettkörnchenzellen abgeräumt, das Ödem der Umgebung schwindet mehr und mehr. Gleichzeitig beginnt auch die Resorption und Umwandlung des ausgetretenen Blutes durch gewucherte Adventitia- und Mikrogliazellen. Sie enthalten reichlich hämosiderotisches Pigment, so daß sie als „Pigmentkörnchenzellen" bezeichnet werden. Weiterhin wuchern auch die Gliazellen und bilden um die Höhle einen festen gliös-faserigen Saum. Durch alle diese Vorgänge verkleinert sich die Blutungshöhle, ihre Wand verliert die fetzige Beschaffenheit, wird glatt und durch den Pigmentgehalt bräunlich. Schließlich bleibt an Stelle der großen Höhle nur ein kleiner, von Flüssigkeit erfüllter Hohlraum mit brauner Wand zurück (apoplektische Cyste). Weniger umfangreiche Blutungshöhlen können auch durch gliöse Ausfüllung vernarben.

Sitz der Blutungsherde sind am häufigsten die zentralen Ganglien (Putamen, Caudatum, Thalamus), seltener Großhirnhemisphären, Kleinhirn und Pons. Bei

---

[1] Das Wort Apoplexie leitet sich vom griechischen apoplesso, d.h. niederschlagen, betäuben, ab. Es bedeutet also zunächst nur plötzlichen Bewußtseinsverlust. Die ein klinisches Zustandsbild ausdrückende Bezeichnung wurde mit der Zeit gleichbedeutend mit dem anatomischen Befund der Hirnblutung. Ja, man benützt das Wort Apoplexie jetzt auch in übertragenem Sinne zur Kennzeichnung stürmischer Blutungen in anderen Organen und spricht z.B. von Pankreasapoplexie oder apoplektiformen Blutungen überhaupt.

Blutung in die Zentralganglien werden diese Teile gegen die Seitenventrikel und den dritten Ventrikel vorgewölbt und oft bis unter das Ependym zerstört, das dann in der Leiche bei Eröffnung der Ventrikel oder schon im Leben einreißt. Durch eine solche *Perforation* strömt das Blut in die Hirnkammern ein und breitet sich in ihnen bis in den vierten Ventrikel aus. Durch die Volumenvermehrung und Verdrängungserscheinungen oder den Sitz an lebenswichtigen Stellen (Brücke, Boden des 4. Ventrikels) kann schon im Beginn der Blutung der Tod eintreten.

Für die Beurteilung der bei einer Massenblutung auftretenden *klinischen Symptome* ist es wichtig, zu wissen, daß durch die Blutung selbst eigentlich überraschend wenig Hirnsubstanz zerstört wird, wie aus der gegenüber der anfänglichen Blutungshöhle unverhältnismäßig kleinen zurückbleibenden Cyste oder Narbe hervorgeht. Die Schwere der Allgemeinsymptome (Bewußtlosigkeit) und die Ausbreitung der Herdsymptome (z. B. Halbseitenlähmung) am Anfang der apoplektischen Blutung gehen auch weniger auf die anatomische Zerstörung von Gehirnparenchym zurück als auf die Raumbeengung im Schädelinnern durch die Volumenzunahme des Gehirns und die um die Blutungshöhle sich abspielenden Veränderungen, wie Verdrängung und Ödem der Hirnsubstanz. Mit der Rückbildung dieser Veränderungen verschwinden im weiteren Verlaufe auch klinisch die Bewußtseinsstörung und die Herdsymptome bis auf diejenigen Ausfallserscheinungen, die den tatsächlich zerstörten Gehirnpartien entsprechen.

Bei der Frage nach der *Ursache* der Gehirnblutungen bzw. der Zerreißung von Arterien ist es bedeutungsvoll, daß sich bei fast allen apoplektischen Blutungen ein erhöhter Blutdruck (Hypertonus) nachweisen läßt. Es wäre aber verfehlt, deshalb die Gefäßzerreißung bloß auf den erhöhten Blutdruck zurückzuführen, da gezeigt werden konnte, daß auch der höchste im Leben erreichbare Blutdruck nicht imstande ist, normale Gefäße zur Zerreißung zu bringen. Es muß also noch eine Wanderkrankung der Arterie hinzukommen. Man hat sie in Form einer eigentümlichen hyalinen Umwandlung der subendothelialen Schichten gefunden, die auch auf die Media übergreift und zu einem Verlust der Elastica führt. Diese „Hyalinose" sitzt an den kleinen Arterien — ähnlich wie an den Nierenarteriolen — und kann, muß aber nicht, mit einer Arteriosklerose der größeren Gefäßäste vergesellschaftet sein. Die veränderte Arteriole weitet sich unter der Wirkung des auf ihrer Wand lastenden Blutdruckes an umschriebener Stelle aus, um schließlich zu platzen. Nicht immer entsteht dabei allerdings das oben geschilderte Bild der großen Massenblutung, sondern vielfach nur ein stecknadelkopf- bis erbsengroßer, rundlicher Blutungsherd, eine sog. Kugelblutung, wie man sie in der Hirnrinde der Hypertoniker häufig findet.

d) Fetale und frühkindliche Zerstörungsprozesse

Durchblutungsstörungen oder Sauerstoffmangel, die das unreife fetale Gehirn treffen, führen in der Regel zu ausgedehnten Zerstörungen, die sich histologisch durch das Fehlen stärkerer reaktiver oder reparatorischer Gewebsveränderungen auszeichnen. Nekroseherde im kindlichen Gehirn heilen mit Bildung glattwandiger Höhlen, die manchmal wie ein Kanal die inneren Liquorräume (Ventrikel) mit den äußeren (Subarachnoidealraum) verbinden. Derartige Höhlenbildungen des unreifen Gehirns werden als Pori[1] *(Porencephalie)* bezeichnet. Sie können je nach ihrer Lage an der Hirnoberfläche oder im tiefen Marklager durch arterielle Zufluß- oder venöse Abflußstörungen entstanden sein. Die Pori der Hirnoberfläche werden nicht selten durch das weitere Wachstum der erhalten gebliebenen benachbarten Windungen trichterförmig eingeengt.

---

[1] Poros (griech.) Loch.

Ausgedehnte Porencephalien leiten über zur *Hydranencephalie,* bei der die Großhirnhemisphären zu dünnwandigen, mit Liquor gefüllten Blasen umgewandelt sind, deren Wände von den weichen Hirnhäuten und der Molekularschicht der Rinde gebildet werden. Die basalen Ganglien, insbesondere der Thalamus, die Hinterhauptslappen und das Kleinhirn bleiben in der Regel verschont. Aus dieser Tatsache, daß nämlich die Hydranencephalie stets nur den Versorgungsgebieten der aus der Arteria carotis interna gespeisten vorderen und mittleren Hirnarterien entspricht, ist gefolgert worden, daß für ihre Entstehung wahrscheinlich eine Drosselung der Halsgefäße durch Nabelschnur oder Amnionstränge in Frage kommt.

Während oder nach der Geburt einsetzende Kreislaufstörungen führen meist nicht mehr zur Bildung größerer cystischer Defekte, sondern zu narbigen Endzuständen. Hierher gehören die narbigen Schrumpfungen der Großhirnrinde *(Ulegyrien*[1]*)* sowie der *Status marmoratus der Stammganglien.* Das normale Grau der basalen Ganglien wird hierbei durch myelinisierte Narben weißfleckig durchbrochen. Pathogenetisch kommt für diese narbigen Defekte nach frühkindlicher Kreislaufschädigung neben arteriellen Zuflußstörungen und den Folgen cerebraler Krampfanfälle sehr oft eine venöse Abflußstauung in Betracht, wie die häufig längs der Mittellinie breitflächig über der Großhirnkonvexität anzutreffenden Ulegyrien verdeutlichen.

Die *Hemiatrophia cerebri* ist die narbige Verkleinerung einer gesamten Großhirnhemisphäre. Ursächlich ist hier vor allem an ein halbseitiges Hirnödem zu denken, dessen schädigende Wirkung noch durch Kreislaufstörungen bei frühkindlichen Krampfanfällen verstärkt wird.

Infektionen, die das unreife Gehirn in utero treffen, bewirken je nach dem Zeitpunkt ihres Eintrittes eine Fehlentwicklung des Gehirns wie bei der Embryopathia rubeolosa, bei der von seiten des Zentralnervensystems häufig eine Mikroencephalie beobachtet wird, oder eine echte Encephalomyelitis wie bei der erst in der zweiten Hälfte der Fetalzeit auftretenden Toxoplasmose. Hierbei kommt es in der Regel zu ausgedehnten Gewebsnekrosen mit charakteristischen Verkalkungen.

Bei der frühzeitigen Zerstörung ausgedehnter Partien der Großhirnrinde bleibt nicht nur die Entwicklung der corticospinalen Fasersysteme aus, sondern es kommt — die Grenze des betroffenen Neurons überschreitend — *„transneuronal"* zu einer Minderentwicklung der funktionell abhängigen Gehirnteile (Verkleinerung des gleichseitigen Thalamus, gekreuzte Kleinhirnhypoplasie).

Die in diesem Abschnitt behandelten Folgen fetaler und frühkindlicher Zerstörungsprozesse stellen — vermehrt um einen Teil der echten anlagebedingten Fehlentwicklungen des Gehirns (s. dort) — das pathomorphologische Substrat der sog. *cerebralen Kinderlähmung oder Littleschen*[2] *Krankheit* dar. Spastische Lähmung, Rigor und extrapyramidale Hyperkinesen (Athetose) erklären sich aus der Lokalisation der Veränderungen.

e) Entzündungen

Entzündungen des Zentralnervensystems sind ebenso wie Entzündungen anderer Organe anatomisch gekennzeichnet durch eine Schädigung des Gewebes — sei es des Parenchyms (Ganglienzellen und Glia) oder des Gefäßbindegewebes — durch eine Exsudation aus den Gefäßen und schließlich eine in gewissem Sinne ausgleichende Gewebswucherung. Diese wird im Zentralnervensystem sowohl das Gefäßbindegewebe als auch die zur Wucherung und Faserbildung befähigten Teile des Parenchyms betreffen können, nämlich die Glia, nicht aber die zur Regeneration unfähigen Ganglienzellen. Je nachdem, welche dieser Gewebskomponenten bei einer Entzündung besonders hervortritt, wird das anatomische und histologische Bild in weiten Grenzen schwanken. Dazu kommt noch, daß die verschiedenen Schädlichkeiten bald überwiegend das Gehirn (Encephalitis), bald das Rückenmark (Myelitis) oder beide Teile zusammen betreffen (Encephalomyelitis), ja gelegentlich auch in peripheren Nerven entzündliche Veränderungen hervorrufen. Aber auch im Gehirn und Rückenmark sind nicht alle Gebiete gleichmäßig befallen. Manchmal wird die graue Substanz bevorzugt (Polioencephalitis[3] bzw.

---

[1] Oule (griech.) Narbe; gyros (griech.) Windung.   [2] W. J. LITTLE (1810—1894), Chirurg in London.   [3] Polios (griech.) grau.

Poliomyelitis), bald die weiße Substanz (z. B. Encephalitis periaxialis und multiple Sklerose). Die entzündungserregende Schädlichkeit selbst ist bei vielen Entzündungsformen bekannt (Bakterien, Virusarten), bei anderen ist man über Vermutungen noch nicht hinausgekommen. Alle diese Umstände erschweren eine befriedigende umfassende Einteilung der entzündlichen Erkrankungen des Zentralnervensystems. Am besten bewährt hat sich noch eine Einteilung, die neben der Berücksichtigung der Ursache die Lokalisation der Veränderungen als Maßstab nimmt. Wir unterscheiden dementsprechend: 1. Entzündungen, die von den weichen Häuten her übergreifen (Meningoencephalitis), 2. solche, die hauptsächlich die graue Substanz befallen (Polioencephalitis), 3. solche, bei denen der Markscheidenzerfall das Bild beherrscht (Leukoencephalitis) und schließlich 4. umschriebene, eitrige Entzündungen.

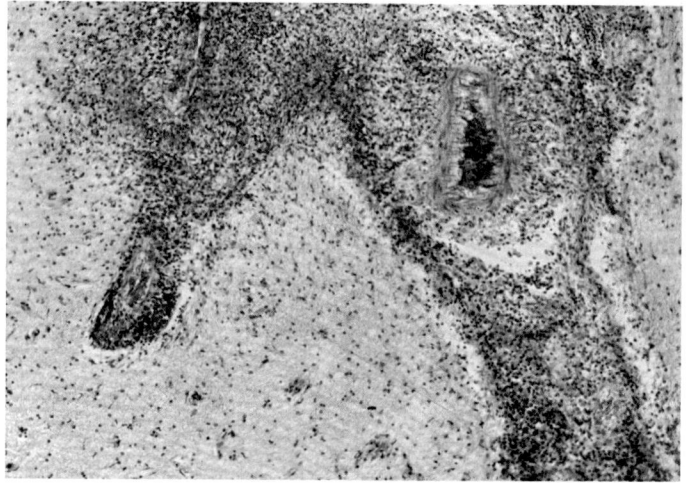

Abb. 326. Tuberkulöse Meningitis mit Übergreifen auf die Hirnrinde

1. Meningoencephalitis. a) Tuberkulose. Die tuberkulöse Meningoencephalitis oder Meningitis war früher eine unweigerlich zum Tode führende Erkrankung — heute kann sie geheilt werden. Die Tuberkelbakterien gelangen in der Regel auf dem Blutweg in die Meningen. Am häufigsten ist die Meningitis tuberculosa bei allgemeiner Miliartuberkulose, namentlich bei kleinen Kindern im Anschluß an den Primäraffekt. Die Tuberkelbakterien rufen zunächst in den Leptomeningen eine ausgesprochen sero-fibrinöse Entzündung hervor, die allerdings nur wenige Tage anhält. Die im Lumbalpunktat nachweisbaren Spinnwebengerinnsel entsprechen solchen Fibrinfäden. Sehr bald beginnt, besonders um die Gefäße, eine Verkäsung des Exsudates und die Ausbildung von typischem tuberkulösem Granulationsgewebe in Form von Knötchen.

Das makroskopische Bild der tuberkulösen *Meningitis* ist sehr kennzeichnend. Sie beschränkt sich in den meisten Fällen auf die Hirnbasis (Basalmeningitis), wo die Zisternen und die Meningen in den Sylvischen Furchen von trübem, sulzigem Exsudat durchtränkt sind. Längs der Arteria fossae Sylvii und ihren Verzweigungen sieht man auch kleinste, in älteren Fällen stecknadelkopfgroße oder größere grauweiße Tuberkel. Stets ist bei der tuberkulösen Meningitis die Hirnsubstanz in Mitleidenschaft gezogen (s. Abb. 326), da die Entzündung entlang der Pia-Gefäße auf die Hirnrinde übergreift (tuberkulöse *Meningoencephalitis*). Zu Zirkulationsstörungen, zu Erweichungen bzw. Hemiplegie kommt es, wenn die Arterien in Form einer tuberkulösen Endarteriitis mitgegriffen sind. Kleinere derartige Erweichungen finden sich mit großer Regelmäßigkeit im Bereich der vegetativen Kerngebiete des Hypothalamus, da die zu ihrer Versorgung von der Hirnbasis her einstrahlenden Gefäße besonders häufig arteriitische Wandveränderungen aufweisen. Die klinisch oft recht eindrucksvollen vegetativen Störungen z. B. des Wasserhaushaltes bei tuberkulöser Meningitis werden auf diese sekundären Veränderungen zurückgeführt. Die Tuberkulose ergreift auch die Plexus chorioidei und führt so zu einer vermehrten Liquorsekretion; hierdurch und durch die gleichzeitige Abflußbehinderung durch Verklebung der weichen Häute der Hirnbasis kommt es zu einer starken Erweiterung der Hirnkammern, zum akuten Hydrocephalus internus.

Tuberkelbakterien erzeugen, namentlich bei jüngeren Menschen, auch erbsen- bis walnußgroße, geschwulstähnliche, tuberkulöse Knoten, sog. *Solitärtuberkel* oder *Tuberkulome*. Sie können an jeder Stelle sitzen, bevorzugen aber das Kleinhirn und die Brücke. Solitärtuberkel werden oft lange symptomlos ertragen, wirken aber schließlich durch Vernichtung oder Verdrängung wichtiger Gehirnabschnitte oder durch begleitende Hirndruckerscheinungen tödlich. Sie verlaufen oft unter dem klinischen Bild von Hirntumoren. Gelegentlich werden sie zum Ausgangspunkt einer tödlichen tuberkulösen Meningitis.

b) Syphilis. Die Syphilis des Nervensystems ist eine Erkrankung des Tertiärstadiums und tritt in drei verschiedenen Formen auf, die alle dank der modernen Luestherapie der Frühstadien der Erkrankung seltener geworden sind.

1. Die *syphilitische Meningitis* entsteht durch den Übertritt der Spirochäten in den Liquorraum und ist stets in den basalen Zisternen am stärksten ausgeprägt. Von hier greift der Prozeß auch auf die inneren Liquorräume über und erzeugt eine Ependymitis granularis, besonders am Boden des 4. Ventrikels. Die syphilitische Entzündung der weichen Hirnhäute ist die eigentliche gestaltliche Grundlage der klinischen „*Lues cerebrospinalis*". Endarteriitische Gefäßveränderungen führen nämlich nicht selten zu herdförmigen Hirnerweichungen, die durch umschriebene neurologische Ausfallserscheinungen das klinische Bild komplizieren.

2. Bei der *progressiven Paralyse* ist die graue Substanz Sitz der Entzündung (s. S. 430).
3. Die *Tabes dorsalis* geht mit Markscheidenzerfall einher (s. S. 433).

2. Polioencephalitis und Poliomyelitis. Es handelt sich um Entzündungen mit unterschiedlichem Ausbreitungsmuster über die graue Substanz von Gehirn und Rückenmark. Als Erreger kommen besonders Viren in Betracht.

a) Hierher gehört vor allem die in erster Linie die grauen Vorderhörner des Rückenmarkes bzw. die motorischen Vorderhornganglienzellen befallende *Poliomyelitis*[1] *anterior acuta* (infantile Spinalparalyse, essentielle Kinderlähmung, Heine-Medinsche Krankheit[2]), jetzt kurz „Polio" genannt. In den frühesten Stadien ist die Substanz der Vorderhörner weich, hyperämisch, von Blutungen durchsetzt, das Gewebe perivasculär zellig infiltriert; diese Infiltration kann sich im weiteren Verlaufe auch auf die weiße Substanz ausdehnen. Zugleich findet man regressive Veränderungen, wie Quellung, Trübung und Fettentartung der Ganglienzellen, die aber meist nicht alle ergriffen sind (Abb. 327). Später verkleinern sich die Vorderhörner mehr und mehr, die geschädigten Ganglienzellen schwinden schließlich ganz durch Neuronophagie, während die Glia in mäßigem Grade zunimmt. Die Veränderung kann sich auch auf die Medulla oblongata, den Pons und die Zentralganglien fortsetzen (Polioencephalitis).

Die *Folgen* der Vernichtung der motorischen Ganglienzellen sind schlaffe Lähmungen, die sich nicht zurückbilden, ausgedehnte Nerven- und Muskelatrophien und später Kontrakturen mit abnormer Stellung der Extremitäten, insbesondere der Füße. Dabei sind aber die während des akuten Stadiums der Erkrankungen auftretenden Lähmungen viel ausgedehnter als die schließlich

---
[1] Polios (griech.) grau. [2] J. VON HEINE (1800—1897), Orthopäde in Cannstatt; K. O. MEDIN (1847—1927), Kinderarzt in Stockholm.

bleibenden. Im akuten Stadium sind die Lähmungen nämlich nicht bloß durch den Ganglienzellausfall, sondern auch durch die gleichzeitige, viel weiter ausgedehnte Entzündung bedingt. Mit dem Verschwinden der Entzündung bei der Heilung bleiben nur die durch Ganglienzellausfall hervorgerufenen Lähmungen zurück.

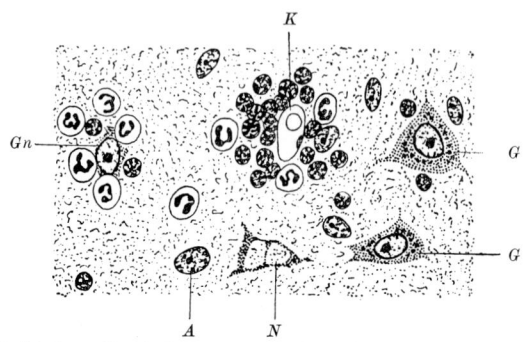

Abb. 327. Rückenmark bei Poliomyelitis (halbschematisch). *N* nekrotisch zerfallene Ganglienzelle; *K* Capillare mit umgebendem Infiltrat; *G* normale Ganglienzelle; *Gn* von phagocytären Zellen umgebene Ganglienzelle (Neuronophagie); *A* Kern einer astrocytären Gliazelle

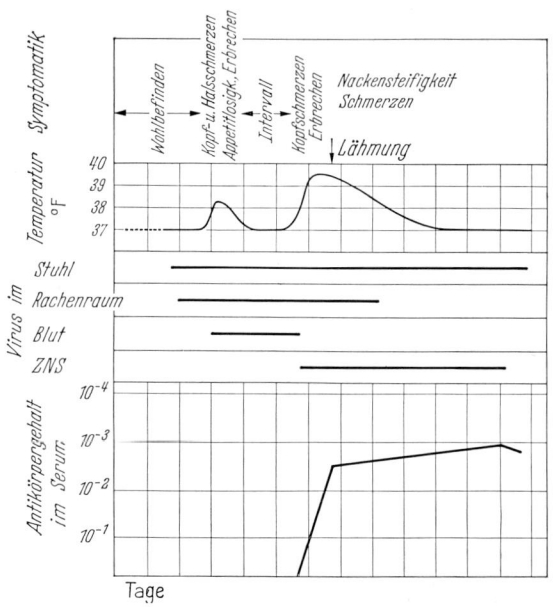

Abb. 328. Ablauf der Poliomyelitis (nach BODIAN)

Der *Erreger* der Poliomyelitis ist ein Virus („Polio-Virus"), von dem wir drei Typen kennen: Gut 85% aller Fälle werden durch den Typus 1 (BRUNHILDE[1]) verursacht; seltener sind Typus 2 (LANSING[2], 12%) und 3 (LEON[3], 3%). Die Infektion erfolgt im Nasen-Rachenraum und verläuft, wenn überhaupt Krankheitserscheinungen auftreten, zunächst wie ein „grippaler" Infekt (s. Abb. 328). Bei 80% aller Infizierten bleibt es dabei. Nur bei den restlichen 20% schließt sich

---

[1] So hieß die Äffin, bei der das Virus gefunden wurde. [2] Name des jungen Mannes in Michigan (USA), der an der Krankheit verstarb. [3] Name des Jungen in Los Angeles, der an der Krankheit starb.

gewöhnlich ein fieberfreies Intervall von einigen Tagen an, währenddessen das Virus im Blut nachweisbar ist. Auf diesem Wege (Virämie) gelangt es erst in das zentrale Nervensystem, wo es manchmal bloß rasch vorübergehende meningitische Symptome auslöst, in anderen Fällen aber zu den erwähnten schweren Veränderungen und damit zu Lähmungen führt. Außerdem kann das Virus natürlich auf dem Blutweg auch in andere Organe verschleppt werden, wie z.B. Skelet- und Herzmuskel, der in etwa $1/3$ der Fälle in Form einer Myokarditis mitbeteiligt ist. Die Infektion führt zur Antikörperbildung und läßt eine Immunität zurück, auch wenn es nicht zum Befall des Nervensystems gekommen ist, ja sogar wenn überhaupt keine Krankheitszeichen aufgetreten sind (sog. stille Feiung). So ist es erklärlich, daß mit 50 Jahren etwa 97% aller Menschen unserer Zonen Antikörper gegen Poliomyelitis aufweisen, die Hälfte davon sogar gegen alle drei Typen des

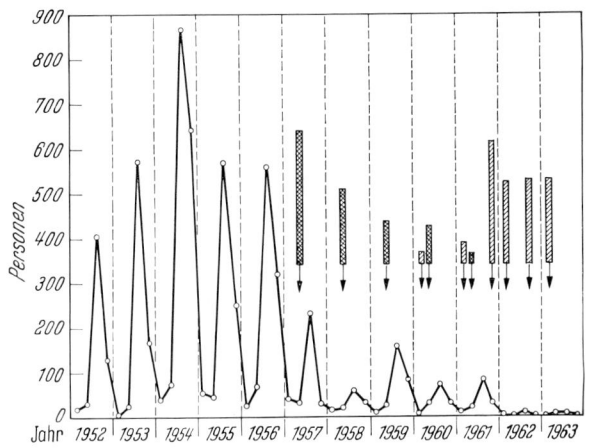

Abb. 329. Poliomyelitiserkrankungen pro Vierteljahr in der Schweiz. ▦ Spritzenimpfungen, ▨ Schluckimpfungen. (Nach GSELL)

Virus. Säuglinge besitzen zunächst Antikörper von der Mutter her, diese nehmen aber ständig ab, so daß mit Beginn des 2. Lebensjahres kein Kind mehr über Antikörper gegen alle drei Virustypen verfügt. Man kann aber eine Antikörperbildung durch Impfung mit inaktivierten Virus anregen. Wichtiger ist freilich die Tatsache, daß durch eine solche Impfung die Zellen „trainiert" werden, um im Bedarfsfalle die Antikörper schneller (nach 3—4 Tagen) und reichlicher zu bilden als sonst (nach 7 Tagen), ein Zeitgewinn, der genügt, um eine Infektion des Zentralnervensystems zu verhindern.

Das Virus wird bis zu mehreren Tagen nach der *Infektion* mit den Sekreten von Nase und Rachen übertragen. Infektiös sind weiterhin die Abwässer, da das Virus über die ganze Krankheitsdauer im Stuhl ausgeschieden wird. Merkwürdig und unerklärt ist die jahreszeitliche Schwankung im Auftreten der Erkrankung: Die ersten Fälle trifft man zu Beginn des Sommers, dann steigt die Häufigkeit im September steil an (s. Abb. 329), mit Beginn der kalten Jahreszeit verschwinden die Poliomyelitiserkrankungen wieder. Durch Spritzen- und Schluckimpfung ist die Erkrankung jetzt fast ausgerottet worden (s. Abb. 329).

Bei schnellem, schwerem Verlauf der Erkrankung kommt es zu einer von den unteren Extremitäten rasch über die Arme und Rumpfmuskulatur aufsteigenden, schlaffen Lähmung, die schließlich durch Lähmung des Atemzentrums zum Tode führt. Diese als *Landrysche*[1] *Paralyse* bezeichnete Verlaufsform wird aber nicht nur bei der Poliomyelitis Heine-Medin, sondern auch bei polyneuritischen Krankheitsprozessen beobachtet.

---
[1] J. B. O. LANDRY DE THEZILLAT (1826—1865), französischer Arzt.

b) Die *Encephalitis lethargica* geht mit einer ausgeprägten Schlafsucht einher. Pathohistologisch findet man die perivasculären Virchow-Robinschen Räume dicht mit Lymphocyten erfüllt, und zwar hauptsächlich im Bereich der basalen Hirnganglien, besonders der Substantia nigra und des Aquäduktes. Führt die Krankheit nicht zum Tode, so bleibt häufig der postencephalitische Parkinsonismus[1] mit Schüttellähmung zurück. Die Substantia nigra erscheint dann vollkommen depigmentiert. Während des ersten Weltkrieges trat die Krankheit „epidemisch" auf und wurde zuerst von v. ECONOMO (1917) erkannt. Jetzt kommt sie praktisch nicht mehr vor. Die Darstellung des Erregers oder Übertragung auf Versuchstiere sind nicht geglückt.

c) Von den mittelgroßen Virusarten sind der Erreger der Tollwut (Lyssa, Rabies) sowie die Viren der Herpesgruppe für die menschliche Pathologie von Bedeutung.

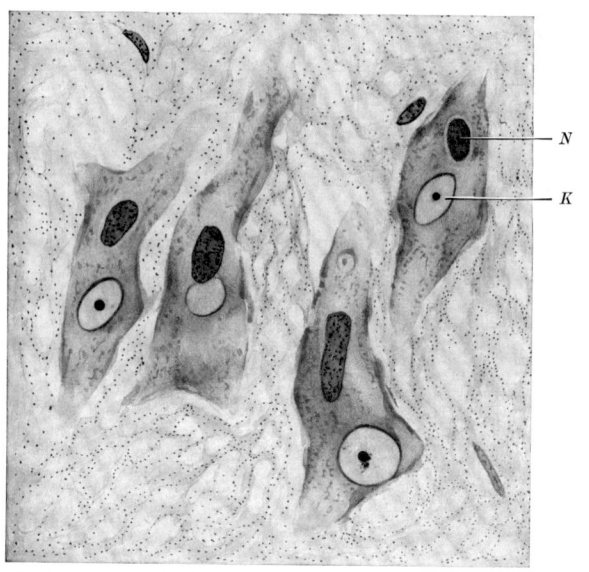

Abb. 330. Ganglienzellen des Ammonshorns bei Lyssa mit Negrischen Körperchen (*N*). Kern der Ganglienzellen (*K*)

Für die *Lyssa-Encephalitis* kennzeichnend sind intracytoplasmatische Einschlußkörperchen, die sog. Negrischen[2] Körperchen (s. Abb. 330), die man besonders leicht in den Ganglienzellen des Ammonshornes nachweisen kann. Das Virus ist im Speichel der erkrankten Tiere (Hund, Fuchs etc.) enthalten und wird durch Biß auf den Menschen übertragen. Es erreicht das Zentralnervensystem über den Weg der peripheren Nerven. Infolge der Beteiligung der Ganglienzellen im verlängerten Mark kann es im Beginn der Erkrankung zu Schluck- oder Atemkrämpfen kommen. Da diese manchmal schon beim Schluckversuch oder durch den bloßen Anblick von Wasser ausgelöst werden, hat die Krankheit auch die Bezeichnung Hydrophobie[3] erhalten. Späterhin treten dann Koma und Hirnlähmung in den Vordergrund.

d) Unter den durch Rickettsien hervorgerufenen entzündlichen Erkrankungen des Nervensystems hat lediglich die in den beiden letzten Kriegen häufiger aufgetretene *Fleckfieberencephalitis* eine besondere Bedeutung erlangt. Pathohistologisch findet sich hierbei eine Meningoencephalitis mit Bildung zahlreicher knötchenförmiger Infiltrate (Gliaknötchen) (Abb. 331). Sporadisch auftretende Encephalitiden unklarer Ätiologie können ebenfalls gelegentlich das typische Bild einer Knötchenencephalitis zeigen.

e) Die *progressive Paralyse* ist die Folge der Spirochäteninvasion von Hirnrinde und Stammganglien. Mikroskopisch findet man eine vorwiegend aus Plasmazellen und Lymphocyten bestehende zellige Infiltration um die kleinen

---

[1] J. PARKINSON (1755—1894), engl. Arzt.   [2] A. NEGRI (1876—1912), Pathologe, Pavia.
[3] Hydor (griech.) Wasser; phobia (griech.) Furcht.

Gefäßäste sowie eine stärkere diffuse Proliferation der Mikroglia in Form von Stäbchenzellen. Daneben trifft man auch ein eisenhaltiges Pigment um die Gehirngefäße an. Da es bei entzündlichen Infiltraten aus anderen Ursachen nicht vorzukommen pflegt, kann man es als kennzeichnend für die progressive

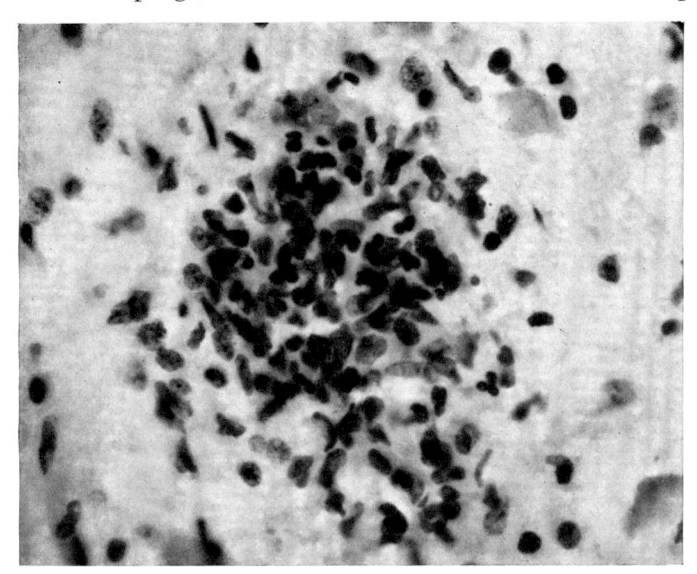

Abb. 331. Fleckfieber-Knötchen

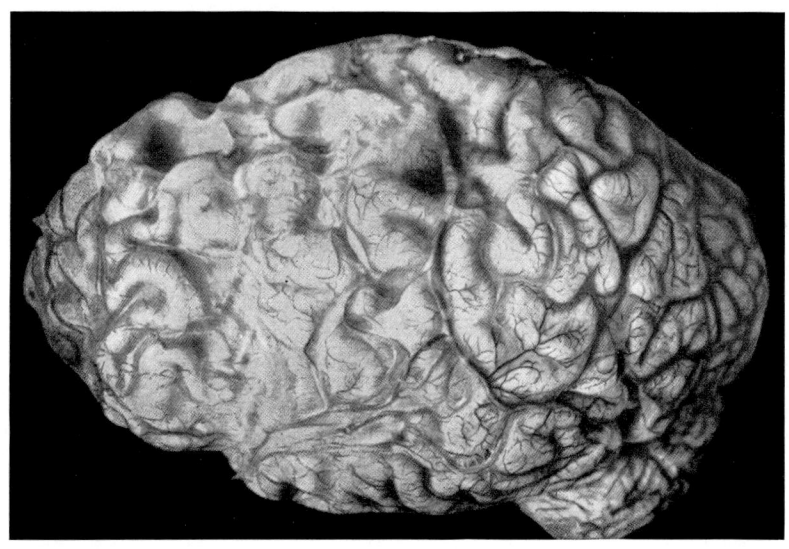

Abb. 332. Trübung der weichen Häute und Verschmälerung der Windungen besonders des Stirnhirns bei Paralyse.
(Nach Spatz)

Paralyse ansehen und spricht von „Paralyseeisen". In der Gehirnsubstanz selbst kommt es zu fortschreitendem Zerfall der Ganglienzellen und ihrer Fasern. Dieser Substanzverlust muß, wenn er nur lange genug angehalten hat, zu einer immer deutlicher werdenden Verkleinerung des Gehirns führen, die auch makroskopisch als Atrophie in Form des Hydrocephalus externus und internus e vacuo in Erscheinung tritt. Die Leptomeninx über den atrophischen Hirnwindungen erscheint durch Bindegewebsverwachsung milchig getrübt (Abbildung 332). Diese Veränderungen sind nicht über die ganze Gehirnrinde gleichmäßig ausgebreitet, sondern bevorzugen die Stirnlappen, besonders ihre vorderen Anteile, sowie die anschließenden Abschnitte der Schläfen- und Scheitellappen. Am meisten betroffen sind also diejenigen Regionen, in denen die verwickelten seelischen Leistungen lokalisiert sind; daher auch der mit der progressiven Paralyse einhergehende Persönlichkeitsverfall.

3. **Leukoencephalitis.** Diese Gruppe von Encephalitiden ist dadurch gekennzeichnet, daß sie mit Zerfall der Markscheiden einhergehen, sich also hauptsächlich im Bereich der weißen Substanz abspielen.

a) Manche von ihnen treten während oder nach einer Infektionskrankheit auf (*para-* bzw. *postinfektiöse Encephalitis*). Fast durchweg handelt es sich dabei um Viruskrankheiten, wie Masern, Varicellen, Mumps, Grippe oder Keuchhusten. Der eigentliche Zusammenhang der Encephalitis mit der Infektionskrankheit ist bis heute ungeklärt. Besondere Bedeutung hat die *Encephalitis nach Kuhpockenimpfung* erlangt, die allerdings sehr selten bei über 2 Jahre alten Erstgeimpften auftritt und zwar etwa 12 Tage nach der Impfung (postvaccinale Encephalitis); bei Kleinkindern kann eine Nachimpfung ebenso wie andere fieberhafte Infekte zu einer Störung der Blutgehirnschranke und zu einer Encephalopathie führen. Bei allen diesen Encephalitisformen treten über das ganze Zentralnervensystem verstreute lymphocytäre Infiltrate um die Gefäße, besonders die Venen auf (Abb. 333), so daß man auch von *perivenöser Herdencephalitis* gesprochen hat. Dadurch, daß in der Umgebung der Infiltrate die Markscheiden und Achsencylinder geschädigt werden, kommt es zu Entmarkungsherden entlang der Gefäße mit entsprechender Gliawucherung. Nicht immer kann man allerdings bei Encephalitiden, die dieses anatomisch-histologische Bild darbieten, eine vorangegangene oder gleichzeitige andere Infektionskrankheit nachweisen.

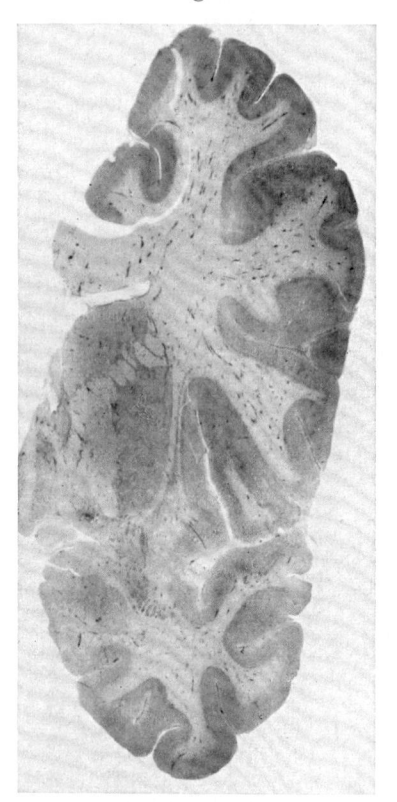

Abb. 333. Postvaccinale Encephalitis (Kontaktkopie). Zellige Infiltrate um die Gefäße in der Marksubstanz deutlich sichtbar

Bei besonders stürmischem Krankheitsverlauf verbindet sich der perivenöse Markscheidenzerfall mit ausgedehnten perivasculären Blutaustritten. Wir sprechen dann von einer *nekrotisierenden hämorrhagischen Leukoencephalitis* (HURST).

Es erscheint durchaus möglich, daß bei Entstehung von solchen Encephalitiden und auch Neuritiden *Autoantikörper* eine Rolle spielen. Injiziert man nämlich einem Kaninchen durch Adjuvantien verändertes Rückenmark oder Nervengewebe, so entwickelt sich eine entzündliche Infiltration im Zentralnervensystem und in den peripheren Nerven. Denselben Erfolg erzielt man durch experimentelle Schädigung der Markscheiden eines freigelegten Nervus ischiadicus beim Meerschweinchen. Offenbar wirkt das veränderte Nervengewebe als Antigen und führt zur Bildung von Antikörpern gegen Nervensubstanz, die dann bei der sich abspielenden Antigen-Antikörper-Reaktion geschädigt wird. In diesem Sinn spricht PETTE auch von Neuro-Allergie, wobei er allerdings mehr eine Sensibilisierung des Nervengewebes durch artfremdes Eiweiß (Bakterien und Virus) im Auge hat. Ein solcher oder zumindest ähnlicher Entstehungsmechanismus würde gut zu der Eintönigkeit des histologischen Bildes passen, das unabhängig ist von der Verschiedenheit der „Ursachen". Bei Tieren kommen allerdings auch infektiöse Leukoencephalitiden vor, die unmittelbar auf die Einwirkung eines Virus zurückgehen, wie z. B. bei der Hundestaupe.

b) Die *Tabes dorsalis*, eine besondere Form der Syphilis des Nervensystems, besteht in einem Untergang der sensiblen Fasern (Abb. 319/7, 334), welche mit den hinteren Wurzeln in das Rückenmark eintreten und teils in die Hinterhörner übergehen, teils in den Hintersträngen nach aufwärts verlaufen. Im allgemeinen kann man sagen, daß die Veränderungen im Lendenmark beginnen

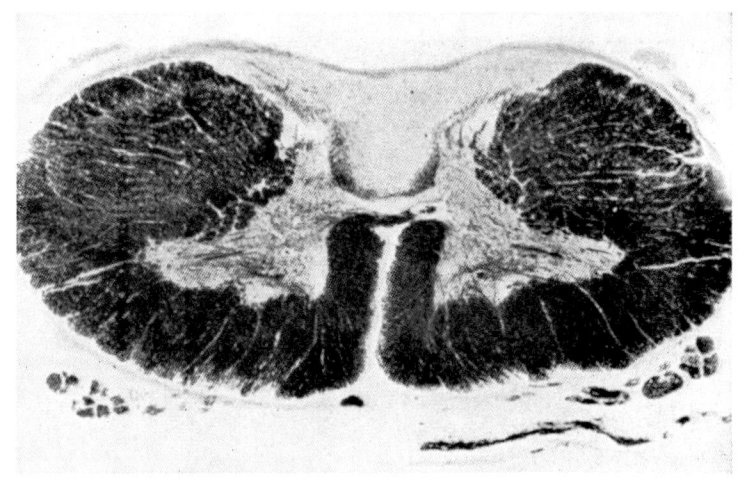

Abb. 334. Rückenmark bei Tabes dorsalis (Markscheidenfärbung). Graue Degeneration der Hinterstränge und hinteren Wurzeln. (Nach BODECHTEL.) — Siehe auch Abb. 319/7

und allmählich nach oben aufsteigen. Mit dem Verschwinden der Markscheiden und der Vermehrung der Glia nehmen die Hinterstränge immer mehr einen grauen Farbton an und werden fester. Die Veränderung reicht auch über die Grenzen des Rückenmarks hinaus: Die hinteren Wurzeln sind in den späteren Stadien grau, und in den Intervertebralganglien finden sich regressive Vorgänge an Ganglienzellen und Nerven. Ferner können auch manche Hirnnerven (Opticus, Oculomotorius und Acusticus) graue Degeneration zeigen.

Das pathologisch-anatomische Bild macht uns *klinische Symptome* der Tabes verständlich. Auf die Beeinträchtigung der sensiblen Bahnen sind Störungen der Sensibilität wie Reizerscheinungen, Paraesthesien, Schmerzanfälle, Krisen, Fehlen der Reflexe zurückzuführen. Verhängnisvoll können Blasenlähmungen durch nachfolgende Infektion der Harnwege werden. Auf eine Störung der tiefen Muskelsensibilität bzw. Koordination der Muskeln ist der eigentümlich schlenkernde Gang (Ataxie) zurückzuführen; durch die ungesteuerte Belastung der Gelenke kommt es zur tabischen Arthropathie (s. Gelenke). Zur Erklärung der Pupillenstarre (Argyll-Robertsonsches Phänomen) wird eine Schädigung der oberflächlich im Nervus opticus verlaufenden pupillo-motorischen Bahnen durch eine luische Meningitis angenommen

c) Zu den entzündlichen Erkrankungen des Zentralnervensystems rechnet man auch eine Erkrankung, bei der weniger die Entzündung als solche in die Augen fallend ist als ein mit ihr zusammenhängender Schwund der Markscheiden, der durch Gliafaservermehrung ausgeglichen wird. Da dieser Markscheidenschwund in vielen einzelnen Herden auftritt, hat die Erkrankung den Namen *multiple Sklerose* erhalten. In frischeren Herden findet man um die Gefäße entzündliche Infiltrate aus Lymphocyten und Plasmazellen. Die Besonderheit gegenüber anderen Encephalitiden liegt nun darin, daß in der Umgebung solcher Infiltrate Achsencylinder und Markscheiden aufquellen. Während sich aber die Achsencylinder wieder erholen, zerfallen die Markscheiden und werden durch Körnchenzellen weggeschafft. Liegt ein solcher Herd in der Rinde, dann spielt infolge der kleinen Zahl der hier gelegenen Markscheiden ihr Zerfall allerdings nur eine geringe Rolle. Durch die gleichzeitig auftretende Gliawucherung, die nach Wegräumen der Zerfallsprodukte

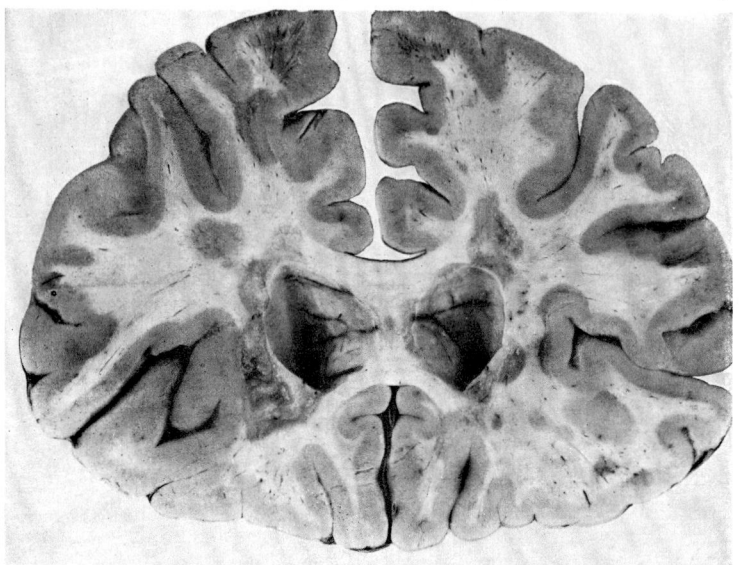

Abb. 335. Multiple Sklerose. Unregelmäßig verteilte graue Herde und Flecke in Mark und Rinde, besonders unter dem Ependym der Seitenventrikel

und Verschwinden der Entzündungszellen allein das Feld beherrscht, erhalten die Herde eine festere Konsistenz und heben sich besonders im Mark durch ihre graue Farbe deutlich ab. Die Verteilung der einzelnen Herde ist von Fall zu Fall verschieden (Abb. 310/10, 335), ja geradezu launenhaft und willkürlich. Mit Regelmäßigkeit sind sie eigentlich nur unter dem Ventrikelependym anzutreffen.

Als *Ursache* des für die Erkrankung eigentümlichen Markscheidenzerfalls hat man das Vorhandensein eines fermentartig auf die Myelinscheiden wirkenden Stoffes angenommen, der entweder aus den Gefäßen austritt (in der Hirnmasse gelegene Herde) oder vom Liquor aus die Markscheiden angreift (Herde an der Hirnoberfläche und unter dem Ependym).

Die *klinische Bedeutung* der schon im Jugendalter, meist aber zwischen 20 und 40 Jahren auftretenden Erkrankung ist durch ihr unaufhaltsames Fortschreiten gegeben. Dauernde Stillstände kommen kaum vor. Völlige Heilungen sind bei der anatomischen Beschaffenheit der Veränderung nicht denkbar, da ja die Gewebsverluste in den Herden nicht wieder ausgeglichen werden können.

d) Grundsätzlich wesensgleich mit der multiplen Sklerose ist die sog. *Encephalitis periaxialis diffusa* (SCHILDER), bei der es nicht chronisch, sondern akut zu einem Markscheidenzerfall großer Gebiete, wie z.B. fast des ganzen Hemisphärenmarkes, kommt. Sie tritt vorzugsweise im Kindesalter auf, ebenso wie die subakut bis subchronisch verlaufende *sklerosierende*

Leukoencephalitis (VAN BOGAERT), bei der es sich um die Kombination eines diffusen Markscheidenzerfalls der Großhirnhemisphären mit entzündlichen Rindenveränderungen handelt.

4. Eitrige Entzündung. Die gewöhnlichen Eitererreger führen bei ihrer Ansiedelung durch Gewebseinschmelzung zur Entwicklung von *Hirnabscessen* (Abb. 336). Diese haben zunächst eine unregelmäßig fetzige, von erweichtem Gewebe gebildete Wand; das angrenzende Hirngewebe ist ödematös durchtränkt und gelblich gefärbt. Später bildet sich ein Granulationsgewebe, das sich allmählich in eine bindegewebige, derbe Kapsel umwandelt. Die Hirnabscesse enthalten gewöhnlich dicken, gelbgrünen, nicht selten jauchigen Eiter. Alte Abscesse haben manchmal einen schleimigen, geruchlosen Inhalt.

Der *Umfang* der Abscesse wechselt in weiten Grenzen. Es gibt solche, die man eben wahrnehmen kann, sowie apfelgroße oder noch größere. Ihre *Zahl* ist eben-

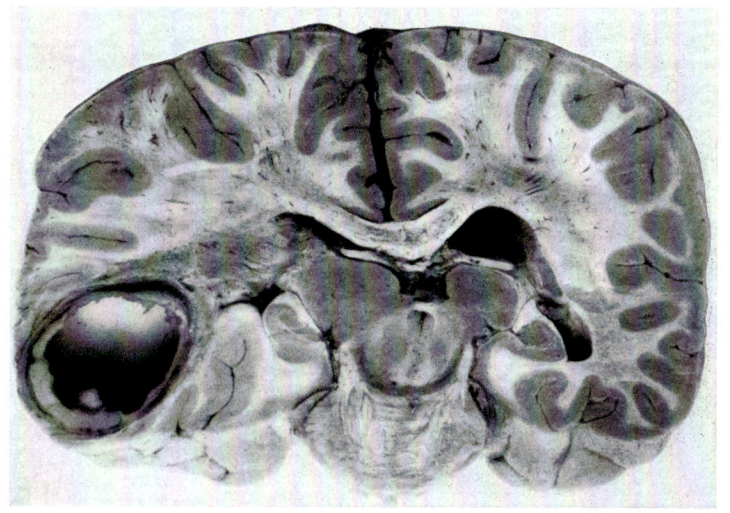

Abb. 336. Alter otogener Hirnabsceß im rechten Schläfenlappen

falls sehr verschieden; kleinste Abscesse sind oft in großer Menge vorhanden, aber auch hasel- bis walnußgroße können sich zu mehreren finden.

Der *Sitz* der Abscesse hängt mit ihrer Entstehungsweise zusammen. Die Abscesse nach offenen Gehirnverletzungen entstehen durch die eingedrungenen Bakterien im Bereich der Hirnwunde (s. S. 438), die nach eitrigen Mittelohrentzündungen sitzen im Schläfenlappen oder Kleinhirn. In den meisten Fällen ist allerdings der Weg, auf dem die Bakterien von den Knochen aus in das Gehirn gelangten, nicht mehr festzustellen. Wahrscheinlich kommen die perivasculären Lymphbahnen als „Überleitungsweg" in Betracht. Metastatische hämatogene Abscesse können an beliebigen Stellen vorkommen, sitzen aber meist im Großhirn. Sie treten auffallend häufig bei entzündlichen Erkrankungen der Bronchien und Lungen, vor allem bei Bronchiektasien auf.

Gar nicht selten bleiben selbst größere Hirnabscesse *klinisch* jahrelang symptomlos und bilden einen Zufallsbefund bei der Obduktion; andererseits können sie selbst nach jahrelanger Latenz, manchmal ohne jede nachweisbare Ursache, wieder aufflackern und zum Tode führen, sei es, daß sie dauernd sich vergrößern und durch Kompression wirken, sei es, daß sie in die umgebende Gehirnsubstanz oder in die Ventrikel durchbrechen und über den Weg einer Infektion des Liquors Meningitis erzeugen. Eine Heilung ist durch operative Eröffnung oder Ausschneidung möglich.

f) Stoffwechselstörungen und toxische Schädigungen des Nervensystems

Die *amaurotische Idiotie* (TAY-SACHS[1]) ist eine angeborene Gangliosidspeicherkrankheit (S. 133) der Nervenzellen, sie tritt in einer infantilen und juvenilen Form auf. Während bei der infantilen Krankheitsform das gesamte Nervensystem ergriffen ist, betrifft die Erkrankung des Jugendalters nur einzelne und unterschiedliche Gehirnareale.

Die Ursache der familiären *Leukodystrophie* oder degenerativen diffusen Sklerose ist eine enzymatische Störung des Myelinstoffwechsels mit der Anhäufung von zum Teil metachromatischen fettähnlichen Zwischenprodukten im Gewebe. Der Abbau des Myelins kann daher nicht bis zu den Neutralfetten erfolgen.

Die *hepato-cerebrale Degeneration* (WILSON-STRÜMPELL-WESTPHAL[2]) besteht in der Kombination einer grobknotigen Lebercirrhose (s. dort) mit degenerativen Veränderungen im Bereich des Corpus striatum und der Hirnrinde. Ursache der Erkrankung ist eine erbliche Störung des Kupferhaushaltes. Pathologisch-anatomisch handelt es sich um eine Durchlässigkeitssteigerung der Blut-Hirnschranke mit spongiöser Auflockerung des Grundgewebes, charakteristischen Kernveränderungen der Astroglia, Degenerationen der Nervenfasern, aber nur geringer Schädigung der Nervenzellen (spongiöse Dystrophie).

Im Prinzip gleichartige Veränderungen des Gehirns finden sich bei allen länger bestehenden *Lebercirrhosen*. Die hierbei auftretenden Vergrößerungen der Astrogliakerne werden geradezu als „Leberglia" bezeichnet.

Die spongiöse Dystrophie unterschiedlicher Lokalisation und Intensität ist auch das pathomorphologische Substrat der *funikulären Spinalerkrankung*. Dabei kommt es zu einem Zerfall von Markscheiden und Achsencylindern im Rückenmark, der dann durch Gliawucherung ausgeglichen wird. Der Zerfall der Nervenfasern, insbesondere der Markscheiden, geht relativ schnell vor sich, so daß wir öfter Gelegenheit haben, den Abtransport der fettigen Massen durch die Fettkörnchenzellen zu beobachten. Damit hängt auch eine zellige Infiltration zusammen, die freilich nur resorptiven Charakter trägt, früher aber fälschlich als primäre Entzündung (Myelitis!) gedeutet wurde. Die Veränderung ist nicht auf ein Strangsystem beschränkt (Abb. 319/9). Am häufigsten sitzt sie zwar in den Hintersträngen, doch können auch die Seitenstränge ergriffen sein. Befallen sind aber — zunächst wenigstens — nicht die Fasern in ihrem ganzen Verlauf, sondern nur in einem herdförmigen Bereich. Am häufigsten trifft man die funikuläre Spinalerkrankung bei der perniziösen Anämie. In 40—70 % aller Fälle ist die Rückenmarksveränderung nachweisbar und erklärt die dabei auftretenden Paraesthesien, die manchmal die ersten Zeichen der schweren, in Gang befindlichen Bluterkrankung sind. Aber auch bei Avitaminosen und Intoxikationen können wir gelegentlich eine funikuläre Spinalerkrankung beobachten. Der genaue Zusammenhang zwischen der Allgemeinerkrankung und den Rückenmarksveränderungen ist noch unklar. Man nimmt an, daß eine Schädlichkeit gleichzeitig das Rückenmark und andere Organe, insbesondere den Magen-Darmtrakt, trifft.

Die *Wernicke[3]-Encephalopathie* tritt vornehmlich bei chronischen Alkoholikern auf, wo sie das klinische Bild der Korsakoffschen Psychose bedingt. Sie beruht auf einem Mangel an Vitamin B_1 und zeichnet sich pathohistologisch ebenfalls durch eine spongiöse Dystrophie mit stärkerer Gefäßproliferation aus. Man erkennt sie bereits makroskopisch an der Verkleinerung und Gelb- resp. Rostbraunverfärbung der Corpora mamillaria.

Die *CO-Vergiftung* führt durch die allgemeine Anoxämie zu einer doppelseitigen Pallidumnekrose. Gleichartige Veränderungen werden gelegentlich nach akutem, schweren Blutverlust (Blutung aus einem Magenulcus und dergleichen) beobachtet.

Blei und Thalliumvergiftung führen in der Regel zu schweren degenerativen Veränderungen der peripheren Nerven mit ausgedehnten Entmarkungen, die sich bei der Thalliumvergiftung weit auf die Hinterstränge des Rückenmarks fortsetzen.

g) Traumatische Veränderungen des Zentralnervensystems

Für das Schicksal einer traumatischen Veränderung des Zentralnervensystems ist am wichtigsten der Umstand, ob es bei einer Gewalteinwirkung mit der Außenwelt in Berührung kommt oder nicht. Dementsprechend teilen wir auch die Verletzungen in gedeckte und offene ein.

---

[1] W. TAY (1843—1927), englischer Arzt; B. SACHS (1858—1944), Neurologe in USA.
[2] S. A. K. WILSON (1878—1937), englischer Neurologe; A. v. STRÜMPELL (1853—1925), deutscher Internist; K. WESTPHAL (1833—1890), deutscher Neurologe.   [3] K. WERNICKE (1848 bis 1904), deutscher Neurologe.

1. Bei **gedeckten Verletzungen** bleibt die Kontinuität der Dura erhalten, gleichgültig ob die knöcherne Umhüllung des Zentralnervensystems zerstört wurde oder nicht.

Zu den leichtesten hierhergehörigen Veränderungen ist die *Gehirnerschütterung (Commotio)* zu zählen. Sie tritt bei stumpfer Gewalteinwirkung auf den Schädel ein und führt zu einer kennzeichnenden, auch eine gewisse Zeitspanne vor der Gewalteinwirkung umfassenden Erinnerungslosigkeit (retrograde Amnesie). Anatomisch und histologisch ist in reinen Fällen kein krankhafter Befund zu erheben, so daß man zur Erklärung Änderungen im molekularen Bereich der Hirnsubstanz annehmen muß, etwa im Sinne der sog. Thixotropie[1]: durch mechanische Einwirkung können kolloide Systeme aus dem Gel- in den Solzustand übergehen, kehren aber, sich selbst überlassen, wieder in den Gelzustand zurück. Man denkt auch an eine Störung im Bereich der capillaren Strombahn, die zu zeitweiliger Hyp- oder Anoxämie führt. Dafür könnte die Tatsache sprechen, daß das klinische Bild bei Kranken mit Commotio fast identisch ist mit dem von Selbstmördern nach mißlungenem Erhängungsversuch. Die bei Gehirnerschütterung gelegentlich um den 4. Ventrikel zu findenden Blutungen wären demnach weniger Ursache der Bewußtlosigkeit als vielmehr die Folge einer solchen capillaren Durchblutungsstörung.

Nach stumpfer Gewalteinwirkung kann man oft an der dem Angriffspunkt gegenüberliegenden Seite Veränderungen in den oberflächlichen Hirnbezirken finden, die man auf ein Aufprallen des Gehirns an die Innenfläche der knöchernen Schädelkapsel zurückführen wollte und deshalb als *„Rindenprellungsherde"* bezeichnete.

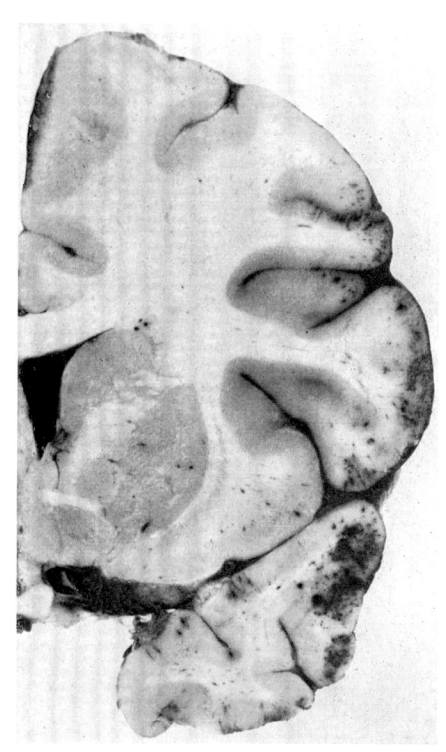

Abb. 337. Rindenprellungsherde mit Blutungen im Bereich des Schläfen- und Scheitellappens

In diesem Sinne spricht man auch von einem Gegenstoß („Contrecoup") als Ursache dieser Herde. Nach manometrischen Messungen ist es aber wahrscheinlicher, daß nicht der Aufprall, sondern im Gegenteil ein an dieser Seite einsetzender Sog für die Schädigung verantwortlich ist. So sind z.B. nach einem von vorne auf die Stirngegend einwirkenden Trauma Gegenstoßherde an den hinteren Polen der Hinterhauptslappen zu finden und umgekehrt. Es handelt sich dabei um kleine blutige Zertrümmerungsherde an den Kuppen der Hirnwindungen (Abb. 337), die ganz wie (rote) Erweichungsherde unter Zurücklassung eines entsprechend großen Defektes gliös abheilen. Da die entstehende Narbe durch Blutpigment gelb gefärbt ist, spricht man von „gelben Flecken" (Plaques jaunes).

Handelt es sich um ein schwereres Trauma, so kann das daruntergelegene Gehirn am Ort der Gewalteinwirkung in größerem Umfange geschädigt bzw. gequetscht sein. Auch hier entsprechen anatomisches Bild und weiterer Verlauf dem

---

[1] Thixis (griech.) Berührung, trepo (griech.) ändern.

einer roten Erweichung. Rindenprellungsherde und Quetschungen des Gehirns fassen wir unter der Bezeichnung *Kontusion*[1] zusammen.

Diesen traumatisch bedingten roten Erweichungen sind Herde an die Seite zu stellen, bei denen es aus anderer Ursache zu einem Vordringen raumbeengender Prozesse gegen das Zentralnervensystem kommt. Sie werden ihre Wirkung in dem an und für sich schon engen Wirbelkanal besonders leicht entfalten können, da das Rückenmark kaum Platz zum Ausweichen hat. Durch den Druck eines tuberkulösen Granulationsgewebes auf die Dura (Pachymeningitis tuberculosa externa bei Wirbelcaries) kann es ebenso wie durch ein Wirbelkörperbruchstück nach Fraktur zu einer Abquetschung des Rückenmarks kommen (Abb. 338). Damit werden natürlich, abgesehen von den in diesem Abschnitt liegenden Ganglienzellen, auch alle auf- und absteigenden Rückenmarksbahnen unterbrochen

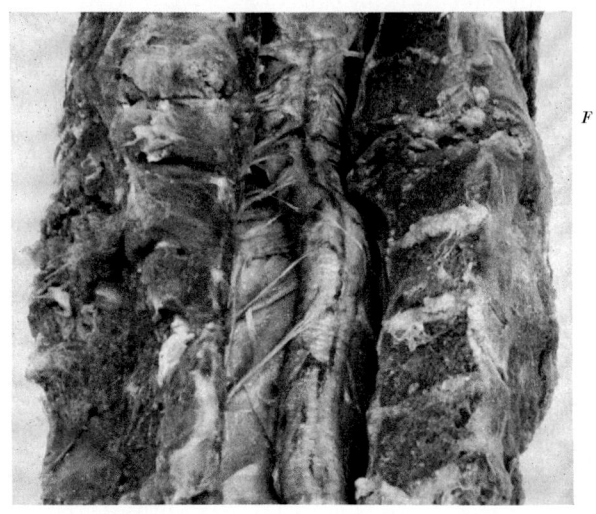

Abb. 338. Fraktur eines Brustwirbelkörpers (*F*) mit Zusammendrückung des Rückenmarkes

(Abb. 339). Anatomisch findet sich das Bild der Erweichung, wie wir es in seinen Einzelheiten schon als Folge von Kreislaufstörungen kennengelernt haben. Die Bezeichnung *Kompressions- oder Querschnittsmyelitis* für diesen Zustand ist daher eigentlich nicht richtig.

2. Während bei gedeckten Verletzungen das Zentralnervensystem gegen das Eindringen pathogener Keime von außen geschützt ist, besteht bei **offenen Verletzungen** immer die Gefahr einer Infektion. Die Gehirnwunden verhalten sich dabei ebenso wie die offenen Wunden eines anderen Organs. Eine Infektion wird besonders leicht dann eintreten, wenn mit der Gewalteinwirkung eine ausgedehnte Zertrümmerung oder Quetschung des Gehirngewebes verbunden war, da sich dabei die Bakterien besonders leicht ansiedeln. Am besten können wir uns Verhältnisse und Schicksal einer Hirnwunde an einem *Schädelschuß* klarmachen. Das mit großer Gewalt den Knochen und das Gehirn glatt durchschlagende Geschoß braucht keineswegs zu einer Gehirnerschütterung bzw. der mit ihr verbundenen Bewußtlosigkeit zu führen (mit Schädelschuß weiterstürmende oder -sprechende Soldaten!). Die Bewußtlosigkeit tritt vielmehr oft erst dann auf, wenn es infolge der gesetzten Hirnwunde zu einer Hirnschwellung gekommen ist. Das Geschoß zerstört natürlich auf seinem Wege durch die Hirnsubstanz das Gewebe und

---

[1] Contusio (lat.) Quetschung.

hinterläßt einen seiner Größe entsprechenden, von Gewebstrümmern erfüllten Schußkanal. Um diesen findet sich aber, offenbar auf Grund der seitlichen Stoßwirkung, eine mantelförmige „Quetschungszone" mit zahlreichen Diapedesisblutungen (Abb. 339). Sie verfällt im weiteren Verlaufe der Erweichung. Als Reaktion auf die Zusammenhangstrennung und Zerstörung beginnt das Gewebe sehr bald zu wuchern: Schon frühzeitig verklebt an der Durchtrittsstelle des Geschosses die Dura mit der weichen Hirnhaut, so daß dem Eindringen von Keimen in den Subdural- bzw. Subarachnoidalraum gewissermaßen ein Riegel vorgeschoben ist. Im Gehirn selbst wuchert um den Schußkanal das Gefäßbindegewebe und dichtet den nekrotischen, bakterienhaltigen Inhalt gegen das übrige

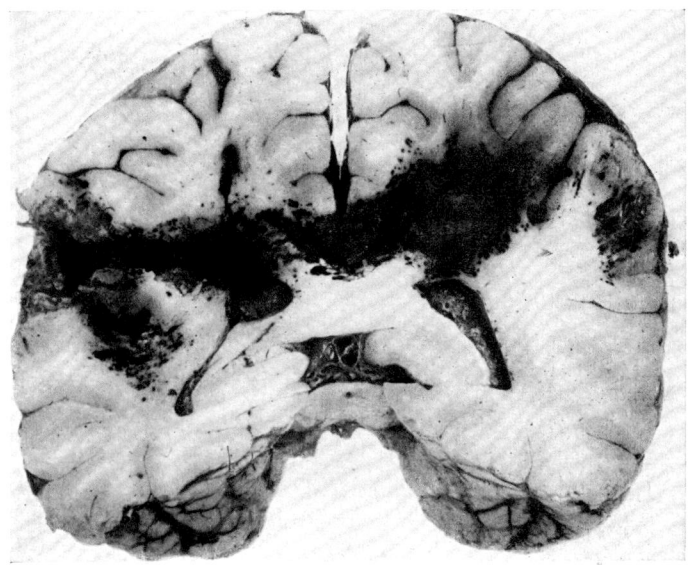

Abb. 339. Durchschuß durch beide Großhirnhemisphären. Der Schußkanal von einer breiten hämorrhagischen Zone umgeben. (Bild, Prof. K. J. ZÜLCH)

Gehirngewebe ab. Liegen günstige Verhältnisse vor, so verschwinden die Bakterien und der ganze Schußkanal verödet *narbig*. Ungünstigenfalls bleiben Eitererreger in tiefen Abschnitten erhalten, so daß sich der betreffende Abschnitt des Kanals in einen *Absceß* umwandelt (s. S. 435). Weiterhin besteht die Gefahr, daß die Entzündungserreger über den Granulationsgewebswall hinaus auf die Hirnsubstanz übergreifen, was besonders leicht im Bereiche des Markes geschieht. Dann entsteht eine *Encephalitis*, die über den Weg weiterer Einschmelzung zu einem Einbruch in das Ventrikelsystem führen kann. Von hier aus erfolgt die Infektion der Leptomeninx *(Meningitis)* bzw. des Subarachnoidalraumes viel häufiger als von der ursprünglichen meningealen Wunde her. Durch die Volumenvermehrung infolge des (toxischen) Ödems breitet sich die Hirnmasse dorthin aus, wo ihr der geringste Widerstand entgegengesetzt wird, insbesondere auch durch die traumatisch entstandene Lücke der Schädeldecken nach außen. Es kommt zum *Gehirnprolaps*.

Durch eine entsprechende Therapie (Schockbekämpfung, künstliche Beatmung u. ä.) gelingt es heute, auch Kranke mit schwersten gedeckten Hirnverletzungen am Leben zu erhalten. In solchen Fällen kommt es jedoch häufig nicht zu einer ausreichenden Wiederherstellung, sondern zur Ausbildung eines über Monate und Jahre hinaus anhaltenden sog. *apallischen Syndroms*[1] mit Somnolenz, Enthirnungsstarre und extrapyramidalen

[1] a — verneinende Vorsilbe; pallium (lat.) Mantel; gemeint ist die Hirnrinde.

Störungen. Für die Entstehung dieses Krankheitsbildes kommen weniger die unmittelbar traumatischen Schäden des Gehirns in Frage als vielmehr die im Anschluß an das Trauma auftretenden Kreislaufstörungen mit Rindenerweichungen, Stammgangliennekrosen und Ödemschädigung des Marklagers.

h) Erhöhung des intrakraniellen Druckes

Gehirn und Rückenmark sind als wichtigste Zentralorgane des Körpers nach außen wohl geschützt: Sie werden von einem Flüssigkeitsmantel umgeben, der ein Ausweichen nach allen Richtungen hin gestattet, und sind, abgesehen von den faserigen Hüllen, noch in eine fast geschlossene knöcherne Kapsel eingebettet. Gerade diese Starrwandigkeit der knöchernen Hülle bringt aber den Nachteil

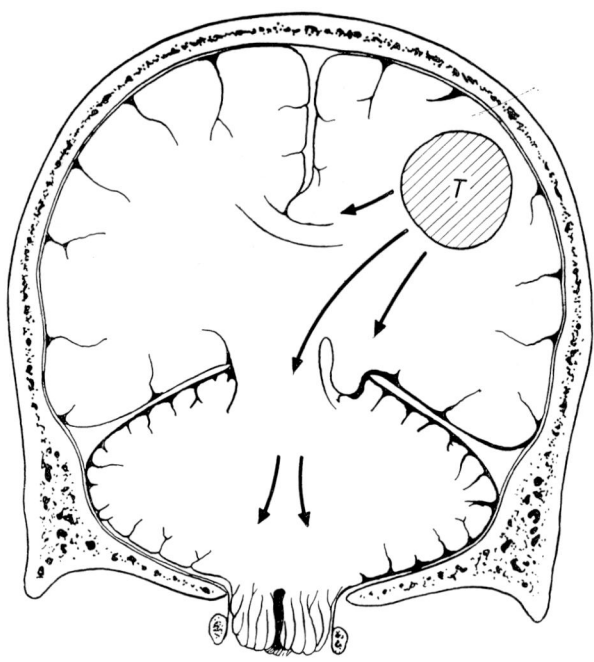

Abb. 340. Massenverschiebung des Gehirns durch einen Tumor (*T*) der linken Großhirnhemisphäre. Verschiebung des Corpus callosum, Einpressung des rechten Gyrus cinguli unter die Falx nach links, des Uncus und des Gyrus hippocampi unter das Tentorium, der Kleinhirntonsillen in das Foramen occipitale. (Nach KAUTZKY und ZÜLCH)

mit sich, daß bei einer Volumenvermehrung dem Zentralnervensystem engere Grenzen gesetzt sind als sonst einem Organ. Dies macht sich besonders im Bereich des Gehirns geltend, das nach Wegpressung des Flüssigkeitspolsters an seiner Oberfläche sehr bald an die starre Schädelkapsel anstößt. Es kommt dann zu den Symptomen des gesteigerten Innendruckes in der Schädelkapsel, zu Hirndruckerscheinungen.

Die Raumbeengung innerhalb der knöchernen Schädelkapsel kann, außer durch eine Volumenvermehrung des Gehirns selbst, durch Tumoren (s. Abb. 340), Blutungen (S. 422) oder durch Hydrocephalus internus (s. unten) bedingt sein. Das Gehirn wird zusammengedrückt, die zwischen Gehirn und Dura befindliche Flüssigkeit verdrängt; die Hirnhäute erscheinen trocken und blutarm; die Gyri werden abgeflacht, die Sulci verstreichen. Gleichzeitig weicht das Gehirn nach verschiedenen Richtungen aus: Durch Druck auf die Schädelknochen kommt es zu lacunärer Resorption der Tabula interna, die sich dadurch rauh anfühlt (allerdings ist der dadurch erzielte Raumgewinn für den Schädelinhalt unbedeutend). Manchmal wird die Gehirnsubstanz in erbsengroßen oder kleineren Bezirken durch Spalten der Dura gepreßt. Sie kommt dann an der Außenfläche der Dura zum Vorschein und verursacht eine grubenförmige Druckatrophie des Knochens. Diese „Hirnhernien" finden sich hauptsächlich in der mittleren Schädelgrube. Teile der Großhirnhemisphären werden unter Falx oder Tentorium vorgepreßt (Abb. 340). Schließlich können die Kleinhirntonsillen in das Foramen occipitale magnum eingepreßt werden (s. Abb. 340) und durch Druck auf die Medulla oblongata zum Tode führen.

Als klinisch wichtigstes Zeichen des Hirndrucks ist die *Stauungspapille* zu erwähnen. Der Nervus opticus ist bis zu seinem Eintritt in den Bulbus von sämtlichen Hüllen des Gehirns umgeben, der Liquorraum setzt sich also bis in die Lamina cribrosa fort. Allerdings sind diese Räume normalerweise nur Spalten, die geringe Spuren von Flüssigkeit enthalten. Bei Volumenvermehrung des Gehirns wird nun der Liquor aus der Schädelkapsel heraus und in diese Spalten gepreßt, so daß sich die Opticusscheide ampullenartig erweitert, und zwar besonders in der Nähe des Bulbus, wo der Wiederstand am geringsten ist. Die Zentralgefäße der Netzhaut (Arterie und Vene) durchsetzen nun diesen Liquorraum etwa 1 cm hinter dem Bulbus, um in den Opticus einzutreten. Bei erhöhtem Druck wird zuerst die Vene zusammengedrückt, was sich am Augenhintergrund in einer verstärkten Füllung der Venen bemerkbar macht. Steigt der Druck weiter an, so dringt Liquor entlang den Gefäßen in den gefäßführenden sog. Axialstrang des Nervus opticus und bis in die Papille vor. Durch die Behinderung des zentripetalen Blut- und Lymphstromes „bläht" sich die Papille und wölbt sich gegen das Innere des Auges vor. Es kommt zu dem im Augenspiegel feststellbaren Bild der Stauungspapille.

Beim Kinde können sich die Schädelknochen durch Auseinanderweichen an den noch nicht geschlossenen Nähten dem erhöhten Raumbedürfnis anpassen. Die Vergrößerung des Kopfes wirkt sich dann aus in Vordrängung der Stirn, Herabdrängung der Decke der Augenhöhle, in abnormer Weite der (gewissermaßen uferlosen) Fontanellen und Klaffen der Nähte. Die Schädelknochen sind dünn und manchmal von Resorptionslücken durchbrochen. Steigert sich der Innendruck des Schädels nicht weiter, so schließen sich die Nähte, nicht selten unter Bildung von Schaltknochen, wobei aber die abnorme Schädelgröße bestehenbleibt.

i) Hydrocephalus internus

Die Ventrikel des Gehirns bilden unter normalen Verhältnissen nur enge Spalten mit geringen Mengen von Flüssigkeit. Nicht selten aber finden wir sie erweitert und dann von entsprechend mehr Inhalt erfüllt. Wir nennen die ausgesprochene Vermehrung der Ventrikelflüssigkeit Hydrocephalus internus (im Gegensatz zu dem H. externus, s. S. 415). Die vermehrte Flüssigkeit wird aus den Plexus chorioidei in die Hirnhöhlen abgeschieden und häuft sich an, wenn die Abscheidung zu reichlich oder vor allem, wenn der Abfluß durch Verlegung der abführenden Wege gehemmt ist.

Eine *zu reichliche Abscheidung* von Liquor tritt besonders bei entzündlicher Reizung des Plexus, z.B. durch eine Tuberkulose des Plexus im Rahmen einer tuberkulösen Meningitis auf. Unter normalen Verhältnissen fließt der Liquor hauptsächlich durch das Foramen Magendie in den Subarachnoidalraum ab. *Behinderung dieses Abflusses* hat Erweiterung aller Hirnkammern zur Folge. Verschluß des Aquaeductus Sylvii macht Hydrocephalus des dritten und der beiden Seitenventrikel, Verlegung eines Foramen Monroi bewirkt Flüssigkeitsansammlung in einem Seitenventrikel. Aus dem Subarachnoidalraum wird der Liquor über die Zotten in die Venen resorbiert. Auch dieser Vorgang kann gestört sein, z.B. bei erhöhtem Innendruck in den Venen.

Die Flüssigkeit drückt auf das Gehirn und dadurch auch auf die Innenfläche des Schädels, der nun seinerseits, solange die Nähte noch nicht verschlossen sind, nachgibt und sich gleichfalls ausdehnt. Bei Erwachsenen kann der Hydrocephalus daher nie so hohe Grade erreichen wie bei Feten und Kindern. Das Gehirn muß natürlich unter der Verdrängung durch die Flüssigkeit leiden. Die Höhlen der Seitenventrikel werden abgerundet, der Boden abgeflacht; das Foramen Monroi wird erweitert, das Septum pellucidum durchbrochen. Die Substanz der Großhirnhemisphären schwindet mehr und mehr (Abb. 341) und kann streckenweise ganz fehlen, so daß die erweiterten Höhlen bis an die Pia heranreichen. Im übrigen machen sich die früher besprochenen Zeichen erhöhten Hirndrucks bemerkbar. Die Intelligenz nimmt natürlich meist ab. Die höchstgradigen kindlichen Hydrocephalen sind Idioten, mäßige Grade müssen die Psyche nicht notwendig beeinträchtigen.

Wir unterscheiden einen Hydrocephalus internus auf angeborener (1.) und auf erworbener (2.) Grundlage.

1. Der **angeborene Hydrocephalus** ist manchmal schon bei der Geburt so hochgradig, daß der stark vergrößerte Schädel ein Geburtshindernis bildet. Häufiger ist der Hydrocephalus aber zur Zeit der Geburt noch gering entwickelt, nimmt dann sehr rasch zu und erreicht oft einen ganz enormen Grad. Schwerer angeborener Hydrocephalus führt, wenn er nicht operativ behandelt wird, schon bald nach der Geburt oder in den ersten Lebensjahren zum Tode. Geringere Grade sind mit dem Leben vereinbar und können unter Umständen ausheilen. Die Ursache des angeborenen Hydrocephalus ist noch ziemlich unklar. Da der Abfluß der Ventrikelflüssigkeit in der Regel nicht nachweislich behindert ist, muß wohl gesteigerte Liquorbildung oder eine Art Mißbildung des Gehirns angenommen werden.

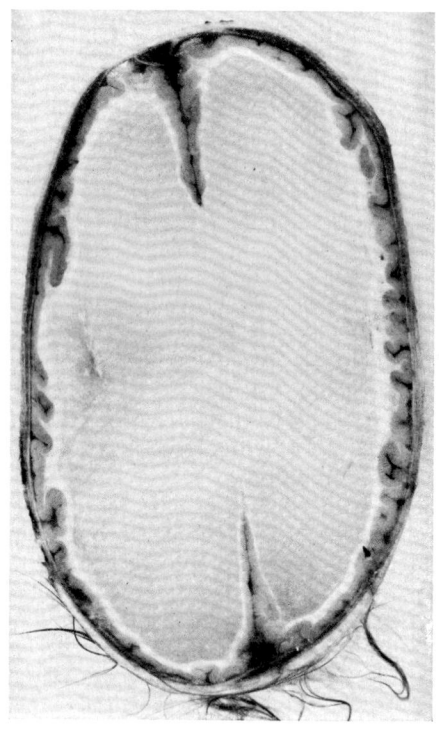

Abb. 341. Hydrocephalus internus. Horizontalschnitt durch den Schädel

2. Der **erworbene Hydrocephalus** tritt in seiner *akuten* Form sehr rasch auf und kommt besonders bei tuberkulöser Meningitis vor. *Chronischer* erworbener Hydrocephalus bei Kindern und Erwachsenen entsteht fast immer infolge mechanischer Behinderung des Liquorabflusses, z.B. durch den Druck von Tumoren, durch Wucherungen der Glia, durch Cysticerken, durch Verwachsungen der Meningen, namentlich nach epidemischer Cerebrospinalmeningitis usw.

k) Geschwülste

Die Geschwülste des Zentralnervensystems bestehen durchweg aus Abkömmlingen der Gliazellen, da die Ganglienzellen — von seltenen Ausnahmen abgesehen — weder zu regeneratorischer noch geschwulstmäßiger Wucherung befähigt sind. Die Zellen dieser „Gliome" sind teils völlig ausgereift und mit den verschiedenen Typen der Gliazellen des normalen Zentralnervensystems vergleichbar, teils treten Zellformen auf, die bloß an embryonale Zellen erinnern, teils sind aber die Geschwulstzellen so abwegig gestaltet, daß Vergleiche nicht möglich sind. Auf dieser Grundlage werden verschiedene Gliomtypen unterschieden, die nicht nur mikroskopisch, sondern auch klinisch verschiedenes Verhalten zeigen, besonders was Wachstumsgeschwindigkeit und Sitz sowie Alter der Kranken (Abb. 342) anlangt. Allerdings lassen sich nicht alle Gliome befriedigend in einer solchen Einteilung unterbringen, da Mischformen zwischen den einzelnen Typen oft genug vorkommen. Wir unterscheiden folgende Haupttypen:

1. Das **Astrocytom** (Abb. 343a) besteht aus strahlenförmig verzweigten Gliazellen mit bläschenförmigem Kern, die den normalen Astrocyten vollkommen gleichen und einen dichten Filz von Gliafasern bilden. Da die Astrocytome meist gut abgegrenzt sind und langsam

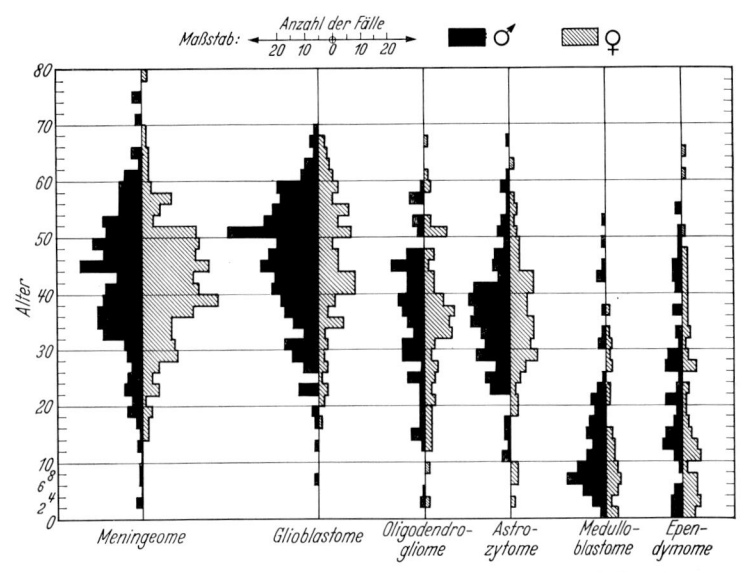

Abb. 342. Altersverteilung der verschiedenen Hirntumoren. (Nach ZÜLCH)

wachsen, können sie mit Aussicht auf Erfolg operativ entfernt werden. In einer Unterart der Astrocytome überwiegt eine Zellform, die den jugendlichen Astrocyten (Astroblasten) entspricht; wir nennen sie Astroblastom. Der Lieblingssitz dieser Gliomform sind die Großhirnhemisphären, besonders die Stirnlappen. Eine besondere Form findet man im Kleinhirn Jugendlicher.

2. Das **Oligodendrogliom** (Abb. 343b) ist aus kleinen, runden, faserarmen Gliazellen aufgebaut, die den normalen Oligodendrogliazellen entsprechen. Sie sind durch einen kleinen, runden, an Lymphocyten erinnernden Kern ausgezeichnet und wachsen langsam. Sie sitzen meist in den Großhirnhemisphären.

3. Das **Ependymom** (Abb. 343c) besteht aus epithelähnlichen Zellen, die um zentrale Gefäße mit einem kernfreien Saum nach Art von Strahlenkronen angeordnet sind. Diese Zellen entsprechen in ihrer feineren Gestalt den die Gehirnkammern auskleidenden Ependymzellen. Die Geschwulst sitzt mit Vorliebe in der Umgrenzung der Hirnkammern, besonders der vierten, und ragt knollig in ihre Lichtung hinein. Befallen sind meist jugendliche Individuen.

Den Ependymomen verwandt sind die sich vom Epithel der Chorioidplexus ableitenden *Papillome*, die innerhalb der Ventrikel ebenfalls vornehmlich bei Jugendlichen angetroffen werden.

4. Das **Medulloblastom** (Abb. 343d) besteht aus Zellen, die am ehesten an die Zellen der frühembryonalen Gehirnentwicklung (Medulloblasten) erinnern; sein Lieblingssitz ist die Gegend des Kleinhirns; es kommt hauptsächlich bei jüngeren Menschen vor.

5. Die häufigste Gliomform, das **multiforme Glioblastom**[1] (Abb. 343e 345), ist aus Zellen aufgebaut, die so vielgestaltig und abenteuerlich sind, daß ein Vergleich mit normalen

---
[1] Multiformis (lat.) vielgestaltig.

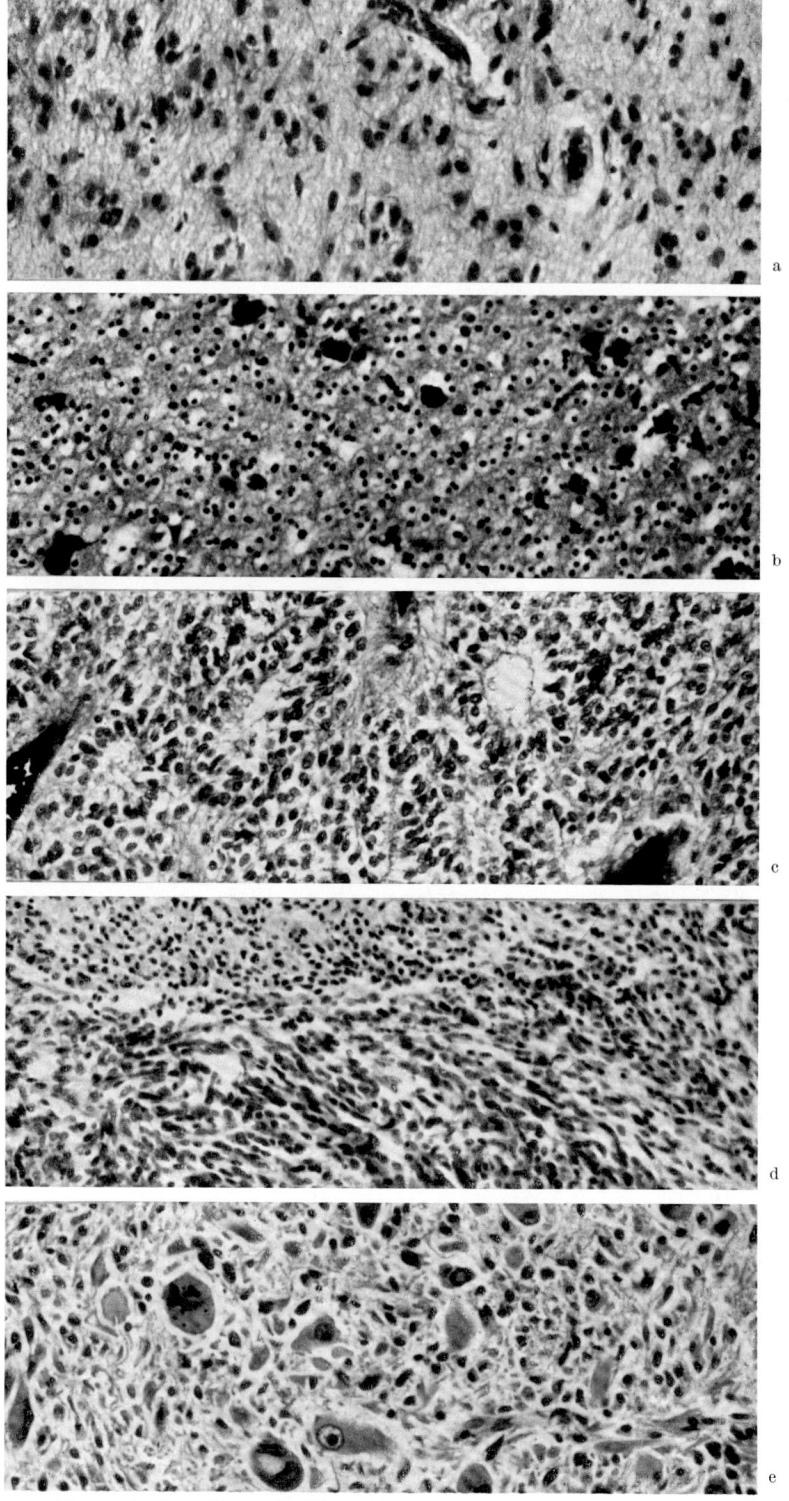

Abb. 343a—e. Die verschiedenen Typen der Gliome bei gleicher (240facher) Vergrößerung und Hämatoxylin-Eosinfärbung: a Astrocytom; b Oligodendrogliom mit Kalkherden (schwarze Flecke); c Ependymom mit einzelnen Strahlenkronen; d Medulloblastom; e multiformes Glioblastom mit Riesenzellen

Zelltypen nicht möglich ist. Medulloblastom und multiformes Gliom wachsen sehr schnell und haben eine schlechte Prognose.

Makroskopisch besitzen die Gliome eine weißliche Farbe und je nach ihrem Faserreichtum eine härtere (Glioma durum) oder weichere (Glioma molle) Be-

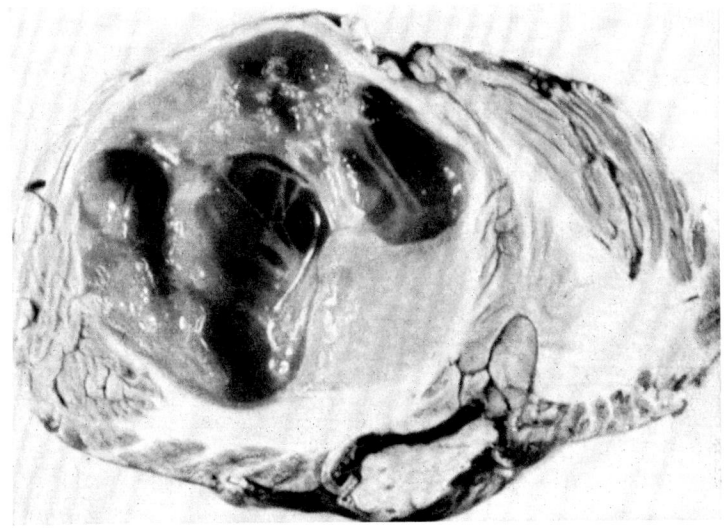

Abb. 344. Verdrängendes, cystisches Gliom der linken Kleinhirnhemisphäre

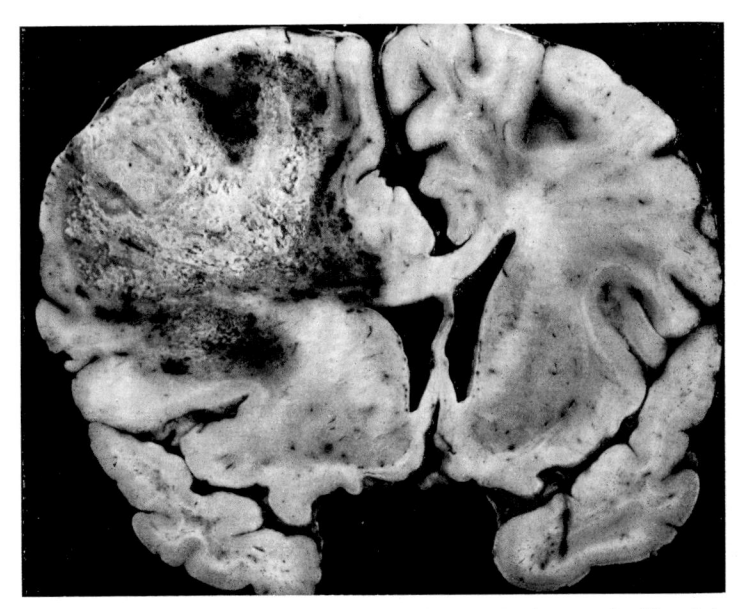

Abb. 345. Knotiges Gliom der linken Großhirnhemisphäre mit Verdrängung der Hirnsubstanz

schaffenheit. Manchmal enthalten sie zahlreiche, sehr dünnwandige Gefäße (Glioma teleangiektaticum) und erscheinen dadurch graurot. Aus solchen Gefäßen kommt es oft zu Blutungen, durch welche große Teile, ja manchmal die ganze Geschwulst zerstört und eine gewöhnliche Hirnblutung vorgetäuscht wird (Glioma apoplecticum). Ödematöse Durchtränkung und Erweichung läßt in manchen

Gliomen Cysten entstehen, in deren Wandungen nur mehr Reste von Geschwulstgewebe nachweisbar sind (Glioma cysticum; Abb. 344). Verhältnismäßig selten sind Verkalkung (Psammogliom) und Verschleimung; man trifft sie hauptsächlich in Oligodendrogliomen (Abb. 343 b) an. Häufiger finden sich gelblich-trockene Nekrosen. Während fibrilläre Astrocytome große Teile einer Hemisphäre diffus durchsetzen können, erscheinen Glioblastome makroskopisch gegen ihre Umgebung nicht selten relativ gut abgegrenzt (Abb. 345). Die Hirnhälfte, in welcher der Tumor sitzt, ist gegen die andere Hemisphäre vorgebuchtet (Abb. 344 und 345).

Gliome breiten sich nur im Zentralnervensystem und den Liquorräumen aus; so kann z. B. das Medulloblastom die ganze Leptomeninx im Wirbelkanal ausfüllen und das Rückenmark wie einen Mantel umgeben. So gut wie niemals setzen Gliome in entferntere Organe Metastasen. Bei manchen langsam wachsenden Formen kann rechtzeitige, radikale Operation Heilung bringen, Bestrahlung das Wachstum verzögern. Sonst führen diese Geschwülste regelmäßig zum Tode.

Eine Sonderstellung nimmt eine Geschwulst der Netzhaut ein, die als *Glioma retinae* bezeichnet wird. Es tritt bei Neugeborenen oder Kindern auf und besteht aus kleinen, runden Zellen, enthält aber auch vielfach Epithelrosetten, so daß man auch von Neuroepithelioma retinae gesprochen hat. Für die Retinagliome ist unregelmäßig dominanter Erbgang nachgewiesen.

Nicht selten ist das Gehirn Sitz von *Metastasen* maligner Geschwülste, so namentlich bei Carcinomen der Bronchien, die etwa 38% aller Hirnmetastasen ausmachen.

l) Dysgenetische Prozesse mit blastomatösem Einschlag.

Dabei handelt es sich um vorwiegend familiär auftretende Krankheiten, die Haut, Auge *und* Nervensystem betreffen (Phakomatosen[1]) und untereinander in vielfachen Kombinationen auftreten können.

1. Über die generalisierte *Neurofibromatose* (MORBUS RECKLINGHAUSEN[2]), s. S. 450.

2. Bei der *tuberösen Sklerose* (MORBUS BOURNEVILLE[3]) sind einzelne Hirnwindungen durch Gliawucherungen verbreitert und vernarbt. Neben den Rindenveränderungen finden sich im Gehirn häufig Ventrikeltumoren. Klinisch werden Krampfanfälle, Lähmungen und Verblödung beobachtet. Die tuberöse Sklerose ist meist vergesellschaftet mit Talgdrüsennaevi, Hautfibromen und gutartigen Tumoren innerer Organe, wie Rhabdomyomen des Herzens und Nierenrindenadenomen (s. S. 619). Sie ist eng mit der generalisierten Neurofibromatose verwandt.

3. Die *Angiomatose des Zentralnervensystems* (v. HIPPEL-LINDAU[4]) stellt eine Kombination einer Angiomatosis der Netzhaut mit einem capillären Angiom des Kleinhirns dar, das meist in der Wand einer großen Cyste gelegen ist.

4. Die *encephalo-trigeminale Angiomatose (Sturge-Webersche[5] Krankheit)* beruht offenbar auf einer angeborenen Störung im Nervus trigeminus, der ja auch die weichen Hirnhäute versorgt: Ein Naevus vasculosus der Gesichtshaut verbindet sich mit einer ausgedehnten verkalkenden Angiomatose der weichen Häute, der sich gelegentlich noch Netzhautveränderungen zugesellen.

5. Die *Syringomyelie*[6] ist durch Höhlenbildungen im Rückenmark gekennzeichnet. Die Hohlräume sitzen meist hinter bzw. neben dem Zentralkanal und stehen nur stellenweise mit ihm in Zusammenhang (Abb. 319/11). Sie erstrecken sich unter Umständen von der Medulla oblongata bis zum Lendenmark oder sind kürzer und dann besonders im Halsmark ausgebildet; auch mehrere Kanäle nebeneinander können vorkommen. Die Höhlen enthalten eine wäßrige, farblose oder gelbliche Flüssigkeit, die Wand besteht aus gliösem Gewebe; sie ist glatt oder fetzig, oder es ziehen Gewebsstränge durch ihre Lichtung, welche obliterierte Gefäße enthalten. Man nimmt jetzt an, daß dem ganzen Prozeß eine stiftförmige Gliawucherung („Stiftgliom") zugrunde liegt, die in verschiedener Ausdehnung erweicht.

Klinisch bestehen bei der Syringomyelie Sensibilitätsstörungen, besonders der Temperaturempfindung, die sich aus der Beziehung der Höhlen zu den Hintersträngen und der

---

[1] Phakos (griech.) Linse — wegen des herdförmigen Befalls. [2] F. D. v. RECKLINGHAUSEN (1833—1910), deutscher Pathologe. [3] D. M. BOURNEVILLE (1840—1909), französischer Neurologe. [4] E. v. HIPPEL (1867—1939), Ophthalmologe in Göttingen; A. LINDAU, zeitgenössischer schwedischer Pathologe. [5] W. A. STURGE (1850—1919), britischer Arzt; F. P. WEBER (geb. 1863), britischer Arzt. [6] Syrinx (griech.) Rohr, Flöte.

Beeinträchtigung der Commissurenfasern leicht erklären; ferner kommt es zu progressiver Muskelatrophie, zumal an den Armen, weiterhin zu trophischen, zum Teil von der Aufhebung der Sensibilität abhängigen, aber auch anderweitigen Störungen, unter denen Gelenkveränderungen hervorzuheben sind.

Nicht mit der Syringomyelie zu verwechseln sind Folgezustände nach traumatischer *Hämatomyelie* (stiftförmige Markblutung) oder die dem Hydrocephalus internus entsprechende *Hydromyelie* (Abb. 319/12), die eine Erweiterung des Zentralkanals darstellt.

V. Nerven

1. Entzündungen. Bei der typischen Neuritis, die meist mehrere Nerven zugleich oder hintereinander befällt *(Polyneuritis)* tritt primär entzündliches Exsudat in das Zwischengewebe zwischen die Nervenfasern aus. Die Markscheiden und Achsencylinder werden sekundär dadurch geschädigt. In dem primär ergriffenen Abschnitt bleibt schließlich das entzündlich vermehrte Bindegewebe allein oder mit wenigen nicht zerfallenen Nervenfasern übrig. Die Bindegewebswucherung ist manchmal so beträchtlich, daß der Nerv streckenweise spindelig oder knotig verdickt erscheint. In den späteren Stadien verschmilzt er oft mehr und mehr mit dem umgebenden Bindegewebe. Als Ursache der akuten Neuritis kommen Verletzungen mit nachfolgender Infektion oder ein Übergreifen der Entzündung aus der Nachbarschaft in Frage.

Eine besondere Form der Neuritis befällt die vorderen Rückenmarkswurzeln und Spinalganglien und führt hier zum Markscheidenzerfall mit lymphocytären Infiltraten (*Polyganglioradiculoneuritis*, GUILLAIN-BARRÉ[1]). Aus den entzündeten Wurzeln tritt eiweißreiche Flüssigkeit in den Subarachnoidalraum über, so daß der Liquor eine Eiweißvermehrung, aber keine Zellvermehrung (albumino-cytologische Dissoziation) aufweist. Da die Erkrankung aufsteigend in rascher Folge eine Wurzel nach der anderen ergreift, kommt es zu einer akuten aufsteigenden Lähmung, d. h. dem Bilde der Landryschen Paralyse. Die Ursache dieser Radikuloneuritis ist unbekannt. Da ihr oft kleine harmlose Infekte vorausgehen, hat man daran gedacht, daß diese den Organismus sensibilisieren könnten und die Erkrankung somit als eine allergische Reaktion zu deuten wäre.

Beim *Herpes zoster*[2] werden die Nervenzellen eines Spinalganglions sowie die zu ihnen gehörenden Nervenfasern befallen. In den entsprechenden Hautabschnitten treten dann Bläschen auf, die besonders am Rumpf eine durch die segmentäre Nervenversorgung der Haut bestimmte band- oder gürtelartige Ausbreitung zeigen; daher auch der Name Gürtelrose. Befällt die Erkrankung das Ganglion des Trigeminus, so können die Bläschen im Bereich der Hornhaut zu schweren Störungen des Sehvermögens führen. Der Herpes zoster ist durch ein Virus bedingt und hinterläßt eine dauernde Immunität.

Auch an primäre Schädigungen der Nervensubstanz können sich — wie im Zentralnervensystem — sekundär entzündliche Veränderungen anschließen. Sie gehen auf Stoffwechsel- oder Ernährungsstörungen oder auf Giftwirkungen zurück, die gewöhnlich zahlreiche Nerven betreffen, so daß eine *Polyneuropathie* bzw. „Polyneuritis" resultiert. Allerdings wirken manche Gifte auf ganz bestimmte Nerven, wie z.B. Blei auf den Nervus radialis, Alkohol auf den Nervus peronaeus. Viele Polyneuritiden treten als Nachkrankheiten nach verschiedenen Infektionen auf, ähnlich den postvakzinalen und postinfektiösen Encephalitiden. Hierher gehört vor allem die Diphtherie, die zu typischen postdiphtherischen Lähmungen führen kann. Wie bei den Encephalitiden hat man auch bei den Neuritiden eine allergische Genese in Betracht gezogen. Tatsächlich läßt sich im

---

[1] G. GUILLAIN (geb. 1876), französischer Neurologe; I. A. BARRÉ (geb. 1880), zeitgenössischer französischer Neurologe. [2] Zoster (griech.) Gürtel.

Experiment eine Neuritis erzeugen, wenn man durch sog. Adjuvantien verändertes Nervengewebe in den Körper einbringt.

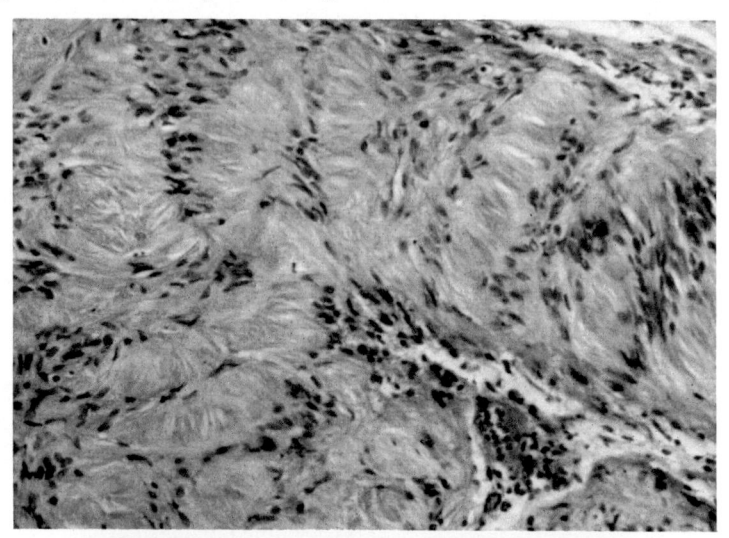

Abb. 346. Neurinom mit bandförmiger Anordnung der Zellkerne

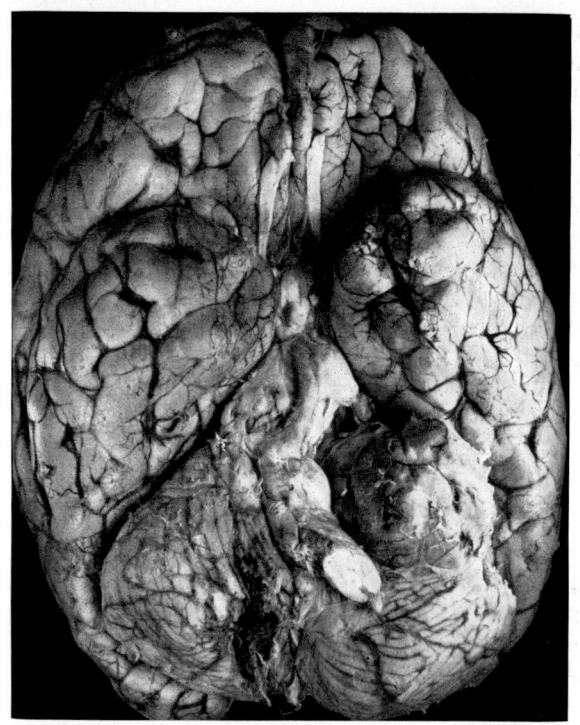

Abb. 347. Linksseitiger Acusticustumor (Kleinhirnbrückenwinkeltumor), der Brücke und Kleinhirn eindellt

2. Geschwülste der Nerven. Die reifen Neurome lassen Ganglienzellen und Nervenfasern erkennen *(Ganglioneurome)*. In den unreifen Formen ist die Faserbildung gerade nur angedeutet, statt Ganglienzellen findet man Zellen, die an frühe Entwicklungsstadien des Nervengewebes erinnern. Derartige *Sympathicoblastome* kommen überall im Bereich des autonomen Nervensystems vor, besonders aber im Nebennierenmark (s. S. 390).

In manchen Geschwülsten der Nerven lassen sich aber weder Ganglienzellen noch Nervenfasern nachweisen. Ihr Bauelement stellen vielmehr länglich-spindelige Zellen dar, die nach ihrem färberischen Verhalten als Abkömmlinge der

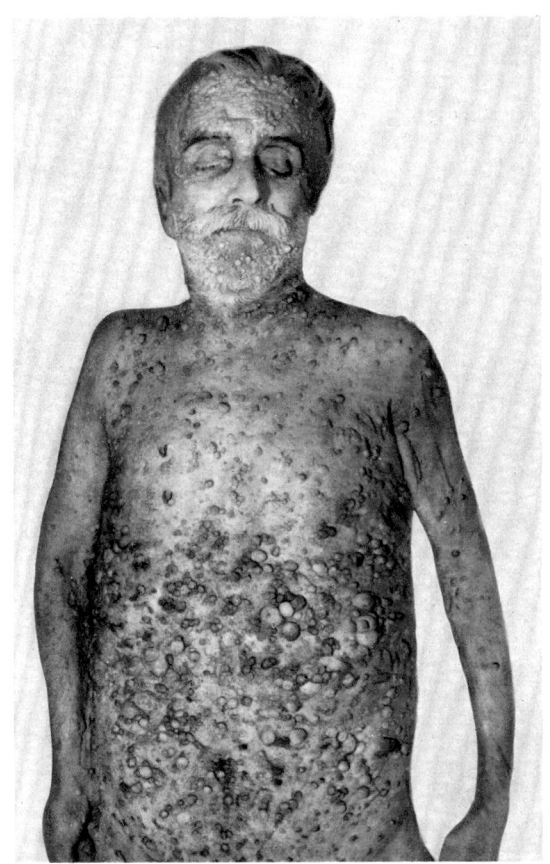

Abb. 348. Neurofibromatose (v. Recklinghausensche Krankheit)

Schwannschen Zellen anzusehen sind. Gleichzeitig enthalten diese Geschwülste kollagene und Gitterfasern in wechselnder Menge. Je nach der verschiedenen Zusammensetzung aus diesen einzelnen Komponenten und ihrer Anordnung unterscheidet man folgende Formen:

Das *Neurinom* besteht vorwiegend aus den Abkömmlingen der Schwannschen Zellen und enthält nur wenige Gitterfasern. Die Zellen sind zu Bändern und Wirteln angeordnet, die Kerne bilden sehr kennzeichnende Reihen (Palisadenstellung — Abb. 346). Häufig trifft man in Neurinomen eine starke ödematösschleimige Auflockerung, die bis zur Cystenbildung gehen kann. Man hat daher solide (Typ A) von cystischen (Typ B) Neurinomen unterschieden.

Neurinome können wir an allen Nerven antreffen. Sie gehen manchmal vom Acusticus aus (sog. Acusticustumoren, Abb. 347). Da sie dann zwischen Kleinhirn und Brückenwinkel gelegen sind, spricht man auch von *Kleinhirn-Brückenwinkel-Tumoren*. Diese Geschwülste wachsen ausgesprochen verdrängend, dellen Brücke und Kleinhirn ein, machen auch Druckusuren an den Felsenbeinpyramiden. Da sie außerdem ganz kennzeichnende Symptome verursachen, sind sie der klinischen Diagnostik und operativen Behandlung zugänglich.

Am Aufbau der sog. *Neurofibrome* nehmen außer den Abkömmlingen der Schwannschen Zellen und Gitterfasern auch kollagene Fasern in sehr wesentlicher Weise teil, ja manchmal überwiegen sie so weit, daß man ein reines Fibrom an einem Nerven vor sich zu haben glaubt, der dann, in seinen einzelnen Fasern aufgesplittert durch die Wucherung hindurchzieht. Es gibt solche solitär vorkommende, gut abgekapselte Neurofibrome und mehr diffuse. Die letztere Form tritt multipel in der Haut und den Organen auf bei der *v. Recklinghausenschen Neurofibromatose* (Abb. 348). Diese ist erblich und häufig mit krankhaften Veränderungen der Haut (Pigmentflecken) und Geschwülsten des zentralen Nervensystems (Gliomen, Meningiomen) vergesellschaftet. Nicht selten entsteht aus einem Neurofibromknoten ein Fibrosarkom, das in seiner histologischen Struktur keine Besonderheiten aufweist, aus denen man auf seine Herkunft schließen könnte.

Über das sog. *Amputationsneurom* s. S. 123/4.

E. Verdauungsorgane

I. Mundhöhle

a) Mißbildungen

Auf dem Ausbleiben einer Vereinigung zwischen dem Oberkieferfortsatz des 1. Kiemenbogens (Gaumenplatte) und dem Stirnfortsatz bzw. dem Zwischenkiefer und der Nasenscheidewand beruhen eine Reihe von *Spaltbildungen*. Sie betreffen in wechselndem Umfange Lippen (Cheiloschisis[1]), Kiefer (Gnathoschisis[2]), harten und weichen Gaumen (Uranoschisis, Palatoschisis[3]); auf der linken Seite sind sie etwa doppelt so häufig wie auf der rechten, in 10—50% treten sie familiär auf. An Hand einer schematischen Skizze über die Lage der Vereinigungsstellen sind die Möglichkeiten zu solchen Spaltbildungen leicht abzuleiten (Abb. 349).

Beim *Wolfsrachen* bleiben alle Vereinigungsstellen offen, nur die beiden Zwischenkiefer verwachsen in der Mittellinie (s. Abb. 350). Wenn die Spaltbildungen auch die Lippen betreffen, so liegt eine Cheilo-Gnatho-Palatoschisis vor. Da Luft- und Verdauungswege nicht richtig gegeneinander abgeschlossen werden können, verschlucken sich die Kranken leicht und können an Aspirationspneumonie zugrunde gehen.

Bei der *Kiefer-Lippenspalte* (Cheilo-Gnathoschisis) ist — begleitet von den entsprechenden Lippenspalten — die Vereinigung der Zwischenkieferfortsätze mit dem Gaumenfortsatz ausgeblieben, während der Gaumen selbst geschlossen ist.

Die *Lippenspalte* (Labium leporinum[4], Hasenscharte, Cheiloschisis) betrifft nur die Weichteile und kommt am häufigsten links vor. Der Grad der Spaltbildung schwankt von einer Furche im Lippenrot bis zu tiefen, in das Nasenloch hineinreichenden Defekten.

b) Pigmentierungen

Bei Morbus Addison finden sich graue, braune oder braunschwarze Flecke an der Schleimhaut der Lippen und der Wangen (in der Höhe der Zahnreihe). Ferner tritt bei der chronischen Bleivergiftung eine sehr kennzeichnende, bläulichgraue oder schmutziggrüne bis schwarze Verfärbung des Zahnfleisches auf, sog. Bleisaum.

c) Entzündungen

Die Mundhöhle ist normalerweise von zahlreichen Bakterien besiedelt, unter denen sich auch ausgesprochen pathogene befinden. Ihr Eindringen in die Ge-

---

[1] Cheilos (griech.) Lippe; schisis (griech.) Spaltung.   [2] Gnathos (griech.) Kiefer.   [3] Uranos (griech.) Gewölbe, Himmel. Palatum (lat.) Gaumen.   [4] Lepus (lat.) Hase; leporinum — zum Hasen gehörig.

webe wird aber durch den kontinuierlichen Plattenepithelüberzug verhindert; außerdem sorgen der ständige Speichelstrom und die durchpassierende Nahrung für eine gewisse Selbstreinigung der Mundhöhle. In der Tat sind fremde, in die Mundhöhle eingebrachte Keime innerhalb von 30 min durch den Speichel weggespült. Dieser Vorgang kann durch verschiedene Umstände gestört werden: Taschen am Zahnhals schützen die Keime davor, weggespült zu werden und öffnen ihnen darüber hinaus den Eintritt in das Gewebe; nach Zahnextraktionen ist das Übertreten von Bakterien in das Blut nachzuweisen; ist der Speichelfluß beeinträchtigt, wie das bei kachektischen Personen oft der Fall ist, so können pathogene Keime sich ungehindert vermehren und in die Ausführungsgänge der Speicheldrüsen aufsteigen. Man muß auch annehmen, daß pathogene Keime aus der Mundhöhle in die Krypten der Tonsillen hineingespült werden und dort in das Gewebe einzudringen vermögen. Jedenfalls können durch Eindringen von Tuberkelbakterien in der Tonsille Primäraffekte entstehen.

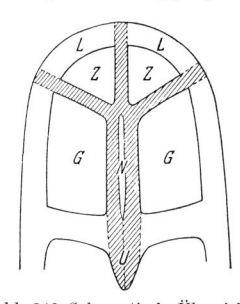

Abb. 349. Schematische Übersicht über die Spalten (gestrichelt) im Bereich des Gaumens und Kiefers, die bei der normalen Entwicklung verschlossen werden (von unten gegen die Decke der Mundhöhle zu gesehen). *L* Lippe, *Z* Zwischenkieferknochen, *G* knöcherne Gaumenplatte (Oberkieferfortsatz), *N* Nasenscheidewand, *U* Uvula

Entzündungen der Mundhöhle sind praktisch wichtig, weil sie klinischer Beobachtung leicht zugänglich sind und manchmal den ersten Hinweis auf eine bestehende oder sich ankündigende, schwerere Krankheit darstellen. Wir können die Entzündungen nach ihrer *Lokalisation* einteilen in solche der Mundhöhle (Stomatitis schlechtweg), der Lippen (Cheilitis), der Zunge (Glossitis) und des Zahnfleisches (Gingivitis). Wichtiger für die Beurteilung ist die *Entzündungsform*,

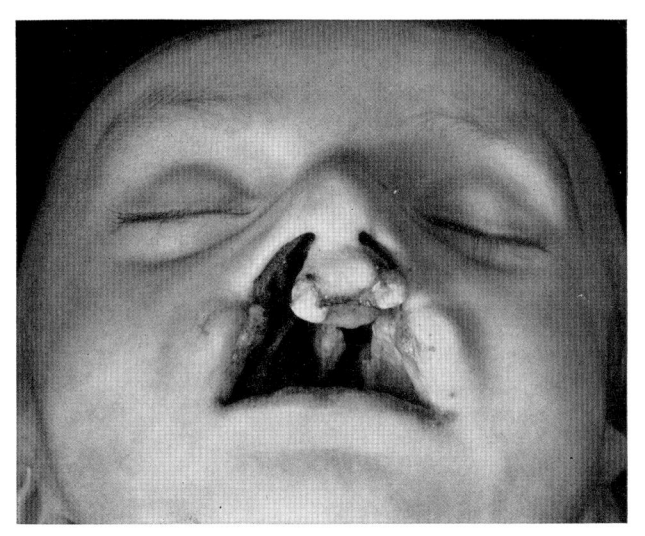

Abb. 350. Beiderseitige Kiefer-Lippen-Gaumenspalte

deren richtige Erkennung zusammen mit der Lokalisation erst weitere Schlußfolgerungen erlaubt.

Bei der *akuten katarrhalischen Entzündung* kommt es zu einer starken Rötung und Schwellung der Schleimhaut sowie starker Schleimabsonderung und Abstoßung der oberflächlichen Epithellagen. Diese bleiben dann — besonders auf der Zunge — als weißlicher oder durch Speisen verfärbter, eventuell grauschwarzer („fuliginöser"[1]) Belag liegen. An den Lippen kommt es leicht zur Bildung seichter Risse und Schrunden (aufgesprungene Lippen). Ursache der katarrhalischen Stomatitis sind neben mechanischen Schädlichkeiten (z.B. cariösen Zähnen) und chemischen Reizen (z.B. Alkohol, Tabak, scharfen Speisen usw.) vor allem bakterielle Lokal- oder Allgemeininfektionen. Für manche Infektionskrankheiten ist das Bild der Stomatitis geradezu charakteristisch.

So finden wir bei *Scharlach* eine Schwellung der Zunge in Form längsgerichteter Falten; löst sich das Epithel von den geschwollenen Papillen ab, so springen diese als kleine Wärzchen über den dunkelroten Grund vor („Erdbeer- oder Himbeerzunge"). Bei *Masern* treten im Prodromalstadium kleine, weiße oder rosafarbene, von einem roten Hof umgebene Flecke auf der Wangenschleimhaut auf (Kopliksche[2] Flecke). Ähnliche Flecke kommen bisweilen bei *Rubeolen* auf der Wangenschleimhaut vor. Häufig findet sich bei *perniziöser Anämie* eine schmerzhafte, mit Rhagadenbildung einhergehende Entzündung der Zungenränder und -spitze (Moeller-Huntersche[3] Glossitis).

Die *vesiculöse Entzündung* ist durch das Auftreten kleiner, mit wäßriger Flüssigkeit gefüllter Bläschen gekennzeichnet, welche platzen und eintrocknen und so zu kleinen oberflächlichen Geschwüren führen. Sie kommt als Herpes labialis (Fieberbläschen) am Übergang des Lippenrots und bei Maul- und Klauenseuche als Stomatitis epizootica[4] an der Mundschleimhaut vor.

Offenbar ebenfalls durch das Herpesvirus ist die *Stomatitis aphthosa*[5] der Kinder hervorgerufen, bei der es zur Bildung scharf umschriebener, weißgelber oder gelber, von einem roten Hof umgebener Flecke, vor allem in den vorderen Abschnitten der Mundhöhle (Lippen, Wange) kommt. Als *Bednarsche*[6] *Aphthen* werden symmetrisch am weichen Gaumen von Kleinkindern auftretende, gelblichweiße Flecken oder Geschwürchen bezeichnet, die offenbar durch mechanische Schädigung (beim Auswischen des Mundes) entstehen.

Mit Fibrinmembranen dürfen die durch den *Soorpilz* hervorgerufenen Schleimhautveränderungen der Mundhöhle nicht verwechselt werden. Die Membranen bestehen nämlich aus Pilzfäden, Bakterienmassen und abgeschilferten Epithelien (s. S. 207).

Die *eitrige Stomatitis* tritt in Form von Abscessen und Phlegmonen auf. Abscesse sind besonders im Bereich der Lippen gefährlich, da auf den Verbindungswegen der Lymph- und Blutgefäße (V. angularis) dieser Gegend mit den Gehirnhäuten eine Verschleppung der Erreger und tödliche Meningitis eintreten kann. Phlegmonen können sich ebenso wie Abscesse an Verletzungen oder Eiterherde in der Umgebung der Mundhöhle anschließen. Diffuse Ausbreitung einer Entzündung im lockeren Zellgewebe der Mundhöhle und des Halses bezeichnet man als Angina Ludovici[7].

Die schwerste Entzündungsform stellen die nekrotisierenden und infolge der steten Anwesenheit von Fäulniskeimen in der Mundhöhle leicht zu Gangrän führenden Entzündungen dar: *Stomatitis necroticans bzw. gangraenescens*. Durch Abstoßung des toten Gewebes entstehen verschieden tiefgreifende Geschwüre (Stomatitis ulcerosa).

Eine ulcerös-gangränöse Stomatitis, besonders Gingivitis, tritt auf bei C-Avitaminose, dem Skorbut (vgl. S. 10); ferner bei Blutkrankheiten, wie *Agranulocytose* und *akuter Leukämie*.

Bei Syphilitikern, aber auch bei gesunden Menschen, entstehen gelegentlich, meist unter dem Einfluß starken Rauchens und des Alkohols, bläulichweiße Flecke verschiedener Größe an den Wangen und an der Zunge; die betreffenden Stellen sehen so aus, als wären sie mit Milch übergossen. Die Veränderung

---

[1] Fuligo (lat.) Ruß. [2] H. KOPLIK (1858—1927), Kinderarzt, New York. [3] I. O. L. MOELLER (1819—1887), Arzt, Königsberg; W. HUNTER (1861—1937), engl. Arzt. [4] Epizoon (griech.) auf (zu erg.: der Oberfläche lebende) Lebewesen, d.h. Parasiten. [5] Aphthai (griech.) Mundausschlag. [6] D. BEDNAR (1816—1888), Kinderarzt, Wien. [7] W. F. v. LUDWIG (1790—1865), Arzt, Stuttgart.

wird als *Leukoplakie*[1] bezeichnet. Es handelt sich um eine Hyperplasie des Epithels mit Verhornung und zelliger Infiltration des Schleimhautstromas.

Syphilis kann in allen Stadien Veränderungen in der Mundhöhle setzen: Primäraffekte sitzen — wenn auch selten — an Lippen oder Zungenspitze (Lippen- bzw. Zungenschanker); im Sekundärstadium finden sich stark infektiöse nässende Papeln in der Mundschleimhaut; Gummen können in der Zungenmuskulatur und im Gaumendach sitzen.

Eine eigenartige Veränderung ist die *Landkartenzunge* (Lingua geographica) der kleinen Kinder: Am Rande und an der Spitze der Zunge treten rote Flecke auf, die sich gegen den Zungenrücken immer mehr ausdehnen und ineinanderfließen. An den roten Stellen fehlt das Epithel; die Ursache der Veränderung ist unbekannt.

Das *Melkerson-Rosenthal-Syndrom*[2] besteht in einer rezidivierenden Schwellung der Lippen, meist der Oberlippe, Schwellung der Zunge bis zur Bildung einer Faltenzunge und meist einseitiger Facialisparese. Pathologisch-anatomisch findet man in der erkrankten Schleimhaut Granulome, die an Tuberkulose erinnern.

d) Neubildungen

Auf einer Hypertrophie und mangelnden Abstoßung der Hornschicht über den Papillae filiformes beruht die *schwarze Haarzunge;* sie wird so genannt, weil die Papillen haarförmig lang und schwärzlich gefärbt sind.

Das *kongenitale Lymphangiom* und *kavernöse Hämangiom* erreichen oft solche Mächtigkeit, daß die befallenen Teile, Lippen oder Zunge, eine beträchtliche Vergrößerung und Verdickung aufweisen; die meisten Fälle angeborener Makrocheilie und Makroglossie beruhen auf derartigen Angiomen (s. S. 273/4).

Häufig sind *Papillome* der Zunge, Lippen und Wangen.

Im hinteren Abschnitt der Zunge, in der Gegend des Foramen coecum, kommen bis walnußgroße Knoten aus Schilddrüsengewebe *(Struma baseos linguae)* vor, die aus kleinen, am Ductus thyreoglossus an ungewohnter Stelle gebildeten Schilddrüsenläppchen hervorgehen. In der Regel fehlt in diesen Fällen die Schilddrüse an gewöhnlicher Stelle oder ist dort nur rudimentär ausgebildet.

Die *Carcinome* des Mundes sitzen vorzugsweise an den Lippen (in der Regel an der Unterlippe) und an der Zunge, kommen aber auch im Bereiche der übrigen Mundhöhle (Wangenschleimhaut, Mundboden, Zahnfleisch) vor. Sie bevorzugen durchweg das männliche Geschlecht. Histologisch handelt es sich fast ausschließlich um Plattenepithelcarcinome verschiedenen Reifegrades. Im allgemeinen kann man sagen, daß die Krebse um so bösartiger sind, je weiter sie aboral sitzen.

Der *Lippenkrebs* beginnt meist als eine kleine, borkenbedeckte, flache oder papilläre, mit dicker Epithelverhornung versehene Stelle und kann lange in dieser Form bestehenbleiben. Später breitet sich der Krebs weiter aus und zerfällt geschwürig. Lymphdrüsenmetastasen treten sehr spät, hämatogene Fernmetastasen äußerst selten auf, so daß eine Dauerheilung durch die gewöhnlich frühzeitig erfolgende operative Entfernung des Tumors in fast $^4/_5$ der Fälle erzielt werden kann. Fast immer ist es die Unterlippe, die vom Krebs befallen ist; Männer sind etwa 20mal häufiger betroffen als Frauen.

Der *Zungenkrebs* geht meist von dem Rand der Zunge aus und bildet im Beginn gleichfalls kleine, harte Vorragungen mit glatter oder warziger Oberfläche. Bald kommt es zum Zerfall und zur Bildung eines Krebsgeschwüres mit sehr derbem, hartem Rand und Grund. Die Metastasierung bleibt lange Zeit auf die regionären Lymphknoten beschränkt.

Der Sitz des Carcinoms, vorwiegend am Zungenrand, hat an die ursächliche Bedeutung *mechanischer Schädigungen*, z. B. durch cariöse Zähne, denken lassen. Bei Rauchern wird auch die Einwirkung des Tabaks bzw. der beim Rauchen

---

[1] Leukos (griech.) weiß; plax, Genetiv: plakos (griech.) Fläche.   [2] E. MELKERSON, zeitgenössischer schwedischer Arzt; E. ROSENTHAL, zeitgenössischer deutscher Neurologe, Breslau.

entstehenden *Teerprodukte* als Ursache der Krebsentwicklung angesehen. Die weit überwiegende Beteiligung der Unterlippe an der Krebserkrankung wurde gleichfalls mit dem Rauchen, besonders mit dem Pfeifenrauchen, in Zusammenhang gebracht und als Folge eines wiederholten mechanischen (Druck der Pfeife) oder chemischen Reizes gedeutet. Manchmal entsteht das Carcinom auf dem Boden einer Leukoplakie oder an der Stelle ausgeheilter luischer Veränderungen; jedenfalls ist bei $1/_5$ aller Zungenkrebse die Wa.R. positiv, so daß sie also bei der Differentialdiagnose Carcinom-Gumma nicht zu verwerten ist.

II. Zähne

a) Entwicklungsstörungen

Die Entwicklung der Zähne bis zur vollkommenen Reife geht besonders bei den bleibenden Zähnen zur Zeit des extrauterinen Lebens vor sich, spielt sich aber in der Tiefe des Kiefers sozusagen unbemerkt ab. Schädlichkeiten wie vor allem Mangelnahrung und Infektion, die auch sonst fähig sind, den Bau und die Entwicklung der Organe zu beeinträchtigen, werden auch die Zahnentwicklung beeinflussen können. Das Ergebnis dieser Störung wird aber viel später grob anatomisch sichtbar, zu dem Zeitpunkt nämlich, in dem der Zahn an das Tageslicht tritt. Er kann also noch nach Jahren in Form verschiedener Veränderungen Zeugnis ablegen von längst abgeklungenen Störungen, die ihn zur Zeit seiner Entwicklung betroffen haben.

Sehr häufig werden z.B. die Schmelzbildner beschädigt bzw. zerstört, so daß der Schmelzüberzug der durchgebrochenen Zahnkrone Defekte, sog. *Schmelzhypoplasien*, aufweist. Derartige kraterförmige Vertiefungen finden wir z.B. nach Rachitis. Sitzen sie an den Zahnkanten, so können diese sogar abbrechen, weil der verdünnte Schmelzüberzug den mechanischen Belastungen nicht gewachsen ist. Ähnlich wirken auch infektiös-toxische Schädigungen (Masern, Scharlach, Angina). Bei *angeborener Lues* entwickeln sich die oberen mittleren Schneidezähne zu einer eigenartigen Form, indem sie an der Kaukante eine halbmondförmige Aussparung zeigen. Außerdem ist die Kaukante verschmälert, so daß die seitliche Begrenzung der Zähne entweder konvex erscheint (Tonnenform) oder sich gradlinig zum Zahnfleischrand hin verbreitert (Hutchinsonsche[1] Zähne).

Eine eigenartige Entwicklungsstörung ist die Umwandlung des Zahnsäckchens, das nach Fertigstellung der Zahnkrone noch im Kiefer diese bedeckt, zu einer von Plattenepithel ausgekleideten Cyste, in die die ausgebildete Zahnkrone hineinragt. Es handelt sich also um eine Hemmungsmißbildung, die als *Residualcyste*, *Primordialcyste* oder *Follikularcyste* bezeichnet wird. Wahrscheinlich spielen bei ihrer Entstehung entzündliche Vorgänge in der Nachbarschaft der Zahnanlage eine Rolle. Solche Cysten können immer größer werden und zum Druckschwund des Kieferknochens führen.

b) Zahncaries

Die verbreitetste und wichtigste Veränderung der Zähne ist die Caries, zumindest bei den Kulturmenschen; bei den im Urzustand lebenden Völkern kommt sie seltener vor. Sie besteht in einem Verlust der Mineralsalze aus den Hartsubstanzen des Zahnes und Auflösung seiner organischen Bestandteile, die der Fäulnis gleicht, daher auch der Name Zahnfäule (Abb. 351). Die Entmineralisierung geht auf die Einwirkung von Säuren zurück, die entweder unmittelbar von am Zahn sitzenden Mikroorganismen gebildet werden oder durch Gärung aus Kohlenhydraten entstehen; die die organischen Strukturen auflösenden Fer-

---

[1] HUTCHINSON (1828—1913), englischer Arzt.

mente werden ebenfalls von Bakterien geliefert. Meist handelt es sich um milchsäurebildende Kokken, die sich überall dort ansammeln, wo der Speichel länger liegen bleibt. Je nachdem, welcher Teil des Zahnes von der Caries betroffen ist, spricht man von Schmelz-, Dentin- oder Zementcaries. Erst in zweiter Linie wird von diesem sich an den Hartsubstanzen abspielenden Vorgang das lebende Gewebe der Pulpa in Mitleidenschaft gezogen. Es reagiert auf die eindringende Schädlichkeit mit einer Entzündung, die früher oder später zum endgültigen Absterben der Zahnpulpa und in deren Gefolge zum Verlust des Zahnes führt, wenn der Caries durch zahnerhaltende Maßnahmen nicht Einhalt geboten wird.

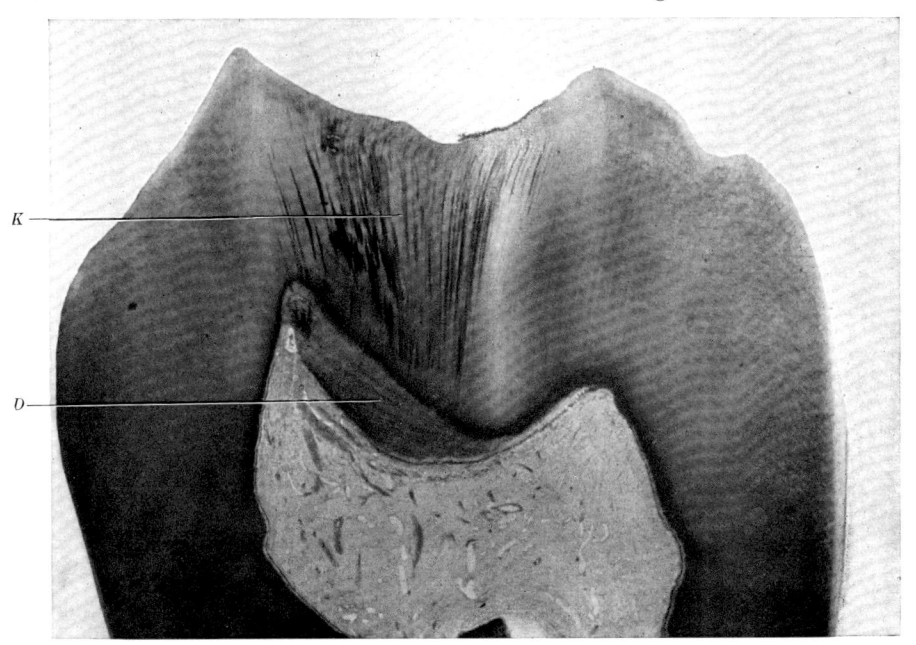

Abb. 351. Ein cariöser Herd (K hat nach Zerstörung des Zahnschmelzes (nicht im Schnitt enthalten) bereits auf das Dentin übergegriffen; unter dem Herd sog. Reizdentin (D); in der Pulpa Hyperämie und Ödem. (Bild Dr. RIEDEL)

c) Erkrankungen der Zahnpulpa

Bestimmend für alle an der Zahnpulpa, einem embryonal gebauten Gewebe, ablaufenden Veränderungen sind ihre eigentümlichen *anatomischen Verhältnisse:* Es handelt sich um eine allseits von den starren Wänden des Dentins umgebene Kammer, die nur durch den ganz engen Wurzelkanal mit dem übrigen Körper in Zusammenhang steht. Durch ihn verlaufen die am Apex, der Wurzelspitze, ein- und austretenden ernährenden Gefäße und Nerven der Pulpa. Auch bei einer noch so kleinen Druckvermehrung in dieser so gut wie abgeschlossenen Kammer kann das Gewebe nicht ausweichen, und es muß zu einer Beeinträchtigung der Nerven (Schmerzen) und zu Veränderungen im Pulpagewebe selbst kommen. Deshalb rufen z.B. schon geringe Temperatursteigerungen, wie sie beim Beschleifen von Zähnen entstehen, eine Hyperämie der Gefäße und dadurch Drucksteigerung bzw. Schmerzen hervor. Wichtig ist auch die Tatsache, daß Lymphgefäße in der Pulpa sehr spärlich sind, so daß ausgetretene Flüssigkeit kaum auf diesem Wege abtransportiert werden kann. Daher kommt es besonders leicht zu einer Art seröser Entzündung, die dann mit Neubildung von Bindegewebsfasern oder Granulationsgewebe ausheilt (sog. inneres Granulom).

Die häufigsten und wichtigsten Entzündungen der Pulpa entstehen aber im Gefolge einer Zahncaries. Unter dem Cariesherd kommt es neben einer Neubildung des Dentins (sog. Reizdentin s. Abb. 351) zu einer *akuten Entzündung* mit Hyperämie und Exsudation, die schließlich eitrigen Charakter annimmt und zur Einschmelzung bzw. Nekrose des ganzen Pulpagewebes führt. Dabei spielen die durch den cariösen Herd in die Tiefe bzw. in die Pulpa selbst vorgedrungenen Keime die Hauptrolle. Bei geringerer Schädigung der Pulpa oder im Anschluß an eine leichtere akute Pulpitis entsteht eine *chronische Entzündung* mit Ausbildung eines Granulationsgewebes. Dieses drängt sich, wenn die Hartsubstanzen cariös zerfallen sind, durch die entstandene Lücke wie ein Polyp vor (sog. *Pulpapolyp*). Außer über den Weg der Caries können gelegentlich auch entzündungserregende Keime durch das Foramen apicale, den Wurzelkanal, in die Pulpahöhle gelangen.

d) Paradentitis

Im Paradentium, dem Halteapparat des Zahns im Kiefer, können krankhafte Veränderungen ablaufen, die letzten Endes zu seiner Zerstörung und damit zu Lockerung oder gar Ausfall der Zähne führen. Da es sich histologisch um eine, wenn auch langwierige und oft schleichend verlaufende Entzündung handelt, ist die Bezeichnung Paradentitis anatomisch richtiger als der vielfach gebräuchliche Ausdruck „Paradentose". Je nachdem, welche Abschnitte des Zahnhalteapparates bzw. der Wurzelhaut ergriffen sind, können wir rein lokalisatorisch eine vom Alveolarrand ausgehende marginale (1) und eine um die Wurzelspitze und den hier austretenden Wurzelkanal sich abspielende apikale Paradentitis (2) unterscheiden.

1. Marginale Paradentitis. In dem Winkel, der durch das Anstoßen des Plattenepithels der Mundhöhle bzw. des Zahnfleisches an den Zahn gebildet wird, bleiben leicht Speisereste liegen, die zerfallen. Auch wird diese Stelle des Zusammenstoßes zweier so verschiedener Gewebsarten wie der harten Zahnsubstanzen und des weichen Zahnfleisches bei mechanischer Beanspruchung leicht einreißen. Um diesen Wetterwinkel finden sich daher oft schon in frühester Jugend die Zeichen einer chronischen Entzündung mit zelliger Infiltration und Auflockerung des Bindegewebes sowie kleine Substanzverluste bzw. Geschwüre. So entsteht eine immer tiefere Tasche, die ihrerseits wieder das Verbleiben entzündungserregender oder -unterhaltender Speisereste erleichtert und damit zu einem dauernden Circulus vitiosus führt. Die um den Taschenboden sich abspielende Entzündung, deren schwerste mit Eiterabsonderung einhergehende Form man Alveolarpyorrhoe nennt, hat für die feste Verankerung des Zahnes schädliche Folgen: Durch das Tieferrücken der Tasche werden in ihrem Grund die sehnigen Fasern der Wurzelhaut aufgelockert und verschwinden schließlich, während das Epithel der Mundhöhle entlang des Zahns mehr und mehr in die Tiefe wächst. Außerdem wird der Knochen der Zahnalveole von seinem obersten Rand her nach unten fortschreitend abgebaut, so daß der Zahn mit einem immer größeren Teil seiner Gesamtlänge zutage tritt, also länger zu werden scheint (Abb. 352). Da damit auch die entsprechenden Abschnitte des Befestigungsapparates verlorengehen, werden bei seiner Belastung die noch verbliebenen Anteile der Wurzelhaut übermäßig funktionell beansprucht. Gehen schließlich auch sie zu Grunde, so fällt der gelockerte Zahn aus.

2. Apikale Paradentitis. Von einer Pulpitis aus können Bakterien durch den Wurzelkanal in das apikale Paradentium gelangen und erzeugen in ihm eine gewöhnlich chronisch verlaufende Entzündung: Es bildet sich ein Granulationsgewebe, das sog. *Wurzelspitzengranulom*, welches den anliegenden Knochen zur

Resorption (Abb. 353) bringt und daher auch röntgenologisch zu erkennen ist. Unter dem Einfluß der chronischen Entzündung beginnen die Epithelnester zu wuchern, die als Reste des Schmelzorgans liegen geblieben sind (Malassezsche Epithelnester); sie durchsetzen das Granulationsgewebe in einzelnen Zügen und Strängen oder zerfallen gelegentlich auch zentral, so daß sich epithelausgekleidete Cysten *(entzündliche radikuläre Cysten)* bilden. Wichtig ist, daß in den Wurzelspitzengranulomen längere Zeit lebende Bakterien enthalten sein können, die durch dauernde Abgabe von Toxinen eine Schädigung des Gesamtorganismus (Sensibilisierung, Fokalinfektion) hervorrufen.

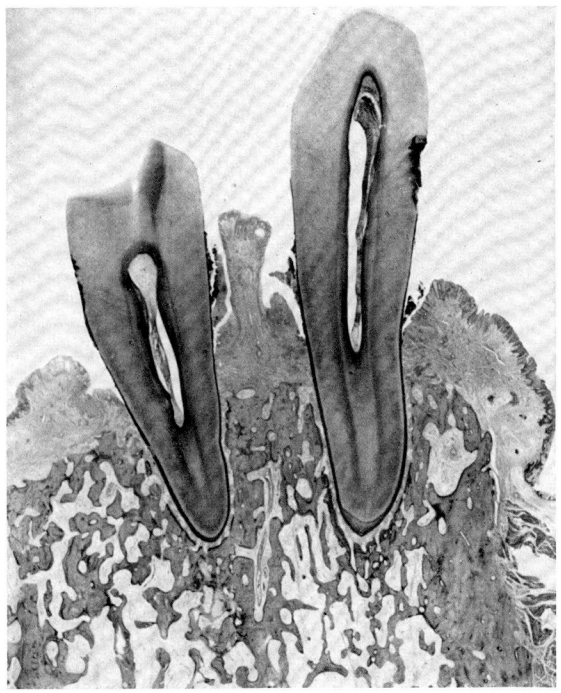

Abb. 352. Zwei nebeneinander stehende Zähne mit Bildung von Knochentaschen, besonders außen, und Schwund des knöchernen Alveolarrandes; Zähne dadurch „verlängert". (Nach HÄUPL und LANG)

Bei der stürmischer verlaufenden *akuten apikalen Paradentitis* bleibt die Entzündung nicht auf die unmittelbare Nachbarschaft der Wurzelspitze beschränkt, sondern greift nach allen Richtungen auf die Umgebung über. So erzeugen die Entzündungserreger im anliegenden Knochen eine akute Ostitis bzw. Osteomyelitis, die sich bis unter das Zahnfleisch fortsetzt und hier zu einer eitrig einschmelzenden Periostitis führen kann. Im Oberkiefer ist ein Durchbruch in die Nasen- und Kieferhöhle möglich. Auch die anliegenden Weichteile werden oft in die Entzündung mit einbezogen (geschwollene Backe!), ja schließlich können sich eitriger Zerfall des Mundbodenzellgewebes (Angina Ludovici) und eine Halsphlegmone einstellen.

e) Tumoren

Vom Zahnfleisch gehen eigenartige *Riesenzelltumoren* aus (Epulis), die schon früher besprochen wurden (Abb. 193). Mitunter kaum von einer Epulis zu unterscheiden sind sog. braune Tumoren, die im Kieferknochen selbst liegen („zentrale Epulis").

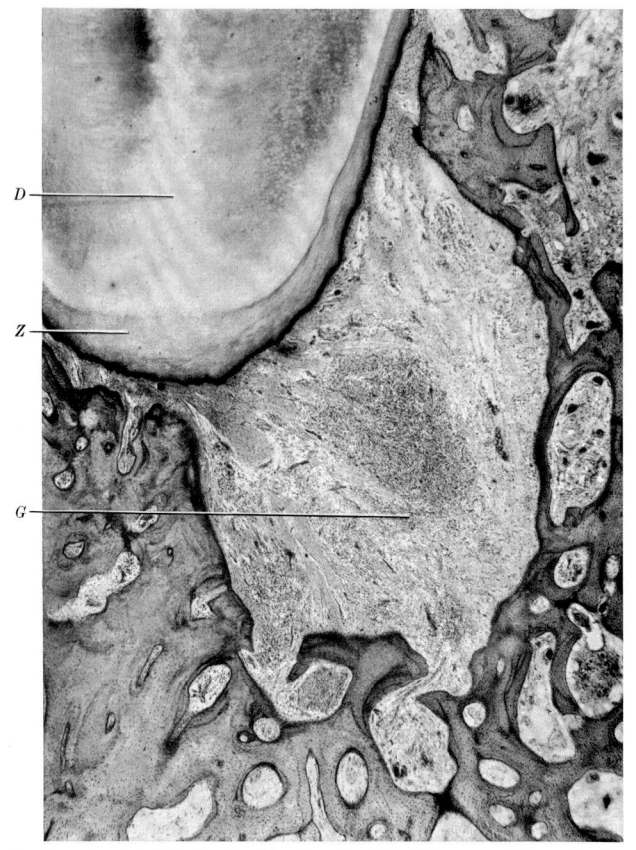

Abb. 353. Wurzelspitzengranulom (*G*), das den Knochen des Zahnfaches zum Schwund gebracht hat. *D* Dentin, *Z* Zement der Wurzelspitze

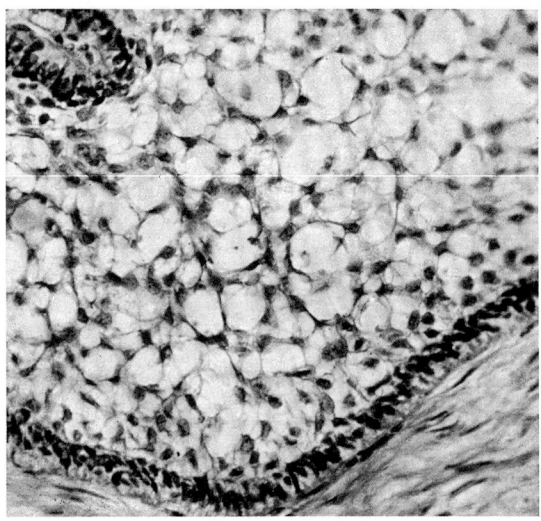

Abb. 354. Adamantinom. Starke netzige Auflockerung des Epithels; nur die basalen Schichten zeigen noch deutliche epitheliale Anordnung

Das *Adamantinom* (Ameloblastom[1]) ist in eine in den Kiefern, und zwar vorwiegend im Unterkiefer vorkommende Geschwulst, die umfangreiche Auftreibungen des Knochens verursachen kann. Sie besteht aus epithelialen Strängen, deren äußerste, dem bindegewebigen Stroma aufsitzende Schicht hochzylindrisch und eng geschlossen ist; gegen die Mitte der Epithelstränge zu lockert sich der Zusammenhang der Zellen, so daß sie sternförmig werden (s. Abb. 354). Dieser Bau erinnert an die Beschaffenheit derjenigen zahnbildenden Epithelien, aus denen das Schmelzorgan hervorgeht — daher der Name Adamantinom. Häufig findet sich in den Epithelhaufen eine zur Cystenbildung führende Verflüssigung, so daß man ein solides und ein cystisches Adamantinom unterscheiden kann. Manchmal kommt es auch zur Bildung von konzentrisch geschichteten Plattenepithelhaufen. Man leitet diese Geschwülste von Resten des Schmelzorgans ab. Es ist aber nicht auszuschließen, daß die Geschwülste vom Epithel der Mundschleimhaut ausgehen, das in einem bestimmten Bereich die Fähigkeit (Potenz) bewahrt hat, dem Schmelzorgan ähnliche, geschwulstmäßige Neubildungen hervorzubringen.

Ganz selten treten im Kiefer rundliche, gutartige Geschwülste auf, die eine größere Zahl von Zähnen oder Zahnanlagen enthalten *(Odontom)*. Je nachdem, ob die Hartgewebe oder ein zellreiches Zwischengewebe überwiegen, wird zwischen harten und weichen Odontomen unterschieden.

III. Mundspeicheldrüsen

1. Entzündungen. Die *epidemische Parotitis* (Mumps, Ziegenpeter[2]) ist eine Viruskrankheit und befällt vorwiegend Kinder (mehr das männliche Geschlecht). Durch Hyperämie, starke ödematöse Durchtränkung und geringe zellige Exsudation schwellen gewöhnlich beide Ohrspeicheldrüsen beträchtlich an; meist bildet sich diese Entzündung nach einigen Tagen vollständig zurück, nur in seltenen Fällen geht sie in Vereiterung mit Bildung von Abscessen und Fisteln über. Bemerkenswert ist, daß sich bisweilen eine Entzündung der Hoden (Orchitis) bzw. der Ovarien (Oophoritis) hinzugesellt.

Durch den Ausführungsgang können Entzündungserreger, in erster Linie Staphylokokken, aus der Mundhöhle in die Parotis gelangen und hier eine *ascendierende eitrige Parotitis* erzeugen. Dieses Aufsteigen wird ermöglicht durch Herabsetzung der Sekretion, wie sie bei kachektischen Kranken vorkommt und eine gleichzeitige Schädigung des Drüsenparenchyms. Heilung ist möglich: Die Parotis wird dann durch entzündlich-narbiges Gewebe verhärtet. Die Eiterung kann aber auch als Angina Ludovici (S. 452) auf das Halsgewebe fortschreiten oder fistulös durch die Haut durchbrechen.

Die sog. *Mikuliczsche[3] Krankheit* ist gekennzeichnet durch eine symmetrische Schwellung der Speichel- und Tränendrüsen. Sie befällt vorzugsweise Frauen zwischen 50 und 70 Jahren.

Das *Sjögren[4]-Syndrom* (s. auch S. 244) besteht in einer Atrophie der Speichel- und Tränendrüsen sowie auch der Schleimdrüsen des oberen Verdauungs- und Respirationstraktes. Dadurch kommt es zu einer sehr störenden Trockenheit in Mund, Nase, Rachen und Auge. Bemerkenswert ist die häufige ($2/3$ aller Fälle) Vergesellschaftung mit chronischem Gelenkrheumatismus.

2. Veränderungen der Ausführungsgänge. Gelegentlich entstehen in den Ausführungsgängen der Speicheldrüsen, besonders der Glandula submandibularis, Konkremente, sog. *Speichelsteine*, Sialolithen[5]. Sie sind meist klein, walzenförmig

---

[1] Adamas (griech.) Amel (altfranz.) harter Stoff, Diamant; in übertragener Bedeutung wegen seiner Härte: Zahnschmelz.   [2] Wegen des einfältigen, durch die Schwellung bedingten Gesichtsausdruckes; mump (engl.) schmollen.   [3] I. v. Mikulicz-Radecki (1850—1905), Chirurg, Breslau.   [4] H. S. Sjögren, zeitgenössischer schwedischer Ophthalmologe.   [5] Sialon (griech.) Speichel; lithos (griech.) Stein.

oder unregelmäßig geformt, können aber ausnahmsweise auch 20 g oder mehr wiegen. In der Regel bildet Entzündung der Speicheldrüsen bzw. ihrer Ausführungsgänge die Ursache für die Entstehung von Speichelsteinen: Im angestauten, eingedickten Sekret, das abgestorbene Epithelzellen, Bakterienhaufen oder Pilzrasen enthält, fallen Kalksalze aus. Selten bilden Fremdkörper (Borsten, pflanzliche Bestandteile usw.), die in den Ausführungsgang gelangt sind, die Grundlage von Steinen.

Eine geschwulstähnliche Bildung des Mundhöhlenbodens stellt die *Ranula*[1] dar, eine mit wäßrigem oder eingedicktem Inhalt gefüllte, kugelige Cyste unter der Zunge, besonders unter dem Frenulum. Der Name Ranula wird sowohl für

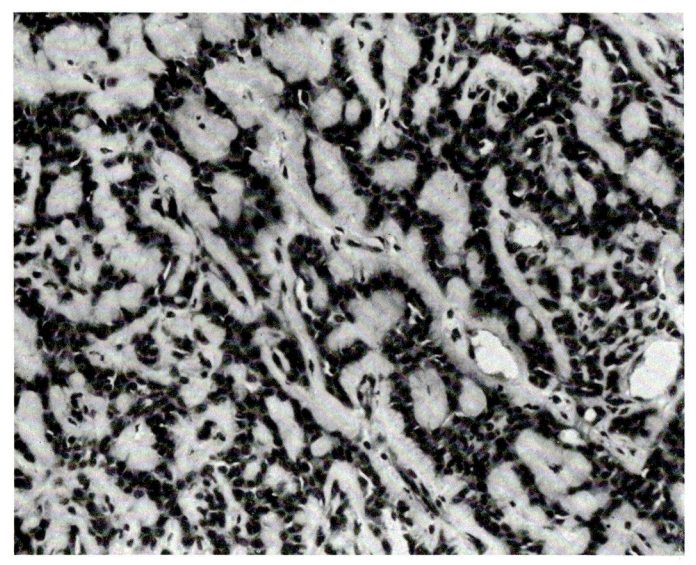

Abb. 355. Cylindrom

Cysten verwendet, die durch Erweiterung des Ausführungsganges der Blandin-Nuhnschen Drüse in der Zungenspitze entstehen, als auch für solche, die Retentionscysten der Glandulae sublinguales darstellen. Beim Platzen der Cyste entsteht ein Schleimgranulom (s. S. 199).

3. Geschwülste. Von den Mundspeicheldrüsen sowie den kleinen, im Bereich der Mundhöhle gelegenen Schleimdrüsen, aber auch den Tränendrüsen und Anhangsdrüsen der Luftröhre können sehr verschiedenartig gebaute Geschwülste ausgehen. Wir wollen hier nur zwei Hauptformen besprechen:

Die Cylindrome bestehen aus netzig verzweigten Epithelsträngen; ihre Besonderheit besteht darin, daß die Epithelzellen eine bald mehr schleimige, bald mehr hyaline Masse absondern. Diese sammelt sich in langgestreckten zylindrischen Hohlräumen an (daher der Name Cylindrom), die auf dem Querschnitt einen solchen Epithelstrang siebförmig zu durchlöchern scheinen. Die schleimighyalinen Massen können aber auch zwischen Epithel und bindegewebigem Stroma abgeschieden werden und umgeben dann die Epithelstränge wie ein ringförmiger Mantel (Abb. 355). Die Cylindrome wachsen zwar lange Zeit rein lokal, metasta-

---

[1] Rana (lat.) Frosch, ranula also kleiner Frosch, weil die Cyste an die Kehlbase eines Frosches erinnert.

sieren aber doch früher oder später, und zwar ohne ihren regelmäßigen histologischen Bau zu ändern.

Die *sog. Mischtumoren* sitzen am häufigsten in der Parotis. Sie zeigen auf den ersten Anblick eine verwirrende Vielgestaltigkeit des Aufbaues. Den wesentlichen Bestandteil macht auch hier das Epithel aus, das teils wie das der normalen Drüsen rundliche Lichtungen umschließt, teils, wenigstens in manchen Fällen, Plattenepithel mit konzentrisch geschichteten Hornkugeln darstellt und dadurch seine Abkunft vom Mundepithel zu erkennen gibt. Das Gerüst besteht nur zum Teil aus gewöhnlichem, faserbildendem Bindegewebe, meist sind größere oder kleinere Teile schleimig umgewandelt oder geradezu von Knorpelgewebe gebildet.

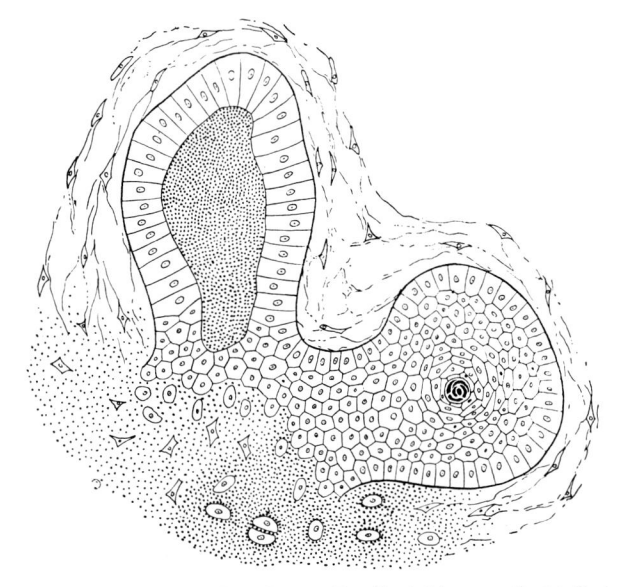

Abb. 356. Schema über den histologischen Bau der sog. Parotismischtumoren. Rechts Verhornung, links oben Drüsenlichtung, unten Auflösung des epithelialen Verbandes mit Entwicklung einer schleimigen oder knorpeligen Zwischensubstanz

Früher nahm man an, daß die Geschwulst sozusagen aus zwei verschiedenen Anteilen, einem epithelialen und einem knorpelig-schleimigen, „gemischt" sei — daher die Benennung als Mischtumor; heute denkt man sich die schleimig knorpeligen Anteile in Abhängigkeit vom Epithel entstanden, sieht also in diesen Tumoren Adenome mit besonderer Gestaltung des Zwischengewebes.

Man kann nämlich feststellen, daß die Abgrenzung der Epithelstränge gegenüber dem Stroma durchaus nicht immer scharf ist (s. Abb. 356): Am Rand mancher Stränge splittert sich das Epithel auf, die Zellen nehmen Sternform an und lassen zwischen sich eine schleimige Zwischensubstanz entstehen. Lösen sie sich aus ihrem Zusammenhang, so wird das Bild dem eines myxomatösen Bindegewebes durchaus gleichen, obwohl es sich um epitheliales, nicht bindegewebiges Schleimgewebe handelt. Verdichtet sich weiterhin der Schleim um einzelne Zellen, so kann das Aussehen echten Knorpels vollkommen erreicht werden. Solcher „epithelialer Knorpel" ist dann gegebenenfalls von bindegewebigem Knorpel nicht zu unterscheiden. (MARCHAND hat von Pseudoschleimgewebe und Pseudoknorpel gesprochen.)

Die sog. Mischtumoren sind gut abgegrenzt, wenn sie auch gelegentlich zapfenartige Ausläufer in die Umgebung entsenden. Falls diese bei der Exstirpation des Tumors nicht mit entfernt werden konnten, kommt es leicht zu Rezidiven. Eine maligne Entartung ist ausgesprochen selten.

IV. Gaumen, Tonsillen, Rachen

a) Entzündungen

Entzündungen des Gaumens *und* der Tonsillen werden als Angina[1], Entzündungen der Tonsille als Angina tonsillaris oder Tonsillitis, Entzündungen des Rachens als Pharyngitis bezeichnet.

Die *katarrhalische Angina*, die eine selbständige Erkrankung oder Vorläufer, Teil- oder Begleiterscheinung verschiedener Infektionskrankheiten sein kann, geht mit diffuser oder fleckiger Rötung und Schwellung der Schleimhaut sowie mit Abschilferung des Epithels einher.

Die Entzündung der Tonsillen spielt sich vorwiegend in den erweiterten Krypten ab *(Angina lacunaris)*. Sie sind von abgestoßenen Epithelzellen-Leukocyten, Bakterienmassen erfüllt. Durch Zersetzung entstehen die übelriechenden Tonsillarpfröpfe, die als gelbe, eiterähnliche Punkte oder Flecke an der Oberfläche der Tonsillen hervortreten. Durch spätere Verkalkung des liegengebliebenen Krypteninhaltes bilden sich die sog. Tonsillensteine, die unter Umständen einen Durchmesser von einigen Millimetern erreichen. Die häufigsten Erreger der katarrhalischen Angina sind Diplo- und Streptokokken. An Gaumen- und Rachenmandeln führen wiederholte Entzündungen bei älteren Menschen gewöhnlich zur narbigen Verödung, bei jugendlichen zu einer Hyperplasie.

Eitrige Entzündung kommt in Form von Abscessen oder Phlegmonen mit verschiedenem Sitz und verschiedener Ausdehnung vor: tonsilläre und peritonsilläre oder retropharyngeale *Abscesse*. Häufig bilden Eiterungen in den Lymphknoten des Rachens oder in den Halswirbeln ferner Verletzungen (Eindringen von Fremdkörpern) die Ursache des retropharyngealen Abscesses.

Der *retropharyngeale Absceß* bewirkt eine starke Schwellung und polsterförmige Vorwölbung der hinteren Rachenwand, wodurch Atmung und Nahrungsaufnahme oft in bedrohlicher Weise erschwert werden, wenn nicht die operative Eröffnung erfolgt. Bisweilen brechen retropharyngeale Abscesse spontan in den Pharynx durch oder senken sich hinter dem Oesophagus nach abwärts in das Mediastinum.

Phlegmonen betreffen den Gaumen, allenfalls auch den Rachen (Angina phlegmonosa) und können sich als Angina Ludovici (s. S. 452) auf das Zellgewebe des Halses fortsetzen.

Die *pseudomembranöse (diphtherische) Entzündung* (Rachendiphtherie) wird durch Diphtheriebakterien (S. 228) hervorgerufen, kann aber auch durch andere Schädlichkeiten (z. B. Masern, Scharlach) bedingt sein. In diesen Fällen ist der Nachweis der Erreger im Rachenabstrich ausschlaggebend für die Diagnose und Behandlung.

Bei der *Plaut-Vincentschen Angina* (Angina ulceromembranacea) entstehen ziemlich dicke Membranen auf den Tonsillen und nach deren Abstoßung tiefe Geschwüre. Dabei ist das Allgemeinbefinden der Kranken auffallend gut. In den Auflagerungen bzw. im Geschwürssekret finden sich große Mengen von Bacterium fusiforme und Spirochäten (s. S. 231). Die Krankheit geht gewöhnlich — oft allerdings erst nach monatelanger Dauer — in Heilung über.

Eine *nekrotisierende Angina* tritt vor allem bei Blutkrankheiten wie Agranulocytose auf und ist manchmal das erste klinische Zeichen der schweren Grundkrankheit.

b) Hyperplasien, Geschwülste

Die durch Hyperplasie des lymphatischen Gewebes im Nasen-Rachenraum entstehenden geschwulstähnlichen Bildungen werden als *adenoide Vegetationen*

---

[1] Abgeleitet von ancho (griech.) einengen.

bezeichnet; sie verursachen durch Behinderung der Atmung Beschwerden und werden operativ entfernt.

Im lymphatischen Rachenring können *Lymphosarkome* und *Reticulosarkome* entstehen.

Die häufigste Geschwulst in dem hier besprochenen Gebiete stellt das *Plattenepithelcarcinom* dar, das oft vom Sinus piriformis, aber auch von den Tonsillen, oder vom Gaumen oder der Pharynxhinterwand (Abb. 357) seinen Ausgang

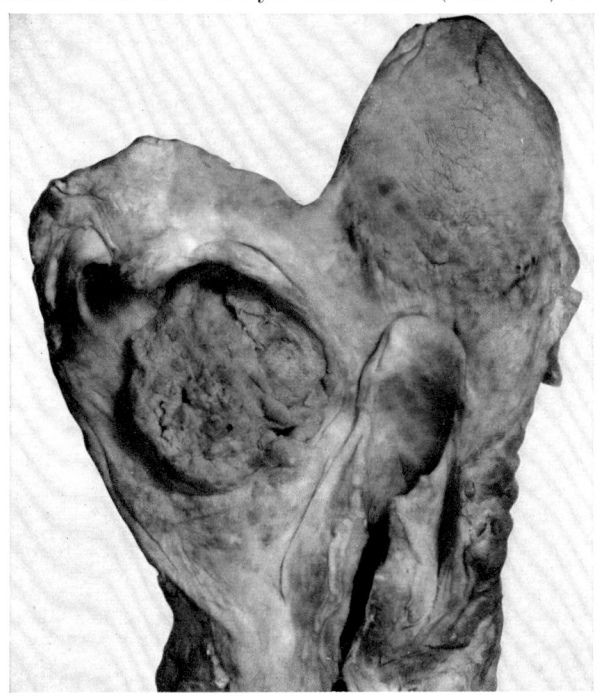

Abb. 357. Carcinom der Pharynxhinterwand

nimmt und zu geschwürigem Zerfall neigt. Es kommt hierbei zu ausgedehnten Zerstörungen der Halsorgane: Arrosion der Arteria carotis oder ihrer Äste mit tödlicher Blutung ist nicht selten. Das Carcinom des Sinus piriformis zeigt zum Unterschied von den Carcinomen des Mundes und des Rachens kein Überwiegen der Männer über die Frauen.

Das *lympho-epitheliale Carcinom (Lymphoepitheliom)* befällt meist jüngere Menschen und sitzt am häufigsten in der Rosenmüllerschen Grube. Es ist durch besonders blasse chromatinarme Kerne seiner epithelialen Zellen ausgezeichnet und enthält im Stroma sowie unter Umständen auch zwischen den epithelialen Zellen reichlicher Lymphocyten: Der Typ Schmincke ist eher ungegliedert, der Typ Regaud wächst in breiten Bändern.

V. Speiseröhre

a) Mißbildungen

Durch Persistenz der 2. Kiemenfurche oder der ihr innen entsprechenden Schlundtasche können Gänge entstehen, die entweder von der Haut oder der Rachenschleimhaut ausgehen und im Zellgewebe des Halses blind enden oder eine offene, fistulöse Verbindung der Haut mit der Rachenschleimhaut darstellen. Dementsprechend unterscheidet man zwischen inneren, äußeren und vollständigen *Kiemengangsfisteln*. Die innere Öffnung liegt an der seitlichen Rachenwand, die äußere auf der Haut meist oberhalb des Schlüsselbeins am inneren Rande des Sternokleidomastoideus (laterale Halsfistel) (Abb. 358). Die Gänge verlaufen daher schräg aufwärts. Wenn der Fistelgang innen und außen abgeschlossen ist, können sich durch Erweiterung die sog. *Kiemengangcysten* entwickeln. Mediane Halsfisteln (Abb. 358) und -cysten gehen auf eine Persistenz des Ductus thyreoglossus zurück.

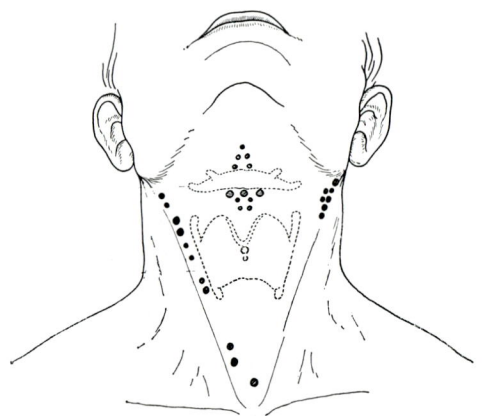

Abb. 358. Öffnung der Kiemengangsfisteln (laterale Halsfisteln) und der medianen Halsfisteln. (Nach KREMER)

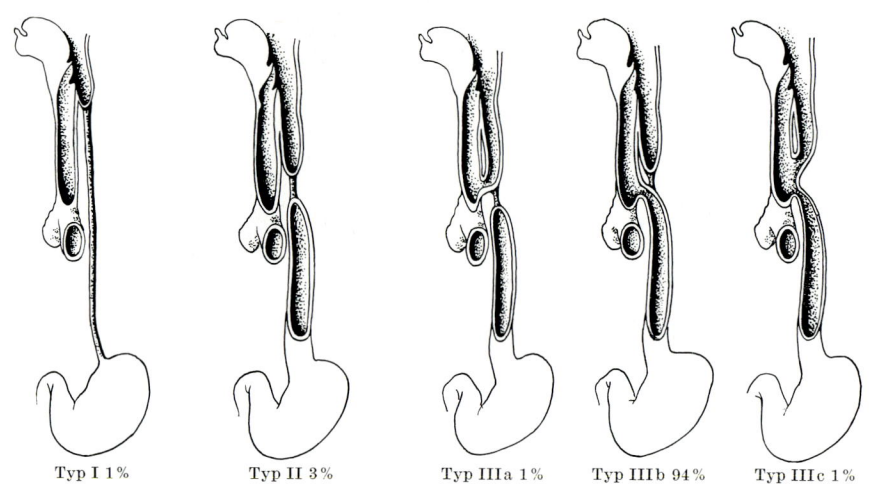

Abb. 359. Die verschiedenen Typen der Mißbildungen des Oesophagus und ihre Häufigkeit

Eine nicht häufige, aber typische Mißbildung ist der *angeborene Verschluß der Speiseröhre*. Er entsteht durch fehlerhafte Entwicklung der Scheidewand, welche das ursprünglich gemeinsame Rohr in einen ventralen (Trachea) und einen dorsalen Abschnitt (Oesophagus) teilt. Dabei können abnorme Verbindungen zur Trachea bestehenbleiben (s. Abb. 359). Die Veränderung wird heute mit Erfolg operiert, vorausgesetzt, daß sie frühzeitig genug an dem sofortigen Erbrechen der Nahrung oder ,,Verschlucken" erkannt wird.

Magenschleimhautinseln in den oberen Abschnitten des Oesophagus (sog. obere, kardiale Oesophagusdrüsen) stellen ovale, gelblichrote Herde dar, die leicht für Erosionen gehalten werden können. Man trifft sie häufig bei Kindern, bei Erwachsenen verschwinden sie offenbar infolge Überwucherung mit Plattenepithel.

b) Veränderungen der Lichtung

Erworbene Verengerungen werden durch Veränderungen der Wand vor allem durch Narben namentlich nach Verätzungen, Verlegung der Lichtung (durch

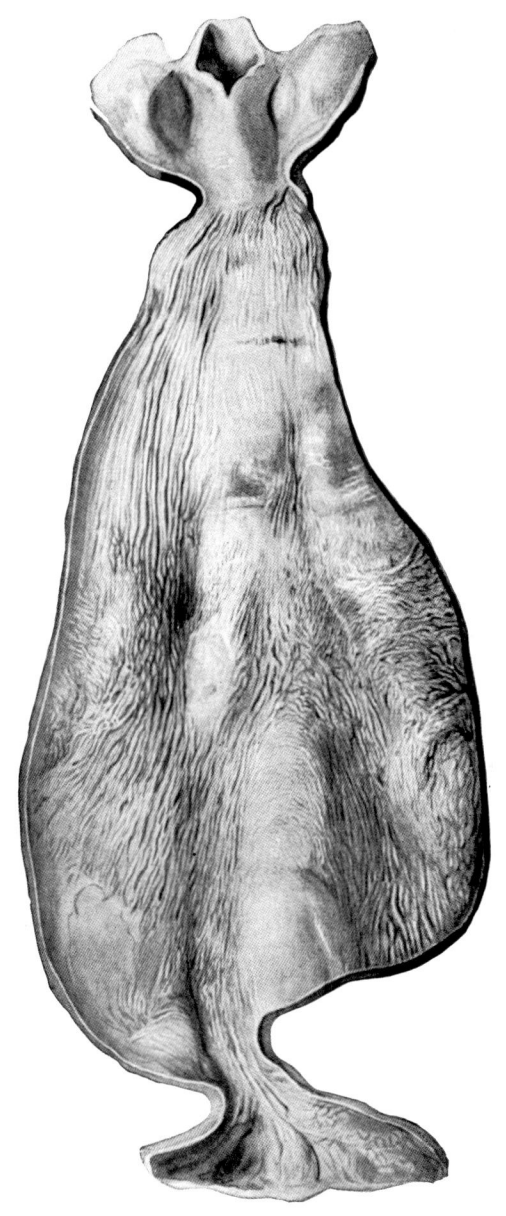

Abb. 360. Spontane Erweiterung des Oesophagus

Tumoren oder Fremdkörper) sowie durch Kompression von außen (durch Geschwülste, vergrößerte Lymphknoten, Aneurysmen, Gefäßanomalien usw.) bewirkt. Jede derartige Verengerung führt zunächst zu einer Arbeitshypertrophie der Muskulatur in den oralwärts gelegenen Abschnitten und schließlich, wenn diese nicht mehr imstande ist, das Hindernis zu überwinden, zu einer Dilatation.

Die stärksten *Erweiterungen* (Megaoesophagus) hat man aber bei Fällen ohne wesentliches mechanisches Hindernis gefunden (Abb. 360). Es lag höchstens eine Engerstellung der Kardia („Kardiospasmus") vor. Genauere histologische Untersuchungen haben ein Fehlen der Ganglienzellen an der Kardia ergeben, so daß dieser Abschnitt gewissermaßen aus der Funktion ausgeschaltet war und funktionell wie eine Stenose wirkte. Man nennt diesen Zustand Achalasie[1] und kann ihn auch durch Zerstörung der Ganglienzellen im Tierversuch erzeugen: Resektion des betreffenden Abschnittes kann zur Heilung führen.

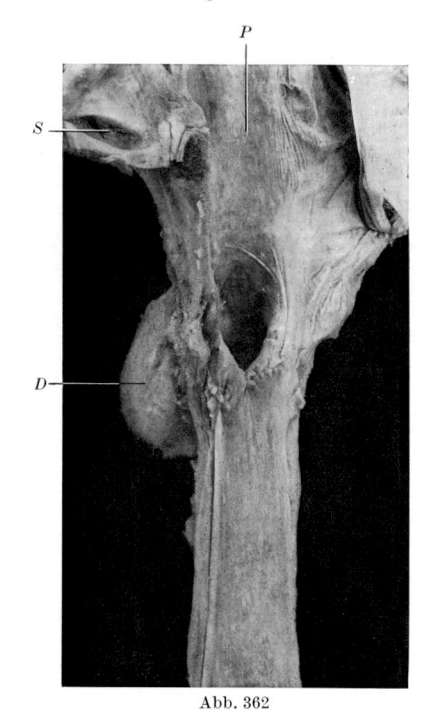

Abb. 361
Abb. 362
Abb. 361. Mehrfache Traktionsdivertikel der Speiseröhre. Drei davon in der Höhe der Bifurkation (*B*).
S Schilddrüse
Abb. 362. Pulsionsdivertikel (*D*) der Speiseröhre. Oesophagus von vorn aufgeschnitten, Luftröhre und Kehlkopf bis auf die wahren und falschen Stimmbänder (*S*) wegpräpariert. *P* Pharynxhinterwand

Einen häufigen Befund bilden umschriebene Erweiterungen des Oesophagus, die **Divertikel**. Man unterscheidet nach Zenker[2] zwei Formen. Die häufigeren *Traktionsdivertikel* (Abb. 361) sitzen an der vorderen oder seitlichen Wand des Oesophagus in der Gegend der Bifurkation der Trachea als spalt- oder trichterförmige, $1/2$—1 cm tiefe Ausstülpungen der Wand; ihre Achse zieht schräg nach aufwärts oder nach vorne (gegen die Trachea). Ihre Spitze ist in der Regel mit einem anthrakotisch geschrumpften oder verkalkten Lymphknoten verwachsen, der die Oesophaguswand an dieser Stelle ausgezogen hat. Solche Traktionsdivertikel stellen gewöhnlich einen zufälligen Sektionsbefund dar.

---

[1] a- verneinende Vorsilbe; chalao (griech.) loslassen, öffnen.   [2] F. A. v. Zenker (1825 bis 1898), Pathologe, Erlangen.

Die zweite, seltenere Form der Oesophagusdivertikel, die *Pulsionsdivertikel* (Zenkersche Divertikel), sind oft umfangreiche, sackartige Ausstülpungen in der Hinterwand des obersten Oesophagusdrittels, eigentlich schon des Pharynx (Abb. 362); sie senken sich zwischen Oesophagus und Wirbelsäule herunter, drängen die Speiseröhre nach vorn und verengen ihren Eingang derart, daß die Speisen ihn schließlich nicht mehr finden, sondern in das Divertikel hineingleiten. Für die Entstehung der Pulsionsdivertikel, die vorwiegend bei älteren Menschen auftreten, kommen wohl eine besondere Schwäche der an dieser Stelle muskelarmen Wand und mechanische Einwirkungen (Zerrungen durch große Bissen, Verletzungen) in Betracht.

c) Varicen, Cysten

Varicen in Form blauroter, über die Schleimhautoberfläche vorspringender Knötchen sowie Erweiterung und Schlängelung der Venen (Phlebektasien), bilden einen häufigen Befund bei Stauung im Bereiche des Pfortaderkreislaufes, vor allem bei Lebercirrhose; die unteren Oesophagusvenen beteiligen sich in diesen Fällen an der Bildung des Kollateralkreislaufes (vgl. S. 181). Aus Phlebektasien bzw. Varicen des Oesophagus erfolgen oft schwere, selbst tödliche Blutungen, wenn eine auch nur leichte Erhöhung des Innendruckes, z.B. bei Husten, die dünne Wand zerreißt.

Entstehen in den Schleimdrüsen der Speiseröhre durch Verlegung ihres Ausführungsganges kleine *Retentionscysten*, die als glasige Knötchen über die Oberfläche vorragen, so spricht man — eigentlich unrichtigerweise — von Oesophagitis cystica.

d) Entzündung

Je nach Art der einwirkenden Schädlichkeit sind verschiedene Formen der Entzündung zu unterscheiden. Bei bettlägerigen, sehr heruntergekommenen Kranken (z.B. bei Typhuskranken) drückt der Kehlkopf dauernd mit seiner Schwere gegen die Wirbelsäule. Dadurch wird die eingeklemmte Schleimhaut des Speiseröhreneingangs an den beiden aufeinanderliegenden Stellen drucknekrotisch. Nach Abstoßung des Schorfes bleiben *Decubitalgeschwüre* zurück: Im Grunde des vorne gelegenen kann die Ringknorpelplatte zutage treten (s. Abb. 363); das rückwärts gelegene ist meist seichter, reicht aber doch manchmal bis auf die Wirbelsäule.

Gelangt durch dauerndes Erbrechen stark saurer Magensaft in die Speiseröhre, so kann die oberflächliche Schleimhautschicht fleckig und streifig erodiert werden *(peptische Oesophagitis)* oder — wenn auch selten — ein chronisches rundes Geschwür wie im Magen (s. dort) entstehen.

An alle geschwürigen Zerfallsvorgänge sowie an Verletzungen der Speiseröhre kann sich durch Infektion mit Eiterkokken eine *phlegmonöse oder abscedierende Entzündung* anschließen. Sie breitet sich in der Wand aus und perforiert manchmal in die Umgebung, führt also zur Mediastinitis.

e) Hyperplasien, Geschwülste

Sehr häufig trifft man bei älteren Menschen, ebenso wie in der Mundhöhlenschleimhaut auch in der Oesophagusschleimhaut, weißliche, milchfleckenartige Epithelverdickungen, die *Leukoplakien*.

Der wichtigste Tumor der Speiseröhre ist das *Carcinom*. Es ist fast ausnahmslos ein Plattenepithelkrebs. Am häufigsten sitzt er in der Höhe der Bifurkation, seltener oberhalb am Eingang des Oesophagus oder an der Kardia, den sog. „physiologischen Engen". Sein führendes klinisches Symptom sind die mit dem Tumorwachstum ständig zunehmenden Schluckbeschwerden bis zur völligen Undurchgängigkeit der Lichtung. Die Kranken verhungern, wenn nicht eingegriffen wird.

468 Verdauungsorgane

Der Krebs beginnt an umschriebener Stelle als eine beetartige, bald geschwürig zerfallende Geschwulst. Zunächst bleibt zwischen den seitlichen Rändern noch

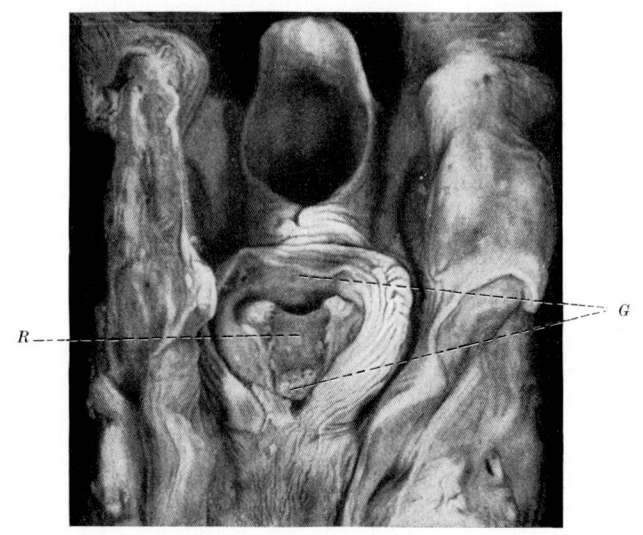

Abb. 363. Decuibtalgeschwür (*G*) der vorderen Rachenwand, im Grund des Geschwüres ist der Ringknorpel (*R*) bloßgelegt

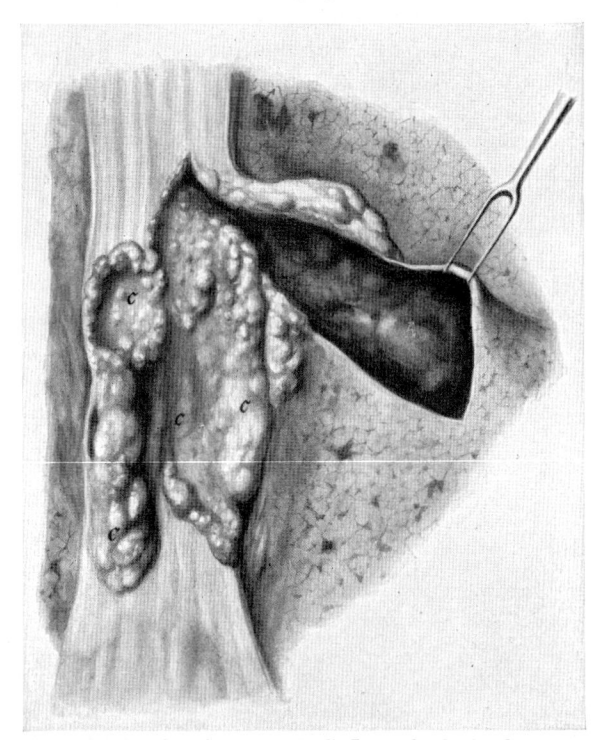

Abb. 364. Oesophaguskrebs in die Lunge durchgebrochen

ein breiterer oder schmalerer Streifen Schleimhaut in der Längsrichtung des Oesophagus übrig. Schließlich umgreift der Krebs die Lichtung und bildet dann eine (Abb. 364) unregelmäßig zerfallende Geschwürsfläche mit aufgeworfenem Rand. Die am Eingang in den Oesophagus sitzenden Krebse dringen in den Kehlkopf, die an der Kardia befindlichen in den Magen vor. Seinem Sitz entsprechend kann das Oesophaguscarcinom auch in die Tracheal- oder Bronchialwand, das Lungengewebe, das Mediastinum vordringen und in die Wirbelsäule, gelegentlich auch in die Aortenwand einwuchern. Da der vom Geschwür ausgehende Zerfall andauert und oft rascher als das Tumorwachstum fortschreitet, durchbricht das Geschwür nicht selten die Geschwulstmassen. So entstehen: Perforation in die Luftwege (Abb. 364) — in das Mediastinum, das verjaucht — in die Pleura und in den Herzbeutel, die sich eitrig entzünden — in die Lunge, die gangränös wird — in die Aorta, deren durchwucherte Wand schon vor völliger Perforation durch den Blutdruck zerreißen kann, so daß tödliche Blutung eintritt. In anderen Fällen ist der Zerfall im Geschwür weniger tiefgreifend, während das Bindegewebe stärker wuchert. Solche festere Krebsformen, Scirrhen, verursachen oft nur flache Ulceration und mäßige Wandverdickung.

Der Oesophaguskrebs betrifft hauptsächlich Männer (8—10:1) jenseits des 50. Lebensjahres. Als ursächliche Faktoren kommen nicht etwa heiße und stark gewürzte Speisen in Betracht, wie man früher annahm, sondern eher Alkohol und Tabak, besonders beide kombiniert. Gefährdet sind zum Unterschied vom Bronchuscarcinom mehr die Pfeifen- und die Zigarrenraucher, von den Alkoholikern die schweren Whisky-Trinker.

VI. Magen[1]

a) Postmortale Veränderungen

Nach dem Tode wirkt die verdauende Kraft des sauren Magensaftes auf die Magenwand selbst ein und führt zur sog. sauren Erweichung *(Gastromalacia[2] acida)*. Zunächst wird von der Lichtung her die Schleimhaut, besonders des Fundusteiles, ergriffen. Sie wird gallertig und zerfließt. Dann trifft der Magensaft auf die Submucosa und die hier verlaufenden Gefäße. Durch Salzsäureeinwirkung wandelt sich das Hämoglobin der roten Blutkörperchen in schwarzbraunes, salzsaures Hämatin um, so daß die Gefäße als braune Streifen sichtbar werden. Schließlich kann der Magensaft die Muskelschichten erreichen und auch sie auflösen. So entsteht im Magenfundus ein rundliches Loch mit weichen fetzigen Rändern, durch das nunmehr Mageninhalt in die freie Bauchhöhle austreten und auf die Serosaoberfläche der benachbarten Organe, besonders Milz und Leber, einwirken kann. Man muß sich hüten, in solchen Fällen eine Geschwürsperforation und Bauchfellentzündung zu diagnostizieren. Besonders ausgedehnt und schnell tritt die saure Erweichung auf bei gefülltem, reichlich Magensaft enthaltendem Magen und bestimmten Todesarten, wie Tod infolge Schädigung des Zentralnervensystems (sog. zentraler Tod).

Die gleichen Veränderungen finden sich auch in der Speiseröhre (*Oesophagomalacia acida*, Andauung der Speiseröhre), wenn der Magensaft nach dem Tode durch die geöffnete Kardia nach oben abfließt. Wird die ganze Speiseröhrenwand zerstört, dann kann Mageninhalt in die Pleurahöhlen gelangen und die Lungenoberfläche angedaut werden (s. Pneumomalacia acida, s. unter Lunge).

b) Kreislaufstörungen

Passive Hyperämie findet sich bei allgemeiner Stauung auf Grund von Herzfehlern usw., ferner bei Stauungen im Pfortaderkreislauf (Thrombose der Vena

---

[1] griech.: gaster; lat.: ventriculus.   [2] malakos (griech.) weich.

portae, Lebercirrhose). Die Schleimhaut erscheint namentlich auf der Höhe der Falten dunkelblaurot und ist von zähem Schleim bedeckt. Man spricht von Stauungskatarrh bzw. Stauungsgastritis.

Diapedetische Blutungen durchtränken das Schleimhautgewebe und treten auf bei Blutstauung und hämorrhagischer Diathese. Das von Blut durchsetzte schlechter ernährte Gewebe wird schon während des Lebens, aber auch noch nach dem Tode vom Magensaft angegriffen und verdaut. In beiden Fällen entstehen *hämorrhagische Erosionen;* sie sind meist zahlreich, selten über linsengroß und manchmal, den Falten entsprechend, reihenweise angeordnet. Ihr Grund ist schwarzbraun, da der Blutfarbstoff durch die Magensalzsäure in salzsaures Hämatin umgewandelt ist. Der Blutverlust aus zahlreichen solchen vitalen Erosionen in die Magenlichtung kann beträchtlich sein.

Die als *Melaena neonatorum* bezeichneten, schweren Blutungen in den Magen-Darmkanal bei Neugeborenen können gleichfalls durch Erosionen oder Geschwüre im Magen und Duodenum, seltener im Oesophagus bedingt sein. Für ihre Entstehung ist ein Mangel an Vitamin K wesentlich: Das so bedingte Absinken des Prothrombins im Blute verhindert den regelrechten Verschluß aufgetretener Gefäßwunden.

c) Entzündung (Gastritis)

Die *akute katarrhalische Gastritis* (akuter Magenkatarrh) kann durch die mannigfachsten chemischen und thermischen Schädlichkeiten verursacht werden. Sie äußert sich in einer Schwellung der Schleimhaut, namentlich der Falten, die mit zähem Schleim bedeckt sind. Manchmal besteht auch eine fleckige Rötung der Schleimhaut; häufig finden sich kleine Ekchymosen.

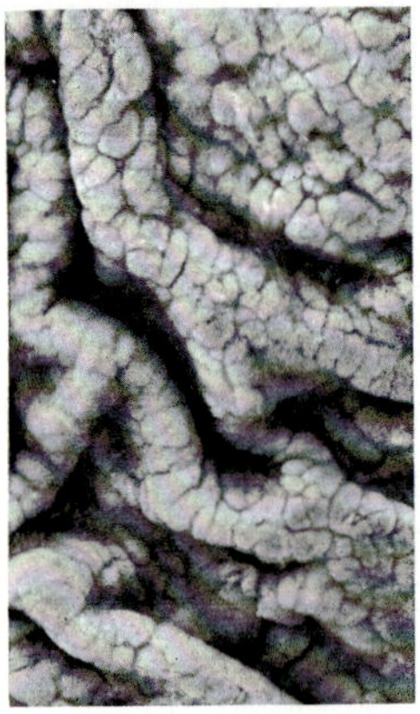

Die *eitrige Gastritis* ist im allgemeinen selten; Phlegmonen breiten sich namentlich in der Submucosa weithin aus, heben die Schleimhaut ab und können sowohl nach innen als nach außen durchbrechen und so zu Peritonitis führen. Eine phlegmonöse Gastritis kann sich im Anschluß an Verletzungen oder Verätzungen des Magens entwickeln. Manchmal allerdings ist die Entstehungsursache nicht nachweisbar (sog. idiopathische Magenphlegmone).

Die *chronische Gastritis* kann aus einem akuten Magenkatarrh hervorgehen oder sich allmählich entwickeln, namentlich bei Säufern. Das anatomische Bild ist verschieden: Entweder ist die Schleimhaut mit zähem, glasigem Schleim bedeckt, verdickt, gewulstet, wobei die normalen Felder als wärzchenförmige Höcker vorspringen (sog. hyperplastische Gastritis, Abb. 365) oder gar polypöse Wucherungen sich entwickeln können (Magenpolypen, s. S. 477); durch Einlagerung von hämosiderotischem, zu Pseudomelanin umgewandeltem Pigment kann die Schleimhaut auch eine graue Farbe annehmen (chronische, pigmentierte Gastritis); oder die Falten sind verstrichen, die normale Felderung verschwunden, so daß die Schleimhaut auffallend dünn und glatt ist (atrophische Gastritis, Atrophie der Magenschleimhaut). Gerade diese letztere Form findet man im Magenfundus bei perniciöser Anämie, bei der Autoantikörper gegen die Belegzellen des Magens nachgewiesen sind.

Abb. 365. Starke Felderung der Magenschleimhaut (sog. Hyperplasie)

Entsprechend den makroskopischen Formen der chronischen Gastritis ist auch *das histologische Bild* ein sehr vielfältiges. Regelmäßig ist das Gerüst der Schleimhaut dicht von Lymphocyten und Plasmazellen durchsetzt, fast immer finden sich auch Russellsche Körperchen. Besonders in den tieferen Schleimhautlagen können die Reticulumzellen des Gerüstes als Zeichen früher stattgehabter Blutungen Hämosiderin enthalten. Die Lymphfollikel sind vermehrt und vergrößert. Bei den zur Atrophie neigenden Formen der Gastritis sind die drüsigen Anteile der Schleimhaut teils gewuchert, teils geschwunden. Außerdem sind besonders im Gebiet der Magenstraße die ortsständigen, Salzsäure und Pepsin bildenden Drüsen durch Drüsen vom pylorischen Typ ersetzt, die ihrerseits wiederum zugunsten von inselförmig auftretender Darmschleimhaut verschwinden können. Man bezeichnet diese weitgehende Umgestaltung der sezernierenden Anteile der Magenschleimhaut als *Umbaugastritis*.

d) Verätzungen

Verätzungen durch Gifte, die per os eingenommen wurden, können vom Munde bis in den Darm reichen oder nur herdförmig auftreten. Die Schwere der gesetzten Veränderungen ist abhängig von der Schnelligkeit, mit der die einzelnen Abschnitte vom Gift durchlaufen wurden, von dem Füllungszustand der Organe und der dadurch bewirkten Verdünnung des Giftes, von seiner Konzentration und Menge, ferner davon, ob die Schleimhäute durch einen Schleimbelag geschützt waren oder nicht.

Lippen und umgebende Haut können vom herabgelaufenen Gift streifig verätzt sein (klinisch-diagnostisch wichtig!). Der *Mund* ist fast immer wenig beteiligt. Der *Oesophagus* ist in ganzer Fläche verätzt oder nur in Längsstreifen, die den Schleimhautfalten entsprechen. Der *Magen* kann diffus oder fleckig ergriffen sein, vor allem auf der Höhe der Falten, die sich durch Muskelkontraktionen bilden. Bei starker Füllung kann die Verätzung geringfügig sein, ebenso bei dickem Schleimbelag. Größere Mengen des Giftes wirken, zumal wenn sie im Magen wenig verdünnt werden, auch noch im *Darm* weiter, aber meist nicht über das Duodenum hinaus.

Nach der Art der Wirkung kann man im wesentlichen zwei Gruppen von Giften unterscheiden: 1. Gifte, welche durch *Koagulation* des Eiweißes verschorfend wirken; hierher gehören die Mineralsäuren (Schwefel-, Salz-, Salpetersäure), ferner Sublimat und Carbolsäure. Die Magenschleimhaut ist in auffallend starre, mit trockenen Schorfen bedeckte Falten gelegt, deren Farbe je nach der Art des Giftes, der Dauer seiner Einwirkung und dem Blutgehalt der Schleimhaut verschieden ist. Schwefel- und Salzsäure bewirken durch Veränderung des Blutfarbstoffes eine schwarzbraune Färbung, Salpetersäure eine gelbe, bei stärkerem Blutgehalt gelbbraune Farbe, während bei Sublimat und Carbolsäure die Schorfe grauweiß sind. 2. Gifte, welche eine Erweichung, *Colliquation*, der nekrotischen Schleimhaut bewirken; hierher gehören in erster Linie die Ätzalkalien, Kali- und Natronlauge, auch das Lysol. Die Magenschleimhaut ist dann mit seifig sich anfühlenden, teilweise sogar zerfließlich weichen Schorfen von (je nach Blutgehalt) grauer oder bräunlicher Farbe bedeckt.

War die Verätzung nicht zu schwer und bleibt der Betroffene am Leben, so werden die nekrotischen Teile, die als Schorfe in der Schleimhaut sitzen, vom Rande her durch einen entzündlichen, bis zur Eiterung fortschreitenden Prozeß unterminiert und schließlich abgestoßen. Manchmal wird die nekrotische Schleimhaut in ihrer ganzen Ausdehnung abgelöst und dann in groben Fetzen oder als eine Röhre, z. B. im Falle einer Oesophagusverätzung, abgestoßen. So entstehen rinnenförmige, den Schleimhautfalten entsprechende oder großflächige *Geschwüre*. Bei ihrer Heilung bilden sich ausgedehnte *strahlige Narben*, die Oesophagus, Kardia, Pylorus und den übrigen Magen verengen oder gar verschließen können.

e) Rundes Magengeschwür (Ulcus rotundum)

Makroskopisch ist das Ulcus rotundum (pepticum, simplex) ungefähr kreisrund oder oval oder auch leicht ausgebuchtet (Abb. 370). Gegen die umgebende, normale Schleimhaut erscheint das akute, in kurzer Frist entstandene Ulcus scharf begrenzt, so daß es wie ausgestanzt aussieht. Seine Tiefe wechselt. Es umfaßt (Abb. 366) entweder nur die Schleimhaut oder auch die Submucosa und die Muscularis in wechselnder Tiefe, eventuell bis zur Serosa. Beim chronischen Geschwür sind die Ränder zuweilen dadurch treppenförmig (Abb. 366/4), daß der

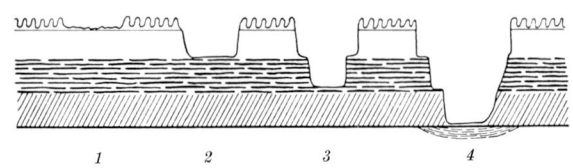

Abb. 366. Schema über das Verhalten der Magengeschwüre zu den einzelnen Wandschichten. *1* Defekt der Schleimhaut, der bis an die Muscularis mucosae reicht (Erosion). *2* Das Geschwür reicht bis an die innere, *3* bis an die äußere Schicht der Muscularis propria oder *4* bis an die bindegewebig verdickte Serosa. Man beachte die treppenförmigen Geschwürsränder in *3* und *4*

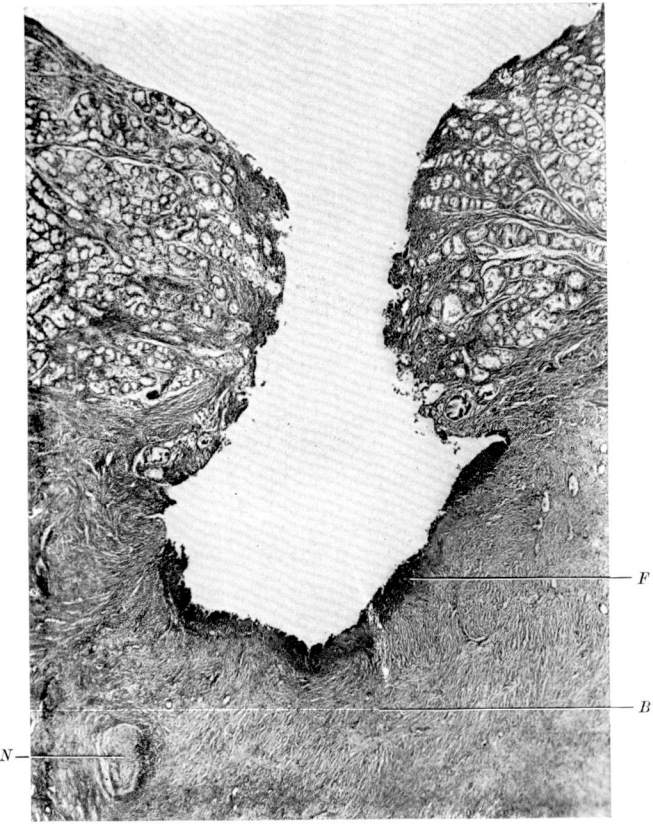

Abb. 367. Magengeschwür, in seiner Form einer röntgenologischen Ulcusnische entsprechend. *F* Fibrinoide Nekrosezone, am Grund darunter faseriges Bindegewebe (*B*); in ihm eingeschlossen ein Nerv (*N*)

Defekt in jeder tieferen Schicht kleiner ist als in der höheren. So können ein oder zwei Absätze vorhanden sein, die gewöhnlich an einer Seite breiter sind als an der anderen. Der Ulcusgrund ist meist glatt und weist eine sehr kennzeichnende („fibrinoide") Nekroseschicht (Abb. 367) auf, die man nur dort findet, wo verdauungskräftiger Magensaft auf lebendes Gewebe einwirken kann.

Die geschilderte makroskopische Beschaffenheit der Geschwüre trifft allerdings nur für diejenigen zu, die wir am Obduktionstisch, d.h. am toten Magen, beobachten. Im Leben und an den bei einer Operation frisch entfernten Mägen erkennt man, daß die umgebende Schleimhaut infolge Zusammenziehung der Muscularis mucosae verdickt ist und sich wulstförmig über den Ulcusrand vorwölbt (Abb. 367), so daß manchmal nur ein schmaler Kanal Ulcus und Magenlichtung verbindet. Röntgenkontrastbrei gelangt daher nur schwer in diese „Ulcusnische" hinein, bleibt aber andererseits in ihr länger liegen als auf der übrigen Schleimhautoberfläche.

Die *Größe* des Geschwürs wechselt von Linsen- bis zu Fünfmarkstück- und (selten!) Handtellergröße. Umfang und Tiefe gehen nicht immer parallel. Auch kleinere Ulcera können sehr tief reichen, und größere können flach sein. Doch sind meist die größten Formen auch die tiefsten. Solange die Geschwürsbildung die Muscularis mucosae nicht überschreitet, spricht man von Erosion. Auch diese meist nur stecknadelkopfgroßen Erosionen weisen am Grund eine

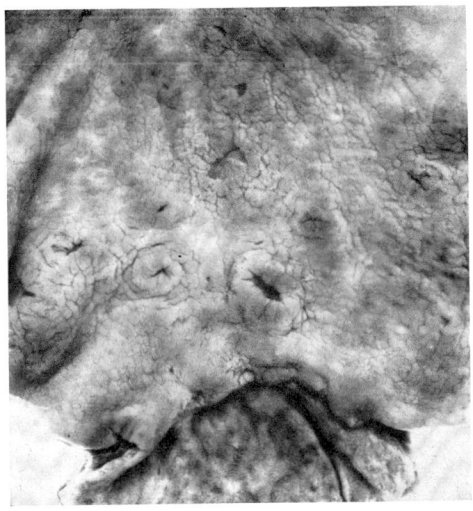

Abb. 368. Peptische Erosionen der Antrumschleimhaut

fibrinoide Nekroseschicht auf. Dadurch, daß die Muscularis mucosae der Umgebung gereizt wird und sich zusammenzieht, erscheint die umgebende Schleimhaut verdickt: Die Erosion liegt wie ein kleines Grübchen auf der Kuppe einer flach-halbkugeligen Schleimhautvorwölbung (Abb. 368). Sie können im Röntgenbild sichtbar gemacht werden. Solche *„peptischen Erosionen"* findet man häufig in den wegen eines Ulcus resezierten Mägen. Manchmal treten sie aber auch ohne Ulcus auf: Wir haben dann eine peptisch-erosive Gastritis vor uns, die klinisch die Symptome eines Ulcus machen kann.

Lieblingssitz des runden Geschwüres im Magen sind der Pylorus und die Mitte der kleinen Kurvatur. Vollkommen gleichartige Geschwüre kommen aber auch im Duodenum bis zur Papilla Vateri vor. Sie bevorzugen die Vorder- und Hinterwand der Pars horizontalis superior gleich nach dem Pylorus. Seltenere Lokalisationen sind Kardia, Oesophagus, Meckelsches Divertikel und die Jejunalschleimhaut in der unmittelbaren Nähe einer operativ angelegten Gastrojejunostomie.

Die *Zahl* der Geschwüre wechselt. Meist findet man nur eines, nicht selten aber zwei und mehrere, oder neben bereits vernarbten noch frische Ulcera. Gelegentlich sitzen zwei Geschwüre symmetrisch zur kleinen Kurvatur an der Hinter- und Vorderwand des Magens oder Duodenums.

Ganz allgemein werden vom Ulcus Männer häufiger als Frauen befallen, und zwar vorwiegend unter körperlicher und geistig-nervöser Belastung stehende

Menschen („Manager"). Eine Ausnahme machen nur die Duodenalgeschwüre bei kleinen Kindern, welche häufiger Mädchen betreffen als Knaben.

Durchaus nicht jedes Ulcus muß seinem Träger Beschwerden verursachen: Auch größte Ulcera können lange Zeit unerkannt bleiben. Trotzdem drohen jedem Ulcusträger die gleichen *Gefahren:* eine Perforation in die Bauchhöhle, eine manchmal lebensbedrohende Blutung, eine Verengerung des Magens durch Narbenbildung und die Möglichkeit der Krebsentwicklung am Ulcusrand.

Schon das akut auftretende Geschwür kann alle Wandschichten mit einem Schlag durchsetzen und zur *Perforation* führen. Aber auch schrittweises langsames Tiefergreifen des chronischen Geschwüres bringt die Gefahr einer Perforation der Wand mit sich: Die letzte Serosaschicht kann schließlich auch zerstört werden oder bei Zerrung zerreißen. Dann wird sich Mageninhalt in die Bauchhöhle entleeren. Besonders häufig perforieren Duodenalgeschwüre.

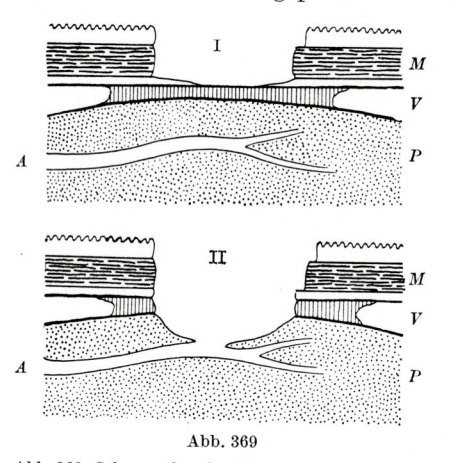

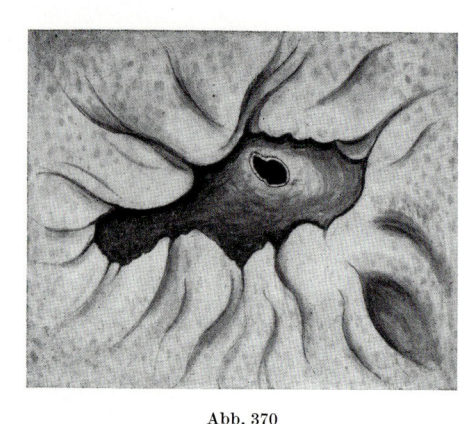

Abb. 369. Abb. 370

Abb. 369. Schema über das Vordringen des Magengeschwürs in das Pankreas. In I durchsetzt das Geschwür die Magenwand bis an die mit dem Pankreas (*P*) verwachsene Serosa (*V*). In II reicht es in das Pankreas selbst hinein und hat eine Arterie (*A*) angefressen

Abb. 370. Längliches Magengeschwür. Im Grund eine ovale Öffnung, die dem Lumen der arrodierten Arteria lienalis entspricht. Die Magenschleimhaut ist allseitig in Falten an das Geschwür herangezogen

Die Perforation in die freie Bauchhöhle kann ausbleiben, wenn vorher eine Vereinigung der Außenfläche des Magens mit einem benachbarten Organ (Leber, Milz, Pankreas, Darmschlinge, Bauchwand, Netz) zustande kam (Abb. 369/I). Geht das Geschwür nämlich schon bis dicht an die Serosa, so wird auf dem Peritoneum eine fibrinöse Entzündung ausgelöst, die Magen und anliegende Organfläche miteinander verklebt und durch Organisation zur Verwachsung bringt. Das völlig perforierte Geschwür bleibt dann meist von der Bauchhöhle getrennt *(gedeckte Perforation)*, kann jedoch gelegentlich auch noch durch die Verwachsungen in die Bauchhöhle einbrechen.

Meist frißt es sich aber in das anstoßende Gewebe hinein *(penetrierendes Geschwür)*, macht Defekte in Milz, Leber, Pankreas (Abb. 369/II), dessen gelbliche Läppchen man im Grunde des Geschwüres dann sehen kann. Viel seltener ist ein durch Verwachsungen vermittelter Durchbruch in Darmschlingen, Herzbeutel, Pleura oder selbst durch die Bauchdecken nach außen. Sehr große Ulcera können zu mehreren Nachbarorganen, so zu Leber, Pankreas und Netz, gleichzeitig in Beziehung treten.

Das Vordringen des Ulcus führt häufig, zuweilen schon in kleinen und sehr flachen Geschwüren, zur *Arrosion eines arteriellen Gefäßes*, dessen Wand mehr und mehr verdünnt und durch den Blutdruck zerrissen wird. So entsteht eine Blutung, die tödlich werden oder durch Thrombose wieder aufhören kann. Aber nicht jedes arrodierte Gefäß blutet, denn es kann vorher schon thrombosiert sein. Nächst den Magenarterien erfolgt die Blutung am häufigsten aus der Art. pancreatico-duodenalis (Abb. 369/II) bei Duodenalgeschwüren. Das eröffnete Gefäß klafft und ist im Geschwür meist leicht sichtbar (Abb. 370). Die Öffnung im Gefäß ist zuweilen von aneurysmaähnlich vorgebuchteten Thrombenmassen überlagert, die aber niemals einen geschlossenen Sack bilden.

Das Geschwür wird ferner durch *Verengerung der Lichtung* gefährlich. Das geschieht verhältnismäßig selten bei völliger Vernarbung des Geschwüres, viel häufiger bei noch bestehenden, tiefgreifenden Defekten. Das ständig zunehmende Bindegewebe im Grunde und am Rande der Geschwüre zieht sich nämlich narbig zusammen. So entsteht das *Ulcus callosum*, das wegen des tumorähnlich reichlichen Bindegewebes manchmal mit Krebs verwechselt wird. Es findet sich weit überwiegend in dem ohnehin schon engeren und deshalb besonders leicht zu Stenose neigenden Pylorusabschnitt.

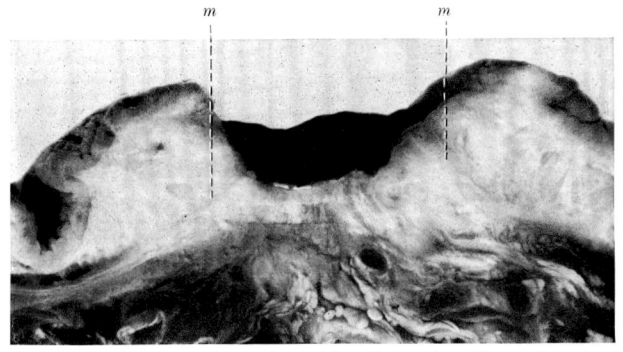

Abb. 371. Schnittfläche eines Magencarcinoms, das auf dem Boden eines Ulcus entstanden ist, sog. Ulcus-Carcinom (vgl. Abb. 372/4). Die Muskelschichten (*m*) sind im Geschwürsrand hochgezogen

Die größten, mit Nachbarorganen verwachsenen callösen Ulcera kommen überhaupt nicht zur *Heilung*. Kleine und flache Ulcera heilen dagegen oft ohne Spuren, andere mit radiär angeordneten, manchmal nur bei genauer Besichtigung wahrnehmbaren narbigen Zügen. Je größer und tiefer der Defekt, um so mehr besteht die Neigung zur Entstehung derber, die Schleimhaut strahlig heranziehender *Narben* (Abb. 370). Saß das Geschwür auf der Höhe des Pylorusringes, so kann narbige Pylorusstenose die Folge sein; Geschwürsnarben in der Mitte der kleinen Kurvatur führen zu einer Einschnürung der Magenmitte (Sanduhrmagen); im Duodenum raffen die Narben die Schleimhaut oft derartig, daß sich daneben divertikelähnliche Schleimhautausstülpungen bilden.

Besonders am Rande chronischer, callöser Magengeschwüre kann es zur *Krebsentstehung* kommen, wobei noch längere Zeit Form und Ausdehnung des ursprünglichen Geschwüres erhalten bleiben (s. Abb. 371, 372/4). Man nimmt an, daß etwa 10% aller chronischen Magengeschwüre krebsig entarten, und daß etwa 15—20% aller Magenkrebse auf Ulcusbasis entstehen. Merkwürdigerweise kommt eine krebsige Entartung der runden Geschwüre anderer Lokalisationen, also auch der so häufigen Duodenalgeschwüre so gut wie überhaupt nicht vor.

Die *Ursache* des runden Geschwüres ist einmal im Verhalten des Magensaftes, zum andern im Verhalten der Schleimhaut zu suchen; über einen dieser Wege wirken alle jene Schädlichkeiten, die Ulcus erzeugen und andererseits auch die

Heilmittel, die man gegen das Ulcus anwendet. Schon aus der gestaltlichen Betrachtung geht hervor, daß das typische runde Geschwür nur im Wirkungsbereich des *Magensaftes* vorkommt. Seine verdauende Kraft muß also bei der Geschwürsentstehung eine ausschlaggebende Rolle spielen („peptisches Geschwür"). Wirksam ist dabei weniger sein Säuregehalt, der allerdings oft erhöht ist, als seine proteolytische Aktivität (Pepsingehalt!). Tatsächlich vermag man durch eine Steigerung der Magensaftsekretion im Tierversuch typische Geschwüre hervorzurufen. Das kann durch chemische Mittel geschehen, wie Histamin oder Pilocarpin: Bei Isolierung des Antrum vom Magenfundus sondert die Antrumschleimhaut weiter Sekretin ab, welches die Corpusdrüsen auf dem Blutweg zur Sekretion reichlichen Magensaftes anregt; da dieser aber nicht durch das schleimige Sekret des Antrum neutralisiert werden kann, wirkt er geschwürserzeugend. Dementsprechend wird die Häufigkeit der Magengeschwüre bei Kranken mit Lebercirrhose darauf zurückgeführt, daß die geschädigte Leber nicht mehr imstande ist, das Gleichgewicht zwischen Aufnahme und Abgabe des ihr auf dem Blutwege zugeführten Sekretins aufrechtzuerhalten.

Gegen die Einwirkung verdauungskräftigen Magensaftes ist die normale *Magenschleimhaut* durch ihren Schleimbelag geschützt, eine geschädigte Schleimhaut dagegen nicht. Zahlreich sind die möglichen Ursachen für eine solche Schädigung, wie Blutungen in die obersten Schleimhautschichten, Kreislaufstörungen durch Embolie, Thrombose, Arteriosklerose; besondere Bedeutung hat man nerval ausgelösten spastischen Kontraktionen der Arterien und der dadurch ausgelösten lokalen Anämie zugemessen. Ist es doch eine Tatsache, daß bei Gefäßveränderungen im zentralen Nervensystem die akuten peptischen Läsionen häufiger sind, andererseits neigen unter nervöser Belastung stehende oder überhaupt nervöse Menschen zum Geschwürsleiden. Schließlich ist es auch gelungen, durch chemische (Pilocarpin) und operative Eingriffe am Nervensystem Geschwüre des Magens zu erzeugen. Die bedeutende Zunahme der Ulcera in Hungers- und Krisenzeiten, in Rußland 1917—1921 (s. S. 48) und in Mitteleuropa 1943—1948, geht wohl zurück teils auf die nervöse Belastung, teils auf die fehlende Bindung des verdauungskräftigen Magensaftes durch Speisen. Auf das Magengeschwür im Rahmen der sog. Manager-Krankheit wurde schon oben (S. 474) hingewiesen.

Die Geschwürskrankheit des Magens und Duodenums ist fast stets von einer *chronischen Gastritis* besonders des Antrums begleitet. Daß diese aber die Ursache der Geschwüre sei, ist kaum anzunehmen.

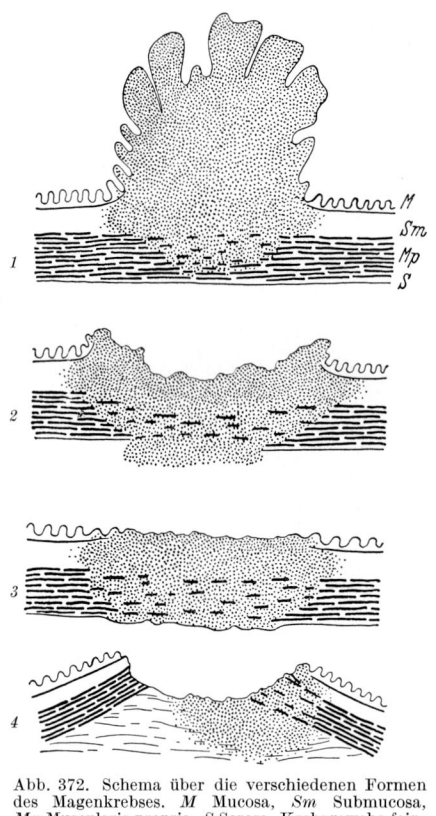

Abb. 372. Schema über die verschiedenen Formen des Magenkrebses. *M* Mucosa, *Sm* Submucosa, *Mp* Muscularis propria, *S* Serosa. Krebsgewebe feinpunktiert. *1* Polypöses, *2* geschwürig zerfallendes, *3* infiltrierendes (scirrhöses) Carcinom, *4* Carcinom, vom Rand eines Magengeschwüres ausgehend (Ulcuscarcinom)

f) Geschwülste

Bisweilen kommen *Fibrome* vor, die gewöhnlich in der Submucosa sitzen und in der Regel nur geringe Größe erlangen. Verhältnismäßig häufig sind die von den Muskelschichten ausgehenden *Myome* bzw. Myofibrome besonders im Magenfundus; sie bilden kleine, in die Submucosa vorragende Geschwülstchen (innere Myome); seltener sind umfangreiche, an der Außenfläche des Magens sich vorwölbende (äußere) Myome. Sarkome gehören zu den seltenen Geschwülsten des Magens; ihre Hauptvertreter sind das aus Myomen hervorgehende *Myosarkom* und das *Lymphosarkom*, welches die Wand diffus infiltriert und in das Lumen in Form von Buckeln oder Knollen vorragt.

Häufig sind fibroepitheliale Wucherungen, *Polypen* (s. Abb. 197). Sie sind entweder papillomatös oder gestielt oder sitzen der Schleimhaut breitbasig auf. Daß sie oft auf dem

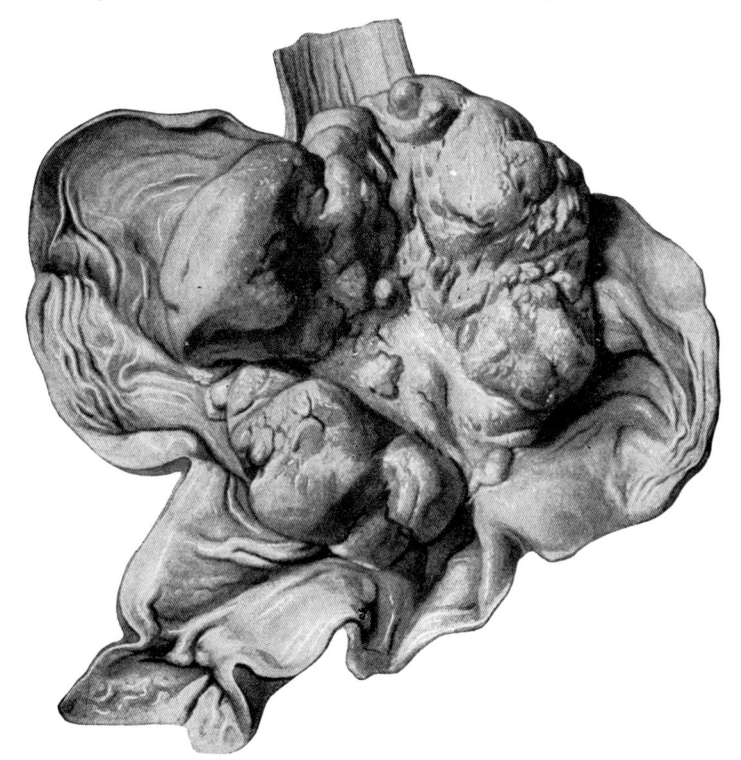

Abb. 373. Im Zentrum geschwürig zerfallenes Magencarcinom

Boden einer Gastritis entstehen, wurde schon oben erwähnt. Sind sie in großer Anzahl vorhanden, so spricht man von *Polyposis*, die bisweilen mit einer Polyposis des Darmes vergesellschaftet ist.

Die wichtigste Geschwulst des Magens stellt das **Carcinom** dar. Grobanatomisch unterscheidet man vier Haupttypen (Abb. 372), die freilich bei der Vielgestaltigkeit krebsigen Wachstums nicht immer streng auseinanderzuhalten sind:

Bei der 1. Form erfolgt die krebsige Wucherung *blumenkohlartig* in die Magenlichtung hinein. Die Oberfläche dieser meist markig-weichen Geschwülste ist vielfach zerklüftet oder ausgesprochen zottig-papillär gebaut. Gegenüber den gutartigen papillomatösen Polypen ist aber auch infiltrierendes Tiefenwachstum festzustellen (Abb. 372/*1*).

Bei der 2. Form steht der *geschwürige Zerfall* im Vordergrund. Man findet dann einen unregelmäßigen Substanzverlust mit aufgeworfenen oder auch überhängenden Rändern und fetzig zerfallenem Grund (Abb. 373, 372/*2*).

Bei dem 3. Typus überwiegt das *diffuse infiltrierende Wachstum*, während der geschwürige Zerfall der oberflächlichen Schleimhaut nur geringe Tiefe erreicht und ganz in den Hintergrund tritt (Abb. 372/3). Solche Krebse führen zu einer gleichmäßigen Verdickung der Magenwand, die Schleimhautfalten werden plump und unbeweglich (Röntgenbild!). Gleichzeitig besteht wegen der meist reichlichen Bindegewebsneubildung eine hochgradige Schrumpfung des ganzen Magens, der dann die Form einer platten, wenig ausgebauchten Feldflasche annimmt (sog. Feldflaschenmagen — Abb. 374). Der Großteil solcher Fälle wurde sicherlich früher wegen der Bindegewebsvermehrung als chronische Entzündung aufgefaßt und als Linitis plastica bezeichnet, da der histologische Nachweis der vereinzelt im Bindegewebe liegenden Krebszellen nicht immer leicht ist (Carcinoma solidum scirrhosum).

Als 4. Form wäre noch *das auf dem Boden eines runden Geschwüres entstandene Carcinom* anzuschließen, das durch die eigentümliche, rundliche Geschwürsbildung (Reste des ursprünglichen Ulcus rotundum!) und das besondere Verhalten der Muskulatur im Geschwürsgrund gekennzeichnet ist (Abb. 371, 372/4). Die Muskelschichten verlaufen nämlich nicht wie bei den eben besprochenen Formen — wenn auch mit Unterbrechungen — gerade durch den Geschwürsgrund, sondern sind im Geschwürsrand hochgezogen und werden durch das derbe callöse Bindegewebe des ursprünglich nichtkrebsigen Geschwürsgrundes miteinander verbunden.

Die *histologische Beschaffenheit* der Magenkrebse deckt sich nicht immer mit den eben beschriebenen anatomischen Formen. Wir unterscheiden hauptsächlich Adenocarcinome und solid wachsende Krebse. Beide Typen können durch starke Schleimbildung zu Gallertcarcinomen oder durch überwiegende Bindegewebsbildung zu Scirrhen werden.

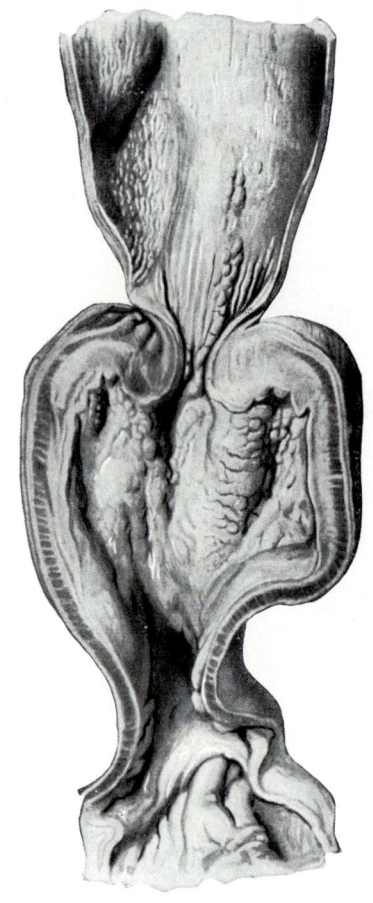

Abb. 374. Infiltrierendes Magencarcinom (Schrumpfmagen) mit Erweiterung des Oesophagus

Das Carcinom *sitzt* am häufigsten im Pylorusabschnitt und greift nur selten auf das Duodenum über.

Nun zu den Folgen des Magencarcinoms: Klinisch sind das *Versagen der Salzsäurebildung* und meist eine Zunahme der Milchsäure in diagnostischer Hinsicht wichtig, wenn auch nicht entscheidend. Das Fehlen der Salzsäure beruht auf einer gleichzeitig vorhandenen atrophischen Gastritis.

Eine zweite Folge ist eine *Verengerung der Magenlichtung*, teils durch das Vorragen des Tumors, teils durch bindegewebige Schrumpfung, zumal bei Scirrhen. An der Kardia wie am Pylorus können schon wenig vorspringende Carcinome Stenosen erzeugen, andererseits kann bei verhältnismäßig großen Tumoren im

Fundusbereich oder an der großen Kurvatur jede Stenose fehlen. Scirrhen können durch ihre Schrumpfung das Lumen fast vollständig verlegen. Das Antrum wandelt sich dann in einen gegen das Duodenum trichterförmig zulaufenden, starr- und dickwandigen Kanal um.

Das Hineinwachsen in die Wand und der zentrale Zerfall haben nicht selten *Blutungen* aus angenagten oder zerreißenden Gefäßen zur Folge. Sie erfolgen selten aus größeren Arterien, sind daher nur ausnahmsweise tödlich. Das ergossene Blut wird durch die Magensalzsäure umgewandelt und in kaffeesatzähnlichen Massen erbrochen.

Eine weitere Folge ist die *Perforation* des Krebses durch Zerfall bis zur Außenfläche. Dann tritt eitrig-fibrinöse Peritonitis ein.

Die nach außen vorgedrungenen Krebsmassen können auch zu *Verwachsungen* mit dem Colon, der Leber, dem Darm, den Bauchdecken, dem Pankreas, der Milz usw. führen. Das Netz ist dann oft vom Krebs ganz durchwachsen und in eine sehr dicke, knollige oder schrumpfende Platte umgewandelt. Bei Verwachsung mit Därmen, besonders dem Colon, dringt der Krebs bis in deren Lichtung vor und zerfällt auch hier geschwürig. Durch den von beiden Seiten her eintretenden Zerfall kann es zu offener Verbindung zwischen Magen und Darm kommen. Der dadurch mögliche Übertritt von Mageninhalt in den Dickdarm wird als Lienterie[1] bezeichnet, ein Zustand, der für sich allein schon wegen der mangelhaften Ausnutzung der Nahrung gefährlich ist.

Häufiger als bei anderen finden wir bei Magencarcinomkranken pigmentierte Hautwarzen, die sog. *Acanthosis nigricans*[2].

Die Magenkrebse dringen auf dem Lymphweg in der Submucosa vor und können knotige *Metastasen* in der Magenschleimhaut selbst setzen. Solche lymphogene Schleimhautmetastasen täuschen dann, wenn sie zerfallen, leicht einen zweiten Primärtumor vor. Durch die Magenwand gelangen die Krebszellen in die Serosa und die Bauchhöhle. Sie setzen sich auf dem Peritoneum fest und erzeugen eine knötchenförmige Carcinose, besonders im Douglas (s. Peritoneum); in den Ovarien erzeugen sie die sog. Krukenberg[3]-Tumoren (s. auch unter Ovarium). Sehr früh werden die im großen und kleinen Netz und die hinter dem Magen gelegenen Lymphdrüsen ergriffen. Letztere bilden oft große, bis in den Leberhilus reichende Pakete, die dann den Gallengang komprimieren. Vor der Wirbelsäule können die Drüsen bis herauf zu den supraclavicularen (sog. Virchowsche Drüse) ergriffen werden. Die häufigste und ausgedehnteste Metastasierung erfolgt in die Leber.

Das Magencarcinom ist häufig jenseits des 50. Lebensjahres, kommt jedoch nicht selten auch bei jüngeren Individuen vor. Es befällt das männliche Geschlecht etwas häufiger als das weibliche. Größere Statistiken zeigen, daß etwa ein Drittel aller Krebserkrankungen den Magen betrifft.

Für die *Entstehung des Magencarcinoms* werden in besonderem Maße chronische Reize verantwortlich gemacht, wobei bald mehr auf mechanische, bald mehr auf entzündliche Schädigungen der Schleimhaut Gewicht gelegt wird. Solche chronischen Reize haben wir auch schon als Ursachen der chronischen Gastritis kennengelernt, die sich in der Tat so häufig im Krebsmagen findet, daß man sie geradezu als den Boden ansehen will, auf dem der Krebs erst entsteht. Dementsprechend treffen auch Magencarcinome und perniziöse Anämie, bei der ja eine atrophische Gastritis die Regel ist, öfter zusammen, als es der statistischen Erwartung entspricht, besonders jetzt, da die Perniciosa-Kranken dank der erfolgreichen

---

[1] Leios (griech.) glatt; entera (griech.) die Eingeweide, die bei diesem Zustand besonders glatt und schlüpfrig sind. [2] Akantha (griech.) Stachel — hier für Stachelzellschicht der Haut; niger (lat.) schwarz. [3] F. E. KRUKENBERG (1871—1946) beschrieb diese Geschwulstform als „Fibrosarcoma ovarii mucocellulare carcinomatodes". Er hielt sie als fälschlich für ein primäres Sarkom der Ovarien. Jedenfalls war es aber sein Verdienst, auf diese besondere Form von Ovarialtumoren aufmerksam gemacht zu haben: Deutungen vergehen, Tatsachen bleiben bestehen.

Behandlung der Anämie höhere Lebensalter erreichen. Es gibt aber genug Magenkrebse (besonders diejenigen jüngerer Menschen) in sonst vollkommen unveränderter Magenschleimhaut. Manche Magencarcinome gehen auch aus Polypen (Adenomen) hervor.

g) Veränderungen der Lichtung. Lageveränderungen

Verengerungen der Lichtung gehen meist auf Narben der Magenwand zurück, wie sie nach Ulcus (s. z. B. Sanduhrmagen), Operationen usw. auftreten, oder auf Tumoren.

Vorwiegend bei männlichen Säuglingen kommt eine eigenartige Stenose des Antrums vor, bedingt durch eine krampfartige Zusammenziehung und wohl auch Vermehrung seiner Muskulatur. Wir sprechen von *Pylorusstenose* oder *Pylorospasmus*. Das Antrum ist dabei zu einem manchmal kaum für eine dicke Sonde durchgängigen starren Rohr umgewandelt, so daß die Speisen nicht passieren können; sie bleiben dann im erweiterten Fundusmagen liegen und werden erbrochen. Falls nicht rechtzeitige Behandlung erfolgt, gehen die Kinder an Inanition zugrunde.

Eine häufige Ursache der *Magenerweiterung* (Gastrektasie) bilden narbig schrumpfende Ulcera und stenosierende Tumoren in der Pylorusgegend. Die Stenose hat zunächst eine Arbeitshypertrophie der Muskulatur zur Folge; vermag sie nicht, die Speisen durch die verengte Stelle durchzutreiben, so kommt es zur Stagnation des Mageninhaltes und zu einer oft sehr mächtigen Erweiterung des Magens; er kann in solchen Fällen selbst bis zur Symphyse herabreichen.

In manchen Fällen entsteht eine Magenerweiterung ohne nachweisbare Verengerung des Pylorus, offenbar durch eine nervös bedingte *Atonie* der Magenmuskulatur, z. B. im Anschluß an Operationen.

Auf die Magenerweiterung bei *Diabetes mellitus* wurde S. 396 hingewiesen.

Eine starke Erweiterung des Magens besteht auch bei dem gelegentlich nach Bauchoperationen auftretenden *arteriomesenterialen Verschluß* des Duodenums. In diesen Fällen liegen die Dünndarmschlingen im kleinen Becken, die Gekrösewurzel ist straff über die Flexura duodeno-jejunalis gespannt, so daß sie gegen die Wirbelsäule angepreßt und abgeklemmt wird. Als Ursache dieses Zustandes wird eine Magenlähmung bzw. eine Erweiterung des Magens angenommen, der die Dünndarmschlingen in das kleine Becken hinabdrängt. Durch Beckenhochlagerung oder Knie-Ellbogenlage kann man den an sich gefährlichen Zustand beheben.

Eine *Senkung des Magens*, Gastroptose[1], darf man nur dann annehmen, wenn tatsächlich der ganze Magen, also auch Pylorus und kleine Kurvatur, tiefer getreten sind; Tiefstand der großen Kurvatur allein kann auch durch Überfüllung und Überdehnung des Magens zustande kommen. Von Gastroptose sprechen wir daher bei der Leichenöffnung nur dann, wenn der Pylorus nicht durch die Leber gedeckt wird, sondern unterhalb derselben freiliegt.

VII. Darm[2]

a) Mißbildungen

Freie Beweglichkeit des Coecums *(Coecum mobile)* bei fehlender Anheftung seines Mesocolons an die hintere Bauchwand oder eine größere Bewegungsmöglichkeit des Dickdarms bei gemeinsamem Mesenterium mit dem Dünndarm *(Mesenterium ileocolicum commune)* geben Gelegenheit zu gefährlichen Achsendrehungen (s. unten).

Stenosen und Atresien des Dünndarms sitzen meist in der Gegend der Papilla Vateri, kommen aber auch im Jejunum und Ileum vor. Für ihre Entstehung werden Verschlüsse von Mesenterialarterienästen während des Fetallebens verantwortlich gemacht. Es ist auch gelungen, sie im Tierversuch zu erzeugen.

---

[1] Ptosis (griech.) das Fallen.   [2] griech.: enteron — wörtlich „inneres"; lat.: intestinum.

Die häufigste Mißbildung ist die *Atresia ani* (Abb. 375/2), bei welcher eine Analöffnung fehlt, das Rectum also blind endigt. Sie kann sich mit einer *Atresia recti* vergesellschaften, wobei auch das unterste Stück des Mastdarms fehlt (Abb. 375/3, Abb. 375/4). Es handelt sich hier um Hemmungsbildungen, die sich größtenteils durch abnormes Verhalten des Kloakenseptums erklären lassen. Oft bestehen in solchen Fällen abnorme Verbindungen des Mastdarms mit dem Urogenitalapparat [z.B. Atresia ani vaginalis, urethralis vesicalis] oder der Haut (z.B. Atresia ani perinealis, scrotalis usw.).

Als *Megacolon* bezeichnet man eine starke, manchmal groteske Erweiterung und Verlängerung des ganzen Dickdarmes bei gleichzeitiger Hypertrophie seiner

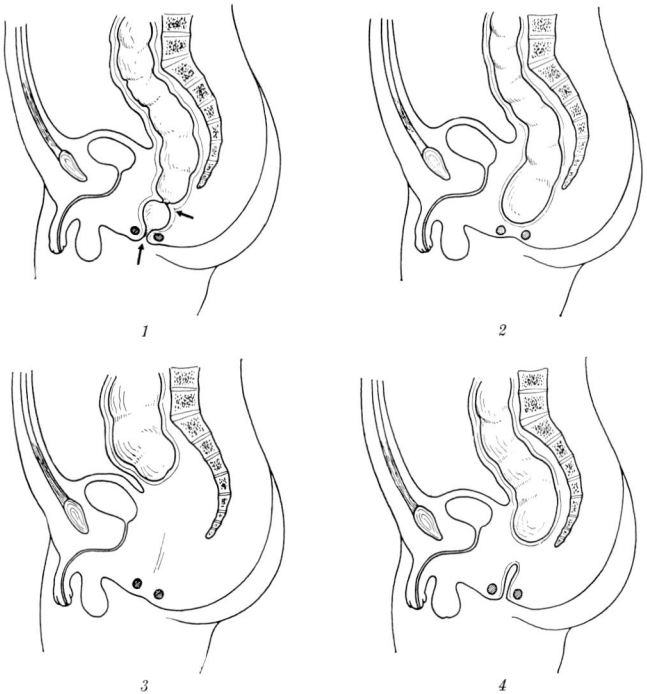

Abb. 375. Schema zu den Fehlbildungen der Analgegend. *1* Stenosis ani et recti (Pfeile); *2* Atresia ani; *3* Atresia ani et recti; *4* Atresia recti. (Nach KREMER)

Wand. Die Lichtung ist von gestauten Kotmassen erfüllt (Koprostase). Es ist verständlich, daß jedes mechanische Hindernis der Darmpassage diesen Zustand herbeiführen kann *(symptomatisches Megacolon)*. Gerade bei den bereits in der Kindheit auftretenden Fällen *(Hirschsprungsche[1] Krankheit)* läßt sich aber ein solches mechanisches Hindernis nicht nachweisen. Untersucht man nun einen solchen Dickdarm histologisch, so findet man, daß gerade der Endabschnitt keine intramuralen Ganglien besitzt und daher nicht an der geregelten Peristaltik teilnehmen kann. Dadurch, daß hier der Darminhalt nicht weiterbefördert wird, verhält sich dieser Darmteil funktionell so, als ob er verschlossen oder eingeengt wäre (Achalasie, s. auch S. 466). Es handelt sich also um ein *aganglionäres Megacolon*, das man durch Resektion des stillgelegten Darmteiles günstig beeinflussen kann. Schließlich mag es noch seltene Fälle von *idiopathischem Megacolon* geben, d.h. einen angeborenen Riesenwuchs des Dickdarmes ohne erkennbare Ursachen.

---

[1] H. HIRSCHSPRUNG (1830—1916), Arzt, Kopenhagen.

Ein *Meckelsches*[1] *Divertikel* findet sich bei etwa 2% aller Menschen als persistierender proximaler Rest des Ductus omphaloentericus und ist bei Männern 4mal häufiger als bei Frauen. Es stellt eine handschuhfingerförmige Darmausstülpung (Abb. 376/1) dar und sitzt an der dem Mesenterialansatz gegenüberliegenden Seite, bei Neugeborenen ungefähr $1/2$ m, bei Erwachsenen etwa 1 m oberhalb der Bauhinschen Klappe. Bisweilen hat es sein eigenes Mesenteriolum (Abb. 376/4), manchmal steht seine Spitze durch einen Strang (Rest des obliterierten Ductus) mit dem Nabel in Verbindung (Abb. 376/7). In seiner Wand können sich Inseln von Magen- oder Dickdarmschleimhaut oder von Pankreasgewebe finden.

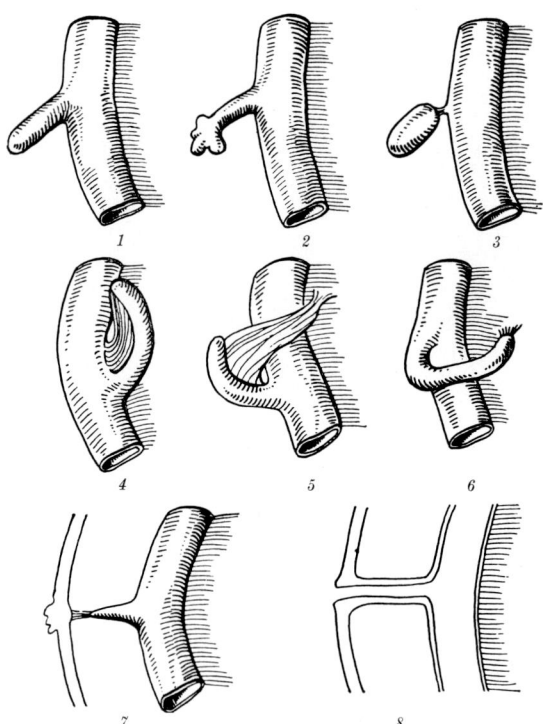

Abb. 376. Schema über das verschiedene Verhalten des Meckelschen Divertikels, *1* gewöhnliches Verhalten, *2* sekundäre Ausstülpungen an der Spitze des Divertikels, *3* gegen den Darm zu verschlossenes Divertikel (Enterokystom), *4* Divertikel am Mesenterialansatz, *5* mit eigenem Mesenteriolum, *6* Anheftung der Spitze des Divertikels am Dünndarmmesenterium, *7* am Nabel, *8* Ausmündung am Nabel

Ist ein Rest des Ductus omphaloentericus nabel- und darmwärts verschlossen, in der Mitte jedoch offen, so kann es zu einer cystischen Erweiterung dieses Teiles kommen; die Bildung wird als *Enterokystom* (Dottergangscyste) bezeichnet (Abb. 376/3). Bleibt der Ductus vollständig offen, so entsteht eine am Nabel nach außen mündende Darmfistel, *Fistula omphalo-enterica* (Abb. 376/8). Ist nur der Nabelteil des Ductus offengeblieben, so können hier weiche, lebhaft gerötete Gewebsmassen vortreten, die fälschlich als *Nabeladenome* bezeichnet werden.

In der Regel verursacht das Meckelsche Divertikel keine Störungen. Nur wenn seine Spitze unmittelbar oder durch bindegewebige Stränge mit dem Nabel oder auch anderswo mit dem Bauchfell verwachsen ist (Abb. 376/5, 6, 7), können *Darmschlingen* unter den Strang gelangen und *eingeklemmt* werden. Die gelegentlich in der Spitze der Divertikel sitzende Magenschleimhaut vermag verdauungskräftigen

[1] MECKEL (1781—1833), Anatom, Halle.

Magensaft zu sezernieren, der dann seinerseits für das Auftreten von typischen *runden (peptischen) Geschwüren* verantwortlich ist. Diese können durch Blutung und Perforation gefährlich werden.

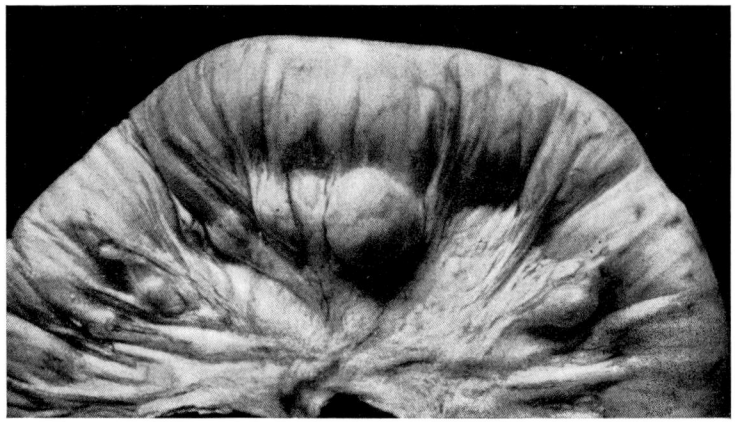

Abb. 377. Dünndarmdivertikel

b) Divertikel

Am Darmkanal kommen auch erworbene Ausstülpungen vor, die aber entwicklungsgeschichtlich vorbereitet sein können. Je nachdem, ob die Wand aus allen Schichten oder nur aus Schleimhaut mit Serosa besteht, pflegt man sie in echte und falsche Divertikel (Pseudodivertikel) zu trennen. Letztere stellen also gewissermaßen nur Schleimhautprolapse durch Lücken der Muscularis dar.

Divertikel finden sich einmal *neben der Papilla Vateri* als 1—2 cm tiefe Taschen. Der Grund für die Ausstülpung ist in einer umschriebenen mangelhaften Entwicklung der Muscularis zu suchen, die dadurch bedingt sein kann, daß Pankreasläppchen in die Muscularis verlagert wurden.

Ferner bilden sich einzelne oder mehrere erbsen- bis kleinapfelgroße Divertikel *am Ansatz des Dünndarmmesenteriums* dort, wo die von reichlichem, nachgiebigem Bindegewebe begleiteten Gefäße in die Darmwand eintreten (Abb. 377).

Die dritte Lieblingsstelle der Divertikel ist das *Colon*, insbesondere das Sigmoid (Abb. 378). Sie bilden rundliche, erbsen- bis haselnußgroße Ausstülpungen, die besonders häufig im Bereich der antimesenterialen Taenie sitzen. Meist enthalten sie einen kleinen Kotballen („Kotdivertikel", Grasersche[1] Divertikel). Für ihre Entstehung sind zwei Faktoren maßgebend: einmal die abnorme Muskeltätigkeit bei chronischer Obstipation, dann eine Wandschwäche durch degenerative Veränderung der Ringmuskulatur. Durch Stauung und Zersetzung des Inhaltes kann es zu jauchiger Entzündung der Divertikelwand (Diverticulitis) und zu *Perforation* mit nachfolgender Peritonitis kommen. Bisweilen führt eine Diverticulitis zur Bildung umfänglicher Schwielen in der Umgebung der Flexura sigmoidea; eine solche *schwielige Perisigmoiditis* kann die Darmlichtung verengen und so ein stenosierendes Carcinom vortäuschen.

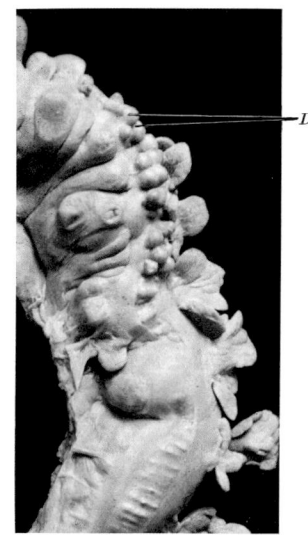

Abb. 378. Kotdivertikel (*D*) des Sigmoids

---

[1] E. Graser (1860—1929), Chirurg, Erlangen.

c) Kreislaufstörungen

Passive Hyperämie tritt auf bei Stauungen im Gebiet der Pfortader sowie bei allgemeinen Kreislaufstörungen. Sie führt zu Schwellung und dunkelroter Verfärbung der Schleimhaut, häufig auch zu kleinen Blutaustritten, namentlich auf der Höhe der Falten (sog. Stauungskatarrh des Darmes, Stauungsenteritis).

Ödem der Darmschleimhaut findet sich ebenfalls bei chronischer Stauung und verschiedenen Formen von Entzündung. Ödem der ganzen Darmwand, besonders der Serosa trifft man regelmäßig bei chronischem Ascites. Namentlich das Stauungsödem ist oft sehr hochgradig; die Schleimhaut (besonders des Coecums) ist in solchen Fällen in Form von sulzigen, schwappenden Wülsten und Buckeln vorgewölbt.

Die schwersten Kreislaufstörungen entstehen durch Verstopfung der großen Mesenterialgefäße. *Thrombose der Vena mesenterica*, wie sie namentlich im Anschluß an eine Pfortaderthrombose, aber auch primär (ohne erkennbare Ursache) auftreten kann, hat hämorrhagische Infarzierung des zugehörigen Dünndarmabschnittes zur Folge. Die Darmwand wird stark verdickt, starr, an der äußeren und inneren Oberfläche dunkelblaurot bis schwarzrot gefärbt und in allen Schichten blutig durchdränkt. In der freien Bauchhöhle findet sich blutiggefärbte Flüssigkeit. Zu den gleichen Veränderungen führt ein *Verschluß der Arteria mesenterica*, der meist durch Embolie, seltener durch Thrombose auf dem Boden einer Arteriosklerose zustande kommt (vgl. S. 108). Die hämorrhagisch infarzierten Teile sind dem Tode verfallen. Durch eindringende Bakterien entsteht Gangrän, die an einer dunkelschwarzgrünen Verfärbung kenntlich ist. Die Mikroorganismen wandern auch durch die nekrotische Darmwand in das Peritoneum und erregen hier eitrige Entzündung. Die Darmwand wird weich, morsch, zerreißlich, so daß schließlich auch Austritt von Kot in die Bauchhöhle stattfinden kann. Nur die operative Entfernung des veränderten Dünndarmabschnittes kann den Kranken vor dem sicheren Tode retten.

d) Kotstauung, Ileus[1]

Bei *langsam* eintretender Verengerung der Darmlichtung kommt es zunächst durch vermehrte Arbeitsleistung zu einer Hypertrophie der Muskelschichten, die den Darminhalt durch die verengte Stelle durchzupressen haben. Schreitet die Verengerung aber weiter fort, so ist auch die verstärkte Muskulatur nicht imstande, das Hindernis zu überwinden: Die Inhaltsmassen stauen sich vor dem Hindernis (Koprostase), der ganze Darmteil wird erweitert. Auch bei *schnell* auftretender Unwegsamkeit oder hochgradiger Verengerung eines Darmabschnittes kommt es zu beträchtlicher, eventuell bis in den Magen hinaufreichender Kotansammlung mit Erweiterung des Darmes vor dem Hindernis. Die Inhaltsmassen sind dünnflüssig, meist von gelber Farbe und infolge fauliger Zersetzung von penetrantem Geruch. Durch gleichzeitige reichliche Gasentwicklung werden die Darmschlingen schwappend gebläht und der Leib vorgetrieben (Meteorismus[2]). Bei andauernder Stauung kommt es zum Koterbrechen (Miserere[3]). Das ganze Krankheitsbild heißt *Ileus*. Aufnahme giftiger Stoffe aus dem Darm führt den Tod herbei, sofern er nicht durch Peritonitis infolge Durchwanderung von Keimen durch die geschädigte Darmwand eintritt. Die Veranlassung zur Darmstenose bilden meist mechanische Hindernisse, wie Invagination, Achsendrehung (Volvulus), Brucheinklemmung (Incarceration), Tumoren usw. In allen diesen Fällen sprechen wir von *mechanischem Ileus*. Hierher gehört auch die Verlegung der Darmlichtung durch Fremdkörper (Obturationsileus): So können große Gallensteine im unteren Ileum eingeklemmt werden (Gallensteinileus) oder größere Kot-

---

[1] Eileos (griech.) Darmverschlingung; eileo (griech.) Zusammendrängen, winden. [2] Meteorizo (griech.) in die Höhe heben — nämlich die Bauchdecken. [3] Miserere (lat.) erbarme dich! — wegen des bejammernswerten Zustandes.

ballen, Knäuel von Darmparasiten, z.B. Ascariden, die Lichtung verstopfen. Kotstauung bzw. Ileus kann aber auch dann entstehen, wenn Bakterientoxine, z.B. bei einer Peritonitis, lähmend auf die Peristaltik wirken *(paralytischer Ileus)*. Auf reflektorische Lähmung geht der postoperative Ileus zurück.

e) Invagination

Invagination[1] (oder Intussusception[2]) bedeutet Einstülpung eines höher gelegenen Darmabschnittes im Sinne der Peristaltik in den angrenzenden, tieferen Abschnitt (Abb. 379). Am häufigsten ist die Einstülpung des Ileums und Coecums in das Colon (Invaginatio ileocoecalis). Die eingestülpte Darmschlinge bildet das Intussusceptum, die aufnehmende Schlinge das Intussuscipiens. Da mit dem Darm naturgemäß auch das zugehörige gefäßführende Mesenterium bzw. Mesocolon eingestülpt und an der Eintrittsstelle zusammengepreßt wird, kommt es durch Kompression der abführenden Venen bald zu einer hämorrhagischen Infarzierung des eingestülpten Darmteiles. Er schwillt zu einem braunroten, starren, wurstförmigen Körper an, der das Intussuscipiens ausdehnt. Die Lichtung des Intussusceptums wird dabei in einen engen, kaum sondierbaren Kanal umgewandelt, der allseits von einer dreifachen Darmwandlage umgrenzt wird: zuinnerst die Wand der vorrückenden, in der Mitte der umgeschlagenen und nach außen der aufnehmenden Schlinge (Abb. 379/2).

Diese Einengung der Darmlichtung hat *Ileus* zur Folge. Der invaginierte, hämorrhagisch infarzierte Darmteil verfällt bald der *Nekrose und Gangrän*, die

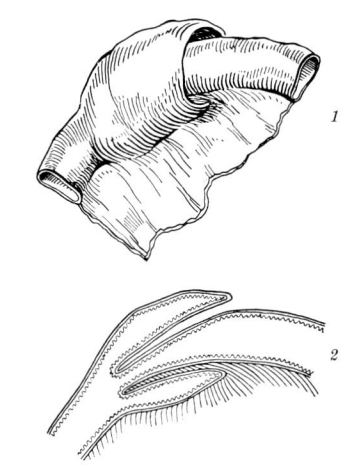

Abb. 379. Invagination des kindlichen Dünndarms. *1* Ansicht von außen, *2* Längsschnitt

gewöhnlich von einer tödlichen *Peritonitis* gefolgt ist. Es kommt jedoch — allerdings selten — vor, daß die Serosa des Intussusceptums mit jener des Intussuscipiens fest verklebt. Wenn dann das abgestorbene, invaginierte Stück sich abstößt und mit dem Stuhl abgeht, bleibt der Zusammenhang des Darmrohres erhalten und *Spontanheilung* ist eingetreten.

Die Invagination kommt am häufigsten bei Kindern unter 2 Jahren im Rahmen einer Enteritis vor. Ihre *Ursache* dürfte hier in Unregelmäßigkeiten der Peristaltik, wie Spasmen und Erschlaffungen einzelner Darmabschnitte gelegen sein. Bei der weitaus selteneren Invagination im späteren Alter findet sich häufig an der Spitze des invaginierten Darmteiles eine Geschwulst, die gestielt der Schleimhaut aufsitzt (z.B. ein Polyp) und so eine Art Zugwirkung auf die Unterlage ausüben kann, wenn sie von der Peristaltik analwärts gedrängt wird.

Verhältnismäßig häufig findet man bei Kindern, namentlich wenn sie an Darmkoliken gelitten hatten, *agonal oder postmortal entstandene* Darminvaginationen in größerer Zahl. Sie unterscheiden sich von den intravital entstandenen Invaginationen durch den Mangel jeglicher Reaktion der Darmwand und ihre leichte Lösbarkeit.

Einen ähnlichen, in seinen Folgen allerdings weit harmloseren Zustand wie die geschilderte Invagination stellt der *Vorfall des Mastdarmes* dar. Man unterscheidet einen Prolapsus[3] recti und einen Prolapsus ani (s. Abb. 380). Bei ersterem

---

[1] In-vaginatio (lat.) Ein-scheidung.   [2] Intus (lat.) inwendig; suscipio (lat.) aufnehmen.
[3] Prolabor (lat.) vorwärts fallen.

handelt es sich um einen wirklichen Vorfall der Wand des Mastdarms, der auch durch den Analring durchtreten kann, bei dem Prolapsus ani liegt nur ein Vorfall der Mucosa und Submucosa des Rectums vor. Ursachen des Mastdarmvorfalles sind: Erschlaffung des Sphincters, chronische Katarrhe des Rectums und starkes Pressen bei hartem Stuhlgang.

f) Achsendrehung und Umschnürung

Darmschlingen mit langem, freiem Mesenterium drehen sich bisweilen um die Achse des Mesenteriums, so daß die Schenkel der betreffenden Schlinge sich überkreuzen und der gefüllte, zuführende Schenkel den abführenden zusammendrückt. Dadurch kommt es zur Unwegsamkeit des Darmes und, falls die Drehung nicht behoben wird (was oft spontan geschieht), durch Abklemmung der Venen zu hämorrhagischer Infarzierung, Nekrose und Peritonitis. Am häufigsten gelangt ein solcher *Volvulus*[1] an der Flexura sigmoidea zur Beobachtung, wenn sie ein

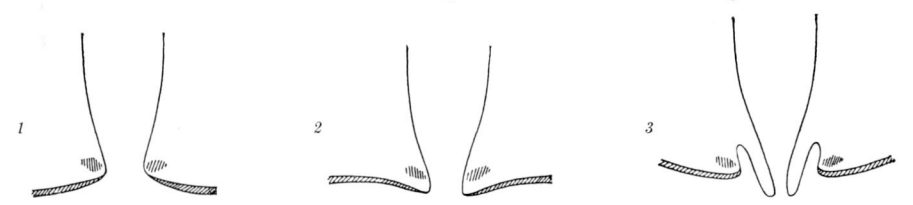

Abb. 380. Schema über das Verhalten der Mastdarmschleimhaut bei Prolapsus ani (2) und Prolapsus recti (3) gegenüber der Norm (1). Mediansagittalschnitt. An der Haut-Schleimhautgrenze der durchschnittene Sphincter angedeutet

langes Mesocolon besitzt und die Fußpunkte der Schlinge nahe beieinanderliegen. Seltener sind Drehungen im Bereiche des Dünndarms. Sie können einzelne Schlingen oder den ganzen Dünndarm betreffen.

Zu ähnlichen Folgezuständen führt die Abschnürung eines Darmteils *(Strangulation*[2]*)* durch abnorme Strangbildung in der Bauchhöhle. Meist sind solche bindegewebigen Stränge entzündlichen Ursprungs und spannen sich zwischen Darm, Bauchwand und den übrigen Organen der Bauchhöhle aus. Aber auch die bindegewebige Verbindung des Meckelschen Divertikels mit dem Nabel ist hier zu erwähnen (s. S. 482). Alle diese Strangbildungen können Brücken darstellen, unter welchen eine Darmschlinge durchschlüpft und dann bei stärkerer Füllung festgehalten wird. Es kommt zur Abklemmung des Darmes, zu einer inneren Incarceration. Auch Drehung des Darmes um derartige Stränge kann eintreten.

g) Hernien, Brüche

Unter Eingeweidebruch, Hernie[3], verstehen wir die Verlagerung von Baucheingeweiden in eine mit der Bauchhöhle zusammenhängende, von Peritoneum ausgekleidete Aussackung, die entweder an der Körperoberfläche unter der Haut hervortritt (*äußere* Hernie) oder innerhalb des Körpers in der Brust- oder Bauchhöhle gelegen ist (*innere* Hernie). Treten Baucheingeweide durch eine Lücke im Peritoneum aus, ohne also vom Peritoneum umhüllt zu sein, so liegt eine sog. *falsche* Hernie, besser ein Prolaps oder eine Ektopie[4] vor. War die Ausstülpung des Bauchfells als Fehlbildung bei der Geburt bereits angelegt, so sprechen wir von *angeborener* Hernie; trat sie erst während des Lebens auf, so handelt es sich um eine *erworbene* Hernie.

---

[1] Volvo (lat.) drehen. [2] Strangulo (lat.) erwürgen. [3] Ableitung nicht sicher. [4] Topos (griech.) Ort — also Verlagerung nach außen.

Die Aussackung des Peritoneums, in welche die Baucheingeweide eingetreten sind, wird als *Bruchsack*, ihre Eingangsöffnung als *Bruchpforte* bezeichnet. Bei manchen Hernien nennt man die den Bruchsack umgebenden Weichteile (Muskulatur, Fascien usw.) auch akzessorische Bruchsackhüllen.

Der *Bruchinhalt* wird gewöhnlich von Darmschlingen und Teilen des Netzes oder des Mesenteriums gebildet. Am häufigsten treten Dünndarmschlingen in den Bruchsack ein, doch findet man gar nicht selten, namentlich in größeren Hernien, auch Teile des Dickdarmes. Bisweilen ist nahezu der ganze Dünndarm in einen großen Bruchsack verlagert. In manchen Fällen bilden auch andere Organe der Bauchhöhle (namentlich Uterus, Ovar, Harnblase) den Bruchinhalt. Tritt nicht eine ganze Darmschlinge, sondern nur ein Teil der Darmwand in den Bruchsack

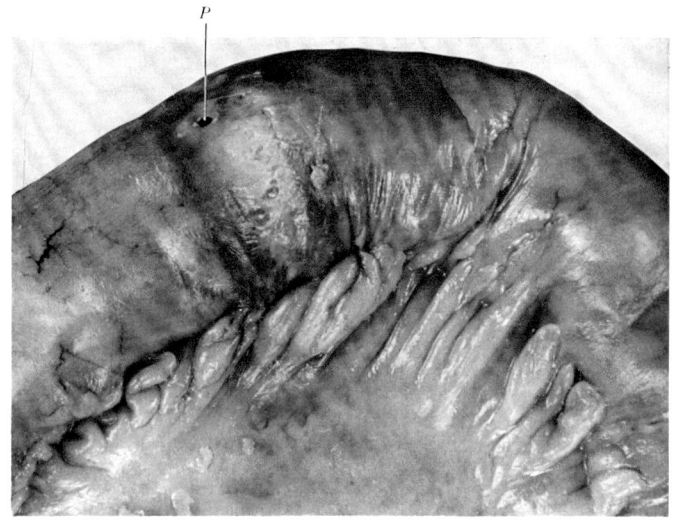

Abb. 381. Incarcerierter Darmwandbruch. Die incarcerierte Stelle nekrotisch (heller) und von einem hämorrhagischen Randsaum umgeben; bei *P* eine Perforation

ein, so liegt ein *Darmwandbruch*, eine Littresche[1] Hernie, vor (Abb. 381). Läßt sich der Bruchinhalt in die Bauchhöhle zurückschieben, so handelt es sich um einen *reponiblen* Bruch, läßt er sich nicht mehr zurückschieben (infolge Enge der Bruchpforte, Größe des Bruches, Verwachsungen mit der Innenfläche des Bruchsackes), so besteht ein *irreponibler* Bruch.

Die *Entstehung der Hernien* wird dadurch erklärt, daß Baucheingeweide durch einen gesteigerten intraabdominellen Druck bzw. durch die Arbeit der Bauchpresse in einen bereits vorhandenen Bruchsack hineingedrückt werden oder eine weniger widerstandsfähige Stelle der Bauchwand (Leistenkanal, Schenkelkanal, Operationsnarbe usw.) vor sich herdrängen und ausstülpen.

Sehr häufig spielen sich an dem Bauchfellüberzug des Bruchsackes und Bruchinhaltes chronische Entzündungen ab, die zu fibrösen Verdickungen des Bauchfells und zu strang- oder flächenförmigen *Verwachsungen* der im Bruch befindlichen Darmschlingen untereinander und mit dem Bruchsack führen. Auch wenn der Bruchinhalt frei beweglich bleibt, zeigen die Serosa der Darmschlingen sowie das Mesenterium sehnige Verdickungen, durch die man bei Besichtigung des Darmes auf das Bestehen einer Hernie hingewiesen wird.

Die folgenschwerste Veränderung der Hernien stellt die *Einklemmung*, Incarceration, dar. Sie kann dadurch zustande kommen, daß plötzlich Darmschlingen

---

[1] A. LITTRE (1658—1726), Anatom und Chirurg, Paris.

in den Bruchsack hineingepreßt werden und infolge Zusammenziehung der Bruchpforte nicht wieder zurückschlüpfen können (elastische Einklemmung), oder daß die im Bruchsack gelegenen Schlingen stark mit Kot oder Gas gefüllt werden, die abführenden Schlingen sich abknicken bzw. durch die überfüllte zuführende Schlinge zusammengedrückt werden (Koteinklemmung). Die Undurchgängigkeit der Darmschlingen an dieser Stelle führt zu den Erscheinungen des Darmverschlusses (Ileus). Außerdem wird durch die Einklemmung der Abfluß des venösen Blutes aus dem Bruchinhalt unmöglich gemacht, so daß eine hämorrhagische Infarzierung eintritt, während sich an der Umschnürungsstelle selbst eine anämische Nekrose, der charakteristische Incarcerationsring, ausbildet. Wird die Einklemmung rasch behoben, so kann sich der Darm vollständig erholen. Bleibt sie jedoch bestehen, so führt die hämorrhagische Infarzierung zur Nekrose und Gangrän des Darmes sowie Perforation (s. Abb. 381); der Tod tritt dann unter den Erscheinungen der eitrigen oder stercoralen Peritonitis ein. Nur in seltenen Fällen erfolgt Spontanheilung, indem sich der Bruchsack durch Verklebungen gegen die freie Bauchhöhle abschließt und die gangränöse Darmschlinge durch den Bruchsack durchbricht, so daß sich der Kot nach außen wie durch einen After entleeren kann (Anus praeternaturalis).

Die wichtigsten Formen der Hernien

Der häufigste Bruch, wenigstens beim männlichen Geschlecht, ist die **Leistenhernie,** Hernia inguinalis, bei welcher der Bruchsack sich durch den Leistenkanal vorstülpt (Abb. 382). An der Innenfläche der Bauchdecken liegen die äußere und innere Leistengrube; zwischen ihnen verläuft die A. epigastrica inferior. Bildet die äußere (lateral von der A. epigastrica gelegene) Leistengrube die Bruchpforte, so besteht ein lateraler, indirekter, schräger Leistenbruch (Abb. 383/2); bildet die innere Leistengrube die Bruchpforte (medial von der A. epigastrica), so besteht ein medialer, direkter, gerader Leistenbruch (Abb. 383/3). Größere Leistenbrüche, namentlich laterale, reichen beim Manne bis in den Hodensack (Hernia scrotalis), beim Weibe in die großen Labien (Hernia labialis). Nach der Entstehungszeit unterscheiden wir zwei Formen der Leistenbrüche: Kommt die Obliteration des Leistenkanals (Abb. 383/1) nicht zustande, so bleibt eine Ausstülpung des Peritoneums bestehen, in deren Grund beim Manne der Hoden liegt (Abb. 383/4). Treten nun in diesen offenen Processus vaginalis peritonei Darmschlingen ein, so haben wir einen angeborenen Leistenbruch vor uns, der mithin immer ein indirekter, lateraler Leistenbruch ist, während beim erworbenen Leistenbruch sich die Ausstülpung des Peritoneums erst bilden muß (Abb. 383/2, 3).

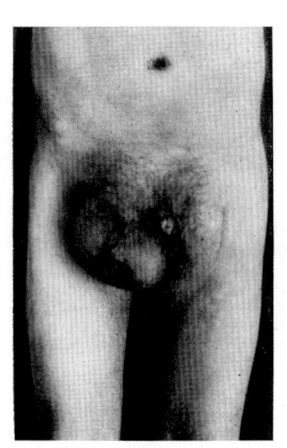

Abb. 382. Beiderseitiger Leistenbruch

Bei der **Schenkelhernie,** Hernia femoralis, die vorzugsweise das weibliche Geschlecht betrifft, liegt die Bruchpforte unterhalb des Ligamentum Pouparti und der Bruchsack medial von den großen Schenkelgefäßen. Er tritt durch die Fossa ovalis oft nur wenig nach außen vor.

Beim *angeborenen* **Nabelbruch** *(Nabelschnurbruch)* liegt eine Ileumschlinge im Anfangsteil des Nabelstranges, wobei ein sonst vorübergehender Zustand der Entwicklung („physiologische Nabelhernie") bestehengeblieben ist. Der Anfang der Nabelschnur wird zu einem Sack ausgedehnt, in dessen Wand die Nabelgefäße verlaufen. Zuweilen birst dieser Sack während der Geburt.

Der *erworbene* Nabelbruch entsteht durch Dehnung und Ausstülpung des Nabelringes, in welchen namentlich Anteile des Netzes, aber auch Darmschlingen eintreten können. Diese Hernie kommt häufig bei Neugeborenen vor, entwickelt sich aber auch oft im späteren Leben bei Überdehnung und dadurch herbeigeführter Schwächung der Bauchdecken, so z.B. nach wiederholten Schwangerschaften, starkem Ascites, Abmagerung nach starker Fettleibigkeit usw.

Die Bruchpforte des **Bauchwandbruches** (Hernia ventralis) ist meist in der Linea alba (Hernia ventralis mediana) oder zwischen den einzelnen Bauchmuskeln gelegen (Hernia ventralis lateralis). Häufig bilden auch Narben nach Laparatomien oder anderen Verletzungen die Bruchpforte (Narbenhernie). Bei den traumatisch entstandenen Bauchwandhernien handelt es sich zumeist um falsche Hernien.

Die *angeborene* **Zwerchfellhernie** ist meist eine falsche Hernie (Prolaps). Es handelt sich um angeborene Defekte im Zwerchfell (fast immer auf der linken Seite), so daß Baucheingeweide in die Brusthöhle verlagert werden können. Die Lunge ist meist in ihrer Entwicklung zurückgeblieben. Nur selten liegt eine wahre Zwerchfellhernie vor: Das gedehnte und nach oben ausgestülpte Centrum tendineum bildet einen Bruchsack, in welchen Eingeweide der Bauchhöhle verlagert sind.

Die *erworbene Zwerchfellhernie* entsteht fast immer durch Verletzungen des Zwerchfells und ist daher in der Regel ebenfalls eine falsche Hernie, ein Prolaps.

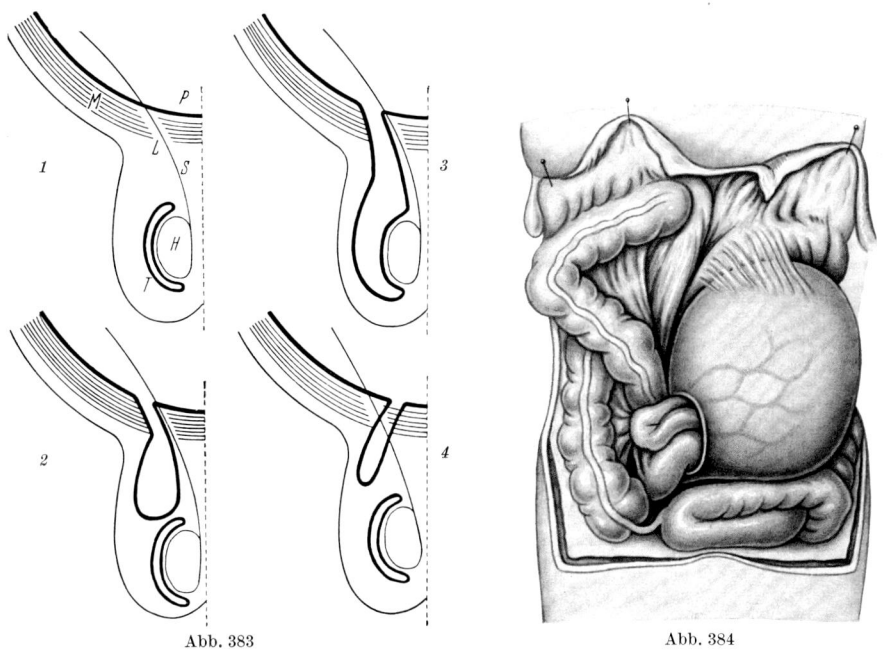

Abb. 383.   Abb. 384

Abb. 383. Schema über das Verhalten des Peritoneums bei Leistenhernien des Mannes. *M* Bauchdeckenmuskulatur, *P* Peritoneum, *T* Tunica vaginalis des Hodens (*H*), *S* Samenstrang, *L* Leistenkanal. *1* Normales Verhalten, *2* indirekter, *3* direkter, *4* angeborener Leistenbruch

Abb. 384. Große Treitzsche Hernie (H. duodeno-jejunalis)

Manchmal wird eine Zwerchfellhernie dadurch vorgetäuscht, daß die eine Zwerchfellhälfte abnorm erschlafft und kuppelförmig in den Thorax vorgewölbt ist *(Relaxatio diaphragmatica)*.

Durch Ausstülpung normalerweise schon vorhandener Peritonealfalten oder Gruben bilden sich die seltenen **retroperitonealen Hernien.** Bei der Hernia duodeno-jejunalis (Treitzsche[1] Hernie) wird der Bruchsack von der stark erweiterten Fossa bzw. Plica duodeno-jejunalis gebildet. Er kann eine oder mehrere, ja manchmal sogar alle Dünndarmschlingen enthalten (s. Abb. 384). In ähnlicher Weise entsteht die Hernia retrocoecalis und intersigmoidea. Auch die Bursa omentalis kann durch Vermittlung des Foramen Winslowi als Bruchsack dienen.

h) Pigmentierungen

Bei der *Melanosis coli* weist die Dickdarmschleimhaut eine schwarzbraune Färbung auf, die ihr manchmal eine Zeichnung ähnlich der des Krokodilleders verleiht und scharf an der Bauhinschen Klappe abschneidet. Histologisch findet man schwarzbräunliche Pigmentschollen in großen Zellen des Zottenstromas. Das Pigment wird auf die Einnahme von Laxantien aus der Anthrazengruppe (Cascera Sagrada, Aloe, Senna etc.) zurückgeführt.

Bisweilen sind auch die Spitzen aller Dünndarmzotten schwärzlich gefärbt *(Zottenmelanose)*, so daß die Schleimhaut ein feinst getüpfeltes, schiefergraues Aussehen bekommt

---

[1] W. Treitz (1819—1872), Pathologe, Prag.

(s. Abb. 385). Hier handelt es sich um die Ablagerung eines durch den Darminhalt veränderten eisenhaltigen Pigmentes im Zottenstroma, das auf Blutungen im oberen Verdauungstrakt, z. B. aus Magengeschwüren, zurückgeht.

i) Entzündungen

1. Akuter und chronischer Darmkatarrh.

Die früher so gefürchteten akuten *Durchfallserkrankungen (Dyspepsien) der Kleinkinder* haben heute dank der besseren Therapie ihren Schrecken verloren. Sie entstehen entweder enteral oder parenteral. Die enteralen Formen können bedingt sein durch die Anwesenheit von besonders toxisch wirkenden Colistämmen (z. B. 0111), die man jetzt serologisch zu isolieren vermag. Anderseits ist es möglich, daß eine fehlerhafte

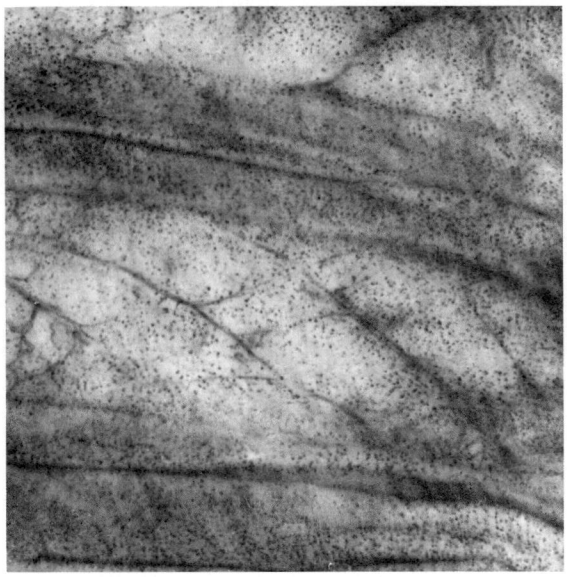

Abb. 385. Zottenmelanose des Dünndarms. Die Zottenspitzen sind bei der 6fachen Vergrößerung als schwarze Pünktchen eben zu erkennen; die queren Streifen entsprechen den Kerkringschen Falten

Ernährung zu einer Störung des Zusammenwirkens von Sekretion, Motilität und Resorption im Magen-Darmtrakt führt; dann steigen auch nichttoxische Colikeime in die sonst von ihnen nicht besiedelten Dünndarmabschnitte auf und lösen Erkrankungen aus. Durchfallserkrankungen können aber auch parenteral, d.h. durch eine allgemeine Infektion oder einen Entzündungsherd ausgelöst sein, wie z. B. durch eine zunächst unbemerkte Otitis media (occulta), wie sie besonders in Grippezeiten bei Kindern auftritt. Gewöhnlich heilen solche Dyspepsien bei entsprechender Beseitigung ihrer Ursache schnell aus. Bleiben sie länger bestehen, so kann es zu schwerer toxischer Leberverfettung, zu hochgradiger Abzehrung und infolge des dauernden Wasserverlustes durch den dünnflüssigen Stuhl zu Austrocknung der Gewebe kommen. Der Gesichtsausdruck wird dadurch ein ausgesprochen greisenhafter. Man bezeichnet diesen Zustand deshalb auch als Cholera nostras[1] oder Pädatrophie. Sowohl die akuten wie die chronischen Verlaufsformen können tödlich enden: Die akute Dyspepsie ist sogar neben der akuten Bronchiolitis eine der häufigsten Ursachen des plötzlichen Todes bei Säuglingen und Kleinkindern.

---

[1] lat.: einheimische Cholera.

Der *anatomische Befund* an der Darmschleimhaut ist besonders bei etwas längerer Zeit nach dem Tode vorgenommenen Leichenöffnungen außerordentlich dürftig; das sicherste diagnostische Zeichen bleibt dann noch die Veränderung des Darminhaltes. Die Hyperämie der Schleimhaut trifft man in der Leiche meist nicht mehr an; man findet höchstens Schwellung der Schleimhaut, Abschilferung des Epithels und eventuell Ablösung ganzer Epithelfetzen, hier und da oberflächliche Nekrosen und nach deren Abstoßung flache Defekte. Die Lymphfollikel schwellen manchmal an (Enteritis follicularis).

Beim *Erwachsenen* kommen akute und chronische Darmkatarrhe vor, die durch giftig wirkende Stoffe verursacht werden — seien sie nun in der Nahrung enthalten oder bakterieller Natur (s. dazu auch Dysenterie und Paratyphus). Im

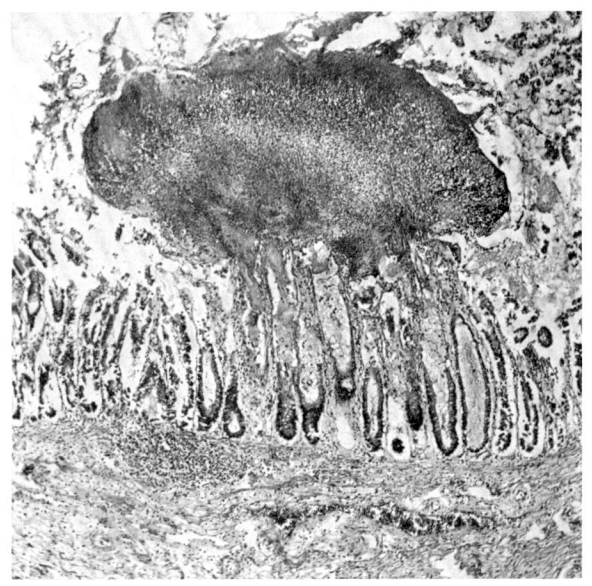

Abb. 386. Dysenterie. Fibrinbelag der Dickdarmschleimhaut, entsprechend Abb. 387

allgemeinen ist die Erkrankung des Erwachsenen ungefährlicher, doch kommen gelegentlich, besonders in Irrenanstalten, epidemische Enteritiden vor, die durch Enterokokken hervorgerufen sind. Der anatomische Befund beschränkt sich zumeist auf eine stärkere Rötung und Schwellung der Schleimhaut.

2. Diphtherische (pseudomembranös-nekrotisierende) Darmentzündungen; Dysenterie. Im Darmkanal sind Entzündungen nicht selten, die wegen der Bildung oberflächlicher Pseudomembranen (Abb. 386) mit der Diphtherie des Rachens verglichen und diphtherische (oder diphtheroide) genannt werden; ätiologisch haben sie mit der Rachendiphtherie nichts zu tun — sie werden durch die mannigfachsten Schädlichkeiten hervorgerufen.

Die wichtigste dieser Entzündungen ist die *Dysenterie (bakterielle Ruhr* genannt), die sich klinisch durch schleimig-eitrige, hämorrhagische, unter heftigem Tenesmus[1] abgesetzte Stühle auszeichnet und sporadisch oder, besonders oft, epidemisch auftritt. Sie wird hervorgerufen durch das Dysenteriebacterium (Shigella). Seine Toxine wirken besonders auf die Dickdarmschleimhaut (s. S. 214), wo sie zunächst an den Gefäßen angreifen, so daß es zu örtlichen Kreislaufstörungen, wie Praestase und Stase kommt. Im Gefolge dieser Veränderungen

---

[1] Teneismos (griech.) harter, gespannter Leib — Stuhlzwang.

tritt dann erst die pseudomembranöse und geschwürige Schleimhautentzündung auf. Am stärksten befallen sind stets die distalen Darmabschnitte, also Rectum und Sigma.

Die sog. *katarrhalische Ruhr* ist ausgezeichnet durch starke Schleimbildung und Epithelabschilferung sowie eine samtartige Rötung und Schwellung der Schleimhaut. Manche

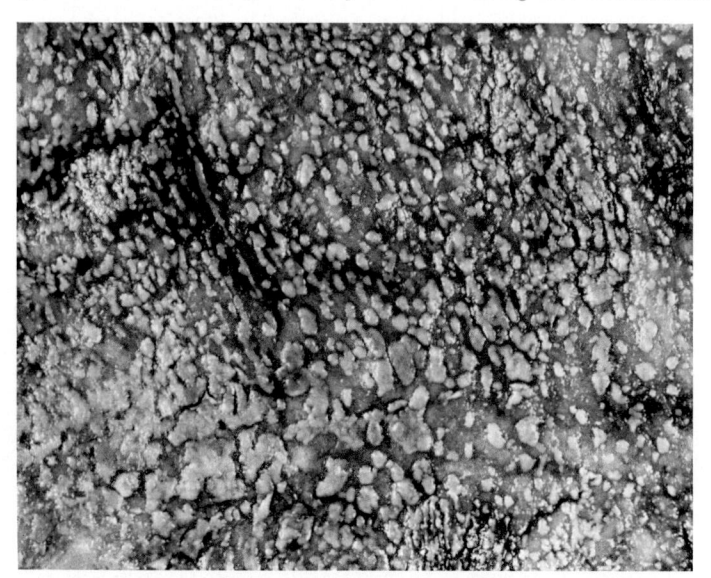

Abb. 387. Dysenterie des Dickdarms mit kleieförmigen Belägen. Entsprechend Abb. 386

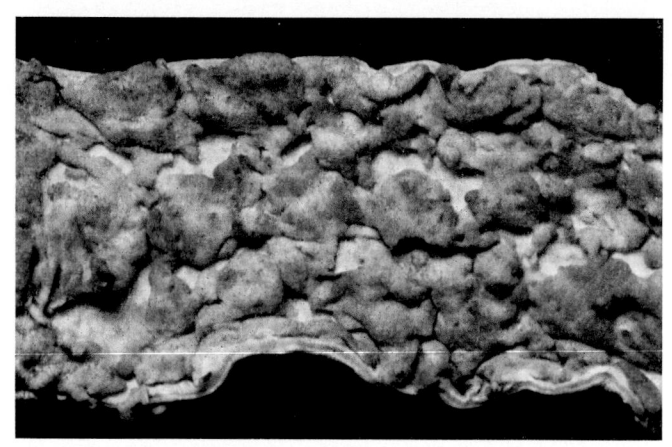

Abb. 388. Dysenterische Geschwüre des Dickdarmes

Kranke sterben schon nach ganz kurzer Krankheitsdauer in diesem Stadium, bei anderen schließen sich die gleich zu besprechenden schwereren anatomischen Veränderungen an, bei noch anderen schließlich heilt die Erkrankung nach kürzerer oder längerer Dauer des katarrhalischen Zustandes vollkommen aus.

Auf das katarrhalische Stadium kann eine *Pseudomembranbildung* an der Oberfläche der nekrotisch werdenden Schleimhautbezirke folgen in Form von schmutziggrauen, kleieförmigen Belägen (Abb. 387). Bei Ablösung der Membranen und der nekrotischen Schleimhaut treten *Geschwüre* auf (Abb. 388).

Heilung ist in allen Stadien möglich. Defekte kleiden sich mit Granulationsgewebe aus, das schließlich von Epithel überzogen wird. Sie zeigen schiefergraue Färbung und später

Neigung zu Schrumpfung. So entstehen strahlige oder netzförmige, weiße oder schwarzgrau pigmentierte Narben, die aber nur selten zu erheblichen Stenosen führen. Die stehengebliebenen Schleimhautreste verdicken sich oft und springen, wenn sie inselförmig waren, polypös vor. Schleimhautbrücken bekleiden sich an ihrer Unterfläche mit Epithel und bleiben dann als frei ausgespannte Stränge und Netze bestehen.

Nicht so selten bleibt die Heilung der Geschwüre aus, die Dysenterie geht in ein *chronisches Stadium* über. In diesen Fällen, die klinisch als Colitis gravis bezeichnet werden, lassen sich im Darminhalt Dysenteriebakterien meist nicht mehr nachweisen. Anscheinend wird hier die Geschwürsbildung hauptsächlich von Streptokokken und anderen Bakterien unterhalten. Oft besteht aber im Serum noch ein hoher Agglutinationstiter für Dysenteriebakterien.

Ganz ähnliche Bilder treten auch ohne vorangegangene Dysenterie als *Colitis ulcerosa* auf, einer äußerst hartnäckigen Krankheit, die gar nicht selten den Boden für die Entstehung eines Carcinoms abgibt. Dabei wurden Autoantikörper gegen Dickdarmschleimhaut gefunden, doch handelt es sich hier eher um die Folge als um die Ursache der Erkrankung.

Dysenterie heißt auch eine in den Tropen, bei uns nur von dort eingeschleppt vorkommende Erkrankung, bei der *Amöben* (Abb. 18) die Erreger sind („Amöbenruhr"). Sie dringen zwischen den Epithelien in die Darmwand ein und verursachen bis in die Submucosa reichende Nekrosen. Nach Abstoßung der Nekrosen bleiben Geschwüre zurück, in deren Wand die Amöben liegen. Werden die Amöben mit dem Pfortaderblut in die Leber verschleppt, so machen sie auch dort Nekrosen und Abscesse, die in den Tropen häufig sind („tropische Leberabscesse").

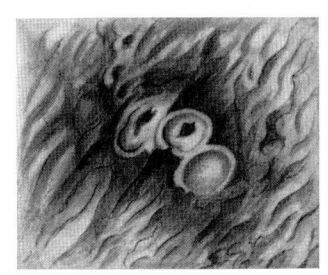

Abb. 389. Drei durch Druck harter Kotballen entstandene, schmutziggelb gefärbte Schleimhautdefekte im Colon. Die umgebende Schleimhaut ist hämorrhagisch

Abgesehen von bakterieller Ruhr können pseudomembranös-nekrotisierende Darmentzündungen noch durch zahlreiche andere Schädlichkeiten hervorgerufen werden. Wir finden sie z. B. bei länger dauernder *Kotstauung* als sog. *stercorale*[1] *Diphtherie*. Bei ihrer Entstehung spielen Kreislaufstörungen infolge Überdehnung der Darmwand, Zersetzungen des Darminhaltes und Druck harter Kotballen eine Rolle. Ihr Sitz ist natürlich abhängig von dem Sitz der Darmverengerung, die die Kotstauung hervorgerufen hat. Die Schorfe zeigen oft eine durch Galle herbeigeführte graugrüne Farbe. Bei ihrer Abstoßung entstehen („stercorale") Geschwüre (Abb. 389).

Pseudomembranös-nekrotisierende Veränderungen machen auch manche Gifte, besonders das *Quecksilber*, sowohl bei innerlicher als auch äußerlicher Einverleibung. Dabei ist in der Regel der Dickdarm betroffen. Die Veränderung ist jener bei der Dysenterie sehr ähnlich, aber zum Unterschied von ihr im allgemeinen in den proximalen Abschnitten des Dickdarms stärker entwickelt als in den distalen.

Eine pseudomembranöse Enteritis findet sich ferner herdweise im unteren Dünndarm und im Dickdarm bei *Urämie*, wobei es nicht selten nach Abstoßung der Schorfe zur Bildung großer Geschwüre kommt. Die urämische Enteritis kann allerdings auch unter dem Bilde akuter katarrhalischer Entzündung mit besonderer Neigung zu Schleimhautblutungen auftreten.

Schließlich ist eine pseudomembranös-nekrotisierende Entzündung, besonders des Dickdarms in letzter Zeit häufiger beobachtet worden, die man mit der Verabreichung von *großen Dosen bakteriostatischer Mittel* in Zusammenhang gebracht

---
[1] Stercus (lat.) Kot; Genetiv: stercoris.

hat. Diese sind aber doch wohl nur ein Faktor unter vielen, welche fähig sind, die zu dieser Veränderung führende Kreislaufstörung im Capillargebiet auszulösen.

3. Typhus abdominalis[1]. Der Bauchtyphus wird hervorgerufen durch das Typhusbacterium (Salmonella typhosa), das mit der Nahrung in den Verdauungstrakt gelangt (s. S. 212) und hier schwere, gesetzmäßig ablaufende Veränderungen macht. Je nach der vorzugsweisen Lokalisation der Veränderungen spricht man von Ileo- oder Colotyphus. Die Schwere der klinischen Erscheinungen steht nicht immer im Verhältnis zum anatomischen Befund.

In der ersten Krankheitswoche sehen wir im Darm eine *markige Schwellung* der solitären Follikel und der Peyerschen Platten (Abb. 390). Dabei vermehren sich die Reticulumzellen und runden sich ab zu den „Typhuszellen" (s. Abb. 156).

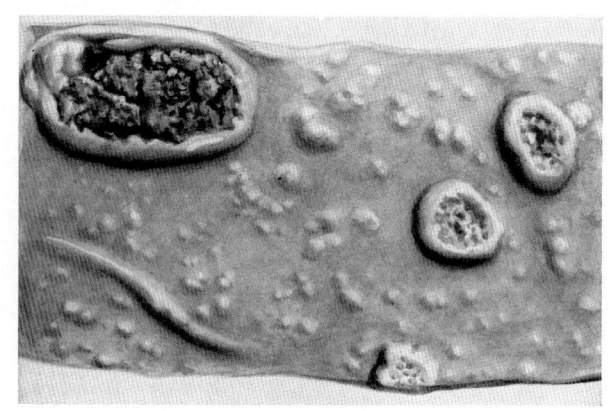

Abb. 390. Typhus. In Ablösung begriffener Schorf über einer Peyerschen Platte; markige Schwellung der solitären Follikel

In der zweiten Woche schließt sich eine verschieden weit ausgedehnte *Verschorfung* an. Die abgestorbenen Teile nehmen oft durch Imbibition mit Galle eine gelbgrüne oder grüne Farbe an.

Mit der dritten Woche beginnt eine Ablösung des Schorfes (Abb. 390) durch die einschmelzende, demarkierende Tätigkeit der nun auswandernden Leukocyten, so daß *Geschwüre* entstehen. Ihre Tiefe wechselt je nach Ausdehnung der Nekrose.

Die Abstoßung der Schorfe pflegt während der dritten Woche vor sich zu gehen, so daß wir am Anfang der vierten Woche die *gereinigten Geschwüre* antreffen (Abb. 391). In ihrem Grund ist oft die freiliegende innere Ringmuskelschicht zu sehen, die an ihrer quer zur Längsachse des Darmes verlaufenden Streifung gut zu erkennen ist.

Nun kann die *Heilung* einsetzen, die mehrere Wochen beansprucht. Das Ulcus schließt sich durch Granulationsgewebe, das dann von Epithel überzogen wird. Gewöhnlich ist die betroffene Stelle noch jahrelang an einer leichten schiefergrauen Pigmentierung kenntlich, die durch ein von Blutungen herrührendes Pigment bedingt ist. Kaum je kommt es zur Bildung schrumpfender Narben.

Die *mesenterialen Lymphdrüsen* nehmen am Ablauf der Krankheit Anteil und verhalten sich ähnlich wie die Lymphfollikel, indem sie markige Schwellung, Nekrose und Zerfall mitmachen.

Es gibt verschiedene Komplikationen des Verlaufes. Eine *Perforation* in die Bauchhöhle kann eintreten, wenn die Nekrose die Serosa erreicht und diese zerreißt (s. 2.—3. Woche). Die Abstoßung der Schorfe bringt die Gefahr mit sich, daß Blutgefäße eröffnet werden, bevor sie durch Thrombose verschlossen sind; dann tritt eine *Blutung* ein, die je nach der Größe der Gefäße geringfügig, aber auch schwer und tödlich sein kann. Die Heilung kann sich auch auf Wochen hinausziehen; die Geschwüre vergrößern sich dann immer mehr, indem an ihrem Rand erneut markige Schwellung und Verschorfung eintreten: man spricht dann von

---

[1] Typhos (griech.) Rauch, Betäubung — wegen der bei dieser Krankheit bestehenden Bewußtseinstrübung.

lenteszierenden (langsam sich vergrößernden) *Geschwüren.* Andererseits kann die Heilung der Krankheit dadurch aufgehalten werden, daß während ihres Verlaufes bis dahin unveränderte Follikel und Plaques ergriffen werden *(Rezidive).* Wir finden dann die verschiedenen Stadien der Geschwürsbildung nebeneinander.

4. **Paratyphus.** Die Paratyphusbakterien vermögen sowohl klinisch wie anatomisch verschiedene Krankheitsbilder hervorzurufen. Bei der akuten, unter dem Bilde einer Fleischvergiftung verlaufenden *Gastroenteritis paratyphosa* finden wir anatomisch eine schwere, akute, katarrhalische Entzündung im gesamten Magen-Darmkanal oder bloß in einzelnen Abschnitten. Die manchmal auftretende entzündliche Hyperplasie der Follikel und Peyerschen Haufen erreicht dabei in der Regel nicht den Grad der markigen Schwellung.

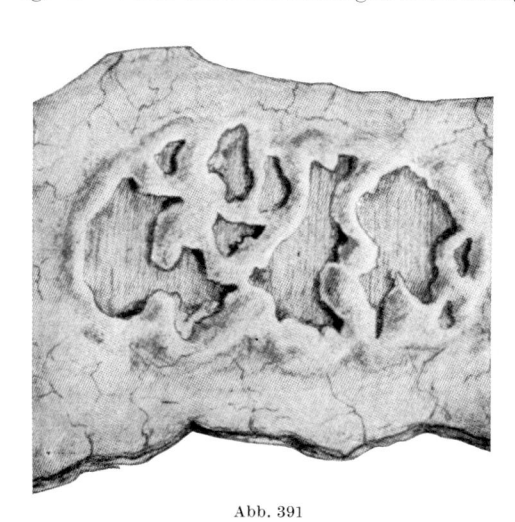

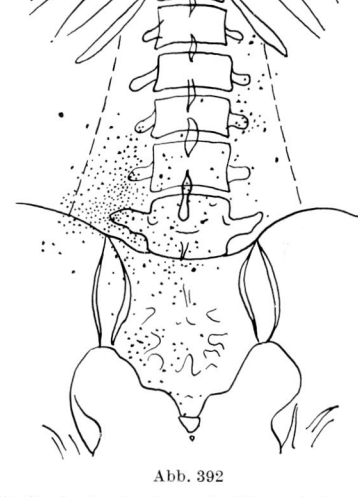

Abb. 391. Typhus. Gereinigte Geschwüre in der vierten Woche. Die Geschwüre, in denen die Ringmuskulatur sichtbar ist, liegen im Bereich einer Peyerschen Platte. Die Ränder der Defekte sind noch leicht angeschwollen

Abb. 392. Lage peritonealer Kalkherde bei 245 Patienten in ein Bild projiziert. (Nach MUTSCHLER)

Weit häufiger (zum mindesten nach den im Kriege gesammelten Erfahrungen) rufen die Paratyphusbakterien genau die gleichen Veränderungen hervor wie die Typhusbakterien, so daß weder makro- noch mikroskopisch, sondern lediglich bakteriologisch die Unterscheidung getroffen werden kann. Dieses Krankheitsbild wird als *Paratyphus abdominalis* bezeichnet. Endlich können die Paratyphusbakterien Erreger einer *follikulären Enteritis* mit Geschwürsbildung sein, die vor allem den Dickdarm (Coecum), daneben auch das untere Ileum betrifft.

5. **Tuberkulose.** Die Tuberkulose des Darmes ist in den allermeisten Fällen ein von einer Lungentuberkulose abhängiger Vorgang und ist wie diese bedeutend seltener geworden. Aus offenen Lungenkavernen, die wir etwa bei $9/10$ aller Darmtuberkulösen antreffen, gelangen die ausgehusteten Bakterien in die Mundhöhle und werden mit dem Schleim oder den Speisen verschluckt. Sie passieren den Magen, ohne ihre Infektionstüchtigkeit einzubüßen, wobei ihnen ihre Säurefestigkeit zugute kommt, und setzen erst im Darm Veränderungen. Nur selten gelangen Tuberkelbakterien von einem anderen Organ auf dem Blutweg in die Darmschleimhaut.

Gegenüber dieser (sekundären) Erkrankungsform ist die primäre Darmtuberkulose, d.h. das Auftreten eines tuberkulösen Primäraffektes im Darm, ausgesprochen selten, sitzen doch bloß 5—10% aller tuberkulösen Primäraffekte im

Darm. Die Tuberkelbakterien werden dabei zumeist mit der Nahrung, z. B. der Milch tuberkulosekranker (perlsüchtiger) Kühe, aufgenommen. Es handelt sich also um eine ausgesprochene Fütterungstuberkulose. Die Primäraffekte in der Darmschleimhaut heilen spurlos aus; nur die Häufung von verkalkten Lymphdrüsen in der Gegend des Ileocoecalwinkels (Abb. 392) verrät uns, daß gerade diese Gegend der Lieblingssitz der intestinalen Primärkomplexe ist.

Die Bakterien siedeln sich in der Schleimhaut des Dünn- und Dickdarmes in den Follikeln und an anderen Orten an und erzeugen dort Tuberkel. Diese verkäsen bis zur Oberfläche der Schleimhaut, der Käse wird abgestoßen; so bilden sich kleine *Geschwüre*, in deren Rand und Grund sich neue Tuberkel entwickeln,

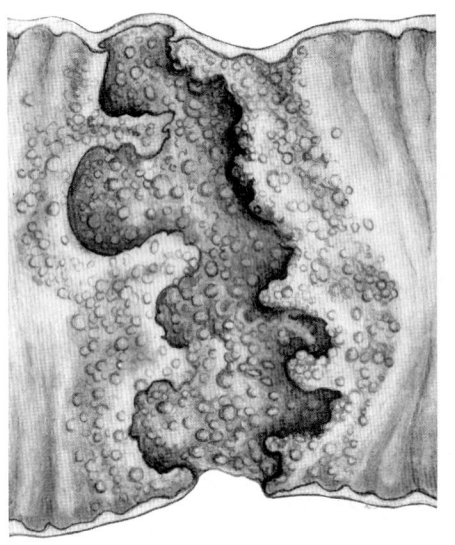

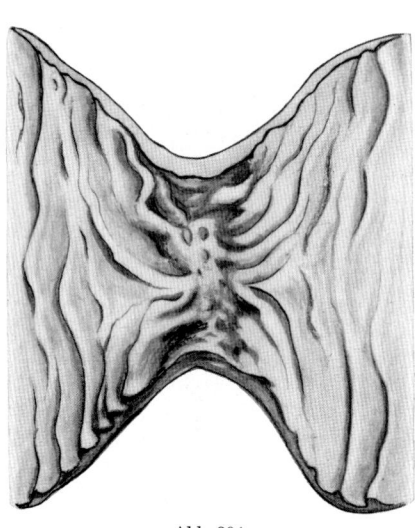

Abb. 393.   Abb. 394.

Abb. 393. Tuberkulöses Geschwür des Colon. Das Geschwür umgreift gürtelförmig den Darm, ist buchtig begrenzt, hat einen aufgeworfenen Rand; im Grund und Rand zahlreiche Tuberkel

Abb. 394. Stenose des Dünndarmes durch ein vernarbendes tuberkulöses Geschwür

die ebenfalls verkäsen. Dadurch, daß der Käse immer wieder abgestoßen wird, vergrößert sich das Ulcus flächenhaft. Da sich die Tuberkel besonders in der Submucosa unter der noch unveränderten Schleimhaut entwickeln und gegen die Mitte des Geschwüres ihren käsigen Inhalt entleeren, wird der Geschwürsrand unterminiert, überhängend. Die Geschwüre nehmen eine ringförmige Gestalt an (Abb. 393), weil die Bakterien von den dem Mesenterialansatz gegenüberliegenden Geschwüren sich auf dem Wege der Lymphbahnen beiderseits zum Mesenterium hin ausbreiten. In den mesenterialen Lymphgefäßen erzeugen sie eine Lymphangitis tuberculosa (s. Abb. 265). Im allgemeinen ist aber die Beteiligung der Lymphdrüsen gering — wenn wir von der Tabes mesaraica der Kinder absehen (s. S. 369).

Geht die Verkäsung im Geschwürsgrund bis zur Serosa, so kann *Perforation* in die Bauchhöhle eintreten. Meist aber hat vorher durch die voraufgehende Serosatuberkulose eine Verwachsung mit anderen Darmschlingen oder dem parietalen Peritoneum stattgefunden, so daß der Durchbruch nicht in die Bauchhöhle, sondern in die benachbarte Darmschlinge oder die bindegewebigen Verwachsungen erfolgt, in denen sich dann kothaltige Höhlen und Abscesse bilden. Im Geschwürsgrund können capillare und arterielle *Blutungen* entstehen. Doch sind sie meist nicht beträchtlich, weil die Arterien, bevor sie von der Verkäsung ergriffen und eröffnet werden, meist durch tuberkulöse Endarteriitis verengt oder verschlossen sind. Immerhin kann man bei Darmtuberkulose fast immer Blut im Stuhl nachweisen.

Bei *Heilung* der Geschwüre kann es infolge ihrer ringförmigen Ausbreitung leicht zu zirkulären und daher stenosierenden Narben kommen (Abb. 394). Meist heilen aber die Geschwüre mit einer flachen, leicht pigmentierten Narbe aus.

Die Tuberkulose führt manchmal, zumal im untersten Ileum und im Coecum zu erheblichen Verdickungen der Darmwand. Die Lichtung ist verengt. Klinisch besteht Darmstenose. Man fühlt durch die Bauchwand eine tumorähnliche Masse *(„tuberkulöser Ileocoecaltumor")*. Beim Zustandekommen dieser Veränderung dürfte neben den spezifisch tuberkulösen Geschwürsbildungen noch die Mischinfektion durch Darmbakterien eine große Rolle spielen.

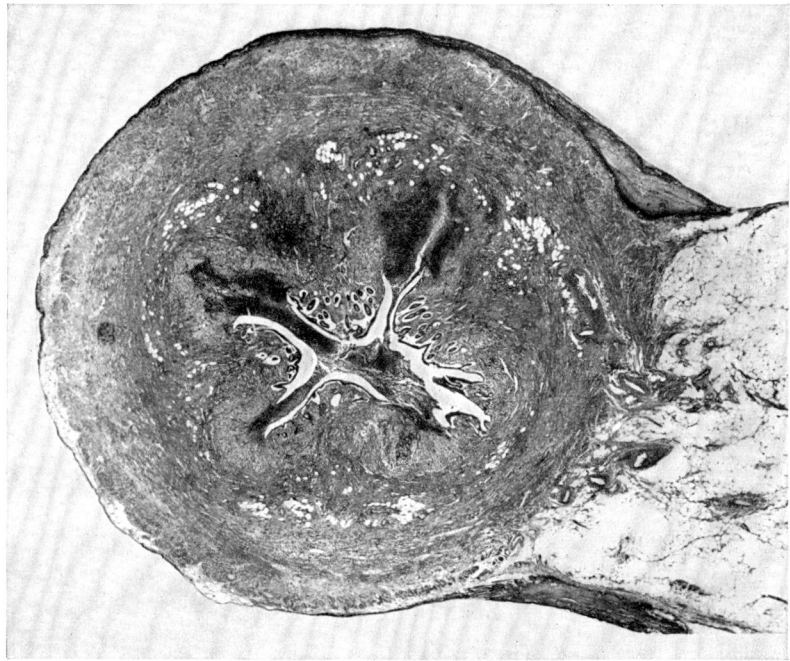

Abb. 395. Akute Appendicitis. Geschwüre in der Tiefe zwischen den Falten mit Fibrinaustritten („Primäraffekte"). Fibrinbeläge auf der Serosa

6. Die **Appendicitis** beginnt in der Regel in der Tiefe zwischen zwei Schleimhautfalten mit einer Schleimhautnekrose, aus der Leukocyten und Fibrin austreten (Primäraffekt — s. Abb. 395); rasch schließt sich eine keilförmige, mit der Spitze gegen die Lichtung, mit der Basis gegen die Serosa gerichtete Wandphlegmose an (*phlegmonöse* Appendicitis). Während im ersten Beginn mit freiem Auge kaum Veränderungen zu sehen sind, ist später die Wand stark verdickt, die Serosa gerötet und durch zarte Fibrinauflagerungen matt. In der Lichtung sammelt sich blutig-eitriges Exsudat an, wodurch eine kolbige Auftreibung der Appendix zustande kommt. Gelangt die Entzündung nicht vorher zum Stillstand, so breiten sich die Scheimhautnekrosen weiter aus und werden gegen die Lichtung zu abgestoßen, so daß Geschwüre entstehen (*ulcerös-phlegmonöse* Appendicitis). Auch in diesem Stadium kann die Krankheit ausheilen. Schreitet sie weiter, so kommt es zur Bildung von Wandabscessen, die gegen die Lichtung oder nach außen durchbrechen. Nicht selten entsteht durch Übergreifen der Entzündung auf das Mesenteriolum eine Thrombose der Venen und dadurch eine hämorrhagische

Infarzierung und Gangrän der Appendixwand (*gangränöse* Appendicitis); diese ist dann dunkelschwarzrot, teilweise mißfarbig erweicht oder zerfallen. Sitz der Gangrän kann jede beliebige Stelle des Wurmfortsatzes sein, häufiger findet sie sich an der Spitze oder in ihrer Nähe.

Im Verlauf der Appendicitis können verschiedene ernste *Komplikationen* eintreten. Bei raschem Fortschreiten der Entzündung bis an die Serosa kann es innerhalb von 48 Std zu einer diffusen, eitrigen *Peritonitis* kommen. Diese entsteht auch bei späterer Perforation des Wurmfortsatzes. Oft führt aber die während der Entwicklung der Appendicitis sich abspielende fibrinöse Entzündung der Serosa zu Verwachsungen mit der Umgebung, so daß sich bei Perforation des Wurmfortsatzes nur eine umschriebene, abgesackte Eiteransammlung im Peritoneum, ein *periappendicitischer Absceß*, bildet. Lag der Wurmfortsatz hinter dem Coecum ein-

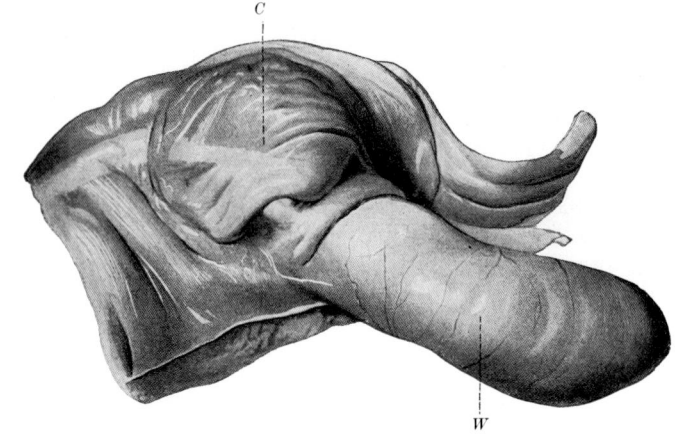

Abb. 396. Hydrops des Wurmfortsatzes (*W*). *C* Coecum

gebettet, so entsteht bei Perforation ein extraperitoneal gelegener „*paratyphlitischer*"[1] *Absceß*. Er kann sich von hier aus nach aufwärts bis an das Zwerchfell ausbreiten und zum subphrenischen Absceß führen. Periappendicitischer und paratyphlitischer Absceß brechen gelegentlich nach außen durch die Haut durch unter Bildung einer Kotfistel; manchmal perforieren sie aber später in die Bauchhöhle und führen zu tödlicher Peritonitis. Eine heute seltenere Komplikation bildet die eitrige *Thrombophlebitis im Mesenteriolum des Wurmfortsatzes*, die sich in die Vena mesenterica und Vena portae fortsetzen und zu Entwicklung von Leberabscessen führen kann.

Tritt *Abheilung* der Appendicitis ein, ehe es zu schweren Veränderungen der Wand gekommen ist, so bleiben oft nur äußerst geringfügige, kaum erkennbare Veränderungen zurück, wie etwa eine leichte Verdickung und Sklerosierung der Submucosa oder Serosa. Waren bereits Geschwüre oder Abscesse vorhanden, so entsteht je nach ihrer Ausdehnung narbige Verengerung bzw. teilweise oder vollständige *Verödung der Lichtung*. Durch Einengung oder Verödung im proximalen Teil der Appendix oder an ihrer Abgangsstelle vom Coecum kann es zur Retention allenfalls noch vorhandenen eitrigen Exsudats, zum *Empyem* des Wurmfortsatzes kommen. Unter den gleichen Voraussetzungen entsteht durch reichliche Ansammlung eines wäßrigen oder zähschleimigen, gallertigen Schleimhautsekretes der *Hydrops* bzw. die Mucocele des Wurmfortsatzes (Abb. 396). Dabei ist der Wurmfortsatz je nach dem Sitz der Verödung in seiner ganzen Ausdehnung oder nur

---

[1] Typholon enteron (griech.) Blind-Darm.

in seinem peripheren Abschnitt beträchtlich erweitert, walzen- oder birnenförmig aufgetrieben.

Tritt durch eine Perforationsöffnung der schleimige Inhalt einer Mucocele in die Peritonealhöhle aus, so kann sich ein *Pseudomyxoma peritonei* (vgl. S. 541) entwickeln. Eine weitere Folge der Erweiterung des Wurmfortsatzes ist die Bildung von umschriebenen Ausbauchungen der Wand, von *Divertikeln*. Meist handelt es sich um einen Vorfall der Schleimhaut durch Lücken an geschwächten Stellen der Muskulatur, also um falsche Divertikel bzw. Schleimhauthernien.

Häufig trifft man im Wurmfortsatz neben einer akuten Entzündung die Zeichen abgelaufener Entzündung an. In solchen Fällen liegt eine wiederholte Neuinfektion oder ein Wiederaufflackern einer bereits abklingenden Entzündung, also ein Rezidiv vor; man spricht — eigentlich unrichtigerweise — von *chronischer Appendicitis*.

Die Appendicitis wird zumeist durch Diplokokken und Streptokokken verursacht, die die Schleimhaut von der Lichtung her befallen. Da diese Keime aber schon normalerweise in der Lichtung des Wurmfortsatzes vorkommen, muß man eine vorausgegangene Schädigung der Schleimhaut oder aber eine Virulenzsteigerung der Erreger annehmen. Diese letztere könnte durch Stagnation des Inhalts, besonders zwischen den Falten begünstigt werden. Auch die sog. Kotsteine (Abb. 397) dürften hauptsächlich durch Verlegung der Lichtung den Inhalt stauen und so die Bakterienflora beeinflussen. Es handelt sich um Gebilde etwa von der Größe einer Erbse oder Bohne, mit denen sie oft genug verwechselt wurden. Sie bestehen aus einem Kern eingedickten Kotes mit einer konzentrischen Hülle ebenfalls eingedickten und eventuell verkalkten Schleimes. In der Appendix können sie auch Drucknekrosen und -geschwüre hervorrufen und so Eintrittspforten für die Bakterien schaffen. Für einen ursächlichen Zusammenhang der Kotsteine mit der Appendicitis spricht jedenfalls die Tatsache, daß sie in etwa 60% aller akut entzündeten Wurmfortsätze gefunden werden, gegenüber 5% in nichtentzündeten.

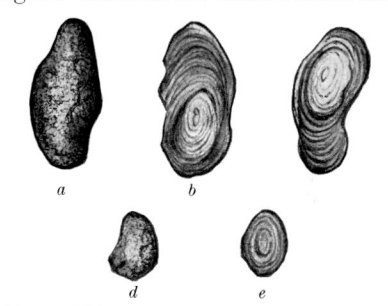

Abb. 397. Mehrere Kotsteine, *a* und *d* von der Oberfläche, *b*, *c* und *e* von der Schnittfläche. Zentraler Kern und konzentrisch geschichtete Rinde. Natürliche Größe

Mit zeitlich und örtlich verschiedener Häufigkeit (5—15%) werden Oxyuren im Wurmfortsatz angetroffen. Die Parasiten dringen in die Schleimhaut ein und rufen ein Granulationsgewebe hervor. Manche „Anfälle" von Appendicitis besonders im Jugendalter, mögen darauf zurückzuführen sein.

7. Manchmal kann man im Dickdarm eine übermäßige Absonderung eines zähen, glasigen Schleimes beobachten. Dieser wird dann mit dem Kot in membranösen Fetzen ausgestoßen oder nimmt zwischen den Schleimhautfalten eine eigenartige, wurmförmige Gestalt an. Man nennt die Erkrankung deshalb **Colitis membranacea** *oder Colica mucosa*. Sie geht offenbar auf eine allergische Reaktion der Dickdarmschleimhaut mit nervösen Störungen der Sekretion und Motorik zurück und ist in Parallele zu setzen mit dem Asthma bronchiale.

8. Eine geregelte Resorption im Dünndarm ist lebenswichtig. Ist sie gestört, so entsteht das **Malabsorptions-** (besser wäre -resorptions-) **Syndrom**, dessen klinisch hervorstechendste Zeichen Gewichtsverlust und Auftreten von Fett im Stuhl *(Steatorrhoe)* bzw. Diarrhoe sind. Da aber gegebenenfalls nicht bloß Fette, sondern auch Disaccharide, Eiweiß, Mineralien und Vitamine nicht aufgenommen werden, kann das Krankheitsbild je nach dem Überwiegen des einen oder anderen Mangels sehr vielgestaltig werden. Es handelt es sich um ein angeborenes oder erworbenes Unvermögen der Schleimhaut, die Nahrungsstoffe aufzunehmen oder abzubauen. In mancher Hinsicht erinnert das Krankheitsbild an das der Intoleranz, bei der ebenfalls der Abbau gewisser Stoffe gestört ist, jedoch nach Passieren der normal funktionierenden Darmwand.

Die *idiopathische* Form der Malabsorption tritt bei Kindern in Form der Cöliakie[1], bei Erwachsenen in Form der tropischen und nichttropischen Sprue auf. Bei der Cöliakie handelt es sich um einen ererbten Fermentdefekt (Peptidasemangel in der Jejunalschleimhaut), infolge dessen gewisse Anteile des Weizenmehls, nämlich die alkohollösliche Fraktion des sog. Klebers, und zwar hauptsächlich das Gluten, nicht gespalten werden können. Anatomisch sind die Zotten verkürzt und blattartig (Abb. 398/3) oder ganz geschwunden (Abb. 398/4), ihr Epithel, das ja dauernd von den Krypten her nachgeschoben und auf der Spitze abgeschilfert wird, erreicht nicht seine Enddifferenzierung, das Stroma ist entzündet. Manchmal ist das Zurückbleiben im Wachstum auffällig (Herter[2]-Heubnerscher[3] Infantilismus). Durch Weglassen des Glutens kann man bei Kindern die Zotten wieder normalisieren. Die nicht-tropische Sprue des Erwachsenen zeigt dieselben Veränderungen im Jejunum; sie hängen aber nicht mit einer Unfähigkeit zusammen, das Gluten zu spalten.

Dasselbe Bild der Darmschleimhaut zeigen auch die im Wachstum zurückbleibenden Tiere bei der durch Anwachsen transplantierter körperfremder Zellen ausgelösten „runt disease" (s. S. 168).

Bei der *symptomatischen* Sprue wäre die Darmschleimhaut sehr wohl zur Resorption fähig, die Ursache liegt aber in einer Störung des Verdauungsmechanismus nach Operationen, Verschluß der Lymphwege, Schleimhautamyloidose oder besteht in einem Mangel des fettspaltenden Pankreasfermentes bei cystischer Pankreasfibrose (s. S. 535).

Die Malabsorption betrifft manchmal besonders die *Kohlenhydrate*, welche normal in der Schleimhaut von Disacchariden zu Monosacchariden abgebaut werden. Fehlt das dazu nötige Enzym, so können sie nicht resorbiert werden; sie werden dann in der Darmlichtung bakteriell vergoren und führen zu Durchfällen.

Schon normalerweise wird im Dünndarm Albumin abgegeben, eine krankhafte Steigerung dieses Vorganges stellt die *Proteindiarrhoe (exsudative Enteropathie)* dar, die dann zu Hypoproteinämie mit allen ihren Folgen führt. Dadurch wird das Krankheitsbild dem des ebenfalls mit Eiweißverlust einhergehenden Nephrose-Syndroms ähnlich (Nephrose ohne Albuminurie). Bei der idiopathischen Form kann man keine Veränderung der Darmschleimhaut finden; die sekundären Formen kommen vor bei Entzündung und Coeliakie.

9. Eine eigenartige chronische Entzündung ist im Endabschnitt des Ileums lokalisiert — sie wird deshalb auch **Ileitis terminalis** (Enteritis regionalis, Crohnsche[4] Krankheit) genannt, kommt aber auch herdförmig im ganzen Colon und Duodenum vor. Makroskopisch bietet die Schleimhaut in typischen Fällen ein pflastersteinartiges Bild: Strichförmige Furchen mit tiefen Buchten grenzen vorspringende Gebiete unveränderter Schleimhaut ab. Mikroskopisch findet man auf dem Boden der Furchen Geschwüre und epitheloidzellige Knötchen, die sich manchmal kaum von Tuberkeln unterscheiden lassen. Die Entzündung neigt einerseits zur Vernarbung, andererseits kann der von der Schleimhaut ausgehende geschwürige Zerfall weitergreifen und zu inneren (Sigma, Blase) und äußeren (Haut) Fisteln führen. Im Beginn der Erkrankung werden daher die Symptome der Entzündung wie Schmerzen, die leicht für appendicitische gehalten

---

[1] Koilia (griech.) Bauchhöhle   [2] HERTER (1865—1910), Pathologe, New York.   [3] HEUBNER (1843—1926), Pädiater, Berlin.   [4] B. B. CROHN, zeitgenössischer amerikanischer Arzt, der die zuerst von F. LANDOIS (1923) beschriebene Krankheit 1934 neu bearbeitete.

werden, Spasmen und blutig-schleimige Stühle vorherrschen; in späteren Stadien ist das Bild durch die Stenose des Darmes bestimmt, die zu einer Hypertrophie

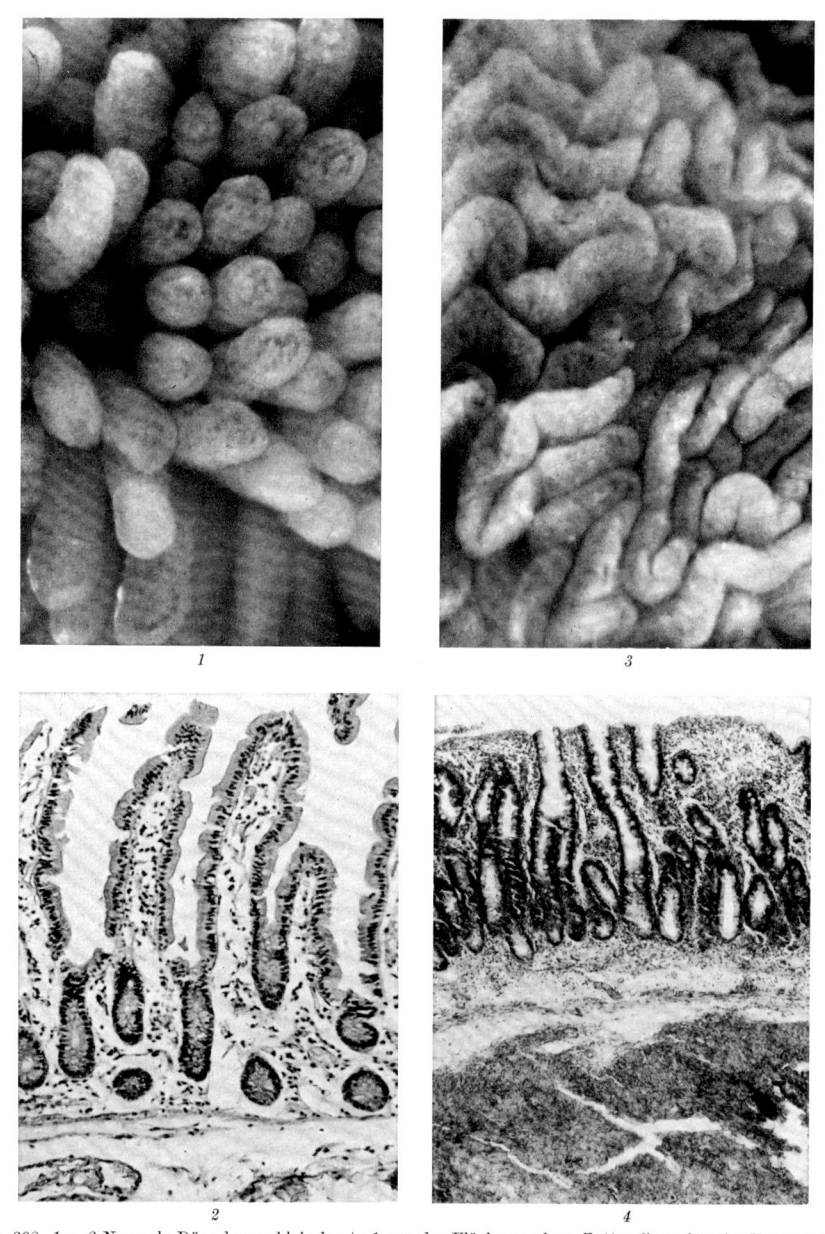

Abb. 398. *1* u. *2* Normale Dünndarmschleimhaut: *1* von der Fläche gesehen, Zotten fingerförmig (Vergr. 45fach); *2* im histologischen Schnitt (Vergr. 50fach). *3* u. *4* Dünndarmschleimhaut bei Malabsorption: *3* Zotten verkürzt und blattförmig; *4* Zotten treten nicht hervor, Krypten verlängert. (Nach HAEMMERLI u. AMMANN)

und schließlich auch Dilatation der oralwärts gelegenen Dünndarmabschnitte führt. Die Ursache der meist jüngere Erwachsene befallenden Krankheit ist nicht klar; man denkt an ein Virus.

10. Bei der **Pneumatosis**[1] **cystoides intestini** treten Gasblasen (90% Stickstoff, 7,5% Kohlensäure, 2,5% Sauerstoff) zunächst in den Lymphgefäßen auf, dann aber auch im Bindegewebe aller Darmwandschichten (Abb. 399); um sie herum entwickelt sich eine entzündliche Infiltration mit Fremdkörperriesenzellen. Die Ursache der Gasbildung ist nicht sicher bekannt, wahrscheinlich handelt es sich um eine chemisch-fermentative Zersetzung des Chylus.

11. Die **intestinale Lipodystrophie** (Whipplesche[2] Krankheit) ist gekennzeichnet durch das Auftreten bisher nicht identifizierter Bakterien in der Dünndarmschleimhaut und in mesenterialen Lymphknoten, die von Histiocyten phagozytiert und abgebaut werden. Als Endprodukt bleiben dann im Cytoplasma der Zellen Lipoide liegen, so daß sie als Schaumzellen imponieren. Diese gewucherten Zellen verlegen die Wege der Fettresorption aus dem Dünndarm, so daß es schließlich zur Steatorrhoe mit tödlichem Ausgang kommt.

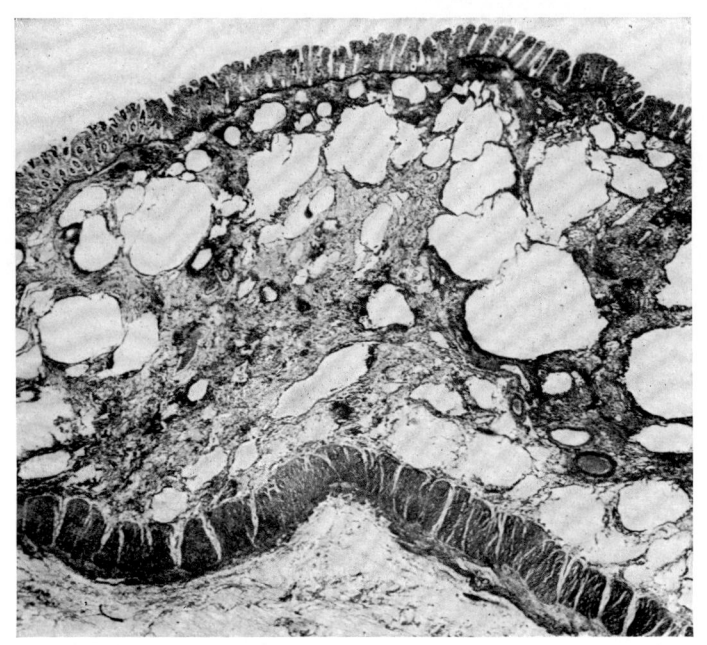

Abb. 399. Pneumatosis cystoides des Dickdarms mit zahlreichen Gasblasen in der Submucosa

k) Geschwülste

Lipome sitzen meist in der Submucosa (innere Lipome) oder in der Subserosa (äußere Lipome). Die inneren Lipome wölben die Schleimhaut vor oder ragen gestielt in die Darmlichtung hinein (Abb. 186, 400). Zu den äußeren Lipomen werden gewöhnlich auch sehr fettreiche, geschwulstartig verdickte Appendices epiploicae gerechnet.

Myome gehen von der Muscularis mucosae oder Muscularis propria aus, sind also Leiomyome. In gleicher Weise wie bei den Lipomen werden innere und äußere Myome unterschieden. Während erstere meist klein sind, erreichen letztere bisweilen eine sehr beträchtliche Größe, können gestielt herabhängen (Abb. 401), durch Drehung nekrotisieren.

Die stets in der Mehrzahl auftretenden, manchmal zu Hunderten vorhandenen *Hämangiome* sind stecknadelkopf- bis erbsengroß und hängen deutlich an den Venen. Man sieht sie am besten, wenn man den Darm gegen das Licht hält. Sie stellen mehrfache, zu einem geschlossenen Gebilde vereinigte Ausbuchtungen der kleinsten Venen der Submucosa dar, sind also als Phlebektasien aufzufassen. *Lymph- und Chylangiome* sind häufig, dürfen aber nicht mit kleinen Chyluscystchen der Dünndarmschleimhaut verwechselt werden.

Primäre **Sarkome** des Darmes sind selten. Sie treten in zwei Formen auf. Die spindelzelligen *Myosarkome* bilden knollige, polypöse, in die Darmlichtung oder nach außen vortretende Geschwülste, die aus einem rötlichweißen, faserigen Gewebe bestehen. *Lymphosarkome* stellen plattenförmige oder schüsselförmig aus-

---

[1] Pneuma (griech.) Luft.   [2] G. H. Whipple, geb. 1878, amerikanischer Pathologe.

gehöhlte Einlagerungen in der Darmwand dar und haben in der Regel eine Erweiterung der Lichtung zur Folge, was differential-diagnostisch gegenüber den meist stenosierenden Krebsen von Wichtigkeit ist.

Polypöse Wucherungen der Darmschleimhaut treten in verschiedenen Formen auf.

1. Der *adenomatöse Polyp* stellt eine knollige Wucherung dar, die sich zunächst halbkugelig über die Schleimhaut vorbuckelt, bei weiterem Wachstum aber diese

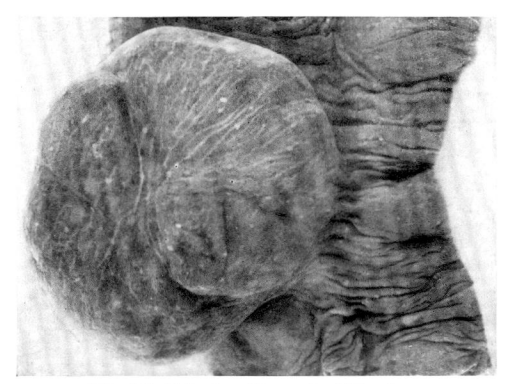

Abb. 400. Polypöses Lipom des Dünndarms

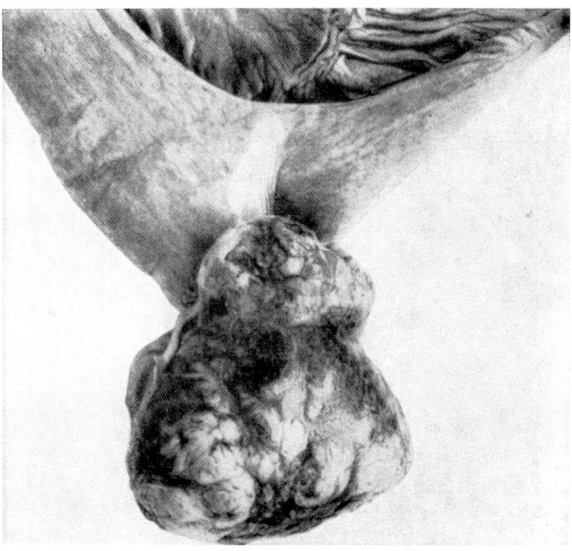

Abb. 401. Gestieltes Myom des Jejunum

zu einem Stiel auszieht, an dem sie dann wie eine Kirsche hängt (gestielter Polyp) (Abb. 402). Histologisch besteht der Polyp aus Drüsenschläuchen, die ähnlich wie die Krypten der Darmschleimhaut von Cylinderzellen und Becherzellen ausgekleidet sind. Man findet einzelne solcher Polypen, die meist nicht größer sind als ein Kirschkern, häufig im Alter im Colon. Zu Tausenden treten sie bei einer dominant vererblichen Krankheit, der *Polyposis adenomatosa*, im Dickdarm auf (Abb. 403). Während die einzelnen adenomatösen Polypen harmlos sind, entarten Polypen bei der Polyposis adenomatosa regelmäßig zu Krebs.

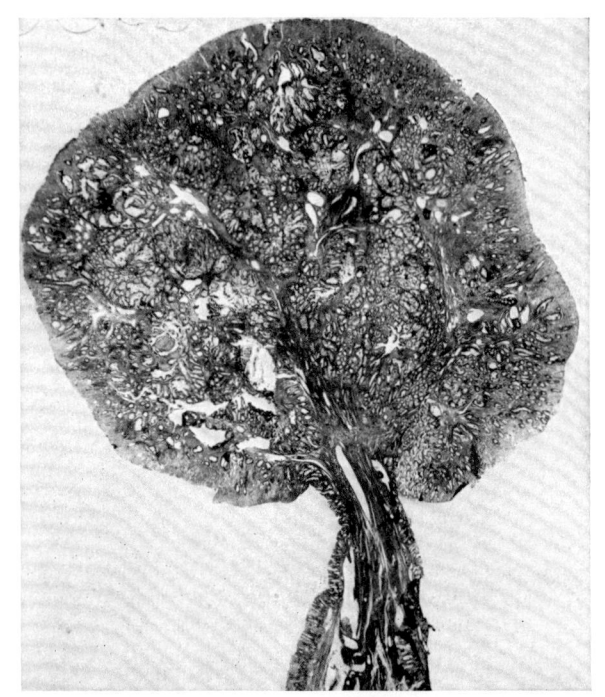

Abb. 402. Gestielter drüsiger Polyp des Dickdarms bei Lupenvergrößerung

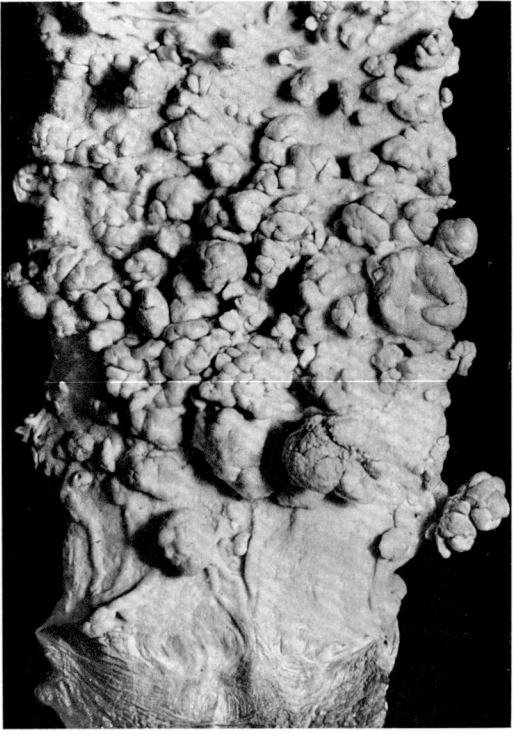

Abb. 403. Polyposis adenomatosa des Mastdarmes

Im *Kindesalter auftretende Polypen* sind durch ein reichlicheres zellreiches Stroma und Retentionscysten ausgezeichnet.

Bei dem dominant erblichen *Peutz-Jeghers-Syndrom* finden sich adenomatöse Polypen hauptsächlich im Jejunum zugleich mit einer fleckigen Pigmentierung der Haut und Mundschleimhaut.

2. Die *papillomatösen Polypen* (Papillome) haben eine zottige Oberfläche und sitzen der Schleimhaut breitbasig auf. Sie werden größer als die adenomatösen Polypen und gehen häufiger (1:3) in Krebs über als die adenomatösen Polypen (1:100); sie erreichen im Rectum besondere Größe und sondern dann reichlich schleimhaltige Flüssigkeit ab.

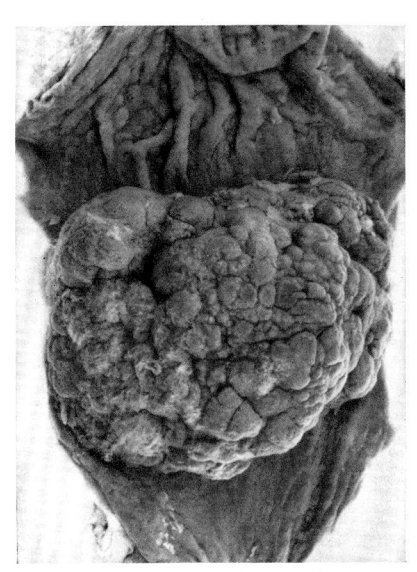

Abb. 404. Polypöses Darmcarcinom

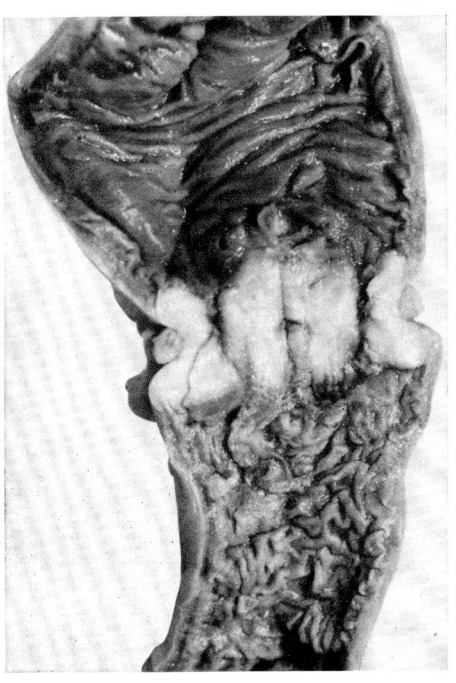

Abb. 405. Stenosierendes, ringförmiges Dickdarmcarcinom. Die Darmlichtung oralwärts vom Tumor erweitert

Die **Carcinoide** des Darmes — ebenso wie die selteneren des Magens — sind gutartige, langsam wachsende Geschwülste, obwohl sie die Muskelwand infiltrierend durchsetzen (s. Abb. 194). Die Tumorzellen besitzen dieselben Eigenschaften wie die enterochromaffinen Zellen in der normalen Darmschleimhaut. Selten schlagen diese Tumoren ein schnelleres Wachstumstempo ein und metastasieren dann in die mesenterialen Lymphdrüsen und entfernte Organe, besonders in die Leber. In solchen Fällen findet man eine Verdickung des Endokards der rechten Herzkammer mit Endokarditis der Tricuspidal- und Pulmonalklappen. Klinisch treten Koliken und Durchfälle sowie eine Hautrötung (Wallungen) in der oberen Körperhälfte auf. Diese Symptome sind auf eine hohe Absonderung von Oxytryptamin (Enteramin, Serotonin) durch den Tumor zurückzuführen, eines Stoffes, der zur Kontraktion von glatten Muskelfasern, Vermehrung der Peristaltik und Blutungszeitverkürzung führt.

Das häufige **Carcinom** des Darmes verhält sich im wesentlichen wie das Magencarcinom. Histologisch handelt es sich meist um ein Adenocarcinom (s. Abb. 203) oder einen Gallertkrebs, seltener um einen Scirrhus; im Bereiche des Anus kommen auch Plattenepithelkrebse vor. Darmkrebse können sich in jedem Abschnitt entwickeln, entstehen aber am häufigsten an bestimmten Lieblingsstellen, so an der Bauhinschen Klappe bzw. im Coecum, in der Flexura sigmoidea, in der Hälfte aller Fälle aber im Rectum. Der Dickdarm ist also im ganzen bevorzugt. Makroskopisch bildet das Carcinom teils knollige (Abb. 409), später nach der Lichtung zu zerfallende Massen, teils umfangreichere, gewöhnlich ringförmige Geschwüre mit aufgeworfenen Rändern (Abb. 206/4, 404), teils diffuse scirrhöse Infiltrate wie im Magen (s. S. 478).

Der Darmkrebs macht *Verengerung* des Darmrohres bis zur völligen Unwegsamkeit durch die vorspringenden Tumormassen, teils durch narbige Schrumpfung der älteren Abschnitte. Die Verengerung bewirkt Kotstauung (S. 484) mit allen ihren Folgen (Hypertrophie und Dilatation, stercorale Geschwüre, Ileus usw.). Das Carcinom führt ferner zu *Blutungen* und, wenn der geschwürige Zerfall bis zur Außenfläche fortschreitet, zu *Peritonitis*. Es greift auch über auf andere Darmschlingen, auf die Bauchwand, das Rectum, auf Uterus, Vagina und Harnblase, bricht in diese Teile durch und führt bei fortschreitendem Zerfall zu *Fistelbildung* zwischen Darm und den genannten Organen.

Die Darmcarcinome bilden oft zahlreiche *Metastasen* (am Peritoneum, in den retroperitonealen Lymphknoten, in der Leber, in den Ovarien usw.), und zwar manchmal schon zu einem Zeitpunkt, in dem sie selbst noch klein sind und keine klinischen Symptome machen; andererseits können Metastasen vollständig fehlen, auch dann, wenn der Primärtumor schon hochgradige Stenose verursacht.

VIII. Mastdarm und After[1]

1. Strikturierende Geschwüre des Mastdarms. Im Mastdarm findet sich manchmal oberhalb des Anus auf einer Strecke von etwa 10 cm oder darüber eine Geschwürs- und Narbenfläche, die sich nach oben gegen die erhaltene Schleimhaut mit einer scharfen, unregelmäßig buchtigen Linie begrenzt (stenosierende, ulceröse Proktitis und Periproktitis). Die *Geschwüre* reichen verschieden tief in die Muscularis, haben einen glatten Grund und scharfen Rand. Das *Narbengewebe* durchsetzt die Muskulatur des Rectums sowie das umgebende Zellgewebe und führt durch Schrumpfung zu schwieliger Verdickung der Wand und beträchtlicher Stenosierung. Oft kommt es zur Bildung von *Fisteln*, die in das Beckenzellgewebe, in die Vagina oder die Harnblase führen. Die Erkrankung wird hervorgerufen durch das Virus des Lymphogranuloma inguinale (s. S. 242). Wie es in den Mastdarm gelangt, ist nicht sicher (abnormaler Geschlechtsverkehr, Überfließen von Sekret aus dem infizierten Genitale ?).

2. Ulcus clysmaticum. Im Rectum kann ungeschickte Verabreichung eine Klysmas zu Verletzungen der Schleimhaut führen, die zu Geschwüren werden. Sie sitzen dort, wo der Uterus oder die Prostata ein Polster bilden. Die scharf umrandeten Defekte machen die Diagnose leicht.

3. Hämorrhoiden. Die Venen des Analringes oder besser: die Glomerula venosa rectalia erfahren häufig eine Erweiterung zu den sog. Hämorrhoiden[2] (Abb. 406). Das sind knotenförmig nach außen (äußere H.) oder gegen den Mastdarm (innere H.) sich vorwölbende Gebilde, die durch Erweiterung der Venen zumeist auf Grund von Stauungszuständen bzw. Abflußbehinderung (z. B. bei sitzender Lebensweise) entstehen. Sie können aus kleinen oder größeren Rissen bluten, sich schmerzhaft entzünden, thrombosieren, organisiert werden und dann durch Schrumpfung verschwinden. Diesen spontanen Heilungsvorgang kann man auch willkürlich herbeiführen, wenn man in den Hämorrhoiden künstlich eine Thrombose auslöst.

4. Fisteln. Die am Anus nicht seltenen Fisteln (Abb. 407) gehen von der innersten, noch mit Plattenepithel überzogenen Zone des Analkanals aus, und zwar vom Boden der seichten, nach oben offenen Taschen, die sich normalerweise hier zwischen den säulenförmigen Längswülsten der Schleimhaut finden (Zona columnaris). Offenbar können sich Kotteilchen hier verfangen und zu einer zunächst

---

[1] griech.: proktos; lat.: anus. [2] Haima (griech.) Blut; rheo (griech.) fließen — wegen der häufigen Blutungen.

umschriebenen Entzündung führen. Diese folgt ascendierend Gängen, die teils blind in der Submucosa enden, teils die glatten Sphinctermuskeln durchsetzen. Sie stellen Rudimente eines bei Tieren als Proktodäaldrüsen[1] wohl entwickelten Organs dar. In der Tiefe kommt es dann zu Eiteransammlungen und Bildung von Abscessen, die dann nach verschiedenen Richtungen durchbrechen, wodurch erst eine richtige vollständige Fistel entsteht: Entweder verlaufen sie in der Submucosa oder unter Durchbrechung der Muskulatur zur äußeren Haut (äußere Analfistel) oder nach aufwärts in die Rectumschleimhaut (innere Analfistel). Sind die Gänge nicht durchbrochen, so spricht man von unvollständigen Analfisteln. Verhältnismäßig selten sind solche Analfisteln auf eine Tuberkulose zurückzuführen, die dann immer von der Darmlichtung her mischinfiziert ist.

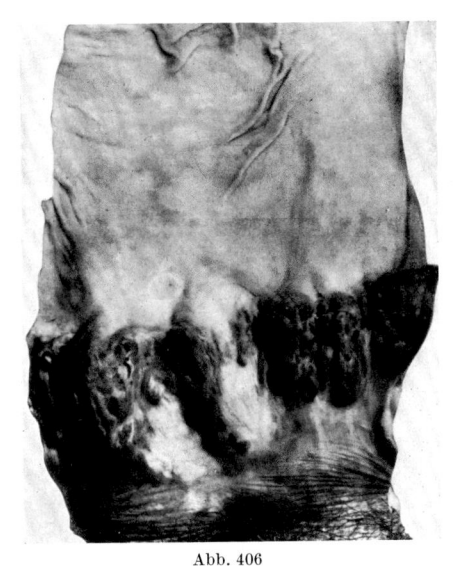

Abb. 406 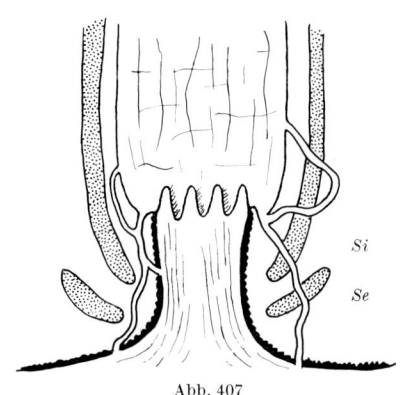   Abb. 407

Abb. 406. Hämorrhoiden

Abb. 407. Schematische Darstellung des möglichen Verlaufes von Analfisteln. *Si* glatter Sphincter internus; *Se* quergestreifter Sphincter externus; das Plattenepithel des Analkanals (schwarz) reicht bis in die Gegend der Morgagnischen Krypten, von denen die Fisteln ausgehen. Auf der rechten Seite durchbrechen sie den Sphincter und enden innen (komplette innere Analfistel) oder außen (komplette äußere Analfistel); links verlaufen die Analfisteln in ähnlicher Weise in der Submucosa

IX. Leber[2]

a) Störungen der Gallensekretion (Ikterus)

Wir wissen heute, daß die Fähigkeit, aus dem Blutfarbstoff Bilirubin zu bilden, kein Monopol der Leber ist, sondern vielen Zellen des Körpers zukommt. Insbesondere trifft das für die Zellen des Mesenchyms bzw. die Zellen des reticuloendothelialen Systems zu. Ist doch das bei jedem Blutaustritt über verschiedene Abbaustufen entstehende eisenfreie Hämatoidin (s. S. 139) als chemisch identisch mit dem indirekten Bilirubin erkannt worden. Wahrscheinlich sind es auch in der Leber die dem reticuloendothelialen System zugehörenden Elemente, die v. Kupfferschen Sternzellen, welche aus dem Blutfarbstoff den Gallenfarbstoff bereiten. Nach dieser Auffassung wären dann die Leberzellen nur das Ausscheidungsorgan für den ihnen zur Verfügung gestellten Gallenfarbstoff: Das indirekte Bilirubin wird beim Durchgang durch die Leberzellen mit Glucuronsäure gekoppelt und damit zu direktem Bilirubin umgewandelt.

Wenn Galle in das Blut übertritt, kommt es zu einer galligen Gelbfärbung der Organe, die man *Ikterus*[3], *Gelbsucht* nennt. Dabei durchtränkt der Farbstoff die Gewebe (s. S. 143); nur selten ist er in körniger oder kristallinischer Form vorhanden. Die Stärke der ikterischen Verfärbung ist verschieden. Von einer eben nur an den Skleren feststellbaren leichten Gelbfärbung (Subikterus) bis zur

---

[1] Proktodäum: der mit Plattenepithel ausgekleidete Endabschnitt des Darmes bei niederen Tieren.   [2] griech.: hepar; lat.: jecur.   [3] griech.: gelber Vogel (Goldamsel).

schwersten gelbgrünen oder olivgrünen Verfärbung der Haut und der inneren Organe (Melasikterus[1]) gibt es alle Übergänge. Allerdings werden nicht alle Organe vom Gallenfarbstoff in gleicher Weise angefärbt. Am stärksten nehmen ihn nekrotische Gewebsteile auf. Besonders deutlich sichtbar wird die Verfärbung an Geweben von rein weißer Farbe, wie z. B. den Skleren, während in blutreichen Organen die rote Farbe des Hämoglobins den Ikterus überdeckt. Nicht ikterisch wird in der Regel das Zentralnervensystem. Nur bei Neugeborenen können unter Umständen die Zentralganglien gallig gefärbt sein, z. B. bei der fetalen Erythroblastose (Kernikterus, s. S. 360). Wir dürfen aber nicht vergessen, daß außer dem Gallenfarbstoff auch andere, nicht grob sichtbare Bestandteile der Galle in das Blut und die Gewebe gelangen, von denen besonders die *Gallensäuren* wichtig sind. Auf sie gehen Störungen und Schädigungen der Parenchyme zurück, wie z. B. die degenerativen Veränderungen der Nierenepithelien (ikterische Nephrose), die Schädigung des Nervensystems, welche sich in allgemeiner Schlaffheit, Pulsverlangsamung usw. zu erkennen gibt. Außerdem besteht manchmal ein sehr quälender Juckreiz. Da infolge Schädigung des Leberparenchyms oder Störung der Fettresorption die Aufnahme von Vitamin K und damit die Bildung von Prothrombin (s. S. 87) beeinträchtigt ist, kommt es zu einer Störung des Blutgerinnungsvorganges, zu den sog. cholämischen Blutungen (s. auch S. 11). Wir können drei Ikterusformen unterscheiden:

1. Ikterus kommt einmal dadurch zustande, daß die abführenden Gallenwege, seien es nun die kleinsten intrahepatischen oder der Ductus choledochus, durch ein mechanisches Hindernis (Steine, Geschwülste, Narben usw.), verschlossen werden *(mechanischer Ikterus)*. Die vom Parenchym abgesonderte Galle staut sich zurück in die Leberläppchen, daher auch die Bezeichnung *Stauungsikterus*. Die zwischenzelligen Gallecapillaren sind erweitert und enthalten die eingedickte Galle in Form von sog. Gallecylindern (s. Abb. 104), besonders in den Acinuszentren. Dadurch, daß die Gallecapillaren einreißen oder die Leberzellen selbst nekrotisch werden (gallige Nekrose), kann die Galle in den Disseschen Raum und in die Sinusoide übertreten, weshalb man auch von *Resorptionsikterus* gesprochen hat. Die mit dem Blutserum angestellte Diazoreaktion ist ohne weiteres (direkt) positiv. Die Niere kann dieses mit Glucuronsäure gekoppelte Bilirubin mit dem Harn ausscheiden. Infolge der Behinderung des natürlichen Abflusses wird auf der anderen Seite der Stuhl zu wenig Galle oder überhaupt keine Galle enthalten, hypocholisch oder acholisch sein. Da deshalb auch kein Urobilinogen im Darm gebildet werden kann, fehlt im Harn die Urobilinausscheidung.

2. Eine zweite Art des Ikterus geht darauf zurück, daß infolge vermehrter Zerstörung von roten Blutkörperchen übermäßig viel Hämoglobin für die Gallebereitung zur Verfügung steht *(hämolytischer Ikterus)* und gleichzeitig das Vermögen der Leberzellen, den Gallenfarbstoff richtig auszuscheiden, gestört ist. Dieser bleibt im Blut, wird gewissermaßen zurückgehalten, so daß man von *Retentionsikterus* spricht. Im Blut ist also bloß der Gehalt an indirektem Bilirubin erhöht, nicht aber an direktem und an Gallensäuren. Man spricht deshalb auch von *dissoziiertem Ikterus*. Dementsprechend fehlen die schweren Symptome des Ikterus. Die Kranken fühlen sich wohl und wissen sogar manchmal nicht, daß sie einen leichten Ikterus aufweisen. Stellt man jetzt mit dem Blutserum die Diazoprobe an, so fällt sie erst nach dem Zusatz von Pufferlösungen oder von Alkohol positiv aus. Die indirekt positive Diazoprobe wird daher als Zeichen dafür gewertet, daß das Bilirubin nicht durch die Leberzellen gegangen ist. Dieses Bilirubin kann nicht von der Niere ausgeschieden werden („acholurischer[2] Ikterus"). Gleichzeitig bildet aber

---

[1] Melas (griech.) schwarz.   [2] a verneinendes a-; chole (griech.) Galle; uron (griech.) Harn.

die Leber aus dem reichlich dargebotenen Blutfarbstoff eine Galle, die sehr viel Gallenfarbstoff enthält und deswegen dunkel und zähflüssig erscheint (pleiochrome[1] Galle). Im Darm kann daher viel Urobilinogen entstehen; in Stuhl und Harn wird dementsprechend reichlich Urobilin ausgeschieden (Urobilinikterus). Als Beispiel für diese Ikterusform können wir den *familiären hämolytischen Ikterus* ansehen (s. S. 346), sowie den Ikterus, der bei der Aufsaugung größerer Blutergüsse und Zerfall der roten Blutkörperchen infolge Giftwirkung entsteht *(toxisch-hämolytischer Ikterus)*.

3. Eine weitere Form des Ikterus entsteht dann, wenn das Leberparenchym geschädigt wird *(parenchymatöser Ikterus)*. Dabei kann eine grob sichtbare Schädigung fehlen wie bei Sepsis (septischer Ikterus), oder es kommt zu gestaltlich faßbaren Zerstörungen in Form größerer oder kleinerer Nekrosen und Zerfallsherden wie bei akuter gelber Leberatrophie. Die Funktion der Leberzellen ist in mehrfacher Hinsicht beeinträchtigt, in erster Linie die Bildung der Glucuronsäure und ihre Kuppelung mit Bilirubin, gleichzeitig tritt auch Galle in das Blut über. Die Art und Weise, wie die Galle in das Blut gelangt, ist nicht ganz klar, vielleicht auch nicht immer dieselbe. Bei nekrotischem Zerfall von Leberzellen wird es natürlich zu Eröffnung von Gallecapillaren kommen und so der Galle ein Weg in den Disseschen Raum eröffnet, ähnlich wie beim mechanischen Ikterus. Sind aber keine Leberzellen zerstört, so stößt die Erklärung des Ikterus auf Schwierigkeiten. Man nimmt dann eine falsche Richtung der Gallenabsonderung in das Blut statt in die intercellulären Gallencapillaren an (sog. Paracholie). Im Blute ist daher direktes und indirektes Bilirubin vorhanden, im Harn treten sowohl Bilirubin als auch Urobilinogen auf. In gewisser Hinsicht vereinigt also diese Ikterusform die Symptome des mechanischen und hämolytischen Ikterus.

Hierher gehört auch die physiologischerweise beim Neugeborenen am 2. bis 3. Lebenstag auftretende Gelbsucht *(Ikterus neonatorum)*. Während des intrauterinen Lebens gibt der Fetus Bilirubin aus dem Blut nicht über die Leber, sondern über die Placenta an die Mutter ab, was natürlich nach der Geburt nicht mehr möglich ist. Die Leber ist anfänglich der neuen Aufgabe, das Bilirubin an Glucuronsäure zu binden, nicht ganz gewachsen, so daß es zu einem Ikterus kommt, der im Wesen dem hämolytischen Ikterus gleicht und lange Zeit auch für einen solchen gehalten wurde. Dagegen ist die Gelbsucht, mit der die Kinder bei Rh-Unverträglichkeit bereits zur Welt kommen, ein echter hämolytischer Ikterus, der durch hämolytische Antikörper der Mutter ausgelöst wird, welche auf den Fetus übergehen.

Man könnte die drei eben geschilderten Ikterusformen auch als *posthepatisch*, *prähepatisch* und *hepatisch* bezeichnen.

b) Erworbene Formveränderungen

Eine typische, infolge Änderung der Frauenmode in unseren Gegenden selten gewordene Formveränderung der Leber ist die *Schnürfurche* (Abb. 408). Sie läuft quer über die Leberoberfläche, ist im rechten Lappen meist deutlicher ausgeprägter als im linken und kann so tief sein, daß der untere Abschnitt der Leber frei beweglich ist und sich nach oben umschlagen läßt (Schnürlappen). In der Furche ist das Leberparenchym durch Bindegewebe ersetzt, in dem nur noch Gallengänge und Gefäße erhalten geblieben sind. Die Veränderung ist teilweise die unmittelbare Folge der Einschnürung, teilweise kommt sie dadurch zustande, daß durch das Schnüren der Rippenbogen in die Leber eingepreßt wird. Aus demselben

---

[1] pleios (griech.) voll; chroma (griech.) Farbe.

Grunde findet sich eine Furchenbildung in der Leber auch bei starker Verkrümmung des Brustkorbes. Die Bezeichnung „Druckfurche" wäre daher vorzuziehen.

Als *Zwerchfellfurchen* (Abb. 408) oder Zahnsche Furchen bezeichnet man sagittal gestellte Furchen, die sehr häufig an der Kuppe des rechten Leberlappens zu sehen sind. Sie werden auf den Druck hypertrophischer Zwerchfellzacken bei erschwerter Inspiration zurückgeführt.

c) Regressive Veränderungen

Wenn nach dem Tode gasbildende Bakterien in die Leber eindringen und sich hier vermehren, ist sie oft in ganzer Ausdehnung von Gasblasen durchsetzt und bietet ein bienenwaben- oder schwammähnliches Aussehen dar (*Schaumleber*, Emphysema hepatis).

Atrophie der Leber, wie sie bei schwerer Kachexie und senilem Marasmus anzutreffen ist, äußert sich in einer gleichmäßigen Verkleinerung des ganzen Organs, das eine glatte oder leicht gerunzelte Oberfläche, zugeschärfte Ränder und eine

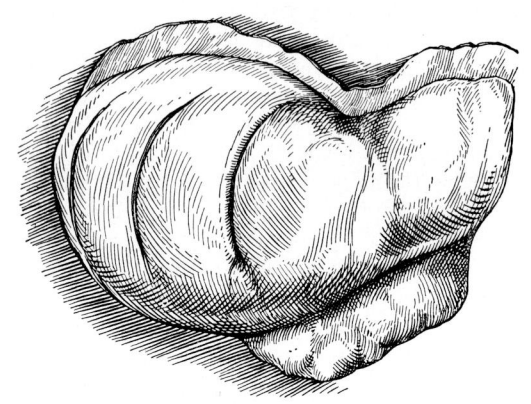

Abb. 408. Zwerchfellfurchen auf dem rechten Leberlappen. Schnürfurche über den unteren Abschnitten des rechten und linken Leberlappens

vermehrte Konsistenz (durch Schwund der Parenchymzellen bei Erhaltenbleiben des Stützgewebes) erhält. Durch Anhäufung von Pigment in den atrophischen Leberzellen (s. Abb. 107) wird die Farbe des Organs dunkelbraun mit intensiverer Färbung der zentralen, weil stärker pigmenthaltigen Teile der Läppchen (braune Atrophie); dabei sind die Läppchen im ganzen verkleinert.

Trübe Schwellung, sog. parenchymatöse Degeneration, tritt häufig im Verlaufe akuter Infektionskrankheiten sowie bei manchen Vergiftungen auf. Die Leber ist groß, schlaff, ihre Oberfläche und Schnittfläche graurot, matt, wie gekocht, eine Läppchenzeichnung nicht erkennbar. Dasselbe Bild kann aber auch die kadaverös veränderte Leber darbieten.

Das *Amyloid* liegt in der Wand der kleinen Gefäße (Abb. 87), und zwar vorzugsweise in der sog. intermediären Zone. Je reichlicher die Ablagerung von Amyloid wird, um so schmaler werden die Leberzellbalken, um schließlich ganz zu verschwinden. Dabei ist das Organ vergrößert, derb und zeigt auf der Schnittfläche einen wachsartigen Glanz (Speckleber, Wachsleber, Holzleber).

Vacuoläre Degeneration der Leberzellen findet man beim Tod infolge Anoxämie, also z. B. beim Höhentod der Flieger.

Unter Umständen wird *Neutralfett* in den Leberzellen abgelagert. Während die normale Leberzelle das Fett vollkommen abbaut, so daß sie also keine Fetttröpfchen enthält, bleibt dann, wenn die Leberzelle bzw. ihre enzymatische Tätigkeit beeinträchtigt ist, Neutralfett in groben oder feineren Tropfen liegen. Diese sind zunächst klein, vergrößern sich aber und fließen zusammen, bis dann die Zellen von einem einzigen großen Tropfen ausgefüllt sind. Schließlich kann die Zellmembran einreißen, so daß die Fetttropfen zweier benachbarter Zellen zusammenfließen und eine Fettcyste bilden; ja, das Fett kann sogar in die Blutbahn übertreten und embolisch in die Lunge verschleppt werden (s. S. 91). Da viele Schädlichkeiten die Leber auf dem Blutwege erreichen, werden die acinusperipheren Zellen zuerst von ihnen betroffen und daher auch als erste verfetten.

Normalerweise wird das der Leber zugeführte Neutralfett sehr rasch durch Anlagerung von Phosphorsäure und Cholin zu Lecithin umgewandelt. Fehlt Cholin[1] in der Nahrung von Versuchstieren, so entsteht eine enorme Anhäufung von Neutralfetten, die aber bei Cholinzufuhr prompt wieder schwindet. Dieselbe Wirkung wie Cholin hat die im Eiweiß vorkommende Aminosäure Methionin, deren Methylgruppen in der Leber offenbar zum Aufbau von Cholin verwendet werden. BEST hat alle Stoffe, die eine Anhäufung von Fett in der Leber verhindern oder eine vorhandene Anhäufung zum Schwinden bringen, als *lipotrope Substanzen* bezeichnet.

Die *totale Fettleber (Steatosis hepatis)* ist gekennzeichnet durch die Einlagerung von großen Fetttropfen in so gut wie alle Leberzellen (Abb. 93), deren übrige Funktionen aber merkwürdigerweise trotz der totalen Verfettung nur wenig gestört sind. Das Organ ist vergrößert, seine Konsistenz teigig, das Messer beschlägt sich beim Einschneiden mit Fett. Die Schnittfläche erscheint hellgelb oder gelbgrün, wenn gleichzeitig Ikterus besteht (Safranleber). Die stärksten Grade dieser Form der Leberverfettung findet man bei manchen Vergiftungen, wie z. B. Phosphorvergiftung, und bei schweren Trinkern.

Bei der *kleintropfigen Leberverfettung (sog. fettige Degeneration)* enthalten alle Leberzellen zahlreiche kleine, also nicht zusammengeflossene Fetttröpfchen. Sie tritt bei verschiedenen Infektionskrankheiten und toxischen Schäden auf und verleiht dem Organ ebenfalls eine gelbliche Farbe, nicht aber die teigige Konsistenz der totalen Fettleber. Viele Verfettungen der Leber gehen höchstwahrscheinlich weniger auf eine unmittelbare toxische Wirkung irgendwelcher in der Nahrung enthaltener Stoffe zurück, als vielmehr darauf, daß lipotrope Substanzen in ihr fehlen oder ungenügend resorbiert werden. Sicher ist die bei Unterernährung, besonders bei Mangel an hochwertigem Eiweiß auftretende Leberverfettung auf diese Weise zu erklären, z. B. bei einer in den Tropen auftretenden Leberverfettung infolge Unterernährung bei Kleinkindern (Kwashiorkor[2]). Dasselbe scheint auch für die „toxische" Verfettung bei chronischen Diarrhoen zuzutreffen.

Verfettung der Leberzellen im Acinuszentrum *(acinuszentrale Leberverfettung)* tritt auf bei chronischen Anämien, namentlich bei der perniziösen Anämie, da hier ähnlich wie im Herzmuskel (s. S. 306) der geringe Sauerstoffgehalt des Blutes in der Läppchenperipherie verbraucht wird, so daß um die Zentralvenen keine richtige Oxydation des Fettes mehr stattfinden kann. Die Läppchenzentren füllen dann als gelbe Fleckchen die Lücken eines braunen Netzwerkes aus.

Anhäufung von *Hämosiderin* (Hämosiderose) in der Leber tritt auf, wenn größere Mengen roter Blutkörperchen im Körper zugrunde gehen, also bei Resorption größerer Blutungen, bei Blutzerfall durch Blutgifte, bei perniziöser Anämie usw. Die Leber zeigt eine rostbraune Färbung besonders der Peripherie der Acini

---

[1]

$$OH-N{\overset{CH_3}{\underset{CH_3}{<}}}CH_3$$

$$CH_2-CH_2OH$$

Cholin

$$CH_2 \cdot S \cdot CH_3$$
$$|$$
$$CH_2$$
$$|$$
$$CHNH_2$$
$$|$$
$$COOH$$

Methionin

$$CH_2 \cdot S-S \cdot CH_2$$
$$|\qquad\qquad|$$
$$CHNH_2\quad CHNH_2$$
$$|\qquad\qquad|$$
$$COOH\quad\ COOH$$

Cystin

[2] s. S. 12.

(Abb. 409), und zwar aus demselben Grund, aus dem es auch zu peripherer Verfettung kommt (s. S. 511). Das Pigment liegt in den Leberzellen und zugleich besonders dicht in den v. Kupfferschen Sternzellen.

Bei chronischer Malaria wird das aus dem Blutfarbstoff gebildete *Malariamelanin* hauptsächlich in den v. Kupfferschen Sternzellen abgelagert: Die Leber erhält dadurch eine grauschwarze Farbe.

d) Kreislaufstörungen

Das Bild der Kreislaufstörungen in der Leber wird ganz verschieden sein, je nachdem, welche Gefäße betroffen sind: die Pfortader und ihre Äste (1.), die Lebervenen (2.) oder die A. hepatica (3.).

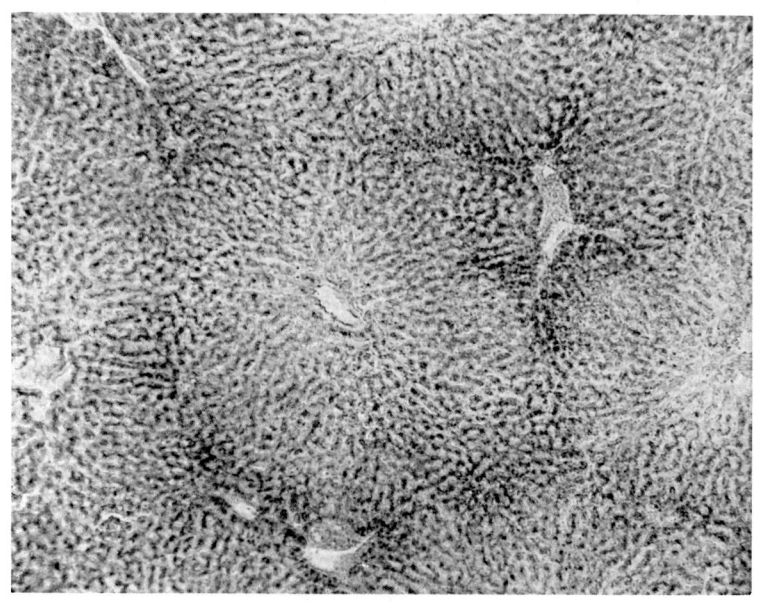

Abb. 409. Hämosiderinablagerung in der Acinusperipherie

1. Pfortader. Verengerungen oder Verschließungen einzelner innerhalb der Leber gelegener Äste der Pfortader haben für sich allein im allgemeinen keine Folgen, da die Äste der Leberarterie eine zureichende Ernährung sichern. Auch Unwegsamkeit des Stammes der Vena portae kann ertragen werden, wenn sie langsam auftritt. Es entsteht nur eine vorübergehende Herabsetzung der Gallesekretion. Während die Leber weiter durch die Arteria hepatica versorgt wird, strömt das Blut aus dem Gebiet der Pfortader auf Kollateralbahnen (s. S. 101) ab. Gelegentlich führt aber der Verschluß von Pfortaderästen bei Kreislaufschwäche zur Ausbildung keilförmiger, mit der Spitze gegen den Leberhilus gerichteter, dunkelroter Herde, die als atrophische, *rote Infarkte* (ZAHN) bezeichnet werden (Abb. 410). Sie entstehen durch Rückströmen des Blutes aus den Lebervenen in das durch Verschluß des Pfortaderastes anämisch gewordenen Lebergewebe.

2. Lebervenen. Die häufigste Kreislaufstörung der Leber ist die *venöse Stauung*. Sie tritt auf, wenn der Abfluß des Lebervenenblutes in die untere Hohlve   erschwert ist, also bei Herzfehlern (ganz besonders bei Mitral- und Tricu   alfehlern). Die Veränderungen der Stauungsleber beginnen im Zentrum de   ni mit einer Erweiterung und starken Füllung der Zentralvenen und der in sie einmündenden Capillaren (Abb. 112). Die Leber wird größer und plumper, ihre Kapsel ist gespannt, ihre Oberfläche blaurot. Die blutreicheren zentralen Läppchenanteile sind dunkelblaurot und sinken (durch Abfließen des Blutes beim Einschneiden) gegen die gelbbraun gefärbte Peripherie etwas ein. Die Acinuszeichnung erscheint daher als gelbbraunes Netz mit einsinkenden roten Lücken (Abb. 411/I, 412/I).

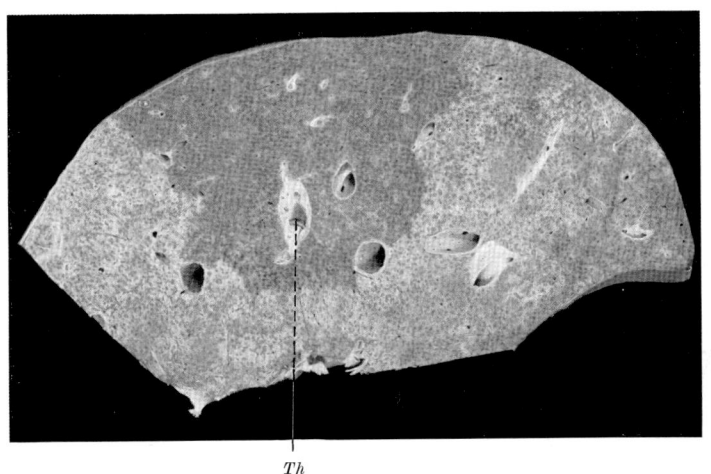

Th
Abb. 410. Roter (Zahnscher) Infarkt der Leber bei thrombotischem Verschluß eines Pfortaderastes (*Th*

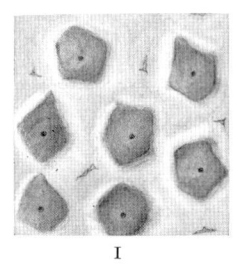

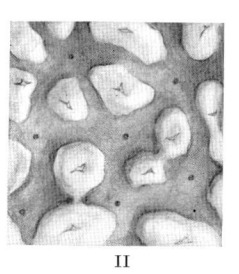

I   II
Abb. 411. Schema der Leberschnittfläche bei Stauung (mehrfach vergrößert). I Frische Stauungsatrophie. Die dunkelroten Acinuszentren sinken gegenüber der Acinusperipherie ein. II Chronische Stauung mit Ausbildung von Stauungsstraßen, die die eingesunkenen gestauten Gebiete um die Vv. centrales miteinander verbinden. Die peripheren Acinusteile bilden vorspringende, hellere Höckerchen

Durch den Druck der erweiterten Capillaren sowie durch die mit der venösen Hyperämie verbundene Ernährungsstörung verfallen die Leberzellen einem fortschreitenden Schwund; es kommt zur *Stauungsatrophie*. In diesem Stadium ist die Leber kleiner, ihre Oberfläche leicht uneben, blaurot. Die Stauung beschränkt sich dann nicht mehr auf die zentralen Läppchenabschnitte, sondern dehnt sich weiter aus. Sie schreitet gegen die Läppchenperipherie fort und geht dort, wo die Acini miteinander zusammenhängen, von einem in den anderen über. So entstehen sog. Stauungsstraßen oder -brücken, die die einzelnen Zentren verbinden (Abb. 411/II, 412/II). Damit tritt auf der Schnittfläche eine gewisse Umkehr der acinösen Zeichnung ein insofern, als ein dunkelrotes einsinkendes Netzwerk gelbbraune erhabene Bezirke umgrenzt. Diese Zeichnung der Schnittfläche weist eine Ähnlichkeit mit dem Durchschnitt einer Muskatnuß auf, daher die Bezeichnung *Muskatnußleber*. Je nach der durch den Fettgehalt bedingten Farbe der peripheren

Läppchenteile kann eine braune und eine gelbe Muskatnußleber unterschieden werden.

Dauert die Stauung längere Zeit an, so kommt es zu einer Zunahme des Bindegewebes in der Wand der Gefäße, namentlich der Zentralvenen und Lebervenen, manchmal auch des interlobulären Bindegewebes. Die Leber wird dadurch härter, wie sprechen von *Stauungsinduration* bzw. von einer indurierten, atrophischen Stauungsleber.

Bei Stauungsatrophie kommt es häufig (namentlich bei jugendlichen Individuen und remittierender Stauung) zu *Regeneration* von Lebergewebe in Form blattartig gestalteter, meist verfettender Knoten um Lebervenenäste (Abb. 412/III). Diese Veränderung wird oft mit dem nicht zutreffenden Namen Stauungscirrhose oder „Cirrhose cardiaque" bezeichnet.

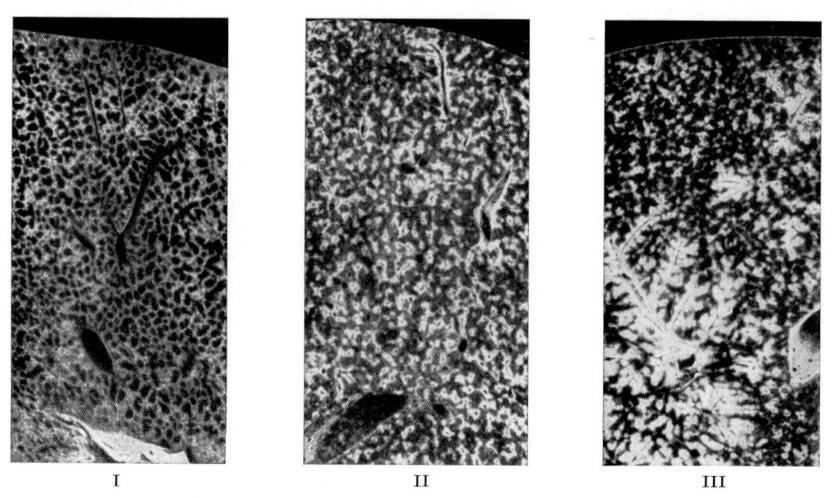

I II III

Abb. 412. Verschiedene Stadien der Leberstauung auf der Schnittfläche. Natürliche Größe. I Frische Stauung mit einsinkenden dunkelroten Acinuszentren, entsprechend Abb. 411/I. II Chronische Stauung mit Ausbildung von Stauungsstraßen, entsprechend Abb. 411/II. III Chronische Stauung mit Regeneration in Form heller, blattförmig verzweigter Bezirke

Eine Stauungscirrhose besonderer Art kennzeichnet die *Endophlebitis hepatica obliterans* genannte Erkrankung, bei der die Lebervenen durch organisierte Thromben verschlossen werden. Die Ätiologie der Erkrankung ist unklar.

In einzelnen Stauungslebern fällt auf, daß um die Zentralvene herum die meist fetthaltigen Leberzellen sich länger halten als die Zellen in den mittleren Teilen der Läppchen. Dann sieht man mit bloßem Auge im Zentrum noch ein hellgelbliches, von einem roten Ring eingeschlossenes Fleckchen *(intermediäre Stauung)*.

3. Leberarterie. Verschluß des Stammes der A. hepatica hat auch bei durchgängiger Pfortader Nekrose der Leber zur Folge, da durch die Pfortader zwar die Blutversorgung, nicht aber die Sauerstoffversorgung des Parenchyms gewährleistet ist. Verschluß einzelner Äste kann (bei Herzschwäche, herabgesetzter Zirkulation) anämische Infarkte bedingen, meist reichen aber die zahlreichen Anastomosen zur Ernährung des Lebergewebes aus. Durch Zerreißung von Ästen der Leberarterie und Pfortader bei Leberverletzungen entstehen die sog. traumatischen Lebernekrosen.

e) Nekrose der Leber

Es ist eine Besonderheit der Leber, daß ihre Epithelzellen durch mancherlei Einwirkungen in größerer oder geringerer Ausdehnung abgetötet werden, wobei häufig eine degenerative Verfettung der Vorläufer des endgültigen Zelltodes ist.

Den zahlreichen Funktionen der Leberzellen entspricht offenbar auf der anderen Seite eine besondere Empfindlichkeit gegenüber vielen Giften. So finden wir unter dem Einfluß verschiedener Schädlichkeiten bestimmte Gebiete des Leberacinus nekrotisch. Durch die Einwirkung von Chloroform und Bakterientoxinen, besonders des Diphtherietoxins sowie bei Hyperemesis gravidarum (s. S. 669), kommt es zu einer Leberzellnekrose vorwiegend im Acinuszentrum (zentrale Läppchennekrose), bei Phosphorvergiftung zu einer Nekrose in der Acinusperipherie, während bei Icterus infectiosus (Weilscher Krankheit) die mittleren (intermediären) Acinusabschnitte befallen sind. Bei den meisten dieser Nekroseformen bleibt das Bindegewebsgerüst der Leber erhalten, so daß es nach Abräumung der nekrotischen Parenchymzellen leicht wieder durch regenerierende Leberzellen aufgefüllt werden kann. Solche Lebernekrosen sind daher im Rahmen der Gesamterkrankung zumeist nur mehr oder minder unwesentliche Nebenbefunde und führen zu keiner Dauerschädigung.

Es gibt aber Formen der Lebernekrose, bei denen diese im Vordergrund des Krankheitsgeschehens steht. Dabei wird gewöhnlich der ganze Acinus oder eine Acinusgruppe befallen. Tritt die Zerstörung des Leberparenchyms schlagartig und in großem Ausmaß auf, so haben wir das Krankheitsbild der sog. akuten Leberatrophie (1) vor uns. Geringere, über das ganze Organ ausgebreitete Schädigung finden wir bei der Hepatitis (2); unregelmäßig verstreute Nekroseherde, welche die Acinusperipherie bevorzugen, kennzeichnen die Eklampsie (3).

1. Bei der sog. akuten Leberatrophie (akute Leberdystrophie) handelt es sich um eine Schädigung der Leberzellen, die in kurzer Zeit deren völligen Untergang herbeiführt. Die Leberzellen zerfallen zu einem körnig-fettigen Detritus, der auch reichlich Gallepigment enthält. Auf der Schnittfläche erhält die Leber dadurch eine eigentümlich ockergelbe Farbe („akute gelbe Atrophie"). Wenn diese zerfallenen Leberzellen resorbiert werden, kollabiert das bindegewebige Gerüst der einzelnen Acini; das ganze Organ wird kleiner („atrophisch"), schlaff, die Oberfläche runzelig wie bei einem schrumpfenden Apfel. Dadurch, daß Fett und Gallepigment mehr und mehr verschwinden, bleibt schließlich nur das stark blutgefüllte Capillarnetz zurück (Abb. 413) und bestimmt die nunmehr rote Farbe des stark verkleinerten Organs („rote Atrophie").

Die *akute* Atrophie kann schlagartig die ganze Leber befallen und binnen weniger Tage zum Tode führen, oder sie tritt in einzelnen Bezirken von unregelmäßiger Anordnung und Größe auf. Bei geringerer Ausdehnung zieht sich die Erkrankung hin, solange die erhalten gebliebenen Leberabschnitte zur Aufrechterhaltung des Lebens genügen; schließlich können auch sie einem neuen „Schub" von Atrophie zum Opfer fallen, der dann den Tod herbeiführt *(subakute bzw. chronische Leberatrophie).* Kommt die Erkrankung zu zeitweisem oder dauerndem Stillstand, dann wuchert das erhalten gebliebene Lebergewebe, es kommt zur Cirrhose (s. S. 521).

Als *Ursache* der akuten Leberatrophie kann man verschiedene äußere Schädlichkeiten, wie z. B. Giftwirkungen bei Infektionskrankheiten oder eine Infektion mit Hepatitisvirus (s. unten), namhaft machen. Durch Eiweißmangelernährung ist es im Tierversuch gelungen, massive Lebernekrosen hervorzurufen, die pathologisch-anatomisch und in ihrem klinischen Ablauf vollkommen der menschlichen akuten Leberatrophie entsprechen. Als wesentlich hat sich dabei der Mangel des Eiweißbausteines Cystin (s. Anm. S. 511) herausgestellt bzw. des schon früher erwähnten Methionins, das offenbar in der Leber zu Cystin umgewandelt werden kann. Es ist durchaus möglich, daß im Eiweiß- bzw. Cystinmangel jener gemeinsame Faktor zu suchen ist, der auch der menschlichen akuten Leberatrophie zugrunde liegt insofern, als die verschiedenen „Ursachen" eine Leberatrophie nur dann hervorrufen, wenn sie ein infolge eines Proteinmangels vorbereitetes Individuum treffen.

Klinisch-diagnostisch wichtig sind das schwere Coma hepaticum, der Ikterus sowie das Auftreten von *Leucin und Tyrosin* im Harn als Zeichen des gestörten Abbaues der Aminosäuren. Diese Stoffe können auch auf der Schnittfläche der Leichenleber, wenn sie eine Zeitlang liegengeblieben ist, auskristallisieren.

2. Ähnliche Nekrosen, wie sie bei der akuten Atrophie große Leberabschnitte befallen, findet man bei der **Hepatitis** oder — wie man das Leiden früher nannte — beim *katarrhalischen Ikterus*. Sie sind auf einzelne Zellen oder Zellgruppen beschränkt, wobei Acinuszentrum und Acinusperipherie bevorzugt werden. EPPINGER hat geradezu von einer „akuten Leberatrophie in Miniatur" gesprochen. Der

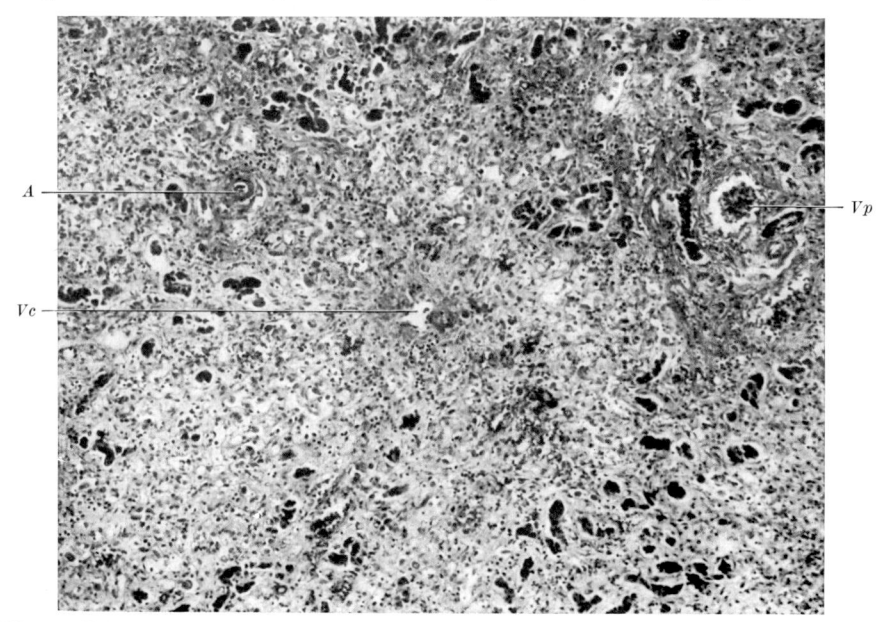

Abb. 413. Akute Leberdystrophie. Vena centralis (Vc) und die Gefäße der portalen Felder (A Arterie, Vp Vene) sind einander durch Ausfall der Leberzellen ganz nahegerückt. Gallengänge gewuchert

dabei auftretende Ikterus ist also nicht mechanisch durch eine Verstopfung der Papilla Vateri mit einem katarrhalischen Schleimpfropf bedingt, wie man früher annahm, sondern durch Schädigung und Zerfall des Lebergewebes selbst. Nach Abräumung der nekrotischen Zellen durch Wanderzellen und Lymphocyten geht von den erhalten gebliebenen Anteilen eine Regeneration aus, die die leeren Maschen des stehengebliebenen Gerüstwerkes wiederum so weit mit funktionierendem Parenchym auffüllt, daß nach einigen Monaten keine Spur der abgelaufenen Schädigung mehr zu sehen ist. Andererseits können aber im Rahmen einer Hepatitisepidemie Verlaufsformen auftreten, die durchaus der akuten Leberdystrophie entsprechen. Bei dem an sich seltenen Chronischwerden der Erkrankung entsteht durch immer neue Zerstörung und Regeneration eine Lebercirrhose (s. S. 517).

Die Erkrankung wird hervorgerufen durch ein Virus (Hepatitis-Virus A), das mit der Nahrung aufgenommen wird und mit den Faeces des Kranken ausgeschieden und übertragen werden kann. Allerdings ist bisher nur eine Übertragung zwischen Menschen erwiesen, eine Übertragung auf Tiere aber nicht geglückt. Während in Friedenszeiten die Erkrankung nur sporadisch auftritt, hat sie während des Krieges eine ungeheure Verbreitung erfahren und ist besonders bei der kämpfenden Truppe in epidemischer Form aufgetreten, so daß man von *Hepatitis epidemica* spricht. Die Krankheit hat eine Inkubationszeit von etwa 4 Wochen, auch wenn sie durch Spritzen übertragen wird.

Eine klinisch gleiche Lebererkrankung wird durch eine andere Variante (B) des Hepatitis-Virus ausgelöst. Sie unterscheidet sich von der durch das A-Virus hervorgerufenen hauptsächlich durch eine längere Inkubationszeit (etwa 100 Tage) und die Art der Übertragung: Das Virus ist nämlich noch nie im Stuhl gefunden worden, sondern wird bei Gelegenheit von Injektionen übertragen, wenn Serum oder Blut von anscheinend völlig gesunden Spendern transfundiert wird (Transfusions- oder Serum-Ikterus). Man muß daher annehmen, daß der Spender in seinem Blut, ohne selbst zu erkranken, das Virus beherbergt. Da es sehr widerstandsfähig ist, wird es manchmal auch durch Injektionsspritzen übertragen.

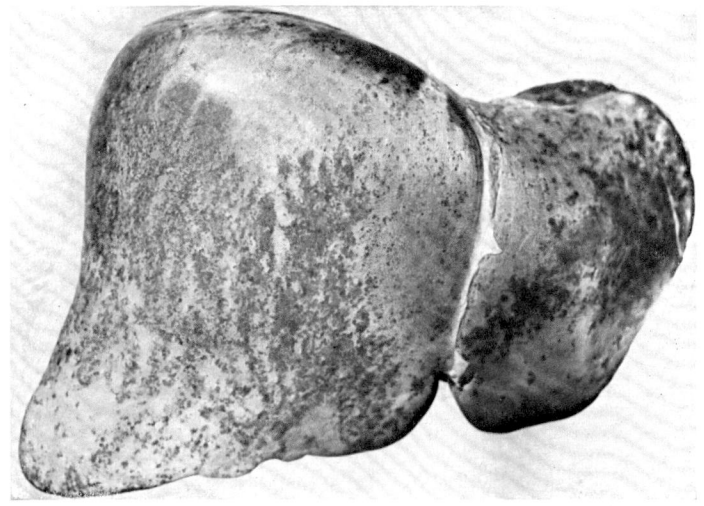

Abb. 414. Eklampsieleber mit fleckigen Blutungen unter der Kapsel

3. Sehr kennzeichnend sind größere Nekroseherde für die **Eklampsie,** eine Erkrankung schwangerer Frauen (s. S. 669). Entweder sind es dunkelrote (hämorrhagische), landkartenförmig begrenzte Bezirke (Abb. 414), oder die Herde sind blaß, gelblich (anämisch nekrotisch), aber mit hämorrhagischem Randsaum versehen. Mikroskopisch finden sich außerdem eine mehr oder weniger ausgedehnte, vornehmlich durch homogene („hyaline") Fibringerinnung gekennzeichnete Thrombose und eine sehr starke Erweiterung der Capillaren durch Blutüberfüllung.

f) Cirrhose[1]

Da die Leber eine besonders große Fähigkeit zur Regeneration bzw. kompensatorischen Hyperplasie besitzt, vermag sie den durch die verschiedenen Ursachen

---

[1] Die Bezeichnung Cirrhose wurde von R. T. H. LAENNEC (1781—1826, Paris) in Anlehnung an das griechische Wort „kirrhos", d.h. „gelb", geprägt und sollte die gelbe, auf Verfettung oder Ikterus zurückgehende Farbe solcher Lebern betonen. Später erkannte man, daß die gelbe Farbe ein unwesentlicher und nicht einmal regelmäßiger Teilbefund bei der Lebercirrhose ist (s. S. 519), und legte mehr Wert auf die mit der Bindegewebsvermehrung einhergehende Schrumpfung und Verhärtung, wollte und konnte aber die einmal eingebürgerte Bezeichnung nicht mehr ändern. Ja, man benannte sogar Veränderungen in anderen Organen (Pankreas, Lunge usw.), die mit Bindegewebsvermehrung und Verhärtung einhergehen, als Cirrhose, obwohl sie keine Spur von gelber Farbe aufweisen. — Dagegen bedeutet das griechische Wort „skirrhos" tatsächlich „harter Körper"; wir benützen es aber nur, um gewisse Krebsformen zu kennzeichnen.

bedingten Ausfall von Parenchym leicht zu ersetzen. Gleichzeitig ist stets auch das Bindegewebsgerüst sowohl bei der Zerstörung als bei der Neubildung mitbeteiligt, so daß eigenartige Veränderungen entstehen, die man unter der Bezeichnung Lebercirrhose zusammenfaßt. Sie unterscheiden sich von einfachen Vernarbungen der Leber, wie man sie z. B. nach Verletzungen sieht, dadurch, daß

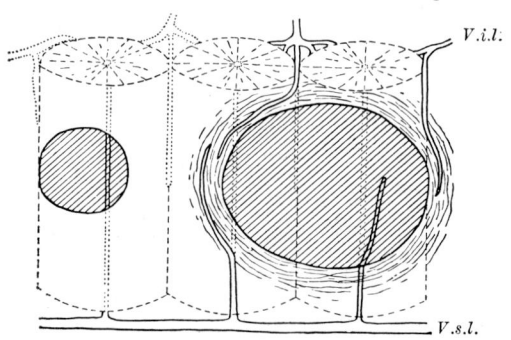

Abb. 415. Schema über die Entstehung der ungleichmäßigen Lebercirrhose (die Veränderung nur an einem Acinus an Stelle von vielen demonstriert). Schattenhaft angedeutet die normale Acinusstruktur. Links erhalten gebliebenes Stück eines sonst zugrunde gegangenen Acinus; rechts der aus der regeneratorischen Wucherung dieses Stückes entstandene Pseudoacinus mit umgebender, ringförmiger Bindegewebshülle. Die bestehenbleibenden Anteile der interlobulären ($V.i.l.$) und zentralen bzw. sublobulären Venen ($V.s.l.$) stark gezeichnet

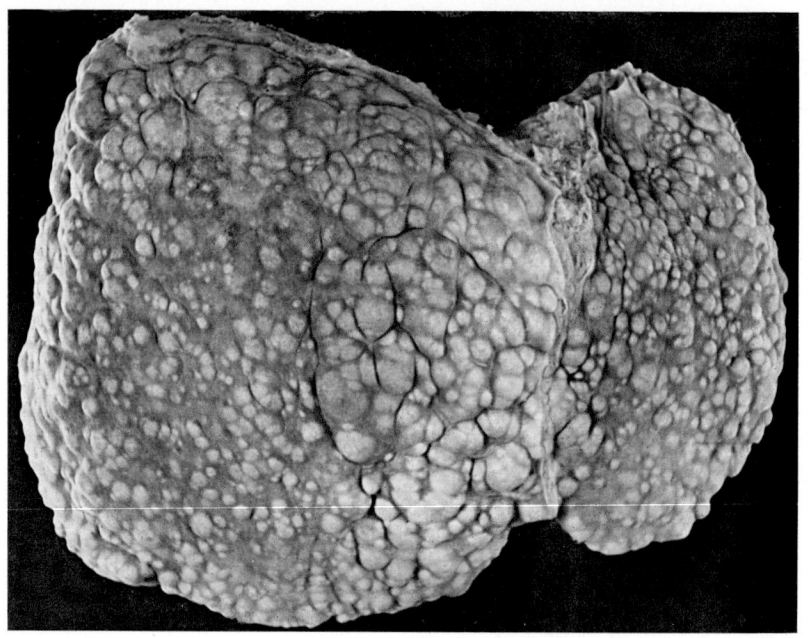

Abb. 416. Lebercirrhose (Schuhzweckenleber)

sie schneller oder langsamer fortschreitend mit mehr oder minder ausgesprochener Funktionsstörung des Leberparenchyms einhergehen und zu portaler Hypertension mit Ascites führen. Man hat die Lebercirrhosen nach verschiedenen Gesichtspunkten einzuteilen versucht, nach der Histogenese, Ätiologie oder den Funktionsstörungen. Wir folgen hier der anatomischen Einteilung von H. POPPER.

Ungleichmäßige (multilobuläre) Cirrhose. Diese Form der Cirrhose tritt auf, wenn nach einem Untergang von Leberparenchym Anteile des Parenchyms bestehen bleiben (Abb. 415 links), die gewöhnlich aus mehreren Acini (Lobuli) aufgebaut sind. Von ihnen geht dann der regeneratorische Prozeß aus. Sie vergrößern sich, wobei man hier und dort noch Reste der alten Acinusstruktur erkennt (s. Abb. 415, rechts). Solche Knoten sind unregelmäßig verteilt und unregelmäßig groß. Sie springen auf der Oberfläche als rundliche Höcker vor (Abb. 416), die man oft genug durch die Bauchdecken hindurch tasten kann. Ihre Farbe wechselt von braun zu gelblich infolge Verfettung, bis zu grünlich infolge Galleanhäufung. Nur die kleinsten dieser Knoten, die man mit normalen Acini verwechseln könnte, bezeichnet man als Pseudoacini. Die größeren nehmen oft geradezu das Aussehen von Adenomen an und bestimmen so das makroskopische Bild dieser *grobknotigen Lebercirrhose*. Jeder einzelne der Regeneratknoten ist umgeben von

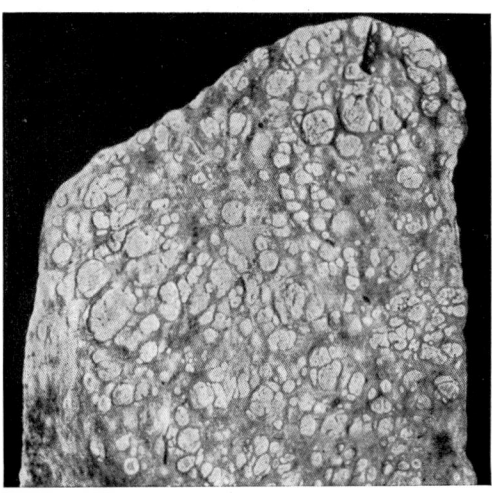

Abb. 417. Schnittfläche durch eine postnekrotische Lebercirrhose mit größeren Narbenfeldern. Natürliche Größe. Rundliche Pseudoacini, in schrumpfendes Bindegewebe eingebettet

denjenigen Gewebsanteilen, die nach Zerfall der Leberzellen übriggeblieben sind, nämlich dem kollabierten Bindegewebsgerüst (Abb. 417, 418a). Es ist meist lymphocytär infiltriert und enthält zahlreiche gewucherte Gallengänge. Bei seinem Wachstum verdrängt der Regeneratknoten dieses Bindegewebsgerüst mehr und mehr und drückt die hier verlaufenden Gefäße und Gallengänge zusammen. Das hat zur Folge, daß die Regenerate selbst leicht hypoxydotische Schäden erleiden, die dann für sich allein schon zu Zerfall von Parenchymzellen bzw. zum weiteren Fortschreiten der Veränderung Anlaß geben können; ebenso vermag der Ikterus die Leberzellen zu schädigen. Abgesehen davon wirkt oft die die primäre Nekrose auslösende Schädlichkeit weiter und führt in „Schüben" zu neuen Parenchymnekrosen.

Als Folge dieses Umbaues der Leber kommt es zu *Kreislaufstörungen im Pfortadersystem*. Das Blut fließt nicht mehr ungehindert durch die Leber, und zwar einmal infolge des Wegfalles so vieler Stromgebiete, andererseits werden die verbliebenen Gefäße durch die regeneratorisch gewucherten Pseudoacini und das schrumpfende kollagene Bindegewebe eingeengt. So entsteht eine Blutstauung vor der Leber, die zunächst zu einem Ansteigen des Druckes etwa von 150 mm Wasser bis zum Vierfachen zur portalen Hypertension führt. Das Blut des Pfortadersystems sucht nun unter Umgehung der Leber das Stromgebiet der V. cava zu erreichen. Dazu stehen ihm die schon normalerweise vorhandenen, wenig bedeutungsvollen Anastomosen zur Verfügung, die nunmehr entsprechend der sie durchlaufenden größeren Blutmenge zu weiten Kollateralbahnen werden. In Betracht kommen die Venen des Retroperitonealraumes, Verbindungen zu den Hautvenen der Nabelgegend und den Oesophagusvenen. Gerade die Erweite-

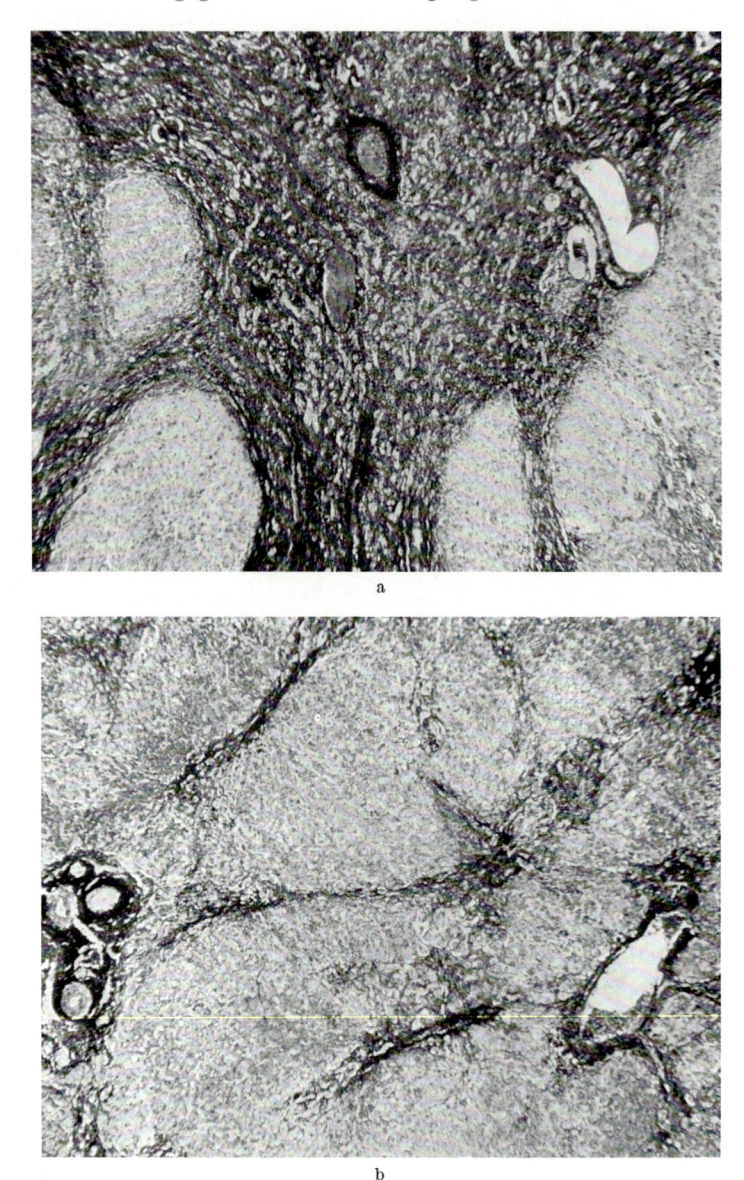

Abb. 418a u. b. Die zwei Typen der Lebercirrhose bei Lupenvergrößerung und Färbung des Bindegewebes (im Bilde schwarz): a postnekrotische Cirrhose mit groben Narbenfeldern. b portale Cirrhose mit Zerteilung der Acini durch septenartige Bindegewebszüge

rungen der letzteren sind gefährlich, weil sie platzen können und dann den Tod durch innere Verblutung herbeiführen. Der regelmäßig vorhandene Milztumor ist teilweise gleichfalls Folge der Blutstauung. Gelegentlich kommt es zur Thrombose der Pfortader oder der sie speisenden Gefäße (Milz- und Mesenterialvenen). Auf die Behinderung des Portalkreislaufes geht auch die vermehrte Bildung von Gewebslymphe zurück, die dann durch die Kapsel und das Ligamentum hepatoduodenale in die Bauchhöhle absickert und so zum hartnäckigen Ascites führt. Die veränderten Kreislaufverhältnissen im Wurzelgebiet der Pfortader begünstigen die Ansiedlung von Tuberkelbakterien, so daß es zu tuberkulöser Peritonitis kommen kann.

Verhältnismäßig spät treten im Verlaufe der Lebercirrhose *Funktionsstörungen* von seiten des Parenchyms in Erscheinung. Zum Ikterus kommt es nur vorübergehend; er geht teils auf die Leberzellschädigung selbst, teils auf die durch das schrumpfende Bindegewebe bedingte Einengung zahlreicher kleiner Gallengänge zurück. Ein Mangel an Vitamin A, für dessen Umsatz die Leber eine bedeutsame Rolle spielt, kann zu Nachtblindheit führen. Da die cirrhotische Leber nicht imstande ist, die im Blut des Mannes kreisenden oestrogenen Hormone richtig abzubauen, erscheinen sie vermehrt im Harn; sie geben manchmal Anlaß zum Auftreten von Gynäkomastie und Hodenatrophie. Die Albuminbildung ist gestört, so daß der osmotische Druck des Blutes sinkt, was wiederum den Austritt von Flüssigkeit aus den Gefäßen, insbesondere die Entstehung des Ascites, erleichtert. Schließlich führt dann der Funktionsausfall zum tödlichen Leberkoma. Über die Entstehung eines primären Leberkrebses auf dem Boden einer Lebercirrhose s. S. 527.

Am Kopf und den oberen Extremitäten kommen bei Cirrhosekranken eigentümliche Gefäßsterne in der Haut vor *(Stern-Naevi)*. Das nicht durch die Leber abgeleitete Blut kann degenerative *Veränderungen im Gehirn* verursachen, wobei wahrscheinlich der Gehalt an NH_3 wesentlich ist. Besonders ausgeprägt sind diese Veränderungen an der Glia in Fällen, bei denen therapeutisch portocavale Anastomosen angelegt worden waren.

Die ungleichmäßige Cirrhose läßt sich hinsichtlich ihrer Ätiologie in zwei Untergruppen einteilen, die sich allerdings nicht immer streng unterscheiden lassen: Die *postnekrotische Cirrhose* (Typ A der Japaner), wie sie nach einem Schub von akuter Leberdystrophie entsteht, ist durch das Auftreten besonders grober Narbenfelder und besonders großer Regeneratknoten gekennzeichnet; bei der *posthepatitischen Cirrhose* (Typ B der Japaner) sind die Regeneratknoten kleiner und ziemlich gleichgroß. Während eine akute Dystrophie wohl immer als eine schwere Erkrankung bemerkt werden dürfte, ist das bei der Hepatitis nicht der Fall. Sie verläuft offenbar oft genug ohne den sonst so kennzeichnenden Ikterus und bleibt deshalb unerkannt.

Bei der **gleichmäßigen (monolobulären) Cirrhose** werden die einzelnen Acini (Lobuli) durch Bindegewebszüge, die von den periportalen Feldern wie Septen bis zu den Zentralvenen ziehen, in kleine Felder zerlegt (Abb. 418b). Man spricht daher auch von *portaler oder septaler Cirrhose*. Jedes dieser Felder kann regeneratorisch wuchern und kleine Knoten bilden. Die Veränderung betrifft die ganze Leber gleichmäßig und führt daher zu einer gleichmäßig feinknotigen Cirrhose, bei der kaum eine Zentralvene oder ein portales Feld verschont bleibt. Die Oberfläche der Leber ist infolgedessen fast glatt, auf der Schnittfläche springen keine groben Knoten vor, so daß diese Form der Cirrhose leicht übersehen werden kann. Die Folgen sind dieselben wie bei der postnekrotischen Cirrhose. Diese Form der Cirrhose tritt auf bei Stoffwechselstörungen und Mangelerkrankungen, besonders aber im Zusammenhang mit Alkoholismus.

Während früher etwa $^3/_4$ aller Lebercirrhosen in unseren Gegenden als *alkoholische* Cirrhosen erklärt wurden, nimmt heute die postnekrotische bzw. posthepatitische Cirrhose immer mehr zu und ist bereits weitaus häufiger als die sog. alkoholische Cirrhose. Für sich allein kommt allerdings der Alkoholgenuß kaum als Ursache der Cirrhose in Frage, denn längst nicht alle Säufer erkranken an Cirrhose; als Folge des Alkoholismus stellt sich vielmehr gewöhnlich eine Fettleber ein, so daß für die Entstehung auch der alkoholischen Cirrhose offenbar ein gleichzeitiger Ernährungsschaden (Mangelernährung) oder Beimengungen zum Alkohol (Arsen, Kupfer) bedeutungsvoll sind.

Häufigkeit und Ätiologie der Lebercirrhose sind großen regionären Schwankungen unterworfen. So sterben z.B. auf hunderttausend Einwohner in England und Wales 2,6, in der Bundesrepublik 13,6 und in Frankreich 32,5 Menschen an Lebercirrhose. Während in der Bundesrepublik kaum $^1/_3$ aller Cirrhosefälle mit Alkoholgenuß bzw. -mißbrauch zusammenhängt, sind es in Frankreich etwa 85%; als gefährlich hat sich dort der Genuß von 2—$2^1/_2$ l Wein bzw. 160—200 g Alkohol täglich erwiesen. Im Durchschnitt erkrankt aber doch nur jeder 12. Alkoholiker (in der Bundesrepublik etwa jeder 3.) an Cirrhose, und auch dabei dauert es etwa 20 Jahre, bis die Erkrankung gefährlich wird.

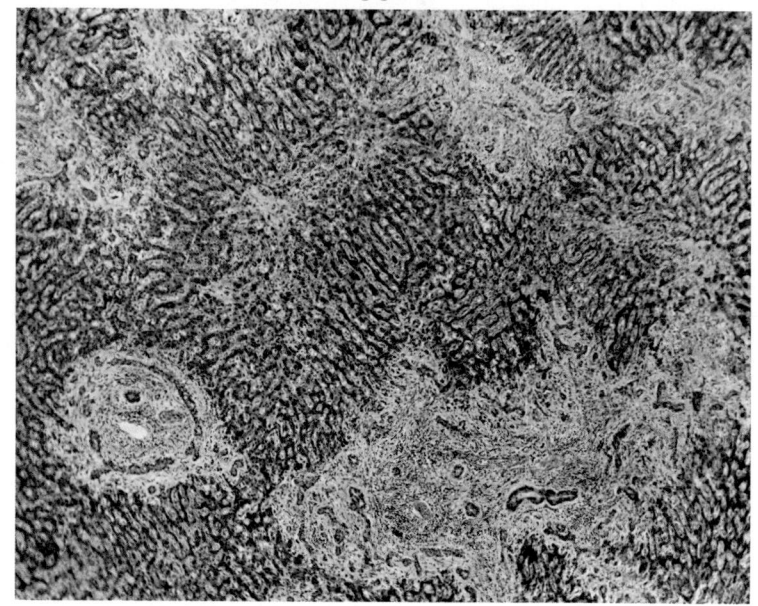

Abb. 419. Biliäre (cholostatische) Lebercirrhose. Verbreiterte Glissonsche Scheiden, die zentrale Läppchengebiete mit ihren Venen erhalten

Die beiden Formen der Lebercirrhose (1 u. 2) sind nur in ihren Anfangsstadien klar auseinanderzuhalten. In ihrem weiteren Verlauf können sich die Formen vermischen insofern, als z. B. in einer portalen Cirrhose nekrotische Schübe auftreten, die ganz denjenigen bei postnekrotischer Cirrhose gleichen. So werden die verschiedenen Cirrhoseformen einander immer ähnlicher, indem Schrumpfung und Verkleinerung mehr und mehr das anatomische Bild beherrschen — es kommt zur *atrophischen Cirrhose*.

Bei der **biliären Cirrhose** wird interstitielle Bindegewebswucherung und Leberzellschädigung von den galleabführenden Wegen her ausgelöst. Schon eine gewöhnliche länger dauernde Gallestauung führt zu einer Bindegewebs- und Gallengangswucherung in den Glissonschen Scheiden sowie zur Schädigung der anliegenden Leberzellen (cholostatische Lebercirrhose). Die Veränderungen erreichen aber nie solche Grade wie dann, wenn zur Gallestauung auch noch eine Entzündung der Gallenwege hinzukommt (cholangitische Lebercirrhose). In beiden Fällen zeichnet sich die Leber durch ihre dunkelgrüne Farbe aus, während der Läppchenaufbau viel weniger gestört ist als bei den anderen Cirrhose-Formen (Abb. 419). Auch klinisch steht der Ikterus im Vordergrund, während die anderen erwähnten Folgen der Lebercirrhose seltener auftreten, weil die Kranken meist schon vorher ihrem Grundleiden, dem Ikterus oder der eitrig-bakteriellen Infektion bei Cholangitis erliegen.

Sonderformen der Lebercirrhose. Bei starker Verfettung einer cirrhotischen Leber sprechen wir von *Fettcirrhose;* solche Lebern sind groß, weisen eine fast glatte Oberfläche und nur geringe Bindegewebswucherungen auf, sehen also makroskopisch der gewöhnlichen Fettleber sehr ähnlich, von der sie sich hauptsächlich durch die derbere Konsistenz unterscheiden. Sie entsprechen noch am ehesten den Lebern in den angeführten Tierversuchen.

Ein besonders starker Hämosideringehalt der Leber bei Cirrhose wird durch die Bezeichnung *Pigmentcirrhose* zum Ausdruck gebracht, doch ist hervorzuheben, daß etwa die Hälfte aller cirrhotischen Lebern Hämosiderin in mehr oder minder großer Menge enthält. Als Pigmentcirrhose im engeren Sinne wird die bei allgemeiner Hämochromatose auftretende Lebercirrhose bezeichnet.

Fehlt das Kupfer-bindende Coeruloplasmin im Blutserum, so kann das aus dem Darm resorbierte Kupfer nicht festgehalten werden, sondern wird reichlicher im Harn ausgeschieden und in den Organen abgelagert *(Wilsonsche Krankheit).* Diese zeigen dann Zeichen der Schädigung, die in der Leber zu grobknotiger Cirrhose, im Gehirn durch Ausfall der Ganglienzellen im Linsenkern zur Westphal-Strümpellschen Pseudosklerose führt. Die Krankheit ist recessiv erblich.

Als *Hanotsche hypertrophische Lebercirrhose* wird eine Veränderung bezeichnet, die ohne Ascites mit beträchtlichem Milztumor und starkem Ikterus einhergeht. Die Leber ist vergrößert, hart, hat eine glatte braunrote, manchmal grüne Oberfläche und Schnittfläche; sie zeigt histologisch eine diffuse, vor allem intralobuläre Bindegewebswucherung. Wegen des großen Milztumors wird diese Form der Lebercirrhose, die offenbar nur selten vorkommt, auch als splenomegale Cirrhose bezeichnet.

In seltenen Fällen ist eine biliäre Cirrhose mit Hypercholesterinämie und Xanthomen der Haut vergesellschaftet *(xanthomatöse Cirrhose).*

Im *Tierexperiment* hat man auf verschiedenen Wegen Lebercirrhose erzeugen können. Setzt man die auf S. 511 erwähnten Cholin-Mangel-Versuche lange genug fort, so kommt es zunächst zu einer Fibrose der verfetteten Leber, die von den periportalen Feldern ihren Ausgang nimmt, ein Bild, das dem der menschlichen Fettcirrhose (s. unten) völlig entspricht. Im weiteren Verlauf schwindet das Fett in manchen Leberzellen, während gleichzeitig die Bindegewebswucherung von den periportalen Feldern aus zunimmt. Schließlich werden rundliche Bezirke als Pseudolobuli umschlossen und damit ein Zustand erreicht, der vollkommen der atrophischen Lebercirrhose des Menschen entspricht. Eine andere Methode, Lebercirrhose zu erzeugen, beruht auf einer Vergiftung des Tieres mit Tetrachlorkohlenstoff, welcher die Leber elektiv angreift.

g) Entzündungen der Leber

Abscesse. Gelangen Bakterien in die Leber, so entstehen umschriebene eitrige Entzündungen — Leberabscesse. Sie setzen ein mit einer Nekrose in Gestalt kleinster, gelblich trüber Fleckchen, die eitrig zu Abscessen einschmelzen. Solange die Abscesse fortschreiten, sind sie durch absterbendes Lebergewebe fetzig begrenzt. Später kapseln sie sich mehr und mehr durch Granulationsgewebe ab. Kleinere Herde können dann eingedickt werden und verkalken. Die Abscesse erreichen aber manchmal auch die Oberfläche und perforieren in die Bauchhöhle, so daß es zu diffuser Peritonitis oder subphrenischem Absceß (s. S. 539) kommt; sie können sich auch nach außen oder durch das Zwerchfell in die Pleurahöhle öffnen.

Je nach dem Weg, auf dem die Bakterien in die Leber gelangt sind, unterscheidet man verschiedene Absceßformen:

Bei den *pylephlebitischen Abscessen* (1) sind die Bakterien auf dem Wege der Pfortader in die Leber gelangt. Sie stammen aus ihrem Wurzelgebiet und sind entweder mit dem Blutstrom eingeschleppt worden oder haben zunächst eine Thrombophlebitis erzeugt, die sich schrittweise bis in den Hauptstamm der Pfortader und ihre Verzweigungen fortsetzt (Pylephlebitis). Man unterscheidet dementsprechend zwischen diskontinuierlich und kontinuierlich entstandenen Abscessen.

Als Quellerkrankung kommt besonders eine eitrige Appendicitis in Betracht, aber auch jede andere geschwürige Entzündung des Darmes. Die pylephlebitischen Abscesse sind fast stets in der Mehrzahl vorhanden und, den Verzweigungen der

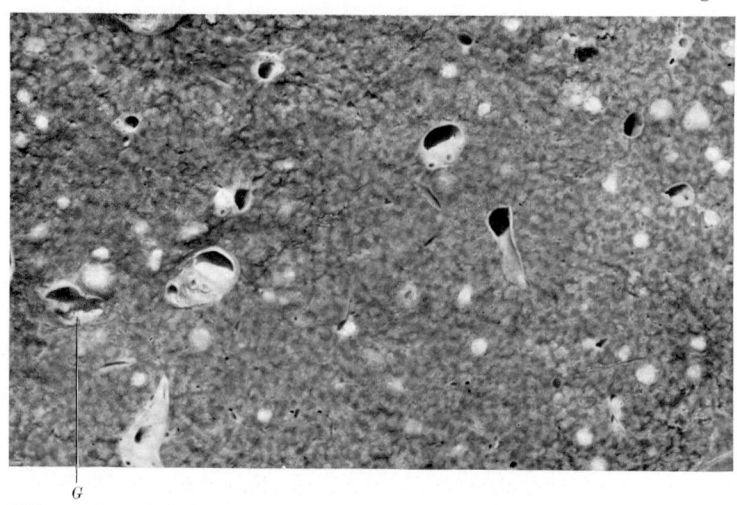

Abb. 420. Miliare verkäsende Tuberkel der Leber. Bei *G* ein zentral erweichter und mit einem Gallengang in offener Verbindung stehender Knoten (Gallengangstuberkel)

Pfortader entsprechend, zu blattartigen Gruppen angeordnet. Später fließen sie zu größeren, buchtig begrenzten, mit Eiter gefüllten Hohlräumen zusammen.

Die gleiche Lagerung und Anordnung zeigen die *cholangitischen Abscesse* (2), die von einer eitrigen Entzündung der Gallengänge ihren Ausgang nehmen. Ihr Inhalt ist infolge Beimengung von Galle zum Unterschied von den pylephlebitischen Abscessen (soweit diese nicht sekundär Gallengänge eröffnet haben) gelbgrün gefärbt.

Verhältnismäßig selten entstehen *pyämische Leberabscesse* (3) im Verlaufe einer Pyämie durch Bakterienembolie von Leberarterienästen; es handelt sich in diesen Fällen gewöhnlich um kleinste, unter der Kapsel gelegene Eiterherde.

Über „tropische Leberabscesse" siehe S. 493.

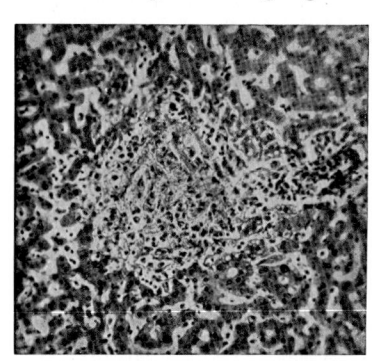

Abb. 421. Typhusknötchen der Leber

Am häufigsten ist die **Tuberkulose** der Leber als Teilerscheinung der allgemeinen *Miliartuberkulose*. Die Knötchen sind oft so klein, daß sie makroskopisch nicht deutlich, am besten noch unter der Serosa gesehen werden können. Ältere erkennt man auch auf der Schnittfläche (Abb. 420). Sind die Bakterien im Blut spärlicher, so kommen in der Leber nur wenige Tuberkel zur Entwicklung. Man findet sie aber fast regelmäßig bei jeder chronischen Tuberkulose. Wenn solche vereinzelte Lebertuberkel nicht ausheilen, können sie bis hühnereigroße *Konglomerattuberkel* aufbauen. Die Tuberkel entstehen gern in der Umgebung der Gallengänge, die in sie eingeschlossen werden können. Tritt dann Verkäsung ein, so färbt die in den Gallengang weiter hineingelangende Galle den Käse intensiv gelb. Daher findet man oft sehr zahlreiche Tuberkel mit ikterischem Zentrum, sog. *Gallengangstuberkel* (Abb. 420). Zerfällt der Käse, dann entstehen von käsigen Massen ausgekleidete Kanäle (Röhrentuberkulose) oder Kavernen.

Die *konnatale* **Syphilis** ist einmal durch eine die Leber durchsetzende Bindegewebswucherung (interstitielle Hepatitis) gekennzeichnet: Das Organ sieht bräunlichgrau aus, hat eine derbe Konsistenz und glatte, glänzende Schnittfläche. Diese Eigentümlichkeiten veranlaßten die Bezeichnung Feuersteinleber. Außer dieser diffusen interstitiellen Hepatitis kommen bei angeborener Lebersyphilis miliare Herdchen vor in Form von kleinsten Nekrosen oder miliaren Gummen (Syphilomen). Die *erworbene* Lebersyphilis ist nur dann kennzeichnend, wenn sie in Form von erbsen- bis walnußgroßen Gummen auftritt. Heilen diese narbig aus, so entstehen tiefe Einziehungen der Leberoberfläche (Hepar lobatum syphiliticum).

Bei **Typhus** und **Paratyphus** kommt es innerhalb der Leberläppchen sehr oft zur Entwicklung kleinster, meist nur mikroskopisch nachweisbarer Knötchen (Typhusknötchen, Abb. 421). Sie stellen entweder kleine Nekroseherdchen oder umschriebene Ansammlungen von Epitheloidzellen und Lymphocyten dar. Außerdem finden sich manchmal wie bei anderen Infektionskrankheiten größere Anhäufungen von Lymphocyten, sog. Lymphome, im interlobulären Gewebe.

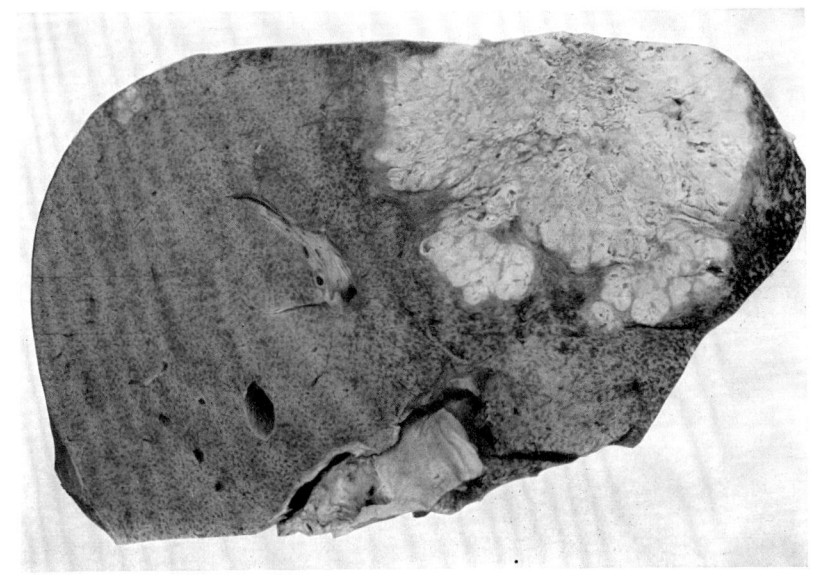

Abb. 422. Aktinomykotische Leberabscesse

Bei **Aktinomykose** können sehr umfangreiche, wabig gebaute Knoten entstehen (Abb. 422), die zahlreiche, mit Eiter und weichen Granulationsmassen gefüllte Hohlräume einschließen. Oft entwickeln sich schwielige, von Fistelgängen durchsetzte Verwachsungen der Leberoberfläche mit der Umgebung.

Bei Neugeborenen findet man gelegentlich miliare Nekrosen und Granulome im Rahmen einer **Listeriose.**

h) Cysten

Bei der sog. cystischen Degeneration oder *Cystenleber* ist das Organ oft beträchtlich vergrößert und enthält *zahlreiche* kleinere und größere, mit klarer Flüssigkeit gefüllte Cysten, die an der Oberfläche als halbkugelige Blasen vorragen. Oft ist die Leber dermaßen von solchen Cysten durchsetzt, daß das Parenchym nur mehr in geringen Resten vorhanden ist. Die Veränderung, die zweifellos aus einer Fehlbildung (Abschnürung) der Gallengänge hervorgeht, ist fast ausnahmslos mit einer cystischen Degeneration der Niere vergesellschaftet, führt aber nicht zu einer Funktionsstörung.

i) Geschwülste

Über *Kavernome* (Abb. 189) vgl. S. 273.

In der Leber finden sich gelegentlich **Adenome** in Form kugeliger, gegen das umgebende Gewebe gut abgegrenzter Knoten. Sie sind selten mehr als haselnuß- oder kirschgroß. Nach ihrer Zusammensetzung kann man zwei Formen unterscheiden.

1. Die *Leberzelladenome* setzen sich aus Leberzellbalken und Capillaren zusammen, besitzen jedoch nicht den kennzeichnenden Bau eines Leberläppchens, da die radiäre Anordnung der Zellbalken um eine Zentralvene fehlt. Da das Lebergewebe in diesen Geschwülsten manchmal auch Galle bildet, die aber nicht abgeführt werden kann, haben sie oft eine braungelbe oder gelbgrüne Farbe.

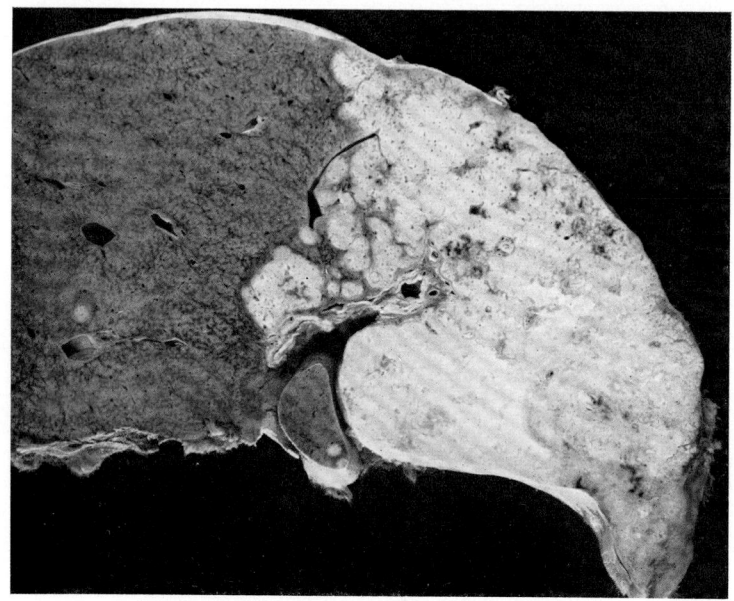

Abb. 423. Primäres massives Lebercarcinom (rechts)

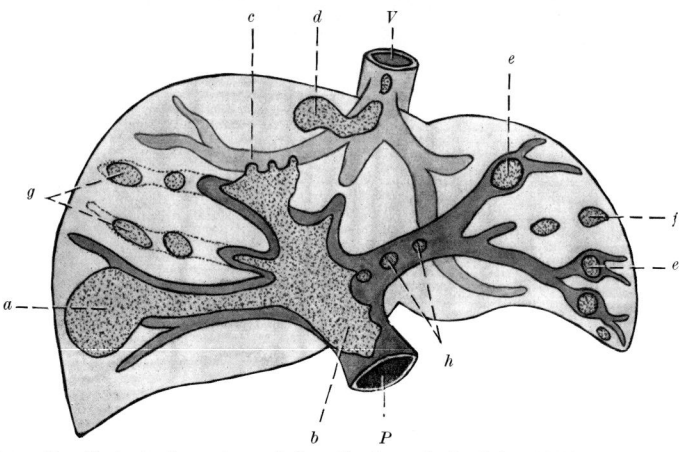

Abb. 424. Schema über die Ausbreitung eines primären Carcinoms in der Leber. P Pfortader; V Lebervene. Der Primär-Tumor a ist in die Pfortader eingedrungen und in ihr bis zu b im Hauptstamm weitergewachsen, von da aus dann wieder in einen in die Peripherie der Leber führenden Pfortaderast, dessen tumorerfüllte Querschnitte bei g sichtbar sind. Bei c ist er dann in die anstoßende Lebervene an drei Stellen eingedrungen. Ebenfalls in die Vene eingewachsen ist ein metastatischer Knoten d. Von b sind ferner Stücke (bei h) abgelöst und in peripherer Richtung weitergeschleppt worden. Bei e ist es dann zur Ausbildung intravasculärer Knoten gekommen, während bei f die Beziehung zum Gefäßsystem nicht mehr hervortritt. Der Tumor verbreitet sich also teils kontinuierlich im Gefäßsystem, teils durch echte Metastasenbildung

2. Die *Gallengangsadenome* bestehen aus großen, oft verzweigten, schlauchförmigen Gängen, die wie normale Gallengänge von hohem Zylinderepithel ausgekleidet werden.

Unter den **primären Carcinomen** der Leber kann man makroskopisch zwei Formen unterscheiden, und zwar 1. den massiven Krebs, der einen großen, manchmal einen ganzen Lappen einnehmenden Knoten bildet (Abb. 423); 2. die Cirrhosis carcinomatosa. Bei dieser Krebsform ist die Leber von sehr zahlreichen, in der Regel nicht über kirschkerngroßen, weichen, gut begrenzten Geschwulstknoten durchsetzt. Die Knoten liegen zum Teil in Ästen der Pfortader, die beträchtlich erweitert sind. Nicht selten sind auch der Stamm der Pfortader auf eine größere Strecke sowie Lebervenen von den Geschwulstmassen ausgefüllt (Abb. 424). Diese Krebsform entwickelt sich fast ausschließlich in vorher schon cirrhotischen Lebern.

Nach dem *histologischen* Befund kann man Leberzellen- und Gallengangscarcinome unterscheiden. Die *Leberzellkrebse* haben einen alveolären Bau oder erinnern in der Anordnung der Zellverbände an Leberadenome. Da die Geschwulstzellen befähigt sind, Galle zu bilden, welche nicht abgeführt werden kann, nehmen

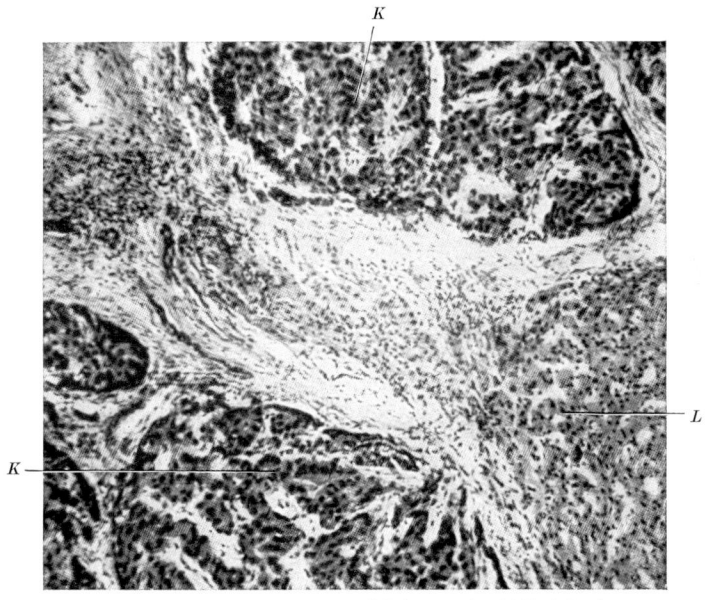

Abb. 425. Cirrhosis carcinomatosa. *L* Lebergewebe; *K* Krebsknoten

die Knoten oft eine grüne Farbe an. Bei der Cirrhosis carcinomatosa handelt es sich gewöhnlich um einen solchen Leberzellenkrebs (Abb. 425). Die *Gallengangkrebse* setzen sich aus Zylinderzellen zusammen und weisen den Bau eines Adenocarcinoms auf.

Metastasen dieser primären Leberkrebse in die übrige Leber kommen nach dem in Abb. 424 wiedergegebenen Schema durch Vermittlung der Pfortader zustande, Metastasen in den übrigen Körper durch Einbruch in die Lebervenen.

Der primäre Leberkrebs macht in Europa bloß 0,14% aller Todesfälle aus, dagegen 0,9% bei den Chinesen und 1,1% bei den Bantunegern. Noch deutlicher tritt dieser Unterschied hervor, wenn wir den Anteil des Leberkrebses an allen Krebsen ins Auge fassen: Er beträgt bei Europäern 0,2%, bei Chinesen 33% und bei Bantunegern 50,9%. Dabei ist die Häufigkeit der Lebercirrhose bei den Bantunegern nicht größer als bei der europäischen Bevölkerung, doch kommt es viel häufiger, etwa in jedem 2. Fall, zum Lebercarcinom. Wahrscheinlich spielen die schlechten Lebensbedingungen, vor allem der Eiweißmangel in der Kindheit, eine Rolle.

Durch Verfütterung von chemischen Substanzen, wie z.B. von Buttergelb (Dimethylaminoazobenzol) oder Nitrosaminen ist es gelungen, im Tierversuch regelmäßig Leberkrebs zu erzeugen.

Die **metastatischen Tumoren** in der Leber, unter denen die Carcinome weitaus überwiegen, entstehen durch Verschleppung von Geschwulstzellen in erster Linie auf dem *Blutwege;* die Pfortader kommt vor allem dann in Betracht, wenn es sich um Krebse in ihrem Quellgebiet handelt, die Leberarterie, wenn der Tumor irgendwo sonst im Körper sitzt. Der *Lymphweg* wird zur metastatischen Ausbreitung benützt bei Krebsen der großen Gallenwege oder bei Magen- und Pankreaskrebsen, die in den Ligamenten bis in den Leberhilus vorwuchern; häufiger ist allerdings ein *direktes Übergreifen* aus der Nachbarschaft, vom Magen, von der Gallenblase (Abb. 432) oder vom Darm aus.

Die metastatischen Tumoren treten manchmal in Form einer mehr gleichmäßigen Durchsetzung der Leber auf, häufiger stellen sie aber makroskopisch gut abgegrenzte rundliche Knoten dar, die ausschließlich von Ästen der Arteria hepatica versorgt werden. Die unter der Serosa vorspringenden Knoten zeigen oft eine nabelförmige Delle (Abb. 212), weil sie in den mittleren Teilen ihr Wachstum einstellen oder auch durch Resorption zerfallener Teile einsinken (sog. Krebsnabel), während die Randteile wuchern. In der Umgebung des Knotens findet sich oft eine hämorrhagische Durchsetzung des Lebergewebes, die den weißlichen Knoten als verschieden breiter, roter Saum umgibt.

k) Parasiten

Der wichtigste Parasit der Leber ist der *Echinococcus* bzw. die Finne der Taenia echinococcus des Hundes (S. 29). Sie bildet Blasen verschiedenster Größe und kommt als E. hydatidosus (Abb. 8) und als E. alveolaris (Abb. 10) vor.

Von anderen in der Leber des Menschen gelegentlich vorkommenden Parasiten wären zu nennen: *Fasciola hepatica*, der Leberegel, der kleine, verkalkte, an der Leberoberfläche durch die Kapsel durchschimmernde Knötchen bildet. Selten ist das Eindringen von *Ascariden* aus dem Darm in die Äste des Ductus hepaticus.

X. Gallenblase und Gallenwege

a) Mißbildungen

Bei früh eintretenden teratogenen Störungen sind die großen Gallengänge, wie Ductus choledochus, cysticus oder hepaticus, unterbrochen, die Leber aber normal entwickelt. Eine chirurgische Behandlung zur Ableitung der in dem blind endenden Gallengang aufgestauten Galle ist möglich. Sie ist dagegen so gut wie aussichtslos, wenn die Unterbrechung der Galle abführenden Wege bis in das Leberparenchym reicht. In beiden Fällen tritt sehr bald nach der Geburt ein immer schwerer werdender mechanischer Ikterus auf, der schließlich über eine cholostatische Cirrhose zum Tode führt.

b) Entzündungen (Cholecystitis und Cholangitis)

Bakterien (Eiterkokken, Typhusbakterien, Colibakterien usw.) können vom Darm aus in die Gallenwege aufsteigen; seltener gelangen sie aus dem Blutkreislauf in die Leber und werden dann in die Gallengänge „ausgeschieden", wie etwa die Tuberkelbakterien bei der Lebertuberkulose. Sie erzeugen dann in der Gallenblase oder den Gallenwegen oder in beiden zugleich eine akute Entzündung.

1. Die akute Entzündung der Gallenblase *(akute* **Cholecystitis***)* wird meist durch Streptokokken hervorgerufen, denen sich offenbar sekundär Colibakterien zugesellen. Es kommt zunächst zu einer diffusen Rötung und Schwellung der Schleimhaut, die herdförmig geschwürig zerfällt; die Gallenblasenwand ist phlegmonös infiltriert und dadurch sulzig verdickt; in der Lichtung findet sich eitriggalliges Exsudat; auf dem Peritonealüberzug bilden sich Fibrinbeläge, die mit den anliegenden Organen (Duodenum, Colon) verkleben. Heilt die Entzündung ab, so bleiben strahlige Narben (Abb. 426) in der Schleimhaut und eine fibröse

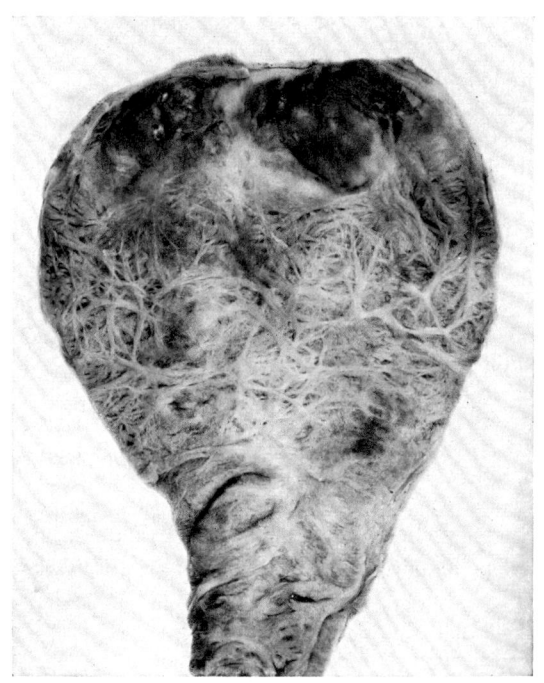

Abb. 426. Chronische Cholecystitis mit „gestrickten" Narben in der Schleimhaut und Geschwüren im Fundus

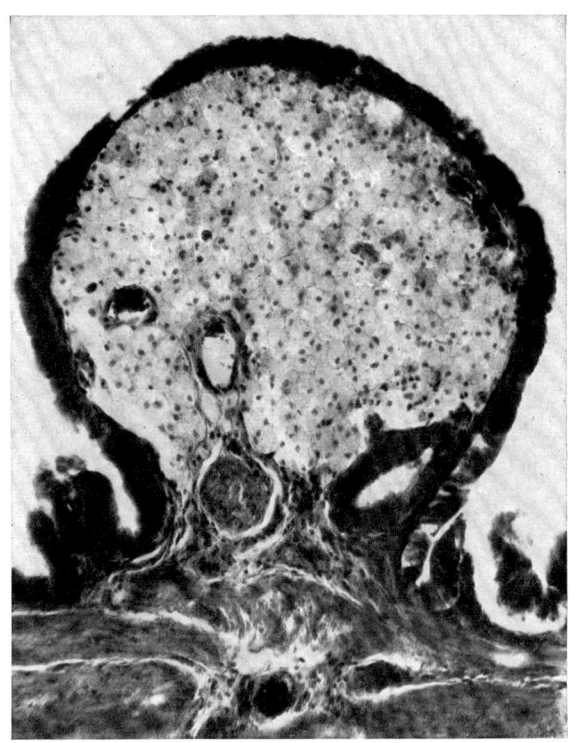

Abb. 427. Stippchengallenblase. Pseudoxanthomzellen, die eine Schleimhautfalte vorbuchten

Verdickung der ganzen Wand zurück. Die Verklebungen des Peritoneums werden durch Organisation zu dauernden Verwachsungen.

Manchmal heilt jedoch die Cholecystitis nicht glatt. Die Entzündung schwelt vielmehr unter Abheilung der ersten und Auftreten neuer Geschwüre weiter *(chronische Cholecystitis)*. In der Wand kann es neben schwieliger Umwandlung zu eitriger Einschmelzung, zu Wandabscessen kommen. Schließlich schrumpft die Gallenblase nach jahrelangem Verlauf der Erkrankung zu einem kleinen narbigen Gebilde, das gegebenenfalls die Steine in der Lichtung eng umfaßt *(entzündliche Schrumpfgallenblase)*.

Zum Unterschied von der akuten Appendicitis kommt es bei den Gallenblasenentzündungen sehr selten zu einer Perforation in die freie Bauchhöhle, weil infolge der weniger stürmisch verlaufenden Einschmelzung der Wand vorher schon abdeckende Verklebungen oder Verwachsungen entstanden sind. Tritt dennoch schließlich eine Perforation ein, so führt sie gewöhnlich zur Bildung eines Abscesses in der unmittelbaren Nachbarschaft des Organes, zum *pericholecystitischen Absceß*. Ist der Ductus cysticus aus irgendeinem Grund verschlossen, dann sammelt sich Eiter in der Lichtung an: Es kommt zum *Empyem der Gallenblase*. Im Laufe der Cholecystitis entstehen oft *Gallensteine* (s. S. 530), die dann die Entzündung schon allein durch die mechanische Reizung unterhalten können.

Manchmal kommt es aus nicht näher bekannten Gründen zu einer herdförmigen Ablagerung von Cholesterinestern im Stroma der Gallenblasenschleimhaut (Abb. 427), die dadurch wie mit hellgelben Stippchen übersät erscheint. Man spricht von *Stippchengallenblase* oder Cholesteatose der Gallenblasenschleimhaut. Ähnliche Veränderungen sind auch von der Magen- und Duodenalschleimhaut als *Lipoidinseln* bekannt, nur sind sie hier viel seltener.

2. Bei der **Cholangitis** sind die Gallenwege bis in die feinsten intrahepatischen Verzweigungen hinein mit gelbgrüner eitrig-getrübter Galle erfüllt. Dadurch, daß die epitheliale Auskleidung der Gänge zugrunde geht, greift die Entzündung auf die periportalen Felder in der Leber über, und es kann schließlich zu eitriger Einschmelzung, zum *cholangitischen Absceß* kommen (s. S. 524). Meist sind die Colibakterien, die man gewöhnlich in der eitrigen Galle findet, aus dem Darm aufgestiegen, wobei eine gleichzeitige Gallenstauung unterstützend mitwirkt. Es kann aber auch zu einer Cholangitis kommen durch Keime, die von der Leber in die Galle ausgeschieden wurden (Ausscheidungscholangitis).

c) Gallensteine (Cholelithiasis)

In der Gallenblase entstehen sehr häufig, in den großen Gallenwegen nur selten Konkremente, die Gallensteine (Abb. 428). Vor dem 20. Lebensjahr kommen sie kaum vor und werden von da bis zum Greisenalter immer häufiger, wobei die Frauen im gebärfähigen Alter den Männern vorauseilen (s. Tabelle 7).

Die Steine bilden sich einzeln oder zu vielen. Je zahlreicher sie sind (bis über 1000), um so kleiner müssen sie aus rein räumlichen Gründen sein. Die kleinsten bilden den Gallengrieß. Die größten erlangen den Umfang eines Hühnereies und darüber hinaus.

Wir unterscheiden vier Hauptformen der Gallensteine.

1. Die erste Form **(reine Cholesterinsteine)** umfaßt die in der Einzahl vorhandenen, eiförmigen, hellgelben oder gelbweißen, mehr oder weniger transparenten Steine mit glatter oder leicht warziger Oberfläche und kristallinischer, radiär aufgebauter Schnittfläche (Abb. 428 A). Diese Steine bestehen aus reinem Cholesterin; nur sie sind durchlässig für Röntgenstrahlen.

2. Die zweite Form **(Cholesterin-Pigment-Kalksteine)** stellen die pyramidenförmig gestalteten, facettierten Steine mit mehreren Seitenflächen und abgestumpften Ecken und Rändern dar (Abb. 428 B). Sie machen etwa 80% aller Gallensteine aus und finden sich immer in großer Zahl, liegen manchmal dichtgedrängt mit den platten Seiten aneinander, so daß sie die Blase prall ausfüllen. Die Steine haben eine schwarzbraune, nicht selten an den Flächen hellere, an den Kanten dunklere Farbe. Ihre Schnittfläche zeigt einen undeutlich kristallinischen, im Zentrum schwarzbraunen Kern und hier häufig eine Höhle mit breiigem Inhalt.

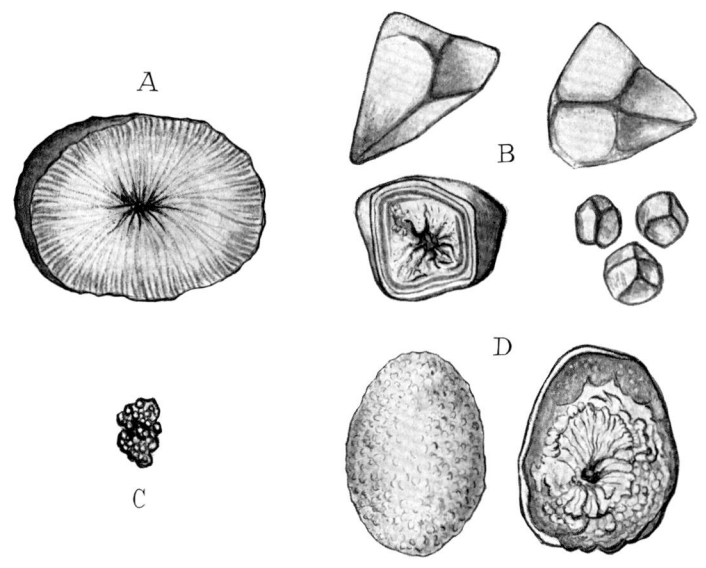

Abb. 428 A—D. Die Hauptformen der Gallensteine. Natürliche Größe. A Reiner Cholesterinstein (Schnittfläche deutlich radiär gestaltet); B facettierte Cholesterinpigmentkalksteine in verschiedener Größe; C maulbeerförmiger Pigmentkalkstein; D Kombinationsstein, links von außen, rechts auf der Schnittfläche; im Zentrum ein reiner Cholesterinstein als Kern, umgeben von einer Pigmentkalkschale

Um den Kern liegen einzelne oder viele den Seitenflächen parallele Schichten (Abb. 428 B) von teils hellerer, teils dunkler Farbe. Diese Schichtung zeigt, daß die Facetten der Steine nicht durch Abschleifen entstanden sind, sondern von vornherein vorhanden waren. Der Kern verdankt seine braune Farbe dem Gallenfarbstoff, enthält aber außerdem noch Cholesterin; die kreidigen weißen äußeren Schichten werden von Kalkablagerungen gebildet.

3. Die dritte Gruppe bilden die **Pigmentkalksteine**, die stets in der Mehrzahl auftreten, ungefähr gleich groß sind, eine grobhöckerige oder morgensternähnliche Oberfläche und schwarze Farbe besitzen (Abb. 428 C). Sie bestehen fast ausschließlich aus Bilirubin (Pigment) und Kalk und haben einen hohen Kupfergehalt. Sie sind sehr hart.

Tabelle 7. *Gallensteinhäufigkeit in Prozenten bei 10605 Obduktionen.* (Nach Wollesen)

Alter (Jahre)	Männer	Frauen
21—30	1,1	6,5
31—40	3,8	14,2
41—50	7,2	18,9
51—60	9,6	28,1
61—70	13,7	31,3
über 70	22,9	35,1

4. Viertens sind zu erwähnen die **erdigen Pigmentsteine**, krümelige, rotbraun gefärbte, eiförmige oder zylindrische Gebilde, die hauptsächlich aus Bilirubin mit geringen Beimengungen von Cholesterin und Kalk bestehen. Sie werden in der Regel in den Gallengängen, seltener in der Gallenblase gefunden. Oft stellen sie geradezu Ausgüsse des Ductus choledochus dar.

5. Die **Kombinationsformen** umfassen in der Hauptsache die Steine, die aus einem Cholesterinstein der ersten Form als Kern und einer um ihn herum schichtweise abgeschiedenen Cholesterin-Pigment-Kalkmasse (entsprechend 2.) bestehen (Abb. 428 D).

Die *Entstehung* der Gallensteine hängt einmal mit einer Ausfällung des Cholesterins zusammen. Dieses ist an sich unlöslich und wird nur durch die übrigen Gallenbestandteile, insbesondere durch die Gallensäuren in Lösung gehalten. Jede Störung dieses Gleichgewichtes (Eukolloidität) muß daher zum Ausfallen von Cholesterin führen. Das ist z. B. bei Entzündungen der Gallenblase der Fall, bei denen die Gallensäuren die durchlässig gewordene Wand leichter passieren können und überdies entzündliches Exsudat mit der Galle in Berührung kommt. In der kalk- und schleimreicheren Galle fallen dann zahlreiche weiche Cholesterinklümpchen (sog. Mikrolithen) aus. Um sie lagern sich Pigment und Kalk zunächst ungeformt und dann geschichtet ab. Da die anfänglich weichen Massen sich gegen-

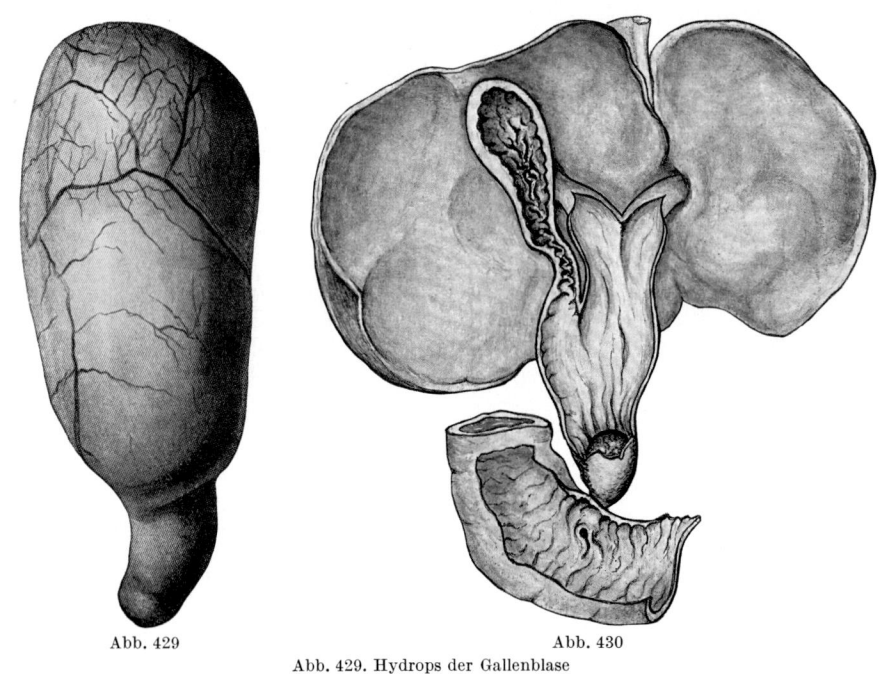

Abb. 429 Abb. 430
Abb. 429. Hydrops der Gallenblase
Abb. 430. Erweiterung der Gallenwege infolge Verlegung des Ductus choledochus durch einen Stein. Gallenblase geschrumpft infolge chronischer Cholecystitis

seitig abplatten, entsteht die Pyramidenform. Neue Schichten lagern sich jedesmal bei stärkerer Füllung der Blase mit Galle ab, während nach ihrer Entleerung, wenn die Steine sich berühren, eine Pause eintritt. In dem anfänglich weichen Kern tritt durch Auskristallisieren eine Scheidung der festen und flüssigen Massen und dadurch eine Höhlenbildung ein. So entstehen gewöhnlich die *Cholesterinpigmentkalksteine*, die man deswegen auch als entzündliche Steine bezeichnet. Zur Steinbildung kann es aber auch ohne Entzündung kommen, wenn infolge einer Sekretionsstörung der Leber zu wenig Gallensäure ausgeschieden oder aber in der Gallenblasenwand zu viel Gallensäure aufgesaugt bzw. die Galle stark eingedickt wird: Das Cholesterin kann dann nicht mehr in Lösung gehalten werden. Diese Form der Steinbildung wird in erster Linie für die *reinen Cholesterinsteine* angenommen. Daß sie besonders häufig bei mehrgebärenden Frauen auftreten, hängt mit den Stoffwechselveränderungen während der Gravidität zusammen. Die Entstehungsbedingungen der *Pigmentkalksteine* sind unklar; es muß eine Störung der Pigmentbildung und Pigmentausscheidung angenommen werden. Die *erdigen Pigmentsteine* in den großen Gallengängen bilden sich offenbar infolge einer Gallenstauung. Ändern sich die Entstehungsbedingungen, so entstehen die *Kombinations-*

steine: Wird eine Gallenblase mit reinem Cholesterinstein entzündet, so erhält dieser eine Cholesterin-Pigment-Kalkschale usw.

Die *Folgen* der Gallensteinbildung sind sehr mannigfaltig. Sehr oft werden Steine und zwar auch in großer Zahl gefunden, ohne daß sie klinische Erscheinungen gemacht hätten. Häufig unterhalten sie aber durch Gallestauung oder mechanische Schädigung eine bakterielle *Entzündung* (s. oben S. 529). Sie können auch durch Drucknekrose zur Geschwürsbildung führen und gelangen bei Durchbruch des Geschwürs in die Bauchhöhle. Bestanden jedoch vorher Verwachsungen der Gallenblase, so bleiben sie in den dann entstehenden pericholecystitischen Abscessen liegen.

Setzt sich der Geschwürsprozeß durch die Verwachsungen auf benachbarte Hohlorgane fort, dann entsteht zwischen ihnen und der Gallenblase eine *Fistel*. Durch sie treten manchmal sehr umfangreiche Gallensteine in den Darm über, zumal in das am häufigsten mit der Gallenblase verwachsene Duodenum. Diese Steine können in seltenen Fällen so groß sein, daß sie die Dünndarmlichtung verlegen und Ileus bewirken (sog. Gallensteinileus, s. S. 484). Die Fisteln verengen sich meist allmählich und schließen sich zuweilen auch ganz durch Narbenretraktion.

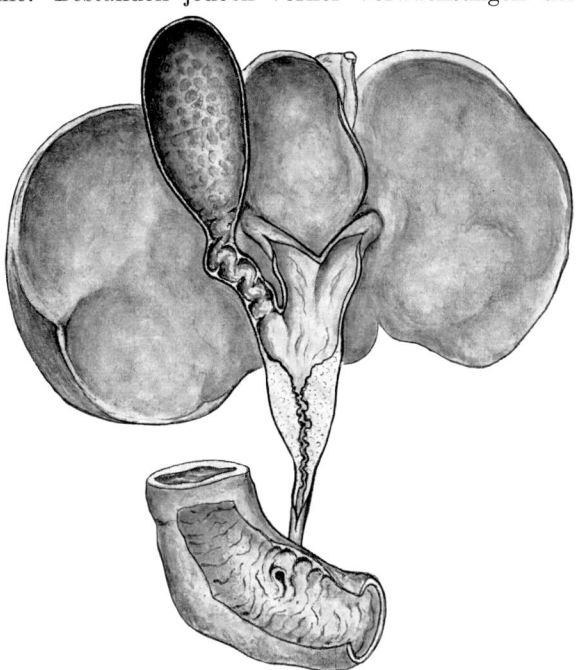

Abb. 431. Erweiterung der Gallenwege infolge Einengung durch einen Krebs. Gallenblase ebenfalls erweitert (Courvoisiersche Regel — vgl. mit Abb. 430)

Weitere Gefahren ergeben sich aus dem *Übertritt der Steine in die Gallenwege.* Kleinste Konkremente können ohne weiteres in das Duodenum gelangen, größere nur, wenn die Gänge sich allmählich erweitern. Sie sitzen dabei vorübergehend an den engeren Stellen des Gangsystems fest, besonders im Ductus cysticus, am Eintritt des Choledochus in die Duodenalwand (Abb. 430) und in der Papille. Wenn sie nach und nach weiterrücken, führen sie zu Koliken und können zeitweilig den Gallenabfluß verlegen (Ikterus!). Im allgemeinen wird kein Stein von über 1 cm Durchmesser auf diesem Wege ohne Störungen in den Darm gelangen. Er bleibt entweder dauernd eingeklemmt oder veranlaßt Nekrose der Schleimhaut und tiefergreifenden geschwürigen Zerfall bis zu Perforation der Wand.

d) Änderung der Lichtung

Verlegung der Lichtung der Gallenwege wird vor allem durch Konkremente und durch Tumoren, seltener durch Parasiten hervorgerufen. Verengerung, besonders aber Verschluß der Gallengänge, stört den Abfluß der Galle.

Verschluß des Ductus cysticus hindert den Eintritt der Galle in die Blase und den Austritt der in ihr produzierten schleimigen Flüssigkeit. Diese sammelt sich an, während der Inhalt durch Diffusion frei von Gallebestandteilen wird und eine helle, schleimige, dünne Beschaffenheit annimmt (sog. weiße Galle); die Gallenblase erweitert sich dabei beträchtlich. Wir sprechen von Hydrops der Gallenblase (Abb. 429).

Verschluß oder Verengerung des Choledochus bewirkt eine Ansammlung der Galle in der Richtung zur Leber und in der Gallenblase. Außer den großen Gallengängen (Abb. 430 und 431) können sich auch die kleinen intrahepatischen Gallengänge auf Fingerdicke erweitern. Ist ein chronischer Verschluß des Ductus choledochus durch einen Tumor bedingt, dann erweitert sich in der Regel außer den Gallenwegen auch die Gallenblase so stark, daß sie tastbar wird (Abb. 431); bei einem Verschluß durch Steine nimmt dagegen die Gallenblase weniger an der Erweiterung teil (Abb. 430), da ihre Wand dann gewöhnlich durch chronisch-entzündliche Veränderungen verdickt und unnachgiebig geworden ist (Courvoisiersche[1] Regel).

e) Geschwülste

Das *Gallenblasencarcinom* bildet meist flächenhafte Infiltrate, welche die Wand der Gallenblase auf größere Strecken, manchmal sogar in ihrem ganzen Umfange einnehmen. Histologisch handelt es sich gewöhnlich um ein scirrhöses Adenocarcinom. Der Krebs wächst einerseits durch die Wand gegen das Peritoneum vor, anderseits in breiter Form in die Leber hinein, in der er sich außerdem auch auf dem Blutweg metastatisch ausbreiten kann. Das geschieht manchmal schon, wenn der primäre Krebs noch klein, z. B. markstückgroß ist. Der Tumor wuchert aber auch am Ductus cysticus entlang (Abb. 432) bis zum Hilus und von hier aus zuweilen weit in die Leber hinein. Die großen Gallengänge können dadurch eingeengt oder verschlossen werden (Ikterus!). Metastasen in die Lymphdrüsen des Leberhilus werden gewöhnlich gefunden.

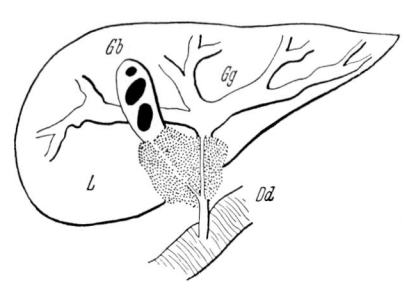

Abb. 432. Schema über die Ausbreitung eines vom Gallenblasenhals ausgehenden Krebses (punktiert). Übergreifen auf das Ligamentum hepatoduodenale mit Einengung des Duct. hepaticus und Erweiterung der intrahepatischen Gallengänge (*Gg*). In der Gallenblase mehrere Steine. *L* Leber, *Dd* Duodenum

Bei der Entstehung des Gallenblasenkrebses spielen Gallensteine, die etwa in 90% aller Gallenblasenkrebse gefunden werden, eine wichtige Rolle. Sie wirken offenbar als chronischer Reiz. Dementsprechend ist das Carcinom am häufigsten bei Frauen (4:1), die ja öfter an Gallensteinen leiden als Männer.

Primäre *Carcinome der großen Gallenwege* kommen am häufigsten an der Vereinigungsstelle des Ductus cysticus und hepaticus (Abb. 432) sowie an der Ausmündung des D. choledochus in der Papilla Vateri vor. Gewöhnlich handelt es sich um scirrhöse Tumoren, die bisweilen so klein sind, daß sie makroskopisch mit Narben verwechselt werden. Sie können schon bei sehr geringem Umfang die Gallengänge verlegen, Ikterus und Tod herbeiführen.

XI. Pankreas
a) Mißbildungen

Verhältnismäßig selten ist das Pancreas anulare, wobei eine Parenchymbrücke ringförmig das Duodenum umgreift und einengt. Häufig finden sich Inseln von Pankreasgewebe (Nebenpankreas, Pancreas accessorium) innerhalb der Wand des Magens, Duodenums, Jejunums oder an der Spitze eines Meckelschen Divertikels. Langerhanssche Inseln fehlen gewöhnlich im Nebenpankreas.

b) Regressive Veränderungen, Entzündungen

Ablagerung von *Hämosiderin* im Rahmen eines Bronze-Diabetes (s. S. 141) verleiht dem Drüsenparenchym eine rostbraune Farbe.

---

[1] L. Courvoisier (1843—1918), Chirurg, Basel.

Wird der Ductus pancreaticus durch Steine, Narben oder Geschwülste verschlossen, so entsteht eine zylindrische oder kleincystische Erweiterung des Ganges. Die Sekretrückstauung führt weiterhin zu *Atrophie* und Schwund der Drüsenbläschen; dabei werden aber die Langerhansschen Inseln nicht geschädigt und bleiben schließlich allein übrig. Zu der Gewinnung des Insulins wurde anfänglich diese Art der Atrophie bzw. Zerstörung des exkretorischen Pankreasanteiles durch künstliche Gangunterbindung angewandt.

Eine eigentümliche, erblich bedingte Funktionsstörung exokriner Drüsen drückt sich in verschiedener Weise aus: 1. In manchen Drüsen wird das Sekret in den Drüsenbläschen und Ausführungsgängen eingedickt *(Mucoviscidose)*, was besonders im Pankreas der Fall ist. Die Drüsenbläschen und besonders die Ausführungsgänge enthalten schollige Massen, die den Sekretabfluß behindern und zu einer cystischen Erweiterung führen. Im weiteren Verlauf kommt es dann zu einer Atrophie und fibrösen Veröden des Pankreas *(cystische Pankreasfibrose)*. Der Mangel an Verdauungssekret hat dann Steatorrhoe zur Folge (s. S. 499/500). Ähnliche Veränderungen finden sich in den Mundspeicheldrüsen und Darmkrypten. Da die Veränderung schon intrauterin sich bemerkbar macht, wird das Mekonium zu einer asphaltartigen Masse eingedickt, welche von der Peristaltik nicht weiter befördert werden kann. Damit ist die Lichtung vollkommen verschlossen — es kommt zum Mekonium-Ileus, dem die Neugeborenen in wenigen Tagen rettungslos erliegen. 2. In anderen Drüsen ist die Absonderung ihres Sekretes gesteigert, wie z.B. in den bronchialen Schleimdrüsen, so daß hier Schleimstauungen auftreten, die die Ansiedlung von Bakterien, besonders Staphylokokken begünstigen. Sie erzeugen dann schwere abszedierende Pneumonien und andere chronische Erkrankungen. 3. Die serösen Drüsen lassen keine besonderen morphologischen Veränderungen erkennen, sondern aber, was besonders bei den Schweißdrüsen diagnostisch von Wert ist, ein Sekret mit sehr hohem Elektrolytgehalt ab. Die Störung wird rezessiv vererbt und tritt als Krankheit bei den Homozygoten in Erscheinung, die Heterozygoten lassen sich an einem etwas erhöhten Elektrolytgehalt im Schweiß erkennen. Damit soll eine erhöhte Anfälligkeit für Hitzschlag zusammenhängen.

Bei der *Fettdurchwachsung* (Lipomatose) des Pankreas kommt es zu einer reichlichen Einlagerung von Fettgewebe in das interstitielle Gewebe (Abb. 90), während das Drüsenparenchym immer mehr schwindet. Manchmal ist das Pankreas in einen schlaffen Fettkörper umgewandelt, in dem nur spärliche Parenchymreste, hingegen reichlich Langerhanssche Inseln enthalten sind. Die Lipomatose des Pankreas bildet oft eine Teilerscheinung allgemeiner Fettleibigkeit, kann aber auch ohne diese auftreten.

Eine *Entzündung* des Pankreas kann auf Toxine zurückgehen, die mit dem Sekret seines exokrinen Teils ausgeschieden wurden (Ausscheidungspankreatitis); sie kann auch eine Infektionskrankheit begleiten (Infektpankreatitis, Begleitpankreatitis). Die häufigste Form der Pankreatitis entsteht aber als Folge einer Abflußbehinderung des exokrinen Drüsensekretes, wie z. B. durch vorübergehende Abklemmung von Teilen des Ausführungsgangssystems. Histologisch findet man dann eine eigentümliche ödematöse Durchtränkung des Zwischengewebes („Speichelödem") sowie entzündliche Infiltrate und herdförmige Parenchymnekrosen. Die Veränderung heilt narbig ab. Da aber derartige Veränderungen häufig unter schmerzhaften Anfällen im linken Oberbauch rezidivieren (chronische, schleichende Pankreatitis), werden immer größere Teile der Drüse bindegewebig veröden und härter werden (Pankreassklerose). Diese rezidivierende Form der Entzündung ist gewissermaßen eine akute tryptische Pankreatitis (s. S. 536/7) in Miniatur.

Tritt Pankreassekret in größerem Umfang in das Zwischengewebe aus, so wird ein fettspaltendes Ferment, die Lipase, aktiviert und kann nunmehr Neutralfett in Glycerin und Fettsäuren zerlegen. Solche *Fettnekroseherde* stellen dann schon mit freiem Auge sichtbare, hanfkorngroße, weiße Fleckchen im Fettgewebe dar, die wie Kalkspritzer aussehen (Abb. 433). Sie finden sich überall dort, wo der Pankreassaft hingelangen konnte (Mesenterium, Peritoneum), am dichtesten aber um das Pankreas selbst angeordnet. Das zerstörte Fett wird teils resorbiert, teils

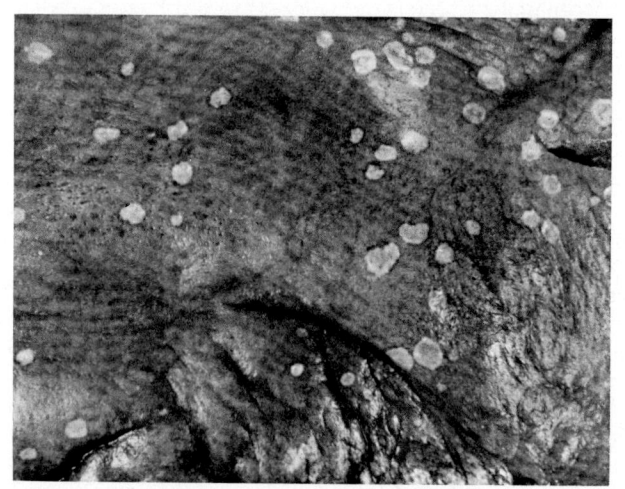

Abb. 433. Fettnekroseherde am Peritoneum

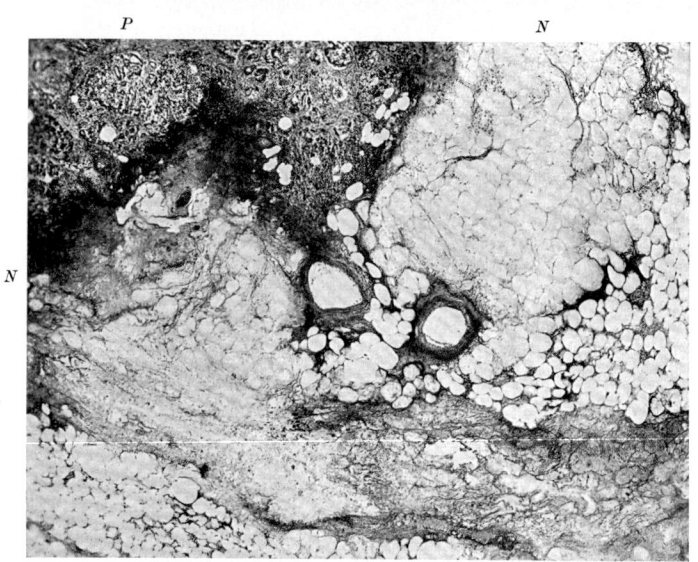

Abb. 434. Frischer Pankreas-Fettnekroseherd (*N*), umgeben von einem Saum (dunkel) zelliger Infiltration, teilweise greift die Nekrose auf das drüsige Parenchym des Pankreas über (*P*)

verbinden sich die Fettsäuren mit Calciumsalzen — es kommt zu Verkalkung und bindegewebiger Abkapselung.

Solche Fettnekroseherde trifft man bei allen Schädigungen des Pankreas, die einen Austritt des Sekrets ermöglichen, also Traumen, Operationen usw.; als regelmäßige Teilerscheinung finden wir sie auch bei der *akuten (tryptischen) Pankreasnekrose*. Diese Krankheit entsteht dadurch, daß in der Drüse *sowohl* Lipase *wie* das eiweißspaltende Trypsin in das Gewebe austreten. Durch das aktivierte

Trypsin kommt es zur Nekrose sowohl des Pankreasgewebes als auch des gefäßführenden Bindegewebes (Abb. 434). Makroskopisch sieht ein solches Pankreas sehr bunt aus: Der geschwollene Drüsenkörper ist teils blutigrot (Blutaustritte), teils von gelblichen Fleckchen durchsetzt (Fettnekroseherde), teils schmutziggrau (nekrotisches Parenchym). Eine Entzündung spielt zu diesem Zeitpunkt des Krankheitsgeschehens keine Rolle, so daß es unrichtig wäre, von akuter Pankreatitis zu sprechen; ebensowenig ist es berechtigt, Fälle, bei denen Blutaustritte das makroskopische Bild beherrschen, als Pankreasapoplexie zu bezeichnen, da sich histologisch fast immer die übrigen Teilerscheinungen der akuten Pankreasnekrose feststellen lassen.

Die Kranken zeigen klinisch akute, abdominale Erscheinungen, die oft irrtümlich auf eine innere Einklemmung oder Geschwürsperforation zurückgeführt werden. Der Chirurg wird aber bei der Eröffnung der Bauchhöhle durch jene kennzeichnenden Fettnekroseherdchen in Netz und Mesenterium auf das Pankreas hingewiesen. Sterben die Kranken nicht in diesem akuten Stadium, so wird im weiteren Verlauf das abgestorbene Pankreasgewebe durch eine demarkierende Entzündung von der Umgebung gelöst und liegt dann als mißfarbiger Sequester in einer von Granulationsgewebe umgrenzten Höhle. Dadurch, daß diese mit dem Duodenum in offene Verbindung tritt, kann der Sequester in die Darmlichtung ausgestoßen werden (Spontanheilung, was selten ist), andererseits aber auch der Höhleninhalt von Darmbakterien infiziert werden; meist erfolgt dann der Tod an Peritonitis.

c) Cysten und Geschwülste

Multiple Cysten können eine Parallelerscheinung zu Cystennieren und Cystenleber bilden (Cystenpankreas). Manchmal ist die Veränderung mit eigentümlichen Tumoren des Kleinhirns (Lindau-Tumoren) vergesellschaftet (s. S. 446).

Das primäre *Carcinom* des Pankreas bildet nuß- bis apfelgroße, in der Drüse gelegene Knoten. Es tritt in allen Abschnitten auf und macht je nach seinem Sitz verschiedene Erscheinungen: Im Kopfteil können schon kirschgroße Krebsknoten durch Einengung des Ductus pancreaticus oder der Papille zu Sekretstauung und, wenn sie auch den Ductus choledochus einengen, zu hartnäckigem Ikterus führen; auch kann das Duodenum durch den vorwuchernden Tumor verengt werden. Im Schwanzteil bleiben dagegen oft faustgroße Geschwulstknoten symptomlos. Histologisch handelt es sich meist um kleinalveoläre Adenocarcinome mit reichlicher Bindegewebsentwicklung (Scirrhus). In etwa $1/4$ aller Fälle treten aus unbekannten Gründen multiple Venenthromben auf.

Von der Bedeutung des Pankreas für das Zustandekommen des Diabetes war schon S. 394 die Rede. Fast alle hier genannten Veränderungen des Organs (Atrophie, Lipomatose, Entzündung, Cirrhose, Nekrose, Krebs usw.) können Glykosurie bewirken, wenn sie das Organ in größerer Ausdehnung schädigen.

XII. Bauchfell

a) Veränderungen des Inhaltes der Bauchhöhle

Unter *Ascites*, Bauchwassersucht, versteht man die durch Transsudation entstehende Ansammlung von seröser Flüssigkeit in der freien Bauchhöhle (s. S. 108). Bestehen Verwachsungen, so sammelt sich die Flüssigkeit in den so abgegrenzten Räumen an (Ascites saccatus). Am häufigsten ist der Stauungsascites bei allgemeiner venöser Stauung (z. B. infolge Herzinsuffizienz) und bei Stauung im Pfortaderkreislauf (z. B. infolge Pfortaderthrombose oder Lebercirrhose). Die Menge der farblosen oder leicht gelblichen Flüssigkeit kann viele Liter betragen. Seltener ist der kachektische Ascites (z. B. bei schweren Anämien) und der chylöse Ascites (vgl. S. 97). Ist die Ascitesflüssigkeit stark blutig gefärbt, so spricht man von hämorrhagischem Ascites; er tritt namentlich bei Tuberkulose und Carcinomatose des Bauchfells auf. (In diesen Fällen handelt es sich allerdings mehr um ein Exsudat als um ein Transsudat.)

Ansammlung von *Blut* in der Bauchhöhle (Hämaskos[1]) entsteht durch Verletzungen größerer Gefäße, Berstung von Aneurysmen, Zerreißung der Milz, Leber, einer graviden Tube, eines Corpus luteum usw. Schwere Blutungen führen häufig zum Tode, kleinere, wie sie z. B. bei Operationen entstehen, können aufgesaugt werden und lassen dann schwärzliche Pigmentierungen des Peritoneums zurück.

Ansammlung von *Galle* in der Bauchhöhle wird als Cholaskos bezeichnet. Zum Übertritt von Galle in die Bauchhöhle kommt es bei plötzlichen Zerreißungen oder Perforationen großer Gallengänge oder der Gallenblase. Sterile Galle schadet dem Bauchfell nicht wesentlich und wird bald aufgesaugt. Da aber der Durchbruch der Gallenwege meist im Rahmen von entzündlichen Erkrankungen erfolgt (Cholecystitis und Cholangitis), gelangen fast immer mit der Galle auch Bakterien in die Bauchhöhle und erzeugen dann eine Entzündung, die Galleperitonitis.

Freie Körper der Bauchhöhle entstehen meist aus abgeschnürten Appendices epiploicae oder abgetrennten (stielgedrehten) subserösen Uterusmyomen.

b) Entzündung

Die Entzündung des Bauchfells (Peritonitis) wird so gut wie immer durch Bakterien hervorgerufen, die auf verschiedenen Wegen in den Peritonealraum hineingelangen. Über die Lymph- und Saftspalten erreichen Keime das Peritoneum, die aus entzündeten Organen der Bauchhöhle oder ihrer Umgebung stammen; wir sprechen von *Durchwanderungsperitonitis*. Sie entsteht z. B. bei phlegmonöser Appendicitis, eitriger Cholecystitis, schweren Entzündungen des Darmes usw., aber auch von eitrigen Entzündungen der Pleura oder Nierenentzündungen aus. Ein anderes Mal gelangen die Keime durch Perforation eines solchen Eiterherdes unmittelbar in die Bauchhöhle; dann liegt eine *Perforationsperitonitis* vor, wie wir sie z. B. im Anschluß an durchgebrochene Magen- und Darmgeschwüre auftreten sehen. Bei *penetrierenden Verletzungen* der Bauchdecken, zu denen auch die Bauchoperationen zu zählen sind, können Keime von der Außenwelt in die Bauchhöhle eingebracht werden. Selten entsteht eine Peritonitis durch Bakterien, die auf dem Blutwege verschleppt wurden als *metastatische Entzündung*, z. B. nach Anginen. Manchmal läßt sich aber weder die Eintrittspforte der Bakterien in den Organismus, noch der Weg, auf dem sie in das Peritoneum gelangt sind, nachweisen *(genuine Peritonitis)*. Das trifft besonders für die durch Pneumokokken hervorgerufene Bauchfellentzündung zu, die bei Kindern, besonders Mädchen, auftritt, welche an Lipoidnephrose leiden.

Je nach der *Art des entzündlichen Exsudates* unterscheidet man verschiedene Peritonitisformen, wie fibrinöse, eitrige, hämorrhagische Peritonitis usw. Bei Perforation von Darmschlingen tritt natürlich auch Darminhalt in die Bauchhöhle aus, der sich dem Exsudat beimengt (stercorale[2] Peritonitis); dieses nimmt dann oft jauchige Beschaffenheit an.

Die Entzündung des Bauchfells wird entweder — besonders bei plötzlicher bakterieller Invasion — rasch eine allgemeine *(diffuse Peritonitis)*, oder sie beschränkt sich auf die Umgebung der Infektionsquelle *(lokale Peritonitis)*; dann kapselt sich, besonders bei langsam eintretender Infektion, der Entzündungsherd durch Verklebung benachbarter Peritonealflächen gegen die übrige Bauchhöhle ab. So entsteht z. B. nach jeder Bauchoperation an den durch den Eingriff betroffenen Stellen der Serosa eine leichte, umschriebene Peritonitis, die durch die Abdeckung von Nähten, Verklebungen und schließlich bindegewebige Verwach-

---

[1] Askos (griech.) Schlauch — da die Bauchhöhle mit einem Schlauch verglichen wurde.
[2] Stercus (lat.) Kot.

sung geradezu eine unerläßliche Voraussetzung für die richtige Heilung operativ gesetzter Bauchwunden darstellt. Auch die von den Geschlechtsorganen ausgehende Entzündung befällt zumeist nur das Beckenperitoneum als Pelveoperitonitis, da das kleine Becken sehr schnell durch Verklebungen gegen die freie Bauchhöhle zu abgeschlossen wird.

Ist eitriges Exsudat in solchen geschlossenen Abschnitten des Peritoneums vorhanden, so benützt man auch den Ausdruck „Absceß", obwohl der eitererfüllte Hohlraum nicht durch einen Gewebsuntergang entstanden ist, sondern schon vorgebildet war (richtiger wäre es daher, von abgekapseltem Empyem zu sprechen). So entsteht der *Douglas-Absceß* durch Verklebungen, die den eitererfüllten Douglasschen Raum nach oben hin abschließen. Er tritt meist bei eitrigen Entzündungen der weiblichen Geschlechtsorgane auf und kann durch Eindickung abheilen, bei weiterem Fortschreiten in benachbarte Hohlorgane (Rectum) sich entleeren oder schließlich doch noch in die freie Bauchhöhle durchbrechen. Unter

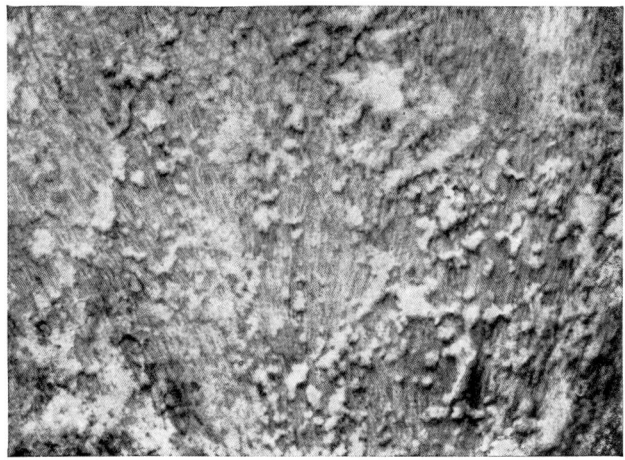

Abb. 435. Tuberkulose des Peritoneums an der Unterfläche des Zwerchfells. Die einzelnen Tuberkel fließen vielfach zu Platten zusammen

subphrenischem Absceß versteht man eine Eiteransammlung unter dem Zwerchfell, die durch Verklebung benachbarter Organe (Leber, Milz, Magen usw.) gegen die freie Bauchhöhle abgeschlossen ist. Zu solchen subphrenischen Abscessen führen besonders die eitrigen oder perforierenden Entzündungen der eben aufgezählten Organe, wie Leberabscesse, perforierte Magengeschwüre, vereiterte Infarkte der Milz usw.

Das entzündliche Exsudat in der Bauchhöhle wirkt auch auf die Organe der Bauchhöhle, insbesondere den Darm ein. Die Darmmuskulatur wird durch Toxine gelähmt, so daß eine *Darmparalyse* entsteht. Der nicht mehr weiter beförderte Darminhalt zersetzt sich, es treten Gase auf, die die ohnehin schlaffen Darmschlingen aufblähen und zu Meteorismus führen; besonders die Dünndarmschlingen sind dann mit flüssigem Inhalt schwappend gefüllt. Wo die Darmschlingen einander unmittelbar anliegen, wird das Blut durch den erhöhten Innendruck weggepreßt und sammelt sich dann in den weniger gedrückten Stellen dort an, wo zwischen drei oder mehreren zusammenstoßenden Schlingen ein kleiner freier Raum bleibt. So entsteht eine sehr kennzeichnende streifige Rötung der Darmserosa. Aus dem zersetzten Darminhalt können weiterhin giftige Abbauprodukte resorbiert werden und eine Autointoxikation herbeiführen.

Die diffuse eitrige Peritonitis führt auch heute noch häufig zum Tode; es gilt dies besonders von den jauchigen Perforationsperitonitiden. Prognostisch weit günstiger sind die eitrigen Peritonitiden nach Appendicitis, vor allem die Diplokokkenperitonitis kleiner Mädchen und natürlich auch die lokalen Peritonitiden.

Heilt eine Peritonitis, so entstehen durch Organisation des fibrinösen Exsudates strangförmige oder flächenhafte *Verwachsungen* zwischen den Organen der Bauchhöhle. Das flüssige Exsudat wird resorbiert oder bleibt zwischen den Verwachsungen eingeschlossen. Brückenartig ausgespannte Verwachsungsstränge können später die Ursache von Incarcerationen oder Drehungen des Darmes werden.

Wenn *Tuberkelbakterien* in die Bauchhöhle gelangen, bilden sich auf dem gesamten Peritoneum oder nur in einzelnen Abschnitten miliare oder größere Knötchen (Abb. 435). Die Entwicklung der Knötchen kann langsam, unmerklich,

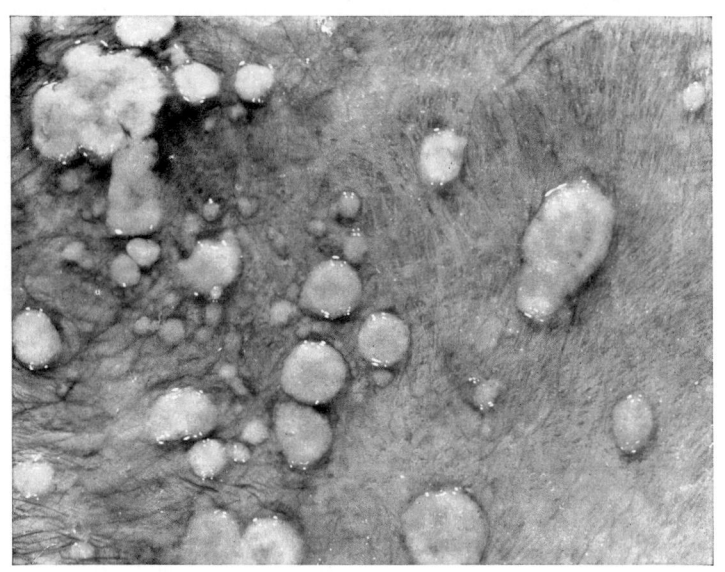

Abb. 436. Krebsmetastasen auf dem Peritoneum

ohne wesentliche Exsudation *(Tuberculosis peritonei)* oder rasch, mit heftigen Entzündungserscheinungen erfolgen und ist dann meist von der Bildung eines serösen oder serofibrinösen, oft hämorrhagischen Exsudates begleitet *(Peritonitis tuberculosa)*. Im Verlaufe einer *chronischen Peritonealtuberkulose* treten Verwachsungen an Peritonealflächen auf, so daß oft kaum irgendwo noch eine freie Serosafläche zu finden ist.

Tuberkelähnliche Bildungen *(Pseudotuberkel)* werden durch Fremdkörper erzeugt, die in die Bauchhöhle gelangen, wie Inhaltsmassen von geplatzten Echinokokken- und Ovarialcysten, Darminhalt nach Perforationen usw.

c) Geschwülste

Primäre Tumoren des Peritoneums wie das maligne Endotheliom (Mesotheliom) sind sehr selten. Sein Bau entspricht dem des etwas häufigeren Endothelioms (Mesotheliom) der Pleura (s. S. 588).

Häufiger kommen *metastatische Tumoren* des Bauchfells vor. Die Tumorentwicklung erfolgt entweder kontinuierlich von einem Primärtumor der Bauchorgane durch Ausbreitung auf dem Lymphweg (s. Magen, S. 479 und Gallenblase, S. 534) oder diskontinuierlich, wenn abgelöste Krebszellen durch die Peristaltik oder im Ascites fortbewegt werden und sich im Bauchfellraum hier oder dort festsetzen.

Dann ist das Peritoneum mit miliaren weißgrauen Knötchen übersät *(Carcinosis peritonei)*, die auch zu rundlichen Platten zusammenfließen (Abb. 436). Eine Unterscheidung der miliaren Krebsknötchen von miliaren Tuberkeln ist, zumal bei Operationen, nicht immer leicht. Die Krebsknötchen ragen aber mehr vor, sind weiß und härter als die Tuberkel und behalten dieses Aussehen, während die gewöhnlich zahlreicheren und gleichmäßiger verteilten Tuberkel durch Verkäsung trübgelb werden. Meist besteht Ascites in Form einer gelben, manchmal blutig untermischten Flüssigkeit, oft mit reichlichen Fibringerinnseln *(Peritonitis carcinomatosa)*. Dann ist das entzündete Peritoneum diffus oder fleckig injiziert, zumal über und neben den Krebsknoten. Metastasen scirrhöser Krebse verursachen starke Schrumpfung des Mesenteriums und Netzes.

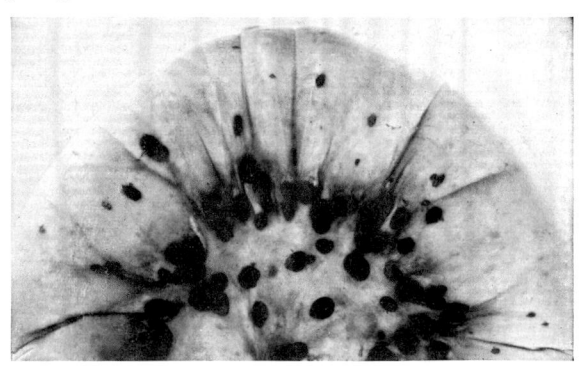

Abb. 437. Zahlreiche metastatische Melanomknoten im Mesenterium und unter der Dünndarmserosa, besonders gehäuft am Mesenterialansatz

Die Krebszellen setzen sich gern *an der Ansatzlinie des Mesenteriums* am Darm (Abb. 437) fest, weil sie hier am meisten geschützt liegen, oder am *Boden des Douglasschen Raumes*, in den die Zellen innerhalb der Ascitesflüssigkeit wie in einen Schlammfang absinken. Die sich hier entwickelnden Knoten und Platten sind oft vom Mastdarm her zu tasten. Gelegentlich wachsen sie in die Wand des Rectums ein und täuschen dann, zumal wenn sie durch Schrumpfung eine Stenose bewirken, einen primären Mastdarmkrebs vor.

Der gallertige Inhalt von Ovarialcystomen (s. Ovarium) oder einer Mucocele der Appendix kann, wenn er in die Bauchhöhle gelangt, organisiert und cystenähnlich abgekapselt werden. Wir sprechen von *Pseudomyxoma peritonei*. Es kommt aber auch vor, daß sich gleichzeitig aus den Cysten oder der Appendix stammende Epithelien auf dem Peritoneum festsetzen, dort anwachsen und nun ihrerseits neuen Schleim bilden. Der Vorgang entspricht ganz der Entstehungsweise einer Implantationsmetastase, obwohl hier ein gutartiger Tumor oder überhaupt kein Tumor, wie bei der geplatzten Mucocele, vorliegt.

F. Atmungsorgane

I. Nase[1] und Nebenhöhlen

a) Kreislaufstörungen

Blutungen (Nasenbluten, Epistaxis) bei Hyperämien, Neubildungen, manchen Blutveränderungen und im Beginn von Infektionskrankheiten können erheblich und sogar tödlich sein. Meist erfolgen sie aus kleinen, schwer auffindbaren, venösen Gefäßen im vorderen Abschnitt der Nasenhöhle.

---
[1] griech.: Rhin.

b) Entzündungen

Der **akute Katarrh** (Schnupfen, Coryza[1], Rhinitis) ist häufig. Er geht einher mit Hyperämie der Schleimhaut und reichlicher, anfangs seröser und schleimiger, später eitriger Exsudation; meist erfolgt Heilung, selten Übergang in den chronischen Zustand. Die akute Rhinitis wird meist durch Viren hervorgerufen (s. S. 240); die gewöhnlichen Eitererreger, Strepto-, Diplo- oder Staphylokokken, die fast regelmäßig auf der Nasenschleimhaut des gesunden Menschen vorkommen, spielen dabei zunächst nur eine untergeordnete Rolle; allerdings sind sie für viele im Rahmen der Rhinitis auftretende Komplikationen verantwortlich, besonders für die Entzündung der Nebenhöhlen.

Der *Heuschnupfen* wird bei Personen, die eine besondere Empfindlichkeit (Allergie) gegen Pflanzeneiweiß aufweisen, durch Einatmung der Pollenkörner blühender Gräser ausgelöst. Dabei treten ödematöse, an eosinophilen Zellen reiche Anschwellungen der Schleimhaut auf, die manchmal geradezu polypös in die Lichtung vorragen und sie einengen. Oft ist auch die Bindehaut an der Entzündung beteiligt.

Die **chronische Rhinitis** geht meist aus einer akuten Entzündung hervor, namentlich nach wiederholten Rezidiven, oder ist die Folge länger dauernder Einwirkung mechanischer oder chemischer Schädlichkeiten (z. B. Einatmen gewisser Staubarten). Sie führt entweder zu beträchtlicher Verdickung der Schleimhaut mit reichlicher, schleimig-eitriger Sekretion und zu polypöser Schleimhauthypertrophie (Rhinitis hypertrophicans) oder zu einer fibrösen Umwandlung und Atrophie der Schleimhaut (Rhinitis atrophicans).

Eine besondere Form der atrophischen Rhinitis ist die *Ozaena*[2] (Rhinitis foetida atrophicans, Stinknase), bei welcher die hochgradig atrophische Schleimhaut mit faulig riechendem Sekret und festhaftenden, grünen, aashaft stinkenden Borken bedeckt ist. Das Flimmerepithel der Schleimhaut ist meist durch Plattenepithel ersetzt. Als Erreger wurden verschiedene Bakterien beschrieben, namentlich Kapselbakterien.

Entzündungen der Nebenhöhlen (Sinusitis frontalis maxillaris etc.). Bei einer entzündlichen Schwellung der Nasenschleimhaut können die engen Verbindungswege dieser Höhlen zur Nase hin verschlossen werden. Das in ihnen gebildete schleimige Sekret vermag dann schlecht oder überhaupt nicht abzufließen und sammelt sich zu einem Höhlenhydrops an. Dieser gibt seinerseits wieder einen günstigen Nährboden für die sich vermehrenden Keime aus der Nasenhöhle ab, so daß es zu eitriger Entzündung und Empyem kommt. Eine solche Nebenhöhleneiterung kann chronisch werden und örtliche und allgemeine Folgen nach sich ziehen. Örtlich greift sie auf den anliegenden Knochen über (Ostitis und Osteomyelitis), gegebenenfalls sammelt sich der Eiter unter dem Periost an (Periostitis). Weichteile können von der Entzündung erfaßt werden, insbesondere die Venen, in denen dann eine Thrombose und Thrombophlebitis auftritt. Von hier aus können dann als Allgemeininfektion Sepsis und Pyämie ausgehen. Eiterungen der Kieferhöhle können durch Zerstörung des Knochens in die Nase oder nach außen durch die Haut durchbrechen. Eiterungen der Stirnhöhle greifen auf die Orbita über und erzeugen dort im lockeren Zellgewebe eine Phlegmone oder einen Absceß.

Otitis media. Über die Tuba Eustachii können entzündungserregende Keime, meist Streptokokken, aus dem Rachen in die Trommelhöhle gelangen. Sie erzeugen hier eine akute Mittelohrentzündung, die Otitis media. Das meist eitrige Exsudat sammelt sich in der Trommelhöhle an und kann sich durch eine entweder spontan entstehende oder künstlich gesetzte Öffnung des Trommelfells (Paracentese[3]) nach

---

[1] Koryza (griech.) Eingenommenheit des Kopfes; abgeleitet von korys (griech.) Helm, Kopf.   [2] Ozo (griech.) riechen.   [3] Kenteo (griech.) stechen.

außen entleeren. Ungünstig ist es, wenn von der entzündeten Trommelhöhle aus die von Schleimhaut ausgekleideten, luftgefüllten Hohlräume des Felsenbeins, hauptsächlich aber des Warzenfortsatzes ergriffen werden. In ihnen sammelt sich dann das eitrige Exsudat an (akute Mastoiditis) und kann nur durch operative Eröffnung des Knochens bzw. Wegmeißelung des Warzenfortsatzes entfernt werden. Solche Entzündungen ziehen auch den Knochen und die an ihn angrenzenden Gewebe in Mitleidenschaft. Bei einem Übergreifen auf das innere Periost des Schädelknochens, die Dura, kommt es z. B. zu einer eitrigen Thrombophlebitis des hier an der Hinterfläche der Schläfenbeinpyramide verlaufenden Sinus sigmoideus (s. S. 406); entlang von Gefäßen und Nerven gelangen die Mikroorganismen in die weiche Hirnhaut und erzeugen hier eine eitrige (otogene) Meningitis; schließlich kann die Entzündung auch unmittelbar auf die der Schläfenbeinpyramide anliegenden Gehirnanteile übergreifen und zur Entstehung von (otogenen) Hirnabscessen im Schläfenlappen und Kleinhirn führen. Freilich sind alle diese Komplikationen der Otitis media ebenso wie tödliche Ausgänge dieser Krankheit infolge der modernen Behandlungsverfahren selten geworden.

Über syphilitische Sattelnase (S. 234) und Rhinosklerom (S. 214).

c) Geschwülste

Die *Nasenpolypen* stellen weiche, oft gallertig-durchscheinende Gebilde mit glatter Oberfläche dar, die vereinzelt oder in größerer Zahl vorkommen. Sie sitzen der Schleimhaut gestielt auf, namentlich an der unteren Muschel, an der Scheidewand oder in den Nebenhöhlen. Zum größten Teil handelt es sich um umschriebene Hyperplasien der Schleimhaut mit stark ödematös aufgelockertem und kleinzellig infiltriertem Stroma. Nur zum geringeren Teil liegen wirkliche Geschwülste vor, und zwar ödematöse oder schleimig umgewandelte Fibrome oder Fibroadenome.

Das sog. *Nasen-Rachenfibrom* sitzt am Periost der Schädelbasis fest und tritt namentlich bei jugendlichen männlichen Individuen auf. Es entwickelt sich wie Nasen-Rachenpolypen nach abwärts, seitlich und in die Nase hinein und zeigt ein ausgesprochen zerstörendes Wachstum. Auch rezidiviert es nach Entfernung, setzt aber kaum je Metastasen.

II. Kehlkopf und Luftröhre

a) Kreislaufstörungen

Das Ödem der Kehlkopfschleimhaut wird sowohl durch Stauung als auch ganz besonders durch Entzündungen hervorgerufen. Flüssigkeit sammelt sich am reichlichsten in den locker gebauten Schleimhautgebieten, in erster Linie in den aryepiglottischen Falten an, die zu umfangreichen, sulzigen Wülsten umgewandelt werden. Dadurch verlegen sie den Eingang zum Kehlkopf und behindern die Atmung. Die Veränderung wird als *Glottisödem* bezeichnet (Abb. 438). In der Leiche ist das Ödem niemals so deutlich wie beim Lebenden, da die Flüssigkeit absickert und abdunstet.

b) Entzündungen

Die *akute katarrhalische Laryngitis* und Tracheitis gehen mit ödematöser Schwellung und starker Hyperämie der Schleimhaut einher. Die oberflächlichen Lagen des Epithels schilfern ab; nicht selten bilden sich seichte Erosionen.

Pseudomembranöse Entzündung mit Bildung kruppöser Membranen, wie sie das Diphtherie-Bakterium hervorruft (s. S. 184 und 228), sind heute sehr selten geworden. Häufiger ist noch immer der sog. Pseudo-Krupp, der ebenfalls mit Heiserkeit, inspiratorischer Dyspnoe und dem eigentümlichen bellenden Husten einhergeht.

Hier wird die Verengung der Lichtung durch eine entzündlich-ödematöse Schwellung unterhalb der Stimmbänder hervorgerufen. Als Ursache dieser Entzündung kommen Grippe, Masern, allergische Entzündung usw. in Frage.

Die tiefen *phlegmonösen Entzündungen* bei Geschwüren des Kehlkopfes laufen hauptsächlich in der Umgebung der Knorpel ab. Diese eitrige Perichondritis bringt durch Ablösung des Perichondriums den Knorpel zum Absterben. Der Eiter kann die Schleimhaut emporwölben, Stenose veranlassen und in den Larynx durchbrechen. Die abgestorbenen Knorpel, meist die Gießbeckenknorpel, entleeren sich manchmal und werden ausgehustet. Der Kehlkopf bricht nach Ausstoßung größerer Knorpelstücke zuweilen in sich zusammen (Erstickung!).

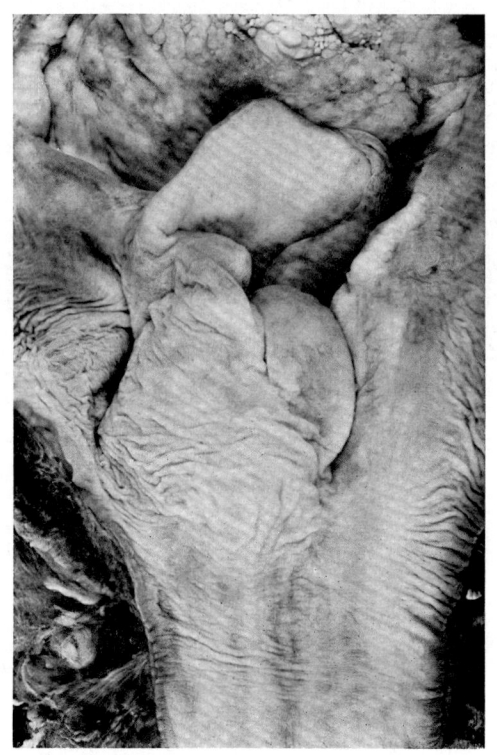

Abb. 438. Ödem der aryepiglottischen Falten (Glottisödem)

Schwerste *nekrotisierende Entzündung* trifft man in der Trachea und in den Hauptbronchien bei Grippe an. Die Schleimhaut ist fleckenweise trocken und weißlich oder geradezu verschorft (Abb. 439), manchmal auch von einem zarten pseudomembranösen Fibrinhäutchen bedeckt. Das Virus führt nämlich zu einer unmittelbaren Schädigung des Epithels, zu Verlust des Flimmersaumes und schließlich zu Auflösung der Zellen. Subjektiv macht sich die anfängliche, sehr kennzeichnende Gefäßlähmung in einer Trockenheit der Atemwege und schmerzhaftem Hustenreiz bemerkbar, anatomisch in einer flammenden Rötung der Schleimhaut infolge Oxydation des stagnierenden Blutes. Meist heilt die Krankheit bald aus, kann aber durch weiter ausgebreitete Gefäßparalyse und schließliches Herzversagen zum Tode führen.

Bei den *chronischen Entzündungen*, die von lange Zeit einwirkenden Schädlichkeiten (Raucherkatarrh!) hervorgerufen werden, ist die Schleimhaut durch entzündliche Infiltrate und Bindegewebszunahme verdickt, oft auch durch Schwellung der Schleimdrüsen feingekörnt (Laryngitis granulosa). Nicht selten wird dabei das Zylinderepithel durch Plattenepithel ersetzt, eine Veränderung, die bis in den Bronchialbaum hineinreichen kann und in Zusammenhang gebracht wird mit der Entstehung von Bronchuscarcinomen. Durch Hyperplasie und Verhornung des Epithels, namentlich über den Stimmbändern, entstehen weiße oder leicht bläuliche Flecken (Pachydermia laryngis).

In der Trachea und im Larynx finden sich bisweilen zahlreiche kleine Knorpelinseln in der Schleimhaut, die auch verkalken und verknöchern können. Sie sind aber nicht als echte Geschwülste aufzufassen *(Tracheopathia chondroosteoplastica)*.

Bei offener Lungentuberkulose wird die Kehlkopfschleimhaut infiziert, so daß hier flache („lentikuläre") oder tiefgreifende *tuberkulöse Geschwüre* entstehen (Abb. 440).

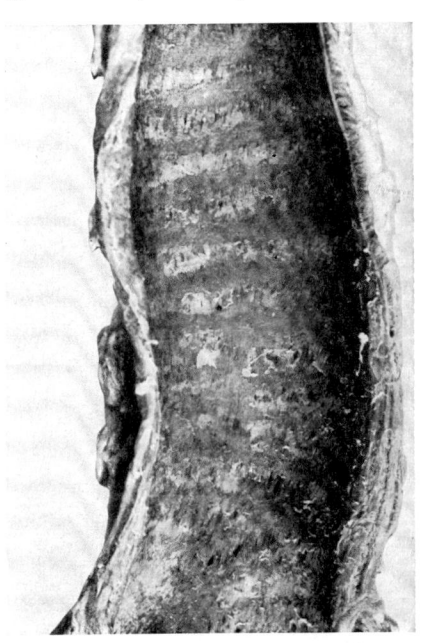

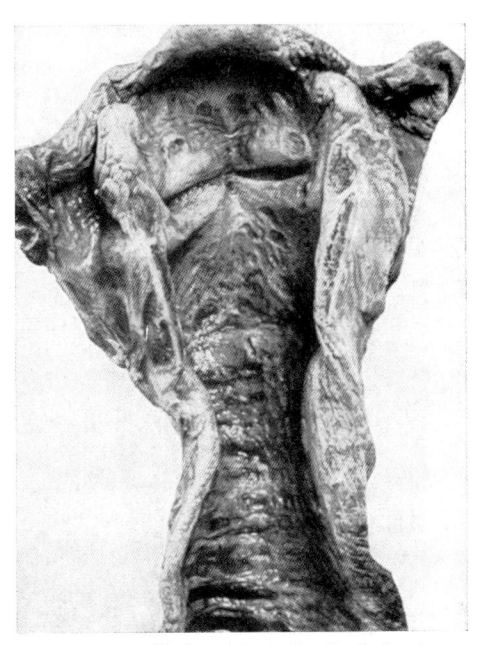

Abb. 439. Nekrotisierende Tracheitis bei Grippe

Abb. 440. Lentikuläre, tuberkulöse Geschwüre des Kehlkopfes und der Luftröhre

c) Fremdkörper, Änderungen der Lichtung

Durch Aspiration gelangen Fremdkörper verschiedener Art in den Kehlkopf, die bei entsprechender Größe die Stimmritze verlegen und plötzlichen Tod herbeiführen können. Da es sich oft um große Speiseteile handelt, spricht man auch von *Bolustod*[1], der allerdings weniger durch Erstickung als durch Auslösung nervöser Reflexe bedingt ist.

Verengerungen *(Stenosen)* des Kehlkopfes und der Trachea können von vielen der eben besprochenen Erkrankungen hervorgerufen werden, vor allem durch Entzündungen, Narben und Geschwülste. Außerdem kann Verengerung der Trachea noch auf eine Kompression von außen zurückgehen, z. B. durch Strumen (Abb. 289), Aneurysmen, Geschwülste usw. Durch starken beiderseitigen Druck wird die Lichtung spaltförmig *(Säbelscheidentrachea)*. Diese Veränderung findet sich bei alten Leuten auch ohne nachweisbaren Druck; dabei sind die Knorpelringe stark verkalkt oder verknöchert (senile Säbelscheidentrachea). Andererseits kommen im

---

[1] Bolos (griech.) Klumpen, Erdkloß.

Alter auch diffuse oder umschriebene Erweiterungen der Trachea, manchmal divertikelartige Ausbuchtungen der Wand zwischen den Knorpelringen vor.

d) Polypen, Geschwülste

Bei Menschen, die ihre Stimme stark anstrengen, entstehen oft auf den wahren Stimmbändern halbkugelige, derbe Knötchen; da sie besonders oft bei Sängern auftreten, wurden sie als *Sängerknötchen* bezeichnet. Manchmal sind diese Bildungen überaus gefäßreich und histologisch von echten kavernösen Hämangiomen kaum zu unterscheiden. Es handelt sich um ödematöse Schleimhautbezirke, in denen sich hyaline und amyloide Ablagerungen sowie Gefäßwucherungen finden.

Schleimhautpolypen des Larynx sind bis haselnußgroße, sulzig-schleimige Gebilde, die der Unterlage breitbasig oder gestielt aufsitzen. Am häufigsten findet

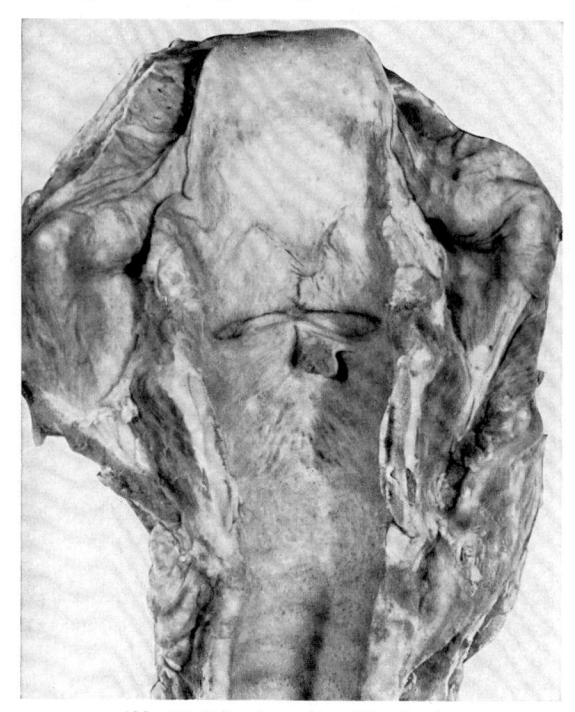

Abb. 441. Polyp des rechten Stimmbandes

man sie an den Morgagnischen Taschen oder an den wahren Stimmbändern. Ein kleiner Teil dieser Polypen stellt echte Geschwülste dar, nämlich schleimig umgewandelte Fibrome; bei der Mehrzahl handelt es sich aber nur um eine umschriebene Hyperplasie der Schleimhaut mit starker Auflockerung und ödematöser Durchtränkung des Stromas.

Papillome sind fibroepitheliale Wucherungen mit warziger Oberfläche, die auf den Stimmbändern (Abb. 441) sowie gleichzeitig auch an anderen Stellen des Larynx und der Trachea sitzen können *(Papillomatose)*. Die im Kindesalter auftretenden Papillome werden durch ein Virus hervorgerufen, das mit dem der Hautwarzen identisch ist, wie Erfahrungen beim Menschen gezeigt haben. Diese Papillome können sich spontan zurückbilden, da im Laufe des Lebens Antikörper gegen sie entwickelt werden. Bei den solitär auftretenden Papillomen des Erwachsenen besteht die Gefahr der krebsigen Entartung.

Ähnlich wie an der Portio kommen auch im Kehlkopf hyperplastische Veränderungen des Plattenepithels vor, die als Vorstufen und Übergänge zum Krebs anzusehen sind; Unregelmäßigkeiten im Aufbau und der Zellgestalt kennzeichnen dieses *sog. Carcinoma in situ.*

Zu den **Kehlkopfcarcinomen** rechnet man sowohl die von den Stimmbändern („innere") wie die vom Hypopharynx ausgehenden „äußeren" Carcinome. Bei beiden überwiegen mehr die Männer, und zwar mehr beim inneren als beim äußeren Kehlkopfcarcinom. Die Kehlkopfcarcinome befallen ähnlich wie die Lungencarci-

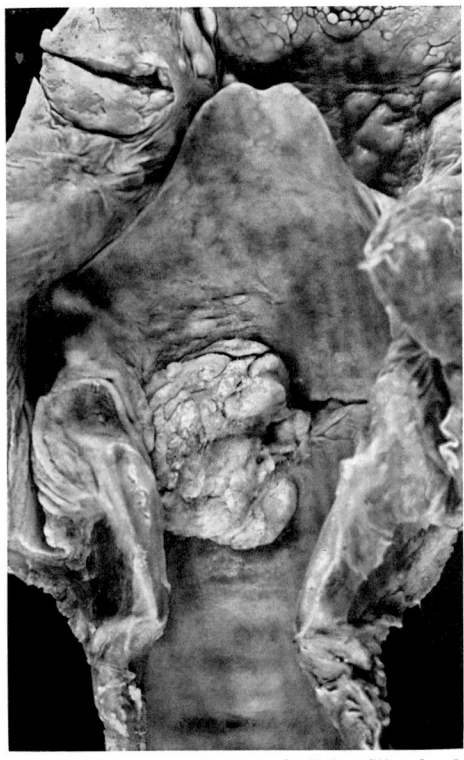

Abb. 442. Grobpapilläres Carcinom des linken Stimmbandes

nome vorzugsweise Raucher, aber zum Unterschied von den Lungencarcinomen (s. S. 586) auch Pfeifen- und Zigarrenraucher. Dagegen hat sich auch für die inneren Kehlkopfcarcinome keine Bevorzugung der Sänger und Redner feststellen lassen. Fast stets handelt es sich um Plattenepithel-, selten um Zylinderzellkrebse. Der Stimmbandkrebs tritt auf entweder in Form einer höckerigen Bildung, die leicht mit einem gewöhnlichen Papillom verwechselt werden kann (Abb. 442), oder als flaches Infiltrat. Er breitet sich auf die Umgebung aus und greift nicht selten auf den Zungengrund, die Rachenwand und den Oesophagus über, so daß dann sein Ausgangspunkt schwer bestimmbar ist. Durch Einengung der Luftwege führt das Kehlkopfcarcinom schon sehr bald zu Stenoserscheinungen; zerfällt es, so entstehen tiefgreifende, verjauchende Geschwüre, die manchmal zur Arrosion großer Gefäße und zu tödlichen Blutungen, sehr häufig auch durch Aspiration jauchiger Massen zu tödlicher Lungenentzündung führen. Zu Fernmetastasen kommt es erst spät und selten. Manche dieser Krebse sind sehr empfindlich gegenüber Röntgenstrahlen.

III. Bronchien

Die Atemwege haben nicht bloß die Luft in die Alveolen zu leiten, sondern sie auch von Verunreinigungen zu befreien. Die gröbsten Verschmutzungen schlagen sich schon auf der Nasenschleimhaut nieder, kleinere, wie Staubteilchen und Bakterien, erst auf der Schleimhaut der Trachea oder der Bronchien. Von hier werden sie dann mit dem Flimmerstrom nach außen befördert, wobei Geschwindigkeiten bis zu 3 mm in der Stunde erzielt werden. Von den Bronchioli respiratorii an fehlt der Flimmerstrom, so daß Gebilde, die über diese Grenze hinaus vorgedrungen sind, auf andere Weise entfernt werden müssen.

a) Kreislaufstörungen

Passive Hyperämie der Bronchialschleimhaut begleitet die Stauungen des Lungenkreislaufs. Die Schleimhaut ist blutreich, blaurot und von vermehrt abgesondertem Schleim bedeckt (sog. Stauungskatarrh, Stauungsbronchitis).

b) Entzündungen

Die bakterielle Besiedlung der Luftwege reicht normalerweise bis in die Trachea. Tiefer gelangte Bakterien werden durch den Flimmerstrom nach oben befördert und durch einen Hustenstoß über die nicht vom Flimmerepithel bekleidete Stimmritze hinweggebracht. Dieser Mechanismus kann durch verschiedene Umstände gestört sein. Der Flimmerstrom ist am intensivsten bei 37° und nimmt bei Abkühlung ab, so daß also eingeatmete Keime nicht mehr richtig nach oben gebracht werden. Ähnlich wirken Anaesthetica, besonders Chloroform. Manchmal ist das Flimmerepithel überhaupt durch (metaplastisches) Plattenepithel ersetzt. Schließlich kann der Hustenreflex aus verschiedenen Gründen ausfallen, z. B. bei Bewußtlosen oder bei betäubten Menschen. In solchen Fällen gelangen dann die pathogenen Keime (und auch Staubteilchen, s. S. 580) tiefer in die Bronchiolen und eventuell Alveolen, so daß sie hier Entzündungen erregen können.

Die Entzündung der mittleren Äste heißt kurzweg Bronchitis, die der feineren Bronchien capilläre Bronchitis oder auch Bronchiolitis.

Bei der akuten katarrhalischen Entzündung der Bronchien *(akuter Bronchialkatarrh, akute Bronchitis)* ist die Schleimhaut gerötet, geschwollen und mit Schleim bedeckt, dem Epithelien und Leukocyten in wechselnder Menge beigemengt sind.

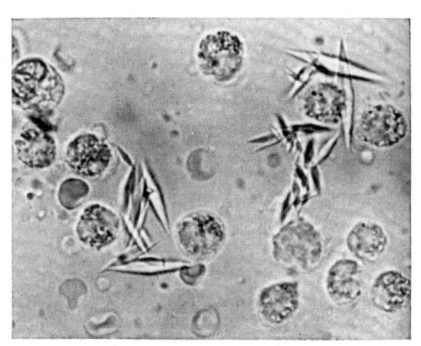

Abb. 443. Eosionophile Leukocyten und Charcot-Leydensche Kristalle

Der *chronische Bronchialkatarrh (chronische Bronchitis)* kann aus dem akuten hervorgehen oder gleich als solcher beginnen. Die Schleimhaut ist dunkel gerötet, wulstig verdickt, ihre Oberfläche mit zähem, schleimigem Sekret bedeckt. Die chronische Bronchitis ist zwar an sich verhältnismäßig harmlos, kann aber verschiedene schwere Lungenerkrankungen auslösen, wie das (obstruierende) Emphysem (s. S. 556) und Bronchiektasen (s. S. 550). Sie stellt oft eine Berufskrankheit bei Leuten dar, die andauernd eine mit Staub verunreinigte Luft einatmen oder viel rauchen.

Das auffälligste Kennzeichen des Asthma bronchiale ist die sog. *Asthmabronchitis*. Dabei kommt es zur Absonderung eines besonders zähen, glasigen Schleimes, in dem sich gequollene Epithelien und reichlich eosinophile Leukocyten finden. Mit diesen im Zusammenhang steht das Auftreten eigentümlicher wetzsteinförmiger Körperchen, der sog. Charcot-Leydenschen[1] Kristalle (Abb. 443). Sie entstehen aus den zerfallenden Granula der eosinophilen Leukocyten, die ja an sich bereits kristallinische Strukturen enthalten. Außer im Bronchialschleim sind die eosinophilen Leukocyten auch reichlich in der infiltrierten Bronchialwand vertreten. Im Schleim finden sich weiterhin noch spiralige Gebilde mit einem dichten Achsenfaden, die Curschmannschen[2] Spiralen. Sie werden durch krampfartige Zusammenziehungen der Bronchialmuskulatur aus dem zähen Schleim geformt. Die Basalmembranen der Drüsen und der Schleimhaut sind verbreitert. Die Lunge weist als Zeichen der Wegstörung im Bronchialbaum hochgradiges Emphysem (s. S. 556) auf. Das Asthma bronchiale ist eine besondere (allergische) Reaktion der gegenüber manchen Stoffen überempfindlichen Bronchialschleimhaut, besonders ihrer Nerven, die einerseits die Hypersekretion, andererseits die krampfartige

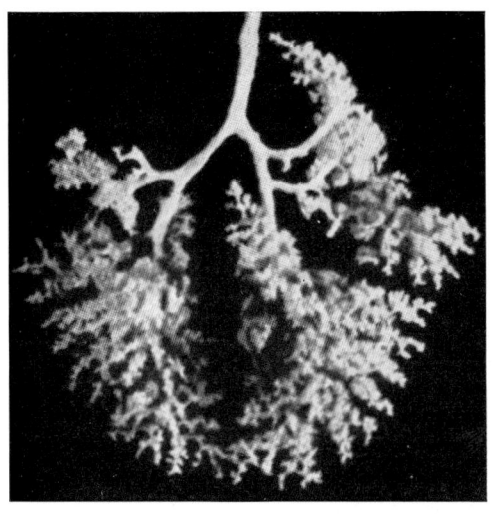

Abb. 444. Plexiglasausguß der Lungen eines normalen Meerschweinchens. (Nach CHARPIN u. Mitarb.)

Zusammenziehung der Muskulatur auslösen (Abb. 444). Ähnliche Zustände kennen wir auch von anderen Schleimhäuten, wie der Nasenschleimhaut und Bindehaut (Heuschnupfen) oder der Darmschleimhaut (Colica mucosa). Es ist auch gelungen, die Erscheinungen des Asthma bronchiale bei sensibilisierten Tieren durch Einatmung der betreffenden Stoffe hervorzurufen.

Eine Bronchitis mit faulig-jauchiger Zersetzung des Sekrets wird als *putride Bronchitis* bezeichnet. Die Schleimhaut der gewöhnlich erweiterten Bronchien ist dunkelbraunrot oder mißfarbig, das Sekret aashaft stinkend, mit Krümeln und Bröckeln untermengt, in welchen sich neben Bakterienhaufen und Fettsäurenadeln manchmal auch Leucin- und Tyrosinkristalle finden. Die putride Bronchitis wird durch Fäulniskeime verursacht, die namentlich bei Sekretstauung, besonders in Bronchiektasen, Gelegenheit zur Ansiedlung und Vermehrung finden. Sie entsteht auch infolge Aspiration jauchiger Massen bei gangränösen Vorgängen im Kehlkopf, am Zungengrund oder in der Lunge, ferner bei Durchbruch eines jauchigen Herdes aus dem Oesophagus usw.

Die *akute Bronchiolitis* tritt als selbständige Krankheit besonders bei Kleinkindern auf und kann in kurzer Frist zum Tode führen. In anderen Fällen wird

---

[1] I. M. CHARCOT (1825—1893), Kliniker, Paris; E. v. LEYDEN (1832—1910), Kliniker, Berlin. [2] H. CURSCHMANN (1846—1910), Internist, Leipzig.

sie durch Übergreifen auf das angrenzende Lungenparenchym (Peribronchitis und Peribronchiolitis bzw. peribronchiale und peribronchioläre Pneumonie — siehe S. 567) gefährlich; nach deren Ausheilung kann eine peribronchiale Lungenfibrose zurückbleiben.

Eine seltenere Krankheit stellt die *Bronchiolitis obliterans* dar, welche die kleinsten Bronchien und Bronchiolen betrifft. Sie tritt auf im Anschluß an manche Infektionskrankheiten (Diphtherie, Masern, Influenza) sowie nach Einatmung giftiger Gase. In den kleinsten Bronchialästen geht nach Untergang des Epithels von einer Stelle der Wand eine Granulationsgewebswucherung aus, die immer weiter vorwächst und schließlich zum vollkommenen Verschluß der Lichtung führt. Offenbar handelt es sich dabei um Organisation eines fibrinösen, bronchiolitischen Exsudates. Makroskopisch erscheinen die verschlossenen Bronchiallichtungen als kleine, auf der Schnittfläche vorspringende, harte Knötchen, die mit miliaren Tuberkeln verwechselt werden können. Die Krankheit führt oft (namentlich bei Kindern) rasch zum Tode.

c) Verengerung der Lichtung

Einengung der Bronchiallichtung kann durch Veränderungen der Wand, Verstopfung der Lichtung oder Druck von außen bedingt sein. Unter den *Wandveränderungen* sind besonders Narbenbildungen nach Geschwüren und Geschwülsten zu erwähnen. *Verstopfung* von Bronchien kommt durch Schleim, geronnene Massen und Fremdkörper zustande. Eine *Zusammenpressung* der Bronchien kann hervorgerufen sein durch Tuberkulose oder Tumor, vergrößerte Lymphdrüsen, Mediastinaltumoren, Oesophaguscarcinome, Aneurysmen, aber auch durch Verziehungen der Bronchien durch schrumpfende pleuritische Schwarten. Während vollständiger Verschluß eines Bronchus Atelektase (s. S. 561) des zugehörigen Lungenbezirkes nach sich zieht, kommt es bei unvollständigem Verschluß zu einer Erweiterung des distalen Anteils des Bronchus, da Luft zwar eingeatmet werden kann, aber bei Ausatmung durch das Hindernis zurückgehalten wird. In dem vor dem Hindernis angestauten Sekret siedeln sich leicht Bakterien an und erzeugen eine hartnäckige Bronchitis sowie chronische Entzündungen des entsprechenden Lungenabschnittes.

d) Erweiterung der Lichtung (Bronchiektasie)

Erweiterung der Bronchien wird als Bronchiektasie[1] bezeichnet. Je nach ihrer *Form* unterscheidet man zylindrische, sackförmige und spindelige Bronchiektasien. Die *zylindrischen* Bronchiektasien betreffen oft alle Bronchien eines Lungenlappens oder sogar der ganzen Lunge, in anderen Fällen nur einzelne Bronchialäste. Man kann sie dann mit der Schere leicht bis unter die Pleura aufschneiden (Abb. 445), was sonst nicht möglich ist. Auch die *sackförmigen* Bronchiektasien, die bisweilen hühnereigroß sind, reichen manchmal bis an die Lungenoberfläche. Sie können sich in größerer Zahl im Verlauf eines Bronchus entwickeln und rosenkranzartig aneinandergereiht sein. Man spricht dann von varicösen Bronchiektasien. Oft ist auch der Bronchus vor oder hinter dem erweiterten Anteil verengt oder vollkommen verödet, so daß die Bronchiektasie gewissermaßen zu einer allseitig geschlossenen Höhle geworden ist (bronchiektatische Wabenlunge).

Die *Wand der Bronchiektasie* entspricht einerseits einer stark gedehnten und verdünnten Bronchialwand, in der alle aufbauenden Bestandteile geschwunden sind; andererseits kann aber die chronische Entzündung zu einer hyperplastischen Schwellung und Wucherung führen, so daß die Schleimhaut oft wulstig und stark

---

[1] Ektasis (griech.) Erweiterung.

gerötet erscheint. Der normale Epithelbelag fehlt meist oder ist durch Plattenepithel ersetzt.

In den erweiterten Bronchien kommt es fast immer zur *Infektion* des gestauten Sekretes und damit zu einer chronischen, putriden Entzündung. In der Lichtung sammelt sich reichlich jauchig zersetzter, stinkender Inhalt an, der durch „maulvolle Expektoration" nur unvollkommen entleert wird. Infolge dieser Bronchitis kommt es leicht zur chronischen Infektion der zugehörigen Lungenabschnitte — zur chronischen Pneumonie und fibrösen Verödung des Lungenparenchyms. Dadurch wird wiederum das rechte Herz stark belastet, so daß die Gefahr einer Insuffizienz desselben droht. Aus unbekannten Gründen treten auffallend häufig bei Bronchiektasien metastatische Hirnabscesse auf.

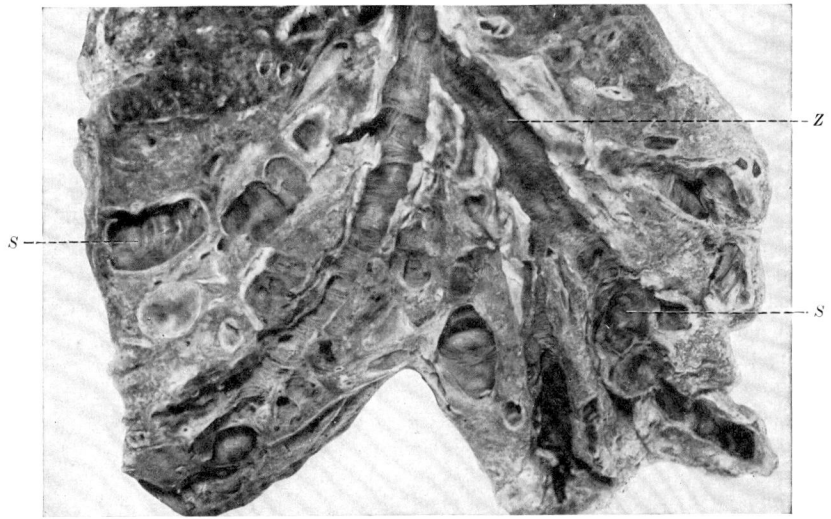

Abb. 445. Zylindrische (*Z*) und sackförmige (*S*) Bronchiektasien. In ihrer Wand sind vielfach deutlich die verstärkten ringförmigen Muskelzüge zu sehen

Als *Ursache der Bronchiektasienbildung* kommen — ähnlich wie bei den Aneurysmen — eine Schwächung der Wand und mechanische Einflüsse in Betracht. Die *Schwäche der Bronchialwand* kann angeboren sein, ohne daß sie grob-anatomisch sichtbar zu werden brauchte: Erst bei den gewöhnlichen mechanischen Beanspruchungen des Bronchus macht sie sich in Form einer größeren Nachgiebigkeit bemerkbar. Andererseits wird die Wandschwächung auch im späteren Leben erworben durch Entzündungen, die alle Wandschichten des Bronchus ergreifen (sog. Bronchitis profunda). Die *mechanischen Einflüsse*, die zur Erweiterung der Bronchiallichtung führen, bestehen entweder in einem verstärkten Druck von innen oder einem Zug von außen. Dauernde Hustenstöße oder das vor einer Bronchusstenose gestaute Sekret dehnen z.B. die Bronchialwand durch Druck von innen aus; außen an der Bronchialwand ansetzende schrumpfende Narben führen durch Zug zur Bronchialerweiterung, wenn die Lungen und damit die Narben an der unnachgiebigen Brustwand fixiert sind. Sind einmal Bronchiektasien entstanden, dann wirken Wandschwächung (durch chronische Bronchitis) und Druck von innen (dauernder Husten) zusammen, so daß es zu keiner Heilung, sondern im Gegenteil zu immer weiterer Ausdehnung der Bronchiallichtung kommt.

Bronchiektasien entstehen auch dann, wenn die Lungenbläschen z.B. nach der Geburt oder im späteren Leben infolge eines verstopfenden Schleimpfropfes luftleer (atelektatisch) sind, so daß die einströmende Luft bzw. der Luftdruck nur auf die Bronchialwand wirken kann. Bei Neugeborenen ist unter Umständen ein ganzer Lappen fast nur aus den erweiterten Bronchien aufgebaut, zwischen denen das blasse pigmentfreie Lungenparenchym liegt. Wir sprechen von *angeborenen* bzw. *atelektatischen Bronchiektasien*.

e) Fremdkörper

Mit der Atemluft gelangen manchmal Fremdkörper in den Bronchialbaum, sofern sie nicht infolge ihrer Größe schon im Kehlkopf steckengeblieben sind. *Rachenschleim* oder *erbrochene Massen* werden von Bewußtlosen eingeatmet und erzeugen dann infolge ihres Gehaltes an Bakterien schwere Entzündung der Bronchialwand und der Lunge (Aspirationspneumonie). Kinder können durch vorzeitige Atembewegungen während der Geburt *Fruchtwasser und Schleim* aspirieren. Man findet dann die Trachea, die Bronchien, aber auch die Lungenalveolen ausgefüllt von meconiumhaltigen, grünlichen Massen, die reichlich abgeschilferte Amnionepithelien enthalten. Die Kinder sterben an Erstickung. Die vorzeitigen Atembewegungen werden meist zentral, d.h. durch eine Reizung des Atemzentrums ausgelöst; das geschieht entweder durch Druck des z.B. aus Einrissen des Tentoriums in den Duralsack ergossenen Blutes oder durch Sauerstoffmangel infolge Abklemmung der Nabelschnur.

IV. Lunge[1]

a) Postmortale Veränderungen

Saure Erweichung von Lungengewebe tritt ein, wenn Magensaft agonal eingeatmet wird oder nach dem Tode in die Luftwege einfließt. Durch die verdauende Wirkung des Magensaftes wird das Lungengewebe herdweise schmutzigbraun erweicht und riecht säuerlich *(Pneumomalacia acida)*. Postmortale Andauung von Lungengewebe kann auch von der Pleuraoberfläche her zustande kommen, wenn der saure Magensaft nach postmortaler Oesophagus- oder Magenerweichung bzw. Durchdauung des Zwerchfells (s. S. 469) mit der Lunge von außen her in Berührung kommt.

b) Mißbildungen

Bei angeborener *Hypoplasie* der Lungen sind die Alveolen mangelhaft entwickelt, so daß die Bronchien bis unter die Pleura reichen.

Abnorme Lappung (z.B. rechts zwei, vier oder mehr Lappen, links drei Lappen) ist häufig. Akzessorische Lappen, Nebenlungen, sind selten.

Cysten entstehen als Fehlbildungen des Bronchialbaumes (Bronchuscysten, angeborene Wabenlunge) oder des respiratorischen Parenchyms (cystische Alveolardysplasie).

c) Kreislaufstörungen

Die **passive Hyperämie** ist durch Stauung bei Herzfehlern, vor allem bei Mitralstenose und Mitralinsuffizienz oder überhaupt durch Schwäche des linken Herzens (Herzschwielen, Herzaneurysma) bedingt. Sie bewirkt eine Erweiterung, Verlängerung und stärkere Schlängelung der Capillaren, die mehr als sonst in die Alveolarlichtung vorspringen. Dabei werden die lufthaltigen Alveolarräume eingeengt — die Atemfläche ist vermindert, die Residualluft erhöht, so daß es zur Dyspnoe kommen muß. Weiterhin tritt herdförmig Blut durch Diapedese in die Alveolen und das Zwischengewebe aus, so daß im Röntgenbild eine feine Fleckung sichtbar wird; das Blut wird zum Teil in Hämosiderin umgewandelt, das man vor allem in abgeschilferten Alveolarepithelien, weniger im Bindegewebe, antrifft. Das ganze Organ erhält dadurch einen rostbraunen Farbton. Die pigmentierten Zellen werden zum Teil ausgehustet und erscheinen als „Herzfehlerzellen"

---

[1] lat.: pulmo; griech.: pneumon.

im Sputum. Sie finden sich besonders reichlich in den die Bronchien und Gefäße umgebenden Alveolen, die von ihnen oft ganz vollgepfropft sind. Während dieser Vorgänge nimmt das Bindegewebe zu; das Organ wird dadurch sowie durch die Verlängerung der Capillaren, die Anhäufung der pigmentierten Zellen und die Luftarmut zäher und fester. Man spricht dann von brauner Induration oder von „Lungenstarre". Da der Blutabfluß aus der Bronchialschleimhaut ebenfalls gestört ist, tritt regelmäßig auch eine Stauungsbronchitis auf.

CEELEN hat eine *primäre Hämosiderose* der Lunge beschrieben, bei der keine Blutstauung nachweisbar ist. Sie betrifft vorwiegend Jugendliche.

Wenn das Herz nicht imstande ist, das Blut entgegen der Schwerkraft vorwärts zu treiben, kommt es zur *Senkungshyperämie* (Hypostase — s. S. 102); *Leichenhypostase* entsteht dadurch, daß sich das Blut in den Gefäßen, den Gesetzen der Schwerkraft folgend, in den abhängigen Lungenteilen ansammelt.

Pulmonale Hypertension. Zu einer Druckerhöhung im kleinen Kreislauf kommt es bei Druckerhöhung im linken Vorhof, wie etwa bei einer Mitralstenose, oder wenn ein Mißverhältnis zwischen dem geförderten Blutvolumen und dem arteriellen Gefäßquerschnitt besteht: Erhöhtes Minutenvolumen finden wir bei angeborenen Herzfehlern, verringertem Gefäßquerschnitt, z.B. bei Emphysem, Indurativpneumonie und Kyphoskoliose. Die erhöhte Beanspruchung der Pulmonalarterien durch die Druckerhöhung führt zunächst zu einer elastisch-muskulären Hypertrophie der Media und im weiteren Verlauf zu arteriosklerotischen Veränderungen der Intima. Alle die geschilderten Vorkommnisse fallen unter den Begriff der *sekundären* pulmonalen Hypertension. Eine *primäre* pulmonale Hypertension läge in jenen seltenen Fällen vor, wo ähnlich wie bei der Hypertension im großen Kreislauf zunächst eine Vasoconstriction den arteriellen Gefäßquerschnitt einengt oder eine primäre Sklerose der kleinen Arterien vorliegt — entsprechend etwa der Arteriolosklerose in den Nieren (Ayerzasche[1] Krankheit).

Blutungen kommen bei verschiedenen mit Zerfall einhergehenden Lungenerkrankungen, bei Verletzungen sowie bei hämorrhagischer Diathese vor; bei Erkrankungen des Zentralnervensystems finden sich Blutaustritte als sog. neurotische Blutungen. Bei Aspiration von Blut (aus der Mundhöhle oder dem Nasenrachenraum) ist das Lungengewebe namentlich in den Unterlappen von roten, verwaschenen Flecken ziemlich gleichmäßig durchsetzt. Auch bei der pulmonalen Hypertension können durch Platzen von Gefäßen rote Blutkörperchen in die Alveolen austreten und zur Bildung von „Herzfehlerzellen" Anlaß geben.

Embolie und Infarkte. Bei embolischem Verschluß des Hauptstammes der A. pulmonalis oder ihrer Hauptäste fallen die Betroffenen wie vom Blitz getroffen, tot zusammen *(„foudroyante Pulmonalembolie")*. Es handelt sich also nicht um den langsamen, qualvollen Tod an Erstickung, sondern offenbar um einen reflektorisch bedingten Herzstillstand. In der Tat findet man bei der Obduktion den rechten Ventrikel erweitert, seine Muskulatur auffallend blutarm. Die verschließenden Emboli stammen gewöhnlich aus größeren Beinvenen, unter Umständen können aber auch zusammengeknäuelte Thromben aus kleineren Venen die an und für sich größere Lichtung der Pulmonalarterien verschließen (s. Abb. 58). Bei längere Zeit ruhig liegenden Kranken bilden sich nämlich gerade in den unteren Extremitäten, infolge der schlechteren Blutströmung und Schädigung der Muskulatur, leicht Thromben, die von den tiefen Wadenvenen oder den Venen des Fußgewölbes (Plantarschmerz!) bis in die Hauptäste reichen und leicht abreißen. Fast regelmäßig findet man bei an Pulmonalembolie Verstorbenen einen oder mehrere hämorrhagische Infarkte, die offenbar vor der tödlichen Pulmonal-

---

[1] A. AYERZA (1861—1918), Internist in Buenos Aires.

embolie entstanden sind und den genau beobachtenden Arzt auf die sich ankündigende Gefahr der tödlichen Pulmonalembolie aufmerksam machen können (prämonitorischer Infarkt). Außerdem spielen offenbar Wettereinflüsse, wie z. B. Frontendurchgang, eine auslösende Rolle. Die beste und einfachste Maßnahme

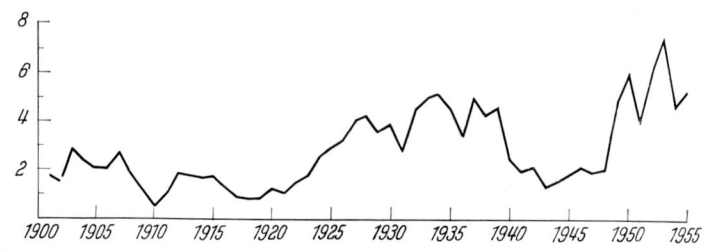

Abb. 446. Häufigkeit der tödlichen Pulmonalembolie nach den Angaben von 10 Pathologischen Instituten in Deutschland, zusammengestellt von SANDRITTER

zur Verhütung der Lungenembolie besteht also darin, einer Thrombose vorzubeugen. Die Häufigkeit der Pulmonalembolie hat ungeachtet aller ärztlichen Bemühungen in den letzten Jahrzehnten an verschiedenen Orten Deutschlands fast genau dieselben Schwankungen mitgemacht: Abnahme in Kriegs- und Hungerjahren, Anstieg mit Besserung der Wirtschafts- und Ernährungslage (s. Abb. 446). Tatsächlich besteht bei fetten Personen eine erhöhte Neigung zu Thrombose und zur Ablösung der Thromben (Abb. 447).

Nicht jede Pulmonalembolie verläuft akut und tödlich, besonders dann nicht, wenn nur mittlere oder kleinere Arterien betroffen sind. Der Verschluß führt dann bloß zu vorübergehenden, lokalisierten Zirkulationsstörungen. Eine Folge von multiplen nicht tödlichen Pulmonalembolien ist die pulmonale Hypertension, die durch die Einengung zahlreicher Arterien durch die organisierten Emboli zustande kommt.

Besteht gleichzeitig eine Stauung im kleinen Kreislauf, so führt der Verschluß von Lungenarterien zum *hämorrhagischen Infarkt* (s. S. 107). Die Lungenalveolen sind dabei in dem entsprechenden Gebiet mit roten Blutkörperchen vollgestopft (Abb. 73), die Alveolarsepten werden nekrotisch. Die typischen hämorrhagischen Infarkte sind daher dunkel-schwarzrot, von fester Konsistenz und springen über das Niveau

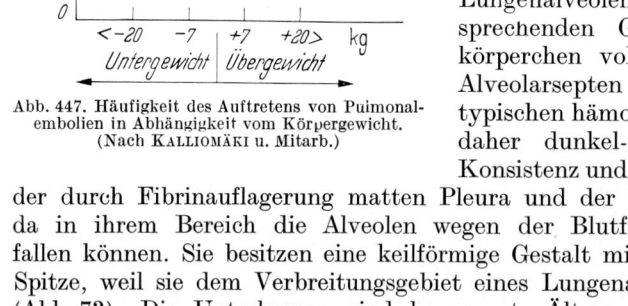

Abb. 447. Häufigkeit des Auftretens von Pulmonalembolien in Abhängigkeit vom Körpergewicht. (Nach KALLIOMÄKI u. Mitarb.)

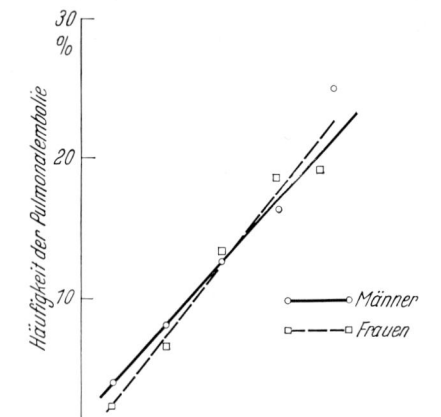

der durch Fibrinauflagerung matten Pleura und der Lungenschnittfläche vor, da in ihrem Bereich die Alveolen wegen der Blutfüllung nicht zusammenfallen können. Sie besitzen eine keilförmige Gestalt mit nach innen gerichteter Spitze, weil sie dem Verbreitungsgebiet eines Lungenarterienastes entsprechen (Abb. 73). Die Unterlappen sind bevorzugt. Ältere Infarkte werden braun, schließlich braungelb und nehmen an Größe ab. Das Blut des Infarktes wird nämlich allmählich aufgesaugt und zum Teil in hämosiderotisches Pigment umgewandelt, während aus den angrenzenden Lungenabschnitten Granulationsgewebe in den Infarkt eindringt, das sich narbig verändert. So bleibt schließlich eine gelb pigmentierte kleine Narbe zurück, der eine leichte Einziehung der Pleura entspricht. Meist freilich werden die Infarkte nicht resorbiert, weil die Kranken vorher sterben. Infarkte entstehen ja hauptsächlich bei Kranken, die wegen hochgradiger Kreislaufstörungen dem Tode entgegengehen. Manchmal sind sie die Vorboten einer tödlichen Embolie der Hauptäste (s. Pulmonalembolie, S. 92).

Die funktionellen Störungen durch die Infarkte sind nicht sehr groß. Sie bringen gewöhnlich keine direkten Gefahren mit sich, sind aber bei Herzfehlern ein Zeichen für die Schwere der Kreislaufstörung. Sie verraten sich u.a. durch blutigen Auswurf und stechende Schmerzen (Pleuramitbeteiligung!). Hämorrhagische Infarkte können auch vereitern oder verjauchen, wenn Bakterien aus dem Embolus oder den Bronchien in sie eindringen.

Der Austritt von **Ödemflüssigkeit** aus den Capillaren wird in der Lunge von denselben Faktoren bestimmt wie an anderen Orten (s. S. 108ff.). Auf eine Veränderung des hydrostatischen Druckes ist das agonale Lungenödem bei Nachlassen der Herzkraft zurückzuführen. Eine Schädigung der Capillarwände liegt dem kollateral-entzündlichen Ödem um pneumonische Herde zugrunde, sowie dem besonders schweren Lungenödem nach Einatmung giftiger Gase, z.B. des im ersten Weltkriege verwendeten Phosgens. Das Lungenödem bei Tod an Gehirnkrankheiten (zentraler Tod) geht auf reflektorische Änderungen der Capillarweite und Permeabilität zurück. Im Tierexperiment kann man es durch Reizung der Vaguskerne und des Sympathicus erzeugen und durch Nervendurchschneidung verhindern.

Beim sog. *chronischen Lungenödem* ist die ausgetretene Flüssigkeit eingedickt; die befallenen Anteile sind glasig durchscheinend, wie gallertig und von gelblichweißen Fleckchen durchsetzt, die von verfetteten Alveolarepithelien und Leukocyten gebildet werden.

Besonders fest und gelegentlich mit desquamierten Alveolarepithelien und Fibrinfäden untermischt ist das chronische Ödem bei Urämie, so daß man auch schon geradezu von *urämischer Pneumonie* gesprochen hat. Offenbar handelt es sich aber nur um den Ausdruck einer Veränderung der Capillardurchlässigkeit.

Schon normalerweise tritt nach der Geburt zu Beginn der Atmung Flüssigkeit in die Alveolen aus, die aber schnell wieder resorbiert wird. Besonders bei Frühgeburten kann dieser Mechanismus dadurch gestört sein, daß infolge einer größeren Durchlässigkeit der Capillaren mehr Flüssigkeit austritt und andererseits die fibrinolytische Aktivität herabgesetzt ist; auch an einen Mangel oder Fehlen des Anti-Atelektasefaktors (s. S. 560) hat man gedacht. Es kommt so zur Bildung von stark anfärbbaren **hyalinen Membranen,** die ein Kondensat aus Mucopolysacchariden, Proteinen und Fibrin darstellen. Diese Membranen liegen der Alveolarwand wie eine Tapete auf und behindern die Atmung, so daß in schwereren Fällen die Kinder daran zugrunde gehen.

d) Emphysem

Emphysem[1] heißt im allgemeinen soviel wie Aufgeblasensein durch Gase: Das kann durch Fäulnisgase geschehen (Fäulnisemphysem) oder durch Luft. Luft kann dabei in den normalerweise schon lufthaltigen Geweben, z.B. in den Lungenalveolen, über das gewöhnliche Maß hinaus vermehrt (Lungenemphysem) oder in Geweben vorhanden sein, in die sie nicht gehört, z.B. in den bindegewebigen Septen der Lunge (interstitielles Emphysem) oder sogar im Bindegewebe des Mediastinums und der Haut.

In der Lunge unterscheidet man verschiedene Formen des Emphysems.

---

[1] Emphysao (griech.) hineinblasen.

Bei der *akuten Lungenblähung* (akutes Emphysem, Volumen pulmonum auctum[1]) sind die Alveolen übermäßig mit Luft gefüllt, die Lungen daher in den betroffenen Anteilen sehr stark ausgedehnt, ohne daß die Gewebsstruktur eine Veränderung erleiden würde. Die betroffenen Lungen erscheinen dann wie aufgeblasen. Ein solches akutes Emphysem tritt auf infolge einer erhöhten funktionellen Beanspruchung der Lungen, z. B. bei stärkerer sportlicher Anstrengung. Da dabei die Struktur des Lungengewebes unverändert bleibt, bildet sich dieser Zustand wieder zur Norm zurück, wenn die Beanspruchung wegfällt.

Andere Emphysemformen gehen mit dauernden Veränderungen des Lungengewebes einher. Je nachdem, ob es sich um primäre (1) Veränderungen im Alveolarbereich handelt, oder ob diese sekundär (2) als Folge von Veränderungen der Bronchien und des Zwischengewebes auftreten, unterscheidet man primäres und sekundäres Emphysem.

1. Eine primär das Lungenparenchym betreffende Veränderung liegt beim **Altersemphysem** (seniles Emphysem) vor. In der alternden Lunge schwinden etwa vom 60. Lebensjahr ab die Faserstrukturen. Die Lunge kann sich aber nicht wie jedes andere atrophierende Organ verkleinern, weil ihre Größe durch den gleichbleibenden Innenraum des Thorax bestimmt wird und ihr so eine gewisse Volumenkonstanz auferlegt ist. Ein Abbau kann sich daher nur in ihrem Inneren auswirken in Form eines gleichmäßig über das ganze Organ verbreiteten Schwundes der Alveolarsepten. Dabei erweitern sich zunächst die Kohnschen Porenkanäle, bis dann die Alveolarsepten ganz schwinden und die Alveolen selbst zusammenfließen. Wenn wir bei der Obduktion die Lungen von dem Zwang befreien, sich dem Thoraxraum anzupassen, so sinken sie sofort schlaff zusammen. Bei dieser inneren Atrophie des Lungenparenchyms werden nur die sog. Netzcapillaren abgebaut, die gröberen Stromcapillaren bleiben aber erhalten, so daß keine Behinderung der Durchströmung des Organs eintritt. Dementsprechend kommt dieser mehr anatomischen Emphysemform keine größere klinische Bedeutung zu. Sie macht sich höchstens dann schlagartig bemerkbar, wenn an die stark reduzierte Atmungskapazität der Lunge erhöhte Anforderungen gestellt werden.

2. Zu den sekundären Emphysemformen gehören vor allem die durch eine Verengerung der zuführenden Luftwege bedingten. Dabei ist die Exspiration erschwert, so daß sich mehr und mehr Luft im aufgetriebenen Alveolarbereich ansammelt.

a) Bei der Asthmabronchitis werden im Anfall die Lichtungen der Bronchien bis herunter zu den Bronchiolen teils durch Muskelkontraktion, teils durch zähen, der Oberfläche anhaftenden Schleim eingeengt. Während anfänglich das Lungengewebe auf den akuten Asthmaanfall ebenso wie beim Volumen pulmonum auctum durch besonders starke Ausdehnung reagiert und dann wieder zur Norm zurückkehrt, treten beim **chronischen Asthma** im Laufe der Zeit organische, nicht reversible Veränderungen auf: Die Bronchioli terminales und respiratorii sowie die Acini bleiben erweitert unter gleichzeitigem Schwund ihrer Substanz (panacinäres Emphysem) wie beim obstruktiven Emphysem (s. unter b).

b) Die chronische Bronchitis und Bronchiolitis reicht häufig weiter bis in die Bronchioli terminales und Bronchioli respiratorii 1. Ordnung. Dabei werden die Wände der Bronchioli respiratorii aufgebrochen, so daß in erster Linie hier im Zentrum des Lobulus gelegene Alveolen sich erweitern und zusammenfließen. Dieses broncho- und bronchiolostenotische, **obstruktive Emphysem** ist also ausgesprochen zentrolobulär. Durch weitere Überdehnung werden die Alveolarsepten immer niedriger und stellen bald nur noch leistenförmige Vorsprünge dar

---

[1] (Lat.): vermehrter Rauminhalt der Lungen.

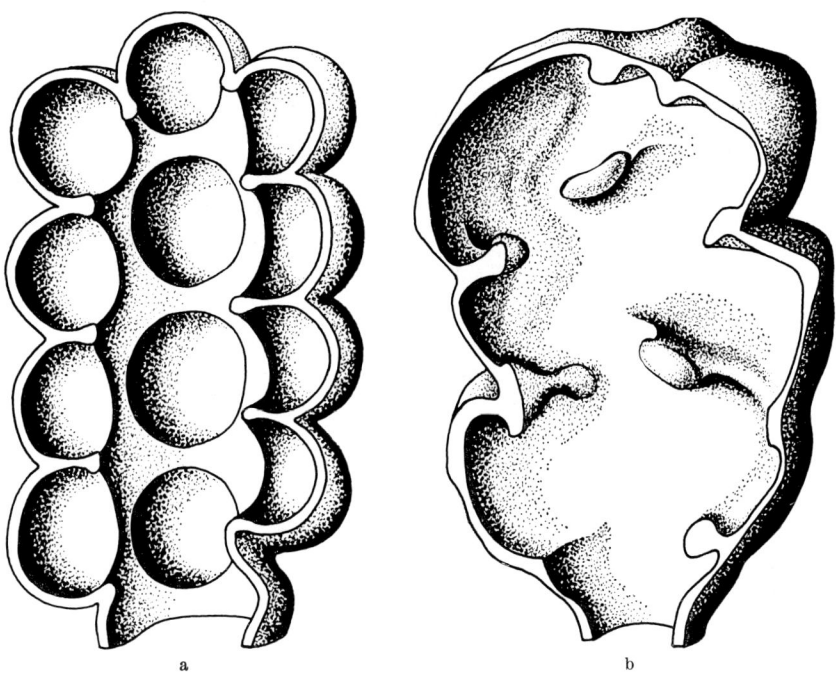

Abb. 448a u. b. Schematische Darstellung der Reduktion der Atemfläche bei Emphysem. a Normaler Ductus alveolaris; b Ductus alveolaris bei Emphysem: Nur stummelförmige Reste der Alveolarsepten erhalten. (Nach GIESE)

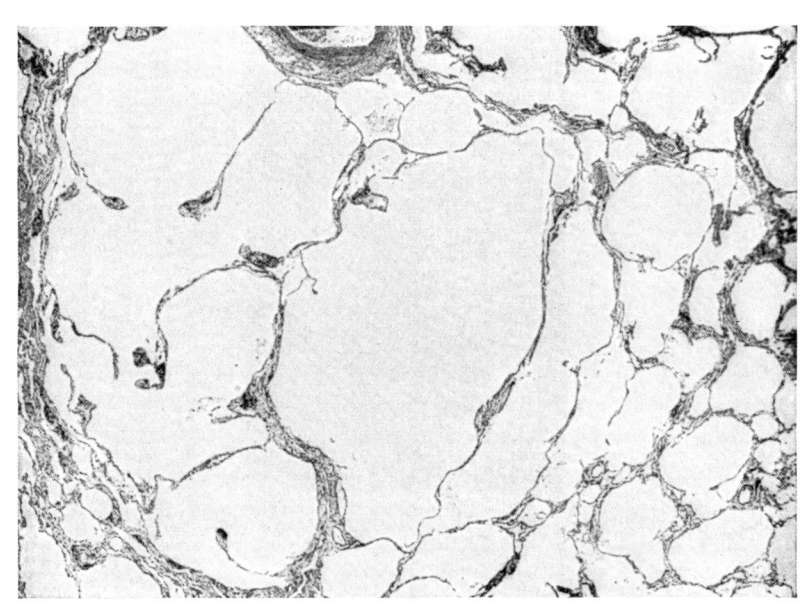

Abb. 449. Lungenemphysem. Lupenvergrößerung

(Abb. 448, 449). Die größeren Blasen (Abb. 450) des „bullösen Emphysems" entstehen durch eine Vereinigung einzelner oder vieler kleiner Räume, deren Scheidewände schwinden: sie werden zunächst siebförmig durchbrochen; die porenförmigen

Öffnungen erweitern sich immer mehr, so daß schließlich nur noch dünne Fäden als Reste der Wandungen übrigbleiben, bis auch diese zerreißen. Am längsten

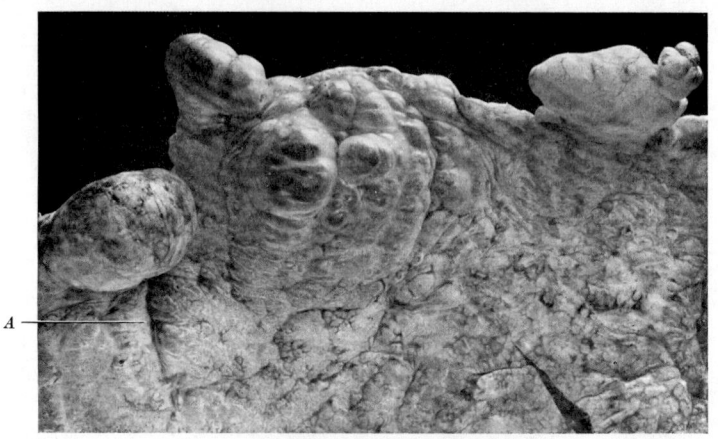

Abb. 450. Bullöses Emphysem des Lungenrandes. Bei *A* die vergrößerten Lungenbläschen durch die Pleura sichtbar

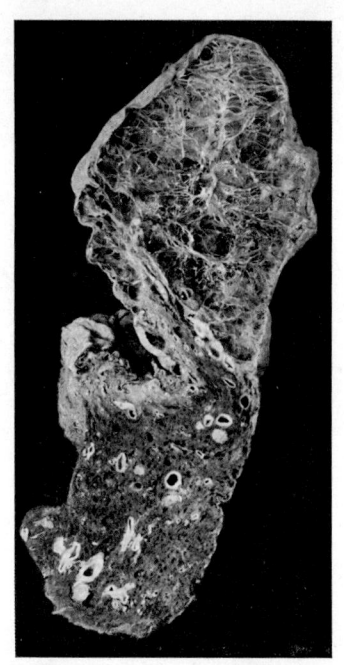

Abb. 451. Große Emphysemblase der Länge nach angeschnitten. Man sieht in dem Lumen strang- und netzförmig ausgespannte Fäden, die den Resten der Bronchien und Gefäße entsprechen

halten sich die Bronchien und größere Gefäße, die als baumförmig verzweigte Stränge (Abb. 451) durch die großen Räume ziehen.

Aus diesen Veränderungen ergibt sich das *makroskopische Bild* der emphysematösen Lunge: Die Lungen sind vergrößert, überlagern den Herzbeutel und sinken infolge der Zerstörung elastischer Fasern nach Eröffnung des Thorax in der Leiche nicht so wie sonst zusammen. Sie fühlen sich wie ein Luftkissen an, Fingereindrücke bleiben bestehen und gleichen sich nicht, wie normalerweise, schnell wieder aus. In manchen Fällen ist das Lungengewebe überall gleichmäßig verändert; man sieht dann die Alveolen (bzw. Infundibula) deutlich bis zu Stecknadelkopfgröße erweitert unter der Pleura durchschimmern. In den meisten Fällen geht die Erweiterung der Lufträume ungleichmäßig vor sich und führt nur in manchen Abschnitten zur Bildung von Blasen, besonders an den nunmehr stumpf erscheinenden Lungenrändern (bullöses Emphysem) (Abb. 450). Da die emphysematösen Abschnitte umso weniger Kohle zu enthalten pflegen, je hochgradiger sie verändert sind, d.h. je mehr Scheidewände geschwunden sind, erscheinen sie auffallend blaß.

Die *funktionellen Störungen des Emphysems* bestehen erstens in einer Verminderung der respiratorischen Fähigkeit. Die Gesamtinnenfläche der Blasen ist um vieles geringer als die aller früher an ihrer Stelle vorhandenen Alveolen. Sie ist aber auch deshalb weniger funktionsfähig, weil in den Wandungen der großen Blasen nicht bloß die Netzcapillaren wie beim senilen Emphysem, sondern auch die Stromcapillaren untergegangen sind. Dazu kommt, daß die Luft sich in den Blasen kaum erneuert, weil diese sich nicht mehr elastisch zusammenziehen, so daß die Residualluft von normal etwa 20% auf etwa 45% vermehrt und die Sauerstoffaufnahme herabgesetzt ist. Dyspnoe ist die Folge. Zweitens ist auch die Zirkulation behindert. Das reduzierte und veränderte Gefäßsystem bietet dem Kreislauf einen größeren Widerstand, so daß nur eine verstärkte Tätigkeit des rechten Ventrikels eine annähernd normale Blutbewegung ermöglicht. Gleichzeitig führt auch noch die Erhöhung der Kohlensäurespannung in den Alveolen und im Blut reflektorisch zu einer spastischen Kontraktion der Arteriolen in der Lunge. Die so zur Aufrechterhaltung des Kreislaufes nötige Hypertension hat eine Hypertrophie der rechten Herzkammer zur Folge (Cor pulmonale), welche schließlich in Dilatation und tödliche Insuffizienz übergeht. Das Blut kann aber aus den Alveolarwänden durch die bestehenden Anastomosen in die Bronchialschleimhaut ausweichen, die dadurch anschwillt. Daher kommt es meist zu chronischen Bronchialkatarrhen, die ihrerseits wieder das Emphysem verstärken.

Weitere Folgen der Lungenvergrößerung sind Herabdrängung des Zwerchfells, herniöse Vorstülpung der Lunge in die Zwischenrippenräume und in die obere Thoraxapertur, sowie eventuell Zerreißung der Blasen und Entstehung eines Spontanpneumothorax. Mit hochgradigem Emphysem ist stets eine faßförmige Gestalt des stark erweiterten und in dieser Form (Inspirationsstellung) starren, d.h. wenig beweglichen Thorax verbunden. Die Rippenknorpel sind mehr oder weniger verkalkt.

c) Zu den sekundären Emphysemen gehören auch jene Veränderungen, die sich lokal um Lungennarben herum entwickeln, wie sie bei Tuberkulose oder Silikose entstehen. Dabei spielen zwei Faktoren eine Rolle: einmal die rein mechanische Einengung und gegebenenfalls Abknickung von Bronchien und Bronchiolen, zum anderen der auf den verbliebenen Alveolen ruhende Zwang, den Luftraum auszufüllen, der einer Vernarbung zum Opfer gefallen ist. Wenn jener zweite Faktor die Hauptrolle spielt, so spricht man geradezu von **kompensatorischem Emphysem.** Die höchsten Grade eines solchen kompensatorischen Emphysems kann man nach Resektion eines Lungenlappens oder ganzen Lungenflügels antreffen.

3. Interstitielles Emphysem. Das interstitielle Emphysem kommt dadurch zustande, daß bei krampfhafter Inspiration oder Exspiration (starkem Husten) Alveolen einreißen und Luftbläschen in das Bindegewebe der Interlobulärsepten austreten. Man trifft die Veränderung am häufigsten bei Kindern, deren Lungengewebe offenbar leichter zerreißlich ist als das der Erwachsenen. Die stecknadelkopf- bis hanfkorngroßen Luftbläschen liegen perlschnurartig aneinandergereiht subpleural an den Rändern der Lungenlappen oder Lobuli (Abb. 452). Sie können im peribronchialen Bindegewebe bis zum Lungenhilus reichen. Die Luft tritt hier nicht selten in das mediastinale Zellgewebe und weiter in das des Halses über und verursacht dann auch dort ein gegebenenfalls über dem Brustkorb weiterschreitendes Hautemphysem; durch Aufsaugung der Luft kann es sich leicht wieder zurückbilden. Bei Platzen subpleural gelegener Bläschen entsteht gelegentlich ein Spontanpneumothorax.

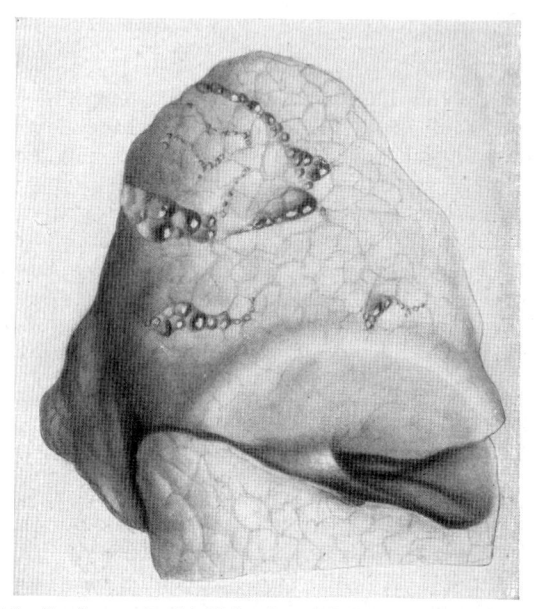

Abb. 452. Interstitielles Emphysem einer kindlichen Lunge. Luftblasen entlang den Bindegewebssepten

e) Atelektase

Wenn Lungengewebe beim Neugeborenen luftleer bleibt oder wenn es später wieder luftleer wird, kollabiert, so nennen wir es atelektatisch[1] und den Zustand Atelektase. Eigentlich müßten nach den physikalischen Gesetzen die Oberflächenkräfte an der Luft-Wasser-Grenze der Alveolarwände stets im Sinne einer Atelektase wirken. In der gesunden Lunge werden diese Kräfte jedoch durch ein oberflächenaktives Lipoproteid, den sog. Oberflächen- oder Anti-Atelektase-Faktor eingeschränkt, der sich im Lungenpreßsaft nachweisen läßt.

1. Die angeborene (fetale) Atelektase findet sich bei allen totgeborenen Früchten, ferner wenn während der Geburt Meconium oder Fruchtwasser in die großen Bronchien aspiriert wurde, so daß die Luft nicht in die Alveolen gelangen kann. Die angeborene Atelektase kann die Lungen in ihrer ganzen Ausdehnung oder nur größere oder kleinere Abschnitte betreffen. Die atelektatischen Anteile sind blaurot, fester, sinken gegen die Umgebung ein und gehen bei der Schwimmprobe unter. Dauert die fetale Atelektase auch während des späteren Lebens an, so kann es zu atelektatischen Bronchiektasien kommen (s. S. 552).

2. Die erworbene Atelektase kommt erstens zustande, wenn die Ausdehnung der Lunge mehr und mehr durch Druck von außen beschränkt und schließlich

---

[1] Ateles (griech.) unvollkommen; ektasis (griech.) Erweiterung.

ganz aufgehoben wird *(Kompressionsatelektase)*. Diese Kompression kann ausgeübt werden durch Tumoren, Exsudate, Luft im Pleuraraum (Pneumothorax), durch Verkrümmungen der Wirbelsäule, Empordrängen des Zwerchfells, mangelhafte Tätigkeit der Atemmuskulatur, operative Einengung der Pleurahöhle (s. Abb. 453) usw. Zweitens kommt Atelektase bei Verstopfung der Bronchien vor *(Verstopfungsatelektase, Obturationsatelektase)*. Während bei der Kompression der Lunge immer weniger Luft eindringen kann, wird hier die im Lungengewebe noch vorhandene nach und nach resorbiert, zuerst die Kohlensäure, dann der

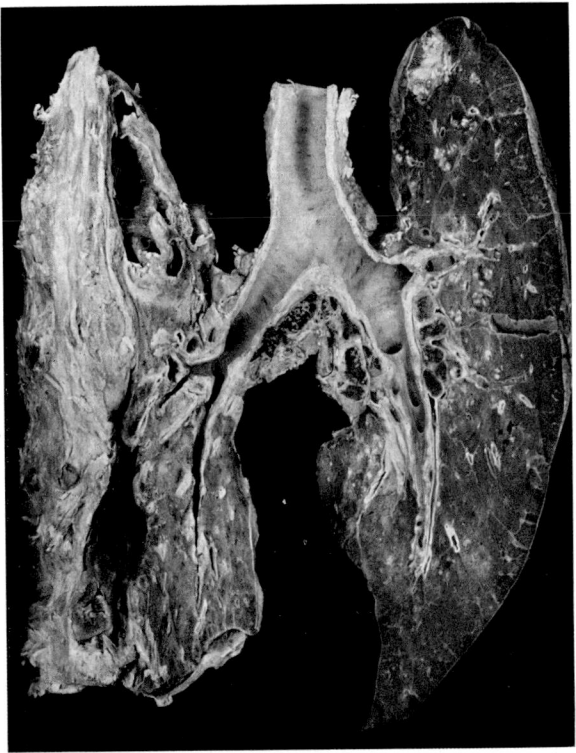

Abb. 453. Kompressionsatelektase der linken Lunge infolge operativer Einengung der Pleurahöhle (Thorakoplastik) wegen tuberkulöser Kavernen

Sauerstoff, schließlich der Stickstoff. Daher wird die Verstopfungsatelektase auch Resorptionsatelektase genannt. Zum Unterschied von der Kompressionsatelektase, bei der große Lungengebiete, ja ganze Lappen luftleer werden, sind es hier oft nur umschriebene, zu kleinen verstopften Bronchien gehörende Bezirke. Zur Verstopfungsatelektase neigt besonders die kindliche Lunge, da die Kohnschen Porenkanäle noch nicht geöffnet sind, welche sonst ein Eindringen der Luft von benachbarten lufthaltigen Alveolen in dem von der direkten Luftzufuhr abgesperrten Bezirk ermöglichen. Das makroskopische Aussehen der beiden Atelektaseformen ist verschieden. Bei Kompression wird das Lungengewebe meist blasser, fleischartig zäh. Bei Bronchialverstopfung sinkt der luftleere Bezirk unter das Niveau der Pleura ein (Abb. 454), seine Farbe ist dunkler, blaurot, weil das reichliche Blut wegen des Mangels an Sauerstoff nicht oxydiert wird.

Eine besondere Form der Atelektase ist der sog. *massive, postoperative Lungenkollaps*. Er tritt besonders nach Bauchoperationen auf, bei denen ja Luft in den Peritonealraum einströmt. Dadurch werden die Atembewegungen des Zwerchfells gestört, so daß die basalen

Lungenteile nur schlecht ventiliert sind, während die oberen durch Rippen- und Halsmuskeln erweiterten Lungengebiete die Luft aus den basalen Anteilen geradezu ansaugen. Außerdem spielt eine Abknickung der Bronchien durch den Zwerchfellhochstand oder ein Verschluß ihrer Lichtung durch schlecht abgehusteten Schleim eine wichtige Rolle. Der massive Lungenkollaps geht mit Dyspnoe, Pulsbeschleunigung und Temperatursteigerung einher.

Die erworbene Atelektase kann nach Wegfall ihrer Ursache vollkommen behoben werden (s. Pneumothorax), d.h. die Alveolen dehnen sich bei Einströmen von Luft wieder aus. Auch bei längerem Bestehen einer Atelektase verwachsen die Wandungen der kollabierten Alveolen nicht miteinander. Tritt aber Entzündung hinzu, so kommt es zur Verödung der Alveolarlichtungen *(Kollapsindura-*

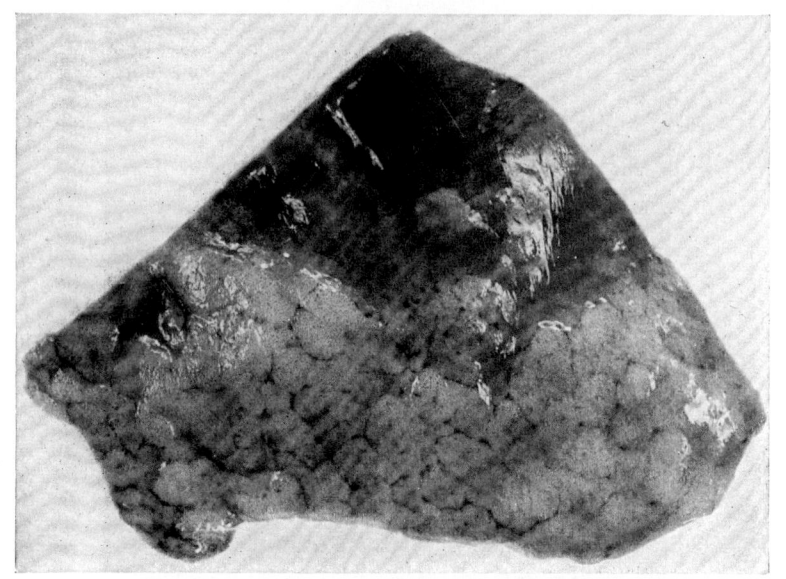

Abb. 454. Unter die Lungenoberfläche einsinkende Obturationsatelektasen

tion). In anderen Fällen füllen sich die atelektatischen Alveolen mit Ödemflüssigkeit; hierdurch sowie durch die bestehende Hyperämie erhält die Atelektase eine gewisse Ähnlichkeit mit Milzgewebe; man spricht von *Splenisation*.

f) Lungenentzündung (Pneumonie)

Entzündungserregende Bakterien können erstens *von den Luftwegen aus* in die Lungen gelangen. Diplokokken, Streptokokken und Staphylokokken finden sich stets schon normalerweise im Tracheal- und Bronchialschleim. Unter besonderen disponierenden Bedingungen (z.B. starken Abkühlungen) vermehren sie sich in den Bronchien und Bronchiolen und wirken, auch auf die Alveolen übergreifend, entzündungserregend. Es bedarf also bei diesen Kokken nicht notwendig einer jedesmaligen Einatmung aus der Außenwelt. Andere Bakterien dagegen, wie Tuberkelbakterien, kommen normal nicht in den Luftwegen vor und müssen daher von außen mit der Atemluft in die Lungen gelangen.

Zweitens können Bakterien den Lungen auf dem *Blutwege* aus einem beliebigen anderen Herd im Körper zugeführt werden.

Drittens können Entzündungserreger *aus der Nachbarschaft* (von der Pleura von den bronchialen Drüsen) in die Lunge hineingelangen. Doch kommt das nur selten in Betracht.

Die Entzündungen der Lunge, die wir nach altem Brauch Pneumonien[1] nennen, sind teils nur exsudative, teils zugleich auch proliferierende.

Die *exsudativen Entzündungen* setzen ihre gerinnenden Produkte vorwiegend in die Lufträume des Organs ab. Dadurch wird das Gewebe luftleer und bekommt eine feste Konsistenz; diese Formen der Entzündung werden als Pneumonien schlechtweg bezeichnet. Nur selten sind die Alveolarwand und das interlobuläre Bindegewebe hauptsächlicher Sitz der Entzündung (interstitielle Pneumonie).

Proliferative Entzündungen (vor allem bei der Tuberkulose) führen durch Zunahme des Bindegewebes in den Wandungen der Bronchiolen und Alveolen sowie durch Organisation des entzündlichen Exsudats zu einer fortschreitenden Verengerung und schließlich Verlegung der Lufträume.

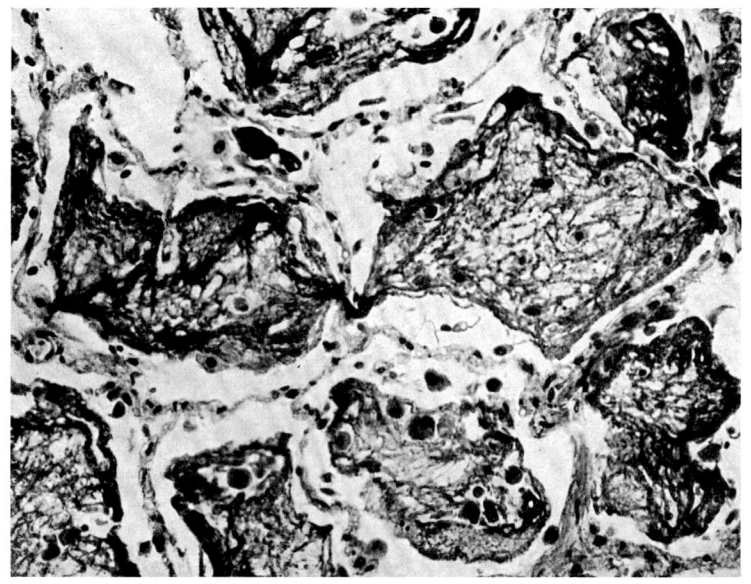

Abb. 455. Fibrinöse Pneumonie. Die Alveolen von Fibrinpfröpfen (schwarz) erfüllt, die durch Porenkanäle miteinander in Verbindung stehen

1. Die lobäre, croupöse, fibrinöse Pneumonie. Die fibrinöse Pneumonie hat ihren *Namen* von dem fibrinreichen Exsudat. Die früher mehr als jetzt gebräuchliche Bezeichnung croupöse Pneumonie rührt daher, daß die Exsudatgerinnung ähnlich wie bei dem „Krupp" der Atemwege (s. S. 185) auf der freien Fläche der Alveolenwandungen erfolgt. Eine dritte Benennung, lobäre Pneumonie, beruht darauf, daß die Erkrankung meist einen ganzen Lappen oder mehrere Lappensegmente betrifft. Sie befällt meist Menschen in den besten Jahren und läuft innerhalb von 7—10 Tagen in einzelnen, sehr kennzeichnenden Stadien ab.

Das *erste* Stadium ist durch das Auftreten einer ödematösen Flüssigkeit in den Alveolen gekennzeichnet, in der sich die eingedrungenen Pneumokokken explosionsartig vermehren. Über die Bronchien und die die einzelnen Alveolarsepten durchbohrenden Kohnschen Porenkanäle breitet sich dieses Pneumokokkenödem in Stunden über ganze Lungenbezirke aus, so daß zu größeren Bronchien gehörige Gebiete (Segmente) oder ganze Lappen (lobäre Pneumonie!) befallen sind. Da zu dieser Zeit immer noch einzelne Alveolen des erkrankten Gebietes Luft enthalten, entsteht die kennzeichnende Crepitatio indux. Dem Ödem mischen sich in der Folgezeit aus den erweiterten Capillaren ausgetretene Blutkörperchen und einige Leuko-

---

[1] Gelegentlich wird jetzt auch statt „Pneumonie" die korrekt gebildete Bezeichnung „Pneumonitis" gebraucht.

cyten bei, so daß das Sputum pflaumenbrühartig wird. Makroskopisch erscheint die Lunge in diesem ersten Stadium glasig-rötlich und etwas fester, leberähnlich (rote Hepatisation).

Noch im Laufe der ersten Krankheitstage nimmt dann die Leukocytenemigration immer mehr zu, bis schließlich die Alveolen fast völlig von ihnen erfüllt sind. Sie phagocytieren die reichlich vorhandenen Pneumokokken und gehen dann unter den Zeichen einer Verfettung zugrunde (gelbe Hepatisation). Schon während dieses *zweiten* Stadiums beginnt in den Alveolen das Fibrin zu gerinnen.

Im folgenden *dritten* Stadium beherrscht das Fibrin das Bild. Die noch immer vorhandenen und verfettenden Leukocyten verleihen den infolge der reichlichen Fibrinablagerung grauen Lungenbezirken einen mehr oder minder deutlich gelben Farbton (graue bzw. graugelbe

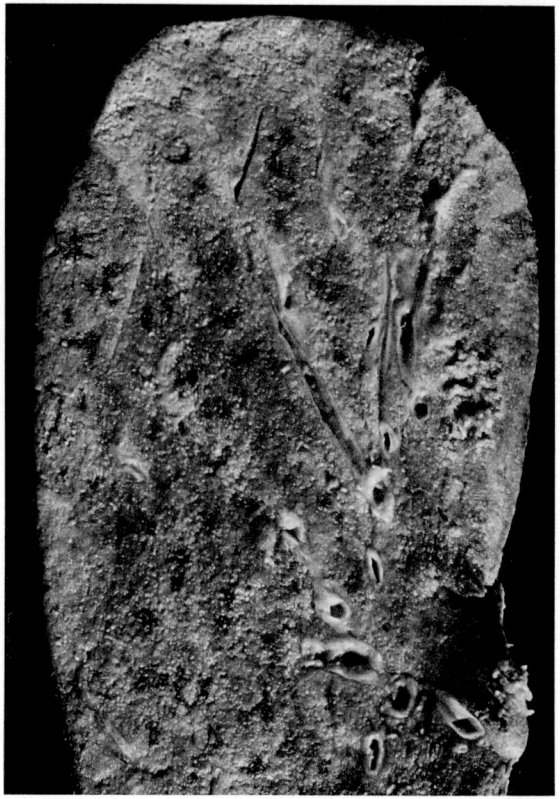

Abb. 456. Croupöse Pneumonie. Feinkörnige Schnittfläche. (Natürliche Größe)

Hepatisation). Die die Alveolen erfüllenden Fibrinmassen (Abb. 455) hängen zwar durch die Porenkanäle miteinander zusammen, liegen aber der Alveolarwand nur locker an, sie verhalten sich also wie die Pseudomembranen bei der croupösen Entzündung einer Schleimhaut — daher auch der Name croupöse Pneumonie. Auf der Schnittfläche springen diese Fibrinpfröpfe vor, da sich die vom Messer durchschnittenen Alveolarwände zurückziehen; die Schnittfläche erhält so ein feinkörniges Aussehen (Abb. 456). Die Pfröpfe lassen sich leicht mit dem Messer von der Schnittfläche aus den Alveolen abstreifen. Zum Unterschied von den vorangehenden Stadien, die während der ersten 2 Tage ablaufen, dauert dieses dritte Stadium länger an. In ihm entscheidet sich, ob der Kranke genest oder nicht. Es kommt in erster Linie auf die Vernichtung der Keime durch die Leukocyten an, mit der die Temperatur kritisch abfällt.

In dem nunmehr folgenden *vierten* Stadium der Lösung wird das Fibrin vorwiegend durch die Einwirkung von desquamierten Alveolarepithelien abgebaut und Luft dringt wieder in die Alveolen ein, was sich in der Crepitatio redux zu erkennen gibt.

Die regionären *Lymphdrüsen* nehmen am Geschehen in ihrem Quellgebiet in Form einer akut entzündlichen Schwellung teil, bilden sich aber mit der Ausheilung der Lungenentzündung wieder zur Norm zurück. Auf der *Pleura* des betroffenen Lungengebietes kommt es regelmäßig zur Fibrinausschwitzung, die sich subjektiv durch Schmerzen und objektiv durch Reibegeräusche zu erkennen gibt. Diese Mitbeteiligung der Pleura ist so kennzeichnend, daß man geradezu von Pleuropneumonie gesprochen hat. Auch diese Entzündung bildet sich in der Regel mit der der Lungen wieder zurück. Selten bleibt sie darüber hinaus bestehen und wird durch reichliche Leukocytenexsudation zum postpneumonischen Empyem.

Der *Erreger* der typischen fibrinösen Pneumonie ist in fast 96% aller Fälle der Pneumococcus (Diplococcus lanceolatus). Er gelangt auf dem Luftwege in die Lunge, wobei Erkältungen (Gefäßlähmungen ?) seine Ansiedlung begünstigen dürften. Seltener findet man andere Erreger, die aber schon makroskopisch etwas von der gewöhnlichen fibrinösen Pneumonie abweichende Pneumonieformen erzeugen. Die durch den Streptococcus (Pneumococcus) mucosus oder das Bacterium Friedländer hervorgerufene Pneumonie ist durch ein ausgesprochen schleimiges, fadenziehendes Exsudat gekennzeichnet. Die Friedländer-Pneumonie tritt außerdem gewöhnlich in großen, nicht den ganzen Lappen einnehmenden blockartigen Herden auf. Das Influenzabacterium erzeugt eine Pneumonie, die auffallend hämorrhagisch ist. Bei Greisen sind die Pneumonien im allgemeinen fibrinärmer und daher schlaffer.

Die *Gefahren der Pneumonie*, die heutzutage nur mehr ausnahmsweise tödlich endet (früher 38% !!), bestehen einmal in der Überbelastung des rechten Herzens durch die Ausschaltung eines großen Abschnittes (zuweilen mehr als der Hälfte) des Lungenkreislaufs. Die Kranken, vor allem Menschen mit schwachem Herzen, besonders auch Potatoren, gehen an Herzversagen zugrunde. Weiter ist zu bedenken, daß die Pneumonie stets mit einer Ausschwemmung der Keime in die Blutbahn (Allgemeininfektion) einhergeht. Sie siedeln sich in den verschiedensten Organen an und erzeugen „metastatische" Perikarditis, Leptomeningitis, Periarthritis usw.

Endlich treten manchmal *komplizierende Veränderungen im Ablauf der Pneumonie* selbst ein:

Die Entzündung kann herdweise eitrigen Charakter annehmen; das geschieht aber nur selten durch die Pneumokokken allein, meist durch Mischinfektion. Dadurch, daß dabei nicht nur das fibrinöse Exsudat, sondern auch die Alveolarwände eingeschmolzen werden, entsteht ein *Absceß*, der in die Bronchien, seltener in die Pleura durchbricht und im letzteren Falle ein Empyem (s. dieses) erzeugt. Die Absceßhöhle kann später vernarben.

Durch Mischinfektion mit Fäulniserregern kommt es zu umschriebener *Gangrän*, die auch aus der Eiterung hervorgehen kann. Sie wird meist bei Greisen, Diabetikern oder Potatoren beobachtet.

Manchmal bildet sich zwar die Entzündung der Lunge zurück, die der Pleura aber dauert an und wird eitrig — so entsteht das *postpneumonische Empyem*.

Schließlich bleibt zuweilen die Lösung und dementsprechend auch Aufsaugung des Exsudats ganz oder zum Teil aus. Dann wird das geronnene Material organisiert (Abb. 457): Es entwickelt sich eine *chronische Pneumonie*. Die Organisation geht von den bindegewebshaltigen Anteilen der Lunge aus, also dem interlobulären Gewebe entlang den kleinsten Bronchien und Gefäßen sowie den Alveolarwänden. Zunächst wachsen Bindegewebszellen in die Alveolarpfröpfe vor und dringen auch entlang den Fibrinfäden durch die Poren von einer Alveole in die andere. Den Bindegewebszellen folgen später ausgesproßte capillare Gefäße. Auf diese Weise entstehen in dem befallenen Bezirk im Laufe von Wochen größere Lager eines zunächst zell- und gefäßreichen, später immer zellärmeren, schließlich derben, fibrösen Bindegewebes, innerhalb dessen die Alveolargrenzen nur mehr undeutlich erkennbar sind. Das Lungengewebe ist luftleer, seine Farbe zunächst braunrot, und, solange das Bindegewebe noch gefäßreich ist, von fleischartiger Beschaffenheit (Karnifikation[1]); später wird es mehr grauweiß und derber (Induration, Indurativpneumonie). In der Regel besteht gleichzeitig eine feste Verwachsung mit der Thoraxwand, da auch der pleurale Fibrinbelag in gleicher Weise organisiert wird. Für den Blutkreislauf bedeutet dieser Ausgang der Pneumonie, der oft mit Gangrän und Absceßbildung vergesellschaftet vorkommt, eine große Erschwerung. Hypertrophie und schließlich Erlahmung des rechten Herzens ist die Folge.

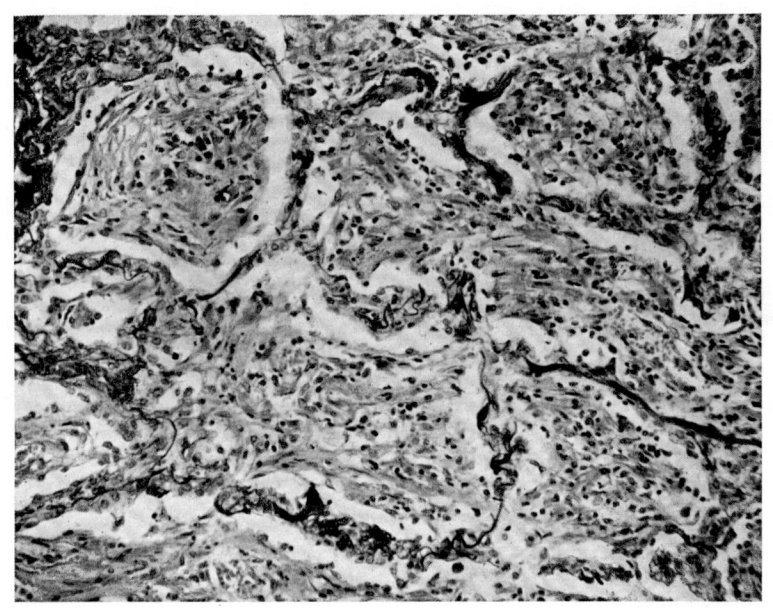

Abb. 457. Chronische indurierende Pneumonie. Die Alveolen von faserbildendem Granulationsgewebe erfüllt

2. Herdpneumonien. Die Herdpneumonien befallen zum Unterschied von der lobären Pneumonie bloß kleinere oder größere Abschnitte der Lungenlappen. Je umfangreicher die Herde durch Zusammenfließen werden, um so mehr nähert sich der Befund dem der lobären Pneumonie. So kann ein ganzer Lappen ergriffen werden, doch ist dann die Hepatisation niemals so gleichmäßig wie bei der lobären Pneumonie: Man kann die Zusammensetzung aus einzelnen Herden noch immer erkennen. Die Erreger sind verschieden, doch spielen auch bei der Herdpneumonie Pneumokokken die Hauptrolle.

Herdpneumonie entsteht meist dann, wenn die entzündungserregende Schädlichkeit über eine bereits vorher bestehende *Bronchitis* bzw. Bronchiolitis auf das Lungengewebe übergreift; wir sprechen deshalb auch von *Bronchopneumonie*. Dazu kommt es vorwiegend bei Kindern, Greisen und durch anderweitige Krankheit geschwächten Personen, weil sich bei ihnen der entzündliche Bronchialinhalt nicht ausreichend entleert. Das Liegenbleiben bakterienhaltigen Schleims kann aber auch bei Menschen, die nach Operationen oder bei schwerer Erkrankung eine dauernde Rückenlage beibehalten, jene Bronchitis erst hervorrufen, die dann ihrerseits auf die Lunge übergreift. Schon daraus ergibt sich, daß Herdpneumonien außerordentlich häufig sind.

---

[1] Caro (lat.) Fleisch; Genetiv: carnis.

Andererseits entwickeln sich die Herdpneumonien gewöhnlich im Anschluß an verschiedene *Infektionskrankheiten*, zumal bei Kindern (Influenza, Masern, Keuchhusten, Scharlach, Diphtherie). Auch hier spielt eine Bronchitis die ausschlaggebende Rolle.

Schließlich entsteht die Herdpneumonie, wenn entzündungserregende (fremde) Stoffe in die Bronchialwege durch ,,Verschlucken" *aspiriert* werden: Aspirationspneumonie. Es kommen in Betracht Fremdkörper aller Art, Speiseteile, bei Kindern auch eingeatmete Milch, Rachenschleim bei betäubten oder geschwächten Individuen, bei solchen mit Kehlkopfveränderungen, Durchbruch eines Oesophaguskrebses in die Luftwege usw. Auch die Fruchtwasseraspiration infolge eines Tentoriumrisses (s. S. 405) kann, wenn sie nicht gleich durch Erstickung tödlich ist, in einer Pneumonie enden.

Das makroskopische Aussehen der Herdpneumonie hängt in erster Linie davon ab, welchen *Ausbreitungsweg* die Entzündung einschlägt (Abb. 458). Sie kann von den kleinen Bronchien und Bronchiolen unmittelbar auf das *peribronchiale* Gewebe übergreifen (Peribronchitis und Peribronchiolitis) und sich auf die anliegenden Alveolen ausbreiten (peribronchioläre Pneumonie, Abb. 459). Solche Herde entsprechen dann in ihrer Gestalt und Anordnung den kleinen Bronchien (Abb. 458 P_1, P_2): Auf Längsschnitten erscheinen sie streifenförmig, manchmal V- oder Y-förmig gegabelt, auf Querschnitten als verwaschen begrenzte Knötchen mit dem entzündeten Bronchus in der Mitte (kleinknotige Pneumonie). Diese Form der Herdpneumonie findet sich vor allem bei der Masern- und Keuchhusteninfektion sowie bei Aspiration (Abb. 460).

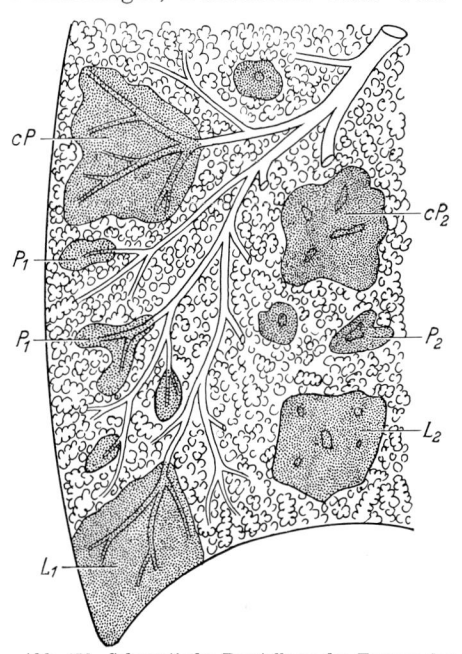

Abb. 458. Schematische Darstellung der Formen der Herdpneumonie; in der linken Bildhälfte die Bronchien längs-, in der rechten quergetroffen. Peribronchiale Pneumonie (P_1, P_2), konfluierende peribronchiale Pneumonie (cP, cP_2), Lobulärpneumonie (L_1, L_2)

Durch Zusammenfließen mehrerer solcher kleiner Herde (Abb. 458 cP, cP_2), aber auch durch *endobronchiale* Ausbreitung der Entzündung in dem zu einem Bronchus gehörenden Lungenbezirk kann ein ganzer Lobulus von der Pneumonie ergriffen werden (Abb. 458 L_1, L_2). Der Herd findet dann seine mehr oder minder scharfe Begrenzung an den interlobulären Septen (*Lobulärpneumonie*, Abb. 461).

Im übrigen ist die Schnittfläche bei beiden Formen grau, körnig und fest wie bei der lobären Pneumonie, oder sie ist rötlich, glatter und weicher oder gar breiig. Schlaffe, graurote, verwaschene Herde werden vom Anfänger leicht übersehen. Das verschiedene Verhalten hängt nicht nur wie bei der lobären Pneumonie von dem Alter der Entzündung, sondern auch von der Entstehungsursache ab, die bald ein vorwiegend zelliges, weiches, bald ein mehr fibrinreiches, festeres, bald ein mehr hämorrhagisches Exsudat hervorruft.

Das Schicksal der Herdpneumonie ist grundsätzlich demjenigen der Lobärpneumonie gleich: in den meisten Fällen wird das Exsudat aufgesaugt und Heilung tritt ein; andererseits sind aber auch alle jene Komplikationen möglich, die wir bei der lobären Pneumonie kennengelernt haben. Eitrige Erweichung und *Absceß*-

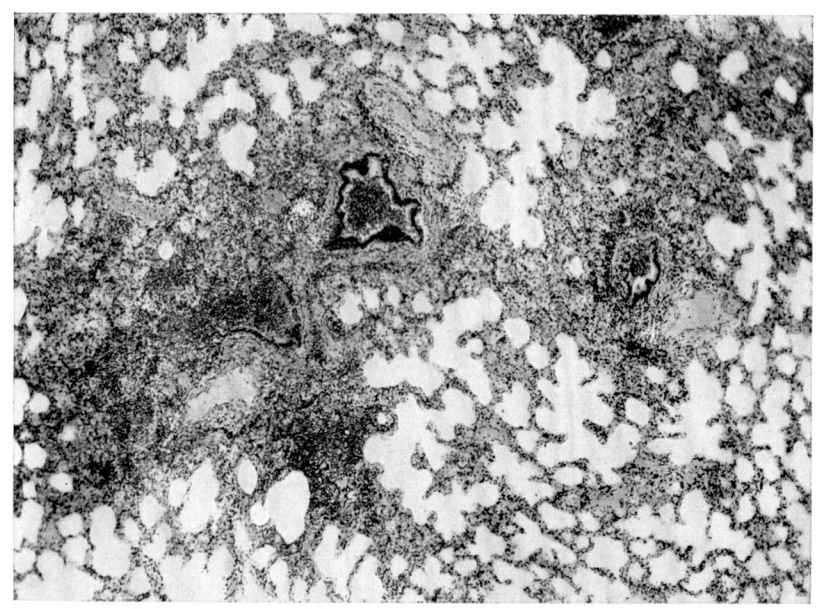

Abb. 459. Bronchitis, Peribronchitis und peribronchioläre (kleinknotige) Pneumonie bei Masern

bildung kommt besonders bei Aspirationspneumonie vor. Viel häufiger ist, zumal bei Erwachsenen nach Aspiration von Speisen, Rachenschleim, Fremdkörpern usw. eine Verjauchung oder *Gangrän* der Herde, die zu stinkenden, fetzigen Erweichungen führt (s. Gangrän). Auch Organisation des Exsudats bzw. *Induration* ist möglich (s. auch Bronchiolitis obliterans).

Die Herdpneumonie kann für sich allein tödlich werden, teils — wie die fibrinöse Pneumonie — durch funktionelle Beeinträchtigung der Lunge, teils durch die von ihr ausgehende Allgemeininfektion; oder sie wird es im Verein mit der Grundkrankheit, deren oft ausschlaggebende Komplikation (vor allem bei Kinderinfektionen) sie darstellt. Die häufige Heilung — von Abscessen und Gangrän abgesehen — geht wie bei der fibrinösen Pneumonie (S. 563) vor sich.

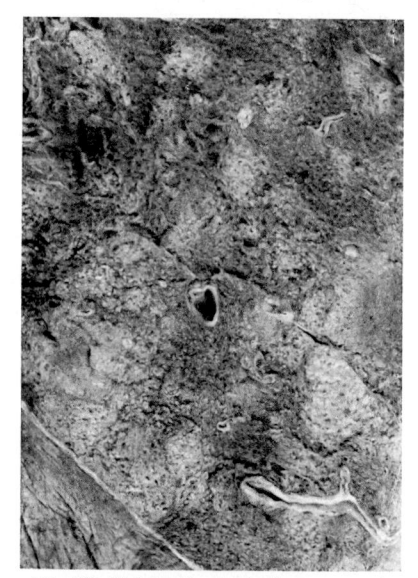

Abb. 460. Kleinknotige Aspirationspneumonie. Schnittfläche. Im dunklen (blutreichen) Lungengewebe hellgraue, unregelmäßig begrenzte pneumonische Herde

3. Interstitielle Pneumonie. Eine interstitielle Entzündung des Lungengewebes kann sich entweder in den größeren Interlobularsepten oder in den Alveolarsepten abspielen.

Bei der *akuten interstitiellen Pneumonie* handelt es sich um eine gewöhnlich von der Pleura ausgehende, daher auch pleurogene Pneumonie genannte Entzündung in den interlobulären Septen. Sie treten dann als ein Netzwerk breiter, gelbweißer Streifen deutlich hervor und enthalten die eitrig entzündeten Lymphgefäße. Kommt es zu eitriger Einschmelzung, so werden bisweilen Inseln von Lungengewebe allseits von Eiter umspült und förmlich aus dem Zusammenhang gelöst, sequestiert (dissezierende Pneumonie). Heilt diese interstitielle Pneumonie aus, so wandeln sich die Lungensepten in derbe, weißliche Narbenzüge um.

In den Alveolarsepten spielt sich die Entzündung bei der *Pneumocystis-Pneumonie* ab. Die Alveolen enthalten bei dieser Erkrankung Massen eines eigentümlich bläschenförmigen Parasiten, des Pneumocystis Carinii, während die Alveolarsepten dicht von Exsudatzellen, insbesondere von Plasmazellen erfüllt sind. Es liegt also eine interstitielle plasmocytäre Pneumonie vor, die gewöhnlich über die ganze Lunge ausgebreitet ist und ihr ein eigentümlich weißes, festes Aussehen verleiht. Die Erkrankung befällt vor allem Frühgeborene und schwächliche Säuglinge, gelegentlich aber auch stark geschwächte Erwachsene. Der Parasit,

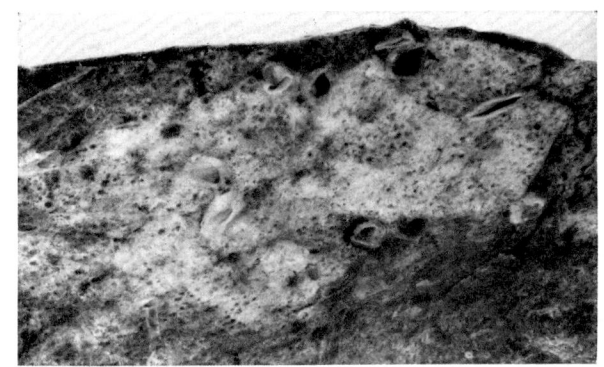

Abb. 461. Lobulär begrenzte (helle) Entzündungsherde in der Lunge, Lobulärpneumonie

den man noch nicht zu züchten gelernt hat, nistet sich offenbar in manchen Krankenzimmern ein und befällt dann die weniger resistenten Individuen. Bei Kleinkindern verläuft die Infektion in etwa 40% tödlich, in anderen Fällen kommt es zu restloser Ausheilung.

Von anderen interstitiellen Entzündungen kennt man eigentlich nur spätere oder Ausheilungs-Stadien, die durch eine Verdickung der Alveolarsepten gekennzeichnet sind. Diese enthalten vermehrt Bindegewebsfasern, wie das bei der progressiven *interstitiellen Lungenfibrose* (HAMMAN-RICH[1]) der Fall ist, oder zusätzlich auch reichlich glatte Muskelfasern *(muskuläre Lungencirrhose)*. Das elastische Gerüst geht dabei meist zugrunde. Die Folge dieser Veränderungen ist eine Atemstörung infolge der Verlängerung der Diffusionsstrecke zwischen Alveole und Capillare (alveolo-capillärer Block) und Verkürzung der Kontaktzeit infolge des schnelleren Blutdurchflusses durch die an Zahl verminderten Capillaren. Schließlich kommt es zur Herzinsuffizienz infolge Überlastung des kleinen Kreislaufes und Tod.

Eine interstitielle Entzündung der Lungen kann auch als *Begleiterscheinung* bei zahlreichen Allgemeinerkrankungen (Rheumatismus, Dermatomyositis) und Schädigungen (Strahlen) sowie bei gewöhnlichen Entzündungen der Lunge auftreten.

4. Besondere Pneumonieformen. Die sog. *primär-atypische Pneumonie* wird gelegentlich in Lagern beobachtet, wo sie bis zu 50% aller Insassen ergreifen kann. Die Mortalität ist außerordentlich klein, so daß das anatomische Bild noch kaum bekannt ist. Als Erreger kommt ein kleinster Erreger von großer Formenvariabilität, das Mycoplasma pneumoniae, in Betracht.

LÖFFLER hat eine herdförmige Pneumonie beschrieben, die als *flüchtiges eosinophiles Infiltrat* mehr röntgenologisch als pathologisch-anatomisch untersucht ist. In den meisten Fällen handelt es sich wohl um die Wirkung von Ascaris-Larven, die auf ihrer Wanderung die Lunge passieren (s. S. 31).

Das Masern-Virus kann eine durch das Auftreten von vielkernigen Riesenzellen ausgezeichnete Pneumonie *(Riesenzell-Pneumonie)* hervorrufen, ohne daß es zum Auftreten der

---

[1] L. HAMMAN (1877—1946), amerikanischer Arzt; A. RICH, zeitgenössischer amerikanischer Pathologe, beide in Baltimore USA.

typischen Hautveränderungen käme. Es ist also eine Masern-Erkrankung ohne Masernexanthem.

Die *angeborene Syphilis* der Lungen tritt in Form von miliaren Gummen oder als interstitielle Pneumonie auf, die durch ihre weißliche Farbe gekennzeichnet ist (Pneumonia alba).

Der *Aktinomyces*-Pilz kann durch Fortschreiten von einem Erkrankungsherd in der Nachbarschaft oder allenfalls embolisch auf dem Blutweg in die Lungen gelangen.

Schimmelpilze (Aspergillus niger oder fumigatus) machen selten selbständig Entzündungsherde. Häufiger treten sie als Schmarotzer in anderweitig veränderten Lungen auf; in Kavernen oder Bronchien bilden sie schwärzliche oder grünliche Beläge oder Haufen.

g) Lungenabsceß und Gangrän

Die Keime, welche Abscesse und Gangrän hervorrufen, können auf *zwei Wegen* in die Lungen gelangen: 1. auf dem Weg der Bronchien; dies ist der Fall bei denjenigen Absceß- und Gangränherden, die im Anschluß an lobäre oder Herdpneumonie (s. oben) entstehen, 2. auf dem Blutweg, durch die Embolie von Mikroorganismen oder von infizierten Thromben, z. B. bei Pyämie.

Wenn Eitererreger für sich allein kleinere Gefäße verschließen, so entstehen bis erbsgroße, zuweilen beide Lungen in ungeheurer Zahl durchsetzende *Abscesse*. Bei Verstopfung größerer Zweige bilden sich entweder primär größere Eiterungen, oder es kombiniert sich die Wirkung der Kreislaufunterbrechung mit der der Infektion: Zunächst entsteht ein hämorrhagischer Infarkt, während die Eiterung ihn umgibt und unter Umständen ganz vom Lungengewebe trennt (Abb. 462).

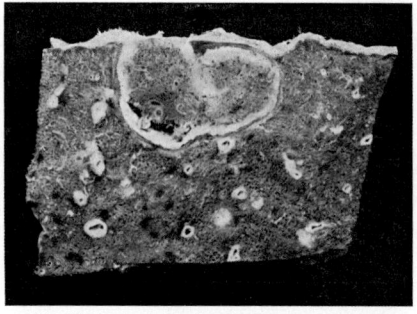

Abb. 462. Pyämischer Lungeninfarkt in eitriger Demarkation (weiße Linie an seinem Rande)

Eine Heilung der Abscesse durch Aushusten der nekrotischen und eitrigen Massen ist möglich, aber wegen der primären schweren Erkrankung selten.

Stammen die Bakterien aus einer jauchigen primären Entzündung, so nimmt der Eiter gleichfalls jauchigen Charakter an, es entsteht *Lungengangrän*. Das Gewebe wird schmutzig-schwarzgrün, weich und zerreißlich. Zerfällt es, so bildet sich eine mit Flüssigkeit gefüllte Höhle, in welche die gangränösen, der Wand noch anhaftenden Fetzen hineinhängen (Abb. 463). Sie lösen sich nach und nach ab und werden ausgehustet. Die gegen die Fäulnis widerstandsfähigen elastischen Fasern des Alveolargerüstes lassen sich dann im Sputum nachweisen. So kann sich die Höhle reinigen, während sie außen durch Granulationsgewebe und chronische interstitielle Pneumonie abgeschlossen wird. Später verkleinert sie sich, und schließlich bleibt nur eine unregelmäßige Narbe zurück. Doch ist, wie beim Absceß, dieser günstige Ausgang selten.

Wenn die Abscesse oder Gangränherde *an die Pleura angrenzen*, wird diese über ihnen mißfarben und verdünnt. Sie wölbt sich vor und kann zerreißen. So entsteht eine eitrige bzw. jauchige Pleuritis (Empyem). Der Durchbruch wird aber vermieden, wenn eine zunächst eintretende fibrinöse Pleuritis Verklebung der Pleuraflächen bewirkt hat. Bei Austritt von Luft durch die Rißstelle bildet sich eine Pyopneumothorax (s. S. 587).

h) Lungentuberkulose

1. Allgemeines über die exsudative und proliferative Lungentuberkulose. Gelangen Tuberkelbakterien auf einem der später zu besprechenden Wege in die Lunge, so erzeugen sie eine in ihren Anfangsstadien wenig kennzeichnende Entzündung: Fibrinöses Exsudat, untermengt mit Leukocyten, abgeschilferten Alveolarepithelien und roten Blutkörperchen erfüllt die Alveolarlichtungen. Mit freiem Auge wird ein solcher Herd grauweiß, luftleer und auf der Schnittfläche körnig aussehen wie jede andere fibrinreiche Pneumonie. Um ihn herum, gewissermaßen in der Zone abgeschwächter Giftwirkung, sind die Alveolen von entzündlichem Ödem erfüllt, das durch seinen Reichtum an abgeschilferten Alveolarepithelien ausgezeichnet ist. Mit freiem Auge erscheint es deshalb grau-glasig und durchscheinend; man spricht daher nicht ganz zutreffend von gelatinöser oder Desquamativpneumonie. Im Röntgenbild entsteht dadurch eine verwaschene

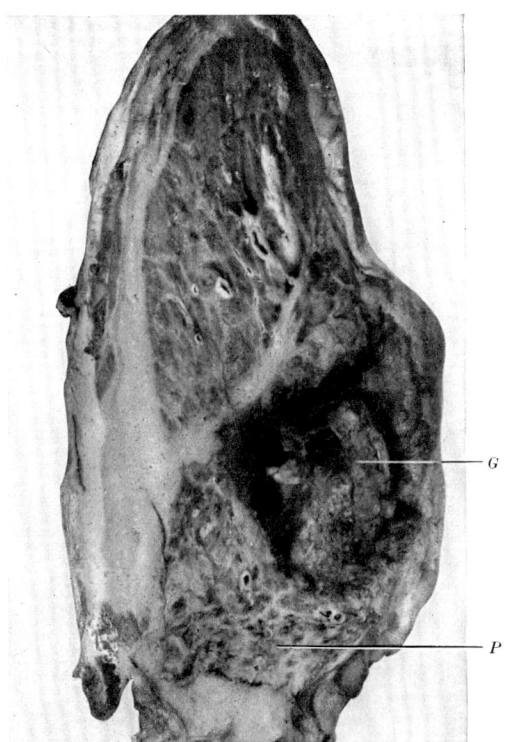

Abb. 463. Gangränherd der Lunge (*G*) von chronischer indurierender Pneumonie (*P*) umgeben

,,weiche" Begrenzung tuberkulöser Herdschatten. Eine völlige Rückbildung wie bei anderen pneumonischen Exsudaten ist in diesen Anfangsstadien möglich. Tritt sie nicht ein, so kommt es zu zwei für die tuberkulöse Entzündung sehr kennzeichnenden (spezifischen) Veränderungen.

α) Die bald einsetzende *Nekrose (Verkäsung)* betrifft sowohl das Exsudat als auch die Wand der ergriffenen Alveolen; elastische Fasern können allerdings noch längere Zeit färberisch im tuberkulösen Käse nachweisbar sein (Abb. 464). Die einmal entstandene käsige Nekrose bedeutet unwiederbringlichen Verlust des Gewebes; es ist nur mehr die Frage, was mit dem Käse geschieht. Er wird *entweder* verflüssigt und kann dann, wenn der Käseherd — was in der Lunge meist der Fall ist — Anschluß an das Röhrensystem der Bronchien hat, nach außen entleert werden. So entsteht ein mit Luft erfüllter Hohlraum, die Kaverne. *Oder* die Verflüssigung bleibt aus, und es kommt um den Käseherd zu:

β) der für die Tuberkulose kennzeichnenden Gewebsneubildung *(Proliferation)*, dem tuberkulösen Granulationsgewebe. Der Käse wird dabei eingedickt, nimmt auch Kalksalze auf, und es kann sogar Knochen gebildet werden. Kleine derartige Herde können auch ganz verschwinden, größere bleiben als „Tuberkulome" (s. S. 223) lange Zeit, oft auch zeitlebens bestehen. Obwohl solche Herde bindegewebig gut abgekapselt, ja manchmal sogar verkalkt sind, können sie doch noch lebensfähige Tuberkelbakterien enthalten und bilden so eine ständige Bedrohung des Organismus: Die zentrale Verkäsung kann den abkapselnden Granulationswall erfassen und ihn gewissermaßen durchbrechen, so daß neue Lungenabschnitte von der verkäsenden Entzündung (α) betroffen werden. In dem Granulationsgewebe selbst gehen die Alveolarsepten sehr bald zugrunde. Das Granulationsgewebe bildet auch die kollagenen Fasern, die für die Vernarbung des Herdes

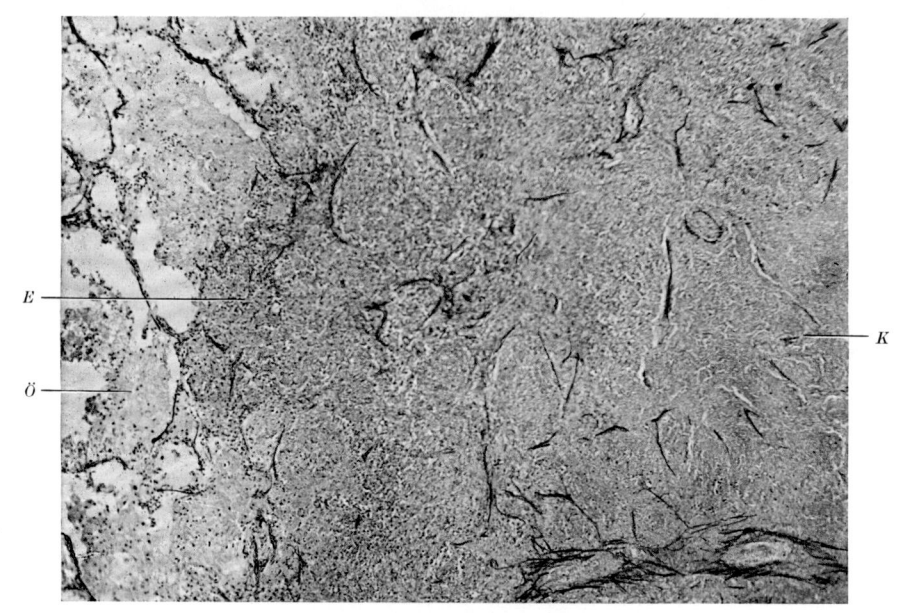

Abb. 464. Käsige tuberkulöse Pneumonie. Elastica-Färbung. Am Rande des Herdes die Alveolen von Exsudat (*E*) erfüllt, das im Zentrum völlig verkäst ist (*K*). In der Umgebung Ödem (*Ö*) und Zellabschilferung. Elastische Fasern erhalten

bzw. die Abkapselung des eingeschlossenen Käses verantwortlich sind (Abb. 465). Durch Einlagerung von Kohlepigment nehmen diese Narbenbezirke eine grauweiße Farbe an und sehen daher „schiefrig" aus. In dieser Weise und nur auf diese Weise heilen tuberkulöse Lungenveränderungen ab.

Dem vielfachen Wechsel zwischen diesen Erscheinungsformen der tuberkulösen Entzündung (Exsudation, Verkäsung mit unmittelbar folgender Verflüssigung oder Eindickung auf der einen Seite, Proliferation, Knötchenbildung, Verkäsung oder Vernarbung auf der anderen Seite) verdankt die Lungentuberkulose ihr buntes anatomisches Aussehen. Für diesen Wechsel sind in gleicher Weise die Widerstandskraft des Organismus und die Virulenz oder Masse der Bakterien maßgebend. Eine rationelle Behandlung der Lungentuberkulose wird stets beide zu berücksichtigen haben.

2. Ausbreitungswege der Lungentuberkulose. Dem Tuberkelbacterium stehen zur Ausbreitung in der Lunge drei Wege zur Verfügung:

α) *Der Luftweg.* Gelangen Tuberkelbakterien mit der Atemluft in die Lunge, so können sie ganz ähnlich ausgebreitete Entzündungen hervorrufen, wie wir sie bei den Pneumonien kennengelernt haben. Von einer *tuberkulösen Bronchitis bzw.*

Bronchiolitis her greift die tuberkulöse Entzündung auf das der Bronchialwand anliegende Lungengewebe über. Hier kommt es dann zur Bildung einer *(peribronchialen) tuberkulösen Pneumonie*. Das befallene Gebiet entspricht in Anordnung und Ausdehnung den befallenen Bronchialverzweigungen: Auf Querschnitten hat der Herd rundliche Form mit dem in seiner Wand verkästen Bronchus als Kern; auf Längsschnitten haben die Herde Streifenform oder sind entsprechend den Bronchialverzweigungen V- oder Y-förmig gestaltet, ganz ähnlich wie bei der unspezifischen kleinknotigen Pneumonie (s. Abb. 466 und vgl. dazu Abb. 458 P_1, P_2). Tritt im Zentrum, d.h. also in dem Gebiet, in dem ursprünglich der befallene Bronchus lag, eine Verflüssigung des Käses ein, dann entsteht hier ein in Ausbreitung und Gestalt zunächst dem Bronchus entsprechender lufterfüllter Hohlraum, eine bronchogene Kaverne. Andererseits kann der Herd durch tuberkulöses Granulationsgewebe abgegrenzt werden und dann vernarben.

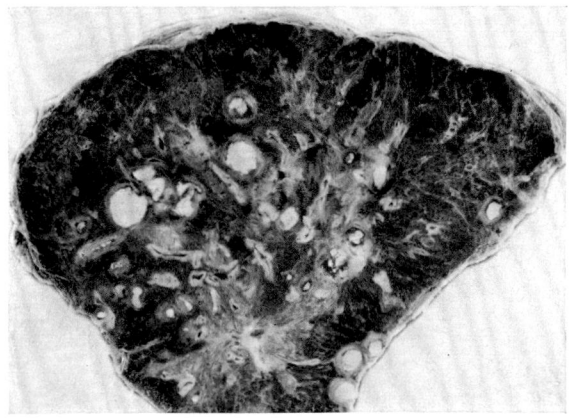

Abb. 465. Bindegewebig abgekapselte runde tuberkulöse Kreideherde. In der Mitte und unten eine schiefrige Narbe

Manche Entwicklungsformen der peribronchialen Tuberkulose werden auch als *acinonodöse Herde* bezeichnet. Wir vermeiden diese Benennung, weil der zugrunde liegende Begriff des „Lungenacinus" zu wenig genau umschrieben ist, so daß aus seiner Anwendung nur Unklarheiten entspringen.

Auf dem Luftwege in die Lunge gelangte Tuberkelbakterien können aber auch in Analogie zur gewöhnlichen Lobulärpneumonie einen ganzen Lobulus befallen und hier eine *verkäsende tuberkulöse Lobulärpneumonie* hervorrufen. Ein solcher Herd findet seine Begrenzung in den Läppchensepten und ist dementsprechend schärfer, ja manchmal geradezu eckig gestaltet. Das weitere Schicksal einer tuberkulösen Lobulärpneumonie ist in den Grundzügen dasselbe wie das der peribronchialen tuberkulösen Pneumonie: Zerfall des Käses mit Kavernenbildung oder Eindickung und bindegewebig-narbige Abkapselung.

Sehr selten kommt es zu einer gleichmäßigen Ausbreitung der verkäsenden Pneumonie in einem ganzen Lungenlappen ähnlich wie bei der gewöhnlichen fibrinösen Pneumonie (*tuberkulöse Lobärpneumonie*, Abb. 467).

β) *Blutweg*. Gelangen Tuberkelbakterien auf dem Blutweg in das Lungengewebe hinein und bleiben sie in einer Capillare stecken, so vermehren sie sich und veranlassen die Bildung eines umschriebenen, „miliaren" tuberkulösen Entzündungsherdes. Herrscht dabei die exsudative Form der tuberkulösen Entzündung vor, so haben wir es mit einer *miliaren tuberkulösen Pneumonie* zu tun. Der Herd mit seinem gelatinös-pneumonischen Saum ist mehr oder minder unscharf begrenzt und auf der Schnittfläche feinkörnig. Überwiegt die Gewebsneubildung, so entsteht ein besser abgegrenztes, rundliches Knötchen, ein *miliarer Tuberkel* (Abb. 468, 469). Sowohl die miliare käsige Pneumonie als auch das miliare Knötchen können weiterwachsen. Liegen dann zwei solche miliare Pneumonien oder miliare Knötchen nahe nebeneinander, so wird der Zwischenraum überbrückt und beide Herde fließen zusammen.

γ) *Lymphweg.* Von einem bereits bestehenden anderweitigen Lungenherd gelangen Tuberbelbakterien leicht in die in den Septen verlaufenden Lymphbahnen.

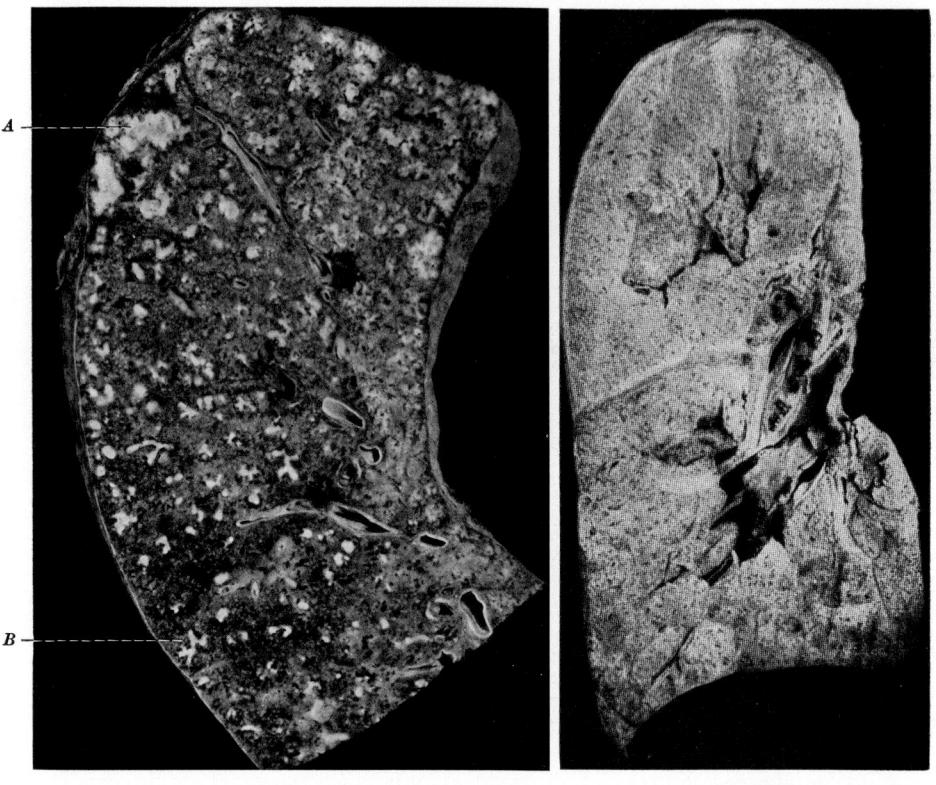

Abb. 466. Tuberkulöse Bronchitis und Bronchiolitis. Die Käseherde entsprechen den Verzweigungen der Bronchiolen (*B*), greifen aber manchmal auf das Lungengewebe über (*A*)

Abb. 467. Lobäre, alle Lappen einer Lunge ergreifende, käsig-tuberkulöse Pneumonie. Im Unterlappen beginnende Verflüssigung

Die tuberkulöse Entzündung tritt hier in Form von Knötchen auf, die in Reihen oder Strängen angeordnet ihren Ausbreitungsweg bezeichnen. Gehen sie in Vernarbung über, so bleibt ein eigentümliches weißliches Netzwerk zurück (Tuberculosis bzw. Lymphangitis reticularis, Abb. 470).

3. Einige besondere klinische und anatomische Verlaufsformen der Lungentuberkulose. Unter der Bezeichnung „*galoppierende Schwindsucht*" verstehen wir eine Form der Lungentuberkulose, die durch überwiegend exsudativ-pneumonische Vorgänge mit rasch einsetzender Verkäsung und Verflüssigung des Käses gekennzeichnet ist. Dabei können in kurzer Zeit (galoppierend!) große Lungengebiete, ja ganze Lappen oder Lungenflügel der Zerstörung anheimfallen.

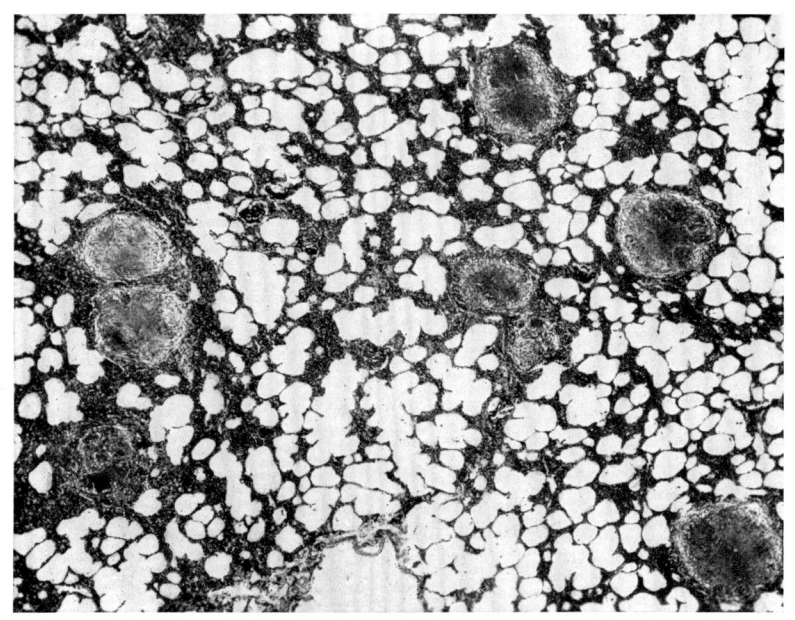

Abb. 468. Miliare Tuberkel der Lunge

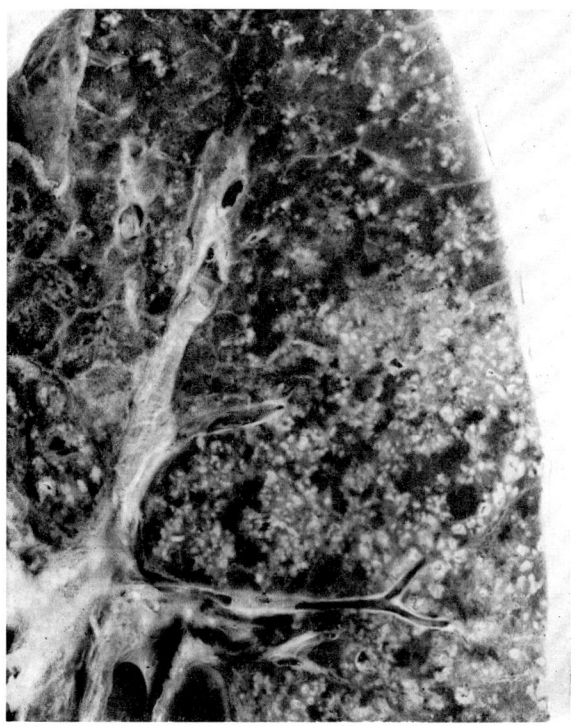

Abb. 469. Lungenschnittfläche: oben miliare Tuberkel, unten sog. Kokardenherde

Im Gegensatz dazu kommt es bei der *fibrösen Lungentuberkulose* zu einem langsameren Fortschreiten, wobei die Gewebsneubildung (Proliferation) in Form von

576   Atmungsorgane

Knötchen überwiegt. Wir finden dann gewöhnlich Herde, die in ihrem Zentrum die Zeichen narbiger Abheilung zeigen, während am Rand die Knötchenbildung entlang den Lymphgefäßen und Bronchien fortschreitet. So entstehen eigentüm-

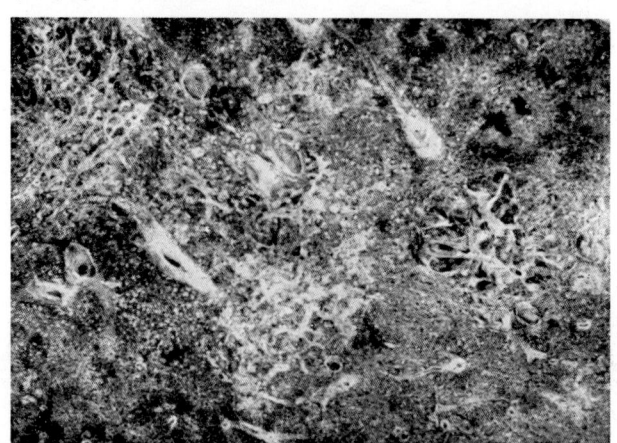

Abb. 470. Strahlig verzweigte Lungennarben nach abgeheilter Lymphangitis reticularis

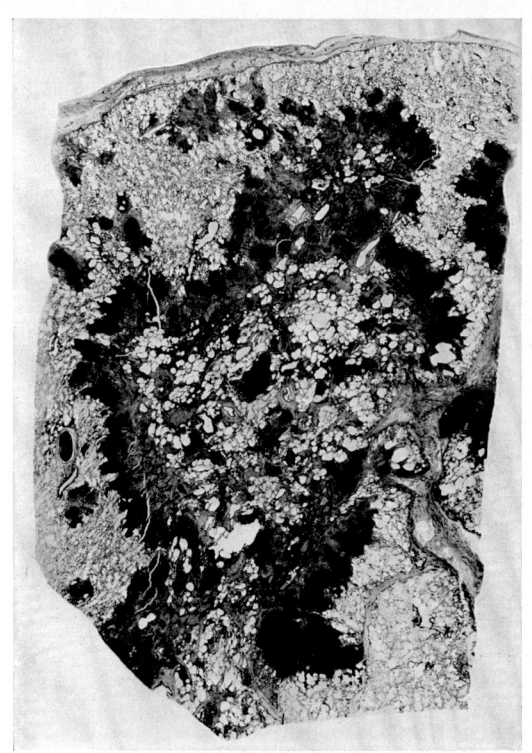

Abb. 471. Tuberkulöser Kokardenherd bei Lupenvergrößerung. Die peripheren Knötchen infolge der starken Färbung des Käses dunkel erscheinend. Im Zentrum bereits wieder lufthaltiges Narbengewebe

liche *Kokarden* und *Rosetten* mit schiefrigem Zentrum und einem umgebenden Kranz grauweißlicher bis gelblicher Knötchen (Abb. 469, 471). Kommt die tuberkulöse Entzündung zum Stillstand, so vernarbt das ganze befallene Gebiet.

Wird die Lunge durch eine große Menge von Tuberkelbakterien auf dem Blutwege überschwemmt, so entsteht die *Miliartuberkulose* der Lungen. Sie ist gewöhnlich nur Teilerscheinung einer allgemeinen Miliartuberkulose — selten tritt sie isoliert oder fast isoliert in den Lungen auf. Alle Lappen sind dann gleichmäßig übersät von hirsekorngroßen Herden, die entweder einer miliaren tuberkulösen Pneumonie oder einem miliaren Knötchen entsprechen. In den Oberlappen sind die Herde meist größer und dichter gesät. Narbige Ausheilung einer Miliartuberkulose der Lunge ist selten, aber doch schon wiederholt beobachtet worden.

Größere bindegewebige abgekapselte Käseherde bezeichnet man als *Tuberkulome*. Röntgenologisch stellen sie sich als Rundschatten dar. Tuberkulome gehen aus tuberkulösen Herdpneumonien hervor, die verkästen und bindegewebig abgekapselt wurden. Sie können dann weiter schrumpfen und schließlich verkalken. Nicht so selten kommt es aber vom Bronchialpol des Tuberkuloms her zu einer Erweichung und Verflüssigung des Käses, wobei sich die im Tuberkulom noch immer vorhandenen Bacillen unter Einfluß des Sauerstoffes schnell vermehren. Der verflüssigte Käse wird dann ausgehustet: Es entsteht eine Kaverne mit allen ihren Gefahren. So stellt also ein Tuberkulom eine ständige Bedrohung für den Organismus dar, die man aber heute durch operative Entfernung beseitigen kann.

4. Die tuberkulöse Lungenkaverne. Eine der wichtigsten Erscheinungsformen der Lungentuberkulose ist die Kaverne. Sie entsteht überall dort, wo tuberkulöser Käse verflüssigt und durch das Röhrensystem der Bronchien ausgehustet wird (offene Lungentuberkulose). Die *frische Kaverne* bildet sich in der Mitte eines käsig-pneumonischen Gebietes wie etwa bei der galoppierenden Schwindsucht, schreitet schnell fort und läßt jede bindegewebige Abgrenzung vermissen. Ihre Innenfläche und Wand ist also von zerfallenen Käsemassen gebildet (Abb. 467).

Tritt um den von Käsemassen ausgekleideten Hohlraum ein Wall von Granulationsgewebe auf, so kann zwar die Kaverne sich auch noch weiter ausbreiten (Verflüssigung des Käses nach innen zu und Weitergreifen der Verkäsung in und über den Granulationsgewebswall hinaus), ihr Fortschreiten wird aber langsamer sein *(chronisch progrediente Kaverne)*. Wir finden dann die Innenfläche des Hohlraumes von einer mehr oder weniger dicken Käseschicht belegt, die einem deutlichen Granulations- bzw. Bindegewebssaum aufsitzt. Solche Hohlräume stehen gewöhnlich mit mehreren Bronchien in offener Verbindung und finden sich hauptsächlich im oberen Teil der Oberlappen. Bei ihrem langsamen Fortschreiten können zwei oder mehrere Kavernen zusammenfließen, wenn die trennenden Wände von beiden Seiten durch Zerfall schwinden. So bilden sich große buchtige Räume. Aber die Abschnitte der Wand, in denen die stärkeren, hauptsächlich arteriellen Gefäßstämme und etwa nicht ergriffene Bronchien verlaufen, widerstehen dem Zerfall oft lange Zeit und bleiben als zylindrische, bleistiftdicke Stränge stehen (Kavernenbalken). Werden sie schließlich auch noch durchgefressen, dann ragen strangförmige oder kegelförmig gestaltete Erhebungen gegen die Lichtung der Kaverne vor.

Gelangt die Tuberkulose zum Stillstand, so hört die Verkäsung in der Kavernenwand auf, ihre Innenfläche glättet sich, der Käse verschwindet, in der Wand wird das Granulationsgewebe durch Faserbildung narbig (*stationäre Kaverne* — Abb. 472). Durch Schrumpfung dieses Bindegewebes kann die ursprüngliche Lichtung der Kaverne immer mehr verkleinert werden, doch werden sich die starren Wände einer alten Kaverne kaum je ganz aneinanderlegen können. Es bleibt dann also eine, wenn auch kleinste „Restkaverne" übrig. Eine andere, bessere Möglichkeit der Kavernenheilung besteht darin, daß der abführende Bronchus durch Vernarbung sich verschließt und die Lichtung mit nicht verflüssigten Käsemassen „volläuft". Der nunmehr solid gewordene Herd ist dann von einer dicken Kapsel umgeben und imponiert als Tuberkulom. Im weiteren Verlauf kann der Käse verkalken.

Vorwiegend die Kavernenbildung, die zu eindrucksvollem Schwund von Lungengewebe führt, hat der ganzen Krankheit die Bezeichnung Phthisis pulmonum (Lungenschwindsucht) eingetragen.

Die Kavernenbildung bedeutet in mehrfacher Hinsicht eine ständige Bedrohung des Organismus:

Die Kavernen unterhalten die Ausbreitung der Tuberkulose dadurch, daß aus ihnen stammende Bakterien in die Bronchien gelangen und mit der Atemluft in gesundes Gewebe angesaugt werden: so entstehen die verschiedenen *bronchogenen Streuungsherde*.

Die Kavernen sind überwiegend die Quelle von Blutungen, die zu den klinischen Erscheinungen des Bluthustens, der *Hämoptoe*, führen. Sie stammt meist aus arrodierten arteriellen Gefäßen in der Wand einer Kaverne. Solche Blutungen würden häufiger sein, wenn nicht die gegen die Gefäßlichtung vordringende tuberkulöse Entzündung sehr oft schon vorher die Gefäßlichtung durch Thrombose zum Verschluß brächte.

Eine Kaverne kann *in die Pleurahöhle durchbrechen*. Treten dann Kaverneninhalt und meist auch Luft in den Pleuraraum aus, so entsteht ein Pyothorax oder Pyopneumothorax. Bei der chronisch progredienten Kaverne ist allerdings eine solche Perforation selten. Ehe es nämlich zum Durchbruch kommt, hat sich durch die vorher eintretende Pleuritis eine Verwachsung der beiden Pleurablätter gebildet, die die Perforation verhindert.

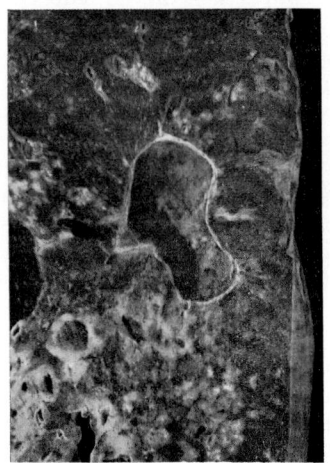

Abb. 472. Narbig umgrenzte (stationäre) tuberkulöse Kaverne mit geglätteter Wand

Die Kavernenlichtung enthält nicht bloß verflüssigten Käse und Tuberkelbakterien, sondern ist regelmäßig auch von anderen Keimen besiedelt (mischinfiziert), welche wahrscheinlich auch beim Zerfall des Käses eine wichtige Rolle spielen. Es kommt vor, daß diese Keime (nicht die Tuberkelbakterien!) in den Blutkreislauf gelangen und eine tödliche Allgemeininfektion hervorrufen *(Kavernensepsis)*.

5. Ablauf der Lungentuberkulose. Das zeitliche Auftreten der einzelnen geschilderten Formen der Lungentuberkulose läßt gewisse Regeln erkennen. Am Beginn der Lungentuberkulose steht in fast 90% aller Fälle der (Lungen-) *Primäraffekt:* Er stellt einen unter der Pleura gelegenen, bis kirschgroßen, käsig-pneumonischen Herd dar, der, ohne irgendein Lungengebiet zu bevorzugen oder zu vermeiden, in allen Lappen sitzen kann. Gewöhnlich tritt er in der Einzahl auf. Regelmäßig kommt es auch zu Verkäsung in den zugehörigen Lymphknoten. Oft kann man schon mit freiem Auge eine den Lymphgefäßen folgende Kette von Tuberkeln erkennen, die vom Primäraffekt zum Lymphknoten hinzieht. Primäraffekt und verkäste Lymphdrüse bilden zusammen den tuberkulösen *Primärkomplex* (RANKE[1]) (Abb. 473). Im Röntgenbild ist der Primäraffekt oft wegen seiner Kleinheit nicht zu erkennen. Manchmal versteckt er sich in einer viel umfangreicheren „epituberkulösen" Verschattung, die durch eine ihn umgebende

---

[1] K. E. RANKE (1870—1926), Internist, München.

Atelektasezone bedingt ist. Es handelt sich um eine Obturationsatelektase, die auftritt infolge einer Einengung oder Verstopfung der Bronchien durch die vergrößerten tuberkulösen Hiluslymphdrüsen. Auch um diese herum entwickelt sich eine unspezifische perifokale Reaktion, die die tuberkulösen Veränderungen der Hiluslymphdrüsen im Röntgenbild größer erscheinen läßt, als sie es in Wirklichkeit sind.

Nur selten zerfällt der tuberkulöse Käse des Primärkomplexes. In der Lunge schmilzt dann der Primärkomplex kavernös ein, während die Verkäsung an seiner Peripherie fortschreitet: So entsteht das schnell zum Tode führende Krankheitsbild der *kavernösen Säuglingsphthise*. Die einschmelzenden verkästen Lymph-

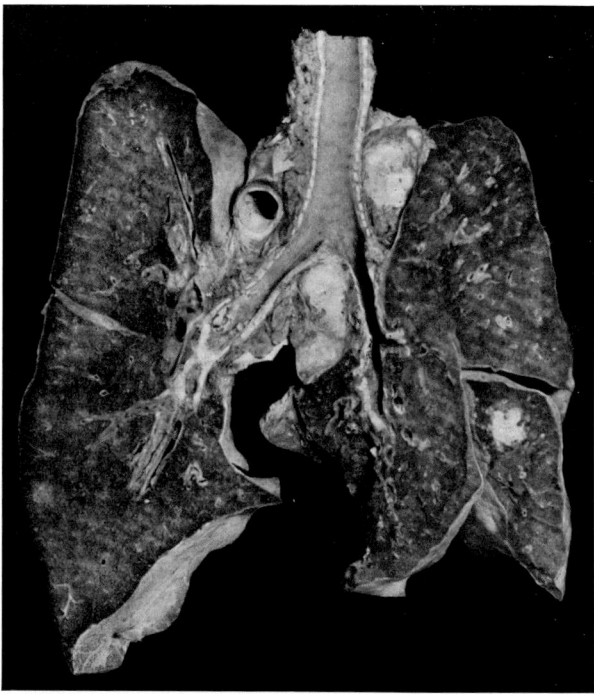

Abb. 473. Tuberkulöser Primäraffekt im rechten Mittellappen (von hinten gesehen). Verkäsung der oberen und unteren tracheobronchialen Lymphknoten (Primärkomplex)

drüsen können in die Bronchiallichtung durchbrechen und auf diese Weise zur tuberkulösen Infektion neuer Lungenabschnitte führen. Solche Lymphdrüseneinbrüche ereignen sich in der Primäraffektsperiode nicht selten (bis zu $1/3$ aller in diesem Stadium Verstorbenen); im späteren Leben und für die Ausbreitung der Lungentuberkulose des Erwachsenen spielen sie wohl kaum eine Rolle.

Später (zur Zeit der Geschlechtsreife oder zwischen 20. und 30. Lebensjahr oder noch später) können die Lungen neuerlich an Tuberkulose erkranken. Die Bakterien sind entweder mit der Atemluft wiederum von außen her in die Lunge gelangt (Reinfekt) und haben pleuranahe einen tuberkulösen Entzündungsherd hervorgerufen (Puhlsche Reinfekt-Herde). Oder sie stammen aus einem nicht ganz abgeheilten Organherd, meist dem Primärkomplex, der wieder aufgeflackert ist (Exacerbation). Dabei müssen die Bakterien auf dem Lymphweg bis zum Venenwinkel (Einmündungsstelle des Ductus thoracicus in das Venensystem) und von hier auf dem Blutweg wieder in die Lunge gelangt sein. Der Reinfekt heilt meist schiefrig narbig aus, kann aber den Ausgangspunkt für eine fortschreitende Tuberkulose abgeben. Die nunmehr einsetzende **Lungentuber-**

kulose zeigt im Gegensatz zum Primäraffekt eine ausgesprochene Bevorzugung der Oberlappenspitzen *(„Lungenspitzenkatarrh")*, und zwar des dorsalen Spitzensegmentes (Segment I a), das sich bei der üblichen Lungenaufnahme leicht infraclaviculär projiziert *(„infraclaviculäres Frühinfiltrat")*. Welche Ursachen für diese besondere Lokalisation maßgebend sind, ist noch nicht klar (mangelhafte Durchlüftung, schlechtere Blutversorgung, Druck der verkalkten 1. Rippe usw.).

Auch diese sehr häufige tuberkulöse Entzündung heilt meist mit Narbenbildung aus *(Spitzennarben)*, kann aber auch weiter fortschreiten. So führt besonders das prognostisch ungünstige infraclaviculäre Frühinfiltrat oft schnell zu käsiger Einschmelzung *(Frühkaverne)*. Die Ausbreitung der Lungentuberkulose geschieht dann in der Richtung von der Spitze zur Basis, und zwar so, daß der ursprüngliche Herd aus sich heraus sich vergrößert oder Tuberkelbakterien auf dem Bronchial- und Lymphweg verschleppt werden. Voraussetzung für die bronchogene Ausbreitung ist allerdings, daß der wachsende käsig-tuberkulöse Herd Anschluß an das Röhrensystem des Bronchus gewonnen hat: Dann werden bei der Ausatmung Tuberkelbakterien eine Strecke weit hiluswärts befördert, um bei der Einatmung in neue Bronchialgebiete zu gelangen. So entstehen inmitten bisher gesunden Lungengewebes größere oder kleinere, an die Bronchialäste gebundene *„Streuungsherde"* (Abb. 474). Zum Unterschied vom Primäraffekt sind in diesem Stadium der Lungentuberkulose die Lymphknoten nicht ergriffen.

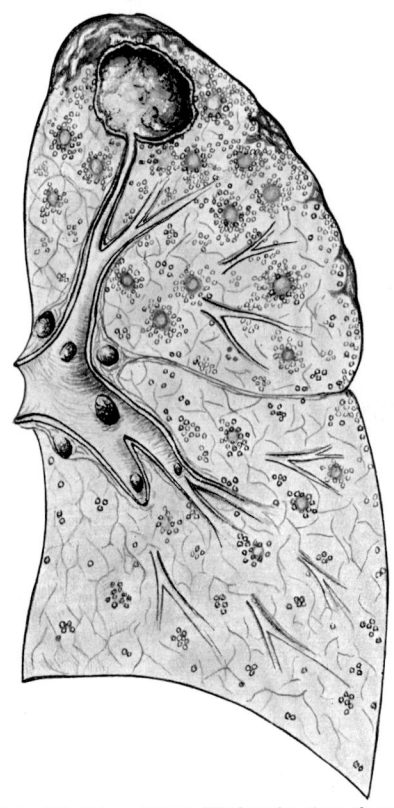

Abb. 474. Schematisierte Wiedergabe einer chronischen Lungentuberkulose. Oben eine Kaverne, in die ein Bronchus mündet. Von der Spitze gegen die Basis abnehmende bronchogene Streuungsherde. Die größeren (oben) sind zum Teil zentral vernarbt und durch Kohle schiefrig gefärbt

RANKE hat *drei Stadien bzw. Perioden der Tuberkulose*, besonders der Lungentuberkulose, unterschieden, die er auf ein verschiedenes Verhalten (Allergie, Immunität) des Organismus gegenüber den Tuberkelbakterien zurückführen wollte: 1. Das Primärstadium ist durch den Primärkomplex gekennzeichnet, der sich aus sich heraus vergrößert. 2. Im Sekundärstadium kommt es zu einer Generalisation der Tuberkulose auf dem Blutwege, außerdem breitet sie sich aber auch auf dem Wege der Lymphbahnen und der Bronchien (intracanaliculär) aus. Histologisch handelt es sich um akut entzündliche Veränderungen, die bald in Verkäsung übergehen. 3. Die während der Generalisation aufgetretenen Herde wachsen im Tertiärstadium aus sich heraus weiter und breiten sich nur auf dem Bronchialweg (intracanaliculär) aus. Es kommt zur isolierten Organtuberkulose (z. B. Lungenkaverne) ohne Lymphdrüsenbeteiligung. Manchmal kann sich allerdings an eine solche Organtuberkulose eine neuerliche hämatogene Generalisation (z. B. Miliartuberkulose) anschließen. Gegen die Rankesche Lehre sind viele Einwände erhoben worden. Die Vielgestaltigkeit der tuberkulösen Erkrankung läßt sich eben nicht immer in ein so einfaches System einordnen, wie es das Rankesche ist; trotzdem ist ihm aber seine grundsätzliche Gültigkeit nicht abzusprechen.

i) Staubkrankheiten

Bis über die Bronchioli respiratorii mit der Atemluft verschleppte Staubteilchen (s. auch S. 548) können einmal von Alveolarepithelien aufgenommen werden, die sich von der Alveolarwand ablösen, abrunden und dann als sog. Staubzellen ausgehustet werden; oder die Atembewegungen massieren gewissermaßen die Staubteilchen durch die Alveolarwand durch; sie gelangen so in die Lymphspalten, die Lymphgefäße und schließlich in die regionären Lymphknoten. Wie wenig aber der letztere Weg begangen wird, und wie wirksam die anderen Reinigungsmechanismen sind, zeigt die Tatsache, daß ein Londoner etwa 100 g Kohlenstaub im Laufe seines Lebens einatmet, aber nur 0,5—1,0 g in der Lunge enthält. Viele der so in die Gewebe gelangten Stäube sind harmlos, wie z. B. reiner Kohlenstaub (Ruß), andere regen die Bildung eines phagocytierenden, schnell vernarbenden Granulationsgewebes an (z. B. Eisenstaub), noch andere stellen eine

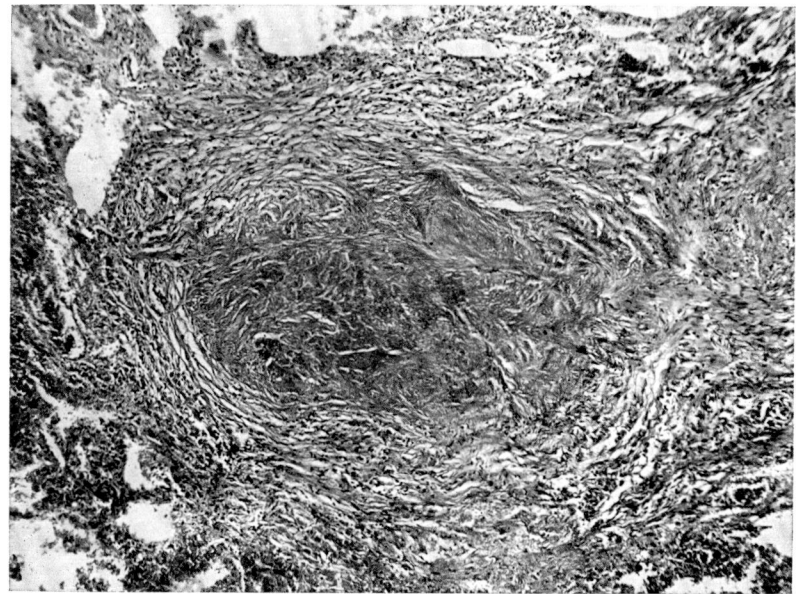

Abb. 475. Silikoseknötchen der Lunge; in seiner Mitte die hyalinen Bindegewebsfasern nekrotisch

dauernde schwere Schädigung dar (z. B. die Silicatstäube), wobei die Größe der in die Gewebe gelangenden schädigenden Teilchen zwischen 0,3 und 3,0 μ liegt. Alle diese Veränderungen faßt man unter dem Namen Staubkrankheiten (Pneumokoniosen) zusammen.

Die wichtigste Pneumokoniose ist die durch Quarzstaub hervorgerufene *Silikose*, macht sie doch etwa $^2/_3$ aller entschädigungspflichtigen Berufskrankheiten aus, für die jährlich über 70 Millionen DM an Renten ausgezahlt werden. Kennzeichnend für die Silikose ist das Auftreten von Knötchen, die aus konzentrisch gelagerten hyalinen Bindegewebsfasern und einem schmalen Staubzellensaum bestehen (Abb. 475). Sie bevorzugen die Mittelgeschosse und fließen hier zu brettharten, schwieligen Infiltraten von schiefergrauer Farbe zusammen, ebenso wie die in den Lymphdrüsen auftretenden Knötchen. Die Alveolarlichtungen um die meist zentrolobulär gelegenen Knötchen erweitern sich kompensatorisch, ebenso wie die Alveolen in einer Mantelzone um die größeren Herde. Die Summe aller so entstandenen funktionellen „Störfelder" ist bei zahlreichen kleineren Knötchen bedeutend größer als bei einem einzelnen umfangreichen Schwielenherd. Da außerdem Bronchien und Arterien durch die schrumpfenden Bindegewebsmassen eingeengt werden, kommt es zu einer Belastung des rechten Herzens, die zunächst durch Hypertrophie ausgeglichen wird, schließlich aber unweigerlich zu Insuffizienz und Tod führt.

Bei Bergwerksarbeitern, die früher an rheumatischer Arthritis litten, nimmt die Staublunge eine besondere Form an (CAPLAN[1] *Syndrom*): Frühzeitig treten bis 5 cm große, rundliche, knotige Herde der Lungenperipherie auf, während die übrigen Lungengebiete verschont bleiben.

Wenn wir verstehen wollen, wie der Quarzstaub die Silikoseknötchen erzeugt, müssen wir uns an zwei Feststellungen halten: *1. ,,Keine Silikose ohne gelöste Kieselsäure.``* Von der Oberfläche der Silicum-dioxyd- (SiO_2-, Quarz-) Kristalle geht im Gewebe langsam und dauernd Kieselsäure in Lösung, die polymerisiert und dadurch offenbar befähigt wird, in den Stoffwechsel des Eiweißes einzugreifen. Während nämlich andere Staubarten bloß die Bildung eines resorbierenden und schließlich vernarbenden Granulationsgewebes hervorrufen, löst die Kieselsäure die kennzeichnende Hyalinisierung der Fasern aus. Diese fibroplastische oder besser hyalinisierende Wirkung des Quarzstaubes geht aber nicht parallel mit der Löslichkeit: So kann man z.B. durch bloße kolloidal gelöste Kieselsäure keine Silikose erzeugen. Es muß also bei der Entstehung der Silikoseknötchen noch ein zweiter Einfluß maßgebend sein: *2. ,,Ohne Kristallstruktur keine Silikose.``* Wichtig ist dabei die Oberfläche des Kristalls, die ,,Quarzfassade``. Diese bekommt nämlich bei der Zertrümmerung des Kristalls zum Staubkörnchen aktive Stellen, an denen Eiweiß gewissermaßen geprägt werden könnte. Andererseits stellt der Kristall eine Art Depot dar, aus dem über lange Zeit hin kleinste Mengen von Kieselsäure in Lösung gehen.

Der reine Quarzstaub macht kleine, harte, hyaline Silikoseknötchen, die im Röntgenbild Schrotkörnern vergleichbar sind. Meist handelt es sich aber um Mischstaub, der außerdem noch mehr oder minder reichliche Ansammlungen von Phagocyten und Bildung von Granulationsgewebe hervorruft: Die Knötchen erscheinen im Röntgenbild dadurch weicher und erinnern an Schneeflockengestöber. Häufig kombiniert sich die Silikose oder Anthrakosilikose mit Tuberkulose, wobei wohl zumeist die Silikose zum Aufflackern einer bereits bestehenden Tuberkulose führt, die dann ebenso wie die Silikose selbst als entschädigungspflichtige Berufskrankheit gewertet wird.

k) Geschwülste

Von den Drüsen der Bronchialschleimhaut können ebenso wie von den großen Mundspeicheldrüsen *Cylindrome* ausgehen. *Carcinoide* der Bronchialschleimhaut ragen als rundliche, glatte Knoten in die Lichtung vor (Abb. 476); sie werden mit Erfolg operativ entfernt.

Hämatogene *Lungenmetastasen* kommen vor allem bei jenen bösartigen Tumoren vor, die in das Hohlvenensystem eingebrochen sind (s. S. 253). Recht häufig breitet sich ein metastatischer Tumor auf dem Lymphwege in den Lungen aus, indem er die Lymphbahnen ausfüllt und erweitert (Lymphangiosis carcinomatosa — s. Abb. 210). Auch auf dem Luftwege können Tumorzellen in die Lunge gelangen oder zumindest weiter verbreitet werden: Sie füllen dann bei ihrer Wucherung die Alveolen etwa so aus wie ein Exsudat bei der Pneumonie, so daß man nicht ganz zutreffend von krebsiger Pneumonie gesprochen hat.

Das *primäre Lungencarcinom* geht in der Regel von einem Bronchus aus, ist also in Wirklichkeit ein **Bronchuscarcinom**. Es sitzt am häufigsten nahe dem Lungenhilus an der Teilungsstelle der Hauptbronchien oder eines größeren Astes und ragt höckrig oder manchmal polypös in die Lichtung vor (Abb. 478, 477/*1*). Diese wird eingeengt, so daß sich das Bronchialsekret staut (Abb. 477/*4*), oder ganz verschlossen mit nachfolgender Obturationsatelektase (Abb. 477/*3*); durch Infektion kommt es dann leicht zu chronischer Bronchitis und Pneumonie in

---

[1] A. CAPLAN, zeitgenössischer britischer Arzt.

dem betroffenen Lungenabschnitt. Der Krebs breitet sich von seinem Ausgangspunkt teils fingerförmig entlang den Bronchialverzweigungen peripheriewärts aus (Abb. 479, 477/2), teils wächst er infiltrierend in das anliegende Lungengewebe vor (Abb. 478). Vom Primärtumor oder den Lymphdrüsenmetastasen am Lungen-

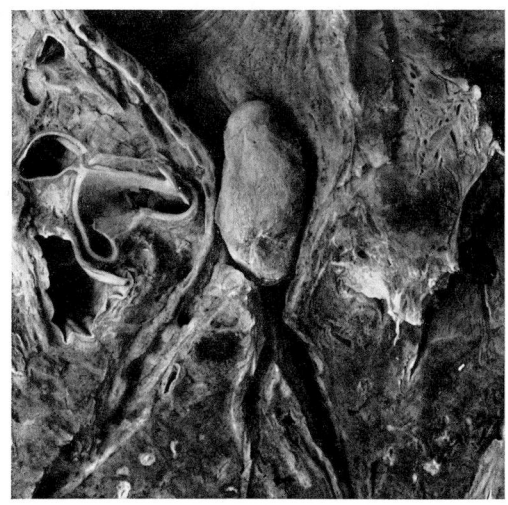

Abb. 476. Polypös in die Lichtung vorspringendes Carcinoid eines Hauptbronchus

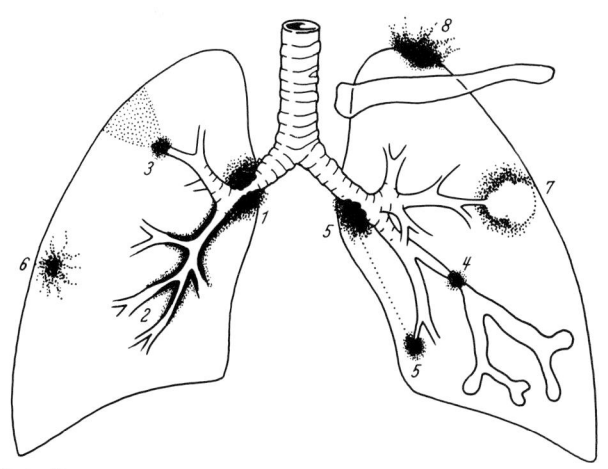

Abb. 477. Schematische Übersicht über die verschiedenen Formen des Lungencarcinoms: *1* Hilusnahes stenosierendes Carcinom mit fingerförmiger Ausbreitung (*2*) entlang dem Bronchialbaum; *3* Carcinom eines mittleren Bronchus mit Verschluß der Lichtung und Obturationsatelektase oder Bronchiektasen (*4*); *5* Carcinom eines kleinen Bronchus mit großen regionären Lymphdrüsenmetastasen; *6* Narbenkrebs; *7* cavernös zerfallendes peripheres Carcinom; *8* Pancoast-Tumor (Ausbrechercarcinom)

hilus aus kann die Geschwulst in den Herzbeutel einwuchern, das Mediastinum durchwachsen, die großen Gefäße umscheiden usw.

Seltener nimmt das Bronchialcarcinom seinen Ausgang von den kleinen Bronchien (Abb. 477/*3, 4, 5, 6*) und bildet dann einen näher der Pleura gelegenen, manchmal kavernös zerfallenden Knoten (Abb. 477/*7*). Solche kleinen Primärtumoren, die gar nicht selten in Lungennarben sitzen („Narbenkrebse") (Abb. 477/*6*), entgehen leicht der Aufmerksamkeit des Klinikers und Pathologen.

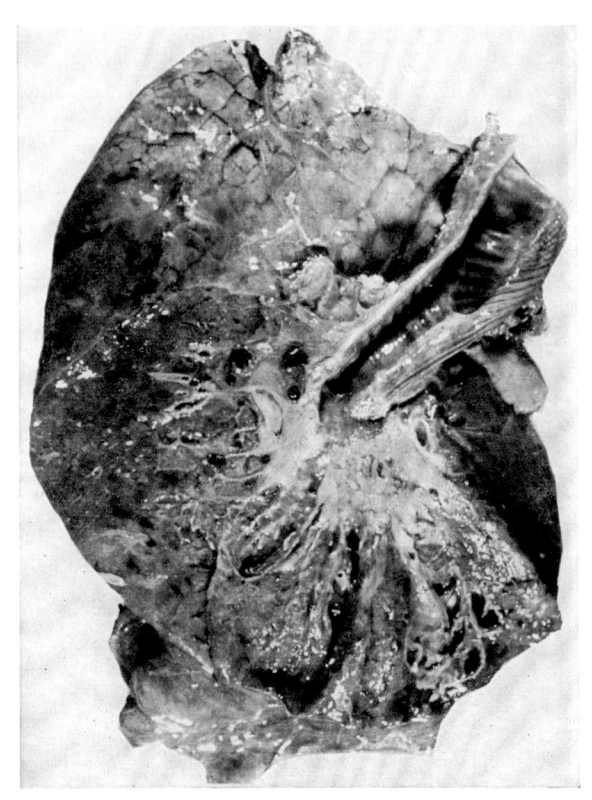

Abb. 478. Hilusnahes stenosierendes Carcinom des rechten Unterlappenbronchus. Die peripheren Bronchialverzweigungen erweitert, von gestautem Schleim erfüllt

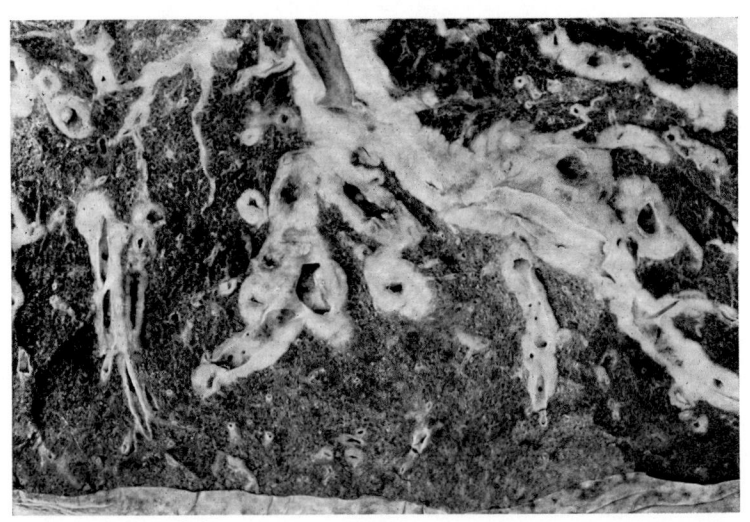

Abb. 479. Fingerförmige Ausbreitung eines Bronchialcarcinoms entlang der Bronchien und Gefäße

Rechtzeitig erkannt hat diese Form des Bronchuscarcinoms die besten Aussichten operativ geheilt zu werden.

Der Befall der regionären Hiluslymphdrüsen und die von diesen ausgehende Infiltration der großen Bronchien kann dann fälschlich den Eindruck eines primären hilusnahen Bronchuscarcinoms erwecken (Abb. 477/5). Die Frage der Narbenkrebse in der Lunge hat große versicherungsrechtliche Bedeutung, da ein in einer tuberkulösen oder silikotischen Narbe aufgetretene Lungenkrebs unter Umständen als zweite Krankheit entschädigungspflichtig sein kann.

Periphere, besonders in den Lungenspitzen sitzende Tumoren *(Pancoast[1]-Tumoren)* können manchmal weniger gegen den Hilus als nach außen zu wuchern (Abb. 477/8). Sie zerstören dann die Rippen oder Wirbel und wachsen in die Supraclaviculargrube vor, wobei sie die Armnerven und den Halssympathicus schädigen. Dadurch kommt es zu Schmerzen und Lähmungen der oberen Extremitäten und zum Hornerschen Symptomenkomplex. Es handelt sich bei diesen Geschwülsten nicht um eine histologisch besondere Tumorart, sondern nur um eine besondere Wachstumsrichtung eines im übrigen typischen Bronchuscarcinoms.

Noch seltener sind wirkliche Lungenkrebse, die offenbar von den Alveolarepithelien ausgehen und ganze Lappen gleichmäßig infiltrieren. Sie treten in zwei Formen auf: einmal als sog. Lungenadenomatose, die manchmal einen jahrelangen Verlauf und ein regelmäßiges Zellbild aufweist, dann als Alveolarzellcarcinom (maligne Lungenadenomatose), das unregelmäßig gebaut ist und schnell einen ganzen Lappen befällt.

Die *Fernmetastasen* der Bronchialcarcinome bevorzugen das Knochensystem, Gehirn, Leber und Nebennieren.

Mikroskopisch ist das Bronchialcarcinom etwa in der Hälfte aller Fälle ein nicht verhornendes Plattenepithelcarcinom, in einem Drittel ein kleinzelliges, undifferenziertes Carcinom, dessen Zellen bzw. Zellkerne so dicht nebeneinander

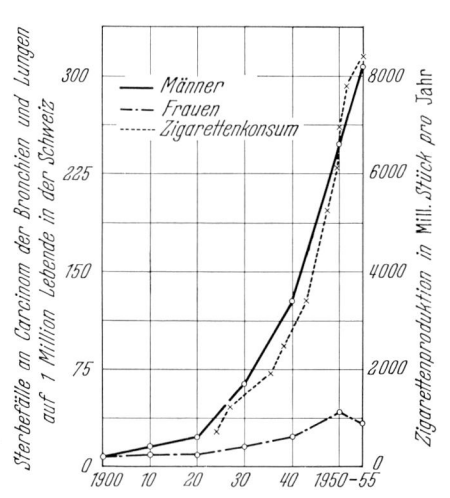

Abb. 480. Lungenkrebs und Zigarettenproduktion in der Schweiz. (Nach GSELL)

liegen, daß sie an Haferkörner erinnern (Haferzellenkrebs). In den restlichen Fällen handelt es sich um Drüsenkrebse. Zu diesen gehören auch die seltenen sog. alveolarzelligen Carcinome (s. oben).

Das Bronchialcarcinom hat seit 1925 so stark zugenommen, daß es das bisher führende Carcinom des Magens fast aus der ersten Stelle verdrängt hat. Dieser alarmierende Anstieg des Bronchuscarcinoms, der in erster Linie Männer betrifft, ist deswegen so bedrückend, weil die Heilungsaussichten durch Bestrahlung oder Operation gering sind. Um so wichtiger ist es, den Ursachen dieser Tumorform näherzukommen.

Die Entstehung des Bronchuscarcinoms wird durch gewisse äußere Schädlichkeiten begünstigt, wie man aus seinem gehäuften Auftreten in gewissen Betrieben schließen kann (Schneeberger Lungenkrebs in den Kobaltwerken des Erzgebirges, Lungenkrebs bei den Arbeitern der Uran- und Radiumbergwerke in Jochimsthal und den Arbeitern, die mit Chrom zu tun haben). In den Großstädten hat man auch die unzweifelhaft vorhandene Verschmutzung der Atmosphäre in Betracht gezogen: So sollen über Mailand jährlich etwa 2 kg des carcinogenen 3,4-Benzpyrens niedergeschlagen werden! Allerdings zeigt Island, das dank seiner heißen Quellen frei von Luftverunreinigungen ist, ebenfalls eine Häufigkeitszunahme des Bronchuscarcinoms, die parallel geht mit dem Zigarettenverbrauch ebenso wie in anderen Ländern [Deutschland, Schweiz (Abb. 480), USA]. Diese Parallele besteht

---

[1] H. K. PANCOAST (1875—1939), amerikanischer Röntgenologe.

aber auch bei anderen Krankheiten, manchmal sogar noch ausgeprägter, wie z. B. bei der Coronarsklerose (s. S. 327). Überzeugender hinsichtlich des ursächlichen Zusammenhanges des Bronchialcarcinoms mit dem Zigarettenrauchen ist daher ein Vergleich der Rauchergewohnheiten: Über $^4/_5$ der an Bronchialkrebs Leidenden sind schwere Raucher, während sonst die schweren Raucher derselben Altersgruppe in einer Bevölkerung kaum $^1/_3$ ausmachen, mit anderen Worten: Der Bronchialkrebs holt sich seine Opfer mit Vorliebe aus der Gruppe der schweren Raucher. Übrigens tritt dieses Verhältnis noch deutlicher beim Kehlkopfkrebs hervor, wo die entsprechenden Zahlen $^9/_{10}$ und $^1/_{10}$ sind.

Die Art der pathogenen Einwirkung des Tabakrauchens kann entweder eine unmittelbare sein, wie bei allen Erkrankungen der mit dem Tabakrauch in Berührung kommenden Luftwege oder eine mittelbare insofern, als verschiedene Resorptionsprodukte und möglicherweise umgewandelte Rauchbestandteile an entfernter Stelle wirksam werden, wie z. B. in Harnblase und Herz, bei Blasenkrebs und Coronarsklerose.

Die unmittelbare Einwirkung hat man auf verschiedene Weise geprüft: Im Tierexperiment gelingt es, durch Pinselung mit Kondensaten von Zigarettenrauch bei Mäusen Hautkrebs zu erzeugen. Die systematische Untersuchung der Epithelverhältnisse in Trachea und Bronchien beim Menschen hat ergeben, daß bei Rauchern dort Zellen mit atypischen Kernen und Plattenepithelmetaplasien häufiger auftreten. Da dadurch Gebiete ohne Flimmerepithelien entstehen, wird der regelrechte, auf die Flimmerepithelien angewiesene Sekretabfluß der Lunge („Lungenclearance") gestört. Alle diese Umstände könnten der Entstehung eines Carcinoms den Boden bereiten.

Man darf aber über diesen, das Tabakrauchen, insbesondere das Zigarettenrauchen, so sehr belastenden Tatsachen nicht vergessen, daß gerade beim Lungenkrebs auch andere Faktoren sicherlich eine Rolle spielen: 1. Nicht alle Zigarettenraucher, auch nicht alle schweren Zigarettenraucher, erliegen einem Lungenkrebs; es muß also noch eine individuelle Bereitschaft vorliegen, die offenbar bei Männern größer ist als bei Frauen. 2. Nicht alle Lungenkrebse betreffen Zigarettenraucher; die Häufigkeit von Lungenkrebsen in gewissen Berufen (s. oben) zeigt, daß auch andere Schädlichkeiten für die Entstehung des Bronchuscarcinoms in Betracht kommen. 3. Schließlich ist es merkwürdig, daß auch diese Berufskrebse vorzugsweise Männer im 5. Lebensjahrzehnt befallen. Es muß also eine gewisse Alters- und Geschlechtsdisposition eine Rolle spielen.

V. Pleura

a) Kreislaufstörungen

Kleinere Blutungen (Ekchymosen) unter der Pleura trifft man besonders bei Erstickungstod oder Schädigung der Capillarwand. *Größere Blutungen* (Hämothorax) entstehen bei Verletzungen der Thoraxwand und der Lungen, bei Bersten eines Aneurysmas usw.

Weit häufiger ist der *Hydrothorax*. Die Pleurahöhlen können bis zu mehrere Liter einer klaren, gelblichen Flüssigkeit enthalten. Sie wirkt dann komprimierend auf die Lunge und verursacht Atelektase (s. S. 560). Über chylösen Hydrothorax s. S. 97.

b) Pneumothorax

Auch Luft kann in die Pleurahöhle gelangen. Sie stammt beim spontan auftretenden Pneumothorax aus perforierenden pathologischen Hohlräumen der Lunge (tuberkulösen Kavernen, Abscessen, Gangränhöhlen, Emphysemblasen), aus traumatischen Einrissen der Lunge, oder sie gelangt durch eine Öffnung der Thoraxwand in den Brustfellraum (z. B. beim therapeutisch angelegten Pneumothorax). Tritt nicht dauernd neue Luft in den Pleuraraum über, so wird die vorhandene innerhalb von Tagen oder auch Wochen resorbiert. Ist aber die Öffnung bei der Exspiration verschlossen (durch einen Gewebsfetzen oder eine Exsudatmembran) und bei der Inspiration wieder frei, so dringt immer mehr Luft in die Pleurahöhle ein (Ventil- bzw. Spannungspneumothorax). Reichliche Ansammlung von Luft im Pleuraraum hat Kompressionsatelektase der Lunge zur Folge; das Zwerchfell wird nach abwärts gedrängt und gegen die Bauchhöhle zu vorgewölbt, durch rechtsseitigen Pneumothorax wird auch die Leber verlagert. Bei Eröffnung der Thoraxhöhle entweicht die Luft unter zischendem Geräusch. Gelangen mit der Luft auch Bakterien oder infektiöses Material in den Pleuraraum, so entsteht gleichzeitig eine Eiterung oder Verjauchung, ein Pyopneumothorax.

c) Entzündung (Pleuritis)

Pleuraentzündung kann durch Bakterien oder andere Schädlichkeiten hervorgerufen sein. Die Entzündungserreger gelangen meist *auf dem Weg der Lymph- und Saftspalten* in die Pleurahöhle. Sie stammen gewöhnlich aus der Lunge, wenn in ihr an die Oberfläche anstoßende Entzündungen vorhanden sind, aber auch aus anderen angrenzenden Entzündungen, wie Mediastinitis, Perikarditis, Peritonitis usw. Über hämorrhagischen Lungeninfarkten entwickelt sich eine bakterienfreie Pleuraentzündung.

Weiterhin entsteht Pleuritis metastatisch *auf dem Blutweg* bei Infektionskrankheiten, wie Pyämie, Typhus, Gelenkrheumatismus, Tuberkulose usw.

Außerdem können Keime *bei Verletzungen* des Brustkorbes von außen in die Pleurahöhle gelangen.

Je nach *Art des Exsudats* unterscheiden wir verschiedene Pleuritisformen. Die *fibrinöse* Entzündung ist durch einen Fibrinbelag der Pleurablätter gekennzeichnet (Pleuritis sicca). Er ist ähnlich membranös, zottig oder netzförmig angeordnet (Abb. 138, 481) wie bei der Perikarditis (s. S. 319), manchmal (bei Pneumonien) so zart, daß er nur eine leichte Trübung der sonst spiegelnden Fläche veranlaßt. Verbindet sich mit der Fibrinabscheidung ein seröser Flüssigkeitserguß, so spricht man von *sero-fibrinöser* Pleuritis oder Pleuritis exsudativa im engeren Sinne. *Hämorrhagisches* Exsudat finden wir bei Carcinose und Tuberkulose der Pleura (s. unten). Bei der *eitrigen* Pleuritis findet sich Eiter in der Pleurahöhle (Empyem, Pyothorax). Durch Fäulnisbakterien (aus gangränösen Lungenherden, perforiertem Oesophaguskrebs usw.) nimmt das Exsudat *jauchige* Beschaffenheit an: Pleuritis putrida.

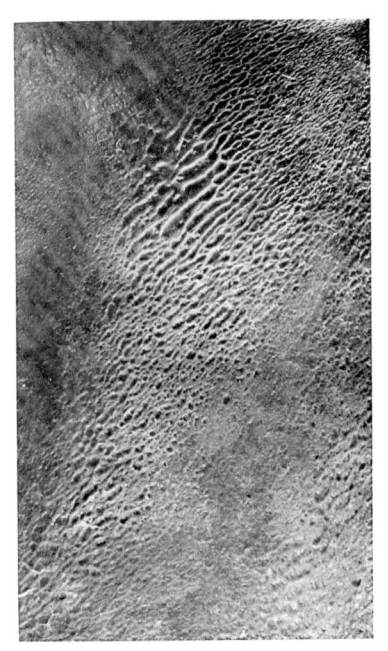

Abb. 481. Fibrinbelag der Pleura, infolge der Reibung der Pleuraflächen netzig angeordnet

Erreicht ein *tuberkulöser* Herd die Pleuraoberfläche, so entstehen über ihm Pleuratuberkel und eine fibrinöse (trockene) Pleuritis. Auch eine sero-fibrinöse (exsudative) Pleuritis kann von oberflächlichen Lungenherden ausgehen und ist anfänglich örtlich beschränkt; sie verliert aber mit stärkerer Exsudatbildung ihre Herdbezogenheit und wird dann aus einem Begleitprozeß der Lungentuberkulose zur selbständigen Krankheit; ja sie bildet oftmals das erste Zeichen der sich unter ihr verbergenden Lungentuberkulose. Die schwerste Form der Pleuratuberkulose ist die käsige Pleuritis, wobei fibrinöses Exsudat und tuberkulöses Granulationsgewebe auf beiden Pleurablättern käsig-nekrotisch werden.

Die Pleuritis kann glatt heilen; das Exsudat wird dann unter Lösung des Fibrins resorbiert. Tritt diese Resorption nicht ein, so erfolgt Organisation, die zu Verdickungen und zu *Verwachsungen* (Synechien) der Pleurablätter führt (Abb. 463, 482). Die Verwachsungen sind strang- oder flächenförmig, umschrieben oder mit Verödung der ganzen Pleurahöhle einhergehend. Verwachsungsstränge können auf der ganzen Pleurafläche vorhanden sein und behindern die Respiration um so weniger, je länger sie sind. Flächenförmige Synechien stören die Lungenbewegung und wirken als Lungenfessel.

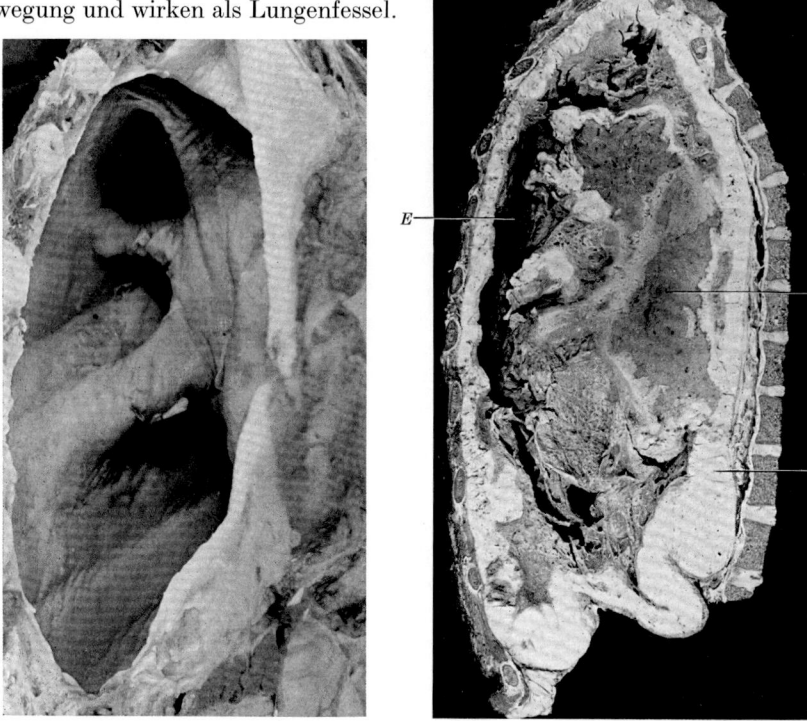

Abb. 482 Abb. 483
Abb. 482. Pleuraempyemhöhle mit strangförmigen Verwachsungen
Abb. 483. Diffuses Mesotheliom der Pleura (*T*) mit hämorrhagischem Erguß (*E*). *L* Lunge

Sie sind zuweilen, vor allem bei jahrealter Tuberkulose, fingerdick und außerordentlich fest (Pleuraschwarten). In ihnen finden sich oft eingedickte, meist käsige Exsudatreste oder Verkalkungen und Verknöcherungen, die bis handflächengroße Platten bilden. Bei ausgedehnter teilweiser Verwachsung können in den freien Abschnitten noch „abgesackte Exsudate" vorhanden sein.

Die schwartigen Verwachsungen haben Neigung zur Schrumpfung. Sie nähern die Rippen einander und hindern sie an den Atembewegungen. Dann kommt es zu einer oft hochgradigen Verkleinerung der erkrankten Thoraxhälfte, ja sogar zu Verbiegungen der Wirbelsäule (Skoliose).

d) Geschwülste

Geschwülste der Pleura gehen von den Deckzellen aus. Man nennt sie *Mesotheliome* (oder Endotheliome) der Pleura. Knotige Mesotheliome sind fibromartig gebaut und wachsen langsam; sie können mit Erfolg chirurgisch entfernt werden. Die diffusen Mesotheliome (Abb. 483) enthalten Spalten, die von endothelartigen oder sogar epithelartigen Zellen ausgekleidet sind, so daß das Bild dem eines Carcinoms ähnlich wird; sie wachsen schneller und haben eine schlechte Prognose.

Metastatische Tumoren, besonders Krebse der Pleura, sind häufig. Sie breiten sich im Lymphgefäßnetz unter der Pleura aus (Lymphangiosis carcinomatosa) oder bilden gegen die Lichtung vorspringende flache Knoten. Häufig tritt dabei ein serös-hämorrhagisches oder fibrinöses Exsudat auf (Pleuritis carcinomatosa). Manche Geschwülste greifen auch unmittelbar von der Nachbarschaft auf die Pleurahöhle über, wie z. B. Mammacarcinome.

G. Harnorgane

I. Niere[1]

a) Störung der Nierenfunktion

Wird die Nierensekretion plötzlich vollkommen unterbrochen oder scheiden die Nieren die harnpflichtigen Stoffe durch längere Zeit nur unvollkommen aus, so kommt es zur Harnvergiftung des Körpers durch die zurückgehaltenen Stoffe, zur *Urämie*[2], welche oft erst nach wochenlanger Dauer zum Tode führt. *Anatomisch* fällt vor allem der urinöse Geruch der Organe, besonders der absondernden Schleimhäute des Magen-Darmtraktes, auf, die gewissermaßen die Ausscheidungsfunktion der Niere übernehmen. Die Schleimhaut des Magens ist schmutzig-grau und wie gequollen. In der Darmschleimhaut treten Blutungen und manchmal auch Geschwüre auf. Schließlich kommt es aus unbekannten Gründen zu einer fibrinösen (urämischen) Perikarditis. Das Gehirn erscheint durch Vermehrung des Wassergehaltes geschwollen.

b) Mißbildungen

Die eine Niere, meist die linke, kann *angeboren* abnorm tief, am Beckeneingang oder vor dem Promontorium liegen und etwas in das Becken herunterragen *(Beckenniere)* (Abb. 484). Sie ist dann meist abnorm gestaltet, ihr Hilus sieht nach oben und vorn *(Kuchenniere)*. Die Arteria renalis entspringt abnorm tief aus der Aorta oder aus der A. iliaca interna, der Ureter ist kurz. Bei manueller Untersuchung kann eine solche Niere für einen Tumor gehalten werden.

Der *erworbene* Tiefstand einer Niere wird als *Wanderniere* bezeichnet. Gewöhnlich handelt es sich um die rechte Niere, welche durch eine verdrängte Leber nach abwärts verlagert wird. Die Arterie entspringt aber im Gegensatz zur angeborenen Verlagerung an richtiger Stelle, der Ureter verläuft geschlängelt. Schmerzen und eventuell Erweiterung des Nierenbeckens durch Behinderung des Harnabflusses sind die Folgen.

Bei etwa 0,25% aller Menschen findet sich eine *Hufeisenniere* (Abb. 485). Beide Nieren sind fast immer am unteren Pol durch Bindegewebe oder eine Parenchymbrücke verschmolzen und meist auch abnorm tief gelagert. Die Nierenbecken sind gewöhnlich doppelt vorhanden. In den meisten Fällen macht die Hufeisenniere keine besonderen Störungen; die häufigsten Komplikationen sind Erweiterung der Nierenbecken und Steinbildung.

Manchmal entwickelt sich um den richtig angelegten und ausgewachsenen Uretersproß aus dem metanephrogenen Gewebe nur ein kirschgroßes, plattes Gebilde, eine verkümmerte Niere *(Zwergniere, Nierenhypoplasie)*. In anderen Fällen bleibt auch diese geringe Nierenentwicklung aus, das Organ fehlt überhaupt

---

[1] lat.: ren; griech.: nephros. [2] Ouron (griech.) Harn; haima (griech.) Blut.

590 Harnorgane

(Nierenaplasie). Der Ureter kann dabei vorhanden sein und als solider Strang in der Nierengegend endigen oder ebenfalls fehlen. Sind Hypoplasie oder Aplasie einseitig, so vergrößert sich die andere richtig angelegte Niere kompensatorisch. Das Fehlen einer Niere wird bedeutungsvoll, wenn die vorhandene Niere verändert ist und exstirpiert werden müßte.

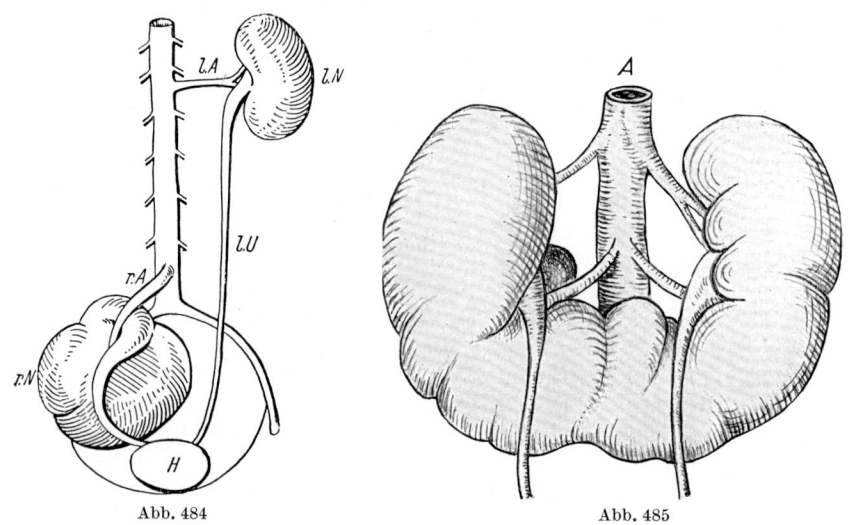

Abb. 484.   Abb. 485

Abb. 484. Rechtsseitige Beckenniere (*r.N*). Halbschematisch. *r.A*, *l.A* rechte und linke Nierenarterie; *l.N* norma gelagerte linke Niere; *l.U* linker Ureter; *H* Harnblase

Abb. 485. Hufeisenniere. Beide Nieren sind miteinander verschmolzen. Die beiden Ureteren ziehen an der Vorderfläche herab. *A* Aorta. Die Arteriae renales sind beiderseits doppelt angelegt

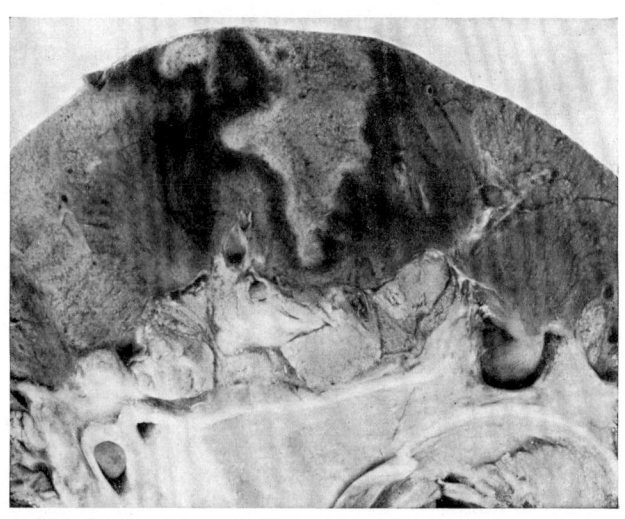

Abb. 486. Anämische Niereninfarkte, teils nur die Rinde, teils Rinde und Mark betreffend (vgl. dazu das Schema Abb. 487)

c) Kreislaufstörungen

Bei allgemeiner *venöser Stauung* ist die Niere größer, ziemlich derb und dunkelblaurot. Bei länger dauernder Stauung tritt mäßige Verfettung der Harnkanälchenepithelien in der Rinde sowie später auch Vermehrung des interstitiellen Bindegewebes auf (Stauungsinduration). Das dunkelrote Mark hebt sich jetzt

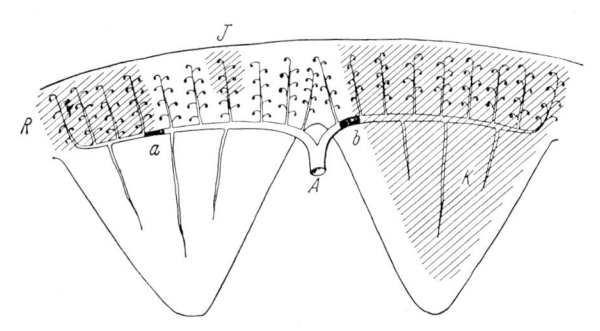

Abb. 487. Schema über Niereninfarkte; *A* größerer Ast der A. renalis. Durch die Verlegung einer A. arcuata bei *a* ist ein rechteckiger Infarkt *R* entstanden; bei *J* ein ähnlich geformter kleinerer Herd; durch Verlegung einer A. interlobularis bei *b* entsteht ein Rinde und Mark umfassender keilförmiger Infarkt

besonders deutlich von der blasseren, leicht gelblichen Rinde ab. Der ausgeschiedene Harn ist spärlich, konzentriert und enthält Eiweiß in Spuren (Stauungsharn).

Bei *Verlegung der Venen*, meist durch Thrombose, entsteht hochgradige Stauung, die sich bei langsamem Verschluß durch Erweiterung von Kollateralbahnen wieder ausgleichen kann, bei raschem Verschluß zu hämorrhagischer Infarzierung führt (s. Abb. 67). Über das bei Nierenvenenthrombose auftretende nephrotische Syndrom s. S. 606.

Verschluß des *Hauptstammes der Nierenarterie*, der in der Regel durch Embolie, selten durch Thrombose zustande kommt, führt zu fast vollständiger Nekrose der Niere. Nur eine schmale, von Gefäßen der Kapsel ernährte Randzone sowie kleine Anteile von Nierengewebe im Bereich des Hilus, die durch Anastomosen der Nierenbeckengefäße mit Blut versorgt werden, bleiben erhalten.

Durch embolischen Verschluß von *Ästen der Nierenarterie*, welche Endarterien sind, entstehen anämische Infarkte. Sie sind auf der Oberfläche unregelmäßig, landkartenförmig gestaltet und durch einen hyperämischen Randsaum begrenzt (Abb. 486). Die Infarkte besitzen, wenn sie sich auf die Rinde beschränken, eine quadratische oder rechteckige Gestalt entsprechend dem Verteilungsgebiet der A. arcuatae (Abb. 487b); wenn sie das Mark mit umfassen, sind sie keilförmig begrenzt, weil die Gefäße der Markkegel gegen deren Spitze konvergieren. In den ersten Tagen ragen die Infarkte etwas über die Oberfläche der Niere vor, dann

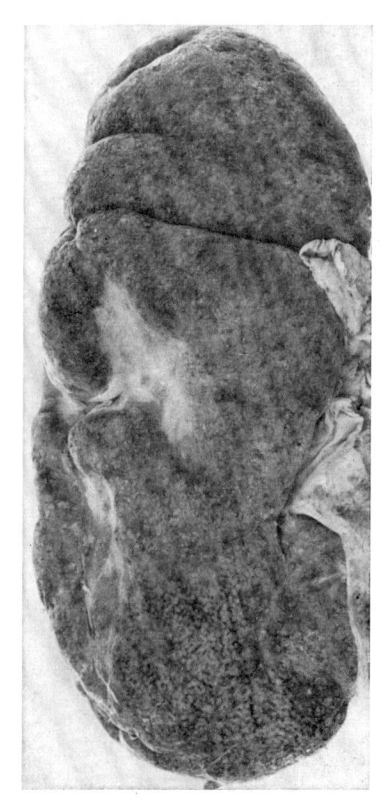

Abb. 488. Infarktschrumpfniere. Eingezogene weiße Infarktnarben an der Oberfläche

sinken sie allmählich ein, weil das tote Gewebe langsam aufgesaugt wird. In die Randabschnitte wächst aus den angrenzenden Teilen Bindegewebe ein. Daher bleibt schließlich eine tiefe, meist trichterförmig absinkende, zackige Einziehung (Abb. 488) zurück, in deren Grund man anfangs noch gelbe Reste der Nekrose, später nur grauweißes Bindegewebe sieht. Wird die Masse der Niere durch mehrfache Infarkte wesentlich verringert, so spricht man von Infarktschrumpfniere (Abb. 488).

Gelegentlich kommen in der Niere auch *hämorrhagische Infarkte* vor; sie entstehen dadurch, daß anämische Infarkte rückläufig aus den umgebenden Gefäßen mit Blut überschwemmt werden. Diese Umwandlung erfahren in der Regel nur kleinere Infarkte, während größere meist nur in ihren Randpartien hämorrhagisch werden.

Durch Gefäßverschlüsse bei Gerinnungsstörungen und Thrombosen, z. B. bei vorzeitiger Placentarlösung und retroplacentarem Hämatom (s. S. 673) kann es zu *doppelseitiger Nierenrindennekrose* kommen.

d) Atrophie

Während des ganzen Lebens veröden vereinzelte Glomeruli; die entsprechenden Tubulusabschnitte werden atrophisch. Diese Veränderungen erreichen ihre stärkste Ausprägung im Alter und führen zu einer gleichmäßigen Verkleinerung des ganzen Organs (Altersatrophie). Dabei ist die Niere oberflächlich glatt oder fein granuliert, die Farbe meist dunkler, rotbraun. Auf der Schnittfläche ist vorwiegend die Rinde, aber auch das Mark mehr oder weniger gleichmäßig verschmälert. Entsprechend dem Schwund des Nierenparenchyms können die Fettkapsel und das Fettgewebe im Hilus beträchtlich an Umfang zunehmen.

e) Allgemeines über Nephrose, Nephritis und Nephrosklerose

An der Geschichte der Nierenkrankheiten lassen sich jene zwei Bestrebungen deutlich machen, die auch sonst die Krankheitsforschung beherrschen: einmal das Streben, verschiedene Krankheitsbilder zusammenzufassen oder als zusammengehörig zu erkennen, und auf der anderen Seite ein Krankheitsbild immer weiter zu zerlegen und aufzugliedern. Meist ist es die Einführung einer neuen Methode, die Bewegung in die alten Vorstellungen bringt. Gerade bei den Nierenkrankheiten ist dieser Neuordnungsprozeß jetzt wieder in vollem Gange.

Im Jahre 1827 grenzte BRIGHT eine Nierenkrankheit ab, die durch Ödeme und Albuminurie gekennzeichnet war. Im folgenden Jahrhundert wurden die Symptome dieser Brightschen Nierenkrankheit um viele Einzelzüge bereichert, von denen nur die Blutdrucksteigerung hervorgehoben sei. Gleichzeitig mußte sich aber die Krankheit eine Aufspaltung in einzelne klinisch und pathologisch-anatomisch charakterisierte Teile gefallen lassen: Entzündliche Veränderungen der Glomerula kennzeichnen die Glomerulonephritis, welche alle Kardinalsymptome der Brightschen Erkrankung, wie Albuminurie, Ödeme und Hochdruck, vereint; eine sklerosierende Veränderung der Arteriolen steht bei der Nephrosklerose im Vordergrund, die mit Hochdruck und geringer Albuminurie einhergeht; degenerative Veränderungen der Tubulusepithelien wurden als Nephrosen zusammengefaßt, die besonders durch Albuminurie und Ödeme gekennzeichnet sind.

Diese Trennung hat sich aber in der Folgezeit nicht mit voller Schärfe aufrechterhalten lassen. Kamen doch immer wieder Übergangsfälle vor, die mehr oder minder gleichzeitig zwei der oben erwähnten drei Krankheiten anzugehören schienen. Auch pathologisch-anatomisch wird jetzt weniger auf das Trennende als auf das Gemeinsame der erwähnten Krankheitsbilder hingewiesen: Es liegt dies in der anatomischen Struktur der Niere und der Funktion ihrer kleinsten Einheit, des Nephrons, begründet. In ihm nimmt das Glomerulom eine besondere, sozusagen dominierende Stellung ein. Einerseits gehört sein Schlingennetz zum

Gefäßsystem, mit dessen Capillaren es die Fähigkeit gemeinsam hat, Stoffe durch die Gefäßwand durchtreten zu lassen; die entzündliche Exsudation und Emigration ist ja auch nur die krankhafte Steigerung dieses Vorganges. Weiter hängt es mit dem Gefäßsystem durch Arteriolen, die Vasa afferentia, zusammen, so daß es bei deren Veränderungen unmittelbar in Mitleidenschaft gezogen wird: Sklerotische Einengung oder sogar Verschluß derselben müssen zu Durchblutungsstörungen des Glomerulums und aller nachgeschalteten Gefäßstrecken führen. Auf der anderen Seite ist das Glomerulum aber gleichzeitig der „Kopf" des wurmartigen Epithelschlauches, der das Nephron ausmacht. Es bezieht von ihm sozusagen das Rohmaterial in Form des Primärharns, aus dem dann der endgültige Harn gebildet wird. Veränderungen, die die Tätigkeit des Glomerulums beeinträchtigen, müssen daher auch eine Rückwirkung auf den tubulären Apparat des Nephrons ausüben. Tatsächlich haben sich manche der früher als primär degenerativ angesehenen Veränderungen der Tubulusepithelien (Nephrosen) auf eine Änderung der Glomerulumfunktion zurückführen lassen, die auch sichtbare Veränderungen am Glomerulum hinterläßt, wie z. B. beim nephrotischen Syndrom (Glomerulonephrose); andere degenerative Veränderungen haben sich als mehr oder minder harmlose Ablagerungen herausgestellt, so daß der Nephrosebegriff selbst wieder aufgespalten ist. Wenn schließlich das Glomerulum überhaupt ausfällt, z. B. durch Abschaltung von der Blutzufuhr infolge Sklerose des Vas afferens, so ist das ganze Nephron zur Untätigkeit verurteilt, atrophiert und „folgt dem Glomerulum in den Tod nach". Bei dieser Sachlage ist es nicht verwunderlich, daß Sklerosen, Entzündungen des Glomerulums und degenerative Veränderungen der Tubuli durch mehr als ein Band miteinander verknüpft sind. Man könnte viel eher darüber staunen, daß es möglich war, alle drei erwähnten Krankheitsgruppen überhaupt voneinander zu trennen. Freilich werden sie nur in gewissen Stadien, und zwar am ehesten am Anfang, leichter voneinander zu unterscheiden sein, während bei längerem Verlauf ihre Berührungspunkte immer deutlicher hervortreten und eine Trennung schwierig oder gar unmöglich machen.

f) Nephrosklerose (Arteriosklerose, Arteriolosklerose, Hypertonie)

Sehr häufig tritt im Alter **Arteriosklerose** der Nierenarterie und ihrer größeren Äste als Teilerscheinung allgemeiner Arteriosklerose auf. Sie geht ohne Hypertonie, ohne Herzhypertrophie und ohne Albuminurie einher. Durch Verlegung oder hochgradige Verengung der Gefäßlichtungen führt sie zu Ernährungsstörungen der zugehörigen Gebiete. Wegen des langsamen Eintritts kommt es nicht zu Nekrose, sondern zu allmählicher Atrophie der Harnkanälchen und Verödung der Glomerula, während das durch den capillaren Kollateralkreislauf noch ernährte Bindegewebe erhalten bleibt.

Auf diese Weise entstehen zunächst am konvexen Rand der Niere, bei höheren Graden der Veränderung aber auch an anderen Stellen der Oberfläche, unregelmäßig zackig begrenzte, im allgemeinen flache Einziehungen (Abb. 489), deren Grund dunkelrot und feingekörnt ist; ihr Umfang ist von der Größe der betroffenen Arterie abhängig. Am Durchschnitt ist an diesen Stellen die Rinde verschmälert, die durchschnittenen Gefäße klaffen, ihre Wand ist deutlich verdickt. Bei ausgebreiteter Arteriosklerose sind die Einziehungen sehr zahlreich, teilweise auch ziemlich groß, so daß die Niere beträchtlich verkleinert ist (arteriosklerotische Schrumpfniere). Ist der Hauptstamm der A. renalis am Abgang aus der Aorta eingeengt, so schrumpft die Niere im ganzen.

Von der arteriosklerotischen Schrumpfniere ist jene Veränderung zu trennen, die durch eine Sklerose der kleinsten Äste der Nierenarterien (**Arteriolosklerose**), besonders der Vasa afferentia der Glomerula zustande kommt. Solange dabei das Nierengewebe nicht in Mitleidenschaft gezogen ist, erscheint die Niere für das freie Auge unverändert, erst das Mikroskop ist imstande, die Erkrankung aufzudecken. Wenn aber die Wandveränderung der Arteriolen deren Lichtung immer mehr einengt und endlich verschließt, so kommt es zu hyaliner Verödung zahlreicher Glomerula (Abb. 490) und Atrophie der zugehörigen Kanälchen. In ihrer

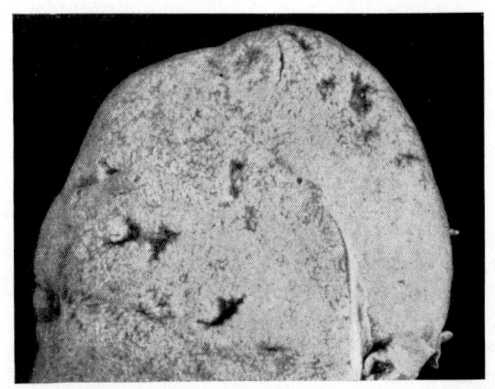

Abb. 489. Flache arteriosklerotische Narben an der Nierenoberfläche

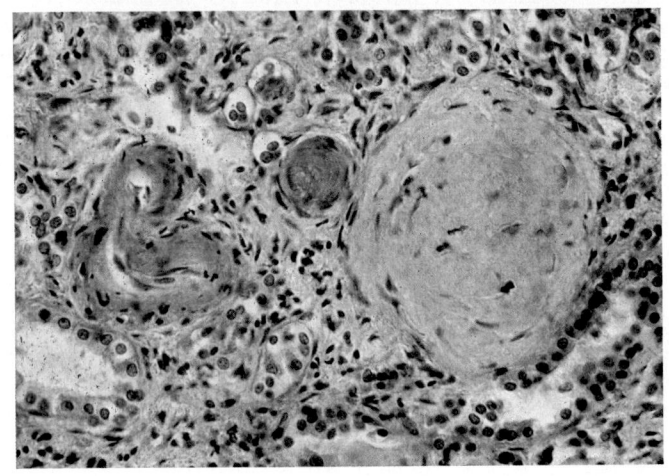

Abb. 490. Bindegewebig verödetes Glomerulum. Die zugehörige Arteriole durch Hyalinisierung völlig verschlossen; die Tubuli atrophisch

Umgebung treten häufig Rundzelleninfiltrate und Bindegewebswucherungen auf. Da nicht alle Arteriolen gleichzeitig und gleich schwer erkranken, bleiben zwischen den atrophischen Herden Inseln unveränderten oder kompensatorisch-hypertrophischen Nierengewebes bestehen. Durch Schrumpfung der atrophischen Herde entstehen an der Oberfläche zahllose feine Einziehungen mit rötlichem Grund, zwischen denen das erhaltene Nierengewebe feinkörnig vorspringt. Sind die Herde sehr zahlreich, so kommt es zu beträchtlicher Verkleinerung der Nieren: *arteriolosklerotische Schrumpfniere, rote Granularatrophie* (Abb. 491). Auf dem Durchschnitt ist die Rinde beträchtlich verschmälert. Manchmal ist die Arteriolosklerose mit Sklerose der Arterien vergesellschaftet. Dann mischen sich die Veränderungen zum Bilde der *arterio-arteriolosklerotischen Schrumpfniere* (Abb. 492).

Durch einen besonders raschen Verlauf ist die *maligne Nephrosklerose* gekennzeichnet. Dabei kommt es zu einer Schädigung der Endothelschranke zwischen Blut und Gewebe. Die Wand der Arteriolen wird von Fibrin und Plasma, ja auch von austretenden roten Blutkörperchen durchsetzt und stirbt ab (Arteriolonekrose, Abb. 493); um die Arteriolen treten dann Entzündungserscheinungen auf. Makroskopisch steht eine derartige Niere gewissermaßen zwischen einer arteriolosklerotischen und glomerulonephritischen Schrumpfniere: Die Erkrankung befällt jüngere Lebensalter (vor 50 Jahren) als die Arteriolosklerose (über 50 Jahren) und führt bald zum Tode.

Abb. 491. Arteriolosklerose der Niere. Feinhöckerige Oberfläche

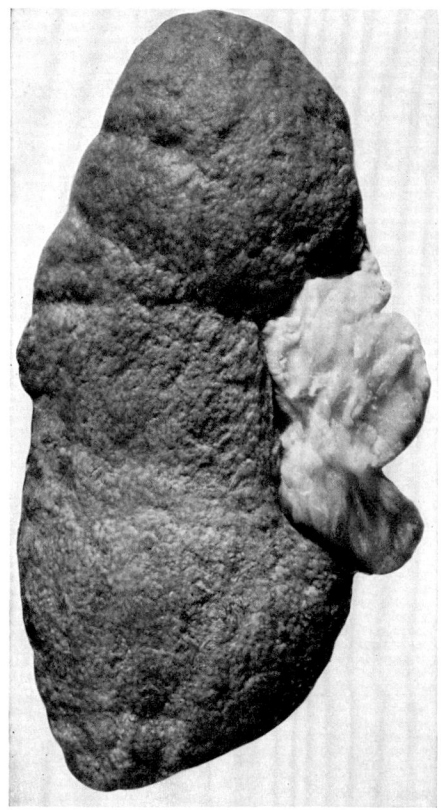

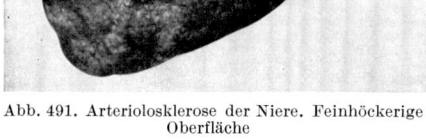

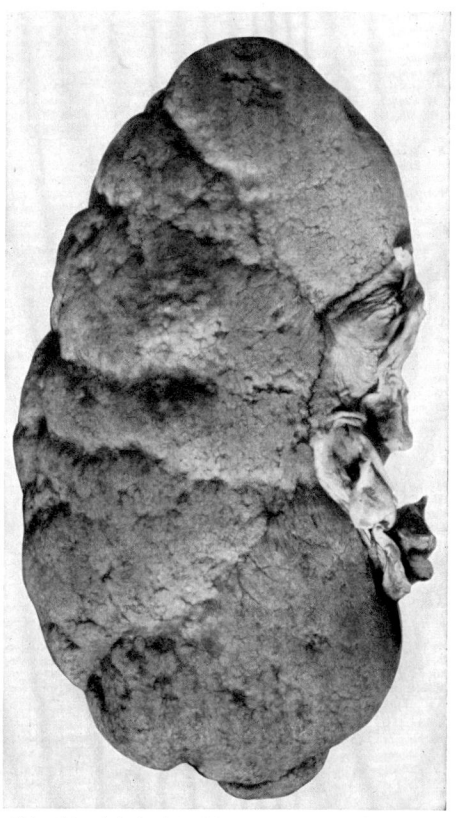

Abb. 492. Arterio-Arteriolosklerose der Niere. Neben feiner Höckerung größere, flache Einziehungen

Besondere Beziehungen bestehen zwischen den Nieren und dem Blutdruck. Es gibt Fälle von Blutdruckerhöhung **(Hypertonie),** die mit der Niere sicherlich nichts zu tun haben, wie z. B. die Blutdruckerhöhung bei Aortenisthmusstenose (s. S. 297), Phaeochromocytom (s. S. 394) und Cushingscher Krankheit (s. S. 391), doch handelt es sich hier um ausgesprochen seltene Vorkommnisse (ca. 6% aller Fälle von Hypertonie). Die häufigste Form der Hypertonie zeigt entweder eine so offenkundige Beziehung zur Niere, daß man geradezu von renaler (sekundärer) Hypertonie spricht (15%), oder aber läßt zunächst wenigstens eine solche vermissen — essentielle (primäre) Hypertonie (80%).

Wegweisend für die Aufklärung der *renalen **(sekundären)** Hypertonie* waren Tierexperimente GOLDBLATTs, die gezeigt haben, daß Mangeldurchblutung der

Niere zu einer Steigerung des Blutdruckes führt (Abb. 494). Wenn er beim Hund eine Niere entfernte und die arterielle Blutversorgung der anderen drosselte, so stieg der Blutdruck sehr bald stark an und blieb dauernd hoch. Denselben Erfolg hatten die straffe Umhüllung der Niere mit Cellophan oder die Einengung der Aorta oberhalb des Abganges beider Nierenarterien. Aus der mangelhaft bzw. unter verringertem Druck durchbluteten Niere wird nämlich eine fermentartige

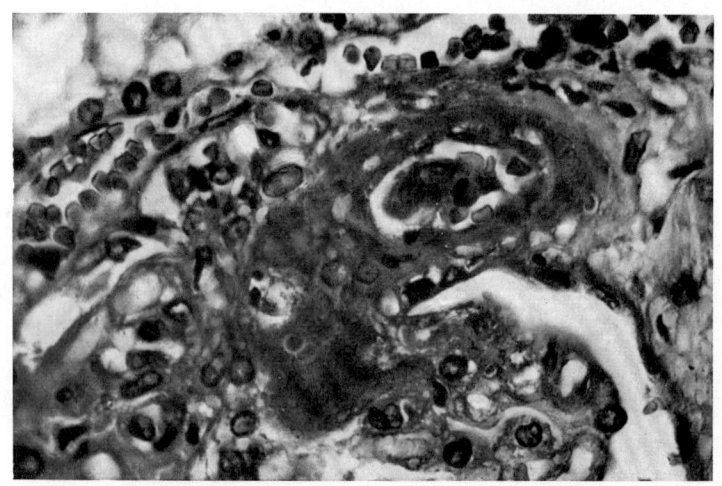

Abb. 493. Maligne Nephrosklerose. Verändertes Vas afferens am Glomerulumstiel

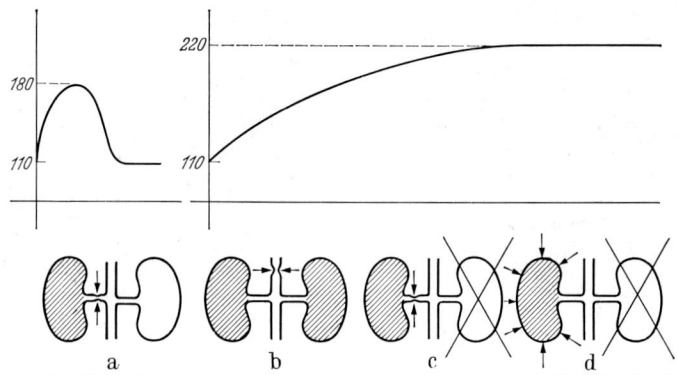

Abb. 494. Verschiedene Versuchsanordnungen zur Erzeugung eines experimentellen Hochdrucks: Vorübergehende Blutdrucksteigerung nach Einengung einer Nierenarterie (a), Dauerhochdruck nach Einengung der Aorta (b) einer Nierenarterie (c) oder Einhüllung einer Niere in Cellophan (d) und gleichzeitiger Exstirpation der anderen. (Nach ZOLLINGER)

Substanz (,,Renin") an das Blut abgegeben, die von den juxtaglomerulären Zellen gebildet wird und aus dem α_2-Globulin des Blutes ein gefäßwirksames Polypeptid, Angiotensin, abspaltet, das zur Blutdrucksteigerung führt; andererseits wirkt es stimulierend auf die Aldosteron-Sekretion der Nebenniere und bewirkt so Natriumretention (Kaliumabscheidung); umgekehrt führen Natriumretention und Hochdruck zur Hemmung der Reninausscheidung. Die entgegengesetzte Wirkung haben Hypertonie und Natriumverlust (s. Abb. 495)). Ist die Drosselung nicht allzu stark, und läßt man den Hochdruck längere Zeit bestehen, so entwickeln sich in den Arteriolen des ganzen Körpers mit Ausnahme der gedrosselten Niere arterio- und arteriolosklerotische Veränderungen. Sie stellen die Antwort der Arterien auf die dauernde Blutdruckerhöhung dar. Ist die Drosselung aber stark, so kommt es zu einer sehr plötzlichen Blutdrucksteigerung und zu einer Nekrose der Arteriolen. Es entsteht also etwa dasselbe anatomische Bild wie bei der malignen Nephrosklerose des Menschen. Beläßt man beide Nieren im Körper des Hundes und drosselt nur den Blutzufluß zu einer Niere, so tritt zwar auch eine Blutdrucksteigerung auf, die jedoch nach einigen Wochen wieder zur Norm absinkt (s. Abb. 494). Die gesunde Niere scheidet dann offenbar einen blutdrucksenkenden Stoff ab.

Wir haben alle Ursache anzunehmen, daß auch beim Menschen dieselbe „hormonale" Regulation des Blutdruckes stattfindet, d. h. daß auch die schlecht durchblutete menschliche Niere einen pressorisch wirkenden Stoff absondert. Konnte man doch bei manchen Fällen von Hochdruck beim Menschen eine Einengung des Abgangs einer Nierenarterie von der Aorta nachweisen und durch operative Entfernung dieser Stenose den Blutdruck wieder auf die Norm absenken. Ebenso kann die Entfernung einer einseitigen Schrumpfniere, wie sie etwa nach

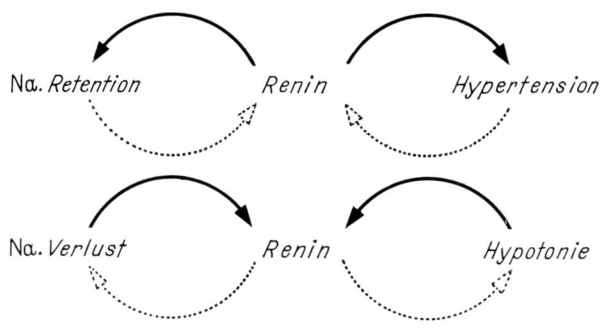

Abb. 495. Schema über die gegenseitige Beeinflussung von Reninsekretion, Natriumhaushalt und Blutdruck ⌢↘ Förderung, ⌢↘ Hemmung

Pyelonephritis entsteht, einen Blutdruckabfall herbeiführen. Dementsprechend muß man auch annehmen, daß die Schrumpfung beider Nieren, wie sie bei der Arteriolosklerose und der Glomerulonephritis auftritt, infolge einer Mangeldurchblutung einen Hochdruck auslöst und unterhält. Eine einseitige Nierenentfernung würde also bei einem so fixierten Hochdruck nicht mehr zu Erfolg führen.

Bei der *essentiellen (primären) Hypertonie* fehlen aber alle gröberen Nierenveränderungen. Hier spielt wohl eine Widerstandserhöhung in der Kreislaufperipherie eine bestimmende Rolle, deren letzte Ursache unklar ist. In Betracht gezogen wird eine über das Nervensystem bewirkte Engerstellung der terminalen Gefäßstrecke durch besondere humorale Beeinflussung oder eine besondere Empfindlichkeit der Gefäße gegenüber normalen Impulsen. Für eine vermehrte Ausschüttung von Renin könnte die Tatsache sprechen, daß die juxtaglomerulären Zellen bei der essentiellen Hypertonie vermehrt und stark gekörnt sind. Auch an eine vermehrte Noradrenalinausscheidung wäre zu denken; andererseits könnte auch die Empfindlichkeit der Gefäße gegenüber Noradrenalin gesteigert sein.

Eine sehr wesentliche Rolle mag auch die *Salzaufnahme* mit der Nahrung, insbesondere der Natriumhaushalt, spielen. So hat man z. B. nachgewiesen, daß bei Völkern mit hohem Salzverbrauch (Japan 14—26 g täglich) die Hypertonie wesentlich häufiger ist, als bei niedrigerem Salzverbrauch (USA 2—10 g, täglicher Bedarf etwa 1—2 g!). Auch kann man bei Ratten durch erhöhte Kochsalzzufuhr und gleichzeitige Desoxycorticosterongaben Hypertonie erzeugen. Hier spielt dann ein Reglermechanismus eine Rolle, in den auch das den Natriumhaushalt bestimmende Aldosteron eingreift. Tatsächlich findet man ja auch beim Conn-Syndrom Hochdruck (s. S. 392).

Ein essentieller Hochdruck kann anfänglich durch verschiedene therapeutische Maßnahmen gedämpft werden (Stadium des labilen Hochdrucks). Nach verschieden langer Dauer der Blutdruckerhöhung kommt es aber zu gestaltlichen

Veränderungen an den arteriellen Gefäßen, die um so leichter auftreten, je älter das Individuum ist. In den mittleren, muskelstarken Arterien finden sich Verdickung der Media und Vermehrung der elastischen Lamellen der Intima (Abb. 496). Gleichzeitig kommt es zur Hyalinisierung und Verfettung der Intima im Sinne einer Arteriosklerose auch an den Herz- und Gehirnarterien. Die kleineren Arterien (Arteriolen) werden in ihrer Wand hyalin verdickt, so daß schließlich die Lichtung ganz verschlossen ist. Von dieser Veränderung werden am stärksten und fast regelmäßig die Nierenarteriolen ergriffen, so daß es zur arteriolosklerotischen Schrumpfniere kommt. Die damit verbundene Mangeldurchblutung der Nieren führt aber ihrerseits wieder zum renalen Hochdruck (s. oben), so daß sich ein

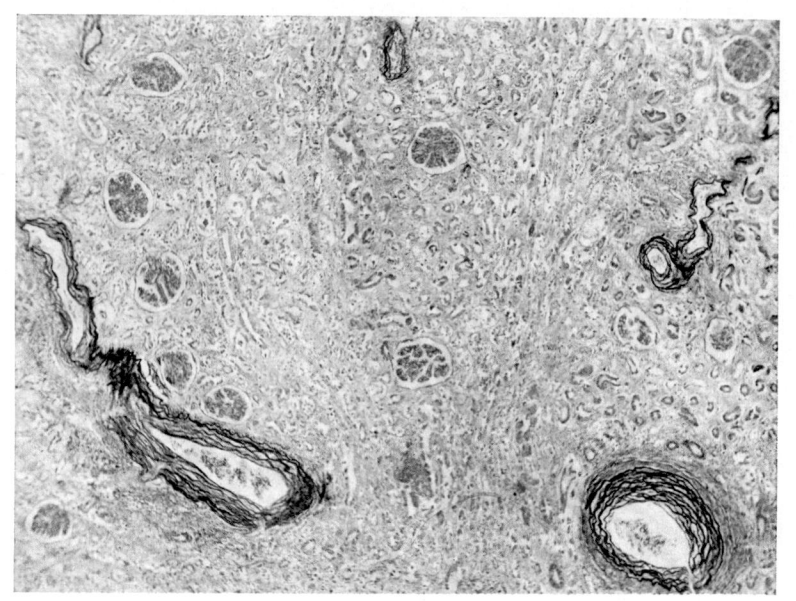

Abb. 496. Niere bei Arteriolosklerose. Elasticafärbung. Vermehrte elastische Lamellen in der Wand mittlerer Arterien

Circulus vitiosus bildet, der kaum mehr zu durchbrechen ist. In diesem Stadium kann der überaus stark erhöhte Blutdruck nicht mehr ohne Gefahr für den Kranken gesenkt werden (Stadium des fixierten Hochdrucks) — ja, er ist als Betriebsdruck zur Aufrechterhaltung einer genügenden Durchblutung der Organe geradezu notwendig; er führt schließlich infolge einer Erlahmung des hypertrophen Herzens zum Tode. Seltener kommt es zur Zerreißung von Gehirnarterien (Apoplexie) oder zum Tode infolge von Niereninsuffizienz.

g) Nephrose (Ablagerungen, nephrotisches Syndrom)

In den proximalen Tubulusabschnitten werden im Vorharn ausgeschiedene Stoffe, wie Aminosäuren, Glucose und Phosphate, rückresorbiert. Störungen dieser Rückresorption lassen diese Stoffe in den Harn gelangen, führen also zu *Aminacidurie, Glucosurie und Phosphaturie.* Solche Störungen können bei verschiedenen erworbenen Schädigungen der Tubuli auftreten, aber auch als Enzymdefekte vererbt sein. Die dabei in der Niere auftretenden gestaltlichen Veränderungen sind verhältnismäßig gering oder können ganz fehlen. Hierher gehören im Bereich der Aminacidurie die Phenylketonurie und Cystinurie, ferner eine dominant erbliche Glucosurie und die zur Hypophosphatämie führende Phosphaturie bei der Vitamin-refraktären Rachitis. Die Störungen können sich in mannigfacher Weise kombinieren und sind als das de Toni-Debré-Fanconi-Syndrom [1] bekannt.

---

[1] G. DE TONI, zeitgenössischer italienischer Pädiater; R. DEBRÉ, zeitgenössischer französischer Pädiater; G. FANCONI, zeitgenössischer schweizer Pädiater.

Einige Veränderungen der Niere, welche der Pathologe noch als Nephrosen bezeichnet, sind durch die **Ablagerung** von Stoffen in den Tubulusepithelien gekennzeichnet, welche sonst überhaupt nicht oder wenigstens nicht in größerer Menge in ihnen vorkommen. Sie geben den einzelnen Nephroseformen ihr Gepräge, so daß man sie geradezu nach ihnen benannt hat. Eine besonders mächtige Ablagerung, die meist auch im Zwischengewebe vonstatten geht, wird in der Pathologie auch als Infarkt (im erweiterten Sinne) bezeichnet. [Über den Nephrosebegriff (nephrotisches Syndrom) des Klinikers s. S. 592.]

Von vornherein sind zwei Wege denkbar, auf denen Stoffe in die Tubulusepithelien gelangt sein können: einmal auf dem Blutweg von den Capillaren her, zum anderen aus dem Vorharn, der die Kanälchenlichtung erfüllt. Zweifellos besteht auch in der Niere ein Saftstrom von den Capillaren zu den einzelnen Kanälchenabschnitten, der ihnen verschiedenste Stoffe unter diesen auch schädigende Agenzien, zuzuführen vermag. Durch ihre Einwirkung kann es dann wie in anderen Organen zu Stoffwechselstörungen in den Zellen und sichtbaren Ablagerungen kommen. Für die Niere und ihre besondere Funktion im Organismus spielt aber der andere Weg eine wesentlich größere Rolle, nämlich die Rückresorption des vom Glomerulum ausgeschiedenen Filtrates. Im einzelnen können folgende Stoffe gestaltlich nachweisbar werden:

1. Zu einer Einlagerung von *Eiweiß* in die Tubulusepithelien kann es unter verschiedenen Umständen kommen.

Verhältnismäßig bald nach dem Tode tritt in den Tubulusepithelien eine feintropfige Eiweißgerinnung auf, die der Niere eine matt graurote Farbe verleiht.

Von dieser kadaverösen Trübung ist eine ebenfalls mit Auftreten feinster Eiweißtröpfchen einhergehende, aber intravitale Veränderung oft schwer zu trennen: Die Niere ist größer, schlaff, die Kapsel leicht abziehbar, die Schnittfläche glatt, graurot wie gekocht. Diese *trübe Schwellung* wird ebenso wie in anderen parenchymatösen Organen vor allem durch die Wirkung der Bakteriengifte bei fieberhaften Infektionskrankheiten verursacht und geht mit Abscheidung geringer Harnmengen einher, die etwas Eiweiß enthalten („febrile Albuminurie"). Nach Abklingen der Grundkrankheit kommt es zu einer vollkommenen Wiederherstellung der Nieren. Trübe Schwellung tritt übrigens auch nach Entfernung einer Niere in der nunmehr übermäßig beanspruchten anderen Niere als Zeichen funktioneller Schädigung auf.

Manchmal finden sich aber in den Tubulusepithelien rundliche, homogene Eiweißtropfen („epitheliales Hyalin") bis zur Größe von roten Blutkörperchen. Hier liegt eine Speicherung von Eiweiß vor, das das Glomerulum mit dem Primärharn ausgeschieden hat *(hyalintropfige Eiweißspeicherung)* (Abb. 497). Dabei handelt es sich um blutplasmafremdes Eiweiß oder überhaupt um Eiweißabbauprodukte (Polypeptide), wie sie bei Amyloidose und Plasmocytomkranken vorkommen.

2. Die vom Glomerulum aus dem Plasma abgeschiedenen *Fettstoffe* sind an Eiweißkörper gebunden: Lipoide bzw. Cholesterinester an Globuline, Neutralfett wahrscheinlich an Albumin. Bei einer Rückresorption durch die Tubulusepithelien wird das Fett vom Eiweißträger „abgekoppelt" und dieser, falls es sich um normales Plasmaeiweiß handelt, nicht gespeichert; nur der Fettstoff bleibt in der Niere liegen. Sind die Fettstoffe dagegen an plasmafremde Eiweißkörper gekoppelt, so werden diese gleichzeitig mit den Fettstoffen als hyaline Tropfen zurückgehalten.

Neutralfette finden wir in Form von Tropfen in den Zellen der Tubuli contorti knapp über der Basalmembran abgelagert (Abb. 95), so daß die Nierenrinde bei starker Verfettung sich durch ihre gleichmäßig hellgelbliche Farbe deutlich von der rötlichen Marksubstanz abhebt. Zur Verfettung kommt es vor allem bei diabetischer Lipämie (lipämische Nephrose), aber ebenso wie in anderen Organen auch bei allen Störungen der Sauerstoffversorgung (Hypoxämie), sei sie nun durch chronische Anämie oder Stauung bedingt. Auch bei toxischer Schädigung der empfindlichen Epithelzellen kann sie eintreten.

Die Ablagerung von *doppeltbrechenden Lipiden* ist kennzeichnend für die Lipoidnephrose (s. auch unten).

3. Bei der diabetischen Hyperglykämie wird vom Glomerulum reichlich Glucose in den Harn ausgeschieden. Einen Teil derselben nehmen die Tubulusepithelien aus dem Primärharn auf und polymerisieren sie zu *Glykogen*. So kommt es zu der bei keinem unbehandelten Diabetes fehlenden Glykogenablagerung in den distalen Abschnitten der Tubuli contorti I. Ordnung (glykämische Nephrose)

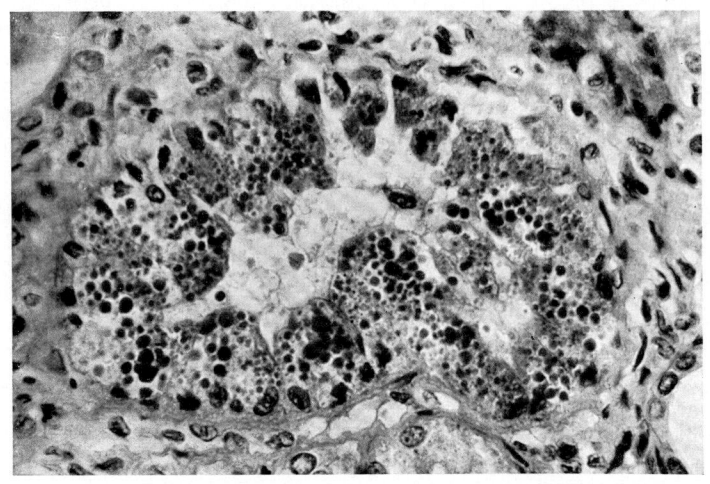

Abb. 497. Hyalintropfige Eiweißspeicherung in den Tubulusepithelien

(Abb. 98). Makroskopisch fällt die Niere durch eine eigenartige ziegelrote Farbe der Rinde auf, die durch Verfettung der Tubuli bei gleichzeitig bestehender Hyperämie der Glomeruli bedingt ist.

4. Auch *Harnsäure* bzw. harnsaure Salze können bei Überladung des Blutes körnig kristallinisch in der Niere ausfallen (urikämische Nephrose). Erfüllen sie die Lichtung der Harnkanälchen in der Marksubstanz als Cylinder, so spricht man von Harnsäureinfarkten (Abb. 498), dabei erscheinen die Markkegel gelbweißlich gestreift. Der Harnsäureinfarkt bildet sich hauptsächlich bei *Neugeborenen* und wird als Ausdruck der starken Zellmauserung und des physiologischen Kernzerfalls nach der Geburt angesehen. Auch später kann ein Harnsäureinfarkt entstehen, wenn durch Kernzerfall reichlich Purinkörper frei werden, wie z. B. bei *Leukämie* und *Gicht*.

5. Bei Überladung des Blutes mit *Gallenfarbstoff* (Bilirubin) tritt dieser durch die Glomerula in den Harn über. Bei Icterus neonatorum sehen wir ihn gleichzeitig mit Harnsäure, aber auch ohne sie ausfallen. Die Markkegel erscheinen dann orangerot gestreift („Bilirubininfarkt"). Bei Ikterus im späteren Leben schlägt sich der Farbstoff oft in der Lichtung der Kanälchen zusammen mit Eiweiß als Cylinder nieder und wird auch von den Epithelien einzelner Tubulusabschnitte aufgenommen (Abb. 105) bzw. körnig gespeichert (cholämische Nephrose). Die Niere erscheint makroskopisch braungelb, in der Rinde auch hell- bis dunkelgrün

gefärbt. Einzelne Epithelien werden durch die Giftwirkung der gleichzeitig abgeschiedenen Gallensäuren geschädigt und können absterben.

6. Auch *Hämoglobin* und *Myoglobin* können in die Kanälchenlichtung abgeschieden werden, wenn sie vermehrt im Blutserum vorhanden sind. Im Experiment hat man nachgewiesen, daß dabei reichlich Hämoglobincylinder in den Kanälchen entstehen, aber keine Anurie eintritt. Beim Menschen kennen wir ein sehr dramatisches Krankheitsbild bei einer Hämolyse nach Transfusion gruppenfremden Blutes: Es setzt mit Schüttelfrösten ein und führt unter Oligurie bzw. Anurie schnell zum Tode.

Diese Symptome können nicht einfach mit einer mechanischen Verstopfung der Harnkanälchen durch Hämoglobincylinder erklärt werden. In der Tat findet

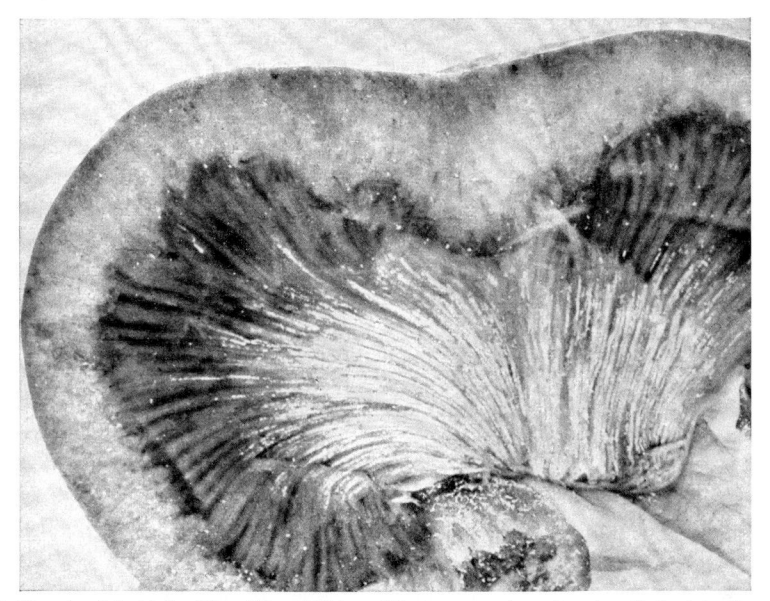

Abb. 498. Harnsäureinfarkt der Niere. Die weißlichen Ablagerungen entsprechen dem Verlauf der Sammelrohre

man in solchen Nieren eine seröse interstitielle Entzündung, die mit starker Kapselspannung einhergeht; diese führt zu einer Sauerstoffverarmung (Anoxie) des Parenchyms; auch mögen die beim Zerfall der roten Blutkörperchen und der Muskulatur freiwerdenden Eiweißkörper schockerzeugend wirken (Schockniere, Chromoproteinniere). Beim Freiwerden von reichlich Myoglobin aus zertrümmerter Muskulatur, z.B. nach Verschüttung spricht man auch von Crush[1]-Niere bzw. Crush-Syndrom. Besonders stark geschädigt sind dabei die Tubuli contorti II. Ordnung („distale Tubulusnephrose"), in denen es auch zu Zelltod („nekrotisierende Nephrose", „akute Tubulusnekrose", „akute Nephrose", s. unten) und Verkalkung der nekrotischen Zellen kommen kann. Das Tubulusepithel regeneriert, wenn die Kranken am Leben bleiben. Da es anfänglich aber nicht zu einer normalen Rückresorption fähig ist, tritt eine sehr kennzeichnende Harnflut ein.

7. Zu grober Nekrose *(nekrotisierende Nephrose)* besonders der Tubuli contorti I. Ordnung kommt es bei Gifteinwirkung wie z.B. von Sublimat oder bei verminderter Kochsalzausscheidung durch die Nieren infolge von Hypochlorämie, also einer Chlorverarmung des Blutes, z.B. auf Grund dauernden Erbrechens von

---

[1] crush (engl.) zertrümmern.

saurem Magensaft. Auch hier liegt also die Störung „vor" der Niere, so daß der jetzt vielfach gebräuchliche Name *hypochlorämische Nephrose* durchaus berechtigt ist. Sehr bald kommt es bei einer solchen dann zu einer Verkalkung der nekrotischen Kanälchenabschnitte, zur Kalknephrose.

8. *Kalk* kann aber in der Niere auch ohne vorherige Schädigung des Parenchyms dann abgelagert werden, wenn das Blut Kalksalze im Überfluß enthält. Das ist

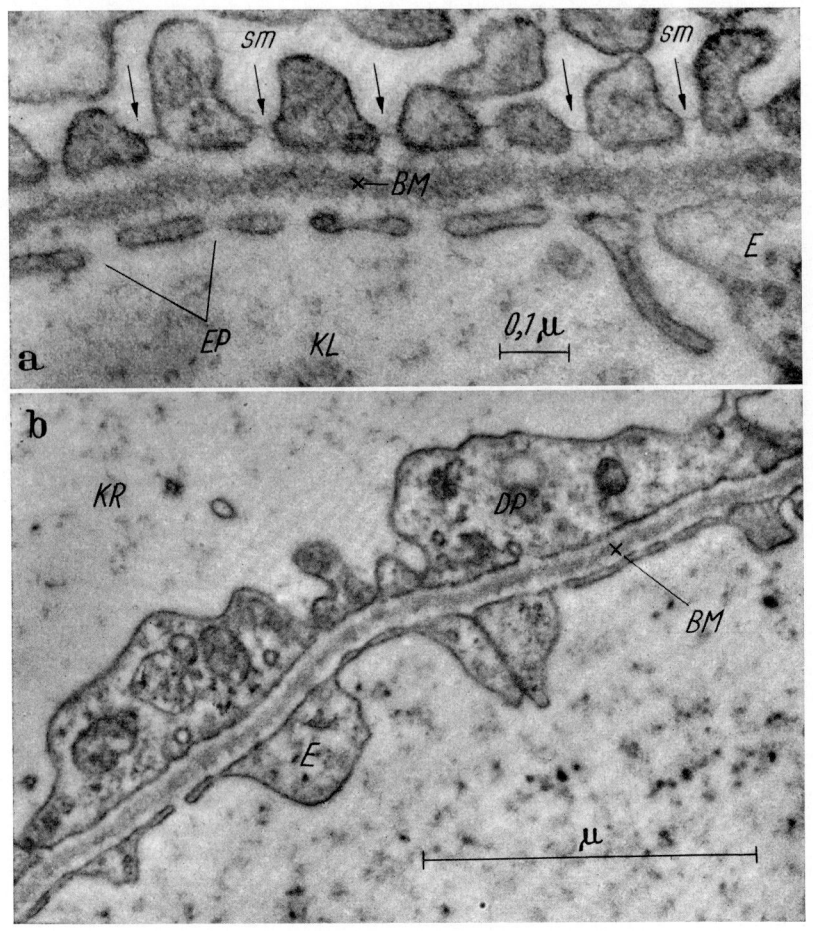

Abb. 499 a u. b. Wand einer Glomerulumcapillare im Elektronenmikroskop. a *Normales Glomerulum: BM* Basalmembran; *KL* Capillarlumen; *E* Endothelzelle; *EP* Endothelporen; *sm* Kapselraum; Pfeile bezeichnen Lücken zwischen den Fußfortsätzen der Podocyten. b *Aminonucleosidnephrose: KR* Kapselraum; *DP* Podocyten mit verschmolzenen Fußfortsätzen. (Nach KÖRTGE u. Mitarb.)

in erster Linie der Fall bei starkem Knochenabbau, wie wir ihn bei Geschwülsten oder im Alter antreffen. Die Kalksalze liegen dann entweder in den Markkegeln, wo sie eine weißliche, dem Kanälchenverlauf entsprechende Streifung bewirken (Kalkinfarkt), oder wir finden Kalksalze an der Rindenmarkgrenze in der Wand der Gefäße und im Bindegewebe (Kalkmetastase).

Das **nephrotische Syndrom** tritt uns gewissermaßen in reiner Form bei der *genuinen Lipoidnephrose* entgegen. Diese ist gekennzeichnet durch eine hochgradige Proteinurie, so daß es zu einer Verarmung des Blutplasmas an Eiweiß kommt und infolge des dadurch verminderten onkotischen Druckes zu besonders schweren Ödemen. In 24 Std können etwa 50% des gesamten Plasmaproteins durch die Niere ausgeschieden werden. Lipide und Lipoide sind dabei im Blutplasma erhöht: der Cholesteringehalt des Blutes kann von normal 250 mg-% auf 1000 mg-% ansteigen. Die Erkrankung, welche jahrelang dauert, befällt meist

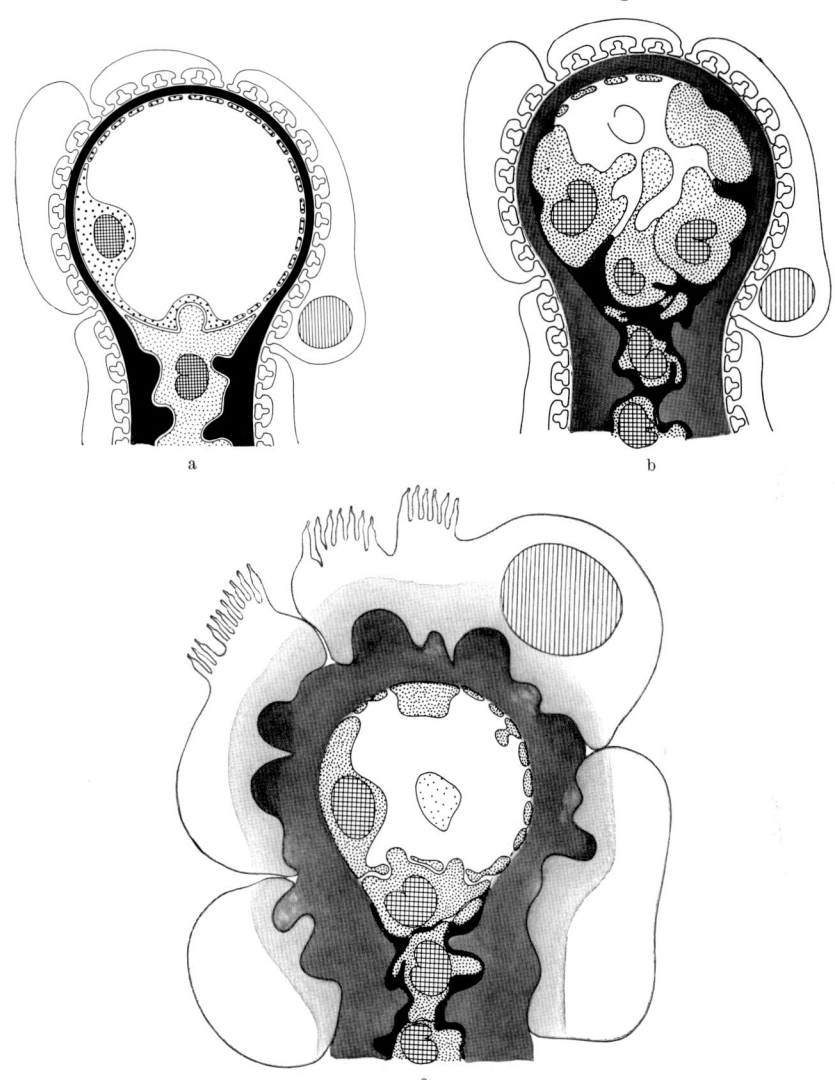

Abb. 500a—c. Schematische Darstellung der elektronenmikroskopischen Befunde an einer Glomerulumschlinge. a Normale Glomerulumschlinge: die Basalmembran (schwarz) außen von Podocyten mit gut ausgebildeten, regelmäßigen Fußfortsätzen besetzt; die Lichtung von einer Endothelzelle ausgekleidet; nach unten zu das Mesangium mit einer Zelle. b Proliferative Glomerulonephritis: leichte Verbreiterung der Basalmembran; Einengung der Lichtung durch Wucherung der Mesangiumzellen und Endothelzellen; Podocyten unverändert. c Nephrotisches Syndrom: unregelmäßige Verbreiterung der Basalmembran; die Fußfortsätze der Podocyten verschmolzen; leichte Wucherung der Mesangiumzellen. (Nach LAPP)

jüngere Menschen; ihre Ursache ist unbekannt. Bei Kindern sind spontane und therapeutisch herbeigeführte Heilungen nicht selten, bei Erwachsenen verläuft sie ungünstiger. Der Tod kann eintreten infolge einer hinzukommenden Infektion mit Eitererregern (z.B. Pneumokokkenperitonitis).

Der *morphologische Befund* an den Nieren betrifft in erster Linie die Glomerula und zwar weniger die Endothelzellen, als die Deckzellen (Podocyten) und die Basalmembran der Capillarschlingen. In manchen Fällen sind bloß die Fußfortsätze der Deckzellen verschmolzen, eine Veränderung, die nur im Elektronenmikroskop festgestellt werden kann (Abb. 499, 500c). Im Lichtmikroskop sieht man bloß die gegebenenfalls gleichzeitig auftretende Verdickung der Basalmembran (Abb. 501); sie zeigt elektronenmikroskopisch zackenartige Ausbuchtungen an ihrer Oberfläche (Abb. 500c) durch Einlagerung von Eiweißmassen aus dem Blut. Trotz aller dieser Veränderungen ist jedoch die Permeabilität der Glomerulumschlingen nicht vermindert, sondern im Gegenteil durch Weiterstellung des Fibrillen-Netzwerkes der Basalmembran erhöht, so daß Eiweiß und Fette

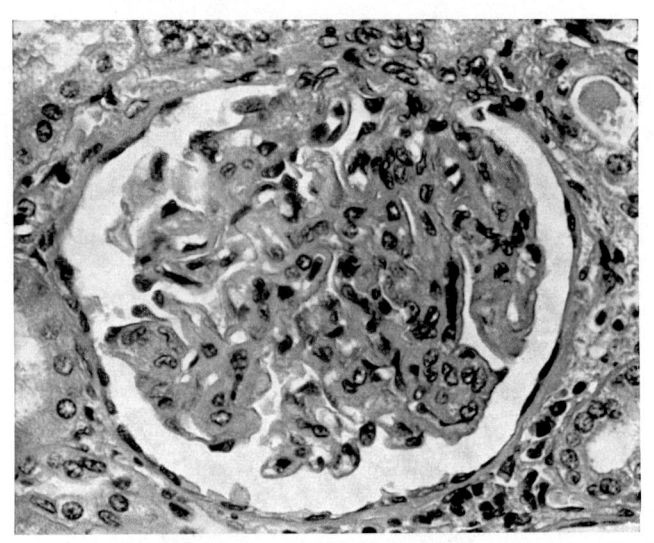

Abb. 501. Glomerulonephrose (membranöse Glomerulonephritis) mit ungleichmäßiger Verdickung der Basalmembran der Capillarschlingen

in den Kapselraum durchtreten und damit in die Tubuluslichtungen gelangen können. Diese Stoffe, zu denen auch doppelbrechende Lipoide gehören, werden teilweise in den Tubulusepithelien abgelagert, nach deren Zerfall sie dann von den Stromazellen aufgenommen werden. Die Niere ist dabei vergrößert, von weißlichgelber Farbe (große weiße Niere); Stellen stärkerer Lipoidansammlung treten als helle Flecke auf der Oberfläche deutlich hervor (Abb. 502). Ein Teil der aus dem Glomerulum austretenden Lipoide wird nicht von den Tubuluszellen aufgenommen, sondern geht zusammen mit dem Eiweiß in den Harn über.

Dem nephrotischen Syndrom liegt also pathologisch-anatomisch bezüglich der tubulären Veränderungen eine Lipoidnephrose zugrunde. Das Primäre sind aber doch immer Veränderungen des Glomerulums (Glomerulonephrose), die auch allein und eventuell auch ohne die Lipoidablagerung auftreten können. Die für diese Veränderung besonders in den anglo-amerikanischen Ländern übliche Bezeichnung *membranöse Glomerulonephritis* ist insofern nicht ganz korrekt, als das wesentliche Zeichen der Entzündung, die Exsudation, fehlt; sie weist aber doch darauf hin, daß fließende Übergänge und eine enge pathogenetische Verwandtschaft zu den Glomerulonephritiden bestehen (s. S. 611). Ein nephrotisches Syndrom kommt, abgesehen von der genuinen Lipoidnephrose, auch bei einer ganzen Reihe von anderen Schädigungen des Glomerulums vor:

Das Auftreten des nephrotischen Syndroms bei der *Glomerulonephritis* werden wir weiter unten kennenlernen.

Die Ablagerung von Amyloid in der Niere geht ebenfalls mit einem nephrotischen Syndrom *(Amyloidnephrose)* einher. Das Amyloid liegt der Basalmembran der Glomerulusschlingen von beiden Seiten auf und durchtränkt sie schließlich, so daß sie zu breiten, homogenen Bändern umgewandelt werden (Abb. 503). Außerdem liegt es in der Wand der kleineren Arterien und

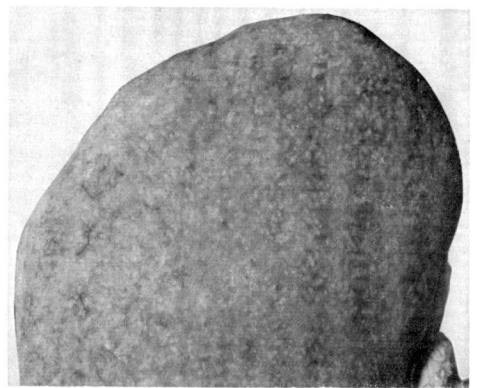

Abb. 502. Lipoidnephrose. Die Nierenoberfläche durch herdförmige Lipoidablagerung gesprenkelt

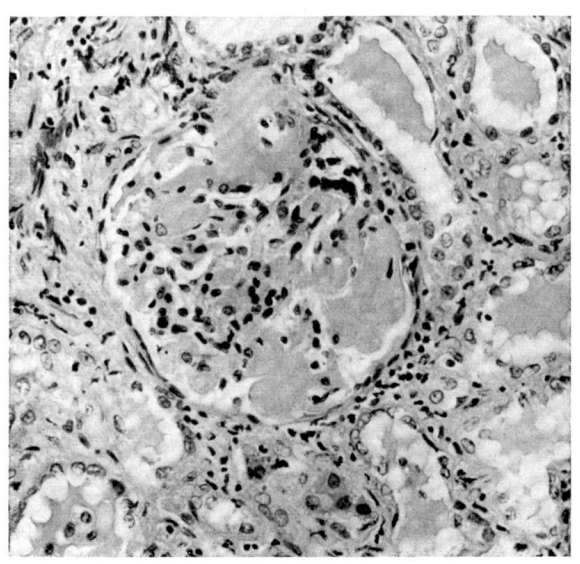

Abb. 503. Durch Amyloideinlagerung veränderter Glomerulum

in der Membrana propria der Harnkanälchen. Als Ausdruck der Permeabilitätsstörung der Glomerula, die nicht nur Fettstoffe durchlassen, finden wir bei der Nierenamyloidose auch hyalintropfige Eiweißspeicherung (s. oben). Wenn der Kranke lange genug am Leben bleibt, können sich Bindegewebsvermehrung und Schrumpfung des Organs einstellen (Amyloid-Schrumpfniere).

Bei der *diabetischen Nephropathie*, an der etwa ein Drittel aller Zuckerkranken leiden, wird einerseits die Basalmembran der Glomerulumcapillaren verdickt wie bei „membranöser Glomerulonephrose", andererseits ist auch das Mesangium der Schlingen vermehrt (intercapilläre Glomerulosklerose) bis zur Bildung rundlicher hyaliner Einlagerungen. Diese von KIMMELSTIEL und WILSON beschriebene Veränderung findet sich in der Regel bei jüngeren Diabetikern.

Für die Nierenerkrankung beim *Erythematodes* ist das sog. Drahtschlingenphänomen kennzeichnend: Dabei kommt es im Gegensatz zu der typischen membranösen Glomerulonephritis zu einer Verdickung der Basalmembranen nur in einem Teil der Glomerula und nur in einzelnen Capillarschlingen.

Beim *Plasmocytom* liegt ein nephrotisches Syndrom dann vor, wenn neben dem Paraprotein (u. a. Bence Jones-Eiweiß) auch normale Serumeiweißkörper im Harn ausgeschieden werden; die Paraproteine passieren nämlich dank ihrer geringen Molekülgröße die Glomerulumschlingen, ohne daß eine Permeabilitätsstörung vorzuliegen brauchte.

Auch bei *Eklampsie* und *Schwangerschaftstoxikose* bei chronischer Quecksilbervergiftung ebenso wie bei *chronischer Nierenstauung* infolge konstriktiver Perikarditis findet sich ein nephrotisches Syndrom. Ganz ungeklärt ist das Auftreten eines nephrotischen Syndroms bei *Nierenvenenthrombosen*. Bei Ratten ist es gelungen, durch Injektion von *Aminonukleosid* eine Glomerulonephrose zu erzeugen, die der des Menschen weitgehend gleicht (Abb. 499).

Treten bei einer Lipoidnephrose bzw. membranösen Glomerulonephritis Verklebungen der Capillarschlingen auf, die zur Bildung von Läppchen führen, so wird von einer *lobulären Glomerulonephritis* gesprochen. Während aber die membranöse Glomerulonephritis klinisch immer mit einem nephrotischen Syndrom einhergeht, kann die lobuläre Glomerulonephritis eine bloß mäßige Proteinurie zusammen mit einer Erythrocyturie und Hypertonie aufweisen, die beim reinen nephrotischen Syndrom fehlen; oder es finden sich neben den Befunden des nephrotischen Syndroms gleichzeitig Erythrocyturie und Hypertonie in wechselnder Ausprägung. Je mehr die proliferativen Veränderungen, wie z. B. halbmondförmige Kapselwucherungen, in den Glomerula überwiegen, um so seltener findet sich ein nephrotisches Syndrom, um so mehr nähert sich das anatomische und klinische Bild dem der typischen Glomerulonephritis, zu der diese Veränderung gewissermaßen die Brücke bildet.

h) Abakterielle Nephritis

Die abakteriellen Nierenentzündungen werden durch Schädlichkeiten hervorgerufen, die das Organ auf dem Blutweg erreichen. Sie greifen vorzugsweise an den Capillaren an, und zwar entweder an den Glomerulumschlingen oder den capillaren Gefäßen des Zwischengewebes (Interstitium). Dementsprechend haben wir zu unterscheiden zwischen einer Glomerulonephritis und einer interstitiellen Nephritis. Es liegt im Wesen der auf dem Blutweg zugeführten Schädlichkeiten, daß sie beide Nieren und jede von ihnen wiederum an vielen Stellen gleichzeitig treffen.

1. Glomerulonephritis. Bei der Glomerulonephritis sind entweder alle Glomerula und alle Capillarschlingen eines Glomerulums betroffen oder nur einzelne Glomerula und nur einzelne ihrer Capillarschlingen. Im ersten Fall liegt eine diffuse, im zweiten Falle eine herdförmige Glomerulonephritis vor.

Bei der freilich seltenen *akutesten Form der diffusen Glomerulonephritis* sind alle Glomerula und alle ihre Schlingen besonders zellreich (Abb. 504), und zwar einmal dadurch, daß die Lichtung der Capillarschlingen mit Leukocyten verstopft ist, andererseits die Endothelzellen angeschwollen und vermehrt sind; gleichzeitig haben auch die Zellen des Mesangiums an Zahl zugenommen (Abb. 500b). Dadurch ist die Funktion des Glomerulums ausgeschaltet — es kommt innerhalb weniger Tage unter Erscheinungen, wie bei einer akuten Vergiftung durch Urämie, zum Tode. Bei der Obduktion erscheint die Niere etwas geschwollen, aber sonst ganz unauffällig, so daß die Veränderung leicht übersehen werden kann.

Viel öfter hat man es mit einer Form der *(diffusen) Glomerulonephritis* zu tun, die zwar alle Schlingen der betroffenen Glomerula befällt, aber doch viele Glomerula unverändert läßt. Diese können daher die Nierenfunktion und damit auch

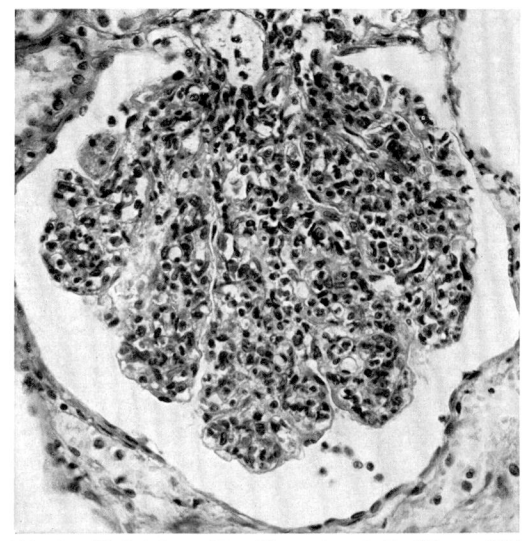

Abb. 504. Akute intracapilläre Glomerulonephritis (Glomerulitis)

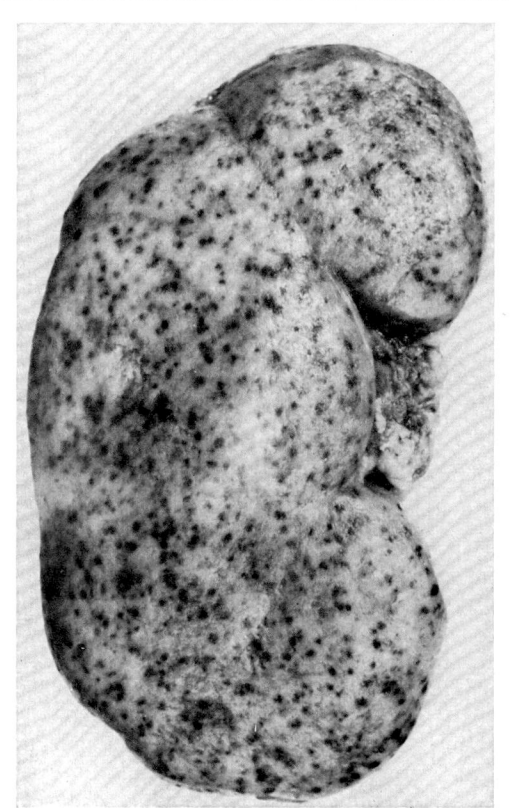

Abb. 505. Akute hämorrhagische Glomerulonephritis mit flohstichartigen Blutpunkten

das Leben aufrecht erhalten. Die entzündeten Glomerula zeigen entweder die eben geschilderte Leukocytendurchsetzung sowie Proliferation der Endothelzellen und

Mesangiumzellen (proliferierende Glomerulonephritis), oder es kommt außerdem zur Exsudation von Fibrin und Erythrocyten in den Kapselraum (exsudative hämorrhagische Glomerulonephritis). Makroskopisch entspricht das Bild der akuten proliferierenden Glomerulonephritis dem oben geschilderten der perakuten Form; die hämorrhagische Glomerulonephritis zeigt ein sehr kennzeichnendes Bild: Die Nieren sind vergrößert, die stark gespannte Kapsel löst sich leicht von der glatten Oberfläche, die von flohstichartigen Blutpunkten übersät ist (Abb. 505). Jeder dieser Punkte entspricht nicht etwa einem Glomerulum, sondern auch den Schlingen des dem Glomerulum zugeordneten Tubulus, in die das ausgetretene Blut weitergelaufen ist (Abb. 506). Im Harn findet man dementsprechend rote Blut-

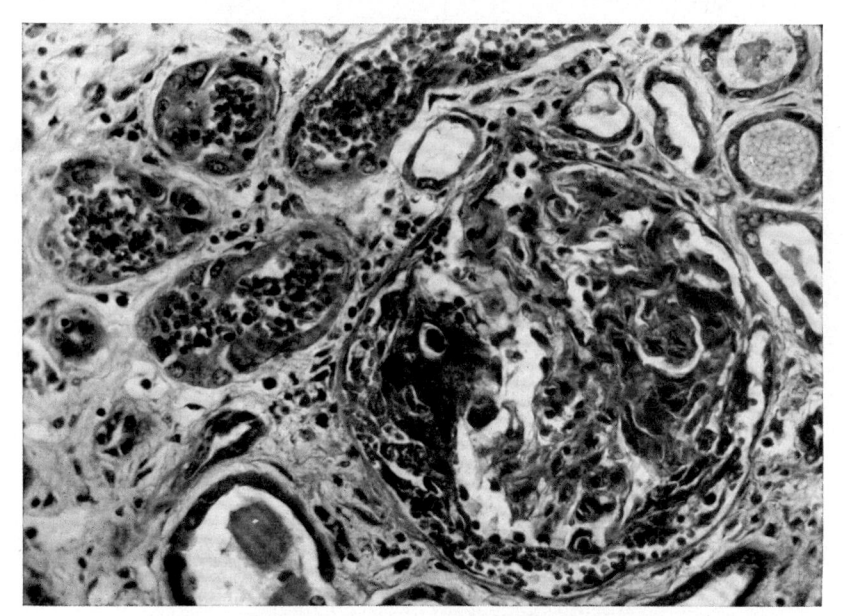

Abb. 506. Akute hämorrhagische Glomerulonephritis. Im Kapselraum Fibrin und rote Blutkörperchen, die auch die Lichtung der anliegenden Tubuli (links) erfüllen; Zwischengewebe ödematös

körperchen und einen vermehrten Eiweißgehalt. Über die Nierenveränderung hinaus ist bei dieser Glomerulonephritis der ganze Organismus, besonders sein Gefäßsystem, in Mitleidenschaft gezogen. Durch eine krampfhafte Zusammenziehung der Arteriolen kommt es zu einer Blutdrucksteigerung, außerdem treten Ödeme auf, die offenbar auf eine toxische Schädigung kleiner Gefäße zurückgehen. Von diesem Standpunkt aus betrachtet, handelt es sich also um eine weit ausgebreitete Schädigung des gesamten Gefäßsystems, die sich bloß in der Niere besonders bemerkbar macht. Der Tod erfolgt, wenn die Krankheit nicht abklingt, meist an Überlastung des Herzens durch die plötzliche Blutdrucksteigerung oder unter dem Bilde der Urämie infolge Verminderung der Harnausscheidung. Dabei dürften die Schwellung der Nieren und ihre Beengung durch die wenig nachgiebige Faserkapsel eine große Rolle spielen, wie der gelegentliche Erfolg einer operativen Entfernung dieser Faserkapsel (Dekapsulation) beweist.

Das pathologisch-anatomische Bild der sog. Kriegs- oder Feld-Nephritis stimmt mit dem der akuten Glomerulonephritis vollkommen überein. Klinisch bestehen allerdings gewisse Unterschiede.

Die akute Glomerulonephritis kann abheilen. Die Capillarschlingen der Glomerula erholen sich, die Blutdrucksteigerung verschwindet wieder, die Harnausscheidung normalisiert sich. Manchmal erreicht die Glomerulonephritis eine längere (subakute) oder lange (chronische) Dauer, wenn von vornherein weniger Glomerula betroffen waren. Eine Heilung wird aber immer unwahrscheinlicher, da bei chronischem Verlauf immer wieder in Form von akuten Schüben neue, bis dahin gesunde Glomerula ergriffen werden.

Bei der *subakuten Glomerulonephritis* schwelt die Entzündung im Mesangium (intercapillär) fort, so daß es zum Bilde der lobulären Glomerulonephritis kommt. Außerdem kann auch das Kapselendothel wuchern, das dann den Kapselraum ausfüllt und die Capillarschlingen entsprechend zusammendrückt. Die Kapselendothelien schichten sich zwiebelschalenartig und bilden im Schnitt halbmond-

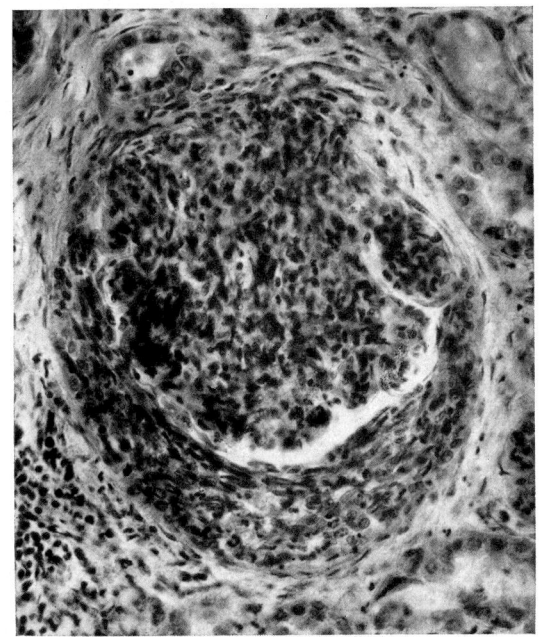

Abb. 507. Subakute Glomerulonephritis. Wucherung der Kapselendothelien (Halbmondbildung)

oder ringförmige Massen (Abb. 507). Häufig kommt es in diesem Stadium außerdem noch zu den für das nephrotische Syndrom kennzeichnenden Veränderungen in der Niere (s. S. 604). In den Epithelzellen der Tubuli und in den interstitiellen Zellen lagern sich einfach- und doppelbrechende Fette ab. Durch alle diese Veränderungen erscheint die Niere groß, glatt und diffus weißlich-gelblich gefärbt („große weiße Niere" „Nephritis mit nephrotischem Einschlag"). Sind die Veränderungen einmal soweit gediehen, dann tritt meistens der Tod ein unter dem Bilde der Niereninsuffizienz.

Aber auch noch von der subakuten Nephritis kann sich die Niere erholen, wobei allerdings die befallenen Glomerula vernarben und die entsprechenden Nephrone zugrunde gehen. Falls keine weiteren oder nur geringe akute Schübe auftreten, geht die Erkrankung in *chronische Glomerulonephritis* über. Immer mehr Glomerula veröden (Abb. 508), immer mehr zugehörige Nephrone verschwinden. Die noch funktionsfähigen Reste des Parenchyms wuchern kompensatorisch. Infolge der mit der Schrumpfung einhergehenden Mangeldurchblutung kommt es zu einem Hypertonus, der seinerseits wieder zu einer sekundären Gefäßsklerose führt: die Arterien sind in ihrer Wand verdickt, und zwar sowohl die Muskulatur, wie auch die Intima; die elastischen Lamellen sind wie bei der Hypertoniker-Niere vermehrt.

Durch alle diese Veränderungen erhält die chronische Glomerulonephritis ihr makroskopisches Aussehen: die Niere ist kleiner, auf die Hälfte oder weniger

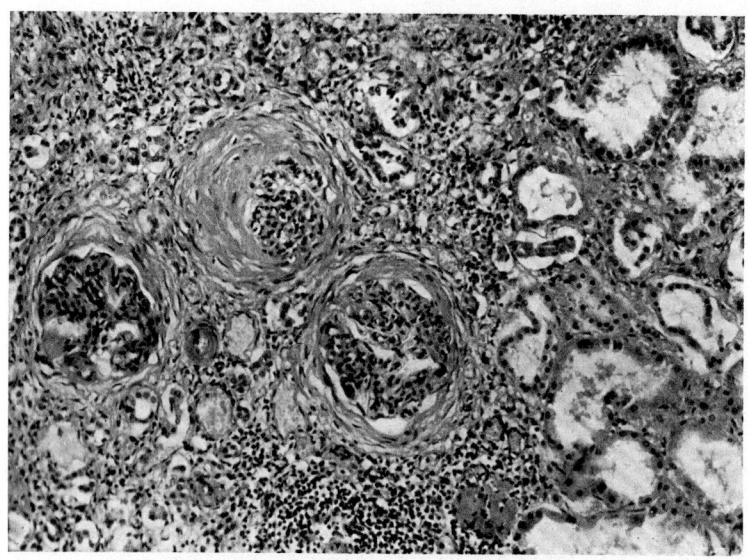

Abb. 508. Verschiedene Stadien der Glomerulumverödung. In ihrer Umgebung atrophische Harnkanälchen und lymphocytäre Infiltrate. Rechts erweiterte erhaltene Harnkanälchen

zusammengeschrumpft, die Oberfläche erscheint feinhöckrig granuliert (Abb. 509), wobei die ungleich großen Höckerchen den kompensatorisch gewucherten Parenchymabschnitten, die Einziehungen zwischen ihnen den narbig geschrumpften Gebieten entsprechen (Abb. 510). Die Konsistenz ist infolge der nie fehlenden degenerativen Epithelveränderungen schlaff, ihre Farbe graurot oder blaß-gelb, wobei die Höckerchen stets heller als die Einziehungen sind *(gelbe oder weiße Granularatrophie)*. Auf der Schnittfläche ist die Rinde stark verschmälert, in den höchsten Graden ist sie nur wenige Millimeter breit.

Wenn schließlich die wenigen von der Entzündung verschonten Glomerula und Nephrone nicht mehr genügen um die Nierenfunktion aufrecht zu erhalten, dann tritt der Tod an Urämie ein. Da die chronische Nephritis aber mit dauernder Blutdrucksteigerung (Hypertonus) und Herzhypertrophie einhergeht, kann das Leiden auch durch Herzinsuffizienz oder Hirnblutung tödlich enden. Während bei der akuten Nephritis Oligurie, Albuminurie und Hämaturie bestehen, ist bei der nephritischen Schrumpfniere (in gleicher Weise wie bei der arteriolosklerotischen Schrumpfniere) die Harnmenge vermehrt, die Konzentrationsfähigkeit der Niere aber herabgesetzt.

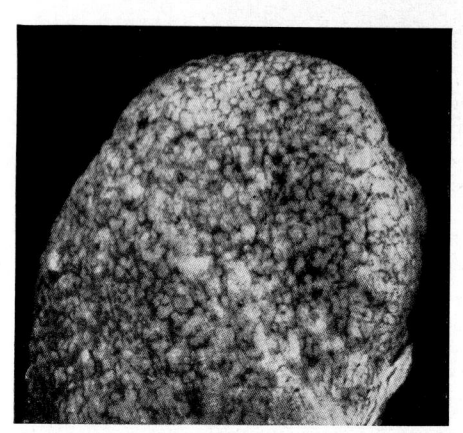

Abb. 509. Nephritische Schrumpfniere. Ungleichmäßig gehöckerte Oberfläche mit einzelnen Blutpunkten

ELLIS hat versucht, die verschiedenen Abläufe der Glomerulonephritis, eingeschlossen die membranöse Glomerulonephritis, in ein System zu bringen, das auch die häufigen Überschneidungen und Kombinationen mit dem nephrotischen Syndrom berücksichtigt. Seine Glomerulonephritis Typus I entspricht unserer akuten hämorrhagischen oder proliferierenden Glomerulonephritis, deren dramatischer Beginn mit der sehr auffälligen Hypertonie, Hämaturie und Ödem wohl kaum zu übersehen ist; die Erkrankung heilt in etwa 80% der Fälle aus, die chronischen Fälle sterben an Hypertonie oder Urämie. Bei Glomerulonephritis Typ II beginnt die Erkrankung eher unbemerkt und entspricht histologisch der akuten membranösen Glomerulonephritis bzw. Glomerulonephrose. Im weiteren Verlauf tritt das nephrotische Syndrom immer mehr in den Vordergrund. Histologisch liegt dann eine chronische membranöse Glomerulonephritis bzw. Glomerulonephrose oder eine chronische Lipoidnephrose vor, an der die Kranken unter hydropisch-urämischen Symptomen zugrunde gehen. Es ist aber zu betonen, daß sich einmal nicht jeder Fall in dieses Schema einzwängen läßt, zum anderen, daß Fälle als Typus I beginnen und als Typus II enden können. All dies spricht dafür, daß die beiden Typen nur extreme Spielarten derselben Erkrankung darstellen.

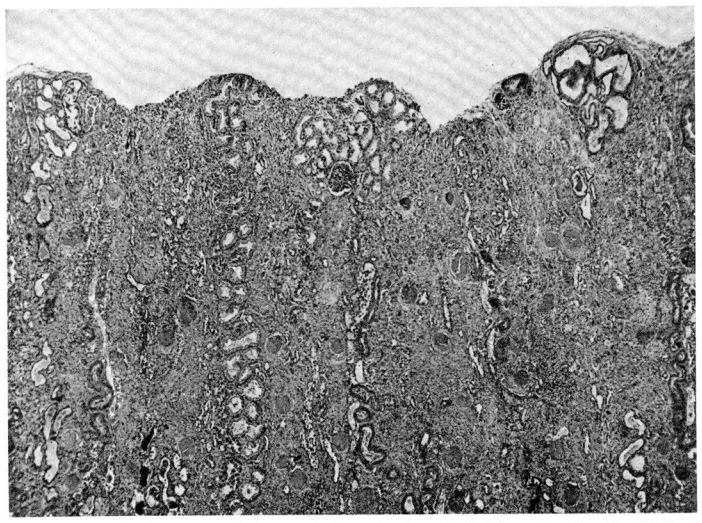

Abb. 510. Nephritische Schrumpfniere. Gewucherte und erweiterte Tubuli springen an der Oberfläche als Höckerchen vor; dazwischen eingezogene Narben

Die akute hämorrhagische Glomerulonephritis entsteht in typischer Weise nach Infektionskrankheiten, insbesondere nach Streptokokkeninfektionen, wie z.B. Anginen oder Scharlach. Das mehrere Wochen betragende Intervall zwischen Infektion und Ausbruch der Nierenerkrankung, sowie der stets negative Bakterienbefund in der Niere legt den Gedanken nahe, daß beim Entstehen der Nierenerkrankung ein immunbiologisches Geschehen eine Rolle spielt. Tatsächlich ist es MASUGI gelungen, von diesen Gedankengängen ausgehend, das Bild der menschlichen akuten Glomerulonephritis im Tierversuch nachzuahmen. Er injizierte Enten einen Brei aus Rattennieren; das Serum der Enten erhielt nach einer gewissen Zeit einen gegen das artfremde (Rattennieren-) Eiweiß gerichteten Antikörper. Spritzte er dieses Serum wiederum Ratten ein, so erhielt er das typische Bild der menschlichen Glomerulonephritis. Die genauere Analyse dieses Versuches (s. Abb. 511) hat ergeben, daß als Antigen dabei die Grundhäutchen der Glomerula aus der Rattenniere wirksam sind, an die sich der von der Ente gebildete Antikörper zunächst bindet. Zur Glomerulonephritis kommt es aber erst dann, wenn der Organismus der Ratte selbst Antikörper gegen das Enteneiweiß produziert, das ja mit dem Antikörper injiziert wird. Da nun solches Enteneiweiß besonders reichlich in Form des Antikörpers am Glomerulum sitzt, erfolgt gerade hier die stärkste Reaktion zwischen dem von der Ratte selbst gebildeten Antikörper und dem Antikörper aus der Ente, wobei der Sitz dieser Reaktion, das Glomerulum, in Mitleidenschaft gezogen wird. In ähnlicher Weise kann es zu Glomerulonephritis kommen, wenn man artfremdes Globulin injiziert, das sich gelegentlich seiner Ausscheidung durch die Niere im Glomerulum in größerer Konzentration ansammelt. Bildet dann der Organismus mit diesem Eiweiß reagierende Antikörper, so kann der dabei entstehende Antigen-Antikörperkomplex ebenfalls das Glomerulum

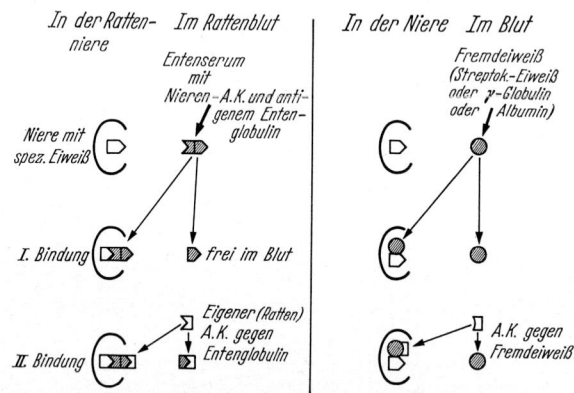

Abb. 511. Verhältnisse bei der Entstehung der Masugi-Nephritis (links) und der Nephritis durch Fremdeiweiß überhaupt (rechts). (Nach SARRE)

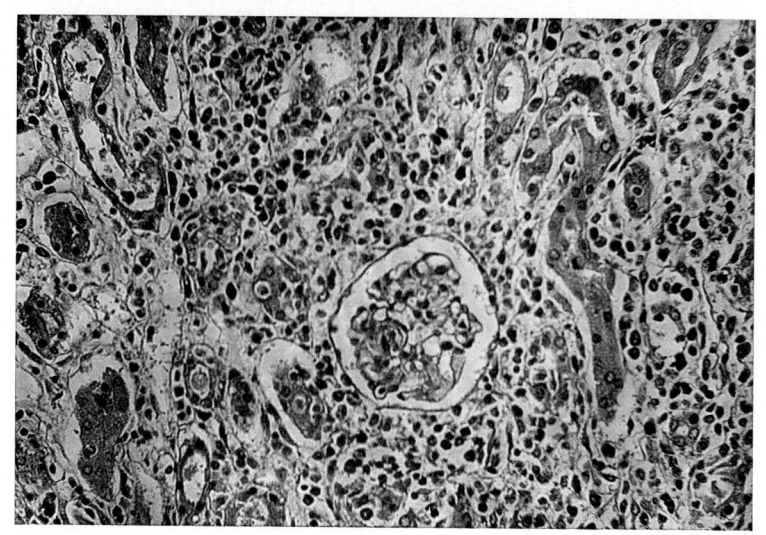

Abb. 512. Interstitielle Scharlachnephritis

schädigen, ja manche Forscher nehmen an, daß es überhaupt nur die Antigen-Antikörperkomplexe sind, die bei ihrer Ausscheidung die Glomerula schädigen. Der Entstehung der Glomerulonephritis beim Menschen liegt wohl ein ähnlicher Mechanismus zugrunde, wobei als Antikörper Bakterientoxine, in erster Linie Streptokokkeneiweiß, dienen dürften.

Der diffusen Glomerulonephritis, die das ganze Glomerulum, d.h. alle Capillarschlingen gleichmäßig erfaßt, stellt man die Herdnephritis gegenüber, bei der nur einzelne Glomerulumschlingen in einzelnen Glomerula erkrankt sind. Ein typisches Beispiel ist die Loehleinsche *nichteitrige Herdnephritis*, die bei der durch den Streptococcus viridans hervorgerufenen Endocarditis lenta (s. S. 303) auftritt. Bei dieser Erkrankung sind Glomerulumschlingen nekrotisch und durch glasig-hyaline Thrombenmassen verstopft. Das makroskopische Bild dieser Nierenerkrankung ist das einer akuten hämorrhagischen Glomerulonephritis, da es aus den erkrankten Schlingen auch zu Blutungen in den Kapselraum kommt. Bei Ausheilung der Grundkrankheit vernarben diese Schlingen.

2. **Interstitielle Nephritis.** Hierbei ist das Zwischengewebe nicht bloß am Rande an der Entzündung beteiligt wie bei der Glomerulonephritis, sondern ist der Hauptsitz der Veränderungen. Die *interstitielle seröse Nephritis* ist gekennzeichnet durch Einlagerung eines serösen Exsudates zwischen die Tubuli. Dadurch erscheint die Niere blaß, die Kapsel ist stärkstens gespannt. Die Harnausscheidung ist stark eingeschränkt (Oligurie) bis zum völligen Aufhören (Anurie). Durch Befreiung der Nieren vom Druck der gespannten Kapsel ist unter Umständen die Harnausscheidung wieder in Gang zu bringen. Diese Form der interstitiellen Nephritis findet man im Gefolge von massivem, parenteralem Eiweißzerfall, wie z. B. nach Verbrennung, aber auch nach Hämolyse. Bei der *zelligen Form der interstitiellen Nephritis* finden wir das Zwischengewebe besonders um die Venen an der Rindenmarkgrenze von großen einkernigen Zellen infiltriert, so daß man schon mit freiem Auge weißliche Streifen erkennen kann. Man begegnet dieser Form der interstitiellen Nephritis vor allem bei Scharlach in der ersten Krankheitswoche (Abb. 512), beim Icterus infectiosus (WEIL), aber auch bei anderen Infektionskrankheiten, wie Anginen oder infizierten Tumoren. Experimentell kann man sie durch Injektion von Fremdeiweiß erzeugen. Über die chronische interstitielle Nephritis s. S. 615.

WEGENER beschrieb 1939 eine eigentümliche Entzündung um einzelne Glomerula, die mit Nekrose und Granulombildung einhergeht. Gleichzeitig besteht auch eine ähnliche granulierende Entzündung im oberen Respirationstrakt und eventuell auch um Arterien des übrigen Körpers. Diese sog. *Wegenersche Granulomatose* hat also gewisse Ähnlichkeit mit einer Arteriitis und Periarteriitis.

i) Bakterielle Nephritis

In die Niere gelangte Bakterien rufen zumeist eine eitrige Entzündung hervor. Die Zufuhr der Entzündungserreger kann durch das Blut *(hämatogen)* oder vom Nierenbecken *(pyelogen)* erfolgen. Die mit dem Blutstrom zugeführten Keime werden stets in beide Nieren gelangen und in jeder ziemlich gleichmäßig abgesetzt. Die entstehenden Entzündungsherde sind daher bis zu einem gewissen Grade „diffus" verteilt. Gelangen die Bakterien aus den einzelnen Herden mit dem Harnstrom von der Rinde in das Mark oder noch weiter in das Nierenbecken und die Harnblase, so können sie auf diesem ganzen Wege wiederum Entzündungen hervorrufen, die wir dann als *„absteigend"* (descendierend) bezeichnen. Die vom Nierenbecken aus in die Niere eindringenden Keime ergreifen dagegen gewöhnlich nicht beide Nieren gleichzeitig und auch jede einzelne nur herdförmig. Da die Entzündung sich entgegen dem Harnstrom vom Nierenbecken zuerst in die Marksubstanz und dann auf die Rinde ausbreitet, bezeichnen wir sie als *„aufsteigend"* (ascendierend). Das Auf- und Absteigen der Entzündung wird dabei nicht bloß von der Lichtung der Harnkanälchen her unterhalten, sondern geht regelmäßig auch im Zwischengewebe vor sich.

1. **Hämatogene (descendierende) eitrige Nephritis.** Bei Pyämie gelangen Mikroorganismen mit dem Blutstrom in die Niere. Sie treten durch die Glomerulumschlingen in den Kapselraum über und werden dann mit dem Harnstrom weitergetrieben. Gelangen so Bakterien in den ausgeschiedenen Harn, so spricht man von *Bakteriurie*. Staphylokokken, Streptokokken, Typhusbakterien (diese zuweilen in großen Mengen) hat man im Harn nachgewiesen. Dabei brauchen die Keime weder an den Glomerulumschlingen noch an den Harnkanälchen Schädigungen zu hinterlassen. Sie können aber unterwegs in den Lichtungen der Harnkanälchen

steckenbleiben, und zwar schon in der Rinde, besonders gern jedoch in den Sammelrohren des Markes, wo sie dann umschriebene Entzündungen erzeugen: Es kommt zur Bildung von zahlreichen Abscessen, die entsprechend dem Verlauf der Sammelrohre länglich-streifige Gestalt haben. Man vergleicht den Übertritt der Bakterien in den Harn mit einer Sekretion und spricht von einer Bakterienausscheidung. Demgemäß werden die auf dem geschilderten Wege entstandenen Abscesse als *Ausscheidungsabscesse* bezeichnet.

Die Bakterien können aber auch in den Gefäßen selbst haften. Das geschieht besonders in den *Glomerula*, in deren Schlingen sie so wuchern, daß sie die Capillar-

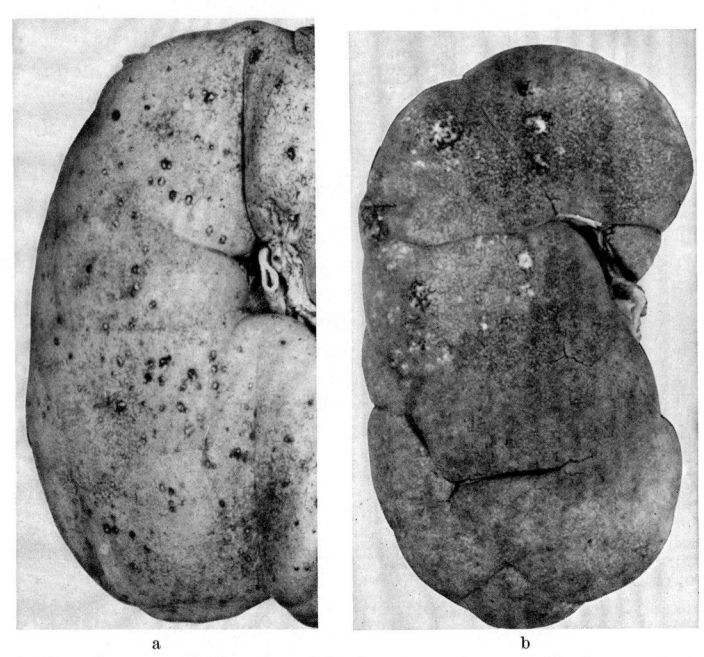

a b
Abb. 513 a u. b. Nierenabscesse. a Gleichmäßig verteilte hämatogene, b gruppenförmig angeordnete Abscesse bei ascendierender Pyelonephritis

lichtungen wie eine Injektionsmasse ausfüllen (Abb. 55). Sie können aber ebenso in den *Capillaren des Zwischengewebes* steckenbleiben und sich dort vermehren. So kommt es in der Rinde zur Entstehung zahlreicher, ziemlich gleichmäßig verteilter stecknadelkopfgroßer Abscesse, welche runde, gelbliche, von einem roten (hyperämischen) Hof umgebene Herde darstellen (Abb. 513a). Oft reißen sie beim Abziehen der Kapsel ein und lassen den eitrigen Inhalt heraustreten. Da im Bereich solcher Abscesse die Kanälchenwandungen zerstört sind, können Keime mit dem Harnstrom verschleppt werden und im Mark ebenfalls Ausscheidungsabscesse hervorrufen. Siedeln sich die Keime in den *Capillaren des Marks* an, so erzeugen sie dem Gefäßverlauf der Örtlichkeit entsprechend länglich gestaltete Eiterherde, die von den Ausscheidungsabscessen gestaltlich kaum zu unterscheiden sind.

Die im Rahmen einer Pyämie auftretenden Abscesse bleiben meist klein, da die schwere Grundkrankheit dem Leben bald ein Ende bereitet. Falls aber nur wenige Bakterien, z. B. Staphylokokken bei einer Furunkulose, in das Blut gelangen und die Pyämie nur kurz andauert, entstehen nur wenige Abscesse, ja manchmal nur ein Absceß, der sich dann weiter ausbreiten und zu einer chronischen Niereneiterung führen kann. Diese bezeichnet man als *Staphylomykose*.

Bisweilen brechen die unter der Nierenoberfläche sitzenden Eiterherde nach außen durch. Der Eiter breitet sich dann entweder zwischen erhaltener Faserkapsel und Niere aus (eitrige *Perinephritis* bzw. perinephritischer Absceß), oder die Faserkapsel wird eingeschmolzen; dann entsteht eine Vereiterung des Zellgewebes um die Niere (eitrige *Paranephritis* bzw. paranephritischer Absceß).

Nicht immer erzeugen die auf dem Blutweg in die Niere bzw. in das Zwischengewebe gelangten Bakterien eine eitrig einschmelzende Entzündung. Sie können auch eine chronische interstitielle Entzündung hervorrufen, die teils zur interstitiellen Bindegewebsvermehrung, teils auch zu langsamer Zerstörung des tubulären Apparates führt *(sklerosierende und destruierende interstitielle Nephritis)*.

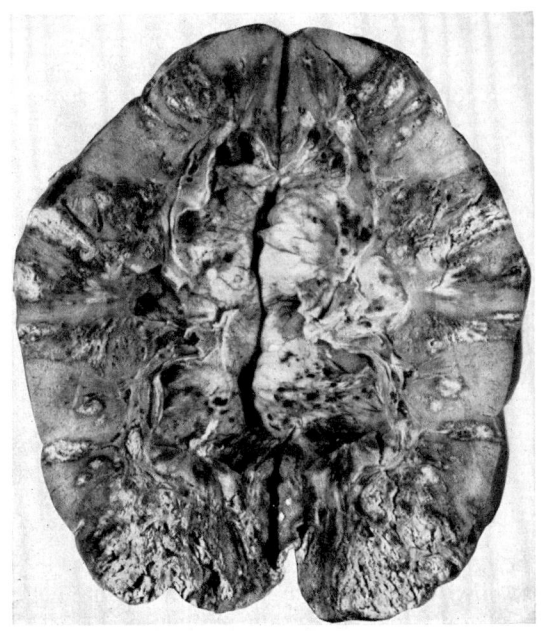

Abb. 514. Eitrige, aufsteigende Pyelonephritis. Streifenförmige Abscesse vom Mark bis an die Oberfläche der Rinde

Die Nieren werden dadurch kleiner und fester; das makroskopische und mikroskopische Bild kann unter Umständen weitgehend demjenigen der chronischen Pyelonephritis gleichen (s. weiter unten). In vier Fünftel der Fälle findet sich eine eigentümliche braun gefärbte und areaktive Papillenspitzennekrose. Als Ursache kommen zwei wahrscheinlich zusammenwirkende Faktoren in Betracht, die hämatogene bakterielle Schädigung — allerdings sind Bakterien nur in einem Viertel der Fälle nachweisbar — und der Mißbrauch von Phenacetin. Der schrumpfende Prozeß führt letztlich durch Urämie zum Tode.

2. Vom Nierenbecken ausgehende (ascendierende) eitrige Nephritis (Pyelonephritis). Die ascendierenden Entzündungen der Niere entstehen vom Nierenbecken aus, wenn sie in ihm primär entstanden oder von der Blase herauf fortgeleitet wurden, wobei gewöhnlich eine Harnstauung unterstützend mitwirkt. Tatsächlich gelingt es experimentell nur dann, eine solche Entzündung zu erzeugen, wenn man durch ein unvollständiges Abflußhindernis eine Harnstauung und gleichzeitig eine bakterielle Infektion setzt. So entstehen Pyelitis (Nierenbeckenentzündung, s. unten) *und* Nephritis, die wir unter der Krankheitsbezeichnung Pyelonephritis zusammenfassen. Naturgemäß werden zuerst die Markkegel ergriffen, von denen aus die Bakterien im Zwischengewebe und in den Harnkanälchen bis zur Nierenoberfläche vordringen. Meist handelt es sich um eine eitrige Infiltration mit oder ohne umschriebene eitrige Einschmelzung (Absceßbildung). Als Erreger kommt hauptsächlich das Bact. coli in Betracht.

Makroskopisch sieht man in den Markkegeln gelbliche (eitrige) Streifen. Sie ziehen, den Markstrahlen folgend, als von roter Randhyperämie begleitete Bänder bis zur Rinde und in sie hinein (Abb. 513). Auf der Oberfläche (Abb. 514 b) der Niere sieht man verwaschene Flecke oder Abscesse, die ähnlich aussehen wie die hämatogenen, aber in Gruppen angeordnet sind, von denen jede dem Gebiet eines Markkegels entspricht. Das ungleichmäßige Ergriffensein der einzelnen Markkegelgebiete ist für die Pyelonephritis geradezu kennzeichnend. Weshalb die Bakterien in die eine Papille leichter als in die andere vordringen, läßt sich nicht sagen.

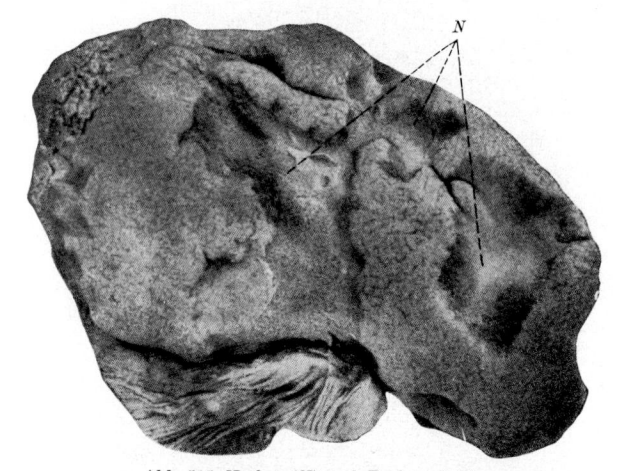

Abb. 515. Narben (*N*) nach Pyelonephritis

In den späteren Stadien können die anfänglich getrennten Abscesse zu *eitrigen Einschmelzungen* größeren Umfangs zusammenfließen.

Die Markkegel werden zuweilen ganz nekrotisch („Papillennekrose"), werden dann eitrig demarkiert und abgestoßen, um schließlich im Harn zu erscheinen. Bei etwa der Hälfte dieser Fälle findet sich ein Diabetes mellitus.

Der *weitere Verlauf* der Pyelonephritis ist in den einzelnen Fällen verschieden. Die oberflächlich gelegenen Abscesse können in gleicher Weise wie bei hämatogener, eitriger Nephritis zu peri- und paranephritischen Abscessen führen. Manchmal kommt es auch durch eitrige Einschmelzung des Nierengewebes zu einem so starken Parenchymschwund, daß schließlich die ganze Niere in einen mit Eiter gefüllten Sack (Pyonephrose) umgewandelt ist.

Kommt die Entzündung jedoch zum Stillstand, ehe die Eiterung allzu große Ausdehnung erlangt hat, so kann *Heilung* eintreten. Aus den Absceßherden werden dem Gebiet einzelner Markkegel entsprechende, flache Narben (Abb. 515) mit graurötlichem Grund, die gewöhnlich, der Ausbreitung der akuten Entzündung entsprechend, Rinde und Mark umfassen. Histologisch findet man neben geschrumpften, hyalinen Glomerula verhältnismäßig viele Glomerula mit erhaltenen Schlingen; die Kanälchen sind atrophisch und von hyalinen Cylindern erfüllt, so daß sie auf Durchschnitten an kolloidgefüllte Schilddrüsenbläschen erinnern. Ausgedehnte Narbenbildung führt zu einer Verkleinerung der Niere, die manchmal einen sehr beträchtlichen Grad erreicht (pyelonephritische Schrumpfniere).

3. Tuberkulöse Entzündung. Die Tuberkulose der Nieren zeigt in Analogie zur unspezifischen eitrigen Nephritis verschiedene Bilder, je nachdem, ob die Infektion auf dem Blutweg (descendierend) oder durch Fortschreiten vom Nierenbecken aus (ascendierend) erfolgt ist.

Zu den hämatogen entstandenen Formen gehört zunächst die *Miliartuberkulose* der Nieren, die in der Regel Teilerscheinung einer allgemeinen Miliartuberkulose ist und stets beiderseits auftritt. Die Oberfläche der Niere zeigt entweder gleichmäßig verstreute, miliare, grauweiße Knötchen oder unscharf begrenzte, verwaschene Fleckchen.

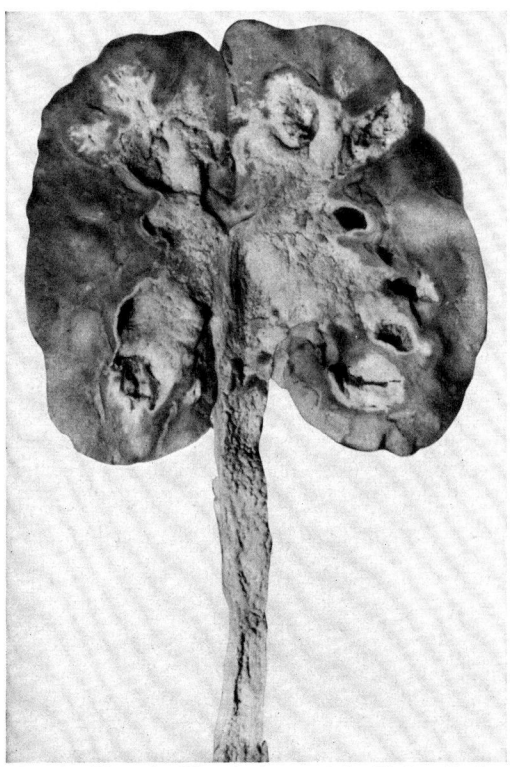

Abb. 516. Käsige Tuberkulose der Niere, des Nierenbeckens und des Ureters. In den obersten Kelchen streifiges Aufsteigen der Verkäsung in den Markkegeln; rechts oben ein cavernös-käsiger Zerfallsherd

Die sog. *Ausscheidungstuberkulose* kommt in Analogie zu den unspezifischen Ausscheidungsabscessen dadurch zustande, daß Tuberkelbakterien auf dem Blutweg die Glomerula befallen und von diesen in den Harn ausgeschieden werden (Tuberkelbakteriurie). Auf diesem Wege können sie sich im Mark ansiedeln oder aber unmittelbar auf dem Blutweg in die Marksubstanz gelangen. Hier entstehen streifenförmige, rasch verkäsende Herde, die unter Umständen großen Umfang erreichen können. Die Ausscheidungstuberkulose tritt häufig einseitig auf — entsprechend etwa der Staphylomykose.

Ausbreitung und Verlauf einer solchen Nierentuberkulose ist sehr verschieden. Es kann bei einem einzelnen oder mehreren käsigen Herden in der Marksubstanz bleiben, die sich gegen die Umgebung abkapseln *(geschlossene Nierentuberkulose)* und unter Eindickung des käsigen Inhalts ausheilen. In anderen Fällen verbreitern sich die käsigen Streifen, so daß sie bald die Markkegel ganz beteiligen; sie dehnen sich ferner in die Rinde bis zur Kapsel aus (Abb. 516). Unterdessen hat an den

Markkegeln eine Abstoßung der zerfallenden, verkästen Massen in die Kelche begonnen *(offene Nierentuberkulose)*. So entstehen Defekte, später Höhlen, die mit käsiger Wand versehen sind. Manchmal spielt sich dieser Vorgang nur an einzelnen Markkegeln ab, manchmal an allen. In diesem Fall verkäst und zerfällt das Nierengewebe überall bis nahe an die Kapsel, so daß ein buchtiger, mit käsigen Wandungen versehener Sack entsteht *(käsige Pyonephrose)*. In ihm bleibt der Käse dauernd liegen, wenn, wie es meist der Fall ist, auch der Ureter ergriffen und durch abgestoßene käsige Massen verstopft ist. Weiterhin wandelt sich der Rest der Rinde in ein mit der Kapsel verlötendes Narbengewebe um. So kann der Zerstörungsvorgang zur Ruhe kommen. Der Käse dickt sich ein *(Kittniere)*, wird mörtelähnlich mit Kalk imprägniert und liegt dauernd und verhältnismäßig unschädlich in der narbigen Hülle *(Mörtelniere)*. Bei nur einseitiger Tuberkulose ist die Exstirpation der schwer geschädigten Niere möglich. Eine etwa schon vorhandene Blasentuberkulose (s. S. 629) wird durch die Exstirpation günstig beeinflußt.

Außer der hämatogenen (descendierenden) Form der Nierentuberkulose kommt auch eine *ascendierende* Form vor: von einem käsig zerfallenden Markkegel kann die Tuberkulose über das ebenfalls („descendierend") erkrankte Nierenbecken auf eine bisher unveränderte Papille überspringen. Schließlich kommt es manchmal durch die von einer Niere stammenden Tuberkelbakterien zu einer Erkrankung der Harnblase und von hier aus zu aufsteigender Tuberkulose des anderen Ureters, Nierenbeckens und der Niere. (Die Tuberkulose ist also in der einen Niere descendierend, in der anderen ascendierend.) Begünstigend wirkt genauso wie bei der unspezifischen Entzündung eine gegebenenfalls bestehende Harnstauung. Mit freiem Auge sieht man in einer ascendierend von Tuberkulose befallenen Niere (ähnlich wie bei gewöhnlicher Pyelonephritis) streifige, tuberkulös-käsige Herde im Mark und in Gruppen angeordnete Tuberkel an der Oberfläche, wobei jede der Gruppen einem ergriffenen Markkegel entspricht.

k) Cysten

Die Niere ist überaus häufig der Sitz zahlreicher *kleiner Cystchen* von Hirsekorngröße. Infolge Verkalkung ihres eingedickten Inhalts bilden sie manchmal weiße Fleckchen oder Stippchen an der Nierenoberfläche.

Weitaus seltener als die kleinen Cysten sind *größere, solitäre Cysten*, die apfel- oder faustgroß werden können.

Unter *Cystenniere* verstehen wir einen vor der Geburt bereits ausgebildeten oder doch schon angelegten Zustand, bei dem das Organ von außerordentlich zahlreichen, meist dichtgedrängten Cysten eingenommen und dadurch beträchtlich vergrößert ist. Fast ausnahmslos sind beide Nieren befallen. Grundsätzlich lassen sich zwei Hauptformen der Cystenniere unterscheiden.

Das eine Mal handelt es sich um eine cystische Erweiterung so gut wie aller von der Ureterknospe ausgehender Sammelrohre, obwohl kein mechanisches Abflußhindernis für den von den Glomerula sezernierten Harn vorhanden ist. Offenbar staut sich der Harn in den stark erweiterten Sammelrohren. Dadurch sind die Nieren zwar stark vergrößert, haben aber ihre grobe Form bewahrt. Diese *kleincystische* Form der Cystenniere (Abb. 517) ist mit dem Leben nicht vereinbar. Die Kinder sterben kurz nach der Geburt.

Bei der anderen Form der Cystenniere sind normale und cystische Nephrone gemischt. Dabei kann jeder Teil des Nephrons cystisch verändert sein. Meist betroffen sind der Bogen der Henleschen Schleife, die Bowmansche Kapsel und der proximale Tubulus contortus. Zwischen den Cysten liegen zunächst noch genügend funktionstüchtige Nephrone, die das Leben ermöglichen. Allerdings vergrößern sich die einmal angelegten Cysten im Lauf des Lebens immer mehr (*grobcystische* Form der Cystenniere, Abb. 518) und können so das funktionierende

Parenchym langsam aber stetig zum Verschwinden bringen. Die Kranken sterben schließlich dann doch eines Tages an der unausbleiblichen Urämie. Sie tritt natürlich sofort ein, wenn man eine der beiden Cystennieren operativ entfernt und so das ohnehin kaum zureichende funktionierende Parenchym plötzlich um die Hälfte vermindert. Es handelt sich um ein dominant vererbliches Leiden, dem die Kranken gewöhnlich im Alter von etwa 50 Jahren erliegen, also zu einem Zeitpunkt, in dem sie bereits Nachkommen gezeugt haben können. Oft sind Cystennieren mit Cystenleber und Cystenpankreas vergesellschaftet.

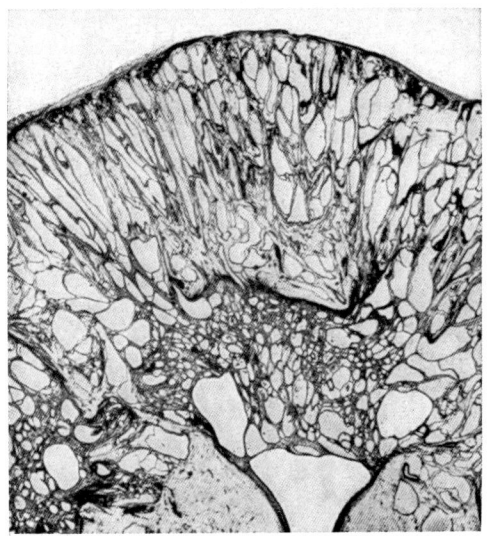

Abb. 517. Angeborene Cystenniere, kleincystische Form. Lupenvergrößerung

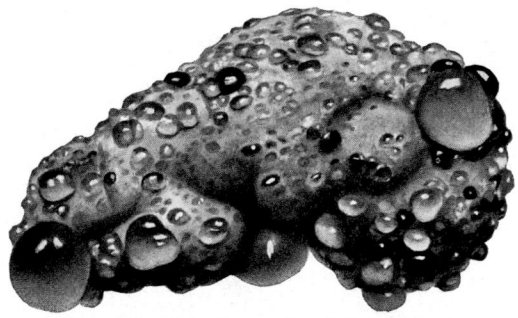

Abb. 518. Oberfläche einer grobcystischen Cystenniere

l) Geschwülste

An der Oberfläche der Niere findet man beim Erwachsenen häufig *in der Rinde gelegene*, bis erbsengroße rundliche *Knötchen*, die mikroskopisch entweder bindegewebige (Fibrome, Lipome, Myome) oder epitheliale Geschwülstchen (tubuläre, papilläre, manchmal verfettende Adenome) darstellen. Manchmal haben sie Beziehung zur tuberösen Hirnsklerose.

Die sog. *Markfibrome*, runde, höchstens erbsengroße, weißliche Knoten in der Marksubstanz enthalten hindurchziehende Harnkanälchen und können makroskopisch mit Tuberkeln verwechselt werden.

Das **Adenosarkom** (Wilms[1]-Tumor) kommt im Kindesalter vor. Es setzt sich aus verschiedenen Gewebsarten zusammen, unter denen besonders Nester kleiner

---
[1] M. WILMS (1867—1918), deutscher Chirurg.

lymphocytenähnlicher Zellen, glatte und quergestreifte Muskelfasern, gelegentlich auch Knorpelzellen ins Auge fallen. Daneben finden sich auch von zylindrischem Epithel gebildete, drüsenähnliche Räume (Abb. 519), die manchmal an unentwickelte Glomerula erinnern, sowie Inseln von Plattenepithel. Solche Geschwülste

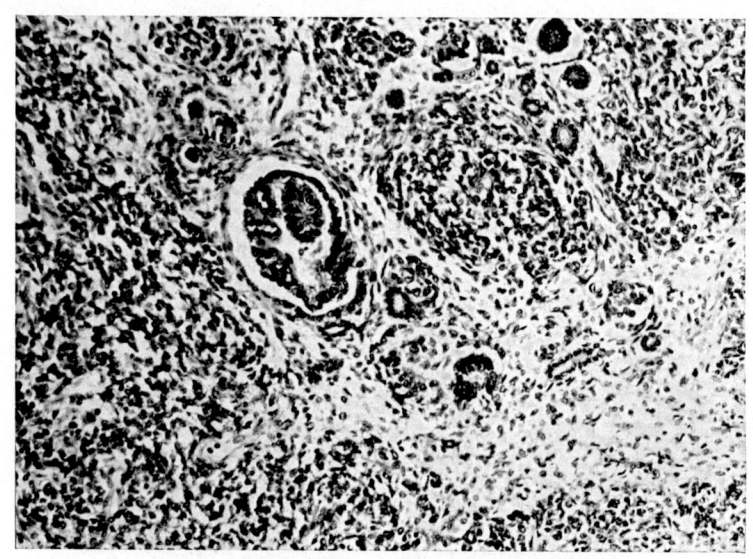

Abb. 519. Adenosarkom der Niere (Wilms-Tumor)

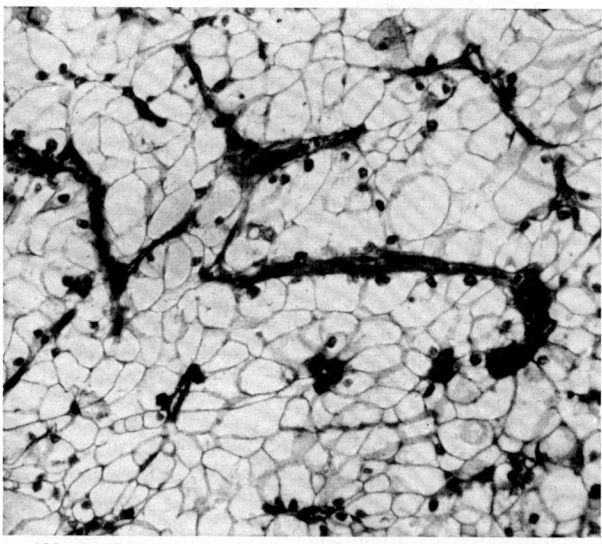

Abb. 520. Typisches Hypernephrom mit pflanzenzellähnlichen Zellen

erreichen oft eine beträchtliche Größe und setzen auch Metastasen, in denen bald der eine, bald der andere Gewebsanteil überwiegt. Sie sind durch rechtzeitige Operation in etwa 50% zu heilen.

Die häufigste epitheliale Geschwulst der Niere ist das sog. **Hypernephrom.** Der Tumor stellt, wenn er typisch gebaut ist, einen im Nierengewebe sitzenden Knoten dar, der eine ausgesprochen bunte Schnittfläche besitzt: Durch Verfettung der epithelialen Geschwulstzellen entstehen buttergelb gefärbte Abschnitte; der Reichtum an blutgefüllten Capillaren und die recht häufigen Blutaustritte verursachen eine stellenweise vorherrschende rote Farbe; grobe Bindegewebszüge um und im Tumor erscheinen weißlich. Histologisch sind die Geschwulstzellen zu Strängen und Röhren angeordnet; besonders kennzeichnend ist das Vorhandensein von großen Zellen mit deutlichen Zellgrenzen und wasserklarem, „leerem" Cytoplasma, in dessen Mitte der Kern gewissermaßen zu schweben scheint. Sie gleichen

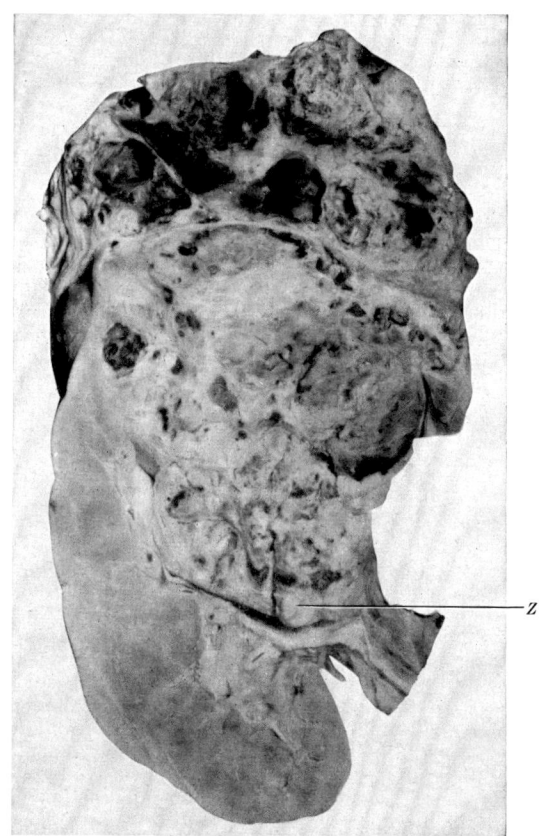

Abb. 521. Hypernephrom der Niere, das am oberen Pol die Kapsel durchbrochen hat und bei Z zapfenförmig in das Nierenbecken vorwuchert

am ehesten Pflanzenzellen (Abb. 520). Diese eigenartige Beschaffenheit geht auf den Gehalt des Zelleibs an Glykogen oder Fett zurück, die bei den gewöhnlichen Untersuchungsmethoden herausgelöst werden.

Derartig gebaute Hypernephrome treten manchmal als *gutartige*, langsam wachsende Geschwülste auf und sind von einer deutlichen Kapsel umgeben. Gelegentlich können sie aber doch Metastasen in das Knochensystem setzen, die dann einzeln auftreten und ebenso differenzierte Zellen enthalten wie der Primärtumor. Dieses Verhalten erinnert durchaus an die „metastasierende Kolloidstruma" (S. 380).

Aus solchen gutartigen Hypernephromen können aber unter Auftreten undifferenzierter, sarkomartiger Zellen *bösartige* Geschwülste hervorgehen, die die Kapsel durchsetzen und zerstörend in die Umgebung vorwachsen. Sie brechen dann in das Nierenbecken ein (Abb. 521), so daß es zu den klinisch-diagnostisch wichtigen Nierenblutungen kommt. Sehr häufig erfolgt auch ein Einbruch in die Nierenvenen, in die das Geschwulstgewebe zapfenförmig vorwächst; losgelöste Geschwulstzellen können dann leicht mit dem Blut in die Lungen verschleppt werden und dort Metastasen bilden. Gern siedeln sich die Hypernephrommetastasen auch im Knochen an, den sie zerstören. Etwa 5—6% aller Hypernephrome geben einen Stoff in das Blut ab, der schon in der normalen Niere (wahrscheinlich in den Tubulusepithelien) produziert wird und die rote Blutbildung fördert (Erythropoetin). Da beim Tumor die Abgabe aber nicht von den Bedürfnissen des Organismus reguliert wird, kommt es zu einer Polycythämie. Erythropoetin konnte auch in anderen Nierentumoren und im Inhalt von Nierencysten nachgewiesen werden.

GRAWITZ[1] hat als erster darauf hingewiesen, daß die histologische Beschaffenheit, besonders die Verfettung der Tumorzellen und ihre Anordnung in Strängen an das Verhalten der Nebennierenrinde und ihrer Geschwülste erinnert. Er leitete deshalb die Hypernephrome von den obenerwähnten versprengten Nebennierenkeimen in der Nierenrinde ab. Danach würde es sich eigentlich um Nebennierengeschwülste handeln, die sich in der Niere entwickelt hätten. So erklärt sich der Name „Hypernephrom", d.h. Nebennierengeschwulst. Die Grawitzsche Lehre war lange Zeit herrschend, und man bezeichnete die Hypernephrome geradezu als Grawitz-Tumoren. Genauere Untersuchungen haben aber gezeigt, daß in der Nebenniere selbst niemals Geschwülste vom Bau der Hypernephrome vorkommen. Die „echten", in der Nebenniere sitzenden Hypernephrome sind vielmehr ganz anders gebaut und haben auch als endokrine Geschwülste manchmal besondere biologische Wirkungen, die den Hypernephromen der Niere stets fehlen. Außerdem bestehen zwischen den obenerwähnten kleinsten Adenomen der Nierenrinde und den ausgewachsenen Hypernephromen der Niere alle Übergänge. Das Hypernephrom stellt also ein besonders gebautes Adenom oder ein Carcinom der Niere dar.

II. Nierenbecken und Ureter

a) Mißbildungen

Häufig kommt einseitige, weit weniger oft beiderseitige *Verdoppelung des Ureters* vor, wobei immer auch zwei Nierenbecken vorhanden sind. Meist vereinigen sich die verdoppelten Ureteren nach kürzerem oder längerem Verlauf (unvollständige Verdoppelung), weit seltener bleiben sie bis zu ihrer Einmündung in die Blase getrennt (vollständige Verdoppelung). Stets kommt der tiefer mündende Ureter aus dem höher gelegenen Nierenbecken, es erfolgt also eine Überkreuzung der beiden Ureteren (Abb. 522).

Angeborene *Stenose oder Atresie des Ureters* kommt an verschiedenen Stellen seines Verlaufes vor. Bei Verschluß am Ostium kann sich das unterste Stück des Ureters in Form einer Cyste in die Harnblase vorwölben (Ureterocele vesicalis, Abb. 523).

Bisweilen finden sich bei Neugeborenen oder Säuglingen stark erweiterte und geschlängelte Ureteren, in deren Lichtung die Schleimhaut in Form von Falten vorspringt. Man wollte mangels eines nachweisbaren Hindernisses in dieser Falten- oder Klappenbildung die Ursache der Erweiterung erblicken, es ist jedoch viel wahrscheinlicher, daß es sich in solchen Fällen um angeborenen *Riesenwuchs des Nierenbeckens bzw. des Ureters* handelt.

b) Hydronephrose

Jede Abflußbehinderung des Harns führt zunächst zu einer Drucksteigerung im harnableitenden Röhrensystem. Vollzieht sich der Druckanstieg *plötzlich*, so kann die Anheftungsstelle der Nierenkelche an die Nierenpyramiden im Bereich des sog. Fornix einreißen, und Harn tritt in das Gewebe aus. Er gelangt dann in die Lymphgefäße, aber auch in verletzte Venen (sog. *pyelovenöser Reflux*).

Macht sich dagegen das Abflußhindernis *langsam* geltend, so kommt es zunächst zu einer Arbeitshypertrophie der Muskulatur, die aber gewöhnlich sehr bald in eine Dehnung der Wand und *Ausweitung der Lichtung* übergeht. Es wird von der Lage des Hindernisses abhängen, welche Abschnitte der abführenden Harnwege hypertrophisch und erweitert sind.

---

[1] P. GRAWITZ (1850—1932), Pathologe, Greifswald.

Sitzt das Hindernis an der Abgangsstelle des Ureters vom Nierenbecken, so wird nur dieses ausgeweitet. Man spricht von *Hydronephrose*. Die häufigsten Ursachen einer solchen reinen Hydronephrose sind eingekeilte Steine, eine ventilartige Falte, die sich infolge eines hohen Abgangs des Ureters vom Nierenbecken gebildet hat (Abb. 524), oder eine akzessorische Nierenarterie (Abb. 525),

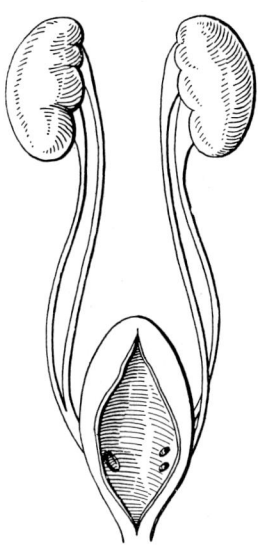

Abb. 522. Vollkommene Verdoppelung des linken Nierenbeckens und Ureters (doppelte Ausmündung in die Harnblase). Verdoppelung des rechten Nierenbeckens und Spaltung des rechten Ureters (einfache Ausmündung in die Harnblase)

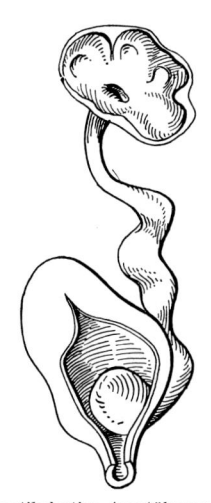

Abb. 523. Divertikelartige Ausstülpung des blind endenden linken Ureters in die Harnblase (Ureterocele vesicalis). Ureter erweitert und geschlängelt. Niere hydronephrotisch verändert

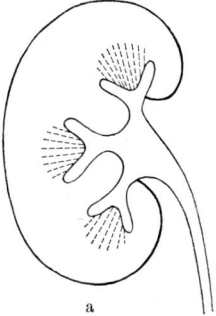

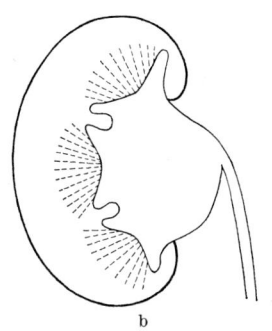

Abb. 524 a u. b. Normaler Abgang des Ureters (a); schiefer Abgang (b) mit Abflußbehinderung und Hydronephrose

die von der Aorta unmittelbar zum unteren Nierenpol zieht und dabei den Ureter abklemmt. Der gestaute Harn dehnt das Nierenbecken aus. Die gleichzeitige Erweiterung der Kelche bewirkt eine Abflachung der Papillen (Abb. 524, 526), die von den Ansatzstellen der Kelche her ausgezerrt und von der Papillenspitze her eingedrückt werden. Bei fortgesetzter Ausdehnung wird die Niere durch die Auftreibung umfangreicher; die Kelche erweitern sich immer mehr und bilden sackartige Ausbuchtungen des Nierenbeckens, die durch die zusammengedrückten Columnae renales getrennt sind (Abb. 526). Durch alle diese Vorgänge wird das Nierengewebe zusammengedrückt und in den höchsten Graden bis auf Millimeterdicke verschmälert (Sackniere).

Wie Tierversuche gezeigt haben, führt ein subtotaler Verschluß des Ureters selbst nach 8—9 Wochen noch zu keiner völligen Aufhebung der *Nierenfunktion;* eine Rückbildung der Nierenveränderungen ist dann noch möglich. Ein totaler Verschluß verursacht allerdings schon nach 2—3 Wochen völlige Funktionslosigkeit und Atrophie der Niere.

Die *histologischen Veränderungen* sind um so schwerer, je hochgradiger und älter die Hydronephrose ist. Die Harnkanälchen werden atrophisch und verschwinden manchmal ganz

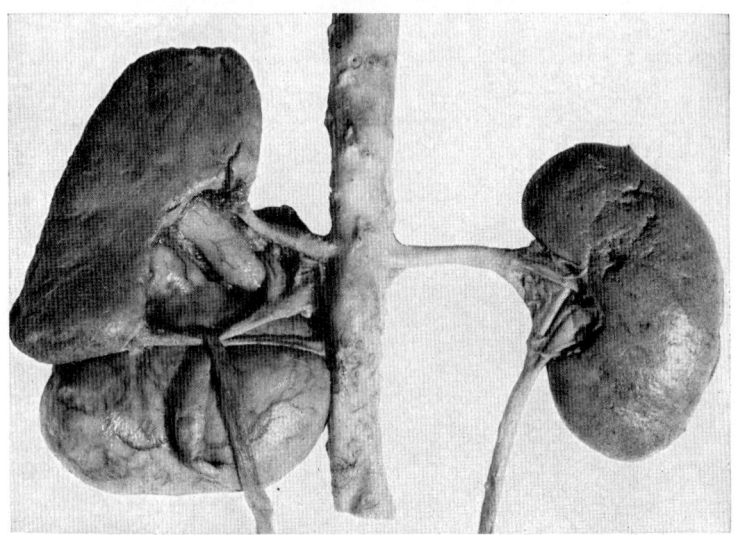

Abb. 525. Akzessorische Arterie zum unteren Pol der linken Niere, die durch Abknickung des Ureters zur Hydronephrose geführt hat. (Nach ZOLLINGER)

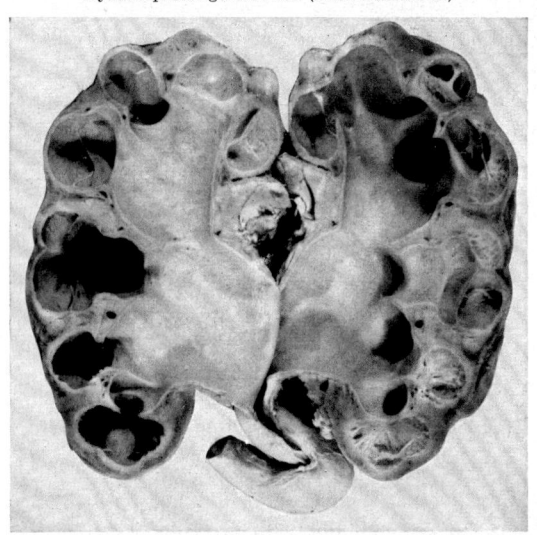

Abb. 526. Hydronephrose höheren Grades. Das Nierenbecken und die Kelche sehr stark erweitert, das Nierenparenchym verschmälert

oder enthalten stark färbbare Cylinder, so daß sie an Durchschnitte durch Schilddrüsenfollikel erinnern. Das Bindegewebe nimmt besonders an der Rinden-Markgrenze zu und ist zellig infiltriert. In die weiten Glomerulumkapseln hängen die Capillarknäuel frei hinein, oder die Glomerula machen dieselbe Umwandlung zu kleinen, homogenen Körperchen durch wie bei der Schrumpfniere.

Wenn das Hindernis unten im Ureter sitzt, dehnt sich nicht bloß das Nierenbecken, sondern auch der Ureter der Breite und der Länge nach aus *(Hydro-*

ureter); er kann den Durchmesser eines Dünndarms erreichen und verläuft stark geschlängelt.

Die Hydronephrose ist *einseitig* bei Hindernissen in einem Ureter, *doppelseitig* bei solchen in der Blase, Prostata oder Urethra. Nur einseitig kann sie lange ertragen werden und zur Bildung der Sackniere führen: Doppelseitig hat sie schon bei geringerer Ausbildung Tod durch Urämie zur Folge.

Da der gestaute Harn oft Bakterien enthält (z.B. bei Cystitis), kann sich mit der Hydronephrose eine Pyelitis und Pyelonephritis (S. 615) kombinieren; wir sprechen von *Pyonephrose.*

c) Entzündung (Pyelitis, Ureteritis)

Als Ursache der Nierenbeckenentzündung kommt (abgesehen von Konkrementen) descendierende Infektion von der Niere oder — weitaus häufiger — ascendierende Infektion von der Harnblase aus in Betracht. Auch an ein Überwandern von Keimen aus dem Dickdarm auf dem Lymphwege hat man gedacht. Bei der *katarrhalischen* und *eitrigen* Pyelitis ist die Schleimhaut stark gerötet, von Blutungen durchsetzt und geschwollen. Bei schwerer Entzündung gesellen sich *pseudomembranös-nekrotisierende* Veränderungen hinzu: Kleinfleckige oder umfangreiche, graue, durch fibrinöse Exsudation verdickte Nekrosen, die mit Harnsalzen inkrustiert werden können (vgl. Cystitis). Nach ihrer Abstoßung bleiben *Geschwüre* zurück. Heilung ist möglich.

Der *Inhalt des Nierenbeckens* bei Pyelitis wird von trübem, manchmal eitrigem, schmutzig verfärbtem Harn gebildet, der auch Konkremente enthalten kann. Diese bilden sich als Folge der Harnzersetzung oder waren schon vor Beginn der Entzündung vorhanden und trugen zu ihrer Entstehung bei. Kann der eitrige Inhalt wegen Verstopfung des Ureters nicht abfließen, so füllt er das Nierenbecken und die erweiterten Kelche prall aus (Pyonephrose). Später dickt er sich ein, wird mörtelartig und von der entzündlich schrumpfenden Niere fest umschlossen. Das Bild kann dann dem einer Mörtelniere nach Tuberkulose ähnlich sein.

Chronische Entzündungen des Nierenbeckens führen zu einer Verdickung der Schleimhaut, die dann eine wulstige Oberfläche aufweist. Bisweilen wandelt sich das Übergangsepithel des Nierenbeckens und Ureters unter dem Einfluß chronischer Entzündungen in ein verhornendes Plattenepithel um, so daß die Schleimhaut ein epidermisähnliches Aussehen gewinnt. Über die dann eintretende Cholesteatombildung vgl. S. 173.

Als *Pyelitis* bzw. *Ureteritis cystica* wird eine (auch in der Harnblase vorkommende) Veränderung bezeichnet, welche in der Bildung stecknadelkopf- bis erbsengroßer Cystchen besteht, die über die Oberfläche der Schleimhaut vorragen. Die Cystchen haben einen wasserklaren, manchmal gelblichen oder bräunlichen Inhalt. Sie entstehen aus abgesproßten Epithelnestern, die sich durch zentralen Zerfall und Verflüssigung in kleine Hohlräume umwandeln. Eine Entzündung im wahren Sinne des Wortes liegt also nicht vor.

Über *tuberkulöse Entzündung* s. S. 617 und Abb. 516.

d) Geschwülste

Papillome kleiden oft in sehr großer Zahl Nierenbecken und Ureter aus und verlegen die Lichtung. Sie entsprechen in ihrem Verhalten den Papillomen der Harnblase. Primäre Carcinome des Nierenbeckens sind nicht häufig, jene des Ureters ganz selten. Sehr oft brechen maligne Hypernephrome in das Nierenbecken ein, ferner greifen Carcinome von Nachbarorganen (namentlich des weiblichen Genitales) oft auf den Ureter über, engen ihn ein oder verschließen ihn.

III. Harnblase[1]

a) Mißbildungen

Bleibt der Urachus in seiner ganzen Ausdehnung offen, so entsteht eine *Vesicoumbilicalfistel;* ist er an seinem Blasen- und Nabelende geschlossen, aber an einer oder an mehreren Stellen seines Verlaufs offen, so können sich *Urachuscysten* entwickeln.

Bisweilen findet sich bei Neugeborenen eine abnorm große, weite und sehr dickwandige Harnblase (Riesenharnblase), meist auch gleichzeitig eine abnorme Länge und Weite der Ureteren. In diesen Fällen handelt es sich gewöhnlich nicht um die Folge einer mechanischen Behinderung des Harnabflusses, sondern um *angeborenen Riesenwuchs* in ähnlicher Weise wie bei angeborener Hydronephrose und Hydroureter (s. S. 623ff.).

Die *Ekstrophie*[2] oder Inversio[3] der Harnblase stellt einen Teil eines Mißbildungskomplexes dar, der in der ausgeprägtesten Form eine Spaltbildung der vorderen Bauchwand vom Nabel

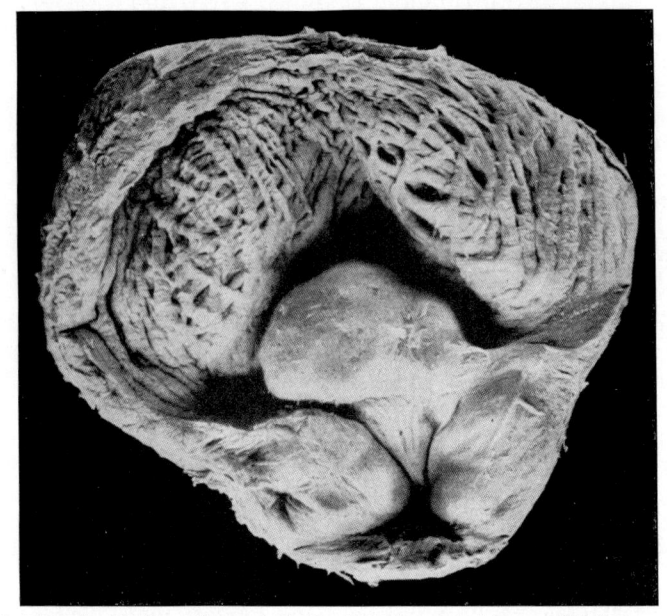

Abb. 527. Prostatahypertrophie. Vergrößerung der beiden Seitenlappen und des sog. Mittellappens. Dabei besteht eine Hypertrophie der Blasenwand (Balkenblase)

abwärts umfaßt und auf die nach oben offene Harnröhre (Epispadie, s. S. 644) übergreift. Bei der reinen Ekstrophie ist bloß die Haut über der Symphyse offen und diese selbst nicht geschlossen (Spaltbecken), so daß die hintere Harnblasenwand frei zutage liegt. Nach kürzerer oder längerer Zeit kommt es regelmäßig zu Entzündung der Blase bzw. aufsteigender Infektion der Ureteren, Nierenbecken und Nieren.

b) Hypertrophie, Dilatation, Divertikel

Andauernde Erschwerung des Harnabflusses löst eine *Arbeitshypertrophie* der Blasenmuskulatur aus. Die Muskelbündel nehmen an Umfang beträchtlich zu und springen als dicke Wülste oder Balken in die Lichtung vor; daher die Bezeichnung Balken- oder Trabekelblase (Abb. 527). Auch verstärkte Kontraktionen der Blasenmuskulatur, wie sie durch chronisch-entzündliche Reize (z.B. Steine) verursacht werden, führen zur Hypertrophie.

Erweiterung, *Dilatation,* der Harnblase tritt bei plötzlicher Verlegung des Harnabflusses auf. Sie kommt aber auch bei andauernder Erschwerung des Harn-

---

[1] lat.: vesica (urinaria); griech.: kystis. [2] Ek-strophe (griech.) Auswärts-kehrung.
[3] Inverto (lat.) umkehren.

abflusses vor, wenn die arbeitshypertrophische Muskulatur nicht mehr imstande (insuffizient) ist, das Hindernis zu überwinden (vgl. Herzhypertrophie und Dilatation bei Klappenfehlern S. 315). Außerdem gibt es noch eine Harnblasenerweiterung infolge Lähmung (namentlich bei Rückenmarkserkrankung). Überdehnte, manchmal bis über Nabelhöhe reichende Harnblasen sieht man oft bei Bewußtlosen, doch kommt es kaum je zu einer Spontanruptur.

In der Balkenblase finden sich regelmäßig, und zwar vorwiegend in den unteren und seitlichen Abschnitten der Wand, seichtere oder tiefere *Aussackungen der*

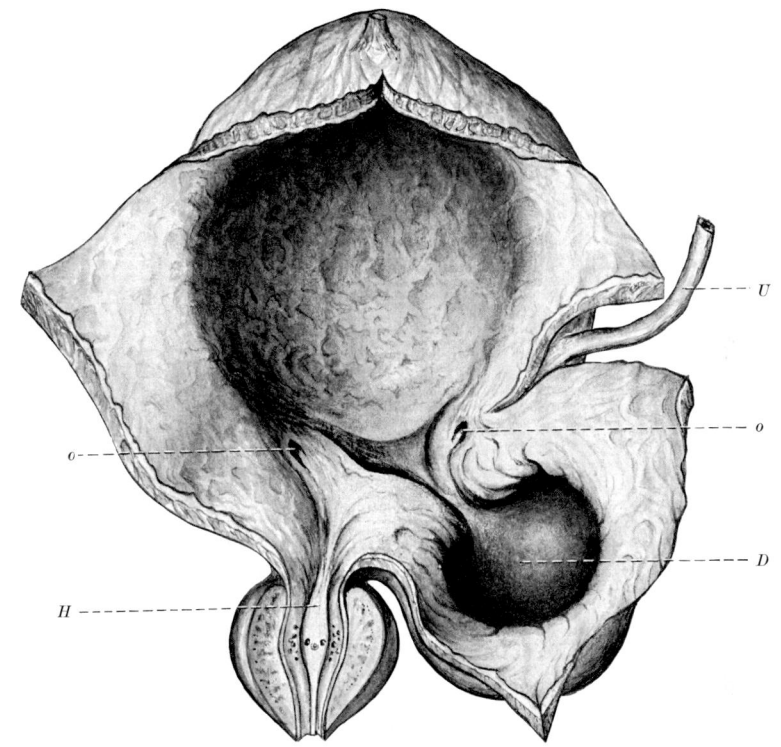

Abb. 528. Großes Divertikel D der Harnblase zwischen der Mündung des linken Ureters U und der Urethra H o Ureterenmündungen. Die Harnblasenwand ist verdickt

Schleimhaut („Zellen"), die sich zwischen den vorspringenden Muskelwülsten einsenken, aber die Wand nicht nach außen vorbuckeln, sog. Pseudodivertikel (Abb. 527).

Von ihnen sind die *Divertikel* zu unterscheiden, die Ausstülpungen der ganzen Harnblasenwand darstellen. Sie erreichen manchmal eine sehr beträchtliche Größe (Abb. 528). Harnblasendivertikel sind meist angeboren, können aber auch erworben sein und durch erhöhten Innendruck in der Blase entstehen. Da die Divertikel meist sackförmig sind, d.h. nur durch einen engen Hals mit der Blasenlichtung in Verbindung stehen, kommt es in ihnen leicht zu Zersetzung und Infektion des stillstehenden Harns und dadurch wieder zu Entzündungen, nicht selten auch zur Steinbildung.

c) Kreislaufstörungen

Blutungen in die Blasenschleimhaut bzw. Lichtung entstehen bei Entzündungen, hämorrhagischer Diathese usw. Bisweilen sind stark erweiterte Schleimhautvenen, sog. Blasenvaricen oder Blasenhämorrhoiden, die Quelle beträchtlicher Blutungen.

Ödem der Harnblasenschleimhaut tritt häufig infolge von Entzündung der Harnblase oder ihrer Umgebung sowie nach Operationen an den Beckenorganen auf. Die Schleimhaut ist dann stark aufgelockert und springt in Form gallertig durchscheinender Wülste und Buckel in die Lichtung vor.

d) Entzündung (Cystitis)

Entzündungen der Harnblase entstehen meist durch *Bakterien*, die von der Urethra aus, gegebenenfalls mit dem Katheter, hineingelangten oder (seltener) von der Niere kamen oder vom Blut aus in die Wand abgesetzt wurden. Begünstigend sind *Harnstauung* und die Gegenwart reizender Fremdkörper (Blasensteine

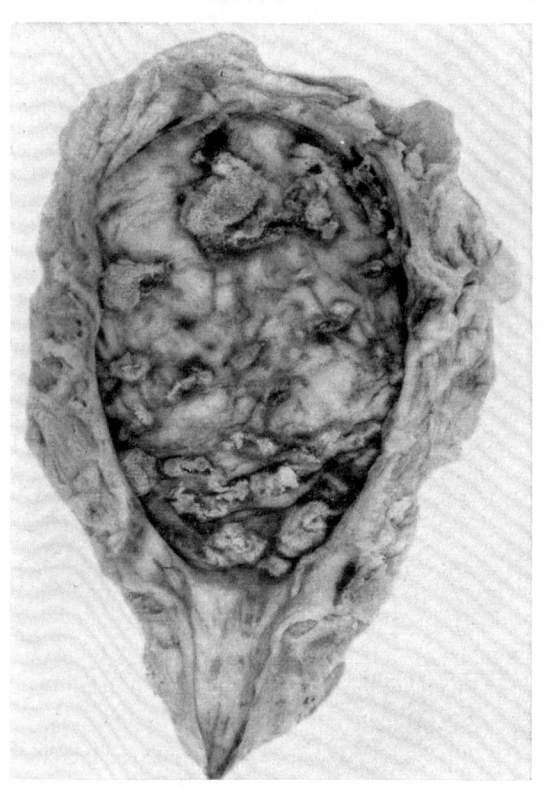

Abb. 529. Pseudomembranöse Cystitis

usw.). Auch chemische Schädlichkeiten (Cantharidin usw.) können Cystitis machen. Bei den Bakterien handelt es sich in erster Linie um Escherichia coli und Proteus vulgaris, ferner um die pyogenen Kokken, Gonokokken u. a. Bei Gegenwart von Escherichia coli ist die Harnreaktion gewöhnlich sauer, bei Anwesenheit von Proteus alkalisch.

Die *akute katarrhalische* Entzündung geht einher mit Rötung und Schwellung, ja Wulstung der Schleimhaut sowie mit Abschilferung des Epithels, häufig auch mit Blutungen. Die *eitrige* Cystitis kann sich mehr oberflächlich abspielen (eitriger Katarrh) oder zu einer entzündlichen Durchsetzung der ganzen Wand führen (interstitielle Cystitis). Die Infiltration greift manchmal über auf das umgebende Bindegewebe (paravesicale Phlegmone, Paracystitis) oder den Peritonealüberzug der Blase (Pericystitis), woran sich allenfalls Peritonitis anschließen kann. Die *pseudomembranöse* Cystitis tritt besonders bei Blasenlähmung auf infolge von

Rückenmarkserkrankungen, wie Tabes dorsalis usw. Sie führt zu oberflächlicher Nekrose des Epithels und Membranbildung (Abb. 529). Die Harnblase ist dann in großer Ausdehnung oder vollständig von schmutziggrauen Schorfen ausgekleidet und in den tieferen Schichten oft hämorrhagisch infiltriert. Stoßen sich die Schorfe ab, so bleiben Geschwüre zurück. Meist sind die Pseudomembranen mit harnsauren Salzen inkrustiert und daher gelblich gefärbt.

Bei lang andauernder oder in wiederholten Schüben verlaufender Entzündung *(chronischer Cystitis)* sind Schleimhaut und Submucosa durch kleinzellige Infiltration und Bindegewebswucherung beträchtlich verdickt und fleckweise durch veränderten Blutfarbstoff braun oder schiefergrau verfärbt.

Bei der interstitiellen Cystitis erstreckt sich die entzündliche Infiltration auch auf die Muskelschicht, die dann im chronischen Verlauf der Erkrankung mehr und mehr bindegewebig durchwachsen wird. Durch narbige Schrumpfung dieses Bindegewebes wird die Harnblase im ganzen kleiner und starr, nicht dehnbar *(entzündliche Schrumpfblase)*. Jede stärkere Harnfüllung ist dann mit heftigen Schmerzen verbunden, ja manchmal reißt die Schleimhaut ein, und es entwickelt sich ein einzelnes Geschwür *(sog. Hunnersches[1] Geschwür)*.

In manchen Fällen chronischer Cystitis finden sich in der Schleimhaut, namentlich in der Nähe des Blasenhalses, Gruppen vorspringender Lymphfollikel, die in ihrer Peripherie eine ringförmige, schwarzgraue Pigmentierung aufweisen. Die Veränderung wird als *Cystitis nodularis* oder *granularis* bezeichnet.

Manchmal kommt es im Anschluß an chronische Entzündungen zu einer Plattenepithelmetaplasie der Schleimhaut, die dann in größerer oder geringerer Ausdehnung weißlich und trocken erscheint *(Xerosis[2] vesicae)*.

Gasbildende Bakterien führen zu *Cystitis emphysematosa*, bei welcher mit Kohlendioxyd gefüllte Hohlräume in der Wand der Harnblase auftreten.

Eine der Pyelitis cystica (vgl. S. 625) vollkommen analoge Veränderung stellt die sog. *Cystitis cystica* dar.

Da die *Tuberkulose* der Harnblase in der Regel durch absteigende Infektion von der Niere aus zustande kommt, finden sich die ersten Veränderungen gewöhnlich in der Umgebung der Ureterostien in Form von miliaren Knötchen und linsenförmigen (lentikulären) Geschwüren. Nach operativer Entfernung der erkrankten Niere heilt oft die Blasentuberkulose überraschend schnell.

e) Konkremente

Im ganzen Verlauf der ableitenden Harnwege kann es zur Bildung von Konkrementen kommen, die zu $9/10$ aus anorganischem Material, vor allem Calciumhaltigen Verbindungen, und einer organischen Matrix bestehen.

Die *Größe* der Steine wechselt zwischen der einer Erbse und eines Hühnereis.

Die *Form* der Konkremente ist bis zu einem gewissen Grade von der Örtlichkeit bestimmt, in der sie entstanden sind. Im Nierenbecken auftretende Steine (Nephrolithiasis) stellen manchmal geradezu Ausgüsse desselben und seiner Kelche dar (Abb. 530). Dadurch, daß Pyramidenspitzen eine Eindellung im Ausguß des Kelches hinterlassen, entsteht eine gewisse Ähnlichkeit mit einem Pfeifenkopf (Pfeifenkopfsteine). Konkremente im Ureter nehmen eine länglich-spindelige Form an, Konkremente in der Harnblase sind meist rund.

Ihrer *chemischen Zusammensetzung* nach sind die häufigsten Konkremente die folgenden:

Uratsteine bestehen entweder ausschließlich aus Harnsäure (reine Harnsäuresteine) oder aus harnsauren Salzen des Natriums, Magnesiums oder Ammoniaks. Sie entstehen im sauren Urin und besitzen eine mahagonibraune oder gelbrötliche Farbe, eine glatte oder feinhöckerige Oberfläche und ziemlich harte Konsistenz.

Oxalatsteine bestehen aus oxalsaurem Kalk. Sie sind sehr hart, und haben gewöhnlich eine unregelmäßig-warzige Oberfläche, die durch Blutfarbstoff braun bis

---

[1] S. L. HUNNER (geb. 1868), Chirurg in Baltimore.   [2] Xeros (griech.) trocken.

schwarz gefärbt ist, da sie infolge ihrer Gestalt leicht durch mechanische Schädigung zu Schleimhautblutungen führen. Sie treten gewöhnlich in der Einzahl auf und bleiben oft im Harnleiter stecken. Reine Oxalatsteine sind selten, häufig kombinieren sie sich mit Uratsteinen derart, daß Urat- und Oxalatschichten aufeinander folgen.

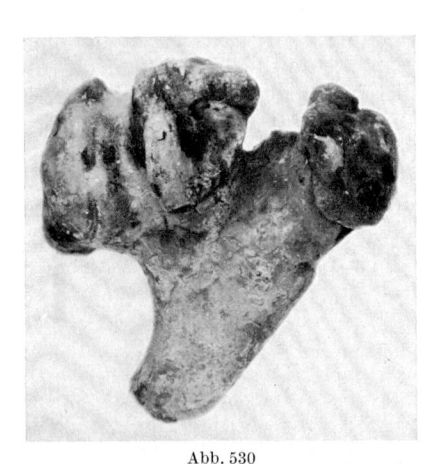

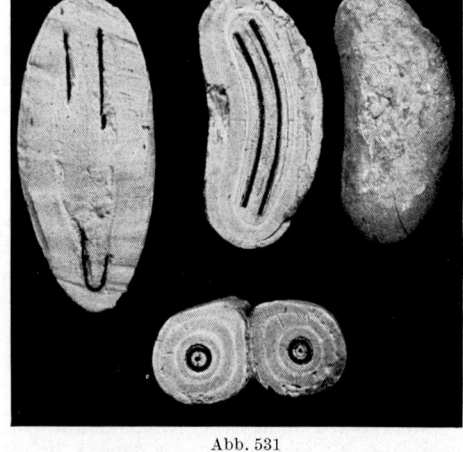

Abb. 530
Abb. 531
Abb. 530. Ausgußstein des Nierenbeckens
Abb. 531. Phosphatsteine um in die Harnblase eingebrachte Fremdkörper. Links Haarnadel, rechts und unten Stückchen eines Katheters auf dem Quer- und Längsschliff

Phosphatsteine bestehen aus phosphorsaurem Kalk, phosphorsaurer Ammoniak-Magnesia (Tripelphosphat), seltener enthalten sie auch kohlensauren Kalk. Sie haben eine lichte, grauweiße Farbe (Abb. 531) und sind sehr brüchig, namentlich bei größerem Gehalt an Tripelphosphat. Die Phosphatsteine entstehen im Gegensatz zu den beiden erstgenannten Steinen im alkalischen Harn.

Andere Steinarten (Xanthin-, Cystin-, Eiweiß- bzw. Fibrinsteine) sind selten.

Bei der *Entstehung* der Harnsteine spielt besonders das Calcium eine Rolle. Alle Zustände, die einen zu hohen Calciumgehalt des Harns hervorrufen, können zu Ausfällungen führen, wie z.B. zu reichliche Ausscheidung von Calcium im Harn bei Hypercalcämie infolge Hyperparathyreoidismus oder bei der renalen hypochlorämischen Acidose, bei der die Nieren nicht genügend Bicarbonat in den Tubuli rückresorbieren und der Harn dementsprechend vermehrt Calcium enthält. Andererseits können die mineralischen Harnbestandteile ausfallen, wenn körperliche Gebilde einen Kern für die Ausfällung bilden (Nukleation). Das können ebenso künstlich in die Lichtung eingebrachte Stoffe (s. Abb. 531) sein, wie auch Fibrin-Fetzen, nekrotische Zellen und Exsudatreste. Kleinste grießartige Konkremente, die sich an den Papillen bilden, können abfallen und als Harngrieß zu Steinkernen werden. Neben einer gewissen, offenbar vererbbaren Disposition zur Harnstein-

Abb. 532. Vorkommen von Harnsteinen bei Obduktionen in Leipzig. (Nach H.-I. SCHUMANN)

bildung spielen auch äußere Einflüsse, z. B. die Ernährung, eine Rolle, wie sich aus dem Absinken der Häufigkeit von Harnsteinen während Kriegs- und Notzeiten ersehen läßt (Abb. 532).

Die *Folgen* sind je nach Lage und Größe der Konkremente verschieden. In den Ureter hineingelangte kleinste Steine vermögen infolge der durch sie ausgelösten Muskelkontraktionen zu sehr schmerzhaften Koliken zu führen, die in die Leistengegend ausstrahlen, während viel größere Harnblasensteine symptomlos bleiben können. Die Konkremente können auch dadurch, daß sie die Schleimhaut reizen, eine Entzündung auslösen und unterhalten; sie entstehen aber selbst oft genug bei einer Entzündung, wobei diese den Steinkern liefert, und zwar besonders dann, wenn es sich um aufsteigende Entzündungen der Harnwege handelt. Gerade bei diesen kommt es nämlich zu einer Hemmung der Carboanhydrase und zu einer starken Alkalität des Harns; eine Stauung und Zersetzung des Harns wirkt meistens begünstigend mit. Auf diese Weise entsteht ein Circulus vitiosus, der schwer zu unterbrechen ist.

f) Geschwülste

Die häufigste Geschwulst der Harnblase ist das *Papillom*, welches namentlich bei Männern vorkommt und vorzugsweise in den unteren Abschnitten der hinteren Harnblasenwand, oft in der Nähe der Uretermündungen, sitzt. Es besitzt einen Grundstock aus sehr langen und vielfach verzweigten Papillen, der von einem dem Blasenepithel entsprechenden vielschichtigen Überzug bedeckt ist (Abb. 533). Dieser stößt sich leicht ab und füllt die Zwischenräume zwischen den Zotten aus, so daß sie miteinander zu einem rundlichen Polypen verklebt erscheinen.

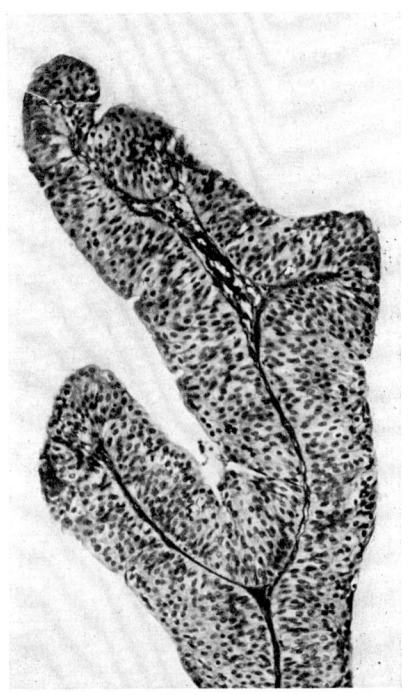

Abb. 533. Verzweigte Zotte aus einem Papillom der Harnblase

So macht die Geschwulst auf dem Obduktionstisch oft zunächst den Eindruck eines soliden Körpers. Aber schon ein leichter Wasserstrahl, der die Epithelmassen fortspült, legt den papillären Bau klar. Die zarten Zotten werden oft abgerissen; so erklären sich die häufigen Blasenblutungen bei Papillomträgern. Abgeschilferte Epithelien und ganze Zotten können mit dem blutigen Harn entleert werden.

Papillär gebaute Carcinome, *Zottenkrebse*, der Blase lassen sich manchmal schwer von Papillomen unterscheiden, aus denen sie auch hervorgehen. Das Carcinom dehnt sich oft über größere Strecken der Blaseninnenfläche aus (Abb. 534) und durchwächst zum Unterschied vom gutartigen Papillom die ganze Wand. Bricht es in Nachbarorgane ein, so können durch Zerfall der Krebsmassen abnorme Verbindungen mit der Blase (Fisteln) entstehen.

Schon bald nachdem in Deutschland die Anilinfabrikation in großem Maßstab aufgenommen wurde, stellte man bei manchen Arbeitern Papillome der Harnblase fest. Sie gingen häufig nach kürzerer oder längerer Zeit in richtige Zottenkrebse über. Man sprach deshalb von *„Anilinkrebs der Harnblase"*. Inzwischen wurden auch andere aromatische Amine, Chromatstaub und chemische Stoffe mit dem Auftreten von Blasenkrebs in Zusammenhang gebracht; in jüngster Zeit auch das Tabakrauchen. Allerdings machen die durch Chemikalien bedingten Blasenkrebse kaum 0,5% aller Blasenkrebse aus. Der ursächliche Zusammenhang zwischen Anilin und Geschwulstentstehung konnte auch durch Tierversuche erwiesen werden: Die Fütterung von β-Naphthylamin ruft bei Hunden papillomatöse Blasentumoren hervor. Da sie ausbleiben, wenn man vorher die Ureteren in den Darm einpflanzt, muß die tumorerzeugende Substanz im Harn enthalten sein. Nun konnte tatsächlich gezeigt werden, daß Abbauprodukte von Anilin, an Glucuronide und Sulfate gebunden im Harn erscheinen und in diesem Zustand harmlos ausgeschieden werden, während sie im nichtgebundenen, Zustand carcinogen wirken. Es ist deshalb bemerkenswert, daß bei Blasencarcinomkranken — allerdings auch bei manchen anderen Erkrankungen — ein diese Bindung sprengendes Ferment (Glucuronidase) vermehrt gefunden wird.

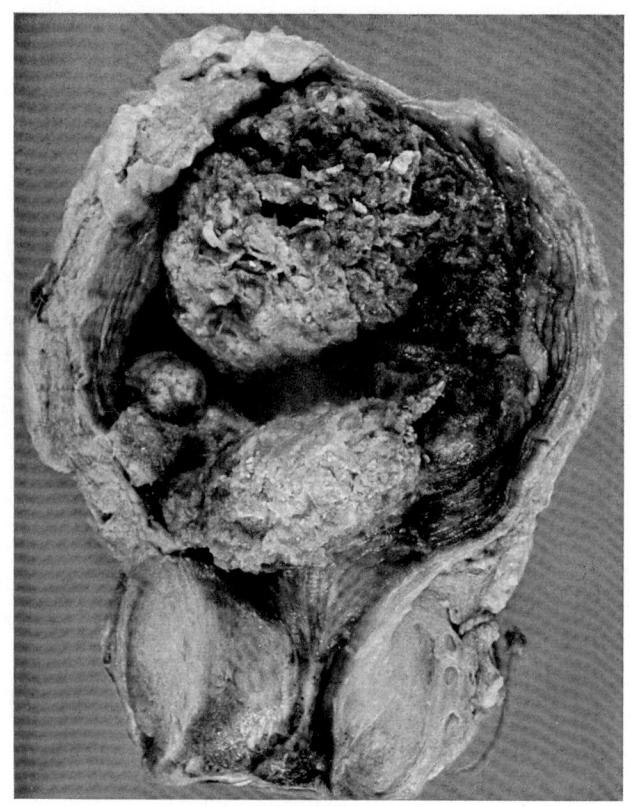

Abb. 534. Multiple papilläre Blasenkrebse

Häufig greifen Carcinome der Nachbarorgane, vor allem der Prostata und der Portio uteri, auf die Blase über (s. S. 643, 666).

IV. Harnröhre

1. Mißbildungen. Im Verlauf der männlichen Urethra, meist im membranösen Teil, kommen angeborene, klappenartig wirkende Faltenbildungen vor, die den Abfluß des Harns erschweren. Harnstauung und Hydronephrose sind die Folge.

2. Verletzungen. Einrisse oder Zerreißung der Harnröhre können durch Traumen verschiedener Art, bei Frauen namentlich während der Geburt (Quetschung der Urethra durch den Kopf des Kindes oder durch Instrumente) zustande kommen. Am häufigsten werden Verletzungen durch Fremdkörper hervorgerufen, besonders durch den Katheter bei Stenosen der männlichen Harnröhre (Abb. 535). Er durchbohrt ihre Wand und erzeugt im periurethralen Gewebe einen sog.

falschen Weg (französisch: „fausse route"). Dieser kann blind enden oder wieder in die Urethra zurückführen. Durch seine Infektion kommt es zu paraurethralen Abscessen, Urininfiltration und jauchiger Phlegmone. Heilt die periurethrale Eiterung aus, dann bleiben Narbenstrikturen zurück.

3. **Entzündung, Urethritis.** Am häufigsten wird die Urethritis durch den Gonococcus hervorgerufen (Gonorrhoe, Tripper[1]). Es gibt jedoch auch nichtgonorrhoische Entzündungen der Harnröhre, die gewöhnlich durch chemische und mechanische Reizungen, seltener durch Bakterien erzeugt werden. Die gonorrhoische Urethritis beginnt beim Manne in der Schleimhaut der Fossa navicularis und breitet sich von hier ziemlich rasch über die ganze Urethra aus. Sie ist im ersten Beginn katarrhalisch, wird aber sehr bald zu einer eitrigen Entzündung, die mit Absonderung eines dicken, gelbgrünen Eiters einhergeht. Später wird das Sekret dünner, schleimig-eitrig, schließlich serös-schleimig.

Von der Urethra kann die Entzündung auf die Harnblase und auf dem Wege der Samenblase und des Ductus deferens auf den Nebenhoden *übergreifen*, wo es zur gonorrhoischen Epididymitis kommt. Auch Abscesse in der Prostata, in den Cowperschen Drüsen und in der Umgebung der Urethra kommen vor. Sehr selten werden die Gonokokken auf dem Blutwege verschleppt und können dann eine schwere *Allgemeininfektion*, eine Gonokokkensepsis, hervorrufen. Von metastatischen Eiterungen werden besonders einzelne Gelenke befallen (namentlich Hand- oder Kniegelenk). Bei Ausheilung der Entzündung können in der Urethra strikturierende Narben entstehen (Abb. 535).

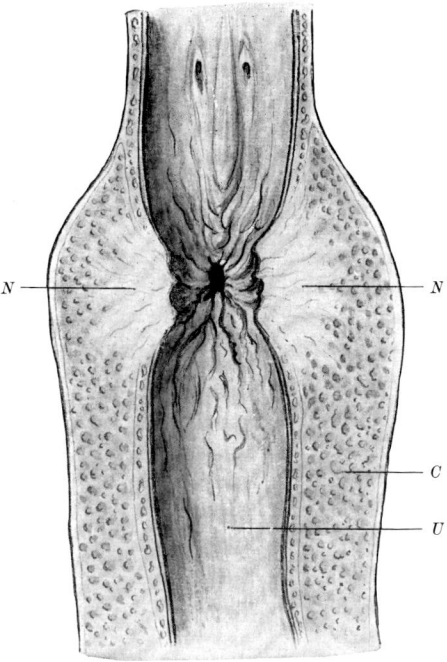

Abb. 535. Striktur der Urethra nach Gonorrhoe, unterhalb der Pars membranacea. *U* Urethra; *C* kavernöses Gewebe; *N* Narbengewebe. An der verengten Stelle eine in die Weichteile am Damm führende Perforationsöffnung; Schleimhaut dort narbig verzogen

H. Männliche Geschlechtsorgane

I. Hoden[2] und Nebenhoden[3]

a) Entwicklungsstörungen

Gelangt der Hoden infolge Störung seines Descensus nicht in das Scrotum, so liegt *Retentio testis, Kryptorchismus*[4], vor. Dabei kann der Hoden in der Bauchhöhle (Bauchhoden) oder im Leistenkanal (Leistenhoden) liegenbleiben. Das ist bei etwa 3% aller Neugeborenen der Fall. Der Hoden gelangt aber in der Regel etwas später von selbst in seine normale Lage; die Häufigkeit retinierter Hoden bei Rekruten beträgt bloß noch etwa 0,1%. In seltenen Fällen kommt es durch Störungen des Descensus zu einer *Ectopia testis*, bei der der Hoden z. B. am Perineum oder

---

[1] Entstanden aus: „Trüpfer" — abgeleitet von „tropfen". [2] griech.: orchis; lat.: testis bzw. testiculus (Verkleinerungswort). [3] griech.: epididymis; lat.: paratestis. [4] Krypte (griech.) verdeckter Gang.

in der Schenkelbeuge liegt. Der retinierte oder ektopische Hoden kann zwar seine endokrine Funktion ausüben, es kommt aber nicht zur Samenbildung. Diese verlangt nämlich eine tiefere Temperatur der Umwelt, welche nur im Hodensack selbst gewährleistet ist[1]. Ein an falscher Stelle liegender Hoden ist etwa 100mal häufiger Sitz von Tumoren als ein richtig gelagerter. Der Arzt wird daher trachten müssen, den retinierten Hoden spätestens vor Einsetzen der Geschlechtsreife in den Hodensack zu befördern.

b) Atrophie

Bei seniler Involution, Alkoholmißbrauch, bei schweren Erkrankungen, die mit Kachexie einhergehen, nach Röntgenbestrahlungen sowie bei manchen innersekretorischen Störungen verfallen die Hoden der Atrophie. Sie werden kleiner, meist weicher und sind dunkelbraun gefärbt. In den atrophischen Anteilen ist die Tunica propria der Samenkanälchen beträchtlich hyalin verdickt; die samenbildende Tätigkeit bleibt aber lange erhalten. Die pigmenthaltigen Zwischenzellen rücken näher aneinander, vermehren sich auch und bedingen so die braune Farbe.

Atrophie *einzelner* Kanälchen ist häufig auch im normalen Hoden jüngerer Personen anzutreffen.

c) Kreislaufstörungen

Verschluß der A. spermatica interna hat ischämische Nekrose des Hodens zur Folge (nicht des Nebenhodens, der von der A. deferentialis versorgt wird). Durch *Verschluß der abführenden Venen*, z.B. bei Drehung des Samenstranges (Stieltorsion), kommt es zu hämorrhagischer Infarzierung und Nekrose des Hodens.

d) Entzündung

Die Entzündung des Hodens (Orchitis) und Nebenhodens (Epididymitis) entsteht entweder durch Fortleitung auf dem Wege des Ductus deferens (bei Entzündungen der Harnröhre, Harnblase, Prostata) oder durch direktes Übergreifen einer Entzündung von der Umgebung (Hodenhüllen, Samenstrang) oder endlich metastatisch auf dem Blutweg (z. B. bei Mumps, Pyämie, Variola usw.).

Die *akute Orchitis* führt durch Hyperämie und Exsudation in die Kanälchen und in das Zwischengewebe zu einer starken Vergrößerung und schmerzhaften Verhärtung des Hodens. Die Entzündung kann ausheilen oder in Eiterung übergehen. Dann bilden sich kleinere oder größere Abscesse, die sich abkapseln und vernarben; bei größeren Abscessen wird bisweilen der Inhalt eingedickt und in eine breiige oder mörtelige Masse umgewandelt (sog. Atherom[2] des Hodens). In anderen Fällen bricht der Absceß nach außen durch, so daß Fisteln entstehen.

Die *chronische Orchitis* geht mit kleinzelliger Infiltration des Zwischengewebes und Bindegewebswucherung einher, die unter Schwund des Hodenparenchyms zur Ausbildung größerer, schwieliger Herde führt (Orchitis fibrosa, Fibrosis testis). Der Hoden wird kleiner und zeigt auf der Schnittfläche verschieden breite, meist zusammenfließende weiße Streifen und Flecke.

Die *akute Epididymitis*, die in den allermeisten Fällen durch Gonorrhoe verursacht wird, geht mit starker Epithelabschilferung und anfangs seröser, später eitriger Exsudation in die Kanälchen und in das Zwischengewebe einher. Nicht selten entstehen kleine, manchmal zahlreiche Abscesse, die mit Narbenbildung ausheilen. Wird die Entzündung *chronisch*, so kommt es zu Bindegewebswucherung, die schließlich zur Verödung der Kanälchen und zu Verhärtung und

---

[1] „Duo testes bene pendentes" verlangt das kanonische Recht vom Manne. [2] Athare (griech.) Weizenmehlbrei.

Schrumpfung führt. Sind beide Nebenhoden betroffen, so ist eine Entleerung des Spermas unmöglich (Impotentia generandi), was aber selten ist.

Die **Tuberkulose** tritt gewöhnlich zuerst im Nebenhoden auf, indem sie von den Kanälchen auf das pericanaliculäre Gewebe übergreift. So entstehen größere Tuberkel, die immer mehr von der Lichtung her verkäsen, bis allmählich der ganze Nebenhoden von Granulationsgewebe durchsetzt ist. Er bildet dann einen dicken, von käsigen Herden und Hohlräumen durchsetzten Wulst, der kappenartig dem Hoden aufsitzt (Abb. 536). Auf der Schnittfläche kann man oft noch die Querschnitte der Kanälchen als graue Ringe mit einem von käsigen Massen gebildeten Zentrum erkennen. Schreitet die Tuberkulose auf den Hoden fort, so folgt sie meist den Samenkanälchen: Vom Hilus ausstrahlend, entstehen reihenförmig

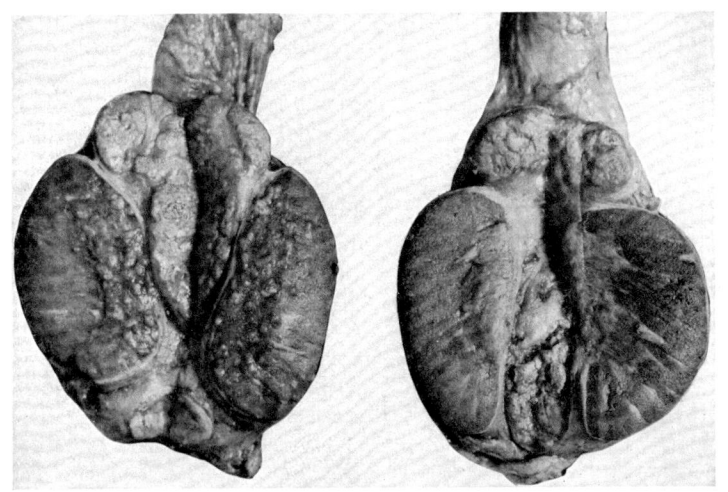

Abb. 536. Beiderseitige Nebenhodentuberkulose, links vom Hilus her auf den Hoden übergreifend

hintereinander angeordnete Knötchen, die gegen die Peripherie an Zahl abnehmen (Abb. 536).

Häufig gesellt sich zur Nebenhodentuberkulose eine tuberkulöse *Periorchitis*, die auch die Tunica vaginalis communis und das Scrotum beteiligt und zu einem Durchbruch der verkästen Massen nach außen, d.h. zu einer tuberkulösen Fistelbildung führt. Tritt aus diesen Fisteln tuberkulöses Granulationsgewebe in größerer Menge vor, so spricht man von *Fungus*[1] *tuberculosus*. Ferner wird fast immer das Vas deferens ergriffen. Seine Wand verdickt sich durch Entwicklung von Tuberkeln, die auch hier von der Lichtung aus verkäsen. Die Veränderung ist meist in der Nähe des Nebenhodens am stärksten und kann sich bis zur Prostata erstrecken.

Die Tuberkulose des Nebenhodens und Hodens entsteht in der weit überwiegenden Mehrzahl der Fälle auf dem Blutweg; sehr oft ist sie *Teilerscheinung einer Tuberkulose des gesamten Urogenitalapparates*. Dabei erfolgt die Ausbreitung der Erkrankung entsprechend dem Sekretstrom, also vom Nebenhoden durch den Ductus deferens zur Samenblase, Prostata und Harnblase. Der entgegengesetzte Weg wird nur dann eingeschlagen, wenn infolge einer Stenose der Samenwege Sekretstauung besteht.

Bei Syphilis können Gummen im Hoden auftreten (Abb. 166).

---

[1] Fungus (lat.) Pilz; in übertragener Bedeutung jedes pilzartig wuchernde Gewebe, das sich schwammig anfühlt.

e) Cysten am Hoden

Häufig kommen am Nebenhoden kleine, gestielte Anhängsel vor (s. Abb. 537/2, 4), die ein blind endigendes Nebenhodenkanälchen, ein Vas aberrans des Wolffschen Körpers, enthalten (*gestielte Morgagnische Hydatide*[1], Abb. 537/2). Fließt in dieses Kanälchen Sperma ein, so erweitert es sich zu einer bis eigroßen Cyste, der sog. *Spermatocele*. Wenn die Cyste platzt, kann Samen in die Tunica vaginalis übertreten und sich einer Hydrocele (S. 639) beimischen.

Der Tunica albuginea sitzt manchmal am oberen Pol des Hodens ein knopfförmiges Gebilde auf, das aus Resten des Müllerschen Ganges hervorgeht (*ungestielte Morgagnische Hydatide* s. Abb. 537/1). Auch aus ihr kann sich durch Erweiterung der Epithelgänge eine Cyste entwickeln.

Weitere Cysten gehen vom Rete testis oder der Paradidymis aus (s. Abb. 537/3, 5).

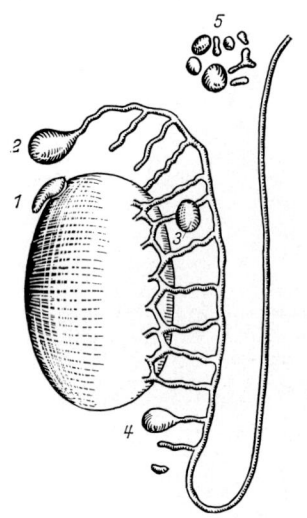

Abb. 537. Cystenbildungen am Hoden (vgl. dazu Abb. 545). *1* Ungestielte Morgagnische Hydatide; *2* gestielte Morgagnische Hydatide; *3* Retentionscyste von Kanälchen des Nebenhodens oder Rete testis; *4* Cyste aus aberriertem Nebenhodenkanälchen; *5* Cysten der Paradidymis (Giraldèsches Organ)

f) Geschwülste

Das in jedem Lebensalter vorkommende solide *Hodencarcinom* zeichnet sich durch oft rapides Wachstum und Neigung zu regressiven Veränderungen aus (fettig-nekrotischer Zerfall, Blutungen). Es bleibt anfangs innerhalb der stark gedehnten Tunica. Später, nachdem es gänseei- oder faustgroß geworden ist, durchbricht es diese Hülle und greift auf Hodensack und Samenstrang über. Weiterhin macht es Metastasen in die Lymphdrüsen der Leiste, des Beckens und vor der Wirbelsäule bis zum Zwerchfell, ja bis zur Supraclaviculargrube hinauf sowie in entfernte Organe. Histologisch zeigt die Geschwulst einen alveolären Bau und besteht aus großen, runden Zellen in einem lymphocytär infiltrierten Stroma, in dem sich tuberkelartige Ansammlungen epitheloider Zellen finden können. Man leitet die Geschwulstzellen vom samenbildenden Epithel der Hodenkanälchen ab und bezeichnet den Tumor auch als „*Seminom*". Derartige Tumoren entstehen gerne in nicht descendierten Hoden (Bauchhoden). Durch rechtzeitige Behandlung mit den modernen Methoden läßt sich eine Heilung bei etwa neun Zehntel der Fälle erzielen.

Aus den kleincystischen Teratomen des Hodens (s. Abb. 35) können maligne Tumoren hervorgehen, die sowohl epitheliale wie bindegewebige Anteile enthalten, also richtige *maligne Mischgeschwülste* darstellen. Neben faserbildenden und knorpeligen Anteilen finden sich manchmal ganz überwiegend unreife Drüsenbildungen und solide Epithelstränge, so daß man auch von *embryonalem Hodencarcinom* gesprochen hat. Endokrin wirksam sind solche Tumoren nur dann, wenn sich in ihnen choriale Zellen differenzieren (s. S. 293). Bei einseitigem Überwiegen derselben liegt dann ein *Chorionepitheliom* vor, das sich morphologisch in keiner Weise vom Chorionepitheliom der Frau unterscheidet.

g) Endokrine Störungen

Das die *i*nterstitiellen Zellen *s*timulierende *H*ormon (ICSH) und besonders das *l*uteotrope *H*ormon (LH) der Hypophyse wirken auf die Zwischenzellen, die wiederum durch die Abgabe von Testosteron die Sekretion der genannten Hypophysenhormone hemmen. Das *f*ollikel-

---

[1] Hydatis (griech.) Wasserblase.

stimulierende *H*ormon (FSH) der Hypophyse wirkt auf die Samenkanälchen bzw. die Samenbildung.

Zum Unterschied von der Frau kommt es beim Manne im Alter nicht zu einem vollkommenen Erlöschen der Keimdrüsentätigkeit innerhalb einer kurzen Zeitspanne, so daß es kaum angängig ist, von einem Klimakterium des Mannes zu sprechen. Die Keimdrüsentätigkeit wird vielmehr langsam geringer und betrifft in erster Linie die Zwischenzellen, während die Samenbildung bis ins hohe Alter erhalten bleiben kann. Die Gonadotropin-Ausscheidung steigt dementsprechend nur langsam an. Mit der verringerten und wahrscheinlich auch mehr unregelmäßigen Hormonausschüttung im Alter bringt man Wucherungsvorgänge in Zusammenhang, die sich im inneren Anteil der Prostata abspielen, also gewissermaßen der Mastopathie der Frau an die Seite zu stellen wären (s. S. 761).

1. Unterfunktion

Eine Unterfunktion der männlichen Keimdrüse kann auf einen angeborenen, nicht näher erklärbaren Fehler derselben zurückgehen *(primärer Hypogonadismus)*; dabei kommt es zu einer vermehrten Ausscheidung von stimulierenden Hormonen durch die Hypophyse, die gewissermaßen den zur Leistung unfähigen Hoden anfeuern will; therapeutisch wird man in diesen Fällen durch Substitution des mangelnden Hodenhormons helfen können. Beim *sekundären Hypogonadismus* ist der Hoden normal, es fehlt jedoch die Anregung durch die Hypophysenhormone — therapeutisch kommt dann die substituierende Zufuhr der letzteren in Betracht. Die Verhältnisse werden noch dadurch kompliziert, daß bei primärem Hypogonadismus entweder Samenkanälchen oder Zwischenzellen oder beide insuffizient sein können, beim sekundären Hypogonadismus das follikelstimulierende Hormon (FSH) oder das luteotrope Hormon (LH) oder beide Hormone fehlen können.

Primärer Hypogonadismus. Eine *Insuffizienz von Samenkanälchen und Zwischenzellen* liegt bei Verlust oder völliger fibröser Verödung beider Hoden vor. Ein solcher Verlust kann beim *geschlechtsreifen* Mann infolge von Traumen eintreten oder durch notwendige chirurgische Eingriffe bedingt sein (Kastration). Die ausgebildeten Geschlechtsteile und sekundären Geschlechtsmerkmale sowie die männlich tiefe Stimme bleiben dann im wesentlichen erhalten, ebenso manchmal auch der Geschlechtstrieb, der offenbar nervös mitbedingt ist; dagegen verschwindet die Schambehaarung. Gleichzeitig ändert sich auch das psychische Verhalten, es wird weibisch, Mut und Tatkraft fehlen — ,,Entmannung" —, außerdem kommt es zum Fettansatz. Erfolgt die Kastration *vor der Geschlechtsreife*, dann kommt es gar nicht zur Ausbildung der sekundären Geschlechtsmerkmale; wir haben einen Eunuchen[1] vor uns. Penis und Prostata bleiben klein, Scham- und Bartbehaarung treten nicht auf, die hohe Kinderstimme ist zeitlebens erhalten. Durch verspäteten Schluß der Epiphysenfugen kommt es zu einem Hochwuchs, der durch Überwiegen der Unterlängen, d.h. der unteren Extremitäten, große Hände und Füße, gekennzeichnet ist. Das psychische Verhalten ist mehr weibisch, außerdem tritt vermehrter Fettansatz auf. Dieser Umstand wird auch von Tierzüchtern ausgenützt (Mastochsen!).

Eine *isolierte Insuffizienz der Tubuli* bei erhaltenen Zwischenzellen (Abb. 538) ist kennzeichnend für das sog. Klinefelter[2]-Syndrom. Die Tubuli erscheinen sklerotisch verödet und enthalten keine (Aspermie) oder wenige (Oligospermie) Spermien. Häufig kommt es zur Gynäkomastie. Verhältnismäßig oft ist das Klinefelter-Syndrom mit einem leichten Schwachsinn verbunden. Es handelt sich

---

[1] Eune (griech.) Bett; echo (griech.) halten, bewachen. — Kastraten wurden im Orient als Haremswächter verwendet.   [2] H. KLINEFELTER, geb. 1912, amerikanischer Arzt.

dabei um eine Anomalie des Chromosomensatzes (44 Autosomen + XXY — s. S. 61). Eine andere Ursache der isolierten Tubulusinsuffizienz kann darin bestehen, daß der Hoden die für die Samenbildung nötige tiefere Temperatur nicht geboten hat, wie das z. B. bei einem in der Bauchhöhle retinierten Hoden der Fall ist.

Eine *Insuffizienz der Zwischenzellen* soll zu Wallungen ähnlich wie im Klimakterium der Frau führen.

Sekundärer Hypogonadismus. Wenn die Hypophyse ihre zum Eintreten der Pubertät nötige Sekretion nicht aufgenommen hat, also sowohl das *FSH als auch das LH fehlen*, bleibt der sonst zu einer normalen Entwicklung befähigte Hoden dauernd in seinem kindlichen Zustand. Die Betreffenden zeigen dieselbe körperliche Beschaffenheit wie Eunuchen, so daß man von *Eunuchoiden* spricht. Auch Hunger und Kachexie können unter Umständen zu ähnlichen Folgen führen.

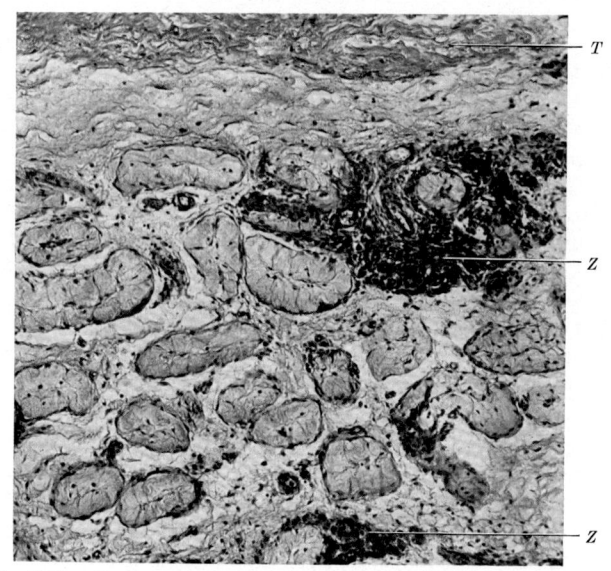

Abb. 538. Atrophie des Hodens. Verbreiterung des Grundhäutchens der Kanälchen mit vollkommenem Verschluß ihrer Lichtung. Bei Z Herde gewucherter Zwischenzellen, T Tunica albuginea

Ein Fehlen des auf die Samenkanälchen wirkenden *FSH* treffen wir z. B. bei therapeutischer Zufuhr von Oestrogenen, die ja die Abgabe von FSH durch die Hypophyse bremsen, oder bei mangelhaftem Abbau dieser Hormone durch eine geschädigte Leber, z. B. bei Lebercirrhose. In solchen Fällen sind dann ähnlich wie beim Klinefelter-Syndrom die Kanälchen atrophisch, die Zwischenzellen erhalten bzw. sogar relativ vermehrt.

Bei Fehlen von *LH* sind die Zwischenzellen beeinträchtigt, so daß ein somatisches Bild wie bei einem Eunuchen resultiert; da aber die Samenkanälchen nicht geschädigt sind, kann Sperma produziert werden („fertile Eunuchen").

2. Überfunktion

Manche, aber durchaus nicht alle gutartigen Geschwülste der Leydigschen Zellen *(Zwischenzelladenome)* gehen mit einer vermehrten Hormonabsonderung einher und können auch zu Pubertas praecox führen.

In Mischgeschwülsten des Hodens kann außer unreifem Epithel und Bindegewebe noch eine Gewebsart auftauchen, die sonst nur im weiblichen Organismus vorkommt, nämlich *Chorionepithel*. Sein Auftreten wird verständlich, wenn wir uns daran erinnern, daß die Teratome ja eigentlich unvollkommen ausgebildete zweite Individuen, gewissermaßen eingeschlossene Feten sind (s. S. 64). Zu den Eigenschaften fetalen Gewebes gehört aber auch die Fähigkeit, Placentargewebe bzw. Chorionepithel bilden zu können, und diese wird denn auch hier bei der geschwulstmäßigen Wucherung verwirklicht. So entsteht ein Tumor, der in Wachstum, Ausreifung und Metastasierung vollkommen dem Chorionepitheliom des Weibes (s. S. 674) gleicht, ja sogar die Hormonbildung durch das choriale Epithel läßt sich bei der Harnuntersuchung nachweisen: Die Aschheim-Zondeksche Schwangerschaftsreaktion ist dann beim Manne positiv! Darüber hinaus kann die Hormonausschüttung unter anderem auch zu weiblich anmutender Wucherung der Brustdrüsen führen. Manchmal treten im anatomischen und histologischen Bild die übrigen Anteile des Mischtumors so weit in den Hintergrund, daß ein reines primäres Chorionepitheliom des Hodens vorzuliegen scheint.

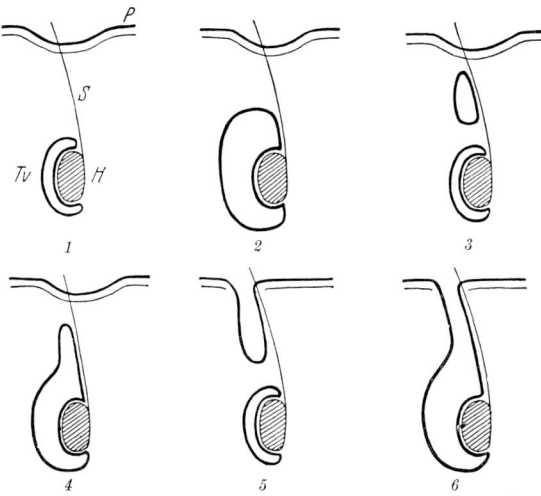

Abb. 539. Schema über die verschiedenen bei der Abschnürung der Serosa des Hodens (*H*) bzw. der Tunica vaginalis (*Tv*) vom Peritoneum (*P*) möglichen Störungen. *S* Samenstrang; *1* normales Verhalten, *2* Hydrocele testis, *3* Hydrocele funiculi spermatici, *4* Hydrocele testis et funiculi sperm., *5* Leistenhernie, *6* angeborene Scrotalhernie bzw. Hydrocele vaginalis communicans

h) Hüllen des Hodens

Ansammlung wäßriger Flüssigkeit im Sack der Tunica vaginalis bezeichnen wir als *Hydrocele*[1] (Abb. 539/*2*). Sie wird durch Entzündungen, Traumen (namentlich Quetschungen) oder durch Kreislaufstörungen hervorgerufen. Ist der Processus vaginalis in seiner ganzen Ausdehnung offen geblieben, so wird sich die Flüssigkeit durch die Öffnung des Sacks in die Bauchhöhle zurückdrücken lassen (Hydrocele vaginalis communicans, Abb. 539/*6*). Auch Organe der Bauchhöhle können dann in den Sack eintreten, so daß neben der Hydrocele gleichzeitig eine Hernie besteht. Ist die Obliteration des Processus vaginalis nur an seinem oberen Ende erfolgt, so wird die Flüssigkeitsansammlung einen birnförmigen Sack mit nach oben gewendeter Spitze darstellen (Hydrocele testis et funiculi spermatici, Abb. 539/*4*). Wenn der Processus vaginalis nur entlang dem Samenstrang offen geblieben und gegen Hoden und Peritoneum abgeschlossen ist, kann durch Flüssigkeitsansammlung eine Hydrocele funiculi spermatici entstehen (Abb. 539/*3*).

Ist der Hydrocelenflüssigkeit mehr Blut beigemengt oder ist es zu einer reinen Blutung in die Tunica vaginalis gekommen, so spricht man von *Hämatocele*.

[1] Hydor (griech.) Wasser; Kele (griech.) Bruch.

Wird eine *Hydrocele chronisch,* so nimmt die Flüssigkeitsmenge sehr beträchtlich (bis $1^1/_2$ Liter) zu, wird gelblich oder bräunlich und enthält oft reichlich Cholesterinkristalle. Die Flüssigkeit verdrängt den Hoden nach unten und hinten und plattet ihn allmählich immer mehr ab, doch atrophiert der Hoden dabei merkwürdigerweise nicht. Die Wand alter Hydrocelensäcke ist durch chronische produktive Entzündung sehnig-schwielig oder knorpelähnlich hart und kann auch in größerer oder geringerer Ausdehnung verkalken (Periorchitis proliferativa oder plastica). An der Innenfläche des Sacks bilden sich leistenförmige Verdickungen oder zottige Auswüchse, die sich ablösen und zu „freien Körpern" werden können. Bei Hydrocelen aus entzündlicher Ursache kommt es gern zu vollkommener oder teilweiser Verwachsung der beiden Blätter der Tunica, so daß kleinere und größere, mit Flüssigkeit gefüllte Räume entstehen (Periorchitis adhaesiva) oder die Lichtung vollkommen verödet.

Gleiche Veränderungen spielen sich in *alten Hämatocelen* ab. Ihre Wand wird dick und hart, zeigt oft Verkalkungen und ist an der Innenfläche von mächtigen Fibrinschichten bedeckt; in der Lichtung solcher Säcke findet man rotbraune Koagula und nekrotische Fibrinmassen. Diese alten Hämatocelen erreichen oft sehr beträchtliche Größe und können infolge ihrer Härte und ihres Umfangs Hodentumoren vortäuschen.

II. Samenblasen

Angeborenes Fehlen *(Aplasie)* einer Samenblase und des zugehörigen Samenleiters ist meist vergesellschaftet mit vollständiger Aplasie einer Niere.

Atrophie der Samenblasen tritt ein bei Fehlen oder Schwund des Hodens, ferner regelmäßig im Greisenalter. Bei der senilen Atrophie enthalten Epithelien und Muskelfasern reichlich Lipofuscin.

Entzündungen der Samenblasen (Spermatocystitis) und des Samenleiters (Deferentitis) begleiten häufig Entzündungen der übrigen Geschlechtsorgane, namentlich des Nebenhodens, vor allem die Gonorrhoe. Hat die Entzündung im Samenleiter zu Epithelunterang geführt, so kann die Lichtung vollkommen oder streckenweise veröden. Eine beträchtliche Erweiterung des vor der Verschlußstelle gelegenen Abschnitts ist die Folge. Durch Verkalkung eingedickten Exsudats, in welchem auch Spermien eingeschlossen sein können, entstehen kleine Konkremente, sog. Samensteine.

Die *Tuberkulose* der Samenblase und des Samenleiters ist in der Regel eine Teilerscheinung einer ausgebreiteten Urogenitaltuberkulose. Die Infektion erfolgt gewöhnlich von der Prostata aus, selten hämatogen.

III. Prostata

a) Regressive Veränderungen

Atrophie der Prostata ist eine häufige Teilerscheinung der senilen Involution, sie tritt ferner auch bei jüngeren Individuen nach Atrophie der Hoden oder Kastration auf.

In den Drüsenräumen der Prostata können durch den Niederschlag einer Eiweißsubstanz um einen von untergehenden Zellen gelieferten Kern die *Corpora amylacea* entstehen. Es handelt sich um rundliche oder mehrfach abgeplattete Körper, die sich bei Behandlung mit Jod und Schwefelsäure in gleicher Weise wie Stärke und Amyloid (s. S. 122) blau oder violett färben. Auch ihre konzentrische Schichtung erinnert an Stärkekörner (s. Abb. 540). Sie kommen in allen Lebensaltern vor: bei Kindern als kleine, homogene, farblose Schollen, die mit dem Alter größer werden (Prostatasteine) und nach und nach eine gebliche, schließlich gelbbraune bis tiefbraune Farbe annehmen. Eine wesentliche Bedeutung kommt diesen Konkrementen — seltene Fälle ausgenommen — nicht zu. Wenn sie in größerer Zahl vorhanden sind, verleihen sie der Schnittfläche ein Aussehen, als sei sie mit Schnupftabak bestreut (Schnupftabaksprostata).

b) Entzündung

Die *akute Prostatitis* entsteht am häufigsten bei Gonorrhoe durch Fortleitung von der Urethra her, kann sich aber auch im Anschluß an sonstige Entzündungen der Harnröhre, Harnblase, Samenblasen und des Rectums, sowie hämatogen (metastatisch) im Verlauf einer Allgemeininfektion entwickeln. Zunächst kommt es zu einer sehr beträchtlichen Schwellung der Prostata, durch welche manchmal die Harn- und Stuhlentleerung erschwert wird; infolge eitriger Einschmelzung entwickeln sich dann *Abscesse*, die zu buchtigen, mit Eiter gefüllten Hohlräumen zusammenfließen. Kleine Eiterherde können sich vollständig zurückbilden und ausheilen. Größere Prostataabscesse brechen aber manchmal an einer oder mehreren Stellen in die Harnblase, die Harnröhre oder in den Mastdarm ein, wodurch es zu Harninfiltration und Verjauchung des Zellgewebes kommen kann.

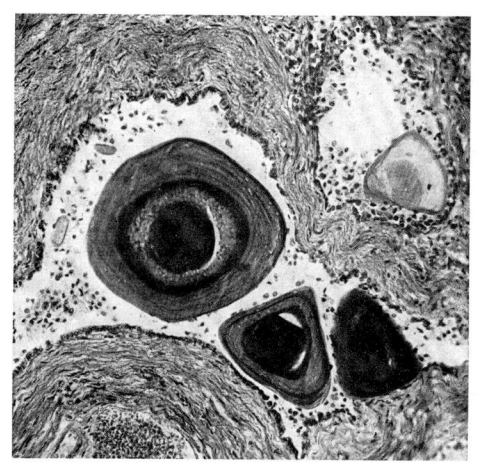

Abb. 540. Konzentrisch geschichtete Corpora amylacea in der Prostata

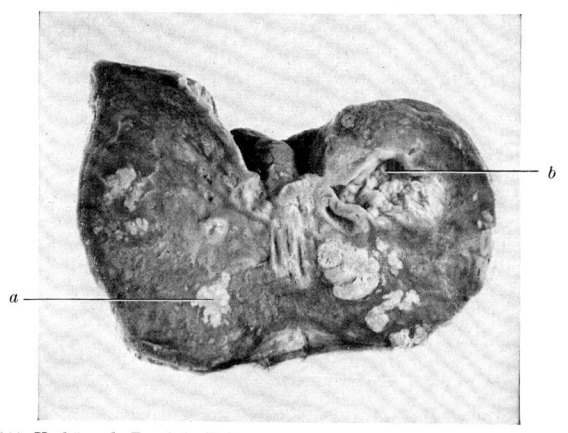

Abb. 541. Verkäsende Prostata-Tuberkulose (*a*) mit kavernöser Einschmelzung (*b*)

Die *Tuberkulose* der Prostata entsteht entweder hämatogen oder fortgeleitet, und zwar sowohl vom Nebenhoden und der Samenblase als auch von der Niere und der Harnblase aus. Es kommt zur Bildung kleiner Knötchen oder größerer, verkäsender Herde (Abb. 541). Durch Zusammenfließen und Erweichung solcher Herde entstehen mit käsigen Massen gefüllte, unregelmäßig-buchtige Hohlräume (Kavernen), welche in die Harnröhre, Harnblase oder in das Rectum durchbrechen können. Die Prostata wird aber nicht nur von den übrigen Organen des Urogenitalsystems her descendierend tuberkulös infiziert, sondern stellt ihrerseits wieder den Ausgangspunkt für ascendierende Ausbreitung der Tuberkulose im ganzen Urogenitaltrakt dar.

642   Männliche Geschlechtsorgane

c) Hypertrophie, Geschwülste

Als **Prostatahypertrophie** wird eine bei älteren Männern sehr häufig vorkommende Vergrößerung des Organs bezeichnet. Die Prostata kann durch Größenzunahme der beiden Seitenlappen zum Umfang eines Hühnereies, ja einer Faust anschwellen. Nicht selten kommt es gleichzeitig zur Bildung eines in die Harnblase (Abb. 542) vorspringenden Knotens, der früher als Hypertrophie des mittleren (Homeschen[1]) Lappens angesehen wurde.

Es handelt sich dabei aber nicht um Hypertrophie im Sinne einer gleichmäßigen Größenzunahme, sondern um die Entstehung von *umschriebenen Knoten*, an deren

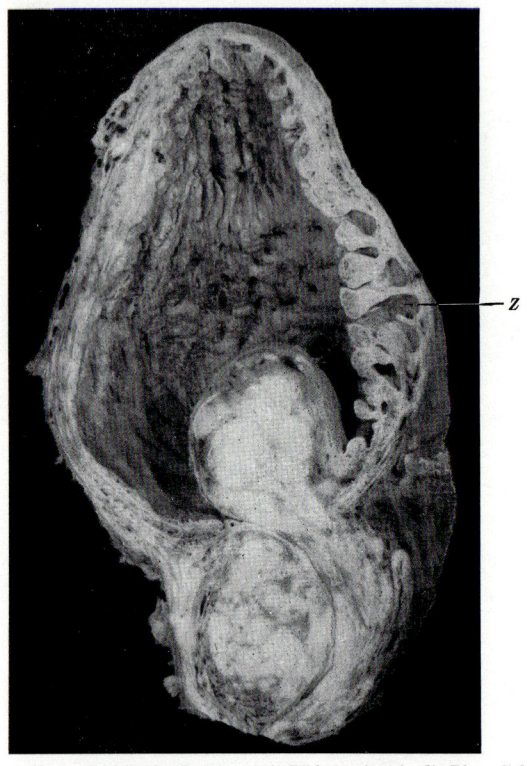

Abb. 542. Adenomyomatose (Hypertrophie) der Prostata mit Bildung eines in die Blasenlichtung vorspringenden Knotens. Einengung und Verschluß der Urethra. Balkenblase mit Zellen (Pseudodivertikel) (Z) zwischen den vorspringenden Muskelbündeln

Aufbau die Drüsen sowie glatte Muskulatur und Bindegewebe beteiligt sind. Meist überwiegt das Drüsengewebe, so daß also Adenome vorliegen. Bei reichlicher Beteiligung der Muskulatur oder des Bindegewebes kann man von Adenomyomen oder Adenofibromen oder geradezu von Myomen und Fibromen sprechen. Die Knoten in den Seitenlappen gehen aus unmittelbar unter der Schleimhaut der Urethra liegenden sog. paraurethralen Drüsen hervor. Zunächst entstehen neben der Harnröhre gelegene, später um sie herum zusammenfließende Knollen. Durch sie wird das umgebende Prostatagewebe verdrängt (Abb. 543) und zu einer bei den höchsten Graden von Hypertrophie kaum noch hervortretenden dünnen Kapsel zusammengedrückt. Der in die Harnblase vorragende Knoten geht aus akzessorischen Drüsen am Eingang der Urethra hervor. Der Chirurg entfernt in der Regel

---

[1] E. Home (1763—1832), Chirurg, London.

bloß die adenomatösen Wucherungen und läßt die zu einer („chirurgischen") Kapsel zusammengepreßten Drüsenreste zurück. Die Wundhöhle überkleidet sich bald wieder mit Epithel und funktioniert wieder als Urethra.

Die Adenomknoten der Seitenlappen machen durch Kompression aus der runden Urethra einen senkrechtstehenden, engen Spalt. Der in die Harnblase hineinragende Knoten verlegt die Urethra ventilartig, wenn er von hinten her durch den Harn über die Öffnung gedrängt wird (Abb. 542). Die Prostatahypertrophie führt daher zu *Erschwerung des Harnabflusses* bis zur völligen Unmöglichkeit spontaner Harnentleerung. Gleichzeitig tritt aber auch eine Insuffizienz des Blasenschließmuskels auf, da er von den wuchernden Drüsen durchwachsen wird und sich nicht mehr richtig zusammenziehen kann: Es kommt zu Harnträufeln. Über das Verhalten der Harnblase und Nieren s. S. 625 und 626.

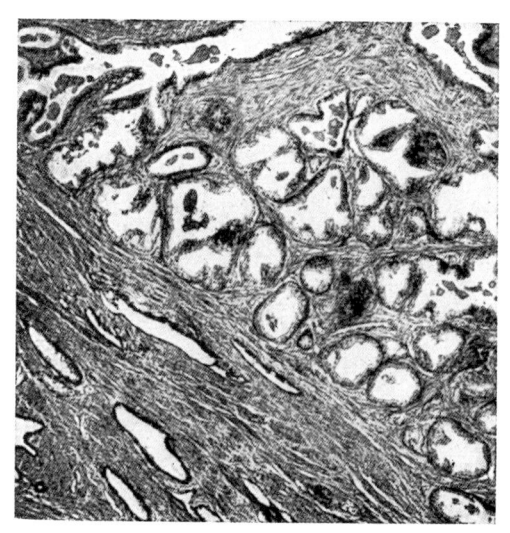

Abb. 543. Prostatahypertrophie. Oben rechts: gewucherte Prostatadrüsen; unten links: verdrängtes, ursprüngliches Prostatagewebe

Die *Ursache* der Prostatahypertrophie liegt offenbar in der innersekretorischen Umstellung des männlichen Organismus bei Nachlassen der Keimdrüsenfunktion. Jedenfalls kommt Prostatahypertrophie bei Eunuchen und Eunuchoiden nicht vor. Übergang in Krebs ist nicht so selten (in etwa 20%).

In manchen Fällen von **Prostatacarcinom** erscheint die Prostata in Form und Größe wenig oder gar nicht verändert, so daß der Krebs makroskopisch leicht übersehen werden kann. In anderen Fällen ist die Prostata aber beträchtlich und gleichmäßig vergrößert, so daß eine Hypertrophie vorzuliegen scheint, allerdings ist die Schnittfläche nicht knollig, sondern gleichmäßig gelblich-weiß. Außerdem wird die Begrenzung der Prostata gegen das Beckenbindegewebe unscharf, da der Krebs in die Umgebung vorwuchert. Er greift dann auf die Samenblasen und den Grund der Harnblase über. Hier ragen dann krebsige Höcker und Buckel in die Lichtung vor. Wird das Beckenbindegewebe ausgedehnt durchwachsen, so sind die Beckenorgane in die derben Krebsmassen wie eingemauert und können nur schwer einzeln dargestellt werden.

Histologisch handelt es sich meist um ein Carcinoma simplex, das sich aus soliden Strängen und Nestern kleiner Epithelzellen aufbaut. Sie enthalten doppelt- und einfachbrechende Fette, die dem Krebsgewebe eine manchmal geradezu buttergelbe Farbe verleihen. Weniger oft kommen ausgesprochene Drüsenkrebse vor.

Der Ausgangspunkt des Prostatacarcinoms ist weniger in eventuell hypertrophischen periurethralen Drüsen (Prostatahypertrophie) als im Bereich der atrophischen Prostata selbst, besonders ihrer rückwärtigen Anteile, zu suchen. Der Krebs zeigt insofern eine besondere *Altersverteilung*, als er im höheren Alter immer häufiger wird und bei Männern über 75 Jahren über ein Drittel aller vorkommenden Krebse ausmacht, ja in etwa 50% bei über 80jährigen Männern nachweisbar ist. Im allgemeinen wachsen Prostatacarcinome eher langsam und machen in den Anfangsstadien entweder überhaupt keine Symptome oder bloß die der gutartigen Prostatahypertrophie. So ist es nicht verwunderlich, wenn rund vier Fünftel aller Prostatacarcinome längere Zeit latent bleiben, bis sie ein schnelleres Wachstumstempo einschlagen und sich durch das Auftreten von Metastasen bemerkbar machen. Abgesehen von regionären Lymphdrüsenmetastasen sind besonders *osteoplastische Knochenmetastasen* häufig. Dies dürfte damit zusammenhängen, daß die Krebszellen ebenso wie die Zellen der normalen Prostata reich an saurer Phosphatase sind. Bei Prostatacarcinomen ist dementsprechend auch die *Serumphosphatase erhöht*, eine Tatsache, die man diagnostischen Zwecken dienstbar gemacht hat. Die Carcinomzellen gleichen ihren Mutterzellen auch noch in der Hinsicht, daß sie *durch Geschlechtshormone beeinflußbar* sind. Man hat diese Tatsache für die Therapie ausgenützt und durch Zufuhr von oestrogenen Hormonen oder Kastration, wenn auch nicht vollkommene Heilung, so doch eine bemerkenswerte Rückbildung einzelner Metastasen und zeitweise Wachstumsverlangsamung sowie Abfall der Serumphosphatase erzielt.

IV. Penis und Scrotum
a) Mißbildungen

Bei der *angeborenen Phimose*[1] stellt die Vorhaut einen langen Trichter dar, der sich nicht über die Glans zurückstreifen läßt.

Bleibt der Verschluß der ursprünglich als Rinne angelegten Harnröhre zu einem Rohr an der Unterseite des Penis aus, so spricht man von *Hypospadie*[2]. Die „Mündung" des geschlossenen Harnröhrenteils liegt dann an der Unterfläche der Glans oder aber weiter rückwärts im Verlauf des Penis, gewöhnlich im Penoscrotalwinkel. Der gegen die Penisspitze zu gelegene, nicht geschlossene Harnröhrenabschnitt stellt eine flache, offene Rinne dar.

Weit seltener als die Hypospadie ist ein unvollkommener Verschluß der Harnröhre am Dorsum penis, die *Epispadie*[3]. Die Harnröhre mündet dann oben am Penis und ist nur in Form einer Rinne an seiner oberen Fläche vorhanden. In besonders schweren Fällen erstreckt sie sich über die ganze Länge des Penis und ist mit einer Bauchblasenspalte vergesellschaftet; manchmal sind aber nur die Glans und das Praeputium gespalten.

b) Kreislaufstörungen

Durch Thrombose in den Schwellkörpern kann eine Tage und Wochen andauernde Erektion, *Priapismus*[4], entstehen.

Bei allgemeinem oder lokalem *Hydrops* ist oft das Scrotum durch ödematöse Durchtränkung monströs vergrößert, da eine Flüssigkeitsansammlung durch das wenig Widerstand leistende lockere Zellgewebe begünstigt wird.

c) Verletzungen

Verletzungen des Penis, namentlich im erigierten Zustand, führen manchmal zu Zerreißung der Corpora cavernosa (Penis-„Fraktur", besser Ruptur) und zu starken Blutungen,

---

[1] Phimoo (griech.) zuschnüren. [2] Hypo-spao (griech.) nach unten-ziehen. [3] Epi-spao (griech.) nach oben-ziehen. [4] Priapos, der Sohn der Aphrodite und des Bacchus, wurde mit sehr großem Penis dargestellt.

allenfalls zu Urininfiltration mit nachfolgender Gangrän. Heilt die Verletzung mit Narbenbildung aus, so kann eine Verkrümmung des Penis zurückbleiben.

d) Konkremente

Als Präputialsteine werden Konkremente bezeichnet, die entweder durch Inkrustation von abgestoßenen Epithelien, Schleim und Bakterienmassen entstehen (Smegmolithen[1]) oder von Harnsalzen gebildet werden (Balanolithen[2]).

e) Entzündung

Entzündungen der Eichel *(Balanitis[2])* und des inneren Vorhautblattes *(Posthitis[3])* entstehen durch Zersetzung des im Vorhautsack sich ansammelnden Sekrets, ferner bei Entzündung der Urethra, vor allem bei Gonorrhoe. Die Vorhaut schwillt oft so beträchtlich an, daß sie nicht mehr über die Glans zurückgezogen werden kann (entzündliche Phimose). Wenn die Anschwellung an der zurückgezogenen Vorhaut auftritt, spricht man von Paraphimose. Im weiteren Verlauf bilden sich Erosionen und Geschwüre an der Vorhaut, die mit Verwachsungen zwischen Eichel und Vorhaut ausheilen.

Entzündung der Schwellkörper des Penis *(Cavernitis)* kann sich durch Fortschreiten einer Entzündung der Harnröhre und im Anschluß an Traumen entwickeln.

Selten treten in den Schwellkörpern schwielige Verdickungen mit beträchtlicher Verhärtung des Penis auf — *Induratio penis plastica*; hier liegt wohl eine besondere Reaktion des Gewebes auf Traumen vor, die offenbar dispositionell bedingt ist.

Chronische Entzündungen rufen bisweilen eine mächtige Hypertrophie (Elephantiasis) der Vorhaut und des Hodensackes, allenfalls des ganzen Penis hervor.

In den Tropen wird diese Veränderung besonders bei *Infekten mit der Filaria Bancrofti*, einem Rundwurm, der in Blut- und Lymphgefäßen lebt, beobachtet. Die Vergrößerung des Penis erreicht bisweilen einen sehr hohen Grad; betrifft sie vorwiegend das Scrotum, so ist der Penis fast völlig verstrichen, so daß nur die Urethralöffnung sichtbar bleibt. Auch die Vorhaut kann elephantiastisch werden und bis zum Knie herunterhängen.

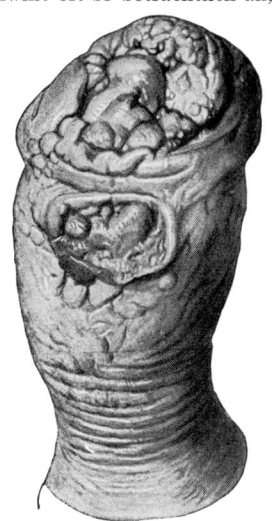

Abb. 544. Carcinom des Penis

Unter den spezifischen Entzündungen ist das durch das Ducreysche Bacterium hervorgerufene *Ulcus molle* (weicher Schanker) zu nennen, das am häufigsten am Frenulum oder im Sulcus glandis sitzt und ein flaches Geschwür mit weichen, zackigen Rändern darstellt. Bisweilen geht vom Ulcus molle eine rasch fortschreitende Gangrän der Umgebung aus, phagedänischer[4] Schanker.

Die Corona und namentlich das Frenulum der Glans bilden den häufigsten Sitz des *syphilitischen Primäraffektes* beim Mann, des *Ulcus durum* oder harten Schankers. Während des Sekundärstadiums der Syphilis treten am Penis sowie am Scrotum und um den After häufig nässende Papeln auf, die zu größeren Herden zusammenfließen können. Dabei findet sich oft eine starke Verdickung des Epithels (breite Kondylome) mit zottigen Erhebungen und plumpen, weit in die Tiefe reichenden Zapfen, die unter Umständen ein Carcinom vortäuschen.

f) Geschwülste

Unter dem Einfluß eines Virus und eines reizenden, meist gonorrhoischen Sekrets entstehen im Sulcus coronarius sowie am Praeputium und am Scrotum blumenkohlähnliche, zottig-papilläre Bildungen, die als *spitze Kondylome* (Feigwarzen[5]) bezeichnet werden (s. S. 28).

---

[1] Smegma (griech.) etwas Geschmiertes; lithos (griech.) Stein.   [2] Balanos (griech.) Eichel.
[3] Posthe (griech.) Vorhaut.   [4] Phagein (griech.) fressen; phagedaina (griech.) fressendes Geschwür.   [5] Weil an eine Feigenpulpa erinnernd.

Das *Peniscarcinom* ist gewöhnlich ein verhornendes Plattenepithelcarcinom, das von der Glans oder vom inneren Blatt des Praeputiums ausgeht. Meist zeigt es einen warzigpapillären Bau und eine blumenkohlähnliche Oberfläche. Der Krebs breitet sich langsam in die Fläche und in die Tiefe aus. Von der Glans aus können das Praeputium und die daran anschließende Haut des Penis an vielen Stellen durchbrochen werden, so daß das Geschwulstgewebe hier oder dort außen zum Vorschein kommt (Abb. 544). Durch Zerfall entstehen tiefe, oft kraterförmige Geschwüre mit derbem Rand. Das Peniscarcinom kommt so gut wie überhaupt nicht bei Völkern vor, die die Beschneidung ausüben, und ist häufiger bei Männern, die an Phimose leiden. Man darf also annehmen, daß die Entstehung des Peniscarcinoms durch die im Praeputium liegenbleibenden Smegmamassen begünstigt wird.

Das *Carcinom des Scrotums* bildet flache Knoten, die zu geschwürigem Zerfall neigen. Seine Entstehung geht auf die Einwirkung krebserzeugender Stoffe zurück, welche bei manchen Berufsarten an den Hodensack gelangen und sich in seinen Hautfalten ansammeln. Infolge entsprechender hygienischer Maßnahmen kommen aber solche Hodenkrebse wie derjenige der Schornsteinfeger und Baumwollspinner kaum mehr vor.

J. Weibliche Geschlechtsorgane

I. Ovarium[1]

a) Atrophie

Die Ovarien schrumpfen im Alter zu haselnußgroßen oder noch kleineren, harten Körpern mit unregelmäßig gefalteter, hirnrindenähnlicher Oberfläche (Ovarium gyratum). Röntgen- und Radiumstrahlen vernichten vor allem den Follikelapparat.

b) Entzündungen

Entzündung der Ovarien (Oophoritis) entsteht seltener metastatisch, meistens durch Fortleitung vom entzündeten Uterus her. Diese kann im Ligamentum latum erfolgen, und zwar einerseits durch die Lymphbahnen, die sich eitrig entzündet bis in das Ovarialstroma verfolgen lassen, andererseits durch thrombophlebitisch veränderte Venen; auf dem Weg der Tuben pflanzt sich besonders die von Gonokokken erzeugte Entzündung auf die Ovarien fort. Das Organ ist dann angeschwollen, graurot und sulzig. Es kann auch zur Bildung von Abscessen kommen, die in die Bauchhöhle durchbrechen, manchmal aber auch lange geschlossen bleiben und beachtliche Größe erreichen.

c) Cysten und Geschwülste

Im und am Ovarium kommen Cysten vor, deren Herkunft wir nach ihrer Lage und Auskleidung bestimmen können; allerdings ist das nur bei kleinen Cysten mit gut erhaltener Wand und klar erkennbaren Lagebeziehungen einwandfrei möglich. In größeren Cysten ist oft das auskleidende Epithel zugrunde gegangen und auch ihre Lage nicht mehr kennzeichnend. Wir können folgende Cysten unterscheiden:

1. Wenn ein Graafscher Follikel nicht platzt, sondern bestehenbleibt, kann er sich zu einer glattwandigen erbsen- bis apfelgroßen *Follikelcyste* umwandeln. Das die Cyste auskleidende Epithel ist unter Umständen fähig, Follikelhormon abzusondern und so zu endokrinen Störungen zu führen (s. S. 653). In anderen Fällen verdünnt es sich zu einer einzigen uncharakteristischen Zellage, die keine morphologischen und funktionellen Besonderheiten mehr aufweist (einfache Ovarialcyste).

---
[1] griech.: Oophoron.

Manchmal sind die Follikelcysten so zahlreich, daß sie die Oberfläche vorbuckeln: Man spricht dann von (klein-) cystischer Degeneration der Eierstöcke.

Zahlreiche von den Follikeln ausgehende Cysten enthalten die stark vergrößerten Ovarien beim sog. *Stein-Leventhal*[1]*-Syndrom.* Hier ist allerdings die Oberfläche der beiden gleichartig veränderten Ovarien glatt, die Rindenschicht verdickt, die Thekazellen sind vermehrt. Klinisch finden sich Amenorrhoe, Hirsutismus und Uterushypoplasie, also eine ovarielle Virilisierung ohne Tumorbildung im Ovar. Merkwürdigerweise läßt sich der Zustand durch eine Keilresektion des Ovars beheben, dessen Stroma hier reichlich Oestrogene und Androgene enthält.

2. Luteinzellen können in der Wand von Cysten vorkommen, die auf verschiedene Weise entstanden sind: a) ein Corpus luteum menstruationis oder — was besonders häufig ist — ein Corpus luteum graviditatis wandelt sich cystisch um, indem in seinem Zentrum das lockere Bindegewebe mehr und mehr schwindet und

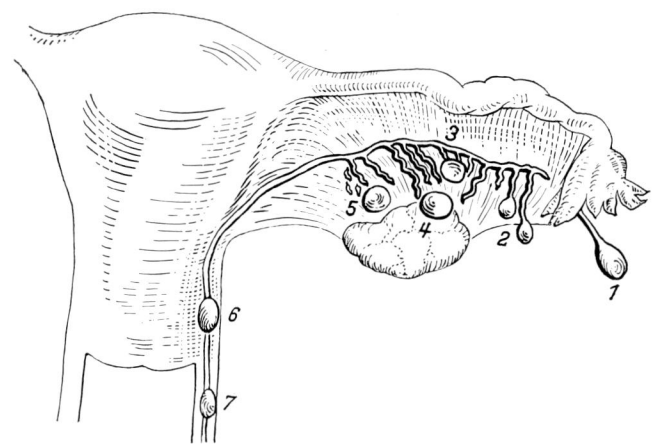

Abb. 545. Cysten des inneren weiblichen Genitales (vgl. Abb. 537). *1* Fimbriencyste; *2* und *3* Parovarialcysten; *4* Cyste des Rete ovarii; *5* Paroophoroncyste; *6* und *7* Cysten des Gartnerschen Ganges

einer Ansammlung klarer Flüssigkeit Platz macht *(cystisches Corpus luteum).* Manchmal scheint diese cystische Umwandlung eine zeitgerechte Involution des Gelbkörpers zu verhindern; ein solches persistierendes Corpus luteum kann zu Störungen des Cyclus wie Verzögerung der Menstruation und späterem Auftreten besonders starker Blutungen führen. b) In den platzenden Graafschen Follikel blutet es schon normalerweise hinein; ist die Blutung stark, so umhüllt das sich bildende Corpus luteum ein größeres Hämatom, das sich bei Resorption des blutigen Inhaltes in eine von wasserklarer oder bräunlicher Flüssigkeit erfüllte Cyste umwandelt *(Corpus luteum-Cyste).* Zunächst sind in ihrer Wand noch immer Luteinzellen nachweisbar, die sich aber entsprechend der Umwandlung eines Corpus luteum in ein Corpus albicans mehr und mehr zurückbilden, so daß dann aus der Corpus luteum-Cyste eine *Corpus albicans-Cyste* wird. c) Eine besondere Form von *Luteincysten* entwickelt sich unter einem übermäßigen hormonalen Reiz, wie er z. B. von Blasenmolen oder Chorionepitheliomen ausgeht. Dann werden zahlreiche Follikel luteinisiert und wandeln sich in Cysten um.

3. Auch bei Endometriose (s. S. 657) des Ovars kommt es zu Entstehung von Cysten, in die es hineinblutet. Die Wand enthält natürlich keine Corpus luteum-Zellen und ist innen zumindest streckenweise von den hohen Cylinderzellen des uterinen Epithels ausgekleidet. Meist wandelt sich der Inhalt teerartig um, so daß man von *Endometriose-Teercyste* oder *Schokoladencyste* spricht.

---

[1] I. F. STEIN und M. L. LEVENTHAL, zeitgenössische amerikanische Gynäkologen.

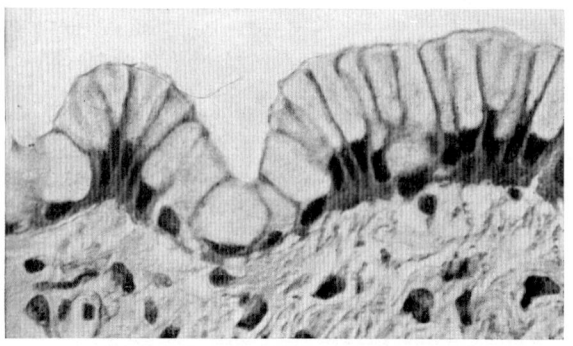

Abb. 546. Epithel eines Pseudomucincystoms

4. Das Epoophoron (Parovarium) stellt einen Rest des oberen Abschnittes der Urniere (Wolffscher Körper) dar. Aus seinen kleinen, mit Flimmerepithel ausgekleideten Kanälchen gehen die *Parovarialcysten* (Abb. 545/2, 3) hervor, die Kindskopfgröße erreichen können.

5. Im Hilus ovarii kommen kleine, von den Marksträngen (Rete) ausgehende (Abb. 545/4), im Ligamentum latum gelegene, außerdem noch vom Paroophoron (Rest des distalen Abschnittes des Wolffschen Körpers) abzuleitende Cysten vor (Abb. 545/5), die aber keine beträchtliche Größe erreichen.

6. Cysten, die vom Gartnerschen (bzw. Wolffschen) Gang abstammen, kann man bis hinab in die Vaginalwand verfolgen (Abb. 545/6, 7).

7. Verhältnismäßig häufig findet man im Ovarium die S. 59 besprochenen *Dermoidcysten* (s. Abb. 34).

Andere Cystenbildungen gehen auf eine geschwulstmäßige Wucherung ihrer Wandbestandteile, besonders des Epithels, zurück. Man bezeichnet sie deshalb als **Cystadenome** oder **Cystome**. Sie werden bis über kopfgroß und hängen dann an dem stielförmig ausgezogenen Ligamentum ovarii. Die zum Tumor führenden Gefäße sind weit, die Arterien können so dick werden wie eine A. radialis. Wir unterscheiden zwei Hauptformen:

1. Das *Cystoma glandulare*, auch *pseudomucinosum* oder *multiloculare* genannt, setzt sich aus vielen glattwandigen Hohlräumen zusammen (Abb. 198),

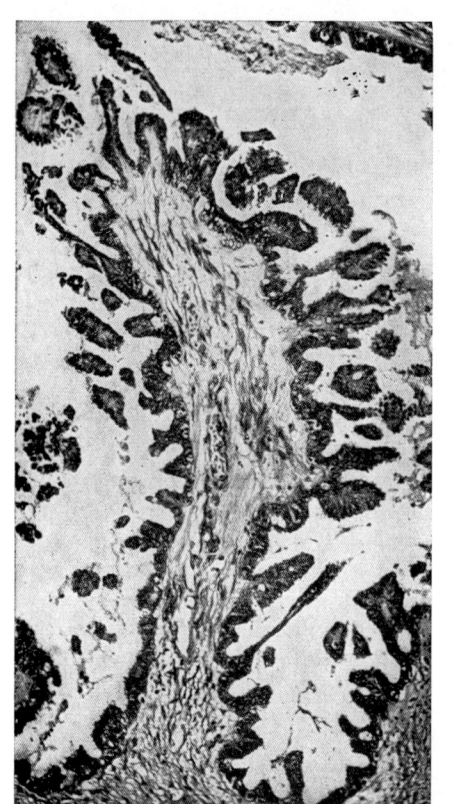

Abb. 547. Zotte aus einem papillären Ovarialcystom

die von einem einreihigen Becherepithel (Abb. 546) ausgekleidet und mit zähschleimigem oder gallertigem Inhalt gefüllt sind. Zum Unterschied von anderem Schleim ist er durch Essigsäure nicht fällbar (Pseudomucin).

2. Weniger häufig ist das *Cystoma papilliferum (serosum)* (Abb. 547). Es ist in der Regel gleichfalls mehrkammerig (multilokulär), doch fließen die einzelnen

Hohlräume oft durch Schwund der Scheidewände zu einem einkammerigen Sack zusammen, an dessen Innenfläche man meist noch die Reste der Scheidewände als leistenförmige Erhebungen erkennt. An der Wand sitzen papilläre, manchmal blumenkohlähnliche Wucherungen (Abb. 548), deren zartes Stroma oft serösschleimig durchtränkt ist und Kalkkonkremente enthält. Die Innenfläche der Cystenwand ist ebenso wie die Oberfläche der papillären Wucherungen von einem hohen Cylinderepithel oder Flimmerepithel überzogen (Flimmerepithelcystom); die Cysten enthalten eine seröse oder leicht fadenziehende Flüssigkeit.

Die *Bedeutung der Cystome* liegt einmal in ihrer oft kolossalen Größe (Auftreibung des Bauches, Verdrängung der Bauchorgane), ferner in gelegentlicher

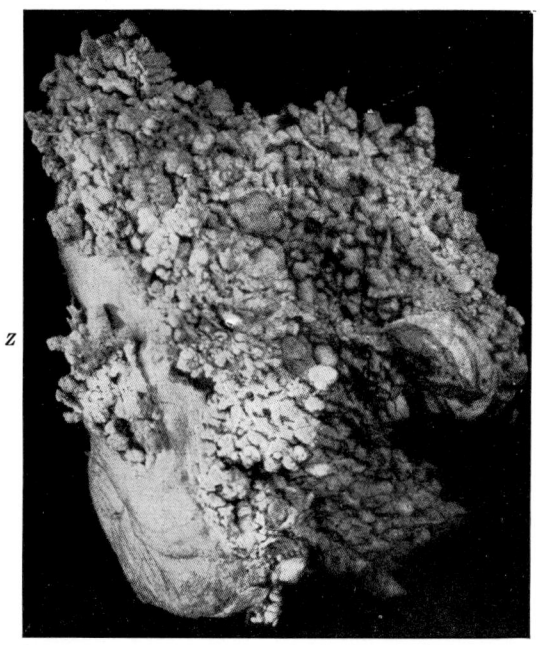

Abb. 548. Teil eines papillären Ovarialcystoms. Die Zotten haben an einer Stelle (Z) die Kapsel durchbrochen

Entzündung der Wand, die zu ihrer Vereiterung führt. Blutungen in die Räume sind häufig. Durch Stieldrehung mit Zirkulationsstörung kann es zu hämorrhagischer Infarzierung und zu teilweiser Nekrose kommen. Bei hochgradiger Wandverdünnung oder Trauma ist auch eine Perforation in die Bauchhöhle möglich: beim Cystoma glandulare entsteht ein Pseudomyxoma peritonei (s. S. 541); beim Cystoma papilliferum siedeln sich seine Zellen auf dem Peritoneum an und bilden so eine künstliche „Metastase" eines sonst gutartigen Tumors. Aber auch echte krebsige Ausartung der Cystome ist möglich (s. S. 650), vor allem des Cystoma papilliferum.

Die Oberfläche des Ovars ist manchmal von derben, plump-papillären Wucherungen wie von einem Pelz überzogen *(Oberflächenpapillom).* In einem Teil der Fälle handelt es sich um papilläre Wucherungen, die in einem oberflächlich gelegenen Cystoma papilliferum die Wand durchwachsen haben (Abb. 548), in anderen Fällen liegt aber tatsächlich ein an der Oberfläche des Ovars entstandenes Papillom vor.

Die übrigen **epithelialen Geschwülste** des Ovariums weisen eine außerordentliche Mannigfaltigkeit auf; man kann aber doch folgende Grundtypen unterscheiden:

1. Die gutartigen, seltenen *Oophorome (Brenner[1]-Tumoren)* enthalten follikelartige Epithelnester und Hohlräume, die vom bindegewebigen Stroma nach Art der normalen Thekaschichten umhüllt werden. Die Geschwülste sind rundlich, besitzen eine glatte Oberfläche und treten bei älteren Frauen auf. In einem Drittel aller Fälle sind sie mit Pseudomucincystomen vergesellschaftet.

2. An der Grenze zwischen gut- und bösartigen Geschwülsten stehen die *Granulosazelltumoren:* die meisten sind gutartig und neigen bloß zu lokalen Rezidiven; nur in etwa $1/5$ aller Fälle entwickelt sich ein bösartiger metastasierender Tumor. Ihre epithelialen Anteile ahmen reifende Follikel nach, indem sie Hohlräume bilden, um die die Zellen rosettenförmig angeordnet sind. Manchmal kommt es an der Grenze zwischen Epithel und Stroma zur Abscheidung von hyalinen Massen ganz so wie in Cylindromen. Die Tumoren sind genauso wie das normale Follikelepithel sehr strahlenempfindlich; sie bilden Follikelhormon und können dadurch zu eigentümlichen Störungen des Cyclus führen (s. S. 653).

3. Verschiedene seltene Ovarialtumoren, die eine vermännlichende Wirkung auf die Trägerin ausüben, werden unter der Bezeichnung *Arrhenoblastome*[2] zusammengefaßt. Hierher gehört das Adenoma tubulare testiculare, welches aus Schläuchen besteht, die an unreife Hodenkanälchen erinnern; ferner solide, sehr atypische epitheliale Geschwülste sowie Tumoren, die mehr den Fibromen ähneln. Abgesehen von ihrer endokrinen Wirkung handelt es sich durchwegs um gutartige Tumoren.

4. Im Eierstock treffen wir gelegentlich eine Geschwulstart, die gestaltlich vollkommen den Seminomen des Hodens entspricht (s. S. 636); sie wird als *Dysgerminom* bezeichnet. Wie bei diesen handelt es sich um ein großzelliges, stromaarmes Carcinom. Es ist besonders strahlenempfindlich und bevorzugt Jugendliche; seine Prognose ist ungünstig.

5. Außer diesen mehr oder minder reifen epithelialen Geschwülsten kommen im Eierstock auch unreife *Carcinome* vor. In der Hälfte der Fälle treten sie doppelseitig auf. Man unterscheidet solide und cystische (papilläre) Formen. Die *soliden* Carcinome sind gewöhnlich etwas fester und behalten die Form des Ovars lange Zeit bei. Weit häufiger sind die *cystischen* Carcinome (Cystocarcinome), die sowohl aus einem Cystoma glandulare als (häufiger) aus einem Cystoma papilliferum hervorgehen können. Wie dieses zeigen sie eine Neigung zu Verkalkung („Psammocarcinom").

Häufig ist das Ovar Sitz von *Krebsmetastasen*, die in $2/3$ aller Fälle durch Einpflanzung von Krebszellen von der Oberfläche her entstehen. Dementsprechend sitzen die zugehörigen Primärtumoren hauptsächlich im Bauchraum. Unter diesen kommt wieder in erster Linie das Magencarcinom in Betracht. Auch das Mammacarcinom metastasiert gerne, allerdings hämatogen, in die Ovarien. Eine besonders kennzeichnende Form solcher Metastasenbildung wird auch als Krukenberg[3]-Tumor bezeichnet: Beide Ovarien sind bei Wahrung ihrer groben Form mächtig vergrößert (Abb. 549); das Krebsgewebe hat eine Neigung, unter Bildung von sog. Siegelringzellen (Zellen mit zentralem Schleimpfropfen und randständigem abgeplattetem Kern, s. Abb. 204) zu verschleimen. Ist der Primärtumor, der gewöhnlich im Magen (seltener in Gallenblase oder Pankreas) sitzt, klein und klinisch symptomlos geblieben, so entsteht der falsche Eindruck eines primären Ovarialtumors.

Von **bindegewebigen Tumoren** kommen im Ovar in erster Linie *Fibrome* in Betracht, die manchmal sehr beträchtliche Größe erreichen und zu regressiven Veränderungen, wie Hyalinisierung und Verkalkung, neigen.

Manche Tumoren im Bereiche des kleinen Beckens, insbesondere aber die Fibrome des Ovariums, gehen mit Ascites und eventuell auch Hydrothorax einher, die beide nach Ent-

---

[1] F. Brenner, geb. 1877, beschrieb die heute nach ihm benannte Tumorart 1907, wurde dann Regierungsarzt in Deutsch-Südwestafrika. Heute praktiziert er in Johannesburg. Er erfuhr erst 1955, daß der Tumor seinen Namen trägt. [2] Arrhen (griech.) männlich; eine andere Bezeichnung dieser Geschwülste: „Androblastome" (s. S. 653) leitet sich von „aner" (griech.) Mann (genitiv: andros) ab. [3] F. Krukenberg (1871—1946) beschrieb diese Geschwulstform als „Fibrosarcoma ovarii mucocellulare carcinomatodes". Er hielt sie also fälschlich für ein primäres Sarkom der Ovarien. Jedenfalls war es aber sein Verdienst, auf diese besondere Form von Ovarialtumoren aufmerksam gemacht zu haben: Deutungen vergehen, Tatsachen bleiben bestehen.

fernung des Tumors verschwinden *(Demons-Meigs-Syndrom*[1]*)*. Als Ursache dieser Erscheinung wird die starke Füllung der Lymphbahnen der Ovarialfibrome angenommen, aus denen die Flüssigkeit in die Gewebe (Ödem) und in das Peritoneum übertritt.

Eigentümliche, ebenfalls gutartige Geschwülste von spindelzellig-faseriger Beschaffenheit werden von Thecazellen der Follikel abgeleitet. Sie enthalten einfach- und doppelbrechende Lipoide und können endokrin wirksam sein, indem sie Follikelhormon absondern. Trotzdem sind sie manchmal so klein, daß man sie erst am aufgeschnittenen Ovar findet. LOEFFLER und PRIESEL haben diese Tumorart als *Fibroma thecocellulare xanthomatodes* beschrieben.

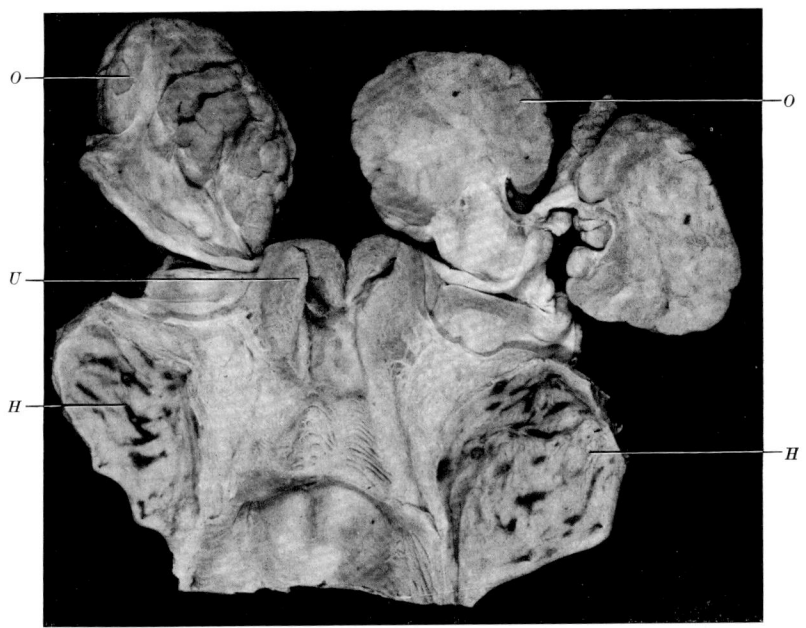

Abb. 549. Krukenberg-Tumoren beider Ovarien (*O*). Das linke Ovarium, durch einen Schnitt in zwei Hälften zerlegt. *U* Fundus uteri; *H* die durch einen medianen Schnitt in zwei Teile zerlegte Harnblase; in ihrer Schleimhaut Blutungen

d) Endokrine Störungen

Über das Zusammenspiel von Hypothalamus, Hypophyse, Ovar und Endometrium orientiert die Abb. 550.

1. Unterfunktion. Zu einer physiologischen Unterfunktion der Eierstöcke kommt es bei der alternden Frau im *Klimakterium*, wenn die Geschlechtsorgane und der Eierstock atrophisch werden, so daß die Follikelreifung nicht mehr regelmäßig vor sich gehen kann. Auch die durch das Fehlen des Follikelhormons ausgelöste kräftigere Abgabe von FSH vom Hypophysenvorderlappen her vermag diesen Zustand nicht zu ändern. Die so bedingte starke Beanspruchung des Hypophysenvorderlappens kann sich auch in unphysiologischer Abgabe anderer glandotroper Hormone auswirken, so daß das Auftreten von Diabetes, Basedow, Myxödem in dieser kritischen Zeit verständlich wird. Hierzu kommen noch nervöse Erscheinungen, wie Wallungen usw. Viele dieser klimakterischen Beschwerden lassen sich durch künstliche Zufuhr von Follikelhormon beheben, das dann die

---

[1] DEMONS, ein zeitgenössischer französischer Arzt, beschrieb das Syndrom zu Beginn des Jahrhunderts, J. V. MEIGS, ein zeitgenössischer nordamerikanischer Arzt, machte es 1935 bekannt. Der Ruhm fällt eben nicht demjenigen zu, der eine Entdeckung macht, sondern dem, der die Welt von ihrer Richtigkeit oder Bedeutung überzeugt.

Hypophysentätigkeit dämpft. Die mit dem langsamen Verlöschen verbundenen Unregelmäßigkeiten in der Tätigkeit der Eierstöcke und des Hypophysenvorderlappens wirken sich manchmal auch an den Erfolgsorganen, dem Endometrium und der Brustdrüse, in besonderer Form aus. Im Endometrium kommt es zu unregelmäßigen Blutungen, in der Brustdrüse zu Wucherungen von Milchgängen und -drüsen (Mastopathie, s. unter Mamma).

Während im Klimakterium die Keimdrüsentätigkeit langsam erlischt, wird sie durch eine operative Entfernung oder Zerstörung der Eierstöcke bei einer geschlechtsreifen Frau plötzlich unterbrochen. Die durch eine solche *Kastration*

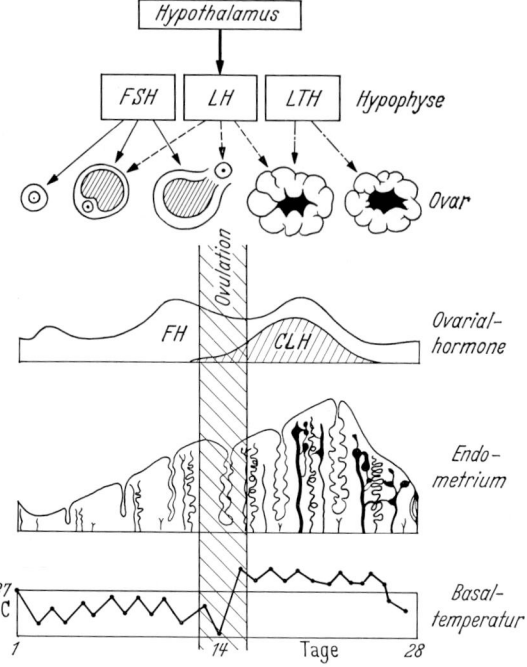

Abb. 550. Cyclusschema. (Nach KÄSER). *FSH* follikelstimulierendes Hormon; *LH* Luteinisierungs-Hormon; *LTH* luteotropes Hormon; *FH* Follikelhormon; *CLH* Corpus luteum-Hormon

ausgelösten Erscheinungen sind grundsätzlich dieselben wie im Klimakterium, nur treten sie in rascherer Folge und vorzeitig auf. Kastration vor der Geschlechtsreife ist bei Menschen außerordentlich selten. Aus Tierversuchen wissen wir aber, daß bei derartigen Eingriffen die Geschlechtsreife ausbleibt und das Längenwachstum über die normale zeitliche Grenze hinaus anhält.

Anders bei der angeborenen *Aplasie der Ovarien*. Diese Individuen sind infolge einer frühzeitig einsetzenden Wachstumshemmung klein, das ganze innere Genitale ist hypoplastisch, die sekundären Geschlechtsmerkmale haben sich nicht entwickelt, die Knochen sind osteoporotisch. Es handelt sich dabei offenbar um eine primäre Anlagestörung *(Turner[1]-Syndrom)*, denn die Hypophyse sondert vermehrt Gonadotropin ab, ähnlich wie bei einer Form der Unterentwicklung des Hodens. Dabei liegt eine Anomalie des Chromosomensatzes, nämlich der Ausfall eines Geschlechtschromosoms (44 Autosomen + XO) vor (s. S. 62).

2. Überfunktion. Wenn ein reifender Follikel nicht platzt, sondern bestehenbleibt *(Follikelpersistenz, Follikelcyste)*, sondert er weiter Follikelhormon ab, das

---

[1] H. H. TURNER, zeitgenössischer nordamerikanischer Endokrinologe.

seinerseits wieder die Proliferation des Endometriums unterhält: Dieses wuchert in Form der glandulär-cystischen Hyperplasie (s. S. 661). Da aber die vom persistierenden Follikel ausgeschüttete Menge an Hormon schließlich nicht ausreicht, um die Wucherung des immer mehr an Masse zunehmenden Endometriums aufrechtzuerhalten, kommt es zu einem relativen Follikelhormonmangel, auf den das Endometrium dann mit einem blutigen Zusammenbruch, einer Metrorrhagie reagiert.

In ähnlicher Weise wirkt das Erhaltenbleiben des Gelbkörpers in Form eines *cystischen Corpus luteum*.

Von den zahlreichen Geschwülsten des Eierstockes sind manche seltenen Formen zur Hormonbildung befähigt. Die *Granulosazelltumoren* sondern reichlich und ungesteuert Follikelhormon ab, das auch im Harn erscheint. Auch dabei wird das Endometrium cystisch, hyperplastisch und blutet in unregelmäßigen Abständen. Die Brüste vergrößern sich durch Gangwucherungen. Bei Kindern kommt es zu Pubertas praecox. Die Follikelreifung im übrigen Eierstock ist eingestellt, da die überreichliche Abgabe von Follikelhormon die Ausschüttung von Follikelreifungshormon von seiten der Hypophyse hemmt. Die Ovarien atrophieren. Durch Entfernung der Geschwulst kann man alle diese Symptome wieder zum Verschwinden bringen. In ähnlicher Weise wirken *Thecazelltumoren* (s. S. 651).

Die *Arrhenoblastome* (s. S. 650) haben die Fähigkeit, Androsteron und Testosteron abzusondern, das im Harn nachweisbar ist. Unter ihrer Wirkung tritt Bartwuchs auf, die Stimme wird tiefer, die Klitoris vergrößert sich zu einem penisartigen Gebilde. Nach Entfernung der Geschwulst können sich alle diese Symptome wieder zurückbilden.

II. Tube[1]

a) Entzündung (Salpingitis)

Die Entzündungen der Tuben entstehen zum Teil hämatogen, häufiger von der Nachbarschaft fortgeleitet. Die natürlichen Infektionswege sind dann das Ostium uterinum und das Ostium abdominale. Im einzelnen Fall läßt sich bald der eine, bald der andere Weg wahrscheinlich machen. Die Entzündungserreger können aber auch vom Ligamentum latum bzw. von der Bauchhöhle aus über die Lymphbahnen in die Tubenwand und in die Lichtung gelangen. Quellen der Infektion sind Entzündungen des Uterus, vor allem nach der Geburt und bei Gonorrhoe, ferner Peritonitis.

Die *akute katarrhalische Salpingitis* geht mit Schwellung und Rötung der Schleimhaut und serös-schleimiger Exsudation einher. Bei der *eitrigen Salpingitis*, wie sie namentlich bei der Gonorrhoe und bei puerperaler Sepsis auftritt, ist die Lichtung der Tube mit Eiter gefüllt, der am abdominalen Ostium in Form dicker Tropfen vorquillt.

Die akute Salpingitis heilt oft vollständig aus, in anderen Fällen wird die Entzündung chronisch *(chronische Salpingitis)*. Es kommt zu einer Verdickung der Wand, die durch Bindegewebsneubildung und kleinzellige Infiltration bedingt ist. Dabei überwiegen meist Plasmazellen; sie sind nur insofern für Gonorrhoe kennzeichnend, als die gonorrhoische Salpingitis besonders dazu neigt, chronisch zu werden, und daher die meisten chronischen Salpingitiden gonorrhoischen Ursprungs sind. Die verdickten Schleimhautfalten verkleben miteinander, so daß zwischen ihnen drüsenähnliche Hohlräume entstehen oder überhaupt die Lichtung streckenweise verödet. Sehr oft führt eine chronische Salpingitis zu einer chronischen Entzündung in der Umgebung der Tube, zu einer Perisalpingitis bzw.

---

[1] griech.: salpinx.

Pelveoperitonitis. Das abdominale Tubenende wird verschlossen, in der Umgebung der Tube entstehen zwischen den Organen des kleinen Beckens bindegewebige Stränge und schleierartige Membranen sowie ausgebreitete flächenhafte Ver-

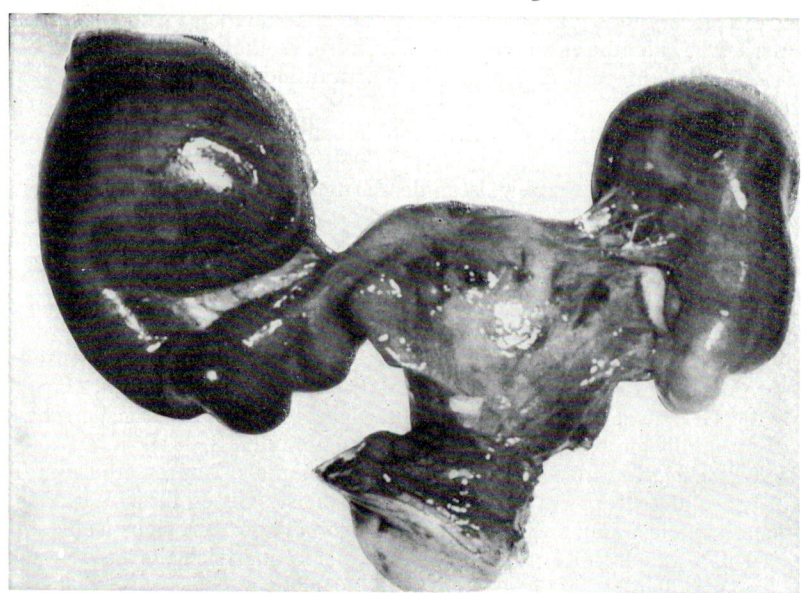

Abb. 551. Beiderseitige Hydrosalpinx mit hämorrhagischer Infarzierung der rechten (Bild. Prof. C. KAUFMANN)

wachsungen. Die Tuben sind in solchen Fällen oft mehrfach abgeknickt und eingeschnürt. Alle diese Veränderungen erschweren den Weg des Eies vom Ovarium zur Uterusschleimhaut oder verlegen ihn vollständig — führen also zu *Sterilität*.

Dauert in der Tube nach Verschluß ihres abdominalen (und uterinen) Ostiums die Exsudation weiter an, so führt die Sekretstauung zu einer sack- oder schlauchförmigen Erweiterung. Je nach der Art des Inhalts spricht man von *Hydrosalpinx* (Tubenhydrops, Abb. 551 und 552/1) oder von *Hämato-* bzw. *Pyosalpinx*. Die Erweiterung betrifft zunächst den von vornherein weiteren und muskelschwächeren peripheren Abschnitt, später wird auch die proximale Hälfte, gegen den Uterus immer mehr abnehmend, ausgedehnt. Die Tube erhält dadurch eine eigentümliche Retortenform.

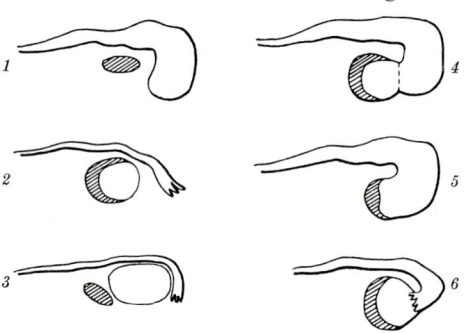

Abb. 552. Schematische Übersicht über Cysten an den Adnexen. *1* Hydrosalpinx, *2* Ovarialcyste, *3* Parovarialcyste, *4—6* verschiedene Entstehungsmöglichkeiten von Tuboovarialcysten

Ist bei einer Hydrosalpinx das uterine Ostium nicht vollkommen verschlossen und steigt der Druck in dem Schlauch stärker an, so kann sich der Inhalt in den Uterus entleeren, um sich dann wieder anzusammeln: *Hydrops tubae profluens*[1].

Die *Salpingitis isthmica nodosa*, welche eine große Ähnlichkeit mit der Tubenwinkelendometriose besitzt, stellt eine örtliche Tiefenwucherung des Tubenepithels dar, die durch eine chronische Entzündung ausgelöst ist. Salpingitis isthmica und Tubenwinkelendometriose werden oft unter der nicht ganz korrekten Bezeichnung „Tubenwinkeladenom" zusammengefaßt.

---

[1] Profluens (lat.) hervorfließend.

Eine *tuberkulöse Entzündung* der Tuben findet sich oft für sich allein, manchmal neben Uterustuberkulose. Meist ist es deutlich, daß die Tubentuberkulose älter, die des Uterus jünger ist. Daher kann die Tube nicht etwa von außen durch die Vagina etwa vermittels bakterienhaltigen Spermas infiziert worden sein; die Bak-

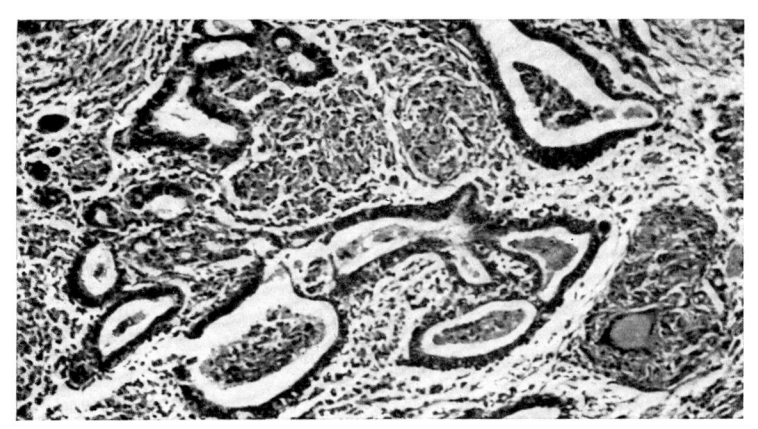

Abb. 553. Tuberkulöse Salpingitis: Schleimhauttuberkel und „Drüsenschläuche"

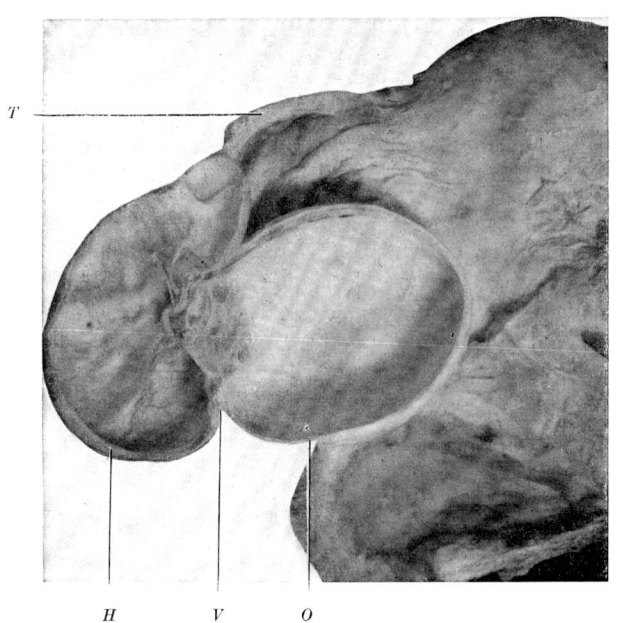

Abb. 554. Tuboovarialcyste (aufgeschnitten). *T* nicht erweiterter, *H* hydropisch erweiterter Tubenanteil; *O* Ovarialcyste; *V* Verwachsungsstelle zwischen Tubensack und Ovarialcyste mit Resten der Fimbrien (entsprechend Abb. 552/6)

terien müssen vielmehr entweder von der Bauchhöhle oder, wie es die Regel ist, vom Blut aus in sie hineingelangt sein. Die in der Schleimhaut gelegenen Tuberkel (Abb. 553) verkäsen rasch, so daß die Tube von einer dicken Schicht käsiger Massen ausgekleidet ist, die auch die Lichtung ausfüllen. Die erhaltenen Epithelreste bilden drüsenartige Gänge, die leicht mit geschwulstmäßigen Wucherungen zu verwechseln sind.

b) Cysten und Geschwülste

Im Serosaüberzug der Tuben trifft man oft stecknadelkopf- bis kirschkerngroße Cysten an. Solche *Serosacysten* entstehen aus zunächst soliden Abschnürungen des Peritonealepithels, den sog. Walthardschen Epithelnestern, durch zentrale Verflüssigung.

Unter *Tuboovarialcyste* versteht man eine stark (cystisch) erweiterte, manchmal retortenförmig gekrümmte Tube, an deren verschlossenem abdominalem Ende Reste des Ovariums sitzen. Diese Bildung kann offenbar auf verschiedene Weise zustande kommen (Abb. 552/4—6): 1. Das Fimbrienende einer Tube wächst an eine Ovarialcyste an, diese platzt und entleert sich in die Tube (Abb. 552/4); oder 2. das unveränderte Ovarium legt sich an das abdominale Ostium einer hydropischen Tube an, verwächst mit ihm und wird durch den Druck ausgewalzt (Abb. 552/5). Es bildet dann einen Teil des Tubensackes, in dessen Wand es verschwinden kann wie ein Stein in einer Mauer. 3. Eine hydropische Tube verwächst mit einer Ovarialcyste (Abb. 552/6). Manchmal sieht man dann noch entsprechend der Verwachsungsstelle zwischen Tube und Ovar Reste der Fimbrien (Abb. 554). Schließlich kann auch diese Scheidewand verschwinden.

Das papillär wachsende primäre *Carcinom* der Tube ist sehr selten.

III. Uterus[1]

a) Mißbildungen

Vollständige oder teilweise *Aplasie* des Uterus ist sehr selten, weniger selten ist hochgradige *Hypoplasie*, wobei an Stelle des Uterus ein solides, muskuläres Gebilde vorhanden ist sowie ein Stehenbleiben des Uterus auf einer fetalen oder kindlichen Entwicklungsstufe *(Infantilismus)*. Alle diese Entwicklungshemmungen machen natürlich eine Schwangerschaft unmöglich, doch ist in der Regel eine normale Ovarialfunktion sowie weibliches Empfinden vorhanden — im Gegensatz zu den weiblichen Pseudohermaphroditen, die ebenfalls einen hypoplastischen Uterus besitzen.

Oft kommen Mißbildungen des Uterus dadurch zustande, daß die *Vereinigung der Müllerschen Gänge ganz oder teilweise unterbleibt*. Man unterscheidet gewöhnlich die in Abb. 555 schematisch wiedergegebenen Formen dieser Entwicklungsstörung. Dabei ist Schwangerschaft möglich; gefährlich wird sie dann, wenn sie sich in einem rudimentären (muskelschwachen) Teil abspielt (Abb. 555, 3. Reihe, a).

b) Lageveränderungen

Abknickung des Uteruskörpers gegen die Cervix nach vorne wird als *Anteflexio*, nach rückwärts als *Retroflexio* bezeichnet. Die Knickungsstelle liegt gewöhnlich in der Höhe des inneren Muttermundes. Ein leichter Grad von Anteflexio ist physiologisch. Neigung des ganzen Uterus, also des Körpers und der Cervix nach vorn, so daß seine Längsachse mit der Achse der Vagina einen nach vorn offenen Winkel bildet, wird als *Anteversio*, die entsprechende Neigung nach rückwärts als *Retroversio* bezeichnet.

Als *Descensus* oder Senkung wird ein geringes Tiefertreten des Uterus bezeichnet; die Vagina ist zwar eingestülpt, die Portio uteri tritt jedoch nicht in der Schamspalte zutage. Ist letzteres der Fall, so spricht man von einem Vorfall oder *Prolaps*[2]. Er kann die Vaginalwand allein (Vaginalprolaps) betreffen, wobei dann der Cervixteil des Uterus verlängert ist, oder es ist mit der ausgestülpten Vagina auch der Uterus vorgefallen (Uterusprolaps). Wenn nur sein unterer Abschnitt aus der Vulva ausgetreten ist, liegt unvollständiger Prolaps vor, während beim vollständigen Prolaps der ganze Uterus samt der nach außen umgestülpten Vagina vor der Vulva zwischen den Oberschenkeln liegt. Der vorliegende Uterus ist vergrößert und venös-hyperämisch, seine Schleimhaut katarrhalisch verändert, seine Lichtung zuweilen durch Schleimansammlung erweitert. Die Schleimhaut der Vagina verdickt sich in der unphysiologischen Umgebung und kann verhornen (Epidermisierung). Gelegentlich entstehen Geschwüre. Bei hochgradigem Prolaps können der Blasengrund und die vordere Rectumwand divertikelartig mit ausgestülpt werden (Cystocele bzw. Rectocele vaginalis). Prolaps entsteht, wenn der den Uterus und die Vagina in ihrer Lage fixierende Bindegewebsapparat erschlafft, wie das z. B. nach wiederholten Geburten der Fall sein kann.

---

[1] griech.: metra. [2] Prolabor (lat.) vorwärtsfallen.

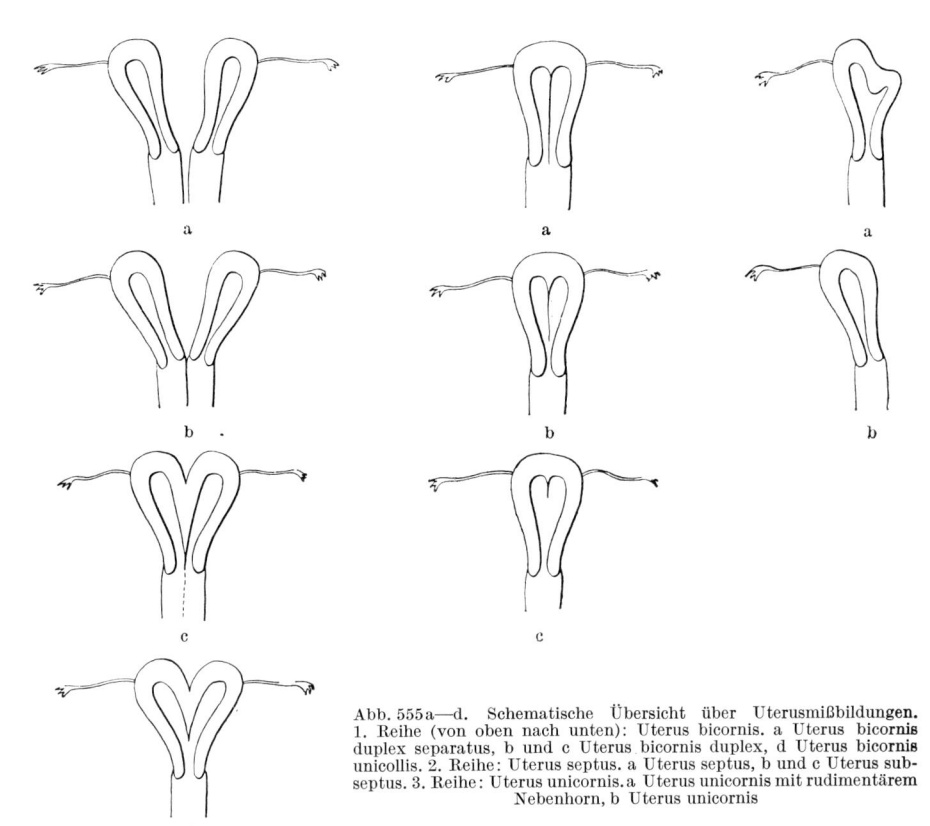

Abb. 555a—d. Schematische Übersicht über Uterusmißbildungen. 1. Reihe (von oben nach unten): Uterus bicornis. a Uterus bicornis duplex separatus, b und c Uterus bicornis duplex, d Uterus bicornis unicollis. 2. Reihe: Uterus septus. a Uterus septus, b und c Uterus subseptus. 3. Reihe: Uterus unicornis. a Uterus unicornis mit rudimentärem Nebenhorn, b Uterus unicornis

Umstülpung des Uterus, *Inversio*, kann partiell sein, indem nur der Fundus in das Cavum eingestülpt ist, oder es liegt eine komplette Inversio vor, d. h. der Uterus ist vollständig umgestülpt derart, daß der Fundus, mit der Kuppe nach unten gerichtet, durch den äußeren Muttermund durchtritt (Abb. 556/2). Schließlich kann der invertierte Uterus auch vorfallen und durch die Schamspalte nach außen vortreten.

c) Änderungen der Lichtung

Nicht selten findet man als Folge chronischer Entzündung und bei alten Frauen einen *narbigen Verschluß (Atresie)* des inneren oder äußeren Muttermundes oder des ganzen Cervicalkanals. Die Uteruslichtung ist dann erweitert, oft kugelig aufgetrieben und mit gestautem, zähem Schleim angefüllt. Betrifft die Atresie den inneren *und* äußeren Muttermund, dann wird auch der Cervicalkanal spindelig erweitert, so daß zwei hintereinandergelegene, getrennte Räume entstehen. Bei

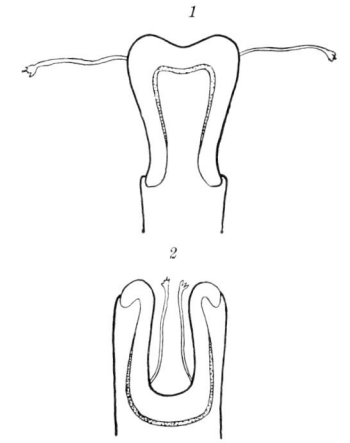

Abb. 556. Schematische Darstellung einer Inversio uteri (*2*) im Vergleich zum normalen Verhalten (*1*) des Uterus nach einer Entbindung

Stenosen oder Atresien, die sich im geschlechtsreifen Alter entwickeln, kommt es durch Ansammlung des zurückgehaltenen Menstrualblutes zu einer Ausfüllung der erweiterten Uterushöhle mit schokoladebrauner Flüssigkeit oder einer braunen, teerähnlichen Masse; man bezeichnet die Veränderung als *Hämatometra*. Spielt sich in einer erweiterten Uterushöhle eine Entzündung ab, die zur Ansammlung eines serösen oder eitrigen Sekrets führt, so liegt eine *Hydrometra* bzw. *Pyometra* vor. Wird das Exsudat in der Uterushöhle durch die Tätigkeit anaerober Bakterien zersetzt, so kann sich Gas bilden (*Physometra*[1]).

d) Atrophie

Atrophie findet sich vor allem als Teilerscheinung der allgemeinen Altersinvolution nach der Menopause[2]. Der Uterus ist stark verkleinert, seine Wand verdünnt, gewöhnlich schlaff, die Muskulatur größtenteils durch Bindegewebe ersetzt. Auf der Schnittfläche treten die klaffenden Lichtungen der dickwandigen, meist sklerotischen Gefäße sehr deutlich vor.

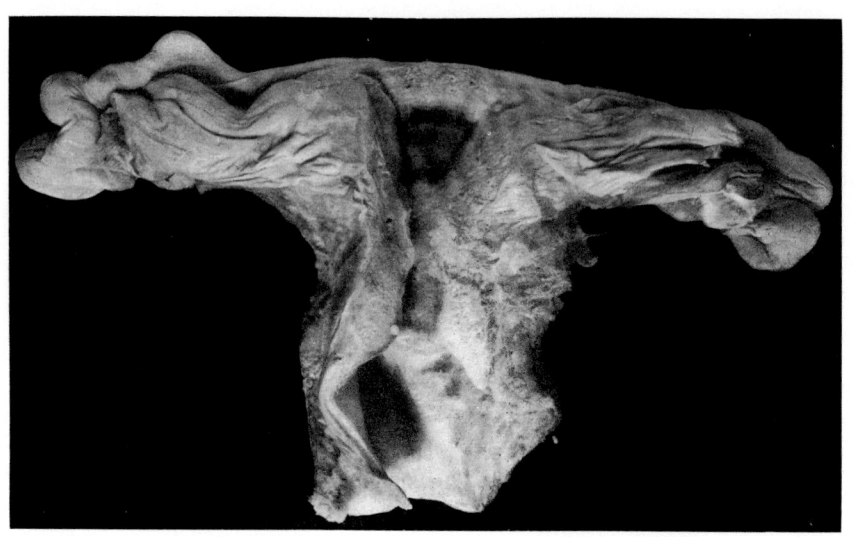

Abb. 557. Apoplexia uteri bei Altersatrophie von Uterus und Vagina

e) Kreislaufstörungen und Blutungen des Uterus und seiner Umgebung

Als *Apoplexia*[3] uteri (Abb. 557) wird eine bei alten Frauen sehr häufig anzutreffende blutige Durchtränkung der Corpusschleimhaut bezeichnet, welche agonal auftritt; in der Regel zeigen dabei die Arterien starke Sklerose.

Bei der *Dysmenorrhoea membranacea* gehen mit dem Menstrualblut Membranen ab, die bisweilen förmlich einen Ausguß des Uterus darstellen. Teils handelt es sich um größere Stücke von zellig (entzündlich) infiltrierter Uterusschleimhaut (Endometritis exfoliativa), teils um Fibrinmembranen mit eingeschlossenen roten und weißen Blutkörperchen, welche unter Schmerzen ausgestoßen werden.

f) Entzündungen (außerhalb der Schwangerschaft und des Puerperium)

Wir unterscheiden eine Endometritis (Entzündung der Schleimhaut), Myometritis (Entzündung der Muskelwand), Perimetritis (Entzündung des Peritonealüberzugs) und Parametritis (Entzündung des subperitonealen Zellgewebes bis in die Ligamenta lata).

---

[1] Physa (griech.) Blasebalg, Luft.   [2] Men (griech.) Monat; pausis (griech.) das Aufhören.
[3] Siehe Anm. S. 423.

Die *akute* **Endometritis** entsteht oft nach Gonokokkeninfektion meist in der Cervix uteri, seltener im Corpus, von dem die Entzündung auf die Tuben übergehen kann. Die Schleimhaut ist geschwollen und entzündlich infiltriert. Die obersten Schleimhautschichten können nekrotisch werden (diphtherische Endometritis).

Die *chronische Endometritis* kann aus einer akuten Entzündung hervorgehen (so namentlich bei Gonorrhoe), vielfach ist aber ein akutes Anfangsstadium nicht nachweisbar. Ihre Heilung führt zu narbiger Retraktion und gegebenenfalls zu Atresie durch Verwachsung einander gegenüberliegender Geschwürsflächen (s. S. 657); Behinderung des Sekretabflusses und Hydro- oder Pyometra sind die Folge. Manche Fälle chronischer Endometritis enden mit Atrophie der Schleimhaut (sog. *Endometritis atrophicans*).

Die *akute* **Myometritis** ist außerhalb des Puerperiums eine seltene Erkrankung; sie schließt sich an intensive Entzündungen der Uterusschleimhaut an (z. B. an gonorrhoische Endometritis). Die Wand des Uterus ist verdickt, teigigweich und in schweren Fällen eitrig infiltriert.

Einer *chronischen* Myometritis begegnet man vor allem bei chronischen Entzündungen des Endometriums und der Tuben. Das Bindegewebe zwischen den Muskelbündeln ist dann lymphocytär infiltriert. In nicht ganz zutreffender Weise bezeichnet man auch die Folge einer mangelhaften Involution des Uterus nach der Geburt als chronische Myometritis: Das Bindegewebe zwischen den hypertrophischen Muskelfasern ist vermehrt, ödematös und enthält reichlich elastische Fasern. In beiden Fällen erscheint der Uterus vergrößert, zunächst weicher und blutreich, später bei Überwiegen des Bindegewebes fester und blaßrötlich.

Unter der Bezeichnung **Perimetritis** werden entzündliche Veränderungen der Serosa des Uterus und der Nachbarorgane (Tube, Ovar, Rectum, Harnblase) zusammengefaßt; die Bezeichnung Pelveoperitonitis wäre daher richtiger. Sie tritt in der Regel im Anschluß an Entzündungen des Genitales auf, doch kann die Pelveoperitonitis auch von einer Appendicitis ausgehen oder Teilerscheinung einer diffusen Peritonitis sein. Heilt die Entzündung aus, so bilden sich durch Organisation des Exsudates Verwachsungen zwischen den Organen des kleinen Beckens und den benachbarten Darmschlingen; man spricht dann gewöhnlich von chronischer Perimetritis oder Pelveoperitonitis, obwohl es sich nicht um eine chronische Entzündung, sondern nur um den Folgezustand einer solchen handelt.

Parametritis wird die Entzündung des subperitonealen Zellgewebes zwischen den beiden Blättern des Ligamentum latum, entlang des Uterus und des oberen Teiles der Vagina genannt. Sie kann begleitet sein von eitriger Thrombophlebitis oder Lymphangitis mit phlegmonöser Infiltration des Zellgewebes, bis in die vordere Bauchwand oder an den Beckenboden. Nach Ausheilung der Parametritis bleiben schwielige Verdickungen der Parametrien zurück (sog. chronische Parametritis), durch welche die Beckenorgane verlagert und fest an die Beckenwand fixiert werden.

Die **Uterustuberkulose** entsteht ganz in der Regel durch Fortleitung von der Tube her descendierend, nur selten hämatogen und befällt meist den Fundus, selten die Cervix. Ist der innere Muttermund oder der Cervicalkanal verschlossen, so sammeln sich die käsigen Massen in der Uterushöhle an (tuberkulöse Pyometra).

Von **syphilitischen** Veränderungen kommt nur das Ulcus durum (Initialsklerose, Primäraffekt) in Betracht, das sich namentlich an der vorderen Muttermundslippe in Form eines scharfrandigen Geschwürs mit speckigem Grund findet. Es heilt mit einer unscheinbaren, eingezogenen Narbe aus.

g) Erosion der Portio

Gelegentlich ist der äußere Muttermund auf der Oberfläche der Portio von einer samtartigen roten Fläche umgeben (Abb. 558), die bei Betrachtung mit freiem

Auge aussieht, als wäre sie ein oberflächlicher Substanzverlust der Schleimhaut, also eine Erosion. Die histologische Untersuchung zeigt aber, daß diese Stelle doch von Schleimhaut überzogen ist — allerdings nicht von dem hier normalerweise vorkommenden Plattenepithel, sondern von drüsentragender Cervixschleimhaut.

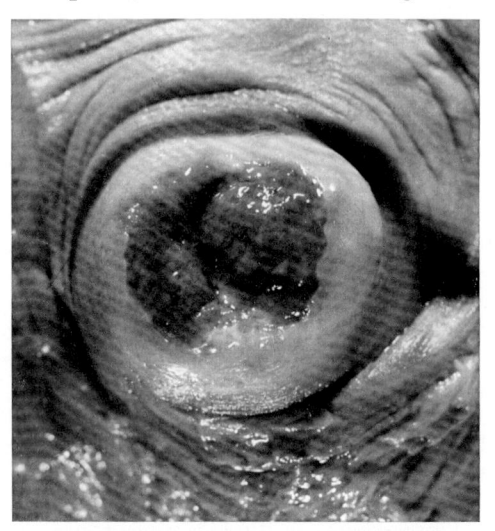

Abb. 558. Ektropion (sog. granduläre Erosion)

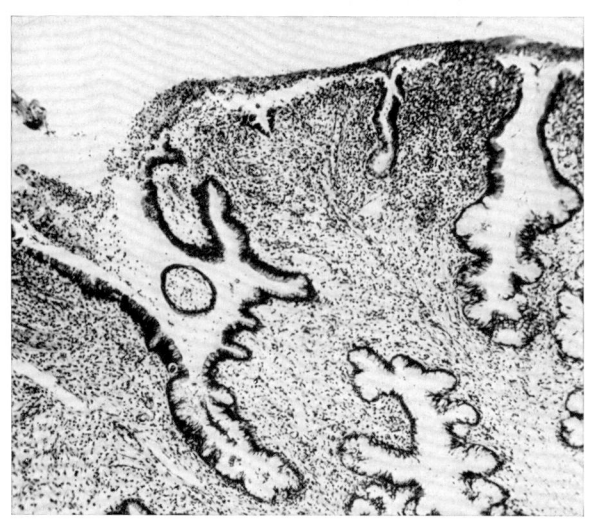

Abb. 559. Erosion der Portio mit Drüsenwucherung

Es liegt also eine Pseudoerosion vor, für die auch die Bezeichnung *glanduläre Erosion* üblich ist. Die Frage ist nur: wie kommen die Cervixdrüsen auf die Oberfläche der Portio? Früher nahm man an, sie wären vom Cervicalkanal heruntergewachsen, um vorher im Plattenepithel aufgetretene Defekte zu decken, es handele sich also um ein erstes Ausheilungsstadium nach einem richtigen Substanzverlust. Bei genauen klinischen und pathologischen Untersuchungen hat sich aber ergeben, daß die an der Oberfläche erscheinende Cervixschleimhaut durch eine Umgestaltung der Portio auf die Oberfläche herausgerückt wurde, daß also eine besondere Form eines Ectropion[1], bzw. eine Eversion[1], vorliegt. Am leichtesten kann man diese Beobachtung machen, wenn ein solches Tieferrücken der Cervixschleimhaut durch Einrisse der Portio, z. B. nach der Geburt, verursacht wurde (Lacerationsectropion); aber auch andere Einflüsse wie Volumenvermehrung bei der Gravidität oder Entzündung können dieselbe Folge haben.

Die ectropionierte Cervixschleimhaut ist in ihrer unphysiologischen Lage leicht Traumen jeglicher Art ausgesetzt, so daß sie papillär wuchert (sog. *papilläre Erosion*) oder oberflächlich zerfällt: Dann entsteht also nachträglich eine echte Erosion dieser Cervixschleimhaut (Abb. 559). Eine Ausheilung des infolge einer

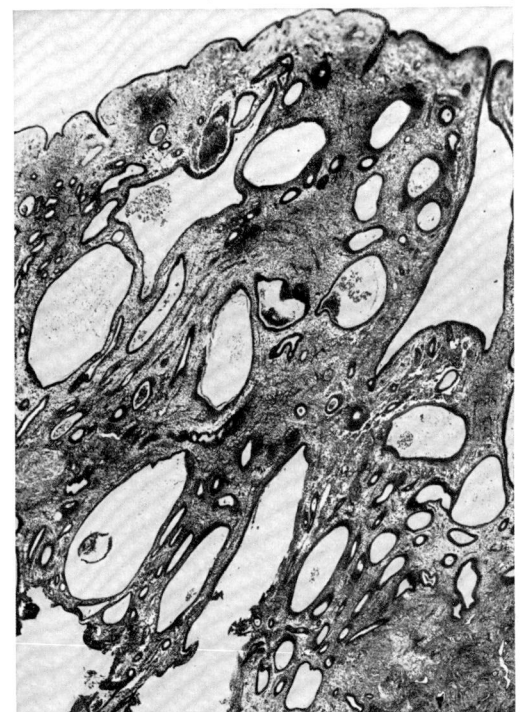

Abb. 560. Glandulär cystische Hyperplasie des Fundusendometriums

erhöhten Sekretion (Fluor) für die Trägerin lästigen Zustandes kann dadurch erreicht werden, daß sich die Oberfläche mit Plattenepithel überzieht. Dabei werden die Ausführungsgänge der cervicalen Drüsen verschlossen, so daß sie bis zu kirschkerngroßen Cysten umgewandelt werden, den *sog. Ovula Nabothi*.

h) Hyperplasie

Unter verschiedenen Umständen kommt es zu Wucherungen des Endometriums.

Bei der *glandulären Hyperplasie* des Endometriums beteiligen sich einzelne Drüsen, Drüsengruppen oder ganze Schleimhautabschnitte nicht mehr am Cyclus, sondern wuchern in unregelmäßiger Weise. Umschriebene derartige Herde ragen in die Lichtung vor und zeigen alle Übergänge zu den Schleimhautpolypen (s. S. 663). Meist sind die Drüsen in derartigen Herden cystisch erweitert, so daß das histologische Schleimhautbild an Schweizer Käse (Emmentaler) erinnert (Abb. 560). Die gewucherten Schleimhautabschnitte werden häufig hämorrhagisch-

---

[1] Ektrepo (griech.); evertere (lat.) nach außen wenden — „Ektropion" und „Eversion" bedeuten also genau dasselbe.

nekrotisch, so daß es zu Metrorrhagien kommt. Diese glandulär-cystische Hyperplasie tritt gewöhnlich um die Zeit des Klimakteriums auf und geht zurück auf eine gestörte endokrine Funktion der Ovarien (s. S. 653), besonders eine vermehrte und über die Zeit andauernde Absonderung von Follikelhormon aus persistierenden Follikeln. Ebenso können auch follikelhormonbildende Ovarialtumoren wirken.

Die *Adenomyose* (Endometriosis interna) ist dadurch gekennzeichnet, daß von den basalen Schichten des Endometriums Drüsen mit ihrem umgebenden charakteristischen Schleimhautstroma (cytogenes Gewebe) in das Myometrium vorwachsen (Abb. 561) und dessen Muskelfasern dabei in Wucherung geraten. Entwickelt sich diese Veränderung diffus, so ist der ganze Uterus gleichmäßig vergrößert; tritt sie herdförmig auf, so entstehen knollige Gebilde (Adenomyome).

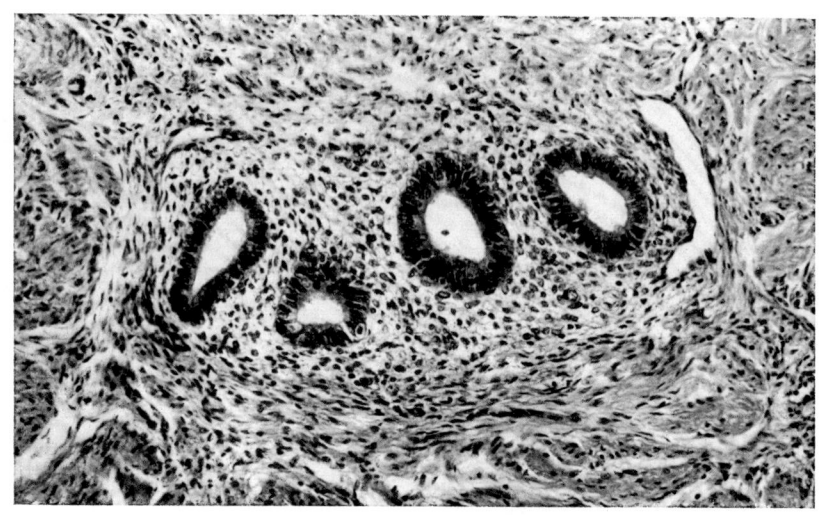

Abb. 561. Endometriose bzw. Adenomyose des Uterus. Uterusdrüsenschläuche, umgeben von cytogenem Gewebe, in glatter Muskulatur eingebettet

Wenn die Wucherungen im interstitiellen oder (weniger häufig) im isthmischen Teil der Tube auftreten (Tubenwinkelendometriose bzw. -adenomyose), verschließen sie die Lichtung und machen den Durchgang des Eies unmöglich — Sterilität oder Tubargravidität ist die Folge. Mit freiem Auge kann man die Adenomyose von chronischen Metritis bzw. die Adenomyome von gewöhnlichen Myomen nur dann unterscheiden, wenn die drüsig-epithelialen Anteile als Spalten sichtbar sind. Die von der untersten Schleimhautschicht in das Myometrium eindringenden Drüsenschläuche der Adenomyose nehmen ebensowenig an den cyclischen Veränderungen der Schleimhaut teil wie die bei der gewöhnlichen Hyperplasie gegen die Lichtung zu gewucherten Drüsen. Da überdies die Adenomyose oft mit einer Hyperplasie des Endometriums vergesellschaftet ist und dieselben Lebensalter (während oder kurz nach dem Klimakterium) bevorzugt, nimmt man als Ursache der Adenomyose ebenfalls eine hormonale, ovarielle Störung an und betrachtet die Adenomyose gewissermaßen als ,,basale Hyperplasie" des Endometriums. Klinisch ist sie dadurch bedeutungsvoll, daß sie zu schweren, hartnäckigen Blutungen führt.

Unter der Bezeichnung *Endometriosis externa* faßt man das Auftreten von Uterusdrüsen außerhalb des Uterus zusammen. Derartige Vorkommnisse sind in der ganzen engeren und weiteren Umgebung des Uterus beobachtet worden (Ligamentum rotundum, Vagina, Lymphknoten, Ovarium, Tuben, Peritoneum, Nabel,

Laparotomiewunden). Die Erkrankung ist an die Jahre gebunden, in denen eine Menstruation vorhanden ist, bevorzugt also jüngere Lebensalter als die Adenomyose; die Drüsen nehmen auch am Cyclus teil, so daß es z. B. zu menstruellen Blutungen aus dem Nabel kommen kann. Im Ovarium sammelt sich bei der Endometriose dieses Organs das Blut in einer cystischen Höhlung an und wird zu einer zähen, schokoladeartigen Masse eingedickt (sog. Schokoladencyste, S. 647). Ihre Entstehung verdankt die Endometriose einer Verschleppung lebensfähiger Uterusschleimhaut bei der Menstruation, wie TE LINDE und SCOTT in einem eindrucksvollen Experiment am Affen nachgewiesen haben: Sie durchtrennten den Uterus quer und klappten ihn um 180° um oder nähten ihn in die Bauchwand ein. Das Menstrualblut mußte sich also entweder in die Bauchhöhle oder in die Bauchwand entleeren. An diesen Stellen kam es dann zur Endometriose. Auch beim Menschen ist solche Verschleppung von Menstrualblut durch die Tuben als retrograde Menstruation in die Bauchhöhle durchaus möglich, wie Fälle von angeborenem Cervixverschluß gezeigt haben.

i) Geschwülste

Die häufigsten Geschwülste des Uterus sind die **Myome** [*Fibromyome oder Myofibrome* (vgl. S. 276)]. Sie stellen kugelige, scharf begrenzte, von der Uterusmuskulatur wie von einer Kapsel umschlossene Geschwülste dar, die meist in der Mehrzahl vorkommen (Uterus myomatosus). Gewöhnlich bilden sie rundliche Knoten oder knollige Massen von wechselnder Größe und können den Umfang eines Kindskopfes und darüber erreichen. Ihre Ausschälung gelingt meist leicht. Regressive Veränderungen sind häufig.

Je nach ihrem *Sitz* werden submuköse, intramurale (interstitielle) und subseröse Myome unterschieden. Gelegentlich kommen Myome auch im Ligamentum latum bzw. Ligamentum rotundum vor.

Subseröse Myome zerren, wenn sie größer sind, den Uterus aus der Beckenhöhle in die Höhe und können die Darmschlingen verdrängen. Kleinere lösen sich bei Atrophie des Stiels manchmal ganz ab und liegen dann als freie Körper in der Bauchhöhle.

Die *intramuralen* Knoten (Abb. 562 *A*) dehnen den Uterus und verlängern ihn und seine Höhle oft beträchtlich. Letztere nimmt dann die Gestalt eines platten Spaltes an. Da die Uterusgefäße komprimiert werden, kommt es zu Stauungen und Blutungen in die Uterushöhle. Das Endometrium wird über dem Myom atrophisch. In großen intramuralen Myomen können Ödem und Hämorrhagie eintreten, die den Tumor oft rasch anschwellen lassen; auch Nekrose und Verkalkung sind nicht selten.

Die *submukösen* Myome (Abb. 562 *B*) erweitern die Uterushöhle, führen zu Blutungen und Endometritis. Wenn sie gestielt sind, geraten sie durch Zerrung und Drehung des Stiels leicht in ungünstige Ernährungsbedingungen: Sie werden nekrotisch, der Stiel kann absterben oder durchreißen. Dann entleert sich der Tumor spontan, er wird „geboren"; am leichtesten geschieht dies, wenn die Geschwulst lang gestielt ist und ohnehin schon in die Vagina herunterhängt. Bei Nekrose des festsitzenden Tumors entsteht eine jauchige Entzündung des Uterus.

Sarkome des Uterus sind nicht sehr häufig. Sie sitzen in der Wand und gehen von der glatten Muskulatur aus, sind also Myosarkome. Gelegentlich entstehen sie aus Myomen.

Umschriebene Wucherungen der Uterusschleimhaut haben wir bereits im Rahmen der gewöhnlichen Hyperplasie kennengelernt. Man bezeichnet sie als *Schleimhautpolypen* (Abb. 563), wenn sie selbständig wachsend sich aus der übrigen Schleimhaut herausheben. Sie stellen breitbasig der Wand aufsitzende oder

664   Weibliche Geschlechtsorgane

gestielte, weiche Bildungen mit glatter oder papillärer Oberfläche dar, die oft den Fundus oder die ganze Uterushöhle ausfüllen. Manchmal enthalten sie cystisch erweiterte Drüsen. Die Polypen der Cervix sind häufig lang gestielt, können bis in die Vagina hinunterhängen und ausgestoßen werden.

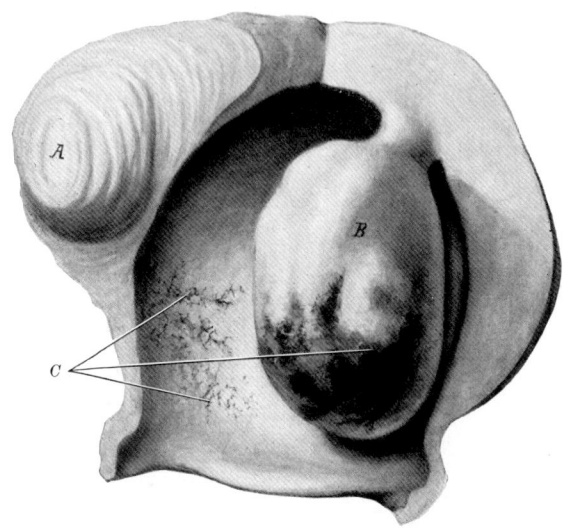

Abb. 562. Uterus myomatosus mit intramuralem (*A*) und gestieltem submukösem Myom (*B*). Blutungen in der bedeckenden Schleimhaut sowie im Endometrium (*C*)

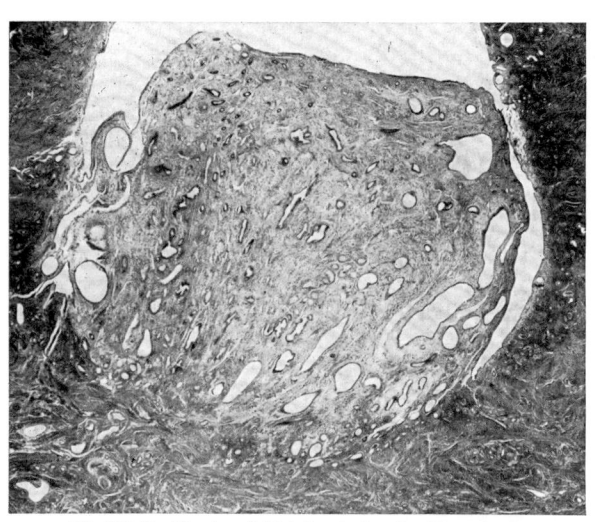

Abb. 563. Breitbasiger Schleimhautpolyp des Uterusfundus

Das **Uteruscarcinom** gehört zu den häufigsten Carcinomen der Frau. Man unterscheidet je nach dem Sitz Portio- (ca. 85%), Corpus- (ca. 10%) und Cervixcarcinome (ca. 5%).

Das *Portiocarcinom* ist ganz in der Regel ein Plattenepithelkrebs mit oder ohne Verhornung. Es geht aber nur in ganz seltenen Fällen vom Plattenepithel der Portio aus. Gewöhnlich entsteht es in denjenigen Abschnitten der Cervicalschleimhaut, die an das Plattenepithel der Portio angrenzen, also entweder den untersten Abschnitten des Cervicalkanals oder in der Cervixschleimhaut, die bei der sog. glandulären Erosion die Portiooberfläche überzieht.

Wir haben allen Grund zu der Annahme, daß viele dieser Carcinome aus dem Vorstadium hervorgehen, das als gesteigert atypisches Epithel, als sog. *Carcinoma in situ* (s. S. 291) oder präinvasives Carcinom bezeichnet wird: Sehr unregelmäßig gebaute, an Mitosen reiche Plattenepithelien überziehen die Oberfläche der cervicalen Schleimhaut, dringen in groben Zapfen in die Drüsenlichtungen vor, wachsen aber nicht aufsplitternd in das Stroma ein. Diese Veränderung kann jahrelang bestehen, bevor von ihr ein invasiver, echter Krebs ausgeht — ja sie kann sich vielleicht sogar zurückbilden.

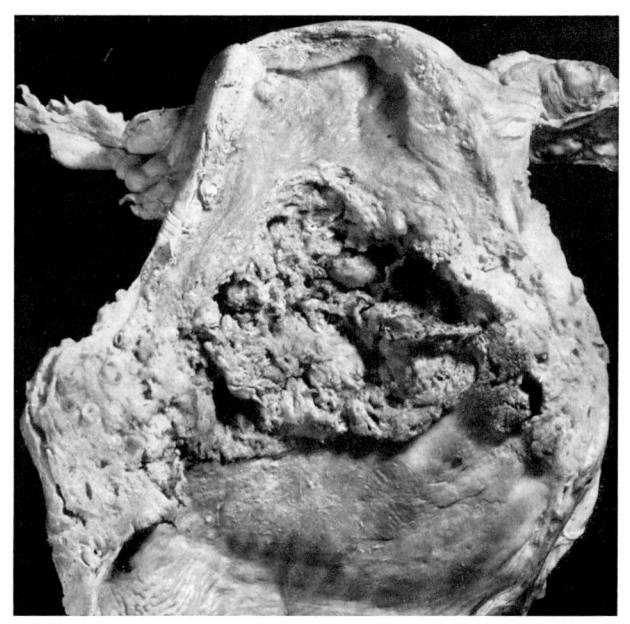

Abb. 564. Collumcarcinom auf die Vagina übergreifend mit ausgedehntem Zerfall

Dringen einmal die Krebsstränge infiltrierend in die Tiefe vor, dann pflegt gleichzeitig meist schon die Oberfläche, d.h. der Ausgangspunkt des Krebses, zu zerfallen. In diesem Stadium kann ein Krebs immer noch einer Erosion recht ähnlich sehen; makroskopisch ist die sog. *Chrobaksche Probe* positiv, d.h. eine Sonde dringt leicht in das bröckelige Krebsgewebe ein, während sie im Bereich einer Erosion fast unmittelbar unter der Oberfläche auf den Widerstand der derben fibrösen Cervixwand stößt.

Sowohl beim sog. Carcinoma in situ als auch beim echten Carcinom schilfern dauernd Zellen von der Oberfläche in das Vaginalsekret ab und können dann im Abstrich *cytologisch* nachgewiesen werden. Die Beurteilung solcher Abstrichpräparate erfordert freilich besondere Übung und Erfahrung. Die Krebsdiagnose sollte daher immer durch eine histologische Untersuchung von Gewebsproben erhärtet werden.

Bei seinem weiteren Tiefenwachstum durchsetzt das Carcinom die Portio und die Wand des Cervicalkanals. Dadurch, daß dem Vorwuchern immer der Zerfall nachfolgt, entstehen kraterförmige, verjauchende Geschwüre, in denen schließlich Portio und Cervix aufgegangen sind. Man spricht dann von *Collumcarcinom* (Abb. 564).

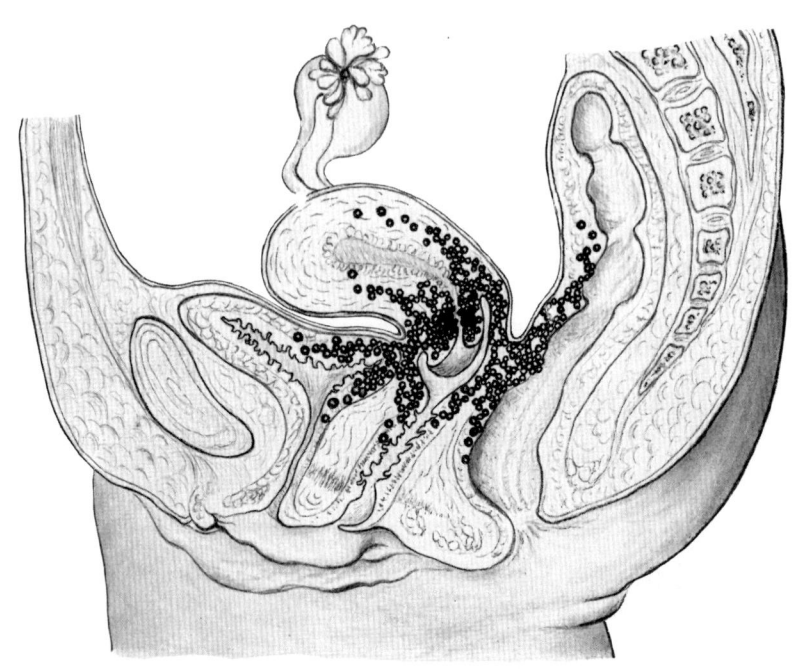

Abb. 565. Ausbreitung eines Collumcarcinoms (schwarze Ringe) auf Rectum und Harnblase im Medial-Sagitalschnitt

Das Portio- bzw. Collumcarcinom *greift frühzeitig auf die Umgebung*, die Parametrien, die Harnblase, das Rectum über (Abb. 565); oft sind die Organe des kleinen Beckens in Krebsmassen eingemauert und kaum voneinander zu trennen; die Ureteren werden eingescheidet und zusammengedrückt, so daß Hydronephrose bzw. Urämie entsteht. Durch Zerfall der Krebsmassen kommt es zu offenen Verbindungen (Fisteln) zwischen Uterus bzw. der Vagina und der Harnblase andererseits, dem Rectum andererseits. Oft sind die genannten Organe zu einer großen, jauchigen Höhle vereint, an deren Kuppe ein Rest des Corpus uteri erhalten ist, das dann vom Krebs verschont bleibt. Wenn Rectum und Blase sich in diese Höhle öffnen, spricht man von Kloakenbildung — in Anlehnung an die Kloake bei Vögeln, in die Harn- und Darmtrakt münden. Die *Metastasen* des Collumcarcinoms treten spät auf und sitzen besonders in den iliacalen und retroperitonealen Lymphknoten, aber auch in entfernteren Organen (Leber, Ovarium, Lunge usw.).

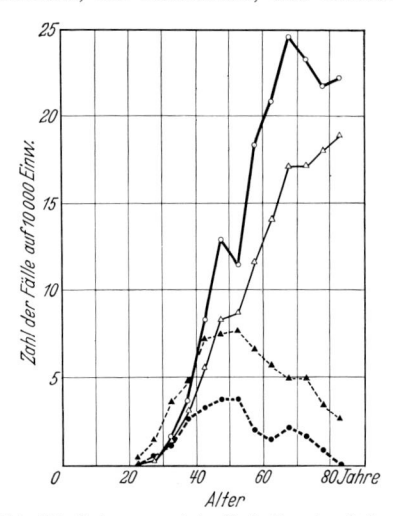

Abb. 566. Entgegengesetztes Verhalten des Collum- und Mammacarcinoms bei verheirateten und unverheirateten Frauen. Das Collumcarcinom ist bei den verheirateten Frauen (▲-----▲) häufiger als bei den unverheirateten (●-----●); das Mammacarcinom dagegen bei den unverheirateten (○———○) häufiger als bei den verheirateten (△———△).
(Nach CLEMMESEN)

Das Portiocarcinom befällt in der weitaus überwiegenden Mehrzahl Frauen, die geboren haben, vor dem 50. Lebensjahr, und zwar um so häufiger, je mehr Geburten stattgefunden haben (Abb. 566); bei Nonnen ist es ausgesprochen selten.

Es ist nicht zu entscheiden, ob das mechanische Trauma der Geburt oder die Umstellung der endokrinen Sekretion während der Schwangerschaft für die Entstehung der Krebsanlage bedeutungsvoller ist. Bei Jüdinnen tritt das Collumcarcinom bedeutend seltener auf als bei anderen Bevölkerungsgruppen (s. Abb. 567). Als Ursache für dieses Verhalten kann man Besonderheiten der Lebensbedingungen (Beschneidung der Männer, rituelle, die menstruierenden und gebärenden Frauen betreffende Gesetze) oder eine genetisch bedingte Organresistenz in Betracht ziehen. Dagegen ist das Corpuscarcinom bei Jüdinnen häufiger, besonders häufig ist Collum- und Corpuscarcinom bei Negerinnen.

Um Beobachtungen über das Portiocarcinom vergleichen zu können, die von verschiedenen Untersuchern stammen, hat man sich international auf eine Stadieneinteilung geeinigt: Im Stadium I ist das Carcinom auf die Portio beschränkt, im Stadium II greift es über den Uterus hinaus, im Stadium III erreicht es die Beckenwand und im Stadium IV sind Metastasen vorhanden. Neuerdings hat man das sog. Carcinoma in situ als Stadium 0 hinzugefügt. Es sind Bestrebungen im Gange, auch für Carcinome anderer Standorte ähnliche Stadieneinteilungen zu schaffen.

Weit weniger gefährlich als das Portio-(Collum-)Carcinom ist das *Corpuscarcinom* (Abb. 568), welches ein von den Uterusdrüsen ausgehendes Adenocarcinom

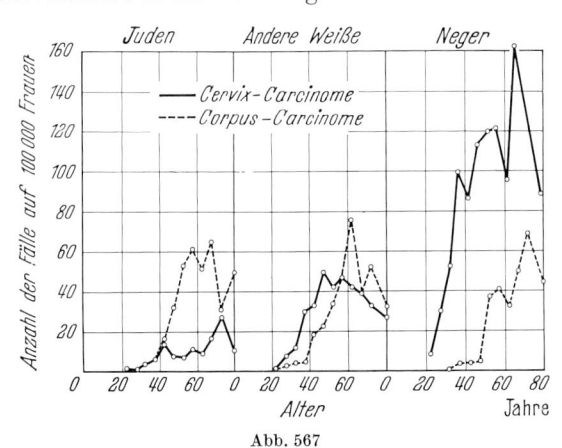

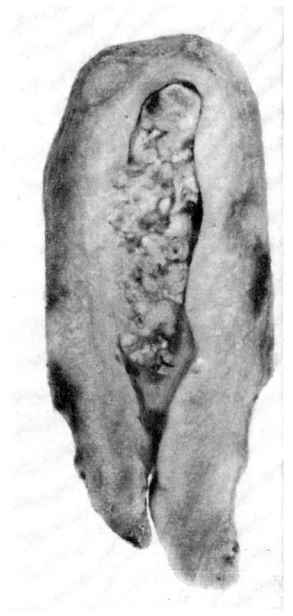

Abb. 567.   Abb. 568

Abb. 567. Altersverteilung des Cervix-(Collum-)Carcinoms und des Corpus-Carcinoms bei Weißen, Juden und Negern in der Stadt New York. (Nach HAENSZEL und HILLHOUSE)

Abb. 568. Corpuscarcinom des Uterus

darstellt, in dem auch Plattenepithelinseln auftreten können (Adenocancroid; Abb. 205). Es befällt zum Unterschied vom Portiocarcinom meist Frauen nach dem 50. Lebensjahr, die nicht geboren haben. So fanden sich z. B. bei 13000 Nonnen 14 Corpuscarcinome, aber kein einziges Collumcarcinom. Ein Zusammenhang mit der so häufigen Hyperplasie des Endometriums läßt sich nicht sicher nachweisen. Das Corpuscarcinom tritt gewöhnlich in Form markig weicher, in das Cavum uteri flach vorragender, zerfallender Gewebsmassen auf. Sie breiten sich langsam über die ganze Uterusinnenfläche aus, gehen aber gewöhnlich nicht über den inneren Muttermund hinaus, so daß der Cervicalkanal gar nicht oder erst spät ergriffen wird. Ebenso macht das Carcinom beim Vordringen in die Tiefe meist an den äußeren Schichten der Muskulatur halt. Die in der Uterushöhle gelegenen Krebsmassen neigen zu Zerfall, Nekrose und Verjauchung. Das Corpuscarcinom setzt gewöhnlich erst spät Metastasen und dann nur in geringerer Zahl. Die Aussicht auf eine Dauerheilung nach Operation ist bedeutend größer (75%) als bei en Collumcarcinomen (10—30%).

Die seltenen reinen *Cervixcarcinome* gehen von dem cervicalen Drüsenepithel aus und sind dementsprechend Adenocarcinome. Sie infiltrieren die Wand des Cervicalkanals und breiten sich in die Umgebung aus, indem sie die Muttermundslippen auftreiben. Wenn sie zerfallen, entsteht ebenso wie beim Portiocarcinom ein tiefer Geschwürskrater, so daß schließlich der Ausgangspunkt des Tumors nicht mehr festzustellen ist. Die Bezeichnung als Collumcarcinom trägt dann dieser Schwierigkeit Rechnung.

IV. Vagina[1] und Vulva

1. Entzündung (Kolpitis, Vulvitis). Für Entzündungen sind meist Mikroorganismen verantwortlich zu machen. Weiterhin kommen mechanische (Pessarien,

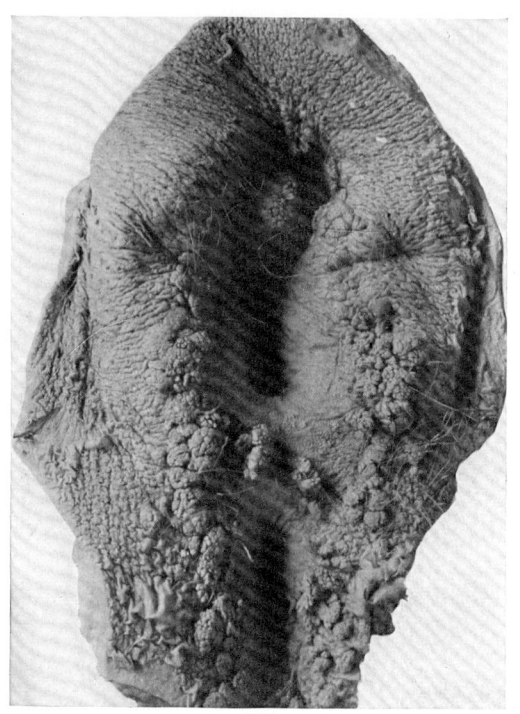

Abb. 569. Spitze Kondylome der Vulva, des Perineums und in der Umgebung des Anus

Tampons, Fremdkörper usw.), thermische (heißes Wasser), chemische (Medikamente, reizende Uterusprodukte) Schädlichkeiten in Betracht.

Die *akute katarrhalische* Entzündung geht mit Schwellung, Auflockerung und Rötung der Schleimhaut und mit Absonderung eines trüben, wäßrigen oder eitrigen Sekrets (Fluor albus) einher. *Pseudomembranöse* Entzündungen der Vagina treten auf bei Infektion mit Diphtheriebakterien, bei schweren septischen Puerperalprozessen.

Bei *chronischen* Entzündungen der Vagina finden sich in der Schleimhaut knötchenförmige Anhäufungen lymphatischen Gewebes (Colpitis granularis) oder Cystchen (Colpitis cystica), die aus erweiterten Epitheleinsenkungen hervorgehen. Bisweilen entstehen (namentlich in der Schwangerschaft) gashaltige Bläschen in der Wand der Vagina (Colpitis emphysematosa). Man erklärt diese Veränderung

---

[1] griech.: kolpos.

durch Ansiedlung von gasbildenden Bacillen in Saftspalten und Lymphgefäßen der Vaginalwand. Manchmal entstehen bei chronischer Kolpitis auf der Oberfläche der Schleimhaut papilläre, warzenähnliche Bildungen (Colpitis papillomatosa) oder Pigmentflecken (Colpitis maculosa).

Im Bereich der Vulva treten unter Einwirkung des entzündlichen Sekretes papilläre blumenkohlartige Wucherungen auf, die *spitzen Kondylome* (Abb. 569).

Syphilitische Primäraffekte und Papeln können an allen Teilen der Vulva sitzen, namentlich an der Innenfläche der Labien und an den Commissuren; sie heilen mit unscheinbaren Narben.

Eine eigentümliche Schrumpfung der Labien und der Clitoris bezeichnet man als *Craurosis vulvae*. Der Introitus ist verengt, die Schleimhaut trocken, glänzend und hart.

Die Entzündung der *Bartholinischen Drüsen* führt zu ihrer Vereiterung und cystischen Abkapselung.

2. Cysten. Vornehmlich an der Seitenwand, doch auch an der Vorderwand der Vagina bis an die Vulva finden sich gelegentlich kleinere oder größere Cysten, die mit seröser oder schleimiger Flüssigkeit gefüllt sind. Ihre Auskleidung wird von Cylinderepithel, seltener von Plattenepithel gebildet, die Wand enthält oft auch Muskelfasern. Solche Cysten gehen entweder aus Abschnürungen des Müllerschen Ganges oder aus Resten des Wolffschen (Gartnerschen) Ganges hervor (s. Abb. 545).

3. Geschwülste. Selten sind *Fibrome* und *Myome;* sie können eine sehr beträchtliche Größe erreichen und gestielt aus der Scheide heraushängen. Primäre *Carcinome* betreffen besonders ältere, mehrgebärende Frauen und sind fast ausnahmslos Plattenepithelkrebse.

V. Pathologie der Schwangerschaft
a) Schwangerschaftstoxikose; Eklampsie

In etwa 50% aller Schwangerschaften tritt Brechreiz (Nausea) auf; in $1/_3$ dieser Fälle kommt es wirklich zu Erbrechen, aber nur in 0,3% aller Schwangerschaften steigert sich dieses Erbrechen zum schweren Bild des unstillbaren Erbrechens, zur *Hyperemesis gravidarum*. Sterben diese Frauen, so findet man eine Verfettung der Leber mit Nekrosen der acinuszentralen Läppchenanteile. Die Ursache für diesen Zustand ist wohl nicht einheitlich: man schuldigt den Übertritt von fetalem Material in die mütterliche Blutbahn, Änderung der endokrinen Situation und Neurosen an.

Die *Schwangerschaftstoxikose*, die in der einen oder der anderen Form in etwa 6—7% aller Schwangerschaften auftritt, ist durch Blutdrucksteigerung, Ödeme und Albuminurie gekennzeichnet; in den Nieren findet man eine membranöse Glomerulonephritis (s. S. 604). In etwa 2% geht dieser Zustand in Krämpfe (Eklampsie[1]) und Koma über, so daß man ihn auch als „präeklamptisch" bezeichnen kann. Besondere Beziehungen bestehen zwischen Schwangerschaftstoxikose und Hypertonus: einmal kann eine Frau mit schon vorher bestehender Hypertonie auf die Schwangerschaft mit Präeklampsie und Schwangerschaftstoxikose reagieren, die sich besonders frühzeitig manifestiert; andererseits kann eine Schwangerschaftstoxikose auch einen dauernden Hypertonus auslösen.

Die *Eklampsie* ist durch Krämpfe gekennzeichnet, die vor (etwa 50%), während (etwa 25%) oder kurz nach der Geburt (etwa 25%) des Kindes auftreten. Trotz aller therapeutischen Maßnahmen ist auch heute noch die Eklampsie in etwa $1/_5$—$1/_{10}$ aller Fälle tödlich. Bei der Obduktion findet man die sehr kennzeichnenden, mit Gefäßthrombosen einhergehenden hämorrhagischen Nekrosen der Leber (s. Abb. 414), die zum Unterschied von den zentralen Läppchennekrosen bei der Hyperemesis von der Läppchenperipherie ausgehen; auch in der Niere kommt es zur Thrombose der interlobulären Arterien und zu Parenchymnekrosen; außerdem besteht eine membranöse Glomerulonephritis (Glomerulonephrose); Gefäßspasmen und Ödem des Gehirns dürften für die Krämpfe verantwortlich sein.

---

[1] Eklampo (griech.) aufblitzen — wegen der blitzartig einsetzenden Krämpfe.

Die gemeinsame Grundlage aller dieser Veränderungen und damit der Schlüssel zum Verständnis der Eklampsie und Präeklampsie ist wohl im Verhalten der Gefäße, besonders der Arteriolen, zu suchen. Wie man am Augenhintergrund beobachten kann, ziehen sich die Arteriolen spastisch zusammen; als Folge davon kommt es einerseits zur Blutdrucksteigerung, andererseits zur örtlichen herdförmigen Anoxie bis zur Gefäßnekrose und Blutung. Die Funktionsstörung der Arteriolen ist zunächst bei den leichten Schwangerschaftstoxikosen noch reversibel, bei den schwersten treten dann die Organveränderungen auf.

Unklar bleibt trotz aller darauf gerichteten Bemühungen, warum während mancher Schwangerschaften eine solche Gefäßwirkung überhaupt auftritt. Es gibt keine Erklärung für die Tatsache, daß die schwersten Formen der Schwangerschaftstoxikose bzw. die Eklampsie hauptsächlich Erstgebärende und Frauen mit besonders hoher Geburtenzahl betreffen, daß sie bei Hydramnion und Zwillingsschwangerschaften viermal häufiger ist, daß wiederholte Eklampsie selten ist und daß eine dramatische Besserung des Krankheitsbildes bei Tod oder Entfernung der Frucht eintritt.

b) Extrauteringravidität

Die Befruchtung erfolgt normalerweise in der Pars ampullaris der Tube, etwa 10 Std nach dem Coitus. Dann wandert das Ei durch die Tube zum Uterus, wo es sich nach etwa 3—4 Tagen in der decidual umgewandelten Schleimhaut einbettet. Unter krankhaften Umständen wird diese Wanderung unterbrochen, es kommt zu einer Einnistung des Eies außerhalb des Uterus (Extrauteringravidität), meist in der Tube *(Tubargravidität)*, wobei das Ei in fast 95% aller Fälle im ampullären Tubenanteil liegen bleibt. Ganz selten erfolgen Befruchtung und Einbettung des Eies schon im Ovarium (Ovarialgravidität) oder zwischen Ovar und Tube, so daß das Ei in die Bauchhöhle gelangt und sich dort ansiedelt (primäre *Abdominalgravidität*). Diagnostisch wichtig ist, daß sich die Uterusschleimhaut bei der Extrauteringravidität genauso decidual umwandelt wie bei normaler Gravidität.

Ursache dafür, daß die Wanderung des Eies in der Tube unterbrochen wird, sind hauptsächlich Veränderungen, welche die Fortbewegung des Eies hindern, also entzündliche Schleimhauterkrankungen mit Verlust des Flimmerepithels, Schädigung der Muskelkontraktionen, meistens aber mechanische Hindernisse, wie Verengerung der Tubenlichtung, Verwachsungen der Schleimhautfalten mit Bildung blindsackartiger Kammern, in denen sich das Ei fängt, und zwar meist im mittleren oder ampullären Teil der Tube. Im interstitiellen Teil spielen die Tubenendometriose und die Salpingitis isthmica eine Rolle. Das Ei bettet sich in die Tubenschleimhaut ähnlich ein wie sonst im Uterus, doch ist die Tubenschleimhaut nicht imstande, eine richtige Decidua zu liefern. Der Trophoblast wächst an der Placentarstelle immer tiefer, gegebenenfalls bis zur Serosa, zerstört die Tubenwand und erzeugt ein der Placenta analoges, aber nicht kompaktes Gebilde. In der Regel stirbt dabei die Frucht sehr bald ab, meist vor dem 3. Monat. Das decidual umgewandelte Endometrium wird dann abgestoßen. Der Trophoblast bzw. die Placenta löst sich von der Tubenwand, wobei es zur Blutung in und um den Fruchtsack kommt. Die Tube ist infolgedessen spindelförmig aufgetrieben und schimmert dunkelblaurot durch.

Reißt der Fruchtsack gegen die Tubenlichtung zu ein, so kann der Embryo und mit ihm die Fruchthülle in die Tube und durch ihr Fimbrienende in die Bauchhöhle „geboren" werden. Ein solcher *Tubarabort* kommt hauptsächlich bei Sitz des Eies im ampullären Tubenende vor. Bei Sitz in den übrigen Tubenabschnitten kann der Fruchtsack auch nach außen zu durch die stark gedehnte und verdünnte Wand aufbrechen (*Tubarruptur*, Abb. 570). Bei Tubarabort, besonders aber Tubarruptur, kommt es zu massigen Blutaustritten, die zu innerer Verblutung führen können. Das Blut sammelt sich hauptsächlich im Douglasschen Raum an und bildet eine Haematocele retrouterina. Kommt die Blutung zum Stillstand, so kann das Blut resorbiert werden, oder es setzen Organisationsvorgänge ein, die zu einer Abkapselung des ausgetretenen Blutes führen. Unter Umständen treten Vereiterung oder Verjauchung des Hämatoms und Durchbruch in das Rectum oder in die Vagina ein. Weit seltener als die Haematocele retrouterina ist die aus denselben Ursachen entstehende Haematocele anteuterina.

Hat der Blutverlust infolge eines Tubaraborts oder einer Tubarruptur nicht zum Tode der Mutter geführt, so kann in ganz seltenen Fällen die Frucht am Leben bleiben, wenn die Placenta ihre Verbindung mit dem mütterlichen Organismus aufrecht erhält oder sich neu in der Bauchhöhle einpflanzt (sog. sekundäre Bauchhöhlenschwangerschaft). Ist das nicht der Fall, so stirbt die Frucht ab und wird in Verwachsungen eingehüllt; sie verliert ihren Wassergehalt immer mehr, um schließlich zu verkalken (Lithopaedion[1]).

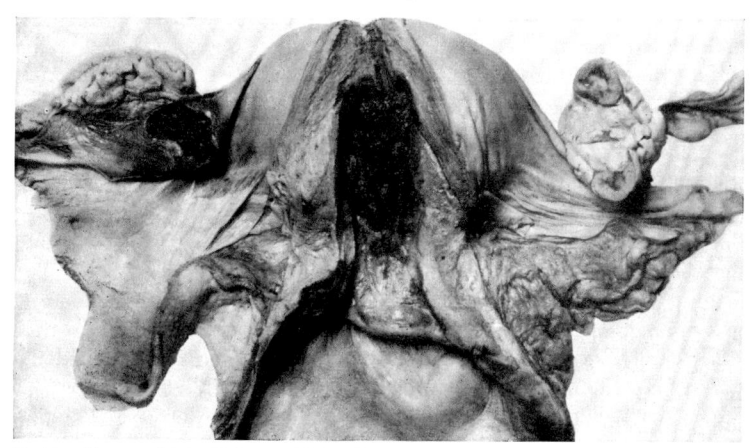

Abb. 570. Rechtsseitige, geplatzte Tubergravidität. Deciduale Auflockerung des Fundusendometriums Corpus luteum im linken(!) Eierstock

c) Fehlgeburt (Abortus)[2], intrauteriner Fruchttod

Vorzeitige Ausstoßung der Frucht innerhalb der ersten 28 Wochen der Schwangerschaft, also zu einer Zeit, da die Frucht noch nicht lebensfähig ist, wird als *Fehlgeburt* oder Abort bezeichnet. Wird die Frucht innerhalb der Zeitspanne von Mens 7 bis Mens 9 geboren, so liegt eine *Frühgeburt* vor.

Erfolgt der Abort innerhalb der ersten 12 Wochen der Schwangerschaft („Frühabort"), also bevor die Bildung der Placenta vollendet ist, so wird das Ei unter begleitenden Blutungen einfach ausgestoßen; später verläuft der Abort mehr nach Art einer gewöhnlichen Geburt. Beim Abort kann das Ei im ganzen abgehen oder aber der Fruchtsack bersten, so daß der Fetus herausschlüpft und der leere Sack etwas später ausgestoßen wird. Bleiben Reste der mütterlichen oder fetalen Eihüllen im Uterus zurück, so liegt ein inkompletter Abort vor.

Ist die *Frucht* abgestorben und bleibt der Abortus aus („Missed abortion"[3]), so wird bei jungen Schwangerschaften der Fetus resorbiert, während es im Bereich der Eihäute und Placenta zu Blutungen kommt. Durch Gerinnung dieses Blutes entsteht dann die sog. *Blutmole*[4], die als Ganzes abgestoßen werden kann. Sie stellt ein kompaktes rötliches Gebilde dar, das im Inneren noch die Eihöhle

---
[1] Lithos (griech.) Stein; paidion (griech.) Kind. [2] Aborior (lat.) abgehen. [3] engl.: versäumte Fehlgeburt. [4] Mola (lat.) abgeleitet von myle (griech.); in übertragener Bedeutung jede verunstaltete Frucht.

erkennen läßt. Wenn eine Blutmole länger im Uterus liegenbleibt, wird sie durch Entfärbung des Blutes zur sog. *Fleischmole*. In solchen abortierten Eiern sind manchmal Amnion und Chorion buckelig gegen die Eihöhle vorgewölbt *(tuberöses subchoriales Hämatom, Breussche[1] Hämatommole)*. Bleibt das Ei weiter im Uterus liegen, so kommt es durch Kalkablagerung zur Bildung einer *Steinmole*.

Tritt der Fruchttod in späteren Schwangerschaftsmonaten ein, ohne daß Abortus erfolgt, so wird die Frucht durch Autolyse maceriert *(Fetus maceratus)*. Bisweilen schrumpft ein abgestorbener Fetus im Uterus durch Wasserabgabe und wird hochgradig plattgedrückt *(Fetus papyraceus[2])*.

Die *Ursachen des Aborts* und des intrauterinen Fruchttodes sind mannigfaltige. Der Frühabort beruht zumeist auf einer Entwicklungsstörung der Frucht oder auf dem mangelhaften Zusammenschluß von embryonalem und chorialem (placentarem) Kreislauf, so daß der Fetus an Sauerstoffmangel zugrunde geht. Auch erblich bedingte Letalfaktoren führen zu solch frühem Absterben der Frucht, ebenso wie Störungen der Nidation in einem schlecht vorbereiteten Boden. Beim wiederholten (habituellen) Abort im 4.—6. Monat handelt es sich zumeist um Fehler im Uterus, wie z. B. leichte Hypoplasie des Uterus oder Uterus arcuatus (s. S. 656). Künstlich kann der Abort zu jeder Zeit durch verschiedenartige Eingriffe hervorgerufen werden.

Schließlich kann der Fetus auch noch von der Mutter her bakteriell infiziert werden. Keime gelangen auf verschiedenen Wegen in das Fruchtwasser *(Fruchtwasserinfektion)*: einmal von außen her, z. B. bei traumatischer Verletzung des Fruchtsackes, oder vom Blut der Mutter her über die Placenta. Die Keime veranlassen zunächst eine leukocytäre Entzündung der Eihäute, werden aber auch mit dem Fruchtwasser vom Fetus in die Lungen aspiriert oder in den Magen-Darmtrakt verschluckt. Sie rufen dann eitrige geschwürige Bronchitiden, Lungenabscesse oder Darmentzündungen hervor, Veränderungen, die zum Tode der Frucht entweder innerhalb oder außerhalb des Uterus führen. Besonders sei die Infektion mit Syphilisspirochäten erwähnt, die die Frucht vom 5. Monat ab über die Placenta erreichen und oft abtöten.

d) Placenta

Bei mangelhafter Entwicklung der Decidua haftet die Placenta besonders fest an der Innenfläche des Uterus *(Placenta accreta)*, wobei oft die Placentarzotten in das Myometrium vordringen *(Placenta increta)*. Eine Placenta praevia[3] liegt dann vor, wenn der innere Muttermund ganz oder teilweise durch die Placenta verlegt wird; sie kann dabei weit in den Cervicalkanal hineinreichen und stellt wegen ihres Sitzes und der Blutungsgefahr eine Geburtskomplikation dar.

Bei den *Infarkten* oder *Fibrinkeilen* der Placenta handelt es sich um rundliche oder keilförmige Herde von rötlicher oder gelblichweißer Farbe und fester Konsistenz. Sie bestehen aus nekrotischen Placentarzotten, zwischen denen die intervillösen Räume durch fibrinreiche Massen ausgefüllt sind. Die abgestorbenen Teile können verkalken. Die Infarkte nehmen mit dem Alter des Fetus an Zahl und Ausdehnung zu und sind so gut wie in jedem Mutterkuchen vorhanden; nur wenn sie groß und sehr zahlreich sind, können sie die Entwicklung des Fetus hemmen, sonst sind sie bedeutungslos.

Bei Miliartuberkulose der Mutter, seltener bei Tuberkulose des Uterus, können sich Bakterien in der Placenta ansiedeln und hier zur Entwicklung von *Tuberkeln* und größeren, käsigen Herden führen. Sie sitzen teils in den intervillösen Räumen, teils im Zottengewebe und sind bedeutsam wegen des möglichen Übergangs der Bakterien von der Mutter auf den Fetus (s. S. 224).

---

[1] K. BREUS (1852—1914), Gynäkologe, Wien. [2] Papierartig bzw. dünn. [3] Prae-via (lat.) voraus-gehend.

Bei *Syphilis* der Placenta findet man zellige Infiltration und bindegewebige Faserbildung im Zottenstroma.

Löst sich die Placenta an einer Stelle vorzeitig von der Uteruswand, so ergießt sich aus den weiten, mütterlichen Gefäßen Blut in diesen Spaltraum *(retroplacentares Hämatom)*. Da die Placenta reichlich Thrombokinase enthält, kann diese von hier aus das mütterliche Blut überschwemmen. Infolgedessen kommt es zu einer langsamen Ablagerung von Fibrin an den Gefäßwänden, das aber meist wieder gelöst wird, so daß im allgemeinen keine verschließende Thrombose eintritt; nur in Leber und Niere finden sich capillare Thromben. Bei diesem Vorgang wird aber das ganze Fibrinogen des Blutserums verbraucht. Die Folge dieser Afibrinogenämie ist eine Gerinnungsstörung, die sich in multiplen Blutungen zu erkennen gibt.

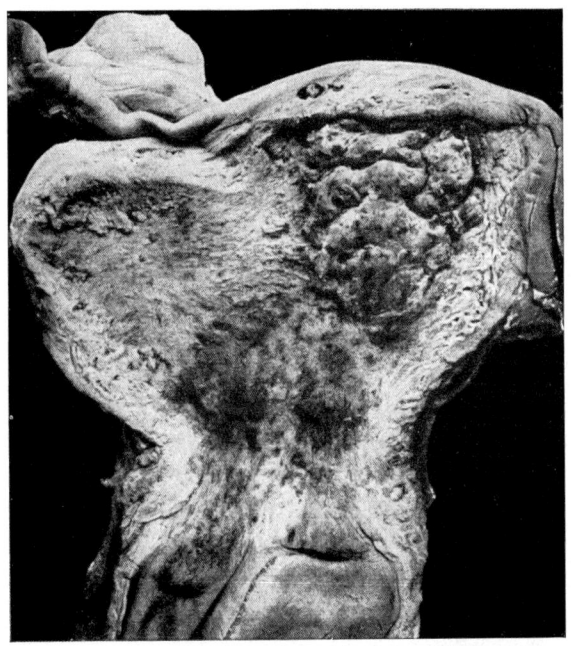

Abb. 571. Placentarpolyp des an der rechten Seite eröffneten Uterus

Die Placenta bzw. ihre Zotten verhalten sich wie ein selbständiges Organ, das vom mütterlichen Blut her ernährt wird und nicht auf die Anwesenheit des lebenden Fetus angewiesen ist. Tatsächlich sind ja auch die jungen Placentarzotten nicht über Gefäße, sondern bloß über den Saftstrom mit dem Fetus verbunden. Es kann daher nicht wundernehmen, wenn nach einem Abort oder einer Geburt zurückgebliebene Placentarzotten mit ihrem chorialen Epithelüberzug am Leben bleiben. Sie verhindern dann die Involution des Uterus sowie die Regeneration der Schleimhaut und verursachen Blutungen. Dadurch, daß sich geronnenes Blut auf der Oberfläche der Placentarreste niederschlägt, werden sie immer größer und ragen schließlich wie polypöse Schleimhautwucherungen in die Lichtung vor; daher auch der nicht ganz zutreffende Name „*Placentarpolyp*" (Abb. 571). Wenn sich Nekrose und Zerfall einstellen, können sie infiziert und zum Ausgangspunkt einer Allgemeininfektion werden.

Bei der *Blasen- oder Traubenmole* wandeln sich die Chorionzotten aus nicht näher bekannter Ursache in durchscheinende, blasige Gebilde um. Man findet dann stecknadelkopf- bis taubeneigroße Blasen, die so zu Dolden und Trauben vereinigt sind, daß jede Blase an einem Stiel hängt und die größeren wieder kleinere tragen (Abb. 572). Die Blasenmole beeinträchtigt die Entwicklung des Embryos: Beginnt sie schon im 1. Monat, so findet man die Eihöhle leer, setzt sie später ein, so kann man den abgestorbenen Fetus antreffen. Sie führt weiterhin zu Blutungen, die bedrohlich werden können. Meist wird sie vor dem 5. Monat ausgestoßen, und zwar als ein blutiger Klumpen, da die Zwischenräume zwischen den veränderten Zotten durch Cruormassen ausgefüllt sind; erst wenn man sie ausgespült hat, werden die Blasen sichtbar.

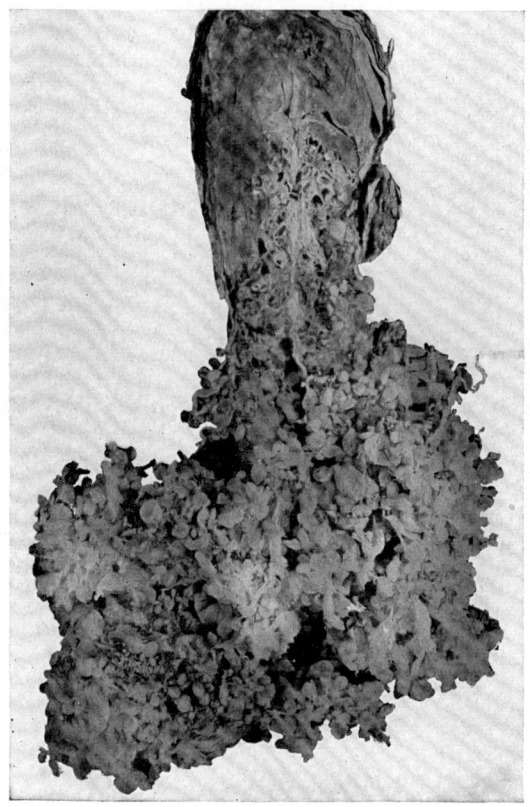

Abb. 572. Blasenmole

Die Blasenbildung beruht in der Hauptsache auf einer hydropischen Quellung des gefäßlosen oder besonders gefäßarmen Zottenstromas. Mit ihr verbindet sich eine lebhafte Wucherung des Zottenepithels, der Langhansschen Zellschicht sowohl wie des Syncytiums. Die wuchernden Zellmassen dringen in die Tiefe der Decidua ein, die sie vielfach vollständig durchsetzen, und wuchern auch zwischen die innersten Muskellagen des Uterus vor. Das kann so weit gehen, daß man von *destruierender Blasenmole* reden kann. Einzelne Blasen gelangen manchmal sogar bis zur Serosa. Diese Art, zerstörend zu wachsen, erinnert durchaus an Geschwülste, stellt aber hier nur eine — gewissermaßen übersteigerte — normale Eigenschaft des Chorionepithels dar.

Echtes autonomes Geschwulstwachstum liegt erst beim *Chorionepitheliom* vor. Der Name der Geschwulst ist von ihrem wichtigsten und allein kennzeichnenden Bestandteil, dem Epithel, abgeleitet, das von dem Überzeug (Chorionpithel) der normalen oder im Sinne der Blasenmole veränderten Placentarzotten abstammt. Zotten kommen aber im Chorionepitheliom zum Unterschied von der destruierenden Blasenmole nicht vor. Wir finden vielmehr histologisch bloß Felder (Abb. 573) von Zellen, die teils den Elementen der Langhansschen Zellschicht, teils dem Syncytium entsprechen und vielkernige Riesenzellen bilden. Aber nicht nur gestaltlich, auch in ihren Lebensäußerungen ahmen die Geschwulstzellen die Epithelzellen der Placenta nach: Wie diese brechen sie in die Bluträume ein und führen so zu blutigen Zerstörungen; sie sind auch imstande, Hormone zu bilden, die in reichlicher Menge mit dem Harn ausgeschieden werden und durch Schwangerschaftsreaktionen nachweisbar sind. Diese Hormone regen dann im Ovar die Folli-

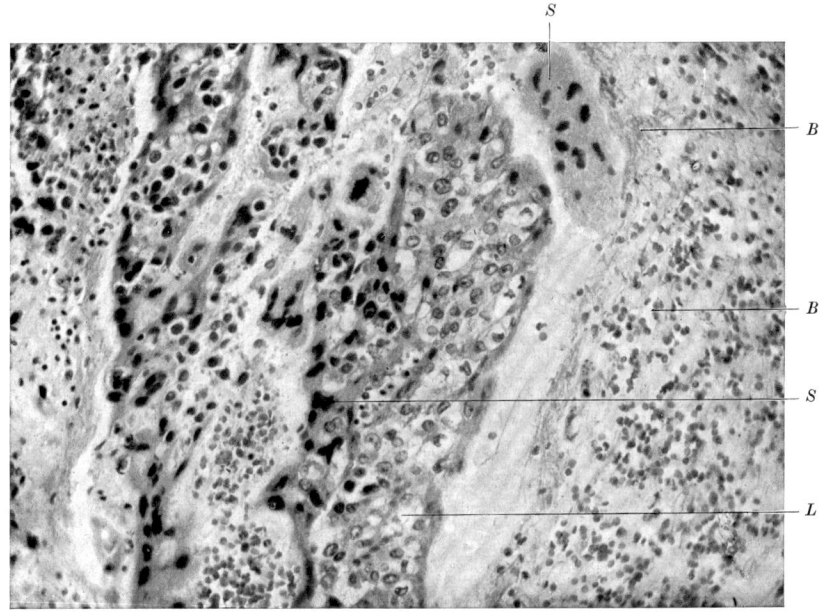

Abb. 573. Chorionepitheliom. *S* Syncytiale Riesenzellen; *L* Zellen ähnlich denen der Langhansschen Zellschicht; *B* Blut und Fibrin

kelreifung und Luteinisierung an, so daß es zur Bildung von zahlreichen Corpus luteum-Cysten kommt. Das Chorionepitheliom nimmt unter allen Geschwülsten eine Sonderstellung ein: Einmal handelt es sich um einen epithelialen Tumor, der weder eigenes Stroma noch eigene Gefäße besitzt, sondern nur in fremde Blutgefäße eindringt und so zu ausgedehnten Blutungen führt; zweitens ist es die einzige Geschwulst, die nicht von körpereigenen, sondern Zellen eines anderen Individuums ausgeht, nämlich denjenigen des Fetus.

Das Chorionepitheliom geht in fast der Hälfte aller Fälle aus einer Blasenmole hervor und tötet in etwa 80% die Trägerinnen innerhalb eines Jahres. Es ist einer der wenigen Tumoren, bei denen man durch Chemotherapie gute Erfolge erzielt hat, nämlich durch Anwendung des Folsäureantogonisten Amethopterin. Merkwürdigerweise ist das Chorionepitheliom in den ostasiatischen Ländern besonders häufig.

Bei den immer wieder behaupteten Spontanheilungen ist es fraglich, ob es sich wirklich um ein Chorionepitheliom und nicht bloß um eine *Chorionepitheliose* gehandelt hat. Bei jeder Schwangerschaft können nämlich normale Chorionzotten verschleppt werden und zwar auf dem Blut- und Lymphwege. Man findet dann ganze Zotten oder auch nur Chorionepithel in den Lungencapillaren (s. S. 90) oder in den Lymphgefäßen des kleinen Beckens. Manchmal sterben diese verschleppten Anteile nicht gleich ab, sondern wuchern auch über den Ablauf der Schwangerschaft hinaus eine Zeitlang weiter, machen örtliche Blutungen, bilden sich aber doch schließlich zurück. Derartige Vorkommnisse hat man vielfach fälschlich als Spontanheilungen bei Chorionepitheliom gedeutet.

Von solchem verschleppten chorialen Epithel kann aber auch gelegentlich ein echtes, tödliches Chorionepitheliom ausgehen, das sog. *ektopische Chorionepitheliom*. Über die Chorionepitheliome des Hodens s. S. 636.

e) Traumatische Verletzungen der Genitalorgane bei der Geburt

Ruptur des schwangeren Uterus kann bei allen Wandveränderungen eintreten, die mit einer Verdünnung der Muskulatur und Schwächung ihres Zusammenhaltes einhergehen, wie z. B. Geschwülsten, Entzündungen, tiefgreifender Placenta, zu geringer Entwicklung der Muskulatur in einem rudimentären Nebenhorn, Narben nach Operationen usw. Gelegentlich tritt sie aber auch ohne nachweisbare gestaltliche Grundlage auf. Dann ist manchmal ein Mißverhältnis zwischen Uterus und Frucht (z. B. Hydrocephalus) maßgebend. Bei den *Rupturen während der Geburt* liegt der Riß gewöhnlich im unteren Uterinsegment und verläuft meist schräg von oben nach unten, selten quer (horizontal). Meist ist die Uterusruptur infolge des Blutverlustes oder der rasch einsetzenden Peritonitis tödlich; nur selten kommt es zu Vernarbung des Risses oder Abkapselung der in die Bauchhöhle gelangten Frucht.

Bei der Geburt können, teils „spontan" (infolge Überdehnung der *Vagina* durch den Kopf des Kindes), teils durch Instrumente *Einrisse* entstehen, namentlich an der hinteren und seitlichen Wand der Scheide. Meist handelt es sich um Längsrisse, die von der Portio oder vom Damm her fortgeleitet sind. Tiefere Risse der Vagina können zu fistulösen Verbindungen mit benachbarten Hohlorganen führen.

Die typischen *Blasenscheidenfisteln* entstehen aber am häufigsten dadurch, daß während der Geburt der eingezwängte und gegen den oberen Rand der Symphyse angepreßte Kindesteil eine Drucknekrose in der Wand der Vagina und Harnblase hervorruft, die dann abgestoßen wird.

Als *Dammrisse* werden ausgedehntere Verletzungen des Perineums bezeichnet, welche beim Durchtritt des Kopfes durch die Schamspalte zustande kommen. Sie beginnen meist an der hinteren Commissur der Vagina und erstrecken sich nicht selten bis an den Anus oder auch in das Rectum. Je nach der Tiefe des Risses werden komplette (bis in den Sphincter ani hineinreichende) und inkomplette (mehr auf die oberflächlichen Teile des Perineums beschränkte) Dammrisse unterschieden. Im weiteren Verlauf werden die Wundflächen überhäutet, die eingerissenen Muskeln verwachsen aber nicht mehr miteinander, so daß sich als Spätfolge eine Beckenbodeninsuffizienz oder ein Scheidenprolaps einstellen kann.

f) Wochenbettfieber (Puerperalfieber)

Der puerperale[1] Uterus ist begreiflicherweise der Gefahr einer bakteriellen Infektion in besonders hohem Grade ausgesetzt. Stellt doch die Uterusinnenfläche nach der Geburt eine mächtige Wundfläche, also eine weit offene Eintrittspforte für Bakterien, dar; außerdem bieten die zahlreichen, auch bei einer normalen Geburt entstehenden, kleinen Verletzungen der Uteruswand, oft auch der Scheide und des Dammes, reichlich Gelegenheit zur Ansiedlung von Bakterien. In erhöhtem Maße ist dies der Fall, wenn gröbere Verletzungen — sei es spontan, sei es durch Kunsthilfe — entstehen. Die Keime werden in der Regel von außen eingeschleppt (durch die Hände, Instrumente usw.), doch können auch in den Geschlechtswegen vorhandene Keime von selbst in den Uterus aufsteigen (endogene Spontaninfektion, Selbstinfektion) bzw. durch Hände oder Instrumente dahin verschleppt werden. Alle diese Infektionen und ihre Folgezustände sind heute selten geworden.

---

[1] Puer (lat.) Knabe, Kind; pario (lat.) gebären.

Gelangen Fäulniskeime (anaerobe Bakterien, B. proteus) in den Uterus, so bewirken sie eine faulige Zersetzung allenfalls zurückgebliebener Eihaut- oder Placentarreste sowie des Lochialsekrets[1]; es entsteht eine *putride Endometritis*. Die Bakterien bleiben jedoch in der Regel an der Oberfläche und dringen höchstens in die oberflächlichen Lagen der Uteruswand ein: Schabt man mit dem Messer die Uterusinnenfläche ab, so gelangt man sehr bald auf das blutreichere, aber sonst unveränderte Myometrium. Werden die von den Keimen erzeugten giftigen Fäulnisprodukte resorbiert, so kann es zu Intoxikation bzw. Toxinämie kommen.

In anderen Fällen handelt es sich um Keime (meist Streptokokken und Staphylokokken), die tiefer in das Gewebe eindringen und von hier aus eine Allgemeininfektion, das *Puerperalfieber oder Kindbettfieber* im engeren Sinne, veranlassen. Es kommt zu einer eitrigen, wenn Fäulniskeime mitbeteiligt sind, zu einer jauchig-eitrigen oder nekrotisierenden puerperalen Endometritis. Der schlaffe Uterus ist dann an seiner Innenfläche von graubraunen oder mißfarbigen Massen ausgekleidet, die sich nicht so leicht wie bei der putriden Endometritis mit dem Messer abschaben lassen. Die weitere Ausbreitung der Entzündungserreger kann über dem Blutweg oder über die Lymphgefäße und Saftspalten vor sich gehen.

K. Bewegungsorgane

I. Knochen[2]

Die Knochensubstanz ist ein besonderer Abkömmling des Bindegewebes und bleibt auch zeitlebens vom Bindegewebe abhängig, das den Knochen als Periost umhüllt, seine Markräume als Endost auskleidet und ihn in Form gefäßhaltiger Kanäle durchsetzt. Zahlreiche Krankheiten gehen auf Störung in der Knochenbildung selbst zurück, während andere zunächst den Gefäßbindegewebsapparat befallen und das langsamer reagierende Knochengewebe gewissermaßen nur in zweiter Linie in Mitleidenschaft ziehen.

Abgesehen davon, daß das Knochengewebe unserem Körper Form und Stabilität verleiht, ist es auch ein riesiges Reservoir von Calcium und Phosphor und spielt demzufolge eine große Rolle bei der Regulation des Calcium-Phosphor-Spiegels im Blut. Schnelle vorübergehende Änderungen desselben können zwar durch Beeinflussung von Sekretion und Rückresorption in den Nieren bewerkstelligt werden, langsam einsetzende, dauernde, aber nur durch den An- und Abbau der Knochensubstanz.

a) Entstehung und Abbau von Knochensubstanz

Knochensubstanz entsteht dadurch, daß die Mesenchymzellen eine zunächst schneidbarweiche Masse bilden, das *Osteoid* (Abb. 574). Dieses stellt unverkalkte Knochengrundsubstanz dar. Die Bindegewebszellen, die das Osteoid liefern, verlieren dabei ihre gewöhnliche längliche oder verzweigte Form und werden zu epithelähnlichen Zellen, die der von ihnen gelieferten Knochensubstanz in einer Reihe aufsitzen (Osteoblasten, Abb. 574 *Ob*). Manchmal wird die eine oder andere Zelle in die neugebildete Grundsubstanz eingeschlossen und wandelt sich dann zum Osteocyten, zur Knochenzelle um. Dadurch, daß das Osteoid Kalksalze, vorwiegend Hydroxylapatit $[Ca_{10}(PO_4)_6(OH)_2]$ und $CaCO_3$, aufnimmt, wird es hart und damit erst zur fertigen, verkalkten Knochengrundsubstanz. Da aber die Verkalkung des Osteoids nicht sofort nach seiner Bildung eintritt, entsteht an der Oberfläche von wachsenden Knochenbälkchen immer ein hellerer Saum unverkalkter Knochengrundsubstanz (Osteoid) zwischen den Osteoblasten und dem älteren, bereits verkalkten Knochen. Dieser Saum ist uns ein sichtbares Zeichen dafür, daß Knochen angebaut wird. Hört die Anbildung von Knochengrundsubstanz auf, so verschwinden die Osteoblasten, das zuletzt von ihnen geliefderte Osteoid verkalkt, und die Knochensubstanz schließt mit einer geraden, durch Hämatoxylin blau färbbaren Linie ab (Abschlußlinie, Abb. 574 *K*). Wird die Knochenanbildung zu späterer Zeit wieder aufgenommen, so bleibt diese blaue Linie bestehen und scheidet als Kittlinie den alten vom neuen Knochen.

Nur unter krankhaften Bedingungen kommen *andere Formen der Knochenneubildung* vor: Bei der Rachitis kann sich Knorpelgrundsubstanz unmittelbar in eine Masse umwandeln, die färberisch große Ähnlichkeit mit Osteoid hat (sog. Chondroosteoid). Es ist aber sehr zweifelhaft, ob aus diesem Chondroosteoid ebenso wie aus normalem Osteoid durch Einlagerung von Kalksalzen richtiger Knochen entstehen kann. Auch grobfaserige und hyaline Bindegewebszüge können sich durch Einlagerung von Kalksalzen in ein knochenähnliches

---

[1] Locheios (griech.) zur Geburt gehörig. [2] griech.: osteon, lat.: os.

Gewebe umwandeln, wobei dann die eingeschlossenen Bindegewebszellen unmittelbar zu Knochenzellen werden. Weitere Abweichungen vom normalen Bildungsvorgang der Knochensubstanz kommen in Geschwülsten vor.

Der *Abbau der Knochensubstanz* geht auf verschiedene Weise vor sich.

Am besten bekannt ist der Abbau durch vielkernige, aus Mesenchymzellen durch Fusion entstehende Riesenzellen, die Osteoklasten (Abb. 574, *Ok*), die in ihrer enzymatischen Ausstattung etwa Fremdkörperriesenzellen entsprechen. Diese bringen die Abschlußlinie der Knochensubstanz offenbar durch fermentative Einwirkung zur Auflösung, so daß an der Oberfläche des Knochens grubige Vertiefungen entstehen; man spricht von *lacunärer Resorption*. Hört dieser Abbau des Knochens auf, so bildet sich eine neuerliche blaue Abschlußlinie, die aber jetzt nicht mehr gerade, sondern entsprechend den durch die Osteoklasten hervorgerufenen Höhlungen wellig verläuft. Legt sich später auf dieser Stelle wieder neuer

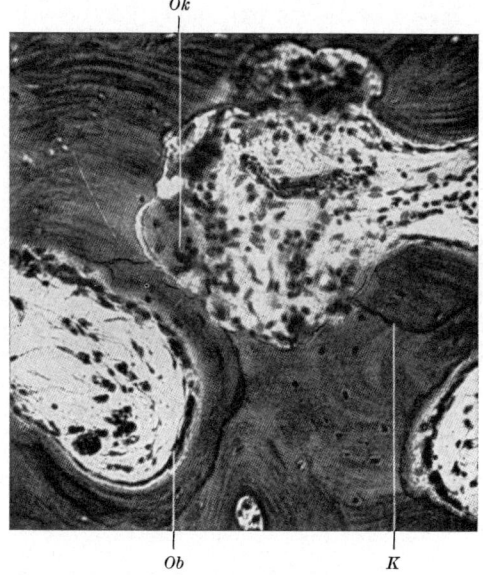

Abb. 574. An- und Abbau von Knochensubstanz (bei Ostitis deformans). *Ob* Osteoblastenlage, die einer hellen Zone unverkalkten Knochens aufsitzt (Osteoid); *Ok* lacunärer Abbau durch Osteoklasten; *K* Kittlinie zwischen den einzelnen Lamellensystemen

Knochen an, so wird die wellige Abschlußlinie zur Kittlinie zwischen altem, nicht vollkommen abgebautem und neu angelagertem Knochen. Dieser Abbau geht viel schneller vor sich als der Anbau: Ein einziger Osteoklast baut ab, was 100 Osteoblasten aufgebaut haben.

Manchmal wird die Knochensubstanz von der Oberfläche her in glatter Linie durch unscheinbare, einkernige Zellen abgebaut. Wir sprechen von *glatter Resorption*.

Wenig bedeutungsvoll im Krankheitsgeschehen ist der *Knochenabbau durch Capillarsprossen*, die die Knochensubstanz in Form von durchbohrenden gefäßführenden Röhren zum Schwund bringen (durchbohrende oder Volkmannsche Kanäle).

Sehr zweifelhaft ist der Knochenabbau durch *Herauslösen der Kalksalze aus der verkalkten Knochengrundsubstanz* (Halisterese[1]). Dabei würde gewissermaßen der Vorgang, den wir bei der Knochenbildung beobachtet haben, in umgekehrter Richtung ablaufen und aus verkalktem Knochen wiederum Osteoid oder faserige Grundsubstanz entstehen. Es ist aber viel wahrscheinlicher, daß alles Osteoid neu gebildet ist.

b) Störungen der Knochenentwicklung

Störungen an Nähten und Synchondrosen. Schließt sich eine Schädelnaht vorzeitig, so kann sich der Schädelinhalt bei seinem Wachstum in der Richtung senkrecht zur Naht nicht mehr ausdehnen, er wächst daher entsprechend stärker senkrecht zu den offengebliebenen Nähten. So können eigenartige Ab-

---

[1] Hals (griech.) Salz; steresis (griech.) Beraubung.

weichungen von der normalen Schädelform zustande kommen, aus deren Vielzahl nur die wichtigsten kurz erwähnt seien:

Langkopf (Dolichocephalus[1]) bei vorzeitigem Verschluß der Pfeilnaht (Abb. 575).
Breitkopf (Brachycephalus[2]) bei vorzeitigem Verschluß der Kranznaht.
Schmalkopf (Leptocephalus[3]) bei vorzeitigem Verschluß der Stirn- und Keilbeinnähte.
Dickkopf (Pachycephalus[4]) bei Synostose der Lambdanaht.
Flachkopf (Platycephalus[5]) bei Synostose der Stirn- und Scheitelbeine.
Schiefkopf (Plagiocephalus[6]) bei halbseitiger Synostose von Stirn- und Scheitelbeinen (Abb. 576).

Wenn die Knochenbildung in den Schädeldeckknochen überhaupt mangelhaft ist, dann entstehen Lücken, die nur durch Bindegewebe verschlossen sind *(Lückenschädel)*. Er kommt

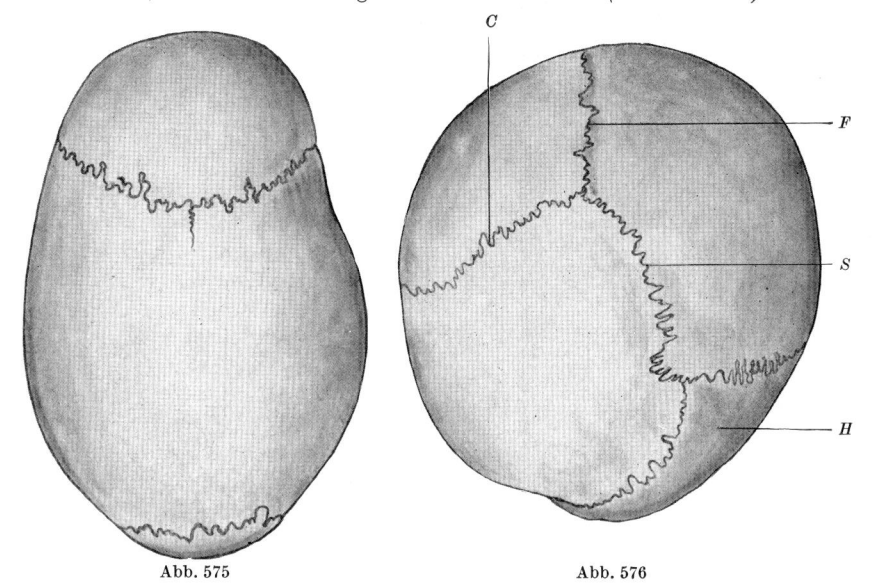

Abb. 575 Abb. 576

Abb. 575. Dolichocephaler Schädel mit verstrichener Sagittalnaht

Abb. 576. Plagiocephalus. *F* Erhaltene Frontalnaht; *C* linke Coronarnaht, die rechte verknöchert; *S* Sagittalnaht; *H* Hinterhauptschuppe

dann zustande, wenn die Gehirnwindungen ohne Zwischenschaltung eines Liquorpolsters sich unmittelbar an die Innenfläche der Schädelknochen anpressen. Das ist bei Hydrocephalus internus der Fall, aber auch bei Meningocele, weil sich in ihr der Liquor ansammelt und gewissermaßen über dem Gehirn fehlt.

Eine angeborene, familiär auftretende Entwicklungsstörung der Schädelknochen ist die *Dysostosis cleido-cranialis*[7]. Dabei bleiben Nähte und Fontanellen lange Zeit offen, die Schädelknochen sind in zahlreiche, durch Nähte verbundene, kleine Knochenstückchen aufgelöst. Da außerdem die Schlüsselbeine nur mangelhaft entwickelt sind oder ganz fehlen, können die Kranken die Schultern vorne abnorm weit gegen das Brustbein zu verschieben. Gleichzeitig bestehen noch andere Entwicklungsstörungen des Knochensystems. Offenbar handelt es sich um eine allgemeinere, an Schädel und Schlüsselbeinen bloß am stärksten ausgeprägte Störung des Knochenwachstums.

Ähnlich wie die Nahtverknöcherung am Schädel wirkt auch die *vorzeitige Verknöcherung an den Synchondrosen*, wie z.B. der Synchondrosis sphenooccipitalis und sacroiliaca. Eine einseitige Synostose der letzteren führt zum schräg verengten Becken (NAEGELE[8]), weil das Wachstum senkrecht zur Synchondrose gehemmt ist. Doppelseitige Synostose bedingt ein quer verengtes Becken. Dabei sind beide Kreuzbeinflügel verkümmert, die Schambeine stoßen unter einem spitzen Winkel zusammen.

---

[1] Dolichos (griech.) lang; kephalus (griech.) Kopf. [2] Brachys (griech.) breit. [3] Leptos (griech.) dünn, schmal. [4] Pachys (griech.) dick. [5] Platys (griech.) platt, breit. [6] Plagios (griech.) schief. [7] Kleis (griech.) Schlüsselbein; Genitiv: kleidos. [8] F. K. NAEGELE (1778 bis 1851), Gynäkologe, Heidelberg.

Erbliche Störungen der Skelet- und Weichteil-Entwicklung. Bei der *Chondrodystrophie* ist die enchondrale Ossifikation infolge mangelnder Knorpelwucherung gestört. Es fehlt gewissermaßen der Nachschub von neuem, abbaufähigem Knorpel. Sie hört frühzeitig auf und mit ihr auch das Längenwachstum der Knochen. Nicht gestört sind die perichondrale Ossifikation sowie die Entwicklung der bindegewebig vorgebildeten Knochen. Die knorpelig vorgebildeten Knochen werden daher kurz und plump sein und eine zu ihrer Länge in auffallendem Mißverhältnis stehende, dicke Diaphyse besitzen (Abb. 577). Das Aussehen eines chondrodystrophischen Individuums ist ganz kennzeichnend: Es ist im allgemeinen klein, zwerghaft und weist besonders kurze, plumpe Extremitäten auf (Mikromelie[1]), da sich die Längenwachstumsstörung an den am schnellsten wachsenden Extremitätenknochen am stärksten bemerkbar macht (unproportionierter Zwergwuchs). Die Wachstumsstörung kann an den langen Röhrenknochen und im Bereich des Gesichtsschädels bei den einzelnen Fällen verschieden stark ausgeprägt sein. Man unterscheidet daher in Anlehnung an ähnliche Vorkommnisse im Tierreich einen „Mopstypus" von einem „Dackeltypus". Chondrodystrophische Kinder werden häufig tot geboren oder sterben bald nach der Geburt. Nicht selten erreichen aber die chondrodystrophischen Zwerge ein höheres Alter, wobei sich Geschlechtsmerkmale und Intelligenz in normaler Weise entwickeln (Zirkusclowns).

Die *Dysostosis Morquio*[2] ist gekennzeichnet durch eine Störung der Epiphysenanlage der Wirbelkörper, so daß es zu unregelmäßiger Ossifikation und Wachstumshemmung im Bereiche des Rumpfes kommt („kongenitale Brachyrachie").

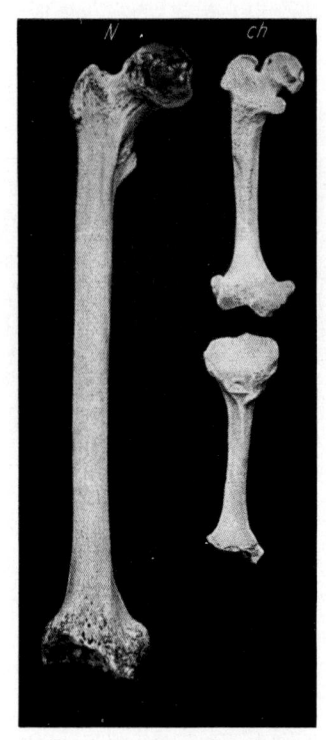

Abb. 577. Femur und Tibia eines chondrodystrophischen Zwerges *(ch)* im Vergleich zu einem normalen *(N)* Femur

Die *Dysostosis Pfaundler-Hurler*[3] zeigt außerdem noch eine Hornhauttrübung und Stoffwechselstörungen (s. S. 133).

Das *Marfan*[4]*-Syndrom* (s. S. 147) — ist — im Gegensatz zur Chondrodystrophie — gekennzeichnet durch übermäßiges Längenwachstum der Röhrenknochen und mangelhafte Knochenanbildung durch die Osteoblasten. Das übermächtige Längenwachstum wirkt sich besonders an Fingern und Zehen aus in Form von Spinnenfingrigkeit (Arachnodaktylie[5]). Infolge der mangelhaften Knochenanbildung bleiben die Knochen dünn und brechen leicht (Osteopsathyrosis[6]). Die Störung kann schon in utero auftreten (*Osteogenesis imperfecta* — Typ Vrolik[7]); die Kinder sterben früh. Eine sich erst später manifestierende Form der Erkrankung (*Osteogenesis imperfecta tarda* — Typ Lobstein[8]) geht mit Schwerhörigkeit, enger Aorta und infolge ihrer Dünne bläulich durchscheinenden Skleren einher.

[1] Melos (griech.) Glied.   [2] L. Morquio (1867—1938), Pädiater in Montevideo (Uruguay). [3] M. v. Pfaundler (1872—1947), Pädiater, München; G. Hurler, zeitgenössische deutsche Kinderärztin und Schülerin v. Plaundlers.   [4] B. J. D. Marfan (1858—1942), Pädiater, Paris.   [5] Arachnis (griech.) Spinne; daktylos (griech.) Finger. Merkwürdigerweise zeigen manche gotischen Madonnenbilder eine deutliche Arachnodaktylie, die damals offenbar dem Schönheitsideal entsprach.   [6] psathyros (griech.) zerbrechlich.   [7] W. Vrolik, holländischer Anatom, 1801—1863.   [8] J. Lobstein, Pathologe und Internist, Straßburg, 1771 bis 1835.

Rachitis. Der Name Rachitis leitet sich von rhachis (griech.) die Wirbelsäule ab, welche Verkrümmungen zeigt (s. unten). Da die Krankheit zuerst in England genauer studiert wurde (GLISSON[1], 1650), wird sie vielfach noch als englische Krankheit bezeichnet. Die Rachitis war einstmals so allgemein verbreitet, daß z. B. das Jesuskind auf vielen alten Bildern die Zeichen einer Rachitis trägt — allerdings nur bei den nördlichen Malern, nicht dagegen bei den italienischen. Heute ist die Rachitis samt ihren Folgeerscheinungen dank der Vitamin D-Behandlung ganz in den Hintergrund gerückt, aus dem sie allerdings beim Nachlassen unserer Fürsorge sofort wieder heraustreten könnte.

Die Rachitis befällt die wachsenden Knochen, und zwar am stärksten die am schnellsten wachsenden (Rippen, Tibia, Femur). Gestaltlich betrachtet, beruht sie letzten Endes auf einer mangelhaften Ablagerung der Kalksalze. Bei der Knochenentwicklung spielt die Kalkablagerung an zwei Stellen eine wichtige Rolle:

1. *Im Bereich der enchondralen Ossifikation* muß präparatorische Verkalkung des Knorpels erfolgen, damit er in richtiger Weise abgeschmolzen werden kann. Fehlt die Verkalkung und damit der Abbau, so wird der gewucherte Knorpel liegenbleiben und, wenn er in genügendem Maße vorhanden ist, eine Auftreibung dieser Gegend verursachen (Abb. 578). Auf dem Durchschnitt sehen wir dann die glasigtransparente Knorpelwucherungszone stark verbreitert, die schmale, der präparatorischen Verkalkungszone entsprechende gelbliche Grenzlinie zwischen Knorpel und Markhöhle fehlt.

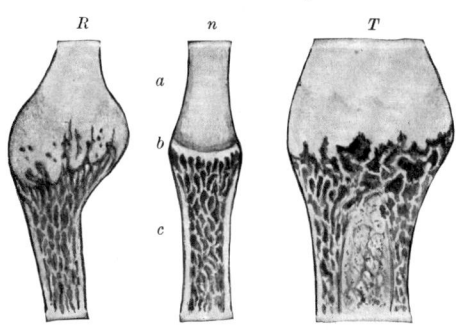

Abb. 578. Längsschnitt durch die Knorpel-Knochengrenze einer rachitischen Rippe (*R*) und Tibia (*T*) im Vergleich zu einer normalen Rippe (*n*). *a* Ruhender Knorpel; *b* Knorpelwucherungszone (in den rachitischen Knochen stark verbreitert); *c* Diaphyse

2. Ein weiterer Ort der Kalksalzablagerung ist *das Osteoid*, das ja dadurch erst zu fester Knochensubstanz wird. Bei der Rachitis erfolgt diese Ablagerung verzögert oder überhaupt nicht, so daß die Knochen mit der Dauer der Erkrankung immer breitere osteoide Säume erhalten (Abb. 579, 581). Da unterdessen die Resorption des vor Ausbruch der Krankheit richtig verkalkten Knochens in normaler Weise weitergeht, wird die Knochensubstanz zu einem immer größer werdenden Teil aus Osteoid und immer weniger aus verkalktem Knochen bestehen. Infolgedessen wird der Knochen weicher und biegsam werden, so daß er statischen Belastungen nachgibt und sich verkrümmt. Daran ändert auch nichts, daß an den mechanisch stark beanspruchten Stellen Osteoid im Übermaß gebildet wird. Das ist besonders an der Knorpelknochengrenze der Fall, wo auch der gewucherte Knorpel unmittelbar in eine osteoidähnliche Masse übergehen kann (Chondroosteoid, Abb. 579, *ChO*).

Kommt es zur *Heilung* der rachitischen Störung, so setzt wieder richtige Kalksalzablagerung ein. An der Knorpelknochengrenze tritt wiederum die gelbe Linie der Verkalkungszone auf, die auch im Röntgenbild zu sehen ist und als erstes Zeichen der Rachitisheilung gewertet wird. Das während der Krankheit abgelagerte Osteoid verkalkt und wird zu festem Knochen. Da aber meist ein Übermaß von Osteoid gebildet wurde, erscheinen dann die Knochen besonders dicht und fest.

Die Rachitis befällt meist Kinder im 1. und 2. Lebensjahr, wird von da ab bis zum 7. Jahr immer seltener und nachher nur noch ganz selten angetroffen. Von

---

[1] F. GLISSON (1597—1677), Arzt, London.

dieser Rachitis tarda (Spätrachitis) finden sich alle Übergänge zur Osteomalacie (s. unten). Klinisch zeigen die erkrankten Kinder neben den auf die Knochenerkrankung zurückgehenden Symptomen (mangelnde Gehfähigkeit, Auftreibung der Epiphysengegend, Verkrümmungen) auch Verdauungsstörungen, Herzhypertrophie und Hydrocephalus.

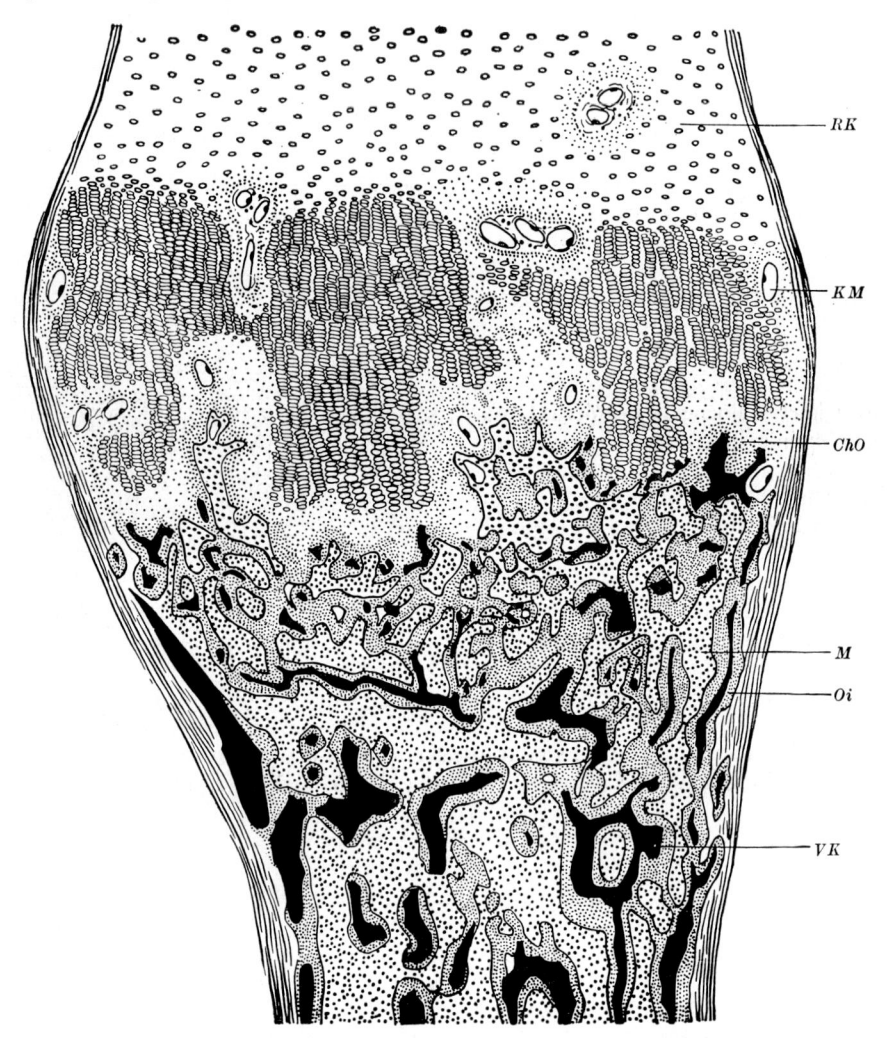

Abb. 579. Schematisierte Zeichnung der Knorpelknochengrenze bei Rachitis. *RK* Ruhender Knorpel, *KM* sog. Knorpelmarkkanäle, *ChO* Chondroosteoid, *M* Markraum der Diaphyse, *Oi* verbreiterte osteoide Säume, *VK* verkalkte Knochensubstanz. (Nach MacCallum)

Die *Ursache* der Rachitis ist keineswegs ein Mangel an Kalk, sondern ein Mangel an D-Vitamin, infolgedessen das Blut nicht genügend Phosphat enthält. Im Beginn der Rachitis sinkt der Gehalt des Blutplasmas an Phosphor, der mit dem Urin ausgeschieden wird, etwas später auch der Calciumgehalt. Bei Vitamin D-Zufuhr steigt der Phosphatgehalt zuerst an, während das Calcium auch hier nachfolgt. Damit sind die Bedingungen für das Ausbrechen tetanischer Krämpfe gegeben (s. S. 385).

Obwohl die Rachitis an allen Knochen des menschlichen Körpers sich in grundsätzlich ähnlicher Weise auswirkt, so ist doch im einzelnen das Ergebnis der rachitischen Störung, je nach Lage, Beanspruchung, Wachstumsschnelligkeit usw. des betreffenden Knochens, verschieden.

Der *Schädel* ist meist ungewöhnlich groß, die große Fontanelle bleibt lange über das 2. Jahr hinaus offen, die Nahtränder greifen nicht ineinander (Abb. 580). Dadurch, daß ein übermäßig großer Anteil der Schädelknochen aus Osteoid besteht, werden sie weich wie Pappe, und besonders der Hinterhauptsknochen bleibt eindrückbar (Craniotabes[1] rachitica). Da das rachitische Osteophyt[2] sich an bestimmten symmetrischen Stellen, besonders im Bereich der Stirnbeine, ablagert (Abb. 581), behält der Schädel auch nach Heilung der Rachitis eine eigentümlich eckige Form bei (Quadratschädel).

Die rachitische, biegsame *Wirbelsäule* wird durch die Last des Körpers verbogen. Diese abnormen Krümmungen bleiben auch bei Heilung der Krankheit erhalten (Abb. 622).

Am *Brustkorb* springen die verdickten Knorpelknochengrenzen mehr nach innen als nach außen vor und bilden den sog. rachitischen Rosenkranz.

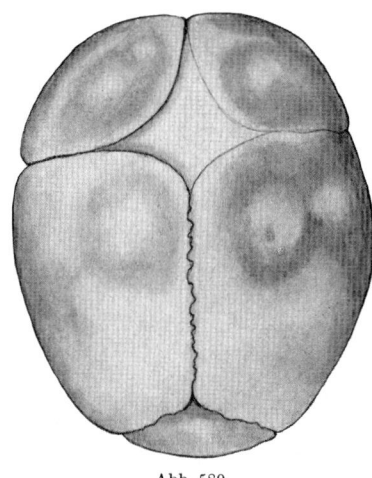

Abb. 580.

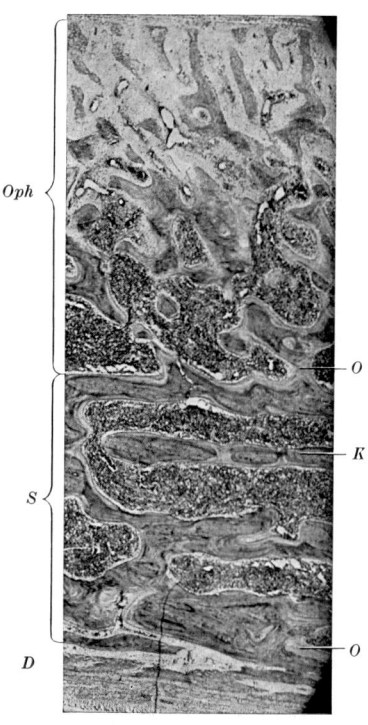

Abb. 581.

Abb. 580. Rachitische Osteophytbildung des Schädels. Die dunklen Stellen entsprechen den dicken Lagen osteophytischer Neubildung

Abb. 581. Senkrechter Schnitt durch ein Schädeldach mit rachitischem Osteophyt (etwa der Mitte der Abb. 580 entsprechend). *Oph* Osteophyt, *S* ursprüngliches knöchernes Schädeldach, *D* Dura, *O* osteoide Säume, *K* verkalkte Knochenbälkchen

In den schwersten Fällen nimmt das *knöcherne Becken* infolge des Druckes der Wirbelsäule und des Gegendruckes des Femurkopfes Kartenherzform an. In leichten Fällen entsteht das platte rachitische Becken, das später ein Geburtshindernis abgeben kann.

Die Auftreibung der Knorpel-Knochengrenze ruft an den Enden der langen Röhrenknochen den Eindruck doppelter Gelenke hervor, daher die Bezeichnung Zwiewuchs; weiterhin erleiden die Knochen, besonders an den unteren *Extremitäten* infolge ihrer Druckbelastung leicht Verbiegungen (Abb. 582). Das Knie kann dann nach innen (genu valgum, X-Bein) oder nach außen (genu varum, O-Bein) abweichen. Durch resorptiven Knochenabbau an der Konvexität und Neubildung an der Konkavität können sich die Verkrümmungen der kindlichen Knochen langsam wieder ausgleichen, bleiben aber doch manchmal zeitlebens bestehen.

Bei schwerer Rachitis können die Störung des Längenwachstums und die Verkrümmung der Knochen auch zu *Zwergwuchs* führen (rachitischer Zwergwuchs), der durch ein stärkeres Zurückbleiben der schnellwachsenden Extremitätenknochen gegenüber der Wirbelsäule gekennzeichnet ist (unproportionierter Zwergwuchs).

---

[1] Tabeo (lat.) schmerzen, schwinden.   [2] Phyton (griech.) Gewächs.

Möller-Barlowsche[1] **Krankheit.** Die Möller-Barlowsche Krankheit tritt in der Regel bei Säuglingen in der zweiten Hälfte des 1. Lebensjahres auf und ist durch Blutungen in Haut, Schleimhäute, vor allem aber in das Knochenmark und Periost gekennzeichnet. Außerdem zeigen *die mesenchymalen Zellen* sich *unvermögend, Zwischensubstanzen zu bilden:* Die Wucherung des Knorpels ist eingestellt, während seine Verkalkung normal oder sogar vermehrt weitergeht; die Osteoblasten sind vermindert, es wird kein Osteoid gebildet, so daß der Knochen an der Knorpel-Knochengrenze leicht einbricht und es in dieser „Trümmerzone" und unter dem Periost blutet. Die Krankheit ist Ausdruck einer Avitaminose und beruht auf dem *Fehlen des antiskorbutisch wirkenden C-Vitamins* (s. S. 10), so daß man sie auch als infantilen bzw. Säuglings-Skorbut bezeichnet.

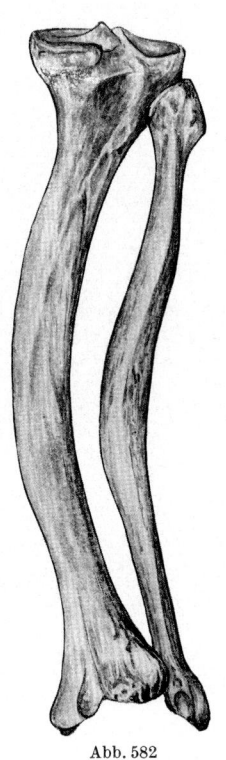

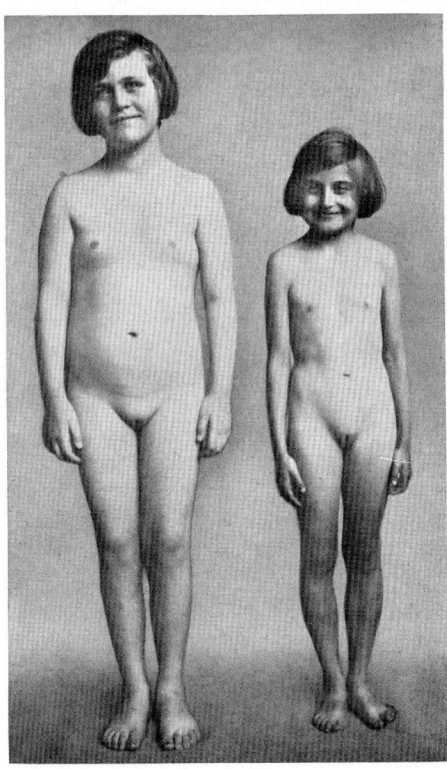

Abb. 582. Rachitische Verkrümmung der Tibia und Fibula
Abb. 583. Rechts: 11 Jahre 3 Monate altes Mädchen mit „renalem Zwergwuchs". Zum Vergleich links ein 11jähriges gesundes Kind

Zwerge und Riesen. Weicht die Körperlänge eines Menschen in grober Weise von der Norm ab, so spricht man von Riesen bzw. Zwergen; geringere Abweichungen werden als Hoch- oder Kleinwuchs bezeichnet. Ein genaues Maß, von dem ab man ein gegebenes Individuum als Zwerg oder Riese bezeichnen müßte, gibt es nicht; nur durch Übereinkunft ist festgelegt, daß für die Zwerge eine Körperlänge unter 120 cm, für die Riesen eine solche über 200 cm kennzeichnend ist.

Die Länge des Körpers ist gegeben durch die Länge seiner festen Bestandteile, der Knochen. Daher wird man bei Abweichungen der Körperlänge in erster Linie an Störungen denken, die entweder eine Verkürzung oder eine Verlängerung der Knochen herbeigeführt haben, wobei man stillschweigend annimmt, daß die

---

[1] J. O. L. Möller (1819—1887), Internist, Königsberg; Sir T. Barlow (1845—1945), Internist, London.

Weichteile in ihrer Ausbildung der normalen Körperlänge entsprechen. Das trifft aber nur für wenige Abweichungen der Körpergröße in diesem strengen Maße zu, wie z. B. für Zwerge infolge besonderer Störungen des Knochenwachstums (Chondrodystrophie), infolge zahlreicher Knochenbrüche (Osteogenesis imperfecta) usw. Dabei sind die Körperproportionen je nach der Art der Knochenveränderungen in verschiedener Weise gestört — wir sprechen daher von unproportionierten Zwergen oder Riesen. In den meisten Fällen ist aber die abnorme Länge oder Kürze der Knochen nur Teilerscheinung einer allgemeineren Störung des Wachstums, die sich ebenso an den Weichteilen auswirkt, wennschon sie am Knochen, z. B. in Form eines vorzeitigen Schlusses oder überlangen Offenbleibens der Epiphysenfugen, am besten zu verfolgen ist. Im allgemeinen werden solche Individuen harmonischer aussehen und mehr oder minder richtige Proportionen aufweisen.

Wir wollen im folgenden bloß eine kurze Übersicht über die verschiedenen Formen des Zwergwuchses und Riesenwuchses geben, von denen viele bereits in anderem Zusammenhang besprochen wurden.

Zwerge (Nani)[1]

Man kann die Zwerge nach ätiologischen Gesichtspunkten in drei Gruppen einteilen, je nachdem, ob der Zwergwuchs verursacht ist durch eine hormonale Störung, eine Stoffwechselstörung oder eine genetische Abartung.

Hormonal bedingter Zwergwuchs. *Hypophysärer Zwergwuchs.* Das Wachstumshormon der Hypophyse steuert in erster Linie die Knorpelwucherung. Fehlt es infolge Zerstörung der Hypophyse, so kommt es zum Zwergwuchs, der manchmal mit Dystrophia adiposogenitalis vergesellschaftet ist (s. S. 374).

Thyreogener Zwergwuchs. Bei Ausfall oder gestörter Funktion der Schilddrüse ist das Längenwachstum der Knochen herabgesetzt oder ganz aufgehoben. Dabei ist gleichzeitig meist Kretinismus vorhanden, so daß man von kretinistischem Zwergwuchs sprechen kann. Die Körperproportionen sind in den ausgesprochenen Fällen gestört. Ist der Ausfall der Schilddrüsenfunktion geringer, so kommt es zu einem mehr proportionierten Zwergwuchs (hypothyreotischer Zwerg, s. auch S. 381).

Stoffwechselstörungen als Ursache des Zwergwuchses. Wenn wir absehen von der zum Zurückbleiben im Wachstum führenden Unterernährung, so sind es vor allem die chronischen Erkrankungen der großen Verdauungsdrüsen, die zu einem Stillstand des Wachstums führen. Das Kind behält dann die Körperlänge und Proportionen, die es beim Einsetzen der betreffenden Krankheit aufwies. Man kennt heute ferner einen renalen Zwergwuchs (Abb. 583) bei chronischen Nierenleiden, Wachstumsstillstände bei schweren Herzfehlern, Leber- und Gehirnkrankheiten usw. Auch der rachitische Zwergwuchs gehört als Ausdruck einer Störung des Calcium-Phosphor-Stoffwechsels in diese Gruppe.

Genetisch bedingter Zwergwuchs. In diese Gruppe fallen der Zwergwuchs bei Chondrodystrophie und Osteogenesis imperfecta sowie zwei besondere Zwergwuchsformen:

Bei der *Nanosomia infantilis* werden die Kinder normal groß geboren, das Wachstum kommt jedoch zum Stillstand, obwohl die Epiphysen weit über die Zeit hinaus offen sind. Auch die übrige körperliche und geistige Entwicklung bleibt gewissermaßen auf einer frühen Stufe stehen. Es handelt sich also um eine allgemeine Entwicklungshemmung, deren Ursache wir nicht kennen.

Bei einer letzten Form, dem **primordialen Zwergwuchs,** sind die Kinder schon bei der Geburt zu klein, sie entwickeln sich aber körperlich und geistig regelrecht weiter, bleiben jedoch stets kleiner als Gleichaltrige.

Riesen

Hypophysärer Riesenwuchs. Das im Übermaß abgesonderte Wachstumshormon der Hypophyse facht die Knorpelwucherung übermäßig stark an, so daß es bei offenen Epiphysenfugen zum Riesenwuchs (Gigantismus) kommt. Sind sie geschlossen, so macht sich ein Einfluß nur an den Akren und den auch im Erwachsenen noch erhaltenen Knorpelknochenverbindungen (Rippen, Wirbelkörpern) geltend (Akromegalie, s. S. 372).

Eunuchoider Hochwuchs. Bei angeborenem oder im Kindesalter erworbenem Fehlen der Hoden tritt Hochwuchs auf, der durch Überwiegen der Unterlänge gegenüber der Oberlänge

---

[1] Nanos (griech.) Zwerg.

gekennzeichnet ist. Dabei sind natürlich auch die sekundären Geschlechtsmerkmale mangelhaft entwickelt (s. S. 637).

Proportionierte Riesen, also Menschen, bei denen die Knochen mit allen anderen Organen gleichmäßig über die Norm hinaus entwickelt sind, kommen gelegentlich als äußerste Varianten der Körpergröße vor.

Mit dem Schluß der Epiphysenfugen ist der für die Wachstumsperiode so kennzeichnende An- und Abbau von Knochensubstanz nur scheinbar zur Ruhe gekommen. In Wirklichkeit wird auch der „erwachsene" Knochen noch dauernd durch langsamen Abbau und Anbau ummodelliert, ein Vorgang, der mit steigendem Alter immer mehr abnimmt. Bei diesem Umbau spielen außer den schon

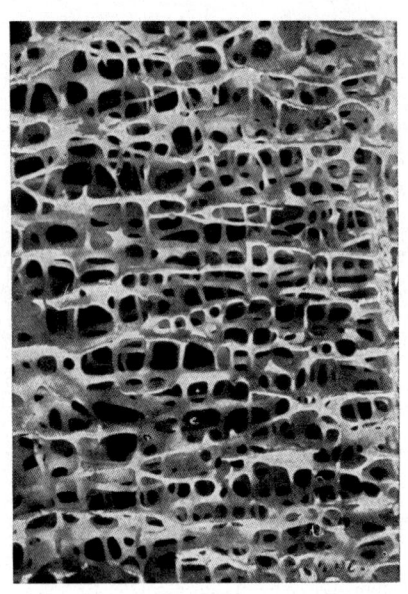

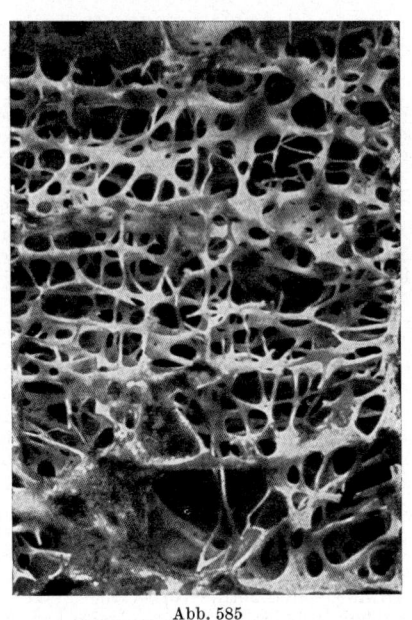

Abb. 584   Abb. 585
Abbildungsunterschriften s. S. 687

für das Knochenwachstum maßgebenden Einflüssen (Vitamine, Hormone usw.) noch verschiedene andere, allgemeine oder örtliche Einwirkungen eine Rolle. Besonders wichtig ist auch die mechanische Beanspruchung der Knochen. Wird sie geändert, so ordnen sich die Knochenbälkchen den neuen Verhältnissen entsprechend um, indem die alten abgebaut und anders verlaufende neu an ihrer Stelle gebildet werden (funktionelle Anpassung, s. S. 171).

c) Atrophie (Osteoporose[1])

Zu einer Verminderung der Knochensubstanz kann es kommen entweder, weil bei normal gebliebenem Abbau zu wenig Anbau stattfindet (Osteoblastenosteoporose) oder weil der Abbau gegenüber dem normal gebliebenen Anbau krankhaft vermehrt ist (Osteoklastenosteoporose).

Verminderter Anbau geht entweder auf eine Erschöpfung der Osteoblasten im Alter zurück oder hängt mit einem Mangel an Hartsubstanz oder Eiweiß zusammen. Bei der senilen Osteoporose wird die Compacta papierdünn, die Knochenbälkchen verschwinden, so daß die Markräume immer größeren Umfang annehmen

---

[1] Poros (griech.) Pore, Loch.

(Abb. 585). Solche Knochen sind wenig widerstandsfähig, brechen leicht, wie das z. B. besonders häufig im Bereich des Schenkelhalses der Fall ist. Zu einem Mangel

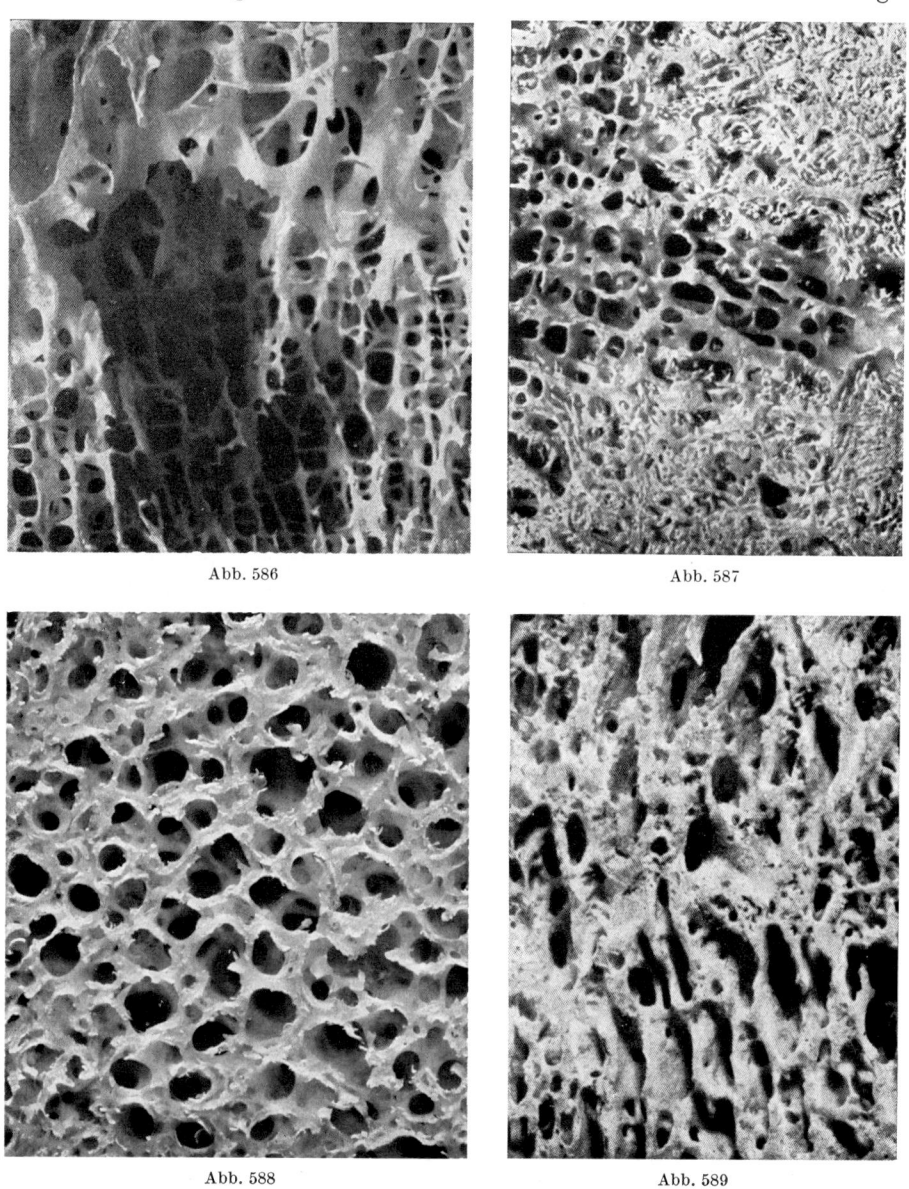

Abb. 586   Abb. 587

Abb. 588   Abb. 589

Abb. 584—589. Macerationspräparate der Wirbelkörperspongiosa. Lupenvergrößerung
Abb. 584. Normales Verhalten. Abb. 585. Osteoporose. Abb. 586. Großer Defekt durch osteoklastische Krebsmetastase. Abb. 587. Knochenneubildung in den Markräumen durch osteoplastische Krebsmetastase.
Abb. 588. Dissezierende Fibroosteoklasie bei Hyperparathyreose (Bild Prof. E. UEHLINGER).
Abb. 589. Knochenumbau bei Ostitis fibrosa (PAGET)

an Hartsubstanzen kommt es bei der Osteomalacie (s. unten); Osteoporose aus Eiweißmangel finden wir bei Hungerzuständen und bei der Cushingschen Krankheit (Abb. 590), bei der zuviel Eiweiß in Kohlenhydrate umgebaut wird.

Ausschließlich auf *vermehrten Abbau* zurückzuführen ist der Knochenschwund, der lokal an einer durch längere Zeit gedrückten Stelle entsteht (Druckatrophie, Druckusur) oder an unbelasteten Knochen auftritt (Inaktivitätsatrophie, s. S. 149, Abb. 110). Ein allgemeiner Abbau der Knochen durch vermehrte Osteoklasie tritt bei Hyperparathyreose auf. Dabei werden Corticalis und Spongiosa zugleich angegriffen in Form einer Aushöhlung der Knochenbälkchen („dissezierende tunnellierende Fibroosteoklasie" — Abb. 588).

Bei fast allen Knochenbrüchen, aber auch bei anderen örtlichen Schäden des Skelets kommt es in der unmittelbaren Umgebung und weiter entfernt von dem

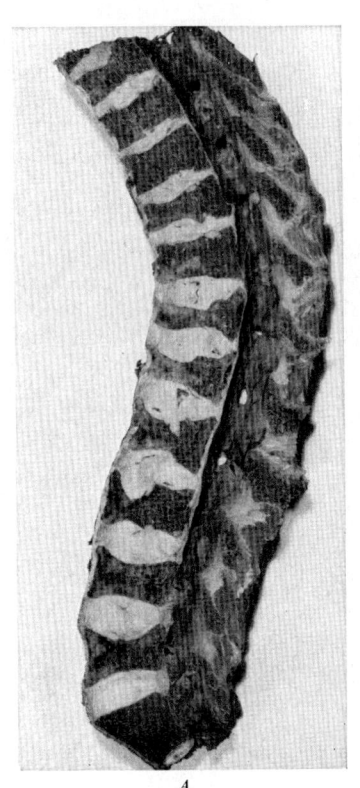

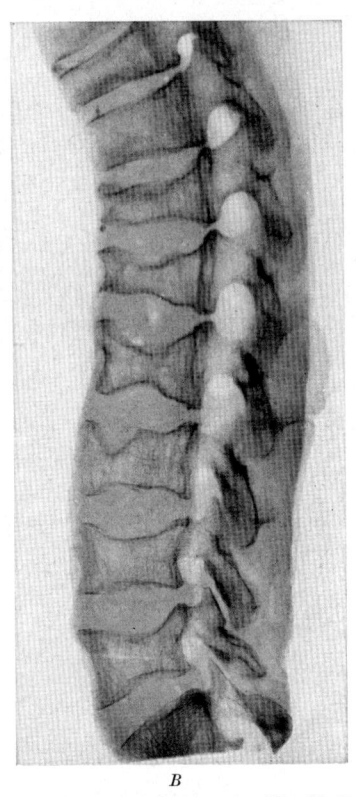

Abb. 590. Osteoporose der Wirbelsäule bei einem 50jährigen Mann mit Cushingscher Krankheit. *A* mediansagittaler Sägeschnitt; *B* entsprechendes Röntgenbild. Verbreiterung der Bandscheiben und Eindellung der Wirbelkörper in ihrer Mitte (Fischwirbel) deutlich erkennbar. (Nach LABHART)

betreffenden Herd zu einem eigentümlichen Knochenschwund, den man als *Sudecksches*[1] *Syndrom* bezeichnet (s. Abb. 619 b u. c). In den leichtesten Fällen sieht der Röntgenologe bloß eine „fleckige Entschattung" des Knochens (1. Stadium), die sich mit der Heilung des Herdes wieder herstellt. In schwereren Fällen kommt es aber zu einem ausgedehnteren Schwund („Dystrophie" — 2. Stadium), der erst nach Jahren als „Endatrophie" (3. Stadium) ausheilt. Histologisch findet man an den befallenen Stellen zunächst hyperämische Gefäße und Plasmastase, später dann fibröses Mark mit allen Zeichen des Knochenabbaues. Die letzte Ursache dieser herdförmigen Atrophie ist nicht klar. Wahrscheinlich handelt es sich um den Ausdruck einer nerval ausgelösten örtlichen Kreislaufstörung.

---

[1] P. H. M. SUDECK (1866—1938), deutscher Chirurg.

d) Hypertrophie (Hyperostose)

Vermehrter Knochenanbau kann sich entweder im Bereiche des Markes, also der Spongiosa, oder an der Oberfläche des Knochens vollziehen. Bildet sich im Mark Knochensubstanz im Übermaß, so werden die Spongiosabälkchen verdickt und schließlich die zwischen ihnen befindlichen Markräume vollkommen knöchern ausgefüllt; man spricht dann von *Sklerose* oder, wegen der elfenbeinharten Beschaffenheit des Knochens, auch von Eburnisierung[1]. Häufig sind Knochensklerosen infolge der Einengung des für die Blutbildung zur Verfügung stehenden Markraumes mit Anämie verbunden (osteosklerotische Anämie). Von der Oberfläche, also vom Periost ausgehende Knochenneubildung wird als *Osteophyt* oder Exostose bezeichnet.

Als Ursache von solchen Knochenneubildungen sind in erster Linie *entzündliche Prozesse* zu nennen, mögen sie sich im Knochen selbst oder auch bloß in seiner Nähe abspielen. So kommt es nicht nur um osteomyelitische Herde, sondern auch im Bereich der gewöhnlichen Unterschenkelgeschwüre regelmäßig zu einer manchmal sehr mächtigen Hyperostose der Tibia und Fibula (s. Abb. 591). Weiterhin sind gewisse *chemische Stoffe* zu nennen, wie Fluor, das bei Bergarbeitern, welche mit dem Brechen fluorhaltigen Gesteins (Kryolith) beschäftigt sind, zu einer generalisierten Hyperostose führt. Fluor wird nämlich anstelle von H$^+$ in den Apatitkristall eingebaut. Bei übermäßiger Fluorzufuhr tritt eine periostale Neubildung von spongiöser Knochensubstanz auf, wobei gleichzeitig eine endostale Osteolyse abläuft.

Endokrin bedingt ist das kreidig-weiche Osteophyt an der Innenfläche der Schädelknochen, das während der Schwangerschaft auftritt. Es kann so lokalisiert sein, daß es auf den Sehnerven drückt und dadurch Erblindung herbeiführt. Auf eine übermäßige Oestrogenwirkung, welche bereits in der Zeit des Klimakteriums einsetzt, ist eine bei älteren Frauen auftretende Verdickung der Tabula interna der Stirnbeine (Hyperostosis frontalis interna) zurückzuführen. Sie ist begleitet von Bartwuchs (Virilismus), seborrhoischen Warzen und Hypertonie (MORGAGNIs Syndrom).

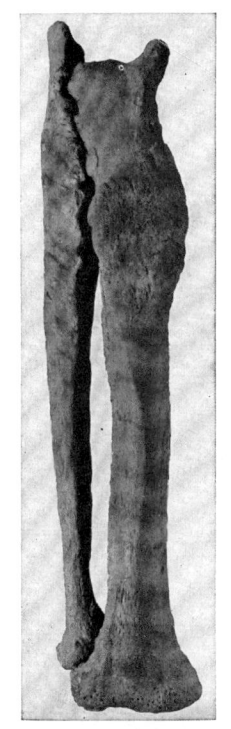

Abb. 591. Hyperostose im unteren Drittel von Tibia und Fibula, hervorgerufen durch chronische Unterschenkelgeschwüre

Auf *Kreislaufstörungen* geht die sog. *Ostéoarthropathie hypertrophiante pneumique* (Periostitis hyperplastica) zurück. Darunter versteht man eine symmetrische Knochenanbildung an den distalen Enden der Vorderarm- und Unterschenkelknochen. Die dabei auftretenden kennzeichnenden Trommelschlegelfinger und Uhrglasnägel sind allerdings nicht durch eine knöcherne Verdickung sondern durch eine Weichteilveränderung bedingt (Abb. 592): Die Venen sind erweitert, es kommt zu einer Exsudation wie etwa bei einer serösen Entzündung und zu einer lokalisierten Auflösung kollagener und elastischer Fasern. Als Ursache der Veränderung kommen Veränderungen der Sauerstoff- und Kohlensäurespannung im Blut oder toxisch-bakterielle Einflüsse in Frage. Dementsprechend findet man Trommelschlegelfinger und Uhrglasnägel bei Bronchiektasien, Herzfehlern mit Lungenstauung, intrathorakalen Tumoren usw. Die Veränderung entwickelt sich

---

[1] Ebur (lat.) Elfenbein.

690   Bewegungsorgane

manchmal innerhalb von Wochen, das andere Mal dauert es Jahre bis zu ihrem
Auftreten; bei entsprechender Behandlung der Grundkrankheit bildet sie sich
wieder zurück.

Mehr zu den Fehlbildungen als zu den echten Knochentumoren gehören die
multiplen Exostosen der knorpelig vorgebildeten Knochen (Abb. 593). Es handelt
sich dabei um Knochenauswüchse, die aus einer kompakten Rinde und einem
zentralen Markraum bestehen, welcher mit dem Markraum des betreffenden Knochens zusammenhängt. Auf ihrer Kuppe werden sie von einer dünnen Knorpel-

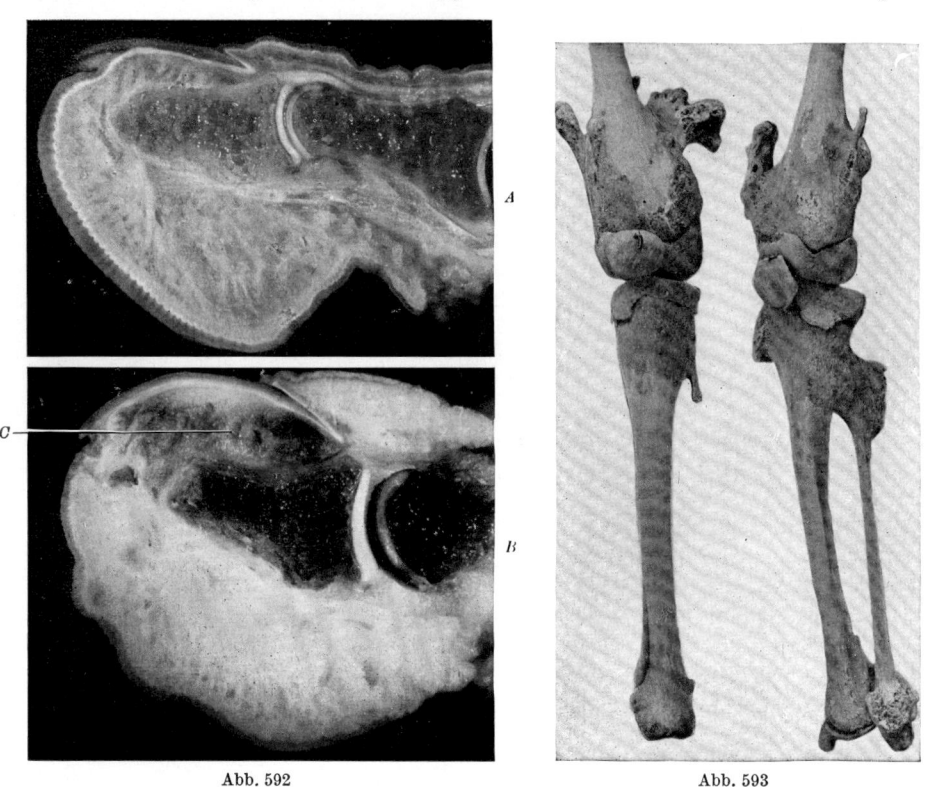

Abb. 592.   Abb. 593.

Abb. 592. Mediansagittalschnitt durch das Ende eines normalen Fingers (*A*) und durch einen Trommelschlegelfinger (*B*) mit uhrglasförmiger Wölbung des Nagels infolge Wucherung des subungualen Gewebes (*C*).
(Nach SCHOENMACKERS)

Abb. 593. Mehrfache Exostosen an den langen Röhrenknochen der unteren Extremität

platte abgeschlossen, die gegen den Markraum zu abgebaut und durch Knochen
ersetzt wird. Hier wächst das Gebilde genauso wie der normale Knochen durch
enchondrale Ossifikation. Solche knorpeligen Exostosen sind schon sehr früh
angelegt, sitzen mit Vorliebe in der Nähe des Epiphysenknorpels und stellen auch
gleichzeitig mit ihm ihr Wachstum ein. Der bedeckende Knorpel schwindet dann
und wird durch fibröses Periost ersetzt (Exostosis fibrosa). Es handelt sich offenbar
bei diesen Exostosen um eine Absprengung von Anteilen des Epiphysenknorpels
an die Außenfläche des Knochens. Die Veränderung ist dominant erblich, ihre
Penetranz beim männlichen Geschlecht größer als beim weiblichen, so daß über
$2/3$ aller Fälle Männer betreffen.

Unter dem Nagel der großen Zehe sitzende „*subunguale Exostosen*" sind durch ihre besondere Schmerzhaftigkeit gekennzeichnet.

Eine sklerotische Knochenneubildung ist die Ursache der *Otosklerose*. Der neugebildete, fremdartige Knochen sitzt in der Labyrinthkapsel und um den Rand des ovalen Fensters, zerstört bzw. ersetzt allmählich das Ringband des Steigbügelfußes (Abb. 594) und wächst schließlich in die Basis des Steigbügels ein, so daß dessen Beweglichkeit erschwert und schließlich ganz aufgehoben wird. Der Schall kann nun nicht mehr auf das Innenohr übergeleitet werden: Es entsteht eine

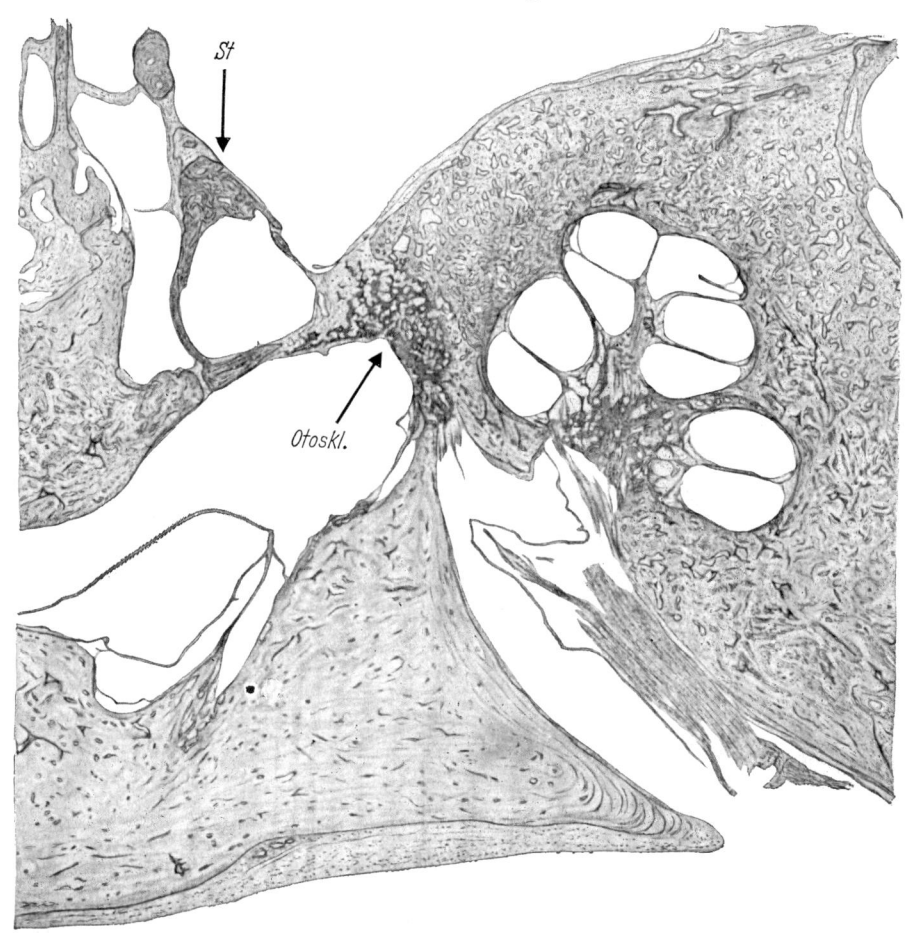

Abb. 594. Otosklerose. Der Stapes (*St*) ist durch dunkelgefärbten, neugebildeten Knochen (*Otoskl.*) mit dem ursprünglichen Knochen des Schläfenbeins verbunden. Die Schnecke rechts im Bild. (Nach RÜEDI)

Mittelohr-Schwerhörigkeit. Dazu kommt im weiteren Verlauf auch eine immer mehr zunehmende Innenohr-Schwerhörigkeit, so daß also gleichzeitig Schallleitungs- und Schallwahrnehmungsstörungen vorhanden sind. Nur die erstere kann man operativ durch die Schaffung einer neuen Knochenöffnung zum horizontalen Bogengang (Fenestration) günstig beeinflussen, da nunmehr der Luftschall an das Innenohr herangelangen kann.

Schließlich gibt es noch eine *vererbliche Hyperostose* unbekannter Ursache, die zu einer vollständigen knöchernen Vermauerung der Markhöhlen führt, so daß die Knochen gleichmäßig kompakt erscheinen. Man spricht von *Marmorknochen*- bzw. *Albers-Schönbergscher*[1] *Krankheit*, von der man verschiedene, getrennt

---

[1] H. E. ALBERS-SCHÖNBERG (1865—1921), Röntgenologe, Hamburg.

vererbliche Unterformen kennt: Eine setzt unmittelbar nach der Geburt ein und macht sich sehr bald bemerkbar (auch Pyle-Syndrom genannt), eine andere wird meist erst zufällig bei Erwachsenen entdeckt, manche gehen mit, manche ohne Anämie einher.

Völlig *unbekannt ist die Ursache* für das Auftreten rundlicher (Osteopoikilie[1]) oder länglicher (Melorheostose[2]) Skleroseherde im Knochen.

e) Krankhafter Umbau des erwachsenen Knochens

Osteomalacie. Der langsame, aber stetig ablaufende Umbau des erwachsenen Knochens kann eine Störung erfahren, die große Ähnlichkeit mit den bei Rachitis besprochenen Vorgängen aufweist. Während der Abbau alten verkalkten Knochens in normaler Weise weitergeht, bleibt die neugebildete Knochensubstanz

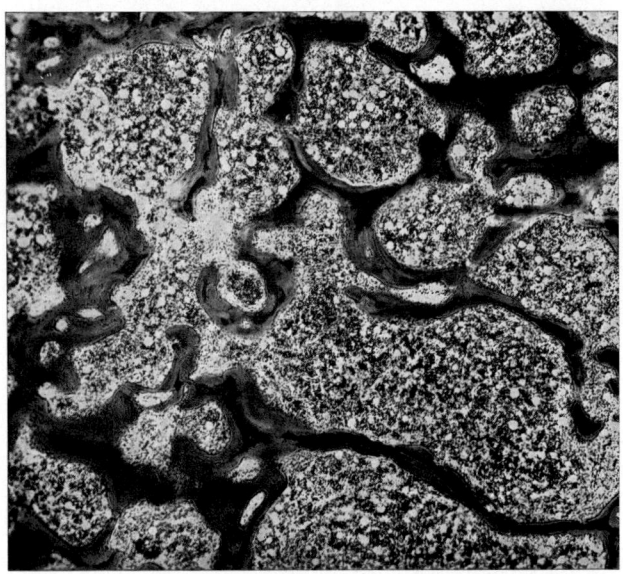

Abb. 595. Osteomalacie: Breite osteoide Säume (hell) um die nur im Zentrum verkalkten Spongiosabälkchen (dunkel)

unverkalkt liegen. So entstehen breite osteoide Säume auf den Knochenbälkchen (Abb. 595). Da auf diese Weise der Knochen immer mehr an Festigkeit verliert, wird er weich, biegsam. Wir sprechen von Osteomalacie[3]. Heilt die Osteomalacie, so nimmt das Osteoid Kalksalze auf und der Knochen wird, da ja Osteoid vielfach im Übermaß gebildet wurde, dichter als normal.

Die *Ursache* der Osteomalacie ist offenbar nicht einheitlich. Eine große Rolle spielt der Mangel an D-Vitamin. Die Osteomalacie stellt also gewissermaßen die Rachitis des erwachsenen Skeletes dar. Eine solche D-Avitaminose entwickelt sich auch im Rahmen des Malabsorptions-Syndroms (s. S. 499): bei etwa 15% der Patienten mit Steatorrhoe entsteht eine Osteomalacie, etwa 50% aller Osteomalacien gehen auf eine Steatorrhoe zurück. Außer der D-Avitaminose scheinen aber auch die weiblichen Keimdrüsen von Bedeutung zu sein, da Osteomalacie besonders bei schwangeren Frauen auftritt.

---

[1] Poikilos (griech.) bunt — weil die Knochen im Röntgenbild wie bunt-gefleckt aussehen.
[2] Melos (griech.) Glied; rheo (griech.) fließen — weil im Röntgenbild dichtere Knochensubstanz streifenförmig über den Knochen „ausgeflossen" scheint.   [3] Malakos (griech.) weich.

Die *Folge* der Osteomalacie ist vor allem eine Verbiegung der mechanisch beanspruchten Knochen, die grundsätzlich den Verbiegungen bei Rachitis gleicht. Solange die Knochen, besonders die Diaphysen der langen Röhrenknochen, noch

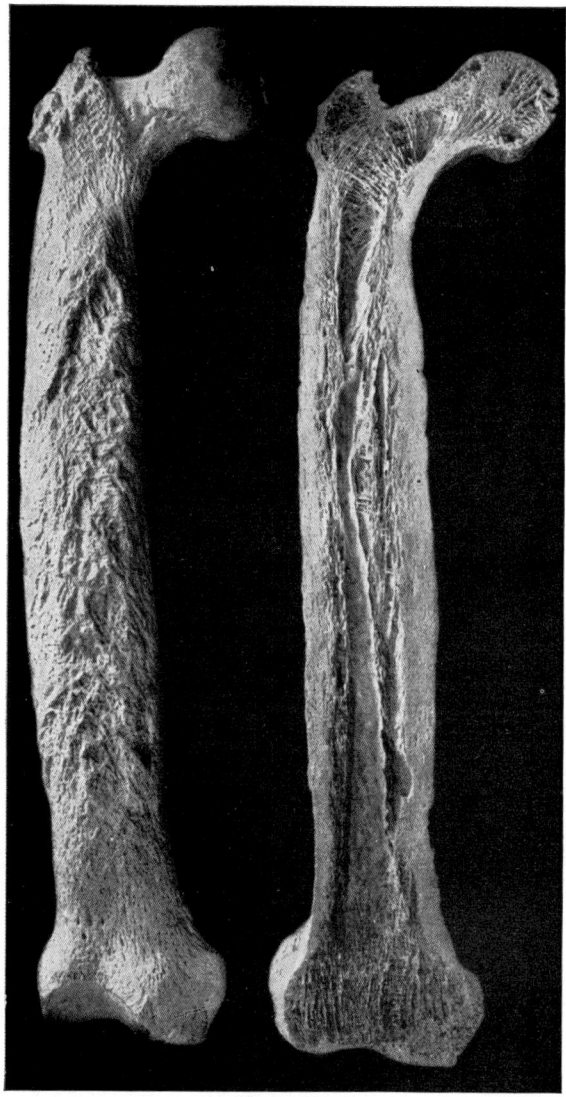

Abb. 596. Rechter Oberschenkel bei Paget-Erkrankung mit weitgehender Sklerosierung der Rinde. (Nach HASLHOFER)

nicht zu weich sind, können sie auch einbrechen. Die Knochenbrüche heilen unvollkommen unter Auftreten einer spaltförmigen Lücke (Looser-Milkman[1]-Syndrom).

Ostitis deformans (PAGET[2]). Bei der Ostitis deformans handelt es sich um einen in seinen letzten Ursachen ungeklärten, grandiosen Umbau der Knochen-

---
[1] E. LOOSER (1877—1936), Chirurg, Zürich; L. MILKMAN, zeitgenössischer amerikanischer Röntgenologe. [2] J. PAGET (1814—1899), englischer Chirurg; s. auch Pagetsche Krankheit der Mamma (S. 764).

substanz. Der alte Knochen wird durch Osteoklasten abgebaut und neuer, zunächst kalklos bleibender, in der Markhöhle und an der periostalen Oberfläche abgelagert (Abb. 596). Dadurch wird der Knochen weicher, mit dem Messer schneidbar und erfährt neben Verdickung auch eine Verunstaltung durch mechanische Beanspruchung (O. deformans!). Später kann der neugebildete Knochen in unregelmäßiger Weise (s. Abb. 597 B) verkalken und hart werden. Er bleibt

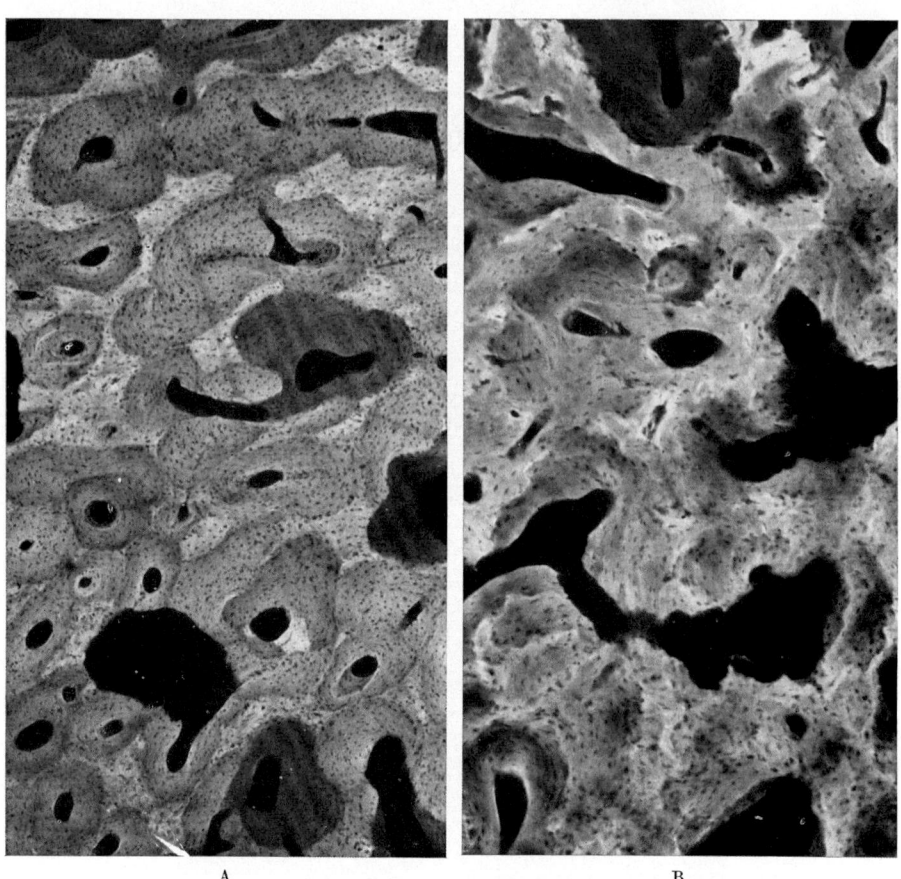

A   B

Abb. 597 A u. B. Mikroradiogramme eines normalen (A) und eines Paget-Knochens (B), die die unterschiedliche Mineralisation der einzelnen Knochenbezirke zeigen. (Bild Prof. ENGFELDT, Upsala)

aber gewöhnlich trotzdem auffallend leicht und feinporig, bimssteinartig. Histologisch sieht man An- und Abbau in allen Phasen (Abb. 598). Die Knochenbälkchen sind unregelmäßig verdickt (Abb. 589), bestehen aus kleinen Lamellensystemen, von denen jedes einer Zeit des Anbaues entspricht. Da dieser aber immer wieder unterbrochen, ja auch von Abbau abgelöst wird, ordnen sich schließlich die durch Kittlinien verbundenen Stückchen wie Mosaiksteine aneinander (Mosaikstruktur, Abb. 598). In den Anfangsstadien der Erkrankung findet man eine seröse Durchtränkung des Knochenmarkes und eine starke Erweiterung der vorhandenen Gefäße sowie eine reichliche Sprossung von neuen Gefäßen. Dadurch ist die örtliche Durchblutung bis auf das Zwanzigfache gesteigert, der Sauerstoffgehalt des Venenblutes erhöht. Wenn viele Knochen befallen sind, kann sogar das Minutenvolumen bis auf das Dreifache gesteigert sein. Die Gefäßveränderungen entsprechen dem in Gang befindlichen Umbau, die Mosaikstruktur dem vollendeten Umbau. Von der fibrösen Beschaffenheit des Knochenmarkes leitet sich auch die Bezeichnung Ostitis fibrosa ab, die aber leicht zu Irrtümern führen kann, da fibröses Knochenmark nur eines der Symptome der Ostitis deformans ist, welches auch bei anderen Krankheiten auftreten kann.

Die Ostitis deformans befällt meist ältere Menschen, besonders Männer, und fast immer mehrere Knochen gleichzeitig, gelegentlich ist sie aber ausgesprochen einseitig. Besonders bevorzugt sind Oberschenkelknochen, Schienbein, Lendenwirbelkörper und Schädeldach. Nicht so selten (10%) entsteht auf dem Boden der Ostitis deformans ein Sarkom; Knochensarkome bei alten Männern gehen sogar in $^2/_3$ aller Fälle auf eine Ostitis deformans zurück.

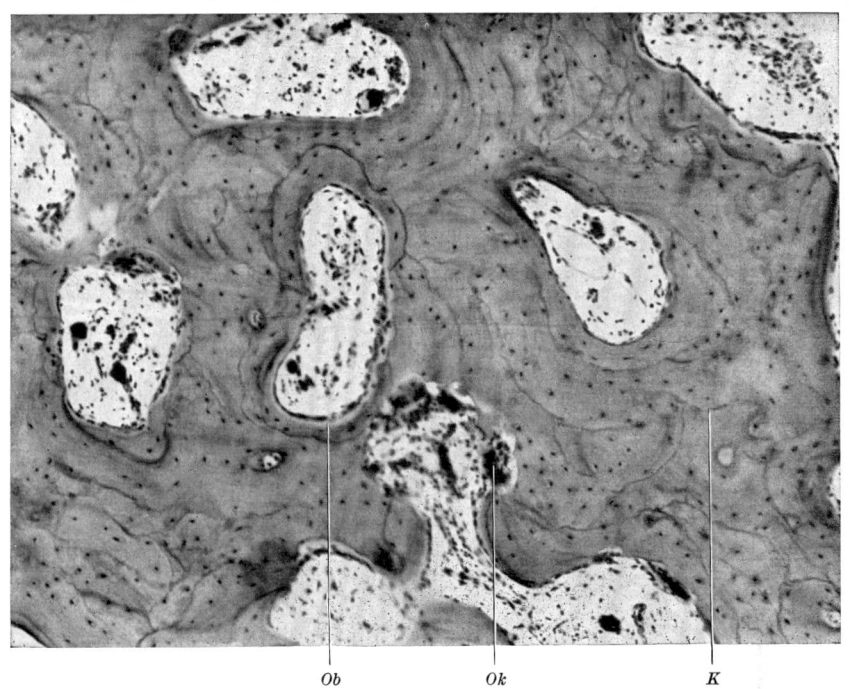

Abb. 598. Ostitis deformans Paget mit typischer Mosaikstruktur. *K* Kittlinien zwischen den einzelnen Lamellensystemen; *Ob* osteoblastischer Knochenbau mit deutlichem hellem Saum unverkalkter Knochengrundsubstanz; *Ok* lacunäre Knochenresorption durch Osteoklasten

Juvenile Osteofibrosis deformans (fibröse Dysplasie der Knochen). Die Erkrankung betrifft meist jüngere Menschen und kann bei Mädchen mit Pubertas praecox und Pigmentstörungen einhergehen (Albrightsches[1] Syndrom). Anatomisch findet man eine Auftreibung und Verunstaltung der Knochen. Femur und Humerus sind am häufigsten betroffen. Eine fibröse Dysplasie des Gesichts und Gehirnschädels führt im Verlaufe von mehreren Jahren zu meist halbseitig begrenzter Verdickung mehrerer aneinanderstoßender Knochen; bevorzugt ist der Oberkiefer-Jochbogenbereich. Das Gesicht kann dadurch einen eigenartigen löwenartig drohenden Ausdruck erhalten — man spricht von Leontiasis ossea (Abb. 599). Histologisch sind die Markräume von einem fibrösen Gewebe ausgefüllt, das zahlreiche feine Knochenbälkchen enthält. Das Röntgenbild solcher Knochen wird dadurch milchglasähnlich. Da die Erkrankung nach der Pubertät zum Stillstand kommt, ist die Prognose gut, eine operative Behandlung meist nicht nötig.

---

[1] F. ALBRIGHT (geb. 1900), zeitgenössischer amerikanischer Arzt.

Osteodystrophia fibrosa generalisata (v. Recklinghausensche[1] Krankheit). Die v. Recklinghausensche Krankheit, welche vorwiegend junge Menschen, besonders Frauen befällt, hat viele gemeinsame Züge mit der Ostitis deformans (PAGET), so daß die beiden Krankheiten lange Zeit für verwandt oder identisch gehalten wurden. Insbesondere treffen wir auch bei der v. Recklinghausenschen Krankheit eine stets über viele Knochen ausgebreitete faserige Umwandlung des Markes (Ostitis fibrosa) und Knochenabbau in Form der dissezierenden tunnellierenden Osteoklasie (Abb. 588). Im Knochenmark treten Blutungen und geschwulstartige

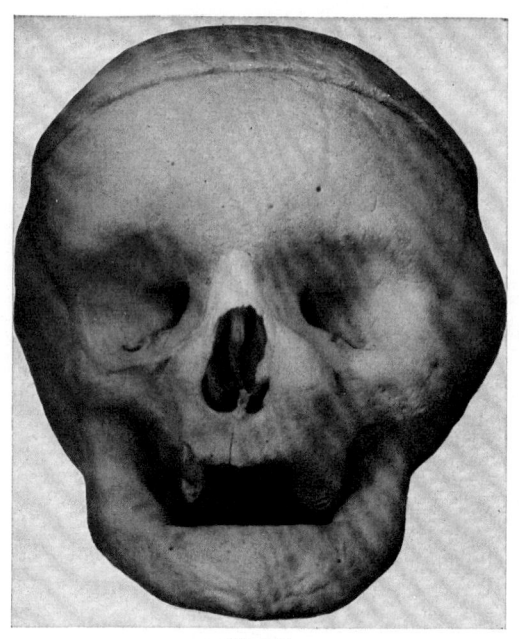

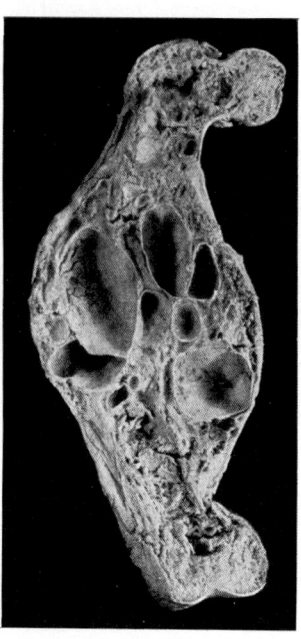

Abb. 599

Abb. 600

Abb. 599. Leontiasis ossea der linken Gesichtshälfte

Abb. 600. Femur. Osteodystrophia fibrosa generalisata cystica. (v. RECKLINGHAUSEN)

Zellherde auf, die aus Riesenzellen und hämosiderinhaltigen Bindegewebszellen bestehen („braune Tumoren"). Sie werden als Ausdruck einer besonderen Art von Blutresorption gedeutet (Resorptionsgeschwülste, s. S. 277). Vielfach entstehen in diesen Herden auch Cysten, die mit bräunlicher (Blutreste!) Flüssigkeit gefüllt sind (Abb. 600). Man spricht daher auch von Ostitis cystica. Solche Stellen neigen zu Spontanfrakturen. Das wichtigste Unterscheidungsmerkmal gegenüber der Ostitis deformans (PAGET) ist aber die Tatsache, daß bei der v. Recklinghausenschen Krankheit regelmäßig Geschwülste oder Hyperplasien der Epithelkörper und eine Störung im Kalkstoffwechsel (Hypercalcämie) gefunden werden. Entfernt man die Epithelkörpergeschwülste oder -hyperplasien, so heilt die Krankheit wenigstens zeitweise aus. Man faßt daher die v. Recklinghausensche Krankheit als Folge einer endokrin bedingten Kalkstoffwechselstörung auf. Es ist aber nicht ausgeschlossen, daß Knochen- *und* Epithelkörperchenveränderungen nur Ausdruck einer übergeordneten Störung sind (s. S. 386).

---

[1] F. D. v. RECKLINGHAUSEN (1833—1910), Pathologe, Straßburg; s. auch Neurofibromatose (S. 450).

Bei den nunmehr zu besprechenden Krankheiten spielt das Gefäßbindegewebe in und um den Knochen eine wichtige, ja manchmal ausschlaggebende Rolle, während die Knochensubstanz nur sekundär in Mitleidenschaft gezogen wird.

f) Blutungen

Bei lange dauernden Geburten werden durch Verschiebung der Schädelknochen des Kindes periostale Gefäße zerrissen. Es kommt zu einem Bluterguß zwischen Knochen und abgehobenem äußeren Periost, dem *Cephalhaematoma neonatorum*. Es ist in kennzeichnender Weise mit den Nahtstellen, an denen das Periost fester haftet, begrenzt. Später kann, wenn keine Resorption erfolgt, das Periost von den Rändern her einen Knochenwall um das Hämatom bilden, das schließlich ähnlich wie die Blutung bei einem Knochenbruch vollkommen durch Knochen ersetzt wird.

Bei einer lange dauernden Geburt kann es aber auch bloß in denjenigen Teilen der weichen Schädeldecken, die am Beckenausgang vorliegen, zu einer blutig-wäßrigen Durchtränkung kommen. Man spricht von *Caput succedaneum*[1] oder Kopfgeschwulst. Diese ist aber zum Unterschied vom Cephalhämatom unabhängig von der Grenze der unterliegenden Schädelknochen und bildet sich bald spurlos zurück.

g) Nekrose

Zur Nekrose von Knochensubstanz kommt es aus verschiedenen Ursachen, in erster Linie dann, wenn die *Blutzufuhr unterbrochen* ist: Das kann durch Verschluß eines kleineren oder größeren Arterienastes geschehen; oder das Periost, welches ja die ernährenden Gefäße für die äußeren Knochenschichten enthält, wird durch Traumen, Blutungen, Eiterungen usw. abgehoben; oder das Knochenmark wird zerstört, so daß es zu mangelhafter Blutversorgung der Spongiosabälkchen und der inneren Schichten der Diaphyse kommt. Außer durch solche Störungen des Blutkreislaufes entsteht Knochennekrose noch durch *Einwirkung von Bakteriengiften* und durch andere chemische und physikalische Schädlichkeiten.

Das abgestorbene Knochenstück sieht zunächst makroskopisch kaum verändert aus, man kann seine Grenzen nicht deutlich erkennen; nur mikroskopisch findet man, daß die Knochenzellen keine Kernfärbung mehr aufweisen (s. Abb. 127). Sein weiteres Schicksal ist verschieden: Aseptisch-nekrotische Knochenabschnitte können im Zusammenhang mit dem lebenden Knochen bleiben und werden von ihm aus langsam durch neuen Knochen ersetzt. Es kann sich aber auch, wie das bei infizierten Nekrosen stets der Fall ist, im Mark oder Periost ein Granulationsgewebe bilden, das durch Knochenresorption an der Grenze von lebendem und totem Knochengewebe den nekrotischen Abschnitt aus dem Zusammenhang löst (demarkiert). Schließlich vermag man den nekrotischen Abschnitt frei herauszuheben und spricht von Knochensequester[2] (s. unter Osteomyelitis, S. 699).

Eine besondere Stellung nehmen die *aseptischen Nekrosen gelenknaher Knochenanteile* bei Jugendlichen ein, da hier die mechanische Funktion des Gelenkes einen formgebenden Einfluß auf das Schicksal der Nekrose ausübt. Der Zusammenbruch und Neuaufbau des abgestorbenen Bezirkes kann unter der Einwirkung der Belastung zu einer schweren Verunstaltung des Gelenkes führen nach Art einer Arthrosis deformans (s. diese); oder das nekrotische Stück wird samt seinem Knorpelüberzug durch ein resorbierendes Granulationsgewebe gewissermaßen aus dem Zusammenhang herausgeschnitten (Osteochondritis dissecans). Solche Knochenstückchen können dann als freie Körper in die Gelenkhöhle gelangen. Gemeinsam ist den hierhergehörigen Erkrankungen, daß sie offenbar im Zusammenhang stehen mit der durch das Verschwinden der Epiphysenfuge sich

---

[1] Succedaneus (lat.) nachfolgend.   [2] Sequestro (lat.) absondern.

ändernden Gefäßversorgung der epiphysären Knochenanteile, wobei ein Trauma die auslösende Ursache sein dürfte. Je nach dem Sitz der Erkrankung unterscheiden wir folgende, meist nach ihren ersten Beschreibern benannte Krankheitsbilder.

1. Die *Köhlersche*[1] *Krankheit* betrifft vorwiegend Mädchen zwischen dem 10. und 20. Lebensjahr. Die ganze distale Epiphyse eines Metatarsus, besonders häufig des zweiten, wird nekrotisch, wobei es zu einer schmerzhaften Schwellung des Grundgelenkes der betreffenden Zehe kommt.

2. Die *Calvé-Legg-Perthessche*[2] *Krankheit* (Osteochondritis deformans coxae juvenilis) tritt zwischen dem 5. und 12. Lebensjahr auf und besteht in einer Nekrose der Epiphyse des Oberschenkelkopfes. Im weiteren Verlauf der Erkrankung kommt es gewöhnlich zu schweren Verunstaltungen der Gelenke.

3. KIENBÖCK[3] beschrieb eine zwischen dem 20. und 30. Lebensjahr vorkommende, fast totale Nekrose des Mondbeines unter der nicht zutreffenden Bezeichnung „*Lunatummalacie*".

4. Eine entsprechende Veränderung des *Os naviculare pedis* beschrieb KÖHLER[1]. Sie tritt im Alter von 5—10 Jahren auf.

5. Die *Osteochondritis dissecans* (KÖNIG[4]) tritt fast ausschließlich bei Jünglingen zwischen 15 und 18 Jahren auf. Es handelt sich um Nekrosen am inneren Femurcondylus oder lateralen Humeruscondylus, deren Ablösung durch mechanisch-traumatische Momente begünstigt wird (O. dissecans!). So entsteht eine besondere Form der Gelenkmäuse.

6. Auch die bei Kindern im 1. Lebensjahr auftretende Abplattung von Wirbelkörpern *(Vertebra plana Calvé*[2]*)* dürfte auf eine aseptische Nekrose zurückgehen.

7. Bei der *Osgood-Schlatterschen*[5] *Erkrankung* wird ein Stückchen der Tuberositas tibiae meist anläßlich eines Unfalles abgerissen. Die Erkrankung betrifft Jugendliche zwischen 10 und 15 Jahren.

8. Eine Nekrose der Epiphysen von Wirbelkörpern ist kennzeichnend für die *Scheuermannsche*[6] *Krankheit*. Dadurch kommt es meist zwischen dem 7. und 12. Lebensjahr zu einem Einbruch nahe dem vorderen Rande der Wirbelkörper oder zumindest zu einer Schädigung der Wachstumszone. Die Folge ist die Ausbildung eines Keilwirbels und einer eigentümlichen juvenilen Kyphose.

h) Entzündungen

Da die Knochensubstanz selbst gefäßlos ist, kann sie auch nicht eigentlich entzündet werden, sondern nur das gefäßhaltige Hüll- und Füllgewebe des Knochens in Mark und Periost. Die Knochensubstanz wird nur insofern von Entzündungen in Mitleidenschaft gezogen, als die am Gefäßbindegewebsapparat ablaufenden Veränderungen zu Nekrose, An- oder Abbau führen. Als Erreger der „Knochen"-Entzündung kommen hauptsächlich Bakterien in Betracht, die auf verschiedenen Wegen in den Knochen gelangen. Einmal können sie von außer her bei Traumen gewissermaßen eingeimpft werden, das andere Mal erreichen sie den Knochen auf dem Weg der Lymph- und Saftspalten bei schon bestehenden Entzündungen der Umgebung. Zumeist werden sie aber auf dem Blutweg in den Knochen eingeschwemmt. Manchmal kennen wir die Stelle, von der aus die Keime in das Blut gelangten (s. Typhus, S. 212); sehr oft, wie z. B. bei der durch Staphylokokken erzeugten Entzündung, bleibt sie uns aber unbekannt, da die primäre Eintrittspforte infolge Abheilung geschlossen ist. Daß sich Keime gerade im Knochen ansiedeln, wird meist auf den Gefäßreichtum der wachsenden Knochen oder auf die Schaffung eines Ortes geringerer Widerstandskraft, z. B. durch Traumen, oder auf eine besondere Organdisposition zurückgeführt.

Unspezifische Entzündung (Osteomyelitis). Die gewöhnliche, unspezifische Entzündung des Knochens wird fast immer durch *Staphylokokken* hervorgerufen, die aus unbekannter Quelle auf dem Blutweg in den Knochen gelangt sind. Sie

---

[1] A. KÖHLER (1874—1947), Röntgenologe, Wiesbaden.   [2] J. CALVÉ (geb. 1875), französischer Chirurg; A. T. LEGG (1874—1939), Chirurg, Boston/USA; G. PERTHES (1869—1927), Chirurg, Tübingen.   [3] R. KIENBÖCK (geb. 1871), Röntgenologe, Wien.   [4] F. KÖNIG (1832—1910), deutscher Chirurg.   [5] R. B. OSGOOD (geb. 1873), Chirurg, Boston/USA; C. SCHLATTER (1864—1934), Chirurg, Zürich.   [6] H. W. SCHEUERMANN (geb. 1877), Orthopäde, Kopenhagen.

befällt zumeist die gefäßreichen Knochen Jugendlicher und da wiederum besonders die gefäßreichsten Abschnitte, nämlich die den Epiphysenfugen zunächst liegenden Anteile der langen Röhrenknochen.

Siedeln sich die Keime im Periost an, so kommt es zu einer akuten *Periostitis*. Zwischen Knochenoberfläche und Periost bildet sich Eiter, der das Periost vom Knochen abhebt (subperiostaler Absceß). Da das Periost aber zur Ernährung wenigstens der oberflächlichen Lagen des Knochens notwendig ist, werden diese nekrotisch (corticale Nekrose). Reichliche Eiteransammlung kann nach Einschmelzung des Periostes und der darüberliegenden Schichten nach außen durch die Haut durchbrechen.

Gelangen die Eitererreger in das Knochenmark, so entsteht hier eine Entzündung, die *Osteomyelitis* im engeren Sinne. Sie tritt entweder als diffuse eitrige Durchsetzung (Markphlegmone) oder als umschriebene eitrige Einschmelzung (Markabsceß) auf. Die in die entzündeten Gebiete eingeschlossenen Knochenbälkchen werden teils durch die Giftwirkung, teils durch die Gefäßschädigung nekrotisch.

Bei jüngeren Leuten können im Mark der oberen Tibiametaphyse chronische Abscesse entstehen, die von einer Schale sklerotischen Knochens umgeben sind. Solche *Brodieschen*[1] *Knochenabscesse* werden durch Staphylokokken hervorgerufen und stellen eine chronische lokalisierte Osteomyelitis von abgeschwächter Verlaufsart dar. Nach Eröffnung und Auskratzung heilen diese Abscesse leicht aus.

Schließlich können die Eitererreger auch in die gefäßführenden Kanäle des kompakten Knochens gelangen. Meist geschieht dies durch Fortleitung vom entzündeten Periost oder Mark aus. Wir sprechen von *Ostitis*. In einem solchen Fall wird dann der Knochen in seiner ganzen Dicke der Nekrose verfallen.

Im gewöhnlichen Sprachgebrauch wird allerdings nicht so streng zwischen Periostitis, Osteomyelitis und Ostitis unterschieden und meist von *Osteomyelitis schlechtweg* gesprochen, weil in Wirklichkeit alle drei Formen der Knochenentzündung meist gemeinsam vorkommen.

Geht der Kranke nicht an der mit der Eiterung verbundenen Allgemeininfektion zugrunde, so tritt die Entzündung aus dem akuten in das chronische Stadium. Eine schnellere Heilung ist, sobald einmal Knochensubstanz nekrotisch wurde, nicht mehr möglich. Die *chronische Knochenentzündung* (Osteomyelitis) ist gekennzeichnet durch die Entwicklung eines entzündlichen Granulationsgewebes, dessen Verhalten das weitere Schicksal auch der Knochensubstanz — im wesentlichen: Abbau, Anbau und Nekrose — bestimmt.

Der *Abbau* erfolgt in Form der lacunären Resorption durch Osteoklasten, die sich aus dem Granulationsgewebe entwickeln. Damit schwindet die Knochensubstanz immer mehr, so daß man von einer *rarefizierenden Ostitis* sprechen kann. Besonders wichtig ist der Knochenabbau dort, wo er nekrotisch gewordenen Knochen aus dem Zusammenhang des Gesunden löst, demarkiert. So entstehen die frei in einer von Granulationsgewebe ausgekleideten, eitererfüllten Höhle liegenden *Knochensequester* (Abb. 601, *S*). Solche Sequester zeichnen sich durch ihre rauhe Oberfläche aus, weil sie nirgends vom Bindegewebe bzw. Peri- oder Endost bedeckt sind. Man unterscheidet je nach der Lage des abgestorbenen Knochenstückes periphere und zentrale Sequester sowie einen totalen Knochensequester, wenn der ganze Knochen nekrotisch wurde. Auch der tote Knochen wird weiter abgebaut und aufgelöst, doch geschieht dies außerordentlich langsam. Solange aber totes Gewebe vorhanden ist, dauern die eitrige Entzündung und Granulationsgewebsbildung an und können nur dadurch abgekürzt werden, daß der Sequester operativ entfernt wird.

In weiterer Entfernung von der eitrigen, granulierenden Entzündung oder bei ihrem Abklingen tritt *Knochenneubildung* auf, die zur Ausfüllung der Markräume und Verdichtung des Knochens führt. Wir sprechen von *sklerosierender oder kondensierender Ostitis* oder *Eburnisation* oder, wenn der Anbau vom Periost her erfolgt, von *ossifizierender Periostitis* (Abb.601, *T*). Die Knochenneubildung ist besonders dort bedeutungsvoll, wo größere Abschnitte des Knochens durch Nekrose und Sequestration aus dem Zusammenhang ausgefallen sind. Hier ver-

---
[1] B. C. BRODIE (1783—1862), englischer Chirurg.

bindet dann neugebildeter Knochen die gesund gebliebenen Knochenenden und überbrückt so den entstandenen Defekt. Wird der Sequester allseitig von einer Schale neugebildeten Knochens umschlossen, so spricht man auch von *Totenlade*. Gerade dieser Vorgang ist für die Erhaltung der Festigkeit und Stabilität des Knochens von größter Wichtigkeit.

Das Granulationsgewebe kann aber auch durch Weiterschreiten der Entzündung *eitrig eingeschmolzen* werden. Dann gehen die in ihm steckenden Knochenbälkchen ebenfalls zugrunde und zerfallen zu kleinen, im Eiter liegenden, verkalkten Bröckeln, die man auch als Knochensand bezeichnet. Dadurch, daß das Granulationsgewebe die äußere Schale des Knochens durchbricht und sich bis unter die Haut ausbreitet, können bei seiner eitrigen Einschmelzung *Fistelgänge* (Abb. 601, K) entstehen, die dann eine zentral im Knochen liegende Eiterhöhle (eventuell mit eingeschlossenem Sequester) mit der Außenwelt verbinden. Erst nach Entfernung des Sequesters schließt sich diese Fistel unter Bildung tief eingezogener, am Knochen haftender Hautnarben.

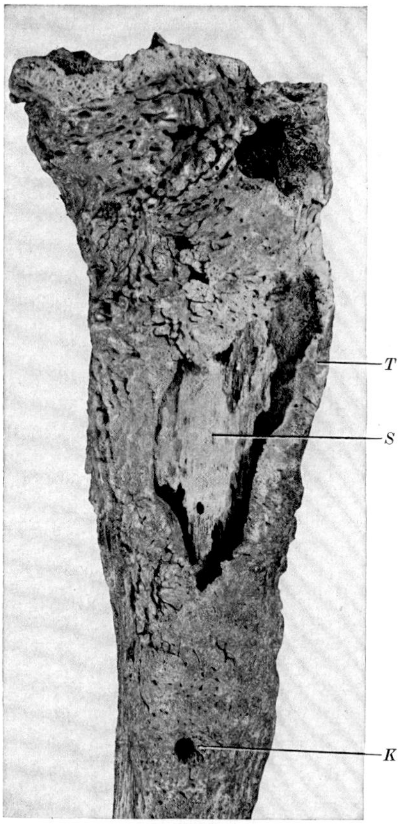

Eine unbehandelte Osteomyelitis kann sich durch immer wieder erneutes *Aufflackern* der Entzündung über Jahre hinaus hinziehen. Dabei besteht die Gefahr, daß eine *Amyloidose* auftritt, an der die Kranken schließlich zugrunde gehen. Auch kann es zu massiger Einschwemmung der Keime in die Blutbahn und zu tödlicher *Pyämie* kommen.

Tuberkulose. Die Tuberkulose der Knochen entsteht in der Regel hämatogen und befällt vorwiegend Jugendliche; sie betrifft am häufigsten die kleinen spongiösen Knochen und die Epiphysen der langen Röhrenknochen, zum Unterschied von der unspezifischen Osteomyelitis, die sich vorzugsweise in den Diaphysen und Metaphysen abspielt. Die tuberkulöse Knochenentzündung verläuft von Anfang an als chronisches Leiden, das in seinen Grundzügen der unspezifischen chronischen Knochenentzündung vergleichbar ist: Das Verhalten des tuberkulösen Granulationsgewebes wird bestimmend für das Schicksal der Knochensubstanz, die auch hier im Sinn von Abbau, Anbau und Nekrose (Verkäsung) mitbeteiligt ist:

Abb. 601. Chronische Osteomyelitis der Tibia. *S* Sequester, der teilweise von neugebildetem Knochen (Totenlade *T*) umgeben ist; *K* Kloaken bzw. Knochenfisteln

Das tuberkulöse Granulationsgewebe kann in den befallenen Markräumen wuchern, ohne in nennenswertem Maße zu verkäsen. Dann erfolgt lacunäre *Resorption* der Knochenbälkchen. Man spricht von fungöser Knochentuberkulose oder Caries sicca[1].

Der *Anbau* von Knochensubstanz ist bei der Tuberkulose gewöhnlich sehr geringfügig und setzt nur in der weiteren Umgebung des Entzündungsherdes oder überhaupt erst nach seiner Abheilung in nennenswertem Ausmaße ein.

Um so wichtiger ist für das Schicksal des Knochens die im tuberkulösen Granulationsgewebe so häufig auftretende *Nekrose (Verkäsung)*. Die von Granulationsgewebe eingeschlossenen Knochenteile werden mit ihm nekrotisch, so daß Sequester entstehen, die von nicht verkästem Granulationsgewebe aus dem Zusammenhang gelöst und umschlossen werden. Gewöhnlich tritt schon bald Ver-

---

[1] Caries (lat.) das Morsch-sein; siccus (lat.) trocken.

flüssigung des Käses und Auflösung des eingeschlossenen Knochens sowie Eiterung hinzu. Dadurch, daß die tuberkulöse Granulationsgewebsbildung auf das Periost und die angrenzenden Weichteile übergreift und auch hier Verkäsung und Verflüssigung einsetzen, entstehen kalte, d.h. mit wenig Entzündungserscheinungen einhergehende *Abscesse*. Sie enthalten verflüssigte käsige Zerfallsmassen bzw. nekrotischen Eiter und breiten sich, dem geringsten Widerstande folgend, in den lockeren Gewebsschichten zwischen den Muskeln aus. Man spricht von Kongestionsabscessen[1]. Brechen sie durch die Haut, so entstehen *Fisteln*.

Bei *Ausheilung* der Knochentuberkulose werden die Sequester entweder spontan (durch Fisteln) abgestoßen oder künstlich entfernt; der Eiter entleert sich und bildet sich nicht wieder neu; das Granulationsgewebe vernarbt fibrös. Die durch die käsige Knochenzerstörung entstandenen Lücken können durch neugebildeten Knochen aufgefüllt werden, der dann die stehengebliebenen Knochenanteile miteinander verbindet.

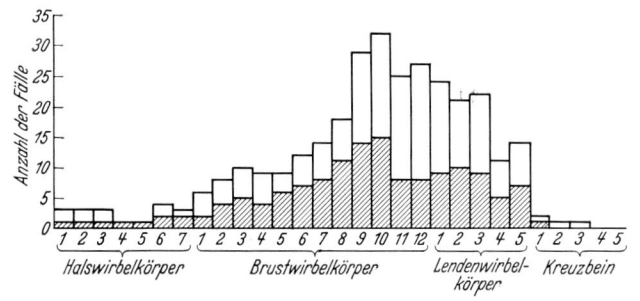

Abb. 602. Wirbelsäulentuberkulose. Häufigkeit des Befalls einzelner Wirbel nach klinischen (schraffiert) und anatomischen (weiß) Feststellungen. (Nach THOM)

Die *Gefahren* der chronischen Knochentuberkulose bestehen im Auftreten einer Amyloidose oder massenhafter Ausschwemmung von Tuberkelbakterien in die Blutbahn (Miliartuberkulose).

An den einzelnen Knochen führt die Tuberkulose zu klinisch wohlgekennzeichneten Krankheitsbildern.

Die *Epiphysen der langen Röhrenknochen* erkranken entweder in Form der fungösen Caries oder einer käsigen Tuberkulose. Der Käseherd ist dann meist keilförmig gestaltet und mit seiner Basis gegen die Gelenkfläche zu gerichtet. Da diese Ausbreitung einem Gefäßbezirk zu entsprechen scheint, hat man auch von tuberkulösem Infarkt gesprochen. Häufig schließt sich an diese bis an die Oberfläche reichenden Herde eine tuberkulöse Gelenkentzündung an (besonders in Knie und Hüfte).

In den *Phalangen der Finger* bildet die Tuberkulose bei Kindern ein tuberkulöses Granulationsgewebe in der Markhöhle. Dadurch wird die Compacta von innen her angenagt, während gleichzeitig vom Periost her Knochen neu gebildet wird. So entsteht eine spindelige oder, da das Endglied gewöhnlich frei bleibt, flaschenförmige Auftreibung der Finger, die sog. Spina ventosa[2].

In der *Wirbelsäule* werden meist die unteren Brust- und Lendenwirbelkörper ergriffen (Abb. 602). Die Entzündung (tuberkulöse Spondylitis) breitet sich mit Verkäsung von den Randanteilen eines Wirbelkörpers immer weiter aus und kann auch zwei nebeneinanderliegende Wirbel ergreifen, wobei die Bandscheiben am längsten Widerstand leisten (Abb. 603). Da die zerstörten Wirbelkörper den Druck der Rumpflast nicht mehr aushalten, werden sie zusammengepreßt, die Wirbelsäule winkelig abgeknickt (anguläre Kyphose, Malum Potti[3], Gibbus[4], Abb. 604). Dabei kann auch das Rückenmark gequetscht werden (Abb. 604). Meist geschieht dies aber dadurch, daß die verkäsende tuberkulöse Entzündung auf die Außenfläche der Dura übergreift (tuberkulöse Pachymeningitis externa). Diese buchtet dann die Dura

---

[1] Con-gero (lat.) zusammen-tragen — da die größeren Abscesse durch Zusammenschluß vieler kleinerer entstehen. [2] Spina (lat.) Dorn; ventosus (lat.) aufgeblasen. [3] P. POTT (1713—1788), Chirurg, London. [4] Gibbus (lat.) Buckel, verwandt mit „kyphos" (griech.) Buckel.

gegen das Rückenmark vor. Durch Fortschreiten der Entzündung auf das Periost entstehen vor und neben der Wirbelsäule kalte Abscesse, die sich entlang dem Musculus psoas bis unter

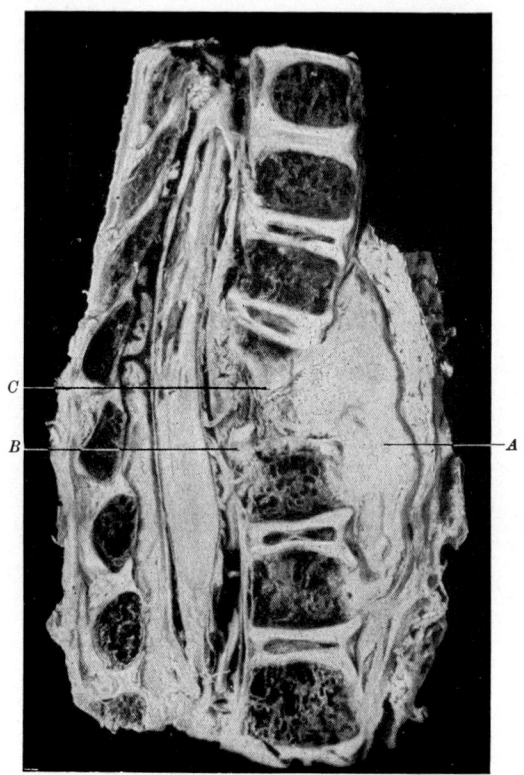

Abb. 603. Tuberkulöse Caries eines Wirbelkörpers (C) mit Bildung eines vor der Wirbelsäule gelegenen kalten Abscesses (A). B Reste einer Bandscheibe

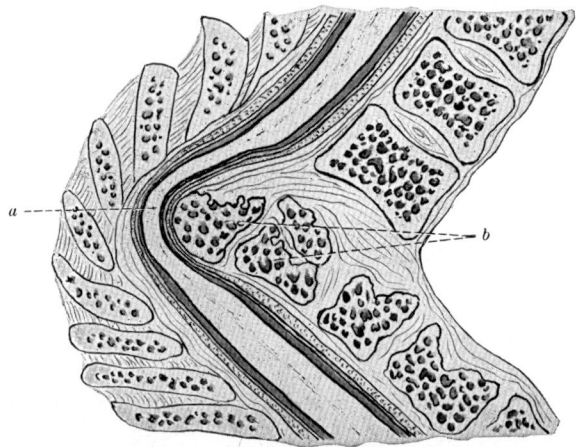

Abb. 604. Spitzwinkelige Kyphose nach abgelaufener tuberkulöser Caries der Wirbelsäule. Kompression des Rückenmarks bei a. b Durch Bindegewebe zusammengehaltene Bruchstücke eines zerstörten Wirbelkörpers

das Poupartsche Band und auf den Oberschenkel ausbreiten können (sog. Senkungsabscesse). Heilt die tuberkulöse Entzündung aus, dann verschmelzen die stehengebliebenen Reste der Wirbel zu unförmig gestalteten Knochenkörpern (Abb. 604).

Syphilis. Die Knochensyphilis des *Erwachsenen*, welche heute sehr selten geworden ist, tritt in zwei Formen auf, einer ossifizierenden Periostitis und als gummöse Osteomyelitis.

Bei der *angeborenen Syphilis* findet sich fast regelmäßig eine kennzeichnende Veränderung der Knorpelknochengrenze, die *Osteochondritis syphilitica*. Sie ist deshalb von großer diagnostischer Bedeutung, weil sie — abgesehen von der Regelmäßigkeit ihres Auftretens — bei totgeborenen Früchten auch dann noch zu erkennen ist, wenn die übrigen Organe infolge Maceration bereits breiig erweicht sind. In den *leichtesten Fällen* wird die enchondrale Ossifikation durch das Gift der Syphilisspirochäte in ihrem ganzen Ablauf verzögert, geht aber in grundsätzlich richtiger Weise vor sich. Dadurch werden die einzelnen, früher erwähnten Zonen verbreitert — die enchondrale Ossifikation ist gewissermaßen auf einen größeren Raum auseinandergezogen (Abb. 605). Mit freiem Auge ist das am deutlichsten an der präparatorischen Verkalkungszone bzw. Eröffnungszone erkennbar, die normal als ein gelber Strich, jetzt als mehr oder weniger breites, gelbes Band sichtbar ist (Abb. 606). Allerdings können auch andere Gifte wie Blei und Bakterientoxine dasselbe Bild erzeugen. Bei *schweren Graden* der Osteochondritis ist diese Zone unregelmäßig breit und reicht mit einzelnen Fortsätzen tiefer in den Knorpel und in die Markhöhle vor. In den *schwersten Fällen* entwickelt sich zwischen Kalkgitter und wucherndem Knorpel ein gummöses Granulationsgewebe.

Seltener tritt die angeborene Knochensyphilis unter dem Bilde einer *Periostitis ossificans* auf, die sich aber immer erst nach der Geburt entwickelt. Sie kann an der Diaphyse der Röhrenknochen zur Bildung einer kompakten Knochenschale führen, die vom alten Knochen durch eine schmale Markhöhle getrennt ist (Schalenknochen, Sargbildung).

„Granulome" unbekannter Ursache. Bei Kindern und Jugendlichen treten gelegentlich solitäre knochenzerstörende Granulome in Schädeldach und Röhrenknochen auf, die reich an eosinophilen Leukocyten sind, die sog. *eosinophilen Granulome*. In den Grundzügen ist das histologische Bild, wenn man von den eosinophilen Leukocyten absieht, ähnlich dem der Hand-Schüller-Christianschen

Abb. 605. Leichtere Osteochondritis syphilitica (vgl. Abb. 606/2). *RK* Ruhender Knorpel; *KW* Knorpelwucherungszone; verbreiterte präparatorische Verkalkungs- (*PV*) und Eröffnungszone (*EZ*) sowie primäre (*PS*) und (*SS*) sekundäre Spongiosa

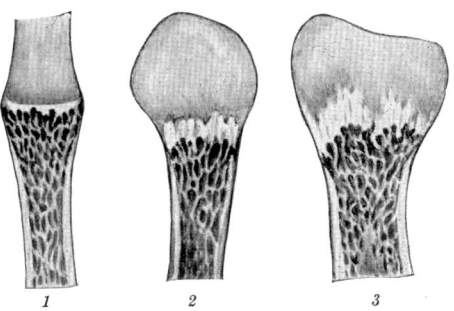

Abb. 606. Osteochondritis syphilitica im Vergleich zu (*1*) normaler Knorpelknochengrenze einer Rippe. (*2*) Leichte Osteochondritis luica des Humerus; gleichmäßig verbreiterte gelbe (in der Zeichnung helle) Verkalkungszone. (*3*) Schwerere Osteochondritis luica der Tibia, zackige Verbreiterung des gelben Bandes

Erkrankung, die mit der akuten aleukämischen Retikulose (LETTERER-SIWE) nach LICHTENSTEINs Vorschlag jetzt zu einer besonderen Krankheitsgruppe, den Histiocytosen, zusammengefaßt wird (s. S. 355).

i) Cysten und Tumoren

Im Bereich des Knochensystems kommen verschiedene Cysten und Tumoren vor, die man durch genaue klinische und anatomische Analyse in die vielen Typen der Tabelle 8 aufgegliedert hat. Unter allen gut- und bösartigen Tumoren nehmen die des Knochens aber nur einen geringen Raum ein, manche der aufgeführten Tumortypen sind überdies außerordentlich selten. Trotzdem ist ihre richtige Erkennung, die dem Fachmann vorbehalten bleiben muß, für den Kranken wichtig, weil es sich dabei vielfach um die Frage handelt, ob bei einem Tumor eine Extremität zu amputieren ist oder belassen werden kann. Im folgenden soll die Tabelle 8 nur durch einige Bemerkungen vervollständigt werden.

Cysten. *Einfache Knochencysten* sind nur von Knochen oder einer dünnen fibrösen Gewebslage ausgekleidet und enthalten klare Flüssigkeit.

Die Cysten innerhalb der *braunen Tumoren* bei v. Recklinghausenscher Osteodystrophie sind aus resorbierten Blutungen innerhalb ihrer Wucherungen hervorgegangen.

Sog. aneurysmatische Knochencysten bestehen aus bienenwabenartigen, mit Blut gefüllten Räumen, zwischen denen fibröses Knochenmark und riesenzellhaltiges Gewebe liegt.

Gutartige Tumoren. Von den braunen Tumoren bei der Osteodystrophie nur durch ihr vereinzeltes Vorkommen zu unterscheiden sind *Riesenzelltumoren*. Sie erreichen manchmal eine beträchtliche Größe und treiben bei ihrem Wachstum den Knochen von der Markhöhle her unförmig auf, d. h. sie führen zu einem Knochenabbau an der Innenfläche und zu Knochenneubildung an der Außenfläche der Knochenrinde. Diese umhüllt dann die Geschwulst wie eine Schale: manchmal ist diese so dünn, daß man beim Fingereindruck das Gefühl eines knitternden Pergamentes hat; das andere Mal erscheint sie kräftiger gebaut, oder sie fehlt an manchen Stellen überhaupt. Wegen dieses eigentümlichen Verhaltens der Knochenrinde sprach man früher von „myelogenen Schalensarkomen", doch handelt es sich, wie wir jetzt wissen, meist um gutartige Geschwülste. Der Tumor kann auch faserig veröden, besonders unter dem Einfluß von Röntgenstrahlen, oder osteoide Knochenbälkchen entwickeln. Seine Entstehung wird mit Traumen in Zusammenhang gebracht, die ein besonders disponiertes Markgewebe getroffen haben müssten. In 15—20% der Fälle geht ein solcher Riesenzelltumor in Sarkom über.

Solitär kommen Riesenzelltumoren merkwürdigerweise im Unterkiefer als „*zentrale Epulis*" vor.

Das *nicht ossifizierende Fibrom* kann sehr leicht mit dem Fibrosarkom verwechselt werden, ist aber durch einen regelmäßigeren Aufbau gekennzeichnet.

Das *Chordom* besteht aus Chordagewebe, d. h. aus großen vacuolisierten Zellen (Abb. 607), die in homogener Zwischensubstanz liegen. Meist stellen die Chordome gallertige, sehr weiche Gebilde von höchstens Erbsengröße dar, die am Clivus Blumenbachi sitzen und an der darüberliegenden Arachnoidea haften, so daß sie bei der Herausnahme des Gehirns aus der Schädelkapsel leicht vom Clivus abreißen. Wahrscheinlich handelt es sich nicht um echte Geschwülste, sondern bloß um stehengebliebene Reste embryonalen Chordagewebes, also um eine Mißbildung. In seltenen Fällen kommen auch echte, aus Chordagewebe bestehende, bösartige Geschwülste vor. Sie gehen von den Teilen des Chordagewebes aus, das sich auch beim Erwachsenen noch in der Wirbelsäule (Nuclei pulposi, Wirbelkörper) eingeschlossen findet.

Das *Chondrom* besteht im wesentlichen aus hyalinem Knorpel (Abb. 608). Seine Vergrößerung erfolgt durch Wucherung der einem Perichondrium entsprechenden Randschicht; manchmal zeigen auch die Knorpelzellen im Innern lebhafteres Wachstum. Das Chondrom wirkt meist nur durch Verdrängung nachteilig, doch kann es auch in seinen weichen Formen infiltrierend in Nachbargewebe und in Venen vordringen, in denen es auf lange Strecken weiterwächst. Die Chondrome unter-

Tabelle 8.

Tumorform	Bevorzugte Lokalisation	Bevorzugtes Alter in Jahren und evtl. Geschlecht (m = männlich w = weiblich)	Bemerkungen
Einfache Knochencyste	Femur, Humerus (nahe der epiphysären Platte)	9—14 m (2:1)	gutartig
Brauner Tumor (M. RECKLINGHAUSEN)	Röhrenknochen, platte Knochen	Erwachsene	gutartig, auch cystisch (Hyperparathyreoidismus)
Aneurysmatische Knochencyste	Lange Röhrenknochen und Wirbel	bis 30 m (2:1)	gutartig
Riesenzelltumor	Femur-, Tibia-, Radius-Epiphyse	20—40 m = w	50% Rezidiv 10% Malignisierung
Riesenzellgranulom (Zentrale Epulis)	Unterkiefer	10—25 —	gutartig
Nicht ossifizierendes Fibrom	Distale Femur-, proximale Tibia-Metaphyse	bis 10 m = w	gutartig
Chordom	Wirbelsäule (51% sacrococcygeal)	30—70 m (3:1)	gut- und bösartige Formen
Chondrom a) Ekchondrom	Femur- und Tibia-Metaphyse	unter 20 m = w	gutartig
b) Enchondrom	Hand- und Fußknochen	10—30 m = w	gutartig, Malignisierung möglich (s. Chondro-Sarkom)
Chondroblastom (Codman-Tumor)	Proximale Humerus-Metaphyse	10—20 m	gutartig
Chondromyxofibrom	Distale Femur-, proximale Tibia-Metaphyse	10—20 m = w	gutartig
Osteoid-Osteom	Tibia- und Femur-Corticalis	10—25 m (4:1)	gutartig
Osteom	Schädelknochen	Erwachsene	gutartig
Fibrosarkom	Femur, Tibia	20—40 Jugendliche m = w	ziemlich gute Prognose (lokale Rezive)
Chondro-Sarkom	Becken, Rippen, Femur	30—50 m = w	langsames Wachstum, späte Metastasen
Osteogenes Sarkom: a) periostales	Distale Femur-Metaphyse, proximale Tibia- und Humerus-Diaphyse	10—20 m (3:2)	schlechte Prognose
b) parostales	Kniekehle	20—30	gutartig 75%
c) sklerosierendes osteogenes Sarkom	Femur- (50%), Tibia-, Humerus-Metaphyse	0—1	schlechte Prognose
Ewing-Sarkom	Diaphyse der langen Knochen, Becken	bis 25 m	schlechte Prognose (strahlenempfindlich)
Reticulo-Sarkom	Kniegelenksnähe	25—40 m = w	Prognose besser als Ewing-Sarkom (strahlenempfindlich)

liegen häufig verschiedenen regressiven Veränderungen. So kommt es zu Erweichungen, die eine schleimige Umwandlung vortäuschen können und schließlich zu Verflüssigung führen, wodurch Cysten entstehen (Chondroma cysticum). Auch Kalkablagerung (Calcifikation) in der Grundsubstanz von Chondromen ist nicht selten. Häufig tritt Verknöcherung auf, die wie die normale enchondrale Ossifikation vor sich geht (Chondroma ossificans, Osteochondrom).

Die Chondrome kommen dort vor, wo sich in der Norm Knorpel findet (1), weit häufiger aber dort, wo er — wenigstens beim Erwachsenen — nicht vorkommt (2). Da der Tumor im ersten Fall aus dem vorhandenen Knorpel, z. B. dem der Trachea, herauszuwachsen scheint, spricht man von *Ekchondrom*, im zweiten Fall von Chondrom oder von *Enchondrom*. Es bildet knollige Tumoren, die bald mehr im Knochen liegen (innere Enchondrome), bald mehr, zuweilen ganz nach außen

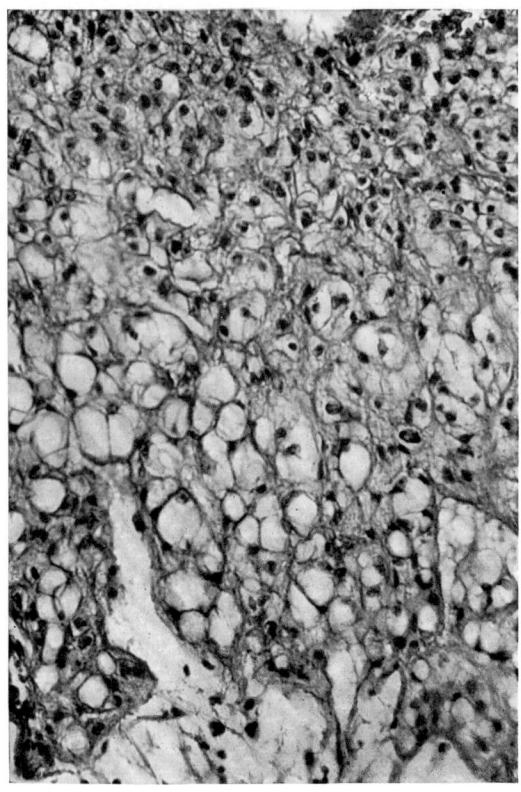

Abb. 607. Chordom

vorspringen (äußere Enchondrome). Klein, faustgroß und größer, sind sie oft multipel vorhanden. Hände und Füße können an allen Phalangen durch derartige Geschwülste unförmig knollig aufgetrieben sein (Abb. 609). Wir sprechen dann von (En-)Chondromatose. Für diese Krankheit ist einfach dominante Vererbung nachgewiesen, sie bildet häufig den Boden für eine sarkomatöse Ausartung.

Bei der *Ollierschen*[1] *Krankheit* finden sich vorwiegend einseitig Knorpelherde in den Metaphysen, die aber zum Unterschied von den mehr rundlichen Chondromen länglich-säulenförmig beschaffen sind.

Das gutartige *Chondroblastom* (Codman-Tumor) ist ein aus jugendlichen Knorpelzellen aufgebauter seltener Tumor.

Beim *Chondromyxofibrom* sind die im Namen angegebenen Gewebe gemischt vorhanden.

---

[1] L. X. OLLIER (1830—1900), französischer Chirurg.

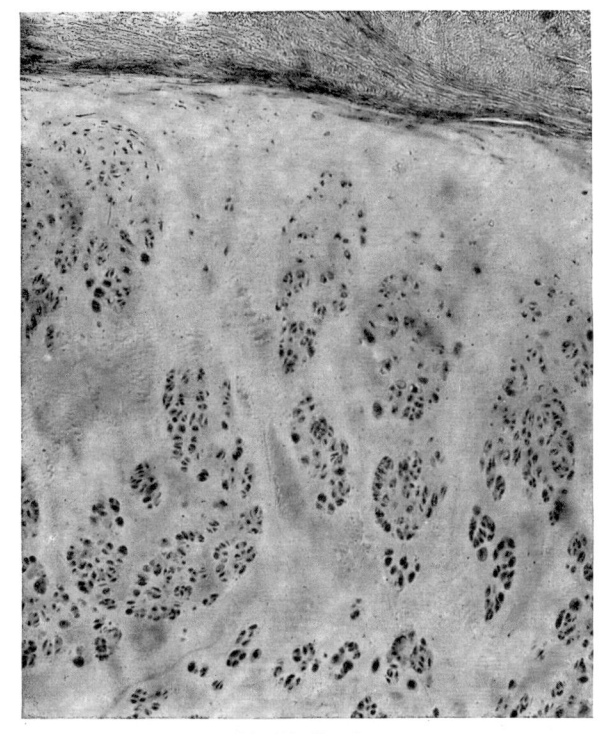

Abb. 608. Chondrom

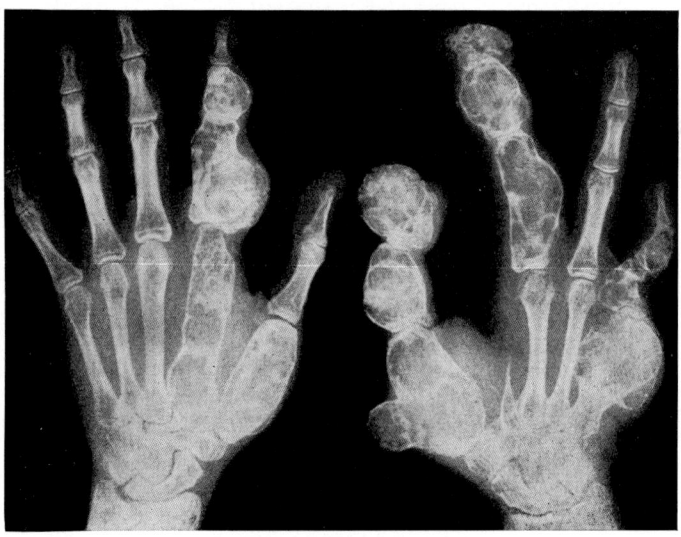

Abb. 609. Mehrfache Chondrome der Hände. Röntgenbild

Das *Osteoid-Osteom* ist eine rundliche, aus dichtgefügten osteoiden und knöchernen Bälkchen aufgebaute Gewebswucherung um einen zentralen Aufhellungsherd, den Nidus (d.h. Nest).

Osteome zeigen entweder einen kompakten Knochenbau und heißen dann Osteoma durum bzw. bei besonderer Härte Osteoma eburneum, oder sie weisen ein mehr spongiöses Gefüge auf und heißen dann Osteoma spongiosum bzw. bei besonders reichlichem Markgehalt Osteoma medullare. Das Knochengewebe der

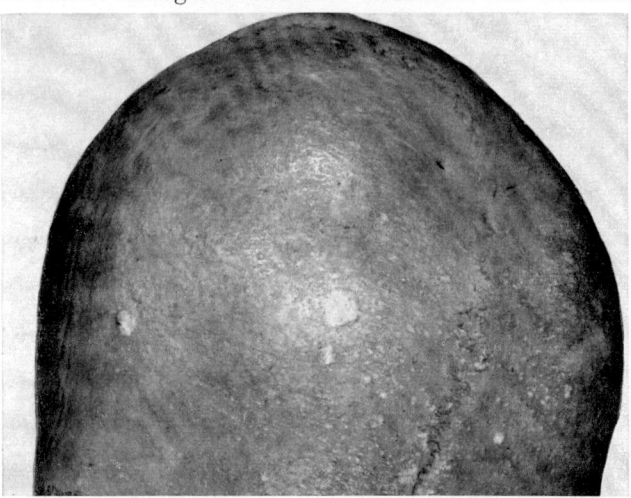

Abb. 610. Multiple flache Osteome des Schädeldaches

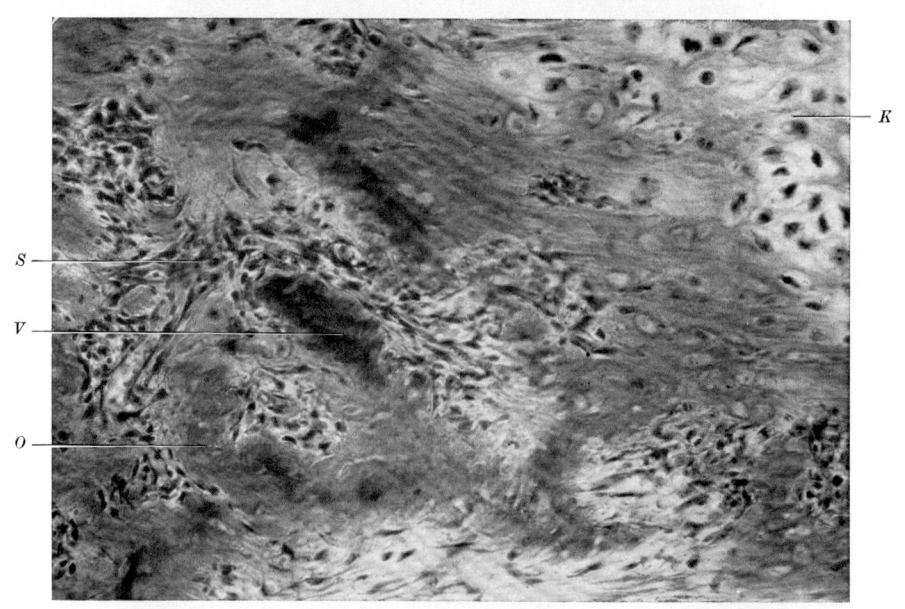

Abb. 611. Chondroosteoidsarkom. *K* Knorpel; *O* Osteoid, das bei *V* verkalkt; *S* spindelige Sarkomzellen

Geschwulst entwickelt sich wie der normale Knochen auf bindegewebiger oder knorpeliger Grundlage. Im letzteren Falle wird geschwulstmäßig gewucherter Knorpel wie bei der enchondralen Ossifikation in Knochen übergeführt, so daß je nach der Menge des vorhandenen Knorpels alle Übergänge zu den Osteochondromen bestehen. Die an der Außenfläche des Knochens sitzenden Osteome werden als Exostosen, die selteneren innerhalb der Knochen (z. B. Schädel, Kieferknochen) entwickelten Osteome als Enostosen bezeichnet.

Am häufigsten trifft man Osteome an den *Schädelknochen*. Auf der Außenfläche des Schädels von Erwachsenen bilden sich flache, häufig multiple Erhebungen (Abb. 610) bis zu einem Durchmesser von 1 cm. Sie bestehen aus lamellärem Knochen, der dem normalen Schädelknochen gegenüber eine deutliche Abgrenzung zeigt. Bis apfelgroße, außerordentlich In der Osteome sitzen manchmal an der Schädelbasis und springen nach innen oder außen vor. harte Orbita und den Stirnhöhlen lösen sie sich zuweilen von der Wand ab und werden nekrotisch (tote Osteome).

Sarkome. Das *Chondrosarkom* kann man von dem unter Umständen ebenfalls knorpelartiges Gewebe enthaltenden osteogenen Sarkom abtrennen, da es nur

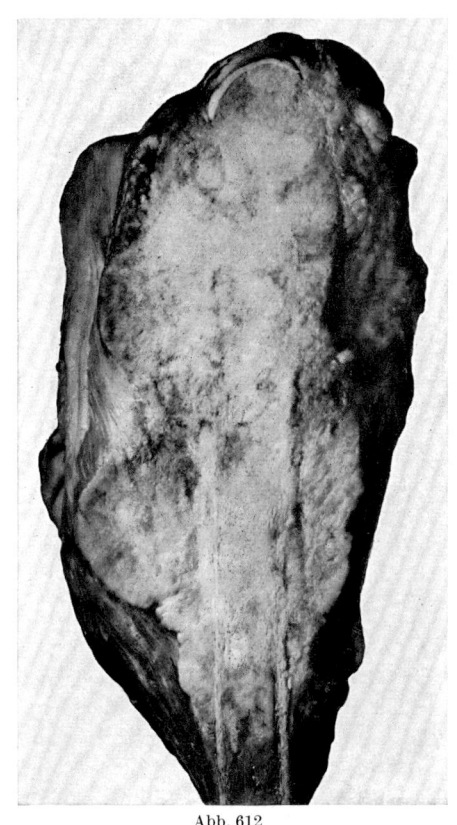

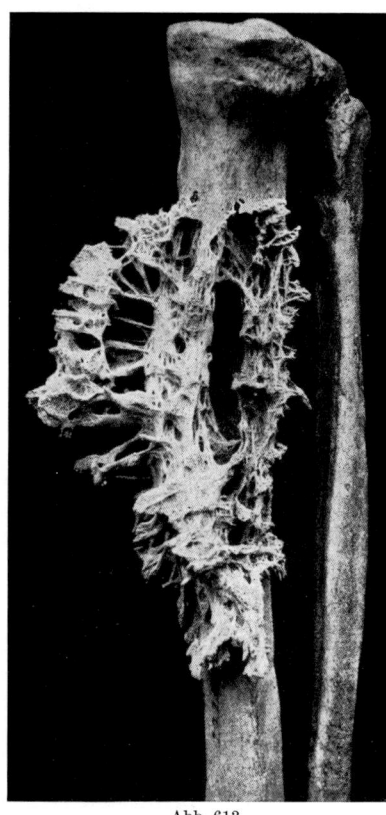

Abb. 612
Abb. 613
Abb. 612. Osteogenes Sarkom des unteren Femurendes
Abb. 613. Periostales Sarkom der Tibia. Macerationspräparat. Neugebildete Knochenbälkchen in der Geschwulst

aus knorpeligem Geschwulstgewebe besteht, hauptsächlich aber deshalb, weil es höhere Lebensalter bevorzugt und eine bessere Prognose aufweist.

Die *osteogenen Sarkome* ahmen die histologischen Gewebsformen, die das Knochengewebe aufweist und während seiner Bildung durchgemacht hat, mehr oder weniger nach. Sie können kollagene Fasern ausbilden, aber ebensogut auch Osteoid, verkalkten Knochen, der meist geflechtartig gebaut ist, Knorpelgrundsubstanz und Schleim. Die histologische Bezeichnung richtet sich danach, welche dieser Differenzierungen vorhanden ist oder überwiegt. Sie wird also aus den Worten Fibro-, Osteo-, Osteoid-, Chondro-, Myxo- und dem Worte Sarkom zusammengefügt (Abb. 611). Makroskopisch kommt es einerseits zu einer Zerstörung des ursprünglichen Knochens, der in der Tumormasse nur mehr in Spuren nachweisbar bleibt (Abb. 612); anderseits kann aber auch der Tumor selbst ganz unregelmäßig gestaltete Knochensubstanz neubilden (Abb. 613). Über die Entstehung der osteogenen Sarkome und der malignen Tumoren der Knochen überhaupt wissen wir wenig. Die Ostitis deformans (PAGET) liefert verhältnismäßig häufig den Boden für ein Knochensarkom; ebenso wirken Strahlen, die von radioaktivem Material (z. B. Thorium) in der Markhöhle ausgesendet werden. Dieses kann entweder direkt eingebracht oder über den Blutweg in die Reticulumzellen des Knochenmarks gelangt sein. Aber auch wiederholte, gewöhnliche Röntgenbestrahlung ist hinsichtlich einer Knochentumorentstehung nicht harmlos.

Osteogene Sarkome mit verschiedenartigen Differenzierungen können auch außerhalb des Knochens in Organen auftreten, in denen nie Knochen vorhanden war, wie z. B. in der Mamma, Harnblase und Schilddrüse. Hier muß man annehmen, daß das ortsständige Bindegewebe bzw. Mesenchym alle ihm schon embryonal zukommenden Potenzen bewahrt hat und sie nun in Form einer geschwulstmäßigen Wucherung entfaltet.

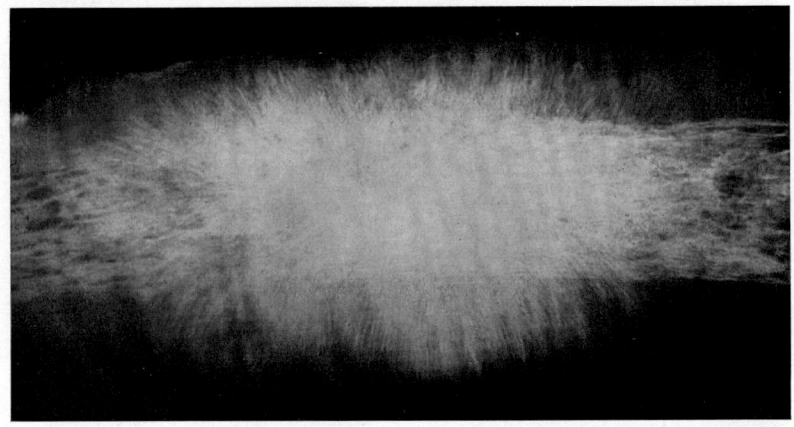

Abb. 614. Periostale Knochenneubildung („Spiculae") an einer Rippe bei Metastase eines Mammacarcinoms. Röntgenbild, vergrößert

Ein *kleinzelliges Sarkom des Knochens (Ewing[1]-Tumor)* ist hinsichtlich seiner Ableitung noch umstritten. EWING selbst wollte Endothelzellen als die Mutterzellen ansehen und sprach von Endotheliom; andere denken an einen neurogenen Ursprung oder Herkunft von Reticuloendothelien des Knochenmarks. Dieses Sarkom ist ausgesprochen strahlenempfindlich. Alle übrigen klinischen und röntgenologischen Merkmale der Ewing-Tumoren scheinen wenig kennzeichnend zu sein, d.h., sie kommen auch anderen Knochensarkomen zu.

Das *Reticulosarkom* geht von den Reticuloendothelien des Knochenmarks aus.

Sehr häufig sind **metastatische Geschwülste** im Knochen. Gewöhnlich wird dabei der Knochen zerstört (*osteoklastische*[2] Metastase, Abb. 586), so daß er bei geringfügigen äußeren Anlässen oder auch ohne solche einbricht (Spontanfraktur). Das Geschwulstgewebe kann aber auch Knochenneubildung anregen (*osteoplastische* Metastase, Abb. 587) und zu einer ausgebreiteten Sklerose des Skeletes führen. Osteosklerotische Anämie kann dann die Folge sein. An der Oberfläche des Knochens nimmt die Knochenneubildung von seiten des Periosts die Form von feinsten Nadeln (lat. Spiculae) an (Abb. 614). Schließlich füllen manche Geschwulstmetastasen nur die Markhöhle zwischen den Spongiosabälkchen aus und führen weder zu An- noch Abbau des Knochens (*indifferente* Metastase).

Gewisse Geschwülste setzen häufiger als andere in das Knochensystem Metastasen, und zwar manchmal schon bevor der Primärtumor selbst klinische Erscheinungen verursacht. Zu

---

[1] J. EWING (1866—1943), amerikanischer Pathologe.   [2] Klao (griech.) zerbrechen.

diesen Tumoren gehören besonders das Hypernephrom und Schilddrüsencarcinom (vorwiegend osteoklastische Metastasen), das Prostata- und Mammacarcinom (vorwiegend osteoplastische Metastasen) sowie das Bronchuscarcinom.

k) Knochenbrüche (Frakturen)

Man unterscheidet *vollständige* Brüche, bei welchen der Knochen in seiner ganzen Dicke gebrochen ist, meist auch Periost und Knochenmark zerreißen, und *unvollständige* Brüche (Infraktionen), bei denen der Knochen nur auf einer

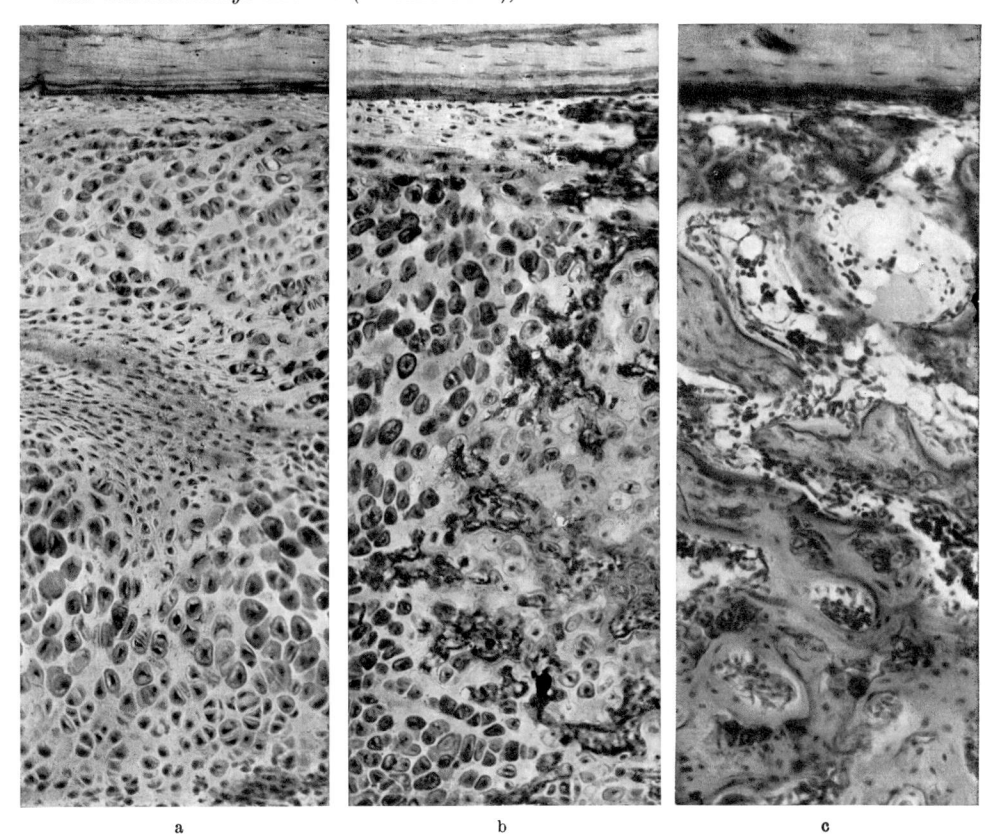

a b c

Abb. 615a—c. Verschiedene Stadien der periostalen Callusbildung. a Knorpeliger Callus; b knorpeliger Callus durch Gefäßsprossen (von rechts her) arrodiert; c Knochenablagerung auf die Knorpelreste. In allen Bildern oben die ursprüngliche Corticalis

Seite einknickt. Wenn das Periost unverletzt bleibt, in ähnlicher Weise wie die Rinde eines frischen angebrochenen Zweiges, spricht man von „Grünholzfraktur". Eine solche Infraktion findet man bei kindlichen oder abnorm weichen Knochen (vgl. Osteomalacie und Rachitis). Als *Fissuren* werden Sprünge oder spaltförmige Brüche bezeichnet, wie sie namentlich an den Schädelknochen auftreten.

Die Bruchlinie kann sehr verschiedene Verlaufsrichtungen zeigen, regelmäßig oder unregelmäßig sein. Kehrt sie in sich zurück, so daß ein oder mehrere Knochenstücke vollständig aus dem Zusammenhang gelöst werden, so spricht man von Stück- oder *Splitterbruch*. Wird durch den Bruch ein umschriebenes Knochenstück glattrandig oder mit geringer Splitterung herausgeschlagen, so liegt ein *Lochbruch* vor. Von *Impressionsfrakturen* spricht man, wenn ein herausgebrochenes Knochenstück in die Tiefe gedrückt wird, was namentlich an den platten Schädelknochen vorkommt.

Meist geht die Fraktur mit einer *Verschiebung der Bruchstücke* einher, und zwar mit einer winkeligen Knickung (Dislocatio[1] ad axin) oder mit seitlicher Verschiebung (Dislocatio ad latus) oder mit gleichzeitiger Verschiebung in der Längsrichtung (Dislocatio ad longitudinem) oder mit einer Drehung des einen Bruchstückes um seine Längsachse (Dislocatio ad peripheriam). Werden durch die Bruchenden die bedeckenden Weichteile und die Haut durchrissen, so liegt ein offener (komplizierter) Bruch vor.

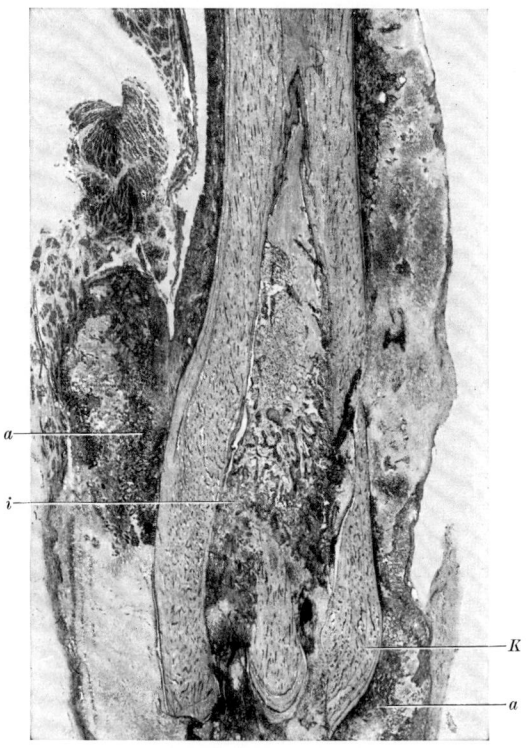

Abb. 616. Callusbildung nach Splitterbruch eines langen Röhrenknochens (*K*); äußerer (*a*) und innerer (*i*) Callus

Die Heilung eines Knochenbruches erfolgt durch *Callusbildung*[2]. Aus den innersten Schichten des Periostes geht in der Umgebung der Fraktur ein zelliges Keimgewebe hervor, das die stets vorhandene Blutung aufsaugt. Seine Zellen erzeugen faserige Zwischensubstanz und geflechtartigen Knochen, in den sie als Knochenkörperchen eingeschlossen werden. Bei den knorpelig vorgebildeten Knochen findet sich in dem vom Periost gelieferten Gewebe auch Knorpelgewebe (Abb. 615a), namentlich bei Verschieblichkeit der Bruchenden gegeneinander. Es wird später durch Gefäße abgebaut und ähnlich wie bei der enchondralen Ossifikation durch Knochen ersetzt (Abb. 615b, c). Neue Knochenbälkchen entwickeln sich aber ebenso auch im Markraum des Knochens aus den wuchernden Endostzellen. So entsteht in der Umgebung der Fraktur ein jugendliches Knochengewebe (Abb. 616), das wir Callus nennen, und zwar seiner Lokalisation nach inneren (endostalen), äußeren (periostalen) und intermediären (d.h. zwischen den Bruch-

---

[1] dislocatio (lat.) Verschiebung.   [2] Callus (lat.) Schwiele, Narbe.

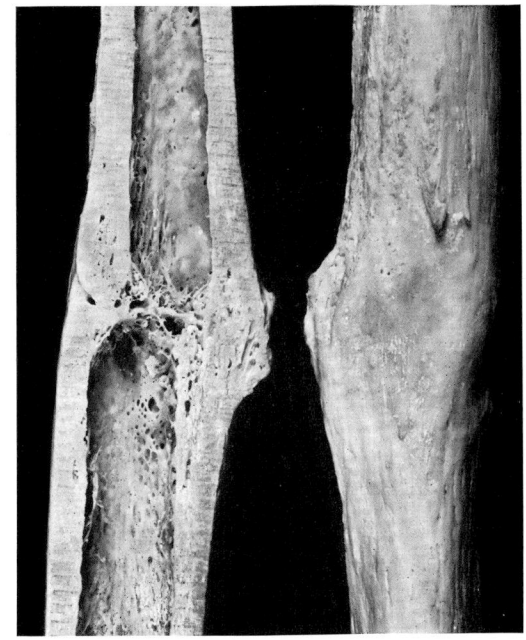

Abb. 617. Gut geheilte Fraktur des Femur. Der Callus fast ganz resorbiert

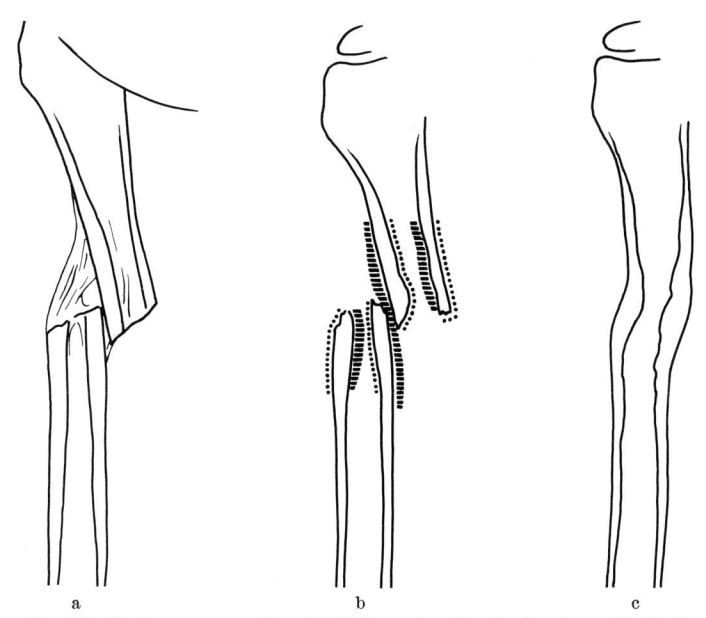

Abb. 618a—c. Funktionelle Anpassungsvorgänge bei Heilung eines Knochenbruches. a Die Frakturenden in der Länge und nach der Seite verschoben; b durch Knochenanbau ($\equiv$) und Knochenabbau ($\vdots$) im Bereich des Callus verschmelzen die Bruchenden so weitgehend, daß schließlich c nur ein geringer Knick im allerdings verkürzten Knochen übrigbleibt. (Nach AEGERTER u. KIRKPATRICK)

enden gelegenen) Callus. Er vereinigt die Bruchenden und bildet eine spindelige Auftreibung in der Gegend der Bruchstelle. Dieser provisorische Callus wird durch Umbau der neu entstandenen, unreifen Knochensubstanz zu lamellärem, reifem

Knochen umgewandelt. An- und Abbauvorgänge modellieren dann weiterhin das Knochengewebe, indem überschüssige, d. h. wenig mechanisch belastete Knochensubstanz abgebaut, andere wieder angebaut wird. Wenn die Bruchenden in guter Stellung fixiert waren, kann die Stelle der Unterbrechung späterhin kaum mehr nachweisbar sein (Abb. 617); aber auch dann, wenn die Bruchenden gegeneinander verschoben waren, wird durch modellierende Umformung (s. Abb. 618) ein zwar abgeknickter, aber doch kontinuierlich tragfähiger Knochen geschaffen.

Sitz und Art der Fraktur (vgl. Abb. 619) sowie Größe des entstehenden Callus und Dauer der Bruchheilung sind stark vom Lebensalter abhängig (Abb. 620). Die jugendlichen Gewebe regenerieren eben leichter und schneller, die des Greises langsam und manchmal überhaupt nicht.

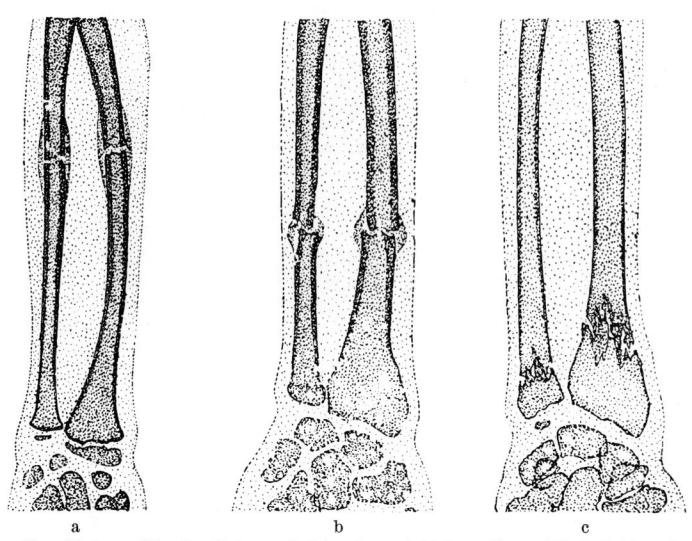

Abb. 619a—c. Verschiedener Sitz der Unterarmfraktur je nach Lebensalter. a Kind; b Erwachsener; c Greis. Bei b und c in den Handwurzelknochen Sudecksche Knochenatrophie. (Nach HEINRICH und THIEME)

Der Callusbildung entsprechen Veränderungen von Knochen an *Amputationsstümpfen* in Form zackiger Exostosen. An den bindegewebig vorgebildeten *Schädelknochen* kommt es kaum zur Callusbildung: Die Knochenlücken werden durch fibröses Bindegewebe verschlossen, das sich nur langsam in Knochen umwandelt.

Bisweilen bleiben, namentlich bei stärkerer Verschiebung der Knochenenden, größere Callusmengen erhalten. In ihnen können durch Erweichung mit Flüssigkeit gefüllte Hohlräume, sog. *Calluscysten*, entstehen.

Ein ungewöhnlich großer Callus, der nicht der Rückbildung anheimfällt, wird als *Callus luxurians*[1] bezeichnet.

Tritt bei zwei benachbarten Knochen, z. B. Tibia und Fibula, eine Fraktur in annähernd gleicher Höhe auf, so kann es durch Verschmelzung der beiden Callusbildungen zu knöcherner Vereinigung der Knochen, zur *Synostose*, kommen.

Die *knöcherne Vereinigung der Bruchenden kann* aus verschiedenen Gründen *unterbleiben*, z. B. wenn sie zu weit voneinander entfernt sind, wenn sich Weichteile zwischen sie einschieben oder wenn bei stärkerer Zerstörung des Periostes, bei senilem Marasmus oder Kachexie die Callusbildung ungenügend ist. In solchen Fällen entsteht eine *Pseudarthrose*, indem entweder eine Vereinigung der Bruchstellen durch straffes Bindegewebe erfolgt oder die Bruchstücke getrennt bleiben und nur durch das umgebende verdickte Bindegewebe zusammengehalten werden. Dabei können die Bruchenden sich gegenseitig abschleifen, ja sogar einen Knorpel-

---

[1] luxuriari (lat.) üppig sein, wuchern.

Klein- und Schulkindalter (Infraktion)

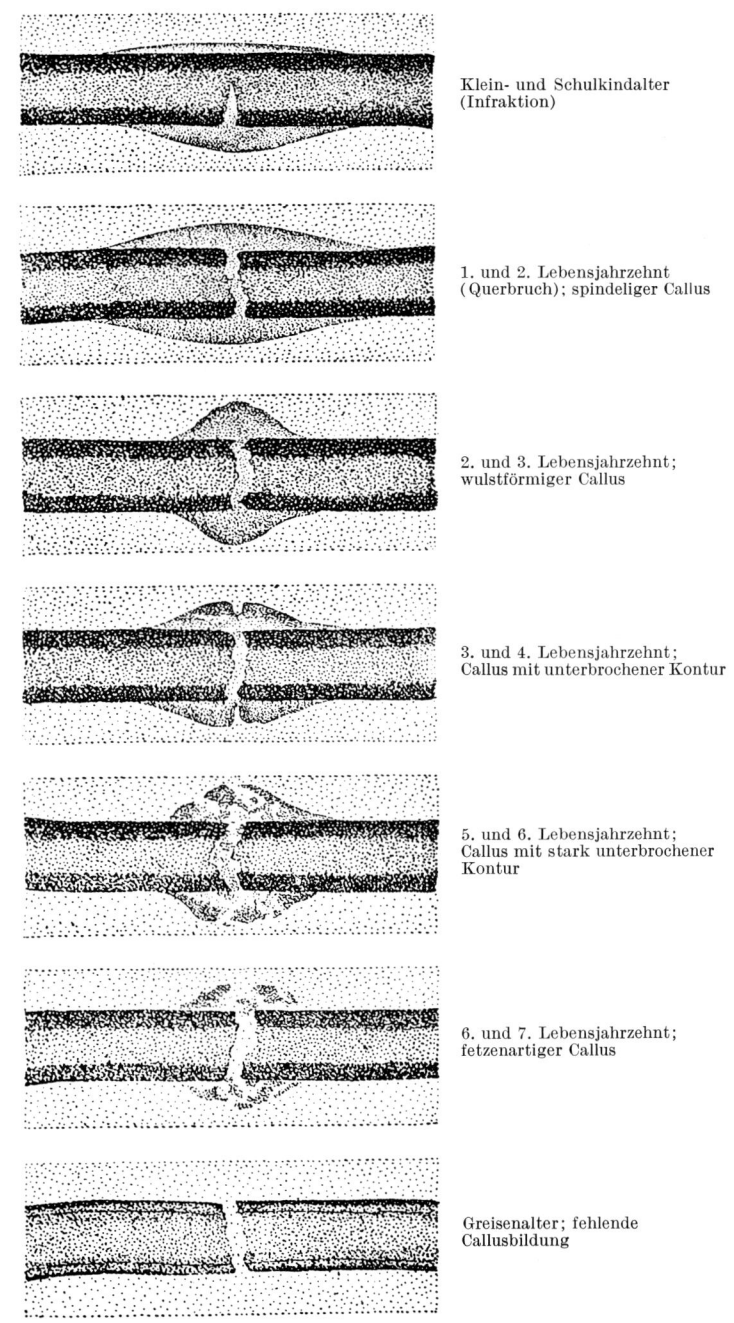

1. und 2. Lebensjahrzehnt (Querbruch); spindeliger Callus

2. und 3. Lebensjahrzehnt; wulstförmiger Callus

3. und 4. Lebensjahrzehnt; Callus mit unterbrochener Kontur

5. und 6. Lebensjahrzehnt; Callus mit stark unterbrochener Kontur

6. und 7. Lebensjahrzehnt; fetzenartiger Callus

Greisenalter; fehlende Callusbildung

Abb. 620. Abhängigkeit der Callusform vom Lebensalter. (Nach HEINRICH und THIEME)

überzug erhalten, so daß eine *Nearthrose* entsteht. Manchmal sind nach einer Fraktur die Knochenenden so ineinander verkeilt, daß schon dadurch ihre Verbindung eine gewisse Festigkeit erhält (Abb. 621). Wir sprechen dann von Gomphose[1].

---

[1] Gomphos (griech.) Nagel.

1) Verkrümmungen und abnorme Stellungen des Skelets

1. Wirbelsäule. Eine seitliche Verkrümmung der Wirbelsäule heißt *Skoliose*[1] (Abb. 622); verbindet sie sich mit einer nach hinten konvexen Verbiegung (Kyphose[1]), so liegt eine Kyphoskoliose vor. Die Wirbelkörper sind an der konvexen Seite der Skoliose hoch, an der konkaven niedriger, besitzen also ungefähr Keilform (Keilwirbel). Die Rippen werden an der konvexen Seite stark abgebogen, manchmal derart, daß sie mit ihrer Innenfläche den Wirbelkörpern nahezu anliegen. Der Brustraum ist dann auf dieser Seite hochgradig eingeengt. Dadurch werden die Ventilationsverhältnisse der Lunge beeinträchtigt: Die Residualluft ist vermehrt, die Vitalkapazität vermindert (Abb. 623), so daß es leicht zu Asphyxie und später durch Beeinträchtigung des kleinen Kreislaufes zu rechtsseitiger Herzhypertrophie und -insuffizienz kommt (s. S. 553). Skoliose entsteht bei Erkrankungen, die mit abnormer Weichheit der Knochensubstanz einhergehen, wie Rachitis und Osteomalacie, dann auch bei einseitigen Lähmungen. Die sog. habituelle Skoliose tritt vor allem bei Schulkindern, besonders bei Mädchen, auf und wird auf eine allgemeine Muskelermüdung und schlechte Haltung, vorwiegend beim Schreiben zurückgeführt; ihr Auftreten wird aber wohl auch durch eine krankhafte, leichte Veränderlichkeit des Knochens und seiner Bänder unterstützt.

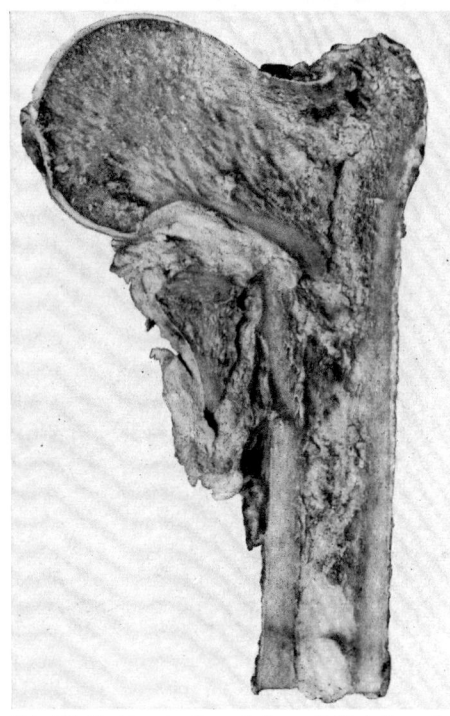

Abb. 621. Fraktur des Femurhalses mit Verkeilung der Bruchenden

Die *Kyphose* besteht in einer nach hinten vortretenden Krümmung der Wirbelsäule (Buckel). Bogenförmige (arkuäre) Kyphose tritt nach Rachitis, Osteomalacie, bei Bechterewscher Krankheit (s. S. 723) und im Alter (bei Knochenatrophie und Muskelschwäche) auf. Spitzwinkelige (anguläre) Kyphose (Gibbus, Abb. 604) entsteht durch Einbrechen von Wirbelkörpern, wenn sie durch Tuberkulose, Geschwülste usw. zerstört wurden. Eine besondere Form ist die *juvenile* oder *Adolescenten-Kyphose* (Scheuermannsche Krankheit s. S. 698).

Gibbusbildung tritt auch bei der *Kümmellschen*[2] *Krankheit* auf: Nach einem geringfügigen Wirbelsäulentrauma erholt sich der Betroffene rasch, doch kommt es nach einer Zeit scheinbarer Gesundheit zu fortschreitender Knochendestruktion und dadurch zu einem späten Zusammenbruch eines Wirbelkörpers mit Gibbusbildung.

Bei der *Lordose*[3] ist die Wirbelsäule nach vorne konvex gekrümmt. Sie findet sich am häufigsten in der Lendenwirbelsäule und gleicht dann gewöhnlich eine zu starke Schrägstellung des Beckens (bei Rachitis) oder eine Kyphose der oberen Wirbelsäulenabschnitte aus.

2. Fuß. Wir unterscheiden an den Füßen mehrere Arten von Deformierung: *Pes varus*[4] (Klumpfuß): Abknickung des Fußes mit der Sohle nach innen, so

---

[1] Skoliosis, kyphosis (griech.) Krümmung. [2] H. KÜMMELL (1852—1937), Chirurg, Hamburg. [3] Lordosis (griech.) vorn-konvexe Verbiegung der Wirbelsäule. [4] Varus (lat.) auswärts gebogen.

daß der Rücken nach außen, der äußere Fußrand nach unten gekehrt ist (Abb. 624); es handelt sich um ein erbliches Leiden, wobei die Verunstaltung des Fußes nur der sichtbare Ausdruck einer Entwicklungsstörung des Rückenmarks (Myelodysplasie) ist. *Pes valgus*[1] oder planus (Plattfuß): Abknickung des Fußes

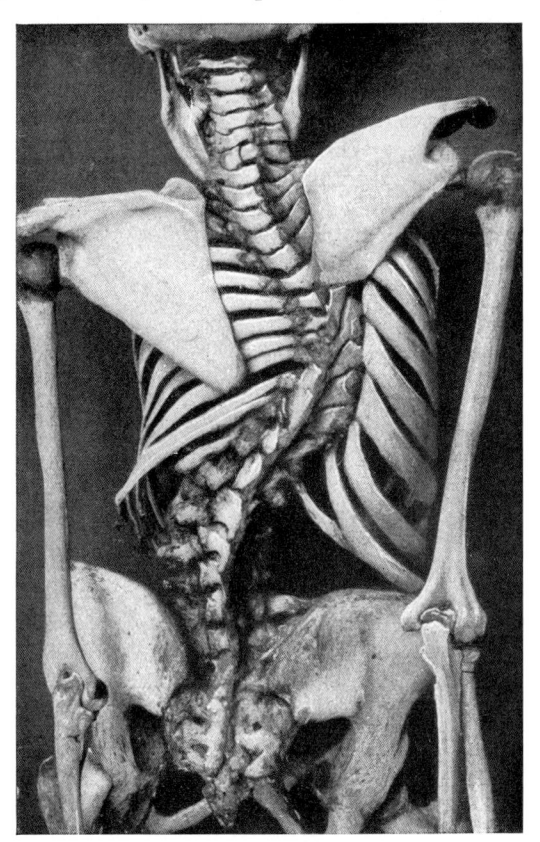

Abb. 622. Hochgradige Skoliose

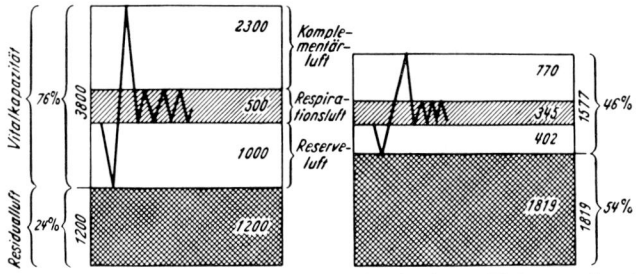

Abb. 623. Schematische Darstellung der Ventilationsverhältnisse der Lunge. Links normal, rechts bei schwerer Kyphoskoliose. (Nach SCHAPMANN)

mit der Sohle nach außen, so daß der Fußrücken nach innen, der innere Fußrand nach unten gekehrt ist. *Pes equinus* (Pferdefuß, Spitzfuß): Abknickung des Fußes mit der Sohle nach hinten, der Rücken ist nach vorne gerichtet, der Fuß berührt beim Stehen den Boden mit den Zehen und den Vorderenden der Metatarsal-

---
[1] Valgus (lat.) auswärts gedreht.

knochen; durch Vergesellschaftung mit den vorerwähnten Abweichungen entsteht der Pes equinovarus und equino-valgus. *Pes calcaneus* (Hackenfuß): Sohle nach vorne gekehrt, Fußspitze erhoben, nur die Ferse tritt auf; sie ist wie eine Stelze nach abwärts gerichtet und ragt nicht nach hinten vor.

Diese Formabweichungen können angeboren und erworben sein. Die angeborenen beruhen auf erblichen Entwicklungsstörungen oder abnormer Lagerung der Füße im Uterus, die erworbenen finden sich bei Lähmungen oder spastischen Verkürzungen der Muskulatur, der Plattfuß außerdem bei Individuen, die viel stehen müssen. Die Körperlast flacht dann die Wölbung des Fußes ab.

3. Knie. *Genu valgum* (Bäckerbein, X-Bein): das Kniegelenk weicht nach innen ab, Ober- und Unterschenkel bilden einen nach außen offenen Winkel. *Genu varum*

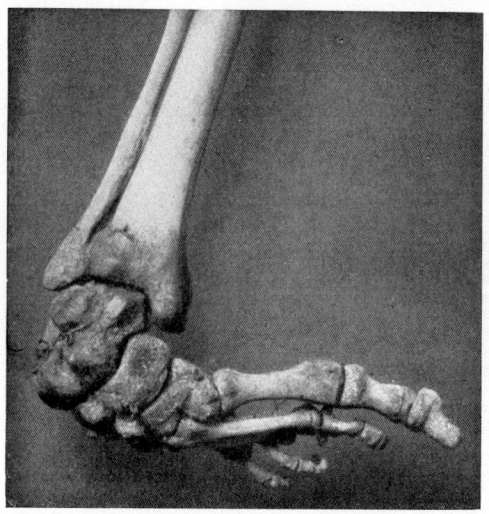

Abb. 624. Skelet eines Klumpfußes

(Säbelbein, O-Bein): das Kniegelenk weicht nach außen ab, Ober- und Unterschenkel bilden einen nach innen offenen Winkel. *Genu recurvatum:* Verbiegung des Kniegelenks nach hinten, Ober- und Unterschenkel bilden einen nach vorne offenen Winkel.

Genu valgum und varum beruhen teils auf rachitischer Erkrankung des Skeletes, vor allem aber auf Schlaffheit der Muskulatur und des Bandapparates bei Individuen, die dauernd zu stehen und Lasten zu tragen gezwungen sind; bei dem Genu recurvatum handelt es sich um Schlaffheit des hinteren Bandapparates.

4. Hüfte. Bei der *Coxa vara* geht der Schenkelhals fast rechtwinklig vom Schaft ab, ist also mehr oder minder horizontal gestellt und nach vorne verlaufend; daher Behinderung der Abduktion und Einwärtsrollung; Stellung in Adduktion und Auswärtsrollung. Bei der *Coxa valga* verläuft der Schenkelhals abnorm steil, gewissermaßen in der Verlängerung des Schaftes.

II. Gelenke[1]

Der Gelenkspalt wird einerseits begrenzt von der Gelenkkapsel, die an ihrer Innenfläche von der gefäßführenden Synovialis überzogen ist, andererseits vom Gelenkknorpel. Erkrankungen des Gelenkes können also ihren Ausgang nehmen von der Synovialis oder vom Knorpel. Meist werden bei länger dauernden Krankheiten beide verändert.

---

[1] griech.: arthron.

Der *Gelenkknorpel* zeichnet sich wie jeder andere Knorpel durch einen äußerst trägen Stoffwechsel aus und gehört zu den bradytrophen Geweben. Er ist gefäßlos und wird durch die Synovialflüssigkeit ernährt. Zum Unterschied von der Knochensubstanz gibt es am Knorpel so gut wie keinen Umbau im Sinne von Neubildung und Abbau. Wenn Neubildung auftritt, so hält sie sich in ganz bescheidenen Grenzen. Dagegen kommen in der Knorpelgrundsubstanz zahlreiche *Entartungserscheinungen* vor, wie Auffaserung, Cysten- und Spaltbildung, Verkalkung und fibröse Umwandlung. Wir finden sie sowohl im Alter wie bei unphysiologischer Beanspruchung, aber auch als Ausdruck von Giftwirkung, z. B. nach Entzündungen. Diese Entartungserscheinungen werden im statisch und funktionell wichtigen Gelenkknorpel zum Ausgangspunkt besonderer Krankheiten, da der Gelenkknorpel

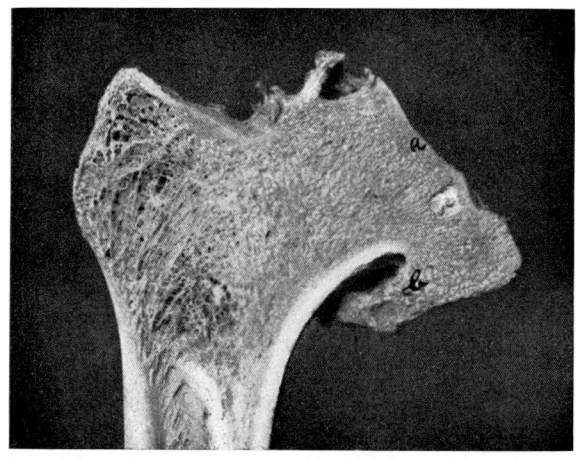

Abb. 625. Arthrosis deformans des Femurkopfes. Sägeschnitt. Vom Kopf fehlt der größte Teil, der Rest setzt bei *a* in ziemlich gerader Linie ab. Am unteren Ende bei *b* ein neugebildeter Randwulst

infolge seiner Elastizität Stöße und Erschütterungen abfängt und so das von ihm überzogene Knochengewebe vor ihrer unmittelbaren Einwirkung schützt; gleichzeitig dient der Gelenkknorpel als Gleitfläche.

a) Degeneration (Arthropathien)

Arthropathia (Arthrosis) deformans. Die Erkrankung beginnt mit einer Lockerung und zottigen Auffaserung des Gelenkknorpels, der immer mehr zerklüftet und stellenweise auch erweicht wird. Schließlich schwindet er an den meist beanspruchten Stellen (Knorpelusuren) oder über der ganzen Gelenkfläche. Bereits vor dem endgültigen Schwund des Gelenkknorpels machen sich im subchondralen Gewebe die Folgen davon bemerkbar, daß die mechanischen Einwirkungen von der Gelenkfläche her infolge der Knorpeldegeneration unmittelbar auf das subchondrale Gewebe, insbesondere die Knochenbälkchen, übertragen werden. Sie brechen ein, Trümmer werden in die Markräume eingepreßt, Blutungen treten auf. Durch Resorption gehen aus diesen Veränderungen Cysten hervor, die man als Blut-, Detritus- und Knorpelgeröllcysten bezeichnet. Gleichzeitig wuchert das subchondrale Gefäßbindegewebe, so daß es an den Gelenkrändern zu Knochenneubildung in Form der sog. Randwülste (Abb. 625, 626) kommt. Nach Schwund des Gelenkknorpels liegt rauher, mit Gruben versehener Knochen frei, der dauernd weiter zerstört wird. Andererseits kommt es aber auch unter dem Einfluß der unphysiologischen Beanspruchung zu Knochenneubildung, die die bloßgelegten Markräume zwischen den Spongiosabälkchen verschließt (Sklerose). Die nunmehr knöchernen Gelenkflächen werden dadurch spiegelglatt und bräunlich. Da beide Gelenkenden bei Bewegungen dauernd aneinander schleifen, entstehen auf ihnen rinnenförmige Furchen (Schliffurchen). Durch alle diese Vorgänge wird mit der Dauer der Erkrankung das Gelenkende des Knochens immer mehr abgeflacht und verunstaltet (Arthrosis deformans!) (Abb. 625). Reißen Stücke der knöchernen oder knorpeligen Auswüchse ab, dann bleiben sie in der Gelenkhöhle als *freie Körper* (Gelenkmäuse) (s. S. 728). Die *Gelenkkapsel* ist mehr oder minder beträchtlich verdickt, die Zotten der Synovialis sind verlängert. Sind sie baumförmig verästelt und enthalten sie reichlich Fettgewebe, so spricht man von Lipoma arborescens[1].

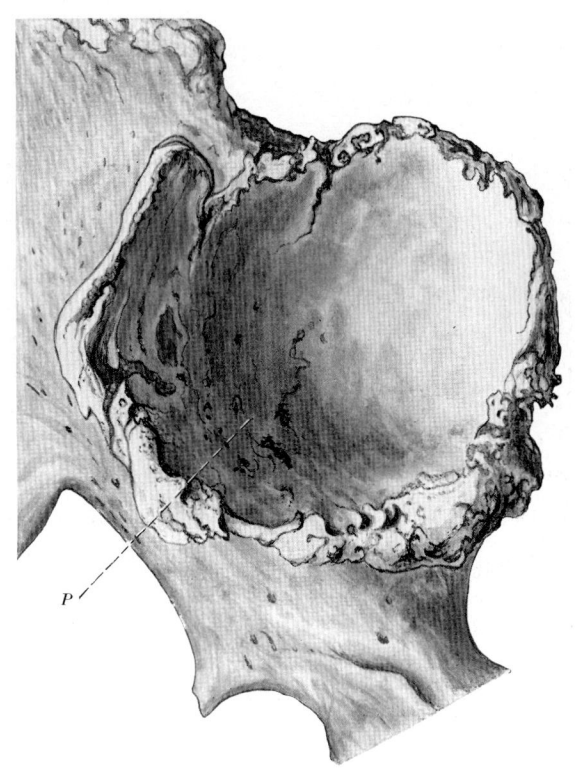

Abb. 626. Arthrosis deformans des Hüftgelenkes. Vertiefte Gelenkpfanne *P* mit stark prominentem, unregelmäßig höckerigem Rand

Am häufigsten ist das Hüftgelenk betroffen (Arthropathia deformans coxae), dann Knie-, Finger- und Fußgelenke.

Jede Störung im Gelenkknorpel kann *Ursache* der Arthrosis deformans werden: die ,,primäre'' Arthrosis geht zurück auf eine altersbedingte verminderte Gewebsleistung des Gelenkknorpels bei normaler Beanspruchung oder Überbeanspruchung bei normaler Knorpelbeschaffenheit; eine ,,sekundäre'' Arthrose kann nach verschiedenen den Knorpel schädigenden Gelenkserkrankungen (Präarthrose) auftreten.

Mit der Arthrosis deformans nahe verwandt sind eine Reihe von anderen Gelenkerkrankungen, die sich von ihr nicht grundsätzlich, sondern nur durch Beson-

---

[1] Arbor (lat.) Baum — also baumartig.

derheiten der Lokalisation, des Verlaufes oder eine bestimmte, bekannte Ursache unterscheiden:

Spondylosis deformans. In ähnlicher Weise wie die Arthrosis deformans auf eine Degeneration des Gelenkknorpels ist die Spondylosis deformans auf eine Entartung der Bandscheiben der Wirbelsäule zurückzuführen. Diese verlieren ihre Elastizität und werden plattgedrückt wie ein Autoreifen, der zu wenig Luft hat.

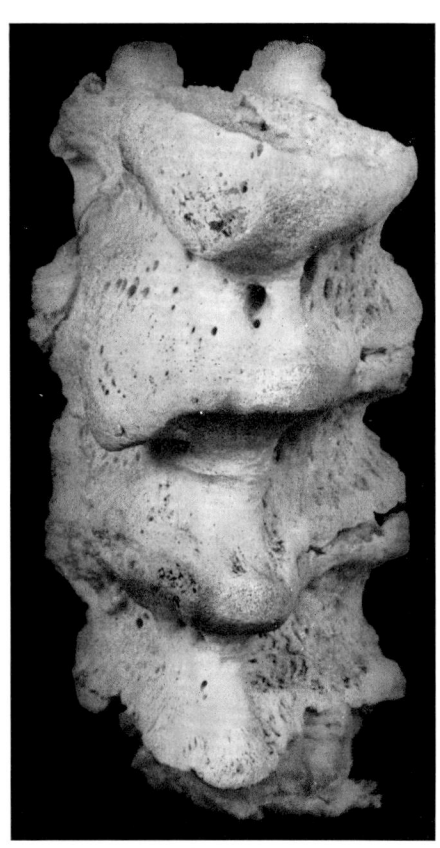

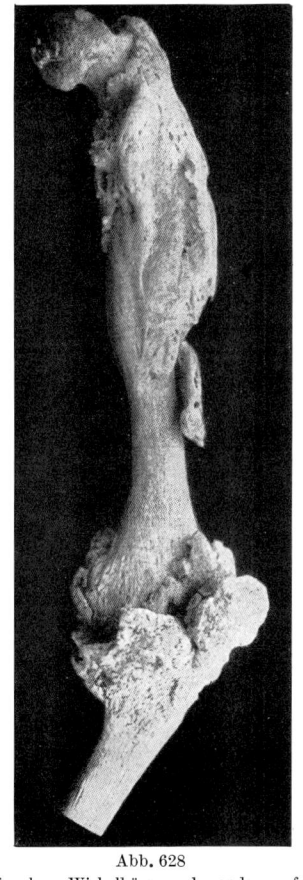

Abb. 627
Abb. 628

Abb. 627. Spondylosis deformans mit Brückenbildung zwischen den einzelnen Wirbelkörpern, besonders auf ihrer rechten Seite (Rechtshänder!)

Abb. 628. Tabische Arthropathie des Kniegelenkes und durch luxurierenden Callus geheilte Fraktur des Femur

Dadurch werden Erschütterungen unmittelbar auf die Wirbelkörper übertragen; es kommt bei Bewegungen der Wirbelsäule zu abnormen Zerrungen des vorderen Längsbandes. An der Anheftungsstelle dieses Bandes am Wirbelkörper, etwas unterhalb des Wirbelrandes, entstehen durch Knochenneubildung Randzacken und -wülste (Abb. 627), die brückenförmig von einem Wirbelkörper zum anderen ziehen. Sie sind bei Rechtshändern rechts, bei Linkshändern links stärker ausgeprägt und fehlen an der Rückfläche der Wirbelkörper, da das hintere Längsband an den Zwischenwirbelscheiben selbst und nicht an den Wirbelkörpern ansetzt. Manchmal ist die ganze Vorderfläche der Wirbelsäule, besonders im unteren Brust- und Lendenabschnitt, von einer zusammenhängenden Knochenmasse gußartig überdeckt. Dadurch wird die Beweglichkeit der Wirbelsäule sehr wesentlich eingeschränkt oder aufgehoben, manchmal auch eine Kyphose hervorgerufen.

Als *Ursache* der Spondylosis deformans kommen, ebenso wie bei der Arthrosis deformans, degenerative Altersveränderungen der Bandscheiben sowie unphysiologische Beanspruchungen bzw. Traumen in Betracht.

Neuropathische Arthropathie. Da bei Erkrankungen des Rückenmarkes, vor allem bei Tabes dorsalis und Syringomyelie, die sensiblen Bahnen gestört sind, werden die Extremitätengelenke oft unphysiologischer Beanspruchung ausgesetzt. Die dann eintretenden degenerativen Knorpelveränderungen führen zu Erscheinungen, die weitgehend denen bei Arthrosis deformans ähnlich sind. Dabei überwiegen manchmal die Abbauvorgänge am Knochen, so daß es zum Schwund ganzer Gelenkteile, wie z. B. des Schenkelkopfes und -halses oder des Gelenkendes der Tibia kommt (atrophische Form); das andere Mal beherrschen mächtige Knochenwucherungen in Form von Randwülsten das Bild (hypertrophische Form, Abb. 628).

b) Entzündung

Da Entzündungen sich nur im Gefäßbindegewebsapparat abspielen, wird die Gelenkentzündung ihren Hauptsitz in der gefäßhaltigen Gelenkkapsel und der Synovialis haben. Der gefäßlose Knorpel wird von der Entzündung nur sekundär in Mitleidenschaft gezogen. Ist er zerstört, so kann sich auch das freiliegende Knochenmark an der Entzündung beteiligen. In der Gelenkhöhle selbst sammelt sich entzündliches Exsudat an; auch ist die Synovialflüssigkeit ein guter Nährboden für viele einmal dorthin gelangte Keime.

Die *Ursachen von Gelenkentzündungen* sind in erster Linie pathogene Keime, dann Gifte und andere Schädlichkeiten. Sie können auf verschiedenen Wegen zum Gelenk gelangen. Von außen her werden sie gewissermaßen eingeimpft, wenn Traumen die Gelenkhöhle eröffnen. Von Entzündungen des Knochens oder der Weichteile werden sie unmittelbar fortgeleitet, besonders bei unspezifischer und tuberkulöser Osteomyelitis. Schließlich können die Schädlichkeiten das Gelenk über das Blut erreichen, in das sie von anderen Stellen des Körpers hineingelangt sind. Das ist z. B. der Fall bei Pyämie, puerperaler Sepsis, Typhus usw.; Gonokokkeninfektionen treten meist in *einem* Gelenk auf und bevorzugen Knie- und Handgelenke; auch die rheumatische Schädlichkeit gelangt auf dem Blutweg zum Gelenk.

Unspezifische Entzündung. Wir unterscheiden verschiedene Formen der akuten, unspezifischen Entzündung, je nach der Art des Exsudates, das die Gelenkhöhle erfüllt. Bei den leichtesten Formen kommt es zur Ausschwitzung eines serösen Exsudates, dem gelegentlich etwas Fibrin beigemengt ist. Wir sprechen von *entzündlichem Hydrops* oder Hydrarthros. Er entsteht meist infolge kleiner Traumen, wie z. B. Überdehnung des Gelenkes. Sind dabei gleichzeitig Gefäße der Synovialis zerrissen, so mengt sich Blut dem Exsudat bei. Auch durch Entzündungen in der Nachbarschaft des Gelenkes oder als Anfangsstadium schwerer Entzündung kann entzündlicher Hydrops entstehen. Überwiegt im Exsudat das *Fibrin* oder fehlt überhaupt jedes flüssige Exsudat, so sprechen wir von Arthritis fibrinosa sicca. Bei der *eitrigen* oder fibrinös-eitrigen Entzündung kommt es zur Ansammlung von Eiter in der Gelenkhöhle (Empyem, Pyarthros)). Dabei ist die Synovialis stark geschwollen und ebenfalls diffus-eitrig infiltriert bis zur Kapselphlegmone. Diese Entzündungsform ist fast stets durch Mikroorganismen bedingt. Sind Fäulniserreger z. B. nach Eröffnung des Gelenkes in die Höhle gelangt, so entsteht eine *jauchig-eitrige* Entzündung.

Die sero-fibrinöse, ja auch die eitrige Entzündung kann durch Resorption des Exsudates vollständig ausheilen, oder sie wird *chronisch*. Dann bleibt die Gelenkhöhle dauernd von vermehrter seröser Flüssigkeit erfüllt (chronisch-entzündlicher Hydrarthros). Da dabei die Kapsel gedehnt wird und die Gelenkflächen einander nicht mehr so innig berühren können wie unter normalen Umständen, wird das Gelenk abnorm beweglich (Schlottergelenk). Andererseits kann das Kapselbindegewebe nach Ablauf der Entzündung schrumpfen und die Beweglichkeit auf diese Weise vermindern. Noch schwerer sind die Folgen der akuten Gelenkentzündungen, wenn der Gelenkknorpel durch die Giftwirkung zerstört wurde, da bei seiner geringen Regenerationsfähigkeit eine Wiederherstellung unmöglich ist. Nach Ablauf der akuten Entzündung bleibt dann ein Zustand zurück, der in seinen weiteren Auswirkungen sich der Arthrosis deformans nähert. Von der Kapsel aus kann gefäßhaltiges Bindegewebe die Gelenkflächen überziehen (Arthritis pannosa[1]). Geschieht dies an zwei gegenüberliegenden Gelenkflächen, so können sich zwischen ihnen bindegewebige Verwachsungsstränge ausbilden (Arthritis chronica adhaesiva) bis zur völligen Verödung der Gelenkhöhle (Ankylosis fibrosa). Verknöchern die Bindegewebsmassen, so entsteht eine Ankylosis ossea.

Die pigmentierte villo-noduläre Synovitis befällt meist das Kniegelenk bei jungen Männern. Die Synovialis ist durch ein zottig wucherndes Gewebe ersetzt, das reichlich hämosiderinführende Zellen und Riesenzellen neben Lymphfollikeln enthält. Die Auskleidung des Gelenkes erscheint daher verdickt und bräunlich, der Gelenkinnenraum erweitert, so daß das Gelenk schlottert. Die Erkrankung entspricht weitgehend den Riesenzelltumoren der Sehnenscheiden und Schleimbeutel, also Organen, welchen die synoviale Auskleidung gemeinsam ist.

Arthritis rheumatica. Die rheumatische Schädlichkeit gelangt auf dem Blutwege zum Gelenk. Sie führt hier *akut* zu Hyperämie der Synovialis und zu seröser oder sero-fibrinöser Exsudation in die Gelenkhöhle. In der Gelenkkapsel wie auch in den Sehnenscheiden treten dabei die typischen Aschoffschen Knötchen auf. Auch der Knorpel kann schon sehr bald durch Giftwirkung geschädigt werden. Dieser akute fieberhafte Gelenkrheumatismus, bei dem auch Streptokokken-Antikörper nachweisbar sind, heilt in sehr vielen Fällen vollständig aus, neigt aber zu Rezidiven.

Wenn der Gelenkrheumatismus chronisch wird, verliert er immer mehr die für Rheumatismus kennzeichnenden Züge und wird der chronischen Arthrosis deformans ähnlich *(sekundär-chronische Polyarthritis)*.

Manchmal ist ein Zusammenhang mit einem typischen akuten Rheumatismus nicht herzustellen, so daß man von rheumatoider oder *primär chronischer Polyarthritis* spricht. Allerdings ist dabei der Rheumafaktor im Blut nachweisbar. Betroffen sind dabei zunächst die kleineren Gelenke, z. B. der Finger, später die mittleren und größeren Gelenke, und zwar zumeist bei Frauen im 5. Lebensjahrzehnt. Es handelt sich um eine ausgesprochen chronische Entzündung der Synovialis mit serofibrinöser Exsudation und lympho-plasmocytären Infiltraten bis zur Follikelbildung. Dabei ist die Sekretionsleistung der Synovialis gestört, so daß es zu Schäden am Gelenkknorpel und Abstoßung von Fragmenten in die Gelenkflüssigkeit kommt. Gleichzeitig schiebt sich ein Granulationsgewebe unter dem Knorpel in die Markräume vor. In einer letzten Phase bilden sich die entzündlichen Erscheinungen zurück und machen einer bindegewebigen oder knöchernen Ankylose Platz. Mit Rezidiven ist so lange zu rechnen, als noch Reste der Synovialis vorhanden sind.

Die **Spondylarthritis ankylopoetica** (Bechterewsche[2] Krankheit) ist streng von der Spondylosis deformans zu trennen. Sie beginnt mit einer leichten Entzündung der Synovialis der Wirbelgelenke, die ausgedehnte Ossifikationsvorgänge im Bandapparat der Wirbelsäule auslöst. Diese stehen in keinem Verhältnis zu der ursprünglichen Entzündung und laufen dann selbständig weiter. So kommt es zu einer fortschreitenden Versteifung der Wirbelsäule in Kyphosestellung. Die Krankheit tritt bei jüngeren Individuen auf und dürfte rheumatischer Natur sein; in 20—40% aller Fälle sind Streptokokkenantikörper nachweisbar.

Bei der **tuberkulösen Arthritis** ist die Menge der in den erkrankten Gelenken nachweisbaren Bakterien meist ungewöhnlich gering. Sie erzeugen aber, wie anderswo, ein durch die Gegenwart von Tuberkeln ausgezeichnetes Granulations-

---

[1] Pannus (lat.) Lappen (Tuch).   [2] W. v. BECHTEREW (1857—1927), Neurologe, Leningrad.

gewebe, meist auch Eiterung und Verkäsung. Das Granulationsgewebe kleidet die *Innenfläche der Kapsel* nach und nach aus und wächst wulstförmig, zottig in die Höhle hinein. In allen Fällen, in denen es reichlich entwickelt ist, spricht man von fungöser Gelenkentzündung (Synovitis fungosa) oder kurzweg von Gelenkfungus.

Der *Knorpel* kann auf verschiedene Weise geschädigt werden und zugrunde gehen. Das fungöse Granulationsgewebe zerstört ihn vom Rande her, indem es ihn in unregelmäßiger Grenze bald buchtig, bald zackig immer weiter auflöst, oder aber es legt sich vom Gelenkspalt aus auf den Knorpel und schmilzt ihn von oben ein. Saß der primäre Herd im Knochen, so breitet sich das Granulationsgewebe unter dem Knorpel aus und löst ihn von der Unterlage. Der *Knochen* wird nach Abstoßung des Knorpels zunächst von Granulationsgewebe bedeckt. Wenn dieses käsig zerfällt, wird der Knochen durch tuberkulöse Caries fortschreitend

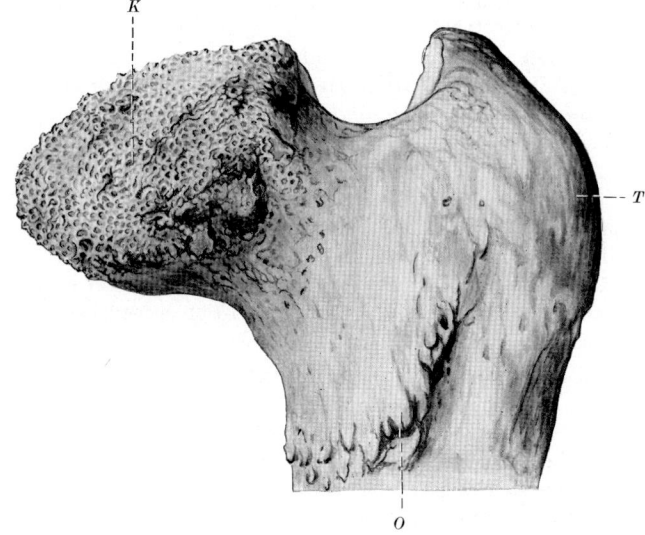

Abb. 629. Caries des Femurkopfes bei tuberkulöser Coxitis. *K* Der seines Knorpelüberzuges beraubte und verkleinerte Schenkelkopf mit cariöser Oberfläche; *T* Trochanter major; *O* zackige Osteophyten

rarefiziert (Abb. 629), so daß z. B. bei der tuberkulösen Coxitis der Schenkelkopf bis zum Hals weggefressen und die Pfanne in das Becken perforiert sein kann. Die Gelenkhöhle ist mit einem meist dünnen, oft flockigen Eiter gefüllt und durch ihn ausgedehnt. Dadurch und durch Fortschreiten der Entzündung auf das *periartikuläre Gewebe* erfährt die Gelenkgegend eine oft beträchtliche Anschwellung. Die Haut ist gespannt und glatt. Dann gebraucht man, zumal beim Knie, die Bezeichnung „Tumor albus". Das tuberkulöse Granulationsgewebe erreicht hier und dort auch die Haut, durchbricht sie und kommt außen zum Vorschein. Wenn es dann vom Gelenk aus zentral zerfällt, entsteht ein in Windungen oder auch gestreckt verlaufender *Fistelgang*, durch den der Eiter sich entleeren kann. Solche Fisteln bilden sich manchmal zu mehreren an allen Seiten eines erkrankten Gelenkes aus.

Bei langsam verlaufender, nichteitriger tuberkulöser Arthritis treten gelegentlich in den Gelenkhöhlen *freie Körper* von praller Konsistenz auf. Sie sind bis kirschgroß, platt oder rundlich, von blaßgrauer Farbe und besitzen eine glatte Oberfläche. Solche freie Körper entstehen durch Ablösung von hyalin umgewandelten Zotten und polypösen Wucherungen der Synovialis. Gleiche Vorgänge finden sich auch in den Sehnenscheiden (s. S. 735). Die freien Gebilde werden hier wie dort Reiskörper, Corpora oryzoidea[1], genannt.

Die Gelenktuberkulose befällt meist nur *ein Gelenk*, vor allem die Hüfte, das Knie, die Fußwurzel, zuweilen aber auch zwei oder mehrere Gelenke zugleich. Eine *Heilung* ist in frühen Stadien mit Erhaltung der Funktion möglich. Oft aber endet die tuberkulöse Gelenkentzündung mit Ankylose.

---

[1] Oryza (griech.) Reis.

Arthritis uratica (Gicht). Bei der Gicht kommt es zur Ablagerung kristallinischer harnsaurer Salze (Natrium- und Calciumurat) an verschiedenen Stellen des menschlichen Körpers, vorzugsweise in den Gelenken (s. auch S. 136). Sie finden sich hier im Gelenkknorpel (Abb. 100), der dadurch wie mit Gips beschmiert aussieht, in den Gelenkbändern und der Kapsel. Größere herdförmige Ablagerungen in der Kapsel nennt man Gichttophi[1]. Am häufigsten befallen sind die Gelenke des Fußes (Abb. 630), vor allem des Metatarsophalangealgelenks der Großzehe (Podagra[2]), die Hand- und Fingergelenke (Chiragra[3]), seltener das Kniegelenk (Gonagra[4]).

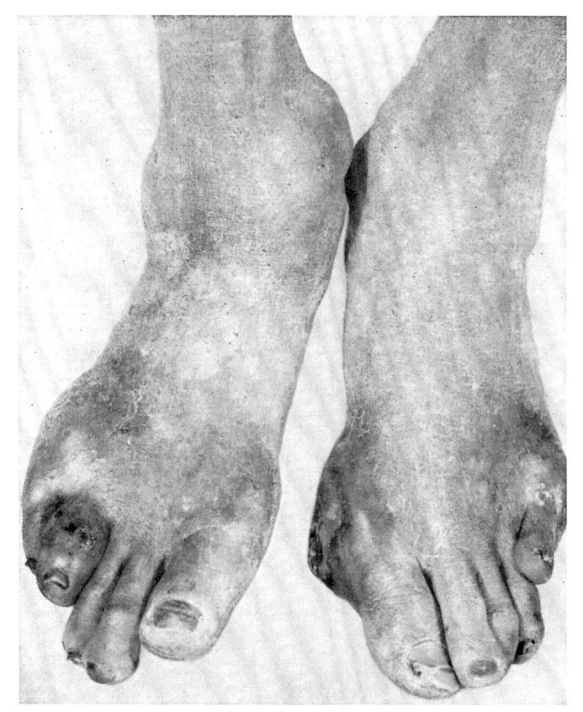

Abb. 630. Gicht. Auftreibung der Fuß- und Zehengelenke. (Nach LANG)

Die Ablagerung erfolgt meist schubweise (Gichtanfall) unter akuten entzündlichen Erscheinungen wie Hyperämie der Synovialis und Ödem des periartikulären Gewebes und geht mit starken Schmerzen einher. Die Anfälle können vollkommen abklingen, ohne schwerere Veränderungen zu hinterlassen. Häufig kommt es aber im Bereich der Ablagerungen zu Nekrose: Wenn der Gelenkknorpel zerstört wird, kann sich ein Krankheitsbild einstellen, das dem der Arthrosis deformans oder Arthritis chronica adhaesiva gleicht; andererseits zerfallen die Tophi zu einer breiigen Masse, die nach außen durch die Haut durchbricht, so daß Geschwüre und Fisteln entstehen.

c) Distorsion und Luxation

Werden die Gelenkenden zweier Knochen *gewaltsam* gegeneinander verschoben und kehren sie dann in ihre ursprüngliche Lage zurück, so spricht man

---

[1] Tophus (lat.) Tuffstein — wegen der porösen Beschaffenheit der Ablagerungen. [2] Podos (griech.) Genitiv von Fuß (pus); agra (griech.) Jagd, Fangeisen, da das Leiden den Kranken wie mit einem Fangeisen festhält. [3] Cheir (griech.) Hand. [4] Gony (griech.) Knie.

von Verstauchung (Distorsion[1]). Verharren die Gelenkenden nach einer Verschiebung in der neuen Stellung, so daß sie einander nicht mehr berühren, dann liegt Verrenkung (Luxation[2]) vor. Ist ihre Berührung nur teilweise aufgehoben, so handelt es sich um Subluxation. Die bei diesen Verschiebungen auftretende Anspannung des Bandapparates kann — besonders natürlich bei der Luxation — zu Rissen der Kapsel und damit zu Bluterguß in die Gelenkhöhle führen (Hämarthros). Das Blut wird in der Regel resorbiert, wobei in der Synovialis noch längere Zeit braunes Pigment zurückbleibt.

Wurde der Erguß resorbiert, so ist das Gelenk nach einer Distorsion wieder voll funktionsfähig, da ja die Gelenkenden in richtiger Weise zueinander stehen. Infolge

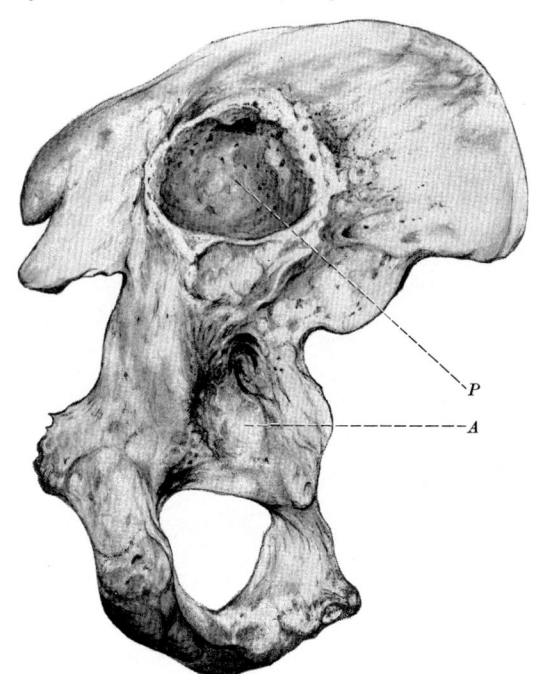

Abb. 631. Bildung einer neuen Hüftpfanne nach Luxation des Femur infolge tuberkulöser Coxitis. *A* Alte, reduzierte, *P* neue, rundliche Pfanne

der Überdehnung der Kapsel bleibt allerdings gewöhnlich eine gewisse Neigung zu neuerlichen Distorsionen bestehen.

Bei der Luxation dagegen können die Gelenkflächen einander nicht mehr berühren — es sei denn, die Verrenkung wäre „eingerichtet" worden. Schwindet dann der Erguß, so schrumpft die Gelenkkapsel um das ausgetretene Gelenkende in seiner neuen Stellung. Wenn es dabei mit einem Knochen in Berührung kommt (z. B. bei Luxation des Schenkelkopfes auf das Darmbein), dann kann durch periostale Wucherung und Druckusur eine neue, allerdings unvollkommene, Gelenkfläche (in unserem Beispiel: Gelenkpfanne) entstehen (Abb. 631).

Nicht immer muß eine Luxation auf Gewalteinwirkung zurückgehen. Sie kann auch entstehen, wenn der Zusammenhalt des Gelenkes durch krankhafte Vorgänge (Erguß, tuberkulöse Zerstörung der Bänder usw.) gelockert wurde. Man spricht dann von *Spontanluxation*.

Die *angeborene Luxation* (Abb. 632) kommt in erster Linie am Hüftgelenk vor, und zwar etwa fünfmal häufiger bei Frauen als bei Männern. Sie beruht auf einer

---

[1] Dis-torqueo (lat.) auseinander-drehen. [2] Luxo (lat.) verrenken.

erbbedingten Hemmungsmißbildung insofern, als das Pfannendach nicht rechtzeitig verknöchert und deshalb dem Schenkelkopf nicht den nötigen Halt gewährt.

d) Ankylose

Als Ankylose[1] bezeichnet man ganz allgemein die Aufhebung der Beweglichkeit eines Gelenkes. Sie tritt als Folgezustand verschiedener bereits besprochener Gelenkerkrankungen auf.

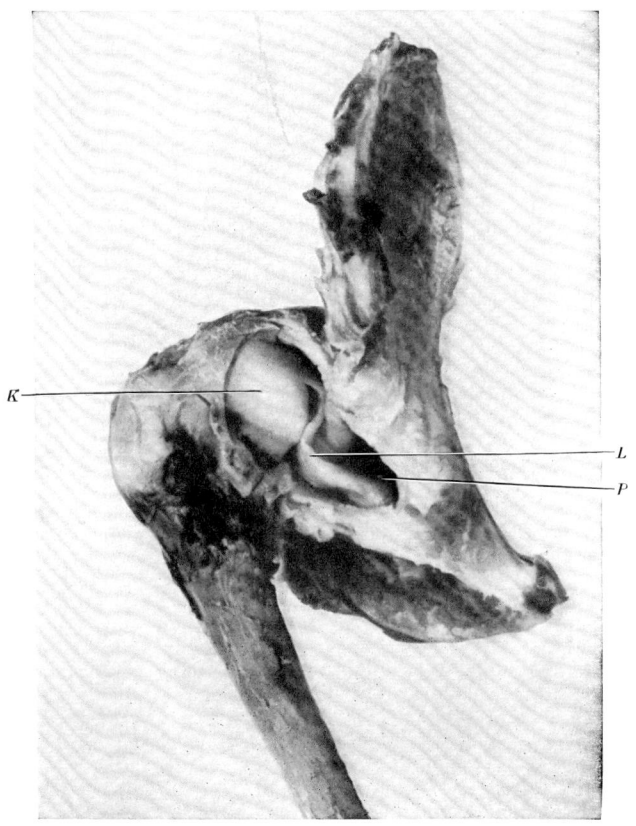

Abb. 632. Angeborene Hüftgelenksluxation. Der nach kranialwärts verlagerte Schenkelkopf (K) hängt über das bandförmig ausgezogene Ligamentum teres (L) mit der alten Hüftgelenkspfanne (P) zusammen

Eine z. B. nach Entzündung oder nicht eingerichteter Luxation auftretende Verdickung und Schrumpfung der Kapsel kann zur Feststellung des Gelenkes bei zunächst erhaltenem Gelenkspalt und -knorpel führen *(Ankylosis capsularis)*. Ähnlich wirken narbige Veränderungen der umgebenden Weichteile *(Ankylosis extracapsularis* bzw. *Kontraktur)*. Auch übermäßige Randwulstbildungen bei Arthrosis deformans können die Beweglichkeit eines Gelenkes stark einschränken oder völlig aufheben. In allen diesen Fällen spricht man von Pseudoankylose.

Die *echte Ankylose* entsteht durch Verwachsung beider Gelenkflächen, was nur nach mehr oder minder weitgehender Zerstörung des Knorpels möglich ist, also bei Arthrosis deformans oder entzündlichen Gelenkerkrankungen. Die Verwachsung kann bindegewebig oder knöchern sein (Ankylosis fibrosa bzw. ossea). Bei

---

[1] Ankylos (griech.) gekrümmt.

der Ankylosis ossea (Abb. 633) entsteht der schon früher (s. Abb. 128) besprochene Umbau der Knochenbälkchen entsprechend der veränderten mechanischen Beanspruchung.

e) Freie Körper und Tumoren

Als *Gelenkmäuse* bezeichnen wir rundliche oder platte, bis pflaumenkerngroße Gebilde (Abb. 634), die frei in der Gelenkhöhle liegen. Dadurch, daß sie sich

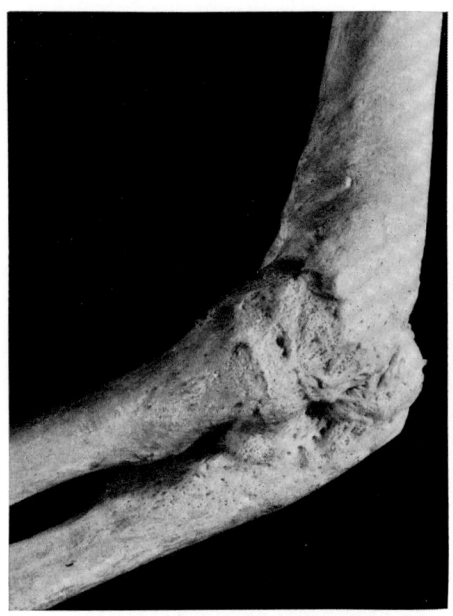

Abb. 633. Knöcherne Ankylose des Ellenbogengelenkes

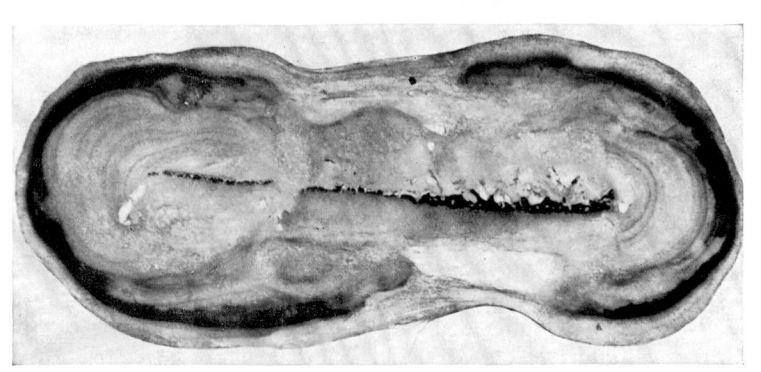

Abb. 634. Freier Gelenkknorpel (Gelenkmaus). Im Zentrum eine dünne Scheibe abgesprengten nekrotischen Knochens, überzogen von gewuchertem, zum Teil verkalktem hyalinen Knorpel

gelegentlich zwischen die Gelenkflächen einklemmen, können sie zu plötzlichen Schmerzen und Störungen der Beweglichkeit führen. Die Oberfläche dieser Gebilde ist von lebenden Knorpelzellen gebildet, die ja dank ihrer geringen Ansprüche an den Stoffwechsel imstande sind, sich aus der Synovia zu ernähren. Im Innern solcher freien Körper findet man manchmal nekrotischen, spongiösen Knochen (Abb. 634). Es muß sich also primär um ein abgesprengtes, nekrotisches Knochenstückchen gehandelt haben, das mit Teilen des überziehenden Gelenkknorpels in die Gelenkhöhle gelangte. Als Ursache der Absprengung kommen Traumen, aseptische gelenknahe Knochennekrosen (Osteochondritis dissecans) (s. S. 698) und Arthrosis deformans (s. S. 720) in Betracht.

Zur Bildung sehr zahlreicher, freier Körper (s. Abb. 635) kommt es bei der sog. *Chondromatose* der Gelenke — hier allerdings aus einem anderen Grund. In den Zotten der Synovialis entwickeln sich kleine Herde von metaplastischem Knorpel, die die Zotten zu einem dünnen Stiel ausziehen, bis er schließlich einreißt und die knorpeligen Gebilde frei in der Gelenkhöhle liegen.

Von der Synovialis der Gelenke sowie der gleichgebauten Auskleidung der Schleimbeutel und Sehnenscheiden ausgehende Geschwülste heißen *Synovialome*. Sie sind aus spindeligen Zellen aufgebaut, die ihre Herkunft dadurch verraten,

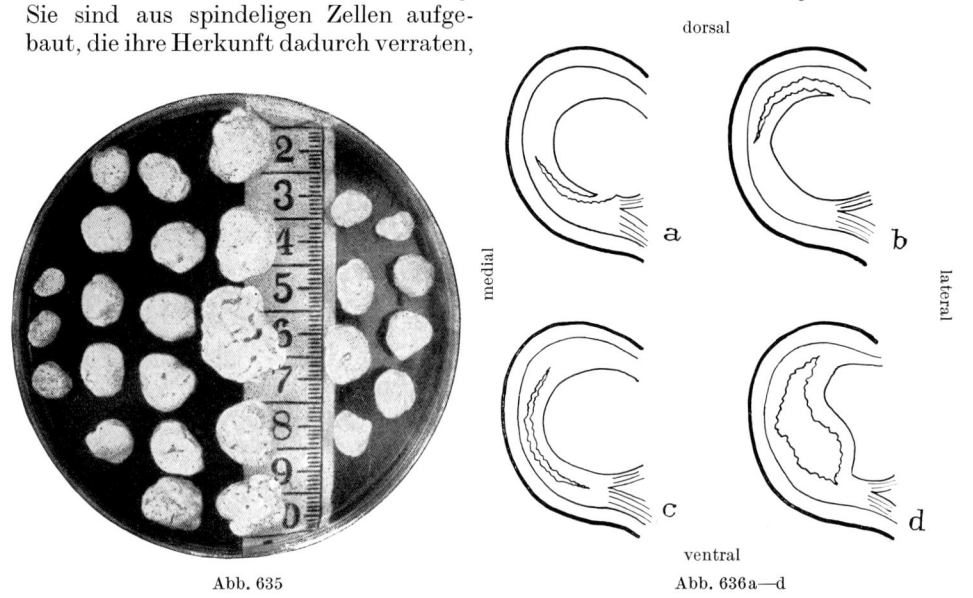

Abb. 635

Abb. 636a—d

Abb. 635. 27 freie Gelenkkörper (Gelenkchondromatose) aus dem Ellbogengelenk eines 30jährigen Mannes

Abb. 636a—d. Verletzungsformen des linken medialen Meniscus. a Riß des Vorderhorns; b Riß des Hinterhorns; c unvollständiger Längsriß ohne Verschiebung; d Korbhenkelriß. (Nach SONNENSCHEIN)

daß sie ebenso wie die normalen Deckzellen der Synovialis Spalten auskleiden, ja manchmal auch drüsenartige Hohlräume und Schläuche bilden. In den Spalten findet sich ein der Synovia ähnliches schleimiges Sekret. Die Tumoren bleiben im allgemeinen lokal, neigen aber zu Rezidiven.

f) Menisci

Gleich wie der Knorpel ist auch die faserige Grundsubstanz der Menisci durch einen sehr trägen Stoffwechsel ausgezeichnet. Zu seiner Aufrechterhaltung können ebenfalls die in der Synovialflüssigkeit vorhandenen Nährstoffe genügen, so daß also abgesprengte Meniscusstücke nicht unbedingt der Nekrose anheimfallen müssen.

Krankhafte Veränderungen der Menisci gehen hauptsächlich auf zwei Ursachen zurück. Einmal kann ein normaler Meniscus *traumatisch geschädigt* werden. Bei einer Beugung des Kniegelenkes mit gleichzeitiger starker Rotation wird der mediale Meniscus besonders weit in das Gelenkinnere gezogen. Erfolgt nun eine rasche Streckung, so wird der Meniscus im Gelenkinneren „überrascht" und zwischen die beiden Gelenkenden eingeklemmt. Da gleichzeitig ein Zug nach außen besteht, reißt er dann in der Längsrichtung ein. Der Riß geht entweder bis zum freien Rand (Abb. 636a, b) oder es entsteht bloß ein Längsspalt (Korbhenkelriß, s. Abb. 636c, d). Andererseits werden ähnlich wie am Knorpel *degenerative Veränderungen* im Meniscusgrundgewebe (Verfettung und Verschleimung) durch übermäßige funktionelle Beanspruchung oder überhaupt durch das Altern ausgelöst. Sie führen ,,spontan", d. h. auch bei alltäglicher Belastung, zu Lageveränderungen und Zerreißungen des Meniscus.

In beiden Fällen fasert sich das Grundgewebe an den Rißrändern auf und beschlägt sich von der Synovia her mit fibrinartigen Massen. Dann wuchern die Bindegewebszellen und decken nach Zerfall des toten Gewebes schlecht und recht den Defekt. Es ist kennzeichnend für die träge Reaktion des Meniscus, daß die ersten Zeichen einer Zellneubildung erst Wochen nach dem Trauma auftreten und die endgültige narbige Ausheilung des Defektes Monate und Jahre in Anspruch nimmt. Nur in den Anfangsstadien des Meniscusrisses wird es möglich sein, den traumatischen vom spontanen Riß zu unterscheiden. Später werden die Bilder einander immer ähnlicher dadurch, daß sich im Gefolge des traumatischen Risses degenerative Veränderungen im Grundgewebe einstellen, die durchaus den zum spontanen Riß führenden gleichen.

g) Zwischenwirbelscheiben

Die Bandscheiben der Wirbelsäule sind nach oben und unten von der knorpelig-knöchernen Schlußplatte der Wirbelkörper und ringsherum von faserigem Bindegewebe begrenzt, das in den Längsbändern der Wirbelsäule verankert ist. In ihrer Mitte enthalten sie einen unter dauerndem Druck stehenden, gallertigen Kern, den Nucleus pulposus.

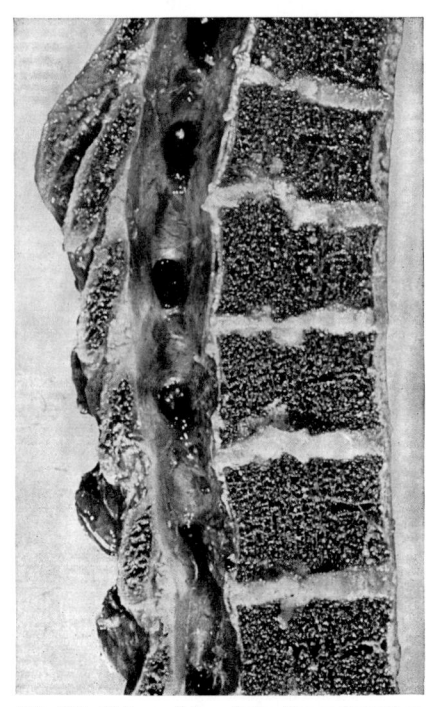

Abb. 637. Mehrere Schmorlsche Knorpelknötchen, die von den Zwischenwirbelscheiben gegen die Wirbelkörper vorspringen

Entsteht in der Schlußplatte der Wirbelkörper z. B. durch ein Trauma eine Lücke, so werden durch sie hindurch gallertige Massen des Nucleus pulposus in die Spongiosa des betreffenden Wirbelkörpers vorgepreßt (Bandscheibenhernie). Um sie herum bildet sich eine schalenartige Knorpel- und Knochenwucherung. Wir haben dann ein sog. *Schmorlsches*[1] *Knötchen* vor uns (Abb. 637).

In ähnlicher Weise können Massen des Nucleus pulposus durch die gelockerten Fasern des hinteren Längsbandes nach rückwärts zu vordringen und ein in den Wirbelkanal vorragendes, halbkugeliges Knötchen bilden. *(Hinterer Bandscheibenprolaps, Nucleus pulposus-Hernie.)* Auch hier kommt es zum Auftreten einer umgebenden Knorpelwucherung. (,,Hinteres Schmorlsches Knötchen".) Diese Veränderung findet sich zumeist im Bereich der Lendenwirbelsäule und kann, wenn sie genügende Größe erreicht, das Rückenmark oder die Fasern der Cauda equina zusammendrücken.

---

[1] C. G. Schmorl (1861—1932), Pathologe, Dresden.

III. Schleimbeutel[1]

Je nach der Art des Exsudates kann man eine seröse, serofibrinöse, hämorrhagische und eitrige *akute Bursitis* unterscheiden.

Die chronische Bursitis führt zum *Hygrom*[2] *des Schleimbeutels*. Er wird zu einem Sack mit schwielig-fibröser Wand, deren Innenfläche mit warzigen und zottigen Erhebungen (Abb. 638) besetzt ist (Bursitis proliferans); seinen Inhalt bildet ein zähes, meist bräunlich gefärbtes Exsudat, das immer mehr an Menge zunimmt. Dadurch, aber auch infolge eines degenerativen Zerfalls der Wand, vergrößert sich der Sack immer mehr, sein Inhalt wird eher dünnflüssig, serös und enthält manchmal die früher beschriebenen Reiskörner. Lieblingssitz der chronischen Bursitis ist der Schleimbeutel der Patella (Hygroma praepatellare) sowie der Schleimbeutel des Olecranon; das wiederholte Trauma begünstigt das Auftreten solcher Hygrome.

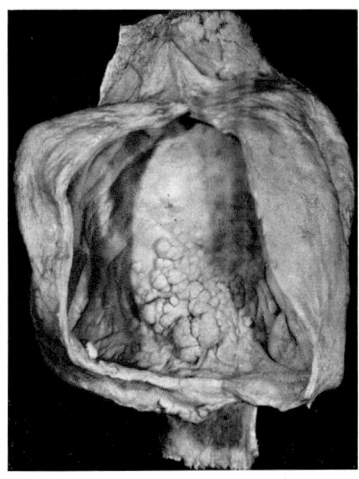

Abb. 638. Hygrom der Bursa praepatellaris

Im Bindegewebe um das Handgelenk, auf dem Rücken der Hand, seltener auch des Fußes, kommt das sog. *Ganglion*[3] (Überbein) vor. Gewöhnlich sind es haselnuß-

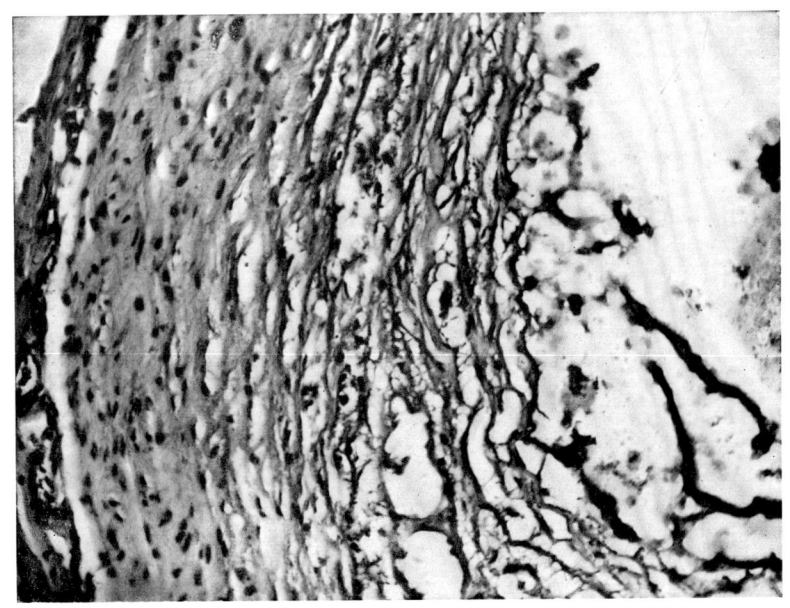

Abb. 639. Ganglion. Links die bindegewebige Kapsel, die nach rechts gegen die zentrale Höhle zu mehr und mehr verschleimt

große, runde Knoten, die die Haut vorwölben. Sie bestehen aus einer durch derbes Bindegewebe abgeschlossenen Höhle, die einen schleimigen, an Hyaluronsäure

---

[1] lat.: bursa. [2] hygron (griech.) Flüssigkeit. [3] Ganglion (griech.) knotenförmige Anschwellung.

reichen Inhalt aufweist (Abb. 639). Man sah sie früher für Ausstülpungen von Sehnenscheiden und Schleimbeuteln an; jetzt weiß man aber, daß es sich um eine schleimige Umwandlung eines umschriebenen Bindegewebsbezirkes handelt, die gewöhnlich durch Traumen ausgelöst wird.

IV. Muskel[1]

Die Skeletmuskulatur besteht aus contractiler Substanz (Fibrillen), die in kernhaltigen Sarkolemmschläuchen zu Muskelfasern angeordnet ist. Zwischen den einzelnen Fasern liegt ein reichliches Capillarnetz und Bindegewebe, welches, streckenweise stärker entwickelt, die Fasern zu Bündeln und zu Muskeln im anatomischen Sinne zusammenfaßt. Krankhafte Veränderungen des Muskels können also die contractile Substanz oder das Gefäßbindegewebe (Interstitium, Perimysium internum) betreffen. Meist sind aber beide beteiligt insofern, als Veränderungen der contractilen Substanz das Interstitium und umgekehrt solche des Interstitiums die contractile Substanz in Mitleidenschaft ziehen.

a) Regressive Veränderungen

Stoffwechselstörungen. Schädigungen des Muskels wirken sich in erster Linie an der contractilen Substanz aus und werden z. B. durch Bakterientoxine oder andere Gifte hervorgerufen. Leichteste Schädigungen führen zum Auftreten von Eiweißgranula, wodurch die Muskelfasern ein trübes Aussehen erhalten. Ablagerung von Neutralfett trifft man bei Phosphorvergiftung und Diphtherie. Sie kann ebenso wie die Trübung wieder spurlos verschwinden. Bei der sog. hyalinen, wachsartigen Degeneration erscheint die contractile Substanz strukturlos (Abb. 117), homogen, die Muskeln haben bei Betrachtung mit freiem Auge eine blasse, rötlichweiße Farbe. Die Wiederherstellung (Regeneration) der contractilen Substanz nach den geschilderten Entartungen hängt davon ab, ob der Sarkolemmschlauch erhalten ist. Ist er ebenfalls zugrunde gegangen, so wird der Faserausfall durch eine bindegewebige Narbe ersetzt.

Atrophie. Wir unterscheiden eine Form der Atrophie, bei der jede einzelne Faser schmäler ist, die Zahl der Fasern aber gleich bleibt (*einfache* Atrophie), während bei einer zweiten Form auch die Zahl der Fasern selbst abnimmt (*numerische* Atrophie). Im ersteren Falle kann die contractile Substanz vollkommen schwinden, so daß im Sarkolemmschlauch nur die zusammengerückten und daher scheinbar vermehrten Zellkerne zu sehen sind (Abb. 111). Muskelatrophien können aus verschiedensten Ursachen auftreten, wie allgemeine Kachexie, Alter (gewöhnlich auch mit reichlicher Pigmenteinlagerung verbunden, ähnlich wie bei der braunen Atrophie des Herzmuskels); Unterbrechungen der Innervation, seien sie nun peripher oder zentral bedingt, führen zur Inaktivitätsatrophie.

Eine besondere Stellung nimmt diejenige Muskelatrophie ein, die sich auf immer neue Muskelgruppen ausdehnt *(progressive Muskeldystrophie)*. Sie kommt in zwei Formen vor: Die erste umfaßt eine durch Nerven- und Rückenmarksveränderungen hervorgerufene Atrophie, die neurogene Muskelatrophie mit ihren verschiedenen Unterarten (s. S. 416), welche durch das bündelweise Nebeneinander von atrophischen und erhaltenen Muskelfasern gekennzeichnet ist; bei der zweiten Form sind weder an den Nerven noch im Rückenmark krankhafte Veränderungen nachweisbar, so daß also offenbar eine primäre Muskelerkrankung vorliegt (myopathische Muskelatrophie). Hierher gehört die *primäre, juvenile, progressive Muskeldystrophie* (ERB[2]). Sie entsteht auf Grund vererbter Anlage meist schon im Kindes-

---

[1] griech.: mys, Genitiv: myos.   [2] W. H. ERB (1840—1921), Kliniker, Heidelberg.

alter und beginnt gewöhnlich zugleich an mehreren Muskeln der Beine und des Rückens, seltener an den Schultern („lose Schultern"). Kennzeichnend ist eine Fettgewebswucherung im Zwischengewebe der Muskulatur (Abb. 640). Sie kann so hohe Grade erreichen, daß der Muskel nicht nur denselben Umfang behält wie vorher, sondern darüber hinaus verdickt erscheint. Dann machen die Muskeln am Lebenden den Eindruck einer beträchtlichen Verdickung (Pseudohypertrophie). Die Muskelfasern sind aber in Wirklichkeit stark vermindert.

Bei der *Myotonia congenita* (Thomsensche[1] Krankheit) nimmt die Muskulatur beträchtlich an Umfang zu, die Muskelkontraktion ist bei beabsichtigten Bewegungen krampfhaft und löst

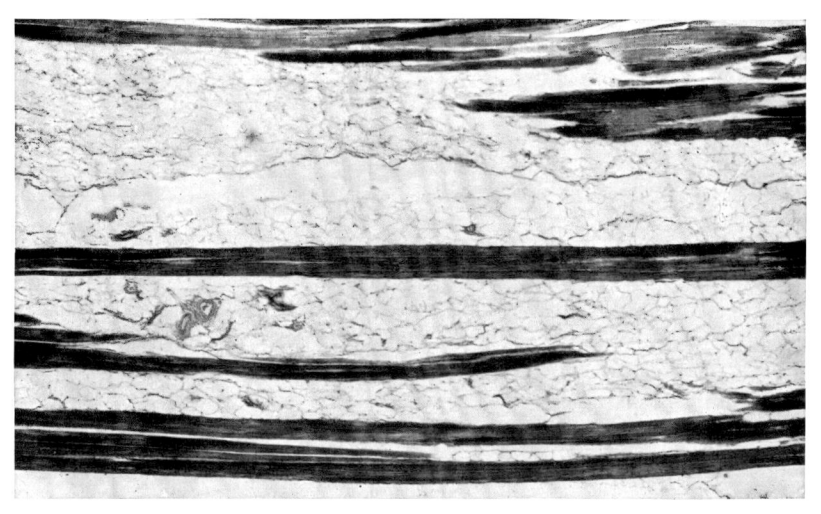

Abb. 640. Pseudohypertrophie der Muskulatur. Die Muskelfasern sind durch reichliches Fettgewebe weit auseinandergedrängt

sich nur langsam. Man findet histologisch neben Degeneration und Atrophie auch verdickte Muskelfasern, die durch schraubenförmig unter dem Sarkolemm verlaufende Fibrillen ausgezeichnet sind (sog. Ringbinden).

Über *Myasthenie*, bei der neben Atrophie auch kleine Rundzellinfiltrate im Interstitium auftreten, s. S. 400. Ein *myasthenisches Syndrom* kommt auch bei Tumoren, z.B. dem Bronchuscarcinom, vor.

b) Entzündung

Die Entzündungen der Muskeln verlaufen im gefäßführenden interstitiellen Bindegewebe zwischen den Muskelfasern. Diese selbst erfahren, abgesehen von mäßiger Kernwucherung, durch die Entzündung lediglich regressive Veränderungen bis zur Nekrose. Der Ausdruck Myositis sagt also nichts anderes, als daß im Bereich des Muskels das Gefäßbindegewebe entzündet ist. Die dabei eventuell zugrunde gehenden Muskelfasern können nur durch Narbengewebe ersetzt werden, da ja der Muskel nicht zur Regeneration befähigt ist. Man unterscheidet verschiedene Formen der Myositis:

Bei der *nichteitrigen Myositis* ist das Zwischengewebe mit Flüssigkeit durchtränkt und kleinzellig infiltriert. Der Muskel fühlt sich sulzig an (entzündliches Muskelödem). Hierher gehören die durch Trichinen hervorgerufene Myositis und die rheumatische Myositis, bei welcher auch Aschoffsche Knötchen im Zwischengewebe zu finden sind.

---

[1] A. J. T. THOMSEN (1815—1896), Arzt in Kappeln (Schleswig).

Bei der seltenen *Polymyositis acuta* handelt es sich um eine nicht aufgeklärte, aber jedenfalls infektiöse Erkrankung, die viele Muskeln zugleich ergreift. Bei Mitbeteiligung der Haut spricht man von Dermatomyositis, bei Mitbeteiligung der Nerven von Neuromyositis. Die Muskeln sind im ganzen geschwollen und schmerzhaft. Leichtere Fälle heilen, schwere führen durch Lähmung der Schluck- und Atemmuskulatur zum Tode.

Die *eitrige Myositis* tritt in Form von Abscessen oder Phlegmonen auf, die sich in der Richtung des Faserverlaufes ausbreiten. Dabei werden die Muskelfasern nekrotisch und eitrig eingeschmolzen.

Infektion mit Fäulniserregern führt zu *jauchiger Phlegmone* des Muskels und zundrigem Zerfall seiner Fasern. Bei Auftreten von Gasblasen spricht man auch von *Gasphlegmone*.

Von der Gasphlegmone ist der reine Gasbrand zu unterscheiden *(Gasödem)*, welcher durch Gasbrandbacillen hervorgerufen wird. Auch hier sind die Muskeln mit Gasblasen durchsetzt, zeigen aber eine eigentümliche, lachsfarbene, trockene Nekrose ihrer Fasern ohne Eiterung und Gangrän. Später können sie zu breiigen Massen erweichen.

Bei der sog. *Myositis ossificans progressiva* entstehen schmerzhafte Muskelschwellungen, in deren Bereich es zu Bindegewebswucherung und Verknöcherung kommt. Die Krankheit beginnt bereits in der Kindheit und breitet sich allmählich von der Schulter- und Kiefermuskulatur über den übrigen Körper aus. Schließlich kann der Kranke infolge der dadurch bedingten Bewegungseinschränkung gewissermaßen versteinern. Ob es sich um eine echte Entzündung handelt, ist sehr fraglich. Die Bezeichnung Myositis stammt daher, daß die in Schüben auftretenden Neubildungsvorgänge mit Schmerzen und Fieber einhergehen. Besser wäre die Bezeichnung „Myossificatio progressiva".

Ähnliche Knochenbildungen entstehen lokalisiert zuweilen im M. deltoideus unter der Einwirkung des beim Exerzieren anschlagenden Gewehres *(Exerzierknochen)* und in den Adductoren des Oberschenkels beim Reiten *(Reitknochen)*.

Tuberkulöse Myositis mit Bildung eines interstitiellen Granulationsgewebes, besonders aber in Gestalt von Verkäsung und Eiterung (kalten Abscessen), schließt sich am häufigsten an Tuberkulose der Knochen und des Periostes, an verkäste Lymphdrüsen und tuberkulöse Schleimhauterkrankungen an. Hämatogene Muskeltuberkulose ist selten. Bei Miliartuberkulose sind die Muskeln meist frei.

Die *Syphilis* tritt als chronische interstitielle Myositis oder in Form von Gummen auf.

Manchmal finden sich *Schwielen im Muskel*, ohne daß man genau anzugeben wüßte, wie die Fasern zugrunde gegangen sind. Das trifft z.B. für die im M. sternocleido-mastoideus bei *angeborenem Schiefhals* (Torticollis[1]) zu findenden Schwielen zu. Sie werden auf Geburtsverletzung, Entzündung oder auch auf eine Entwicklungsstörung der Fasern zurückgeführt.

V. Sehnen[2] und Sehnenscheiden[3]

Eine normale Sehne ist recht schweren, mechanischen Belastungen gewachsen. Gewöhnlich reißt sie eher am Muskel- oder Knochenansatz ab, bevor sie selbst reißt. Einer *Sehnenruptur* geht daher meist ein die Sehne schwächendes Trauma oder eine Degeneration der Sehne selbst voraus.

Das Sehnengewebe ist außerordentlich gefäßarm und kann deswegen schwer Sitz einer *Entzündung* sein. Diese spielt sich vielmehr um die Sehne bzw. in der Sehnenscheide als Tendovaginitis ab.

Bei den einfachsten Formen der akuten Sehnenscheidenentzündung (Tendovaginitis) kommt es zur Ausschwitzung eines *serösen* oder *fibrinösen* Exsudates. Eine rein fibrinöse Entzündung wird als Tendovaginitis crepitans oder sicca bezeichnet, da bei Bewegungen die Sehne infolge der „trockenen" Fibrinauflagerungen deutlich knarrt. Sie entsteht bei Überanstrengung und durch Traumen.

Die *eitrige* Tendovaginitis wird durch Infektionserreger hervorgerufen, die meist fortgeleitet, selten auf dem Blutwege in die Sehnenscheide gelangen. In schweren Fällen kommt es zu Nekrose und Abriß der Sehne.

Die *rheumatische* Sehnenscheidenentzündung ist weniger durch Aschoffsche Knötchen als durch fibrinoide Fasernekrose, mesenchymale nicht-eitrige Zellproliferation und schließlich Gewebssklerose gekennzeichnet. Die fibrinoid-nekrotischen Anteile können sich ablösen und zu reiskornähnlichen Gebilden verformt werden.

---

[1] Torqueo (lat.) drehen; collum (lat.) Hals.   [2] lat.: tendo; griech.: tenon.   [3] lat.: vaginae tendinum.

Bei der *chronischen* Tendovaginitis, dem Hygrom der Sehnenscheide, läßt sich die auslösende Ursache kaum mehr nachweisen. Man sieht bloß eine schwielige Verdickung der Sehnenscheide, die in der erweiterten Lichtung leicht seröses Exsudat enthält.

Als *fibröse, stenosierende* Tendovaginitis wird eine Verdickung der Sehnenscheide bezeichnet, durch welche die Sehnen stark zusammengedrückt und in ihrer Beweglichkeit eingeschränkt werden. Die Erkrankung betrifft vorwiegend die Sehnenscheiden des Extensor pollicis brevis und Abductor pollicis longus und tritt hauptsächlich bei Frauen auf, die ihre Finger beim Arbeitsablauf lange Zeit gleichförmig bewegen.

Bei der *Dupuytrenschen*[1] *Kontraktur* tritt eine eigentümliche Schrumpfung der Palmaraponeurose auf, so daß die Finger nicht mehr gestreckt werden können und schließlich in extremer Beugestellung beharren. Pathologisch-anatomisch findet man in der Aponeurose gelegene knötchenförmige Verdickungen, die histologisch alle Übergänge von zellreichen Bindegewebswucherungen bis zu schrumpfender Verschwielung zeigen. Neue Untersuchungen machen wahrscheinlich, daß es sich um eine regionäre Bindegewebswucherung an der Stelle kleiner, traumatisch bedingter Rupturen der Aponeurose handelt. Gleichzeitig muß aber eine besondere Disposition des Individuums angenommen werden, das auf sonst harmlose Unterbrechungen des Bindegewebsgefüges mit einem solchen „hyperplastischen Sehnencallus" antwortet. Ähnliche Veränderungen treten auch an der Plantar-Aponeurose als *Ledderhosensche*[2] *Krankheit* auf.

Tuberkulose der Sehnenscheiden findet sich meist im Anschluß an Knochen- oder Gelenktuberkulose, kann aber auch auf hämatogenem Wege entstehen. Die häufigste Form ist die *fungöse Tendovaginitis*, bei welcher tuberkulöses Granulationsgewebe die Sehnenscheide in größerer oder geringerer Ausdehnung einnimmt. Es kann einerseits auf die Sehne selbst übergreifen, sie durchwachsen und zerstören, andererseits auch gegen die Haut vordringen. Durch Verkäsung entsteht ein kalter Abszeß, der manchmal unter Fistelbildung nach außen durchbricht. Heilt die tuberkulöse Entzündung, so entstehen schrumpfende Narben, die Kontrakturen zur Folge haben.

Eine andere Form der Sehnenscheidentuberkulose ist das *tuberkulöse Hygrom*. Es handelt sich um eine chronisch verlaufende Entzündung mit schwieliger Verdickung und Erweiterung der Sehnenscheide durch seröses Exsudat. In dem Exsudat finden sich oft in großer Menge die S. 724 beschriebenen reiskorn- oder melonenkernähnlichen Corpora oryzoidea. In der Sackwand läßt sich histologisch tuberkulöses Granulationsgewebe nachweisen.

Über Riesenzellgeschwülste in Sehnenscheiden s. S. 277.

L. Haut und Hautdrüsen

I. Haut[3]

a) Krankhafte Veränderungen der Epidermis

Die Epidermis baut sich aus verschiedenen einander in gesetzmäßiger Reihe folgenden Schichten auf. Eine unterste Lage ist mit den sog. Wurzelfüßchen fest im Bindegewebe verankert und stellt die Matrix der gegen die Oberfläche zu folgenden Lagen dar. In ihr spielen sich die Mitosen ab, welche den Nachschub von Zellmaterial gegen die Oberfläche gewährleisten, wo dauernd Zellen abgestoßen werden. Die Epidermis ist also ein ausgesprochenes Wechselgewebe. Über der Basalschicht liegen etwas abgeplattete Zellen, die durch Saftspalten voneinander getrennt sind, aber doch durch (Epithel-)Fasern, die jene Spalten über-

---

[1] Baron G. DUPUYTREN (1778—1835), Chirurg, Paris.   [2] LEDDERHOSE (geb. 1855), deutscher Chirurg.   [3] lat.: Cutis; griech.: Derma.

brücken, miteinander in Verbindung stehen. Sie verleihen dieser Schicht der Epidermis festen Zusammenhang, gewährleisten gleichzeitig aber auch eine gewisse Verschieblichkeit der Zellen untereinander. An isolierten Zellen stehen die durchrissenen Epithelfasern wie Stacheln ab, daher hat man diese ganze Schicht Stachelzellenschicht (Stratum spinosum) genannt. Die Stachelzell- und Basalschicht werden zusammen auch Rete Malpighi, die hier liegenden Zellen Retezellen genannt. Weiter gegen die Oberfläche zu durchlaufen die Epithelzellen zunächst ein körniges (Stratum granulosum) und ein homogenes (Stratum lucidum) Stadium, verhornen dann und bilden kernlose Plättchen, welche die oberflächliche Hornschicht aufbauen. Hier ist von den zwischenzelligen Spalträumen der tiefen Epidermislagen nichts mehr zu sehen, die Zellen halten vielmehr so fest zusammen, daß ihre Verbindung auch unter krankhaften Verhältnissen nur schwer gesprengt wird.

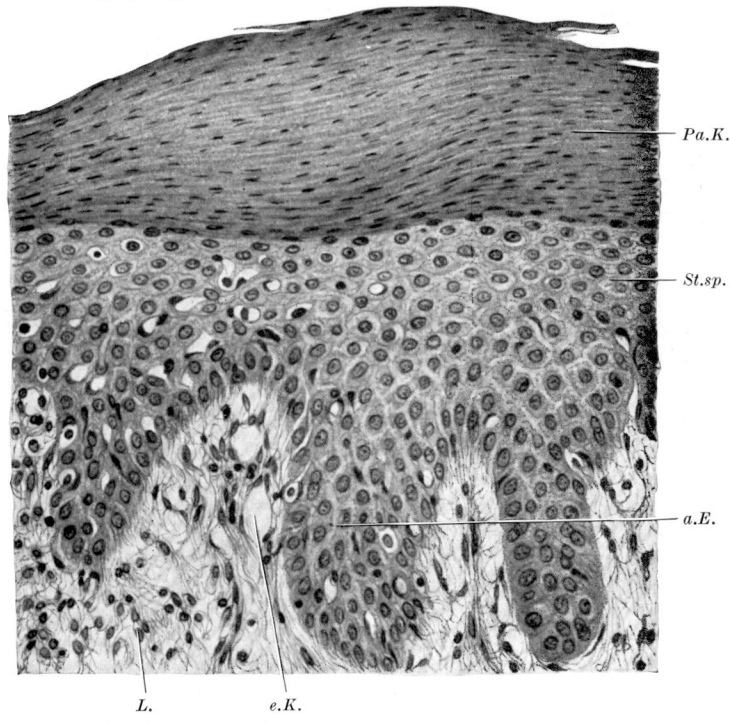

Abb. 641. Schnitt durch eine Psoriasispapel als Beispiel für *Acanthose, Spongiose, Parakeratose. St.sp.* und *a.E.* acanthotisch gewuchertes Stratum spinosum; zwischen den Zellen hellere Streifen — erweiterte Intercellularräume (Spongiose); *Pa.K.* parakeratotische Schuppe an der Stelle normal kernloser Hornschicht; *e.K.* erweiterte Capillare; *L* Lymphocyt. (Nach KYRLE)

Dieser Lebensablauf der Epidermiszellen kann unter krankhaften Verhältnissen gestört sein. Bei der sog. *Acanthose*[1] (Abb. 641, 642, 656) haben die Zellen der Stachelzellschicht die Eigenschaft der Teilungsfähigkeit, die sonst nur der basalen Schicht zukommt, in größerem Umfang beibehalten, so daß diese Schicht gegenüber der Norm stark verbreitert ist. Die verdickte Epidermis springt daher hügelartig über die Hautoberfläche vor. Durch Verbreiterung und Tiefenwachstum der basalen, zwischen den Coriumpapillen gelegenen Epidermisanteile werden die Papillen verlängert und verschmälert.

Häufig ist die Acanthose vergesellschaftet mit einer Erweiterung der zwischenzelligen Spalträume, einer *Spongiose*[2] (Abb. 641). Dabei werden die Epithelfasern stark angespannt und reißen gelegentlich auch ein, so daß sich ein im Epithel gelegenes flüssigkeitsgefülltes Bläschen bilden kann.

---

[1] Akantha (griech.) Stachel — bezieht sich auf die Stachelzellschicht.   [2] Spongios (griech.) Schwamm.

Bei der *Parakeratose*[1] läuft der Verhornungsvorgang langsamer und anders als normal ab (Abb. 641). Eine Körnerschicht als Vorstadium der Verhornung fehlt, in den oberflächenwärts folgenden Schichten behält dann die Epidermiszelle ihren färbbaren Kern, wird also nicht zum regelrechten Hornplättchen. Diese können nunmehr nicht richtig einzeln abgestoßen werden, sondern hängen durch die erhalten gebliebenen Epithelfasern fest zusammen. Dadurch entsteht an der Oberfläche eine geschlossene Zellage, die nur im ganzen durch stärkere Traumen in Form von Platten oder Schuppen abgelöst werden kann. Durch luftgefüllte Spalträume erhalten diese Schuppen oft einen weißlichen Glanz, wie das am besten bei der Schuppenflechte, der Psoriasis[2], zu sehen ist. Die makroskopisch wahrnehmbare Veränderung ist also nur das letzte Glied einer schon im Stratum spinosum einsetzenden Störung.

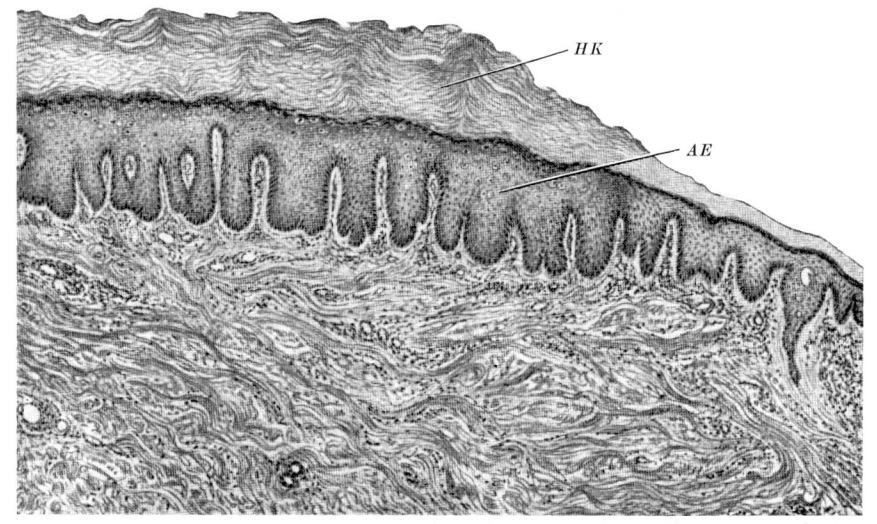

Abb. 642. Juvenile Warze (Verruca plana). *HK* Hyperkeratose; *AE* acanthotisch gewucherte Epidermis. (Nach KYRLE)

Die *Hyperkeratose* (Abb. 642, 648) ist gekennzeichnet durch eine starke Verdickung des aus normal aussehenden Hornplättchen aufgebauten Stratum corneum. Dabei können auch alle übrigen Schichten der Epidermis verbreitert sein. Wir müssen annehmen, daß in diesen Fällen die Verhornung verstärkt und überstürzt abläuft. Daß sie auch qualitativ verändert ist, geht daraus hervor, daß die Hornplättchen trotz ihres normalen Aussehens fester zusammenhängen, so daß sie also nicht spontan abgestoßen werden, sondern eine dicke Hornlage bilden. Die stärkste Ausprägung der Hyperkeratose treffen wir bei der sog. Fischschuppenkrankheit, der Ichthyosis[3].

Unter *Dyskeratose* verstehen wir die vorzeitige, schon im Bereiche des Rete auftretende Verhornung einzelner Zellen. Sie grenzen sich als stark färbbare rundliche Gebilde („Corps ronds") von den umgebenden, nicht verhornenden Zellen durch einen schmalen Spalt scharf ab. Auch dann, wenn sie mit den übrigen Zellen gegen die Oberfläche vorrücken, bleiben sie bis in die Hornschicht hinein durch ihre stärkere Färbbarkeit mit Eosin und ihren pyknotischen Kern deutlich erkennbar. Die Dyskeratose ist kennzeichnend für die Dariersche[4] Krankheit.

---

[1] Keras (griech.) Horn. [2] Abgeleitet von psao (griech.) kratzen, wegen des die Krankheit begleitenden Juckens. [3] Ichthys (griech.) Fisch. [4] F. J. DARIER (1856—1938), Dermatologe, Paris.

b) Abnorme Pigmentierung

Schon normalerweise ist in der Haut melanotisches Pigment in wechselnder Menge enthalten. Einmal sind die Basalzellen mit feinen Pigmentkörnchen beladen, dann findet sich aber auch Pigment in verzweigten Zellen der oberen Coriumschichten, den sog. Chromatophoren. Die wahren *Melaninbildner* (Melanocyten) sind aber eigentümliche, in und unter der Basalschicht liegende Zellen, die den anderen Zellen das Pigment erst über ihre fein verästelten Ausläufer zuleiten. Sie sind von der Neuralleiste her in die Epidermis eingewandert und besitzen eine besondere enzymatische Ausstattung. Allerdings kann man manchmal auch im Corium längliche Zellen nachweisen, die nicht bloß als Pigmentspeicher, sondern auch als Pigmentbildner dienen.

Ein *vermehrter Pigmentgehalt der Epidermis* kann unter verschiedenen äußeren und inneren Einflüssen zustande kommen.

Von *äußeren* Einwirkungen ist besonders die Sonnenbestrahlung zu erwähnen, wobei das langwellige Ultraviolett unmittelbar zu einer Vermehrung und Dunkelung des Pigmentes, das kurzwellige Ultraviolett zuerst zu einer Zellschädigung mit nachfolgender Regeneration führt, wobei überschießend Pigment neu gebildet wird. In ähnlicher Weise kann es auch nach Röntgen- und Radiumeinwirkung zur Pigmentvermehrung kommen. Das Sonnenlicht spielt auch eine Rolle beim Auftreten der sog. Sommersprossen *(Epheliden*[1]*)*, herdförmig umschriebenen Hyperpigmentierungen bei besonders disponierten Individuen. Gewissermaßen eine Steigerung des bei den Sommersprossen zu beobachtenden Vorganges liegt beim *Xeroderma*[2] *pigmentosum* vor. Unter der Lichteinwirkung kommt es hier aber nicht bloß zum Auftreten von Pigmentflecken, sondern auch zu einer Wucherung der Epidermis (Acanthose), die schließlich in Krebs übergeht. Das Xeroderma beruht auf einer ererbten Anlage. Auch thermische Reize können lokale Pigmentvermehrung hervorrufen.

Innerlich bedingt, d.h. nicht auf unmittelbar von der Hautoberfläche her wirkende Reize zurückgehend, ist die vermehrte Pigmentierung bei der Addisonschen Krankheit und der sog. Arsenmelanose. Beim *Chloasma*[3] *gravidarum* der schwangeren und *Chloasma uterinum* der älteren Frauen kommt es nicht nur zu einer herdförmigen Pigmentvermehrung, sondern auch zu einem Zerfall elastischer Fasern in den obersten Coriumlagen.

Totalen *Pigmentmangel* treffen wir beim Albinismus (s. S. 144) an; er beruht auf einem Enzymdefekt, der die Bildung des Melanins verhindert. Herdförmige Pigmentdefekte bezeichnet man als Leukoderma oder Vitiligo.

c) Atrophie

Bei einer Gruppe von Atrophien, die man als *schlaffe* bezeichnet, erscheint die Haut im ganzen verdünnt (Abb. 643) und ist zusammen mit ihrer Epidermis in zahlreiche größere und kleinere Falten gelegt. Die Gefäße scheinen deutlich durch die verdünnte Epidermis durch. Histologisch finden wir eine Umformung der kollagenen Bindegewebsfasern, die sich nunmehr mit Elasticafarbstoffen anfärben lassen. Die elastischen Fasern der oberen Coriumlagen schwinden oder verklumpen. Gleichzeitig schrumpfen und verschwinden auch die Anhangsgebilde der Haut, wie Talgdrüsen, Schweißdrüsen und Haare. In diese Gruppe der Atrophie gehören vor allem die senile Atrophie, die sog. Landmanns- oder Seemannshaut sowie die Veränderungen bei der Acrodermatitis chronica atrophicans.

---

[1] Abgeleitet von Helios (griech.) Sonne.   [2] Xeros (griech.) trocken.   [3] Chloazo (griech.) grüngelb aussehen.

Zu einem *straff* atrophischen Zustand kann die *Sklerodermie*, insbesondere die progressive Sklerodermie, führen. Bei dieser Erkrankung sind die Bindegewebsbündel zunächst verbreitert, wie gequollen, um sich später mehr und mehr in ein narbenartiges, sklerotisches Gewebe umzuwandeln. Die elastischen Fasern sind zwar vermindert oder zerrissen, fehlen aber nicht ganz. Die Epidermis ist über dem Herd verdünnt. In diese Gruppe der Atrophie gehören weiterhin noch die nach Radium- und Röntgenbestrahlung auftretenden atrophischen Hautveränderungen.

d) Kreislaufstörungen

Arterielle (kongestive) *Hyperämie* beruht auf einem erhöhten Blutzustrom in die erweiterten Hautgefäße. An der Leiche ist die kongestive Hyperämie meist kaum mehr nachzuweisen.

Leichter feststellbar ist die *venöse Hyperämie*, wie sie z. B. bei Herzfehlern als Cyanose in Erscheinung tritt. Dabei ist die Haut bläulich und kälter (s. S. 101).

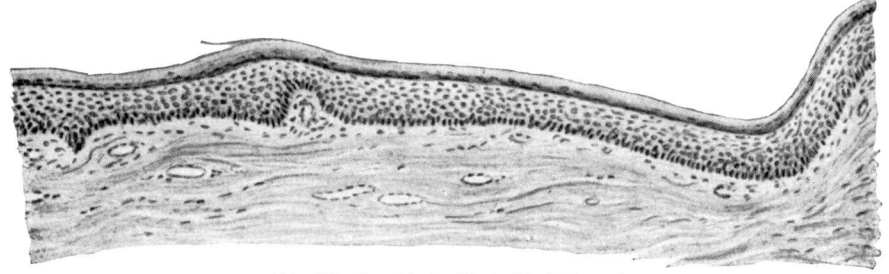

Abb. 643. Atrophie der Haut. (Nach KYRLE)

Kleine *Blutungen* in der Haut schwinden, zum Unterschied von der hyperämischen Rötung, auf Druck nicht, da ja die roten Blutkörperchen in den Gewebsspalten liegen und kaum weggepreßt werden können. An der Haut hat man besonders gut Gelegenheit, das Schicksal des ausgetretenen Blutes zu verfolgen: Das Hämoglobin wird umgewandelt und schließlich aufgesaugt, was man an der Farbänderung des Blutfleckens von rot über blaurot, blaugrünlich bis zu bräunlich erkennen kann. Die Farbänderung entspricht der Umwandlung des Hämoglobins in Hämatoidin und Hämosiderin.

e) Entzündungen

Entzündungserregende Schädlichkeiten können auf *zwei verschiedenen Wegen* die Haut treffen. Einmal von außen von der Oberfläche her: Der Reiz wirkt dabei zunächst auf die Epidermis und kann sich in ihr erschöpfen, oder er dringt durch sie weiter in die Tiefe bis in das Corium; andererseits kann aber die entzündungserregende Schädlichkeit von innen her auf dem Blutweg in die Haut gelangen.

Die entzündlichen Vorgänge selbst spielen sich wie bei allen Entzündungen, so auch in der Haut, am Gefäßbindegewebe ab, d. h. sie haben ihren Hauptsitz in der Cutis. Die *Epidermis* nimmt an ihnen gewissermaßen nur passiv teil, einmal dann, wenn sie den ersten Angriffspunkt einer Schädlichkeit darstellt und durch ihre Zerfallsprodukte den Reiz für das unterliegende, entzündungsfähige Gewebe abgibt; andererseits wird die Epidermis in Mitleidenschaft gezogen werden von Entzündungen, die auf eine unmittelbar am Gefäßbindegewebe angreifende Schädlichkeit zurückgehen, da sie ja in ihrer ganzen Lebenstätigkeit von dem unterliegenden ernährenden Gefäßsystem abhängt. Die Epidermis bestimmt aber schon allein durch ihre Anwesenheit die „äußere Form" der Entzündung im buchstäblichen Sinne, indem sie das entzündungsfähige Gewebe nach einer Seite, zur Hautoberfläche, abschließt und so die Ausbreitung des entzündlichen Exsudates beeinflußt.

Die *Grundvorgänge der Entzündung* (Gewebsschädigung, Kreislaufstörung, Exsudation, Gewebsneubildung) bleiben auch in der Haut dieselben wie im Bereich anderer Organe, wenn auch ihr Erscheinungsbild mehr als anderswo durch die besonderen örtlichen Gewebsverhältnisse geprägt wird. Man benennt gewöhnlich die Hautentzündungen nach demjenigen Teilvorgang, der jeweils im klinischen und anatomischen Bild am meisten in die Augen springt. Dieser Standpunkt, so praktisch er ist, hat aber auch gewisse Nachteile. Einmal ist es durchaus nicht immer ohne weiteres klar, welchen Teilvorgang man als wesentlichen und kennzeichnenden ansehen soll, besonders deshalb, weil bei vielen Entzündungen das äußere Erscheinungsbild während des Ablaufes wechselt, man sich also für ein Stadium des ganzen Vorganges entscheiden muß. Außerdem haben alle Entzündungen bei genauer Betrachtung sehr viele Gemeinsamkeiten, besonders wenn sie länger andauern: Die Mitbeteiligung der Epidermis wird immer wieder unter ähnlichen Erscheinungen ablaufen (Acanthose, Parakeratose, Spongiose), ebenso wie im Corium fast immer eine perivasculäre kleinzellige Infiltration zu finden ist. Am meisten kennzeichnend werden daher die Anfangsvorgänge bei den Entzündungen sein, während die Endzustände einander ähnlich werden können.

1. Einige besondere Formen der Entzündung. Eine ausgeprägte (entzündliche) Hyperämie tritt klinisch in Form größerer (**Erythem**[1]) oder kleinerer (**Roseolen**[2]) roter Flecken in Erscheinung. Hierher gehören die Exantheme[3] bei Scharlach, Masern und Syphilis, die Typhus- und Fleckfieberroseolen, Exantheme nach Arzneimitteln usw.

Auch das *Erysipel*[4] ist durch eine scharf gegen die normale Haut abgesetzte Rötung und Schwellung der Haut gekennzeichnet. Die Erkrankung wird hervorgerufen durch eine Infektion mit Streptokokken, die von außen her durch kleinste Risse oder Wunden in das Gewebe eingedrungen sind. Sie verursachen eine serofibrinöse Entzündung mit mäßig zellreichem Exsudat, die sich oft mit überraschender Schnelligkeit um die Eintrittspforte ausbreitet. Ebenso rasch wie sie aufgetreten ist, schwindet die Veränderung wieder. Nur selten gelangen Streptokokken ins Blut und können dann eine lebensgefährliche Allgemeininfektion erzeugen.

Ist außer der Hyperämie noch eine nennenswerte Menge von serösem Exsudat vorhanden (seröse Entzündung), dann wird die betroffene Stelle leicht über die Oberfläche erhaben sein, eine **Quaddel** (Urtica) bilden. Der Befund sehr zahlreicher Quaddeln kennzeichnet die *Urticaria*, die bei manchen Menschen als Ausdruck einer Überempfindlichkeit (Sensibilisierung) gegen gewisse Eiweißstoffe auftritt, wie Erdbeeren, Krebsfleisch u.a.m. (s. auch S. 47). Bei der *Urticaria pigmentosa* handelt es sich dagegen um eine örtliche Mastzellwucherung, aus der Histamin und Heparin freigesetzt werden kann. Eine solche ,,Mastocytose" kann auch generalisiert auftreten.

Unter Lichen[5] versteht man eine Hauterkrankung, bei der kleine, nicht in Bläschen oder Pustelbildung übergehende **Knötchen** in der Haut entstehen. Sie entsprechen umschriebenen entzündlichen Infiltrationen in den obersten Cutislagen, über denen die Epidermis verdickt ist und parakeratotische Schuppenbildung oder Hyperkeratose zeigt. Je nach dem Verhalten der Hornschichten

---

[1] Erythema (griech.) Röte. [2] Verkleinerungswort von rosa (lat.) Rose — im Hinblick auf die rote Farbe der Veränderungen. [3] Abgeleitet von anthos (griech.) Blume. [4] Abgeleitet von erythros (griech.) rot und pelos (griech.) dunkelfarbig. [5] Lichen (griech.) Flechte.

unterscheidet man einen *Lichen ruber*[1] *planus* (flache Schuppen) und einen *Lichen ruber acuminatus*[1] (spitz vorragende Schuppen).

Bei manchen Entzündungen sammelt sich seröses Exsudat in oberflächlichen Hohlräumen an, die je nach ihrer Größe als **Blasen** oder **Bläschen** bezeichnet

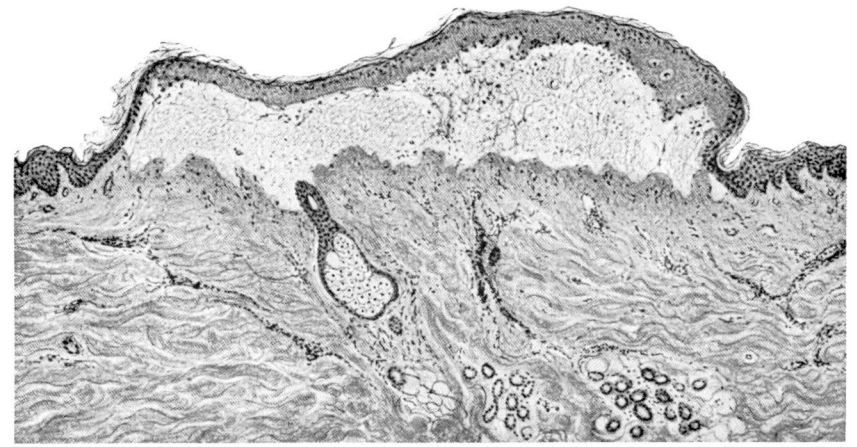

Abb. 644. Blasenbildung nach Abhebung der ganzen Epidermis von der Cutis bei Erfrierung. (Nach KYRLE)

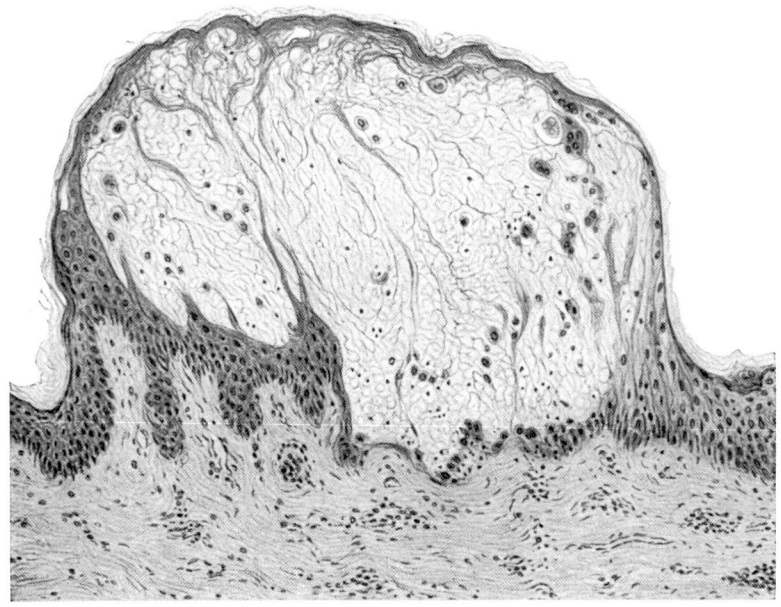

Abb. 645. Bläschenbildung durch degenerativen Zerfall der Epidermis bei Varicellen (gleiches Bild bei Herpes zoster). (Nach KYRLE)

werden. Sie entstehen entweder dadurch, daß das Exsudat die ganze Epidermis vom Corium abhebt (Verdrängungsblasen; Abb. 644) oder in der Epidermis einzelne Zellen zugrunde gehen und in diese Höhlung dann vom Corium her Flüssigkeit nachströmt (Degenerationsblasen; Abb. 645). Auf welcher Grundlage nun auch die Blasen und Bläschen entstanden sein mögen, wesentlich für ihr Auftreten

---

[1] ruber (lat.) rot; acuminatus (lat.) spitz.

ist immer der Umstand, daß die Hornschicht der Epidermis einen so festen Zusammenhalt aufweist, daß sie durch den Druck der Flüssigkeit nicht ohne weiteres eingerissen wird.

Das Auftreten in Gruppen stehender Bläschen ist kennzeichnend für den *Herpes*[1]. Beim gewöhnlichen Herpes finden sich Bläschen in der Umgebung des Mundes (Herpes labialis, Fieberbläschen) oder des Genitales (Herpes genitalis) und bilden sich nach Trübung ihres Inhaltes durch Eintrocknung nach einigen Tagen zurück. Der *Herpes zoster*[2] ist dadurch gekennzeichnet, daß die Bläschen sich an das Ausbreitungsgebiet eines Nerven halten. Im Bereich des Rumpfes stehen sie daher auf einem Band beisammen (Gürtelrose), das der Nervenausbreitung entsprechend eine Körperhälfte betrifft. Beide Herpesformen sind durch Virusarten bedingt, die offenbar eine besondere Affinität zu den Abkömmlingen des Ektoderms, der Haut und dem Zentralnervensystem haben (s. auch S. 447). In der Haut findet man sehr kennzeichnende Einschlußkörperchen in den Kernen der Epidermiszellen (s. Abb. 170). Durch den Zerfall dieser Zellen entstehen dann die intraepidermal gelegenen Degenerationsblasen. Dasselbe Bild finden wir auch bei *Varicellen* (Abb. 645).

Auch die weit umfänglicheren *Pemphigus*blasen[3] entwickeln sich zunächst durch Zerfall in der Epidermis selbst, schließlich kann aber die Basalschicht zugrunde gehen oder auch die ganze Epidermis abgehoben werden und als Blasendecke dienen. Nach Einreißen der Blase und Entleerung ihres wäßrigen Inhaltes stellt sich meist die Epidermis in voller Dicke wieder her, so daß keine Narbe, sondern bloß eine pigmentreichere Stelle zurückbleibt. Von den verschiedenen Formen des Pemphigus können manche, z. B. der Pemphigus vulgaris, in einigen Monaten unaufhaltsam zum Tode führen. Bei dieser Erkrankung treten auch Bläschen im Bereich der Mundhöhlenschleimhaut auf. Man nimmt jetzt ein Virus als Erreger an.

Beim *Ekzem*[4] sammelt sich serös-entzündliches Exsudat zwischen den Epidermiszellen an; dadurch, daß diese zugrunde gehen, entstehen Bläschen, die von selbst platzen oder auch infolge des Juckreizes aufgekratzt werden. So gelangt das in den Bläschen angesammelte, aus der Tiefe der Cutis nachströmende Exsudat an die Oberfläche. Wir sagen: Das Ekzem näßt. Durch Eintrocknung des Exsudates bilden sich gegebenenfalls Krusten und Borken. Wenn die Sekretion aufhört, regenerieren die Epithelien unter der Kruste bzw. Borke; es kann dann völlige Wiederherstellung der Haut erfolgen. Nur eine bräunliche Pigmentierung erinnert manchmal an die Stelle des vorangegangenen Ekzems. Beim chronischen Ekzem tritt allerdings eine Verdickung der Epidermis und des Coriums auf, die unter Umständen hohe Grade erreichen kann. Als Ursache des Ekzems kommen verschiedene äußere und innere Einwirkungen in Frage, wobei offenbar noch nervöse, an den Gefäßbahnen angreifende Einflüsse eine freilich nicht immer genau abgrenzbare Rolle spielen.

Wenn Staphylokokken oder Streptokokken in die Haut eindringen, können sie sich, ohne weiter in die Tiefe zu gelangen, in der Epidermis ansiedeln. Sie erzeugen hier Bläschen mit zunächst klarem, dann durch Eiterzellen getrübtem Inhalt. Platzen die Bläschen, dann erstarrt der Inhalt zu einer honiggelben Kruste. Wir sprechen von *Impetigo*[5]. Wenn die Impetigo an den Haarfollikeln auftritt (Impetigo follicularis), kann sich aus ihm durch Tieferschreiten der Furunkel entwickeln (s. unten).

---

[1] Von herpo (griech.) kriechen.   [2] Zoster (griech.) Gürtel.   [3] Pemphix (griech.) Blase.
[4] Ekzema (griech.) durch Hitze herausgetriebener Ausschlag; abgeleitet von „ekzeo" (griech.) auskochen.   [5] Impetigo (lat.) Räude; abgeleitet von „impeto" (lat.) plötzlich ergreifen.

Über die Hautoberfläche vorspringende, mit Eiter gefüllte Bläschen bezeichnet man als **Pusteln**. Vielfach sind sie zunächst mit wäßrigem Inhalt gefüllt, der mehr und mehr eitrig wird. Sehr zahlreiche, über die ganze Haut verstreute Pusteln kennzeichnen die *Variola*[1] *vera* (Blattern, Pocken). Sie geht auf eine Ansiedlung des Blatternvirus (s. S. 241) in den Epidermiszellen zurück, die unter seinem Einfluß schollig zerfallen. Da die Basalschicht der Epidermis ebenfalls ergriffen und zerstört wird, kann auch das Corium bzw. sein Papillarkörper geschädigt werden, so daß bei der Ausheilung eine seichte Blatternnarbe zurückbleibt.

Staphylokokken rufen im allgemeinen mehr umschriebene, zu eitriger Einschmelzung neigende Entzündungen hervor. Das trifft auch für die Haut zu, in die sie zumeist entlang der Haare eindringen. Siedeln sie sich in der Epidermis selbst an, dann entsteht um die Haarmündung eine Impetigopustel (Impetigo follicularis). Wenn die Keime aber tiefer in die Haut hineingelangen, erzeugen sie umschriebene Gewebseinschmelzungen in Form von eitergefüllten Hohlräumen, **Abscesse.**

So ist der *Furunkel*[2] eine um den Haarbalg lokalisierte eitrige Entzündung, die sich auf die Umgebung ausdehnt und zu Gewebsnekrose führt. Diese wird durch eitrige Einschmelzung aus dem Zusammenhang gelöst und als Pfropf mit dem Eiter nach außen abgestoßen. Dadurch entsteht ein mehr oder minder tiefer, kraterförmiger Substanzverlust, der, wenn einmal die Ausstoßung des Pfropfes erfolgt ist, sehr schnell durch Granulationsgewebe und später durch eine bindegewebige Narbe ausgefüllt wird. Wenn auch die allermeisten Furunkel glatt ausheilen, so kommen doch gelegentlich ernste Komplikationen vor, wie Einbruch der Erreger in die Venen mit nachfolgender Thrombophlebitis und Sepsis oder Pyämie. Besonders gefährlich sind die Furunkel im Bereich einzelner Anteile des Gesichtes, wie an Oberlippe und Nase, weil von ihnen aus auf dem Blut- oder Lymphweg eine Infektion der Gehirnsinus und der Leptomeningen entstehen kann.

Der *Karbunkel*[3] unterscheidet sich vom Furunkel durch die besondere Schwere der Entzündung und ihre Ausdehnung. Anatomisch verhält er sich etwa so wie ein Komplex nahe beisammenliegender oder zusammenfließender Furunkel. Besonders Diabetiker neigen zu schwerer Furunkulose oder Karbunkeln.

Die Haut des *Neugeborenen* und *Kleinkindes* reagiert auf die Infektion mit Staphylokokken anders als die des Erwachsenen. Beim Neugeborenen entstehen Blasen, die reichlich Kokken enthalten *(Pemphigoid)*, oder es kommt nach einer anfänglichen Rötung zu ausgebreiteter Abhebung der Epidermis durch entzündliches Ödem *(Dermatitis exfoliativa Ritter*[4]*)*. Sie ist dann über dem Corium leicht verschiebbar und abzulösen. Bei einige Monate alten Kindern treten bereits richtige Abscesse in der Haut auf, die aber nicht wie die Furunkel beim Erwachsenen an Follikel, sondern an Schweißdrüsen gebunden sind. Die Lieblingslokalisation dieser Abscesse ist der Hinterkopf, die Stelle also, mit der der Kopf auf dem Kissen ruht. Wenn die Abscesse über die ganze Haut verbreitet sind, spricht man von *Pyodermie* (Periporitis). Trotz oft sehr ausgebreiteter eitriger Gewebseinschmelzung kommt es nur selten zu einer Absiedlung der Keime in innere Organe. Bei noch älteren Kindern tritt die Staphylokokkeninfektion unter dem Bilde der *Impetigo* auf, die allerdings auch durch Streptokokken hervorgerufen werden kann. Dabei handelt es sich dann um eine bakterielle flächenhafte Entzündung der Oberhaut bzw. Epidermis.

Panaritium[5] nannte man früher nur eine Entzündung, die unter der Oberhaut des Nagelfalzes weiterkroch. Jetzt faßt man unter dieser Bezeichnung alle eitrigen Entzündungen der Finger, ja sogar der Handfläche zusammen. Tatsächlich liegen nämlich an den Fingern besondere anatomische Verhältnisse insoferne vor, als die straffen Bindegewebszüge nicht wie sonst am Periost enden, sondern in den Knochen einstrahlen. Da also eine besondere trennende

---

[1] Abgeleitet von varus (lat.) Fleck. [2] Früher: furvunculus von furvus (lat.) schwarz.
[3] Verkleinerungswort von „carbo" (lat.) Kohle, weil die Veränderung oft dunkelgefärbt erscheint — s. auch Anm. 1. [4] G. v. RITTER (1820—1883), Pädiater, zuletzt Görlitz. [5] Wohl entstanden aus „paronychion" [onyx (griech.) Nagel], d.h. eine um den Nagel lokalisierte Entzündung. Das Wort dürfte dann in volkstümlicher Anlehnung an „panus", griech. „penos": eitrige Entzündung umgewandelt worden sein.

Schicht fehlt, können Entzündungen der Haut leicht auf den Knochen, die Gelenke und Sehnen übergreifen. Solche Entzündungen werden durch Staphylokokken und außerdem auch durch Streptokokken verursacht, die durch Schrunden oder Verletzungen eingedrungen sind. Man kann oberflächliche und tiefe Formen des Panaritiums unterscheiden. Zu den *oberflächlichen* Panaritien gehören die Paronychie, also eine Entzündung um den Nagel, sowie die subcutanen und subungualen Panaritien; bei den *tiefen* Panaritien der Finger greift die Entzündung auf den Knochen (P. osseum), die Gelenke (P. articulare) und die Sehnenscheiden über (P. tendinum), wobei es zu Nekrose von Knochen, Knorpel und Sehnenanteilen kommt. Schließlich kann sich eine tiefe Phlegmone der Hohlhand anschließen.

Zum Unterschied von den Staphylokokken erzeugen die *Streptokokken* meist keine umschriebene, sondern eine diffus ausgebreitete eitrige Entzündung. Ihre mildeste Form bei cutaner Ausbreitung haben wir bereits beim Erysipel kennengelernt, eine weitere bei Impetigo. Die schwerere Form ist die Phlegmone, eine eitrige Entzündung, die auch mit Einschmelzung der unter der Haut liegenden Gewebe, wie Muskulatur und Fettgewebe, einhergehen kann. Besonders gefährlich ist eine an Leukocyten arme „sulzige Phlegmone", bei der das Exsudat eine große Menge von Streptokokken enthält.

Durch Zerfall pathologisch veränderten Gewebes können in der Haut Geschwüre entstehen, die je nach der zugrunde liegenden Gewebsveränderung sich in Aussehen und weiterem Schicksal unterscheiden. Hier sei nur auf ein wichtiges Hautleiden hingewiesen, bei dem die **Geschwürsbildung** das am meisten in die Augen springende Krankheitszeichen ist, das *Ulcus cruris*. Es verdankt seine Entstehung einer Kreislaufstörung im Bereich der Unterschenkel infolge Blutstauung und Varicenbildung. Durch das meist begleitende Ödem wird die Haut sehr empfindlich, so daß ganz kleine, durch sonst harmlose Traumen entstandene Substanzverluste nicht wie gewöhnlich glatt heilen, sondern sich immer weiter vergrößern. Ihr Grund ist von einem rötlichen Granulationsgewebe gebildet (Abb. 646), das geringe Mengen von Flüssigkeit absondert. Heilen die Geschwüre unter Narbenbildung und Epithelisierung wieder aus, so entsteht eine dünne, meist auch stärker pigmentierte Hautstelle, die bei geringer Schädigung wiederum leicht einreißt und so das Leiden von neuem entstehen läßt. Die Geschwüre sind also ausgesprochen chronisch und therapeutisch schwer zu beeinflussen.

2. Tuberkulose. Eine besondere Form der Hauttuberkulose, der *Lupus*[1] *vulgaris*, ist gekennzeichnet durch das Auftreten eines entzündlichen Granulationsgewebes im Corium, das miliare Tuberkel enthält. Gewöhnlich überwiegen in ihnen die Epitheloidzellen. Wenn die Herde verkäsen und nach außen durchbrechen, entstehen Geschwüre, die mit Eiter und Krusten bedeckt sind. In ihrem Rand und Grund treten neue Tuberkel auf, die durch ihren Zerfall zu einer Ausbreitung des geschwürigen Prozesses nach der Tiefe und der Fläche führen. Andererseits kann es zur Ausheilung unter Bildung von oft wulstigen Narben kommen. So schreitet die Krankheit, wenn sie sich selbst überlassen bleibt, durch Jahre hindurch langsam weiter und verursacht eine schwere Entstellung, besonders im Bereich ihrer Lieblingslokalisation, im Gesicht: Lippen und Augenlider sind zerstört und narbig verändert, das knorpelige Nasengerüst geschwunden usw. Die Epidermis ist zunächst wenigstens von dem im Corium sich abspielenden Prozeß nicht oder nur sehr wenig in Mitleidenschaft gezogen. Im weiteren Verlauf kann sie aber wuchern, sich verdicken und auch krebsig ausarten (Lupuscarcinom), was zuweilen aber erst unter dem Einfluß einer Behandlung mit Röntgenstrahlen geschieht, so daß es sich dann eher um ein Röntgencarcinom auf Lupusbasis handelt.

Beim *Scrophuloderma*[2] bildet das tuberkulöse Granulationsgewebe knotige Herde in der Subcutis, über denen die Haut zunächst noch verschieblich ist. Je

---

[1] Lupus (lat.) Wolf — wegen des fressenden, zerstörenden Charakters der Erkrankung; vulgaris (lat.) gewöhnlich.   [2] Von scrofa (lat.) Schwein — s. Anm. S. 369.

weiter sich die Veränderung aber gegen die Hautoberfläche zu ausbreitet, um so mehr wird die Haut unverschieblich und verdünnt. Die verkästen Massen brechen schließlich nach außen durch, so daß Geschwüre mit unterminierten Rändern und in die Tiefe ziehenden Fistelgängen entstehen. Bei der Ausheilung bleiben eingezogene Narben zurück.

Daß das Auftreten und der Ablauf der Hauttuberkulose in den erwähnten Formen nicht bloß durch die Anwesenheit von Tuberkelbakterien, sondern weitgehend auch durch die Reaktionslage des Gesamtorganismus bestimmt werden, zeigt uns das unfreiwillige Experiment der Einimpfung von Tuberkelbakterien in

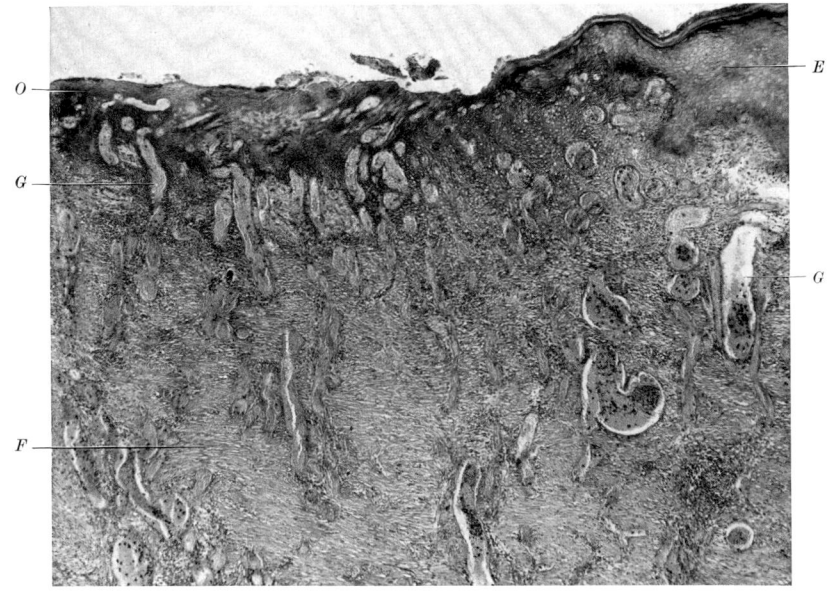

Abb. 646. Granulationsgewebe am Grunde eines Hautgeschwüres. Zahlreiche senkrecht zur Oberfläche aufsteigende Gefäße (*G*); dazwischen senkrecht zum Gefäßverlauf angeordnete kollagene Fasern (*F*). Vom Rande her gegen die Geschwürsfläche (*O*) vorwuchernde Epidermis (*E*)

die Haut sonst gesunder Menschen. So entstehen z. B. bei Sektionsgehilfen, die sich an tuberkulösen Leichen infizieren, zwar grundsätzlich ähnliche Veränderungen wie beim Lupus, sog. *Leichentuberkel*, sie heilen aber ganz in der Regel spontan aus. Die Wucherung der Epidermis beherrscht manchmal das Bild (Tuberculosis verrucosa cutis).

Einige Hauterkrankungen, bei denen zwar nicht das typische tuberkulöse Granulationsgewebe entsteht, aber doch das Tuberkelbacterium als Erreger sicher oder zumindest wahrscheinlich ist, werden als *Tuberkuloide* bezeichnet. Hierher gehört z. B. das Boecksche Sarkoid (s. S. 227).

3. Lues. Der *syphilitische Primäraffekt*, der sich nach einer Inkubationszeit von durchschnittlich 3 Wochen am Ort der Infektion findet, ist histologisch gekennzeichnet durch eine zunächst leukocytäre, bei längerer Dauer aber mehr und mehr lymphocytäre und besonders plasmocytäre Infiltration der Cutis. Alle Gewebsspalten, besonders die perivasculären, sind prall mit Zellen erfüllt. Dazu kommen noch Wucherung der ortsständigen Bindegewebszellen und Hyalinisierung der Bindegewebsbündel, so daß sich der scharf abgegrenzte Herd hart anfühlt (Initialsklerose). Bei Zerfall der bedeckenden Epidermis entsteht eine flache Erosion oder, wenn Teile der veränderten Cutis mit zerfallen, was etwa in der Hälfte der Fälle eintritt, ein Geschwür, der harte Schanker. Die Wundfläche sondert Sekret ab, das reich ist an Spirochäten. Hat ein geschwüriger Zerfall stattgefunden, so heilt der Primäraffekt unter entsprechender Behandlung mit einer bindegewebigen Verdickung (Narbe) aus, die noch jahrelang nachweisbar bleibt.

Bei einer Generalisation der Syphilis *(Sekundärstadium)* entstehen in der Haut außerordentlich vielgestaltige Veränderungen, die mit anderen (unspezifischen) Hauterkrankungen große Ähnlichkeit haben können, was auch in der Namensgebung der einzelnen ,,Syphilide" zum Ausdruck kommt. Die Syphilide gehen histologisch auf eine dichte, gleichmäßige Zellinfiltration zurück, die gegenüber den unspezifischen Infiltraten einige kennzeichnende Eigenheiten aufweist: Sie ist scharf begrenzt, da ihr der umgebende reaktive Entzündungshof fehlt; die Infiltrate bilden sich zurück und werden resorbiert, so daß die Syphilide zu völligem Schwund neigen; die Rückbildung kann zunächst im Zentrum erfolgen, während die Infiltration an den Rändern gegebenenfalls noch fortschreitet. Makroskopisch bildet das Knötchen oder die Papel den Grundtypus des Syphilides; ein flach über das Niveau der Haut vorspringender, scharf begrenzter Herd, der derb und braunrot erscheint. Überwiegt die gefäßbedingte Rötung, so sprechen wir von syphilitischer Roseola. Die Epidermis wird in verschiedener Weise mit ergriffen: Sie schuppt über dem sich zurückbildenden Infiltrat ab (z. B. Psoriasis plantaris et palmaris syphilitica) oder wird durch Exsudat in Bläschen (Herpes syphiliticus) und Blasen (Pemphigus syphiliticus) abgehoben. Auch Eiterpusteln kommen vor (Impetigo und Acne syphilitica). Die sekundär-syphilitischen Veränderungen heilen meist ohne Hinterlassung wesentlicher Folgezustände ab, nur manche verursachen eine Schädigung der Pigmentbildung, so daß die betreffenden Stellen als weißliche Flecken (Leukoderma syphiliticum) bestehenbleiben.

Das für die *tertiäre Syphilis* kennzeichnende gummöse Granulationsgewebe kommt auch in der Haut, und zwar in verschiedenen Formen vor. Einmal liegt der Gummiknoten einzeln in der Subcutis. Er kann zentral erweichen und dann durch die Haut perforieren, so daß ein tiefes Geschwür entsteht. Bei der Abheilung entwickelt sich eine wulstige Narbe. Im Corium liegende gummöse Infiltratherde treten meist zu mehreren auf. Über ihnen zerfällt die Haut unter Bildung eines wie mit einem Locheisen ausgestanzten Defektes. Die bei der Ausheilung entstehenden flachen Narben sind oft entsprechend der ursprünglichen Anordnung der Infiltrate durch ein Gitter normaler Hautanteile voneinander getrennt. Gummen können durch ihr Tiefergreifen zu ausgedehnten Gewebszerstörungen, besonders an der Nase, dem Kopf und den Händen, führen. Schließlich kommt es im Tertiärstadium in der Haut zu knolligen syphilitischen Infiltraten, die meist in Gruppen angeordnet sind. Während sie am Rande weiterschreiten, zerfallen sie im Zentrum und heilen hier narbig aus.

f) Pilzerkrankungen

Der *Favus*[1] (Erbgrind) wird durch das Achorion Schönleini[2] hervorgerufen. Der Pilz breitet sich flächenhaft in der Epidermis aus, so daß das scheibenförmige Pilzlager (Scutulum) von einer dünnen Epidermisschicht bedeckt sein kann. Löst man sie ab, so stößt man auf die trockenen gelbweißlichen Pilzmassen. Da die Pilze entlang den Haaren in die Wurzelscheiden eindringen, kommt es zu einer Schädigung der Haare und schließlich zum völligen Haarschwund an der befallenen, sich narbig verändernden Hautstelle (narbige Alopecie[3]).

Trichophytien werden vom Trichophyton tonsurans[4] verursacht, das je nachdem, ob es behaarte oder nichtbehaarte Hautbezirke befällt, verschiedene Krankheitsbilder hervorruft. An nicht behaarten Stellen liegen die Pilze in den tiefen Schichten der Epidermis und erzeugen Bläschen oder Flecken auf scheibenförmig geröteter Basis (Herpes tonsurans[5], Trichophytia

---

[1] lat.: Honigwabe, wegen der gelben Scutula (lat.) Schildchen.   [2] Achor (griech.) Schorf; L. J. SCHÖNLEIN (1793—1864), Kliniker, Berlin.   [3] Alopekia (griech.) Haarausfall wie beim Fuchs (griech.) ,,Alopex".   [4] Trix (griech.) Haar, Genitiv: trichos; phyton (griech.) Gewächs; tondeo (lat.) scheren.   [5] Herpo (griech.) kriechen.

superficialis). An behaarten Stellen wuchern sie in das Haar selbst ein und bringen es zum Zerfall (Herpes tonsurans capillitii, Trichophytia profunda). Dabei kann die Kopfhaut an umschriebenen Stellen kahl werden. Durch das Vordringen der Pilze in den Haarbalg und dessen Umgebung entstehen Absceßchen und Granulome, die an Tuberkel erinnern.

Die *Mikrosporie* ist fast nur auf dem Kopf von Kindern anzutreffen und macht bloß geringe Entzündungserscheinungen. Sie führt zu einem Abbrechen der Haare.

Nur in der Hornschicht breiten sich die Erreger der *Pityriasis versicolor* (Mikrosporon furfur[1]) und des *Erythrasma* aus.

g) Hypertrophie

Eine umschriebene *Verdickung der Hornschicht (Hyperkeratose)* ist kennzeichnend für die Hautschwiele. Sie tritt an Stellen auf, die einem dauernden oder wiederholten Druck ausgesetzt sind, wie z. B. an den Händen der Arbeiter. Druck von zu engem Schuhwerk führt am Fuße zu Schwielenbildung, wobei aber die verdickte Hornschicht durch den Druck in das Niveau der Hautoberfläche hineingepreßt wird. Dabei werden die unteren Epidermislagen gegen die Cutis vorgetrieben und verdünnt *(Clavus*[2], *Hühnerauge)*.

Manchmal erhebt sich die verdickte und nicht abschilfernde Hornschicht an umschriebener Stelle zentimeterweit über die Hautoberfläche und bildet das sog. *Cornu cutaneum* (Hauthorn). Wer erinnert sich nicht bei der Betrachtung der Abb. 647 an die Hörner, mit denen alte Maler den Teufel dargestellt haben, oder an das Gehörn einer Gemse? In der Tat finden wir ähnlich wie bei diesem auch beim Hauthorn des Menschen einen bindegewebigen, allerdings meist papillären Grundstock, dem die Hornmassen aufsitzen. Das menschliche Hauthorn neigt dazu, an seiner Basis in Krebs überzugehen.

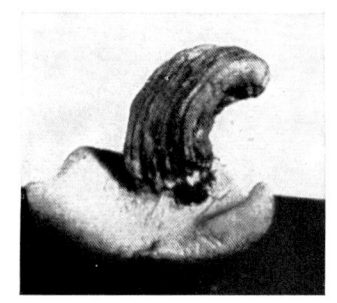

Abb. 647. Hauthorn (nat. Größe)

Als umschriebene Hypertrophien der Haut können wir auch die Warzen ansehen. Bei der *Verruca plana* (Abb. 642) ist die Epidermis verdickt durch eine Verbreiterung der Stachel- und Hornschicht (Acanthose), auch sind infolge des Tiefenwachstums der Epidermis die bestehenden Papillen verlängert. Werden durch die Epidermiswucherung neue Papillen abgefurcht, so sitzt sie schließlich einem verzweigten bindegewebigen Grundstock auf. Die Oberfläche der Wucherung erscheint dann leicht höckerig. Der feinzottige Aufbau kann aber äußerlich verdeckt sein durch eine dicke Hornlage, welche die Täler zwischen den Zotten ausfüllt und ihre Spitzen überzieht. Die Warze besitzt dann eine harte Beschaffenheit *(Hornwarze, Verruca dura)*. Das Bild der *papillären Warze* (Abb. 648) tritt erst deutlich hervor, wenn die Hornlage abgestoßen wird. Das ist besonders bei den Hautwarzen älterer Menschen der Fall. Papilläre hyperkeratotische Hautwarzen, die reichlich Pigment enthalten, kennzeichnen die *Acanthosis nigricans*. Sie tritt vorwiegend bei älteren Leuten auf und ist in der Hälfte der Fälle von Magencarcinom begleitet. Weitergehende Abfurchung von Bindegewebspapillen durch das wuchernde Epithel führt zu sehr umfänglichen, plump zottigen Wucherungen, den *spitzen Kondylomen*[3] (Abb. 195/3 und 569). Sie sitzen an Hautstellen, die dauernd dem Einfluß eines reizenden Sekrets unterliegen, wie an der Harnröhrenmündung oder der Vulva bei Gonorrhoe, am Anus usw. Zum Unterschied von den Hornwarzen sind diese Wucherungen von eher weicher Beschaffenheit, weil die Hauptmasse der bedeckenden Epidermis unverhornt bleibt.

---

[1] Furfur (lat.), pityron (griech.) Kleie; versicolor (lat.) farbändernd.   [2] Clavus (lat.) Nagel.
[3] Von Kondos (griech.) rundlich; wegen der rundlichen Form der Wucherung.

Die jugendlichen Warzen und Kondylome beruhen auf einer Infektion mit einem *Virus*, für das beim Kondylom erst das reizende Sekret die Ansiedlungsmöglichkeiten schafft. Aus den bei Jugendlichen auftretenden Hautwarzen hat man einen zellfreien Saft gewinnen können, durch den sich die Warzen übertragen ließen. So erklärt sich auch das gehäufte Auftreten dieser Bildungen im schulpflichtigen Alter, in dem die Infektionsmöglichkeit größer ist. Dagegen beruhen die Warzen bei alten Leuten nicht auf einer Virusinfektion.

Als *Molluscum pseudocarcinomatosum* (Keratoacanthom) wird eine eigentümliche Epithelwucherung bezeichnet, die einerseits dem Molluscum contagiosum

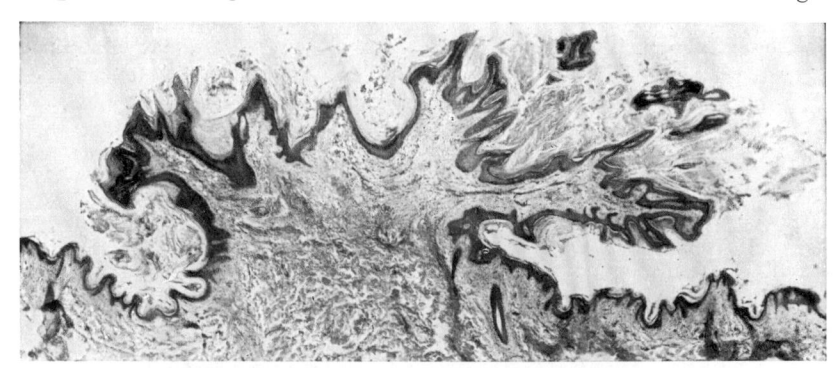

Abb. 648. Papilläre hyperkeratotische Hautwarze

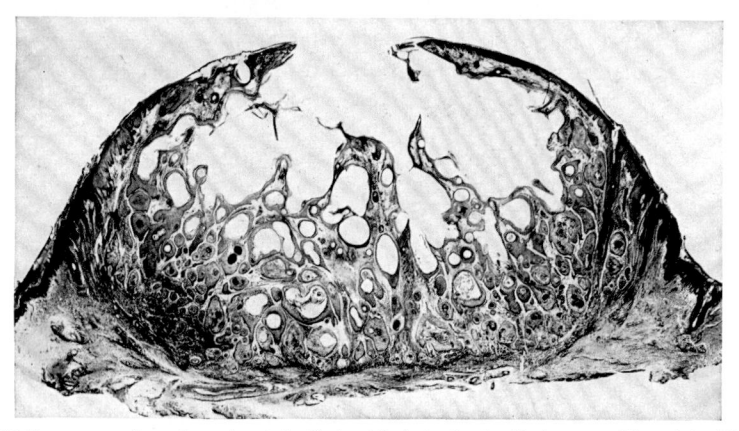

Abb. 649. Molluscum pseudocarcinomatosum im Zustand fortschreitender Verhornung. Die meisten Hornmassen aus dem Schnitt herausgefallen, so daß nur Lücken übriggeblieben sind

(S. 261) gleicht insoferne, als sie rundliche, über die Hautoberfläche vorspringende Buckel bildet, die im Zentrum meist eine Delle tragen; einem Carcinom ähnelt die Wucherung darin, daß man histologisch Züge und Zapfen von Epidermiszellen erkennt, die infiltrierend in das Corium — aber nicht weiter! — vorwachsen und durch zentrale Verhornung Hornperlen bilden (Abb. 649). Die Veränderung sitzt vorwiegend im Gesicht und heilt durch Abstoßung der schließlich völlig verhornenden Epithelzellen spontan ab. Da beim Kaninchen ähnliche Hautveränderungen durch ein Virus ausgelöst werden, hat man auch beim Menschen an eine solche Ätiologie gedacht, ohne sie allerdings beweisen zu können.

h) Tumoren

Tumoren des Binde- und Stützgewebes. *Fibrome* der Haut stellen einzeln vorkommende Knoten dar, die von glatter, gedehnter Epidermis überzogen sind. Sie bestehen aus gewucherten Fibroblasten mit mehr oder weniger reichlicher Faserbildung (hartes und weiches Fibrom). Die Geschwulstzellen dringen infiltrierend in die Umgebung vor, so daß sie vielfach die Anhangsgebilde der Haut einschließen (Abb. 650). Bei ihrem Wachstum heben sich die Fibrome aus der Haut halbkugelig oder pilzförmig heraus und können schließlich mit ihr nur durch einen schmalen Stiel zusammenhängen (Fibroma pendulum). Wenn zahlreiche weiche Fibrome vorhanden sind (Fibroma molle), handelt es sich zumeist um Neuro- bzw. Neurinofibrome (s. S. 449).

Eine besondere Form geschwulstartiger Bindegewebswucherungen in der Haut stellt das *Keloid*[1] dar. Das *echte* Keloid entsteht spontan oder nach ganz gering-

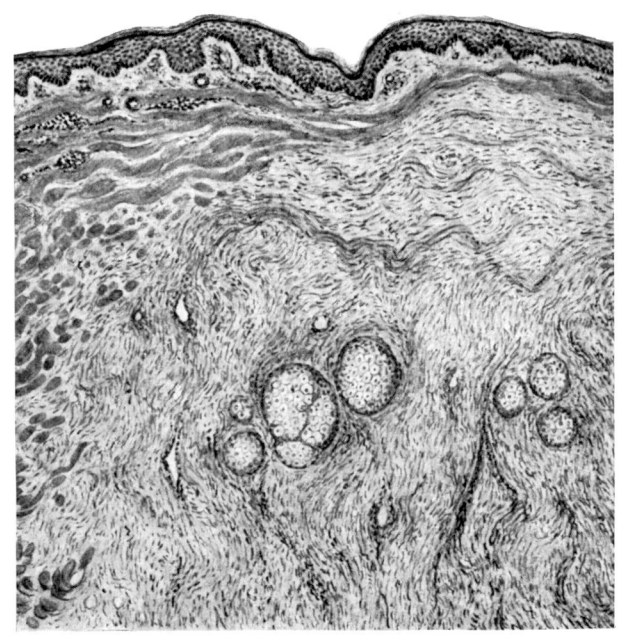

Abb. 650. Zellreiches Fibrom der Haut; in der Mitte von Geschwulstzellen umwachsene Talgdrüsen. (Nach KYRLE)

fügigen Verletzungen, meist in der Sternalgegend. Zunächst tritt ein an Spindelzellen reiches Gewebe auf, in dem sich mehr und mehr kollagene, hyalin entartete Fasern entwickeln. Elastische Fasern fehlen; in der Wucherung eingeschlossene Drüsen und Anhangsdrüsen der Haut bleiben erhalten. Ganz ähnlich verhalten sich die in Narben entstehenden sog. *Narbenkeloide*. Für das Auftreten der Keloide ist offenbar eine innere Bereitschaft ausschlaggebend in Form einer Rassedisposition (Häufigkeit der Keloide bei Negern!) oder einer besonderen ererbten oder gelegentlich auch erworbenen Anlage.

Das *Desmoid der Bauchdecken* ist ein Fibrom, das sich in der Bauchmuskulatur meist im Bereich der Musculi recti entwickelt. In der Anamnese findet man gewöhnlich Muskeltraumen, so daß man die Desmoide auch als hypertrophierende Muskelnarben auffassen könnte. Sie sind weitaus häufiger (4:1) bei Frauen, wahrscheinlich infolge der Häufigkeit von Muskelschädigungen während des Geburtsvorganges. Die Desmoide können, wenn sie nicht entfernt werden, alle Bauchschichten infiltrieren und eine gewaltige Größe erreichen. Sie metastasieren nicht, rezidivieren aber leicht, wenn sie nicht vollkommen entfernt wurden.

[1] Chelius (griech.) Narbe.

Manchmal können in fibromatösen Geschwülsten reichlich doppelt brechende Lipoide, eventuell auch Hämosiderinpigment und Riesenzellen auftreten. Da solche Tumoren durch den Fettgehalt gelblich erscheinen, bezeichnet man sie als *Xanthofibrome*[1]. Sie sind mit den Riesenzellgeschwülsten anderer Organe in eine Reihe zu stellen. Enthalten sie weniger Fibroblasten, so nennt man sie *Xanthome*, die sich vor allem bei jüngeren Menschen in der Umgebung der Finger, Ellenbogen und Kniegelenke unmittelbar unter der Epidermis finden und über die Hautoberfläche vorragen. (Näheres s. S. 132.) Eng verwandt mit den Xanthomen sind ihnen ähnliche Bildungen, die in Form gelblicher oder bräunlicher Flecken und Knötchen bei älteren Leuten gehäuft oder einzeln auftreten. Ihre Lieblingslokalisation sind die Augenlider, wo man sie häufig auch bei Stoffwechselstörungen, wie Diabetes und Leberkrankheiten, findet. Es handelt sich um örtliche Speicherungen von Cholesterinestern in Bindegewebszellen. Man bezeichnet diese Veränderungen zum Unterschied von echten Xanthomen als *Xanthelasmen*[2] und führt sie zurück auf eine örtliche Stoffwechselstörung, d.h. auf eine besondere Neigung der Zellen zur Cholesterinspeicherung.

Leiomyome der Haut sind selten. Als Ausgangspunkt nimmt man die Gefäßmuskulatur oder die Arrectores pilorum an.

Dagegen sind *Lipome* des subcutanen Bindegewebes häufiger. Sie besitzen einen lappigen Bau (Abb. 651) und treten als flaumige, über der Unterlage verschiebliche Knoten oft multipel auf. Hebt sich das Lipom bei seinem Wachstum

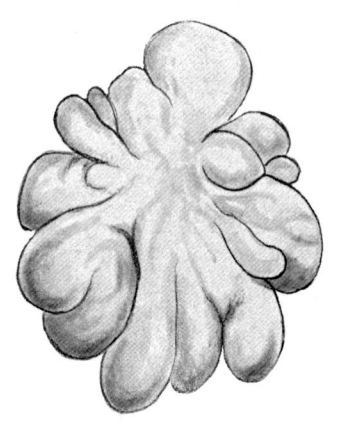

Abb. 651. Lappiges Lipom der Haut

aus der Haut heraus, dann entsteht ein gestieltes Lipom (Lipoma pendulum). Gelegentlich ist die geschwulstmäßige Wucherung der Fettzellen mit einer Wucherung faserbildender Bindegewebszellen (Fibrolipom) oder capillarer Gefäße vergesellschaftet (Angiolipom, Lipoma teleangiektodes). Manche Lipome sind sehr schmerzhaft (Lipoma dolorosum).

Hämangiome der Haut sitzen in der Cutis und scheinen durch die Epidermis je nach ihrem Blutgehalt und ihrer oberflächlichen oder tieferen Lage rötlich oder blauviolett durch. Sie bilden kleine Flecken (Naevi vasculosi, Blutmale), können aber auch flächenhaft über größere Hautbezirke ausgebreitet sein. Wenn sie nicht schon angeboren sind, treten sie meist in der Wachstumsperiode auf. Schmerzhaftigkeit zeichnet den sog. Glomustumor aus (s. S. 273).

Lymphangiome sitzen entweder im subcutanen Gewebe, wo sie sich diffus ausbreiten und zu einer elephantiastischen Verdickung der Haut führen können; oder sie liegen mehr oberflächlich in der Haut, wobei die Epidermis an umschriebener Stelle vorgewölbt wird. Dabei kann es auch infolge des Durchsickerns der Lymphe zu bläschenartigen Bildungen kommen.

Epitheliale Tumoren. Zu den gutartigen epithelialen Tumoren gehört das *Epitheliom*, eine aus plumpen Zapfen und Strängen aufgebaute Geschwulst, die eine ausgesprochene Neigung zur Verkalkung zeigt („verkalktes Epitheliom Malherbe"). Meist bildet sie einen gut abgrenzbaren bindegewebig umhüllten Knoten.

---

[1] Xanthos (griech.) gelb.   [2] Elasma (griech.) das Getriebene — wegen des Vorranges der Geschwülstchen.

In der Haut, besonders der oberen zwei Drittel des Gesichtes, trifft man eine aus soliden Epithelsträngen aufgebaute Geschwulst, die sich durch eine sehr regelmäßige, palisadenförmige Anordnung derjenigen Geschwulstzellen auszeichnet, die dem bindegewebigen Stroma aufsitzen (Abb. 652). Diese Zellage erinnert an die Basalzellschicht der normalen Epidermis, so daß dieser Tumor als *Basalzellkrebs* bezeichnet wurde. Die Geschwulststränge hängen mit der Epidermis und den Anhangsgebilden der Haut (Haaren) zusammen. Schließlich zerfällt die Epidermis über dem Zentrum des Tumors, so daß sich ein flaches Geschwür bildet, dessen Grund und Ränder aus Tumorgewebe bestehen. Mit dem Wachstum des

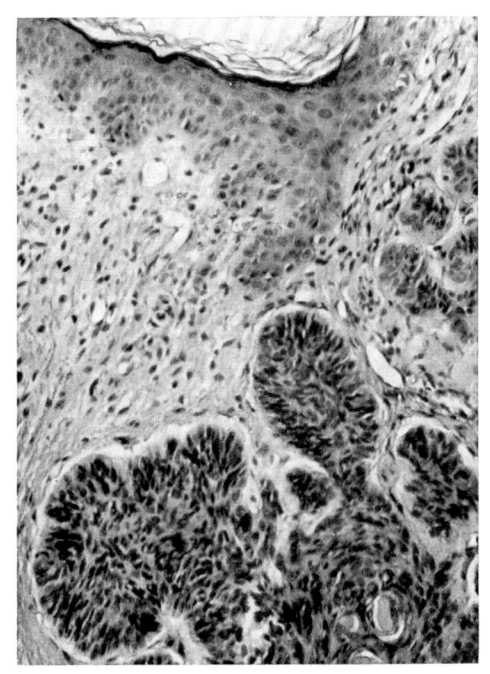

Abb. 652. Basaliom (unten), normale Epidermis (oben)

Tumors breitet sich das Geschwür langsam nach der Fläche, aber nur wenig in die Tiefe aus (sog. Ulcus rodens). Im allgemeinen wachsen diese Geschwülste recht langsam; da sie außerdem praktisch keine Metastasen bilden, erscheint es zweifelhaft, ob sie zu den Carcinomen gezählt werden sollen und der Name Basalzell*krebs* zu Recht besteht. Die vielfach übliche Bezeichnung *Basaliom* erscheint daher viel empfehlenswerter, schützt sie doch vor folgenschweren Irrtümern in klinischer und prognostischer Hinsicht. Bemerkenswert ist die große Strahlenempfindlichkeit der Basaliome. Das *histologische Bild der Basaliome* ist im einzelnen sehr vielgestaltig.

Das Stroma von Basaliomen verschleimt gelegentlich in der unmittelbaren Umgebung der Epithelien oder wandelt sich hyalin um. Dadurch und durch Einlagerung hyaliner Massen zwischen die Epithelien selbst entsteht ein Bild, das durchaus an Cylindrome erinnert. Solche Geschwülste, die besonders im Bereiche der Kopfhaut vorkommen, werden auch nach ihrem Beschreiber *Spiegler*[1]-*Tumoren* genannt. Bei diesen handelt es sich um familiär gehäuft auftretende und erblich bedingte Geschwülste.

Der echte *Hautkrebs* ist histologisch ein verhornendes Plattenepithelcarcinom, für das gelegentlich noch die eigentlich unzutreffende Bezeichnung Cancroid (d. h.

---

[1] E. SPIEGLER (1860—1908), Chemiker und Dermatologe, Wien.

krebsähnlicher Tumor) gebraucht wird. Nichtverhornende Plattenepithelcarcinome sind seltener. Zum Unterschied vom Basaliom wächst das Plattenepithelcarcinom grob zerstörend in die Tiefe und bildet bei seinem Zerfall umfängliche Geschwürskrater. Es setzt Metastasen in die regionären Lymphdrüsen und inneren Organe. Manche Hautkrebse, besonders an den Lippen, zeichnen sich dadurch aus, daß sie oberflächlich kaum zerfallen, sondern papillär vorwuchern.

Da die Krebsentwicklung an der äußeren Haut — zum Unterschied von den inneren Organen — mit freiem Auge leicht zu verfolgen ist, wurde man auf Zusammenhänge zwischen der Krebsentstehung und Hautveränderungen aufmerksam, die ihr vorausgehen, den sog. *präcancerösen Veränderungen*. Meist handelt es sich um die Folgen chronischer, gelegentlich auch einmaliger Schädigungen. So hat die Beobachtung, daß nach Teereinwirkung zunächst Warzen und dann Krebse auftreten, die Veranlassung dazu gebildet, den Vorgang der Krebsentstehung am Kaninchen durch Teerpinselung zu reproduzieren, und somit schließlich zur Entdeckung der cancerogenen Kohlenwasserstoffe geführt. Wahrscheinlich gehen die Lippenkrebse der Pfeifenraucher außer auf mechanische Schädigung auch auf die Einwirkung teerartiger Produkte zurück. Wir kennen weiterhin das Auftreten von Hautkrebsen nach chronischen Röntgen- und Radiumschädigungen der Haut sowie auf dem Boden eines Lupus vulgaris (Lupuscarcinom). Merkwürdig und unerklärt sind die in Narben nach Operationen oder Verbrennung vorhommenden Hautkrebse, die oft Jahre nach dem einmaligen Ereignis auftreten. Auf die Krebsentstehung im Bereich des Xeroderma pigmentosum wurde bereits hingewiesen.

Eine Sonderstellung nimmt die *Bowensche*[1] *Krankheit* (Bowensche Dermatose) ein. Dabei verlieren die Epidermiszellen jede Regelmäßigkeit ihrer Form und Anordnung, ohne aber Anzeichen eines infiltrierenden Tiefenwachstums zu zeigen. Da nach kürzerer oder längerer Zeit aus dieser Veränderung ein richtiger, infiltrierend und zerstörend wachsender Krebs hervorgeht, hat man vielfach die Bowensche Krankheit nicht als präcanceröse Veränderung, sondern als einen in seinem Wachstum bloß auf die Epidermis beschränkten echten Krebs, als ein ,,Carcinoma in situ``, angesehen. Ähnliche Veränderungen sind übrigens auch unter anderer Benennung *(Erythroplasie)* im Plattenepithel der Glans und Vulva bekannt.

Tumoren des Melanin-bildenden Gewebes

Unter der Bezeichnung *Naevus*[2] werden vom Kliniker verschiedene geschwulstmäßige oder geschwulstartige Hautveränderungen zusammengefaßt, für deren Entstehung man eine Störung in der Anlage verantwortlich machen kann. In diesem Sinn spricht man z. B. von den Angiomen als Naevi vasculosi. Der pathologische Anatom versteht aber unter der Bezeichnung Naevus eigentlich nur den *Pigmentnaevus* der Kliniker, das braune Pigment- oder Muttermal.

Von den Melanin-bildenden Zellen der Haut (Melanocyten) können gut- (a) und bösartige (b) Tumoren abstammen.

a) In den *gutartigen Naevuszell-Naevi (Pigmentnaevi)* ordnen die pigmentbildenden Zellen sich epithelartig zu Haufen (Ballen) an und enthalten verschieden reichlich Pigment (Abb. 653). Je nach der Lage dieser Zellwucherungen unterscheidet man verschiedene Naevusformen: in den *Grenznaevi (,,junctional naevus``)*, welche hauptsächlich im Kindesalter auftreten, liegen die Zellballen in der Epidermis an der Grenze zum Corium; im Erwachsenenalter findet man die Naevuszellen nur im Bindegewebe des Coriums *(dermale oder coriale Naevi)*, wo sie teils in Ballenform beisammenliegen, teils auch besonders in der Tiefe einzeln von Bindegewebsfasern umsponnen sind (Abb. 653); schließlich gibt es eine *Kombinationsform (,,compound naevus``)*, die die Eigenschaften der Grenznaevi und der dermalen Naevi miteinander vereinigt. Während diese Naevusformen von den Melanocyten der Epidermis abzuleiten sind, welche in das Bindegewebe ,,abtropften``, nehmen von vornherein tief in der Cutis entstehende Naevi offenbar ihren Ausgang von Zellen, die die Potenzen der Melanocyten besitzen und bei der Einwanderung dieser Zellen in die Haut in den tieferen Schichten liegen geblieben sind (,,Fußkranke der

---

[1] J. T. Bowen (1857—1941), Dermatologe, Boston.   [2] lat.: Muttermal.

Melanoblastenwanderung" — HERZBERG). Die entsprechenden Naevi zeichnen sich durch ihre blaue Farbe aus, da die Ansammlung von braunschwarzem Pigment durch die darüberliegende Bindegewebsschicht in blauer Farbe durchscheint. Histologisch sind diese *blauen Naevi* aus spindeligen Zellen aufgebaut. Die Zurückführung der Melanocyten und ihrer Tumoren auf aus der Neuralleiste auswandernde Zellen (s. S. 144) macht es verständlich, daß auch an anderen Körperstellen unter Umständen Geschwülste auftreten, die den Pigmentnaevi der Haut entsprechen, wie z.B. in Speiseröhre, Mundhöhle, Mastdarm und den weichen Hirn-

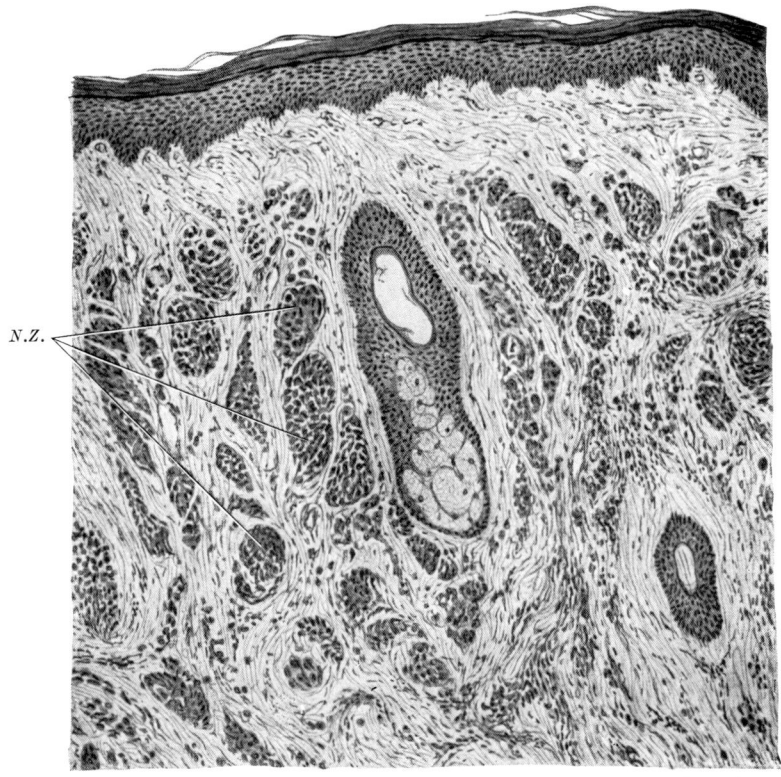

Abb. 653. Pigmentnaevus mit typischen Naevuszellnestern (*N.Z.*). (Nach KYRLE)

häuten. Als *Mongolenfleck* bezeichnet man einen blauen Naevus in der Lumbosacralgegend neugeborener Kinder, der nach einigen Monaten spontan verschwindet. Er findet sich in 90—100% bei japanischen und chinesischen Kindern, aber auch in 1—5% bei weißen.

b) Die *malignen, von Melanocyten abstammenden Tumoren* haben verschiedene Namen erhalten. Im anglo-amerikanischen Sprachbereich werden sie Melanome schlechtweg genannt; im deutschen Sprachbereich werden sie manchmal als maligne Melanome den gutartigen Melanomen, nämlich den Naevuszell-Naevi (Pigmentnaevi), gegenübergestellt. Die Ausdrücke „Melanosarkom" und „Melanocarcinom" beziehen sich auf die jeweils verschiedene mikroskopische Anordnung der Tumorzellen: im ersten Fall ahmen sie mehr den Bau von bindegewebigen Tumoren nach, im zweiten Falle liegen die Zellen im epithelialen Verband, ähnlich wie bei einem Carcinom. Da im selben Tumor aber die Zellanordnung zwischen diesen beiden Formen wechseln kann, ist es besser, sie nicht zur Grundlage für die

Namensgebung zu machen und lieber von (malignen) Melanomen zu sprechen. Maligne Melanome zeigen einen ausgesprochen launenhaften Verlauf: manchmal bleibt ein Kranker nach Exstirpation des Tumors jahrelang rezidivfrei, das andere Mal erfolgt von einem kleinsten Tumor eine rapide Metastasierung, die den Körper mit tintenschwarzen Absiedelungen (Abb. 654) geradezu überschwemmt. Neben solchen pigmentbeladenen Knoten kommen aber auch schwach pigmentierte,

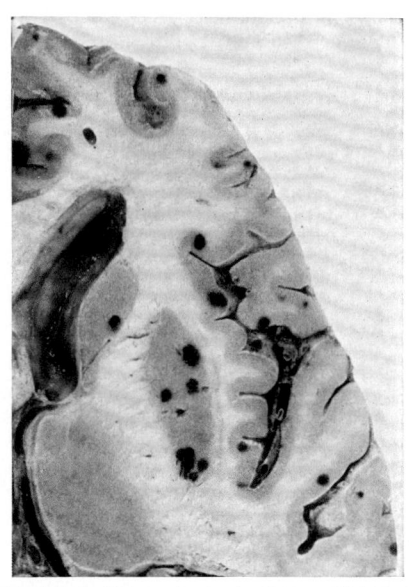

Abb. 654. Metastatische Melanomknoten im Gehirn. (Bild: Prof. MEESSEN)

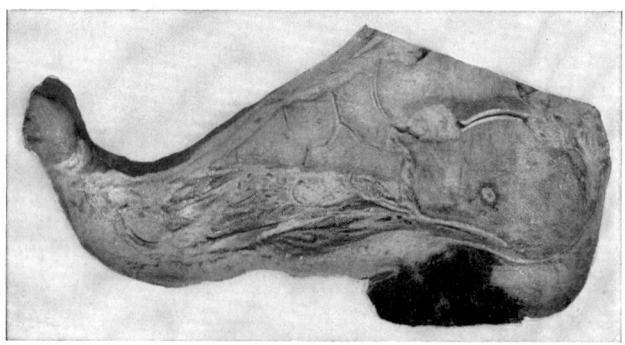

Abb. 655. Melanom der Ferse

rauchgraue oder ganz unpigmentierte Metastasen vor, die dann histologisch schwer zu diagnostizieren sind. Wenn zahlreiche pigmenthaltige Tumorzellen zerfallen, wird Melanin von Phagocyten aufgenommen oder gelangt in die Blutbahn, um schließlich in gelöster Form im Harn zu erscheinen (positive Thormälensche Probe).

In etwa 30—50% aller Fälle nehmen die malignen Melanome ihren Ausgang von Naevuszell-Naevi oder ihrer Nachbarschaft, doch spielt dabei das Trauma als auslösende Ursache keine Rolle. In anderen Fällen entstehen sie auf der Basis einer Art Präcancerose, der sog. Melanosis circumscripta praeblastomatosa, einer Veränderung, die einem Naevuszell-Naevus mit einer besonderen Zellunruhe

(„activated junctional naevus") entspricht. Schließlich kann das maligne Melanom auch ohne Vorstadium gleich als bösartiger Tumor enstehen, wie das offenbar bei den von der Fußsohle (Abb. 655) oder unter den Nägeln auftretenden Tumoren der Fall ist; auch von den pigmentierten Zellen der Aderhaut des Auges können maligne Melanome ausgehen.

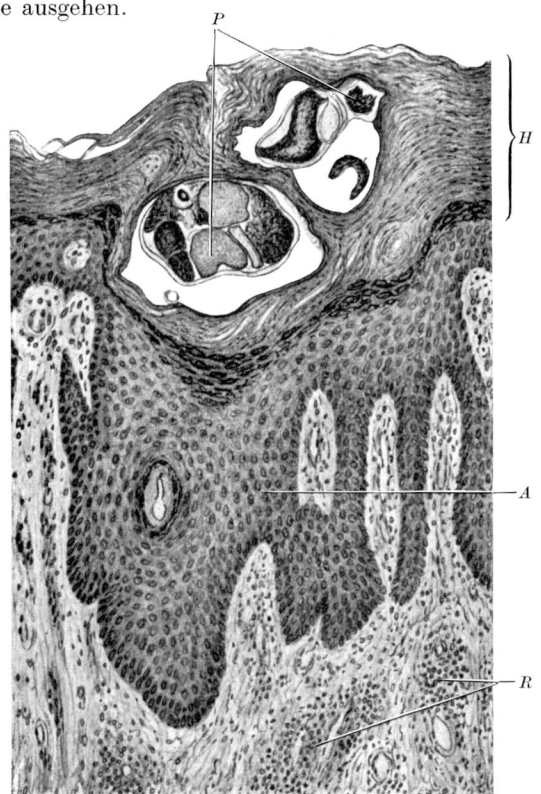

Abb. 656. Scabies. In der gewucherten Hornschicht (H) zwei Parasiten (P). Die Epidermis akanthotisch (A), in der Cutis Rundzelleninfiltration (R). (Nach KYRLE)

i) Parasiten

Der Erreger der Scabies (Krätze, Räude), die stecknadelkopfgroße Krätzmilbe, lebt in der Epidermis. Die Weibchen graben horizontale Gänge in der Hornschicht (Abb. 656), in die sie auch die Eier ablegen. Durch den unmittelbaren Reiz der Milben und infolge des durch den Juckreiz hervorgerufenen Kratzens kommt es zu verschiedenen Formen der Hautentzündungen (Ekzemen). Die Parasiten siedeln sich am liebsten in der Gegend der Interdigitalfalten an.

II. Hautdrüsen
a) Veränderungen der Talgdrüsen. Atherome

Bei Störungen in der Entleerung des Talgdrüsensekretes kommt es zu seiner Retention im Ausführungsgang oder in der Drüse selbst. Das im Ausführungsgang bzw. im Haarbalg steckende Sekret füllt ihn zusammen mit überreichlich abschilfernden Hornmassen (Hyperkeratose) so prall aus (Abb. 657), daß sich an der Hautoberfläche ein mit einem schwarzen Pünktchen versehener Höcker bildet. Durch Druck kann man die gestauten Sekret- und Hornmassen als wurstförmige Gebilde *(Comedo*, wörtlich übersetzt: Mitesser) aus den erweiterten Haarbälgen auspressen. Die Veränderung sitzt zumeist im Gesicht, dann auch auf der Brust und am Rücken.

In die Follikel können nun von außen her Staphylokokken eindringen und erzeugen dann eine wenig in die Tiefe greifende eitrig-pustulöse Entzündung, die *Acne*[1] *vulgaris*. Bei Aufbrechen der Pustel entleert sich der Eiter mitsamt dem Comedo. Für das Auftreten der Acne vulgaris ist außer der Comedonenbildung

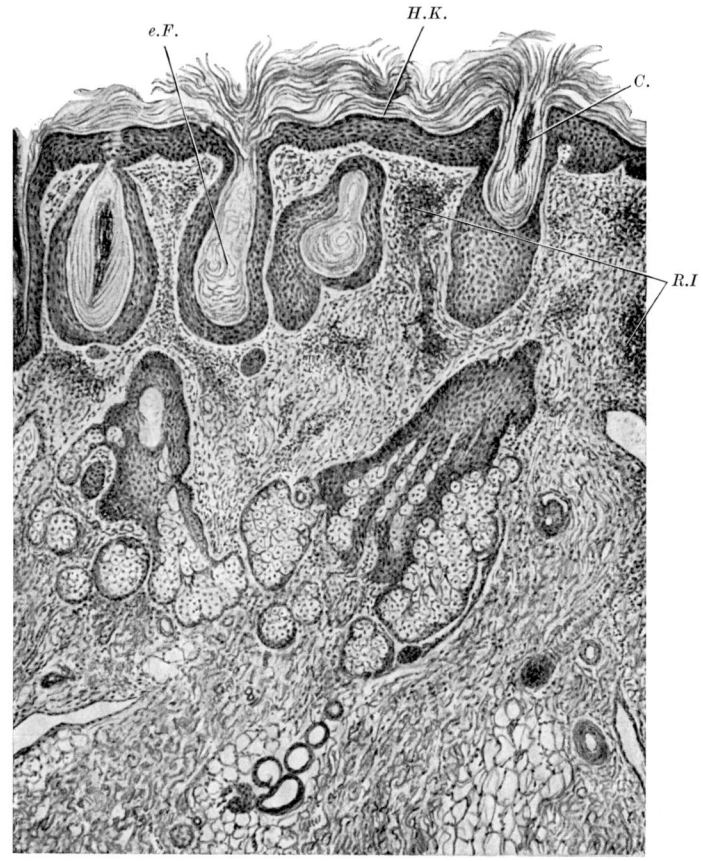

Abb. 657. Comedonen (*C.*) in erweiterten Follikeln (*e.F.*); *H.K.* Hyperkeratose der Hornschicht; *R.I.* Rundzelleninfiltrate in der Cutis. (Nach KYRLE)

und der Infektion noch eine gewisse Disposition maßgebend, was schon daraus hervorgeht, daß die Erkrankung in gewissen Lebensaltern, wie z. B. in der Pubertät, häufiger vorkommt.

Wird die Haarbalgmündung dauernd verschlossen, dann atrophieren die Talgdrüsen und wandeln sich in einen Hohlraum um, der von fettigen Massen und verhornten Epidermiszellen erfüllt ist. Die epitheliale Auskleidung solcher *Talgdrüsen-* oder *Follikelcysten* (Abb. 658) bildet eine niedrige, verhornende Epidermis, die keinen Papillarkörper besitzt.

Grundsätzlich dasselbe Bild findet man beim *Milium*[2] (Hautgrieß). Es handelt sich um kleine, meist in der Gegend der Augenlider, Wangen und Schläfen sitzende Knötchen, aus denen sich beim Einstechen ein weißliches Körperchen, eine

---

[1] „Akne", angeblich durch einen Schreibfehler aus „Akme" (griech.) Spitze, Vorrang entstanden. [2] Milium (lat.) Hirse.

Epithelperle, entleeren läßt. Die Milien werden auf eine angeborene abwegige Anlage der Haut zurückgeführt.

Von einer grützbreiartigen Masse erfüllte Hohlräume in der Haut nennt man ganz allgemein *Atherome*[1]. Der Brei besteht aus abgeschilferten, verhornten Epidermiszellen, fettigen Massen, Cholesterinkristallen und mitunter auch Haaren. Je nach ihrer Entstehungsart muß man aber unterscheiden zwischen Atheromen, die aus abgeschnürten Haarfollikeln oder Talgdrüsen entstehen (*Follikelcysten*, s. oben), und solchen, die auf eine angeborene Verlagerung von Hautteilen in die

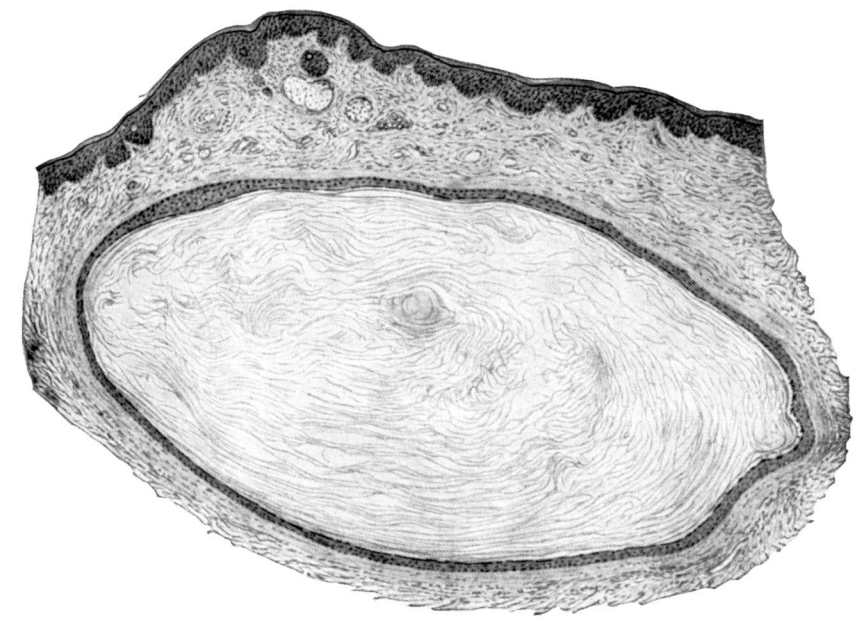

Abb. 658. Follikelcyste. (Nach KYRLE)

Tiefe zurückgehen. Dabei kann entweder nur Epidermis verlagert sein (*Epidermoidcyste*) oder es finden sich zusätzlich auch noch die Anhangsgebilde der Haut, wie Talgdrüsen und Haare (*Dermoidcyste*). Alle diese Formen der Atherome werden einander um so ähnlicher, je größer sie sind, so daß oft eine klare Unterscheidung auch histologisch schwer wird.

Wenn Atherome platzen, tritt der fettige Inhalt in die Umgebung aus und ruft als Fremdkörper eine resorbierende *Entzündung* hervor. Mitunter kommt es in Atheromen auch zur *Krebsbildung*.

Eine Verlagerung von Epidermisteilen in die Tiefe kann auch noch während des extrauterinen Lebens erfolgen, z.B. durch den Stich einer Nadel in den Finger. Die Epidermis entwickelt sich dann weiter und bildet eine kleine, sog. *traumatische Epithelcyste*.

Zu einer Hypertrophie der Talgdrüsen kann es im Verlaufe einer Hauterkrankung, der *Rosacea*, kommen. Sie beginnt mit einer Rötung der Haut und Ausweitung der capillaren Gefäße an Nase, Wangen und Stirn. Öfters tritt sie bei Alkoholikern auf (Weinnase). Später können dabei die Talgdrüsen wuchern (Abb. 659) (hypertrophische Acne) und verursachen so eine knollige Auftreibung der Nase (*Rhinophym*[2]) (Abb. 660).

Vom Rhinophym bzw. der Rosacea ist eine mehr geschwulstmäßige „primäre" Wucherung der Talgdrüsen zu unterscheiden, die aus uns unbekannten Gründen

---

[1] Athare (griech.) Weizenbrei. [2] Rhis (griech.) Nase; phyma (griech.) knolliger Auswuchs.

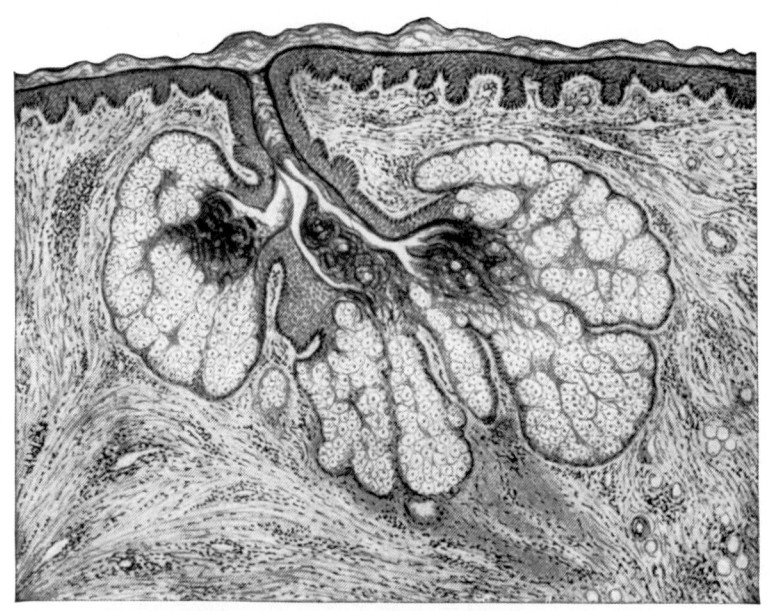

Abb. 659. Rhinophym. Mächtig hypertrophierte Talgdrüse in fibrösem Bindegewebe. (Nach KYRLE)

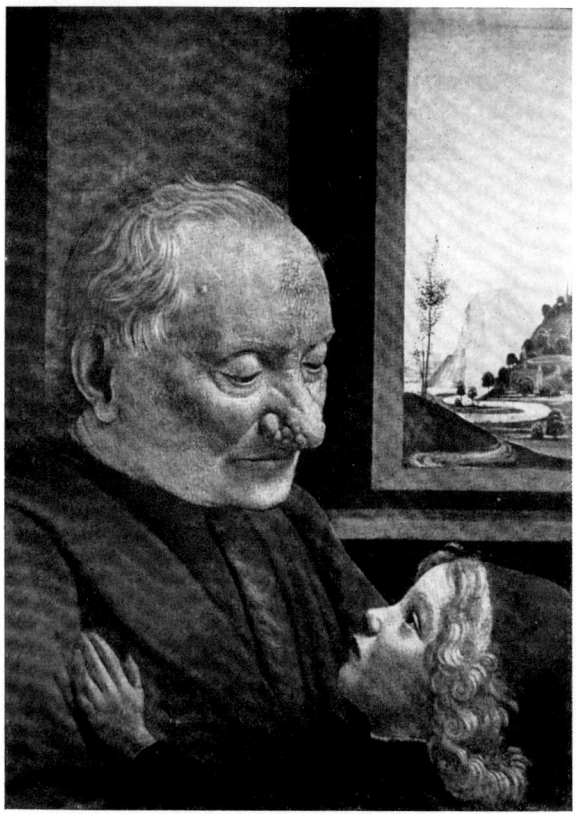

Abb. 660. Rhinophym. Gemälde von GHIRLANDAJO (Louvre, Paris)

besonders im Bereich der Stirn und Wangen auftritt. Man bezeichnet sie als *Talgdrüsennaevus* oder *Adenoma sebaceum Pringle*[1]. Der Umstand, daß sie häufig in Begleitung von Nierenadenomen bei Individuen mit tuberöser Gehirnsklerose vorkommt, legt es nahe, an eine angeborene fehlerhafte Anlage zu denken.

b) Veränderungen der Schweißdrüsen

Bei Verschluß des Schweißdrüsenausführungsganges in der Epidermis staut sich das Sekret und hebt die Hornschicht in Form hirsekorngroßer Bläschen ab. Diese *Miliaria crystallina* (Schweißfriesel) genannte Veränderung bevorzugt die Haut des Rumpfes und tritt bei hoch-fieberhaften Allgemeinerkrankungen auf.

Selten sind cystische Erweiterungen im Schweißdrüsenkörper selbst *(Syringocystome*[2]*)*.

Staphylokokken können ebenso wie entlang der Haare auch in die Schweißdrüsenausführungsgänge eindringen und dann furunkelartige Eiterung erzeugen, was eigentlich bloß beim Kleinkind vorkommt (s. S. 743); im Erwachsenenalter werden nur die großen Achselhöhlenschweißdrüsen befallen, so daß hier die sog. *Schweißdrüsenabscesse* entstehen. Sie treten unter dem Bilde einer fluktuierenden, walzenförmigen Schwellung auf, die in Lage und Größe der Ausbreitung der Schweißdrüsen entspricht.

Geschwülste der Schweißdrüsen *(Hidradenome*[3]*, Syringome)* bestehen aus zierlichen Schläuchen, die von Cylinderepithel ausgekleidet sind. Bei starker Erweiterung der Drüsenräume spricht man von Syringocystadenom, wenn Papillenbildung vorhanden ist, von Syringocystadenoma papilliferum.

III. Mamma
a) Mamma und innere Sekretion

In der Brustdrüse spielen sich *cyclische Veränderungen* ab, die etwa den menstruellen Veränderungen des Endometriums entsprechen, aber vorwiegend das Zwischengewebe betreffen: In der prämenstruellen Phase und während der Menstruation ist das Bindegewebe aufgelockert, ödematös durchtränkt und von Lymphocyten und Plasmazellen durchsetzt. Nach der Menstruation schwindet das Ödem, die Zellinfiltrate bilden sich zurück, so daß im Intervall das Bindegewebe fester und kernarm ist. Die Mamma schwillt daher zur Zeit der Menstruation an. Selten kommt es zu Blutaustritten („vikariierende Menstruation"). Nach Eintritt der *Menopause* treten Rückbildung des Drüsengewebes und häufig gleichzeitig eine Zunahme von Fettgewebe ein.

Auch beim Manne kommt manchmal, meist im 2.—3. Lebensjahrzehnt oder im Alter, eine Vergrößerung der Brustdrüsen vor, so daß sie äußerlich den weiblichen Brustdrüsen ähnlich werden *(Gynäkomastie*[4]*)*. Histologisch handelt es sich allerdings nur um eine Wucherung des Ausführungsgangssystems in einem vermehrten Binde- und Fettgewebe, während richtige Drüsenbläschen fehlen. Verhältnismäßig selten gelingt es, diese Wucherung mit einer faßbaren Störung der inneren Sekretion in Zusammenhang zu bringen, wie z. B. der beim Chorionepitheliom des Mannes, das ja Hormone absondert. Solche Fälle weisen natürlich eine beiderseitige Wucherung der Brustdrüsen auf, während die Gynäkomastie sonst meist einseitig auftritt. Wahrscheinlich handelt es sich aber auch dabei um eine hormonale Störung, die manchmal eine deutliche Abhängigkeit von äußeren Verhältnissen (häufigeres Auftreten von Gynäkomastie in Gefangenenlagern) zeigt.

b) Mißbildungen

Vollständiger *Mangel* einer oder beider Mammae ist sehr selten. Häufiger ist abnorme Kleinheit *(Mikrothelie*[5]*)* oder Fehlen der Brustwarzen.

Überzählige Mammae (Polymastie) sind nicht so selten und können einzeln und zu mehreren vorhanden sein. Sie liegen meist im Bereich einer Linie, die von der vorderen Axillarfalte bis

---

[1] J. J. PRINGLE (1855—1922), Dermatologe, London.   [2] Syrinx (griech.) Röhre; wegen der röhrenförmigen Anordnung der Epithelschläuche.   [3] Hidros (griech.) Schweiß.   [4] Gyne (griech.) Weib; mastos (griech.) Brustwarze bzw. Brustdrüse.   [5] Thele (griech.) Brustwarze.

zur Inguinalgegend zieht (sog. Milchleiste). Außer der Polymastie gibt es eine ähnlich angeordnete Polythelie, d. h. *Überzähligkeit der Brustwarzen* ohne milchgebendes Parenchym. Die Polymastie kommt naturgemäß hauptsächlich beim Weibe, die Polythelie hauptsächlich beim Manne vor.

c) Entzündungen (Mastitis)

Die Entzündung der Mamma (Mastitis) ist *außerhalb des Puerperiums* selten und entsteht durch Übergreifen von Entzündungen aus der Nachbarschaft (z. B. bei Rippencaries, Erysipel der Haut usw.).

Die *Mastitis stillender Frauen* ist meist infektiöser Natur. Von der Brustwarze aus dringen durch die Milchgänge oder nach Epithelverletzung durch die Lymphbahnen Staphylokokken oder Streptokokken ein. Sie erregen Entzündung im interstitiellen Bindegewebe mit Hyperämie und Leukocyteninfiltration. Dabei

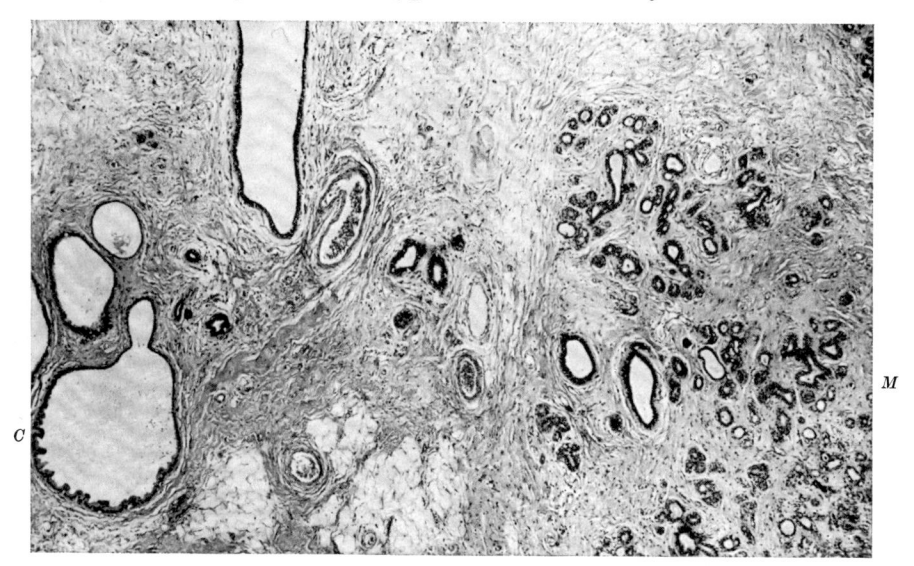

Abb. 661. Cystenmamma. *C* Cysten; *M* Mammagewebe

bilden sich diffuse oder knotige, schmerzhafte Verhärtungen der angeschwollenen Mamma oder Abscesse, in denen das Drüsengewebe zerstört wird. Die Eiterung bricht manchmal nach außen durch (Milchfistel), oder sie schreitet auf das retromammäre Gewebe und von da manchmal sogar bis an die Pleurahöhle fort. Ein nicht aufgebrochener Absceß kann abgekapselt und eingedickt werden und in wechselnder Ausdehnung verkalken.

Mastitis kann auch einfach *durch mangelhafte Entleerung der Milch* hervorgerufen werden (Milchfieber, Stauungs- oder Retentionsmastitis). Die gestaute Milch zerfällt und reizt das umgebende Gewebe.

Als *chronische oder fibröse Mastitis* bezeichnet man eine schwielige Umwandlung der ganzen Mamma oder einzelner umschriebener Gebiete. Das Verhalten der epithelialen Anteile der Mamma bei dieser Veränderung ist verschieden: Einmal können die Drüsen im fibrösen Gewebe so gut wie völlig verschwinden und nur spärliche Reste der Ausführungsgänge übrigbleiben. Andererseits findet man aber auch cystische Erweiterungen der Milchgänge und Neubildung von Drüsenschläuchen, die sich ebenfalls später zu Cysten ausweiten (Abb. 661). Manchmal beherrschen die Cysten geradezu das Bild. Sie haben im Durchschnitt die Größe einer Erbse und sind mit wäßrigem oder durch Blut bräunlich gefärbtem Inhalt erfüllt. Das auskleidende Epithel entspricht teils dem der Milchgänge, teils ist es höher, stärker färbbar und zeigt Sekretionsvorgänge, die denen in den Schweißdrüsen der Achselhöhle gleichen (apokrine Sekretion). Auch papilläre Wucherungen kommen vor.

Früher faßte man diese Cystenbildung ebenso wie die Bindegewebsneubildung als Ausdruck einer chronischen Entzündung auf und sprach von Mastitis fibrosa bzw. cystica (Maladie de RÉCLUS[1]); jetzt erblickt man in diesen Veränderungen eher Wucherungsvorgänge, die durch gestörte oder mit zunehmendem Alter überhaupt aussetzende endokrine Beeinflussung der Mamma der Frau ausgelöst werden, und bezeichnet sie unverbindlich als *Mastopathie* bzw. *Mastopathia cystica*. Die Erkrankung ist deswegen praktisch so sehr bedeutungsvoll, weil sie für den behandelnden Arzt oft genug nicht von einem beginnenden Krebs zu unterscheiden ist: In beiden Fällen tastet er einen unscharf begrenzten harten Knoten im Drüsengewebe der Mamma. Sicherheit kann hier nur die Probeexcision geben, die damit zum besten Mittel für eine frühe Erkennung und damit für die Heilung des Mammacarcinoms wird. Außerdem wissen wir, daß Frauen mit fibröser Mastopathie etwa fünfmal häufiger an Krebs erkranken als andere.

Gelegentlich treten in der Mamma umschriebene Verhärtungen auf, denen histologisch ein knötchenförmiges Granulationsgewebe entspricht. Die einzelnen Knötchen zeigen oft weitgehende Ähnlichkeit mit Tuberkeln, erweisen sich aber bei genauer Untersuchung als *Fremdkörpergranulome*, die offenbar durch abgestoßene Gewebe, besonders Fettgewebe, hervorgerufen wurden. Als Ursache für die Gewebsnekrose kommen wohl meist Gewalteinwirkungen (Quetschungen) in Betracht. Ganz ähnliche Veränderungen finden sich nicht so selten auch sonst im Unterhautfettgewebe und werden hier als Fettgranulome bezeichnet.

Tuberkulose der Mamma entsteht in der Regel hämatogen, seltener durch Übergreifen von der Umgebung (Rippencaries). Sie führt zur Entwicklung größerer Knoten, die aus verkäsendem und erweichendem Granulationsgewebe bestehen.

d) Geschwülste

Fibro-epitheliale Neubildungen der Mamma stellen gewöhnlich gut umschriebene und daher leicht ausschälbare, bis walnußgroße Knoten dar, die eine glatte oder leicht höckerige Oberfläche aufweisen. Nicht selten kommen mehrere, zuweilen viele in einer Mamma vor. In diesen Geschwülsten überwiegt manchmal das Epithel (reine Adenome), manchmal das Bindegewebe (Fibroadenome).

Die *reinen Adenome* der Mamma setzen sich aus regelmäßig gebauten Drüsenschläuchen zusammen, zwischen denen verhältnismäßig wenig Bindegewebe gelegen ist. Sie kommen vorwiegend bei jüngeren Frauen vor, manchmal in deutlichem Zusammenhang mit einer Gravidität.

Bei manchen *Fibroadenomen* umgibt das gewucherte Bindegewebe die verzweigten epithelialen Kanäle wie ein Mantel von allen Seiten (Fibroadenoma pericanaliculare) (Abb. 662/*1—3*). Bei anderen (intracanaliculären) Fibroadenomen werden die in der ersten Anlage röhrenförmigen Kanäle dadurch zu Spalten, daß das Bindegewebe von einer Seite her kolbig heranwächst und sie abplattet (Abb. 662/*4—6*). Dadurch, daß der Bindegewebskolben sich vergrößert und das Epithel über seiner konvexen Fläche vorbuckelt, wird der Spalt nach allen Seiten schalenförmig ausgedehnt. Wenn derselbe Vorgang sich nun an zahlreichen Stellen der Kanäle wiederholt, werden die Spalten vielgestaltig (Abb. 662/*7—9*, 663). Anfangs sind sie nur mikroskopisch sichtbar, später erkennt man sie schon mit bloßem Auge. Da sie fast immer zahlreich sind, bekommt die Schnittfläche Ähnlichkeit mit dem Durchschnitt eines Kohlkopfes, auf dem man die Spalten zwischen den Blättern bemerkt. Die Fibroadenome stehen, wie genaue Untersuchungen gezeigt haben, mit Milchgängen der normalen Mamma in Verbindung und gehen offenbar von ihnen aus.

P. RÉCLUS (1847—1914), Chirurg, Paris.

In diesen mit Spalträumen versehenen Adenomen ist das Bindegewebe oft so zellreich, daß es an ein Sarkom erinnert, oder es ist schleimig-ödematös. Dieses Verhalten des Bindegewebes hat in früherer Zeit Veranlassung gegeben, die Geschwulstart als *intracanaliculäres Myxom* oder wegen des Zellreichtums des Bindegewebes und des eigenartigen, blättrigen Baues als *Sarcoma phyllodes*[1] zu bezeichnen, doch sind diese Namen nicht zutreffend und irreführend. Manche dieser Fibroadenome wachsen zwar schnell, verhalten sich aber doch, was das Lebensschicksal ihrer Trägerin anlangt, nicht wie Sarkome (keine Metastasen, keine Rezidive nach radikaler Entfernung).

In den Milchgängen kommen feinzottige fibro-epitheliale Geschwülste vor, die *Milchgangspapillome* (Abb. 664). Wenn einige ihrer zarten Zotten abreißen, kann es aus Stromagefäßen in die Milchgänge bluten, so daß es zum Bilde der „blutenden Mamma" kommt.

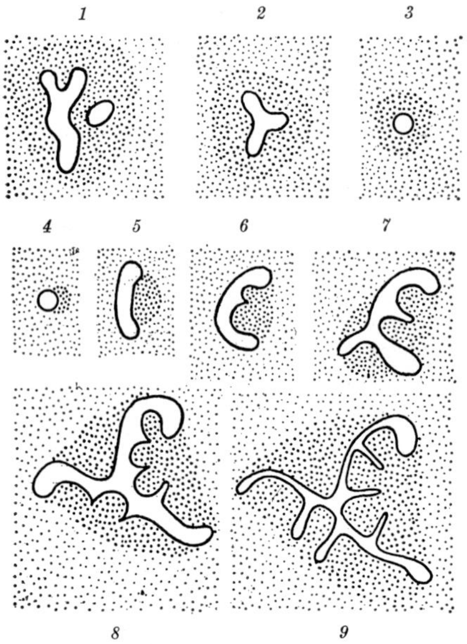

Die wichtigste Geschwulst der Mamma ist das **Carcinom.** Am häufigsten handelt es sich um ein Carcinoma solidum simplex oder um ein Carcinoma scirrhosum, seltener um einen Gallertkrebs. Mamma- und Uteruscarcinome zeigen ein merkwürdig entgegengesetztes Verhalten (s. Abb. 566). Uteruscarcinome sind häufiger bei verheirateten Frauen oder genauer bei Frauen mit erfülltem Sexualleben (frühe Heirat, frühe Geburten, viele Kinder), während das Gegenteil beim Mammacarcinom der Fall ist, das mehr Unverheiratete betrifft und Frauen mit wenig Kindern. Über die Beziehungen des Mammacarcinoms zur Mastopathie s. S. 761.

Der Krebs bildet *makroskopisch* manchmal rundliche, weiche, auf der Schnittfläche vorquellende Knoten, die blaß oder gerötet sind und ausgedehnte Blutungen enthalten können. Das sind stets die epithelreichsten Formen oder auch Gallertkrebse. Je bindegewebsreicher die Krebse sind, um so weniger sind sie abgerundet und vorquellend. Der ausgebildete Scirrhus ist, zumal in der Mitte, hart und von weißen verzweigten Zügen (verdickten oder obliterierten Gefäßen oder Milchgängen) durchzogen. Hier kann alles Epithel in dem reichlich entwickelten, derben Bindegewebe verschwunden sein. Der meist noch epithelhaltige, weichere Rand ist meist unregelmäßig zackig begrenzt (Abb. 665), weil der Krebs in Zügen gegen die Umgebung vordringt.

Bei seinem dauernden *Wachstum* verschmilzt der Krebs mit den an die Mamma anstoßenden Teilen, besonders mit der Haut, an die er dann unverschieblich fixiert ist. Schrumpft er, so kann die Haut eingezogen werden. Das geschieht am häufigsten an der Mamille, weil gerade unter ihr der Krebs oft seinen Sitz hat und weil er sich, den von der Brustwarze herkommenden Lymphbahnen entsprechend, zwischen den Milchgängen oder in ihnen nach der Brustwarze zu entwickelt; bei späterer Schrumpfung zieht er dann die Mamille ein (Abb. 665). Durch lokales Ödem kann die Hautoberfläche einer Apfelsinenschale ähnlich werden, wobei die Vertiefungen den Mündungen der Haarbälge und der Schweißdrüsenausführungs-

Abb. 662. Schema über die Entwicklung eines pericanaliculären (*1—3*) und intracanaliculären (*4—9*) Fibroadenoms der Mamma. In der Mitte der Einzelbilder der wuchernde Drüsenschlauch von einem gleichzeitig in verschiedener Ausdehnung mitwuchernden Bindegewebe (dunkel punktiert) umgeben

---

[1] Phyllon (griech.) Blatt.

gänge entsprechen. Wenn das Carcinom mehr die Eigenschaften eines immer größer werdenden Knotens hat, so wölbt es die Haut vor und spannt sie über sich. Die Epidermis wird bald durchbrochen, der Krebs kommt an einer oder

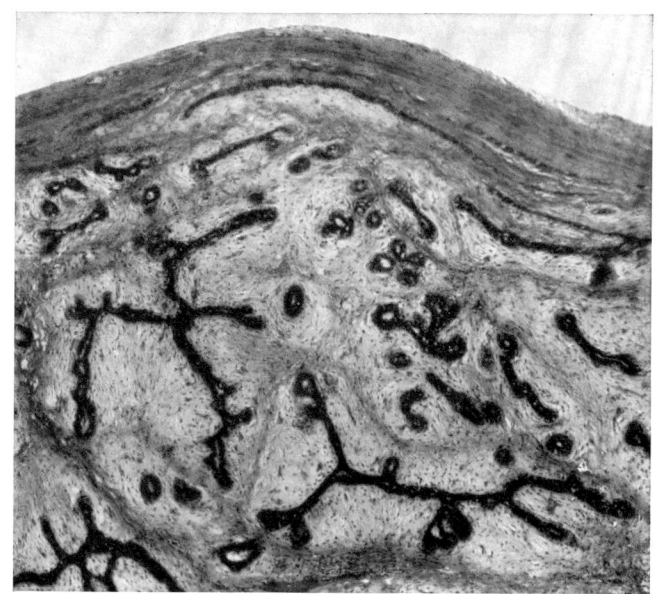

Abb. 663. Fibroadenoma intracanaliculare mammae. Oben die bindegewebige Kapsel

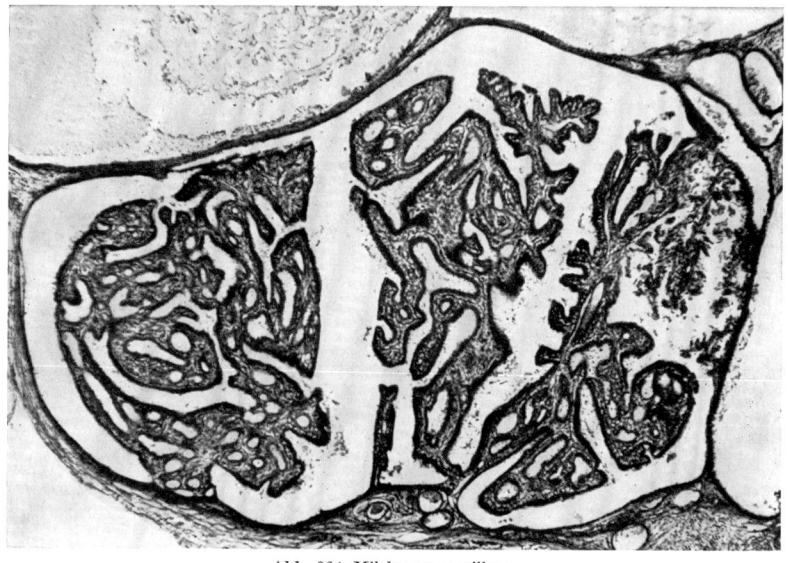

Abb. 664. Milchgangspapillom

mehreren, später zusammenfließenden Stellen zum Vorschein und bildet Geschwüre mit verjauchendem Grund. Breitet sich der Krebs auch seitlich über die Grenzen der Mamma und unter der Haut aus, so kann er wie ein Panzer große Flächen der vorderen Thoraxwand in Gestalt einer harten, knolligen Masse einnehmen (Panzerkrebs, Abb. 74). In der Tiefe durchsetzt die Geschwulst den

M. pectoralis, gelegentlich auch die Thoraxwand, und kann auf der Pleura weiterwuchern.

Die *Ausbreitung* des Carcinoms erfolgt am häufigsten in der durch den Lymphstrom gegebenen Richtung gegen die Axilla hin. Die Epithelien können mit der Lymphe verschleppt werden und sich in den Achsellymphdrüsen ansiedeln. Häufig bleiben sie auch schon unterwegs in kleinen Lymphdrüsen liegen. Dann entstehen einzelne oder zahlreiche Krebsknoten zwischen dem primären Tumor und der Axilla. In dieser bilden sich oft ganze Pakete von krebsigen Lymphknoten, die bis apfelgroß werden können und auf Nerven (Schmerzen!) und Gefäße

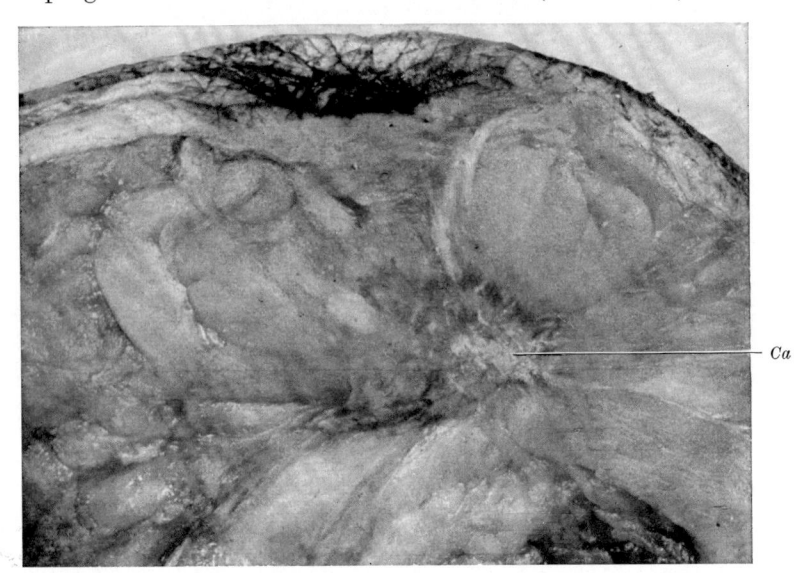

Abb. 665. Scirrhöses Carcinom (*Ca*) der Mamma mit Einziehung der Mamille auf dem Durchschnitt

(Thrombose der Venen, Ödem des Armes! Abb. 74) drücken. Auf der Basis dieses chronischen Ödems des Armes, wie es auch nach operativer Entfernung der Achsellymphdrüsen auftritt, kann sich nach Jahren bei etwa 1% der Kranken ein angioplastisches Sarkom entwickeln (Stewart-Treves-Syndrom).

Der seltene Krebs in der rudimentären Mamma des Mannes ist besonders bösartig. Die Bedeutung des Geschlechtschromatins in den Tumorzellen beim Mammakrebs des Mannes und der Frau erscheint noch nicht geklärt.

Eine besondere Form des Mammacarcinoms ist der sog. *Paget-Krebs* (Pagetsche[1] Krankheit, nach dem ersten Beschreiber so genannt). Die Oberfläche der meist vergrößerten, oft unregelmäßig geformten Mamille und meist auch der angrenzenden Haut ist gerötet, feucht und uneben. Die Veränderung macht zunächst weniger den Eindruck eines Tumors als den eines Ekzems. Es handelt sich hier um ein im Innern der Mamille oder unter ihr entstandenes Carcinom, das zwischen und in den Drüsengängen wächst und dessen Zellen auch in die Epidermis einwandern, sie durchsetzen und zerstören.

Ein ähnlich wachsender Krebs kann an der Vulva oder in der Axilla auftreten (*„extramammaerer Paget-Krebs"*). Er wird dann von den apokrinen Schweißdrüsen dieser Örtlichkeiten abgeleitet.

---

[1] J. PAGET (1814—1899), Chirurg, London, nach dem auch die Ostitis deformans benannt ist (s. S. 693).

Literaturverzeichnis

Das folgende Literaturverzeichnis stellt eine nach verschiedenen Gesichtspunkten getroffene Auswahl aus dem Schrifttum dar. Es enthält in erster Linie Nachweise, woher die in diesem Buch benützten fremden Abbildungen stammen; die übrigen Literaturangaben sind so ausgewählt, daß sie auf die dem deutschen Leser leicht zugänglichen neuesten Veröffentlichungen hinweisen, welche in zusammenfassender Form über den jeweils angegebenen Gegenstand informieren. Ausführlichere Literaturangaben findet man in den großen Hand- und Lehrbüchern, wie: Handbuch der speziellen pathologischen Anatomie und Histologie (herausgegeben von O. LUBARSCH, F. HENKE und R. RÖSSLE); Handbuch der allgemeinen Pathologie (herausgegeben von F. BÜCHNER, E. LETTERER und F. ROULET), Springer-Verlag, Berlin-Göttingen-Heidelberg; Handbuch der speziellen pathologischen Anatomie (herausgegeben von E. KAUFMANN und M. STAEMMLER), Walter de Gruyter, Berlin.

Einleitung

SIEGMUND, H.: Ber. allg. spez. Path. **9**, 1—2 (1951). — *Paracelsus:* MARX: Klin. Wschr. **1941**, 935. — *Goethe:* Maximen und Reflexionen. — *Morgagni:* De sedibus et causis morborum. Leyden 1767.

Unbelebte äußere Krankheitsursachen

Hypoxydose: BÜCHNER, F.: Klin. Wschr. **29/30**, 777—781 (1956). — BÜCHNER, F.: Verh. Dtsch. Path. Ges. 1944, S. 20. — *Tiefenrausch:* FREY, R.: Dtsch. med. Wschr. **87**, 157—158 (1962). — *Sauerstoffatmung:* MÜRTZ, R.: Dtsch. med. Wschr. **87**, 2470—2478 (1962). — *Retrolentale Fibroplasie:* ROHRSCHNEIDER, W., u. A. MEISTER: Ergebn. inn. Med. Kinderheilk., N.F. **17**, 90—131 (1962). — *Eisen:* SCHÄFER, K. H.: Ergebn. inn. Med. Kinderheilk., N.F. **4**, 706 (1953). — *Kupfer:* BRENNER, W.: Ergebn. inn. Med. Kinderheilk., N.F. **4**, 806 (1953). — *Kupfermangel:* COULSON, W. F., and W. H. CARNES: Amer. J. Path. **43**, 945—954 (1963). — *Vitamine und Vitaminkrankheiten:* ZELLWEGER, H., u. W. H. ADOLPH: Handbuch der inneren Medizin, Bd. 6/2, S. 687—826. Berlin-Göttingen-Heidelberg: Springer 1954. — *Pellagra:* MAINZER, F.: Klin. Wschr. **1950**, 729. — *Vitamin K:* HENNING, H.: Dtsch. med. Wschr. **81**, 1511—1512 (1956). — *Ernährungskrankheiten:* GLATZEL, H.: Handbuch der inneren Medizin, Bd. 6/2, S. 313. Berlin-Göttingen-Heidelberg: Springer 1954. — HOTTINGER, A., O. GSELL, E. UEHLINGER, C. SALZMANN u. A. LABHART: Hungerkrankheit, Hungerödem, Hungertuberkulose. Basel: Benno Schwabe & Co. 1948. — *Mehlnährschäden, Kwasehiorkor:* FRONTALI, A.: Ergebn. inn. Med. Kinderheilk., N.F. **14**, 199—238 (1960). — *Strahlen:* LACASSAGNE, A.: Actualités scient. et industr. 1945, p. 981. — Medical Research Council: Tha hazards to man of nuclear and allied radiations. London: Her Majesty's Stationary Office 1958. — SCHUBERT, G., u. H. HÖHNE: Handbuch der inneren Medizin, Bd. 6/2, S. 195. Berlin-Göttingen-Heidelberg: Springer 1954. — *Pränatale Röntgenbestrahlung:* MACMAHON, B.: J. nat. Cancer Inst. **28**, 1173—1191 (1962). — *Strahlenschäden:* BERGEDER, H.-D.: Ergebn. allg. Path. path. Anat. **42**, 1—33 (1962). — *Strahlen und Vererbung:* WACKER, A.: Dtsch. med. Wschr. **86**, 735—740 (1961). — *Strahlen-Pigmentierung:* HAMPERL, H., U. HENSCHKE u. R. SCHULZE: Virchows Arch. path. Anat. **304**, 19 (1939). — *Elektrizität:* GROSSE-BROCKHOFF, F.: Handbuch der inneren Medizin, Bd. 6/2, S. 106. Berlin-Göttingen-Heidelberg: Springer 1954. — *Höhenkrankheit:* MURALT, A. v.: Handbuch der inneren Medizin, Bd. 6/2, S. 285. Berlin-Göttingen-Heidelberg: Springer 1954. — RUFF, S., u. H. STRUGHOLD: Grundriß der Luftfahrtmedizin. München: Johann Ambrosius Barth 1957. — STRUGHOLD, H.: Dtsch. med. Wschr. **1939**, 281. — *Aero-Otitis:* BOENNINGHAUS, H.-G.: Dtsch. med. Wschr. **87**, 69—71 (1961). — *Ultraschall:* HUG, O., u. R. PAPE: Strahlentherapie **94**, 79 (1954). — *Wärme:* GROSSE-BROCKHOFF, F.: Handbuch der inneren Medizin, Bd. 6/2, 1. Berlin-Göttingen-Heidelberg: Springer 1954. — STAUDACHER, G., R. OECHSLIN u. P. G. FRICK: Schweiz. med. Wschr. **30**, 927—929 (1962). — *Hitzeschäden:* EL HALAWANI, A. W.: WHO Chron. **18**, 283—298 (1964). — *Verbrennung:* ALLGÖWER, N., u. J. SIEGRIST: Verbrennungen. Berlin-Göttingen-Heidelberg: Springer 1957. — *Kälte:* GROSSE-BROCKHOFF, F.: Handbuch der inneren Medizin, Bd. 6/2, S. 46. Berlin-Göttingen-Heidelberg: Springer 1954. — *Unterkühlung:* MÜLLER, E.: Acta neuroveg. (Wien) **9**, 146—168 (1955). — *Tiefe Temperaturen:* WHO Chron. **17**, 428 (1963). — *Erfrierung:*

STAEMMLER, M.: Die Erfrierung. Leipzig: Georg Thieme 1944. — *Gifte:* FLURY, F., u. W. NEUMANN: Klin. Wschr. **1942**, 557. — *Geographische Pathologie:* HAMPERL, H.: Ergebn. allg. Path. path. Anat. **26**, 353 (1932). — *Meteorobiologie:* RUDDER, B. DE: Grundriß der Meteorobiologie des Menschen. Berlin-Göttingen-Heidelberg: Springer 1952. — *Wetter:* SPANN, W.: Dtsch. med. Wschr. **82**, 251—254 (1957).

Belebte äußere Krankheitsursachen

Parasiten: PIEKARSKI, G.: Lehrbuch der Parasitologie. Berlin-Göttingen-Heidelberg: Springer 1954. — *Insekten und Weltgeschichte:* BATES, M.: Schweiz. med. Wschr. **32**, 914—915 (1956). — *Malaria:* WHO-Report Series 19. — *Würmer:* SZIDAT, L., u. R. WIGAND: Leitfaden. Leipzig: Georg Thieme 1934. — *Trichinen:* LAMINA, J.: Klin. Wschr. **11**, 606—607 (1962). — *Alveolarechinococcus:* VOGEL, H.: Dtsch. med. Wschr. **80**, 931—932 (1955). — *Toxoplasmose:* MOHR, W., u. G. PIEKARSKI: Dtsch. med. Wschr. **89**, 1373—1378 (1964). — THALHAMMER, O.: Die Toxoplasmose. Wien u. Bonn: Wilhelm Maudrich 1957. — *Endotoxine:* GÖING, H.: Klin. Wschr. **40**, 441—446 (1962).

Innere Krankheitsbedingungen

Pathergie: RÖSSLE, R.: Klin. Wschr. **1933**, 574. — *Allobiose:* FLURY, F., u. W. NEUMANN: Klin. Wschr. **1942**, 557. — *Resistenz:* HOFF, F.: Fieber, unspezifische Abwehrvorgänge, unspezifische Therapie. Stuttgart: Georg Thieme 1957. — *Antikörperbildung:* DIXON, F. J., D. W. TALMAGE, and P. H. MAURER: J. Immunol. **68**, 963 (1952). — EHRICH, W. E.: Verh. dtsch. Ges. Path. **1962**, 10—48. — *Autoantikörper:* MIESCHER, P., u. K. O. VORLAENDER: Die Immunopathologie in Klinik und Forschung und das Problem der Autoantikörper. Stuttgart: Georg Thieme. — *Autosensibilisierung:* MIESCHER, P. A.: Dtsch. med. Wschr. **87**, 706—710 (1960). — *Allergie:* KLINGE, F.: Rheumatismus. Ergebn. allg. Path. path. Anat. **27** (1933). — LETTERER, E.: Allergie als Phänomen und als Krankheit. Allergie u. Asthma **5**, 160—173 (1959). — RÖSSLE, R.: Allergie, 3. Aufl., herausgeg. von Prof. Dr. K. HANSEN. Lübeck 1957. — *Allergische Reaktion:* ENGELHARDT, G., u. U. SCHWABE: Klin. Wschr. **38**, 145—152 (1960). — *Sanarelli-Shwartzman-Phänomen des Menschen:* KOHLE, A., u. H.-J. KRECKE: Klin. Wschr. **37** (1), 803—814 (1959). — KRECKE, H.-J.: Veröff. a. d. morphol. Pathologie, H. 69. Stuttgart: Gustav Fischer 1964. — *Properdin:* WEDGWOOD, R. J., u. L. PILLEMER: Acta haemat. (Basel) **20**, 253 (1958). — *Freunds Adjuvans:* FREUND, J.: J. Allergy **28**, 18—29 (1957). — *Disposition:* FRANKE, H., J. SCHRÖDER u. I. GUENTER: Dtsch. med. Wschr. **1959**, Nr 14. — HAMPERL, H.: Ergebn. allg. Path. path. Anat. **26**, 353 (1932). — PRIGGE, R.: Z. Hyg. Infekt.-Kr. **119**, 186 (1937). — *Ernährung und Krankheit:* SCHUMANN, H.-J.: Zbl. allg. Path. path. Anat. **105**, Nr 90 (1963/64). — *Erbkrankheiten:* LENZ, W.: In: BAUER-FISCHER-LENZ, Menschliche Erblehre. 1936. — VERSCHUER, O. V.: Genetik des Menschen. Stuttgart: Urban & Schwarzenberg 1959. — *Häufigkeit krankhafter Gene:* Nachtsheim, H.: Münch. med. Wschr. **1955**, 157—162. — *Zwillingspathologie:* VERSCHUER, O. V.: Wirksame Faktoren im Leben des Menschen. Beobachtungen an ein- und zweieiigen Zwillingen durch 25 Jahre. Wiesbaden: Franz Steiner 1954. — *Zwillingsentstehung:* GOERTTLER, KL.: In: Humangenetik, Bd. II. 1964. — *Konstitution:* CURTIUS, F.: Klinische Konstitutionslehre. Berlin-Göttingen-Heidelberg: Springer 1954. — KRETSCHMER, E.: Körperbau und Charakter. Berlin-Göttingen-Heidelberg: Springer 1955. — PFAUNDLER, M.: Handbuch der Kinderheilkunde, Bd. I, S. 10 u. 637. 1931.

Mißbildungen

Übersicht: Ministry of Health, Alexander Fleming House, December 1963. — VAUCKS, K.-D.: Geburtsh. u. Frauenheilk. **22**, 144—155 (1962). — KNÖRR, K.: Dtsch. med. Wschr. **86**, 1975—1979 (1961). — *Mythos und Pathologie:* RÖSSLE, R.: Virchows Arch. path. Anat. **308**, 519 (1942); — Zbl. allg. Path. path. Anat. **92**, 355. — *Die griechischen Götter und die menschlichen Mißgeburten:* SCHATZ. Wiesbaden: Bergmann 1901. — *Wunder, Wundergeburt und Wundergestalt:* HOLLÄNDER, E. Stuttgart: Ferdinand Enke 1921. — *Mißbildungen durch Sauerstoffmangel:* BÜCHNER, F.: Dtsch. med. Wschr. **34**, 1341—1345 (1956). — RÜBSAAMEN, H., u. O. LEDER: Beitr. path. Anat. **115**, 348 (1955). — *Mißbildungen durch Chemikalien:* MICHALOWSKY, I.: Virchows Arch. path. Anat. **274**, 319 (1930). — *Mißbildungen durch Hormonwirkung:* DANTSCHAKOFF, V.: Der Aufbau des Geschlechts beim höheren Wirbeltier. Jena: Gustav Fischer 1941. — ZANDER, J., u. A. MÜLLER: Geburtsh. u. Frauenheilk. **13**, 216 (1953). — *Mißbildungen durch Avitaminose:* WARKANY, J.: Z. Kinderheilk. **10**, 165—176 (1954). — *Mißbildungen durch Röteln:* SIEGEL, M., and M. GREENBERG: New Engl. J. Med. **262**, 389—393 (1960). — *Chromosomenstörungen:* LENZ, W.: Schweiz. med. Wschr. **90**, 1077, 1113 (1960). — *Verschluß des Anus:* KREMER, K.: Chirurgische Behandlung angeborner Fehlbildungen. Stuttgart: Georg Thieme 1961. — *Mongolismus:* ZELLWEGER, H., u. G. ABBO:

Dtsch. med. Wschr. **89**, 405—416 (1964). — *"Sacraldermoide":* HARDAWAY, R. M.: Arch. Surg. **76**, 143—147 (1958). — *Embryonale Geschlechtsdifferenzierung:* JOST, A.: Schweiz. med. Wschr. **1957**, 275—278. — OVERZIER, C.: Verh. dtsch. Ges. inn. Med. 64. Kongr. 1958. — *Doppelmißbildungen:* GOERTTLER, K.: Humangenetik, Bd. II. Stuttgart: Georg Thieme 1964.

Kreislaufstörungen

Blutströmung: FÅHRAEUS, R. (Veljens): Acta path. microbiol. scand., Suppl. **33** (1938). — *Körnige Strömung:* HARDERS, H.: Bad Oeynhauser Gespräche II, v. 18.—19. 10. 1957 über „Probleme der Coronardurchblutung", S. 215—226. Berlin-Göttingen-Heidelberg: Springer 1958. — FÅHRAEUS, R.: Dtsch. med. Wschr. **86**, 2270 (1961). — *Blutkörperchensenkung:* RUHENSTROTH-BAUER, G., G. BRITTINGER, E. GRANZER u. G. NASS: Dtsch. med. Wschr. **85**, 808—814 (1960). — *Terminale Strombahn:* ILLIG, L. Berlin-Göttingen-Heidelberg: Springer 1961. — *Blutgerinnung:* EGLI, H.: Dtsch. med. Wschr. **84** (51) (1959). — JÜRGENS, R., u. F. K. BELLER: Blutgerinnungsanalyse. Stuttgart: Georg Thieme 1958. — KOLLER, F.: Dtsch. med. Wschr. **81**, 516—524 (1956). — *Intravasale Geldrollenbildung:* FÅHRAEUS, R.: Dtsch. med. Wschr. **86**, 2266—2272 (1961). — VEJLENS, G.: Acta path. microbiol. scand., Suppl. **33** (1938). — *Gerinnungsfaktoren:* WRIGHT, I. S.: Dtsch. med. Wschr. **84**, 1790 (1959). — *Speckhaut:* BERG, ST.: Dtsch. Z. ges. gerichtl. Med. **40**, 1—75 (1950). — FÅHRAEUS, R.: Bull. schweiz. Akad. med. Wiss. **3** (1947/48). — *Flüssiges Leichenblut:* IM OBERSTEG, J.: Dtsch. Z. ges. gerichtl. Med. **43**, 177—216 (1954). — *Fibrinolyse:* SANDRITTER, W., H. D. BERGERHOF u. R. KROKER: Frankfurt. Z. Path. **65**, 342—349 (1954). — KOLLER, F.: Schweiz. med. Wschr. **90** (44), 1233—1238 (1960). — STAMM, H.: Dtsch. med. Wschr. **87**, 2328—2333 (1962). — *Thrombose:* APITZ, K.: Ergebn. inn. Med. Kinderheilk. **64**, 1081 (1945). — *Spontane Blutstillung:* APITZ, K.: Ergebn. inn. Med. Kinderheilk. **62**, 617 (1942). — STAUBESAND, J., u. K. H. ANDRES: Arch. Kreisl.-Forsch. **23**, 242 (1955). — *Gerinnungsstörungen:* NICOLA, P. DE: Ergebn. inn. Med. Kinderheilk., N.F. **6**, 1—78 (1955). — *Hämorrhagische Diathese:* SCHÄFER, K. H., K. FISCHER u. G. LANDBECK: Dtsch. med. Wschr. **83**, 695—702, 756—760 (1958). — *Hämophilie:* VOGEL, F.: Blut **1**, 91—109 (1955). — *Fruchtwasserembolie:* GRUNDMANN, E.: Dtsch. med. Wschr. **84**, 917—919 (1959). — *Fettembolie:* KRÖNKE, E.: Langenbecks Arch. klin. Chir. **285**, 308—340 (1957). — *Luftembolie:* HERTZ, C. W., u. G.: Arch. Kreisl.-Forsch. **19**, 330—355 (1953). — *Megakaryocytenembolie:* OGATA, S.: Beitr. path. Anat. **53**, 120—128 (1912). — *Throphoblastzellen im Blut:* IKLÉ, A.: Schweiz. med. Wschr. **91**, 943—945 (1961). — *Embolie von Gehirngewebe:* MCMILLAN, J. B.: Amer. J. Path. **32**, 405—415 (1956). — *Mangeldurchblutung an Grenzzonen:* ZÜLCH, K. J.: Dtsch. Arch. Nervenheilk. **172**, 81—101 (1954). — *Venöse Kollateralen:* FRANKE, H.: Frühdiagnostik des Carcinoms, S. 10. Berlin: W. de Gruyter & Co. 1953. — *Arterielle Kollateralen:* REINDELL, H., H. KLEPZIG u. H. W. KIRCHHOFF: In: HEILMEYER, Lehrbuch der inneren Medizin. Berlin-Göttingen-Heidelberg: Springer 1955. — *Transsudat und Exsudat:* MASSHOFF, W., W. GRANDER u. H. HELLMANN: Virchows Arch. path. Anat. **317**, 114 (1949). — *Lymphödem:* SIGG, K.: Dtsch. med. Wschr. **86**, 2105 (1961).

Krankhafte Veränderungen der Zellen und Gewebe

Mitosestörungen: MARQUARDT, H.: In: Grundlagen und Praxis chemischer Tumorbehandlung. Berlin-Göttingen-Heidelberg: Springer 1954. — *Stoffwechselstörungen* (Übersicht): ZÖLLNER, N.: Dtsch. med. Wschr. **88**, 609—612, 688—695 (1958). — *Enzympathologie:* ABDERHALDEN, R.: Klinische Enzymologie. Die Fermente in der Pathogenese, Diagnostik und Therapie. Stuttgart: Georg Thieme 1958. — RICHTERICH, R.: Enzympathologie. Enzyme in Klinik und Forschung. Berlin-Göttingen-Heidelberg: Springer 1958. — *Trübe Schwellung:* GANSLER, H., u. CH. ROUILLER: Schweiz. Z. allg. Path. **2**, 217—243 (1956). — ROUILLER, CH.: Ann. anat. path. **2**, 548 (1957). — ZOLLINGER, H. U.: Schweiz. Z. Path. **11**, 617 (1948). — *Hyalin:* SIEBERT, G., O. BRAUN-FALCO u. G. WEBER: Naturwissenschaften **10**, 300 (1955). — GIESEKING, R.: Zbl. allg. Path. path. Anat. **107**, 579—580 (1965). — *Amyloid:* SCHNEIDER, G.: Ergebn. allg. Path. path. Anat. **44**, 2—102 (1964). — HELLER, H., H.-P. MISSMAHL, H.-P. SCHAR, E. and J. GAFNI: J. Path. Bact. **88**, Nr 1, 15—34 (1964). — *Amyloidose:* LETTERER, E.: Path. et Microbiol. (Basel) **27**, 782 (1964). — MISSMAHL, H. P.: Dtsch. med. Wschr. **90**, 394 (1965). — *Paramyloidose:* APITZ, K.: Virchows Arch. path. Anat. **306**, 631 (1940). — KRÜCKE, W.: Ergebn. inn. Med. Kinderheilk. **11**, 300—378 (1958). — *Paramyloide:* KRÜCKE, W.: Ergebn. inn. Med. Kinderheilk. **11**, 299 (1959). — *Paraprotein:* KOCH, D.: Dtsch. med. Wschr. **90**, 1410—1412 (1965). — *Hypophosphatämische Rachitis:* KUHLENCORDT, F.: Ergebn. inn. Med. Kinderheilk., N.F. **9**, 622—665 (1958). — *Hyperaminacidurie:* PRADER, A.: Schweiz. med. Wschr. **89**, 565—567 (1959). — *Onkocyten und Onkocytome:* HAMPERL, H.: Virchows Arch. path. Anat. **335**, 452—483 (1962). — *Histochemie der Fette:* LENNERT, K.: Z. wiss. Mikr. **62**, 368—393 (1955). — *Obesitas:* FERTMAN, M. B.: Klin. Wschr. **34**, 665—669 (1956). — GROSSE-BROCKHOFF, F.: Dtsch. med. Wschr. **1953**, 399. — ROSENFELD, G.: Verh. Kongr.

Inn. Med. Berlin-Wiesbaden 1897. — *Lipoide:* DEBUCH, H.: Acta histochem. (Jena) **2**, 135—148 (1955). — ZÖLLNER, N.: Mschr. Kinderheilk. **110**, 148—158 (1962). — *Lipoidosen:* KLENK, E.: Wien. Z. Nervenheilk. **13**, 309—322 (1957). — *Sphingolipoide:* DIEZEL, P. B.: Die Stoffwechselstörungen der Sphingolipoide. Berlin-Göttingen-Heidelberg: Springer 1957. — *Tay-Sachs:* HANHART, E.: Acta Genet. med. (Roma) **3**, 331—364 (1954). — *Gargoylismus:* JELKE, H.: Ann. paediat. (Basel) **184**, 101—107 (1955). — *Glykogenspeicherkrankheit:* CORI, G. T.: Öst. Z. Kinderheilk. **10**, 38—42 (1954). — ZELLWEGER, H.: Dtsch. med. Wschr. **81**, 1907—1914 (1956). — *Pentosurie:* KNOX, E.: Amer. J. hum. Genet. **10**, 385—397 (1958). — *Vacuoläre Degeneration:* HAMBURGER, J., u. G. MATHÉ: Schweiz. med. Wschr. **1953**, 280—284, 307. — *Kalziphylaxie:* SELYE, H.: Allergie u. Asthma **7**, 241—249 (1961). — *Uratablagerungen:* TALBOT, J. H.: Klin. Wschr. **35**, 16 (1957). — THANNHAUSER, S. J.: Dtsch. med. Wschr. **81**, 492—496 (1956). — *Hämosiderin:* GEDIGK, P.: Ergebn. allg. Path. path. Anat. **38**, 1—45 (1958). — WÖHLER, F.: In: W. KEIDERLING, Eisenstoffwechsel. Stuttgart: Georg Thieme 1959. — *Transfusionssiderose:* OLIVER, R. A. M.: J. Path. Bact. **77**, 171—194 (1959). — *Hämochromatose:* LANGE, J.: Eisen, Kupfer und Eiweiß am Beispiel der Leberkrankheiten mit besonderer Berücksichtigung der Hämochromatose und der hepatocerebralen Dégeneration. Stuttgart: Georg Thieme 1958. — HEILMEYER, L., u. F. WÖHLER: Dtsch. med. Wschr. **87**, 2661—2667 (1962). — *Myosiderin:* GIESE, W.: Verh. dtsch. path. Ges. **1944**. — *Lipofuscin:* BACHMANN, K. D.: Virchows Arch. path. Anat. **323**, 133 (1953). — GEDIGK, P., u. R. FISCHER: Virchows Arch. path. Anat. **332**, 431—468 (1959). — *Vererbbare Störungen des Bindegewebes:* MCKUSICK, V. A. Stuttgart: Georg Thieme 1959. — *Ehlers-Danlos-Syndrom:* JANSEN, L. H.: Dermatologica (Basel) **110**, 108—120 (1955). — *Grönblad-Strandberg-Syndrom:* MÄDER, E.: Verh. dtsch. Ges. Path. **1958**, 148—153. — *Kollagenkrankheiten:* KLEMPERER, P.: Amer. J. Path. **26**, 505 (1950). — KLEMPERER, P.: Amer. Rev. resp. Dis. **83**, 331—339 (1961). — *Altern:* VERZÁR, F.: Schweiz. med. Wschr. **92**, 1449 (1962). — *Vita reducta:* MASSHOFF, W.: Verh. dtsch. Ges. inn. Med., 69. Kongr., 1963. — *Sterben und Tod:* KEUTZER, A.: Ärztl. Forsch. **11** (I), 236—242 (1957). — RECHENBERG, H. K. v.: Schweiz. med. Wschr. **88**, 283 (1958). — *Wetter:* SPANN, W.: Dtsch. med. Wschr. **82**, 251—254 (1957). — *Totenstarre des Herzens* FRANKE: Arch. Kreisl.-Forsch. **11**, 136 (1942). — *Koagulationsnekrose:* BAUER, J.: Frankfurt. Z. Path. **57**, 122 (1942). — CAIN, H.: Frankfurt. Z. Path. **58**, 171 (1943).

Wiederherstellung der Gewebe

Wachstum: LINZBACH, A. J.: Naturwissenschaften **49**, 368—372 (1962). — *Zellemigration:* HEYDENREICH, A.: Ber. dtsch. ophthal. Ges. **1960**, 287—294. — *Metaplasie:* TIPTON, D. L., and T. T. CROCKER: J. nat. Cancer Inst. **33**, 487—495 (1964). — *Regeneration der Dünndarmschleimhaut:* MCMINN, R. M. A., and J. E. MITCHELL: J. Anat. (Lond.) **88**, 99—107 (1954). — *Regeneration der Leber:* SULKIN: Amer. J. Anat. **73** (1943). — PACK, G. T., A. H. ISLAMI, J. CASTLEMAN-HUBBARD, and R. D. BRASFIELD: Surgery **52**, 617—623 (1962). — *Nervenregeneration:* EDINGER, L.: Münch. med. Wschr. **1916**, 225. — *Muskelregeneration:* STANDISH, S. M.: Arch. Path. **77**, 330—339 (1964). — *Funktionelle Anpassung:* ROUX, W.: Arch. Entwickl.-Mech. Org. **46** (1920). — *Herzhypertrophie:* RICHTER, G. W., and A. KELLNER: J. Cell Biol. **18**, 195—206 (1963). — *Leberhypertrophie:* INGLE, D. J., and B. L. BAKER: Proc. Soc. exp. Biol. (N.Y.) **95**, 813—815 (1957). — *Nierenhypertrophie:* JERUSALEM, CHR.: Anat. Anz. **114**, 86—102 (1964). — *Autotransplantation von Zähnen:* NORDENRAM, A.: Acta odont. scand. **21**, Suppl. 33 (1963). — *Transplantation:* DEMICHOW, W. P. Berlin: VEB Verlag Volk u. Gesundheit. — *Homoiotransplantation nach Bestrahlung:* PORTER, K. A., and J. E. MURRAY: J. nat. Cancer Inst. **20**, 189—205 (1958). — *Toleranz:* DIETRICH, F. M.: Schweiz. med. Wschr. **94**, 109—114 (1964). — *Transplantation:* KORT, J.: Dtsch. med. Wschr. **89**, 903—1096 (1964). — *Transplantationsimmunität:* RICKEN, D., u. K. O. VORLAENDER: Dtsch. med. Wschr. **88**, 2393—2398 (1963). — *Knochentransplantation:* LENTZ, W.: Die Grundlagen der Transplantation von fremdem Knochengewebe. Stuttgart: Georg Thieme 1955. — *Nierentransplantation:* ENDERLIN, F.: Schweiz. med. Wschr. **94**, 1037—1043, 1081—1085 (1964). — BARNES, B. A.: New Engl. J. Med. **272**, 776 (1965). — *Arterientransplantation:* PETRY, G., u. G. HEBERER: Langenbecks Arch. klin. Chir. **286**, 249—290 (1957). — *Cholesteatom:* RÜEDI, L.: Schweiz. med. Wschr. **94**, 1405—1409 (1964).

Entzündung

Übersicht: The mechanism of inflammation. An international Symposium. Edit. by G. JASMIN and A. ROBERT. Montreal, Canada: Acta 1953. — RÖSSLE, R.: Verh. dtsch. path. Ges. (19. Tagg) **1923**, 18. — *Theorien der Medizin:* RANDERATH, E.: Dtsch. med. J. **1956**, 49—56. — *Entzündungserregende Stoffe:* MENKIN, V.: Newer concepts of inflammation. Springfield, Ill.: Ch. C. Thomas 1950. — *Leukocytenemigration:* FLOREY, H. W., and L. H. GRANT: J. Path. Bact. **82**, No 1, 13—17 (1961). — MAJNO, G., and G. E. PALADE: J. biophys. biochem. Cytol. **11**, 571—605 (1961). — *Chemotaxis:* MCCUTCHEON, M.: Physiol. Rev. **26**, 319

(1946). — HARRIS, H.: Physiol. Rev. **34**, 529—562 (1954). — *Wundheilung:* ALLGÖWER, M.: The cellular basis of wound repair. Springfield, Ill.: Ch. C. Thomas 1956. — ZOLLINGER, H. U.: Helv. chir. Acta **129**, fasc. 1/2, 181—207 (1962). — *Humorale Abwehr:* FRITZE, E.: Ergebn. inn. Med. Kinderheilk., N.F. **9**, 282—329 (1958). — *Seröse Entzündung:* MEYER-ARENDT, J.: Virchows Arch. path. Anat. **323**, 351—401 (1953). — *Wundkontraktion:* ABERCROMBIE, M., H. M. FLINT, and D. W. JAMES: J. Embryol. exp. Morph. **2**, 264—274 (1954). — *Granulationsgewebe:* THOMA, R.: Lehrbuch der pathologischen Anatomie von HENKE. Stuttgart 1894. — *Phagocytose:* HERRLINGER, R.: Ergebn. Anat. Entwickl.-Gesch. **35**, 334—357 (1956). — *Fremdkörperreaktionen:* GEDIGK, P., u. E. BONTKE: Virchows Arch. path. Anat. **330**, 538—568 (1957). — *Schleimgranulom:* HAMPERL, H.: Beitr. path. Anat. **88**, 193 (1932). — *Fieber:* WRIGHT, P.: An introduction to pathology. London: Longman, Green & Co. 1958. — *Pyrogen:* WENDT, F.: Dtsch. med. Wschr. **84**, 2084—2089 (1959). — *Fetale und neonatale Entzündung:* DIXON, J. B.: J. Path. Bact. **80**, 73—82 (1960). — *Phylogenese der Entzündung:* DOBBERSTEIN, J.: Abh. dtsch. Akad. Wiss. Berlin, Kl. Med. J. **1960**, Nr 4.

Infektionskrankheiten, Granulome

Brucellose: LÖFFLER, W., D. L. MORONI u. W. FREI: Die Brucellose als Anthropozoonose. Febris undulans. Berlin-Göttingen-Heidelberg: Springer 1955. — *Pathologische Anatomie der Tuberkulose:* GIESE, W.: Verh. dtsch. path. Ges. (32. Tagg) **1948**, 195. — HAEFLIGER, E.: Handbuch der inneren Medizin, Bd. 4/I, S. 167—249. Berlin-Göttingen-Heidelberg: Springer 1956. — UEHLINGER, E.: Wien. med. Wschr. **111**, 893—898 (1961). — LETTERER, E.: In: DEIST und KRAUSS, Die Tuberkulose, ihre Erkennung und Behandlung. Stuttgart: Ferdinand Enke 1959. — *Epidemiologie der Tuberkulose:* NASSAL, J.: Dtsch. med. Wschr. **86**, 1855 (1961). — *Tuberkulöse Verkäsung:* WEISS, CH., J. TABACHNIK, and H. P. CONEN: Arch. Path. **57**, 179—193 (1954). — *Tuberkuloseimmunität:* BLOCH, H.: Dtsch. med. Wschr. **80**, 1685—1686 (1955). — *Tuberkulosemortalität:* ICKERT, F., u. A. KREUTZER: Beitr. Klin. Tuberk. **109**, 241 (1953). — *Tuberkulose und Konstitution:* POTTHOFF: Beitr. Klin. Tuberk. **89** (1937). — *Tuberkulose und Vererbung:* VERSCHUER, O. V.: Dtsch. med. Wschr. **80**, 1635—1637 (1955). — *Wandlungen der Tuberkulose:* KÖNN, G.: Ergebn. ges. Tuberk.- u. Lung.Forsch. **13**, 1—56 (1956). — *Typus bovinus:* WISSLER, H.: Schweiz. med. Wschr. **1954**, 421. — *Morbus Boeck:* KALKOFF, K. W.: Beitr. Klin. Tuberk. **114**, 3—17 (1955). — UEHLINGER, E. A.: Amer. Rev. resp. Dis. **84**, No 5, 6—13 (1961). — MEYER-ROHN, J.: Arch. klin. exp. Derm. **213**, 503—507 (1961). — *Pseudotuberkulose:* WINSTANLEY, D. P.: Dtsch. med. Wschr. **89**, 348 (1964). — *Listeriose:* KREPLER, P., u. H. FLAMM: Ergebn. inn. Med. Kinderheilk., N.F. **7**, 64—146 (1956). — SEELIGER, H. P. R.: Listeriose. II. Aufl. Leipzig: Johann Ambrosius Barth 1958. — *Mykoplasmen:* KRECH, U.: Schweiz. med. Wschr. **95**, 1635—1640 (1965). — *Pyocyaneus:* PAUL, R., u. W. MARGET: Dtsch. med. Wschr. **88**, 1630—1643 (1963). — *Leptospiren:* MOCHMANN, H., u. P. F. MAHNKE: Beitr. Hyg. Epidem. **13** (1959). — *Rickettsien:* WISSIG, ST. L., L. G. CARO, E. B. JACKSON, and J. E. SMADEL: Amer. J. Path. **32**, 1117 (1956). — *Q-Fieber:* BIELING, R.: Die Balkangrippe. Leipzig: Johann Ambrosius Barth 1950. — WIESMANN, E., R. SCHWEIZER u. H. TOBLER: Schweiz. med. Wschr. **86**, 60—63 (1956). — *Bornholmer Krankheit:* WINDORFER, A.: Dtsch. med. Wschr. **88**, 1077—1082 (1963). — *Viruskrankheiten:* BERNHARD, W.: Klin. Wschr. **35** (5) (1957). — BIELING, R.: Viruskrankheiten. Leipzig: Johann Ambrosius Barth 1954. — GSELL, O.: Münch. med. Wschr. **104**, 1661—1669 (1962). — *Virusinfluenza:* HERS, J. F. P., and J. MULDER: J. Path. Bact. **73**, 565—568 (1957). — *Neue Virusarten:* DALLDORF, G.: Klin. Wschr. **36**, 347—348 (1958). — *Virus und Zelle:* SOUTHAM, C. M.: Cancer Res. **23**, 1108 (1963). — *Molluscum contagiosum:* BANFIELD, W. G., H. BUNTIG, M. J. STRAUSS, and J. L. MELNICK: Proc. Soc. exp. Biol. (N.Y.) **77**, 843 (1951). — *Adenovirus:* MÜLLER, F.: Dtsch. med. Wschr. **1958**, 1058—1061. — *Cytomegalie:* OEHME, S., u. J.: Handbuch der Kinderheilkunde. Berlin-Göttingen-Heidelberg: Springer 1963. — *Riesenzellpneumonie-Morbilli:* GIEDION, A., u. P. HAHNLOSER: Helv. paediat. Acta **16**, 730—751 (1961). — *Herdinfektion:* BÖHMIG, R.: Z. Rheumaforsch. **15**, 1—23 (1956). — *Rheumatismus:* BÖHMIG, R., u. P. KLEIN: Medizinische **44/45** (1953). — DEICHER, H.: Medizin heute **14** (3) (1965). — SCHAUB, F.: Schweiz. med. Wschr. **91**, 129 (1961). — MÜLLER-EBERHARD, H. J.: Dtsch. med. Wschr. **84**, 719—723 (1959). — *Erythematodes:* STORCK, H.: Schweiz. med. Wschr. **87**, 1057—1062 (1957). — *L.E.-Zellen:* HAUSER, W.: Ärztl. Wschr. **1953**, 592. — MIESCHER, P.: In: P. MIESCHER u. K. O. VORLAENDER, Immunopathologie. Stuttgart: Georg Thieme. — *Lymphogranulom:* LENNERT, K., u. A. M. HIPPCHEN: Frankfurt. Z. Path. **65**, 378—389 (1954). — LUKES, R. J.: Amer. J. Roentgenol. **90**, 944—955 (1963). — *Reiz und Reizbeantwortung:* HOFF, F.: Dtsch. med. Wschr. **1953**, 504. — REILLY, RIVALIER, COMPAGNON et LAPLANE: C. R. Soc. Biol. (Paris) **116** (1934). — RICKER, G.: Pathologie als Naturwissenschaft. Berlin: Springer 1924. — SELYE, H.: Einführung in die Lehre vom Adaptionssyndrom. Stuttgart: Georg Thieme 1953. — SPERANSKY, A. D.: A basis for the theory of medicine. New York: Internat. Publ. 1943.

Geschwülste

Krebsproblem: BAUER, K. H.: Das Krebsproblem, 2. Aufl. Berlin-Göttingen-Heidelberg: Springer 1963. — MASSON, P.: Les tumeurs. Paris: Maloine 1956. — OBERLING, CH.: Le cancer. Paris: Gallimard 1954. — *Definition:* BÜNGELER, W.: Verh. dtsch. path. Ges. (35. Tagg) **1951**, 10. — *Cancerogenese:* LETTRÉ, H.: Wien. med. Wschr. **38/39**, 791—794 (1958). — *Cancerogene Stoffe:* BUTENANDT, A.: Verh. dtsch. path. Ges. (35. Tagg) **1951**, 70. — *Strahlenbehandlung und Tumorentstehung:* SIMPSON, C. L., and L. H. HEMPELMANN: Cancer (Philad.) **10**, 42—56 (1957). — SABANAS, A. O.: Cancer (Philad.) **9**, 528—542 (1956). — *Erblichkeit* (Massenstatistik): WAALER, G. H. M.: Über die Erblichkeit des Krebses. Oslo 1931. — *Krebs und Vererbung:* VERSCHUER, O. v.: Dtsch. med. Wschr. **81**, 1456—1459 (1956). — VERSCHUER, O. v., u. E. KOBER: Die Frage der erblichen Disposition zum Krebs. Ergebnis einer Forschung durch 20 Jahre an einer auslesefreien Zwillingsserie. Mainz: Akad. der Wiss. u. der Lit. 1956. — SPRANGER, J., u. O. FRHR. v. VERSCHUER: Z. menschl. Vererb.- u. Konstit.-Lehre **37**, 549—571 (1964). — *Genetik der Tumoren:* VERSCHUER, O. v.: Internist (Berl.) **4**, 392—397 (1963). — *Stoffwechsel:* WARBURG, O.: Über den Stoffwechsel der Tumoren. Berlin: Springer 1936. — *Warburgs Theorie:* Dtsch. med. Wschr. **81**, 857—858 (1956). — SCHMIDT, C. G.: Klin. Wschr. **33**, 409—419 (1955). — *Krebs als Accelerator:* MÜHLBOCK, O.: Schweiz. med. Wschr. **85**, 387 (1955). — *Geschwulstzellembolie:* SCHMIDT, M. B.: Die Verbreitungswege der Carcinome. Jena 1903. — *Gut- und Bösartigkeit:* HAMPERL, H.: Verh. dtsch. path. Ges. (35. Tagg) **1952**, 29. — HERTIG, A. T., u.a.: Amer. J. Obstet. Gynec. **64**, 829—830 (1952). — *Tiertumoren:* DOBBERSTEIN, J.: Z. Krebsforsch. **59**, 600—610 (1953). — KROOK, L.: Acta path. microbiol. scand. **35**, 407—422 (1954). — *Heilbarkeit:* STEINER, P.: Cancer Res. **12**, 455 (1952). — *Krebs und Virus:* OBERLING, CH.: Berlin, Symposion und Fragen der Carcinogenese. Klin. Med. **3**, 211 (1960). — AHLSTRÖM, C. G.: Dtsch. med. Wschr. **88** (16), 801—806 (1963). — WHO techn. Rep. Ser. **1965**, 295. — *Virustumoren:* CHESTER M. SOUTHAM: Cancer Res. **23**, No 8 (1963). — *Milchfaktor:* BITTNER, J. J.: J. Hered. **27**, 391 (1936). — Amer. Ass. Ad. of Sci. Research Conference on Cancer 1945, 63. — *Krebstransplantation:* MOORE, G. E.: Cancer (Philad.) **16**, No 8 (1963). — *Krebs und Immunreaktion:* MILGROM, F.: Cancer Res. **21**, 862—868 (1961). — WOODRUFF, M. F. A.: Lancet **1964** II, 265—270. — *Trauma und Carcinom:* STRÄULI, P.: Oncologia (Basel) **11**, 147—165 (1958). — *Pflanzenkrebs:* NULTSCH, W.: Dtsch. med. Wschr. **89**, 2384—2388 (1964). — *Kerngrößen:* STREICHER, H. J.: Langenbecks Arch. klin. Chir. **273**, 535 (1953). — *Cytologie:* GRUNDMANN, E.: Dtsch. med. Wschr. **86**, 1077—1084 (1961). — *Metastasen:* WALTHER, H. E.: Krebsmetastasen. Basel: Benno Schwabe & Co. 1948. — WOOD jr., S.: Arch. Path. **66**, 550—568 (1958). — *Geographische Pathologie:* TAKEDA, K.: Gann **46**, 1—53 (1955). — *Krebsstatistik:* WILDNER, G. P.: Dtsch. Gesundh.-Wes. **14**, 494—500, 543—554 (1959). — *Krebshäufigkeit:* BAUER, K. H.: Denkschrift „Errichtung eines Deutschen Krebsforschungszentrums in Verbindung mit der Universität Heidelberg". Gießen: Brühlsche Univ.-Druckerei 1961.

Arten der Geschwülste

Capilläres Hämangiom: WALSH, TH. S., and V. N. TOMPKINS: Cancer (Philad.) **9**, 869—904 (1956). — *Myeloblastenmyom:* ABRIKOSSOFF, A. I.: Virchows Arch. path. Anat. **280**, 723 (1931). — *Retothelsarkom:* RÖSSLE, R.: Beitr. path. Anat. **103**, 385 (1939). — *Retikulosen:* ROULET, F.: Verh. dtsch. path. Ges. (37. Tagg) **1953**, 105. — *Carcinoide:* FEYRTER, F.: Ergebn. allg. Path. path. Anat. **29**, 305 (1934). — HAMPERL. H.: Virchows Arch. path. Anat. **300**, 46 (1937).

Kreislauforgane

Herz: Bearb. v. A. v. ALBERTINI, W. BARGMANN, E. BAUEREISEN u.a. Herausgegeben v. W. BARGMANN u. W. DOERR. Stuttgart: Georg Thieme 1963. — *Nephrotisches Syndrom:* KÖRTGE, P., u.a.: Z. ges. exp. Med. **135**, 167—182 (1961). — *Herzbeutel:* HORT, W.: Med. Welt **1964**, Nr 13/14. — *Herzmißbildungen:* DOERR, W.: Dtsch. med. Wschr. **1954**, 349. — *Herzfehler:* KÖHN, K.: Medizinische **1956**, 1069—1073. — *Ductus botalli:* BORN, G. V. R., G. S. DAWES, J. C. MOTT, and B. R. RENNICK: J. Physiol. (Lond.) **132**, 304—342 (1956). — *Endokardfibroelastose:* LEHNDORFF, H.: Ergebn. inn. Med. Kinderheilk. **12**, 302—342 (1959). — *Fibroelastose:* ZEH, E.: Dtsch. med. Wschr. **85**, 34—37 (1960). — *Fibroelastose und Herzmißbildungen:* FRUHLING, L., R. KORN, J. LAVILLAUREIX, A. SURJUS et S. FOUSSEREAU: Ann. Anat. path., N. S. **7**, 227—303 (1962). — *Endokardfibrose:* STRESEMANN, E.: Arch. Kreisl.-Forsch. **28** (?), 77—95 (1955). — *Subendokardiale Blutungen:* BOLTZ, W.: Dtsch. Z. ges. gerichtl. Med. **44**, 209—230 (1955). — *Endokarditis:* BÖHMIG, R.: Verh. dtsch. Ges. Kreisl.-Forsch. **20**, 159—176 (1954). — BÖHMIG, R., u. P. KLEIN: Pathologie und Bakteriologie der Endokarditis. Berlin-Göttingen-Heidelberg: Springer 1953. — *Reizleitungssystem:* DOERR, W.: Aus: Rhythmusstörungen des Herzens von K. SPANG. Stuttgart: Georg Thieme 1957. — *Coronarinsuffizienz:* BÜCHNER, F.: Die Coronarinsuffizienz. Dresden u. Leipzig 1939. — *Coronarsklerose:* NETH, R.,

u. G. SCHWARTING: Dtsch. med. Wschr. **80**, 570 (1955). — ZSCHOCH, H.: Zbl. allg. Path. path. Anat. **96**, 321—330 (1957). — SCHETTLER, G.: Dtsch. med. Wschr. **87**, 1221 (1962). — *Coronarsklerose und Fettverzehr:* GLATZEL, H.: Z. Kreisl.-Forsch. **53**, 416—445 (1964). — *Coronarthrombose:* DOTZAUER, G., u. W. NAEVE: Dtsch. med. Wschr. **84**, 1237—1241 (1959). — *Coronarsklerose und Rauchen:* HAMMOND, E., and D. HORN: J. Amer. med. Ass. **155**, 1316 (1954). — *Statistik des Herzinfarktes:* DÖRING, H., u. R. LODDENKEMPER: Z. Kreisl.-Forsch. **51**, 401—442 (1962). — *Herzhypertrophie und -insuffizienz:* BÜCHNER, F.: Verh. dtsch. Ges. Kreisl.-Forsch. **1950**. — KIRCH, E.: Verh. dtsch. Ges. inn. Med. **1935**. — LINZBACH, J.: Fortschr. Röntgenstr. **77**, 1 (1952). — *Cor pulmonale:* KIRCH, E.: Verh. dtsch. Ges. Kreisl.-Forsch. (21. Tagg) **1955**, 163—181. — *Herzbeutel:* HORT, W.: Med. Welt **1964**, 674—677, 758—760, 765—767. — *Arteriosklerose:* BRÜCKEL, K. W., D. BERG, H. D. BERGER, H. JOBST, B. KOMMORELL, M. KREBS u. G. SCHETTLER: Z. Kreisl.-Forsch. **47**, 923—957 (1958). — SINAPIUS, D.: Dtsch. med. Wschr. **79**, 1135—1139 (1954). — *Arteriosklerose bei Wildtieren:* GRÜNBERG, W.: Klin. Wschr. **43**, 479 (1965). — *Myokarditis und Myokardose:* UEHLINGER, E.: II. Internistentagg Jena-Halle-Leipzig, 9./10. Okt. 1959 in Weimar. Leipzig: VEB Georg Thieme 1962, S. 105—120. — *Kreislauferkrankungen bei Tieren:* DOBBERSTEIN, J.: Abh. dtsch. Akad. Wiss. **1954**, 77—81 (1955). — *Hypertonus:* GOLDBLATT, H.: The renal origin of hypertension. Springfield, Ill.: Ch. C. Thomas 1948. — *Arteriitis:* RANDERATH, E.: Verh. dtsch. Ges. inn. Med. **1954**, 359—385. — *Hirnarterienaneurysmen:* HASSLER, O.: Acta psychiat. scand. **154**, 5—145 (1961). — *Varicen:* LEUN, W., u. B. LANGMAACK: Dtsch. med. Wschr. **81**, 1163—1166 (1956). — SIGG, K.: Varizen, Ulcus cruris und Thrombose. Berlin-Göttingen-Heidelberg: Springer 1958. — *Venenklappen:* EDWARDS, J. and E.: Amer. Heart J. **41**, 236 (1940). — *Rankenangiom:* VOLLMAR, J., P. B. DIEZEL u. H. GEORG: Langenbecks Arch. klin. Chir. **307**, 71—90 (1964).

Blut- und blutbildende Organe

Übersicht: HEILMEYER, L., u. H. BEGEMANN: Handbuch der inneren Medizin, Bd. II. Berlin-Göttingen-Heidelberg: Springer 1951. — UEHLINGER, E.: Handbuch der gesamten Hämatologie, 2. Aufl., Bd. IV. 1963. — *Blutmenge:* SCHULTEN, H.: Dtsch. med. Wschr. **81** (44) (1956). — *Polycythämie:* GROSS, R.: Dtsch. med. Wschr. **83**, 1408 (1958). — *Anämien:* SCHULTEN, H.: Verh. dtsch. Ges. inn. Med. **58**, 609 (1952). — *Humorale Steuerung der Erythropoiese:* REMMELE, W.: Berlin-Göttingen-Heidelberg: Springer 1963. — *Perniciöse Anämie und Antikörperbildung:* PRIBILLA, W.: Dtsch. med. Wschr. **89**, 384—388 (1964). — *Erythrocytengröße:* HEILMEYER, L.: Handbuch der inneren Medizin, Bd. II. Berlin-Göttingen-Heidelberg: Springer 1951. — *Hämoglobintypen:* ALLISON, A. C.: Klin. Wschr. **36** (9) (1958). — *Hämoglobinopathie:* LEHMANN, H.: Dtsch. med. Wschr. **1959**, 1253. — MARTI, H. R.: Schweiz. med. Wschr. **95**, 37—41 (1965). — *Sichelzellanämie:* STEVENS, A. R., u. E. GILL: Dtsch. med. Wschr. **81**, 26—29 (1956). — *Porphyrismus:* STICH, W.: Dtsch. med. Wschr. **84**, 2148 (1959). — *Hämolytische Anämien:* HENNEMANN, H. H.: Erworbene hämolytische Anämien. Leipzig: Georg Thieme 1957. — *Thrombopathien:* SAUTHOFF, R.: Med. Mschr. **1952**, 557. — *Thrombocytopathie:* BUCHER, U., u. W. BAUMGARTNER: Schweiz. med. Wschr. **88**, 753 (1958). — *Thrombastenie:* GLANZMANN, E.: Jb. Kinderheilk. **88**, 1, 113 (1918). — GROSS, R., W. GEROK G. W. LÖHR, W. VOGELL, H. D. WALLER u. W. THEOPOLD: Klin. Wschr. **38**, 193—206 (1960) — *Immunothrombocytopathien:* MIESCHER, P.: Dtsch. med. Wschr. **83**, 651—656 (1958). — *Idiopathische thrombopenische Purpura:* CLEVE, H., F. HECKNER u. R. SCHOEN: Schweiz. med. Wschr. **88**, 323—329 (1958). — HUNZIKER, A., u. R. OECHSLIN: Beitr. path. Anat. **117**, H. 3 (1957). — *Mononucleose:* LANGE, F.: Dtsch. med. Wschr. **82**, 454 (1957). — *Mastocytose:* BRAUNSTEINER, H.: Dtsch. med. Wschr. **89** 573—575 (1964). — *Leukämie:* APITZ, K.: Ergebn. allg. Path. path. Anat. **35**, 1 (1940). — *Atombombe und Leukämie:* BRILL, A. B., M. TOMONAGA, and R. M. HEYSSEL: Ann. intern. Med. **56**, 590—609 (1962). — *Chromosomenanomalien bei Hämoblastosen:* REMY, D.: Dtsch. med. Wschr. **89**, 684—688 (1964). — *Leukämie* (Altersverteilung): GROSS, R., R. WILDHOCK u. H. STEINER: Dtsch. med. Wschr. **83** (45) (1958). — *Immunoleukopenie:* MÜLLER, W.: Dtsch. med. Wschr. **83**, 291—293 (1958). — *Immunogranulocytose:* MOESCHLIN, G.: Verh. dtsch. Ges. inn. Med., 60. Kongr., 1954. — *Panmyelophthise:* BUTZENGEIGER, K. H.: Ergebn. inn. Med. Kinderheilk., N.F. **4**, 257—367 (1953). — *Antikörpermangelsyndrom:* BARANDUN, S., H. J. HUSER u. A. HÄSSIG: Schweiz. med. Wschr. **88**, 78 (1958). — COTTIER, H.: Schweiz. med. Wschr. **88**, 82 (1958). — *Defektdysproteinämie:* RIVA, G., S. BARANDUN, H. COTTIER u. A. HÄSSIG: Schweiz. med. Wschr. **88**, 1025—1034 (1958). — *Agammaglobulinämie:* HORSTER, J. A.: Dtsch. med. Wschr. **84**, 42—45 (1959). — *Afibrinogenämie:* BURGSTEDT, H. J., u. M. MARX: Klin. Wschr. **34**, 31—37 (1956). — *Makroglobulinämie Waldenström:* LENNERT, K.: Frankfurt. Z. Path. **66**, 201—226 (1955). — *Paraproteine:* ROULET, D. L. A., G. A. SPENGLER, E. GUGLER, R. BÜTLER, C. RICCI, G. RIVA u. A. HÄSSIG: Helv. med. Acta **28**, 1—18, 127—148 (1961). — *Fermentämie:* HAUSS, W. H., u. Mitarb.: Dtsch. med. Wschr. **83**, 1310—1315 (1958). — *Blutgruppen und -faktoren:* DAHR, P.: Die Technik der Blutgruppen- und Blutfaktorenbestimmung. Stuttgart: Georg Thieme. —

Geographische Verteilung der Blutgruppen: VOGEL, PETTENKOFER u. HELMBOLD: Dtsch. med. Wschr. **87**, 761 (1962); — Acta genet. (Basel) **10**, 267 (1960); — Nature (Lond.) **193**, 445 (1962). — *Fetale Erythroblastose:* WILLI, H.: Ergebn. inn. Med. Kinderheilk., N.F. **2** (1951). — BALLOWITZ, L.: Ergebn. inn. Med. Kinderheilk., N.F. **3** (1952). — *Rh-Mortalität:* KOLLER, TH.: Gynaecologia (Basel) **134**, 47 (1952). — *Morbus haemolyticus in ABO-System:* FISCHER, K. Stuttgart: Georg Thieme 1961. — *Lymphocyt:* BRAUNSTEINER, H., R. HÖFER u. S. SAILER: Dtsch. med. Wschr. **86**, 721—727 (1961). — *Lymphocytenwechsel:* HANSEN, H. G.: Die Physiologie des Lymphozytenwechsels. Stuttgart: Georg Thieme 1958. — *Lymphknotenerkrankungen:* SCHNYDER, U. W., u. C. G. SCHIRREN: Dermatologica (Basel) **108**, 319—325 (1954). — *Tuberkulose der Halslymphknoten:* SCHMID, P. CH. Stuttgart: Ferdinand Enke 1960. — *Milz-Pathologie:* GRUNDMANN, E.: Verh. dtsch. Ges. inn. Med. **69**, 779—797 (1963).

Endokrine Drüsen

Klinische Endokrinologie: LABHART, A.: Klinik der inneren Sekretion. Berlin-Göttingen-Heidelberg: Springer 1957. — *Hypophyse:* JORES, A.: Handbuch der inneren Medizin, Bd. VII/1. — *Kraniopharyngiom:* ERDHEIM, J.: Ergebn. allg. Path. path. Anat. **21**, 482 (1925). — *Diabetes insipidus:* CANNON, J. F.: Arch. intern. Med. **96**, 215—272 (1955). — *Cushingsche Krankheit:* LABHART, A., E. R. TROESCH u. W. ZIEGLER: Schweiz. med. Wschr. **89**, 44—53 (1959). — PLATZBECKER, P.: Zbl. allg. Path. path. Anat. **94**, 442—450 (1956). — *Anorexia nervosa:* SIEBENMANN, R. E.: Schweiz. med. Wschr. **85**, 530—537 (1955). — *Experimentelle Hypophysenveränderungen:* BAILEY, P.: Hirngeschwülste. Stuttgart: Georg Thieme 1953. — *Pathologie der Schilddrüse. Thyreoiditis:* KÖHN, K.: Ärztl. Wschr. **11**, Nr 34/35 (1956). — *Kropf:* HAUBOLD, H.: Schriftenreihe über Mangelkrankheiten, H. 4 (1955). — REINWEIN, D.: Dtsch. med. Wschr. **88**, 2493—2498 (1963). — *Kropfgebiete:* PFLÜGER: Dtsch. Arch. klin. Med. **180**. — *Eiszeit und Kropf:* MERKE, F.: Schweiz. med. Wschr. **95**, 1183—1192 (1965). — *Jodmangeltheorie und Kropf:* BANSI, H. W. P.: Schweiz. med. Wschr. **88**, 25—32 (1958). — WESPI, H. J.: Schweiz. med. Wschr. **83**, 452—470 (1953). — *Kropfprophylaxe:* WESPI-EGGENBERGER, H. J.: Wien. klin. Wschr. **2/3**, 1—32 (1950). — *Kretinismus:* QUERVAIN, F. DE, u. C. WEGELIN: Der endemische Kretinismus. Berlin 1936. — *Basedowleber:* RÖSSLE, R.: Virchows Arch. path. Anat. **291** (1933). — *Schreckbasedow:* EICKHOFF, W.: Schilddrüse und Basedow. Stuttgart: Georg Thieme 1949. — *Thyreogene Osteodystrophie:* UEHLINGER, E.: Schweiz. med. Wschr. **87**, 683 (1957). — *Tetanie:* JESSERER, H.: Tetanie. Stuttgart: Georg Thieme 1958. — HAAS, H. G.: Schweiz. med. Wschr. **22**, 742 (1965). — SCHWAB, R., R. EICHELSBACHER u. W. RÖTTER: Dtsch. med. Wschr. **70**, 1904—1908 (1954). — *Hyperparathyreose:* UEHLINGER, E.: Verh. dtsch. Ges. inn. Med. (62. Kongr.) 1956. — *Hypercalcämie:* GANZONI, A.: Schweiz. med. Wschr. **94**, 855—861 (1964). — *Nebenniere. Nebenniereninvolution:* ROTTER, W.: Virchows Arch. path. Anat. **316**, 590 (1949). — *Nebennierenpathologie:* LIEBEGOTT, G.: Verh. dtsch. Ges. Path. **36**, 21—68 (1953). — *Waterhouse-Friderichsen-Syndrom:* STUBER, H. W., u. W. H. HITZIG: Schweiz. med. Wschr. **91**, 1612 (1961). — *Neuroblastom der Nebenniere:* BACHMANN, K. D.: Z. Kinderheilk. **77**, 391—412 (1955). — *Anpassungskrankheiten und Nebenniere:* HEDINGER, CHR.: Schweiz. med. Wschr. **84**, 465 (1954). — *Adrenogenitales Syndrom:* BIEBRICH, J. R.: Ergebn. inn. Med. Kinderheilk., N.F. **9**, 510—585 (1958). — BRADBURY, J. T.: Clin. Obstet. Gynec. **1**, 257 (1958). — *Aldosteron:* SIEGENTHALER, W., M. MANN, J. GFELLER u. A. GANZONI: Schweiz. med. Wschr. **94**, 685—692 (1964). — WOLFF, H. P.: Klin. Wschr. **42**, 711—722 (1964). — *Conn-Syndrom:* CONN, J. W., and L. H. LOUIS: Ann. intern. Med. **44**, 1—15 (1956). — *Aldosteron-Antagonisten:* MULLER, A. F.: Dtsch. med. Wschr. **86**, 951—957 (1961). — *Pankreas. Inselzellen:* FERNER, H.: Das Inselsystem des Pankreas. Stuttgart: Georg Thieme 1952. — *Glucagon:* ELRICK, H., u. A. STAUB: Dtsch. med. Wschr. **81**, 2106—2108 (1956). — MARTZ, G., u. A. LABHART: Schweiz. med. Wschr. **86**, 57—59 (1956). — *Diabetes mellitus:* TOBLER, R.: Schweiz. med. Wschr. **1954**, 1213—1216. — WERNLY, M.: Schweiz. med. Wschr. **84**, 961—963 (1954). — *Diabetestypen:* SEIFERT, G.: Dtsch. med. Wschr. **83**, 1289—1294 (1958). — *Inselzellen bei Diabetes:* SEIFERT, S.: Dtsch. med. Wschr. **83** (1958). — *Genetik des Diabetes:* GÜNTHER, O.: Internist (Berl.) **4**, 374—384 (1963). — *Diabetes und Alter:* SCHLIACK, V.: Dtsch. med. Wschr. **84** (1959). — *Diabetes und Ernährung:* DANOPOULOS, E., u. B. ANGELOPOULOS: Klin. Wschr. **1953**, 1076. — *Diabetes und Schwangerschaft:* MAYER, B., u. J. J. R. CAMARA: Dtsch. med. Wschr. **89**, 974—983 (1964). — *Diabetischer Capillarschaden:* STÄRCK, C.: Schweiz. med. Wschr. **1954**, Nr 52, 1440. — ASHTON: XVI. Consilium ophthalmologicum 1950, Acta 1. — *Inseltumoren. Zollinger-Ellison-Syndrom:* ENDERLIN, F.: Ergebn. Chir. Orthop. **44**, 112—143 (1962). — SEIFERT, G., u. J. BERDROW: Ärztl. Wschr. **13**, 829—835 (1958). — *Pathologie des Thymus:* TESSERAUX, H.: Physiologie und Pathologie des Thymus. Leipzig: Johann Ambrosius Barth 1953. — *Thymus:* MILLER, J. F. A. P., u. P. DUKOR. Basel-New York: S. Karger 1964. — *Thymus und Myasthenie:* OSSERMANN, K. E.: Klin. Wschr. **37**, 7—12 (1959). — *Der Thymus als primäres Immunitätsorgan:* GÜNTHER, O.: Dtsch. med. Wschr. **89**, 987—990 (1964). — *Thymom:*

IVERSON, L.: Amer. J. Path. **31**, 598 (1955). — LATTES, R.: Cancer (Philad.) **15**, 1224—1260 (1962). — *Zirbeldrüsenhormon:* IPPEN, H.: Dtsch. med. Wschr. **86**, 307—314 (1961).

Nervensystem

Pathologie des Nervensystems: PETERS, G.: Spezielle Pathologie der Krankheiten des zentralen und peripheren Nervensystems. Stuttgart: Georg Thieme 1951. — *Anatomie der Geisteskrankheiten:* SPIELMEYER, W.: Histopathologie des Nervensystems. Berlin: Springer 1922. — *Subdurale Blutungen:* KRAYENBÜHL, H., u. G. NOTO: Das intrakranielle subdurale Hämatom. Bern: H. Huber 1949. — PETERS, G.: Fortschr. Neurol. Psychiat. **19**, 485 (1951). — *Pachymeningitis:* WEPLER, W.: Zbl. allg. Path. path. Anat. **91**, 406—412 (1954). — *Meningitis:* GIESE, W.: Beitr. path. Anat. **109**, 229 (1944). — SMITH, E. S.: J. Pediat. **45**, 425 (1954). — *Meningitis tuberculosa:* LOTZ, H.: Zbl. allg. Path. path. Anat. **94**, 99—100 (1955). — *Choriomeningitis:* KERSTING, G., u. H. LENNARTZ: Dtsch. med. Wschr. **80**, 629—630, 639—646 (1955). — *Rückenmarkserkrankungen:* BODECHTEL, G.: Handbuch der inneren Medizin, Bd. V, S. 969. 1939. — *Kreislaufstörungen des Gehirns:* SPATZ, H.: Z. ges. Neurol. Psychiat. **167**, 301 (1939). — *Hirnödem:* NIESSING, K., u. W. VOGELL: Z. Zellforsch. **52**, 216—237 (1960). — HORSTMANN, E.: Med. Mschr. **17**, 614—620 (1963). — *Hirnschwellung:* ZÜLCH, K. J.: Dtsch. Z. Nervenheilk. **170**, 179 (1953). — *Schlaganfälle:* ZÜLCH, K. H.: Dtsch. med. Wschr. **85**, 1530—1534, 1585—1590 (1960). — SPATZ, H.: Z. ges. Neurol. Psychiat. **167**, 301 (1939). — *Krampfschäden des Gehirns:* SCHOLZ, W.: Die Krampfschädigungen des Gehirns. Berlin-Göttingen-Heidelberg: Springer 1951. — *Encephalitis:* SPATZ, H.: BUMKEs Handbuch der Geisteskrankheiten, Bd. 11, S. 157. 1930. — Nervenarzt **4**, 466 (1931). — *Progressive Paralyse:* SPATZ, H.: Zbl. allg. Path. path. Anat. **33**, 313 (1923) und Z. ges. Neurol. Psychiat. **77**, 261 (1922). — *Poliomyelitis* (Übersichtsreferat): Dtsch. med. Wschr. **39** (1958). — BEHREND, R. CH.: Fortschr. Neurol. Psychiat. **20**, 493 (1952). — DEBRÉ, R., u. Mitarb.: Poliomyelitis: Epidemiology — Klinik — Virus und Virusnachweis — Immunität — Bekämpfung. Stuttgart: Georg Thieme 1956. — GSELL, O.: Schweiz. med. Wschr. **94**, 383 (1964). — *Poliomyelitis und Jahreszeit:* GSELL, O.: Schweiz. med. Wschr. **94**, 383 (1964). — *Echo-Viren:* WENNER, H. A.: Klin. Wschr. **37**, 313—325 (1959). — *Entmarkungsencephalitis* (HURST, FOIX-ALAJOUANINE, v. BOGAERT): KERSTING, G., u. E. PETTE: Dtsch. Z. Nervenheilk. **176**, 387—426 (1957). — *Erbkrankheiten des Nervensystems:* KAESER, H. E.: Schweiz. med. Wschr. **93**, 897 (1963). — *Multiple Sklerose:* HALLERVORDEN, J.: Münch. med. Wschr. **1955**, 509—518. — *Hirnabsceß:* KAUTZKY, R.: Ergebn. inn. Med. Kinderheilk., N.F. **2** (1951). — *Stauungspapille:* KYRIELEIS, D.: Dtsch. med. Wschr. **1956**, 397. — *Hydrocephalus:* HEMMER, R.: Zbl. Neurochir. **12**, 36 (1952). — KEHRER, H. E.: Der Hydrocephalus internus und externus, seine klinische Diagnose und Therapie. Basel: S. Karger 1955. — *Hirnerschütterung:* HALLERVORDEN, J., u. G. QUADBECK: Dtsch. med. Wschr. **82**, 129—134 (1957). — QUADBECK, G., u. A. S. KAINAROU: Medizinische **1958**, 1988—1991. — *Hirnwunden:* SPATZ, H.: Zbl. Neurochir. **6**, 162 (1941). — Arch. Psychiat. Nervenkr. **105**, 80 (1935). — *Contre coup:* FRIEDE, R.: Zbl. Neurochir. **15**. 73—83 (1955). — *Hirngeschwülste:* ZÜLCH, K. J.: Biologie und Pathologie der Hirngeschwülste, In: Handbuch der Neurochirurgie, Bd. 3, S. 1—702. 1956. — Die Hirngeschwülste. Leipzig: Johann Ambrosius Barth 1951. — *Verdrängungserscheinungen:* KANTZKY, R., u. K. J. ZÜLCH: Neurologisch-neurochirurgische Röntgendiagnostik. Berlin-Göttingen-Heidelberg: Springer 1955. — *Neuroleukosen:* BENNOIT, W.: Virchows Arch. path. Anat. **324**, 477—488 (1953). — *Polyneuritis:* KRÜCKE, W.: Dtsch. Z. Nervenheilk. **180**, 1—39 (1959).

Verdauungsorgane

Zahncaries: MARTHALER, TH. M.: Schweiz. med. Wschr. **94**, 1181—1188 (1964). — *Mundschleimhaut und Lippen:* SCHUERMANN, H.: Krankheiten der Mundschleimhaut und der Lippen, 2. erw. Aufl. München u. Berlin: Urban & Schwarzenberg 1958. — *Melkersson-Rosenthal-Syndrom:* HAUSER, W.: Dtsch. zahnärztl. Z. **8**, 986—991 (1953). — *Mundhöhlen- und Kiefertumoren:* LANGER, E.: Histopathologie der Tumoren der Kiefer und der Mundhöhle. Stuttgart: Georg Thieme 1958. — *Halsfisteln:* KREMER, K.: Die chirurgische Behandlung angeborener Fehlbildungen. Stuttgart: Georg Thieme 1961. — *Mundhöhlencarcinom:* KHANOLKAR, V. R.: Schweiz. Z. allg. Path. **18**, 423—428 (1955). — SANGHVI, L. D., K. C. M. RAO, and V. R. KHANOLKAR: Indian Cancer Res. Centre Bombay. Brit. med. J. **1955**, No 4922, 1111—1114. — *Zungencarcinom:* SCHINK, W., A. MEYER u. U. MAURITZ: Ergebn. Chir. Orthop. (1962). — *Pathologie der Zähne:* HÄUPL, K.: Histopathologie des Zahnes und seines Stützapparates. Leipzig: Johann Ambrosius Barth 1940. — HÄUPL, K., u. F. J. LANG: Die marginale Paradentitis. Berlin: K. Meussner 1927. — *Speicheldrüsen:* RAUCH, S.: Die Speicheldrüsen des Menschen. Stuttgart: Georg Thieme 1959. — *Sjorgrens Syndrom:* CARDELL, B. S., and K. J. GURLING: J. Path. Bact. **68**, 137—146 (1954). — *Speicheldrüsenmischtumor:* MARCHAND, F.: Verh. dtsch. path. Ges. **1908**. — *Kardiospasmus:* ALNOR, P.: J. thorac. Surg. **36**,

141—155 (1958). — DELOYERS, L., R. CORDIER, and A. DUPREZ: Ann. Surg. 146, 167—177 (1957). — *Oesophaguscarcinom:* GSELL, O., u. A. LÖFFLER: Dtsch. med. Wschr. 87, 2173—2178 (1962). — STEINER, P. E.: Cancer (Philad.) 9, 436—452 (1956). — *Magen:* HAMPERL, H.: Beitr. path. Anat. 90, 85 (1932). — *Peptische Schädigungen:* BÜCHNER, F.: Verh. dtsch. Ges. Chir. (67. Tagg) 1950. — *Magenerosionen:* FRIK, W., u. R. HESSE: Dtsch. med. Wschr. 81, 19—21 (1956). — *Magengeschwüre:* DEMLING, L.: Dtsch. med. Wschr. 86, 1337—1341 (1961). — *Hepatogenes Ulcus:* STELZNER, F.: Münch. med. Wschr. 107, 773—780 (1965). — *Hirschsprungsche Krankheit:* BODIAN, M., C. O. CARTER, and B. C. H. WARD: Lancet 1951, 302. — HÜTHER, W.: Beitr. path. Anat. 114, 161—191 (1954). — *Melanosis coli:* WITTOESCH, J. H., R. J. JACKMAN, and J. R. MCDONALD: Dis. Colon. Rect. 1, 172—180 (1958). — *Darmflora:* SEELIGER, H. P. R.: Dtsch. med. Wschr. 83, 629—634, 637—638 (1958). — *Ernährungsstörungen:* KELLER, W. J.: Dtsch. med. Wschr. 1935, 623. — *Säuglingsenteritis:* ADAM, A.: Säuglingsenteritis. Stuttgart: Georg Thieme 1956. — *Otitis media und Säuglingsenteritis:* GLOOR, B., P. NEF u. H. U. ZOLLINGER: Schweiz. med. Wschr. 91, 996 (1961). — *Colienteritis:* BRAUN, O. H.: Ergebn. inn. Med. Kinderheilk., N.F. 4, 52 (1935). — *Postantibiotische Enterocolitis:* MOHR, H.-J.: Chemotherapia 6, 1—11 (1963). — *Darmtuberkulose:* RODEWALD, H.: Z. Tuberk. 108, 268—271 (1956). — *Mesenterialdrüsentuberkulose:* MUTSCHLER: Dtsch. med. Wschr. 1952, Nr 29/30. — *Cöliakie:* KRAINICK, H. G.: Dtsch. med. Wschr. 83, 1607—1610 (1958). — *Ileitis regionalis:* HENNING, N., u. L. DEMLING: Ergebn. inn. Med. Kinderheilk. 10, 1—51 (1958). — *Crohnsche Krankheit:* MORSON, B. C.: Gastroenterologie 2, 5, 255—268 (1964). — *Mucoviscidosis:* DI SANT'AGNESE, P. A.: Dtsch. med. Wschr. 86, 1376 (1961). — *Malabsorptionssyndrom:* HAEMMERLI, U. P., u. R. AMMANN: Schweiz. med. Wschr. 93, 1517—1527 (1963). — *Malabsorption:* LINNEWEH, F.: Klin. Wschr. 43 (1), 1—5 (1965). — *Proteindiarrhoe:* KLUTHE, R., H. H. LIEN, D. NUSSLÉ u. S. BARANDUN: Klin. Wschr. 41, 15—18 (1962). — *Oxyurenappendicitis:* RICHMOND, H. G., and W. GUTHRIE: J. Path. Bact. 87 (2), 415—420 (1964). — *Darmpolypen:* CASTLEMAN, B., and H. I. KRICKSTEIN: New Engl. J. Med. 267, 469—475 (1962). — *Dickdarmpolypen:* BIGELOW, B., and J. WINKELMAN: Cancer (Philad.) 17, 1177—1186 (1964). — *Peutz-Jeghers-Syndrom:* RICHTERICH, R., u. H. J. KAUFMANN: Schweiz. med. Wschr. 87, 552—558 (1957). — *Dünndarmcarcinoid:* HEILMEYER, L., H. A. KÜHN, R. CLOTTEN u. A. LIPP: Dtsch. med. Wschr. 81, 501—503 (1956). — RATZENHOFER, M., u. K. LEMBECK: Z. Krebsforsch. 60, 169—195 (1954). — WALDENSTRÖM, J., u. E. LJUNBERG: Acta med. scand. 152, 293—309, 311—331 (1955). — *Colitis und Carcinom:* REIFFERSCHEID, M.: Langenbecks Arch. klin. Chir. 293, 558—570 (1960). — *Atresia ani:* KREMER, K.: Die chirurgische Behandlung angeborener Fehlbildungen. Stuttgart: Georg Thieme 1961. — *Analfisteln:* HAMPERL, H.: Z. wiss. Zool. 124, 542 (1925). — *Hämorrhoiden:* STELZNER, F.: Dtsch. med. Wschr. 88, 689—966 (1963). — *Leber* (Übersicht): KETTLER, L. H.: Ergebn. allg. Path. path. Anat. 37, 1 (1954). — *Ikterus:* WEGMANN, T., u. J. MAROGG: Schweiz. med. Wschr. 89, 345—347 (1959). — *Neugeborenenikterus:* DÖRING, G. K.: Dtsch. med. Wschr. 89, 293—296 (1964). — *Fettleber:* SUTHERLAND, A. M.: J. Path. Bact. 2, 403—408 (1956). — *Lipotrope Stoffe:* BEST, CH. H.: Proc. roy. Soc. B 145, 151—169 (1956). — MÜLLER, A.: Dtsch. med. Wschr. 81, 127—131 (1956). — *Portale Hypertension:* BRÜGEL, H.: Dtsch. med. Wschr. 1953, 711. — *Hepatitis:* EPPINGER, H., u. E. RANZI: Die hepato-lienalen Erkrankungen. Berlin: Springer 1920. — MAYTHALER, F., u. R. SCHICK: Ergebn. inn. Med. Kinderheilk., N.F. 2 (1951). — Verh. Ges. Geogr. Path. Lüttich, 1953. Ref. Schweiz. Z. Path. 16 (1953). — *Lebercirrhose:* RÖSSLE, R.: In: HENKE-LUBARSCH, Handbuch der speziellen pathologischen Anatomie und Histologie, Bd. V/1, S. 243. Berlin: Springer 1930. — *Einteilung der Lebercirrhosen:* POPPER, H.: Wien. klin. Wschr. 77, 352—355 (1965). — *Alkoholische Lebercirrhose:* OLDERSHAUSEN, H.-F. v.: Dtsch. med. Wschr. 89, 867—874 (1964). — *Lebercirrhose in Frankreich:* WHO Chron. 14, 471—472 (1960). — *Lebercarcinom in Asien und Afrika:* SHANMUGARATHNAM, K.: Brit. J. Cancer 10, 232—246 (1956). — *Experimenteller Leberkrebs:* YOSHIDA, T.: Virchows Arch. path. Anat. 283, 29 (1932). — *Gallensteine und Gravidität:* WOLLESEN: Bruns' Beitr. klin. Chir. 173, 368 (1942). — *Pankreasfibrose:* KLINKE, K., H. D. GAIGALAT u. H. BRÜSTER: Dtsch. med. Wschr. 83, 1604—1607 (1958). — *Mucoviscidose:* ANDERSEN, D. H.: Amer. J. Dis. Child. 56, 344 (1938). — BAUMANN, TH.: Suppl. VIII z. Helv. paediat. Acta 13, fasc. 4 (1958). — FARBER, S.: J. Pediat. 24, 387 (1944). — SHWACHMANN, H.: Pediatrics 7, 153 (1951). — *Pankreatitis:* DOERR, W.: Verh. dtsch. Ges. inn. Med. 70, 718—758 (1964). — DOERR, W., u. Mitarb.: Klin. Wschr. 43, 125 (1965).

Atmungsorgane

Glottisödem: GLAS: Handbuch der Hals-, Nasen- und Ohrenheilkunde, Bd. IV. 1928. — *Croup:* WINDORFER, A., F. LAMPERT u. H. TRUCKENBRODT: Dtsch. med. Wschr. 89, 416—423 (1964). — *Larynxcarcinom:* Kehlkopftumoren: FULL-SCHARRER, G.: HNO (Berl.) 9, 365—371 (1961). — *Asthma bronchiale:* CHARPIN, J., H. PAYAN, J. VIAL, and J. PASTOR: Sem. Hôp. Paris 31 (1955). — ESSELIER, A. F., H. R. MARTI u. L. MORANDI: Klin. Wschr. 33, 1040—1043

(1955). — GLOOR, F.: Virchows Arch. path. Anat. **325**, 189—210 (1954). — *Bronchiektasen:* KARTAGENER, M.: Handbuch der inneren Medizin, Bd. 4, S. 364—487. Berlin-Göttingen-Heidelberg: Springer 1956. — *Lungencysten:* GIESE, W.: Langenbecks Arch. klin. Chir. **304**, 333—348 (1963). — *Alterslunge:* HAENSELT: Z. Tuberk. **119**, 151—157 (1963). — *Kreislaufstörungen:* HEGGLIN, R.: Handbuch der inneren Medizin, Bd. 4, 227—282. Berlin-Göttingen-Heidelberg: Springer 1956. — *Pulmonale Hypertension:* KÖNN, G.: Beitr. path. Anat. **116**, 273—329 (1956). — ROSSIER, P. H., A. BÜHLMANN, F. SCHAUB u. P. LUCHSINGER: Ergebn. inn. Med. Kinderheilk. **6**, 580—639 (1955). — SCHMIDT, H.: Arch. Kreisl.-Forsch. **19**, 91 (1953). — SCHWEIZER, W.: Schweiz. med. Wschr. **1953**, 1055. — STAEMMLER, M.: Wien. med. Wschr. **1954**, 279—283. — *Kreislaufstörungen (Hämosiderose):* CEELEN, W.: In: HENKE-LUBARSCH, Handbuch der speziellen pathologischen Anatomie und Histologie, Bd. III/3. Berlin: Springer 1931. — *Herzfehlerzellen:* ZIPP, H., R. NAULER u. F. O. MÜLLER: Klin. Wschr. **33**, 602—606 (1955). — *Lungenembolie. Pulmonalembolie:* SANDRITTER, W.: Behringwerke-Mitt. **41**, 37—67 (1962). — *Pulmonalembolie und Körpergewicht:* KALLIOMÄKI, J. S., u.a.: Ann. Med. intern. Fenn. **49**, 14 (1960). — *Alte Lungenembolie:* ZOLLINGER, H. U., u. L. HENSLER: Schweiz. med. Wschr. **88**, 1227—1233 (1958). — *Emphysem:* GIESE, W.: Handbuch der allgemeinen Pathologie, Bd. V, 1, S. 552. 1961. — HARTUNG, W.: Schweiz. Z. Tuberk. **18**, 134—137 (1961). — THURLBECK, W. M.: Amer. J. med. Sci. **246**, 332—353 (1963). — *Pneumonie:* LOESCHKE, H.: Beitr. path. Anat. **86**, 201 (1931). — *Urämische Pneumonie:* HOPPS, H. C., and R. W. WISSLER: Amer. J. Path. **31**, 261—273 (1955). — *Riesenzellpneumonie:* HARTENSTEIN, H.: Dtsch. med. Wschr. **85**, 1769—1771 (1960). — *Interstitielle Pneumonien:* GIESE, W.: Dtsch. tierärztl. Wschr. **67**, 633—636 (1960). — *Atypische Pneumonie:* CHAUVET, M.: Schweiz. med. Wschr. **95**, 185 (1965). — *Hyaline Membranen:* LIEBERMAN, J.: Amer. J. Med. **35**, 443—449 (1963). — KLOOS, K., u. H. WULF: Dtsch. med. Wschr. **87**, 869—875 (1962). — *Lungenfibrosen:* UEHLINGER, A., W. A. FUCHS, A. BÜHLMANN u. E. UEHLINGER: Dtsch. med. Wschr. **85**, 1829—1841 u. Bild 1847—1848 (1960). — *Pneumocystis-Pneumonie:* HAMPERL, H.: Mschr. Kinderheilk. **108**, 132—136 (1960). — *Lungentuberkulose:* ESSER, C.: Dtsch. med. Wschr. **80**, 1835—1839 (1955). — FISCHER, P. A.: Beitr. Klin. Tuberk. **115**, 310—330 (1956). — *Tuberkulöse Lymphknoten:* BRECKLINGHAUS, A.: Beitr. Klin. Tuberk. **114**, 357—380 (1955). — *Tuberkulöse Kaverne:* ALEXANDER, H.: Die tuberkulöse Kaverne, ihre Entstehung, Erkennung, Bedeutung und Behandlung. Leipzig: Johann Ambrosius Barth 1954. — *Kavernenheilung:* KLUGE, J.: Beitr. Klin. Tuberk. **114**, 385—405 (1955). — MORDASINI, E. R.: Schweiz. med. Wschr. **87**, 649 (1957). — *Pneumokoniosen:* WORTH, G., u. E. SCHILLER: Die Pneumokoniosen. Göppingen: Staufen-Verlag 1954. — GIESE, W.: Fortschr. Staublungenforsch. (1963). — *Silikose:* BEGER, P. J.: Verh. dtsch. path. Ges. (33. Tagg) **1949**, 291. — BIASI, W. DI: Beitrag zur Silikoseforschung. Sonderbd. Bochum: Bergbauberufsgenossenschaft 1954. — Staublungenerkrankungen von K. W. JÖTTEN, W. KLOSTERKÖTTER u. G. PFEFFERKORN, Bd. 2. Darmstadt: Dr. Dietrich Steinkopff 1954. — BLACKLOCK, J. W. S., E. L. KENNAWAY, G. M. LEWIS, and M. E. URQUHART: Brit. J. Cancer **8**, 40—55 (1954). — JÖTTEN, K. W., u. H. GÄRTRER: Die Staublungenerkrankungen. Darmstadt: Dr. Dietrich Steinkopff 1950. — KIKUTH, W.: Dtsch. med. Wschr. **1956**, 1633—1635, 1647—1648. — NORDMANN, M.: Verh. dtsch. path. Ges. (33. Tagg) **1949**, 266. — UEHLINGER, E.: Handbuch der inneren Medizin, Bd. IV, Teil III, S. 739—751. Berlin-Göttingen-Heidelberg: Springer 1956. — *Silikotuberkulose:* LEU, J. H.: Schweiz. Z. Tuberk. **10**, 448—466 (1953). — *Lungenadenomatose:* LANGER, E.: Beitr. Klin. Tuberk. **124** (1), 39—44 (1961). — *Präcancerosen:* SANDERUD, K.: Acta path. microbiol. scand. **42**, 247—264 (1958). — *Tabak und Krebs:* GSELL, O.: Oncologia (Basel) **10**, 157—186 (1957). — *Lungencarcinom:* BERKSON, J.: Proc. Mayo Clin. **34**, 206—224a (1959). — Lungenkrebs: Public H. Service Publ. No 1103. — KAHLAU, G.: Erg. allg. Path. path. Anat. **37**, 258 (1954). — *Pleurale Erkrankungen:* UEHLINGER, E.: Bibl. tuberc. (Basel) **18**, 132—169 (1963).

Harnorgane

Übersicht: STAEMMLER, M.: In: KAUFMANN, Lehrbuch der pathologischen Anatomie, Bd. II, Teil I. Berlin: W. de Gruyter & Co. 1957. — *Nierenkrankheiten:* SARRE, H.: Nierenkrankheiten, Physiologie, Pathophysiologie, Klinik und Therapie. Stuttgart: Georg Thieme 1958. — *Urämie:* BECHER: Ergebn. inn. Med. Kinderheilk. **56**, 194 (1939). — *Kompensatorische Nierenvergrößerung:* HACKENSELLNER, H. A., u. H. MILLESI: Z. mikr.-anat. Forsch. **60**, 205—211 (1954). — *Morbus Brightii:* LETTERER, E.: Medizinische **16**, 1 (1952). — *Arteriosklerose:* SMITH, J. P.: J. Path. Bact. **69**, 147—168 (1955). — *Maligne Nephrosklerose:* SCHÜRMANN, P., u. H. E. MACMAHON: Virchows Arch. path. Anat. **291**, 47 (1933). — *Hypertonus:* BOHLE, A.: Arch. Kreisl.-Forsch. **20**, 193—246 (1954). — GOLDBLATT, H.: The renal origin of hypertension. Springfield, Ill.: Ch. C. Thomas 1948. — ZOLLINGER, H. U.: Schweiz. med. Wschr. **1950**, 533. — STAUB, H.: Schweiz. med. Wschr. **92**, 959 (1962). — *Hypertensin:* MAIWALD, K. H.: Dtsch. med. Wschr. **82**, 1017—1018 (1957). — *Natriumhaushalt und Hochdruck:*

GROSS, F.: Schweiz. med. Wschr. **93**, 1065—1072 (1963). — *Funktionsausfälle des proximalen Tubulus:* BICKEL, H.: Schweiz. med. Wschr. **91**, 1597 (1961). — *Nephrosen:* STAEMMLER, M.: Virchows Arch. path. Anat. **328**, 1—17 (1956). — *Nephrotisches Syndrom:* KÖRTGE, P., G. PALME u. H.-J. MERKEL: Z. ges. exp. Med. **135**, 167—182 (1961). — REUBI, F., u. P. COTTIER: Ergebn. inn. Med. Kinderheilk., N.F. **18**, 366—442 (1962). — LINNEWEH, F., u. K.-H. JARAUSCH: Dtsch. med. Wschr. **88**, 457—463 (1963). — *Aminonucleosid-Nephrose:* DUBACH, U. C., u. L. RECANT: Klin. Wschr. **38**, 1177—1181 (1960). — BERMAN, L. B., and G. E. SCHREINER: Amer. J. Med. **24**, 249—267 (1958). — *Kalknephrose:* BÜCHNER, F., u. R. ROHLAND: Klin. Wschr. **1936**, 825. — *Schwangerschaftsnephrose:* POLLAK, V. E., C. L. PIRANI, R. M. KLARK, R. C. MUEHRCKE, V. C. FREDA, and J. N. NETTLES: Lancet **1956** II, 59—62. — *Nephritis:* BOHLE, A.: Dtsch. med. J. **15** (10) (1964). — *Membranöse Glomerulonephritis:* HOWE, J. S., and A. E. PARRISH: Amer. J. Path. **190**, 651 (1956). — *Diabetische Nephropathie:* HEUCHEL, G. Jena: Gustav Fischer 1961. — DACHS, S., J. CHURG, W. MAUTNER, and E. GRISHMAN: Amer. J. Path. **44**, 155—168 (1964). — *Glomerulonephritis:* SARRE, H.: Dtsch. med. Wschr. **1952**, 1158. — SARRE, H., u. K. ROTHER: Klin. Wschr. **1954**, 410. — *Autoaggression und Glomerulonephritis:* PFEIFFER, E. F., u. J. P. MERRILL: Dtsch. med. Wschr. **87**, 934—944 (1962). — *Nephritiseinteilung nach* ELLIS: CLARK, N. S.: Arch. Dis. Childh. **31**, 12—21 (1956). — ENTICKNAP, J. B., and C. L. JOINER: Brit. med. J. **1953**, No 4818, 1016—1020. — *Interstitielle Nephritis:* MASSHOFF, W., u. G. HOLLMANN: Internist (Berl.) **3**, 629—640 (1962). — ZOLLINGER, H. U.: Verh. dtsch. Ges. inn. Med. **58**, 153 (1952). — *Nephritis und Phenacetinabusus:* THIEL, G., O. SPÜHLER u. E. UEHLINGER: Dtsch. Arch. klin. Med. **209**, 537—576 (1964). — *Herdnephritis:* PACHTER, M. R.: Schweiz. Z. allg. Path. **18**, 198—222 (1955). — WEGENERS *Granulomatose:* FAHEY, J. L., E. LEONHARD, J. CHURG, and G. GODMAN: Amer. J. Med. **17**, 168—179 (1954). — WEGENER: Beitr. path. Anat. **102**, 36 (1939). — *Pyelonephritis:* SPÜHLER, O.: Schweiz. med. Wschr. **91**, 1079 (1961). — *Transfusionsniere:* ZOLLINGER, H. U.: Anurie bei Chromoproteinurie. Stuttgart: Georg Thieme 1952; — Dtsch. med. Wschr. **1953**, 847. — *Nierentumoren:* APITZ, K.: Virchows Arch. path. Anat. **311**, 285, 593 (1943). — *Polycythämie bei Nierengeschwülsten:* THIEL, TH. G.: Dtsch. Arch. klin. Med. **208**, 111—134 (1962). — *Plasmocytomniere:* MOELLER, J.: Klin. Wschr. **31/32**, 741—743 (1955). — *Hydronephrose:* HOLDER, E.: Ergebn. Chir. Orthop. **40**, 266—332 (1956). — ZOLLINGER, H. U.: Verh. dtsch. Ges. inn. Med. (64. Kongr.) **1958**. — *Cystenniere:* OSATHANONDH, V., and E. L. POTTER: Arch. Path. **76**, 271—302 (1963); **77**, 510—518 (1964). — *Nierensteine:* UEHLINGER, E.: Regensburg. Jb. ärztl. Fortbild. **7**, 259—269 (1959). — SCHUMANN, H.-J.: Zbl. allg. Path. path. Anat. **105**, 90 (1963). — *Harnblasentumoren:* SCHAER, H.: Dtsch. Z. Chir. **226**, 81 (1930). — *Blasenkrebs:* WYNDER, E. L., J. ONDERDONK, and N. MANTEL: Cancer (Philad.) **16**, 1388—1407 (1963).

Geschlechtsorgane

Übersicht: GÖGL, H., u. F. J. LANG: In: KAUFMANN, Lehrbuch der pathologischen Anatomie, Bd. II, Teil I. Berlin: W. de Gruyter & Co. 1957. — *Gonadenmangel:* EHRENGUT, W.: Z. Kinderheilk. **77**, 322—335 (1955). — HAUSER, A., M. KELLER u. R. WENNER: Schweiz. med. Wschr. **86**, 299—303 (1956). — KOSENOW, W., u. H. SCHÖNENBERG: Klin. Wschr. **34**, 53—54 (1956). — *Hodenveränderung im Alter:* NOWAKOWSKI, H., u. H. SCHMIDT: Schweiz. med. Wschr. **89**, 1204—1210 (1959). — *Maligne Hodentumoren:* SIEGEL, A., u. L. HELD: Ergebn. Chir. Orthop. **47**, 276—309 (1965). — *Klinefelter-Syndrom:* LENZ, W., H. NOWAKOWSKI, A. PRADER u. C. SCHIRREN: Schweiz. med. Wschr. **89**, 727—731 (1959). — *Kerngeschlecht:* MOORE, K. L., u. M. L. BARR: Acta anat. (Basel) **21**, 197—208 (1954). — *Prostatacarcinom bei Greisen:* SCHMALHORST, W. R., and G. HALPERT: Amer. J. clin. Path. **42**, 170—173 (1964). — *Ovarialtumoren:* LANG, F. J., u. H. GÖGL: In: SEITZ-AMREICH, Biologie und Pathologie des Weibes, Bd. V. Wien: Urban & Schwarzenberg 1953. — LÖFFLER, E., u. A. PRIESEL: Beitr. path. Anat. **90**, 199 (1932/33). — MEYER, R.: Beitr. path. Anat. **84** (1930). — *Stein-Leventhal-Syndrom:* STÖCKLI, A., F. KUBLI, M. KELLER u. P. KAUFMANN: Schweiz. med. Wschr. **92**, 1687—1697 (1962). — *Arrhenoblastom:* WINZELER, H., J. RÜTTNER u. A. LABHART: Schweiz. med. Wschr. **87**, 1562—1566 (1957). — *Demons-Meigs-Syndrom:* MEIGS, J. V.: Obstet. and Gynec. **3**, 471—486 (1954). — *Cyclus:* KÄSER, O.: Dtsch. med. Wschr. **83** (35) (1958). — *Oestrogene:* KAUFMANN, C.: Zbl. Gynäk. **1933**, H. 1. — *Hypogonadismus:* LABHART, A.: Schweiz. med. Wschr. **85**, 549—556 (1955). — PRADER, A., J. SCHNEIDER, W. ZÜBLIN, J. M. FRANCÉS u. K. RUEDI: Schweiz. med. Wschr. **1958**, 917—920. — *Endometriose:* FALLAS, R. E.: Amer. J. Obstet. Gynec. **72**, 557—561 (1956). — HEIM, K.: Fortschr. Geburtsh. Gynäk. **9**, 1—99 (1959). — TE LINDE, and SCOTT: Amer. J. Obstet. Gynec. **60**, 1147 (1950). — *Experimentelle Endometriose:* SCOTT, R. B., and L. R. WHARTON: Amer. J. Obstet. Gynec. **74**, 852—865 (1957). — *Tubenendometriose:* PHILIPP, E.: Z. Geburtsh. Gynäk. **156**, 114—124 (1961). — *Portioerosion:* HAMPERL, H., C. KAUFMANN, K. G. OBER u. P. SCHNEPPENHEIM: Virchows Arch. path. Anat. **331**, 51—71 (1958). — *Statistik des Uterus- und Mammacarcinoms:* CLEM-

MESEN, J.: J. nat. Cancer Inst. **12**, 1 (1951). — *Uteruscarcinom und Bevölkerungsgruppe:* CASPER, J.: Schweiz. Z. allg. Path. **18**, 764—774 (1955). — HAENSZEL, W., and M. HILLHOUSE: J. nat. Cancer Inst. **22**, No 6 (1959). — *Uteruscarcinom und Schwangerschaft:* RUNGE, H., u. H. ZEITZ: Geburtsh. u. Frauenheilk. **15**, 877—885 (1955). — *Abort:* KNEER, M.: Dtsch. med. Wschr. **82**, 1059—1061 (1957). — *Fruchtwasserinfektion:* MÜLLER, G.: Virchows Arch. path. Anat. **328**, 68—97 (1956). — STAEMMLER, M.: Congr. Internat. Gynécol. et d'Obstétr., Genève 1954, p. 995—1002. — *Postpartuale Gerinnungsstörung:* BELLER, F. K.: Dtsch. med. Wschr. **82**, 913—918 (1957). — *Tubargravidität:* JOPP, H., u. H. A. KRONE: Geburtsh. u. Frauenheilk. **23**, 749—756 (1963). — *Schwangerschaftsniere:* OBER, W. E., D. E. REID, S. L. ROMNEY, and J. P. MERRILL: Amer. J. Med. **21**, 781—810 (1956). — *Chorionepitheliose:* SCHOPPER, W., u. G. PLIESS: Virchows Arch. path. Anat. **317**, 347—384 (1949).

Bewegungsorgane

Wachstumslinien: HAMPERL, H.: Z. Kinderheilk. **56**, 324 (1934). — PARK, E. A.: Arch Dis Childh. **29**, 269—281 (1954). — *Entstehung der Osteoklasten:* ROHR, H.: Klin. Wschr. **42** 1209—1212 (1964). — *Nahtverknöcherung:* LAITINEN, L.: Ann. Paediat. Fenn. **2**, Suppl. 6 5—130 (1956). — *Chondrodystrophie:* GREBE, H.: Analecta Genetica. Dr. da Luigi Gedda. Nr 2, Roma 1955. — *Dysostosis Morquio:* EICHENBERGER, K.: Ann. paediat. (Basel) **182**, 107—126, 127—140. — HALLERVORDEN, J.: Handbuch der inneren Medizin, Bd. V/3. — WIEDEMANN, H. R.: Mschr. Kinderheilk. **102**, 136 (1954). — *Dysostosen, Typ Pfaundler-Hurler:* WILDE, R.: Z. Orthop. **84**, 77—88 (1953). — *Marfan-Syndrom:* SIEGENTHALER, W.: Dtsch. med. Wschr. **81**, 1188—1192 (1956). — *Osteogenesis imperfecta:* MCKUSICK, V. A.: J. chron. Dis. **3**, 180—202 (1956). — *Osteopsathyrosis:* CANIGGIA, A., C. STUART, and R. GUIDERI: Acta med. scand. **162**, 5—172 (1958). — *Rachitis:* MACCALLUM, W. G.: A textbook of pathology. Philadelphia and London: W. B. Saunders Co. 1936. — *Trichterbrust:* MANEKE, M.: Dtsch. med. Wschr. **84**, 504—510 (1959). — *Skorbut:* WERSCH, H. J. VAN: Scurwy as a skeletal disease. Utrecht, Nijmwegen: Dekker u. van de Vegt. o. J. XVI. — *Erblicher Zwergwuchs:* GREBE, H.: Ergebn. inn. Med. Kinderheilk., N.F. **12**, 343—427 (1959). — *Knochenumbau:* PUTSCHAR, W. G. J.: Verh. dtsch. Ges. Path. **1963**, 113—129. — *Osteoporose:* UEHLINGER, E.: 9. Intern. Congr. of Radiology 1959, S. 225—230. — LABHART: Klinik der inneren Sekretion. Berlin-Göttingen-Heidelberg: Springer 1957. — *Sudeck-Syndrom:* BLUMENSAAT, C.: Hefte z. Unfallheilk. Hrsg. A. HÜBNER, H. 51. Berlin-Göttingen-Heidelberg: Springer 1956. — REMÉ, H.: Dtsch. med. Wschr. **84**, 589—594, 607—608 (1959). — RUTISHAUSER, E., A. VERNET et A. MAZABRAUD: Acta chir. belg., Suppl. **1**, 123—148 (1956). — *Trommelschlegelfinger:* SCHOENMAKERS, J.: Arch. Kreisl.-Forsch. **24**, 363 (1956). — *Otosklerose:* RÜEDI, L.: Schweiz. med. Wschr. **86**, 1—6 (1956). — *Osteomalacie:* WERNLY, M.: Schweiz. med. Wschr. **1952**, 850. — *Ostitis deformans* (PAGET): HIRSCH, W.: Die Ostitis deformans Paget. Leipzig: Georg Thieme 1953. — LANG, F. J., u. L. HASLHOFER: Klin. Wschr. **1936**, 737. — *Fibröse Dysplasie:* KLEINSASSER, O., u. G. FRIEDMANN: Z. Laryng. Rhinol. **39**, 201—220 (1960). — BOENHEIM, F., u. TH. M. MCGAVACK: Ergebn. inn. Med. Kinderheilk., N.F. **3** (1952). — DAVES, M. L., and J. H. YARDLEY: J. med. Sci. **234**, 590—606 (1957). — *Gefäßveränderungen:* RUTISHAUSER, E., u. A. VERNET: Verh. dtsch. Orthop. Ges., 42. Kongr. Salzburg, S. 86—91, 1953. — *Olliersche Krankheit:* BETHGE, J. F. J.: Dtsch. med. Wschr. **87**, 535—541 (1962). — *Osteofibrosis deformans juvenilis:* HELLNER, H.: Langenbecks Arch. klin. Chir. **277**, 160—189 (1953). — *Knochennekrosen:* AXHAUSEN, G.: Ergebn. allg. Path. path. Anat. **37**, 207—257 (1954). — HÄUPTLI, O.: Die aseptischen Chondro-Osteonekrosen. Berlin: W. de Gruyter & Co. 1954. — *Ossifizierende Periostitis:* KARPINSKI, W.: Münch. med. Wschr. **99**, 1137—1138 (1957). — *Wirbelsäulentuberkulose:* BROCHER, J. E. W.: Die Wirbelsäulentuberkulose. Stuttgart: Georg Thieme 1953. — KASTERT, J.: In: Die Wirbelsäule in Forschung und Praxis, hrsg. von HERBERT JUNGHANNS, Bd. 3. Stuttgart: Hippokrates-Verlag 1957. — THOM, H.: Tuberk.-Arzt **6**, 538 (1952). — *Knochentumoren:* HELLNER, H.: Die Knochengeschwülste. Berlin-Göttingen-Heidelberg: Springer 1950. — UEHLINGER, E.: Helv. chir. Acta **26**, F. 5/6, 597—620 (1959). — *Knochenbruch und Alter:* HEINRICH, A., u. U. THIEME: Z. Alternsforsch. **5**, 1 (1944). — *Knochenbruchheilung, funktionelle Anpassung:* AEGERTER, E., u. J. A. KIRKPATRICK jr.: Orthopedic diseases. Philadelphia and London: W. B. Saunders Co. 1958. — *Pathologie der Wirbelsäule:* SCHMORL, G., u. H. JUNGHANNS: Die gesunde und kranke Wirbelsäule in Röntgenbild und Klinik. Stuttgart: Georg Thieme 1951. — *Kyphoskoliose:* WERNLI-HASSIG, A.: Funktion und Klinik der chronisch kranken Lungen. Basel: S. Karger 1956. — *Fluor und Skelet:* UEHLINGER, E.: Symposium 15.—17. 10. 1962 in Bern. — *Osteoarthropathie:* RICKLIN, P.: Ergebn. Chir. Orthop. **39**, 295—326 (1955). — SCHOENMACKERS, J.: Arch. Kreisl.-Forsch. **24**, 363—377 (1956). — *Rheumatische Arthritis:* JESSAR, R. A.: Klin. Wschr. **36**, 998—1095 (1958). — *Polyarthritis:* LANG, F. J.: Münch. med. Wschr. **104**, 1670—1674 (1962). — BEHREND, T., F. HARTMANN u. H. DEICHER: Dtsch. med. Wschr. **87**, 944—953 (1962). — *Spondylitis ankylopoetica:* OTT, V. R., u. H. WURM: Der Rheumatismus, Bd. 3. Darmstadt: Dr. Dietrich Steinkopff 1957. —

Hüftgelenksluxationen: FABER, A.: Ätiologie und Pathogenese der angeborenen Hüftverrenkungen. Leipzig: Georg Thieme 1938. — *Meniscusschaden:* CEELEN, W.: Ärztl. Wschr. **8**, 337—338 (1953). — HUSTEN, K.: Verh. dtsch. path. Ges. **1952**, 208; — Verh. dtsch. Ges. Arbeitsschutz **1**, 49—74 (1953). — SCHAER, H.: Der Meniscusschaden. Leipzig: Georg Thieme 1938. — SONNENSCHEIN, A.: Biologie, Pathologie und Therapie der Gelenke. Basel: Benno Schwabe & Co. 1952. — *Juvenile Kyphose:* RÖSSLER, H.: Z. Orthop. **84**, 268—278 (1953). — STEIN, H., u. L. v. ZAHN: Dtsch. med. Wschr. **6**, 200—202 (1956). — *Synovialome:* BOLCK, F.: Die Endotheliome, Morphologie und Onkologie. Leipzig: Georg Thieme 1952. — *Muskelatrophie:* WOHLFAHRT, G.: Dtsch. Z. Nervenheilk. **173**, 426—447 (1955). — *Muskeldystrophie:* BECKER, P. E.: Sammlung psychischer und neurologischer Einzeldarstellungen. Hrsg. von K. CONRAD, W. SCHEID, H. J. WEITBRECHT. Stuttgart: Georg Thieme 1953. — *Myositis ossificans:* BULITTA, A., u. F. SCHEIFFARTH: Medizinische **1954**, 938—943, 957. — *Rheumatismus der Sehnenscheiden und Schleimbeutel:* SEIFERT, G., u. G. GEILER: Z. Rheumaforsch. **17**, 337—350 (1958). — *Sehnenrupturen:* ARNER, O., A. LINDHOLM, and S. R. ORELL: Acta chir. scand. **116**, 484—490 (1959). — DAVIDSSON, L.: Ann. Chir. Gynaec. Fenn. **45**, Suppl. 6, 1—13 (1956). — *Dupuytrensche Kontraktur:* SKOOG: Acta chir. scand. **96**, Suppl. 139 (1948). — *Erbliche Bindegewebskrankheiten:* MCKUSICK, V. A.: Acta genet. (Basel) **7**, 150—154 (1957); — Vererbbare Störungen des Bindegewebes. Stuttgart: Georg Thieme 1959.

Haut

Pathologische Histologie: GANS, O., u. C. K. STEIGLEDER: Histologie der Hautkrankheiten, Bd. I u. II. Berlin-Göttingen-Heidelberg: Springer 1957. — KYRLE, J.: Histobiologie der menschlichen Haut und ihrer Erkrankungen. Wien u. Berlin: Springer. Bd. I, 1925; Bd. II, 1927. — STEINERT, H.: In: CURSCHMANN, Nervenkrankheiten. Berlin 1909. — *Tumoren der Haut:* GREITHER, A., u. H. TRITSCH: Die Geschwülste der Haut. Stuttgart: Georg Thieme 1957. — *Melanin:* IPPEN, H.: Dtsch. med. Wschr. **89**, 798—800 (1964). — *Pigmentnaevus:* MASSON, P.: Cancer (Philad.) **4**, 9 (1951). — GARTMANN, H.: Der Hautarzt **13**, 507—511 (1962). — HERZBERG, J. J.: Hautarzt **14**, 111—114 (1963). — *Pathologie der Mamma, Mastopathie:* KONJETZNY, G. E.: Mastopathie und Milchdrüsenkrebs. Stuttgart: Ferdinand Enke 1954. — *Mamma und innere Sekretion:* VOSS, H. E.: Dtsch. med. Wschr. **80**, 1050—1051 (1955). — *Gynäkomastie:* TREVEN, N.: Cancer (Philad.) **11**, 1083—1102 (1958). — *Sexchromatin und Mammacarcinom:* GROSS, F., W. MAHRINGER, H. TREBBIN u. A. BOHLE: Dtsch. med. Wschr. **89**, 1215—1217 (1964). — GROPP, H., U. WOLF u. F. PERA: Dtsch. med. Wschr. **90**, 637 (1965).

Sachverzeichnis*

Abdominalgravidität 670, 671
Abklatschmetastasen 89, 254
Abnützungspigment 384, 389
Abortion, missed 671
Abortus 671 ff.
—, Blasenmole 674
—, Blutmole 671
—, Breussche Hämatommole 672
—, Fehlgeburt 671
—, Fetus maceratus 672
—, — papyraceus 672
—, Fleischmole 672
—, Fruchtwasserinfektion 672
—, Frühabort 671
—, Frühgeburt 671
—, Hämatom, tuberöses subchoriales 672
—, Infektion, bakterielle 672
—, „Missed abortion" 671
—, Sauerstoffmangel 672
—, Steinmole 672
—, Syphilis 672
Absceß 187, 207
—, aktinomykotischer 230, 525
—, Brodiescher 699
—, cholangitischer 530, 524
—, endokardialer 315
—, extraduraler 406
—, hämatogener 406, 435
—, Haut- 743
—, Hirn- 435, 543
—, Hoden- 634
—, kalter 224, 701
—, —, Muskel 734
—, —, Niere 617
—, —, Sehnenscheiden 735
—, Kongestions- 701
—, Leber- 523
—, Lungen- 586
—, Lymphknoten- 367
—, Mamma- 760
—, Mark- (Knochenmark) 699
—, Milz- 363
—, Muskel- 734
—, Myokard- 315
—, Nebenhoden- 634
—, Orbital- 542
—, otogener 543
—, Ovarial- 646
—, paranephritischer 615, 616
—, paratyphlitischer 498

Absceß, periappendicitischer 498
—, pericholecystitischer 530, 533
—, perinephritischer 615, 616
—, peritonsillärer 462
—, Pneumonie 565, 566, 567, 568, *570*, 571
—, Prostata- 641
—, pyämischer 336, 524
—, pylephlebitischer 523
—, retropharyngealer 462
—, Schilddrüsen- 375
—, Senkungs- 702
—, subperiostaler 699
—, subphrenischer 363, 498, 523, 539
—, tonsillärer 462
—, tropischer 524
—, Urogenitalorgane 633
—, Wurmfortsatz 497
Absceßmembran 190
Abscheidungsthrombus *79*
Abt-Letterer-Siwesche-Krankheit, s. auch Letterer-Siwesche K. 355
Abwehr, humorale 203
—, zellige 203, 204
Abwehrreaktion 168
—, Bestrahlung 168, 169
—, Cortison 168, 169
—, Geschwülste 256, 257
—, Mercaptopurin 168
Acanthom 736, 740, 747
Acanthosis nigricans 479, 747
Acardius 66
— acephalus 67
— amorphus 67
Accretio cordis 320
Acetylaminofluoren 258
Acetylcholin 47
Achalasie 466
Acholie 508
Achorion Schönleini 746
Achsendrehung, Darm 484, *486*
Acidosis, Diabetes mellitus 396
—, hypochlorämische renale 630
Acne, hypertrophische 757
— syphilitica 746
— vulgaris 756
Acormus 67

Acrodermatitis chronica atrophicans 738
ACTH 391, 392
Actinomyceten *230*
—, Lunge 570
Acusticustumor 448
Adamantinom 459
Adaptationssyndrom 248
Addisonsche Krankheit *348*, 399, 390, 391, 738
Adenocancroid *288*
—, Uteruscorpus 667
Adenocarcinom *286*
—, Cervix uteri 668
—, Corpus uteri 667 ff.
—, Darm 505
—, Gallenblase 534
—, Magen 478
—, Pankreas 537
—, papilliferum 286
Adenofibrome, Prostata 642
Adenom 268, *281*
—, Darm- 505
—, Epithelkörperchen- 281, 385
—, Gallengangs- 526
—, Hypophysen- 370
—, Leberzell- 281, 525, *526*
—, Leydigsche Zwischenzell- 638
—, Mamma- 761
—, Nebennieren- 281, 389
—, Nierenrinden- 275, 446, *619*, 759
—, pleomorphes 461
—, Prostata- 642
—, Schilddrüsen- 281, 380
—, Speicheldrüsen- 461
—, Tubenwinkel- 654
Adenoma sebaceum (Pringle) 446, 759
— tubulare testiculare (Ovar) 650
Adenomatose, Lunge 585
—, maligne Lunge 585
Adenomyom, Uterus 662
Adenomyose 654, 662
Adenomyomatose, Prostata 642
Adenosarkom, Niere 292, *619*
Adeno-Viren 239, 240
—, Tumoren 260
Aderlaß 78

---

* Die *kursiv* gedruckten Seitenzahlen verweisen auf die Stelle, an der der betreffende Gegenstand ausführlich behandelt ist.

Adhäsionen 199
Adipositas 12
Adiuretin 372
Adolescenten-Kyphose 716
Adrenalin 328, 394
Adrenogenitales Syndrom 392, 393
Adynamie 390, 392, 398
Ätiologie, allgemeine 4
—, Geschwülste 257
Ätzgifte 23, 471
Afibrinogenämie 358, 673
After 506
—, Analfisteln 506
—, Hämorrhoiden 506
Agammaglobulinämie 168, 357, 366
Agenesie 58
Agglutination, Erythrocyten 75,
—, Leukocyten 75
—, Thrombocyten 77
—, viscöse Metamorphose 77
Agglutinine 44
—, Tularämie 215
—, Typhus 213
Agone 103
—, Hirnödem 417
Agranulocytose 45, 348, 349
—, Mundhöhle 452
—, symptomatische 355
Agressivität 38
Akkommodation 174
Akne s. Acne
Akranie 401, 404
Akromegalie 372, 685
Aktinomycesdruse 230
Aktinomykose 230
—, abdominale 231
—, cervico-faciale 231
—, cutane 231
—, Leber 525
—, Lunge 570
Alarmreaktion 20
Albers-Schönbergsche Krankheit 691
Albinismus 119, 144, 738
Albrightsches Syndrom 695
Albumin 110, 177
Albuminmangel 521
Albuminurie 102, 592, 593, 610
—, febrile 599
—, Gravidität 669
—, Nierenamyloidose 124
Albuminverlust 112
Aldosteron 113, 390, 391
—, Niere 596
Aldosteronismus 391, 392
Aleppobeule 34
Aleukia haemorrhagica 356
Algenpilze 206
Alkaptonurie 119, 126
Alkohol 50
—, Arteriosklerose 327
—, Leukoplakie 452

Alkoholismus 9, 131
—, chronischer 436
—, Leber 511, 521
—, Nerven 447
—, Pneumonie 565
Allel 52
Allergene 47
Allergie 42, 46
—, Asthma bronchiale 549
—, Colica mucosa 549
—, Colitis 499
—, Heuschnupfen 542, 549
—, Kehlkopfödem 544
—, Tuberkulose 219, 223, 580
Allergosen 47
Allgemeindisposition, Geschwülste 264
Allgemeininfektion, s. unter Sepsis u. Pyämie
Allobiose 42
Alloxan-Diabetes 394
Alopecie, narbige 746
—, syphilitische 232
Alter 151
Altersatrophie, Niere 592
Altersdiabetes 396
Altersdisposition, Tumoren 263, 586
Altersemphysem 556
Alterskrankheit, Gefäße 326, 327
Alveolardysplasie, cystische 552
Alveolarpyorrhoe 456
Alveolarzellcarcinom 585
Alzheimersche Fibrillendegeneration 416
— Krankheit 416
Amaurose 133, 680
Amelie 68
Ameloblastom 459
Amenorrhoe 391, 647
Aminacidurie 598
Aminofluoren 258
Aminonucleosidnephrose 602
Ammonshornsklerose 421
Amnesie retrograde 437
Amnionstränge 63
Amöben 37
Amöbendysenterie 37, 493
Amöbenruhr 37, 493
Amputation, fetale 63
Amputationsneurom 164, 414, 450
Amputationsstumpf 714
Amyloid 122, 151, 354
—, lokales 125
—, Tumor 125
Amlyoidnephrose 605
Amyloidose 700
—, experimentelle 125
—, Leber 510
—, Milz 362
—, Nebenniere 388
—, Niere 599, 605

Amyloidose, primäre 123
—, sekundäre 125
Amyloidschrumpfniere 605
Anaemia pseudoleucaemica infantum 360
Anämie 8, 19, 32, 45, 48, 96, 114, 208, 278, 304, 349, 341
—, achylische 345
—, aplastische 342
—, Blei- 345
—, Blutungs- 97, 345
—, Chlor-
—, chronische 347, 511, 600
—, Cooley- 346
—, Eisenmangel- 8, 344, 345
—, hämolytische 346
—, hyperchrome 343
—, hypochrome 342, 344, 345
—, Leukämie 351
—, lokale 103
—, makrocytäre 343
—, mikrocytäre 344
—, Myokard 306, 313
—, Neutropenie 356
—, osteosklerotische 689
—, perniciöse 10, 130, 342, 343, 344, 345, 436, 470, 479, 511
—, —, Hämosiderose 141
—, —, Stomatitis 452
—, Sichelzell- 342, 346
—, sideroachrestische 8, 345
—, Thalassämie 346
—, Ziegenmilch- 345
Anaerobier 230
Analbuminämie 358
Analfisteln 506, 507
Analprolaps 485
Anaphylaxie 46
—, lokale 46
Anaplasie 249
Anasarka 108
Anastomosen 99, 104
—, arteriovenöse 272, 273
Androgene 393, 647
Anencephalie 68, 401, 402
Aneosinophilie 356
Anergie, immun-positive 42
—, negative 42
Aneurin 9
Aneurysma 95, 329, 332, 538
—, arteriosklerotisches 333
—, arteriovenöses 172, 336
—, Bronchusstenose 550
—, Charcotsches 334
—, cirsoideum 332
—, dissecans 322, 332, 335
—, embolisch-mykotisches 332
—, Herzklappen 301
—, kahnförmiges 332
—, mykotisches 328
—, sackförmiges 332, 409
—, serpentinum 332
—, spindelförmiges 332
— spurium 332, 334

Aneurysma, Thrombose 82
— verum 332
—, zylindrisches 332
Anfallskrankheiten 21
Angina 462, 538
—, abscedierende 462
—, eitrige 462
—, katarrhalische 462
— lacunaris 462
—, Listeriose 229
—, Ludovici 452, 457, 459, 462
—, lymphoidzellige 348
—, Monocyten- 348
—, nekrotisierende 462
—, —, Leukämie 356
—, Nephritis 611, 613
— pectoris 310, 313, 331
— — ambulatoria 313
—, phlegmonöse 462
—, Plaut-Vincent 217, 234, 348
—, pseudomembranöse 462
— tonsillaris 462
—, ulceromembranöse 462
Angiofibrose 321
Angiolipom, Haut
Angioma 268, 273
— arteriale racemosum 272
— — —, Leptomeninx 412
— capillare 272
—, —, Kleinhirn 446
— cavernosum 273
— neuromyoarteriale 273
Angiomatosen, Gehirn 446
—, Retina 446
Angiopathie, thrombotische 348
Angiosarkom 279
Angiospasmus 104
Angiotensin, Niere 596
Anhydrämie 357
Anilinkrebs der Harnblase 258, 631
Anisocytose 343
Ankylose 171, 727
Ankylosis capsularis 727
— extracapsularis 727
— fibrosa 723, 727
— ossea 723, 727, 728
—, Pseudoankylose 727
Ankylostoma duodenale 32
Anopheles-Arten 36
Anorexia nervosa 375
Anoxämie 6, 436
—, Fruchttod 672
—, Gehirn 418, 421, 424, 437
—, Leber 510, 511
Anoxie 135
Anoxydose 6
Anpassung, funktionelle 158, 171, 174
—, histologische 174
Anteflexio uteri 656
Anteversio uteri 656
Anthrakose 139, 194

Anthrakose, Lunge 581
—, Lymphknoten 366, 368
Anthrakosilikose 582
Anthrax 219
Anthrazen 258
Anti-Atelektasefaktor 555, 560
Antifibrinolysin 77
Antigen-Antikörper-Komplex 44
Antigen-Antikörper-Reaktion 47, 612
Antigene 39, 42, 47, 204
—, Tumor- 256
Antihämolysin 208
—, Rheumatismus 244
Antikörper 39, 47, 201, 204 208, 546
—, agglutinierende 359, 360
—, Auto- 45
— bei Brucella abortus 216
— bei Erythematodes 245
— bei Fleckfieber 236
—, hämolytische 509
—, humorale 42, 219
—, Iso- 45
—, Kälte- 20
—, natürliche 42
—, neutralisierende 44
—, bei Rheumatismus 244
—, bei Typhus 213
—, bei Virusinfektion 238
—, zellständige 42, 167
Antikörperbildung, Thymus 400
Antikörpermangelsyndrom 366
Antimetaboliten, Folsäure 10
Antiperniciosastoff 344
Antiphlogistica 204
Antisterilitätsvitamin 11
Antitoxine 24, 44, 202
—, Tetanus- 218
Antivitamine 8
Anurie 9, 601, 613
Anus praeternaturalis 488
Aorta angusta 57
—, reitende 296
Aortenaneurysma 151, 546, 586
Aorteninsuffizienz 318, 331
Aortenisthmusstenose, Erwachsenentyp 297
—, Hypertonie 595
—, infantiler Typ 297
Aortenklappensklerose, aufsteigende 298
Aortenruptur 322, 335
Aortenstenose 305, 318, 680
Aortitis, syphilitische 324, 331
Apallisches Syndrom 439
Aplasie 58
—, Niere 590
—, Ovarien 652
—, Samenblasen 640
Apoferritin 140
Apoplexia cerebri 598

Apoplexia uteri 658
Apoplexie 21, 97, 423
—, Pankreas 537
Appendicitis 24, 216, 659
—, abscedierende 497
—, chronische 499
—, gangränöse 498
—, Heilung 498
—, katarrhalische 497
—, nekrotisierende 497
—, Perforation 498
—, phlegmonöse 497, 538
—, Oxyuren- 499
Appendix vermiformis, Carcinoid 282
— —, Divertikel 499
— —, Empyem 498
— —, Entzündungen 497/498
— —, Hydrops 498
— —, Mucocele 498, 541
— —, Narben 498
— —, Pelveoperitonitis 659
— —, Perimetritis 659
— —, Verödung 498
Arachnitis, chronica 411
—, cystica 411
Arachnodaktylie 147, 680
Arachnoidalcysten 411
Arbeitshypertrophie 165, 172
—, Darm 484, 506
—, Magen 480
—, Oesophagus 465
Arbor-Viren 239, 240
Arcus-Stenose 296
Area epithelio-serosa 402
— medullo-vasculosa 401, 402
Argyll-Robertsonsches Phänomen 433
Argyrose 23, 139
Arnold-Chiarische Mißbildung 404
Arrhenoblastome 650, 653
Arrosionsaneurysmen 328, 333
Arrosionsblutung 547
—, Magencarcinom 479
—, Magenulcus 470, 474
—, Rachen 463
—, tödliche 475
Arsen 41, 96, 130, 144, 308
Arsenmelanose 144, 738
Arsen-Vergiftung 120, 130
—, Lebercirrhose 522
Artdisposition 23, 49
—, Tumoren 262
Arterien 321 ff.
—, Aneurysmen 328, 329, 332
—, Angiofibrose 321
—, Arteriitis nodosa 330
—, Atherom 322
—, Atheromatose 322
—, Blutung 328
—, Diabetes mellitus 323
—, Endangitis obliterans (v. Winiwarter-Buerger) 329
—, Endarteriitis 328

Arterien, Entzündung 328
—, Erweiterung 325
—, Gänsegurgel- 325
—, Gangrän, juvenile 329
—, Intimafibrose 328, 330
—, Lipoidose 322
—, Medianekrose 322, 335
—, Mediaverkalkung 325
—, Mesaortitis 330, 333
—, Mesarteriitis 328
—, Periarteriitis 328
—, — nodosa 329
—, Ruptur 322
—, Sklerose 322
—, Stenose 325
—, Thrombarteriitis 329
—, Transplantation 170
—, Transposition d. großen Gefäße 296
—, Verkalkung 324
Arteriitis *328* ff.
—, allergische 330
—, idiopathische 330
— nodosa 330
—, rheumatische 330
—, Riesenzell- 330
—, syphilitische 330
— temporalis 330
Arteriolenspasmus, Gravidität 669, 670
Arteriolosklerose 136, 328
—, Niere 592, *593* ff.
Arterio-mesenterialer Duodenalverschluß 480
Arteriosklerose 57, 104, 105, 133, 137, 310, 321, *322*, 358
—, Alter 326
—, Aneurysma 335
—, Darm 484
—, Diabetes 397
—, Ernährung 327
—, Gehirn 418, 420
—, Gifte 327
—, Lunge 553
—, Magen 476
—, Nieren 317, *593* ff.
—, Vererbung 328
—, Verkalkung 138
Arthritis *722*
— chronica 722
— — adhaesiva 723
—, eitrige 722
—, Empyem 722
— fibrinosa sicca 722
—, gonorrhoische 211, 633, *722*
— bei Grippe 241
—, Hydrarthros 722
—, jauchig-eitrige 722
— pannosa 723
—, Pyarthros 722
— rheumatica *723*
— —, Silikose (Caplan-Syndrom) 582
—, rheumatoide 723

Arthritis, Spondylarthritis ankylopoetica (M. Bechterew) 723
—, tuberkulöse 701, *724*, 726
—, —, Caries 724
—, —, Fisteln 724
—, —, Fungus 724
—, —, Tumor albus 724
— uratica (Gicht) 136, *725*
Arthritismus 57
Arthropathie 447
—, Arthrosis deformans 697, *719*, 725
—, neuropathische 722
—, tabische 433, 721, 722
Arthropoden 26
Arthrosis deformans 697, *719*, 725
Arthus-Phänomen 46
Arzneimittelexanthem 740
Ascariden-Infektion 528
Ascaris lumbricoides 30
— —, Ductus hepaticus 530
— —, Pneumonie 569
Aschheim-Zondek-Reaktion 675
— beim Manne 293, 636
Aschhoffsche Knötchen 243, 315, 330, 723, 733, 734
Aschoff-Puhlsche Reinfekte 579
Ascites 98, 108, 112, 114, 484, 488, 518, 521, *537* ff., 650
—, carcinomatöser 540, 541
—, chylöser 97, 537
—, galliger 538
—, hämorrhagischer 537
—, kachektischer 537
—, Stauungs- 537
Ascorbinsäure 20 s. auch unter Vitamine
Aspergillosen, Aspergillus fumigatus 207
—, Lunge 570
—, Pinselschimmel 207
Aspergillus fumigatus 570
Aspermie 637
Asphyxie 4, 5, 716
—, intrauterine 405
Aspirationspneumonie 450. 547, 552, 567
—, Diphtherie 228
asthenischer Habitus 57
Asthma bronchiale 47, *548*, 556
Asthmabronchitis 548, 556
Astrocyten 413, 443
Astrocytom 443
Ataxie 433
—, familiäre (Friedreich) 417
Atelektase *560*, 550
—, angeborene 560
—, erworbene 560
—, fetale 560
—, Kompressions- 561, 587

Atelektase, Obturations- 561, 579, 582
—, postoperativer Lungenkollaps 561
—, Resorptions- 561
—, Verstopfungs- 561
Atherom 322, 757
—, Hoden 634
Atheromatose 324
Atherosklerose 305, 322
—, Herzklappen 298
athletischer Habitus (Typus) 57
Athrombocythaemie 347
Atombombenexplosion 16, 350
Atresia 58, 192
— ani 481
— — perinealis 481
— — vaginalis 481
— recti 481
— scrotalis 481
— urethralis vesicalis 481
— uteri 657
Atrophie 115, *147*
—, braune 148, *151*, 309, 732
—, cyanotische 102
—, degenerative 147
—, Druck- 151, 334, 688
—, —, Druckusur 688
—, einfache 147, 732
—, gallertige 150
—, Gehirn 415, 416
—, Haut 338
—, Herz 317
—, Hoden 633
—, Hypophyse 370
—, Inaktivitäts- 148, 688, 732
—, Inanitions- 149
—, Knochen 686
—, Leber 510
—, —, akute gelbe 515
—, —, braune 510
—, —, rote 515
—, —, subakute 515
—, Magen 470
—, Myokard 309
—, Niere 592
—, numerische 147, 732
—, Ovarien 653
—, präsenile 416
—, Prostata 640
—, Samenblasen 640
—, Schilddrüse 375
—, senile 148, 415, 633, 640
—, seröse 150
—, systematische des ZNS 416
—, trophoneurotische 149
—, Uterus 658
Auge, malignes Melanom 755
—, Phakomatosen 446
Ausbrechercarcinom 583
Ausgleichsödem 114
Ausheilung, Krebs 292
Auskühlung 19, 20

Sachverzeichnis

Auslöschphänomen Schultz-Charlton 209
Aussatz, lepromatöser 227, 228
Ausscheidungsabscesse, Niere 614
Ausscheidungscholangitis 530
Ausscheidungspankreatitis 535
Ausscheidungstuberkulose, Niere 617
Austrocknung 7, 112
Autoantikörper 347, 348
—, Encephalitis 432
—, Enterocolitis 493
—, erworbene 45
—, Erythematodes 245
—, Magen 470
—, natürliche 45
—, Schilddrüse 375
Autoimmunität, Thymus 400
Autoimmunreaktion 257
Autointoxikation 23
—, Arteriosklerose 327
—, Darmparalyse 539
—, Myokard 308
Autolyse 153, 155
Autosit 64
Autosom 61
Autotransplantat 256, 257
Autotransplantation 167
Avitaminosen 8
—, Vitamin-C- 684
—, Vitamin-D- 22
Ayerzasche Krankheit 553
A-Zellen, Inselorgan 396, 395, 399

Bacillus 217
— anthracis 218
— botulinus 218
—, Gasbrand- 218
—, Novyscher 218
—, Tetanus- 217
Bactericide 202
Bacterium Calmette-Guérin 224
— coli 210, 211, 212, 616, 302
— dysenteriae 214
—, Fäulnis- 215
—, Flexner- 214
—, Friedländer- 214, 565
—, Fusobacterium Plaut-Vincenti 217
—, Influenza- 216
—, Keuchhusten- 217
—, Koch-Weeks- 217
—, Kruse-Sonne- 214
— Morax-Axenfeld- 217
— paratyphi 214
—, Pasteurella tularensis 215
—, Pest- 215
—, Proteus vulgaris 215
— pyocyaneum 231
—, Rhinosklerom- 214
—, Shiga- 214
— typhi 212

Bäckerbein 718
Bakteriämie 39
Bakterien 37, 39, 205, 328, 562, 565, 259
—, Coryne- 228
—, Entero- 228
—, Myco- 219
—, Parvo- 215
Bakterienausscheider 213
Bakterienembolie 88
Bakterienruhr 214
Bakterienschleusen 37
Bakterientoxine 40, 96, 130, 244, 328, 515, 697
Bakterienträger 40, 229
Bakteriolyse 44
Bakteriolysine 44, 201
Bakteriotropine 44
Bakteriurie 613
Balanitis 645
Balanolithen 645
Balano-Posthitis 645
Balantidium coli 33
Balkan-Grippe 237
Balkenblase 627
Ballonherz 314
Bandscheiben 730
—, Schmorlsches Knötchen 730
Bandscheibenhernie 730
Bandscheibenprolaps 730
Bandscheibenschäden 730
—, hinterer = Nucleus pulposus-Hernie 730
Bandwürmer 27
Bangsche Krankheit 26, 216
Barr-Körperchen 61
Bartholinitis 211, 669
—, gonorrhoische 211
Basalmeningitis 409, 410, 411, 426
Basaliom 751
Basalzellkrebs 751
Basedowsche Krankheit 348, 382, 651
Basedowschilddrüse 383
Basedow-Struma 375
Basilarmeningitis 409, 410, 411, 426
Bauchfell 537
—, Ascites 537
—, Carcinomatose 537
—, Entzündung s. Peritonitis 538
—, Fettnekroseherde 536
—, Kalkspritzer 536
—, Pseudomyxoma peritonei 544
—, Tuberkulose 537, 539
—, Tumoren 540
—, Tumor-Metastasen 540
Bauchhoden 633
Bauchhöhlenschwangerschaft 670, 671
Bauchspalte 404

Bauchspeicheldrüse s. Pankreas
Bauchtyphus 494
Bauchwandbruch 488
Bauchwassersucht s. Ascites
Bauernwurstmilz 364
Baumwollspinnerkrebs 258, 646
Bazillen s. Bacillen
BCG-Impfung 224
Bechterewsche Krankheit 716, 723
Beckenbodeninsuffizienz 676
Becken, plattes rachitisches 683
—, quer verengtes 679
—, schräg verengtes 679
Beckenformen 679
Beckenniere 590, 589
Bednarsche Aphthen 452
Begleitmeningitis 411
Begleitpankreatitis 535
Bence-Jonessches Eiweiß 125, 354, 366, 606
Bennholdsche Probe 123
Benzol, Anämie 342
Benzpyren 258, 585
van den Berghsche Probe 343
Bergkrankheit 5
Beriberi 9
Berliner Blau-Reaktion 140
Berufskrebs 586
Bestrahlung 257
Bestesche Carminfärbung 134
Betrugseffekt (Schilddrüse) 383
Bidermom 64
Bierherz, Münchener 317
Biermersche Anämie, s. auch perniciöse Anämie 344
Bilharzia haematobia 27, 259
Bilharziose, Tumoren 259
Bilirubin 142, 507ff.
Bilirubinämie 345
Bilirubininfarkte, Niere 600
Biliverdin 142
Bindegewebe, Anpassung funktionelle 171, 172
—, Entzündung 176ff.
—, Hypertrophie 164ff.
—, Metaplasie 173, 174
—, Regeneration 159
—, Transplantation 170
Bindegewebszellen 181
Biotropie 21
Bittnerscher Milchfaktor 262
Bläschen, Haut 741
Blässe 72
Blasenhämorrhoiden 627
Blasenmole 647, 673ff.
—, destruierende 674
Blasenscheidenfisteln 676
Blasensteine 629
Blasenvaricen 627
Blastom 268

Blastomeren 65
Blattern 46, 242, 743
Blatternvirus 743
Blausucht s. auch Cyanose 101
Bleianämie 345
Bleichsucht s. Anämie
Bleisaum 139, 450
Bleivergiftung 139, 327, 436, 447, 450, 703
—, Gefäße 327
—, Knochen 703
—, Nerven 447
Blepharitis, gonorrhoische 211
Block, alvelo-capillärer 569
Blut 340 ff.
Blutantigene 358
Blutarmut 48, 342
Blutaustritt 100, 537
Blutbildung, embryonale 114
Blutdepots 340
Blutdruck 110
—, Kollaps 72
—, Schock 72
Blutdruckkrisen 394
—, Gehirn 419
Blutdrucksenkung 111, 390
Blutdrucksteigerung s. auch Hypertonie 113, 313, 336, 394, 424
Bluteindickung 111
Bluteosinophilie 27, 33
Bluterbrechen s. auch Melaena 97
Bluterguß 96, 199
Bluterkrankheit 54, 87
Blutfaktoren 358 ff.
Blutfarbstoff 139 ff.
Blutgefäße 233, *321*, *336*
Blutgerinnung 86, 314, 508
—, Gifte 81, 346
—, postmortale 78
—, Störungen 508, 673
Blutgifte 81, 346, 511
Blutgruppen 358 ff.
Blutgruppeninkompatibilität 81, 358
Blutgruppenunverträglichkeit 81, 358
Bluthusten s. auch Hämoptoe 97, 578
Blutkörperchen, rote 341 ff.
—, weiße 348 ff.
Blutkörperchensenkungsgeschwindigkeit 74, 78
Blutkreislauf 71, 72
Blutleere 103
Blutmal 750
Blutmenge 340
Blutmole 671
Blutplättchen 79 ff., 347
Blutplasma 357
Blutregeneration 164, 347
Blutspeicher 340, 361
Blutstase 72, 75, 81, 241
—, Grippe 241

Blutstillstand 72, 75, 81, 241
Blutstillung 86, 347
Blutströmung 71, *72*
Bluttransfusion 141, 167
—, Hämosiderose 141
Blutung 46, 79, *95*, 328, 356, 422, 436, 463, 673
—, Aneurysma 334, 335
—, Bauchhöhle 538
—, cholämische 11, 508
—, Darm- 493, 494, 496, 506
—, Diapedese- 347
—, —, hämorrhagische 86
—, Duodenalulcus 474
—, Endokard 298
—, Fleckfieber 236
—, Gehirn (Ring-) 422
—, Gelenke 210
—, Geschwülste 255
—, Haut 210, 739
—, Kehlkopfcarcinom 547
—, Knorpel 719
—, Lebercirrhose 520, 521
—, Leukämie 349, 351
—, Lunge 553
—, Magencarcinom 479
—, Magenulcus 470, 474
—, Nasenhöhle 541
—, neurotische 96
—, Oesophaguscarcinom 469
—, Oesophagusvaricen 467
—, pachymeningitische 406
—, Pankreas 536, 537
—, parenchymatöse 95
—, Rhexis 347
—, Schilddrüse 377
—, subdurale 405
—, tödliche 475
—, toxische 96
—, Varicen 337
—, vikariierende 96
—, Vit. C-Mangel 10, 684
—, Vit. K-Mangel 11
—, Weilsche Krankheit 234
Blutungsanämie, chron. 345
Blutungsneigung 47
Blutvergiftung 39
Blutverlust 347
Blutzuckerspiegel 394
Boecksche Erkrankung (auch Sarkoid) 227, 745
—, Haut 745
Bolustod 545
Bösartigkeit, Geschwülste 256, 267
Bornholmer Krankheit 240
Botriocephalus latus 30
Botulismus 38, 218
Bourneville-Pringle-Syndrom s. auch Phakomatosen 446, 759
Bowensche Krankheit (-Dermatose) 752
Brachycephalus 679
Brachyrachie, kongenitale 680

Brand, feuchter 155
—, trockener 155
Brandblasen 183
Breitkopf 679
Brenner-Tumoren 650
Breussche Hämatommole 672
Brightsche Nierenkrankheit 592
Brodiesche Knochenabscesse 699
Bronchiektasen *550*
—, angeborene 551, 552
—, atelektatische 551, 552
—, erworbene 551
—, sackförmige 550
—, spindelige 550
—, Trommelschlegelfinger 689, 690
—, Uhrglasnägel 689, 690
—, varicöse 550
—, zylindrische 550
Bronchien *548*
—, Bronchiektasen 548, 550
—, Carcinoide 283
—, Carcinome 258, 545, 582, 733
—, Cysten 552
—, Entzündungen *548* ff.
—, Fremdkörper 552
—, Fruchtwasseraspiration 552
—, Mucoviscidose 535
—, Peribronchitis 550
—, Stauungskatarrh 548
—, Stenose 550
Bronchiolitis 490, 566, *548*, 556
— obliterans 199, 568, 550
—, Peribronchiolitis 567
—, tuberculöse 573
Bronchitis 217, *548*, 550, 556, 566
—, akute 548
—, Asthma- 548
—, capilläre 548
—, chronische 548, 582
—, jauchige 549, 551
—, katarrhalische 548
—, Mucoviscidose 535
—, Peribronchitis 567
— profunda 551
—, Psittakose 242
—, putride 548, 551
—, Stauungs- 99, 548
—, tuberkulöse 572
Bronchopneumonie s. auch Pneumonie 566
Bronzediabetes 396, 534
Bronzekrankheit 390
Brucella abortus 216
— melitensis 216
Brucheinklemmung 484, 487, 788
Bruchinhalt 487
Bruchpforte 487
Bruchsack 487, 489

Brüche (Eingeweide-) s. Hernien
Brustdrüse s. Mamma
Bubo, klimatischer 242
Bubonenpest 215
Buchweizenkrankheit 15
Buckel 716
Bulbärparalyse, progressive 417
Bursitis 731
—, eitrige akute 731
—, Ganglien 731
—, hämorrhagische 731
—, Hygroma praepatellare 731
— proliferans 731
—, Reiskörner 731
—, seröse 731
—, serofibrenöse 731
Buttergelb 258, 262
B-Zellen, Inselorgan 396, 394, 399

Caissonkrankheit *17*, 18, 91
Calcinosis universalis 138
Calciphylaxie 138
Calcium 8, 11, 136
Calciumoxalateine 386
Calcium-Stoffwechsel *384*, 385, 386, 677, 681
Callus 160, 711, 712
—, endostaler 712
—, intermediärer 712
— luxurians 714
—, periostaler 712
—, provisorischer 713
—, Sehnen- 735
Callus-Cysten 714
Calor 98, 177, *181*
Calvé-Legg-Perthessche Krankheit 698
Cancer 268 s. Carcinom
Cancerogene Stoffe *257*, 258, 350, 585, 586, 747, 752, 757, 761
Cancroid 269, 286, 751
Candida albicans 207
Capillarkreislauf 110
Capillarpermeabilität 108
Capillarschäden 210
Caplan-Syndrom 582
Caput Medusae 100
— quadratum 697
— succedaneum 697
Carcinoid 269, 279, 282, *283*
—, Bronchus 582
—, Darm 505
Carcinom, Adenocancroide *228*, 667
—, Adeno- *286*, 291, 478, 505, 622
—, — papilliferum 286
—, Alveolarzell- 290, 585
—, Basalzell- (Basaliom) 751
—, Einteilung *268*, 278, *283*, 309

Carcinom, embryonales 65
—, Gallertkrebs (-gelatinosum) 146, *287*, 505, 478, 762
—, Haferzellkrebs (kleinzelliges) 585
—, lymphoepitheliales 463
—, medulläres 284
—, Oat-cell- 585
—, Oberflächen- 292
—, papilläres 656, 286
—, Plattenepithel, verhornendes 285, 752
—, —, nicht verdornendes 286, 585, 752
—, polypöses 288, 289
—, präinvasives 291
—, Psammo- 138, 650
—, Schleimkrebs 146, *287*, 762, 478, 505
—, Schneeberger Lungenkrebs 585, 586
—, scirrhöses *284*, 478, 505, 762
—, solides (simplex) *284*, 478, 643, 762
—, Transplantation 256
—, Ursachen und Entstehung *257* ff., 585, 586, 747, 752, 757, 761
Carcinoma in situ 291, 547, 665, 762
Carcinomatose, Pericard 319
—, Peritoneum 537
—, Pleura 589
Carcinome
—, Organlokalisation
—, —, Darm 505
—, —, Gallenblase 534
—, —, Gallengänge äußere 534
—, —, Harnblase 631
—, —, Haut 744, 751, 752
—, —, Hoden 636
—, —, Hypopharynx 547
—, —, Kehlkopf 547, 586
—, —, Leber 521, 527
—, —, Lunge (Bronchus med.) 547, 582
—, —, Magen 477, 478
—, —, Mamma 762
—, —, Mundhöhle 453, 463
—, —, Niere 622
—, —, Oesophagus 467
—, —, Ovar 650
—, —, Pankreas 537
—, —, Papilla Vateri 534
—, —, Penis 646
—, —, Prostata 643
—, —, Portio uteri 665
—, —, Scrotum 646
—, —, Thymus 400
—, —, Tuba ovaria 656
—, —, Uterus 664, 665
—, —, Vagina 669
—, —, Vulva 669
Carcinosarkom 293

Carcinosis s. Carcinomatose
Caries, fungöse 700, 701
— sicca 700
—, tuberkulöse 724
—, Zahn- 8, 452, 453, *454*
Carotin 9, 23
Castle-Faktor 343
Caverne, tuberkulöse, 328
Cavernitis 645
Cellularpathologie (Virchow) 247
Centrosom 115
Cephalhaematoma neonatorum 697
Cephalopagus 68
Cephalothoracopagus 68
Cerebralsklerose 322, 418, 420, 598
Cerebroside 126, 133
Cerebrospinalmeningitis, epidemische 412, 442
Ceroid 145
Cervicitis, gonorrhoische 211
Cervixcarcinom 664 ff.
Cervix-Polypen 664
Cestoden 27
Chagas-Krankheit 34
Charcotsche Aneurysmen 334
Charcot-Leydensche Kristalle 549
Cheilitis 412, 451
Cheilo-Gnatho-Palatoschisis 450
Cheilo-Gnathoschisis 450
Cheiloschisis 450
Cheilosis 10
Chemische Schädlichkeiten 23, 350
Chemotaxis 160
Chemotherapie, Tuberkulose 223
Chimären, Erythrocyten- 168
Chiragra 725
Chloasma gravidarum 738
Chloasma uterinum 738
Chloranaemie, achylische 345
Chloroform-Vergiftung 130, 515
Chloroleukämie 351
Chlorom 350, 352
Chlorose 57
Cholämie 11, *508*
Cholangitis 524, 528, *530*, 538
Cholaskos 538
Cholecystitis 211, 538
—, akute 528
—, chronische 529, 530
—, Empyem 530
—, Absceß, pericholecystischer 533
Choledochusverschluß 534
Cholelithiasis 531
Cholera 231, 341
— nostras 490
Cholesteatom 60, *173*

Cholesteatom der Hirnhäute 60
— des Mittelohres 175
— von Nierenbecken u. Ureter 173, 625
Cholesteatose, der Gallenblase 133, *530*
Cholesterin 60, *126*, 200, 531, 757
Cholesterinämie 314
Cholesterinester 126, *132*, 200, 530
Cholesterin-Pigment-Kalksteine 530
Cholesterinsteine 530
Cholesterinstoffwechselstörungen 511, 523, 530, 531, 750
—, Arteriosklerose 322
Cholin 511
Cholostase 508, 522, 530, 534
Chondroblastom (Codman-Tumor) 705, 706
Chondrodystrophie 680, 685
Chondrom 66, 272, 704, 705, 706, 707
—, Myxo- 146
Chondroma cysticum 705
— ossificans 706
Chondromatose 706
— der Gelenke 729
Chondromyxofibrom, Knochen 705, 706
Chondromyxosarkom 709
Chondroosteoid 677, 681
Chondroosteosarkom 709
Chondro-Sarkom 705, 709
Chordom 704 ff.
Chorea Huntington 417
— minor 243
Choriomeningitis, lymphocytäre 240, 411
Chorionepitheliom 293, *674*f., 759
—, ektopisches 676
— des Hodens 636, 639
Chorionepitheliose *675*
Choriocarcinome 256
Choristom 59
Christmas-Faktor 87, 77
Christchurch-Chromosom 353
Chrobaksche Probe 665
Chrom 585
Chromatolyse 156
Chromoproteinniere 601
Chromosem 61, 115
—, Brüche 116
— bei Leukämie 351, 353. 355
—, Veränderungen 61, 115, 652
Chylangiektasien 274
Chylangiome, Darm 502
Chylothorax 97, 586
Chyluscysten, Darm 502
Ciliaten 33
Cirrhose cardiaque 524
—, Leber- s. unter Leber 517

Cirrhose, Lungen- 569
Clarksche Kammer 177
Clavus 747
Clostridium botulinum 218
— histolyticum 219
— Novyi 219
— perfringens 218
— septicum 219
— tetani 217
Coccidien 34
Coccidioides immitis 207
Coccidiomykose 207
Coccidium oviforme 34
Codman-Tumor, Knochen 705, 706
Coecum mobile 480
Coeliakie 385, 500
Coeruloplasmin 523
Colchicinwirkung 116
Coli s. auch Bact. coli
Coli-Infektion 210, 211, 212, 528, 616
—, Meningitis 211, 212
—, Sepsis 210, 211, 212
Colica mucosa 47, 499, 549
— —, urämische 589
Colitis 211, 231, *490*, 538, 589
—, diphterische 49, 491, 493ff.
— gravis 493
— membranacea 499
—, nekrotisierende 491, 493
—, pseudomembranöse 491, 493
— ulcerosa 493
— uraemica 493
Collumcarcinom 665ff.
Colon, Divertikel 483
Colotyphus 494
Colpitis, akute katarrhalische 668
—, chronische 668
— cystica 668
— emphysematosa 668
—, Fluor albus 668
— granularis 668
— maculosa 669
— papillomatosa 669
—, pseudomembranöse 668
Coma diabeticum 396
—, eklamptisches 669
— hepaticum 516, 521
Combustio 18
Comedo 755
Common cold (Virusinfektion) 240
Commotio cerebri 437
Concretio cordis 320
Condyloma acuminatum 261, 280, 645, 669, *747*
— lata 233, *645*
Conjunctivitis, allergische 542
—, eitrige 217
—, gonorrhoische 211
—, rheumatische 244
—, Trachom 242

Conjunctivitis bei Virusinfektionen 240
Conn-Syndrom 392
Contusio cerebri 438
Conusstenose 296
Cooley-Anämie 346
Cor adiposum 309
— bovinum 317
— pulmonale 559
— villosum 319
Cornea, Entzündung 182
—, Regeneration 161
—, Transplantation 167
Cornu cutaneum 747
Coronarembolie 310
Coronariitis 310
Coronarinfarkt 107, 310
Coronarinsuffizienz 309
Coronarsklerose 310, 318, *322*, 598
Coronarthrombose 310
Corpora amylacea 640, 641
— arenacea 138
— oryzoidea 724, 731, 735
„Corps ronds" 737
Corpuscarcinom 667
Corpus albicans-Cyste 647
Corpus luteum, cystisches 647
— — graviditatis 647
— — menstruationis 647
— —, persistierendes 647
Corpus luteum-Blutung 538
Corpus luteum-Cyste 647, 653, 675
Corticosteroide 391, 392
Cortison 257, 393
Corynebakterium diphtheriae 228
Coryza syphilitica 234, 542
Cossio-Syndrom 294
Courvoisiersche Regel 534
CO-Vergiftung 436
Cowperscher Drüsen, Abscesse 633
Coxa valga 718
— vara 718
Coxitis tuberculosa 724, 726
Coxsackie-Virus-Infektion 240
—, Fibroelastose bei 296, 298
—, Meningitis bei 411
Crabtree-Effekt 251
Craniopagus 68
Craniotabes rachitica 683
Craurosis vulvae 669
Credésche Lösung 211
Crohnsche Krankheit 500
Crookesche Zellen 374, 391
Croup 185, 228
Cruorgerinnsel 81, 77
Crush-Niere 601
Crusta phlogistica 78
Cryptococcus neoformans 260
Cryptococcose 206
Curschmannsche Spiralen 549

Cushingsche Krankheit 341, *374*, *391*, 392, 398
— —, Hypertonie bei 595
— —, Osteoporose bei 687
Cyancobolamin 10
Cyanose 101, 102, 342
— der Accren 72
— der Haut 739
— der Lippen 72
Cylindrome 460, 582, 752
Cystadenome 281
— des Ovars 648
Cysten, aneurysmatische 704
—, apoplektische 423
—, Bronchus- 552
—, Callus- 714
—, Corpus albicans- 647
—, Corpus luteum- 647, 675
—, cystisches Corpus luteum 647, 653
—, Dermoid- 648, 757
—, Epidermoid- 757
—, encephalomalazische 420
—, Follikel- 646, 652
—, Follikular- 454
—, Gartnerscher Gang- 647, 648
— in Hirntumoren 446
—, Hoden- 636
—, Knochen- 704
—, Lungen- 552
—, Lutein- 647
—, Nieren- 618, 622
—, Ovarial- 655
—, im Ovarium 646
—, Paroophoron- 647
—, Parovarial- 647
—, Primordial- 454
—, radikuläre 457
—, Residual- 454
—, Rete ovar- 647, 648
—, Schilddrüse 377
—, Schokoladen- 663, 647
—, Teer- 647
—, Tuboovarial- 655
—, Wolffscher Gang- 648
—, Wurzel- 457
—, Zähne 454
Cystenleber 525, 537, 619
Cystenmilz 364
Cystenniere 537, 618, 619
Cystenpankreas 537, 619
Cysticercose 28, 412, 442
Cysticercus bovis 29
— cellulosae 28
— racemosus 28
Cystin 511, 515
Cystinspeicherkrankheit 126
Cystinurie 119, 598
Cystitis 628
—, chronische 629
— cystica 629
—, eitrige 628
— emphysematosa 629
— granularis 629

Cystitis, hämorrhagische 629
—, Hunnersches Geschwür 629
—, interstitielle 629
— nodularis 629
—, Para- 628
—, Peri- 628
—, Phlegmone, paravesicale bei 628
—, pseudomembranöse 628
—, tuberkulöse 629
—, Xerosis vesicae 629
Cystocarcinome 650
Cystocele vaginalis 656
Cystoma glandulare 648
— multiloculare 648
— papilliferum 282
— serosum 648
— pseudomucinosum 648
— simplex 282
Cystome *281*f.
—, Flimmerepithel- 648
—, Nekrose von 649
—, Perforation von 649
—, Pseudomyxoma peritonei 649
Cytodiagnostik, Geschwülste 254
Cytolyse 44
Cytolysin 44
Cytomegalie 240
Cytopathogener Effekt 238
Cytoplasmateilung 117
Cytostatica 255
Cytotoxin 44

Dackeltypus s. Knochen 680
Dacryosialadenitis, Sjögren Syndrom 244
Daltonismus 55
Dammrisse 676
Dariersche Krankheit 737
Darm *480*
—, Abscesse 493
—, Achsendrehung 484, 486
—, Amyloidose 124
—, Appendicitis 497
—, Atresien 481
—, Blutungen 97, 493f.
—, Carcinoid 133, 283
—, Carcinom 528, 541
—, Coeliakie 500
—, Divertikel 483
—, Drüsen, Mucoviscidose 535
—, Entzündung 490
—, Erweiterung 506
—, Fisteln 506f. 500
—, Gangrän 485
—, Geschwüre 483
—, Hernien 486
—, Hyperämie 484
—, Hypertrophie 506
—, Ileusformen 484ff.
—, Incarceration 482, 487
—, Infarzierung hämorrhagische 108, 484

Darm, Katarrh 490
—, Kotstauung 506 484
—, Kreislaufstörungen 484
—, Malabsorptions-Syndrom 499/500
—, Megacolon 481
—, Nekrose 493, 491, 485
—, Ödem 484
—, Paralyse 539
—, Parasiten, Ileus 485
—, Perforation 483, 540
—, Pigmentierungen 489f. 497
—, Polyp 485
—, Polyposis 477
—, Prolaps 485
—, Sprue 500
—, Steine
—, Stenose 506, 501, 497, 484
—, Tuberkulose 339, 495ff.
—, Tumoren 502
—, Typhus 494
—, Verätzung 471
Darmverschluß 484
—, arteriomesenterialer 480
Darmwandbruch 487
Dauerausscheider 40
D-Avitaminose *11*, 681, 682, 692
Decubitalgeschwüre, Ösophagus 467
Decubitus 154
Deferentitis 640
Degeneration 115, *118*, 200, 201
—, absteigende 413, 433
—, aufsteigende 413
—, braune 151
—, cystische, Leber 528
—, —, Niere 525
—, —, Ovar 525
—, fettige 129, 309, 512, 599
—, fibrinoide 147
—, Ganglienzell- 218
—, graue 413, 433
—, hepato-lentikuläre 436
—, hyaline 732
—, hydropische 135
—, parenchymatöse 118, *120*, 306, 510, 515, 521/22/23
—, schleimige 145/46
—, vacuoläre 15, 135, 510
—, wachsartige 157, 732
—, Zenkersche 157, 213
Dekompensation, Herz 317
Dekomposition, fettige 130
Delhibeule 34
Demarkation 200, 204
Demenz, präsenile 416
—, senile 151
Demons-Meigs-Syndrom 651
De Quervain, Thyreoiditis- 375
Dermatitis exfoliativa Ritter 207, 743
Dermatomyositis 569, 734
Dermographismus 13, 98

Dermoid, fissurales 59
—, Haut 749
—, sacrales 60
Dermoidcysten 59, 65
—, Haut 757
—, Ovar 648, 65, 66
Descendens-Stenose 296
Descensus uteri 657
Desmoglykogen 134
Desmoid der Bauchdecken 749
Desquamativpneumonie 571
Detrituscysten 719
Dextroposition d. Aortenostiums 296
Diabetes insipidus 133, 372, 374
— —, extrahypophysärer (=Pseudodiabetes insipidus) 372
— mellitus 48, 131, 134, 395/96, 537, 651, 750
— —, Altersdiabetes 396
— —, Arteriosklerose bei 48, 323
— —, Bronzediabetes 396
— —, Diabetesniere 34, 395/96
— —, Furunkulose bei 743
— —, Jugendlicher 397
— —, Kimmelstiel-Wilsonsche Nephropathie 605
— —, Lipämie diabetische 132, 600
— —, Magendilatation bei 480
— —, Nephrose, glykämische 600
— —, lipämische 600
— —, Papillennekrose bei 615 616
— —, Phlorrhizin- 398
— —, Pneumonie bei 565
— —, Spätsyndrom, diabetisches 397
— —, Typ gras 396
— —, — maigre 396
Diabetes, renaler 398
Diapedeseblutung 34, 95, 102, 178, 347, 439
—, Gehirn 422
Diarrhoe 499
—, chronische 511
—, Virusinfektion 240
Diathermie 17
Diathese, hämorrhagische 86, 409, 541, 627
—, —, Koagulopathien 87
—, —, Thrombocytopathie 88
—, —, vasculär bedingte 87
—, —, Vitamin C-Mangel 684
Diazoreaktion 508
Dicephalus 68
Dickkopf 679
Dick-Toxin 208/209
Dicumarol 8
Differenzierung 173

Differenzierung, Geschwülste 250
Dilatation, Herz 315
—, myogene 315
—, tonogene 316
Dioxyphenylalanin 144
Diphtherie 184, 228 ff., 462, 314
—, Antitoxin 228
—, Bronchiolitis bei 550
—, Colpitis 668
—, Leberzellnekrosen bei 515
—, Medianekrose bei 322
—, Muskelverfettung bei 732
—, Myokarditis bei 228, 306, 314
—, Pneumonie bei 567
—, Polyneuritis 228, 447
—, stercorale 493
Diphtheriebacterium 185, 228, 543
Diphtherietoxin 228, 314
diphtherische Entzündung 184
Diphyllobothrium latum 30
— —, Anämie 344
Diplococcus lanceolatus 210, 565
„Diplococcus pneumoniae" 210
Diplokokken-Leptomeningitis 210, 540
— -Peritonitis 210
— -Pneumonie 210, 562, 565
— -Rhinitis 210, 542
Diprosopus 68
Dipygus 68
Diskordanz 53
Dislokation, Knochenfraktur 712
Disposition 23, 38, 40, 41/42, 48, 55
—, Alters- 51
—, angeborene 23, 49
—, Art- 23, 49
—, Arteriosklerose 328
—, erworbene 48
—, Geschlechts- 51
—, Individual- 23, 49
—, Organ- 51
—, pathologische 48
—, Rasse- 49
—, Tuberkulose 226
Dissesche Räume 508
Dissoziation der Leberzellen 146
Distorsion 725 ff.
Diverticulitis 483
Divertikel 483
—, Colon- 483
—, Darm- 483
—, Entzündung 483
—, Grasersche 483
— der Harnblase 626, 627
—, Kot- 483
—, Meckelsches 473, 482, 483

Divertikel, Oesophagus- 466, 467
—, Perforation 483
—, Peritonitis 483
—, Sigma- 483
—, Trachea 546
—, Ureter 623
DNS, Geschwülste 249
—, Lupus erythematodes 245
—, Viren 237
Dolichocephalus 679
Dolor 177, 181
Donath-Landsteinerscher Versuch 45
Dopa 144
Dopa-Melanin 144
Dopaoxydase 144
Doppelbildungen 63
Doppelmißbildungen 63
—, inkomplette 67, 68
—, komplette 67
—, parasitäre 64
—, rudimentäre 64
—, symmetrische 64
Dottergangscyste 482
Douglas-Absceß 539
Drahtschlingenphänomen 245, 606
Druck, Blut- 111, 110
—, hydrostatischer 112, 110
—, kolloidosmotischer 112, 110
Druckatrophie 151, 688
— bei Amyloidose 124
— bei Aortenaneurysma 151, 334
— bei Hydrocephalus internus 440
— bei Stauungsleber 251
Druckbrand 154
Druckfallkrankheit 18, 19
Druckfurchen 151
—, Gehirn 441
—, Leber 510
Drucknekrose 154
Druckusur 688
Drüsen mit innerer Sekretion 369 ff.
—, Regeneration 163
Drusen, senile (b. Alzheimerscher Krankheit) 416
Dubin-Johnson-Syndrom 145
Duchenne-Aran (Muskelatrophie, spinale progressive) 416
Ducreysches Bacterium 645
Ductus Botalli, offener 296
— choledochus, s. Gallengänge, äußere
— cysticus, s. Gallengänge, äußere
— deferens 640
— —, Aplasie 640
— —, Entzündung 640
— —, Gonorrhoe 211, 640

Ductus deferens, Samensteine 640
— —, Tuberkulose 640
— —, Verödung 640
— hepaticus, s. Gallengänge, äußere
— pancreaticus, Erweiterung 534
— —, Verschluß 534
— — s. auch bei Pankreas
— thoracicus 340
— —, cystische Erweichung 340
— —, Varicen 340
— thyreoglossus, Persistenz 464
Dünndarm s. Darm
Duodenum, arteriomesenterialer Verschluß 480
—, Divertikel 475
—, Ulcus 473, 474
—, —, perforierendes 474
—, Verätzungen 471
Duplicitas parasitica 64
Dupuytrensche Kontraktur 735
Dura mater 404
— —, Blutungen 404
— —, Entzündungen 406
— —, Geschwülste 408
— —, Kreislaufstörungen 404
— —, Pachymeningitis tuberculosa externa 701
Durchfallserkrankungen d. Kleinkinder 490
Durchtrittsblutung 95
Durchwanderungsperitonitis 538
Dysenterie 214, *491*, 492
Dysenteriebacterium *185*, 491
Dysgerminom, Ovar 650
Dyskeratose 737
Dyskrasie 1
Dysmenorrhoea membranacea 658
Dysostosis cleido-cranialis 679
— Morquio 133, 680
Dystosis Pfaundler-Hurler 680
Dyspepsie 490
Dysphagia lusoria 297
Dysphagie 218
Dyspnoe 102, 559
Dysproteinämie 123, 357
Dysraphie 401
Dysthymisation 399
Dystrophia adiposo-genitalis 128, *374*, 685
Dystrophie 118
—, spongiöse 436

Ebsteinsche Mißbildung 295
— Zellen 134
Eburnisierung 689, 699/700
Echinococcus 540, 528
— alveolaris 29

Echinococcus cysticus 29
— granulosus 29
— hydatidosus 29
— multilocularis 29
Echinokokkencysten, Peritonitis 540
ECHO-Viren 240
—, Meningitis 411
Ectopia testis 633
— viscerum 68
Eczema varicosum 338
Ehlers-Danlos-Syndrom 147
Eierstock s. Ovar
Eimeria stiedae 34
Einflußstauung 319
Eingeweidebruch 486
Einschlußkörper bei Herpesinfektion 241, 742
— bei Molluscum contagiosum 237
— bei Pocken 242
— bei Tollwut 241
— bei Trachom 242
— bei Varicellen 241
Einschlußkörperchenconjunctivitis 242
Einzelmißbildung 63, *68*
Eintrittspforte, Entzündung 208
Eisen 7
—, Gicht 8
—, Mangelzustände 7
—, Reaktion 140
—, Staub 139, 581
—, Stoffwechsel 138, 139, 140
—, Überschuß 8
Eisenmangelanämie 344, 345
Eisenmenger-Komplex 296
Eiter 186, 204, 207
Eiterkörperchen 191
Eiterkokken 187, 202
Eiterung, aseptische 187
—, chronische 123
—, metastatische 208
—, postgrippöse 241
Eiweiß 11
Eiweißmangel 515, 521
Eiweiß-Sensibilisierung 740
Eiweißspeicherung, hyalintropfige *120*, 122, 599, 600, 605
Eiweiß-Stoffwechsel *11*, 118, 120, 396
Eiweiß-Synthese in Geschwülsten 266
Eiweißverlust bei Malabsorptions-Syndrom 500
Ekchondrom 705, 706
Ekchymosen 97
—, Magen 470
—, Pleura 586
Eklampsie 21, 515, 517, *669*f.
—, Niere 606
Ekstrophie, Harnblase 626
Ektopie, Darm 486

Ektropion, Portio 661
Ekzeme 742, 755
Elasticaprothese 170
Elektrizität 16
Elektrokoagulation 17
Elektrolythaushalt 7, 19, 112
Elektrolyt-Stoffwechsel, Niere 596
Elementarkörperchen bei Molluscum contagiosum 237
— bei Pocken 242
— bei Psittakose 242
Elephantiasis 109, 275, 750
—, angeborene 275
— der Lippe 275
— des Penis 645
—, phlebektatische 338
— der Zunge 275
Embolie 84, 85, *88*, 253, 302, 337, 361, 363, 370, 476, 484, 553, 570, 591
—, paradoxe 94, 295
—, Pulmonal- 553, 570
Embolus *93*, 103, 328
—, infizierter 570
—, Knäuel- 92
—, reitender 92
Embryologie 58
Embryopathia rubeolaris 62
Embryopathien durch chemische Einflüsse 62
— bei Infektionskrankheiten 62
— durch mechanische Einflüsse 62
— bei Strahlenschäden 62
—, Thalidomid- 68
— bei Viruskrankheiten 62
Embryophore 29
Emigration 178, 180, 199
Empfänglichkeit (Disposition) 40, 41
Empfindlichkeit (Disposition) 42, 48
—, teratogenetische 62, 68
Emphysem, Cor pulmonale bei 317
— der Haut 560
— der Lunge 553, *555*, 586
— —, akutes 556
— —, Alters- 556
— —, bullöses 557, 558, 559
— —, Fäulnis- 555
— —, interstitielles 555, *559*
— —, kompensatorisches 559
— —, panacinäres 556
— —, obstruierendes 548
Emphysema hepatis 510
Empyem 187
— der Gallenblase 530
— der Gelenke 722
— der Nasennebenhöhlen 542
—, Pleura- 587, 588
—, postpneumonisches 565, 570
— des Wurmfortsatzes 498

Enanthem bei Masern 240
Encephalitis 45, 439, 425
—, Fleckfieber- 236, 430
—, Grippe- 241
— haemorrhagica superior (WERNICKE) 9
—, Knötchen- 430
— lethargica 430
—, Leuko- 432, 435
— bei Listeriose 229
—, Lyssa- 241, 430
—, parainfektiöse 432, 447
— periaxialis diffusa (SCHILDER) 434
—, Polio- 430
—, postinfektiöse 432, 447
—, postvaccinale 432, 447
— bei Virusinfektion 240
— —, japonica 240
— —, St. Louis 240
Encephalocele 403
Encephalomalacie 418ff.
— alba 418, 419
—, Erweichungscysten 422
— rubra 421, 422, 438
Encephalomyelitis 425
— bei Lyssa 241, 430
Encephalopathie 217, 432
Enchondrom 705
—, inneres 706
—, äußeres 706
Endangitis obliterans 329
Endarterien 107
—, funktionelle 107
Endarteriitis 154
— obliterans 328/329
— syphilitica 233
— tuberculosa 426, 497
Endhirnatrophie 416
Endokard, Atherosklerose 298, 305
—, Blutungen 298
—, Fibroelastose 298, 505
—, Fibrose 298, 505
—, Zahnsches Insuffizienzzeichen 298
Endokarditis 49, 85, 182, 209, 211, 243, 296, 298, 505
—, bakterielle 301, 303
— chordalis 298, 300
— chronica fibrosa 300, 301, 303/304
— — retrahens 305
— bei Erythematodes 301
— gonorrhoica 211, 302
— lenta 209, 296, 303, 612
— Libman-Sacks 245, 301
— parietalis 298, 300, 302
— polyposa 302
— recurrens 306
— rheumatica 243
— serosa 300
— ulcerosa 301, 302
— valvularis 298, 300, 302

Endokarditis verrucosa rheumatica 300, 303
— — simplex 300
Endokarenz 8
Endokrine Drüsen, Allgemeines 369
— —, Transplantation 171
Endometriose-Teer-Cyste 647
Endometriosis, Adenomyome bei 662
— externa 647, 662/663
— interna, Adenomyosis 654, 662, 670
—, Menstruation, retrograde, bei 663
—, Metrorrhagien bei 662/663
—, Schokoladencysten 647, 663
Endometritis 658, 659
— atrophicans 659
—, chronische 659
—, diphtherische nekrotisierende 659
— exfoliativa 658
—, Hydrometra 659
—, jauchige 677, 663
—, nekrotisierende 677
—, puerperale 677
—, putride 677
—, Pyometra 659
Endometrium, Adenomyosis 654, 662, 670
—, Hyperplasie, glandulär-cystische 662/663
Endomitose 115
Endophlebitis 154, 336
— hepatica obliterans 514
— obliterans 336
— syphilitica 233
Endotheliom des Peritoneums 540
— der Pleura 588
Endotoxine 39, 47, 213, 214
— bei Cholera 231
Englische Krankheit s. Rachitis 681ff.
Enostosen 708
Entamoeba coli 37
— histolytica (dysenteriae) 37
Entartung 115, 118
—, fettige 129
—, krebsige 283
Entblutungsschock 72, 340
Entdifferenzierung der Zellen 249
Enteramin 505
Enteritis 212, 244, 490, 538, 672
—, diphtherische 491
—, epidemische 491
— follicularis 491, 495
—, infektiöse, der Säuglinge 212
—, pseudomembranös-nekrotisierende 491
— regionalis 500
—, urämische 493

Enterobakterien 211
Enterobius vermicularis 31
Enterochromaffine Zellen 505
Enterococcen 210
Entero-Colitis, Cholera 231
Enterokarenz 8
Enterokystom 482
Enteropathie, exsudative 500
Enterotropie 214
Enteroviren 239/240
Enthirnungsstarre 439
Entlastungshyperämie 98
„Entmarkungsencephalitis" 432/433
Entwicklungshemmung 58
Entwicklungsstörungen 58
Entzündung 33, 89, 98, 160, 175, 248
—, abscedierende 187
—, Abwehr 204
—, adhäsive 199
—, aktinomykotische 230
—, akute 176, 181, 183
—, allergische 244
—, —hyperergische 147
—, alterative 200
—, aseptische 187
—, Bedeutung der 203
—, chronische 27, 122, 176, 188
—, —, eitrige 133
—, Cortison 193
—, croupöse (kruppöse) 185
—, Definition der 200
—, demarkierende 494
—, diphtherische 184, 543, 544, 228
—, Eintrittspforte 208
—, eitrige 186, 230
—, —, katarrhalische 210
—, Enzyme 203
—, exsudative 200, 231, 232, 233, 238
—, fibrinöse 183, 185
—, —, eitrige 186
— durch Fremdkörper 193
—, gangränöse 188
—, Genese 176ff.
—, Granulationsgewebe 195, 198
—, granulierende 190
—, hämorrhagische 188, 219
—, Hyperämie 176, 177
—, interstitielle 234
—, Kardinalsymptome 176, 177, 180, 181
—, katarrhalische 231
—, metastatische 201
—, nekrotisierende 184, 228, 356, 564
—, phlegmonöse 187, 208
—, physiologische 201
—, produktive 188, 200
—, proliferative 188, 200, 220, 231, 233

Entzündung, pseudomembranöse *183*, 228, 492, 543/544
—, putride 188
—, resorbierende 757
—, rheumatische 147, 244
—, seröse 110, *183*, 238
—, serofibrinöse 186
—, seropurulente 187
—, spezifische *205*, 231, 232, 233, 339, 494
—, subakute 188
—, subchronische 188
—, syphilitische 231, 232, 233
—, tuberkulöse 219, 339, 570, 617
— bei Typhus 212, 494
—, unspezifische 208
—, Ursachen 175, 176, 193, 204
—, verkäsende 220
Enzymopathien 144
—, Aminacidurie 598
—, Cystinurie 598
—, Glucosurie 598
—, Hypophosphatämie 598
—, Looser-Milkman-Syndrom 693
—, Malabsorptionssyndrom 500
—, Pendred-Syndrom 382
—, Phenylketonurie 598
—, de Toni-Debré-Fanconi-Syndrom 598
—, Tyrosinasedefekt, Albinismus 144, 738
Enzymstoffwechselstörung 119, 130
— des Pankreas 535
Eosinophilie 157
— bei Asthma bronchiale 157
— des Blutes 27, 33, 47
— der Gewebe 47
— bei Heuschnupfen 542
Eosinophile Infiltrate 31
Ependymitis 411
— granularis 427
Ependymom 443
Epheliden 738
Epidermis, Regeneration 161
—, Transplantation 169
Epidermoid 59
— fissurales 59
Epidermoidcysten 59, 757
Epididymitis *634*
—, abscedierende 634
—, akute 634
—, chronische 634
—, eitrige 634
—, gonorrhoische 633/634
—, tuberkulöse 635
Epignathus 64
Epilepsie 421
Epileptiker 57
Epiphyse, Pigmentstoffwechsel 400
—, Psammomkörper 138
—, Tumoren 400

Epispadie, Harnblase 626
Epistaxis 97, 273, *541*
Epithelcyste, traumatische 757
Epitheliome 269, 750
—, Basaliom 751
—, Cylindrome 75
—, verkalktes Malherbe 750
—, Spieglertumoren 751
Epithelkörperchen 384
—, Adenome 384, 385, 386, 696
—, Carcinom 384
—, Cysten 384, 386
—, Hyperparathyreose 688
—, Hyperplasie 281, 384, *385*, 386, 387, 696
—, Inaktivitätsatrophie 386
—, Überfunktion 385, 387
—, Unterfunktion 384
Epitheloidzellen 216, 220, 233
Epitheloidzelltuberkel durch Beryllium 227
— bei Morbus Boeck 227
— durch Stäube 227
— durch Tuberkulosebacterium 227
Epithelperle 757
Epulis 457, 704/705
— fibrosa 277
— gigantocellularis 277
— granulomatosa 277
Erbanlagen, krankhafte 61
—, recessive 53
Erbforschung 53
Erbgrind 746
Erbkrankheiten *51*
Erbsche Muskeldystrophie 732/733
Erdbeer-Zunge 452
Erfrierung 19, 741
Erkältung 20, 48
Erkältungskrankheiten (Virusinfektion) 240
Ermüdung 48
Ernährung *4*, 48
— und Arteriosklerose 327
Ernährungsfehler (qualitative) 48
—, örtliche 151
Ernährungsstörungen 399
Erosion der Portio s. Portioerosion 659
Erosionen, hämorrhagische, Magen 470
—, peptische, Magen 473
Erreger, belebte 205
—, unbelebte 205
Erstickung 6, 19, 544
—, innere 78
—, äußere 78, 228, 552
Erstickungsblutungen 6, 97
Erweichung 107
—, puriforme 83, *84*
—, putride 83
Erweichungscysten 422
Erysipel 209, 412, 740

Erysipeloid 230
Erysipelothrix rhusiopathiae 230
Erythem 14, 740
— bei Mycosis fungoides 245
Erythematodes 245
—, ,,Drahtschlingenphänomen'', Niere, bei 606
—, Endokarditis bei 301
Erythrämie 350
Erythrasma 747
Erythroblastose 342
—, fetale 114, 359, 508
Erythroblastisches Sarkom 350
Erythrocyten, Defektanomalien 346
Erythrocytenchimären 168
Erythrocytose 341, 350
Erythrocyturie 606
Erythroleukämie 342
Erythrophagie 212
Erythroplasie (Glans, Vulva) 752
Erythropoese 349
Erythropoetin 622
Escherichia coli s. Bacterium coli 211
Eukolloidität 532
Eunuchen 637, 643
—, fertile 638
Eunuchoide 638, 643
—, Hochwuchs, eunuchoider 685
Eventratio 68
Eversion der Portio 661
Ewing-Sarkom 705, 710
Exacerbation, Tuberkulose 226, 579
Exantheme 740
— bei Masern 240
— bei Syphilis 232
Exerzierknochen 734
Exokarenz 8
Exophthalmus 133
Exostosen 708, 714, 689
—, cartilaginäre 264
—, multiple 690
—, subunguale 690
Exostosis fibrosa 690
Exotoxine 39, 208, 214
—, Botulismus- 218
—, Tetanus- 218
Expektoration, maulvolle 551
Explosion 17, 49
Exposition *49*, 51
—, Geschwülste 263
Exsikkose 231, 490
Exsudat 114, 121, 137, *183*, 197, 204, 537
—, eitriges 186
—, fibrinös-eitriges 186, 187
—, fibrinöses 183
—, hämorrhagisches 188
—, putrides 188
—, seröses 183

Exsudat, serofibrinöses 186
—, tuberkulöses 220
Exsudation 177, 180, 200, 222, 319
—, seröse 203
—, zellige 203
Extrauteringravidität *670*
—, Abdominalgravidität 670f.
—, Hämatocele 671
—, Hämatom 671
—, Lithopädion 671, 672
—, Ovarialgravidität 670
—, Salpingitis isthmica 670
—, Tubarabort 670
—, Tubargravidität 670
—, Tubarruptur 670
—, Tubenendometriose 670
—, Verblutung 671
Extravasat 95
Extravasation 95
Extremitätengangrän 325, 397
Extremitäten, Mißbildungen 68
—, Amelie 68
—, Klumpfuß 67
—, Mikromelie 68
—, Peromelie 68
—, Phocomelie 68
—, Polydaktylie 68
—, Schwimmhautbildung 68
—, Sirenenbildung 68
—, Spaltfüße 68
—, Spalthände 68
—, Sympodie 68
—, Syndaktylie 68

Factor, initiating 266
—, promoting 266
Fadenpilze 206
Fäulnis 23, 153, 155
Fäulnisbakterien 188, 215
—, Pneumonie 565
—, Puerperium 677
Fäulnisemphysem 218, 555
Fagopyrismus 15
Faktor, antihämophiler 54, 77, 87
Faktoren, Blut 77, 358ff.
Faktoreneigenschaften 359
Fallotsches Syndrom 296
Fasciola, hepatica 27, 528
Faserbildung (bei Entzündung) 189
Fasergewebe, Störungen des 146
Favismus 55, 346
Favus 746
Febris uveoparotidea Heerfordt 227
Fehlgeburt s. Abortus 671
Feigwarzen 645
Feiung, stille 429
Feldfieber 235
Feldflaschenmagen 478
Feldnephritis 608
Felty-Syndrom 244

Feminisierung 69
Fermentdefekt, Malabsorptions-Syndrom 500
Fermentgifte 23
Fermentstoffwechsel, Leber 510, 511, 515
Fermentstoffwechselstörungen 119
Ferritin 140
Fett 11
Fettcirrhose 523
Fettcyste, Leber 511
Fettdurchwachsung, Herz 309
—, Pankreas 535
Fettembolie 90, 511
Fettgewebe, Regeneration 160
—, Transplantation 170
—, Vakatwucherung 165
Fettgewebsnekrose 154, 536
Fettgranulome, Mamma 761
Fettherz 309
Fettkörnchenzellen 131, 413, 419, 423, 436
Fettleber, totale 511, 522
Fettmast 128
Fettnekroseherde, Mesenterium 536
—, Pankreas 535, 536
—, Peritoneum 536
Fettphagocyten 157
Fettphagocytose 131
Fettphanerose 130
Fettstoffwechsel 11, 12, 396
—, Arteriosklerose 323
—, Pigmente, lipogene 138, 144
Fettstoffwechselstörung 118, *126*
Fettstühle 535
Fettsucht 127, 309, 391, 397, 535
Fetus in fetu 64
— maceratus 672
— papyraceus 672
Feuermal 272
Feuersteinleber 525
Fibrin *77*, 177, 178, 183, 185, 186, 195, 198, 220, 673
Fibrinexsudation bei Diphtherie 228
— bei Pneumonie 563, 564, 566, 567, 571
Fibrinfäden 177
Fibringerinnung 76, 77
Fibrinkeile, Placenta 672
Fibrinogen 77, 87
—, Placenta 87, 673
Fibrinogenmangel 87, 673
Fibrinoid 147
Fibrinolyse 77, 79, 314
Fibrinolysin 77, 208
Fibrinschaum 195, 196
Fibrinthromben 47
Fibrinzotten 186
Fibroadenie der Milz 364, 520, 523

Fibroadenom, intracanaliculäres 761, 762, 763
—, Mamma 761, 762
—, Nasenhöhle 543
—, pericaniculäres 761, 762
Fibroblasten 189, 195
Fibroelastose 296
—, Endocard 298
Fibrolipom, Haut 750
Fibroma durum 270
— molle 270
— thecocellulare xanthomatodes 651
Fibrome *270*
—, Haut 748, 749
—, Kehlkopf 546
—, Knochen 704, 705
—, Magen 477
—, Nasenhöhle 534
—, Niere 619
—, Ovar 650
—, Pankreas 399
—, Prostata 642
—, Shope- 260
—, Vulva 669
Fibromyom 268, *276*
—, Uterus 663
Fibromyxom 146, *272*
Fibroosteoklasie, dissezierende tunnellierende 688, 696
Fibroplasie, retrolentale 6
Fibrosarkom 268, 278, 450
—, Knochen 704, 705, 709
—, Pankreas 399
Fibrose, Herz 317
—, Leber 523
Fibrosis testis 634, 637
Fieber 47, *202*, 210
Fieberbläschen 241, 742
Filaria bancrofti 645
Filarien 109
Filariosis 109, 645
Finne 28, 29, 30
Fischschuppenkrankheit 146, 737
Fissura abdominis 68
— thoracis 68
Fissur, Knochen- 711
Fisteln 191
—, Darm 500, *506*
—, Gallenblase *533*
—, Gelenke 724
—, Harnblase 631
— bei Knochentuberkulose 701
— bei Osteomyelitis 700
—, tuberkulöse 224, 701, 724
— bei Uteruscarcinom 666
Fistula omphalo-enterica 482
Fistulation, Aktinomykose 230
—, Lues 233
—, Lymphogranuloma, inguinale 242
—, Nocardiose 231
Flachkopf 679

Flagellaten 33
Flecken, gelbe (Plaques jaunes) Gehirn 437
Fleckfieber 235, 236
Fleckfieberencephalitis 430
Fleckfieber-Exanthem 740
Fleckfieberknötchen 431
Flecktyphus 235, 236
Fleischmole 672
Fleischvergiftung 218, 495
Flexner-Bacterium 214
Flimmerepithelcystom 649
Flüchtlingskropf 380
Fluor 8
— albus 661, 668
Fluorescin 231
Fluorstoffwechsel 689
Fluxion 71, 98
Foix-Alajouanine (Myelopathie subakute nekrotisierende) 422
Fokalinfektion 209, 457
—, Rheumatismus 244
Follikelcyste 646, 652, 756
—, Haut 756
—, Ovar 646, 652
Follikelpersistenz 652
Follikularcyste, Zähne 454
Folsäure 10
Foramen ovale, offenes 294
Formolpigment 143
Fragmentation von Chromosomen 116
— der Herzmuskelfasern 146, 308
Frakturen s. auch Knochenfrakturen, Callusbildung 160
—, Knochen- 711
„Freie Körper", Bauchhöhle 272, 538
—, Gelenke 697, 720, 723, 724, 728
Freische Reaktion 242
Fremdkörper 23, *193*, 194, 540
Fremdkörpergranulom 221
—, Mamma 761
Fremdkörperriesenzellen *118*, 136, 196, 204, 221, 227, 286
Fremdkörpertuberkel 221
Friedländer Bakterium *214*, 565
Friedländer-Pneumonie 214, *565*
Friedreichsche familiäre Ataxie 417
Frontendurchgang 21
Frostbeulen 20
Frostgangrän 19
Frostschäden 19
Fruchtbarkeitsvitamin 11
Fruchttod, intrauteriner s. Abort *671*, 672
Fruchtwasseraspiration 552, 567, 672

Fruchtwasserembolie 90
Fruchtwasserinfektion 672
Fructosämie 135
Frühabort 671
Frühgeburt 671
Frühinfiltrat, infraclaviculäres 580
Frühjahrsmüdigkeit 11
Frühkaverne 580
Functio laesa 177
Fütterungstuberkulose 224, 496
Fuliginöser Belag 452
Fungus tuberculosius testis 635
Furchungsstadien 65
Furunkel 207, 742
Furunkulose 614
— bei Diabetes 398
Fusobacterium Plaut-Vincenti *217*, 234

Gänsegurgelarterie 325
Gärung 23
Galaktosämie 135
Galle, pleiochrome 509
—, weiße 533
Gallecylinder 142, 508
Gallenblase
—, Abscess, pericholecystischer 533
—, Carcinom 534, 650
—, Cholesteatose 530
—, Empyem 530
—, Entzündungen (s. auch unter Cholecystitis u. Cholangitis) 528ff.
—, Fisteln 533
—, Hydrops 534
—, Mißbildungen 528
—, Perforation 533
—, Pseudoxanthomzellen 529
—, Schrumpf- 530
—, Stippchen- 529
Gallenfarbstoff 142
Gallengangsadenome 526
Gallengangsatresie 528
Gallengangscarcinom 527
Gallengangstuberkel 524
Gallengangsverschluß 527, 533, 534
Gallengangswucherung 522
Gallengrieß 530
Gallensäuren 258, *507ff.*, 531
Gallensteine 57, *530ff.*
Gallensteinileus 484, 532
Gallenwege, Carcinom 534, 527
— Verschluß 527, 533, 534
Galleperitonitis 538
Gallertcarcinom, s. Gallertkrebs
Gallertgewebe 145
Gallertkrebs *287*
— des Darmes 505
— des Magens 477
— der Mamma 762

Gallertmark 150
Gallestauung 522, 534, 530
Gallethromben 143
Gametogonie 35
Ganglienzellen 413
— bei Tollwut 241
Ganglion 731
Ganglioneurome 448
Ganglioside 133
Gangliosid Speicherkrankheit 436
Gangrän *155*, 485, 488, 498, 565f., *570*, 586
—, diabetische 397
—, invenile 329
Gargoylismus 133, 680
Gartnerscher Gang 70, 647/48
— —, Cysten 647, 648
Gasbrand *218*, 734
Gasbrandbacillus *218*
Gasembolie 91
Gasödem s. Gasbrand
Gastrektasie 480
Gasphlegmone 188
— der Muskulatur 734
Gastritis 470
—, atrophische 344, 470
—, chronische 470
—, eitrige 470
—, hyperplastische
—, katarhalische, akute 470
—, peptisch, erosive 473
—, phlegmonöse 470
—, pigmentierte chronische 470
—, polypöse 470
—, Sekretionsstörungen 476
—, Stauungs- 470
—, Umbau- 471
—, urämische 589
Gastroenteritis 11
— durch Bact. pyocyaneum 231
— paratyphosa 495
Gastrojejunostomie 473
Gastromalacia acida 469, 552
Gastroptose 480
Gauchersche Krankheit 133
Gaumen 450, 462
Gaumensegellähmung, Diphtherie 228
Gaumenspalte 450
Gebärmutter s. Uterus 652
Gebärmutterscheide s. Vagina
Geburtstrauma 405, 409, 676
Gefäße *321ff.*
—, Atresie 296
— bei Diabetes 397
—, Entzündung 328, 336
—, Erweiterung 71, 105, 205, 325
—, Glomustumoren 273
—, Hämangiome 272
—, Lähmung (bei Grippe) 241, 544

Gefäße, Mißbildung der großen 296f.
—, Nekrose, fibrinoide 348
—, Neubildung 190, 193
—, Regeneration 160
—, Transplantation 170
—, Tuberkulose 221, *225*
—, Vasokonstriktion, kollaterale 340
—, —, lokale 71
—, Verengung 71, 296, 325
Gefäßkrisen 340, 394, 419
Gefügedilatation, (Herzmuskel) 317
Gehirn, Angiomatosen 446
—, Atrophie 415
—, Blutungen 97, 422f, 437
—, Degeneration 413, 415/16, 433
—, Enthirnungsstarre 439
—, Entzündungen 425ff.
—, Erschütterung 13, 437
—, Erweichung 107, 325
—, —, rote 421, 422, 423, 438
—, —, weiße 418, 419
—, Erweichungscysten 422
—, Gefäßspasmen 669
—, Hernie 441
—, Hirndruck 440
—, Hirnödem 417, 440, 669
—, Hypoxämie 437
—, Kreislaufstörungen 417
—, Markscheidenzerfall 413
—, Phakomatosen 446
—, Prolaps 439, 441
—, Regeneration 164
—, Schädigungen, toxische 436
—, Sklerosen 275, 413, 434
—, Solitärtuberkel 427
—, Syndrom, apallisches 439
—, Syphilis 427
—, Thixotropie 437
—, Traumen 436, 437
—, —, gedeckte 437
—, —, offene 438
—, Tumoren 440, *442*, 446
Gehirnhauttuberkulose 222
Geisteskrankheiten 55
—, Irresein, manisch-depressives 55, 57
—, Schizophrenie 55, 57
Gelbfieber 26, 240
Gelbsucht 358, *507ff.*
—, acholurische 346
Gelenke *718*
—, Ankylose 723, 727
—, Arthritis gonorrhoische 211
—, — rheumatica 45, 315, 330, 587, 723
—, —, tuberculosa 222, 224, 723ff.
—, — uratica (Gicht) 725
—, Arthropathie, neuropatische 722
—, —, tabische 721, 722

Gelenke, Arthrosis deformans = Arthropathia deformans 697, *719*, 725
—, Chondromatose 729
—, Distorsion 725/26
—, Entzündungen 701, 722ff.
—, Freie Körper 697, 720, 723, 724, *728*
—, Gomphose 715
—, Hämarthros 726
—, Hydrarthros 722
—, Lipoma arborescens 720
—, Luxation 725, 726
—, Nearthrose 715
—, Panaritium articulare 744
—, Pseudarthrose 714
—, Pyarthros (Empyem) 722
—, Riesenzelltumoren 723
—, Schlottergelenk 722
—, Schwellung, allergische 47
—, Spontanluxation 726
—, Spondylarthritis ankylopoetica 723
—, Spondylosis deformans 721, 723
—, Synovialome 729
—, Synovitis, villo-noduläre 723
—, Tuberkulose 222, 224, 723f.
—, Tumor albus 724
Gelenkfungus 724
Gelenkmäuse 698, 720, *728*
Gen-Mutation 52
Gene, schwache 53
Genese, formale 58
Genitalgeschwülste 263/64
Genitaltyp 69
Genorte 54
Genotypus 61
Genu recurvatum 718
— valgum 57, 683, *718*
— varum 683, *718*
Geomedizin 21
Geriatrie 51
Gerinnung, postmortale 78
Gerinnungsfaktoren 77, 87
Gerinnungsstörung 47, 592
Gerinnungsthrombus 79, *81*
Geröllcysten, Knorpel 719
Geschlechtschromatin 61
Geschlechtsdisposition, Geschwülste 263, 586
Geschlechtsentwicklung 69
Geschlechtsumschlag 69, 70
Geschwülste 248ff.
—, Allgemeines 248
—, Anämie 342
—, Begriffsbestimmung 248
—, bösartige epitheliale 283
—, — mesenchymale 277
—, Chromosomenbefunde bei 249
—, Cytodiagnostik 254
—, Cytostatica 255

Geschwülste, DNS-Stoffwechsel bei 249, 260
—, experimentelle 256
—, Grading 250
—, gutartige epitheliale 279
—, — mesenchymale 270
—, Immunreaktion 256
—, Kernatypien 249
—, des lymphoreticulären Gewebes *279*, 349, 350, 352, 353, 366, 369
—, Nekrose 255
—, Progression 256
—, regressive Veränderungen 255
—, Rezidive 255
—, spezifische Leistung 251
—, Transplantation 251
—, Verkalkung 255
—, Veröfung, fibröse 255
—, Virulenz 256
Geschwüre 33, 190
—, atheromatöse 324
—, carcinomatöse 289, 506, 751
— bei Colitis ulcerosa 493
—, des Darmes 492, 494, 496
—, Decubital- 154, 467
—, Duodenal- 474, 467
— bei Dysenterie 492
—, gereinigte 495
— der Haut 744
—, Hunnersche 629
— des Kehlkopfes 544
—, lenteszierende 495
—, lentikuläre 545
— des Magens 471 ff.
— des Mastdarmes 506
— des Oesophagus 467, 471
—, penetrierende 474
— des Penis 645
—, peptische 467, 476
—, phagedänische 210, 645
—, stercorale 493, 506
—, strikturierende 506
—, syphilitische (s. auch Ulcus durum) 232/33
—, tuberkulöse 224, 496, 545
— bei Typhus abdominalis 212, 494
—, Ulcus callosum 475
—, — clysmaticum 506
—, — cruris 744
—, — — varicosum 338
—, — durum 232, 453, 645, 669, 745
—, — molle 645
—, — rodens 751
—, — rotundum 471
— bei Verätzung 471
Geschwürsperforation 212
— des Darmes 496
— des Magens 469, 470, *474*
— bei Typhus abdominalis 494
— des Wurmfortsatzes 497

Geschwulstanlage 266
Geschwulstdisposition 262
Geschwulstembolie 88, 90
Geschwulstentstehung 257ff., 265, 280
—, Anilin 258, 280
—, äußere Einflüsse 257
—, Bakterien 259
—, belebte Agentien 259
—, Betelnuß 263
—, Bilharzia haematobia 259
—, Buttergelb 258
—, chemische Agentien 258
—, chronische Reize 257
—, endogene Stoffe 261, 262
—, Exposition 263
—, Hormone 261
—, initiating factor 266
—, Mutationen 266
—, β-Naphthylamin 258
—, Parasiten 259
—, physikalische Reize 258
—, Präcancerose 752, 754, 265, 292
—, promoting factor 266
— bei chronischen Rauchern 547, 585, 586
—, Stammbaumforschung 264
—, Statistik 264
—, Strahlen 258
—, Teer 258
—, traumatische Reize 259
— durch Vererbung 264, 265, 751
—, Viren 280, 259, 260
—, Wärme (Kangrikrebs) 258, 259
Geschwulsthäufigkeit 269
Geschwulstkachexie 309, 417
Geschwulstkennzeichen 267, 268
Geschwulstmetastasen 89, 252ff., 4, 2, 446, 527, 506, 540, 582, 589
—, Abklatsch- 89, 254
—, haematogene 253
—, Impf- 89, 254
—, Implantations- 89, 253
—, Knochen 710
—, —, indifferente 710
—, —, osteoklastische 710, 711
—, —, osteoblastische 710, 711
—, lymphogene 252
Geschwulstthromben 103, 252
Geschwulstwachstum 116, 267
Gewächs s. Geschwülste 268
Gewebe-Transplantation 169
Gewebsheterotopie 175
Gewebsthrombokinase 77, 87
Gewebstod 107
Gewebsuntergang, Geschwülste 265
Gewebsversprengung 175
Gewebswechsel 27
Gewebswucherung 165, 249

Gewebswucherung, autonome 165
—, geschwulstmäßige 165
Ghonscher Primäraffekt, Tuberkulose 224
Giardia intestinalis 33
Gibbus 701, 716
Gicht 135, 725
Gichttophi 136, 725
v. Gierkesche Glykogenspeicherkrankheit 135
Gifte 23f., 327, 342
—, chemische 23
—, endogene 23
—, exogene 23
—, Schlangen- 24
—, Umwandlungs- 23
Gigantismus 685
—, hypophysärer 372, 374
Gingivitis 356, 451
Gitterfasern 220
Gl. parathyreoidea s. Epithelkörperchen 384
Gleichstrom 16
Gliaknötchen 431, 430
— bei Fleckfieber 236
Glianarben 415, 420, 437, 439
Gliasklerose 413, 416, 420
Gliawucherung 436, 439, 442
Gliazellen 413
Gliederfüßler 26
Glioblastoma multiforme 443
Glioma 443
— apoplecticum 445
— cysticum 445, 446
— durum 445
— molle 445
— retinae 446
— teleangiektaticum 445
Gliome 412, 443ff., 445, 446, 450
Globi, Lepra 227
Globulin, antihämophiles 77, 87
Globuline 42, 357, 358
Globulöse Vegetationen 83
Gloia, Lepra 227
Glomerulitis 607
Glomerulonephritis 209, 245, 387, 592, 606 s. unter Nephritis
Glomerulonephrose 245, 593, 604
—, diabetische 605
—, membranöse 605
Glomerulosklerose, diabetische 397
—, intercapilläre 605
Glomus coccygeum 273
Glomustumor 272, 273
— der Haut 750
Glossina palpalis 33
Glossitis 451
—, Huntersche 344

Glottisödem 114, 543
Glucocorticoid 391
Gluconeogenese 394
Glucosemangel 6
Glucosurie s. Glykosurie 598
Glucuronidase 632
Glykogen 134
Glykogenablagerung 395
Glykogenspeicherkrankheit von GIERKE 135
Glykolyse, aerobe 251
Glykosurie 394, 537, 598
—, alimentäre 398
Gnathoschisis 450
Goldblatt-Niere 595, 596
Gomphose 715
Gonadenagenesie 652
Gonadenschädigung 69
Gonadotropine 392, 652
Gonagra 725
Gonarthritis 633, 722
Gonococcus 210, 633
Gonokokken-Infektion 302, 633, 722
Gonokokkensepsis 633
Gonorrhoe, (gonorrhoische) Arthritis 211, 633, 722
—, — Balanitis 211, 645
—, — Bartholinitis 211
—, — Blepharitis 211
—, — Cervicitis 211
—, — Colpitis 211
—, — Conjunctivitis 211
—, — Cystitis 210, 211
—, — Deferentitis 211, 640
—, — Endokarditis 211, 302
—, — Epididymitis 211, 634
—, — Oophoritis 211, 646
—, — Posthitis 211, 645
—, — Proktitis 211
—, — Prostatitis 210
—, — Salpingitis 211, 653
—, — Spermatocystitis 211, 640
—, — Urethritis (= Tripper) 210, 633, 645
—, Kondylome, spitze 281, 668, 747
—, Paraphimose 645
—, Phimose, entzündliche 645
—, Prophylaxe nach CREDÉ 211
„Grading", Geschwülste 250
Granularatrophie, rote, Niere 594
—, weiße oder gelbe, Niere 610
Granulationsgewebe 159, 160, 189, 192, 195, 198, 204
— bei Aktinomykose 230
— bei Lues 233
— bei Lymphogranulomatose 246
— bei Mycosis fungoides 245
— bei Nocardiose 231

Granulationsgewebe, spezifisches 205
—, tuberkulöses 571, 588
Granulocyten 348ff.
Granuloma fungoides 245
Granulome *204*
—, eosinophile 355, 703
—, innere 455
—, lepröse 227
—, miliare 229, 234
— bei Morbus Bang 216
—, rheumatische 147, *243*, 244
—, spezifische 205
—, Zahnwurzel- 209, *456*, 458
Granulomatose, Wegener 613
Granulomatosis infantiseptica Listeriose 229
Granulosazelltumoren 653, 656
Grasersche Divertikel 483
Gravidität, Pathologie der 669
—, —, Abortus 671 f.
—, —, Albuminurie 669
—, —, Chloasma gravidarum 738
—, —, Diabetes mellitus 398
—, —, Eklampsie 669
—, —, Extrauterin- 670
—, —, Gefäßspasmen (Gehirn) 669, 670
—, —, Glomerulonephrose 669
—, —, Hirnödem 669
—, —, Hydrämie 357
—, —, Hyperemesis gravidarum 669
—, —, Hypertonie 669
—, —, Koma 669
—, —, Lebernekrosen 669, 515
—, —, —, hämorrhagische 517
—, —, Leukocytose 348
—, —, Mammaadenome 761
—, —, nephrotisches Syndrom 606
—, —, Ödeme *113*, 669
—, —, Osteomalacie 692
—, —, Osteophyt (Schwangerschafts-) 689
—, —, Prädiabetes 398
—, —, Präeklampsie 669
—, —, Rh-Inkompatibilität 359, 360
—, —, Schwangerschaftstoxikose 669
—, —, Tubargravidität 662, 670
Grawitz-Tumoren, Niere 622
Grenzlinieninfarkte 419
Grenznaevus 752
Gregg-Syndrom 62
Grippe 238, 62, 490
Grippe-Tracheitis 544
Grippe-Viren 238, 241
Groenblad-Strandberg-Syndrom 147
Grubenwurm 32

Gruber-Widalsche Probe 44, 213, 216
Grünholzfraktur 711
Guarniersche Körperchen 242
Guillain-Barré-Syndrom 447
Günthersche Krankheit 345
Gürtelrose 447, 742
Gummen 233
— der Haut 746
— des Hodens 635
— der Leber 525
— des Muskels 734
— des Myokards 306
— der Zunge (Gaumen) 453
Gutartigkeit, Geschwülste 256
Gynäkomastie 521, 637, 759

Haarschwund 232
Haarzunge, schwarze 453
Habitus, asthenischer 56, 57
—, athletischer 56, 57
—, lymphatischer 57
—, pyknischer 56, 57
Hackenfuß 718
Hadernkrankheit *219*
Hämangioendotheliome 279
Hämangiome 270, *272*, *273*, 750
—, kavernöse 274, 453, 525, 546
Haemarthros 97, 726
Hämaskos 97, 538
Hämatemesis 97, 471
Hämatin, salzsaures 143, 469
Hämatocele anteuterina 671
— retrouterina 671
— testis 639, 640
Hämatoidin 139, 142, 507
Hämatom 96, 199, 334
—, epidurales 404
—, extradurales 405
—, Klappenhämatome (Herzklappen) 298
—, retroplacentares 87, 592, 673
—, subdurales 404
—, tuberöses, subchoriales 67, 672
Hämatometra 658
Hämatomyelie 447
Hämatosalpinx 654
Hämatoxylinkörper 245
Hämaturie 97, 610
Hämochromatose 8, *141*, 345, 396, 523
Hämoglobin *140*, 346, 601
—, Synthesestauungen 346
—, Typen 346
Hämoglobinämie 601
Hämoglobincylinder 601
Hämoglobinurie 601
—, Kälte- 45
—, paroxysmale 20, 45
Hämolyse 44, 45, *142*, 346, 358, 601, 613

Hämolysin *44*, 114, 207, 208, 347
Hämoperikard 97, 319
Hämophilie 52, 54
— A 87
— B 87
Haemophilus Ducreyi 217
— duplex 217
— haemolyticus 216
— influencae 216
— pertussis 217
Hämoptoe 97, 578
Hämoptyse 97
Haemorrhagia per diabrosin 95
— per diapedesin 95, 102
— per rhexin 95
Hämorrhagie 76, *95*, 139, 140
Hämorrhagische Diathese 86
Hämorrhagischer Infarkt 97
Hämorrhoiden 338, *506* f.
Hämosiderin *140*, 396, 511, 534, 696, 750
— bei Pigmentcirrhose 523
Hämosiderose 8, *141*, 343, 344, 345, 396
— der Leber 511
— der Lymphknoten 367
— der Milz 141, 362
—, primäre, der Lunge 553
Hämothorax 97, 586
Halbseitenlähmung 424
Halisterese 678
Halscysten 464
Halsfisteln, laterale 464
—, mediane 464
Halslymphdrüsentuberkulose 368, 369
Halsphlegmone 457
Hamman-Rich-Syndrom (Lungenfibrose) 569
Hand-Schüller-Christiansche Krankheit 133, 355, 703
Hanganatziu-Deichersche Probe 348
Hanotsche hypertrophische Lebercirrhose 523
Harnblase 210, 211
—, Anilinkrebs 258, 263, 631
—, Blutungen 626
—, Cancerogenese 258, 263, 631
—, Cystocele vaginalis 656
—, Dilatation 626 f.
—, Divertikel 626, 627
—, Ekstrophie (-Inversion) 626
—, Entzündung 628, 631
—, Fisteln 631, 666, 676
—, Hypertrophie 626 f.
—, Hunnersches Geschwür 629
—, Konkremente 626, 628, 629
—, Mißbildungen 626

Harnblase, Papillome 280
—, Paracystitis 628
—, Pelveoperitonitis 659
—, Phlegmone, paravesicale 628
—, Polypen 631
—, Riesen- 626
—, Sarkom, osteogenes 710
—, Schleimhautödem 628
—, Schrumpfblase, entzündliche 629
—, Steine 626, 628, 629
—, Tuberkulose 635
—, Xerosis vesicae 629
Harninfiltration 645
Harnröhre, Miktionsstörungen 643
—, Mißbildungen 632
—, Narbenstrikturen 633
—, Urininfiltration 633
—, Urinphlegmone 633
—, Verletzungen 632
Harnsäureablagerung *135*, 725
Harnsäureinfarkte 136, 600
Harnsäuresteine, Harnblase 630
Harnsäure-Stoffwechselstörung 725
Harnstauung 615, 618, 632, 643
Hasenscharte 68, 450
Hashimoto-Struma 375
Haubenmeningitis 409, 410
Hauptzellenadenom 370
Haut *735*ff.
—, Abscesse 734
—, Acanthose *736*, 738, 740, 747
—, Acanthosis nigricans 747
—, Acrodermatitis chronica atrophicans 738
—, Alopecie 232, 746
—, Atrophie 738
—, Basaliom 751
—, Blasenbildung 741
—, Blutungen 739
—, Bourneville-Pringle-Syndrom 446, 759
—, Carcinoma in situ 752
—, Carcinom 258, 289, 586, *751*ff.
—, Clavus 747
—, Cornu cutaneum 747
—, Dariersche Krankheit 737
—, Dermatitis exfoliativa RITTER 743
—, Desmoid 749
—, Dyskeratose 737
—, Ekzeme 742, 755
—, Epitheliom Malherbe 750
—, Erysipel 740
—, Erythem 740
—, Erythroplasie 752
—, Exanthem 740
—, Fibrome 446

Haut, Furunkel 742
—, Glomustumoren 273, 750
—, Hämangiome 750
—, Herpes labialis 742
—, Herpes zoster 741, 742
—, Hyperkeratose *737*, 747, 755
—, Ichthyosis 737
—, Impetigo 742
—, Karbunkel 743
—, Keloid 749
—, Kondylome, breite 233, 645
—, —, spitze 280, 645, 669, *747*, 748
—, Lichen 740
—, Lupuscarcinom 552
—, Melanome 753ff.
—, Milium (Hautgrieß) 756
—, Molluscum contagiosum 237, *260*, *261*, 748
—, — pseudocarcinomatosum (Keratoacanthom) 748
—, Naevi 752ff.
—, Panaritium 743, 744
—, Papillom 260
—, Parakeratose 737, 740
—, Parasiten 755
—, Paronychie 744
—, Pemphigus 742
—, Phakomatosen 446, 759
—, Pigmentstörungen 232, *738*, 742
—, Pilzerkrankungen 746
—, Pocken (Blattern) *241*, *242*, 743
—, Praecancerosen 752, 754
—, Psoriasis vulgaris 737
—, Pyodermie 743
—, Regeneration 738
—, Roseolen 740
—, Schweißdrüsen s. dort
—, Schwiele 747
—, Sklerodermie 739
—, Spiegler Tumoren 751
—, Spongiose 736, 740
—, Syphilis 231, *745*
—, —, Gummen 746
—, —, Leukoderm 232, 746
—, —, Primäraffekt 746
—, — Syphilide 740, 746
—, Tätowierung 139
—, Talgdrüsen s. dort
—, Teerkrebs 552
—, Transplantation 169
—, Tuberkuloide 745
—, Tumoren 258, *748*
—, Ulcus cruris 744
—, Urticaria 740
—, Varicellen 241, 742
—, Warzen 261, 747
—, Xeroderma pigmentosum 552
Hautemphysem 560
Hautgrieß 756

Hauthorn 747
Hauttuberkulose 223, 744
—, Boecksches Sarkoid 745
—, Leichentuberkel 745
—, Lupus vulgaris 744
—, Scrophuloderm 744
—, verrucosa cutis 745
Heerfordt-Syndrom 227
Hefen 207
Heilung *158*, 189
Heine-Medinsche Krankheit 427
Hemerolopie (s. Nachtblindheit) 9, 23, 521
Hemiatrophia cerebri 425
— facialis 149
Hemicephalie 401
Hemiencephalie 401, 402
Hemikephalie 401
Hemmungsmißbildungen 60
Hepar lobatum syphiliticum 525
Heparin 47, *77*, 177, 740
Hepatisation, Lunge 564
Hepatitis 243, 516
—, epidemische 240, 517
—, interstitielle 524
—, Plasmocytose bei 348
—, Serum- 517
—, Virus- 243, 516, 517
— bei Weilscher Krankheit (Icterus infectiosus) 234
Hepatitis-Viren 243, 516
Herdencephalitis, perivenöse 432
Herdinfektion 244
Herdnephritis, nichteitrige (Loehlein) 612
Herdpneumonie 566
Heredodegenerative Erkrankungen des ZNS 416
Hermaphroditen 69, 71
Hermaphroditismus 69
—, ext. masc. bzw. fem. 71
— glandularis (verus) 71
—, int. et. ext. masc. bzw. fem. 71
—, int. masc. bzw. fem. 71
Hernia duodenojejunalis 489
—, intersigmoidea 489
—, retrocoecalis 489
—, retroperitonealis 489
—, ventralis 489
Hernie *486*ff.
—, Leisten- 488
—, Littresche 487
—, Nabel- 488
—, Narben- 489
—, Schenkel- 488
—, Treitzsche 489
—, Zwerchfell- 489
Herpangina 240
Herpes febrilis s. simplex
— genitalis 742
— labialis 241, 452, 742

Herpes simplex *239*, *241*, 432, 742
— syphiliticus 745
— tonsurans 746, 747
— zoster 241, 432, 447, 741, 742
Herpesviren 241, 239, 432, 742
Herter-Heubnerscher Infantilismus 500
Herzaneurysma 552
—, akutes 311
—, chronisches 312
Herzatrophie, braune 148, 151, 309
Herzbeutelerguß 319
Herzbeutelverwachsung 320
Herzblock 306
Herzdekompensation 317
Herzdilatation *315*, 559
—, myogene 315
—, tonogene *315*, 306
Herzfehler 68, *301*, *317*, 341, 552, 553
—, Trommelschlegelfinger bei 689, 690
—, Uhrglasnägel bei 689, 690
—, Zwergwuchs bei 685
Herzfehlerzelle 141, 553
Herzgeschwür 315
Herzhypertrophie 166, 308, *315*, 325, 581, 610, 682, 716
—, exzentrische 315
—, konzentrische 315
—, linksseitige *317*, 325, 593, 610
—, rechtsseitige *317*, 559, 581, 716
Herzinfarkt 21, 107, 199, *310*, *311*, 325, 397
Herzinsuffizienz 298, 302, *313* *314*, 319, 537, 551, 559, 610, 716
—, muskuläre (relative) *306*
Herzklappenaneurysma 301
Herzklappen-Entzündung s. Endokarditis
Herzklappenfehler 317
Herzklappenfensterung 297
Herzklappenfibrose 304
Herzklappenhämatome 298
Herzklappeninsuffizienz 305, 318
Herzklappensklerose 298, 305
Herzklappenstenose 296, 305 317, 318
Herzklappenverwachsungen 296, 304, 305
Herz-Lungen-Passage 31
Herzmißbildungen 62, 294
Herzmuskel, Myodegeneratio cordis 306
—, Myokardose 309
—, Myomalacie 311
—, Regeneration 161

Herzmuskel, Regressive Veränderungen 306f.
Herzmuskelentzündung s. Myokarditis
Herzmuskelnarben 318
Herzmuskelverfettung 344
Herzmyxom 272
Herznekrosen 317
Herzruptur 311
Herzscheidewände, Defekte der 294, 295
Herzschwielen 311, *312*, 315, 552
Herzstillstand, reflektorischer 553
Herztamponade *311*, 318
Herztod, postdiphtherischer 314
—, Sekunden- 313
Hetero-Antikörper 44
—, Auto- 44
—, Iso- 44
Heterotransplantation 167, 169
—, Geschwülste 257
—, Thymus 400
Heterotopie 175
Heufieber 23
Heuschnupfen 542, 549
Hiatus leucaemicus 355
Hidradenome 759
Himbeer-Zunge 209, 452
Hinterstrangdegeneration 417
v. Hippel-Lindau-Syndrom 446
Hirn s. unter Gehirn
Hirnabscesse 411, 412, *435*, 439
—, metastatische 551
—, otogene 543
Hirnanämie *418*, 421, 424
Hirnarterien, Aneurysma 409
—, Arteriosklerose 418
Hirnatrophie 432
Hirnbasisaneurysma 409
Hirnblutung 91, 334, *422*ff., 437, 610
Hirnbruch 403
Hirndruck 422
Hirndruckerscheinungen 440
Hirnerweichung 131, 418
—, rote 406, 422, 419, 437, 438
—, weiße 419
Hirnhäute, weiche s. unter Leptomeninx
—, —, Melanome 753
Hirnhernie 441
Hirnmetastasen 445
Hirnödem 423, 425, *417*, 589
Hirnquetschung 438
Hirnsklerose, tuberöse 619, 759
Hirntraumen 436ff.
Hirntumoren 263, *442*ff.
Hirnwunde 435

Hirschsprungsche Krankheit 481
Hirsutismus 391, 647
Hirst-Test 241
Histamin 19, 47, 177, 740
Histiocyten 180, 181, 189, 194, 220
Histiocytose 350, 355, 704
Hitze 19, 41, 98
Hitzeerschöpfung 19
Hitzekrämpfe 19
Hitzschlag 19, 22, 202
Hochdruck *317*, 394, 592
—, primärer (essentieller) 317, 595, *597*
—, sekundärer (renaler) 317, 595
—, s. auch unter Hypertonie
Hochwuchs, eunuchoider 685
Hoden *633*ff.
—, Absceß 634
—, Aspermie 637
—, Atherom 634
—, Atrophie 521, 634
—, Bauch- 633, 636
—, Carcinom 65, 636
—, Chorionepitheliom 636
—, Cysten 636
—, Entzündungen 634
—, Fisteln 634, 635
—, Fungus tuberculosus 635
—, Hämatocele 639, 640
—, Hydrocele 636, *639*f.
—, Hypertrophie 166
—, Impotentia generandi 635
—, Infarzierung, hämorrhagische 634
—, Klinefelter-Syndrom 637
—, Kryptorchismus 633
—, Leistenhoden 633
—, Mischgeschwülste, maligne 636
—, Nekrose, ischämische 634
—, Oligospermie 637
—, Periorchitis 635, 640
—, Pubertas praecox 638
—, Regeneration 164
—, Seminom 636
—, Spermatocele 636
—, Stieltorsion 634
—, Syphilis 635
—, Teratome 65, 66, *293*, 636, 639
—, Tuberkulose 635
—, Tumoren *636*, 638
—, Überfunktion 638
—, Unterfunktion 637
—, Zwischenzelladenom 638
Hodgkin-Sarkom *246*, 247
Höhenkrankheit 5
Höhentaucherkrankheit 18
Höhentauglichkeit 5
Höhentod 510
Höhlenwassersucht 360
Holzleber 125, 510

Homogentisinsäure 126
Homoiotransplantation 167
Homotransplantation *167*, 251 400
— von Tumoren 256
Hormonstoffwechsel 71, 52, 686
Hornhautentzündung, syphilitische 234
Hornperlen 286, 748
Hornwarze 747
Hornerscher Symptomenkomplex 585
Hüftgelenksluxation 53, 726, 727
Hühnerauge 13, 747
Hufeisenniere 589, 590
Humoralpathologie 1
Hundestaupe 433
Hunger 12, *11*, 48, 397
Hungerdystrophie 149
Hungerödem 12, 112, *113*
Hungerosteomalacie 12
Hungerosteoporose 12, 687
Hunnersches Geschwür 629
Huntersche Glossitis 344
Huntingtonsche Chorea 417
Hurst-Encephalitis 432
Hutchinsonsche Trias 234
— Zähne 454, 234
Hyalin *121*, 368, 751
—, bindegewebiges 121
—, epitheliales 599
—, intracelluläres 121
— Präcipital- 122
Hyalinisierung 121, 276, 650
Hyalinose der Gefäße 231, 326
Hyaluronidase 208, 219
Hydrämie 340, 357
Hydramnion 398, 670
Hydranencephalie 425
Hydrarthros 108, 722
Hydrencephalocele 403
Hydrocele testis 636, 639f.
Hydrocephalus 34, 68, 676, 682
—, angeborener 442
—, erworbener 442
— externus 415, 431
— internus 411, 412, 416, 427, 432, 440, *441*, 679
—, Okklusions- 404
Hydromeningocele 403
Hydrometra 658, 659
Hydromyelie 447
Hydronephrose *622*ff., 666
Hydroperikard 108, 114
Hydrophobie 430
Hydropische Schwellung 135
Hydrops 113
— congenitus 114, 360
—, entzündlicher, der Gelenke 722
— der Gallenblase 534
— pericardii 108
— tubae profluens 654
— des Wurmfortsatzes 498

Hydrosalpinx 654
Hydrostatischer Druck 110, *112*
Hydrothorax 108, 114, 586, 650
Hydroureter 624
Hygrom des Schleimbeutels 731
— der Sehenscheide 735
—, tuberkulöses 735
Hygroma cysticum colli congenitum 275
— durae matris 406, 407
— praepatellare 731
Hypeosinophilie 356
Hyperämie *97*, 248, 361
—, aktive 97, 177
—, Entlastungs- 98
—, entzündliche 177, 238, 739, 740
—, fluxionäre 177
—, passive 97, *98*, 496, 484, 552
—, Reize 98
—, Senkungs- 102
—, Stauungs- 102
Hyperbilirubinämie 343
Hypercalcämie 386, 630, 696
Hypercholesterinämie 328, 523, 732
—, xanthomatöse 322, 323
Hyperchromatose 156
Hyperemesis gravidarum 515, 669
Hyperergie 42
Hyperglobulie, relative 390
Hyperglykämie 394, 600
Hyperinsulinismus 399
Hyperkaliämie 392, 393
Hyperkeratose 747, 755
Hyperlipämie, idiopathische 129, 358
Hypernephrom 134, 256, 390, 391, *620—622*, 711
Hyperostose 689
—, vererbliche 691
Hyperostosis frontalis interna 689
Hyperparathyreose (Hyperparathyreoidismus) 382, 630, 688
Hyperphosphatämie 387
Hyperplasie 59, *165*, 248, 249, 661
—, glandulär cystische 653, 661
—, regeneratorische, knotige 281
Hyperregeneration 165
Hypersegmentierung der Leukocyten 343
Hypertension, portale 518, 519
Hypertension (Hypertonie), pulmonale 317, 553, 716

Hyperthermie 19
Hyperthymisation 399
Hyperthyreose 8, 383, 384
Hypertonie 172, 313, 317, *595*
— bei Aortenisthmusstenose 595
—, Apoplektische Blutungen bei 424
— bei Cushingscher Krankheit 391, 595
—, ,,Goldblattniere" 595, 596
— bei Gravidität 669
— bei Morgagni Syndrom 689
—, Nebennierenrindenhyperplasie bei 389
— bei Phaeochromocytom 394, 595
—, primäre (essentielle) 317, 595, *597*
—, sekundäre (renale) 317, 592, *595, 596*, 606, 609
Hypertrophie
—, Arbeits- *165*, 172, 315, 316, 716
—, ausgleichende 164
—, exzentrische 317
— der Haut (der Cutis) 338
— des Knochens 689
—, kompensatorische 158, 164
—, konzentrische 316
—, korrelative 165
—, numerische 165
—, Pseudo- 165, 733
—, vikariierende 164
Hypertrichose 391
Hypervitaminose 8
Hyphen 206
Hypochlorämie, Niere 601
Hypocholie 508
Hypoglykämie 135, 390, 398
—, hypoglykämischer Schock 398
—, Spontan- 399
— bei Tumoren 399
Hypogonadismus, primärer 637
—, sekundärer 638
Hypoleukocytose 356
Hyponaträmie 392, 393
Hypopharynxcarcinom 463, 547
Hypophosphatämie 598
Hypophyse *370*ff.
—, Adenome 370
—, Akromegalie 685
—, Anorexia nervosa 375
—, Cushingsche Krankheit 374
—, Dystrophia adiposogenitalis 374
—, eunchoider Hochwuchs 685
—, Hormone 371, 378, 380, 262
—, Kachexie 375

Hypophyse, Kraniopharyngiom 372
—, Riesenwuchs 685
—, Sheehan-Syndrom 374
—, Simmondsche Krankheit 375
—, Tumoren 370
Hypophysenhinterlappen-Zwischenhirnsystem 372, 383
Hypophysennebennierenrindensystem 398
Hypophysenvorderlappeninsuffizienz 374
Hypoplasie 58, 656, 672, 676
Hypoproteinämie 500
Hypospadie 644
Hypostase *102*, 553
Hypothalamus, Wärmeregulation 202
Hypothermie 19
Hypothyreose 119, 380
Hypovitaminose 8
Hypoxämie *6*, 19, 418, 420, 437, 511, 561, 600, 601, 672, 697
Hypoxydose 6, 72

Ichthyosis 146, 737
Icterus infectiosus Weil 234, 515, 613
— neonatorum 509
— — gravis 360
— s. auch unter Ikterus
Idiosynkrasie 47
Idiotie, familiäre, amaurotische 133, 436, 680
Ikterus 102, 358, 382, *508*
—, acholurischer 346, 508
—, cholostatischer 528
—, dissoziierter 508
— bei Dubin-Johnson-Syndrom 145
—, familiär hämolytischer 509
—, hämolytischer 342, 346, *508*, 509
—, hepatischer 509
—, idiopathischer 145
—, katarrhalischer 516
—, Kernikterus 508
—, mechanischer *508*, 509, 528, 534
—, parenchymatöser 509
—, posthepatischer *508*, 509, 528, 534
—, prähepatischer 509
—, Resorptions- 508
—, Retentions- 508
—, septischer 509
—, Stauungs- *508*, 528, 533, 534
—, Urobilin- 509
—, toxischer hämolytischer 509

Ileitis terminalis 500
Ileocöcaltuberkulose 496
Ileocöcaltumor, tuberkulöser 497
Ileothoracopagus 68
Ileotyphus 494
Ileoxiphopagus 68
Ileus *484*
— bei Darmparasiten 485
—, Gallenstein- 484, 532
—, Incarceration 484
—, Invaginations- 484
—, mechanischer 484
—, Obterations- 484
—, paralytischer 485
—, postoperativer 485
—, Volvulus 484
Immunagranulocytose 348, *356*, 357
Immunbiologie, Niere 611
Immunglobuline 168, 204
Immunisierung, aktive 46
—, passive 46, 218
Immunität 23, 38, 55, 40, 41, 47, *49*
—, angeborene 49
—, erworbene 42
Immunität, lymphoretikuläres Gewebe 366
— bei Masern 240
— bei Pocken 242
—, Thymus 400
— bei Tuberkulose 219, 580
— bei Virusinfektionen 239, 241
Immunoblasten 43
Immunocyten 43
Immunparalyse 44
Immunreaktion 167
—, Geschwülste *256*, 257
Immuntoleranz 168
Impetigo follicularis 742
— syphilitica 745
Impfmetastasen 89, *254*, 256
Implantationsmetastasen 89, *253*, 280
—, Peritoneum 541
Impotentia generandi 635
Impressionsfraktur 711
Inaktivitätsatrophie 148, *149*, 171, 172, 688, 732
Inanition 12
— bei Pylorusstenose 480
Inanitionsatrophie 149
Incarceration 484, *487*, 488
—, Darm, 482, 540
—, innere 486
Incarcerationsring 488
Incision 13
Individualdisposition 23, *49*
—, Geschwülste 263
Induratio penis plastica 645
Induration 566, 568
—, anthrakotische 139

Induration, braune 553
—, —, Lunge 533
—, cyanotische 102
—, —, Milz 361
—, fibröse, Lymphknoten 367, 368
Indurativpneumonie 199, 553, *566*, 568
Infantilismus 57
—, Herter-Heubnerscher 500
Infarkte *107*, 154, 329, 303
—, anämische *107*, 156, 157, 199, 308, 351, 361, 574, 590, 591
—, Gehirn 419, 422
—, hämorrhagische *107*, 361, 100, 512, 513, 419, 422, 570, 587, 553, 554, 592
—, Herz 107, 157, *311*
—, Leber 108, *512*, 513, 514
— bei Leukämie 351
—, Lunge 107, *553*, 554, 570, 587
—, Milz 107, 156, 157, *361*
—, Niere 107, 157, 590, *591*
—, Placenta 672
—, prämonitorische 554
—, pyämische 570
—, rote 419, 422, 512, 513
—, septische 363, 570
Infarktschrumpfniere 592
Infarzierung 100, *108*, 329
—, Darm 108, 484, 485, 488
—, hämorrhagische 100
—, Hoden 634
—, Milz 361
—, Nebenniere 388
—, Niere 591
—, Ovarium 654
—, Wurmfortsatz 498
Infektion 24, 38
—, alimentare 345
—, bakterielle, bei Abort 672
—, Eintrittspforte 89
—, germinative 25
—, lokale 39
—, placentare 25, 62, 224, 672, 673
—, vertikale, bei Geschwülsten 260
Infektionserreger *204*
Infektionskrankheiten 22, 24, 51, *204*
—, Bronchiolitis bei 550
—, bei Diabetes mellitus 397
—, Encephalitis bei 432
—, Leber bei 510, 515
—, Leukocyten bei 348
—, Medianekrose bei 322
—, Meningitis bei 411
—, Mißbildungen bei 62
—, Myokard bei 308
—, Nasenhöhle bei 541
—, Niere bei 599, 611, 613

Infektionskrankheiten, Pneumonie bei 567
—, Polyneuritis bei 447
—, Stomatitis bei 452
—, Teratogenese 62
—, Thymus 399
—, Vitaminhaushalt 11
Infektiosität, Syphilis 232, 233
Infektpankreatitis 535
Infestation 24
Infiltrate, entzündliche 180, 190
—, eosinophile 569
—, leukämische 356, 351
—, perivasculäre 190
Infiltration, brettharte (Aktinomykose) 230
—, entzündliche 180, 190
Influenza, Bronchiolitis 550
—, Pneumonie 565, 567
Influenzabacterium 216, 565
Infraktion 711
Inguinalhernie 487, *488*, 639
Inhalationstuberkulose 224
Initialsklerose *232*, 659, 745
initiating factor 266
Inkubation 25
Inkubationszeit 25
Inklusionen, fetale 64
Insekten 26
Inselblutungen 395
Inselfibrose 395
Inselhyalinose 395
Inselorgan *394*
—, Adenome 399, 398
—, Blutungen 395
—, Fibrose 395
—, Hyalinose 395
—, Hyperplasie 399
—, Hypertrophie 398
—, Überfunktion 398
—, Unterfunktion 394
Insuffizienz, Herzklappen 306
Insuffizienz-Zeichen, Zahnsches 298
Insulin 394
Insulin-Antagonisten 394
Intercellularbrücken bei Krebs 285
Interferon 44
—, Virusinfektion 239
Intersexe 70
Intimafibrose 328, 330
Intimalipoideinlagerung 322, 323
Intimasklerose 322
Intimatuberkel 225
Intimaverbreiterung 321
Intimaverfettung 328
Intimawucherung 296
Intoxikation 23
— im Puerperium 677
Intrinsic factor 10
Intussusceptions-Ileus 485
Intussusceptum 485
Intussuscipiens 485

Invaginatio ileo-coecalis 485
Invagination *485*
Invaginationsileus *485*, 484
Invasion 24
Inversio, Harnblase 626
Inversio uteri 657
Involution s. auch Atrophie 148
—, akzidentelle 399
Irresein, manisch-depressives 55, 57
Ischämie 103
Ischiopagus 68
Isoagglutinine 45
Iso-Antikörper 45
Isohämolysine 358
Isomerase-Mangel 345
Isthmusatresie 297, 327
Isthmusstenose 106, *297*, 327

Jacobjsche Regel 115
Jejunum, Geschwür 473
Jod 8
Jodmangel 8, *378*, 383
Jod-Schwefelsäure-Reaktion 123
Joresscher Typus der Arteriosklerose 325

Kachexie 123, 149, 387
— bei Durchfallserkrankungen 490
—, Hinterstrangdegeneration bei 417
—, Hodenatrophie bei 417
—, hypophysäre 375
—, Muskelatrophie bei 732
—, Simmondssche 375
—, Tumor- 309, 417
Kadaveröse Veränderungen 120
Kälteagglutinine 45, 347
Kältehämoglobinurie, paroxysmale 20, 45
Kälte-Schäden 19, 41
Käse, syphilitischer 231
—, tuberkulöser 156, 204, *220*, 223, 571
Kala-Azar 34
Kaliummangel 7, 392
— -Syndrom (Conn-S.) 392
Kaliumstoffwechsel 7, 391, 392
Kalkablagerung 136, 324
Kalkgicht 138
Kalkgitter 703
Kalkinfarkt 602
Kalkmetastasen 11, 88, *138*, 386, 602
Kalknephrose 602
Kalkspritzer im Pankreas 536
— im Mesenterium 536
— im Peritoneum 536
Kalkstoffwechselstörung *385* ff., 681, 682, 692, 696
Kaltkaustik 17

Kangrikrebs 259
Kapselphlegmone 722
Karbunkel 207, 743
Kardia-Geschwür 473
Kardiospasmus 466
Karenz 8
—, Endo- 8
—, Entero- 8
—, Exo- 8
Karies, s. Caries
Karnifikation 566
Karyorhexis 156
Kastration 69
Katabiose 115
Katarakte, angeborene s. Linsentrübung
Katarrh 183, 210, 542
—, eitriger 187
Katzenkratzkrankheit 242, 367
Kautschukkolloid 377, 378
Kaverne, carcinomatöse 583
—, tuberkulöse *223*, 224, 561, 586, 571, 641
—, —, bronchogene 573
—, —, chronisch progrediente 577
—, —, frische 577
—, —, Früh- 580
—, —, Rest- 577
—, —, stationäre 577
Kavernenbalken 577
Kavernensepsis 578
Kehlkopf, Arrosionsblutung 547
—, Bolustod 545
—, Carcinom 547, 586
—, Diphtherie 21, 543
—, Entzündung, gangränöse 549
—, Geschwüre, lentikuläre 545
—, Glottisödem 543
—, Grippe 544
—, Hämangiome, cavernöse 546
—, Krupp 21, 543
—, Laryngitis granulosa 545
—, Pachydermia laryngis 545
—, Papillom 260, 261, 546
—, Papillomatose 546
—, Perichondritis, eitrige 544
—, Plattenepithelmetaplasie 545
—, Polypen 546
—, Pseudokrupp 543
—, Raucherkatarrh 544
—, Sängerknötchen 546
—, Schleimhautpolypen 546
—, Stenosen 545
—, Tuberkulose 225, 545
Keilwirbel 698, 716
Keloid 749
Kerasin 133
Keratitis herpetica 447
— syphilitica 234

Keratoacanthom 748
Keratomalacie 9
Kernanomalie, Pelgersche 54
Kerngeschlecht 61
Kernikterus 508
Kernmuster 65
Kernplasmarelation 249
Kernpyknose 156
Kernteilung 115
—, pathologische 284
Kernwandhyperchromatose 156
Keton-Körper 396
17-Ketosteroide 393
Keuchhusten 22
— -Bakterien 216
— -Pneumonie 567
Kiefer-Lippenspalte 450
Kieferspalte 450
Kiemenbogenarterien 296
Kiemengangscysten 463, 464
Kiemengangsfisteln 463, 464
Kienböcksche Krankheit 698
Kieselsäure 23, 195, 582
Kimmelstiel-Wilsonsche Erkrankung 397, *605*, 606
Kindbettfieber 653, 668, *676*, 677
Kinderkrankheiten 51
Kinderlähmung, cerebrale 425, 427
Kittniere 618
Klappen s. unter Herzklappen
Klappenaneurysma 301
Klappenhämatome 298
Klappenfehler 304
Klebsiella pneumoniae 214
— rhinoskleromatis 214
Kleinhirnatrophie 417
Kleinhirnbrückenwinkeltumoren 448, 449
Kleinhirnhypoplasie 425
Klima 20
Klimakterium, glandulärcystische Hyperplasie 662
—, Hyperthyreose 384
—, Osteophyt-Bildung 689
—, Unterfunktion des Ovars 651
Klinefelter-Syndrom 61, 637
Kloakenbildung 666
Klumpfuß 55, 68, 404, *716*
Knochen 148, *677*
—, Abscess, periostaler 699
—, Ankylosen 723, 724, *727*
—, Atrophie 148, 686
—, Blutungen 697
—, Callusbildung 160, 711, *712*
—, Chondrodystrophie 680, 685
—, Chordom 704
—, Cysten 704
—, Druckatrophie 440, 688
—, Druckusur 688

Knochen, Dysostosis cleidocranialis 679
—, — Morquio 680
—, — Pfaundler-Hurler 680
—, Dysplasie, fibröse 695
—, Exostosen (s. dort) 689, *690*, 714
—, Fibrom, ossifizierendes 704
—, Fibroosteoklasie, dissezierende, tunnellierende 687, 688
—, Fissuren 711
—, Fistelgänge 700, 701
—, Frakturen s. dort
—, Granulome 703
—, Granulom, eosinophiles 703
—, Hypercalcämie 696
—, Hyperostose 689
—, —, vererbliche (Pyle-Syndrom) 691
—, Hypertrophie 689
—, Infarkt, tuberkulöser 701
—, Infraktionen 711
—, Landkartenschädel 679
—, Leontiasis ossea 695
—, Letterer-Siwesche Krankheit 355, 704
—, Looser-Milkman-Syndrom 693
—, Lückenschädel 679
—, Malabsorptions-Syndrom 692
—, Marfan-Syndrom 680
—, Marmorknochenkrankheit (Albers-Schönberg) 691
—, Melorheostose 692
—, Metastasen (s. auch unter Geschwulstmetastasen) 621, 644, 687, *710*
—, Möller-Barlowsche Krankheit (Skorbut) 10, 684
—, Nekrosen, aseptische *697*, 698, 729
—, —, corticale 699
—, —, infizierte 697
—, Olliersche Krankheit 706
—, Osteoarthropathie hypertrophiante pneumique 689
—, Osteoblastenosteoporose 686
—, Osteochondritis dissecans 697, 729
—, — syphilitica 703
—, Osteodystrophia fibrosa generalisata (v. Recklinghausen) 696
—, Osteofibrosis deformans juvenilis (fibröse Dysplasie) 695
—, Osteogenesis imperfecta 680, 685
—, Osteoklasie 688, 696
—, Osteoklastenosteoporose 686
—, Osteolyse 689

Knochen, Osteomalacie 682, *692*, 716
—, Osteomyelitis 689, 697, *698*, 722
—, Osteophyt 683, 689
—, Osteopoikilie 692
—, Osteoporose 686
—, Osteopsathyrosis 680
—, Ostitis 698, 699
—, — cystica 696
—, — deformans Paget 693, 710
—, — fibrosa 695, 696
—, Otosklerose 691
—, Periostitis, ossifizierende 699, 703
—, Rachitis *681*ff., 716
—, Regeneration 160
—, Resorption, lacunäre *678*, 699, 700
—, Riesenwuchs s. dort
—, Riesenzellgranulom 705
—, Riesenzelltumoren 277, 705
—, Sargbildung 703
—, Sarkome 709
—, Schalenknochen 703
—, Schalensarkom, myelogenes 704
—, Schmorlsche Knötchen 730
—, Sequester 697, 699
—, Sklerose 689
—, Spina ventosa 701
—, Sudecksches Syndrom 688
—, Synchondrose 679
—, Synostose 679, 712
—, Syphilis 703
—, Totenlade 700
—, Transplantation 169, 170
—, Tuberkulose 700, 722
—, —, Abscesse, kalte 701, 702
—, —, Caries sicca 700
—, —, fungöse 700
—, —, Kongestionsabscesse 701, 702
—, Tumoren 259, 387, 695, 696, *704*, *705*, 709
—, Verkalkung 137, 677
—, Zwergwuchs s. dort
Knochenbank 169
Knochenentwicklung 677, 678
Knochenfrakturen 13, 693, *711*
—, Callus 711, 712
—, Dislokation 712
—, Fissuren 711
—, Gomphose 716
—, Grünholzfraktur 711
—, Impressionsfraktur 711
—, Infraktion 711
—, Nearthrose 715
—, offene (komplizierte) 712
—, Pseudarthrose 714
—, unvollständige 711
—, vollständige 711

Knochenmark, Brodiesche Knochenabscesse 699
—, Fibrose 356, 688, 695
—, leukämische Infiltrate 352
—, Markabsceß 699
—, Markphlegmone 699
—, Regeneration 342
—, Sklerose 689
—, Transplantation 170
Knochentransplantation 169, 170
Knochenumbau 687, 693, *692*, 695
Knollenblätterpilz-Toxin 96
Knopflochstenose 305
Knorpel, bindegewebiger 461
—, Blutungen 719
—, Callus 160
—, Chondromatose 706, 729
—, Chondrome 66, 146, 272, *704*, 705, 706
—, Chondroosteoid 682
—, Cysten 719
—, Degeneration 719, 722
—, Ekchondrome 705, 706
—, Enchondrome 705, 706
—, epithelialer 461
—, Fibrosierung 719
—, gewucherter 681
—, Gicht 725
—, Pseudoknorpel 461
—, Regeneration 160
—, ruhender 682, 703
—, Transplantation 170
—, Usuren 719
—, Verkalkung 138, 719
Knorpelknochengrenze 681, 703
Knorpelwucherungszone 681, 703
Knotenkropf 378
Koagulation, Elektro- 16
Koagulationsnekrose 23, *154*, 155, 471
Koagulationsvitamin 11
Koagulopathien 87
Kobaltkrebs 585
Kochsalz 7, 19
Kochscher Grundversuch 219
Koch-Weekssches Bacterium 217
Köhlersche Krankheit 698
Königsche Krankheit 698
Körnchenkugeln 131, 413
Körnchenzellen *131*, 157, 413, 434
Körperbau 55 ff.
Körpertemperatur 202
Kohlendioxyd 6
Kohlenhydrat-Stoffwechsel 14, 134
— -störungen 118, 134, 396
Kohlenoxydvergiftung 130, 421
Kohlensäure 18
Kohlenstaub 23, 139, *194*, 572, 580

Kohlenwasserstoffe, cancerogene 258, 752
Kokardenherde, tuberkulöse 575, 576
Kokken *207*
— -pyogene 187
Kollagenkrankheiten 147
—, (Lupus) Erythematodes 147, *245*, 301, 606
—, Periarteriitis nodosa 147, 245, *329*
—, Rheumatismus (s. auch unter Rheumatismus) 21, 32, 57, 147, 209, *243*
Kollagenosen s. Kollagenkrankheiten
Kollaps 71, 98, 231, *340*, 341, 390, 418
—, Lungen-, massiver postoperativer 561
Kollapsinduration 562
Kollateralkreislauf 99, *104*, 520
Kolliquation 16, 23, 157
Kolliquationsnekrose 23, *154*, 157, 231, 471
Kolloidosmotischer Druck *112*, 110
Kolloidstruma 380
—, metastierende 380, 621
Kolpitis s. Colpitis 668
Koma s. unter Coma
Kommensalen 37
Kompensation 5
Komplement 44, 49
—, Ablenkung 45
—, Bindung 45
Kompressionsatelektase *561*, 586, 587
Kompressionsmyelitis 438
Kondylome, breite 233, 645
— spitze 280, 645, 669, *747*
Kongestionsabscesse 701
Konglomerattuberkel 222, 524
Konkordanz 53
Kongorotprobe 123
Konstitution *55*
Konstitutionsanomalie 57
Konstitutionstypen 56, 57
Kontaktinfektion 25
Kontaktmetastasen 89
Kontraktur 727
Kontusion 13, 438
Konvexitätsmeningitis 409
Kopfgeschwulst 697
Kopfhöcker 65
Koplikische Flecken 240, 452
Koprophagen 26
Koprostase 481, *484*
Korbhenkelriß 729, 730
Korsakowsche Psychose 436
Kotdivertikel 483
Koteinklemmung 488
Koterbrechen 484
Kotfistel 498

Kotstauung 484, 493
Kotsteine 499
Krätze 26, 755
Krätzmilbe 26, 755
Krampfadern 95, 338
Kraniopharyngiom 370, 373
Kraniorachischisis 402
Krankheit, „Englische" 681
Krankheiten, meteorotrope 21
Krankheitsablauf 48
Krankheitsanlagen 52
Krankheitsbedingungen, äußere 40
—, innere 40
Krankheitsbereitschaft 56
Krankheitserreger 22, 24, 204 ff.
Krankheitsüberträger 22
Krebs, s. unter Carcinom und unter Geschwülste 268, *283*
Krebsalveolen 283
Krebsmilch 290
Krebsnabel 292, 528
Krebsperle 286
Krebszellen *250*, 252, 285, 287
Kreislaufkollaps 313, *340*
Kreislaufstörungen *71* ff., 200, 476
Kretinismus 685, *381*, 382
—, endemischer 380
Kriegsnephritis 608
Krötenhaut 9
Krötenkopf 401
Kropf s. unter Struma 8, *375*, 376, 378
Krukenberg-Tumoren 479, 650
Krupp 185, *228*, 543, 563, 564
—, descendierender 228
Kruppöse Entzündung, s. auch unter Entzündung
croupöse, 185, *228*, 543, 563, 564
Kruse-Sonne-Bacterium 214
Kryptorchismus 633
Kuchenniere 589
Kümmellsche Krankheit 716
Kugelblutung 424
Kugelthromben 83
Kupferhaushalt 436
— -Mangel 8
— -Stoffwechselstörung 522, 523, 436
v. Kupffersche Sternzellen 396
Kwashiorkor 12, 511
Kyphose 716
—, anguläre 701
—, juvenile 698
Kyphoskoliose 317, 553, 561, *716*

Labium leporinum 450
Labyrinthschwerhörigkeit, Lues 234
Laceration 13

Lacerationsektropion, Portio 661
Laennecsche Lebercirrhose 517
Läppchennekrose, zentrale 515
Lageanomalien 68
—, Situs viscereum inversum totalis 68
—, — — — partialis 68
Lamblia intestinalis 33
Landkartenschädel 133
Landkartenzunge 453
Landmannshaut 738
Landrysche Paralyse 429, 447
Langerhanssche Inseln 394, 395
Langhanssche Riesenzelle *118*, 206, 216, 219, 221
Langkopf 679
Laryngitis 216, 240, *543* ff.
—, allergische 544
—, chronische 544
— gangraenescens 547
— granulosa 545
—, katarrhalische 543
—, nekrotisierende 544, 545
—, phlegmonöse 544
—, pseudomembranöse 543, 544
—, tuberkulöse 544—546
—, ulcerierende 544
— bei Virusinfektion 240
Larynx s. Kehlkopf 543 ff.
—, Papillome 261, 280
Lateralsklerose, amyotrophische 417
Laugenverätzung 23
Laveransche Halbmonde 36
Leber 507 ff.
—, Abscesse 498, *523*, 539
—, —, tropische 37, 493
—, Adenome 526
—, Aktinomykose 525
—, Amyloidose 124, 510
—, Angiom 273
—, Atrophie 510
—, —, akute, gelbe 509, 515
—, —, braune *148*, 151, 510
—, —, chronische 515
—, —, rote 515
—, —, subakute 515
—, Carcinom, Cirrhosis carcinomatosa 527
—, —, Gallengangs- 527
—, —, massiver Krebs 526
—, —, primäres 263, 521, *526*
—, Cholangitis 523
—, Cholostase 522, 534
—, Cirrhose 9, 87, 101, 133, 135, 141, 360, 364, 382, 396, 436, 470, 476, *517* ff., 537, 638
—, —, alkoholische 521
—, —, atrophische (LAENNEC) 517
—, —, biliäre 522

Leber, Cirrhose, biliäre, kindliche 360
—, — cardiaque 514
—, —, cholangitische 522
—, —, cholostatische 528
—, —, Fett- 523
—, —, Formen 517 ff.
—, —, grobknotige 436, 519
—, —, Hämochromatose und 141
—, —, hämosiderotische 141
—, —, hypertrophische (HANOT) 523
—, —, Koagulopathie bei 87
—, —, Kollateralkreislauf bei 520
—, —, Magengeschwür bei 476
—, —, Milztumor bei 364
—, —, monolobuläre, gleichmäßige 521
—, —, multilobuläre, ungleichmäßige 518
—, —, Pigment- 523
—, —, portale 519, 520, *521*
—, —, posthepatitische 521
—, —, postnekrotische 521
—, —, septale 520, 521
—, —, xanthomatöse 133, 523
—, Cirrhosis carcinomatosa 527
—, Cysten 525
—, Dystrophie, akute 515
—, Echinokokken 528
—, Eklampsie 515, *517*
—, Fermentstoffwechsel 510
—, Gumma 525
—, Hämosiderose 511
—, Hepatitis 515
—, Hypertrophie 166
—, Ikterus *507* ff., 521, 529, 530, 534
—, Infarkt 108, *512* ff.
—, —, anämischer 514
—, —, roter (ZAHN) 512, 513
—, Kreislaufstörungen 512, 519
—, Leptospirosen *234*, 515
—, Listeriose 525
—, Lymphome 525
—, Metastasen 253, *527*, 528
—, Muskatnußleber 513, 514
—, Nekrose 114 ff.
—, —, hämorrhagische 669
—, —, bei Psittakose 242
—, —, zentrale Läppchen- 669
—, Parasiten 528
—, Paratyphus 525
—, Pfortaderthrombose 520
—, Pfortaderverschluß 512, 520, 527
—, Regeneration 163
—, Ruptur 538
—, Sarkom 259
—, Schnürfurche 509
—, Schwellung (Rheumatismus) 244

Leber, Stauung 102, *512*, 513
—, Stauungsatrophie 513
—, Stauungscirrhose 514
—, Stauungsinduration 514
—, Syphilis 524
—, Thrombose 673
—, trübe Schwellung 510
—, Tuberkulose 524
—, Tumoren 525
—, Typhusknötchen 525
—, vacuoläre Degeneration 510
—, Verfettung 344, 351, *510* f.
—, —, kleintropfige 130, *511*
—, —, großtropfige 129, 130, *510*
—, —, toxische 490
—, Vergiftung 511, 515
—, Virushepatitis 516
Leberegel *27*, 528
Leberglia 436
Leber-Lungenpassage 31
Leberzelladenome 526
Leberzellcarcinom 527
Leberzellen-Dissoziation 146
Ledderhosensche Krankheit 735
Leichenblut 78
Leichenflecke 103
Leichengerinnsel 78
Leichengifte 39
Leichenhypostase 553
Leichentuberkel 745
Leichenveränderungen 120
—, Bakterien 90
Leiomyom 275
—, Haut 750
Leiomyosarkom *278*, 279
Leishmania Donovani 34
— tropica 34
Leistenhernie 487, *488*, 639
Leistenhoden 633
Leontiasis ossea 695, 696
Lepra 227
—, lepromatosa mixta 228
—, mutilans 228
—, tuberkuloide 228
—, tuberosa 228
Leprome 227, 228
Leptocephalus 679
Leptomeningiosis 415, 432
Leptomeningitis (s. auch Meningitis) *409* ff., 743
—, eitrige (Pneumokokken) 210, 411
—, —, B. coli 212
—, —, Listeriose 229
—, metastatische 565
—, seröse 411
— serosa chronica cystica 411
—, tuberkulöse 426
Leptomeninx, Entzündungen 409
—, Geschwülste 412
—, Kreislaufstörungen 409
—, Meningocele *403*, 679
—, Parasiten 412
Leptosom 57

Leptospira ictero-haemor-
  rhagiae *234*
Leptospirose, Leber *234*, 515
Letalfaktor 54
Letterer-Siwesche Krankheit
  355, 704
Leucin 516, 549
Leukämie 16, 96, 130, 260,
  349 ff., 452, 462, 600
—, akute *355*
—, Angina 462
—, Atombombe 16
—, Chloro- 351
—, lymphatische 349, 350, *352*
—, Monocyten- 349, 350
—, Mundhöhle 452
—, myeloische 349, 350, *351*
—, Niere 600
—, Strahlenschäden 16
Leukocyten, Eiterkörperchen
  191
—, eosinophile 180, 181
—, —, Allergie 348
—, —, Asthma bronchiale 549
—, —, Lymphogranulom 348
—, —, Myokarditis, Fiedler-
  sche 348
—, —, Parasiten 348
—, Fleckfieber 236
—, mononucleäre 240
—, neutrophile 181
—, polymorphkernige 194, 198
—, segmentierte 177, 181
—, Tuberkulose 220
Leukocytose 202, 348 ff.
—, eosinophile 350
—, Gravidität 348
—, neutrophile 350
—, relative 341
—, Verdauung 348
Leukoderma 738
— syphiliticum 232, 746
Leukodiapedese 95, 178
Leukodystrophie 436
Leukoencephalitis 426, *432*
— (Hurst), akute, nekroti-
  sierende, hämorrhagische
  432
— (v. Bogaert), subakute,
  sklerosierende 434, 435
Leukom 160
Leukopenie 212, 356
—, Virusinfektion 238
Leukophagen 188
Leukoplakie 280
—, Lues 232
—, Mundhöhle 453
—, Oesophagus 467
Leukosarkomatose 349
Leukose 260, *349*, 350
Leukotaxis 177, 179
Leydigsche Zwischenzellen 634
—, Adenome 638
—, Insuffizienz 638
LE-Zellen 245

Libman-Sacks-Endokarditis
  245, *301*
Lichen ruber acuminatus 741
— — planus 741
Lidödem 112
Lien lobatus 361
— succenturiatus 361
Lienterie 479
Lindau-Tumor 537
Lingua geographica 453
Linitis plastica 478
Linkshypertrophie des Her-
  zens *325*, 593, 610
Links-Rechts-Shunt 294
Linsenkerndegeneration,
  Wilson 523
Linsentrübung (bei Rubeolen-
  embryopathie) 62
Lipämie 358
—, alimentäre 314, 322
—, diabetische 132, *396*, 600
—, Niere 619
Lipodystrophie, intestinale *502*
Lipofuscin *144*, 148, 732
—, Epithelkörperchen 384
—, Ganglienzellen 415
—, Leber 510
—, Nebenniere 389
Lipoide 126, *133*
—, Intima 322
Lipoidflecke *133*, 322
Lipoidinseln, Intestinaltrakt
  530
Lipoidnephrose 538, 600, *602*,
  604
Lipom 268, *270*
—, Darm 502
—, Haut 750
—, Leptomeninx 412
—, Nebenniere 390
Lipoma arborescens 720
— dolorosum 750
— pendulum 750
— teleangiektodes 750
Lipomatosis 12, *127*, 165
— cordis 309
— pancreatis 535
Lipophagen 131
Liposarkom 279
Lippencarcinom 453, 752
Lippenschanker 453
Lippenspalte 450
Liquorstauung 411, 442
Listeria monocytogenes 228
Listeriose *229*
—, Leber 525
Lithopädion 137, *671*
Littlesche Krankheit 425
Littresche Hernie 487
Livores 103
Lobärpneumonie 563 ff.
—, verkäsende tuberkulöse
  573
Lobulärpneumonie 567
—, tuberkulöse 573

Lochbruch 711
Loehleinsche Herdnephritis
  304, 612
Looser-Milkman-Syndrom 693
Lordose 716
Lückenschädel 679
Lues, s. a. Syphilis 38, *231*,
  453, 454, 543
— cerebrospinalis 427
— congenita 672
— connatalis tarda 233
— Mundhöhle 453, 454
—, progressive Paralyse 427
—, syphilitische Meningitis
  427
—, Tabes dorsalis 427
Luftdruck 17
Luftembolie 91
Luftröhre s. Trachea 543 ff.
Luftstoß 17
Lunatummalacie 698
Lunge *552* ff.
—, Absceß 566, 567, 568, *570* ff.,
  586
—, — beim Fetus 672
—, Adenomatose 585
—, —, maligne 585
—, Aktinomykose 570
—, Aplasie 166
—, Aspergillose 570
—, Atelektase *560*, 575, 582
—, Blähung 46, *556*
—, Blutung 97, 553
—, —, neurotische 553
—, Bronchialcarcinom 582
—, Bronchitis 548
—, —, beim Fetus 672
—, Bronchuscarcinom 545,
  582 ff.
—, Carcinoid 283, 582
—, Carcinom 547, *582* ff.
—, Cirrhose, muskuläre 569
—, Clearance 586
—, Cylindrom 582
—, Cysten 552
—, Dyspnoe 559
—, Embolie 93, 94, *553*, 554, 555
—, Emphysem 555, 586
—, —, akutes 556
—, —, bullöses 557, 558, 559
—, —, chronisches 557
—, —, kompensatorisches 559
—, —, interstitielles 555, *559*
—, —, panacinäres 556
—, —, seniles 555
—, Empyem 565, 570
—, Entzündung 6, 20, *562* ff.
—, —, fibrinöse 204, *563*
—, Fibrose (Hamman-Rich)
  569
—, Gangrän 234, 566, 568,
  570 ff., 586, 587
—, Hämosiderose, primäre 553
—, Hämoptoe 578
—, Hepatisation 564

Lunge, Hypertension, pulmonale 553
—, Hypertrophie 166
—, Hypostase 553
—, Induration 566, 568
—, Induration, braune 553
—, Infarkt 553, 554, 579, 587
—, —, hämorrhagischer 107, 554
—, Infiltrat, eosinophiles 569
—, Kalkmetastase 138
—, Karnifikation 566
—, Kaverne 571 ff.
—, —, carcinomatöse 583
—, —, tuberkulöse 207, 570 ff., 577 f., 586
—, Kavernensepsis 578
—, Kollaps, postoperativer 561
—, Kollapsinduration 562
—, Lappung, abnorme 552
—, Lymphangiosis carcinomatosa 582
—, Membranen, hyaline 555
—, Miliartuberkulose 577, 580
—, Mißbildungen 552
—, Ödem 114, 555, 562
—, Pancoast-Tumor 580, 583
—, Phthise 574, 578
—, Pneumomalacia acida 552,
—, Pneumokoniosen 580
—, Pneumonie, lobäre 563 ff.
—, Pulmonalsklerose 553
—, bei Pyämie 570
—, Schimmelpilze 570
—, Sepsis 570, 578
—, Silikose 139, 581
—, Spitzenkatarrh 580
—, Starre 553
—, Staubkrankheiten 580
—, Stauung 96, 99, 102, 107, 141, 548, 552, 689
—, Syphilis 570
—, Trauma 586
—, Tuberkulose 57, 222, 495, 561, 563, 570 ff.
—, —, aerogene 572
—, —, Exacerbation 579
—, —, exsudative 570 ff.
—, —, Frühinfiltrat, infraclaviculäres 580
—, —, hämatogene 573
—, —, kavernöse 574
—, —, Kokardenherde 575
—, —, Lymphangitis reticularis 574, 576
—, —, lymphogene 574
—, —, miliare 577, 580
—, —, offene 545
—, —, Phthisis pulmonum 574, 578
—, —, Primäraffekt 578
—, —, Primärkomplex 578
—, —, proliferative 570 ff.
—, —, Reinfekt, Puhlscher
—, —, Rosetten 576

Lunge, Tuberkulose, Säuglingsphthise, kavernöse 579
—, —, Schwindsucht, galoppierende 575, 578
—, —, Verkäsung 571
—, —, Verkalkung 572
—, —, Verknöcherung 572
—, Tumoren 258, 561, 582 ff.
Lungenpest 215
Lupus erythematodes 147, 245, 301
— pernio 227
— vulgaris 223, 245, 744
Lupuscarcinom 744, 752
Luteincyste 647
Lutembacher-Syndrom 294
Luxation 13, 725 ff.
Luxuskonsumption 12, 327, 328
Lymphadenitis 209, 216
—, chronische 367
— bei Diphtherie 228
—, mesenteriale 367
— bei Syphilis 217, 232
—, tuberkulöse 225, 368
Lymphadenose 349, 350, 352, 355
—, akute 355
—, aleukämische 349, 350, 352
Lymphangiektasie 274, 340
Lymphangiom 274
— des Darms 502
— der Haut 750
—, kongenitales, der Mundhöhle 453
Lymphangiosis carcinomatosa 291, 537, 582, 589
Lymphangitis 209, 339
—, eitrige 339
—, obliterierende 339
—, Perilymphangitis 339
— reticularis 339, 574, 576
—, tuberculosa 339, 496
Lymphdrüsen (auch Lymphknoten) 365
—, Anthrakose 139, 366
—, Atrophie 367, 391
—, Geschwülste 279, 353, 355, 463
—, Hyalin 367
—, Hyperplasie (-Schwellung) 351, 367, 368, 369, 564
—, Induration, anthrakotische 366
—, Lipomatose 367
—, Melanin 367
—, Metastasen 109, 253, 583
—, Sklerose 367
—, Tuberkulose 223, 225, 368
—, Verkalkung 496
Lymphdrüsenrezidiv 255
Lymphfollikelhyperplasie 369
— bei Paratyphus 495
— bei Typhus 494

Lymphgefäße, Stauung 338, 340
—, Thrombose 339
Lymphoblasten 352
Lymphocyten 180, 181, 189, 198, 219, 220, 221, 232, 233, 236, 348 ff.
Lymphocytophthise, essentielle 366
Lymphocytose 348, 350
Lymphocytosis infectiosa 243
Lymphogranulom 118, 246
Lymphoepitheliales Carcinom 463
Lymphoepitheliom 463
Lymphogranuloma inguinale 242, 506
Lymphogranulomatose 246, 364
Lymphome (Leber) 525
Lymphopenie 356
Lymphopoese 400
Lymphoreticulosarkom 279, 353, 355
Lymphorrhagie 97
Lymphosarkom 350, 353, 366
—, Darm 502
—, Magen 477
—, Rachenring 463
—, Thymus 400
Lymphosarkomatose 350
Lymphstauung 338, 340
Lymphthromben 339
Lyoglykogen 134
Lysozym 205
Lyssa 26, 241, 430
Lyssa-Encephalitis 430

Macula 232
— simplex 227
Maduromykose 231
Magen 469 ff.
—, Atonie 480
—, Blutungen 470, 474, 479
—, Carcinom 263, 528, 650, 747, 475
—, Ekchymosen 470
—, Erosionen, hämorrhagische 470
—, Erweiterung 396, 480
—, Gastritisformen 470, 471
—, Gastromalacia acida 469
— -Geschwür 57, 147, 386, 471 ff.
— —, blutendes 328, 436, 474
— —, callöses 475 ff.
— —, penetrierendes 474
— —, peptisches 471 f.
— —, perforierendes 474, 539
— —, rundes 471
—, Kalkmetastasen 138
—, Katarrh, akuter 48, 470
—, Kreislaufstörungen 469, 476
—, Krukenberg Tumor 479
—, Melaena neonatorum 470

Magen, Perforation 469, 474, 479, 539
—, Phlegmone, idiopathische 470
—, Pylorusstenose (-spasmus) 480
—, Senkung 480
—, Sekretionsstörungen 476
—, Stauungskatarrh 470
—, Stenose (Vernarbung) 474, 475, 478, *480*
—, Tumoren 477
—, Tumormetastasen 479
—, Verätzungen 471
—, Zollinger-Ellison Syndrom 399
Magenschleimhautinseln 464
Magnesium 8
Makrocheilie 275, 453
Makrogameten 36
Makroglobulinämie Waldenström 366
Makroglossie 275, 453
Makroorganismen 24
Makrophagen 188, 194
Malabsorptions-Syndrom 168, *499*, 692
Maladie de Réclus 761
Malaria 26, *35* ff., 49, 123, 346, 512, 362
Malariamelanin 35, *143*, 512
Malariamilz *362*, 363, 364
Malariapigment 35, *143*, 363
Malassezsche Epithelnester 457
Malleomyces mallei *217*
Malleus *217*
Malling-Hansenscher Wachstumsrhythmus 22
Maltafieber 216
Malum coxae 720
— Potti 701
Mamma *759* ff.
—, Abscesse 760
—, Adenome 761
—, blutende 762
—, Carcinome 109, 260, 261, 263, 589, 650, 711, *762*
—, Entzündungen 760
—, Fibroadenome 761, 763
—, Fremdkörper-(Fett)-granulom 761
—, Gynäkomastie 759
—, Maladie de Réclus 761
—, Mastopathia cystica 761
—, Menstruation, vikariierende 759
—, Mikrothelie 759
—, Milchfistel 760
—, Milchgangspapillom 762, 763
—, Myxom, intracanaliculäres 762
—, Paget-Krebs 764
—, Panzerkrebs 763
—, Polymastie 759
—, Regeneration 163

Mamma, Retentionscysten 760
—, Sarcoma phyllodes 762
—, Sarkom angioplastisches 764
— —, osteogenes 710
—, Stewart Treves-Syndrom 764
—, Tuberkulose 761
—, Tumoren 761
Managerkrankheit, Magengeschwür 473, 474 476
Mangelerkrankungen, Leber 511, 515, 522, 521
Mangelsyndrom 119
Manisch-depressives Irresein 55, 57
Marasmus, seniler 309
Marfan-Syndrom 147, 680
Margaritom 60
Markabsceß 699
Markfibrom der Niere 619
Markphlegmone 699
Markscheidenzerfall *413*, 432, 434, 436
Markschwamm 284
Marmorknochenkrankheit 342, 691
Masculinisierung 70
Masern 22, 46, 62, *240*
— Exanthem 740
—, Bronchiolitis 550
—, Pneumonie 567, 569
—, Pseudo-Krupp 544
—, Stomatitis 452
Massenblutung, Gehirn 409, *423*
Massenstatistik 53
Mastdarm *506*
—, Atresia recti 481
—, Fisteln 506, 507
—, Geschwüre, strikturierende 506
—, Gonorrhoe 211
—, Hämorrhoiden 506
—, Lymphogranuloma inguinale 242, 506
—, Melanome 753
—, Periproktitis 506
—, Proktitis 506
—, Prolaps 485, 486
—, Tumoren 502
—, Ulcus clysmaticum 506
Mastitis 760
Mastoiditis 543
Mastocytose 740
Mastopathia cystica 652, 653, *761*
Mastzellen, Haut 740
Mastzellenleukämie 355
Masugi-Nephritis 612, 611
Maul- u. Klauenseuche *230*, 452
Meckelsches Divertikel 482
— —, Geschwür 473, 483

Meckelsches Divertikel, Magenschleimhautinseln 482
— — —, Pancreas accessorium 534
Medianekrose *322*, 330, 335
Mediastinaltumoren 258, 550
—, Teratome maligne 293
Mediastinitis 319, 462, 467, 587
Mediaverkalkung 137, 138, 325
Mediterran-Fieber 216
Medullarrinne 401
Medulloblastom 412, *443*, 446
Megacolon 481
Megakaryocyten 347
Megaloblasten 343
Megalocyten 342
Megaoesophagus 466
Megaureter 622
Mekoniumileus 535
Melaena 97, 479
— neonatorum 470
Melanin 35, 119, 126, *144*
Melaninpigment 14
Melanocarcinome 753
Melanome 256, 412, 541, *752* ff.
—, gutartige *752*, 753, 754
—, maligne 144, 256, *753*, 754
Melanosarkom 753
Melanosis coli 489
— circumscripta praeblastomatosa 754
Melkikterus 508
Melkerknoten 242
Melkerson-Rosenthal-Syndrom 453
Melorheostose 629
Membranen, hyaline 555
—, pyogenetische 191
Meningiom 372, *408*, 450
—, Psammom 138, 409
Meningismus 411
Meningitis 216, *409* ff., 439, 452
—, akute, seröse 411
—, Basal- 409, 410, *411*
—, Begleit- 411
— carcinomatosa 412
— cerebrospinalis 409
— diffusa 409
—, eitrige 411, 435
— epidemica 210
—, hämorrhagische 411
—, Hauben- 409, 410
—, lymphocytäre 411
—, Milzbrand- 218
—, otogene 542
—, seröse 411
—, tuberkulöse 223, 412, *426*, 442
—, Virusinfektion 240
Meningocele 403, 679
Meningococcus 210
Meningoencephalitis 409, 411, *426*
—, tuberkulöse 426
—, syphilitische 427

Meningoencephalitis, Virusinfektion 240
Meningokokkenmeningitis 210, 410, *411*
Meningokokken-Sepsis 47
Meniscus 729
—, degenerative Veränderungen 729
—, Korbhenkelriß 730
—, Nekrose 729
—, Traumen 729
Menopause s. Klimakterium
Menorrhagien 652, 653
Menstrualblutung 97
Menstruation, vikariierende 759
Merozoiten 35
Merseburger Trias 383
Mesaortitis 328
—, Aneurysmen bei 333
— luica 233, 330
Mesarteriitis 328
Mesenchymzellen 190
Mesenterialdrüsenschwellung (Typhus) 494
Mesenterialdrüsentuberkulose 219, 369
Mesenterialembolie 484
Mesenterialvenenthrombose *484*, 498, 520
Mesenterium (ileocolicum) commune 480
Mesenterium, Fettnekroseherde 536
—, Kalkspritzer 536
Mesophlebitis 336
Mesotheliom, Peritoneum 540
—, Pleura 588
Metabolismus, Störungen 118
Metachromasie 145
Metallpigmente 140
Metamorphose, regressive 147, 276, 200
—, viscöse 77, 79
Metaplasie *173*
—, „direkte" 174
—, indirekte 173
Metastasen 88, *252*ff., 257, 280
—, Abklatsch- 89, *254*
—, diskontinuierliche- 252
—, hämatogene 253
—, Impf- 254, 256
—, Implantations- 89, *253*
—, Kontakt- 89
—, Leber- 253, 527
—, lymphogene 252, 254
—, Lymphdrüsen- *253*, 366, 369
—, Spät- 255
Metastasierungstypen 253, 254
Meteorismus 539
Meteorobiologie 20
Methämoglobin 142
Methämoglobininfarkt 142
Methionin 511, 515

Methylcholanthren 258
Methylenblau 139
Metrorrhagie 97, 653, *662*
Migräne 57
Mikroangiopathie, thrombotische 348
Mikrocephalie 34, 401
Mikrococcus catarrhalis 210
— pharyngis 210
Mikrocytose 346
Mikroencephalie 401, 425
Mikrogameten 36
Mikrogliazellen 413
Mikrolithen 532
Mikromelie 680
Mikronucleus 115
Mikroorganismen 24
Mikrophagen 194
Mikrosporie 746
Mikrosporon furfur 747
Mikrothelie 759
Mikuliczsche Krankheit 459
Mikulicz-Zellen 215
Milben 26
Milchfaktor, Bittner 262
Milchfieber 760
Milchfistel 760
Milchgangscysten 760
Milchgangspapillome 762, 763
Milchleiste 760
Milchsäure 14
Miliaraneurysmen 397
Miliaria crystallina 759
Miliartuberkulose 223, *225*, 701
—, Gehirn 426
—, Leber 524
—, Lunge 577, 580
—, Milz 363, 364
—, Niere 617
Milium, Haut 756
Milz *361*ff.
—, Absceß 363
—, Amyloidose 124, 362
—, Atrophie 361
—, Cysten 364
—, Hyperämie 361
—, Hyperplasie, knotige 364
—, Hypertrophie *346*, 351, 352
—, Induration, cyanotische 361
—, Infarkt, anämischer 107, 156, *361*, 539
—, —, septischer 363
—, Infarcierung, hämorrhagische 361
— bei Lebercirrhose 364
—, Lien lobatus 361
—, — succenturiatus 361
—, Lymphogranulomatose 364
—, Nekrosen (bei Psittakose) 242
—, Ruptur 538
—, Schwellung 228, 244, 304, 346, *363*, 520, 523
—, —, weiche 208, 363
—, Speicherung 361

Milz, Stieldrehung 361
—, Tuberkulose 364
—, Zuckergußmilz 365
Milzbrand *219*
Milzbrandbacillus 38
Milzbrandmeningitis 411
Milzhernie 364
Milztumor 114, 346, *363*, 520, 523
Milzvenenthrombose 520, 361
Mineralocorticoide 390
Mineralstoffwechselstörung 118, 454
Mischgeschwülste 268, 292
—, maligne 636, 638
Mischinfektion 25
—, Aktinomykose 231
—, Diphtherie 228, 229
—, Grippe 241
—, Plaut-Vincentsche Angina 234
—, Pneumonie 565
—, Tuberkulose 578
Mischtumoren 263, 279
—, embryonale 292
—, Niere 390, 619
—, Speicheldrüse 461
Mischungscyanose 296
Miserere 484
Mißbildungen 16, *58*ff., 165, 398
—, Doppel- 63
—, Ebsteinsche- 295
—, Einzel- 68
Missed Abortion 671
Mitesser 755
Mitochondrienschwellung 120
Mitose *115*
Mitosen, Geschwülste 249, 255
—, pathologische 284
Mitralinsuffizienz *318*, 552
Mitralstenose 304, *317*, 326, 552
Mittelmeeranämie 346
Mittelohrentzündung 542
Möller-Barlowsche Krankheit 10, *684*
Moeller-Huntersche Glossitis 452
Mönckebergscher Typ der Arteriosklerose 325
Mörtelniere 618, 625
Molen 672
—, Blasenmole 673, 674, 675
—, Blutmole 672
—, Breussche Hämatommole 672
—, Steinmole 672
—, Traubenmole 673, 674
Molluscum contagiosum 237, *260*, 261, 748
— pseudocarcinomatosum 748
Mongolenfleck 753
Mongolismus 61, 68
Monilia 207

Monocyten 180, 181, 189, 219, 229, 238, *348*-
Monocytenangina 348
Monocytenleukämie 349, 350, *354*
—, Typ Naegeli 355
—, Typ Schilling 355
Monocytose *348*, 550
Monodermom 64
Mononucleose, infektiöse 243, 348
— bei Listeriose 229
Monopenie 356
Monosomie 61
Monstra 58, 67
— per defectum 58
— per excessum 58
— per fabricam alienam 58
Mopstypus s. Knochen 680
Morbilli 240
Morbus Addison 388, 399, *390* f., 450
— Bang 26
— Bechterew 716, *723*
— Boeck 227
— Bourneville 446
— Bowen 752
— Cushing *374*, *391* f., 398
— Recklinghausen 446, *450*
— Roger 295
— Waldenström *358*, 366
— Werlhof 347
Morgagni-Syndrom 689
Morgagnische Hydatide 636
Morphium 41
Mosaikstruktur, Knochen 694
MSH (Melanocyten-stimulierendes Hormon) 400
Mucin 145
Mucocele, Peritoneum 541
—, Wurmfortsatz 498
Mucoviscidose 535
Münchner Bierherz 317
Multiformes Gliom 443, 445
Multiple Sklerose 426
Mumifikation 155
Mumps, 62, 241, *459*
—, Orchitis 634
Mundhöhle *450* ff.
—, Aktinomykose 231
—, Carcinom 453
—, Entzündungen 450
—, Gonorrhoe 211, 453
—, Melanom 753
—, Melkerson-Rosenthal-Syndrom 453
—, Mißbildungen 450
—, Pigmentierungen 450
—, Tuberkulose 451
Mundspeicheldrüsen *459* ff.
—, Atrophie 459
—, Entzündungen 459
—, Mucoviscidose 535
—, Parotismischtumor 461
—, Speichelsteine 459

Mundspeicheldrüsen, Tumoren 460
Muskatnußleber 513, 514
Muskel *732* ff.
—, Abscesse 734
—, Atrophie 9, 447, *732*
—, —, myopathische 416, *732*
—, —, neurogene *416*, 732
—, Degeneration, hyaline 121, 732
—, Dermatomyositis 734
—, Dystrophie, progressive 732
—, Entzündung 733
—, Exerzierknochen 734
—, Gasbrand (Gasödem) 218, 734
—, Gasphlegmone 734
—, Gummen 734
—, Hypertrophie 166
—, Myasthenie 733
—, Myossificatio progressiva 734
—, Myotonia congenita 733
—, Neuromyositis 734
—, Ödem 733
—, Phlegmone 734
—, Polymyositis 734
—, Pseudohypertrophie 733
—, Regeneration 161, 732
—, Reitknochen 734
—, Rheuma 733
—, Schwielen 734
—, Stoffwechselstörungen 732
—, Torticollis (Schiefhals) 734
—, Transplantation 171
—, Trichinose 32, 733
—, Tuberkulose 734
—, Tumoren 275, 279
Muskelatrophie, infantile, spinale, progressive (WERDNIG-HOFFMANN) 417
—, spinale, progressive (DUCHENNE-ARAN) 416
Muskeldystrophie, primäre, juvenile, progressive (ERB) 732
Mutation 15, *52*, 61
—, Gen- 52
—, Geschwülste 266
—, somatische 52
—, Spontan- 52
Mutationsrate 52
Mutilation 228
Mutterkuchen s. Placenta 672
Muttermal, braunes 752
Myasthenie 400, *733*
Myatonia congenita Oppenheim 417
Mycel 206
Mycobacterium leprae 227
— tuberculosis 219
Mycoplasma pneumoniae (primär atypische Pneumonie) 569
Mycosis fungoides *245*

Myelinstoffwechsel 436
Myelitis 425
—, Kompressions- 438
—, Querschnitts- 438
Myeloblasten 349, 355
Myeloblastom 350
Myelocele 403
Myelocystocele 403
Myelocyten 349
Myelocytose 348
Myelodysplasie 717
Myeloische Reaktion, akute 355
Myelom 125, 277, 350
—, plasmocytäres 125, *354*
Myelomeningocystocele 403
Myelopathie, subakute, nekrotisierende (FOIX-ALAJOUANINE) 422
Myelosarkom 352
Myelosarkomatose 350
Myelose 349, 350, *351*
—, akute 355
—, aleukämische 349, 350, *351*
—, chronische 351
—, erythrämische 342
—, funikuläre 344, 436
—, leukämische 349
Mykobakterien 219
Mykosen 206
Myoblasten 276
Myoblastenmyom 275, 276
Myodegeneratio cordis 306, 315
Myofibrom 276
—, Magen 477
—, Uterus 663
Myoglobin 140, 601
Myokard *306* ff.
—, Atrophie 309
—, Degeneration, fettige *306* ff., 313
—, Entzündung 314
—, Fettdurchwachsung 309
—, Fibrose 314
—, Fragmentation 308
—, Infarkt, anämischer 310 ff.
—, Myodegeneratio cordis 306, 315
—, scholliger Zerfall *308*, 314
—, trübe Schwellung 308
—, Tumoren 306
—, Verfettung 306
Myokarditis *314* ff., 319, 429
—, Diphtherie- 228, *314*
—, eitrige 315
—, Fiedlersche 348
—, Fleckfieber- (diffuse) 236
— bei Poliomyelitis 429
— rheumatica 243, *315*
—, Virusinfektion 240
Myokardose 309
Myoma laevicellulare 275
— striocellulare 275
Myomalacie 311

Myome 268, *275*
—, Darm 502
—, Magen 477
—, Niere 619
—, Prostata 642
—, Uterus 663
—, —, intramurale (interstitielle) 663
—, —, submuköse 663
—, —, subseröse 663
—, Vulva 669
Myometritis 658
—, chronische 659
—, Gonorrhoe 659
—, Puerperium 659
—, putride 677
Myosarkom 268, *279*
—, Darm 502
—, Magen 477
—, Uterus 663
Myositis *732* ff.
—, Abscesse 734
—, Dermato- 734
—, eitrige 734
—, Gasbrand (-ödem) 734
—, Gasphlegmone 734
—, Gummen 734
—, interstitielle 734
—, Neuro- 734
—, nichteitrige 733
— ossificans 173, *734*
— Phlegmone 734
—, Polymyositis 734
—, rheumatische 733
—, syphilitische 734
—, Trichinose 733
—, tuberkulöse 734
—, —, Absceß, kalter 734
— bei Virusinfektion 240
— bei Weilscher Krankheit 234
Myotonia congenita 733
Myotoxin 219
Myxochondrom 146, *272*
Myxödem 381, 651
Myxofibrom 146, *272*
Myxom 146, 260, *272*
—, intracanaliculäres 762
Myxosarkom *278*, 709
Myxo-Viren 239, *241*

Nabeladenom 482
Nabelbruch 488
Nabelschnurbruch 488
Nabelschnurumschlingung 425
Nachtblindheit 9, 23, 521
Naevus *752* ff.
—, activated junctional 755
—, blauer 753
—, compound 752
—, dermaler (corialer) 752
— flammeus 273
—, Grenz- (junctional) 752
— bei Lebercirrhose 521

Naevus, Mongolenfleck 753
—, Naevuszell- 752, 753
—, Pigment- 144, *752*, 753
—, Talgdrüsen- 759
— vasculosus 273, 446, *752*
Nahrungsmittelinfektion 25
Nani s. unter Zwergwuchs 680, 683, 684, *685*
Nanosomia infantilis 685
Nanosomia pituitaria 373, 374
Nanosomie s. Zwergwuchs 680, 683, *685*
β-Naphthylamin 258, 632
Narben 21, 160
—, stenosierende 192
—, —, Darm 493, 497, 500
—, —, Magen 471, 474, 480
—, —, Ösophagus 471, 465,
—, —, Wurmfortsatz 498
Narbenbruch 488, 487
Narbengewebe 189, *192*, 195, 204, 290
Narbenkeloide, Haut 749
Narbenkrebs 585, 583, 752
Narbenschrumpfung 99, 192
Nase und -nebenhöhlen 541
— —, Blutungen 541
— —, Otitis media 542
— —, Rhinitis 542
— —, Sinusitis 542
— —, Tumoren 543
Nasenbluten 97
Nasendiphtherie 228
Nasenpolypen 543
Nasen-Rachenfibrom 543
Natrium 7, 391
Natriumstoffwechsel 391, 392
Nearthrose 715
Nebenhoden *633* ff.
—, Cysten 636
—, Entzündungen 634
—, Gonorrhoe 211, 634
—, Tuberkulose 635
Nebenhöhleneiterung 542
Nebenmilz 361
Nebenniere *387* ff., 390
—, Adaptationstheorie 248
—, Adenome 281, 389
—, akzessorische 387
—, Amyloidose 388
—, Aplasie 387
—, Blutungen 47, 210, 229, *388*
—, Elektrolytstoffwechsel 390, 391
—, Entwicklungsstörungen 387
—, Hormone 390, 391, 392, 393
—, Hyperplasie 281, 388, 389
—, Infarzierung hämorrhagische 388, 390
—, Kreislaufstörungen 388
—, Metastasen 390
—, Nekrose 387

Nebenniere, regressive Veränderungen 387
—, subcapsuläre 387
—, Thrombose 388, 390
—, Tuberkulose 388, 390
—, Tumoren *388*, 389, 390, 391
Nebennierenmark, Phäochromocytom 394
—, Sympathicoblastome 449
—, Überfunktion 394
—, Unterfunktion 394
Nebennierenrinde
—, Adenome 391
—, Adrenogenitales Syndrom 392, 393
—, Atrophie 387, 391
—, Hyperplasie 391, 392
—, Hypertrophie 71
—, -keim 59
—, Morbus Addison 388
—, — Cushing 391
—, Pseudopubertas praecox 392
—, Tumoren 391, 392
—, Überfunktion 391
—, Unterfunktion 390
Nebenpankreas 534
Nebenschilddrüse s. Epithelkörperchen 384
Negrische Einschlußkörperchen 241, 430
Neisseria catarrhalis 210
— gonorrhoeae 210
— intracellularis 210
— pharyngis 210
Nekrobiose 154
Nekrose 46, 107, 115, 147, *153*, 191, 199, 200, 201, 204, 206 276
—, Formen der 154
—, —, anämische 155
—, —, aseptische 155
—, —, bakterielle 154
—, —, corticale 699
—, — bei Diphtherie 228
—, —, Druck- 154, 467
—, —, Fettgewebs- 154, 536
—, —, fibrinoide *244*, 329, 348, 472, 734
—, —, gallige 508
—, —, hämorrhagische 100, 154
—, —, ischämische 104, 361, 634
—, —, Koagulations- 16, 23, *154*, 155, 471
—, —, Kolliquations- 23, *154*, 471
—, —, trophoneurotische 154
—, —, in Tumoren 255, 446
—, —, verkäsende 571, 220
—, Organlokalisation
—, —, Darm 485, 488, 491, 494

Sachverzeichnis 811

Nekrose, Organlokalisation, Gehirn 418, *419*, 420, 424, 440
—, —, Hypophyse 370
—, —, Knochen 697
—, —, Leber 509, 514
—, —, Media 322
—, —, Niere 591, 592
—, —, Pankreas 535
Nekrosin 177
Nekrotoxin 207
Nematoden 30
Neoplasma s. unter Tumoren 268
Nephritis 48, 49, 304, 538, *592*, *606* ff.
—, abakterielle 606
—, Abscesse, paranephritische bei 616
—, —, perinephritische bei 615, 616
—, Albuminurie bei 610
—, ascendierende 596, 615, 616
—, Ausscheidungsabscesse 614
—, bakterielle 613
—, Feld- 608
—, Glomerulo- 209, 245, 387, *606*, 592
—, —, akute 113, 606
—, —, —, hämorrhagische *606* ff., 611
—, —, chronische 113, *609*
—, —, — bei Kalkgicht 138
—, —, diffuse 606
—, —, herdförmige 606
—, —, lobuläre 606
—, —, membranöse 245, 604, 611
—, —, proliferierende 608
—, —, subakute 608
—, hämatogene descendierende eitrige 613
—, Herd- (Löhlein) 612
—, interstitielle *613*, 615
—, — bei Scharlach 209
—, — bei Weilscher Krankheit 234
—, Kriegs- 608
—, Masugi- 611, 612
—, Papillenspitzennekrosen 615, 616
—, Para- 615
—, Peri- 615
—, Pyelo- 596, *615*, 616
—, seröse 601, 612
—, sklerosierende, destruierende 615
—, tuberkulöse 617
Nephrolithiasis 623, 625, *629*
Nephropathia diabetica (Kimmelstiel-Wilson) 397, *605*, 606
Nephrose 113, 592, *592*, *598* ff. 606
—, akute 601

Nephrose, Aminonucleosid- 602, 606
—, Amyloid- 605
—, cholämische 600
—, Drahtschlingenphänomen bei Erythematodes 606
—, Glomerulo- 593, 604
—, — membranöse 605
—, glykämische 600
—, hypochlorämische 602
—, ikterische 508
—, Kalk- 602
—, lipämische 600
—, Lipoid- 600, *602*, 605
—, nekrotisierende 601
—, Pyonephrose 616, 625
—, —, käsige 618
—, Sublimat- 601
—, Tubulus- 601
—, urikämische 600
Nephrosklerose 322, 592, *593*
—, Arteriolosklerose *593* ff., 598
—, Arteriosklerose *593* ff., 598
—, Hypertonie 593, 595
—, maligne 595, 596
—, Narben, arteriosklerotische 594
Nephrotisches Syndrom 113, *598*, 602
Nerven *447*
—, Amyloidose 125
—, Degeneration 9
—, Entzündung 447
— bei Ernährungsstörungen 447
— bei Intoxikationen 447
— -lähmung 417
— — bei Diphtherie 228
—, Ödem, angioneurotisches 113
—, Regeneration 163, 164
— bei Stoffwechselstörungen 447
—, Transplantation 171
—, Tumoren 448
Netzhautangiomatose 446
Neurinofibrome, Haut 540
Neurinom 448, 449
Neuritis 45, 447
Neuro-Allergie 433
Neuroblastome 256
—, granuläre 276
Neuroepithelioma retinae 446
Neurofibrome, Haut 749
Neurofibromatose (Recklinghausen) 264, 446, *450*
Neurohypophyse 372
Neurom 164, 448
—, Amputations- 164
Neuromyositis 734
Neuronophagie 413
Neutralfett 126, 510
Neutropenie 356
Nicotin 10
Nicotinsäureamid 10

Niemann-Picksche Krankheit 133
Niere *589* ff.
—, Abscesse 614, 615, 616
—, Adenom 446, 759
—, Albuminurie 592
—, Amyloidose 124, 605, 599
—, Anämie 600
—, Antigen-Antikörperkomplex 612
—, Anurie 601, 613
—, Aplasie 590
—, Argyrose 139
—, Arteriitis 613
— Arteriolonekrose 594
—, Arteriolosklerose 592, *593*, 598
—, Arteriosklerose 317, *593*, 598
—, Atrophie 592
—, Autoantikörper 45
—, Bilirubininfarkte 600
—, Brightsche Nierenkrankheit 592
—, Chromoprotein- 601
—, Crush- 601
—, Cysten, solitäre 618
—, Cysten- 618
—, degenerative Veränderungen 599
—, Diabetes 600
—, Drahtschlingenphänomen (Erythematodes) 606
—, Eiweißspeicherung, kadaveröse 599, 600
— bei Eklampsie 606
—, Elektrolytstoffwechsel 596 ff.
—, Embolie 591
—, Enzymdefekte 598
—, Erythematodes 606
—, Erythrozyturie (Hämaturie) 606, 610
—, Glomerulonephritis 606
—, —, membranöse 604
—, Glomerulonephrose 604
—, Goldblatt- 595, 596
—, Granularatrophie, gelbe 610
—, —, rote 594
—, Granulomatose, Wegnersche 613
—, Hämoglobinzylinder 601
—, Harnsäureinfarkte 600
—, Hydronephrose 622, 666
—, Hypernephrom (Grawitz Tumor) 620
—, Hypertonie, renale 317, 593, *595* ff., 606, 609, 669
—, Hypertrophie 166
—, Hypoplasie 589, 590
— bei Hypoxämie 600
— bei Ikterus 143
—, Infarkte, anämische 107, 199, 590, *591*
—, —, hämorrhagische 592

Niere, Infarzierung, hämorrhagische 591
—, Insuffizienz 609
—, Kalkinfarkt 602
—, Kalkmetastase 138, 602
—, Kittniere 618
—, Mißbildungen 589
—, Mörtelniere 618, 625
—, Myoglobinzylinder 601
—, Nekrosen 47, 591
—, Nephritis 592, *606* ff.
—, Nephrose 592, *598* ff., 606
—, Nephrosklerose *593*, 592
—, Ödem, renales 112
—, Oligurie 601, 610, 613
—, Papillenspitzennekrosen 615
—, Paranephritis 615
—, Periarteriitis 613
—, Perinephritis 615
—, Plasmocytom- 599, 606
—, Proteinurie 606
—, Pyelonephritis 597
—, Pyonephrose 616, 625
—, —, käsige 617
—, Regeneration 163
—, Regulation, hormonale 596, 597 ff.
—, Sack- 624, 625
—, Schädigung, toxische 600, 606
—, Schock- 601
—, Schrumpf- s. dort 592, 593, 594, 595
— bei Schwangerschaftstoxikose 606
—, Stauung, chronische 102, *590*, 600, 606
—, Stauungsinduration 591
—, Streptokokken 612
—, Sublimat- 137, 601
—, Thrombose *591*, 606, 669, 673
—, Transplantat (Homo-) 167
—, Trübung kadaveröse 599
—, Tumoren 341, 619
—, Urämie 589, 606
—, Wilms-Tumor (Adenosarkom) 619
Nierenbecken *622*
—, Cholesteatom 625
—, Hydronephrose 622
—, Mißbildungen 622
—, Plattenepithelmetaplasie 625
—, Pyelitis 622, *625*, 631
—, Pyelonephritis 622, 625, 631
—, Steine 622
—, Tumoren *625*
Nierensteine 623, *629*, 630
Nierensteinkoliken 631
Nierentuberkulose 224, 225, *617*
—, ascendierende 617

Nierentuberkulose, Ausscheidungstuberkulose 617
—, descendierende 617
—, geschlossene 617
—, miliare 617
—, offene 617
Nikotin, Arteriosklerose 327
Nitrosamin 258
Nocardia asteroides 231
Nocardiose 231
Non-disjunction 61
Noradrenalin 394, 597
normosomer Typus 56
Normoblasten 346
Nosologie 1
Notfallsreaktion (CANNON) 248
Novyscher Bacillus (Clostridium Novyi) 218, 219
Nucleinsäuren, Viren 237
Nucleinsäurestoffwechsel, Geschwülste 265, 266
Nucleoid, Viren 237, 238
Nucleus pulposus-Hernie 730
Nystensche Regel 153

O-Bein *718*, 683
Oberflächencarcinom 292
Obesitas 12, 127
Obliteratio pericardii 320
Obliteration 58
—, Aneurysma 334
Obstruktionsemphysem 556
Obturationsatelektase *561*, 579, 582
Obturationsileus 484
Occlusionshydrocephalus 404
Ochronose 126
Odontome 459
Ödem 46, 47, *108*, 120, 135, 392, 555, 562
—, agonales (Lungen-) 555
—, allergisches 555
—, angioneurotisches 555
—, Ausgleichs- 114
—, chronisches (Lungen-) 555
—, Darm- 484
—, elephantiastisches 109
—, entzündliches 109, *113*, 220
—, ex vacuo 114
—, gallertiges (Lungen-) 555
—, Glottis- 543, 545
—, Gravidität 669
—, Haut- 338
—, Hirn- 439, 440
—, Hunger- 12, 112, *113*
—, Hydrops congenitus 114
—, Intima- 329
—, kachektisches 113
—, kardiales 113
—, Kehlkopf- 543, 546
—, kollateral entzündliches 220, 555
—, Lungen- 562, 555
—, malignes 219
—, marantisches 113

Ödem, mechanisches 109, 113
—, Nieren- 592
—, Quinckesches 113
—, renales 112, **113**
—, Stauungs- 110, 113
—, toxisches 109, *113*, 608
—, —, Gehirn 439, 440
—, —, Lunge 555
— bei Vitamin B-Mangel 9
Ödemflüssigkeit, Beschaffenheit 112
Oesophagitis 467
— cystica 467
Oesophagomalacia acida 552
Oesophago-Trachealfistel 464
Oesophagus *463*
—, Atresie 464
—, Carcinom 550, *467* ff., 587
—, Cysten 467
—, Decubitalgeschwüre 467
—, Divertikel 466
—, Entzündung 467
—, Erweiterung 466
—, Fremdkörper 465
—, Geschwür 473
—, Hyperplasie d. Schleimhaut 467
—, Leukoplakien 467
—, Magenschleimhautinseln 464
— Melanom 753
—, Mißbildungen 464
—, Stenosen 465
—, Tumoren 465, 467
—, Varicen 467
—, Verätzung 471
Oesophagusdrüsen, obere kardiale 464
Oestrogene 644, 647
—, Geschwülste 262
—, Lebercirrhose 521
Ohnmacht 72
Oidium albicans 207
Oligämie 340
Oligocythämie 341, 342
Oligodendrogliazellen 443
Oligodendrogliom 446, 443
Oligophrenia phenylpyruvica 126
Oligospermie 637
Oligurie 601, 610, 613
Olliersche Krankheit 706
Oncosphären 28, 29
Onkocyten 125
Onkocytom *125*
Onkologie 268
Oophoritis 459, 539, *646*
Oophorome 650
Opsonine 44
Opticusatrophie 55
Orbitalabsceß 542
Orbitalphlegmone 412
Orchitis 459, *634*
—, abscedierende 634
—, akute 634

Orchitis, chronische fibröse 634
— bei Mumps 241
—, tuberkulöse 635
Organdisposition, Geschwülste 254, 255, *263*
Organisation *198*, 204, 320
Organresistenz, Geschwülste 255
Organrezidive 255
Organtuberkulose 222, 223, 224, 225
Orientbeule 34
Osgood-Schlattersche Erkrankung 698
Oslersche Krankheit 87, *273*
Ostéoarthropathie hypertrophiante pneumique 689
Osteoblasten 678
— osteoporose 684, 686
Osteochondritis deformans coxae juvenilis 698
— dissecans 697, 729
— —, König 698
— syphilitica 703
Osteochondrom 706
Osteoclasten 197, 200, *678*, 686, 699
— osteoporose 686
Osteodystrophia fibrosa generalisata (v. Recklinghausensche Krankheit) *696*
Osteodystrophia generalisata cystica 386
Osteodystrophie, braune Tumoren bei 704
—, nephrogene generalisierte 387
Osteofibrosis deformans, juvenilis (fibröse Dysplasie) 695
Osteogenesis imperfecta 147, *680*, 683
— —, Typ Lobstein 680
— —, Typ Vrolik 680
Osteoid 137, *677*, 681, 684, 692
— in Sarkomen 279
Osteoid-Osteom 705, 707
Osteoidsarkom 709
Osteoklasten s. Osteoclasten
Osteolyse, endostale 8, 689
Osteoma 705
— der Dura mater 408
— durum 708
— eburneum 708
— spongiosum-medullare 708
—, tote 709
Osteomalacie 11, 12, 682, 687, *692*, 716
Osteomyelitis 123, 208, 689, 697, *698* ff., 722
—, chronische 699
—, gummöse 703
—, posttyphöse 212
— bei Sinusitis 542
—, tuberkulöse 700

Osteomyelosklerose, Anämie 342
Osteophyt 689
—, rachitischer 683
—, Schwangerschafts- 689
Osteopoikilie 692
Osteoporose 12, 149, 391, *686*, *687*
—, senile 151, 686
Osteopsathyrosis 680
Osteosarkom 709
Osteosklerose 342, *689*
Ostitis cystica 696
— — multiplex Jüngling 227
— deformans Paget 693 f.
— fibrosa 695
—, kondensierende (sklerosierende) 699
—, rarefizierende 699
— bei Sinusitis 542
—, sklerosierende (kondensierende) 699
Otitis media 209, 406, 412, 435, 490, *542*
— — bei Grippe 241
Otosklerose 691
Ovarialgravidität 670
Ovarial-Hormone 262
Ovarium *646* ff.
—, Abszeß 646
—, Adenoma tubulare testiculare 650
—, Adenomyose 662, 663
—, Amenorrhoe 647
—, Aplasie 652
—, Arrhenoblastom 650, 653
—, Atrophie *646*, 653
—, Brenner-Tumoren (Oophorom) 650
—, Carcinome 650
—, Cystadenom 648
—, Cysten 540, 541, *646*
—, Cystome 280, 648
—, Degeneration, kleincystische 647
—, Demons-Meigs-Syndrom 651
—, Dermoidcysten 648
—, Dysgerminom 650
—, Entzündung 211, 646
—, Fibroma thecocellulare xanthomatodes 651, 653
—, Fibrome 650
—, Geschwulstmetastasen 650
—, Granulosazelltumoren 650, 653
— gyratum 646
—, Kastration 652
—, Klimakterium 651, 662
—, Krukenberg-Tumor 650
—, Mastopathie 652, 653, 761
—, Menorrhagie 652
—, Metrorrhagie 652, 653, 662
—, Oberflächenpapillom 649
—, Oophorom 650

Ovarium, Regenerationsfähigkeit 164
—, Stein-Leventhal-Syndrom 647
—, Struma ovarii 66
—, Teratom 65, 66
—, Turner-Syndrom 652
—, Überfunktion 652
—, Unterfunktion 651
—, Virilisierung 647, 653
Ovula Nabothi 661
Oxalatstein 630
Oxydasereaktion 351
17α-Oxy-Progesteron 393
Oxytryptamin 505
Oxyuren-Appendicitis 499
Oxyuris vermicularis 31
Ozaena 542

Pacchionische Granulation 409
Pachycephalus 679
Pachydermia laryngis 545
Pachydermie *280*, 338
Pachymeningiosis 408
Pachymeningitis chronica 407
— interna haemorrhagica chronica 407
— purulenta 406
— tuberculosa 438, 407
— — externa 701
Pädatrophie 490
Paget, Ostitis deformans *693* f. 710
Paget-Krebs(-Krankheit) 764
Palatoschisis 450
Pallidumnekrose 436
Panaritium articulare 744
— osseum 744
— tendinum 744
Pancoast-Tumor 583, 585
Pancreas accessorium 534
— annulare 534
Pankarditis rheumatica 243
Pankreas, Apoplexie *534* ff., 537
—, Atrophie 535
—, Blutungen, Blutaustritte 537
—, Bronzediabetes 534
—, Carcinom 535, 650
—, Cirrhose 396
—, Cysten 537
—, cystische Pankreasfibrose 535, 500
—, Diabetes 394, 397
—, Ductus pancreaticus 535
—, — —-Narben 535
—, — —-Steine 535
—, — —, Verschluß 535
—, Entzündung 535 ff.
—, Fettnekroseherde 154, 536
—, heterotopes 482, 534
—, Kalkspritzer 536
—, Lipomatose 165, 535
—, Mucoviscidosis 535
—, Nekrosen 394, 536

Pankreas, Sequestration 537
—, Sklerose 535
—, Tumoren 535, 650
Pankreatitis 211
—, chronische 535
Panmyelophthise 349, 355, 356
—, essentielle 357
Panzerherz 37, 320
Panzerkrebs, Mamma 762
Papageienkrankheit 242
Papeln 740
Papilla Vateri, Carcinom 534
Papillen(spitzen)nekrose, Niere, 398, 615, 616
Papillomatose, Kehlkopf 546
Papillome 260, 280
—, Darm 505
—, Harnblase 631
—, Kehlkopf 546
—, Magen 477
—, Mundhöhle 453
—, Nierenbecken 625
—, Ovar
—, —, Oberflächen- 649
—, Plexus chorioideus 443
—, Trachea 546
—, Ureter 625
Papula, Lues 232, 746
—, Lymphogranuloma inguinale 242
—, Pocken 242
Paracentese 542
Paracholie 509
Paracystitis 628
Paradentitis 456 ff.
—, apikale 456
—, marginale 456 f.
Paradentose 456
Paradoxe Embolie 94, 295
Paragranulom 247
Parakeratose 737, 740
Paralyse, Landrysche 447
—, progressive 233, 427 430
Paralyseeisen 431
Paralysis agitans 417
Parametritis, chronische 659
—, phlegmonöse 659
—, Schwielen 659
Paramyloid 125, 354
Paramyloidose 125
Paranephritis 615, 616
Paraphimose 645
Paraplastische Stoffe 147
Paraproteine 125, 358, 366, 606
Paraproteinase 125
Parasiten 24, 41, 64
—, Autoantikörper 347
— -Embolie 90
—, extracelluläre 34
—, Haut 755
—, intracelluläre 34
—, Leber 528
—, Nervensystem 412
—, pflanzliche 205

Parasiten, tierische 26, 205
—, Verkalkung 137
Parastruma 384
— maligna 384, 385
Parathormon 138, 384
Paratyphus 491, 495
—, Leber 525
Paravaccine Virus 242
Parkinsonismus, postencephalitischer 430
Parkinsonsche Krankheit 417, 430
Paronychie 744
Paroophoron 69, 70
Paroophoroncysten 647, 648
Parotis-Mischtumor 461
Parotitis 241, 459
—, ascendierende eitrige 459
—, chronische 459
— epidemica 241, 459
—, sklerosierende 459
Parovarialcyste 647, 648
Parthenogenese 65
Parvobakterien 215
Paschensche Körperchen 242
Pasteurella pestis 215
— pseudotuberkulosis 216
— tularensis 215
Pathergie 42
pathogen, fakultativ obligat 38
Pathologie, geographische 20
Paul Bunnelsche Probe 348
Paulscher Versuch 242
Peitschenwurm 33
Pelgersche Kernanomalie 54
Pellagra 10, 15
Pelveoperitonitis 539, 654, 659
Pemphigoid 743
pemphigus neonatorum 207
— syphiliticus 234, 746
— vulgaris 742
Pendred-Syndrom 382
Penis 644
—, Balanolithen 645
—, Elephantiasis 645
—, Entzündung 645
—, Epispadie 644
—, Erythroplasie 752
—, Filariosis 645
—, Hypospadie 644
—, Induratio penis plastica 645
—, Kondylome breite 645
—, Paraphimose 644
—, Phimose 644, 646
—, Präputialsteine 644
—, Priapismus 644
—, Ruptur 644
—, Smegmolithen 645
—, Ulcus durum 645
—, — molle 645
—, Tumoren 645
Pentose 135
Pentosurie 119

Perforation, Darm 484
—, Magenulcus 469, 474
Perforationsperitonitis 213, 538, 539
Periappendicitis 498
Periarteriitis 328
—, Niere 613
— nodosa 147, 245, 329
Periarthritis 565
Peribronchiolitis 550, 667
Peribronchitis 550, 567
Pericarditis adhaesiva 199, 320
— epistenocardica 312
— fibrinosa sicca 319, 587
— rheumatica 243
— tuberculosa 319
Perichondritis, Kehlkopf 544
Pericystitis 628
Perikarderguß 319
Perikarditis, eitrige 319
—, jauchige 319
—, konstriktive 606
—, krebsige 319
—, metastatische 565
—, urämische 589, 319
Perikardschwarte, Verkalkung 138
Perilymphadenitis 367, 368
Perilymphangitis 339
Perimetritis 658
—, Pelveoperitonitis 659
Perinephritis 615, 616
Periorchitis adhaesiva 640
— proliferativa s. plastica 640
—, tuberkulöse 635
Periostitis 699
—, akute 699
—, hyperplastica 689
—, ossificans syphilitica 703
—, ossifizierende 703
— bei Sinusitis 542
Periphlebitis 336
Periporitis 743
Periproktitis 506
Perisalpingitis 653
Perisigmoiditis 483
Perisplenitis 365
— adhaesiva 365
— cartilaginea 365
Peristase 53, 96
Peritonealtuberkulose 540
Peritoneum s. Bauchfell
Peritonitis 210, 319, 363, 469, 483, 485, 538 ff., 587
— adhaesiva 540
—, carcinomatöse 540, 541
—, circumscripte 528
—, diffuse 498, 523, 538, 539
—, Diplokokken- 540
—, Durchwanderungs- 538
—, eitrige 479, 498, 539, 540
—, fibrinöse 474
—, gallige 538
—, genuine 538
—, hämorrhagische 537

Peritonitis, kotige 484
—, lokale 538
—, metastatische 538
—, Pelveo- 539
—, Perforations- 538, 539
—, Pneumokokken- 538, 603
—, stercorale 538
—, tuberkulöse 226, 521, 539, *540*
—, —, adhäsive 496
Peritonsillarabsceß 462
Perlgeschwülste 60
Permeabilitätssteigerung 109
Permeabilitätsstörung 135
Perniciöse Anämie (Perniziosa) 10, *343*f., 345, 436
— —, Leber 511
— —, Magen 470, 479
— —, Myocarditis 306
— —, Stomatitis 452
Perniones 20
Peromelie 68
Perthessche Krankheit 698
Pes calcaneus 718
— equino valgus 718
— — varus 718
— equinus 717
— planus 717
— valgus 717
— varus 716
Pest 215
—, Blutantigene 358
Pestbacterium *215*
Petechien 97
Peutz-Jeghers-Syndrom 505
Pfaundler-Hurlersche Krankheit 147, 680
Pfeiffenkopfsteine, Harnblase 629
Pfeiffersches Drüsenfieber 348
Pferdefuß 717
Pfortaderstauung 469, 484
Pfortaderthrombose 100, 361, 469, 470, 484, *520*, 521, 537
Pfortaderverschluß 512, 520
— bei Lebercarcinom 527
Pfriemenschwanz 31
Phänokopien *62*, 382
Phäochromocytome 390, 394
—, Hypertonie 595
Phagedänisches Geschwür 210
Phagocytose 44, *194*, 203, 204
—, Lymphknoten 366
—, Milz 362
Phakomatosen 446
—, Bourneville-Pringle-Syndrom 759
—, Lindau Tumor 537
Pharyngitis 209, 216, *462*
— bei Pocken 241
— bei Virusinfektionen 240
Phenacetin, Niere 615
Phenylalanin 126, 119

Phenylketonurie 119, *126*, 598
Philadelphia-Chromosom 351
Phimose 644
—, angeborene 644
—, entzündliche 645
—, infantile 644
Phlebektasie 337, 338
—, cirsoide 337, 338
—, Darm 502, 506
—, Harnblase 627
—, Oesophagus 467
—, sackförmige 337, 338
—, serpentine 337, 338
—, spindelförmige 337, 338
Phlebitis suppurativa 336
— gangraenosa 336
Phlebofibrose 338
Phlebolithen 85, *137*, 337, 338
Phlebosklerose 338
Phlegmone 187, 208
—, Hand 744
—, Magen 470
—, Muskel 734
—, paravesicale 628
—, sulzige 208, 744
Phlorrhizin-Diabetes 398
Phocomelie 68
Phosgen-Vergiftung 555
Phosphatase, saure 644
Phosphate 11
Phosphatide 126
Phosphatsteine, Harnblase 630
Phosphaturie 598
Phosphor-Stoffwechsel 384, *385*, 386, 677, 681
Phosphor-Vergiftung 120, 129 130, 511
—, Muskel 732
—, Myokard 308
Phthise, Lungen- 224, 578, 579
—, Nieren- 224
— tuberkulöse 224
Physometra 658
Picksche Krankheit 416 (-Atrophie)
Pigmentcirrhose 523
Pigmente 35, 138
—, Abnutzungs- 144
— endogene 138, *139*
—, exogene 194, 138, *139*
—, hämoglobinoge 396, 138, *139*, 509, 511, 512
—, Kohle- 194
—, lipogene 144
—, Malaria- 143
Pigmentflecken 738
—, Haut 450
Pigmentierung 494
—, Darm 494
—, Haut *738*, 742, 752
—, Melanin- 14
—, Mundschleimhaut 450
—, bei Syphilis 232
—, Xeroderma pigmentosum 15

Pigmentierungsstörungen 695, 696
Pigmentkalksteine 531
Pigmentkörnchenzellen 423
Pigmentmangel 126
Pigmentnaevi 144, *752*, 753
Pigmentsteine, erdige 531
Pigmentstoffwechsel 138, 400
Pikrinsäure 139
pilonidaler Sinus 60
Pilzdrusen, Aktinomykose 230
— -Nocardia 231
Pilze 26, 205, *206*
Pilzerkrankungen 206
—, Haut 746
Pinealom 400
Pinselschimmel 207
Pirquetsche Probe 219, 224
Pityriasis versicolor 747
Placenta *672*
— accreta 672, 676
—, Afibrinogenämie 673
—, Blasenmole *673*, 674, 675
—, Blutgerinnungsstörungen 673
—, Chorionepitheliom 674
—, Fibrinkeile 672
—, Hämatom retroplazentares 673
— increta 676, 672
—, Infarkte 672
—, Polyp 673
— praevia 672
—, Syphilis 673
—, Traubenmole 674, 673
—, Tuberkulose 672
Placentarblut 77
Placentarriesenzellen 90
Placentarzotten 90
Plättchenthrombus 79, 86
Plagiocephalus 679
Plaques jaunes 437
— seniles 416
Plasmapherese 112
Plasmathrombokinase 87
Plasmazellen 43, 190, 191, 215, 257
— bei Lues 232, 233
—, Lymphknoten 366
—, Milz 365
— bei Rheumatismus 244
Plasmazellenleukämie 349, 350, *353*
Plasmin 77
Plasminogen 77
Plasmocytom 350, *354*, 358, 366
—, multiples 350
—, Niere bei 599, 606
—, solitäres 350
Plasmocytose 348, 350
Plasmodium falciparum 36
— malariae 36
— praecox 36
— vivax 36

Plattenepithelcarcinom 269, 285, 467, 505
—, Haut 751 f.
—, Kehlkopf 547
—, Lunge 585
—, Mundhöhle 453
—, Penis 646
—, Portio uteri 664ff.
—, Rachenring 463
Plattenepithelmetaplasie 173, 542, 545, 548, 551, 586, 629
—, Nierenbecken 625
—, Respirationstrakt 546
Plattfuß 57, 717
Platycephalus 679
Plaut Vincentsche Angina 217, 234, 462
Plethora 391
— polycythaemica 340
— serosa 340
Pleura 586
—, Blutungen 586
—, Carcinose 587
—, Ekchymosen 586
—, Empyem-(Pyothdax) 241, 587
—, Endotheliom 588
—, Entzündungen 587
—, Exsudat 561
—, Hämothorax 586
—, Hydrothorax 586
—, Lymphangiosis carcinomatosa 589
—, Pneumothorax 569, 586
—, Pyopneumothorax 587
—, Traumen 587
—, Tumoren 588
Pleuraschwarte 138, 317, 550, 588
—, Verkalkung 138, 588
Pleuritis adhaesiva 199, 566, 588
—, carcinomatöse 587, 589
—, eitrige 241, 570, 587
—, Empyem-(Pyothorax) 241, 565, 587
— fibrinosa 198, 554, 565, 566, 570, 587
—, hämorrhagische 587, 589
—, jauchige (=putride) 587, 570
—, käsige 588
—, metastatische 587
—, Pleuraschwarte 588
—, Pleuropneumonie 570, 565
—, sero-fibrinöse 587
— sicca 587, 587
—, Synechien 588
—, tuberkulöse 226, 587
—, Verkalkung 588
—, Verknöcherung 588
Pleuropneumonie 565, 570
Plexus chorioideus, Hydrocephalus 441
— —, Papillome 443

Plummer-Vinson-Syndrom 344, 345
Pneumatosis cystoides intestini 502
Pneumobacterium, Friedländer 214, 565
Pneumokokken 210
—, Endocarditis 302
—, Meningitis 411
—, Peritonitis 538, 603
—, Pneumonie 563, 565, 566
—, Oedem 563
Pneumocystis Carinii 569
Pneumocystispneumonie 569
Pneumokoniosen 139, 580
—, Eisenstaub 139
—, Silikose 195
—, Steinstaub 139
—, Tonstaub 139
Pneumomalacia acida 469, 552
Pneumonia alba 570
Pneumonie 210, 319, 562 ff., 582
—, abscedierende 565, 566, 568, 570
— bei Aktinomykose 570
— bei Aspergillose 570
—, Aspirations- 547, 552, 567, 568
—, Broncho- 566, 567
—, chronische 199, 551, 553, 565, 566, 568
—, croupöse 202, 204, 412, 563 ff.
—, Desquamativ- 571
— bei Diabetes mellitus 398
—, dissezierende 569
—, exsudative 563, 571
—, fibrinöse 202, 204, 412, 563 ff., 571
—, fibrosierende 199, 551, 566, 568
— bei Fleckfieber 237
—, Friedländer- 565
—, gangräneszierende 565, 566, 568, 570, 571
—, gelatinöse 571
— bei Grippe 241
—, hämorrhagische 241, 565
—, Hamman-Rich-Syndrom 569
—, Hepatisation 564, 566
—, Herd- 566, 567
—, hypostatische 103, 566
—, Indurativpneumonie 553, 566, 568
—, Infiltrate, eosinophile 569
—, interstitielle 563, 568, 569, 570
—, käsige 572ff.
—, Karnifikation 566
—, Kollapsinduration 562
—, lobäre 202, 204, 412, 563 ff.
—, lobuläre 566, 567
—, Lungencirrhose, muskuläre 569

Pneumonie bei Masern 240
— bei Mucoviscidose 535
—, Mykoplasma- 569
—, peribronchioläre 217, 550, 567, 568
—, pleurogene 568
—, Pleuropneumonie 565, 570
—, Pneumocystis- 569
—, primär atypische 569
—, proliferative 563, 566
— bei Psittakose 242
—, Pyopneumothorax 570
—, Riesenzellpneumonie 569
—, schlaffe 565, 567
—, sequestrierende 569
—, tuberkulöse 572 ff.
— bei Typhus 212
Pneumothorax 561, 586
—, Pyo- 587
—, Spannungs- 587
—, Ventil- 587
Pocken 241, 242, 743
—, Blutantigene 358
Podagra 725
Poikilocytose 343
Polioencephalitis 425, 426, 427
Poliomyelitis 238, 411, 417, 427
— anterior acuta 425, 426, 427
— epidemica 425, 426, 427
Polio-Viren 428
—, Typ Brunhilde 428
—, Typ Lansing 428
—, Typ Leon 428
Polyarthritis, primär chronische 244, 723
— rheumatica 243, 723
—, sekundär chronische 723
Polyblasten 190
Polycythämia 341, 342, 347, 350, 357, 622
— secundaria 342
— vera 342
Polydaktylie 55, 68
Polydipsie 372, 386, 392, 396
Polyganglioradiculoneuritis 447
Polyglobulie 5, 340, 341, 350
Polymastie 759
Polymyositis acuta 734
Polyneuritis 9, 429, 447
— bei Diphtherie 228
Polyneuropathie 447
Polyoma-Virus 259
Polyp, Placentar- 673
Polypen 281, 288, 289
—, Cervix 664
—, Darm 485, 503, 505
—, Harnblase 631
—, Kehlkopf 546
—, Magen 477
—, Nasenhöhle 543
—, Uterusschleimhaut 661, 663
Polypeptide 77

Polyposis adenomatosa 503
—, Darm 477
— intestini 264
—, Magen 477
Polythelie 760
Polyurie 372, 386, 396, 392
Poncetscher Rheumatismus 244
Porencephalie 424
Porolymphadenitis, Lymphogranuloma inguinale 242
Porphyrie, akute 345
—, erythropoetische 345
—, latente 345
Porphyrin 15
Porphyrmilz 364
Portio, Carcinom 664 ff.
—, Ektropion 661
—, Erosion 659 ff.
—, —, echte 660
—, —, glanduläre 660
—, —, papilläre 660
—, Eversion 661
—, Pseudoerosion 660
Posthitis 645
Potenz, prospektive 173
Pox-Viren 239, 241
Pox-Virus vacciniae 242
— bovis 242
Praecancerose 265, 292
—, Haut 752, 754
Präcipitathyalin 122
Präcipitin 44
Prädiabetes 397
Präeklampsie 670, 669
Präputialsteine 137, 645
Prästase 19, 73, 177
Pregnantriol 393
Priapismus 644
Primäraffekt, Appendicitis 497
—, Lepra 227
—, syphilitischer 232, 645, 669
—, —, Haut 745
—, —, Mundhöhle 453
—, —, Uterus 659
—, tuberkulöser 426, 578
—, —, Darm 224, 495, 496
—, —, Lunge 224
—, —, Mittelohr 224
—, —, Tonsille 224, 451
—, Tularämie 215
Primäreffekt 15, 115
Primärkomplex, tuberkulöser 224, 225, 578
—, — intestinaler 496
—, — pulmonaler 578
Primärstadium, Lues 231
Primordialcyste, Zähne 454
Proc. vermiformis s. Wurmfortsatz
Proerythroblasten 342
Profibrinolysin 77
Progesteron 393
Proglottiden 27, 30

Progression, Geschwülste 256
Progressive Veränderungen 175
Prokonvertin 77
Proktitis 506
Proktodäaldrüsen 507
Prolaps 57
—, Darm 486
—, Uterus 656
—, Zwerchfell 489
Prolapsus ani 485
— recti 485
Proliferation, Tuberkulose 222, 571, 575
promoting factor 266
Properdin 49, 168, 204
— -Spiegel 49
— -System 49
Prosopothoracopagus 68
prospektive Bedeutung 250
— Potenz 250
Prostata 640
— -Abscesse 633, 641
— -Atrophie 640
— -Carcinom 133, 263, 643, 711
— -Entzündungen 640
— -Hypertrophie 642 ff.
—, Schnupftabaksprostata 640
— -Steine 640
— -Tumoren 642
Prostatitis 640
—, abscedierende 633, 641
—, akute 640
—, Gangrän 641
—, gonorrhoische 210, 640
—, hämatogen-metastatische 640
—, Harninfiltration 645, 641
—, tuberkulöse 641
Proteindiarrhoe 500
Proteinmangel, Leber 515, 516
Proteinurie, Niere 602, 606
Proteus vulgaris 215
Prothrombin 11, 77, 87
Prothrombin-Mangel 87, 470, 508
Prothrombokinase 77, 87
Protozoen 26, 33
Psammocarcinome 650
Psammogliome 446
Psammom 138, 255
—, Dura mater 409
Psammomkörper 138
Pseudarthrose 714
Pseudoamitose 115
Pseudoankylose 727
Pseudobulbärparalyse 420
Pseudodiabetes insipidus 372
Pseudoerosion, Portio 660
Pseudohämophilie 347
Pseudohermaphrodit 71
Pseudohermaphroditismus 71, 389
—, externus femininus 71
—, — masculinus 71
—, internus femininus 71
—, — masculinus 71

Pseudohypertrophia lipomatosa 127
Pseudohypertrophie 165, 733
—, Skeletmuskel 165
Pseudokavitation 18
Pseudoknorpel 461
Pseudo-Krupp 543
Pseudoleukopenie 73
Pseudomelanin, Magen 470
Pseudomelanose 142
Pseudomembran 183, 186
—, croupöse 228
—, diphtherische 228
—, fibrinöse 228
Pseudomonas pyocyanea 231
Pseudomucin 461, 648
Pseudomucincystom 282, 648
Pseudomyxoma peritonei 499, 541, 649
Pseudopubertas praecox 392
Pseudoschleim, Mischtumoren 461
Pseudosklerose, Westphal-Strümpell 523
Pseudotuberkel 540
Pseudoxanthom 147
Pseudoxanthoma elasticum 147
Pseudoxanthomzellen 133, 191, 529
Psittakose 242
Psoriasis 737
— plantaris et palmaris syphilitica 746
Pubertas praecox 392, 400, 638, 653, 695
Puerperalfieber 676, 677, 653, 659
Puerperalsepsis 653, 659, 676, 677, 668
—, Arthritis 722
Puerperium, Endometritis, nekrotisierende 677
—, —, puerperale 677
—, Mastitis 760
—, Sepsis 653, 659, 676, 677
Puhlscher Reinfekt 579
Pulmonalembolie 92, 553
—, foudroyante = fulminante 553, 554
Pulmonalhypertonie 716
Pulmonalsklerose 326
Pulmonalstenose 317
Pulpagranulom 455
Pulpahyperplasie, Milz 364
Pulpapolyp 456
Pulpitis 456
Pulpom 364
Puls, Kollaps 72
—, Schock 72
Pulsionsdivertikel 467
Purpura 86, 97, 347, 356
— cerebri 422
—, Schönlein-Henoch 348
—, thrombocytopatische 347
—, thrombopenische 347

Purpura, thrombotische thrombocytopenische 348
Pus 204
Pustel, maligne 219
Pusteln 232, 242, 740, 743
— bei Pocken 242, 743
Pyämie *40*, 201, 202, 208, 336, 412, 633, 700, 743
—, Gelenke 722
—, Lunge 570
—, Myokard 315
—, Niere 613, 614
—, Orchitis 634
—, Pleuritis 587
—, Sinusitis 542
Pyarthros 722
Pyelitis 615
—, ascendierende 631
—, chronische 625
— cystica 625
—, eitrige 625
—, katarrhalische 625
—, pseudo-membranöse 625
—, tuberkulöse 617
Pyelonephritis 597, *615*, 625, 631
— bei Diabetes mellitus 398 s. auch bei Nephritis
pyknischer Habitus (Typus) 57
Pyknose 156
Pylephlebitis 523
Pyle-Syndrom 692
Pylorospasmus 480
Pylorusstenose 475, 480
— bei Carcinom 478
—, narbige 475
Pyocephalus, internus 411
Pyocyanin 231
Pyodermie 743
pyogenetische Membran 191
Pyometra 658, 659
—, tuberkulöse 659
Pyon 186
Pyonephrose 616, 628
—, käsige 618
Pyopneumothorax 570, 578, *587*, 581
Pyosalpinx 654
— tuberculosa 655
Pyothorax 578, 587
Pyridoxin-Mangel 345
pyrogene Stoffe 203
Pyrotoxine 203

Q-Fieber *236*
Quaddel 740
Quadratschädel 683
Quartana 36
Quarzkristalle 23, 195, 582
Quarzstaub 582
Quecksilbervergiftung, Darm 493
—, Niere 606
Querschnittsmyelitis 438
Quinckesches Ödem *113*, 546
Quotidiana 36

Rabies 241, 430
Rachen 462
Rachendiphtherie 184, 185, 214, 228, *462*
Rachenfibrom, Nasen- 543
Rachischisis 402, 404
Rachitis 22, 55, 137, 385, 387, 677, *681* ff., 716
—, Becken, plattes rachitisches 683
—, Craniotabes rachitica 683
—, O-Bein 683
—, Osteophyt, rachitisches 683
—, Quadratschädel 683
—, renale 387
—, Rosenkranz, rachitischer 683
—, Schmelzhypoplasien 454
— tarda 682
—, vitaminrefraktäre 598
—, Wirbelsäulenverkrümmung 683
—, X-Bein 683
—, Zwergwuchs, rachitischer 683
—, Zwiewuchs, Gelenke 683
Radikuloneuritis 447
Radiumstrahlen 258, 738, 739
—, Geschwulsttherapie 255
—, Hautkrebs 752
—, Lungencarcinom 585
Räude 755
Randwulstbildung 721
Rankescher Primärkomplex 224
Ranula 460
Rassedisposition 49
—, Geschwülste 263
Rasseimmunität 49
Raucherkatarrh 544
Raynaudsche Gangrän 154
Reaktion, allergische 42
—, Sofort- 42, 47
— vom Tuberkulintyp 42, 47
—, verzögerte 42, 47
Rechtsherzdilatation *559*, 566, 581
Rechtsherzhypertrophie *559*, 566, 581, 716
Rechtsherzinsuffizienz 551, *559*, 566, 569, 581, 716
Rechts-Links-Shunt 296
Rechtsverschiebung, Leukocyten 343
v. Recklinghausensche Krankheit (Osteodystrophia fibrosa generalisata) 386, 696
— —, Neurofibromatose 446, 450
Rectocele vaginalis 656
Rectum s. unter Mastdarm
Reflux, pyelovenöser 622
—, venöser 105
Regeneration 115, *158*, 173, 201, 248, 249, 342

Regeneration, atypische 159
—, physiologische 158
—, Super- 159
—, unvollkommene 159
Regressive Veränderungen *115*, 175, 255, 292, 306, 321
Reifung 173
Reinfekt, tuberkulöser 226, 579
Reinfektion 25, 226
Reiskörper 724, 731, 734, 735
Reiswasserstühle 231
Reitersche Krankheit 244
Reitknochen 734
Reizbeantwortung 247, 249
Reizdentin 456
Reizleitungssystem 306
Reiztheorie (Geschwülste) 257
Rekrudescenz 188
Relationspathologie 247
Relaxatio diaphragmatica 489
renales Ödem 112
Renin, Niere 596
Reoviren 240
Residualcyste, Zähne 454
Resistenz 38, 47, 49, 226
Resistenzbestimmung der Erythrocyten 346
Resorption, dissezierende 696
—, glatte 677
—, lacunäre 678, 699, 700
Resorptionsatelektase 561
Resorptionsgeschwülste („Braune Tumoren") 277, 696
Resorptionsikterus 508
Restitutio ad integrum 118
Rete ovarii, Cysten 647, 648
Retentio testis 633
Retentionscysten, Darmschleimhaut 505
—, Mamma 760
—, Oesophagus 467
—, Portioschleimhaut 661
—, Speicheldrüsen 460
—, Vulva 669
Retentionsikterus 508
Retentionsmastitis 760
Reticulinfasern 278, 279
Reticulocyten 342
Reticulocytose 341
Reticuloendotheliales System *43*, 194, 195, 212, 214, 236, 396, 507
— — bei Hämosiderose 141
— — bei Malaria 143
Reticulo-Endothelsarkom s. auch Reticulosarkom 279
Reticulosarkom 279, *350*, 353, 355, 366, 463, 705, 710
Reticulosarkomatose 279, *350*, 355
Reticulohistiocytäres System s. Reticuloendotheliales System 43, 194

Reticulose 350
—, aleukämische 355, 704
—, lipomelanotische 367
Reticulumzellen 194, 246, 365, 366
Retinagliom 264, 446
Retinopathia diabetica 397
Retroflexio uteri 656
Retropharyngealabscesse 462
Retroversio uteri 656
Rezidiv bei Entzündungen 188
— bei Geschwülsten 255
—, lokales 255
—, Lymphdrüsen- 255
—, Organ- 255
—, Spät- 255
Rhabdomyom 66, 275
— des Herzens 446
Rhabdomyosarkom 279
Rhachischisis 402
Rhagaden 234, 344, 452
Rheumafaktor 244, 723
Rheumatismus 21, 32, 57, 147, 209, *243*, 244
—, Endokarditis, rheumatische 301
—, Gefäßschäden bei 348
—, Gelenk- 722, 723
—, Muskel- 733
— nodosus 243
—, Pleuritis bei 587
—, Pneumonie bei 569
—, Purpura, rheumatische 348
Rhexisblutung 95, 347
—, Gehirn 422
Rh-Faktor 359, 360
Rh-Inkompatibilität *359*, 360, 509
Rhinitis 412, *542*
— acuta 542
— allergica 542
— atrophicans 542
—, chronische 542
— foetida 542
— hypertrophicans 542
— polyposa 542
—, Virusinfektion 240
Rhinophym 757
Rhinosklerom 543
Rhinosklerom-Bacterium 214
Rhinoviren 239, 240
Rhizopoden 37
Rh-Unverträglichkeit 359f., 509
Riboflavin 10
Rickersche Relationspathologie 247
Rickettsia Burneti *236*
— Prowazeki *235*
Rickettsiosen 26, 40, 205, *235*
Rickettsiosen, Balkangrippe 237
—, Fleckfieber („Typhus fever") 235, 430
—, Q-Fieber 236

Riedel-Struma 375
Riesen s. Riesenwuchs
Riesenharnblase 626
Riesenkerne 115
Riesenkinder 398
Riesenureter 622, 626
Riesenwuchs 398
—, allgemeiner 59
—, hypophysärer 372, 374
—, örtlicher 59
—, proportionierter 686
—, unproportionierter 685
Riesenzellembolie 90
Riesenzellen *118*, 200, 203, 204, 233, 276, 279, 386, 569, 696, 723
—, choriale 675
—, Fremdkörper *118*, 196, 204, 206, 221
—, Langhanssche *118*, 206, 219, 221
— bei Masern 240
— bei Mycosis fungoides 246
—, Osteoclasten 197, 200, 678
—, Sternbergsche *118*, 246
—, Toutonsche *118*
Riesenzellenarteriitis 330
Riesenzellenepulis 277, 457
Riesenzellengeschwülste 276, 750
— der Gelenke 723
— der Haut 750
— der Knochen 704
— der Sehnen und Sehnenscheiden 735
— des Zahnfleisches 277, 457
Riesenzellensarkom 277
Riesenzellenthyreoiditis 375
Riesenzellgranulom, Knochen 705
Riesenzellpneumonie 240, 569
Rigor 420
Rindenprellungsherde 437
Rinderfinne 29
Rindertuberkulose 26
Rindfleischzellen 212
Ringblutungen 422
Rippencaries 760, 761
RNS, Viren 237
Röntgenstrahlen *15*, 16, 52, 738, 739, 258
—, Geschwulsttherapie 255
—, Hautkrebs 752
Röntgenverbrennung 16
Röteln 62
Rosacea 757
Rosenkranz, rachitischer 683
Roseola, syphilitische 746
Roseolen 212, 740
Rotgrünblindheit 55
Rotz 217
Rous-Sarkom 259
Rubeolen 62
Rubor 98, 176, *180*
Rückenmark *412*, 413

Rückenmark, Atrophie 413, 415
—, Degeneration 413, 415
—, Entzündungen 425 ff.
—, Intoxikationen 436
—, Mißbildungen 401 ff.
—, Regeneration 164
—, Stoffwechselstörungen 436
Ruhr, Amoeben- 493
—, bakterielle 491
—, katarrhalische 492
—, tropische 37
Rumpel-Leedesches Zeichen 87, 347
Rundwürmer 30
Runt disease *168*, 400, 500
Ruß 581
Russelsche Körperchen *122*, 215, 354, 470

Sabin-Feldman-Test 34
Saccharomyces 207
Sackniere 624, 625
Sacraldermoid 60
Sacralparasit 63, 64
Säbelbein 718
Säbelscheidentrachea 378, 545
—, senile 546
Sängerknötchen 546
Säuglingsphthise, kavernöse 579
Säuglings-Skorbut 684
Säurevergiftung 23, 396
Safranleber 511
Sagomilz 362, 363
Saisonkrankheiten 21, 22
Salmonellaenteritidis 214
— paratyphi 214
— typhi 212
Salmonelleninfektion des Darms 491, 494, 495
Salpingitis 539, 653ff.
—, akute katarrhalische 653
—, chronische 653, 654
—, gonorrhoische 211, 653
—, isthmica 654, 670
—, — nodosa 654
—, tuberkulöse 655
Salze *7*, 23
Salzverarmung 7
Salzverlust-Syndrom 393
Samenblasen 640
—, Aplasie 640
—, Atrophie 640
—, Entzündung 633, 640
—, Gonorrhoe 211, 640
—, Tuberkulose 640
Samensteine 640
Sanarelli-Shwartzman-Phänomen 46
Sanduhrmagen 475, 480
Saprämie 39
Saprophyten *24*, 26, 33, 37, 38, 40
Sarcoma phyllodes, Mamma 762

Sarcoptes scabiei 27
Sargbildung 703
Sarkoidosis, Morbus-Boeck 227
Sarkom *268*, 277
—, angioplastisches 764
—, Chondro- 709
—, erythroblastisches 341, 342, 350
—, Ewing- 710
—, lymphoblastisches 353
—, Lymphoreticulo- 353
—, Lympho- 353
—, Organlokalisation, Darm- 502
—, —, Harnblasen- 710
—, —, Knochen- 659, 704, 705, *709*
—, —, Leptomeninx- 412
—, —, Magen- 477
—, —, Mamma- 710, 764
—, —, Schilddrüsen- 380, *710*
—, —, Uterus- 663
—, osteogenes 705, 709
—, parossales 705
—, periostales 705, 710
—, polymorphzelliges 276
—, Reticulo- *353*, 705, 710
Sattelnase, syphilitische 234, 543
Sauerstoff 4, 6
Sauerstoffmangel 6
—, Fruchttod durch 672
—, Gehirn 418, 420, 424
—, Knochen 697
—, Leber 511
—, Lunge 561
—, Myokard 309
—, Niere 600, 601
Sauerstoffspannung 17
Saugwürmer 27
Scabies 27, *755*
Schädel, Landkarten- 133
—, Lücken- 679
—, Quadrat- 683
Schädelformen 679
Schädelschuß 438
Schädeltraumen 408
Schädlichkeiten 41, 48
—, belebte 248
—, chemische *23*, 98, 251, 542
—, elektrische 41
—, mechanische 41
—, Strahlen- 251
—, thermische 41, 738
—, toxische 23
—, traumatische 41
—, unbelebte 248, 41
Schafblattern 22, 241
Schalenknochen 703
Schalensarkom, myelogenes 704
Schall 17
Schanker, harter 232, 645, *745*
—, phagedänischer 645
—, weicher *217*, 645

Scharlach 49, *208*, 209
—, Exanthem 740
—, Medianekrosen bei 322
—, Nephritis, interstitielle 209, *611*, 612
—, Pneumonie 567
—, Stomatitis 452
Scharlachstreptokokken 209
Scharlachzunge 452
Schaumannsche Körperchen 227
Schaumleber 510
Schaumorgane 218
Schaumzellen 129, 502
Scheide s. Vagina
Scheidenprolaps 676
Scheinzwitter 71
Schenkelhernie 487, 488
Scheuermannsche Krankheit 698, 716
Schiefhals, angeborener 734
Schiefkopf 679
Schilddrüse 375
—, Adenom 281, *376*, 377, 380
— —, metastasierendes 380
— —, toxisches 382, 384
—, Aplasie 381
—, Basedowsche Krankheit 382
—, Carcinome 380, 711
—, Cysten 377, 376
—, Entzündungen 375
—, Hormone 378, 379, *380*, 382, 383
—, Hyperplasie 281
—, Hypoplasie 381
—, Kretinismus 685
—, Merseburger Trias 383
—, Myxödem 381
—, Pendred Syndrom 382
—, Regeneration 163
—, Sarkom 380
— —, osteogenes 710
—, Strumen (s. dort) *375* ff., 545
—, Tumoren 258, 380
—, Überfunktion 382
—, Unterfunktion 380
—, Zwergwuchs thyreogener 685
Schilderhauszeichnung, Myokard 306
Schimmelpilze, Lunge 570
Schinkenmilz 125, 362
Schinkenmilztypus 125
Schistosoma haematobium 27
— mansoni 27
Schizogonie 35
—, erythrocytäre 35
—, präerythrocytäre 35
Schizomyceten *37*, 207
Schizophrenie 57
Schlafkrankheit 33, 49
Schlammfieber 235
Schlattersche Krankheit 698

Schlauchpilze 206
Schleim, epithelialer 146, 199
—, mesenchymaler 146, 199
Schleimbeutel *731*
—, Entzündung 731
—, Ganglion 731
—, Hygroma praepatellare 731
—, Reiskörner 731
—, Riesenzelltumoren 723
Schleimbildung 145
— in Sarkomen 279
Schleimgranulom 199, 460
Schleimhaut-Hyperplasie (Kehlkopf) 546
— -Metastasen, lymphogene 252
— -Polyp *281*, 477, 546, 663
—, Regeneration 163
—, Tuberkulose 223
Schleimkrebs 146, 287
Schlottergelenk 722
Schmalkopf 679
Schmelzhypoplasie bei Rachitis 454
Schmincke-Tumor s. Lymphoepitheliom 463
Schmorlsches Knötchen 730
Schneeberger Lungenkrebs 258, *585*
Schneeblindheit 14
Schnürfurche 151, 509
Schnürlappen 509
Schnupfen 20, 228, 240, *542*
Schnupftabaksprostata 640
Schock 18, 46, 71
—, anaphylaktischer 46
—, hypoglykämischer 398
Schockniere 601
Schönlein-Henochsche Purpura 348
Schokoladencyste 647, 663
Schorf 162
Schornsteinfegerkrebs 258, 646
Schrumpfblase, entzündliche 629
Schrumpfgallenblase, entzündliche 530
Schrumpfmagen 478
Schrumpfnebenniere 388, 390
—, cytotoxische 388
Schrumpfniere 165, 597
—, arterio-arteriolosklerotische 594, 610
—, arteriolosklerotische 597, 594
—, arteriosklerotische 593
—, nephrotische 595, 597, 610, 611
—, pyelonephritische 597, 616
Schüttelfrost 20, 202
Schüttellähmung 417, 430
Schuhzweckenleber 518
Schultz-Charlton-Phänomen 209

Schuppenflechte 737
Schutzimpfung 46
Schußverletzungen 438
Schwangerschaft, s. Gravidität
Schwangerschaftshypertrophie des Uterus 166
Schwangerschaftsreaktion s. Aschheim-Zondek-Reaktion 675
Schwangerschaftstoxikose 515, 606, *669*
Schwarzwasserfieber 35
Schweinefinne 28
Schweinerotlauf 230
Schweißausbruch 72
Schweißdrüsen 759
—, Absceß 759
—, Hidradenom 759
—, Miliaria crystallina 759
—, Paget-Krebs, extramammärer 764
—, Syringocystom 759
—, Syringocystadenoma papilliferum 759
—, Syringom 759
Schweißfriesel 759
Schweißsekretion 19
Schwellung, hydropische 135
—, markige (Typhus) 213, 494
—, trübe *120*, 308
—, —, desHerzens 214
—, —, der Leber 510
—, —, der Niere 599
—, —, des ZNS 214
Schwiele, Haut- 747
—, Muskel- 734
—, Myokard- 306
Schwimmbadconjunctivitis 242
Schwimmhautbildung 68
Schwindsucht gallopierende 574, 578
Scirrhus *284*, 505, 541
— der Gallenblase 534
— des Magens 477
— der Mamma 762
— des Oesophagus 469
— des Pankreas 537
Scolex 27, 29
Scrophuloderma 744, 745
Scrotum 644
—, Baumwollspinnerkrebs 258, 646
—, Carcinom 258, 263, 646
—, Hydrops 644
—, Schornsteinfegerkrebs 263, 258, 646
Scutulum 746
Seemannshaut 738
Segmentation der Herzmuskelfasern 146
Sehnen und Sehnenscheiden 734ff.
— —, Dupuytrensche Kontraktur 735

Sehnen und Sehnenscheiden, Entzündungen 734f.
— —, Gewebssklerose 734
— —, Hygrom 735
— —, Ledderhosensche Krankheit 735
— —, Nekrosen 734
— —, Panaritium tendinum 744
— —, Rheuma 734
— —, Riesenzelltumoren 277, 723, 735
— —, Tuberkulose 735
Sehnenflecke (Herz) 312, 321
Sehnenruptur 734
Sehnentransplantation 170
Sehpurpur 9
Sekundäreffekt 15, 115
Sekundärinfektion 25, 48
Sekundärstadium, Lues 232
Sekundenherztod 313, *318*
Selbstinfektion 31
Seminom 263, 636
Senkungsabsceß 702
Senkungsgeschwindigkeit 73, 74
Senkungshyperämie *102*, 553
Sensibilisierung 46, 257, 740
Sepsis *39*, 202, 412
—, Arthritis bei 722
—, Cavernen- 578
— bei Endokarditis ulcerosa 303
—, Gonokokken- 211
— lenta 209, *304*
— durch Listeria monocytogenes 229
—, Lungenabscesse bei 570
—, Meningokokken- 210
—, Milzschwellung septische 365
— bei akuter Myelose 355, 356
— Pneumonie 565
—, Puerperal- 653, 668, *676*, 677, 722
— bei Sinusitis 542
—, Staphylokokken- 743
—, Streptokokken- 208
Septicämie 39, 202, 215
Septicopyämie 40, 202
Septum-primum-Defekt 294
Septum-secundum-Defekt 294
Sequestration 200
Sero-Diagnostik 45
Serosacysten 656
Serosatuberkulose 496
Serotonin 47, 177, 505
Serum-Ikterus 517
Serumkrankheit 47
Serumphosphatase 644
Serumtherapie 46
Seuchen 38
Sexualhormone, Geschlechtsentwicklung 71
Sheehan-Syndrom 375

Shiga-Bacterium 214
Shigella 214, 491
Shope-Fibrom 236
Shope-Papillom 260
Shwartzman-Phänomen s. Sanaralli- 46
Sialolithen 459
Sichelzellanämie 342, 346
Sickerblutung 95
Siderachrestische Anämie 345
Siderophylie 142
Siderosome 140
Siegelringzelle 146, *287*, 650
Sigma, Divertikel 483
Silicate 195, 139
Silicatstäube 581
Silicium-dioxyd-Kristalle 582
Silikose 23, 139, 195
—, Caplan-Syndrom 582
—, Lunge 581
—, Lymphknoten 366
Silikoseknötchen 582
Simmondsche Krankheit 375
Sinus, pilonidaler 60
Sinusendothelien 194
Sinushistiocytose 367
Sinusitis 209, 210, *542*
— ethmoidalis 406
— frontalis 406, 542
—, Hirnabsceß bei 542
— maxillaris 542
—, Meningitis bei 542
—, Orbitalabsceß bei 542
—, Ostitis bei 542, 543
—, Periostitis bei 542
—, Sepsis bei 542
—, Sinusthrombose bei 542, 543
—, Thrombophlebitis bei 542, 543
Sinusthrombose 100, *406*, 412, 542, 543, 743
Sirenenbildung 68
Situs viscerum inversus 68
Sjögren-Syndrom 244, *459*
Skelet, Deformierungen 716
—, — des Beckens 679
—, — der Beine 718
—, — der Füße 716
—, — der Wirbelsäule (s. dort) 716
Skeletmuskel (s. Muskel)
—, Hypertrophie 166
—, Regeneration 161
Skleren, blaue 680
Sklerodermie 739
Sklerose, degenerative diffuse 436
— der Gefäße 322
— der Glia 413, 420
— der Lymphknoten 367, 368
—, multiple 434
— des Pankreas 535
—, tuberöse 275, 446

Skoliose 57, 588, *716*
Skorbut *10*, 96, 452, 684
—, infantiler 684
—, Säuglings- 684
Skrofulose 369
Skrotum s. Scrotum
Sludge-Phänomen 73
Smegmolithen 645
Sofort-Reaktion 47
Solidarpathologie 1
Solitärtuberkel 225
— des Gehirns 427
Sommerdiarrhoe 215
Sommergipfel 22
Sommersprossen 738
Sonnenbrand 14
Sonnenlicht 738
Sonnenstich 19
Soor 206, *452*
Sore 34
Spätmetastasen 257
Spätrachitis 682
Spätrezidiv 255
Spättetanus 218
Spättod 228
Spaltbecken 626
Spaltbildung 68
—, Ectopia 68, 633
—, Eventratio 68
—, Fissura abdominis 68
—, — thoracis 68
—, Thorakoschisis 68
Spaltfüße 68
Spalthände 68
Spaltpilze 37, 205, *207*
Spannungspneumothorax 587
Spasmophilie 21, 385
Speckhautgerinnsel 77
Speckleber 125, 510
Speckmilz 125, 362
Speicheldrüsen 459ff.
—, Atrophie 459
—, Cysten 460
—, Entzündung 459
—, Mikuliczsche Krankheit 459
—, Parotismischtumor 461
—, Regeneration 163
—, Schleimgranulom 460
—, Sjögren-Syndrom 459
—, Tumoren 460
Speicheldrüsenvirus 240
Speichelkonkremente, Pankreas 535
Speichelsteine 459
Speicherkrankheiten 119, 126, *133, 135*
Speicherzellen 276
Speiseröhre s. Oesophagus
Spermatocele 635
Spermatocystitis 640
Spermien 205
Sphärocytose 346
Sphingomyelin 126, 133
Spiculae 710
Spiegler-Tumoren 751

Spina bifida 68, 403
— — cystica 403
— — occulta 404
— ventosa 701
Spinalerkrankung, funikuläre 436
Spinalparalyse (ERB-CHARCOT) 417
—, infantile 427
—, spastische 417
Spindelzellensarkom 278
Spinnenfingrigkeit 680
Spinnenzellen 275
Spirillen *231*
Spirochäten *217*, 231
—, Leptospira ictero-haemorrhagica 234
—, Treponema pallidum 231
—, — Vincenti 234
Spiroptera neoplastica 259
Spitzfuß 717
Splenisation, Lunge 562
Splenom 364
Splenomegalie 34
—, entzündliche 208
Splitterbruch 711
Spondylarthritis ankylopoetica 723
Spondylitis 350
—, tuberkulöse 701
Spondylosis deformans 721, 723
Spongiose der Epidermis 736, 740
Spontanfraktur 354
Spontanhypoglykämie 399
Spontaninfektion, endogene 676
Spontanluxation 725
Spontanpneumothorax 560
Spontanthrombose 342
Sporen 34, 206
Sporocyste 36
Sporozoen 34
Sporozoiten 35, 36
Spreading-factor 208
Sprue 344
—, nichttropische 500
—, symptomatische 500
—, tropische 500
Spulwurm 30
St. Louis-Encephalitis 240
Stäubcheninfektion 25
Stammbaumforschung, Geschwülste 264
Stammganglienekrosen 440
Staphylococcus 187, *207*
— albus 207
— aureus 207
— citreus 207
Staphylokokkeninfektion 187, *207*, 699, 700, 742, 743, 744
— des Endokards 302
— der Haut 756, 759
— der Lunge 562

Staphylokokkeninfektion der Mamma 760
— der Nasenhöhle 542
— der Niere 613, 614
— im Puerperium 677
Staphylomykose 208
—, Niere 614, 617
Stase 19, *75*, 177, 248
Statistik, Geschwülste 264
Status thymico-lymphaticus *57*, 367, 399
— varicosus 339
Staubkrankheiten *580*ff.
Staubzelle 139
Stauung *100*ff., 338, 512, 552
—, chronische 130
—, intermediäre 514
Stauungsascites 537
Stauungsatrophie 513
Stauungsbronchitis 99, 548
Stauungsbrücken 513
Stauungscirrhose 514
Stauungsenteritis 484
Stauungsgastritis 470
Stauungsharn 591
Stauungshydrops *113*
Stauungshyperämie 97, 102
Stauungsikterus *508*, 533, 534
Stauungsinduration, Leber 514
—, Niere 591
Stauungsinfarkt 100
Stauungskatarrh 548
— des Darms 484
— des Magens 470
Stauungsleber 102, *512*, 551
Stauungslunge 96, 99, 102, 141, *552*
Stauungsmastitis 760
Stauungsmilz 361
Stauungsniere 102, 590
Stauungsödem 110, *113*, 484
Stauungspapille 441
Stauungsstraßen 513
Steatorrhoe *499*, 502, 692
Steatosis hepatis 511
Steinbildung 531, 630
Steinkind 137
Stein-Leventhal-Syndrom 647
Steinmole 672
Steinstaub 139
Stenose 59, 192
—, Bronchus- 550
—, Darm- 485, 506
—, Gallengangs- 533, 534
—, Kehlkopf- 545
—, Magen- 466, 471, 478, *480*
—, Pylorus- 480
—, Oesophagus- *465*f., 467, 471
—, Tracheal- 545
—, Ureter- 622
Sterilität 11, *654, 662*
Sternbergsche Riesenzellen 118, *246*
Sternberg-Zellen 246

Stern-Naevi 521
Sternzellen, v. Kupffersche 194
Steroid-Diabetes 398
Stewart-Treves-Syndrom 764
Stickstoff-Stoffwechsel 18, 396
Stiftgliom 446
Stigmata 96
Stillsches Syndrom 244
Stimmritzenkrampf 385
Stinknase 542
Stippchengallenblase 529
Stoffwechsel, Geschwülste 251
Stoffwechselstörungen 118
— bei Arteriosklerose 328
— der Leber 511, 515, 521, 522
— des Pankreas 535, 536
Stomatitis 451 ff.
— aphthosa 452
—, eitrige 452
— epizootica 452
— gangraenescens 452
—, katarrhalische 451
—, Kopliksche Flecke 452
—, Leukoplakie 453
—, Lingua geographica 453
—, Melkerson-Rosenthal-Syndrom 453
—, Moeller-Huntersche Glossitis 453
— necroticans 452
—, Scharlach- 452
— Syphilis 453
— ulcerosa 452
—, vesiculöse 239, 241, *452*
Strahlen *13* ff., 251
—, ionisierende 15
—, Röntgen- 15
—, ultraviolette 13, 14
Strahlenpilze, Aktinomyceten 230
—, Nocardia 231
Strahlenpilzkrankheit 230
Strahlensensibilität 6, 15
—, Geschwülste 255
Strahlenschäden *13* ff., 62, 115, 342, 350, 356, 710, 752]
Strahlung, ionisierende 115
Strangulationsileus 486
Streptococcus faecalis 210
— mucosus 565
— pneumoniae 210
— salivarius 208
—, Scharlach- 209
— viridans 208, 209
Streptodornase 208
Streptokinase 77, 207
Streptokokken 185, 187, *208*
—, hämolytische 244
—, α-hämolytische 208, 209
—, β-hämolytische 208, 209
—, nicht hämolysierende 210
Streptokokken-Antikörper 244

Streptokokkeninfektion des Endokards 303
— der Haut 740, 742, 743, 744
— der Lunge 562, 565
— der Mamma 760
— der Nasenhöhle 542
—, Nephritis nach 611, 613
— im Puerperium 677
Streptokokkenphlegmone, sulzige 208
Streptokokkensepsis 208
Streptolysin 208
Stress 248, 314
Streuungsherde, tuberkulöse 580
Striae 391
Strömung, körnige 73
Strömungsverlangsamung (Blut) 72
Stromareaktion, Krebs 284
Strommarke 16
Struma 45, 545, *375* ff.
— adolescentium 376
—, Adenome 376, 377
—, Basedow- 375
— baseos linguae 453
— colloides cystica 376
— — diffusa 376, 376
— — nodosa 378
— diffusa 378
— — parenchymatosa 376
—, eisenharte (RIEDEL) 375
—, Hashimoto- (lymphadenomatöse) 375
—, lymphoide 45
— maligna carcinomatosa 380
— — sarcomatosa 380
— nodosa 376
— ovarii 66
—, regressive Veränderungen 377, 378
—, Riedel- 375
— substernalis 378
Stückbruch (Knochen) 711
Sturge-Webersche Krankheit 446
Subarachnoidealblutung 409
Subduralempyem 406
Subduralhämatom 405, 407
Subikterus 507
Sublimatniere 601
Subluxation 726
Sudecksches Syndrom 688
Suffokation 4
Suffusion 96
Sugillation 96
Sulfhämoglobin 142, 188
Summation, statische 53
Superinfektion 25, 226
Superregeneration 159, 248
Superfemales 61
Suspensionsstabilität 74, 78
Sympathicoblastome 390, 449
Sympodie 68
Syncarcinogenese 257

Synchondrosis sacroiliaca 679
— sphenooccipitalis 679
Syndaktylie 68
Syndrome (Abkürzung Sy)
—, Abt-Letterer-Siwesche Krankheit 355, 704
—, Addisonsche Krankheit 388, *390*, 399, 748
—, Adrenogenitales Sy 389, *392*, 393
—, Albrightsches Sy 695
—, Alzheimersche Krankheit 416
—, Apallisches Sy 439
—, Basedowsche Krankheit 382
—, Bronzekrankheit 390
—, Bourneville-Pringle-Sy 446, 759
—, Caplan-Sy 582
—, Conn-Sy 392, 393
—, Cossio-Sy 294
—, Crohnsche Krankheit 500
—, Crush-Sy 601
—, Cushingsche Krankheit 374, *391*, 687
—, Demons-Meigs-Sy 651
—, Down-Sy 61
—, Dubin-Johnson-Sy 145
—, Ehlers-Danlos-Sy 147
—, Eisenmenger-Komplex 296
—, Fallotsches Sy 296
—, Felty-Sy 244
—, Friedreichsche Ataxie 417
—, Gregg-Sy 62
—, Groenblad-Strandberg-Sy 147
—, Gunthersche Krankheit 345
—, Guillain-Barré-Sy 447
—, Hamman-Rich-Sy 569
—, Hand-Schüller-Christiansche Erkrankung 355, 703
—, Herter-Heubnerscher Infantilismus 500
—, v. Hippel-Lindau-Sy 446
—, Huntingtonsche Chorea 417
—, Kaliummangel-Sy 392
—, Kimmelstiel-Wilson-Sy 397, 605
—, Klinefelter-Sy 61, 637
—, Korsakowsche Psychose 436
—, Landrysche Paralyse 447
—, Letterer-Siwe-Krankheit 355, 704
—, Littlesche Krankheit 425
—, Lutembacher-Sy 294
—, Malabsorptions-Sy 499, 692
—, Marfan-Sy 147
—, Merseburger Trias 383
—, Mikuliczsche Krankheit 459
—, Möller-Barlowsche Krankheit 684
—, Mongolismus 61
—, Morbus Addison 388, *390*, 399, 738

Syndrome (Abkürzung Sy)
—, Morbus Cushing 374, *391*, 398, 399
—, — Recklinghausen 446, 450
—, — Roger 295
—, — Waldenström 366
—, — Werlhof 347
—, Morgagni-Sy 689
—, Myasthenisches Sy 733
—, Nephrotisches Sy 113, 500, *598*, 602, 606
—, Oslersche Krankheit 273
—, Parkinsonsche Krankheit 416
—, Pendred-Sy 382
—, Peutz-Jeghers-Sy 505
—, Pfaundler-Hurlersche Krankheit 147, 680
—, Picksche Krankheit 416
—, Plummer-Vinson-Sy 344
—, Pyle-Sy 692
—, v. Recklinghausensche Krankheit *386*, 696
—, Reitersche Krankheit 244
—, Salzverlust-Sy 393
—, Schönlein-Henochsche Purpura 348
—, Sheehan-Sy 375
—, SimmondscheKrankheit375
—, Sjögren-Sy 244, 459
—, Stein-Leventhal-Sy 647
—, Stillsches Sy 244
—, Sturge-Webersche Krankheit 446
—, Tay-Sachssche Krankheit 436
—, de Toni-Debré-Fanconi-Sy 598
—, Turner-Sy 62, 652
—, Waterhouse-Friderichsen-Sy 210, 388
—, Wegenersche Granulomatose 613
—, Wernicke-Encephalopathie 436
—, Whipplesche Krankheit 502
—, Wilson-Strümpell-Westphal-Sy 436, 523
—, v. Winiwarter-Buergersche Krankheit 329
—, Zollinger-Ellison-Sy 399
Synechien, Pleura 588
Synostose 679
Synovialome 729
Synovitis fungosa 724
—, villo-noduläre 723
Syphilide 453, 740, *746*
Syphilis 45, 62, 123, 156, *231*
—, Abort bei 672
—, Arthropathie, tabische 721, 722
— connatale 233
— —, Leber bei 524
— —, Lunge bei 570
— —, Sattelnase bei 543

Syphilis, erworbene 231
—, Gefäße 330
—, Haut 745
—, Hoden 635
—, Knochen 703
— Meningitis 412 *427*
— Mundhöhle 453
— Muskeln 734
—, Placenta 673
—, Primäraffekt 645, 669
—, Uterus 659
Syphilome 525
—, miliare 234
Syringocystadenoma 759
— papilliferum 759
Syringom 759
Syringomyelie 446, 722

Tabes dorsalis 113, 233, 417, 427, *433*
— —, Arthropathie, tabische 721
— mesaraica 369, 496
Taenia echinococcus 29
— —, Leber 528
— saginata inermis 29
— solium armata 28
Tätowierung 139
Talgdrüsen *755*
—, Acne vulgaris 756
—, Atherom 755ff.
—, Bourneville-Pringle-Syndrom 446, 759
—, Comedo 755
—, Cysten (Follikelcysten) 557, 756
—, Dermoidcyste 757
—, Epidermoidcyste 757
—, Epithelcyste 757
—, Milium (Hautgrieß) 756
— -naevus (Adenoma sebaceum Pringle) 446, 759
—, Rhinophym 757, 758
—, Rosacea 757
Talkumkristalle 197
Taubstummheit 62
Taucherkrankheit 18
Tay-Sachssche Krankheit 133, 436
Teer 262
Teer-Cyste 647
Teer-Krebs 752
Teichmannsche Häminkristalle 143
Teleangiektasie 272
Temperatur 18
Temperatureinfluß, Hyperämie 98
Tendovaginitis 734ff.
—, abscedierende 735
—, chronische 734
—, eitrige 734
—, fibrinöse (crepitans sicca) 734
—, fibrinoid nekrotische 734

Tendovaginitis, fibröse stenosierende 735
—, fistulöse 735
—, fungöse 735
—, gonorrhoische 211
—, Hygrom der Sehnenscheiden 735
—, rheumatische 734
—, seröse 734
—, sklerosierende 734
—, tuberkulöse 735
Tentoriumriß 405, 552, 567
Terata 58
Teratogenese, chemische Einflüsse 62
—, Empfindlichkeit, teratogenetische 62
—, Infektionskrankheiten 62
—, mechanische Einflüsse 62
—, Terminationsperiode teratogenetische 61, 70
—, Thalidomid 68
—, Viruskrankheiten 62
Teratoma 64
— adultum 65
— coetaneum 65
— embryonale 65, 66, 292
—, Hoden- 65, *66*, 636
—, Kernmuster 65
—, Mischgeschwülste 66
—, Ovar 65
—, Plattenepithelcarcinom 66
Terminationsperiode, teratogenetische 61, 70
Tertiana, maligna 36
Tetanie, hypocalcämische 385
—, parathyreoprive 385
—, postoperative 386
Tetanus 39, *217*
Tetanusbacillus 39, *217*
Tetrachlorkohlenstoff 523
Thalassaemie 346
Thalidomid-Embryopathie 68
Thalliumvergiftung 417, 436
Thecazelltumoren 653
Thiamin 9
Thixotropie 437
Thomsensche Krankheit 733
Thoracopagus 63, 68
Thoracoplastik 561
Thoracoschisis 68
Thorium, Knochensarkom 710
Thormälensche Probe 754
Thrombangitis obliterans 329
Thrombarteriitis 329
Thrombasthenie 88, *347*
Thrombenbildung 347
Thrombin 79
Thrombocyten 79, 347
Thrombocytopenie 347, 349
Thrombocytopathie 88
Thrombo-Endocarditis 299
Thrombogen 77
Thrombokinase 77, 87
—, Placenta 673

Thrombopathie 347
—, hämorrhagische 347
—, thrombocytopathische 347
Thrombopenie 88, 45, 347
Thrombophlebitis 84, *336*, 412, 743
— der Hirnsinus 406
— migrans 336
—, Nasennebenhöhlen 542
— der Pfortader 523
—, Mesenteriolum 498
—, Uterus 659
Thromboplastin 77, 87
Thrombose 19, *76*, 79, 329, 337, 338, 347
—, Aneurysma 334
—, Arteriitis 328
—, Bedeutung der 85
—, Embolie 84, 85, *88* ff., 553, 554
—, endokarditische 85, 299, 302
—, Fleckfieber 236
—, fortschreitende 83
—, Gravidität 669
—, Leber 512, 514, 520
—, Magen 476
—, Milz 361
—, Niere 591, 592, 606
—, phlebitische 336
Thromboseneigung, Pankreascarcinom 537
Thrombus *76*, 79, 80, 86, *92*, 99
—, Abscheidungs- 79
—, Fibrin- 121
—, Gerinnungs- 79, 81
—, geschichteter 82
—, Geschwulst- 103, 252, 253
—, globulöse Vegetationen 83
—, Herz- 84
—, hyaliner 82
—, infizierter 84, 570
—, Kanalisation 85
—, Kugel- 83
—, Lymph- 339
—, Organisation *84*, 199, 204, 337
—, Phlebolith 85
—, puriforme Erweichung 83
—, roter 82
—, Verjauchung 84
—, Verkalkung 85, 137
—, wandständiger 80, 83
—, weißer 82
Thymome 400
Thymus *399*
—, Aplasie 167
—, Antikörperbildung 400
—, Autoimmunität 400
—, endokrine Störung 400
—, Geschwülste 258, 400
—, Hyperplasie 350, 399
—, Immunität 400
—, Involution, akzidentelle 399

Thymus, Lymphopoese 400
—, Persistenz 399
—, Thymome 400
—, Überfunktion 400
Thymustod 399
Thyreoidea, gl. s. Schilddrüse
Thyreoiditis 375
—, abscedierende 375
—, akute, nicht eitrige 375
—, chronische 375
—, eisenharte Struma RIEDEL 375
—, eitrige 375
—, fibröse Atrophie 375
—, Hashimoto- 375
—, subakute DE QUERVAIN 375
Thyreotoxikose, Herz 317
Thyroxin 8
Tiefenrausch 6
Tigerfellzeichnung 306
Tigerung 313, 344
Tocopherol 11
Tod 115, 151, *152*
—, Ursachen 154
—, zentraler 79
Todeszeichen 152
—, Hornhauttrübung 153
—, Todesflecken 152
—, Totenkälte 153
—, Totenstarre 153
Tollwut 26, *241*, 430
de Toni-Debré-Fanconi-Syndrom 598
Tonsillarabsceß 462
Tonsillen 462
—, Angina 462
—, Carcinom 463
—, Diphtherie 184, 185, *228*
—, Entzündung 209, 234, 240, 462
—, Geschwülste 462
—, Hyperplasie 462
—, Primäraffekt, tuberkulöser 451
Tonsillensteine 462
Tonsillitis s. auch Angina *209*, 234, *462*
— bei Virusinfektionen 240
Tonstaub 139
Tophi 725
Torticollis congenita 734
Torulosis 206
Totenflecke 103, 152
Totenkälte 153
Totenlade 700
Totenstarre 153
Toutonsche Riesenzelle 118
Toxinämie 39
—, Gravidität 677
Toxine, bakterielle 120
—, chemische 38
— bei Diphtherie 228
Toxoplasma 34
Toxoplasmose, Gehirn 425

Trabekelblase 626
Trachea *543* ff.
—, Bolustod 545
—, Divertikel 546
—, Entzündungen 543 ff.
—, Fremdkörper 546
—, Kreislaufstörungen 543
—, Papillomatose 546
—, Plattenepithelmetaplasien 546
—, Säbelscheiden- 545
—, Stenosen 545
—, Tumoren 546, 547
Trachealtuberkulose 225
Tracheitis 543
—, chronische 544
— gangraenescens 547
— katarrhalische 543
—, nekrotisierende 544, 545
—, phlegmonöse 544
—, Plattenepithelmetaplasien
—, pseudomembranöse 543, 544
—, ulcerierende 544
Tracheobronchitis bei Grippe 241
Tracheomalazie 378
Tracheopathia chondroosteoplastica 545
Trachom 242
Tränendrüsenatrophie 459
Traktionsdivertikel 368, 466
Transaminasen bei Herzinfarkt 310
Transduktion, Geschwülste 266
Transferrin 140
Transformation, fettige 129
—, progressive (Nebennierenrinde) 390
—, regressive (Nebennierenrinde) 390
Transfusionshämosiderose 141
Transfusions-Ikterus 517
Transfusionssiderose 141
Transplantation 158, *167*, 251, 256
—, Autotransplantate 256
—, Geschwülste 257
—, hämatogene 280
—, Homo- 256
—, lymphogene 280
—, Schilddrüsenadenome 380
Transposition, Gefäße 296
Transsudat 114, 537
Traubenmole 673, 674
Trauma *13*, 98
traumatische Reize, Geschwulstentstehung 259
Treitzsche Hernie 489
Trematoden 27
Treponema pallidum *231*
— Vincenti *217*, 234
Trichina spiralis 32
Trichinella spiralis 32

Trichinose 32, 733
Trichomonas vaginalis 33
Trichophytia 746
— profunda 747
— superficialis 747
Trichophyton tonsurans 746
Trichuris trichiura 33
Tricuspidalinsuffizienz 318
Tricuspidalstenose 318
Tridermom 64
Tripper s. Gonorrhoe 633
Trisomie 61
Tröpfcheninfektion 25
— bei Grippe 241
Trommelschlegelfinger 689, 690
Tropenkrankheiten 240
Trophoblastzellen 90
trübe Schwellung *120*, 228, 599
Trübung, albuminöse 120
Trümmerzone, Knochen 684
Truncus arteriosus-Mißbildung 296
Trypaflavin 139
Trypanosoma cruzi 33
— gambiense 33
— rhodesiense 33
Tuba ovaria *653*
— —, Carcinom 656
— —, Cysten 656
— —, Entzündungen 653
— —, Gonorrhoe 211, 653
— —, Hämatosalpinx 654
— —, Hydrosalpinx (Tubenhydrops) 654
— —, Infarzierung, hämorrhagische 654
— —, Pelveoperitonitis 654
— —, Perimetritis 659
— —, Perisalpingitis 653
— —, Pyosalpinx 654
— —, Salpingitis isthmica nodosa 654
— —, Stenose 211
— —, Sterilität 654
— —, Tubarabort 538, 670
— —, Tubargravidität 538, 662, *670*
— —, Tubarruptur 538, 670
— —, Tubenendometriose 670
— —, Tubenwinkeladenom 654
— —, Tubenwinkeladenomyose 662, 663
— —, Tubenwinkelendometriose 654, 662
— —, Tuberkulose 655
— —, Tuboovarialcyste 655
— —, Tumoren 656
— —, Walthardsche Epithelnester 656
Tuberculosis peritonei 540
— reticularis 574
— verrucosa cutis 745

Tuberkel 201, 233, 339
—, Epitheloidzellen- 221
—, Intima- 225
—, Konglomerat- 222
—, Lymphoidzellen- 221
—, miliare 220, 222, 496, *574*
—, Riesenzellen- 221
—, Solitär- 225
Tuberkelbacterium 219
—, Phtionsäure 219
—, Säurefestigkeit 219
—, Typus bovinus 219
—, Typus humanus 219
—, Typus gallinaceus 219
Tuberkelbakteriurie 617
Tuberkulin 219
Tuberkulinreaktion 219
Tuberkuloide, Haut 748
Tuberkulom 223, 388, 577
Tuberkulose 47, 50, 53, 118, 123, 156, 188, 206, *219*
—, aerogene 224
—, Allergie 219, 223, 224
—, bronchogene 225
—, enterogene 224, 495
—, epitheloidzellige 227
—, exsudative 222
—, Geschwür, lenticuläres 545
—, grobknotige 223
—, großzellige 227
—, hämatogene 225, 495
—, Immunität bei 219, 224
—, konnatale 224
—, lymphogene 225
—, orale 495
—, Organlokalisation, Bronchus 550
—, —, Darm 495
—, —, Gehirn 426, 427
—, —, Gelenke 723 ff.
—, —, Harnblase 629
—, —, Haut 744, 745
—, —, —, Leichentuberkel 745
—, —, —, Lupus vulgaris 744
—, —, —, Scrophuloderm 744
—, —, —, verrucosa cutis 745
—, —, Hoden 635
—, —, Kehlkopf 545
—, —, Knochen 700 ff.
—, —, Leber 524
—, —, Lunge 570 ff.
—, —, —, aerogene 572
—, —, —, Exacerbation 579
—, —, —, exsudative 570, 571
—, —, —, fibröse 574
—, —, —, Frühinfiltrat infraclaviculäres 580
—, —, —, hämatogene 573
—, —, —, kavernöse 574, 577, 580
—, —, —, Lymphangitis reticularis 574, 576
—, —, —, lymphogene 574
—, —, —, miliare 573, 575, 577, 580

Tuberkulose, Organlokalisation, Lunge, Phthisis pulmonum (Schwindsucht) 574, 578
—, —, —, Primäraffekt 578
—, —, —, Primärkomplex 578
—, —, —, proliferative 570
—, —, —, Reinfekt 579
—, —, —, Säuglingsphthise 579
—, —, —, verkäsende 571
—, —, —, verkalkende 572
—, —, Lymphknoten 368
—, —, Mamma 761
—, —, Leptomeninx 412, *427*
—, —, Milz 363, 364
—, —, Muskeln 734
—, —, Nebenhoden 635
—, —, Nebenniere 390, 388
—, —, Niere s. 617
—, —, Pachymeninx 407
—, —, Perikarditis 319
—, —, Peritoneum 537, 540
—, —, Placenta 672
—, —, Pleura 587
—, —, Primäraffekt 451
—, —, Prostata 641
—, —, Samenblasen 640
—, —, Sehnenscheiden 735
—, —, Tuba ovaria 655
—, —, Urogenitalorgane 617, 635, 641
—, —, Uterus 659
—, Pirquetsche Probe 219, 224
—, placentare 224
—, proliferative 222
—, Tuberkulinreaktion 219, 224
—, verkäsende 220
—, Verkalkung 137, 138, 223
—, Verknöcherung 138, 572
—, Verkreidung 138
Tuboovarialcyste 655, 656
Tubulusnekrose, akute 601
Tubulusnephrose 601
Tularämie *215*
—, Primäraffekt 215
—, Primärkomplex 215
Tumor albus 724
Tumorantigene 256
Tumoren 98, 205, *248* ff., 268
—, Autoantikörper 347
—, bösartige epitheliale 268, 283
—, — mesenchymale 268, 277
—, — braune 386, 704, 696
—, — des Zahnfleisches 457
—, entzündliche 176, *181*
—, fibroepitheliale 279
—, gutartige epitheliale 268, 279
—, — mesenchymale 268, 270
—, lymphoepitheliale 400
—, Mischgeschwülste 292
—, reife 249
—, unreife 249

Tumorspektrum 263
Tumorviren 237
Tumorzellen 257
Turmschädel 346
Turner-Syndrom 62, 652
„Typhoid fever" 212
Typhom 213, 214
Typhus abdominalis 23, 52, 157, 202, *212*, 494
—, Exanthem 735
—, Granulome 214
—, Knötchen, Leber 525
—, Medianekrose 322
—, Pleuritis 587
Typhusbakterien, Gallenblase 213, 528
—, Niere 613
„Typhus fever" (Fleckfieber) 235
Typhuszellen 212, *213*, 494
Typus athleticus 57
— digestivus 57
— respiratorius 57
Tyrosin-Kristalle 144, 516
Tyrosinase 126

Überbein 731
Überempfindlichkeit 42, 48
—, Arteriitis 330
Überernährung 48
Überschußbildung 59
Überweiber 61
Uferzellen 194
Uhrglasnägel 689, 690
Ulcus 190
— clysmaticum 506
— cruris 744
— — varicosum 338
— durum (Syphilis) 645
— —, Uterus 659
— molle 645
— rodens 751
— ventriculi 471
— — callosum 475
— —, Carcinom 475
— —, Krebsentstehung 475
— —, Nische 472, 473
— — penetrans 474
— — pepticum simplex 471, 476
— — perforans 474
— —, Sekretionsstörungen 476
— —, Vernarbung 474, 475
Ulegyrie 425
Ultrarotstrahlen 258
Ultraschall 18
Ultraviolettstrahlen 258, 738
Umbaugastritis 471
Umgebungskreislauf 99, 105
Umwandlungsgifte 23
Unterernährung 12, 112
—, Leber 511, 515, 521, 522
Unterkühlung 20
Urachuscysten 616

Urämie 136, 397, 421, *589*, 606, 608, 615, 619, 666
—, Hirnödem bei 589
— bei Nierenamyloidose 124
urämische Colitis 589
— Enteritis 493, 589
— Gastritis 589
— Pericarditis 589
Uran, Lungencarcinom 585
Uranoschisis 450
Urate 725
—, Calcium- 725
—, Natrium- 725
Uratsteine, Harnblase 630
Ureter *622*
—, Atresie 622
—, Divertikel 623
—, Mißbildungen 622
—, Steine 623
—, Stenose 622
—, Tumoren *625*
Ureteritis *625*
Ureterocele vesicalis 622
Urethritis 211, 244, *633*
Urgeschlechtszellen 65
Urobilin 142, 508
Urobilinikterus 509
Urobilinogen 508
Urogenitalorgane, Gonorrhoe 633
—, Tuberkulose 224, 617
Urosepsis 633
Urticaria 47, 740
— pigmentosa 740
Urininfiltration 641, 645
Uterus *656*
—, Adenocancroid 667
—, Adenomyose 662
—, Anteflexio 656
—, Anteversio 656
—, Aplasie 656
—, Apoplexia 658
—, Atresie 657
—, Atrophie 658
—, Blasenmole 674
—, Carcinoma in situ 665
—, Cervixcarcinom 664ff.
—, Chorionepitheliom 672
—, Corpuscarcinom 664ff.
—, Descensus 656
—, Dysmenorrhoea membranacea 658
—, Endometritis 658, 659
—, Endometriose 662
—, Geburtstraumen 676
—, Gravidität 669ff.
—, Hämatometra 658
—, Hydrometra 658, 659
—, Hydrops tubae profluens 654
—, Hyperplasie 661
— —, glandulär cystische 653
—, Hypoplasie 647, *656*, 672, 676

Uterus, Inversio 657
—, Menorrhagie 652, 653, 662, 672
—, Menstruation retrograde 662
—, Metrorrhagie 652, 653, 662, 672
—, Mißbildungen *656*, 657, 672
— myomatosus 275, *663*, 664
—, Myome 538, 663
—, Myometritis 658, *659*, 675
—. Parametritis 658, *659*
—, Perimetritis 658, *659*
—, Physometra 658
—, Portiocarcinom 664ff.
—, Portioerosion 659
—, Prolaps 656
—, Puerperalsepsis 668, *676*
—, Pyometra 658, 659
—, Retroflexio 656
—, Retroversio 656
—, Ruptur 676
—, Schleimhautpolypen 661
—, Sterilität 662
—, Syphilis 659
—, Tuberkulose 659, 672
—, Tumoren *663*, 676
Utriculus prostaticus 69
Uveoparotitis 227

Vaccination 46
—, Encephalitis 432
Vacuolisierung 120
— bei Hypoxämie 6
— durch ionisierende Strahlen 15
— durch Röntgenstrahlen 15
Vagina *668*
—, Cysten 669
—, Entzündung 656
—, Epidermisierung 656, *668*
—, Fisteln 676, 666
—, Geburtstraumen 676
—, Tumoren 669
Vaginalprolaps 656, 676
Vakatwucherung des Fettgewebes 165
Varicellen 241, 742
Varicen 95, 337
—, Caput medusae 101
—, Darm 506
—, des Ductus thoracicus 340
—, Hämorrhoiden 506, 507
—, Harnblase 627
—, Oesophagus 467
—, untere Extremität 337, 338
Varicocele 338
Variola vera 242, 743
— —, Orchitis bei 634
Varix aneurysmaticus 336
Varixknoten 337
Vasoconstriction 18, 19, 71, 340

Vasodilatation 18, 19, 71
Vegetationen, adenoide 462
—, globulöse 83
Veitstanz 417
Venektasie 337
Venen *336*
—, Entzündung 336
—, Erweiterung 337, 338
—, Phlebcliten 337
—, Thrombose 336
—, Thrombophlebitis 336
—, Varixknoten 337
Venenstein 85
Ventilpneumothorax 587
Ventrikelblutung 409, 424
Ventrikelseptumdefekt 294
Ventrikeltumoren 446
Veränderungen, Gewebs- 114
—, katabiotische 115
—, regressive 115
—, Zell- 114
—, Zellkern- 115
Verätzung, Ätzgifte 23, 471
—, Intestinaltrakt 471
—, Koagulationsnekrose 23, 154, 471
—, Kolliquationsnekrose 23, 154, 471
—, Oesophagus 465
Verblutung, Lebercirrhose 520
—, Tubargravidität 671
—, Typhusgeschwür 213
Verbrennung 16, *18*, 185, 752
—, Niere bei 613
Verbrühung 18
Verdauungsleukocytose 348
Verdoglobin 142
Vererbung 53, 264, 265
— von Arteriosklerose 328
—, geschlechtsgebundene 54
Verfettung 121, 124, 102
—, anoxämische 344, 345
—, fettige Dekomposition 130
—, großtropfige 129, 130
—, hypoxämische 6, 130, 129
—, kleintropfige 130
—, Leber 129, 130, 490, *511*, 521, 523
—, Meniscus 730
—, Myokard 306, 313, 305
—, Niere 599, 601
—, toxische 490
Vergiftungen 120
— Leber bei 510, 511, 515
—, Myocard bei 308
Verkäsung bei Syphilis 231, 156
—, tuberkulöse 156, 219, *220*
Verkalkung 137, 276
—, Arteriosklerose 324
—, Gehirn 425
—, Geschwülste 255
—, Hirntumoren 446
—, Lithopaedion 671
—, Lues 233

Verkalkung, Ovarialfibrome 650
—, Perikarditis 320
—, Pleuritis 588
—, Steinmole 672
—, Tuberkulose 223, 572
—, Uterusmyome 663
Verknöcherung, Muskel 734
—, Pleuritis 588
—, Tuberkulose 138
Verkohlung 16, 18
Verkreidung 137
Verletzung 38
Vermännlichung 70
Vermes 26
Vernarbung 193
— bei Aktinomykose 230
— des Intestinaltraktes 471
— bei Krebs 292
— bei Lues 233
— des Magens 480
— nach Verätzung 471
Verquellung, fibrinoide 244
Verrenkung 726
Verruca dura 747
— iuvenilis 748
— papillomatosa 747
— plana 280, 747
Verschattung, epituberkulöse 578
Verschleimung, Hauttumoren 751
—, Hirntumoren 446
—, Menisci 730
Verschorfung, Typhus 494
Verstauchung 726
Verstopfungsatelektase 561
Vertebra plana Calvé 698
Verwachsungen 199
Vesicoumbilikalfistel 626
Vibrio comma 231
— septique 219
Vielfingrigkeit 55
Virämie 238, 240
— bei Poliomyelitis 429
Virchow-Robinscher Raum 430
Virchowsche Drüse, bei Magencarcinom 479
Virchow-Zellen 228
Viren *237*
—, Arborviren 239, 240
—, Enteroviren 239
—, große basophile Viren 239
—, Herpesviren 239
— bei Leukämie 350
—, Myxoviren 239
—, onkogene 259, 260, 546
—, Poxviren 239
—, Rhinoviren 239, 240
—, Virusarten 40, 26, 40, 205, *239*
Virilisierung 392
—, ovarielle 647, 653
Virilismus 689
Virulenz 38, 256
Virusarten 26, 40, 205

Virusarten, fakultativ pathogene (Saprophyten) 40
—, obligat pathogene 40
Virusausscheider 40
Virushepatitis 516
Virusinfektion, Autoantikörper bei 347
—, Encephalitis 432
—, Meningitis 411
— Papillome 546
—, Warzen 748
Virusinfektionen des Gehirns 430
— der Nasenhöhle 542
Viruskörperchen 260
Virus-Lymphadenitis 367
—, benigne 242
Virus-Pneumonie 45
Virusträger 40
Virustumoren 260
Vita reducta 152
Vitamin 8 ff.
—, Antivitamine 8
—, Avitaminose 8
—, Hypervitaminose 8
—, Hypovitaminose 8
—, Karenz 8
— A 8, 9
— A-Mangel 8, 9, 521
— B-Komplex 9, 10, 211
— B-Mangel 9, 10, 345
— C 10
— C-Mangel 10, 684
— D 11, 137, 138
— D-Mangel 11, 681, 682, 692
— E 11
— E-Mangel 11
— K 11, 211, 77
— K-Mangel 11, 77, 405, 470, 508
— Mangel (kongenitale Mißbildungen) 62
Vitaminstoffwechsel, Knochen 686
Vitiligo 738
Vitium cordis 304
Vollmondgesicht 391
Volumen pulmonum auctum 556
Volvulus *486*, 484 540
Vorhofendokarditis 302
Vulva *668*
—, Cysten 669
—, Dammrisse 676
—, Entzündung *668*
—, Erythroplasie 752
—, Gonorrhoe 211
—, Paget-Krebs (extramammärer) 764
—, Syphilis 669
—, Tumoren 669
Vulvitis *668*
—, akute, katarrhalische 668

Vulvitis, Bartholinitis 669
—, chronische 668
—, Craurosis vulvae 669
—, pseudomembranöse 668
—, spitze Kondylome 669
—, Syphilis, Primäraffekt 669

Wabenlunge, bronchiektatische 550
—, cystische 552
Wachsentartung 308
Wachsleber 125, 510
Wachsmilz 125
Wachstum 22
—, Geschwülste 249, *251*, 265
—, —, diskontinuierliches 252
—, —, expansives 252
—, —, infiltrierendes 252
—, —, kontinuierliches 254
Wachstumshormon 115
Wärmeregulation 18, 202, 203
Wärmestauung 19
Wärmestich 203
Wärmezentrum 203
Waldenström, Morbus 125
Walthardsche Epithelnester 656
Wanderniere 589
Wanderzellen, ruhende 180
Wandhypertrophie, Herz 318
Warzen 261
—, flache 280
—, papilläre 280
—, seborrhoische 689
— s. auch Verruca
Wasserhaushalt 6, 7, *135*
Wassermannsche Reaktion 46
Wasserspeierkrankheit 133
Wassersucht 102, *108*, 114
Wasserverlust 490
Waterhouse-Friderichsen-Syndrom 47, 210, *388*
Wechselfieber 35
Wechselgewebe 153
Wechselstrom 16
Wegenersche Granulomatose 613
Weil-Felix-Reaktion 236
Weilsche Krankheit 234, 515
— —, Niere 613
Weinherz, Tübinger 317
Weinnase 759
Werdnig-Hoffmann (Muskelatrophie, spinale progressive) 417
Werlhofsche Purpura 347
Wernicke-Encephalopathie 9, 436
Westphal-Strümpellsche Pseudosklerose 436, 523
Wetterempfindlichkeit 21
Wetterstörungen 21
Whipplesche Krankheit 502
Widalsche Probe s. Gruber-Widal

Wildes Fleisch 190
Wilms-Tumor (Adenosarkom) 292, 619
Wilsonsche Krankheit 8
— — s. Wilson-Strümpell-Westphal-Syndrom 436, 523
—, Wilsonsche Linsenkerndegeneration 436, 523
v. Winiwarter-Buergersche Krankheit 329
Wirbelcaries 407, 438
Wirbelkörperfraktur 438
Wirbelsäule *716*
—, Arthropathie, neuropathische 722
—, Bandscheibenhernie 730
—, Bandscheibenprolaps (= Nucleus pulposus-Hernie) 730
—, Kyphose 716
—, —, Adoleszenten- (juvenile) 716
—, —, anguläre 716
—, —, arcuäre 716
—, —, tuberkulöse (Gibbus) 701, 702
—, Lordose 716
—, Schmorlsche Knötchen 730
—, Skoliose 716
—, Spondylarthritis ankylopoetica (Bechterew) 723
—, Spondylosis deformans 721
—, Verkrümmungen 683, 716 ff.
Wirtswechsel 27
Wochenbettfieber 668, *676*, 677
Wolffscher Gang *69*, *70*
— —, Cysten 648
Wolfsrachen 450
Wucherung, geschwulstmäßige 59
Würmer 26 ff.
Wunddiphtherie 229
Wunde 163, 193
Wundinfektionskrankheiten 25
Wundstarrkrampf 39, *217*
Wurmbefall 27
Wurmfortsatz s. Appendix vermiformis
Wurmkrankheit 27
Wurzelcyste 457
Wurzelspitzengranulom 456

Xanthelasmen, Haut 750
Xanthofibrom 270
—, Haut 750
Xanthome 118, *132*, 191
—, Haut 750
—, Lebercirrhose 523
Xanthoproteinreaktion 154
X-Bein 683, *718*
X-Chromosom 54, 65, 638
Xeroderma pigmentosum *15*, 264, 738, 752

Xerophthalmie 9
Xerosis vesicae 629
Xerostomie 459
Xiphopagus 67

Y-Chromosom 54, 65, 638

Zähne *454*
—, Caries 8, 454
—, Paradentitis 456
—, Pulpaerkrankungen 455
—, Tumoren 457
Zahnfäule 454
Zahnsche Furchen 510
— Infarkte 108, 512
— Insuffizienz, Zeichen 298
Zahnstörungen 67
Zellatypie 283
Zellmauserung 159, 248
Zellneubildung 249
—, Geschwülste 265
Zellteilung 115
Zell-Unreife 283
Zellvermehrung, Störungen der *115*
Zenkersche Degeneration 157, 213
Zentralnervensystem, Angiomatosen 446
—, Atrophie 413 ff., 424
—, Degenerationen 413 ff., 424
—, Entzündungen 425
—, Geschwülste 442
—, Hirndruck 440
—, Intoxikationen 436
—, Kreislaufstörungen 417 ff.
—, Mißbildungen 401
—, Phakomatosen 446
—, Stoffwechselstörungen 436
—, Traumen 436 ff.
—, Verschlußstörungen des Medullarrohres 401
Zerfall, scholliger, Myokard 308
Zerquetschung 13
Zerreißung 13, 17, 18
Zerreißungsblutung 95
Ziegenmilchanämie 345
Ziegenpeter 241, 459
Zirbeldrüse s. Epiphyse 400
Zollinger-Ellison-Syndrom 399
Zooanthroponosen 26
Zoonose 26
Zottenherz 319
Zottenkrebs, Harnblase 631
Zottenmelanose 142, 489, 490
Zottenpolyp 281
Zuckergußmilz 365
Zungenkrebs 453
Zungenschanker 453
Zweitkrankheit 49
Zwerchfellfurchen, Leber 510
Zwerchfellhernie 489
Zwergniere 589

Zwergwuchs 58
—, chondrodystrophischer 680, 685
—, —, Dackeltypus 680
—, —, Mopstypus 680
—, genetisch bedingter 685
—, hypophysärer 115, *373*, 374, 379, 685
—, hypothyreotischer 685
—, kretinistischer 381, 685
—, Nannosomia infantilis 685
— bei Osteogenesis imperfecta 685
—, primordialer 685
—, proportionierter 685
—, rachitischer 683, 685

Zwergwuchs, renaler 684, 685
—, „Runt Disease" 168
— bei Stoffwechselstörungen 133, 685
—, thyreogener 685
—, unproportionierter 680, 683, 685
Zwiewuchs, Rachitis 683
Zwillinge 63, 66
—, eineiige 66
Zwillingsforschung 53
—, Tumoren 264
Zwischensubstanz 147, 148
Zwischenwirbelscheiben s. Bandscheiben
Zwischenwirt 25, 28

Zwischenzelladenome 638
Zwischenzellinsuffizienz 638
Zwitter 69
—, Hermaphroditismus glandularis (verus) 71
—, Pseudohermaphroditismus 71, 389
—, —, int. masc. bzw. femin. 71
—, —, ext. masc. bzw. femin. 71
—, —, int. et ext. masc. bzw. femin. 71
—, Scheinzwitter, Pseudohermaphroditismus 71
Zylindercellcarcinom 286, 547